Grondslagen van de ergotherapie

> mijn.bsl.nl

Inclusief gratis e-book op Mijn BSL. Kijk achterin het boek voor meer informatie.

redactie:
Mieke le Granse
Margo van Hartingsveldt
Astrid Kinébanian

Grondslagen van de ergotherapie

Vijfde, herziene druk

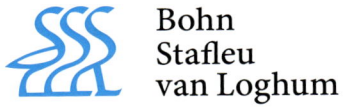

Houten 2017

ISBN 978-90-368-1703-5   ISBN 978-90-368-1704-2 (eBook)
DOI 10.1007/978-90-368-1704-2

© Bohn Stafleu van Loghum, onderdeel van Springer Media B.V. 2017
Alle rechten voorbehouden. Niets uit deze uitgave mag worden verveelvoudigd, opgeslagen in een geautomatiseerd gegevensbestand, of openbaar gemaakt, in enige vorm of op enige wijze, hetzij elektronisch, mechanisch, door fotokopieën of opnamen, hetzij op enige andere manier, zonder voorafgaande schriftelijke toestemming van de uitgever.

Voor zover het maken van kopieën uit deze uitgave is toegestaan op grond van artikel 16b Auteurswet j° het Besluit van 20 juni 1974, Stb. 351, zoals gewijzigd bij het Besluit van 23 augustus 1985, Stb. 471 en artikel 17 Auteurswet, dient men de daarvoor wettelijk verschuldigde vergoedingen te voldoen aan de Stichting Reprorecht (Postbus 3060, 2130 KB Hoofddorp). Voor het overnemen van (een) gedeelte(n) uit deze uitgave in bloemlezingen, readers en andere compilatiewerken (artikel 16 Auteurswet) dient men zich tot de uitgever te wenden.

Samensteller(s) en uitgever zijn zich volledig bewust van hun taak een betrouwbare uitgave te verzorgen. Niettemin kunnen zij geen aansprakelijkheid aanvaarden voor drukfouten en andere onjuistheden die eventueel in deze uitgave voorkomen.

Eerste druk 1998, tweede oplage 1999 en derde oplage 2003, Elsevier gezondheidszorg, Maarssen
Tweede druk 2006, tweede oplage 2007, derde oplage 2009 en vierde oplage 2011, Elsevier gezondheidszorg, Maarssen/Amsterdam
Derde druk 2012, Reed Business, Amsterdam
Vierde druk 2016, Bohn Stafleu van Loghum, Houten
Vijfde druk 2017, Bohn Stafleu van Loghum, Houten

NUR 892
Basisontwerp omslag: Studio Bassa, Culemborg
Automatische opmaak: Scientific Publishing Services (P) Ltd., Chennai, India

Bohn Stafleu van Loghum
Het Spoor 2
Postbus 246
3990 GA Houten

www.bsl.nl

Voorwoord

Ergotherapie: meer dan ooit aan zet!

Zorgverlening vandaag gebeurt in een snel veranderende samenleving. Allereerst zijn er de demografische transities met steeds meer mensen boven de 65 en boven de 85 jaar, met een toename van chronische aandoeningen bij een persoon en vooral van 'multimorbiditeit' (het samen voorkomen van meerdere aandoeningen in een bepaalde periode). Er zijn wetenschappelijke en technologische ontwikkelingen, die de zorg grondig beïnvloeden: de huidige mogelijkheden van ICT zorgen voor nieuwe mogelijkheden zoals zorg op afstand, domotica en robotica. Een belangrijke uitdaging blijft de sociaal-economische problematiek: in vele Europese landen neemt de sociale gezondheidsgradiënt toe. De kloof in gezonde levensverwachting tussen mensen met een lage opleiding en een hogere opleiding wordt steeds groter. Wellicht de meest 'disruptive innovation' uit de laatste 20 jaar is de grondige verandering van de positie van de patiënt in de zorg: vandaag is de 'persoon met een zorgbehoefte', een actieve partner in het zorgproces. Steeds vaker wordt dan ook de term cliënt gebruikt in plaats van patiënt. Ten slotte wordt de zorg steeds multiculureler: globalisering leidt ertoe dat de conflicten die zich ergens voordoen heel snel zichtbaar worden in de wachtzaal van de hulpverlener (vluchtelingen, migratie, …).

In deze veranderende samenleving is de ergotherapie meer dan ooit aan zet. Ergotherapie gaat immers over functioneren en maatschappelijke participatie. Dit zijn precies de twee domeinen die als meest belangrijk worden aangegeven door personen met chronische aandoeningen, vooral wanneer ze geconfronteerd worden met multimorbiditeit. Bij deze cliënten loopt de hulpverlening vast wanneer we ons beperken tot een klassieke ziektegeoriënteerde benadering: ziektegerichte richtlijnen en standaarden laten ons in de steek bij multimorbiditeit, want precies deze cliënten werden uitgesloten van het wetenschappelijk onderzoek waarop de richtlijn zich baseert.

De zorg vandaag heeft nood aan een fundamentele paradigmaverschuiving van een ziektegeoriënteerde naar een doelgeoriënteerde benadering. Centraal hierbij staan de doelstellingen van de cliënt in de brede zin: de 'levensdoelen' die er voor de cliënt echt toe doen. Vaak gaat het hierbij om autonomie (inzake bijvoorbeeld activiteiten, voeding, hygiëne, bewegen) en maatschappelijke participatie: het gaat om 'autonomie én verbinding'. Precies daar komt de integrerende deskundigheid van de ergotherapeut volop aan bod. Voor deze deskundigheid levert dit boek niet enkel de historische achtergrond, maar ook de wetenschappelijke basis en de handvatten voor de systematische praktijkvoering. Hierbij worden levensdoelen vertaald naar haalbare streefdoelen, die worden gerealiseerd door het inzetten van de meest adequate strategieën en methodieken. Uitgangspunt hierbij zijn de mogelijkheden *(capabilities)* van de persoon en niet de deficiënties (beperkingen).

De focus in de zorg verandert van: 'What's the matter with mrs. Johnson?' naar: 'What matters to mrs. Johnson?': het gaat over de relevantie van de zorg, over zorg-die-ertoe-doet.

Ergotherapie past naadloos in het 'nieuwe professionalisme' waarin generalistische competenties en technische bekwaamheid samengaan. Zoals het in het rapport *Health professionals for the 21st century* wordt geformuleerd:

> De essentie van professioneel werk is dat elk zorg- en ondersteuningssysteem, uiteindelijk teruggaat naar de unieke ontmoeting tussen wie zorg en ondersteuning nodig heeft, en wie is toevertrouwd dit aan te leveren. Dit vertrouwen wordt verdiend door een bijzonder mengsel van technische bekwaamheid en een gerichtheid op dienstverlening en presentie, ondersteunt door een ethisch engagement en maatschappelijke verantwoordelijkheid.

Het is duidelijk dat een opleiding er niet naar streeft 'super hulpverleners' te vormen, maar dat de focus ligt op 'team-werk' waarbij professionals uit verschillende disciplines samen met de persoon met de zorgbehoefte werken aan de noodzakelijke zorg en ondersteuning. Om dit te realiseren brengt het boek *'Grondslagen van de ergotherapie'* een brede waaier van kennis, inzicht en inspiratie. De ergotherapie positioneert zich hiermee als een centrale discipline in een veranderend zorglandschap en bij de realisatie van doelgerichte zorg.

Prof. Jan De Maeseneer
Gewoon hoogleraar Huisartsgeneeskunde en Eerstelijnsgezondheidszorg.
Universiteit Gent. België.
Voorzitter European Forum for Primary Care
▶ www.euprimarycare.org.

Inhoud

Deel I Plaatsbepaling van de ergotherapie

Verhaal van de praktijk 1 - Hoe een eendje een lost case redde!
Astrid Kinébanian en Linda Walgemoet

1 De beroepsvorming van de ergotherapie 5
Astrid Kinébanian, Hugo Nierstrasz en Dominique Van de Velde
- 1.1 Inleiding 7
- 1.2 Het begrip 'ergotherapie' 9
- 1.3 Wat vooraf ging aan het denken over de relatie tussen dagelijks handelen (occupation) welzijn en gezondheid (health) 10
- 1.4 Eerste aanzetten tot beroepsvorming 12
- 1.5 De beroepsvereniging in de Verenigde Staten 14
- 1.6 Eerste aanzetten tot beroepsvorming in Nederland 14
- 1.7 De Eerste Wereldoorlog 15
- 1.8 Discussies over de theoretische onderbouwing van de ergotherapie .. 17
- 1.9 Nederland: beroepsvorming in Nederland 20
- 1.10 Nederland: professionalisering in de beroepsvorming 25
- 1.11 Nederland: beroepsvorming middels de opleidingen 28
- 1.12 Nederland: chronologisch overzicht van de beroepsvorming 29
- 1.13 België: aanzetten tot beroepsvorming 30
- 1.14 België: beroepsvorming middels de opleidingen 35
- 1.15 België: professionalisering 36
- 1.16 De toekomst 37
- 1.17 Suggesties voor verdere discussie 39
- 1.18 Samenvatting 39
- Literatuur 40

2 Kerndomein van de ergotherapie 43
Ton Satink en Dominique Van de Velde
- 2.1 Inleiding 44
- 2.2 Paradigma van de ergotherapie 44
- 2.3 Uitgangspunten voor het handelen 45
- 2.4 Elementen van het handelen 47
- 2.5 Ordening van het concept handelen 51
- 2.6 Veranderen door handelen – handelen door veranderen 53
- 2.7 Participatie 55
- 2.8 Discussie 59
- 2.9 Samenvatting 61
- Literatuur 62

3 Ergotherapie in sociaal-maatschappelijk perspectief 65
Margo van Hartingsveldt en Marion Ammeraal
- 3.1 Inleiding 67
- 3.2 Gezondheid en welzijn 68
- 3.3 Mensenrechten 71
- 3.4 Werken in en met de wijk 74
- 3.5 Ergotherapie 75
- 3.6 Ontwikkelingen in de maatschappij 80
- 3.7 Burger en cliënt 85
- 3.8 Discussie 87
- 3.9 Samenvatting 87
- Literatuur 88

Inhoud

4 Ondersteunen en versterken ... 91
Inka Logister-Proost en Marion Ammeraal
4.1 Inleiding ... 93
4.2 Mensen zijn kwetsbaar ... 93
4.3 Ontwikkelingen in de ondersteuning voor kwetsbare burgers ... 96
4.4 Zelfmanagement ... 97
4.5 Herstel, eigen kracht (empowerment) en ervaringsdeskundigheid ... 98
4.6 Rehabilitatie ... 103
4.7 Milieugerichte rehabilitatie ... 103
4.8 Ontwikkelingsgerichte rehabilitatie ... 105
4.9 Discussie ... 107
4.10 Samenvatting ... 109
Literatuur ... 109

5 Internationale context ... 113
Hanneke van Bruggen en Mieke le Granse
5.1 Inleiding ... 114
5.2 Globalisering en internationalisering ... 114
5.3 Mondiale verdragen en beleidslijnen ... 117
5.4 EU-principes en beleidslijnen ... 118
5.5 De belangrijkste internationale beroepsverenigingen en netwerken ... 120
5.6 Onderzoeksnetwerken ... 124
5.7 Discussie ... 125
5.8 Samenvatting ... 125
Literatuur ... 126

6 Internationale classificaties in de gezondheidszorg ... 129
Edith Cup, Astrid Kinébanian en Yvonne Heerkens
6.1 Inleiding ... 130
6.2 Classificaties ... 130
6.3 International Classification of Functioning, Disability and Health (ICF) ... 131
6.4 Positieve gezondheid en ICF ... 136
6.5 ICF en de taxonomie van het dagelijks handelen ... 137
6.6 Toepassingen van de ICF ... 137
6.7 Discussie ... 140
6.8 Samenvatting ... 142
Literatuur ... 142

Deel II De cliënt, het handelen, de context en de ergotherapeut

Verhaal van de praktijk 2 - Daniëlles droom
Ellen Slootman

7 Cliënt ... 149
Mieke le Granse en Chris Kuiper
7.1 Inleiding ... 150
7.2 Wie is de cliënt? ... 150
7.3 Context ... 153
7.4 Dialooggestuurde zorg ... 155
7.5 Concepten binnen dialooggestuurde zorg ... 158
7.6 Discussie ... 161
7.7 Samenvatting ... 162
Literatuur ... 162

8 Ergotherapeut ... 165
Edith Cup, Margo van Hartingsveldt, Anita de Vries-Uiterweerd en Stephanie Saenger
8.1 Inleiding ... 166
8.2 Uitgangspunten van ergotherapie ... 167

8.3	Persoonlijke kwaliteiten	170
8.4	Competenties	171
8.5	Canadian model of client-centered enablement (CMCE)	172
8.6	Directe toegankelijkheid ergotherapie (DTE)	176
8.7	Beroepscode en gedragsregels ergotherapeut	177
8.8	Persoonlijk leiderschap	180
8.9	Discussie	183
8.10	Samenvatting	184
	Literatuur	184

9 Vraaggericht werken en diversiteit ... 187
Marjan Stomph en Soemitro Poerbodipoero

9.1	Inleiding	188
9.2	Diversiteit: wat is het en hoe ziet het eruit?	189
9.3	Cultuur	190
9.4	Ergotherapie en diversiteit: internationale leidraad	192
9.5	Maatregelen ter verbetering van aansluiting van de zorg in het licht van diversiteit	199
9.6	Discussie	200
9.7	Samenvatting	200
	Literatuur	201

10 Context ... 205
Rieke Hengelaar en Annick Van Gils

10.1	Inleiding	207
10.2	Context en ergotherapie	207
10.3	Sociale omgeving	210
10.4	Fysieke omgeving	212
10.5	Culturele context	213
10.6	Temporele context	214
10.7	De virtuele context	215
10.8	Maatschappelijke en institutionele context	216
10.9	Discussie	217
10.10	Samenvatting	217
	Literatuur	217

11 Technologie in de zorg ... 219
Edith Hagedoren- Meuwissen, Jeanne Heijkers en Uta Roentgen

11.1	Inleiding	220
11.2	De rol van de ergotherapeut	220
11.3	Het belang van technologie voor ergotherapie	221
11.4	Definities en begripsbepaling	222
11.5	Ondersteunende technologie	222
11.6	Zorg op afstand en eHealth	227
11.7	Advisering van ondersteunende technologie	228
11.8	Discussie	231
11.9	Samenvatting	234
	Literatuur	235

12 Ontwikkeling van het dagelijks handelen ... 237
Margo van Hartingsveldt en Jolien van den Houten

12.1	Inleiding	238
12.2	Een handelingsperspectief op ontwikkeling	238
12.3	Ontwikkeling en het interactieperspectief	239
12.4	Ontwikkeling van het dagelijks handelen: de activiteiten	241
12.5	Ontwikkeling van het dagelijks handelen: de persoon	242
12.6	Ontwikkeling van het dagelijks handelen: de omgeving	244
12.7	Ontwikkeling van het dagelijks handelen: meervoudige patronen	246

12.8	Discussie	248
12.9	Samenvatting	249
	Literatuur	249

13 Handelingsgebieden 251
Margo van Hartingsveldt

13.1	Inleiding	252
13.2	Dagelijks handelen	252
13.3	Tijdsbesteding	253
13.4	Betekenis van het dagelijks handelen	254
13.5	Balans in het dagelijks handelen	255
13.6	Uitgesloten zijn van dagelijks handelen	255
	Literatuur	256

14 Handelingsgebieden: wonen en zorgen 257
Robbert Kruijne en Margriet Pol

14.1	Inleiding	258
14.2	Sociaal-maatschappelijke ontwikkelingen die van invloed zijn op wonen en zorgen	259
14.3	Wonen	260
14.4	Zorgen	264
14.5	Discussie	268
14.6	Samenvatting	269
	Literatuur	269

15 Handelingsgebieden: leren/werken 273
Chris Kuiper en Jolien van den Houten

15.1	Inleiding	274
15.2	Het kader: de maatschappelijke transitie	274
15.3	Ergotherapie en leren/werken	276
15.4	Leren en onderwijs	277
15.5	Aansluiting van het onderwijs op de arbeidsmarkt	281
15.6	Werken	282
15.7	Discussie	288
15.8	Samenvatting	288
	Literatuur	288

16 Handelingsgebieden: spelen en vrije tijd 291
Els Spaargaren en Sander Taam

16.1	Inleiding	292
16.2	Spelen en vrije tijd gedurende de levensloop	292
16.3	Spelen	293
16.4	Vrijetijdsbesteding	300
16.5	Discussie	307
16.6	Samenvatting	308
	Literatuur	308

Deel III Theoretische onderbouwing: modellen en frameworks
Verhaal van de praktijk 3 - Tom timmert gat in zijn cv dicht
Sander Taam

17 Begrippen begrijpen: de onderbouwing van ergotherapiemodellen 313
Astrid Kinébanian en Inka Logister-Proost

17.1	Inleiding	315
17.2	De samenhang tussen begrippen	316
17.3	Visie en missie	318
17.4	Paradigma	319
17.5	Kennis, theorie en referentiekaders	319

17.6	Methodiek, methode en methodisch handelen	324
17.7	Modellen algemeen: wat is het wel en wat is het niet?	325
17.8	Inhoudsmodellen in de ergotherapie	326
17.9	Ergotherapieprocesmodellen	333
17.10	Discussie	337
17.11	Samenvatting	338
	Literatuur	338

18 Het Canadian Model of Occupational Performance and Engagement (CMOP-E) en het Canadian Practice Process Framework (CPPF) ... 341
Margo van Hartingsveldt en Barbara Piškur

18.1	Inleiding	342
18.2	Het CMOP-E: achtergrond, theoretische onderbouwing en structuur	343
18.3	Het Canadian Practice Process Framework (CPPF)	347
18.4	Discussie	354
18.5	Samenvatting	355
	Literatuur	355

19 Model Of Human Occupation (MOHO) ... 357
Joan Verhoef en Annerie Zalmstra

19.1	Achtergrond, oorsprong en ontwikkeling	358
19.2	Theoretische onderbouwing	359
19.3	Structuur van het model	360
19.4	Handelingsidentiteit, -competentie en -adaptatie	364
19.5	Visie op de mens, handelen en verandering	365
19.6	Praktische toepassing	367
19.7	Discussie	371
19.8	Samenvatting	372
	Literatuur	372

20 Het Kawa-model ... 373
Liesbeth de Vries en Mieke le Granse

20.1	Inleiding	374
20.2	Achtergrond, oorsprong en ontwikkeling van het model	374
20.3	Theoretische onderbouwing	374
20.4	Structuur van het model	376
20.5	Visie op de mens, dagelijks handelen, interventie en verandering	378
20.6	Discussie	381
20.7	Samenvatting	382
	Literatuur	382

21 Occupational Therapy Practice Framework (OTPF) ... 385
Inka Logister-Proost

21.1	Inleiding	386
21.2	Achtergrond, oorsprong en ontwikkeling van het raamwerk	386
21.3	Theoretische onderbouwing	386
21.4	Structuur van het OTPF	387
21.5	Domein	387
21.6	Proces	393
21.7	Visie van het OTPF op de mens en het dagelijks handelen	397
21.8	Discussie	397
21.9	Samenvatting	399
	Literatuur	400

22 Het Person-Environment-Occupation-Performance (PEOP)-Model en het PEOP Occupational Therapy Process 401
Margo van Hartingsveldt en Sanne Pellegrom

22.1 Inleiding 402
22.2 Achtergrond, oorsprong en ontwikkeling van het PEOP-model 403
22.3 Theoretische onderbouwing 403
22.4 Structuur en toepassing van het PEOP-inhoudsmodel 405
22.5 Visie op dagelijks handelen 406
22.6 Assessments behorend bij het model 407
22.7 Structuur en toepassing van het PEOP OT-procesmodel 407
22.8 Werken met het PEOP OT-procesmodel 409
22.9 Discussie 413
22.10 Samenvatting 414
Literatuur 414

23 Overige occupation-based ergotherapie modellen 417
Mieke le Granse, Inka Logister-Proost en Bie Op de Beeck

23.1 Inleiding 419
23.2 Person-environment-occupation (PEO) 420
23.3 Occupational Adaptation (OA) 421
23.4 Occupational Performance Model (Australia) (OPM(A)) 423
23.5 Occupational Therapy Intervention Process Model (OTIPM) 426
23.6 Bieler Model 428
23.7 Cognitive Disabilities Model (CDM) 430
23.8 Discussie 432
23.9 Samenvatting 432
Literatuur 432

Deel IV Ergotherapie in de praktijk
Verhaal van de praktijk 4 - Koude pap
Kim Bisschop

24 Methodisch handelen 439
Inka Logister-Proost en Mark Steensels

24.1 Inleiding 440
24.2 Wat is methodisch handelen? 441
24.3 Kennismaking 444
24.4 Inventarisatie 447
24.5 Doelbepaling en plan van aanpak 452
24.6 Uitvoering plan van aanpak 455
24.7 Evaluatie en nazorg 457
24.8 Discussie 459
24.9 Samenvatting 460
Literatuur 462

25 Professioneel redeneren 465
Ramon Daniëls en Joan Verhoef

25.1 Inleiding 466
25.2 Het redeneren van ergotherapeuten 466
25.3 Professioneel redeneren en besluitvorming 472
25.4 De kritische professional 475
25.5 Discussie 478
25.6 Samenvatting 479
Literatuur 479

26 Gezondheidsbevordering en veranderen van handelen 481
Marieke Werrij en Marluuke Jakobs

- 26.1 Inleiding 482
- 26.2 Gezondheid, preventie en gezondheidsbevordering 482
- 26.3 Gezondheidsbevordering en ergotherapie 484
- 26.4 De rol van verandering bij (occupation-focused) gezondheidsbevordering 487
- 26.5 Verklaren van gezondheidsgedrag 488
- 26.6 Beïnvloeden van gezondheidsgedrag 490
- 26.7 Therapeutische technieken bij gedragsverandering 491
- 26.8 Gezondheidsbevordering op het niveau van de cliënt 491
- 26.9 Gezondheidsbevordering op het niveau van organisatie en populatie 492
- 26.10 Discussie 493
- 26.11 Samenvatting 493
- Literatuur 494

27 Analyse van het handelen 497
Erica Baarends en Inge Speth-Lemmens

- 27.1 Inleiding 498
- 27.2 De theorie achter analyse van het handelen 499
- 27.3 Analyse van het handelen 504
- 27.4 Een praktisch voorbeeld 512
- 27.5 Discussie en reflectie 512
- 27.6 Samenvatting 514
- Literatuur 514

28 Assessments in de ergotherapie 515
Margo van Hartingsveldt, Renate Meyers, Sanne Ras, Roos Stal en Marjon ten Velden

- 28.1 Inleiding 516
- 28.2 Ergotherapeutische inventarisatie en analyse 516
- 28.3 Het gebruik van assessments 517
- 28.4 De keuze voor een assessment 519
- 28.5 Zoeken naar een assessment 520
- 28.6 Verschillende cliëntperspectieven 520
- 28.7 Methode voor het verzamelen van de assessments in dit hoofdstuk 521
- 28.8 Klinimetrische eigenschappen 527
- 28.9 Discussie 528
- 28.10 Samenvatting 529
- Literatuur 529

29 Kwaliteitszorg 531
Paul van der Hulst, Aline Ollevier en Pieter Wouda

- 29.1 Kwaliteitszorg, kaders en begrippen 532
- 29.2 Het perspectief van de cliënt 534
- 29.3 Het perspectief van de ergotherapeut 537
- 29.4 Kwaliteitszorg op het niveau van de afdeling, het team en de organisatie (mesoniveau) 539
- 29.5 Kwaliteit op landelijk niveau 543
- 29.6 Discussie 546
- 29.7 Samenvatting 546
- Literatuur 547

30 Ergotherapie en wetenschappelijk onderzoek 549
Maud Graff, Ton Satink en Esther Steultjens

- 30.1 Inleiding 550
- 30.2 Wetenschappelijke domeinen 550
- 30.3 Occupational science 551
- 30.4 Methoden van wetenschappelijk onderzoek 553

30.5	**Het onderzoeksproces algemeen**	553
30.6	**Model voor interventie ontwikkeling**	554
30.7	**Ethische aspecten van onderzoek**	555
30.8	**Evidence-based practice**	555
30.9	**De kwaliteit van onderzoek**	556
30.10	**Gebruik van wetenschappelijk onderzoek in de ergotherapie praktijk**	557
30.11	**Samenvatting**	558
	Literatuur	558
	Verhaal uit de praktijk 5 – Balen aan de balie	560
	Kim Bisschop	
	Verhaal uit de praktijk 6 – Zal ik een foto van je mailen of wil je eerst koffie?	561
	Sander Taam	

Bijlagen ... 563

- Afkortingen ... 564
- Verklarende woordenlijst ... 567
- Register ... 581

Lijst van redacteuren en auteurs

Redactie

Mieke le Granse

Mieke le Granse is vanaf de tweede druk betrokken bij de redactie van *Grondslagen*. Zij was tot 1 maart 2017 docent ergotherapie en coördinator van de bacheloropleiding voor Duitse ergotherapeuten aan de Zuyd Hogeschool, Heerlen. Zij is sinds 1975 ergotherapeut en heeft haar opleiding Ergotherapie voltooid aan de toenmalige Revalidatieacademie Hoensbroeck, de tegenwoordige Zuyd Hogeschool in Heerlen. Naast haar opleiding tot ergotherapeut behaalde zij haar eerstegraadsbevoegdheid als docent gezondheidszorgonderwijs en volgde zij de European Master of Science in Occupational Therapy. Na enkele jaren op een psychiatrische afdeling van een algemeen ziekenhuis (PAAZ) te hebben gewerkt, startte ze als docent ergotherapie psychiatrie aan de Zuyd Hogeschool. In de periode van 1978 tot heden heeft zij een grote diversiteit aan taken uitgevoerd binnen de Zuyd Hogeschool: docent, stagebegeleider, afstudeerbegeleider, vakgroepcoördinator, lid van de kenniskring Autonomie en Participatie, coördinator bacheloropleiding voor Duitse ergotherapeuten en lid van het managementteam. In de loop der jaren heeft ze veel gepubliceerd, onder andere in de rol van auteur en mederedactielid van de tweede tot en met de vijfde druk van *Grondslagen*, verder heeft ze meegeschreven aan vele Duitstalige ergotherapieboeken en artikelen gepubliceerd in nationale en internationale ergotherapietijdschriften. Zij is mede-uitgever van het Duitstalige wetenschappelijk tijdschrift *ergoscience*, reviewer voor het *Scandinavian Journal of Research*, voormalig lid van de redactieraad van het *Wetenschappelijk Tijdschrift voor Ergotherapie* en lid van de wetenschappelijke adviesraad Kompass van de hogeschool Bielefeld. Sinds 2017 is zij werkzaam als mede-uitgever van een Duitse vertaling van de *14 Practice Guidelines* van de AOTA.

Mieke is actief binnen de Nederlandse beroepsvereniging Ergotherapie Nederland (EN) als lid van de commissie Internationale Betrekkingen (IB) en sinds 2010 als WFOT delegate voor Nederland. EN heeft haar in 2012 'de Astrid Kinébanianprijs' toegekend en tijdens haar afscheidssymposium in maart 2017 is zij benoemd tot erelid van Ergotherapie Nederland vanwege haar bijzondere bijdrage aan de ontwikkeling van de ergotherapie.

Ze is actief deelnemer aan vele congressen van onder andere ENOTHE, COTEC en WFOT, geeft lezingen en workshops, met een grote diversiteit aan thematiek (onderwijs en beroepsgericht), zowel nationaal als internationaal, en heeft door haar werkzaamheden met Duitse collega's en Duitse studenten ook in Duitsland een groot netwerk en naamsbekendheid. De Duitse vereniging voor ergotherapie, Deutscher Verband der Ergotherapeuten e.V., heeft haar in 2013 benoemd tot erelid, ook vanwege haar belangrijke bijdrage aan de verdere ontwikkeling van de Duitse ergotherapie.

Margo van Hartingsveldt

Margo van Hartingsveldt is vanaf de derde druk als redactielid betrokken bij Grondslagen. Sinds april 2011 is zij werkzaam als opleidingsmanager Ergotherapie en sinds maart 2016 als lector Ergotherapie – Participatie & Omgeving, kenniscentrum ACHIEVE, faculteit Gezondheid, Hogeschool van Amsterdam (HvA). Ze studeerde af als ergotherapeut aan de opleiding Ergotherapie te Weesp in 1983, een voorloper van de huidige opleiding Ergotherapie aan de HvA. In 2003 behaalde ze haar Master of Science Paramedische Zorg aan de Hogeschool van Arnhem en Nijmegen (HAN), het Nederlands Paramedisch Instituut (NPI) en het UMC St Radboud in Nijmegen. In 2014 is zij gepromoveerd aan de Radboud Universiteit in Nijmegen op het proefschrift *Ready for handwriting* over de ontwikkeling van de Writing Readiness Inventory Tool In Context (WRITIC).

Na haar opleiding heeft zij meer dan 25 jaar als kinderergotherapeut op verschillende plekken gewerkt: in de revalidatie, het academisch ziekenhuis, het regulier onderwijs en in een particuliere praktijk. In die periode heeft ze een jaar in Suriname en twee jaar op Curaçao gewerkt. Van 2003 tot 2011 was zij hoofd Ergotherapie, kinderergotherapeut en onderzoeker van de afdeling Revalidatie van het Radboudumc in Nijmegen. Zij heeft samen met Edith Cup en Madeleine Corstens-Mignot een drietal boeken geschreven over de observatie van de fijne motoriek en het (voorbereidend) schrijven: *Korte Observatie Ergotherapie Kleuters* (KOEK, 2006), de *Standaard Observatie Ergotherapie Schrijven en Sensomotorische Voorwaarden* (SOESSS, 2000) en de *SOESSS-Volwassenen* (SOESSS-V, 2006). Samen met Liesbeth de Vries vormt ze de redactie van de manual van de WRITIC, die in 2016 is verschenen. Verder heeft zij, in opdracht van Ergotherapie Nederland, samen met Inka Logister-Proost en Astrid Kinébanian het *Beroepsprofiel ergotherapeut* (2010) geschreven. En met Jolien van den Houten, Inge van der Leij-Hemmen en Marjon ten Velden heeft ze het *Profiel Specialisatie kinderergotherapeut* (2015) geschreven. Daarnaast publiceert zij regelmatig in Nederlandse en internationale tijdschriften. Sinds 2005 geeft zij studiedagen nationaal en internationaal over kinderergotherapie en het gebruik van verschillende meetinstrumenten. Zij geeft regelmatig lezingen op congressen in binnen- en buitenland.

Margo is betrokken bij ontwikkelingen binnen de beroepsvereniging Ergotherapie Nederland; als voorzitter van de adviesgroep Kind & Jeugd, als lid van de adviesgroep Onderzoek en Wetenschap en als lid van de werkgroep Professionalisering specialist kinderergotherapeut.

Astrid Kinébanian

Astrid Kinébanian is vanaf de eerste druk redactielid van Grondslagen. Zij studeerde in 1964 af als arbeidstherapeut aan de Nederlandse Opleiding voor Arbeidstherapie in Amsterdam, een van de voorlopers van de huidige opleiding Ergotherapie van de Hogeschool van Amsterdam. Na haar opleiding ging zij naar de Verenigde Staten en werkte daar een jaar als *occupational therapist* in het Albany Medical Centre. Na terugkeer zette zij een afdeling Ergotherapie op in de Daniël den Hoed Kliniek, toentertijd een kliniek voor reuma- en kankerpatiënten.

Van 1971 tot 1977 was zij vicevoorzitter en voorzitter van de Nederlandse Vereniging voor Arbeidstherapie (NVA), nu Ergotherapie Nederland (EN). In die periode werd de wettelijke erkenning van het beroep gerealiseerd. In 1976 behaalde zij haar doctoraalexamen andragologie aan de Universiteit van Amsterdam. Van 1977 tot 1986 was zij adjunct-directeur en directeur van de opleiding Ergotherapie te Weesp. Na de fusie met de Hogeschool van Amsterdam was zij aldaar senior docent ergotherapie tot 2006. Daar voerde zij veel verschillende taken uit: onder andere docent, stagebegeleider, vakgroepcoördinator, afstudeerbegeleider, onderwijsontwikkelaar en coördinator van verschillende onderzoeks- en methodiekontwikkelingsprojecten. Van 1998 tot haar pensionering in 2006 was zij directeur van de European Master of Science in Occupational Therapy. Zij publiceerde vele artikelen in Nederlandse en buitenlandse ergotherapietijdschriften. Zij was (mede)auteur van verschillende boeken, waaronder *Werken aan arbeidsproblemen, methodische richtlijnen voor arbeidsrehabilitatie* (Utrecht, 1995) en *Kleine wondertjes: Verhalen over bijzondere ervaringen in de ergotherapie* (Den Haag, 2011). Van meet af aan was zij als redactielid en auteur betrokken bij de totstandkoming van *Grondslagen van de ergotherapie*. Zij was medeauteur van het *Beroepsprofiel ergotherapeut* 2010. Op vele nationale en internationale ergotherapiesymposia heeft zij een presentatie gegeven. Samen met Marjan Stomph schreef zij in opdracht van de WFOT: *Diversity Matters: Guiding Principles on Diversity and Culture*, WFOT, 2010. Zij kregen daarvoor op het wereldcongres van ergotherapie in 2010 in Chili een Award of Excellence. Zij was lid van de adviesraad van het Duitstalige wetenschappelijk tijdschrift *ergoscience* en lid van de redactieraad van het *Wetenschappelijk Tijdschrift voor Ergotherapie*. Tevens was zij van 2004 tot 2008 reviewer voor het *Occupational Therapy Journal of Research* en van 2002 tot 2012 voor het *Scandinavian Journal of Research*. In september 2006 ging Astrid Kinébanian met pensioen. Bij die gelegenheid werd zij, voor haar bijdrage aan de ontwikkeling van de ergotherapie, door koningin Beatrix benoemd tot officier in de Orde van Oranje Nassau. Ergotherapie Nederland (EN) stelde bij haar pensionering de 'Astrid Kinébanianprijs' in, een tweejaarlijkse prijs voor een ergotherapeut die een bijzonder bijdrage geleverd heeft aan de ontwikkeling van de ergotherapie.

Auteurs

Marion Ammeraal MSc
Ergotherapeut, stafmedewerker, lid academische werkplaats herstel en rehabilitatie, GGZ inGeest, Amsterdam

Erica Baarends PhD
Ergotherapeut, Onderzoeker/docent, Ergotherapie faculteit Gezondheidszorg, Zuyd Hogeschool, Heerlen

Kim Bisschop
Ergotherapeut, manager Externe betrekkingen en Internationalisering, Instituut voor Gezondheidszorg Hogeschool Rotterdam

Hanneke van Bruggen BscHon. Dscie FWOT
Ergotherapeut, directeur FAPADAG (Facilitation and Participation of Disadvantaged Groups), Apeldoorn

Edith Cup PhD
Ergotherapeut, hoofd sectie Ergotherapie, senior onderzoeker, Afdeling Revalidatie, Radboudumc, Nijmegen

Ramon Daniëls PhD
Ergotherapeut, docent ergotherapie, senior onderzoeker, lector Ondersteunende Technologie in de Zorg, Opleiding Ergotherapie, lectoraat Autonomie en Participatie, Zuyd Hogeschool, Heerlen

Maud Graff PhD
Ergotherapeut, associate professor, senior onderzoeker onderzoekslijn ergotherapie & andere psychosociale interventies, afdeling Revalidatie en afdeling IQ Healthcare, Radboudumc, Nijmegen

Mieke le Granse MSc
Ergotherapeut, voormalig senior docent ergotherapie, redactielid ergoscience, WFOT delegate, faculteit Gezondheidszorg, Zuyd Hogeschool, Heerlen

Edith Hagedoren-Meuwissen MSc
Ergotherapeut, ergonomisch adviseur GGD-ZL, EIZT (Expertisecentrum voor Innovatieve Zorg en Technologie), Heerlen; Onderzoeker/lectoraat, Ondersteunende Technologie (Hulpmiddelen en Robotica), Zuyd Hogeschool Heerlen

Margo van Hartingsveldt PhD
Ergotherapeut, opleidingsmanager/lector Ergotherapie - Participatie & Omgeving, kenniscentrum ACHIEVE, Faculteit Gezondheid, Hogeschool van Amsterdam

Yvonne Heerkens PhD
Senior onderzoeker, Nederlands Paramedisch Instituut (NPi), Amersfoort; lector; Arbeid en gezondheid, Hogeschool van Arnhem en Nijmegen, Arnhem

Jeanne Heijkers MSc
Ergotherapeut, ergonomisch adviseur; EIZT (Expertisecentrum voor Innovatieve Zorg en Technologie), Heerlen; Onderzoeker/docent, Lectoraat Ondersteunende Technologie (Hulpmiddelen en Robotica), Zuyd Hogeschool, Heerlen

Rieke Hengelaar MSc
Ergotherapeut en docent/promovendus lectoraat Ergotherapie – Participatie & Omgeving, kenniscentrum ACHIEVE, Lectoraat ergotherapie – participatie en omgeving; kenniscentrum ACHIEVE, Hogeschool van Amsterdam

Jolien van den Houten MSc
Ergotherapeut en docent ergotherapie, faculteit Gezondheidszorg, Zuyd Hogeschool Heerlen

Paul van der Hulst MSc
Ergotherapeut en docent ergotherapie, faculteit Gezondheid, Hogeschool van Amsterdam

Marluuke Jakobs MSc
Ergotherapeut en docent ergotherapie, Ergotherapie faculteit Gezondheidszorg, Zuyd Hogeschool, Heerlen; Psycholoog, Libra Revalidatie & Audiologie, Weert

Astrid Kinébanian MSc
Ergotherapeut, voorheen docent/directeur, European Master of Science in Occupational Therapy, Hogeschool van Amsterdam

Chris Kuiper PhD
Ergotherapeut, lector Participatie, lector Transformaties in de zorg voor jeugd, kwaliteitscontroller, Hogeschool Rotterdam; Transformaties in de zorg voor jeugd, Hogeschool Leiden; Horizon jeugdzorg en speciaal onderwijs, Rotterdam

Robbert Kruijne MSc
Ergotherapeut, docent/onderzoeker, faculteit Gezondheid, lectoraat ergotherapie, kenniscentrum ACHIEVE, Hogeschool van Amsterdam

Inka Logister-Proost
Ergotherapeut, Freelance docent, tekstschrijver Ergowijs, Stichting, Liberein, Enschede

Renate Meyers
Ergotherapeut, ergotherapiepraktijk Kracht, Abcoude

Hugo Nierstrasz MSc
Hoofd Onderwijs en Onderzoek, Onderwijs en Opvoeding, Hogeschool van Amsterdam

Aline Ollevier MSc
Ergotherapeut, docent/onderzoeker Ergotherapie, Katholieke Hogeschool VIVES, Kortrijk, België

Bie Op de Beeck
Ergotherapeut, docent ergotherapie, Thomas More-hogeschool, Turnhout, België; Eigen praktijk, Turnhout, België

Sanne Pellegrom MSc
Ergotherapeut, docent, Ergotherapie Faculteit Gezondheid, Hogeschool van Amsterdam

Barbara Piškur PhD
Ergotherapeut, senior onderzoeker/docent, Lectoraat Autonomie en Participatie, Zuyd Hogeschool, Heerlen

Soemitro Poerbodipoero MSc
Ergotherapeut, hoofd opleiding ergotherapie, coördinator internationalisering en diversiteit, Hogeschool van Amsterdam

Margriet Pol MSc
Ergotherapeut, docent/onderzoeker lectoraat Ergotherapie, faculteit Gezondheid, kenniscentrum ACHIEVE, Hogeschool van Amsterdam

Sanne Ras
Ergotherapeut, Marente, Oegstgeest

Uta Roentgen PhD
Ergotherapeut, docent/onderzoeker lectoraat, Ondersteunende Technologie (Hulpmiddelen en Robotica), Zuyd Hogeschool, Heerlen; EIZT (Expertisecentrum voor Innovatieve Zorg en Technologie), Heerlen

Stephanie Saenger
Ergotherapeut, president COTEC, eigenaar Rol-maat, Abcoude

Ton Satink PhD
Ergotherapeut, hoofddocent ergotherapie en senior onderzoeker/lectoraat neurorevalidatie, Hogeschool van Arnhem en Nijmegen, Arnhem; Master of Science in occupational Therapy, Hogeschool van Amsterdam

Ellen Slootman
Kinderergotherapeut, RMC Groot Klimmendaal, Arnhem

Els Spaargaren MSc
Kinderergotherapeut, paramedisch manager, Afdeling revalidatiegeneeskunde, unit kinderrevalidatie, VU medisch centrum, Amsterdam

Lijst van redacteuren en auteurs

Inge Speth-Lemmens MSc
Ergotherapeut, docent Ergotherapie faculteit Gezondheidszorg, Zuyd Hogeschool, Heerlen

Roos Stal
Ergotherapie, student Health Science Research Master, Maastricht University, Maastricht

Mark Steensels
Ergotherapeut, docent Ergotherapie, Thomas More, Kempen, België

Esther Steultjens PhD
Ergotherapeut, associate lector Neurorevalidatie, Hogeschool van Arnhem en Nijmegen, Nijmegen; mede-eigenaar Ergologie, Zeist

Marjan Stomph MSc
Ergotherapeut (gepensioneerd), docent, coördinator werkgroep Zorg en wonen, Stadsdorp Rivierenbuurt, Amsterdam

Sander Taam
Ergotherapeut, Ergotherapie Noord Holland, Alkmaar

Prof. dr. Dominique Van de Velde
Programmadirecteur Master of Science Ergotherapeutische wetenschap, Faculteit Geneeskunde en gezondheidswetenschappen, Universiteit Gent, België; Opleiding ergotherapie, Arteveldehogeschool, faculteit Bewegingswetenschappen en revalidatie, KU Leuven, België

Annick Van Gils MSc
Ergotherapeut, researcher Bewegings- en Revalidatiewetenschappen, faculteit Bewegings en Revalidatiewetenschappen, Departement Revalidatiewetenschappen, Onderzoeksgroep Neuromotorische Revalidatie, KU Leuven, België

Marjon ten Velden MSc
Kinderergotherapeut, docent/onderzoeker Ergotherapie Faculteit Gezondheid, Hogeschool van Amsterdam

Joan Verhoef PhD
Bewegingswetenschapper, ergotherapeut, hoofddocent Evidence-based Care, Instituut voor Gezondheidszorg, Hogeschool Rotterdam

Liesbeth de Vries MSc
Ergotherapeut/onderzoeker, eigenaar Liesbeth de Vries Ergotherapie en meer, Joure

Anita de Vries-Uiterweerd MSc
Ergotherapeut, De Hoogstraat Revalidatie, Utrecht

Linda Walgemoet
Ergotherapeut, 's Heeren Loo, Ermelo

Marieke Werrij PhD
Senior docent opleiding ergotherapie, faculteit Gezondheidszorg, Zuyd Hogeschool, Heerlen

Pieter Wouda
Ergotherapeut, senior docent ergotherapie, faculteit Gezondheidszorg, Zuyd Hogeschool, Heerlen

Annerie Zalmstra MSc
Ergotherapeut, teamleider/hoofddocent ergotherapie, faculteit Gezondheidszorg, Zuyd Hogeschool, Heerlen

Inleiding

Samen met de auteurs hebben we als redactie met veel plezier aan de vijfde herziene druk van *Grondslagen van de ergotherapie* gewerkt. We zijn blij met het resultaat. Ten opzichte van de derde en de vierde ongewijzigde druk is de opzet grotendeels hetzelfde gebleven. Voor wat betreft de inhoud zijn er veel vernieuwingen doorgevoerd, die laten zien dat het beroep van ergotherapeut op dit moment een snelle professionalisering doormaakt. De vernieuwingen zijn gebaseerd op de toename van wetenschappelijk onderzoek in de ergotherapie, waardoor de theoretische onderbouwing van het beroep toeneemt. Daarnaast zorgen de veranderingen in zorg en welzijn en de toegenomen focus op gezondheid, gedrag en maatschappij voor veel ontwikkelingen in de ergotherapie. Wij zijn blij te vermelden dat de *Grondslagen van de ergotherapie* medio 2018 ook in het Duits zal verschijnen, zodat het boek ook gebruikt kan worden in Duitsland, Oostenrijk en Zwitserland.

Totstandkoming

Grondslagen van de ergotherapie wordt in Nederland en Vlaanderen veel gebruikt. De herziening is gestart met een enquête onder docenten en studenten van de 12 opleidingen Ergotherapie in Nederland en Vlaanderen. Uit deze enquête, die door studenten en docenten van 11 opleidingen is ingevuld, blijkt dat het boek op alle hogescholen gebruikt wordt en bijna overal verplichte literatuur is.

Samen met 50 auteurs, uit Nederland en België, is deze vijfde druk tot stand gekomen. Het grote aantal auteurs, werkzaam in verschillende praktijk-contexten, hogescholen en onderzoeksnetwerken, weerspiegelt de verscheidenheid van ergotherapie. Dit heeft geresulteerd in een afspiegeling van opvattingen en ideeën over het beroep ergotherapie; een caleidoscoop die het beroep in al zijn kleurschakeringen weergeeft en de discours over de inhoud van het beroep weer een nieuwe impuls geeft.

Deze vijfde druk is gebaseerd op het Nederlandse *Beroepsprofiel ergotherapeut* (Hartingsveldt et al. 2010) waarin de vier uitgangspunten van de ergotherapie beschreven zijn. Ergotherapie is: (1) cliëntgecentreerd; (2) op handelen gericht *(occupation-based)*; (3) in de context van de cliënt gesitueerd *(context-based)*; (4) *evidence-based*. Op basis van de huidige ontwikkelingen in zorg en welzijn, en de daardoor toegenomen focus op technologie en populatiegebaseerde zorg, zijn daaraan in deze Grondslagen twee uitgangspunten toegevoegd: (5) *technology-based* en (6) *population-based*. Met deze zes uitgangspunten sluit ergotherapie naadloos aan bij de huidige ontwikkelingen in zorg en welzijn (RVZ 2010; Kaljouw et al. 2015):

1. een veranderende relatie cliënt-professional, de relatie wordt gelijkwaardiger;
2. meer aanbod van leefstijlbegeleiding en zelfmanagement, en meer behoefte aan coachende en ondersteunende vormen van begeleiding gericht op het dagelijks handelen van mensen;
3. doordat opname in de tweede lijn wordt teruggedrongen verplaatst de zorg zich naar de eerste en nulde lijn, en wordt deze steeds meer gegeven in de directe leefomgeving;
4. toegenomen wetenschappelijke onderbouwing van het medisch en therapeutisch handelen en het steeds meer toegepaste redeneren op basis van *evidence-based practice* (EBP).
5. toenemend gebruik van zorgtechnologie;
6. meer zorgen voor elkaar, zodat mensen steeds meer zelf en samen met hun sociale omgeving voorzien in oplossingen.

Net als in het *Beroepsprofiel ergotherapeut* is ook in deze vijfde druk de cliënt in een breder perspectief beschreven: de cliënt als persoon en zijn systeem, als organisatie en als populatie.

Ergotherapie is gericht op het mogelijk maken van het dagelijks handelen *(enabling occupation)*. In deze druk is aandacht voor twee perspectieven in de ergotherapie. Als eerste het individuele perspectief *(enabling individual change)* (Townsend et al. 2013a), dat gezondheid en welzijn ziet als iets wat de handelende persoon zelf kan beïnvloeden. Vanuit dit perspectief richt de ergotherapie zich op de interactie tussen persoon, zijn activiteiten en de context. Als tweede het sociaal-maatschappelijk perspectief *(enabling social and societal change)* (Townsend et al. 2013b) waarbij de invloed van de maatschappij een rol speelt bij gezondheid en welzijn van mensen. Het dagelijks handelen van (groepen) mensen wordt daarbij bezien vanuit het beginsel van sociale inclusie en participatie voor iedereen.

Nieuw in de vijfde druk

In dit boek staat het nieuwe concept van gezondheid van Huber centraal: gezondheid als het vermogen je aan te passen en je eigen regie te voeren, in het licht van de sociale, mentale en fysieke uitdagingen van het leven (Huber et al. 2011). Dit nieuwe concept van gezondheid sluit aan bij ergotherapie, dat zich richt op het ondersteunen en versterken van de veerkracht van mensen en hun netwerken met als aangrijpingspunt het dagelijks handelen. Ook sluit het aan bij de integratie van het biomedisch en sociaal model, dat de kracht en meerwaarde is van het beroep. Townsend et al. (2013c) noemen ergotherapie een *translational profession*, een beroep dat de vertaalslag maakt. Ergotherapeuten vertalen ideeën, taal, praktijk en onderzoek vice versa tussen het medisch en sociale domein. Ergotherapeuten hebben kennis van het medisch domein en kunnen de gevolgen van een diagnose of aandoening omzetten in de mogelijkheden die de cliënt heeft in het dagelijks handelen thuis, op school, op het werk en in de buurt (Townsend et al. 2013c).

'Gewoon doen', het uitvoeren van betekenisvolle activiteiten in een context, is een belangrijke factor voor het ervaren van gezondheid en welzijn. Door het mogelijk maken van het dagelijks handelen, van mensen met een handelingsvraag, draagt ergotherapie daaraan bij. Het kerndomein van ergotherapie sluit aan bij het 'functioneren' dat centraal staat in het advies 'Naar nieuwe zorg en zorgberoepen: de contouren' (Kaljouw et al. 2015) en het advies 'Anders kijken, anders leren, anders doen – grensoverstijgend leren en opleiden in zorg en welzijn in het digitale tijdperk' (Vliet et al. 2016). Twee belangrijke richtinggevende rapporten voor zorg en onderwijs. Functioneren wordt hierin beschreven als het 'in staat zijn van mensen om zo veel mogelijk het leven te leiden dat ze willen leiden …'. Dat is precies wat ergotherapie te bieden heeft. Ergotherapeuten lopen voorop in de huidige ontwikkelingen in zorg en welzijn en dragen, met het mogelijk maken van het dagelijks handelen, bij aan participatie van mensen. Zij hebben een rol in het duidelijk maken aan de samenleving dat dagelijks handelen van mensen wordt gezien als een bepalende factor voor gezondheid en welzijn, het gaat in het leven immers om 'gewoon doen' (Hartingsveldt 2016).

In de ergotherapie staat de omgeving en context, de plaats waar het dagelijks handelen plaatsvindt, centraal. De rol van de omgeving en context, als belangrijke factor in het mogelijk maken van het dagelijks handelen en participatie, wordt steeds belangrijker. Daarbij komt er meer nadruk te liggen op de rol van de sociaal-maatschappelijke omgeving. De sociale omgeving dichtbij, bestaande uit familie, vrienden, collega's en buurtgenoten is een belangrijke factor voor het ervaren van gezondheid en welzijn. Deze omgeving is onderdeel van het individueel perspectief van ergotherapie. De grotere maatschappelijke context wordt gevormd door toegankelijkheid van voorzieningen en maatschappelijke factoren, zoals politieke, culturele, economische en milieufactoren, welke ook veel impact hebben op gezondheid en welzijn van burgers. Deze context is onderdeel van het sociaal-maatschappelijk perspectief van ergotherapie.

In de interventie ligt er bij het cliëntgecentreerd werken meer nadruk op de dialoog bij het vormgeven van de ergotherapie-interventie. Zo ontstaat een gelijkwaardig partnerschap tussen de cliënt en ergotherapeut en wordt de cliënt de regievoerder van het proces en staan zijn hoop, wensen en dromen voor de toekomst centraal (Mroz et al. 2015).

Ergotherapeuten gaan uit van mogelijkheden van mensen en de ergotherapie-interventie is gericht op het mogelijk maken van het dagelijks handelen. In de vorige druk van *Grondslagen* werd het woord probleem of problemen bijna 500 keer gebruikt. In de huidige druk komt u het woord probleem niet veel meer tegen. Er wordt gesproken over een handelingsvraag of handelingsvraagstuk en in het hoofdstuk methodisch handelen gaat het over vraaginventarisatie en vraaganalyse.

In deze vijfde druk wordt het kerndomein van de ergotherapie benoemt als dagelijks handelen. Hiervoor is gekozen omdat het begrip handelen zo breed interpreteerbaar is in het alledaags Nederlands taalgebruik. Met de auteurs en de klankbordgroep is hier veel over gediscussieerd. Uiteindelijk is er voor gekozen om het kerndomein concreter weer te geven en te spreken over dagelijks handelen. In een aantal hoofdstukken wordt nog wel het begrip handelen in plaats van dagelijks handelen gebruikt, dit is de keuze geweest van de auteurs van die hoofdstukken.

Deze vijfde druk bevat een aantal nieuwe hoofdstukken. Hoofdstuk 3 over ergotherapie in sociaal-maatschappelijk perspectief is een nieuw hoofdstuk dat een samenvoeging is van de hoofdstukken 3 en 5 uit de vorige druk. Dit hoofdstuk wil ergotherapeuten (in opleiding) activeren en bewustmaken hoe en op welke manier gezondheid en welzijn worden beïnvloed door verschillende sociaal-maatschappelijke factoren. De ongelijkheid in onze maatschappij heeft invloed op gezondheid en welzijn van burgers. Daarom zijn ergotherapeuten, naast bij het mogelijk maken van het dagelijks handelen van de persoon en zijn systeem, ook betrokken bij het mogelijk maken van veranderingen op sociaal-maatschappelijk gebied in bijvoorbeeld het werken met organisaties en populaties.

Hoofdstuk 11 is een nieuw hoofdstuk over technologie in de zorg. De toenemende rol van technologie in de zorg heeft grote gevolgen voor de ergotherapie. Het beroep zal de nieuwe technologie steeds meer gaan integreren in de dagelijkse beroepspraktijk, waarbij het ondersteunen, adviseren en begeleiden van cliënten bij het gebruik van technologie centraal komt te staan. Technologische toepassingen kunnen de zorg efficiënter maken en bieden nieuwe en andere vormen voor het verlenen van zorg.

Met Hoofdstuk 22 hebben het Person-Environment-Occupational Performance (PEOP)-model en het bijbehorende procesmodel een eigen hoofdstuk gekregen. Het vernieuwde model sluit aan bij de huidige ontwikkelingen in de ergotherapie en in de maatschappij. Het PEOP-model ondersteunt het cliëntgecentreerd werken door de inbreng van de cliënt en zijn levensverhaal of narratief *(narrative)* een centrale plaats in het model te geven. Daarnaast is het model gericht op de cliënt als persoon en zijn systeem, een organisatie en een populatie. Dit is het eerste ergotherapiemodel dat de cliënt op de verschillende niveaus beschrijft en is een goede onderbouwing van het breder perspectief van de cliënt dat al een aantal jaar in Nederland wordt toegepast.

Nieuw is ook de samenwerking met ▶www.meetinstrumentenindezorg.nl bij Hoofdstuk 28 dat gaat over de assessments. In dit hoofdstuk zijn tabellen opgenomen met informatie over assessments die gebruikt worden in de ergotherapiepraktijk. De klinimetrische eigenschappen van deze assessments zijn te vinden op deze website van Zuyd Hogeschool.

Structuur van het boek

Omslag en mindmap

De omslag van het boek vertoont een *mindmap* die de inhoud van het boek in een oogopslag weergeeft. Deze mindmap komt terug op de schutbladen. Op deze plekken is de mindmap gemakkelijk te raadplegen en heeft de lezer snel overzicht over de inhoud van het boek. De omslag van het boek is ook wat veranderd. De reden hiervan is dat het fonds gezondheidszorg van Reed Business, de vorige uitgever van de *Grondslagen*, overgenomen is door uitgeverij Bohn Stafleu van Loghum. Deze overgang is voor de redactie soepel verlopen omdat ook de redacteuren van Reed Business zijn meegegaan en er weinig veranderde in onze contacten met de uitgever. De vierde druk, een ongewijzigde herziening, verscheen in 2016 in verband met deze overgang.

Deze herziene uitgave van *Grondslagen* is daarom de vijfde druk.

Deel I Plaatsbepaling van de ergotherapie

Dit deel omvat de basis van waaruit ergotherapeuten werken.

In Hoofdstuk 1 komt de geschiedenis van de ergotherapie aan bod en dit hoofdstuk start met een tijdlijn van de klassieke oudheid tot de moderne tijd. Dit geeft een historisch perspectief door de eeuwen heen op het mens- en maatschappijbeeld, de visie op gezondheid en welzijn en de visie op het dagelijks handelen van mensen. De oorsprong en ontwikkeling van de ergotherapie wordt beschreven in de internationale, Nederlandse en Vlaamse context. Uit dit hoofdstuk wordt duidelijk dat er een soort 'golfbeweging' heeft plaatsgevonden in het denken over ergotherapie, van een visie op de mens als biopsychosociale eenheid naar een reductionistische werkwijze en vervolgens weer naar de huidige mensvisie waarin het dagelijks handelen altijd in relatie staat tot de context en de eisen die de persoon, organisatie of populatie daaraan stelt.

Hoofdstuk 2 beschrijft het gedachtegoed van het ergotherapeutische kerndomein; het gaat in op het dagelijks handelen van mensen. De persoon, de context en het uitvoeren van activiteiten zijn de elementen van het kerndomein en het mogelijk maken van het dagelijks handelen van mensen is het doel van ergotherapie. Dagelijks handelen leidt tot participatie. Dit wordt beschreven inclusief de belangrijke subjectieve ervaring van mensen.

Hoofdstuk 3 gaat vooral in op de beroepscompetentie 'ondersteunen en versterken'. Deze competentie is gericht op het ondersteunen van de aanwezige mogelijkheden, het versterken van de eigen regie en het creëren van voorwaarden in de omgeving van (leden) van kwetsbare groepen, organisaties en populaties, zodat participatie mogelijk wordt en sociale inclusie toeneemt. Naast individuele factoren spelen sociaal-maatschappelijke factoren een grote rol bij het mogelijk maken van het dagelijks handelen en maatschappelijke participatie van burgers.

Hoofdstuk 4 biedt een basis voor ergotherapeuten en studenten ergotherapie die (kwetsbare) burgers willen ondersteunen in zelfmanagement, inclusie en participatie. Hierbij sluiten ze aan bij herstel, empowerment en ervaringsdeskundigheid van de mensen zelf.

Hoofdstuk 5 gaat over de processen van globalisering en internationalisering, die in potentie veel voordelen hebben voor de menselijke gezondheid in het algemeen en voor de ergotherapie in het bijzonder.

Deel I wordt afgesloten door Hoofdstuk 6 over internationale classificaties, in het bijzonder de International Classification of Functioning, Disability and Health (ICF). De ICF biedt een uniform begrippenkader voor nationale en internationale communicatie binnen en tussen beroepsgroepen en beroepscontexten.

Deel II De cliënt, de ergotherapeut, de context en het dagelijks handelen

Het tweede deel gaat in op de cliënt, de ergotherapeut, vraaggericht werken, context, technologie en aspecten van het dagelijks handelen.

In Hoofdstuk 7 wordt de cliënt beschreven en getypeerd op drie niveaus: als persoon en zijn systeem, als organisatie en als populatie. Het hoofdstuk gaat in op dialooggestuurde zorg en geeft ideeën voor implementatie. Concepten als autonomie, participatie, vergroten van eigen kracht *(empowerment)* en mogelijk maken *(enablement)*, belangrijk in de dialoog tussen cliënt en ergotherapeut, worden beschreven en vormen de overgang naar Hoofdstuk 8.

Hoofdstuk 8 gaat over de ergotherapeut die zich samen met de cliënt richt op het mogelijk maken van het dagelijks handelen. De zes uitgangspunten van de ergotherapie worden beschreven en de relatie tussen de CanMeds-competenties, de beroepscompetenties en de *enablement skills* wordt uiteengezet. Er is aandacht voor het gebruik van jezelf *(use of self)*, creativiteit en 'directe toegankelijkheid ergotherapie' (DTE). Ethiek in relatie tot de beroepscode en gedragsregels ergotherapeut wordt beschreven en het hoofdstuk eindigt met persoonlijk leiderschap en de implementaie van het Canadese Leadership in Enabling Occupation (LEO)-model in de beroepscontext van de Nederlandse en Vlaamse ergotherapeut.

In Hoofdstuk 9 wordt uiteengezet dat vraaggericht werken en diversiteit behoren tot de professionaliteit van de ergotherapeut en een open basishouding, kennis en vaardigheden vereisen, die het omgaan met mensen met verschillende achtergronden mogelijk maken.

Hoofdstuk 10 gaat in op het brede en complexe begrip 'context' in relatie tot het dagelijks handelen van mensen. Dit begrip wordt beschreven aan de hand van de fysieke en sociale omgeving en van de culturele, temporele, virtuele context en de maatschappelijke-institutionele context.

Het nieuwe Hoofdstuk 11 maakt duidelijk dat in de toekomst de zorg niet meer op de huidige manier georganiseerd kan worden. Technologie is het middel om deze uitdagingen aan te gaan en wordt nadrukkelijk als een van de oplossingsrichtingen genoemd om de zorg toekomstbestendig te maken. Technologische toepassingen kunnen de zorg efficiënter maken en bieden nieuwe en andere vormen voor het mogelijk maken van het dagelijks handelen van mensen.

In Hoofdstuk 12 is de ontwikkeling van het dagelijks handelen beschreven vanuit een ergotherapeutisch interactieperspectief. Mensen blijven zich door te 'doen' gedurende hun hele leven ontwikkelen, passen hun dagelijks handelen aan en leren er steeds weer nieuwe activiteiten bij. Zo wordt ontwikkeling gezien als een levenslang proces van het kind, de adolescent, de volwassene en de oudere in de verschillende levensfasen. Door naar het handelingsrepertoire van mensen te kijken wordt het dagelijks handelen in zijn totaliteit begrepen. Gezondheid en welzijn worden niet alleen bevorderd door competent zijn in specifieke activiteiten, het gaat om de som van alle activiteiten op een dag.

Hoofdstuk 13 bestaat uit een inleiding over het dagelijks handelen van mensen, waarbij ingegaan wordt op tijdsbesteding, de betekenis van het dagelijks handelen, de balans die mensen in het dagelijks handelen ervaren en het uitgesloten zijn van het dagelijks handelen. Daarna volgen drie hoofdstukken over de verschillende handelingsgebieden. Daarbij wordt eerst de inhoud van de verschillende handelingsgebieden beschreven waarna de ergotherapie-interventie wordt uiteengezet op het niveau van de persoon en zijn systeem, de organisatie en de populatie. In dit boek wordt de indeling van de handelingsgebieden uit het beroepsprofiel aangehouden: Hoofdstuk 14 gaat over wonen/zorgen, Hoofdstuk 15 over leren/werken en Hoofdstuk 16 over spelen/vrije tijd.

Deel III Theoretische onderbouwing: modellen en frameworks

Het derde deel van het boek is helemaal gewijd aan internationale modellen in de ergotherapie.

Hoofdstuk 17 bevat omschrijvingen van de begrippen visie, missie, paradigma, kennis, theorie, referentiekader, methode, methodisch handelen, methodieken, inhoudsmodel en procesmodel. Het hoofdstuk geeft een beknopt overzicht van inhouds- en procesmodellen, wat erg handig is voor het maken van keuzes tussen de verschillende modellen.

Hoofdstuk 18 beschrijft het Canadian Model of Occupational Performance and Engagement (CMOP-E) en het Canadian Practice Process Framework (CPPF). Het CMOP-E is een inhoudsmodel, gericht op de uitvoering en/of betrokkenheid in het dagelijks handelen van personen, organisaties en populaties in een omgeving. Het bijbehorende CPPF, dat is beschreven als procesmodel of raamwerk, geeft vorm aan de cliëntgecentreerde, evidence-based en op dagelijks handelen gerichte ergotherapie-interventie.

Hoofdstuk 19 beschrijft het Model Of Human Occupation (MOHO), een ergotherapeutisch inhouds- en praktijkmodel dat toepasbaar is voor elk individu dat een handelingsvraag ervaart. Het model beschrijft hoe dagelijks handelen gemotiveerd, (in patronen) georganiseerd en uitgevoerd wordt.

Hoofdstuk 20 beschrijft het Kawa-model, een cultureel relevant model waarin de metafoor van de rivier centraal staat en waarin het water dat in die rivier stroomt de levensstroom weerspiegelt. De rivierbedding, de aanwezige rotsen en het drijfhout bepalen hoe de stroming is in de rivier oftewel hoeveel ruimte er is voor het water om te stromen. De rol van ergotherapie is het optimaliseren van die levensstroom gericht op het mogelijk maken van het dagelijks handelen.

Hoofdstuk 21 beschrijft het Occupational Therapy Practice Framework (OTPF) van de American Occupational Therapy Association (AOTA). Het is een samenvatting van fundamenten die de ergotherapiepraktijk definiëren en leiden. Het raamwerk is ontwikkeld om te verduidelijken wat de bijdrage van ergotherapie is aan de gezondheid, welzijn en participatie van personen, organisaties en populaties, door hen te betrekken in het dagelijks handelen.

Hoofdstuk 22 gaat in op het Person-Environment-Occupational Performance (PEOP)-model en het bijbehorende procesmodel. In het PEOP-model zijn zowel de persoonlijke als de omgevingsfactoren belangrijk in het ergotherapeutische proces van assessment en interventie. Beide worden in het PEOP-model gezien als ondersteunend of belemmerend voor het dagelijks handelen. Het PEOP-model maakt duidelijk dat dagelijks handelen participatie mogelijk maakt en bijdraagt aan welzijn (gezondheid en kwaliteit van leven) van mensen.

Hoofdstuk 23 beschrijft een aantal *occupation-based* ergotherapiemodellen die vallen onder de noemer 'dagelijks handelen': persoon, context en activiteiten *(person, environment, occupation)*. Achtergrond, oorsprong, ontwikkeling van deze modellen en hun theoretische onderbouwing worden toegelicht.

Deel IV Ergotherapie in praktijk

Het laatste deel van het boek gaat in op de praktische toepassing van ergotherapie.

Hoofdstuk 24 omschrijft methodisch handelen als bewust, doelgericht professioneel handelen volgens bepaalde stappen in een cyclisch proces. Ergotherapeut en cliënt gaan in dialoog een therapeutische relatie aan waarin de regie van de cliënt ondersteund en versterkt wordt. En waarbij zij samen het vraagstuk betreffende het dagelijks handelen bespreken, begrijpen en oplossen of voorkomen.

Hoofdstuk 25 gaat over professioneel redeneren, het denkproces dat plaatsvindt bij het definiëren van de vraag van de cliënt, het bepalen van doelen of resultaten, de keuze voor interventies en het evalueren van het interventieproces. Het hoofdstuk onderscheidt verschillende vormen van redeneren, waaronder politiek redeneren.

Hoofdstuk 26 gaat in op de bijdrage die ergotherapeuten aan gezondheidsbevordering leveren. Kijken naar gezondheid vanuit het perspectief van dagelijks handelen is essentieel omdat veel gezondheidsproblemen te maken hebben met wat men wel of juist niet 'doet'. Door bij te dragen aan de uitvoering van betekenisvolle activiteiten vervult de ergotherapeut een belangrijke rol bij het bevorderen van de gezondheid. Gezondheidsbevorderende interventies gaan gepaard met verandering. Daarom is kennis van determinanten van gedrag en processen van gedragsverandering ook voor de ergotherapeut van belang. Gedrag wordt immers concreet zichtbaar in het dagelijks handelen van mensen.

Hoofdstuk 27 gaat over het analyseren van het dagelijks handelen. Dit is mogelijk door het handelen 'uit elkaar te trekken' of 'in stukjes te hakken' om het goed te begrijpen. Analyse van het handelen is een van de 'gereedschappen' die ergotherapeuten hebben om samen met de cliënt vragen, toekomstige uitdagingen maar ook knelpunten in het handelen proberen te begrijpen. Het is onderdeel van het methodisch werken en draagt er aan bij om het dagelijks handelen therapeutisch, of effectief in te kunnen zetten.

Hoofdstuk 28 geeft een overzicht van assessments op het niveau van dagelijks handelen, activiteiten en taken die relevant zijn voor de ergotherapeutische beroepspraktijk in Vlaanderen en Nederland. Het overzicht berust op uitgebreid literatuuronderzoek en presenteert de *state of the art* in de ergotherapieliteratuur. Het is een goed hulpmiddel bij het selecteren van assessments die geschikt zijn om te gebruiken in het ergotherapieproces.

Hoofdstuk 29 gaat over het systematisch werken aan kwaliteit op micro-, meso- en macroniveau. De overheid legt de kaders vast in wetgeving en bepaalt in overleg met zorgverzekeraars en zorginstellingen de financiële speelruimte. Naast economische motieven en objectieve onderzoeksgegevens staan de meningen en ervaringen van cliënten centraal in de kwaliteitsbeoordeling.

Tot slot geeft Hoofdstuk 30 een overzicht van het wetenschappelijk onderzoek in de ergotherapie. Het gaat in op de *occupational science*, het wetenschapsgebied dat zorgt voor de onderbouwing van het beroep ergotherapie. Het beschrijft de verschillende onderzoeksstromen (kwalitatief en kwantitatief) en de diverse onderzoeksfasen. Met behulp van het CPPF worden diverse onderzoeksvragen voorgesteld en onderzoeksresultaten besproken die van belang zijn voor de ergotherapiepraktijk.

Ergovaardig

Grondslagen van de ergotherapie wordt gebruikt in combinatie met de boeken *Ergovaardig* deel 1 (derde druk): Inventarisatie & analyse (Dijk et al. 2017) en *Ergovaardig* deel 2 (derde druk): Uitvoeren van interventies (Dijk et al. 2017). *Ergovaardig* heeft een duidelijke relatie met een groot aantal hoofdstukken uit *Grondslagen van de ergotherapie*. Deze hoofdstukken bevatten een goede onderbouwing van de verschillende vaardigheden in *Ergovaardig* en kunnen goed gebruikt worden bij het vaardigheden onderwijs op de opleidingen.

Opbouw van het boek

Dit boek is ook online te raadplegen via ▶www.extras.bsl.nl/ergotherapie. Deze online versie bevat ook achtergrondlinks en er is plaats voor aantekeningen. Zie de tweede bladzijde voor je code.

Ieder deel van *Grondslagen* begint met het bijpassende onderdeel van de mindmap, gevolgd door een verhaal uit de praktijk van de ergotherapie. Deze verhalen zijn geïnspireerd op de publicatie *Kleine wondertjes: verhalen over bijzondere ervaringen in de ergotherapie* (Kinébanian et al. 2011). Ze geven in het kort weer wat voor kracht mensen kunnen halen uit betekenisvol handelen en wat essentieel is in de dialoog tussen cliënten en ergotherapeuten. Aan het eind van het boek bevinden zich een verklarende woordenlijst, een lijst van alle gebruikte afkortingen en een trefwoordenregister.

Om het boek leesbaar te houden, heeft ieder hoofdstuk een standaardopzet gekregen. Elk hoofdstuk begint met een motto, gevolgd door de kernbegrippen, een korte casus en een inleiding. Vervolgens wordt de theorie inhoudelijk uitgewerkt en wordt de toepassing ervan in de ergotherapie toegelicht met voorbeelden en casuïstiek. Daarna worden door de auteur enkele discussiepunten aangereikt, die bedoeld zijn als aanzet tot reflectie op het beschreven onderwerp. Ieder hoofdstuk eindigt met een samenvatting en een literatuurlijst.

Dank

In de eerste plaats danken wij al de auteurs heel hartelijk voor hun inzet en deskundige bijdrage aan het boek. Zonder hen zou *Grondslagen van de ergotherapie* er niet geweest zijn. Ook met de bijdrage van studenten zijn we erg blij. Aan de tweede druk werkten voor het eerst studenten mee en we wilden daar graag een traditie van maken, dus hebben wij ook bij de vijfde druk weer studenten betrokken. Zij hebben Hoofdstuk 28 over assessments zelfs helemaal voor hun rekening genomen. Naast de auteurs hebben veel anderen hun inspiratie gegeven aan dit boek. Om te beginnen de burgers en cliënten in de praktijk, die willen weten wat ergotherapie te bieden heeft en daarover veel vragen hebben. Op de opleidingen ergotherapie de studenten, die altijd weer kritische vragen stellen en docenten uitnodigen tot het helder formuleren van het ergotherapeutisch gedachtegoed. Dan de collega's met wie naar aanleiding van de derde en vierde druk van *Grondslagen* vele discussies gevoerd zijn in de afgelopen jaren. De redactie dankt de cliënten, studenten en collega's voor die opbouwende vragen en discussies.

De totstandkoming van het boek heeft tot vele interessante inhoudelijke gesprekken geleid. De klankbordgroep heeft daar vooral aan bijgedragen. Zij was net als bij de voorgaande druk samengesteld uit vertegenwoordigers uit Nederland en Vlaanderen, met Siemon Vroom als ervaringsdeskundige, vertegenwoordigers van de Nederlandse en Vlaamse vereniging (Theo van der Bom, Marc Coulier, Jonny Peeters, Pierre Seeuws en Marc Velghe), ergotherapeuten uit de praktijk (Rikki Braas, Theone

Kampstra, Jacqueline Leenders, Dineke van Sermondt, Merel van Uden en Dorothée Wassink), docenten ergotherapie (Klaas Doppen, Rianne Janssens, Daphne Kos en Patricia De Vriendt) en studenten ergotherapie (Paulien Ceuppers, Marie Frentzen, Annika Gasper, Berten Holmstock, Anhar al Khamisy en Marjenke Nijmeijer). In de periode van het schrijven van de hoofdstukken werden zeer plezierige en inspirerende discussies gevoerd met de leden van de klankbordgroep, heel veel dank daarvoor!

Ook auteurs hebben veel ondersteuning van collega's gekregen, die hier in het bijzonder worden bedankt. Bij een aantal hoofdstukken zijn Vlaamse adviseurs betrokken geweest om het Vlaamse perspectief een duidelijke plaats in deze hoofdstukken te geven. Dat zijn Sven van Geel en Stijn De Baets. Ook zijn internationale adviseurs betrokken geweest, gericht op het internationale perspectief. Dat zijn Frank Kronenberg, Hetty Fransen, Kee Lim en Almut Gross-Klussmann.

Bij een aantal hoofdstukken hebben ook nog andere experts als adviseur meegewerkt. Bij elk hoofdstuk staat op de eerste bladzijde in de voetnoot aangegeven welke adviseurs hun bijdrage hebben geleverd aan de totstandkoming van dat betreffende hoofdstuk. Ontzettend dank daarvoor, dat heeft de auteurs extra input gegeven.

Verder danken we Jan De Maeseneer, hoogleraar Huisartsgeneeskunde aan Universiteit Gent, voorzitter van het European Forum for Primary Care, secretaris-generaal van het Network Towards Unity for Health, lid van het Global Forum on Innovation in Health Professional Education aan het Institute of Medicine in Washington en lid van een *expert panel* van de Europese Commissie dat moet nagaan hoe er efficiënt geïnvesteerd kan worden in gezondheid. Sinds 1978 werkt Jan De Maeseneer parttime als huisarts in wijkgezondheidscentrum Botermarkt in Ledeberg, een Gentse achterstandswijk waar mensen van meer dan 55 nationaliteiten wonen. We stellen het zeer op prijs dat hij het voorwoord heeft willen schrijven onder de titel 'Ergotherapie meer dan ooit aan zet'. Hij beschrijft ergotherapie als 'een professionalisme dat zijn vertrouwen verdient door een bijzonder mengsel van technische bekwaamheid en een gerichtheid op dienstverlening en presentie, ondersteund door een ethisch engagement en maatschappelijke verantwoordelijkheid'. Om dit in praktijk te brengen ziet hij deze uitgave van *Grondslagen van de ergotherapie* als 'een brede waaier van kennis, inzicht en inspiratie'. Hij eindigt zijn voorwoord met 'dat ergotherapie zich positioneert als een centrale discipline in het wijzigend ziektepatroon en bij de realisatie van doelgerichte zorg'.

Verder danken we Nelleke Brongers voor het vervaardigen van de mindmap die op het omslag, de schutbladen en aan het begin van elk deel terugkomt. Wij vinden deze mooie vormgeving een meerwaarde voor het boek.

Dank ook aan het management en docenten van de opleiding Ergotherapie van de Hogeschool van Amsterdam en van Zuyd Hogeschool in Heerlen. Ook de belangstelling van het management en de ondersteuning van collega's zijn essentieel geweest bij de totstandkoming van deze herziene vijfde druk.

Ook willen we auteurs en studenten van alle vorige drukken bedanken die om uiteenlopende redenen niet meer betrokken zijn bij deze vijfde druk. Elke nieuwe druk bouwt weer voort op vorige drukken. De bijdrage aan het gedachtegoed van een ieder aan het gedachtegoed van de *Grondslagen* beschouwen we als zeer waardevol. Een hartelijk dank aan: Annika Berzins, Bea van Bodegom, Mendy Dercksen, Huget Désiron, Hetty Fransen, Anke Heijsman, Frank Kroonenberg, Anne Labee, Bart Mistiaen, Fenna van Nes en Linda van der Velden, die meeschreven aan de derde en vierde druk.

Tot slot uiteraard dank aan Lily Harings, Steven de Kock, Manon Vooijs, Cyrilein Visser en Joke Vermeer van BSL voor de prettige samenwerking en jullie deskundige begeleiding. Het gezamenlijk optrekken bij het tot stand brengen van *Grondslagen* is zeer plezierig verlopen.

Perspectief

De totstandkoming van dit eerste Nederlandse boek over ergotherapie, in 1998, was een mijlpaal in de ontwikkeling van de ergotherapie in Nederland. De eerste druk vond gretig aftrek, evenals de tweede, derde en vierde druk waarbij het verspreidingsgebied zich uitbreidde naar Vlaanderen. De redactie hoopt dat deze vijfde, herziene druk van *Grondslagen* en de bijbehorende digitale versie wederom bruikbaar zullen zijn voor studenten en voor de praktijk. Over een aantal jaren zal ongetwijfeld een zesde druk nodig zijn. Mede door de groei van het wetenschappelijk onderzoek in de ergotherapie verbreedt de theoretische basis van het beroep zich snel. Met de daarbij bestaande grote ontwikkelingen in zorg en welzijn heeft dat zijn weerslag op de praktijk (en vice versa). Wij hopen dat op deze vijfde druk nog een reeks van herziene drukken zal volgen.

Nota bene

In dit boek wordt veelvuldig gebruik gemaakt van citaten uit Engelstalige ergotherapieliteratuur. Regelmatig heeft de redactie ervoor gekozen deze citaten in de oorspronkelijke taal weer te geven, zeker waar het teksten uit de vroege geschiedenis van de ergotherapie betreft, omdat deze karakteristiek zijn voor die tijd. Bij het vertalen van typische Engelse ergotherapietaal in het Nederlands gaat vaak de essentie verloren. In het kader van internationalisering is het bovendien nodig dat ergotherapeuten zich in het Engels weten uit te drukken. Een introductie in dit Engelse begrippenkader is daarom gewenst. Daarom zijn in alle hoofdstukken begrippen die uit het Engels komen cursief tussen haakjes achter de Nederlandse vertaling geplaatst.

Aangezien in de praktijk steeds vaker de term 'cliënt' gebruikt wordt, heeft de redactie voor die term gekozen wanneer het gaat om de mensen die gebruik maken van de diensten van de ergotherapeut. In het hoofdstuk over de ontwikkeling van de ergotherapie is daar bewust van afgeweken om recht te doen aan het historisch perspectief van dat hoofdstuk. Een enkele maal is ook in andere hoofdstukken de term 'patiënt' gebruikt als de context daarom vroeg. Het begrip 'cliënt' kan ook patiënten, bewoners, zorgvragers, leerlingen, burgers, werknemers, wijkbewoners, bezoekers, consumenten, revalidanten, pupillen, wettelijk vertegenwoordigers, personen in het sociale netwerk en opdrachtgevers omvatten, en, als het om groepen gaat, zelfs organisaties en populaties. In navolging van het *Beroepsprofiel ergotherapeut* wordt in plaats van de term 'diagnostiek' het begrip 'vraaginventarisatie en -analyse' gebruikt. In plaats van de term 'behandelen' wordt in dit boek het begrip 'uitvoeren van het plan van aanpak' of 'interventie' gebruikt. Deze begrippen sluiten beter aan bij de focus op dagelijks handelen en participatie van de ergotherapie, en bij het breder wordende perspectief op de cliënt (de persoon en zijn systeem, de organisatie of de populatie). Overal waar in de mannelijke vorm geschreven is, kunnen 'hij', 'zijn' en 'hem' vervangen worden door 'zij' en 'haar'.

Heerlen, Maasbommel, Amsterdam, 2017

Mieke le Granse, Margo van Hartingsveldt en Astrid Kinébanian

Literatuur

Dijk, K. van, Jakobs, M., Laban-Sinke, I. & Nas, A. (2017). *Ergovaardig*, deel 1. Inventarisatie en analyse, *Ergovaardig*, deel 2. Uitvoeren van interventies (3rd druk). Amsterdam: Boom.

Hartingsveldt, M. J. van. (2016). *Gewoon doen – dagelijks handelen draagt bij aan gezondheid en welzijn*. Amsterdam: Hogeschool van Amsterdam.

Hartingsveldt, M. J. van, Logister-Proost, I., & Kinébanian, A. (2010). *Beroepsprofiel ergotherapeut*. Utrecht: Ergotherapie Nederland/Boom Lemma.

Huber, M., Knottnerus, A. J., Green, L. Horst, H. van der, Jadad, A. R., Kromhout, L., B., et al. (2011). How should we define health? *British Medical Journal, 235*, 7.

Kaljouw, M., & Vliet, K. van. (2015). *Naar nieuwe zorg en zorgberoepen: de contouren*. Den Haag: Zorginstituut Nederland.

Kinébanian, A., & Kuiper, C. (2011). *Kleine wondertjes: Verhalen over bijzondere ervaringen in de ergotherapie*. Den Haag: Boom Lemma.

Mroz, T. M., Pitonyak, J. S., Fogelberg, D., & Leland, N. E. (2015). Client centeredness and health reform: Key issues for occupational therapy. *American Journal of Occupational Therapy, 69*(5), 6905090010p1–6905090010p8.

RVZ. (2010). *Zorg voor je gezondheid! Gedrag en gezondheid: de nieuwe ordening*. Den Haag: Raad voor de Volksgezondheid en Zorg.

Townsend, E. A., Trentham, B., Clark, J., Dubouloz-Wilner, C., Pentland, W., Doble, S., & Liberte Rudman, D. (2013a). 'Enabling individual change.' In E. A. Townsend & H. J. Polatajko (Eds.), *Enabling Occupation II: Advancing an occupational therapy vision for health well-being, & justice through occupation* (2nd ed., pag. 135–152). Ottawa: CAOT Publications ACE.

Townsend, E. A., Cockburn, L., Letts, L., Thibeault, R., & Trentham, B. (2013b). 'Enabling Social Change.' In E. A. Townsend & H. J. Polatajko (Eds.), *Enabling occupation II: Advancing an occupational therapy vision for health well-being, & justice through occupation* (2nd ed., pag. 153–176). Ottawa: CAOT Publications ACE.

Townsend, E. A., Freeman, A., Liu, L., Quach, J., Rappolt, S., & Rivard, A. (2013c). 'Accountability for enabling occupation: Discovering opportunities.' In E. A. Townsend & H. J. Polatajko (Eds.), *Enabling occupation II: Advancing an occupational therapy vision for health well-being, & justice through occupation* (2nd ed.). Ottawa: CAOT Publications ACE.

Vliet, K. van, Grotendorst, A., & Roodbol, P. (2016). *Anders kijken, anders leren, anders doen – grensoverstijgend leren en opleiden in zorg en welzijn in het digitale tijdperk*. Diemen: Zorginstituut Nederland.

Deel I
Plaatsbepaling van de ergotherapie

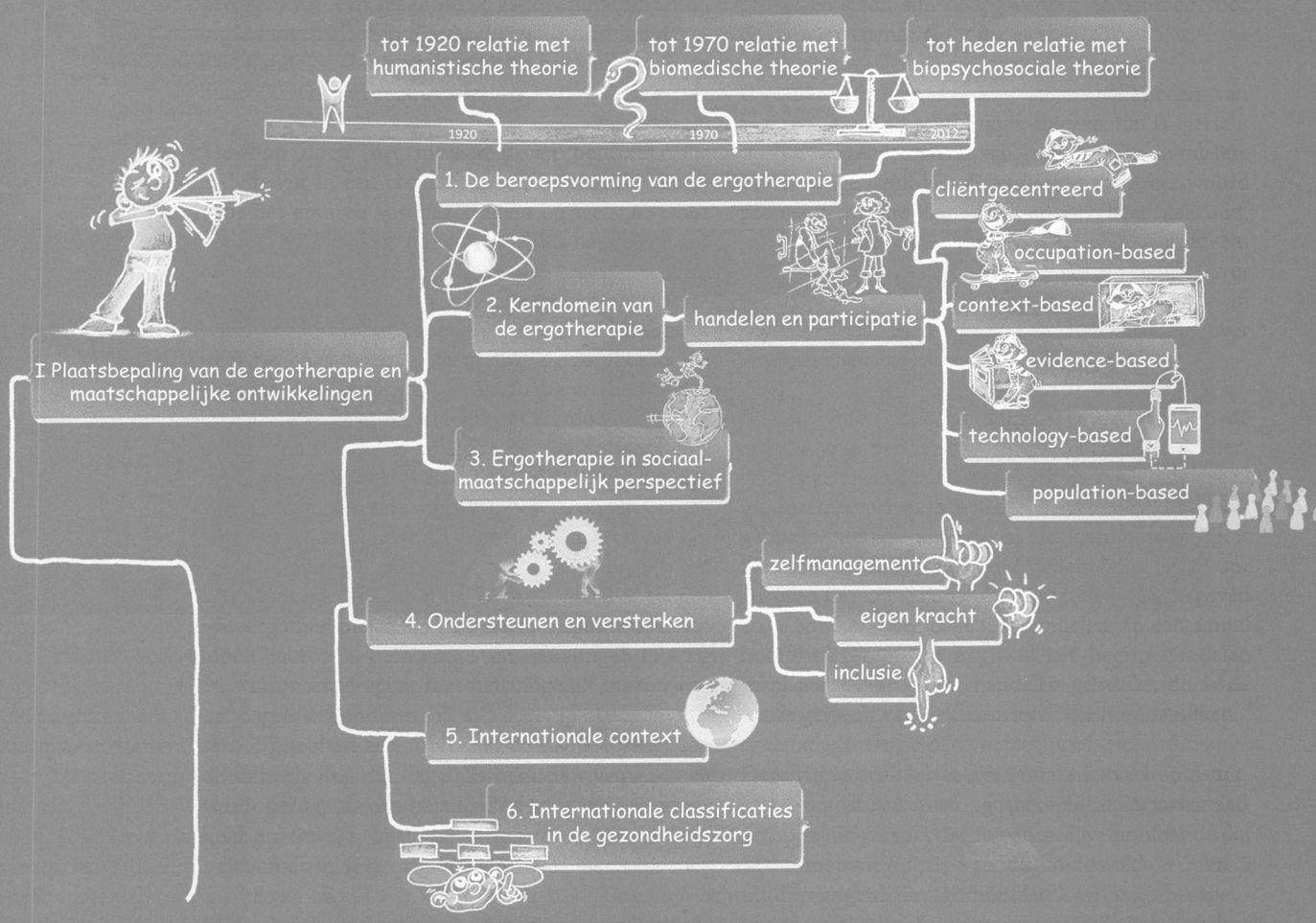

Verhaal uit de praktijk 1
Hoe een eendje een lost case redde!

Astrid Kinébanian en Linda Walgemoet

Dit praktijkverhaal is een combinatie van een interview met Lia Mollevanger, in 2005 opgetekend door Linda Walgemoet, en het verhaal van haar ergotherapeut in 1966, Astrid Kinébanian, gepubliceerd in *Kleine wondertjes* (2011).

Lia Mollevanger, geboren in 1946 te Rotterdam, heeft al 38 jaar ervaring met ergotherapie. In het voorjaar van 1952 werd de diagnose reuma gesteld. Er volgden twee lange ziekenhuisopnames, tien weken in 1952 en van februari 1954 tot oktober 1955, maar die konden niet verhinderen dat Lia ernstige vergroeiingen opliep en rolstoelafhankelijk werd.

Lia vertelt: 'In de 38 jaar ergotherapie die ik heb meegemaakt is er technisch gezien steeds meer mogelijk. Ik heb verschillende perioden van ergotherapie gehad. Dat heeft me goed op weg geholpen. In de jaren vijftig waren er geen behoorlijke, laat staan aangepaste rolstoelen, zeker niet voor kinderen. Daarom bevestigde mijn vader op het onderstel van de kinderwagen een verlaagde keukenstoel en met wat verfraaiingen werd dat een alternatief rolstoeltje waar ik jarenlang plezier van heb gehad. Na verloop van tijd groeide ik daar echter uit en op een zaterdagmiddag kwam mijn vaders baas voorrijden, belde aan, zetten een opvouwbare duwrolstoel neer en vertrok, ons in verbazing en blijdschap achterlatend. Ik ben in 1966 in aanraking gekomen met ergotherapie. In die tijd was er geen poliklinische ergotherapie, maar was er een ziekenhuisopname nodig. Dit was echter niet gewenst. Met de nodige creativiteit is dit toen opgelost. Ik werd er stiekem bij in geschoven. De reumatoloog werkte daar wel aan mee, hij liet me elke week terugkomen voor een consult, maar feitelijk had ik ergotherapie. Ik kreeg in de pauze van de ergotherapeuten therapie. De reumatoloog kwam af en toe even kijken.'

Ergotherapeut Astrid Kinébanian: 'De eerste keer dat ik Lia ontmoette in 1966 staat me nog levendig voor de geest. Een klein teruggetrokken angstig jong meisje in een rolstoel, kon zich totaal niet bewegen en praatte nauwelijks. De reumatoloog had aangegeven dat het een *lost care* was, maar had toch gevraagd of ergotherapie eens wilde kijken wat er mogelijk was. Ik zat om het zo maar te zeggen wel even met de handen in het haar. Waar kon ik een begin vinden? Een andere patiënt was bezig een heel klein houten eendje te vijlen en te schuren. Ik zag dat Lia vanuit haar ooghoeken (ze kon haar hoofd niet draaien) naar dat eendje keek en het leek dat zij dat eendje leuk vond. We zijn toen begonnen met het maken van zo'n eendje, die andere patiënt heeft het samen met haar uitgezaagd, zij is het heel voorzichtig gaan schuren met twee vingers. Prachtig glad werd het. Van daaruit is het verdergegaan, op een elektrische typemachine typen, destijds het nieuwste van het nieuwste. Later kreeg ze zelfs een baan en is zelfstandig gaan wonen in een focuswoning en ze leerde autorijden. Niks *lost care* dus!'

Lia: 'In het begin was de therapie voornamelijk gericht op het oefenen van aan- en uitkleden om te kijken of ik daarmee overweg kon. In die tijd gaf ik zelf niet echt iets aan en overleg was niet echt mogelijk. Ik was na alle ziekenhuisopnames apathisch geworden. De ergotherapeut heeft heel goed gekeken en geluisterd en dingen geprobeerd zoals dat eendje. Ik had wel kenbaar gemaakt dat ik wilde werken, maar wist niet wat. Ik kon niet zelf naar het toilet, dus dat was niet bepaald handig om aan het werk te komen. De ergotherapeut heeft bedacht dat ik dat eerst maar eens onder de knie moest krijgen voordat er überhaupt van werken sprake kon zijn. Daar was ik het wel mee eens hoor, want ik wilde heel graag aan de slag. In die tijd was niet makkelijk aan werk te komen. De sociale wetten werkten dat ook tegen. Al die moeite die nodig was, de werkplek en het toilet moesten worden aangepast en daar hadden werkgevers en uitkeringsinstanties geen kaas van gegeten. Het was makkelijker om mij thuis te laten zitten en een uitkering te geven. In 1968 ben ik gaan werken, dus toen is de ergotherapie gestopt. Ik ging via de sociale werkvoorziening administratief werk doen en werd later in de praktijk opgeleid tot secretaresse. En ik leerde autorijden!

Ik was intussen al wat ouder en wilde net als mijn leeftijdgenoten ook wel zelfstandig wonen. Dat was de volgende hobbel voor mij. Degene bij wie ik toen werkte had geregeld dat ik bij een revalidatiecentrum terecht kon. Daar werd alles wat ikzelf thuis zou moeten doen om zelfstandig te kunnen wonen aangepakt, zoals koken en huisaanpassingen. De ergotherapeut was ook erg enthousiast en dat motiveerde mij natuurlijk, dat werkte heel inspirerend. Het huis waar ik na drie jaar instroomde, was geen rolstoelwoning. Het was een klein huisje van nog geen vijftig vierkante meter, en dat is voor een rolstoel niet echt ruim. Het bleek dat ik me niet goed genoeg kon redden omdat de woning te klein was. Die stond ook dicht bij mijn moeder, die constant verwachtte dat ik langskwam. Ik wilde toch meer op eigen benen staan, dus toen ben ik bij de ergotherapie en de revalidatiearts in het ziekenhuis terechtgekomen. Samen zijn we aan de slag gegaan om te kijken wat voor eisen en wensen er waren. Samen hebben we gekeken naar wat haalbaar en mogelijk was. Ergotherapie in het ziekenhuis bestond voornamelijk uit het aanleren van vaardigheden aan het aanrecht, koken, bakken en huisaanpassingen. Een paar jaar later ben ik voor rolstoelaanpassingen terug geweest. Momenteel kom ik opnieuw bij de ergotherapie. Ik ben bezig met rolstoelaanpassingen. Tevens heb ik aangepast bestek gekregen. Ook wil ik nog iets hebben voor mijn mobiele telefoon, omdat ik deze niet zelf aan mijn oor kan houden. Ergotherapie is nu wel korter en biedt meer doelgerichte hulp in vergelijking met vroeger. Het is hierdoor efficiënter, maar minder gemoedelijk geworden.

Je kunt niet meer rustig dit of dat doen of iets uitproberen. Toch vind ik het prettig dat ergotherapeuten heel klantgericht werken, dat ze naar je luisteren. Dat inspireert me enorm. Daar ben ik het meeste bij gebaat, dat brengt plezier met zich mee, ook dat is kwaliteit van leven. Ergotherapie vind ik heel praktisch. Ik ben er altijd zoveel verder mee gekomen, dus ik kan niet anders dan positief zijn. De onderbouwing van waaruit je iets doet zal tegenwoordig beter zijn, maar zoals ik benaderd ben vanaf het begin is grotendeels hetzelfde; opbouwend. Ergotherapie, daar ga ik voor mijn plezier naartoe!'

Astrid Kinébanian: 'Door de jaren heen heb ik contact gehouden met Lia, ik zocht haar af en toe op'.

In de jaren tachtig heeft Lia enkele malen les gegeven op de opleiding Ergotherapie in Amsterdam, waar zij studenten uitlegde hoe zij ondanks haar forse handicaps toch zelfstandig leefde. In 2005 heb ik Lia (inmiddels bijna zestig) weer opgezocht om haar te vragen of zij geïnterviewd wilde worden voor de tweede druk van *Grondslagen*, waarin we enkele patiëntenverhalen wilden opnemen. Ik kwam bij haar binnen en zag het eendje bij haar op het bureau staan. Verbaasd riep ik uit: 'Heb je dat eendje nog steeds?' 'Ja', zei Lia, 'want altijd als ik denk dat het niet meer gaat, of als ik het niet meer zie zitten dan kijk ik naar dat eendje en denk het is me toen gelukt, het zal me nu ook lukken.'

De beroepsvorming van de ergotherapie

Astrid Kinébanian, Hugo Nierstrasz en Dominique Van de Velde

1.1 Inleiding – 7

1.2 Het begrip 'ergotherapie' – 9

1.3 Wat vooraf ging aan het denken over de relatie tussen dagelijks handelen (*occupation*) welzijn en gezondheid (*health*) – 10
1.3.1 Van klassieke oudheid tot moderne tijd: de historie van ergotherapie in vogelvlucht – 10

1.4 Eerste aanzetten tot beroepsvorming – 12
1.4.1 Europa – 12
1.4.2 Invloed van deze Europese voorlopers op de huidige ergotherapie – 13
1.4.3 De Verenigde Staten – 13
1.4.4 Dagelijks handelen en activiteiten – 13
1.4.5 Discussie over naamgeving van het beroep in de Verenigde Staten – 14

1.5 De beroepsvereniging in de Verenigde Staten – 14

1.6 Eerste aanzetten tot beroepsvorming in Nederland – 14

1.7 De Eerste Wereldoorlog – 15
1.7.1 Tussen de twee wereldoorlogen – 15
1.7.2 Invloeden uit de begintijd van de ergotherapie op de huidige beroepsuitoefening – 16

1.8 Discussies over de theoretische onderbouwing van de ergotherapie – 17

1.9 Nederland: beroepsvorming in Nederland – 20
1.9.1 Ergotherapie in de psychiatrie – 21
1.9.2 De eerste opleidingen in Nederland – 22
1.9.3 Verwarring over de naamgeving – 22
1.9.4 Inhoudelijke ontwikkelingen – 22

1.10 Nederland: professionalisering in de beroepsvorming – 25
1.10.1 Kernbegrippen van professionalisering – 25
1.10.2 De fasen van het professionaliseren – 26

Hugo Nierstrasz schreef ▶ par. 1.3, Dominique Van de Velde schreef ▶ par. 1.13 tot en met ▶ par. 1.15.2 en Astrid. Kinébanian schreef de overige paragrafen.

© Bohn Stafleu van Loghum, onderdeel van Springer Media B.V. 2017
M. le Granse, M. van Hartingsveldt, A. Kinébanian (Red.), *Grondslagen van de ergotherapie*,
DOI 10.1007/978-90-368-1704-2_1

1.11	Nederland: beroepsvorming middels de opleidingen – 28	
1.12	Nederland: chronologisch overzicht van de beroepsvorming – 29	
1.13	België: aanzetten tot beroepsvorming – 30	
1.13.1	Voorgeschiedenis – 30	
1.13.2	De startperiode: revalidatie als basis voor de ergotherapie – 30	
1.13.3	De ontwikkeling van ergotherapie binnen de geestelijke gezondheidszorg – 30	
1.13.4	De ontwikkeling van ergotherapie binnen de kinder- en volwassenenrevalidatie – 31	
1.13.5	Ontwikkeling binnen de kinderrevalidatie – 31	
1.13.6	Ontwikkeling binnen de volwassenenrevalidatie – 32	
1.13.7	De ontwikkeling van ergotherapie binnen de ouderenzorg – 33	
1.13.8	De ontwikkeling van intramurale naar extramurale ergotherapie – 34	
1.13.9	De thuisinterventie binnen de G-diensten – 34	
1.13.10	EDiTh – 34	
1.13.11	De federale wetgeving: het Rijksinstituut voor ziekte en invaliditeitsverzekering (RIZIV) – 34	
1.13.12	De Vlaamse wetgeving: VAPH, GDT – 35	
1.14	België: beroepsvorming middels de opleidingen – 35	
1.14.1	De eerste opleidingen in België – 35	
1.15	België: professionalisering – 36	
1.15.1	Beroepsvereniging in België – 36	
1.15.2	Overzicht van gemaakte stappen in het professionaliseringsproces in België – 37	
1.16	De toekomst – 37	
1.17	Suggesties voor verdere discussie – 39	
1.17.1	Interculturele ergotherapie – 39	
1.17.2	Professionele deskundigheid en ervaringsdeskundigheid – 39	
1.18	Samenvatting – 39	
	Literatuur – 40	

De beroepsvorming van de ergotherapie

> Alles is al eerder bedacht. Het is alleen de kunst om er weer aan te denken (J.W. von Goethe 1749–1832).

Kernbegrippen

- Tijdlijn beroepsvorming.
- De relatie tussen dagelijks handelen (*occupation*), welzijn en gezondheid (*health*): van de oudheid tot de verlichting.
- Het begrip ergotherapie.
- Moral treatment.
- Verbeteren dagelijks handelen door activiteiten.
- Arts-and-craftsbeweging.
- Ambachtelijke activiteiten gericht op terugkeer naar maatschappij.
- Reductionistisch denken.
- Interpretatief denken.
- Professionalisering Nederland en België.
- Wettelijke erkenning van de ergotherapie.
- Beroepsvereniging.
- Professionele en ervaringsdeskundigheid.

Een klein stukje geschiedenis

In de artikelen reeks 'The way we were' beschrijft Clare Hocking, een ergotherapeut uit Nieuw-Zeeland, hoe ergotherapeuten in de periode 1900 tot ongeveer 2000 gedacht hebben over de waarde van ergotherapie (Hocking 2008). Hoe dat gedachtegoed zich vormde en wijzigde in dat tijdsbestek. Haar beschrijving geeft goed weer hoe, tot in de jaren zeventig van de vorige eeuw, het therapeutisch toepassen van handenarbeid technieken de basis van de ergotherapie (*occupational therapy*) vormde. Hocking beschrijft hoe het erfgoed van de ergotherapie zichtbaar wordt in de keuze van het beroep voor ambachtelijke handenarbeid zoals boekbinden, drukken, mandenvlechten, weven, pottenbakken, houtbewerking en borduren. Deze ambachtelijke technieken werden in die tijd door de arts-and-craftsbeweging sterk benadrukt als vaardigheden die belangrijk waren om te behouden als tegenwicht tegen de industrialisatie (zie ook tab. 1.1). Wilcock drukt het in haar boek *Occupation for Health* als volgt uit:

> Notions of craftwork providing pleasure and promoting healthy bodies and minds are foundational (Wilcock 2002).

Hoe belangrijk het gebruik van ambachtelijke technieken was, komt ook tot uitdrukking in wat het beroep echt van waarde achtte. In de opleidingen voor ergotherapie werd in die tijd veel nadruk gelegd op de kwaliteit van de handvaardigheidsproducten die gemaakt werden en opleidingen waren trots op het vakmanschap van hun afgestudeerde ergotherapeuten: St Loye's School (UK) werd geprezen voor de 'high degree of craftsmanship achieved by students' (Johnson 1947, pag. 16). Dit was ook in de praktijk belangrijk, de handvaardigheidsproducten van de patiënten werden beschreven als: *really beautiful, perfect, absolutely true* (Docker 1938/1939, pag. 26) en *excellently made* (Johnson 1947, pag. 17).

Cooper, een ergotherapeut die met psychiatrische patiënten werkte stelt:

> Creating things could draw on the ingenuity and gifts of self, and provide outlets for the personality. Working with clay brought a female patient a 'most wonderful sense of release' (Cooper 1940, pag. 5).

Stone (1960, pag. 12) beschrijft hoe:

> Therapists observed 'crippled patients', tentatively at first, beginning to realize that they are not useless after all and understood that making things with their hands would feed patients' minds with experience and give back 'all the beauty and invention' of their intellect (Bunyard 1940, pag. 10).

Sinds de jaren zeventig is er veel veranderd in de ergotherapie. Er wordt veel rationeler gedacht, therapie hoort gebaseerd te zijn op bewijs (*evidence*) en niet op wat men intuïtief gelooft. In de laatste decennia is er in de ergotherapie echter weer een opleving te zien van de waarde van het 'gewone doen', het dagelijks handelen (*occupation-based therapy*) waarbij het verhaal, de subjectieve beleving van de cliënt over dat dagelijks handelen centraal staat.

1.1 Inleiding

In tab. 1.1 wordt in een tijdlijn de ontwikkeling van de ergotherapie door de eeuwen heen kort samengevat. In dit hoofdstuk wordt die tijdlijn uitgelegd.

Dit hoofdstuk is opgedeeld in vier delen: een algemeen deel over de totstandkoming van ergotherapie in de westerse wereld een deel over de beroepsvorming in Nederland, een deel over de beroepsvorming in België en een algemeen afsluitend deel met een blik op de toekomst, een kritische reflectie en een samenvatting.

Het algemene deel begint met een uiteenzetting over het begrip 'ergotherapie'. Vervolgens wordt besproken hoe het dagelijks handelen (*occupation*) zich verhoudt tot gezondheid en welzijn (*health*) in relatie tot een veranderend mens- en maatschappijbeeld, zoals dat door de eeuwen heen gezien werd.

Met name in de negentiende eeuw veranderde er veel in het dagelijks handelen van mensen, onder andere door industrialisatie, urbanisatie en de opkomst van het werken in loondienst.

Er wordt ingegaan op de invloed van beide wereldoorlogen in de twintigste eeuw op de ontwikkeling van de ergotherapie.

Tabel 1.1 Tijdlijn beroepsvorming van de ergotherapie in de westerse wereld

periode	mens- en maatschappijbeeld	gezondheidszorgvisie	visie op betekenisvol dagelijks handelen (occupation)
Oudheid (2000 v.Chr.–500 na Chr.)	slaven en klasse van machthebbers strijd en overwinnen	vier lichaamssappen (de humores): – slijm: koud en vochtig – bloed: warm en vochtig – gele gal: warm en droog – zwarte gal: koud en droog gezonde geest in een gezond lichaam toestand van evenwicht en heelheid	veel aandacht voor een sterk en mooi lichaam werk en levensonderhoud wordt gedaan door slaven
Middeleeuwen (500–1300)	geen scheiding van kerk en staat religie is allesbepalend horigen en een bovenlaag van landeigenaren	vier lichaamssappen bepaald door religie/spiritueel leven na de dood liefdadigheid door de kerk voor zieken gericht op verzorging	kloosters, belijdenis, bidden levensonderhoud gedaan door horigen opkomst ambachten/gilden
Renaissance (1300–1600)	terug keer naar individualisme begin van wetenschap religie heeft nog veel invloed opkomst van humanisme (Erasmus)	vier lichaamssappen begin kennisontwikkeling over het lichaam	tweeledig gebruik van occupation/dagelijks handelen, als machtsmiddel/disciplinerend en als betekenisgevend
Verlichting (eind 18e eeuw)	vrijheid, gelijkheid, broederschap uitbreiding wetenschap scheiding kerk en staat rationaliteit mens centraal	vier lichaamssappen begin curatief handelen begin van preventie morele verantwoordelijkheid zieken te helpen verzorgen zelfontplooing	begin individuele invulling van dagelijks handelen balans tussen activiteit en rust eerste aanzetten tot *occupational therapy* in de psychiatrie moral treatment
Industrialisatie (2e helft 19e eeuw)	civilisatie, natievorming, urbanisatie, disciplinering begin van individualisme begin van vooruitgangsgeloof	begin van volksgezondheidszorg eerste opkomst beroepsziekten gezondheid = afwezigheid van ziekte	hard en veel werken economisch voordeel staat voorop werken in loondienst bijdrage leveren aan de maatschappij werkhuizen voor armen recht op menswaardig bestaan
1900–1913	eerste sociale wetten begin vrouwenemancipatie	gericht op herstel sociale zorg	gericht op educatie en werk en dagelijkse activiteiten occupational therapy in psychiatrie en tuberculoseklinieken in de Verenigde Staten heilzame werking van occupation oprichting Maatschappij tot Nut van het Algemeen
1914–1918	Eerste Wereldoorlog	opkomst revalidatie, voortkomend uit de medische wetenschap	curative werkplaatsen voor gewonde soldaten in Europa, geleid door reconstructional aides
1918–1940 maakbaarheid van de maatschappij vooruitgangsgeloof oprichting Volkenbond	arts and crafts roaring twenties economische depressie	opkomst medisch model, natuurwetenschappelijke benadering reductionistische benadering van lichaam en geest	in de psychiatrie zelfvoorzienende instellingen patiënten werkten in de wasserij, bakkerij opleving van creatieve activiteiten arts and crafts bij lichamelijk gehandicapten' gebruik van ambachtelijke activiteiten om lichamelijke functies te oefenen

Tabel 1.1	Vervolg.		
1940–1945	Tweede Wereldoorlog	nadruk op revalidatie vooral fysiek gericht uitvinding penicilline	in Verenigde Staten en Verenigd Koninkrijk veel occupational therapy voor gewonde soldaten ambachtelijke activiteiten gericht op terugkeer in de maatschappij
1946–1970	wederopbouw	opbouw verzorgingsstaat medisch model oprichting WHO WHO definitie van Gezondheid: toestand van volledig fysiek, mentaal en maatschappelijk welzijn, niet slechts afwezigheid van ziekte	gericht op arbeidsrevalidatie, terugkeer naar werk ambachtelijke activiteiten
1970–2000	recessie democratisering emancipering discussie over 'wat is normaal'	uitbouw verzorgingsstaat sociaal-medisch model antipsychiatrie disability movement	gericht op onafhankelijkheid van het individu in het dagelijks handelen
2000–2017	technologisering digitalisering multiculturalisatie participatie maatschappij netwerkmaatschappij	gezondheidsbevordering afbouw verzorgingsstaat zelfmanagement paradigmaverschuiving: burger zelf verantwoordelijk voor gezondheid positieve gezondheid (Huber 2014)	mensen in staat stellen tot (enabling) dagelijks handelen dagelijks handelen geeft betekenis aan leven cliëntgecentreerd evidence-based occupation-based/context-based aandacht voor organisaties en populaties

Met 'beroepsvorming' wordt bedoeld hoe een beroep zich zodanig ontwikkelt dat men kan spreken van een professie: de professionalisering van een beroep. Voor zo'n uitkristallisering tot professie is het noodzakelijk dat het beroep voldoet aan maatschappelijke en juridische eisen die door het land waar het beroep wordt uitgeoefend, gesteld worden, zodat een wettelijke en maatschappelijke erkenning tot stand kan komen. Voor de handhaving van die erkenning is het noodzakelijk dat een beroep zich voortdurend ontwikkelt en vernieuwt.

Uitgelegd wordt wat professionalisering is en hoe dat proces zich in Nederland en België wat de ergotherapie betreft voltrokken heeft. De ontwikkelingen in Nederland en België worden afzonderlijk beschreven, hoewel er in grote lijnen veel overeenkomst is.

In het afsluitende deel, de discussie, wordt een overzicht gegeven van de inhoudelijke ontwikkeling van de ergotherapie in Nederland en België sinds de jaren zestig tot nu toe. Kort wordt ingegaan op toekomstige maatschappelijke veranderingen en op de invloed daarvan op de ergotherapie.

De ergotherapie is voornamelijk gebaseerd op westerse normen en waarden. In andere werelddelen zijn andere wereld- en mensbeelden ontwikkeld met een ander waarden- en normensysteem. De ergotherapie gebaseerd op westerse waarden en normen sluit daar niet altijd op aan. De dilemma's die dat oplevert bij de uitoefening van het beroep bij mensen die uitgaan van niet-westerse waarden en normen wordt in ►H. 9 besproken.

Vervolgens wordt gereflecteerd op de professionele deskundigheid versus de ervaringsdeskundigheid van de cliënt.

Om recht te doen aan het historische karakter van dit hoofdstuk wordt, waar relevant, de taal gebruikt die in een bepaald tijdsbestek gebruikelijk was, bijvoorbeeld 'patiënt' in plaats van 'cliënt', 'behandeling' in plaats van 'interventie', 'krankzinnigen' in plaats van 'mensen met een psychische aandoening', 'gebrekkigen' in plaats van 'mensen met een beperking'.

1.2 Het begrip 'ergotherapie'

De World Federation of Occupational Therapists (WFOT), het overkoepelende orgaan van alle nationale ergotherapie verenigingen, heeft in 1970 de term 'ergotherapie' uitgeroepen tot officiële vertaling in niet-Engelstalige landen van het begrip *occupational therapy* (Beroepsomschrijving 1974). Het Griekse *ergon* betekent 'werk' in de ruimste zin van het woord: actieve betrokkenheid, lichamelijke en geestelijke activiteit, prestatie, verrichting, handeling. De toepassing van arbeid en activiteiten als therapeutisch middel heeft gedurende de geschiedenis vele verschijningsvormen en benamingen gekend, zoals actieve therapie, activerende therapie, arbeidstherapie, bezigheidstherapie en activiteitenbegeleiding. In het Angelsaksische taalgebied werd gesproken over *moral treatment, manual work, invalid occupation, reconstruction aid* en, sinds 1921, *occupational therapy*. In Duitsland werd het begrip *Beschäftigungstherapie* veelvuldig gebruikt naast *Ergotherapie*. In Scandinavië (*ergoterapi*) en het Franse taalgebied (*ergothérapie*) houdt men het bij de officiële vertaling.

In de loop der jaren hebben zich verschillende beroepen ontwikkeld die activiteiten gebruiken als middel om het dagelijks handelen van mensen te beïnvloeden. In Nederland zijn zo onder andere de activiteitenbegeleiding en de ergotherapie ontstaan. In oorsprong hebben deze beroepen een gemeenschappelijke geschiedenis. Waar in dit hoofdstuk het ontstaan van de ergotherapie besproken wordt, gaat veel daarvan dus ook op voor activiteitenbegeleiding. In België is activiteitenbegeleiding nooit een apart beroep geweest. Historisch gezien werd in België voor diverse cliëntenpopulaties wel belang gehecht aan arbeid en zinvolle activiteiten, maar de begeleiding van deze activiteiten werd uitgevoerd door andere disciplines, zoals verpleegkundigen.

1.3 Wat vooraf ging aan het denken over de relatie tussen dagelijks handelen (*occupation*) welzijn en gezondheid (*health*)

In deze paragraaf wordt het verband tussen de veranderende opvattingen over gezondheid en betekenisvol dagelijks handelen verkend als basis voor de ergotherapie. Met reuzenstappen wordt door de tijdperken in de westerse geschiedenis heen gelopen: de oertijd, de klassieken, de middeleeuwen, de renaissance, de verlichting en de industriële revolutie. De gegevens in de paragraaf zijn gebaseerd op het boek van Ann Wilcock Occupation for Health, volume 1 (Wilcock 2001).

1.3.1 Van klassieke oudheid tot moderne tijd: de historie van ergotherapie in vogelvlucht

In de oertijd was er veel aandacht voor de gezondheid van het individu. De fitheid van eenieder had immers direct invloed om de groep als totaal. Centrale elementen in de opvattingen over gezondheid waren eigen zorg, een *common sense*-benadering, gebaseerd op waarneming, persoonlijke ervaring en doorgave van inzichten van de voorouders. Daarnaast waren er sjamanen aan wie geneeskundige eigenschappen werden toegekend.

In de klassieke oudheid (Griekse en Romeinse oudheid, ongeveer 2000 v.Chr. tot 500 n.Chr.) werden de eerste aanzetten tot de moderne geneeskunde gedaan en kreeg de plaats van actief zijn bij het gezond blijven meer vorm. Dit gold zowel voor de individuele mens als voor de maatschappij als geheel. Hierbij staan we iets langer stil omdat er meer over bekend is door de verspreiding van het schrift onder bredere groepen. De geneeskundige principes die toen ontwikkeld zijn, werden nog tot ver in de negentiende eeuw aangehaald.

Voor de Grieken en zeker de Romeinen was er verschil tussen het fysieke en geestelijke handelen. Het fysieke werk was een taak voor de laagste klassen, en vooral van slaven. De toplaag hield zich verre van fysieke inspanning en van werk; zij kende alleen geestelijk handelen. Het waren de hoogtijdagen van de filosofie. Dat wil niet zeggen dat er geen aandacht was voor de gezondheid. Sterker, centraal in de overtuigingen over gezondheid bij de Grieken en de Romeinen was dat men alleen gezond kon blijven als er een balans was in het lichaam. De belangrijkste theorieën daarover waren die van de balans tussen de vier lichaamssappen (*humores*), slijm, gele gal, bloed en zwarte gal, zoals Hippocrates (derde eeuw v.Chr.) deze geformuleerd had, en de uitwerking daarvan door Claudius Galenus halverwege de tweede eeuw n.Chr., die de vier grondkwaliteiten warm, koud, vochtig en droog aan deze sappen koppelde. De essentie van deze leer was de balans tussen de lichaamssappen. Onbalans leidde tot het overheersen van een bepaald temperament, wat tegengegaan kon worden met een dieet. Zo was bloed gekoppeld aan een sanguinisch (te energiek) temperament, zwarte gal aan een melancholisch (te neerslachtig) temperament, gele gal aan een cholerisch (te snel geïrriteerd) temperament en slijm aan een flegmatisch (te weinig emotioneel) temperament (zie tab. 1.2).

Een gezonde geest huist alleen in een gezond lichaam, in het Latijn: *mens sana in corpore sano*. Door afwezigheid van de fysieke inspanning van het werk liepen de welgestelden het risico uit balans te raken. Daarom werd veel belang gehecht aan gymnasia, plaatsen waar uitgebreid gesport werd. Hippocrates adviseerde bepaalde oefeningen of activiteiten om weer gezond te worden. De positie van zieken of zwakken was in deze maatschappijen niet sterk. Sterker, in sommige samenlevingen, zoals Sparta, was het zelfs gerechtvaardigd om kinderen of mensen met een afwijking te doden, omdat deze een verzwakking van de staat zouden betekenen. Ziekte of zwakte werd vaak gezien als onheil dat men over zichzelf had afgeroepen, bijvoorbeeld door onmatigheid.

De middeleeuwen (grofweg van 500 tot 1300 n.Chr.) markeerden een kentering in de opvatting over de plaats die het handelen innam in het dagelijkse leven. *Ora et labora*, 'bid en werk', was het belangrijkste motto voor de christelijke geloofsgemeenschap. Hier ging ook een belangrijke preventieve werking van uit: door godvruchtig te leven bleef men gezond. Een andere verandering was de versterking van de positie van de zieken en zwakkeren in de samenleving. Deze hadden recht op bescherming. De andere kant was de overtuiging dat men tegenslagen en onheil over zichzelf afriep door onchristelijk gedrag.

Ook in de geneeskunst was er ontwikkeling. Via Arabische vertalingen werden de Griekse en Romeinse inzichten weer toegankelijk, vooral die van de *humores*. Deze kregen een vertaling in regels, het *regimen sanitatis*. De opvatting was dat er balans moest zijn en dat door een teveel of tekort ziekte kon ontstaan. Door deze weer op te heffen zou het eigen lichaam weer kunnen herstellen. Dit is ook de reden voor bijvoorbeeld aderlating en voor het advies om matig te eten zodat een overschot aan bloed kon afvloeien. Daarnaast was de omgeving een belangrijke factor. Zo kon bij hoesten aanbevolen worden om meer de open lucht op te zoeken. Het *regimen* kreeg een vertaling voor de massa in verzen waarmee de regels gepopulariseerd werden. Daarnaast zagen de middeleeuwen ook een toenemende verwetenschappelijking van de gezondheidszorg in universiteiten waar geneesheren werden opgeleid en onderzoek werd uitgevoerd.

◘ **Tabel 1.2** De *humores* of levenssappen volgens Galenus. Bron: Wikipedia (2016)

humor	seizoen	element	orgaan	kwaliteit	oude naam	temperament	karakteristieken
bloed	lente	lucht	hart	warm en vochtig	sanguis	sanguïnisch	energiek, hartelijk, onbevangen, optimistisch, creatief, zorgeloos, levendig, sociaal, open, impulsief, vluchtig, ambitieus, eerzuchtig, rusteloos, driftig, egocentrisch
gele gal	zomer	vuur	lever	warm en droog	kholè	cholerisch	extravert, gepassionneerd, energiek, resultaatgericht
zwarte gal	herfst	aarde	milt	koud en droog	melainakholè	melancholisch	neerslachtig, voorzichtig, wantrouwend, gewetensvol, zorgvuldig, kalm, aandachtig, geduldig, rationeel, onverstoorbaar
slijm	winter	water	hersenen	koud en vochtig	phlègma	flegmatisch	tolerant, overpeinzend, consistent, loyaal, stoïcijns, serieus, introvert, passief, rustig, analytisch

Tijdens de renaissance (ongeveer 1.300 tot 1.700) werd deze intellectuele ontwikkeling versterkt door de herontdekking van de inzichten van de klassieken, die vertaald werden in een eigen ideologie, het humanisme. Dit werd gedragen door geleerden uit alle windstreken, zoals Francesco Petrarca, Desiderius Erasmus, Thomas More, Charles de Montesquieu en vele anderen. Het humanisme stelt de mens met zijn waardigheid en het geloof in eigen kunnen centraal. De *homo universalis*, de mens die zich volledig naar zijn kunnen, zowel fysiek als intellectueel, ontplooid heeft, was de belichaming van die overtuiging. Leonardo da Vinci is het best bewaarde voorbeeld.

Dat het humanisme zich zo snel kon inbedden kwam door de uitvinding van de boekdrukkunst, waardoor het schrift ineens voor veel meer mensen binnen bereik kwam. Het monopolie van de kerk op kennis verviel hiermee. Tot dan toe was de zorg voor de zieken, waaronder de geesteszieken vooral een kerkelijke aangelegenheid geweest. Geesteszieken werden opgesloten in dolhuizen. Nu kwam er een meer wetenschappelijk gewortelde interesse in het functioneren en verbeteren van de mens, vooral door observatie. Belangrijke inzichten worden aangereikt door denkers als Bernardino Ramazzini (laat zeventiende eeuw), die schreef over de beroepsmatige ziekten en Ambroise Paré (midden zestiende eeuw), die schreef over de baten die een ieder kon hebben van betekenisvol bezig zijn. Niet bezig zijn kon, zo observeerde hij, leiden tot allerlei ziekten.

De nadruk op rationaliteit en de tendens om de mens centraal te stellen wordt versterkt tijdens het tijdperk van de verlichting (achttiende eeuw). Het is een tijd waarin ideeën over de gelijkheid, vrijheid en broederschap van mensen en het recht dat zij hebben om zichzelf te ontplooien opkwamen. Deze zelfontplooiing kon bereikt worden door actief te zijn, en vooral door werk. De omgeving veranderde ook, onder andere door de groei van de medische zorg, het aantal doktoren en ziekenhuizen. Publicaties over zelfzorg konden op grote belangstelling rekenen. De inzichten die beschreven werden, hadden hun basis in het *regimen sanitatis*.

Deze rationaliteit werd ook gebruikt bij de behandeling van psychische klachten. Een belangrijke denker uit deze periode is Philippe Pinel, een dokter voor geesteszieken in Parijs. Hij pleitte voor morele behandeling van zieken, onder andere het inzetten van activiteiten als therapie bijvoorbeeld door eenvoudige arbeid in het ziekenhuis te laten doen. Het waren activiteiten die nodig waren om de instelling draaiende te houden zoals bijvoorbeeld de was te doen, in de tuin te werken, aardappels te schillen enzovoort.

De industriële revolutie (eind achttiende tot eind negentiende eeuw) wordt gekenmerkt door zeer grote maatschappelijke, sociale en politieke veranderingen, als gevolg van de industrialisatie van de economie. De zichtbaarheid van de ellende, geconcentreerd in de steden, waar ook de sociaal hogere klassen woonden, zorgde voor soms felle bewegingen tegen de uitwassen van de industrialisatie en het ongebreidelde kapitalisme. Karl Marx stelde dat de mens van zichzelf vervreemd raakte als gevolg van het werk dat hij moest uitvoeren. In deze gedachte stond hij niet alleen, ook de arts-and-crafts-beweging was hierop gebaseerd. Op diverse plaatsen ontstonden, soms utopische, initiatieven van individuen of collectieven om menswaardige omstandigheden te scheppen voor minder gefortuneerden, of dit nu arbeiders waren, vrouwen, kinderen, zieken of sociaal of fysiek zwakkeren. In heel Europa werden werkhuizen ingericht om armen een menswaardig bestaan te geven. De kinderen kregen daar ook onderwijs.

Ook liberale groeperingen in Nederland verenigden zich tot dit doel, bijvoorbeeld in de Maatschappij tot het Nut van het Algemeen. De sociale kwestie, het beschouwen van bepaalde arbeidsomstandigheden als onverantwoord en mensonwaardig, stond hoog op de agenda van de hogere klassen en leidde in toenemende mate tot wetgeving, de eerste aanzet tot de vorming van een verzorgingsstaat werden toen gezet. Het is ook een tijd van professionalisering van de medische beroepen met als kroon de instelling van een beroepsregister voor artsen.

Op verschillende plaatsen ontstonden ook meer specifieke, kleinschalige initiatieven om individuele mensen te helpen, bijvoorbeeld geestesziekten. In dit verband is Samuel Tuke een invloedrijke persoon in het begin van de negentiende eeuw geweest. Hij bestierde een keten van instellingen voor geesteszieken in Engeland. Hij zag, net als Pinel, dat het doen van een 'zinvolle' activiteiten belangrijk was voor het herstel van een zieke. De therapeut hielp bij het zoeken van de juiste activiteit(en) waarmee de zieke zijn eigenwaarde kon hervinden en weer meer greep kon krijgen op zichzelf en daarmee zou herstellen. De activiteit werd intern in de instelling uitgevoerd en omvatte meestal (betaald) handwerk. Er was geen vastgestelde therapeut, ieder lid van de staf in de instelling, dokter, zuster of bewaarder kon die rol op zich nemen. Voortschrijdend inzicht en ervaring leidden ertoe dat de instellingen meer en meer professionaliseerden, met onder andere als resultaat dat er twintig jaar later voorschriften opgesteld waren voor iedereen die zich met de zorg voor deze patiënten bezig hield.

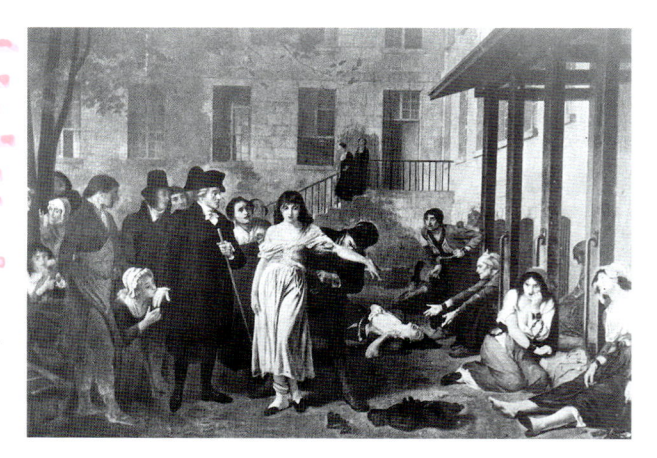

Figuur 1.1 Philippe Pinel bevrijdt geesteszieken van hun ketenen. Naar een schilderij van Tony Robert Fleury, 1876. Bron: Psychiatrisch Ziekenhuis Robert Fleury, Leidschendam

1.4 Eerste aanzetten tot beroepsvorming

1.4.1 Europa

Hoewel reeds in de oudheid melding werd gemaakt van de heilzame werking van arbeid, activiteiten en spel op lichaam en geest, liggen de wortels van de ergotherapie in de negentiende eeuw. Ergotherapie is nauw verbonden met een humane benadering van mensen waarin gelijkwaardigheid een grote rol speelt. Het is dan ook niet verwonderlijk dat ten tijde van de Franse Revolutie (vrijheid, gelijkheid, broederschap) voor het eerst vormen van ergotherapie worden toegepast (Licht 1948). De Franse psychiater Philippe Pinel bevrijdde op 24 mei 1798 een aantal krankzinnigen van hun ketenen (fig. 1.1) en introduceerde in datzelfde jaar 'werk' als behandeling in het Parijse krankzinnigengasthuis Hospice de Bicêtre.

In 1801 beschreef Pinel zijn behandelmethode in een boek: Hij vond dat in alle krankzinnigengestichten 'werktherapie' behoorde te worden toegepast omdat:

» … strikt uitgevoerde lichamelijke arbeid de beste methode is om discipline en moraal te handhaven. De terugkeer van herstellende patiënten naar hun vroegere interesse en werk, naar nijverheid en volhardendheid, zijn voor mij altijd de beste tekenen van uiteindelijk herstel geweest (Kramer 1990).

Deze opvatting over herstel uit 1801, terugkeer naar vroegere interesse en werk, komt verbluffend veel overeen met de huidige opvattingen over participatie van cliënten. Niet alleen was Pinel in de literatuur de eerste die arbeid voorschreef als medische behandeling, hij was ook de eerste arts die onderscheid maakte tussen criminelen en krankzinnigen. Daarmee opende hij de weg naar een meer medische en tolerantere benaderingswijze van mensen met afwijkend gedrag. Hij noemde dit *traitement morale*.

Hoewel Pinel de krankzinnigen van hun ketenen bevrijdde, was er nog geen sprake van autonomie van de patiënt. Hoe revolutionair zijn werkwijze in die tijd ook was, toch gebruikte hij arbeid als middel om mensen met afwijkend gedrag te disciplineren, als vervanger van de ketenen. Die disciplinering werd rond 1800 door de betrokkenen natuurlijk wel ervaren als een bevrijding. De wereldgeschiedenis laat echter veelvuldig zien dat arbeid door machthebbers keer op keer gebruikt is om mensen te disciplineren en te onderdrukken in plaats van ze echt te bevrijden, bijvoorbeeld slavenarbeid, onderbetaalde textielarbeiders enzovoort.

In Engeland introduceerde de quaker Samuel Tuke in 1800 in navolging van Pinel arbeid als therapie voor krankzinnigen. Samuel Tuke werkte als psychiater in de Retreat, een quakerhospitaal in York, zijn behandeling was gebaseerd op humanitaire principes. Hij legde de nadruk op een menselijke benadering van patiënten als *rational beings who have the capabilities of self-restraint*. Deze behandeling noemde hij, net als Pinel, *moral treatment*. Ketenen noch lichamelijke straffen werden gebruikt, alle patiënten droegen gewone kleren en werden bewogen *to adopt orderly habits and participate in exercise and labour*. Tuke was overtuigd van de waarde en individualiteit van ieder mens en liet dat blijken door patiënten met respect en vriendelijkheid te benaderen. Uitermate belangrijk vond hij het zelfvertrouwen van mensen:

» Much advantage was found […] from treating the patient as much in the manner of a rational being and that considerable advantage may certainly be derived […] from an acquaintance with the previous habits, manners and prejudices of the individual (Creek 1997).

Anders dan bij Pinel sluit de behandeling bij Tuke dus al aan bij de gewoonten, manieren en voorkeuren van mensen. Individualiteit wordt gerespecteerd. Vijftig jaar later, in 1856, ontwikkelde Conolly deze visie verder tot het *no-restraint*-systeem:

» Dwang is niet noodzakelijk, nooit gerechtvaardigd en altijd schadelijk. Dwang kan vervangen worden door classificering van zieken, waakzaamheid, observatie dag en nacht, door vriendelijkheid en aandacht voor gezondheid, properheid, comfort, activiteiten en arbeid (Bierenbroodspot 1969).

1.4.2 Invloed van deze Europese voorlopers op de huidige ergotherapie

De psychiaters Pinel, Tuke en Conolly worden als voorlopers van de ergotherapie gezien. Hun humanistische uitgangspunten bij de behandeling van patiënten zijn uiteraard inmiddels verder ontwikkeld, maar nog steeds terug te zien in de huidige visie op ergotherapie (zie ▶H. 2).

Ergotherapeuten zijn ervan overtuigd dat mensen individuen zijn en gaan uit van de gelijkwaardigheid van mensen. De diversiteit waarin de mensheid zich manifesteert wordt gerespecteerd. Dit betekent dat ergotherapeuten tolerant zijn, met name ten opzichte van mensen die niet aan de sociale norm voldoen. Zij proberen zich steeds nieuwe ideeën en opvattingen eigen te maken, en laten hun beslissingen in eerste instantie afhangen van de wensen en behoeften van de patiënt. Deze humanistische benadering stelt de patiënt centraal: tegenwoordig heet dat de cliënt centraal. Ergotherapeuten gaan er tevens van uit dat interventies gebaseerd zijn op activiteiten die betekenis hebben voor patiënten. Zulke activiteiten hebben een motiverende werking en verhogen het zelfvertrouwen, een gedachte die dus ook al bij Tuke te zien is.

Zelden werden in de negentiende en twintigste eeuw activiteiten gebruikt om motorisch functieherstel te bewerkstelligen. Een uitzondering is de Fransman Clement Tissot, die al in 1780, dus nog voor Pinel, een boek publiceerde met gedetailleerde voorschriften voor het gebruik van handenarbeid en recreatieve activiteiten ter behandeling van spier- en gewrichtsaandoeningen (Luitse 1970). In 1822 verscheen een boekje van de Engelse legerkapitein George Webb De Renzy, getiteld *Enchiridion: A hand for the one-handed*, dat hulpmiddelen beschreef ter vervanging van de rechterhand, die De Renzy zelf miste. Aan de ideeën van Tissot en De Renzy werd pas ruim een eeuw later verder vormgegeven tijdens en na de Eerste Wereldoorlog (Luitse 1970; Hopkins en Smith 1988).

1.4.3 De Verenigde Staten

De beschreven ontwikkelingen in Europa vonden plaats in de eerste helft van de negentiende eeuw. Het duurde echter nog tot het begin van de twintigste eeuw voordat er werkelijk sprake was van ergotherapie als beroep. Omstreeks 1910 werd er in de gezondheidszorg in de Verenigde Staten vanuit verschillende kanten op aangedrongen om psychiatrische en tuberculosepatiënten te activeren door het aanbieden van arbeid of activiteiten. Een belangrijk voorvechter was de Amerikaanse psychiater Adolf Meyer, die voortbouwde op de ideeën van *moral treatment*. Meyer ging ervan uit dat mentaal en fysiek actief zijn, beter is dan nietsdoen: 'nietsdoen hoort niet bij de mens.' Men zag de mens als een essentiële eenheid van lichaam en geest, die zichzelf in de wereld handhaaft door te handelen, te doen (Kinébanian et al. 1988).

> Groups with raffia and basketwork or with various kinds of handwork and weaving and bookbinding and metal and leather-work took the place of wallflowers and mischief-makers. A pleasure in achievement, a real pleasure in the use of activities of one's hands and muscles and a happy appreciation of time began to be used as incentives in the management of our patients … (Meyer 1922/1977).

1.4.4 Dagelijks handelen en activiteiten

Betrokkenheid bij activiteiten en routinematig handelen speelt een belangrijke rol bij het structureren van het leven. Meyer formuleerde in 1922 de volgende vijf uitgangspunten, die nog steeds gelden binnen de ergotherapie.

- Er bestaat een fundamenteel verband tussen gezondheid, arbeid en dagelijks handelen.
- Door het uitvoeren van gezonde activiteiten bewaart men een evenwicht tussen zijn, denken en doen.
- Er bestaat een eenheid tussen lichaam en geest.
- Als de deelname aan het maatschappelijk leven belemmerd wordt of het dagelijks handelen verstoord raakt, dan gaan de functies van geest en lichaam achteruit.
- Daar actief handelen de geest en het lichaam in stand houdt, is het aanwenden van activiteiten als therapie geschikt om handelingscompetentie te herstellen.

Met deze uitgangspunten, tegenwoordig 'visie op dagelijks handelen' genoemd, zijn de fundamenten voor de ergotherapie gelegd:

> Any enforced idleness which results in a lack of occupation can lead to the person's inability to live his life competently (Meyer 1922/1977).

Deze uitspraken zijn des te opmerkelijker als men bedenkt dat in Meyers tijd juist de bad- en bedverpleging van psychiatrische patiënten opgeld deed. Men begon de krankzinnige steeds meer als patiënt te zien, en in die tijd betekende dat verzorging en rust.

Al een paar jaar voor Meyer had Susan F. Tracy, een Amerikaanse verpleegster, opgemerkt dat orthopedische en tuberculose patiënten, als zij actief bezig waren, minder nerveus werden en de langdurige bedrust beter konden verdragen. In 1910 publiceerde zij het handboek *Studies in invalid occupations: A manual for nurses and attendants*, eigenlijk meer een geïllustreerde gids van handvaardigheidsactiviteiten. Tracy legt daarin uit hoe men deze activiteiten kan gebruiken bij mensen met een verschillende diagnose en in verschillende situaties: op bed, op een ziekenafdeling, op een afdeling Ergotherapie, in een werkplaats of thuis. Zij geeft ook verschillende cursussen en omschrijft de ergotherapie als volgt:

> Each patient is considered in light of his threefold personality – body, mind and spirit. The aim is likewise threefold: the patient's physical improvement; his educational advancement; his financial betterment. The method is based upon a threefold-principle: the realization of resources; the ability to initiate activities; the participation in such activities of both sick and well subjects (Tracy 1910).

Uit deze beschrijving wordt duidelijk dat reeds in 1910 het standpunt bekend was dat ergotherapie altijd betrekking heeft op de totale mens. De doelen die de ergotherapeut nastreeft, zijn zowel gericht op het verbeteren van het lichamelijk functioneren als op de mogelijkheden van de mens om zich te ontplooien en in zijn onderhoud te voorzien. Tegenwoordig wordt dat *participatie* genoemd.

Met *realization of resources* bedoelt Tracy dat ergotherapeuten daarbij gebruik maken van de mogelijkheden die de patiënt wél heeft. De omgeving wordt zo geconstrueerd dat die activiteiten uitlokt en de participatie van zowel de patiënt als de gezonde mens bevordert. Hoe ergotherapeuten dat kunnen doen, de methodiek ervan, beschreef Tracy echter niet. Eleanor Clark Slagle was de eerste ergotherapeut die in 1922 de werkwijze nader uitwerkte. Slagle, oorspronkelijk maatschappelijk werkster, maakte zich zorgen over de 'ledigheid' van psychiatrische patiënten en volgde een cursus in *curative occupations and recreations*. Vervolgens werd zij hoofd van de afdeling Ergotherapie van een psychiatrisch ziekenhuis en in 1915 startte zij de eerste officiële school voor ergotherapie in Chicago. Slagle legde veel nadruk op *habit training*:

> For most part, our lives are made up of habit reactions and occupation usually remedially serves to overcome some habits, to modify others and to construct new ones to the end that habit reactions will he favourable to the restoration and maintenance of health (Slagle 1922).

Zij bouwde hiermee voort op de ideeën van Adolf Meyer. In haar methodiek legde Slagle de nadruk op de relatie tussen lichaam en geest, de noodzaak om mensen gewoonten te leren, aandacht aan de dingen te geven, activiteiten te analyseren. Ze wijst ook op de noodzaak om activiteiten in te delen van eenvoudig naar complex, van licht naar zwaar; van bekend naar onbekend, van routinematig naar interessant en afwisselend, van weinig naar veel concentratie vragend. Zij gaf de eerste aanzetten tot een methodische opbouw van de ergotherapie.

1.4.5 Discussie over naamgeving van het beroep in de Verenigde Staten

In de eerste jaren van de beroepsontwikkeling in de Verenigde Staten speelde onder andere de vraag welke naam het beroep te geven. In 1914 stelde Eva Reid de benaming *ergotherapy* voor. Anderen voelden echter meer voor *functional therapy, kinetic therapy, work therapy, occupation treatment* of *occupational reeducation* (Hopkins en Smith 1988; Luitse 1970). George Edward Barton was degene die de term *occupational therapy* voordroeg. Barton was een architect die als psychiatrische patiënt veel baat ondervond van het uitvoeren van doelgerichte activiteiten. Voor hem was het fundamentele principe van ergotherapie *not the making of an object but the making of a man*; hij gaf de volgende definitie:

> [Occupational therapy is] the science of instructing and encouraging the sick in such labors as will involve those energies and activities, producing a beneficial effect (Barton 1919).

Hier wordt dus al gesproken over ergotherapie als een *science*. Het duurt echter nog tot 1989 voordat het begrip occupational science daadwerkelijk gebruikt en uitgeoefend werd (Yerxa et al. 1990).

1.5 De beroepsvereniging in de Verenigde Staten

Vlak voordat de Verenigde Staten actief gingen deelnemen aan de Eerste Wereldoorlog werd in 1917 de National Society for the Promotion of Occupational Therapy opgericht, met als geformuleerde doelen (nog steeds actueel):

> … the advancement of occupation as a therapeutic measure, the study of the effects of occupation upon the human being and the dissemination of scientific knowledge of this subject (Hopkins en Smith 1988).

De oprichters van de vereniging hadden heel verschillende achtergronden: arts, verpleegster, maatschappelijk werkster, kunstenaar, onderwijzer, architect. Zij hadden gemeen dat zij de zorg voor de zieke en invalide mens inadequaat vonden, en dachten in *occupational therapy* een methode te hebben gevonden die deze zorg kon verbeteren. Doordat de oprichters zulke verschillende achtergronden hadden, was de 'breedheid' van het beroep er als het ware van meet af aan ingebakken.

Vanaf 1922 gaf de vereniging een tijdschrift uit, *The Archives of Occupational Therapy*, vanaf 1947 voortgezet onder de naam *American Journal of Occupational Therapy* (Hopkins en Smith 1988).

In 2017 viert de American Occupational Therapy Association (AOTA) dus haar honderdjarig bestaan, de zogeheten *centennial*. ▶ www.aota.org.

Met de oprichting van een beroepsvereniging en de uitgave van een tijdschrift waren de eerste stappen van de beroepsvorming gezet.

In Duitsland (*Beschäftigungstherapie*) (Höhl et al. 2015) en Frankrijk (*traitement morale*) vonden gelijksoortige ontwikkelingen plaats; die leidden echter nog niet direct tot de oprichting van een beroepsvereniging of uitgave van een tijdschrift.

1.6 Eerste aanzetten tot beroepsvorming in Nederland

In Nederland vindt de ergotherapie of arbeidstherapie haar oorsprong hoofdzakelijk in de psychiatrische inrichtingen. Reeds vele jaren kende men de heilzame werking van arbeid voor de psychisch gestoorde mens, meestal in de vorm van huishoudelijk werk of tuinarbeid. Streefde men er aanvankelijk slechts naar om door middel van arbeid de gedachten van de patiënt af te leiden en verveling te voorkomen, geleidelijk ontstond er meer inzicht in de therapeutische waarde die doelgerichte arbeid voor deze mensen kan hebben.

In Nederland begon van der Scheer, psychiater en directeur van het Provinciaal Psychiatrisch Ziekenhuis te Santpoort, geïnspireerd door de Duitse psychiater Herman Simon uit Gütersloh, de arbeidstherapie in de jaren twintig actiever toe te passen volgens een nieuwe pedagogische richting: heropvoeden door meer verantwoordelijkheid (Scheer 1933). Ook de ideeën van de Britten Tuke en Conolly (*moral treatment* en *no-restraint*) werden in Nederland overgenomen (Bierenbroodspot 1969).

1.7 De Eerste Wereldoorlog

De invloed van de Eerste Wereldoorlog op de ontwikkeling van de ergotherapie in Groot Brittannië, Duitsland, Frankrijk en de Verenigde Staten is groot geweest.

De vele gewonden hadden revalidatie nodig. Slagle wist, na aanvankelijke weerstand bij hooggeplaatste militairen, het leger ervan te overtuigen dat ergotherapie belangrijk was voor de gewonde soldaten, zowel lichamelijk als psychisch. Al snel begon het leger de voordelen in te zien. In spoedcursussen werden verpleegsters opgeleid tot *reconstruction aides* en naar Europa gezonden. Zij werkten zowel met orthopedische en chirurgische als met psychiatrische patiënten (Cohen 2015).

Hierdoor, en door een grote polio-epidemie die in 1916 heerste, kreeg ergotherapie voor mensen met een lichamelijke stoornis in de Verenigde Staten steeds meer aanzien. Het wetenschappelijke onderzoek naar de behandeling van lichamelijk gehandicapte mensen vindt zijn oorsprong in deze periode. In *The army manual on occupational therapy* schreef Bird T. Baldwin, psycholoog en directeur van een militair ziekenhuis:

> Occupational therapy is based on the principle that the best type of remedial exercise is that which requires a series of specific voluntary movements involved in the ordinary trades and occupations, physical training, play or the daily routine activities of life. Our curative shops are now being organized and graduated on the principle which will enable us ultimately to isolate, classify, repeat and, to a limited degree, standardize and control the type of movements involved in the particular occupational and recreational operations. The patient's attention is repeatedly called to the particular remedial movements involved: at the same time the movements have the advantage of being initiated by the patient and of forming an integral and necessary part of the larger and more complex series of coordinated movements. The purposive nature of the movements and the end product of the work offer a direct incentive for sustained effort; the periodic measurement of the increase in range and strength of movement makes it possible for the patient to watch his recovery from day to day. The records also enable the examiner to determine which mode of treatment leads to the greatest and most consistent gains in a particular case … (Baldwin 1919).

Door de *occupational and recreational operations* oefent de patiënt dus specifieke bewegingen. Dat hij daadwerkelijk iets zinvols maakt, motiveert hem om door te zetten. De vorderingen worden 'opgemeten' en ook dat werkt weer motiverend.

Tijdens de Eerste Wereldoorlog werden voor het eerst instrumenten ontwikkeld om bewegingsuitslag te meten opdat een meer wetenschappelijke rapportage mogelijk werd. Tijdens de oorlog werd ook een aanvang gemaakt met de kinesiologische analyse van activiteiten opdat men de juiste activiteit bij een lichamelijke afwijking kon kiezen. Aanpassingen aan activiteiten werden ontworpen opdat de patiënt specifieke spieren of bewegingsuitslag van gewrichten kon oefenen. Deze invulling van de ergotherapie werd later bekend als de 'biomechanische benadering'.

Na de Eerste Wereldoorlog waren er vooral in Europa veel oorlogsslachtoffers die revalidatie behoefden. Tijdens de oorlog had men kennisgemaakt met de Amerikaanse *reconstruction aides* en in Groot-Brittannië werden voor de gewonden soldaten overal *curative workshops* ingericht waar men leerde met de handicap om te gaan (Wilcock 2002; Cohen 2015). Tevens werd men geschoold in een ambacht zodat men weer kon meedoen in de maatschappij. Aan het eind van de oorlog hadden duizenden soldaten een of andere vorm van ergotherapie ondergaan. Het beroep kreeg daardoor langzamerhand de steun van het publiek (Hopkins en Smith 1988).

Na de oorlog werd een begin gemaakt met *occupational therapy* in Groot-Brittannië. In 1925 startte in Aberdeen de eerste afdeling Ergotherapie, geleid door een ergotherapeut die in de Verenigde Staten haar scholing gekregen had. In 1930 opende de eerste school voor ergotherapie, Dorset House, haar deuren in Bristol. De ontwikkelingen in Groot-Brittannië gingen min of meer gelijk op met die in de Verenigde Staten. Ook hier won de biomechanische benadering in de jaren voor de Tweede Wereldoorlog steeds meer veld (Wilcock 2002).

1.7.1 Tussen de twee wereldoorlogen

Hocking (2008) beschrijft dat de ergotherapie in de jaren 1918–1945 gebaseerd was op de ideeën van de arts-and-craftsbeweging, die ontstond als reactie op de industrialisatie en anderzijds op het rationele biomedische denken. De arts-and-craftsbeweging ging ervan uit dat:

> … working with their hands gave craftsmen identity, dignity and pleasure and if work was difficult a sense of achievement (Ruskin 1894, 1964).

William Morris, een beroemde vertegenwoordiger van de arts-and-craftsbeweging, voegde daar nog een ander sleutelbegrip aan toe:

> … creating objects of both utility and beauty would enhance emotional well-being if people's efforts were illuminated by the certainty of usefulness and the hope and applause from the friends and neighbours for whom it is exercised (Morris 1901).

Dit gedachtegoed werd in die jaren door de ergotherapie in Groot-Brittannië volledig onderschreven. Elizabeth Casson, ergotherapeut van het eerste uur in het Verenigd Koninkrijk, schreef:

> notions of craftwork providing pleasure and promoting healthy bodies are foundational for occupational therapy (Wilcock 2002).

In de loop der tijd werd vakmanschap minder benadrukt als een doel op zichzelf, maar kwam het accent elders te liggen:

> … spurring patients to greater effort, as their developing skills allowed them to create larger, and increasingly complex and beautiful objects (Jones 1951).

Anderzijds is de invloed van artsen in die tijd op de ontwikkeling van het beroep groot geweest. Door hun ervaring met ergotherapie in de Eerste Wereldoorlog zagen zij steeds meer de waarde van ergotherapie in, ook al waren de behandelingen nog niet erg systematisch en weinig theoretisch onderbouwd. Zij waren voornamelijk gebaseerd op de uitgangspunten die de psychiater W.R. Dunton Jr, in de Verenigde Staten bekend als de vader van de *occupational therapy*, geformuleerd had (Dunton 1915). Dunton onderstreepte dat de ergotherapeutische behandeling voorgeschreven en toegepast hoort te worden onder constante medische supervisie. In de jaren tussen 1918 en 1930 waren de doelen van de ergotherapie nog primair gericht op het totaal van psychische, sociale en lichamelijke factoren die het handelen van mensen kenmerken. Voor de oorlogsslachtoffers en getroffen soldaten uit de Eerste Wereldoorlog werd als belangrijkste doel geformuleerd: het stimuleren tot herintreden in de maatschappij:

> The concept of occupational therapy's role in rehabilitation was one of using crafts to reactivate the minds and motivations of the mentally ill and the limbs of the veterans, starting them on their way to vocational training (Woodside 1971).

In de jaren dertig, de jaren van de grote economische depressie, viel de groei van de *occupational therapy* in de Verenigde Staten stil, met name in de revalidatie. De meeste ergotherapeuten werkten in de geestelijke gezondheidszorg (Hopkins en Smith 1988). De ergotherapie voor lichamelijk gehandicapten richtte zich steeds meer op de geneeskunde, waar in deze tijd de zogeheten reductionistische zienswijze een grote vlucht nam. Het belangrijkste kenmerk van de reductionistische benadering, die teruggrijpt naar de natuurwetenschappelijke methode, is dat zij verschijnselen herleidt tot afzonderlijke, meetbare eenheden. Na de Tweede Wereldoorlog ontwikkelde deze zienswijze zich tot het zogeheten biomedische model. De ergotherapie begon behandelmethoden te ontwikkelen gebaseerd op reductionistische principes: biomechanische (kinesiologische, orthopedische, neurologische) en psychoanalytische benaderingen zoals die van Freud kregen de overhand. Doelen werden geformuleerd in termen van krachtstoename, coördinatie, uithoudingsvermogen, bewegingsuitslag, egoversterking, hanteren van trauma's in het driftleven of vergroten van de frustratietolerantie. Er ging weinig aandacht meer naar de psychische en sociale aspecten van de behandeling, het leren omgaan met de handicap, zoals dat in de beginjaren wel het geval was (Kinébanian et al. 1988). In de jaren voor de Tweede Wereldoorlog kreeg het gebruik van activiteiten steeds minder nadruk:

> While occupational therapy looked to the biological sciences, medicine, surgery and psychiatry for theoretical underpinning, the study of activities as therapeutic media fell behind. The very nature of activities – overtly mundane and maddingly elusive to attempts at definition and delineation – did not lend itself easily to neat categories or classification and to the exact or standard procedures expected of a profession in an age devoted to science and technology. Such activity analyses as appeared from time to time tended to be mechanical, labored and difficult in practice (Cynkin 1979).

Wetenschap en technologie vierden hoogtij, ergotherapeuten besteedden weinig aandacht meer aan het bestuderen van activiteiten als therapeutisch middel. De activiteitenanalyses die onder invloed van deze benadering gemaakt werden waren dan ook nogal mechanistisch van aard.

Men paste de activiteiten zodanig aan dat zij gebruikt konden worden binnen de biomechanische theorieën over functieherstel van spieren en gewrichten, zoals weven op hoogte, allerlei aangepaste schuurblokken enzovoort (zie ◻ fig. 1.2 en 1.3).

Deze manier van werken is tot ver na de Tweede Wereldoorlog toegepast, de visie op het handelen van de mens beperkte zich tot het sensomotorische functioneren. De gekozen activiteiten werden in eerste instantie gebruikt om functiebeperkingen te verminderen. De methodiek wordt bepaald door de opbouw in moeilijkheidsgraad van de uit te voeren activiteiten.

In de psychiatrie en in de zorg voor verstandelijk gehandicapte mensen zien we een voortzetting van het gebruik van activiteiten zoals die in het begin van de eeuw werden gepropageerd.

1.7.2 Invloeden uit de begintijd van de ergotherapie op de huidige beroepsuitoefening

De biomechanische benadering is op dit moment nog terug te zien bij de ondersteunende technologie (revalidatietechnologie) van hulpmiddelen, domotica en voorzieningen. Ook aangepaste spelletjes, bijvoorbeeld dammen met knijpers of met heel grote of juist heel kleine damstenen (zie ◻ fig. 1.4), die gebruikt werden voor bijvoorbeeld functietraining van de hand, waren gebaseerd op deze principes (Iersel 1968).

Het aanpassen van activiteiten zodat ze geschikt worden voor kracht- of mobiliteitstraining komt nu erg gekunsteld over en wordt vrijwel nergens meer toegepast. Dat ergotherapeuten in die dagen ook om zichzelf konden lachen, blijkt uit een spotprent uit 1964 in het *Nederlandse Tijdschrift voor Arbeidstherapie* (zie ◻ fig. 1.5).

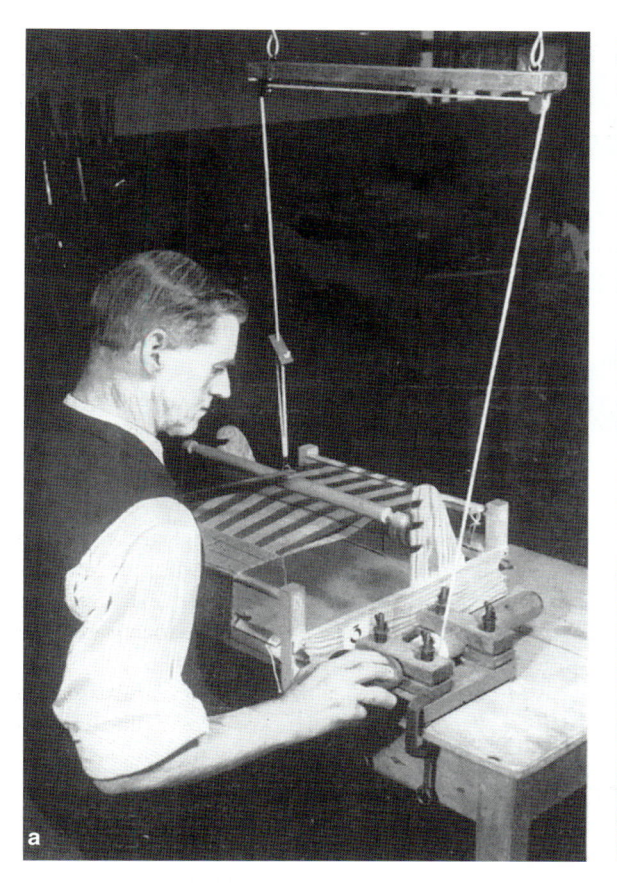

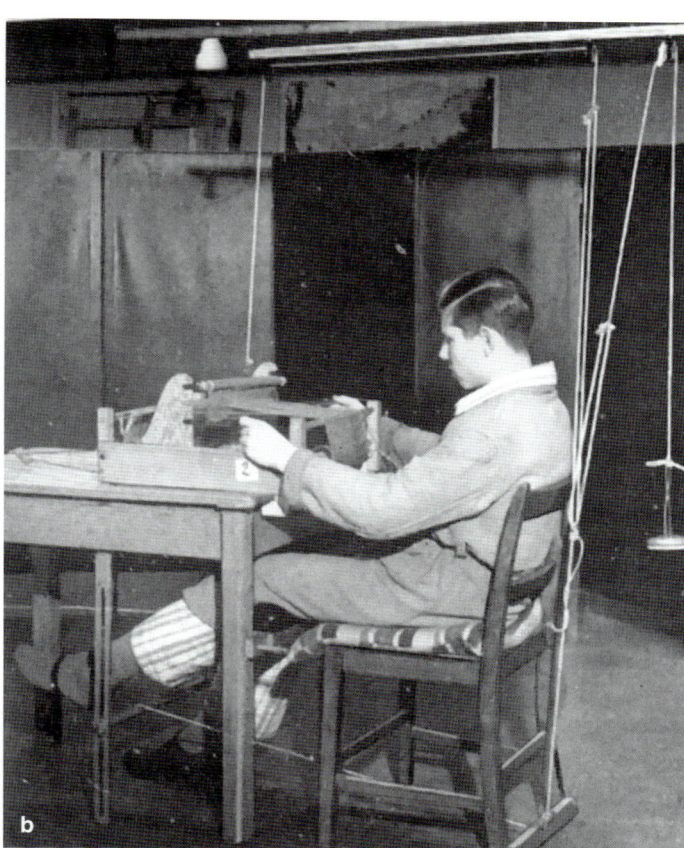

Figuur 1.2 Aanpassingen bij het weven. **a** Weven met het FEPS-apparaat (flexie, extensie, pronatie, supinatie). **b** Quadricepsweven. Bron: Wuyts (1968)

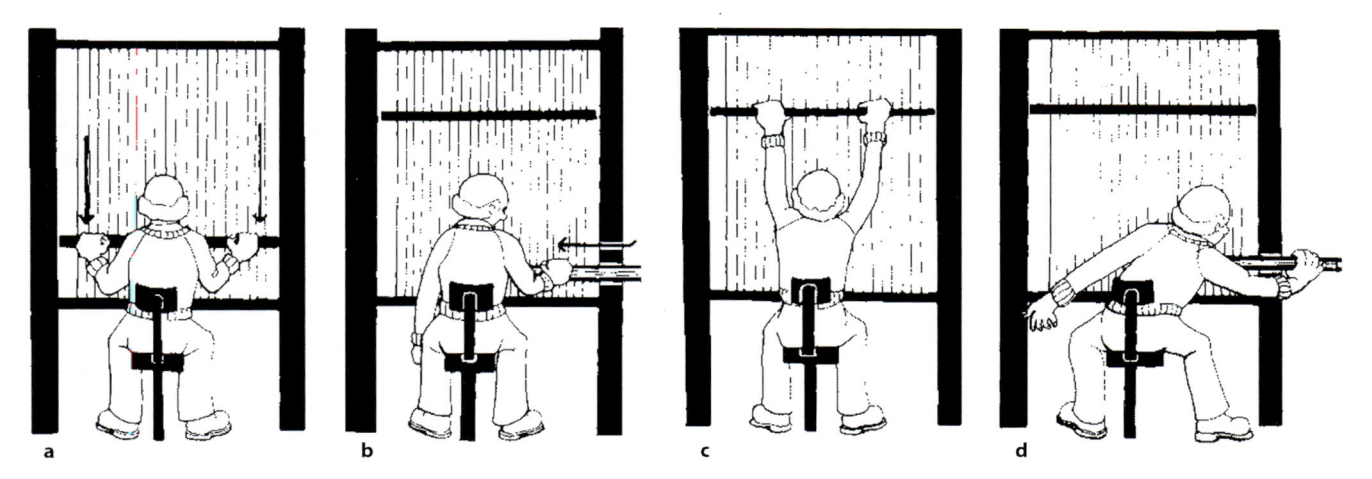

Figuur 1.3 Functietraining met behulp van tapijtweefgetouw. **a** Extensie rug, anteflexie schouderblad, anteflexie schoudergewricht, extensie elleboog en handgreep. **b** Zijwaartse beweging rug, schouderabductie, strekken elleboog en handgreep. **c** Adductie schoudergewricht, depressie schoudergewricht, flexie elleboog en handgreep. **d** Adductie schoudergewricht, flexie elleboog, coördinatie en handgreep

1.8 Discussies over de theoretische onderbouwing van de ergotherapie

Net als de Eerste Wereldoorlog stimuleerde ook de Tweede Wereldoorlog de groei en ontwikkeling van de ergotherapie sterk, zowel in de Verenigde Staten als in Europa. Ergotherapie werd alom ingeschakeld om de vele gewonde en gehandicapte soldaten en burgers weer zo snel mogelijk te kunnen inpassen in het arbeidsproces. Ook in de psychiatrie kregen de aangeboden activiteiten steeds meer een arbeidsmatig karakter.

Inhoudelijk zocht de ergotherapie aansluiting bij verschillende wetenschappen om de behandeling theoretisch te onderbouwen. Dit had tot gevolg dat er in de ergotherapie een scala van benaderingen en behandelmethoden gebruikt werd: ontwikkelingsneurologische, sensorische integratie, gedragstherapeutische, humanistische, psychoanalytische, groepsdynamische,

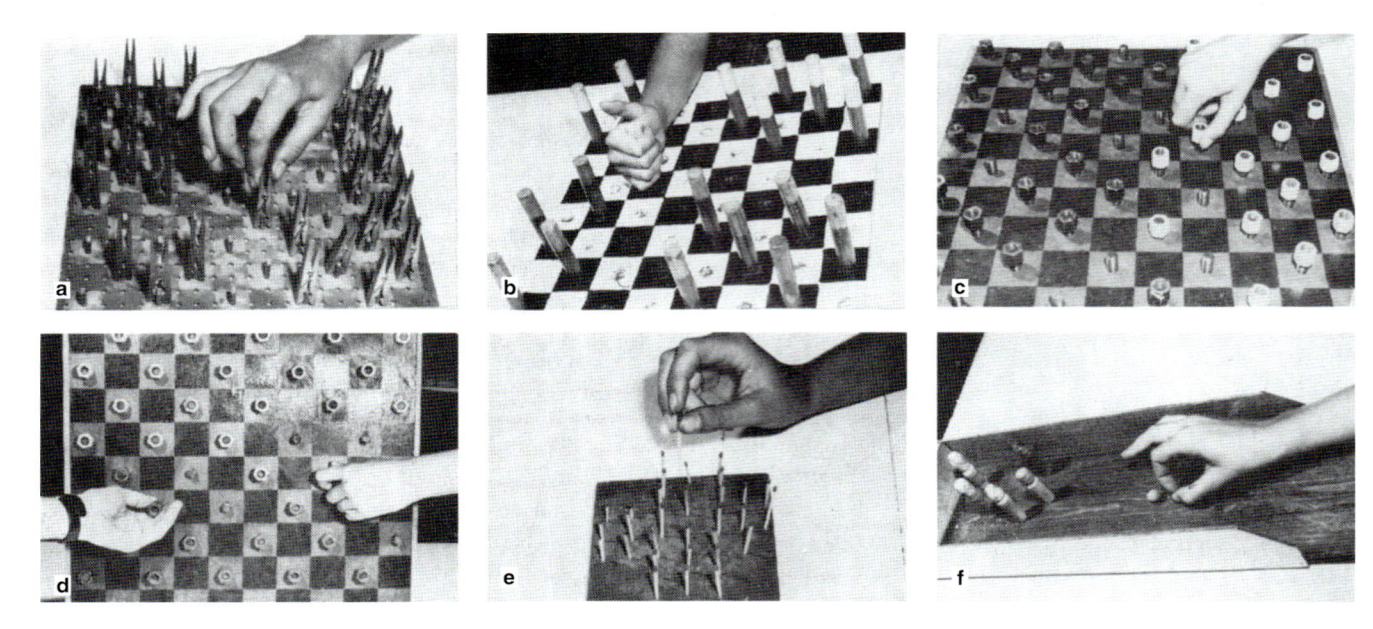

Figuur 1.4 Gezelschapsspelen in de handrevalidatie. Bron: Nederlands Tijdschrift voor Arbeidstherapie (1968)

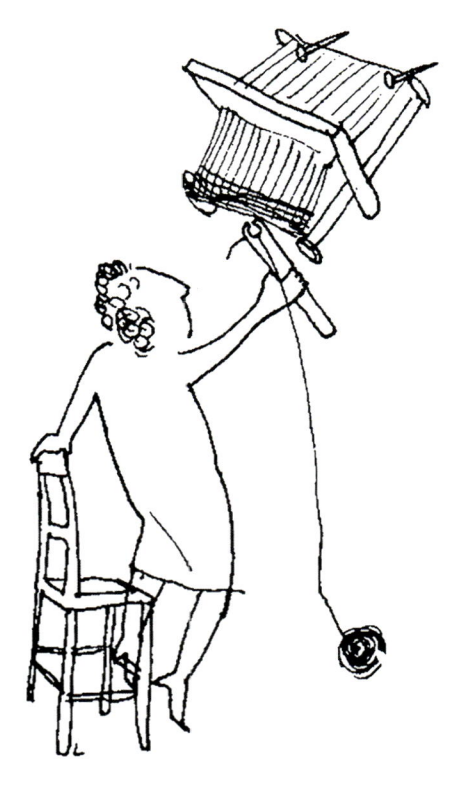

Figuur 1.5 'Weven op hoogte'. Bron: Nederlands Tijdschrift voor Arbeidstherapie (1964)

technologische, ergonomische enzovoort. Cynkin meent dat ook bij het toepassen van deze methoden en technieken de voor ergotherapie essentiële vragen over het gebruik van activiteiten als therapeutisch middel niet gesteld werden:

> » Crucial questions – How do these techniques relate to what we believe about activities? How do they fit in with an activity oriented base for treatment? Wholly, partially, not at all? (Cynkin 1979).

In deze jaren uitten meer ergotherapeuten hun zorgen over de richting waarin de ergotherapie zich ontwikkelde:

> » Occupational roles had become narrowly defined, specialized and controlled. Therapists often dealt with only one part of the patient's needs – part of his activity needs, parts of his body, but not at all his needs as a human being (Diasio 1971).

Ook Shannon is skeptisch in *The derailment of occupational therapy*:

> » … that occupational therapy had lost sight of the value and the beliefs of its founders, and that its symbiosis with the medical model, its alignment with the rehabilitation movement and its devaluation of 'arts' and 'crafts' places the discipline at risk of losing its legitimacy and its existence (Shannon 1977).

Daartegenover staat dat Mary Reilly al in 1962 een inspirerend artikel schreef waarin zij de ergotherapie opdroeg de komende jaren te bewijzen dat:

> » … man, through the use of his hands as they are energized by mind and will, can influence the state of his own health (Reilly 1962).

Deze uitspraak van Mary Reilly is weer terug te voeren naar de uitgangspunten van de arts-and-craftsbeweging.

De uitspraak van Morris, 80 jaar eerder, heeft veel verwantschap met de stelling van Reilly:

> A man at work, making something which he feels will exist because he is working at it and wills it, is exercising the energies of his mind and soul as well as his body.... And, as a part of the human race, he creates (Morris 1901; Hocking 2008).

Verschillende ergotherapeuten in de Verenigde Staten en Europa hebben de uitdaging van Mary Reilly opgepakt. Fidler, Mosey, Ayres, Llorens, Cynkin, Clark, Reed en Sanderson, Kielhofner, Hendrikson, Johanson, Borell, Mattingly, Fleming, Polatajko, Nelson, Townsend, Law, Wilcock, Christiansen, Jonsson, Molineux, Dunton, Baum en vele anderen zoeken naar een ergotherapeutische theorie die het medische en het interpretatieve denken integreert: een integrale benadering. Als gevolg daarvan zijn er in deze periode vele artikelen en boeken verschenen waarin gepoogd wordt de ergotherapie theoretisch te onderbouwen.

Er treedt een kentering op in het denken over de ergotherapie: het medisch-reductionistische model wordt verlaten. Dat wil zeggen dat de ergotherapie de mens niet meer alleen als een mechanische machine (reductionistisch) ziet. Men wil terug naar de oorspronkelijke uitgangspunten van de ergotherapie en probeert daar nieuwe inhoud aan te geven. Naast methoden en technieken die gebaseerd zijn op de natuurwetenschappen (het reductionistische denken) wil men nu ook de meer fenomenologische aspecten uitbouwen: hoe beleven mensen de werkelijkheid? Clark onderscheidde in 1979 vier belangrijke stromingen (*frameworks*) in de ergotherapie:

- adaptive performance framework (Mosey, Fiddler);
- bio-developmental framework (Ayres, Rood, King, Bobath, Brunnström);
- developmental facilitation framework (Llorens);
- occupational behavior framework (Reilly, Kielhofner).

Gemeenschappelijk aan deze theorieën is hun uitgangspunt:

> ... the process of adaptation through the use of purposeful activity (occupation) is required for human development (Clark 1997).

Het accent bij deze theorieën ligt vooral op de beschrijving van het ergotherapeutisch proces, meer dan op de beschrijving van de doelen van de ergotherapie zoals in de beginjaren. De methodiekontwikkeling heeft een aanvang genomen. In deel III van dit boek worden sommige van deze ergotherapeutische praktijk- of inhoudsmodellen verder uitgewerkt.

Kielhofner (1985) houdt een krachtig pleidooi om het reductionistische model (de mens zien als een machine die gerepareerd kan worden) te verlaten en weer meer te kijken naar de mens als biopsychosociale eenheid. Hij ziet de mens als een open systeem in wisselwerking met zijn omgeving. Hij stelt dat het niet zozeer gaat om activiteiten die iemand uitvoert, maar vooral om de rollen en taken die iemand vervult in het leven. Activiteiten worden betekenisvol voor mensen als zij een relatie hebben met rollen en taken. In latere publicaties leggen Kielhofner (1995, 2002, 2008), Nelson (1994, 1996) en Christiansen en Townsend (2004) steeds meer nadruk op de wisselwerking met de omgeving.

Wilcock introduceerde in 1998 vier dimensies van het begrip *occupation*: *doing*, het uitvoeren van activiteiten; *being*, het reflecteren op het doen; *belonging*, het doen in relatie tot anderen; en *becoming*, de invloed van het doen op groei en ontwikkeling. Zij stelt dat *doing*, *being*, *belonging* en *becoming* bijdragen aan het fysieke en sociale welzijn van mensen (Wilcock 1998 en 2006).

De laatste tien jaar is 'handelen in de context' meer dan ooit centraal komen te staan binnen de ergotherapiepraktijk. Deze visie brengt ons terug bij het oorspronkelijke gedachtegoed en de normen en waarden waar de ergotherapie sinds haar ontstaan van uitgaat. Uitspraken als: 'Dagelijks handelen is gezond voor de mens', of: 'Onvoldoende balans tussen werk, ontspanning en zelfzorg is ongezond voor de mens' worden voor waar aangenomen maar zijn onvoldoende bewezen. Meer en meer is het nodig de ergotherapeutisch interventie te evalueren en te rechtvaardigen door middel van onderzoek. Deze noodzaak leidde reeds in 1989 tot een nieuwe discipline aan de universiteit van Zuid-Californië, gericht op *occupational science* (Yerxa et al. 1990). Occupational science wordt omschreven als een academische discipline die tot doel heeft kennis te genereren over de vorm, de functie en de betekenis van het dagelijks handelen voor mensen en zo bij te dragen aan een meer wetenschappelijk onderbouwde praktijkvoering. In de laatste jaren is er een ontwikkeling gaande om de ergotherapie met name vanuit sociaal perspectief te bezien. Termen als *occupational justice*, occupational deprivation, occupational alienation en *occupational apartheid* hebben hun intrede gedaan (Watson en Schwartz 2004; Whiteford en Wright-St Clair 2005; Wilcock 2006; Christiansen en Townsend. 2011; Hartingsveldt et al. 2010; Kronenberg et al. 2011; Christiansen et al. 2015). In de loop der tijd is men steeds meer de term 'cliënt' gaan gebruiken in plaats van 'patiënt'. Hiermee wordt beoogd de actieve participatie van de cliënt te bevorderen en de samenwerkingsrelatie met de cliënt, waarin de dialoog centraal staat, te versterken (Mroz et al. 2015; Hartingsveldt 2016).

Traditioneel heeft de ergotherapie zich gericht op het individu, maar in de laatste decennia heeft de ergotherapeut haar aandacht eveneens gericht op de cliënt als zijnde een organisatie of populatie met een vraag (*occupational need*) op het gebied van dagelijks handelen. De aandacht voor populatiegerichte zorg (wijkgericht werken) is mede gezien de veranderingen in de gezondheidszorg de laatste jaren verder uitgebreid.

Thans, in 2017, kan men zeggen dat dit integrale denken gemeengoed is geworden in de ergotherapie. Men spreekt van *occupation-based* ergotherapie, een ergotherapie waarin het dagelijks handelen van mensen het aangrijpingspunt is van de ergotherapeutische interventie (Hartingsveldt et al. 2010; 2016; Christiansen et al. 2015).

In de voorgaande paragrafen is de inhoudelijke discussie over de ontwikkeling van het beroep gedurende de afgelopen honderd jaar geschetst. Veel is er veranderd sinds het ontstaan rond 1915. Ambachtelijke activiteiten zoals manden vlechten, weven en pottenbakken vinden nu nauwelijks meer plaats. Wel kan gesteld worden dat door de tijd heen twee aspecten van ergotherapie hebben standgehouden als kern van het beroep:
- door het uitvoeren van betekenisvolle activiteiten of dagelijks handelen (*occupations*) kan de mens zijn gezondheid en welzijn beïnvloeden;
- het dagelijks handelen van mensen is ingebed in een specifieke, voor de mens eigen sociaal-culturele context. Deze context, de omgeving, maakt altijd onderdeel uit van het ergotherapeutisch proces.

De patiënt is een cliënt geworden en kan bestaan uit een individu, een organisatie of een populatie.

1.9 Nederland: beroepsvorming in Nederland

In Nederland kwam, in tegenstelling tot de andere landen in Europa, ergotherapie voor lichamelijk gehandicapte mensen (oorspronkelijk arbeidstherapie genoemd, zie ook tab. 1.4) pas tot ontwikkeling na de Tweede Wereldoorlog. Nederland was neutraal tijdens de Eerste Wereldoorlog en telde dientengevolge tot 1940 relatief weinig lichamelijk gehandicapten. Uiteraard kwam dat ook doordat mensen minder oud werden, waardoor er veel minder mensen met een chronische aandoening waren dan tegenwoordig. Tijdens de Tweede Wereldoorlog hadden uitgeweken regeringsleden in Groot-Brittannië kennigemaakt met de *occupational therapy* die daar zowel bij somatische als bij psychiatrische aandoeningen werd toegepast. In 1946 werd in Doorn het militair revalidatiecentrum Aardenburg geopend (zie fig. 1.6), in 1952 'Het Roessingh' in Enschede en in 1953 in Leersum het burgerrevalidatiecentrum De Hoogstraat (momenteel gevestigd in Utrecht).

Er was in die tijd een grote maatschappelijke behoefte aan arbeidskrachten. Alle aandacht was gericht op het lichamelijk herstellen van oorlogsslachtoffers, zodat zij zo snel mogelijk ingezet konden worden bij de wederopbouw van Nederland. De toegepaste activiteiten in de ergotherapie hadden een nauwe relatie met 'echte arbeid' (draaibanken, weefgetouwen, hout- en metaalbewerking). De arbeidstherapie (*occupational therapy*) zoals die in Nederland ontstond na de Tweede Wereldoorlog was gebaseerd op het Anglo-Amerikaanse model, waarin handvaardigheidsactiviteiten werden toegepast vanuit een reductionistische visie en de daaruit voortvloeiende biomechanische theorieën over functieherstel van spieren en gewrichten (Wilcock 2002).

De oorspronkelijke gedachte, die in de jaren twintig nog opgeld deed, dat het uitvoeren van activiteiten een integratief effect heeft waardoor lichaam, wil en geest verenigd worden, werd net als in de Verenigde Staten en Groot-Brittannië naar de achtergrond geschoven (zie fig. 1.7).

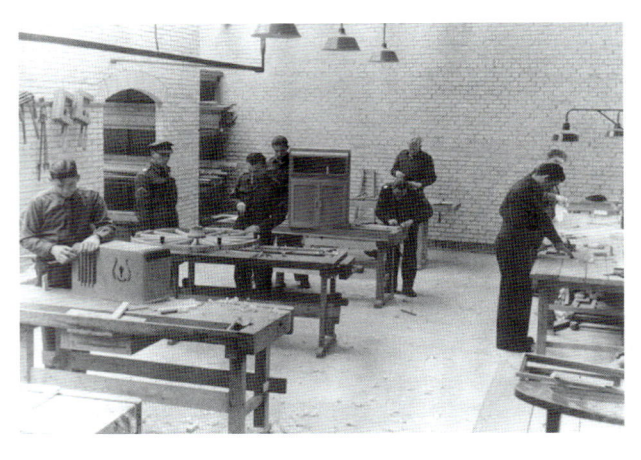

Figuur 1.6 Arbeidstherapie in militair revalidatiecentrum Aardenburg te Doorn, circa 1950

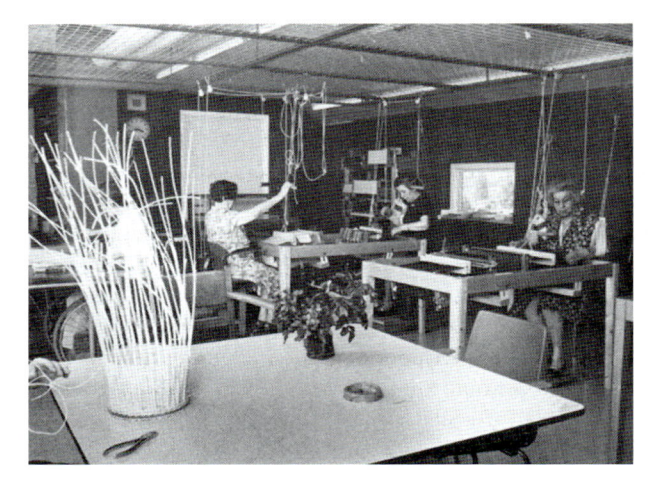

Figuur 1.7 De arbeidstherapieafdeling van de Daniël den Hoed-kliniek, 1970

Box 1.1

Armprothese training in 1965
Op de afdeling lichte arbeidstherapie *(ergotherapie, red.)* wordt de fijne pincetgreep geoefend. De patiënt komt daarvoor één à anderhalf uur per dag gedurende 14 dagen op de afdeling. In deze tijd kan precies een theeblad *(houten blad met pitrietrand, red.)* gemaakt worden. Sommigen houden nog wat dagen over, gedurende welke bijvoorbeeld geëmailleerd kan worden. Een theeblad wordt gekozen, omdat men hiervoor vele gereedschappen en fijne handelingen van de lichte arbeidstherapie kan gebruiken: zagen, boren, schuren, lakken, vlechten (met prothese). Vrijwel elke patiënt met een normale intelligentie speelt het klaar volkomen zelfstandig een vlechtrand te maken. Het grootste resultaat bereikte een patiënt die een heel fotoalbum maakte, waarbij slechts het lijmen hem voor problemen stelde. Al is het dan de bedoeling dat de patiënt na zijn training op het revalidatiecentrum de prothese als hulphand gebruikt, toch moet hij gedurende zijn verblijf op de lichte arbeidstherapie leren vlechten met zijn prothese. Dit om een optimale oefening met de prothese te bereiken die het hem gemakkelijker zal maken deze later vlot voor allerlei handelingen te gebruiken (Mulder 1965).

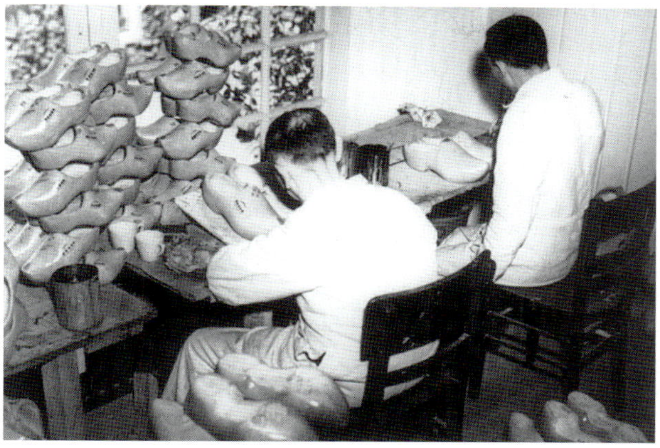

1.9 · Nederland: beroepsvorming in Nederland

Figuur 1.8 Het beschilderen van klompen, psychiatrisch ziekenhuis 1948

1.9.1 Ergotherapie in de psychiatrie

Daar arbeidstherapie/ergotherapie (*occupational therapy*) pas na de Tweede Wereldoorlog haar intrede deed in Nederland, ontstond er verwarring over de verschillen en overeenkomsten tussen arbeidstherapie (activiteitenbegeleiding) en arbeidstherapie/ergotherapie (*occupational therapy*). De in deze paragraaf beschreven ontwikkeling voltrok zich zowel voor het beroep van activiteitenbegeleider als voor het beroep van ergotherapeut.

Na de Tweede Wereldoorlog legde men in de behandeling van psychisch gestoorde mensen meer accent op de therapeutische waarde van arbeid. Patiënten verrichtten niet alleen arbeid omdat het nuttig was, maar ook omdat arbeid op zichzelf genezend werkte. De oorspronkelijke activerende therapie, waarbij mensen in de bakkerij, wasserij enzovoort van de inrichting 'werkten', veranderde in arbeidstherapie, die zich vaak beperkte tot eenvoudig industrieel werk ('industrietherapie'). Het leveren van een arbeidsprestatie werd verplicht gesteld in de vorm van therapie, zoals fig. 1.8, 1.9 en 1.10 illustreren (Beroepsomschrijving 1974).

Van der Drift zag nog andere mogelijkheden in het gebruik van arbeid als therapie. Hij legde het accent op de therapeutische waarde die het uitvoeren van de activiteit zelf al had:

> … zo is timmeren bijvoorbeeld goed voor de agressieregulatie (Drift 1959).

In de jaren zestig en zeventig kwam er kritiek op de industrietherapie en werd de therapeutische waarde van verplicht werken zonder noemenswaardige vergoeding in twijfel getrokken. Mede onder invloed van de maatschappelijke ontwikkelingen kwam de nadruk in de behandeling te liggen op het bieden van mogelijkheden tot ontplooiing. Het wankelende arbeidsethos in de maatschappij had zijn weerslag op de behandeling van patiënten, re-integratie in het arbeidsproces als belangrijk doel van de behandeling werd vervangen door doelen als ontplooiing van mogelijkheden.

Sinds de jaren negentig is de maatschappelijke aandacht voor arbeid weer toegenomen, mede als gevolg van het grote aantal

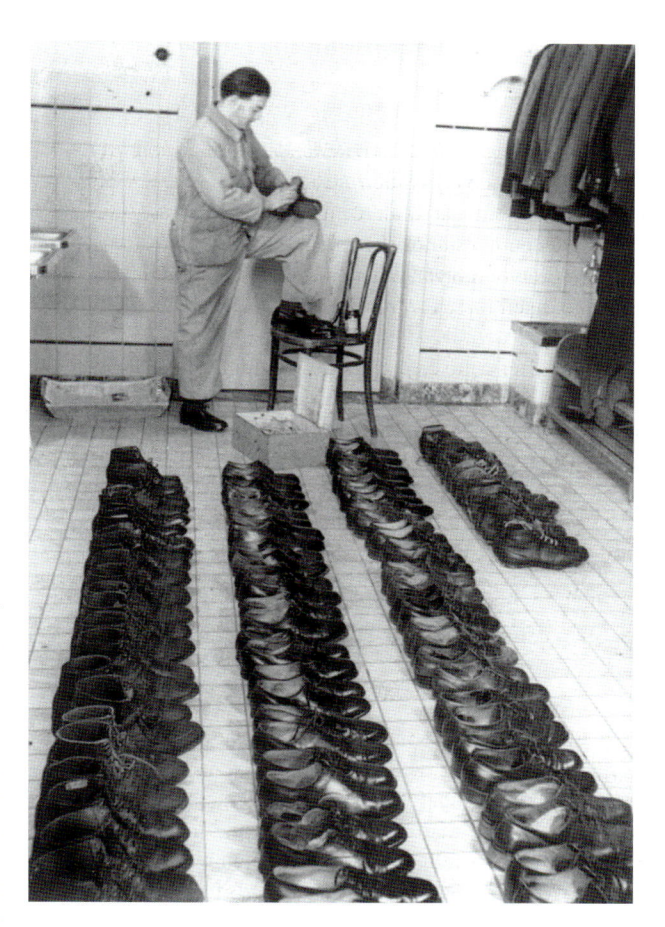

Figuur 1.9 Schoenenpoetsen, Psychiatrisch centrum Vogelenzang, Bennebroek, 1953. Fotograaf: De Graaff, Hillegom

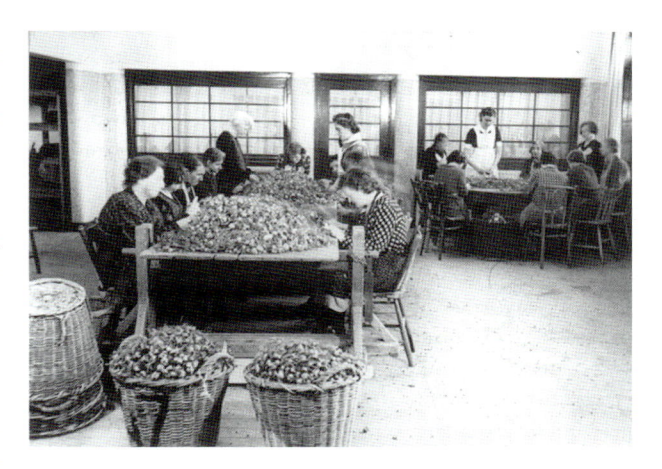

Figuur 1.10 Bollenpellen door vrouwelijke patiënten, Psychiatrisch centrum Vogelenzang, Bennebroek, 1953. Fotograaf: De Graaff, Hillegom

arbeidsongeschikten met een uitkering krachtens de Wet op de arbeidsongeschiktheidsverzekering (WAO) of de Wet werk en arbeidsondersteuning jonggehandicapten (Wajong). Ook in de behandeling van psychisch of lichamelijk gehandicapten heeft re-integratie in het arbeidsproces als doel weer een belangrijker plaats gekregen (Kinébanian 1989; Kuiper 2011). De huidige participatiemaatschappij heeft dat in ieder geval als doel.

1.9.2 De eerste opleidingen in Nederland

De eerste opleiding, toen nog Nederlandse Opleiding voor Arbeidstherapie geheten, startte in 1954 in Amsterdam en werd geleid door een heilgymnast (fysiotherapeut). In navolging van de Verenigde Staten en Groot-Brittannië vierde de biomechanische benadering er hoogtij. Studenten kregen uitvoerig onderwijs in allerlei handvaardigheidsactiviteiten en in activiteitenanalyses op basis van biomechanische principes (zie fig. 1.11, 1.12, tab. 1.3).

In 1959 ging de opleiding Ergotherapie in het Goois Kinderziekenhuis te Huizen (nu revalidatiecentrum De Trappenberg) van start, die in aanvang alleen gericht was op kinderen. De polio-epidemieën in de jaren vijftig vroegen om een actievere benadering dan de tuberculosepatiëntjes die voordien in het Goois Kinderziekenhuis waren opgenomen (Breddels-Munnik 1964).

1.9.3 Verwarring over de naamgeving

De beroepsaanduiding *occupational therapy* werd vertaald met 'arbeidstherapie'. Omdat arbeidstherapie in psychiatrische inrichtingen reeds lang bestond, zorgde deze vertaling voor verwarring over de identiteit van de arbeidstherapie. De arbeidstherapie gebaseerd op *occupational therapy* had zowel betrekking op patiënten met somatische als op patiënten met psychiatrische hulpvragen (Beroepsomschrijving arbeidsergotherapie 1974; Snater 1971; Luitse 1970) (fig. 1.11 en 1.12). De arbeidstherapie die in de psychiatrie werd toegepast, kende na de Tweede Wereldoorlog tal van schakeringen. De verschillende benamingen waarmee de beroepsbeoefenaren werden aangeduid – werkmeesters, werkbegeleiders, arbeidstherapeuten, handwerktherapeuten – wijzen op grote verschillen in de benadering van de patiënt en de daarbij gebruikte methoden. Naast de arbeidstherapeuten in de psychiatrie waren er ook bezigheidstherapeuten of 'welfarewerksters' van het Rode Kruis, die meestal met lichamelijk gehandicapten werkten (Luitse 1970; Snater 1971).

Samenvattend waren er omstreeks 1960 vier beroepen die arbeid of activiteit als middel gebruikten bij de behandeling van patiënten:
- de sinds 1900 bestaande arbeidstherapie in de psychiatrie;
- de bezigheidstherapie;
- de ergotherapie in het Goois Kinderziekenhuis (alleen gericht op kinderen);
- de arbeidstherapie gebaseerd op *occupational therapy*.

Nadat in 1969 duidelijk werd dat de arbeidstherapie die alleen gericht was op de psychiatrie niet zou worden opgenomen in de Wet op de paramedische beroepen, ging deze beroepsgroep samenwerken met de bezigheidstherapie en ontwikkelde zich tot activiteitenbegeleiding, een beroep op mbo-niveau. De arbeidstherapie (*occupational therapy*) ging samenwerken met de ergotherapie en heette gedurende enkele jaren arbeids-ergotherapie. Dit resulteerde uiteindelijk in het beroep ergotherapie, een beroep op hbo-niveau. In tab. 1.4 is deze naamsverandering in schema gezet.

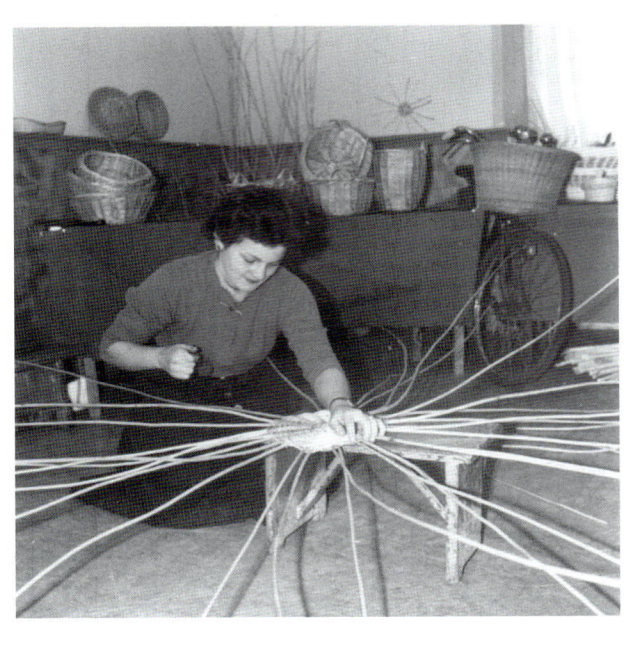

Figuur 1.11 Eindexamen riet- en mandwerk, Nederlandse opleiding voor arbeidstherapie, 1959

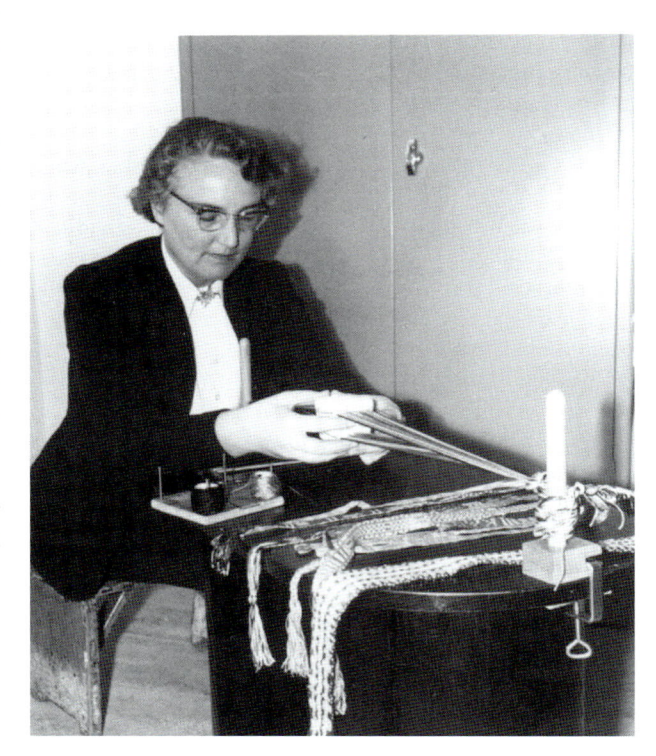

Figuur 1.12 Mevrouw Luitse, een van de pioniers van de ergotherapie, op het eindexamen kaartweven 1959

1.9.4 Inhoudelijke ontwikkelingen

De discussie over het gebruik van handvaardigheidsactiviteiten in de somatische gezondheidszorg kwam in Nederland later op gang dan in de Verenigde Staten en het Verenigd Koninkrijk maar had hetzelfde karakter (Wilcock 2002). De definities van arbeidstherapie (*occupational therapy*) en ergotherapie zijn

1.9 · Nederland: beroepsvorming in Nederland

Tabel 1.3 Activiteitenanalyse tenen schillenmand met oren (analyse, gemaakt in 1962 door twee studenten van de Nederlandse Opleiding voor Arbeidstherapie)

mand vlechten	vlechten van de oren
aantal bewegingen en de spieren die hierbij gebruikt worden fitsen: ongeveer 180 bewegingen neren: ongeveer 580 bewegingen kimmen: ongeveer 220 bewegingen spieren linkerarm: *extensoren* strekken in metacarpofalangeaal gewricht onderarm: *lange flexoren* buiging van het eerste en tweede interfalangeaal gewricht *flexoren en adductoren* van de duim bovenarm: *triceps* *adductoren* spieren rechterarm: onderarm: *flexoren* van de hand – grijpfunctie mobiliseren van het polsgewricht bovenarm: *abductoren* *anteflexoren* (NB het neren is voor de linkerhand een lichtere beweging)	per oor 160 draaislagen (dus 320 bewegingen) rechterarm: boven horizontaal werken, *ab- en adductoren, pronatoren* en *flexoren* van de pols worden hierbij gebruikt linkerarm: *adductoren* benen: *adductoren* (de mand wordt tussen de knieën geklemd) geschikt voor patiënten die spierversterkende oefeningen behoeven voor de hand

fitsen, neren en kimmen zijn verschillende soorten vlechtslagen

Tabel 1.4 Naamgeving van beroepen in de gezondheidszorg die activiteiten als interventie gebruiken bij patiënten

1945–1970		1970–1980	1980–2017
arbeidstherapie (in psychiatrie)	→	activiteitenbegeleiding (werkmeesters)	activiteitenbegeleiding (mbo)
bezigheidstherapie	→	activiteitenbegeleiding (mbo)	
arbeidstherapie (*occupational therapy*)	→	arbeids-ergotherapie (*occupational therapy*, hbo)	ergotherapie (hbo)
ergotherapie	→	arbeids-ergotherapie (*occupational therapy*, hbo)	

door de jaren heen steeds opnieuw geformuleerd. De inhoudelijke ontwikkeling van het beroep kan men aan deze definities aflezen, die definities vormen daarvan als het ware de weerslag. De beroepsomschrijving die in 1974 werd opgesteld door de twee jaar eerder opgerichte Nederlandse Vereniging voor Arbeids-Ergotherapie (NVAE) vermeldt in chronologische volgorde de volgende definities.

In 1960 formuleerde de Nederlandse Vereniging voor Arbeidstherapie (NVA) als definitie:

» Onder arbeidstherapie verstaan we elke gerichte arbeidsvorm die kan bijdragen tot een zo snel en algeheel mogelijk herstel van de patiënt zowel op lichamelijk als op geestelijk gebied en tot het opnieuw ingeschakeld worden in het normale leven. De arbeidstherapeut, altijd werkend op voorschrift van een arts, maakt deel uit van een team van deskundigen waartoe behoren de behandelend arts, de specialist, de psycholoog, de maatschappelijk werker, de heilgymnast, de logopedist en andere.

Geheel in overeenstemming met de toen geldende opvattingen wordt in deze definitie uitdrukkelijk gesproken over herstel van de patiënt en inschakelen in het 'normale leven'. Met 'normaal' wordt kennelijk bedoeld: maatschappelijk leven in de zin van kunnen werken. Opvallend is ook dat er gesproken wordt van 'gerichte arbeidsvorm' en niet van activiteiten.

In 1970 formuleerde de NVA haar definitie opnieuw:

» … het voorschrijven en/of hanteren van methodisch gerichte en op de individuele patiënt afgestemde arbeidshandelingen en/of arbeidsopdrachten, eventueel het verschaffen van de daartoe geëigende hulpmiddelen of het verstrekken van advies daaromtrent met het doel een functioneren op optimaal niveau van de patiënt te bereiken.

Hier werd het begrip 'methodisch' ingevoerd, een begrip dat thans niet meer weg te denken valt bij de uitoefening van het beroep. Ook werd aangegeven dat de behandeling afgestemd hoort te zijn op de individuele patiënt. Voorheen was dat lang niet altijd het geval, er werd vaak aan groepen patiënten dezelfde therapie gegeven. Nieuw was ook de toevoeging 'verstrekken van advies'. Naast de directe behandeling vallen nu dus ook voorlichting en advisering onder de taken van de ergotherapie (arbeidstherapie).

In al deze definities lag de nadruk op het doel van de ergotherapie, proces en methodiek werden niet genoemd. Het doel was: optimaal functioneren en terugkeren in het normale leven, de wensen, normen en waarden van de patiënt met betrekking tot wat hij 'normaal' vindt, waren nog nauwelijks in het geding.

In de jaren hierna veranderde er het een en ander. De discussie over de identiteit van de ergotherapie kwam aarzelend op gang, en in 1972 fuseerden de beroepsverenigingen voor arbeidstherapie en die voor ergotherapie tot de NVAE, die in 1974 een nieuwe definitie opstelde:

> » Het beroep arbeids-ergotherapie richt zich op het revalideren van mensen die geestelijk en/of lichamelijk ziek zijn, tijdelijk dan wel blijvend gehandicapt zijn. De gediplomeerde arbeids-ergotherapeut betrekt de patiënt bij arbeid/activiteiten die methodisch worden opgebouwd en doelgericht gebruikt worden in specifiek gekozen situaties opdat de patiënt deel kan gaan nemen aan het leven in al zijn facetten, zowel met betrekking tot de eisen die de patiënt aan zich zelf stelt als tot de eisen die zijn woon-, leef- en werkmilieu aan hem stelt Beroepsomschrijving arbeidsergotherapie 1974.

In de beroepsomschrijving werd aan deze definitie het volgende toegevoegd:

> » Over het algemeen is het doel van het therapeutisch handelen van de arbeids-ergotherapeut te komen tot het zo zelfstandig mogelijk functioneren van de patiënt. Het begrip 'zelfstandigheid' wordt in dit verband opgevat als een dynamisch gebeuren in de zin van het kunnen gebruiken van persoonlijke mogelijkheden (Beroepsomschrijving arbeidsergotherapie 1974).

Verderop in de beroepsomschrijving werd voor het eerst aangegeven dat ergotherapie zowel gebaseerd is op het natuurwetenschappelijke als op het fenomenologische denken (in ▶ H. 3 zal duidelijk worden hoe men het beroep thans onderbouwt). De formulering van 1974 luidde:

De arbeids-ergotherapie draagt voor wat betreft het therapeutisch handelen enerzijds in zich de zuiver medische interpretatie van het begrip therapie (genezen van ziekte), anderzijds omvat de arbeids-ergotherapie ook de sociaalpsychologische interpretaties van het begrip therapie (agogische begeleiding, ontwikkelen van sociale relaties).

Tevens werd uitgelegd waarom activiteiten een therapeutisch effect kunnen hebben:

> » Arbeids-ergotherapie is een vorm van therapeutisch handelen: vanwege de wijze waarop de arbeid/activiteiten methodisch worden opgebouwd en doelgericht worden gebruikt in specifiek gekozen situaties; vanwege de invloed die arbeid/activiteit op het functioneren van de mens heeft.

Al deze toevoegingen in de beroepsomschrijving van 1974 zijn interessant, omdat ze aangeven dat men het reductionistische denken wilde verlaten. Men begon het handelen van de mens breder te zien dan alleen het motorisch functioneren, en plaatste het ook in een context: het begrip 'situatie' deed zijn intrede (zie ▶ H. 24, 25 en 26). Voor het eerst werd ook de nadruk gelegd op methodisch handelen. Bovendien kwam de patiënt meer centraal te staan. Deze mag nu ook zelf eisen stellen; zelfstandigheid wordt niet meer gezien als absolute norm, maar als een begrip waaraan de patiënt zelf vorm kan geven.

Gezien deze koersverandering is het niet verwonderlijk dat er zich een levendige discussie ontspon over begrippen die jarenlang vanzelfsprekend waren. Men vroeg zich af waar het nu eigenlijk om ging bij de ergotherapie: functietraining, functionaliteitstraining, het leren leven met een handicap, het herstellen van stoornissen, het leren toepassen van functies of het ontwikkelen van vaardigheden (Kinébanian et al. 1988).

Nadat in 1981 verschillende artikelen over functietraining waren verschenen in het *Nederlands Tijdschrift voor Ergotherapie*, stelden Immink en Poeth in 1983 de begrippen functietraining, functionele training en functionaliteitstraining principieel ter discussie. Zij wierpen de vraag op of functietraining uiteindelijk wel leidt tot verbeterde functionele bewegingen, verbeterde functionaliteit:

> » ... dat het niet zinvol is één aspect van de spierfunctie te beïnvloeden en andere aspecten daaraan ondergeschikt te maken. In feite is het onmogelijk slechts één aspect te trainen als de fysiologische doorsnede van de spier is toegenomen, dan is er in ieder geval ook 'iets' gebeurd met het uithoudingsvermogen en de coördinatie. De spierfunctie en de sensomotorische integratie vormen een kringloop van systemen, van biochemische, neuromusculaire en psychische wetmatigheden. De integratie van al deze systemen van de organische kringloop wordt juist door functionele bewegingen bevorderd. Men maakt immers 'gebruik' van deze gehele kringloop. Functionele bewegingen worden bepaald door de situatie waarin ze plaatsvinden. Ze staan in relatie met de omgeving, het zijn zinvolle bewegingen voor de mens als sociaal-psychosomatische eenheid. Dat de ergotherapie gebruik maakt van functionele bewegingen is juist haar grote kracht. Het functionele oefenen mag echter nooit berusten op het idee dat 'zomaar wat doen' altijd effect heeft. Het vraagt deskundigheid om de juiste accenten te leggen en systematisch/methodisch oefenprogramma's te maken (Immink en Poeth 1983).

Hier werd dus ook benadrukt dat de situatie medebepalend is voor het handelen van mensen. In de volgende jaren zou er steeds meer nadruk komen te liggen op het belang van de omgeving voor het dagelijks handelen van de mens.

Ook met betrekking tot psychiatrische problematiek werden functies en vaardigheden aan de orde gesteld. Hoe verhoudt de stimulans van de omgeving zich tot de (motorische, sensorische, cognitieve, inter- en intrapersoonlijke) functies die bij de mens in aanleg aanwezig zijn? Waar ligt het aangrijpingspunt voor de ergotherapie? Thomas ging hierop in 1984 uitvoerig in tijdens een lezing. Omdat het functioneren in het dagelijks leven gebaseerd is op een zeer uiteenlopend scala van vaardigheden, zijn de activiteiten en oefeningen binnen de ergotherapeutische situatie ook zeer uiteenlopend van karakter. De oefensituaties dienen dan ook zo veel mogelijk afgestemd te worden op de levensstijl van de hulpvrager in samenhang met de psychosociale toestand nu en in de toekomst straks – op zoek naar een balans in zijn leven of momenten daarbinnen' (Thomas 1984; Mosey 1986).

Ook hier is te zien dat de doelen van de ergotherapie niet meer in termen van verbeteren van functies (bijvoorbeeld concentratie, geheugen, zelfbeeld, relaties bevorderen) gesteld werden, maar dat het verband met de woon-, leef- en werkomstandigheden voortdurend werd aangegeven. Het toekomstperspectief van de patiënt als richtlijn voor de behandeling deed zijn intrede, de aan te bieden activiteiten werden hiervan afgeleid.

In 1985, meer dan tien jaar na de eerste beroepsomschrijving, verscheen *Het beroep ergotherapie*. De samenstellers zagen af van een definitie en omschreven ergotherapie als volgt:

> De mens komt tot handelen in relatie tot zijn omgeving, waarbij verleden, heden en toekomst betrokken worden; in dit handelen manifesteert de mens zich. Door dit handelen kan hij zicht krijgen op zichzelf als individu, zijn specifieke mogelijkheden en beperkingen. Door dit handelen kan hij zicht krijgen op reacties die zijn handelen oproepen in zijn omgeving en op de invloed die zijn omgeving heeft op zijn handelen. In zijn handelen geeft de mens vorm aan zijn omgeving, laat de mens zien wie hij is en wat hij wil (NVE 1985).

Deze omschrijving stelde duidelijk dat door het verrichten van activiteiten, door te handelen, de mens zichzelf uitdrukt en vorm geeft aan zijn bestaan. Op zijn beurt vormt het verrichten van activiteiten, het handelen, de mens: hij leert ervan, wordt er 'beter' van.

Diezelfde beroepsomschrijving uit 1985 benoemde de handelingsgebieden van de mens, te weten productiviteit, zelfredzaamheid en ontspanning. Ook het methodisch handelen werd uitgebreid beschreven. Het is duidelijk dat, althans in theorie, het begrip 'handelen' definitief was ingevoerd. In de volgende jaren werd dit begrip verder ingevuld. In 2005 werd het handelen gedefinieerd als zijnde opgebouwd uit rollen-taken-activiteiten-deelhandelingen, die in nauwe wisselwerking met de omgeving vorm krijgen.

In het *Beroepsprofiel ergotherapeut* dat de NVE in 1999 publiceerde, komt dit duidelijk tot uitdrukking in de beschrijving van de taakgebieden: behandelen, trajectbegeleiding, adviseren, organisatie, onderzoek en ontwikkelen. Als definitie wordt geformuleerd:

> Ergotherapie is een paramedisch beroep dat het handelen van de cliënt in doelgerichte activiteiten in zijn omgeving als aangrijpingspunt neemt voor therapie, gebaseerd op een holistische mensvisie, medisch denken, systeemtheorie en fenomenologie, ervan uitgaande dat handelen, als product van en facilitator voor ontwikkeling, essentieel is voor menswaardig leven (NVE 1999).

In deze definitie wordt duidelijk dat de oorspronkelijke theorieën waarop de ergotherapie gebaseerd was weer terug zijn, ook al werden die theorieën aan het begin van de twintigste eeuw niet zo benoemd en zijn ze nu veel verder uitgewerkt.

In 2010 is een nieuw beroepsprofiel verschenen. De daarin gegeven definitie van het beroep luidt:

> Ergotherapie is gericht op het mogelijk maken van het handelen, zodat participatie – het deelnemen van mensen aan het dagelijks en maatschappelijk leven – gerealiseerd wordt ten behoeve van gezondheid en welzijn. Dit wordt bereikt door de mogelijkheden van personen, organisaties of populaties met betrekking tot het handelen te benutten en te vergroten, dan wel door de omgeving aan te passen en/of te gebruiken (Hartingsveldt et al. 2010).

In deze definitie wordt meer nadruk gelegd op participatie dan in de definitie van 1999. Nieuw is ook de toevoeging van het begrip 'welzijn' en duidelijk wordt dat de ergotherapie zich zowel op individuele personen als op organisaties en populaties richt. De kern van de ergotherapie wordt in dit beroepsprofiel omschreven als: op dagelijks handelen gericht, cliëntgericht, contextgericht en gericht op wetenschappelijk bewijs.

In betrekkelijk korte tijd (ongeveer vijftig jaar) is het gelukt het beroep een gedegen theoretische onderbouwing te geven.

Er zijn verschillende internationaal geaccepteerde inhoudsmodellen in gebruik. In al die modellen wordt de relatie gelegd tussen het kerndomein, het dagelijks handelen, *occupational performance* en gezondheid en welzijn.

1.10 Nederland: professionalisering in de beroepsvorming

Naast de vele inhoudelijke veranderingen is het ook zinvol te kijken naar de ontwikkeling van het beroep vanuit het perspectief van professionalisering.

Professionalisering is een voortdurend proces waarbij beroepsbeoefenaren vorm geven aan hun beroep zodanig dat hun manier van werken zo helder, doorzichtig en eenduidig mogelijk aan het publiek en de maatschappij gepresenteerd kan worden (Freidson 1970; Mok 1973; Krogt 1981; Jones et al. 1998; Arend 2001; Speet en Francke 2004). Professionalisering doet zich voornamelijk voor bij dienstverlenende en hulpverlenende beroepen zoals dat van arts, advocaat, verplegende, maatschappelijk werkende, fysiotherapeut en ergotherapeut. Mede doordat de patiënt in een 'afhankelijke' positie ten opzichte van de hulpverlener verkeert, is het noodzakelijk voor die beroepen om verantwoording af te leggen over hun beroepsmatig werken, zowel aan de patiënt als aan de maatschappij.

1.10.1 Kernbegrippen van professionalisering

- Herkenbaarheid van het beroep.
- Deskundigheid van de beroepsbeoefenaar.
- Autonomie van de beroepsgroep.
- Monopolie van de beroepsgroep.
- Kwaliteit van zorg.
- Beroepscode.
- Beroepsvereniging.

Opvallend is dat in het rijtje van kernbegrippen de invloed van de cliënt op het beroep ontbreekt: de ervaringsdeskundigheid van de cliënt lijkt geen rol te spelen bij professionalisering. Niets is echter minder waar. Verdergaande professionalisering zal vooral tot stand komen door een voortdurende dialoog tussen 'professionele' deskundigheid van hulpverleners en ervaringsdeskundigheid van patiënten.

In essentie gaat het bij professionalisering om het streven van de beroepsbeoefenaar om alles wat met het beroep te maken heeft zelf in de hand te houden: autonomie en monopolie. Autonomie verwijst naar de beheersingskant van het beroep, monopolie naar het alleenvertoningsrecht. De vrijheid van werken van een beroepskracht speelt een grote rol bij een professie. De professionele werker legt voornamelijk rekenschap af aan zijn collega's. De beroepsuitoefening kan daardoor voor patiënten en buitenstaanders ongrijpbaar en oncontroleerbaar worden. Een open dialoog met onder andere ervaringsdeskundigen (patiëntenorganisaties die ook een professionaliseringsproces doormaken) is daarom van groot belang.

Wil de autonomie gerespecteerd worden door anderen, dan zullen de kennis en vaardigheden verbonden aan het beroep aangewend worden ter verwezenlijking van centrale waarden in de maatschappij. Gezondheid is zo'n centrale waarde. De autonomie van een typische professie zoals arts wordt door de samenleving geaccepteerd en gerespecteerd omdat artsen werken aan de bevordering van gezondheid. Naast gezondheid wordt hoe langer hoe meer 'kwaliteit van leven' te weten dagelijkse activiteiten kunnen uitvoeren als een belangrijke waarde gezien. Ergotherapeuten kunnen met name daaraan een bijdrage leveren. Het aanzien van ergotherapie in de samenleving neemt dan ook zienderogen toe. In Nederland uit dit zich onder andere in politieke belangstelling, geconcretiseerd in het beschikbaar stellen van financiële middelen voor extramurale ergotherapie. In 2011 werd directe toegang tot de ergotherapie wettelijk mogelijk, verwijzing door een arts is niet meer nodig.

1.10.2 De fasen van het professionaliseren

Ieder beroep doorloopt een professionaliseringsproces, de fases in zo'n proces worden hieronder weergegeven (Carr-Saunders en Wilson 1964; Wilensky en Lebeaux 1965; Hall 1968).

Box 1.2

Fasen in het professionaliseringsproces
— Afscheiding van andere beroepen.
— Ontwikkeling van een opleiding.
— Oprichting van een beroepsorganisatie.
— Naamsverandering.
— Uitbouwen van opleidingen, theorievorming.
— Erkenning door het publiek en de praktijk.
— Formele wettelijke erkenning.
— Ontwikkeling van een beroepscode.
— Ontwikkeling van kwaliteitsbeleid.
— Voortdurende politieke strijd.
— Netwerkvorming.

Een beroep begint zich te ontwikkelen door zich af te scheiden van een ander beroep. Bij de ergotherapie gebeurde dat rond 1910 in de Verenigde Staten, doordat verpleegsters handenarbeidstechnieken gingen toepassen bij de revalidatie van psychiatrische en tuberculosepatiënten. Bij de introductie van ergotherapie in Nederland betrof het meer de onderscheiding van de toenmalige heilgymnasten (fysiotherapeuten).

Nadat na de Tweede Wereldoorlog enkele Britse *occupational therapists* afdelingen Ergotherapie hadden opgezet in militair revalidatiecentrum Aardenburg in Doorn en burgerrevalidatiecentrum De Hoogstraat in Leersum, werd in 1954 de Nederlandse Opleiding voor Arbeidstherapie (*occupational therapy*) opgericht. De eerste afgestudeerden van die opleiding richtten een beroepsvereniging op, de Nederlandse Vereniging voor Arbeidstherapie (NVA). Van meet af aan gaf de vereniging een eigen tijdschrift uit, het *Nederlands Tijdschrift voor Arbeidstherapie*, vanuit professionaliseringsoogpunt een gouden greep. Er waren destijds hooguit tien arbeidstherapeuten (*occupational therapists*), maar deze pioniers hebben het belang van zich organiseren goed ingezien. Een beroepsvereniging is cruciaal voor de voortdurende professionalisering van een beroep. In 1960 werd de NVA geaccepteerd als lid van de WFOT (World Federation of Occupational Therapists).

In de jaren zestig en zeventig ontwikkelde de arbeidstherapie (*occupational therapy*) zich gestaag en traden de kenmerkende verschijnselen op van een zich ontwikkelend beroep: _veelvuldige discussies over de naam,_ grensafbakening ten opzichte van andere beroepen, onder andere de arbeidstherapie in de psychiatrie – en uitbreiding van het werkveld (Snater 1971). Met name in de verpleeghuizen maakte de ergotherapie in de jaren zeventig een grote groei door en werd het beroep langzamerhand door publiek en praktijk erkend.

In het Gooisch Kinderziekenhuis Trappenberg ontstond mede als gevolg van de polio-epidemieën in de jaren '50 en '60 ergotherapie voor kinderen. Deze therapie maakte net als de arbeidstherapie gebruik van handvaardigheids- en ambachtelijke technieken maar was in tegenstelling met de arbeidstherapie (*occupational therapy*) alleen gericht op kinderen. In 1969 richtten afgestudeerden van de opleiding Ergotherapie in Huizen een vereniging op, de Nederlandse Vereniging voor Ergotherapie (NVE). De doelstelling van de NVE was beperkt, namelijk het bewerkstelligen van een gemeenschappelijke vereniging voor arbeids- en ergotherapie om inpassing in de Wet op de paramedische beroepen mogelijk te maken en te komen tot een voor allen aanvaardbare beroepsaanduiding. Op 30 september 1972 fuseerden de NVA en de NVE tot NVAE en onderging ook het beroep een naamsverandering: *arbeids-ergotherapie*. In 1978 werd de beroepsaanduiding definitief 'ergotherapie' en werd de beroepsvereniging omgedoopt tot Nederlandse Vereniging voor Ergotherapie (NVE), een naam die in 2008 werd vervangen door Ergotherapie Nederland (EN).

Na de fusie tot NVAE gingen de ontwikkelingen in versneld tempo door. In 1974 kwam de eerste beroepsomschrijving. De aanvraag voor wettelijke erkenning werd hierop gebaseerd.

In 1981 kende het ministerie van Onderwijs en Wetenschappen subsidie toe aan de opleidingen, wat een enorme stimulans gaf aan het professionaliseringsproces. In professionaliseringstermen is dit de fase van het uitbouwen van opleidingen en theorievorming.

In 1981 vond uiteindelijk de inpassing in de Wet op de paramedische beroepen plaats. Zowel het beroep als de opleiding Ergotherapie had nu formeel juridisch bestaansrecht (zie voor informatie over het proces tot verkrijging van wettelijke erkenning (▶ box 1.3).

Box 1.3

De wettelijke erkenning van het beroep in Nederland

Op 21 maart 1963 werd de Wet op de paramedische beroepen van kracht. Om het beroep een juridische basis te geven was opname in deze wet noodzakelijk. In 1966 werd de NVA evenals andere belangenbehartigers van beroepen die activiteiten als therapeutisch middel gebruikten door de Commissie Paramedische Beroepen van het ministerie van Volksgezondheid gehoord. Het is een lange weg geweest voordat het ministerie instemde met die wettelijk erkenning. Uiteindelijk heeft dat tot 1981 geduurd. De voornaamste oorzaken daarvan waren het gegeven dat vier beroepen (werkmeesters, bezigheidstherapie, arbeidstherapie en ergotherapie) claimden dezelfde therapie met dezelfde doelen uit te voeren. Dit gegeven speelde met name in de psychiatrische hulpverlening. De Centrale Raad voor de Volksgezondheid (CRV) stelde in 1968 dat arbeidstherapie en ergotherapie eenzelfde beroep waren wat betreft de behandeling van lichamelijk gehandicapte patiënten en als zodanig opgenomen zouden kunnen worden in de wet op de paramedische beroepen echter wel als één beroep met eenzelfde naam. Voor de behandeling van psychiatrische patiënten wilde de CRV niet overgaan tot een regeling in het kader van de Wet op de paramedische beroepen:

» Gezien de aanmerkelijke verschillen in de aard en het niveau van de werkzaamheden en de grote diversiteit van opleidingen zou het thans bijzonder moeilijk zijn … een in de praktijk hanteerbare regeling op te stellen (CRV 1968).

Dit advies stelde de NVA voor de keus: een partiële regeling voor de arbeidstherapie bij lichamelijk gehandicapte patiënten te accepteren of voorlopig een wettelijke regeling van het beroep arbeidstherapeut uit te stellen, zoals de CRV suggereerde. Besloten werd voor uitstel omdat de NVA van mening was dat de somatische en de psychiatrische arbeidstherapie onlosmakelijk met elkaar verbonden zijn. Juist de integratie van die twee aspecten van de arbeidstherapie maakte de essentie van het beroep uit (Beroepsomschrijving arbeidsergotherapie 1974). Naar aanleiding van het CRV-advies werd wel door de NVA en NVE besloten zo snel mogelijk tot een gemeenschappelijke beroepsaanduiding te komen, wat resulteerde in de fusie tot NVAE in 1972.

De arbeidstherapie in de psychiatrie ontwikkelde zich nadien in samenwerking met bezigheidstherapie zelfstandig verder tot activiteitenbegeleiding, een beroep op mbo-niveau.

In 1975 diende de NVAE bij de CRV opnieuw een aanvraag in om het beroep arbeidsergotherapeut te erkennen als paramedisch beroep. De CRV adviseerde de minister in 1977 tot erkenning over te gaan.

De werkzaamheden in de psychiatrie kunnen ergotherapeuten wel uitvoeren, maar deze vallen niet direct onder de werkingssfeer van de wet. Opmerkelijk is ook dat de raad nog in 1977 adviseerde dat de ergotherapeut op aanwijzing en onder leiding van een arts moet werken in plaats van onder verwijzing, wat het beroep een meer zelfstandige positie zou geven. Men wilde voorkomen dat ergotherapeuten zich zelfstandig als vrije beroepsbeoefenaar zouden gaan vestigen.

In 1981 werd het Ergotherapeutenbesluit in het *Staatsblad* gepubliceerd. Artikel 2 van het besluit omschrijft de uitoefening van het beroep van ergotherapeut als volgt:

» Het beroepsmatig ingevolge verwijzing door een de praktijk uitoefenende geneeskundige met een geneeskundig doel:

» a. onderzoeken of en in hoeverre de patiënt ten gevolge van een aandoening belemmeringen ondervindt bij het verrichten van handelingen, ontleend aan het dagelijks leven en aan arbeid, alsmede nagaan of en met welke middelen de gebleken belemmeringen kunnen worden opgeheven;

» b. doen uitvoeren door de patiënt van handelingen als bedoeld onder a, die zijn gericht op het opheffen van de onder a bedoelde belemmeringen, al dan niet met toepassing van aan hem daartoe verstrekte hulpmiddelen;

» c. adviezen verstrekken aan de patiënt omtrent het voor hem passende woon-, leef- of werkmilieu en de daartoe nodige voorzieningen (*Staatsblad* 1981, pag. 569).

In de wettekst is dus toch gekozen voor het werken onder verwijzing van een arts. Daarmee heeft de NVE een uitermate belangrijke stap in de professionalisering van het beroep gezet, omdat dit onder andere het hbo-niveau van het beroep bepaalt.

In 1995 werd de Wet op de paramedische beroepen vervangen door de Wet op de beroepen in de individuele gezondheidszorg (Wet BIG) (*Staatsblad* 1993, pag. 655), waarin het beroep ergotherapie werd opgenomen, en op 1 december 1997 werd het Besluit diëtist, ergotherapeut, logopedist, mondhygiënist, oefentherapeut, orthoptist en podotherapeut van kracht (*Staatsblad* 1997, pag. 523). Het deskundigheidsgebied werd, in vergelijking met het oude Ergotherapeutenbesluit, uitgebreid met advisering, voorlichting en instructie aan individuele personen. De eisen aan de hbo-opleiding omvatten de studielast, het centrale vakgebied, de overige vakken en de voorwaarden aan de stage. De actuele tekst van deze wetten en besluiten is te raadplegen op ▶ www.wetten.overheid.nl.

In 1985 publiceerde de NVE als eerste beroepsvereniging in de gezondheidszorg een beroepsprofiel – een voorbeeld dat later door andere paramedische beroepen gevolgd werd. Dit beroepsprofiel was een gedegen beschrijving van de taken van de ergotherapeut, uitgewerkt naar de diverse werkvelden.

Met het bereiken van deze belangrijke mijlpalen waren medio jaren tachtig de fundamenten voor een gezonde ontwikkeling van het beroep gelegd. Vergeleken met andere hulpverleningsberoepen voltrok deze eerste fase van professionalisering in de ergotherapie zich snel, zeker als men het geringe aantal ergotherapeuten in de beginjaren in aanmerking neemt. De ergotherapie bleef ook in de hierop volgende jaren steeds weer adequaat reageren op ontwikkelingen in maatschappij en gezondheidszorg. In 1992 verscheen een beroepscode voor ergotherapeuten en maakte de NVE een begin met kwaliteitsbewaking, wat in 1996 resulteerde in een door de algemene ledenvergadering aangenomen kwaliteitsbeleidsplan (zie ▶H. 29). Mede als gevolg van overheidsbeleid werd in de jaren tachtig steeds meer nadruk gelegd op de extramurale gezondheidszorg. In allerlei experimenten en speciale projecten en in een voortdurende politieke strijd wisten NVE en later EN duidelijk te maken dat ergotherapie juist in die extramurale gezondheidszorg op haar plaats is. Vanaf 1996 werd ergotherapie in de eerstelijnszorg gesubsidieerd, en in 2001 is dit omgezet in een structurele financiering van de extramurale ergotherapie: de verstrekking eerstelijns extramurale ergotherapie (EEE). Vanaf juni 2011 maakt de directe toegankelijkheid ergotherapie (DTE) het mogelijk om zonder verwijzing van een arts ergotherapie te krijgen.

In de laatste decennia heeft EN een netwerk opgebouwd met verschillende belanghebbende partijen, zoals de Nederlandse Patiënten Consumenten Federatie (NPCF) en de Chronisch zieken en Gehandicapten Raad (CG-raad). Verder zijn er contacten met de Nederlandse Zorgautoriteit (NZa) en met verzekeringsmaatschappijen over de financiering van de ergotherapie, en met de vaste kamercommissie voor de Volksgezondheid en Zorg. Via het Studieoverleg Ergotherapie wordt structureel contact onderhouden tussen de vier opleidingen en de beroepsvereniging.

In ▶box 1.4 staat een beschrijving van Ergotherapie Nederland anno 2017.

Box 1.4

Ergotherapie Nederland; de beroepsvereniging

Ergotherapie Nederland (EN) is de beroepsvereniging voor en van de ergotherapeuten in Nederland. De rol van de beroepsvereniging was en is groot in het voortdurende professionaliserings proces. Op de website ▶ https://ergotherapie.nl is veel informatie te vinden over EN. De werkvelden van de beroepsvereniging zijn in drie termen te vatten: sociaal-economische belangbehartiging, beroepsinhoudelijke belangenbehartiging en de verenigings- of netwerkfunctie. In 2015 hebben de negen in 2014 opgerichte regionale ergotherapienetwerken (REN) hun eerste bijeenkomsten gehad. De leden in de negen regio's vormen de basis van de vereniging. Er is veelvuldig en actief contact tussen de netwerken en het centraal bureau van EN in Utrecht.

EN kent verschillende soorten lidmaatschappen. De eerste stap is het junior-lidmaatschap dat voor de studenten Ergotherapie in het leven is geroepen. Het is belangrijk dat al vanaf het begin van de ergotherapeutische carrière (startend met de opleiding) jonge mensen betrokken worden bij het wel en wee van het beroep en de beroepsvereniging. Eenmaal per twee jaar wordt speciaal voor studenten een eigen congres georganiseerd. De organisatie berust, in samenwerking met het bureau, bij de studenten zelf. Binnen EN zijn vele commissies en adviesraden actief op alle terreinen die belangrijk zijn voor de ergotherapeuten en de ergotherapie voor zover zij binnen de drie werkvelden van de vereniging passen. Tegen de driehonderd ergotherapeuten zijn vrijwillig actief binnen de commissies en raden.

Voor ergotherapie bieden de landelijke ontwikkelingen in zorg en welzijn sinds het jaar 2000, maar vooral na 2010, veel kansen. Er wordt meer bekend over het beroep en over de bijdrage die het levert aan de Nederlandse maatschappij. Jaarlijks groeien de kosten voor ergotherapie in de Zorgverzekeringswet gemiddeld met meer dan 10 % (periode 2010–2015).

De inhoudelijke ontwikkelingen reflecteren jaarlijks in het door de vereniging sinds 2010 georganiseerde Jaarcongres Ergotherapie. In 2013 startte de Ergoacademie met als doel bij en nascholing te organiseren voor ergotherapeuten. Tweemaal per jaar vindt de algemene ledenvergadering plaats. Tijdens deze vergaderingen wordt jaarlijks de EN Afstudeerprijs uitgereikt aan de studenten(en) met de beste afstudeerprestatie. En om het jaar wordt de Astrid Kinébanian-prijs uitgereikt aan een ergotherapeut die unieke en grote verdiensten heeft geleverd aan de ergotherapie. Ten slotte zij vermeld dat EN het zes keer per jaar verschijnende *Ergotherapie Magazine* uitgeeft, met drie keer per jaar een wetenschappelijk katern (2016).

Theo van der BOM, directeur-bestuurder EN

1.11 Nederland: beroepsvorming middels de opleidingen

In nauw overleg met het ministerie van Sociale Zaken en Volksgezondheid kwam in 1954 in Amsterdam de eerste Nederlandse opleiding tot stand: de Nederlandse Opleiding voor Arbeidstherapie, gebaseerd op de minimumeisen van de WFOT. De opleiding richtte zich zowel op de somatische als op de geestelijke gezondheidszorg. Vanaf 1964 vonden de examens plaats onder auspiciën van de NVA. In 1959 startte vanuit het Gooisch Kinderziekenhuis een opleiding Ergotherapie in Huizen, aanvankelijk alleen gericht op de behandeling van kinderen. Deze opleiding voldeed vanaf 1971 aan de minimumeisen van de WFOT. In 1970 startte de Limburgse Opleiding voor Arbeids-Ergotherapie te Hoensbroek. Ten tijde van de fusie tussen de NVA en de NVE in 1972 waren er dus drie opleidingen, in Amsterdam, Huizen en Hoensbroek, alle gesubsidieerd door het ministerie van Sociale Zaken en Volksgezondheid.

De Nederlandse Opleiding voor Arbeidstherapie te Amsterdam werd ondergebracht in een algemene stichting voor beroepsonderwijs op het terrein van de gezondheidszorg. De Huizense opleiding maakte zich in 1979 los van het Gooisch Kinderziekenhuis en verhuisde naar Weesp, onder de naam Stichting Hoger Sociaal Pedagogisch Onderwijs Crailo. Beide opleidingen fuseerden in 1982 en de gefuseerde opleiding werd in 1984 opgenomen in de Hogeschool van Amsterdam (HvA). De Limburgse opleiding werd in 1995 deel van Hogeschool Heerlen (sinds 1996 Hogeschool Limburg en sinds 1998 Zuyd Hogeschool). Het ministerie van Onderwijs en Wetenschappen heeft in 1982 de subsidiëring van alle opleidingen overgenomen van de ministeries van Sociale Zaken en Volksgezondheid.

Tussen 1984 en 1996 waren er twee opleidingen Ergotherapie in Nederland, met een gemiddelde instroom van ongeveer 250 studenten per jaar. In 1996 startte de Hogeschool Rotterdam en Omstreken een derde opleiding. Aangezien er een tekort aan ergotherapeuten op de arbeidsmarkt was geconstateerd, werd de instroomcapaciteit drastisch vergroot door het opheffen van de studentenstop. De instroom van eerstejaars ergotherapiestudenten steeg in 1997 tot ongeveer 420 studenten. In 2002 startte een vierde opleiding aan de Hogeschool Arnhem/Nijmegen (HAN). De instroom voor heel Nederland lag in 2005 op ongeveer 450 studenten en in 2017 op ongeveer 600.

Deze hbo-opleidingen vallen onder de sector hoger gezondheidszorgonderwijs. Zij verzorgen initieel hbo-, post-hbo- en contractonderwijs, verrichten onderzoek en verlenen maatschappelijke diensten, afgestemd op de eisen van de werkvelden en op de ontwikkelingen in de maatschappij. Sinds 2014 krijgen afgestudeerden een B.Sc.-graad in Gezondheidszorg/ergotherapie.

In 1999 startte een internationale masteropleiding, de European Master of Science in Occupational Therapy. Deze opleiding wordt verzorgd door een internationaal consortium, bestaande uit het Karolinska Instituut in Stockholm (Zweden), de universiteit van Sjaelland in Naestved (Denemarken), de University of Brighton (Verenigd Koninkrijk) en de Hogeschool van Amsterdam (Nederland). In 2010 voegde de Zürcher Hochschule für Angewandte Wissenschaften in Zürich (Zwitserland) zich als vijfde participant daarbij. In 2004 en 2010 werd de opleiding geaccrediteerd als een M.Sc.-opleiding door de Nederlands Vlaamse Accreditatie Organisatie (NVAO). In 2010 reikte de NVAO aan de European Master of Science in Occupational Therapy, een *special quality feature internationalisation* uit. Bij de accreditatie werd de opleiding op alle criteria als 'goed' beoordeeld. Jaarlijks stromen ongeveer 15 studenten uit. Sinds 1999 hebben studenten uit ongeveer 30 verschillende landen deze opleiding gevolgd. In 2016 werd de European Master of Science in Occupational Therapy opnieuw met een zeer goede beoordeling geaccrediteerd. Vanaf 2017 wordt deze opleiding bekostigd door de overheid.

In 2015 startte een erkende deeltijd hbo-opleiding tot bachelor Ergotherapie bij het NCOI.

Vanaf de jaren negentig zijn er verschillende wetenschappelijke onderzoeken uitgevoerd door ergotherapeuten. Het eerste was het onderzoek naar de positie van de ergotherapie in de Nederlandse gezondheidszorg (Driessen en Dekker 1994; Rijken et al. 1996) en zijn er ook enkele inhoudelijke onderzoeken uitgevoerd, onder andere naar de ontwikkeling van methodische richtlijnen voor arbeidsrehabilitatie en dagbesteding (Meer et al. 1992) en het testen en ontwikkelen van een protocol voor apraxie (Stehmann-Saris et al. 1996). In 2005 promoveerde de eerste Nederlandse ergotherapeut op een proefschrift waarin wordt aangetoond dat ergotherapie effect heeft bij patiënten met een beroerte, bij reumatoïde artritis en bij ouderen (Steultjens et al. 2005). Anno 2017 telt Nederland ongeveer veertig gepromoveerde ergotherapeuten en krijgt de theoretische fundering steeds meer vorm. In 2016 werd de eerste lector in de ergotherapie aangesteld bij de Hogeschool van Amsterdam (Hartingsveldt 2016).

1.12 Nederland: chronologisch overzicht van de beroepsvorming

- Oprichting van de opleiding arbeidstherapie (1954).
- Oprichting van de vereniging NVA (1957).
- Uitgave van het *Tijdschrift voor Arbeidstherapie* (1959), nu *Ergotherapie Magazine*.
- Erkenning door de WFOT van vereniging en opleiding (1960).
- Oprichting van de vereniging NVE (1969).
- Fusie tussen de NVA en de NVE tot NVAE (1972).
- Definitieve keuze voor de benaming 'ergotherapie' (1978).
- Wettelijke erkenning in het kader van de Wet op de paramedische beroepen (1981).
- Subsidiëring van de opleidingen Ergotherapie als hbo-opleidingen door het ministerie van O en W (1982).
- Uitgave van het eerste beroepsprofiel (1985), herzien in 1999 en 2010.
- Oprichting van de COTEC (1986).
- Uitgave van de beroepscode (1992, herzien in 2001 en 2015).
- Totstandkoming van een professioneel verenigingsbureau (1994).
- Financiering van de extramurale ergotherapie (1996).
- Uitgave van eerste kwaliteitsbeleidsplan (1996).
- Opname in de Wet BIG als artikel-34-beroep (1998).
- Eerste druk van *Grondslagen van de ergotherapie* (1999).
- Start European Master of Science in Occupational Therapy (1999).
- *Wetenschappelijk Tijdschrift voor Ergotherapie* (2008–2014).
- Jaarcongres (vanaf 2010).
- Directe toegankelijkheid ergotherapie (2012).
- Tweejaarlijks studentencongres (vanaf 2012).
- Start Ergoacademie door EN (2013).
- Wetenschappelijk katern in Ergotherapie Nederland (vanaf 2014).
- Ontwikkeling specialisten profielen, kinderen, ouderen, handletsels (2014).
- Oprichting regionale ergotherapeutische netwerken (2014).
- Deelname paramedisch platform (2015).
- Lid Federale Beroepsorganisaties in de Zorg (2017).
- Opname in de Wet marktordening gezondheidszorg (2017).

1.13 België: aanzetten tot beroepsvorming

1.13.1 Voorgeschiedenis

De ontwikkeling van de ergotherapie in België verliep op nagenoeg dezelfde manier als in Nederland, binnen de psychiatrie. Reeds in 1828 stelde Joseph Guislain, als pas benoemd hoofdgeneesheer van 'beide krankzinnigengestichten' voor mannen en vrouwen in de stad Gent, dat arbeid en expressie van groot belang zijn en therapeutisch kunnen worden aangewend. Hij schreef dat van de ongeveer tweehonderd patiënten in het vrouwengesticht er nog geen tien waren die niet 'gans de dag nuttig tewerkgesteld zijn' (Evrard 1989). Toch duurde het nog tot 1926 voordat het begrip 'ergotherapie' ingeburgerd raakte in de psychiatrie en in het Gentse Guislainziekenhuis, eveneens geïnspireerd door de Duitser Herman Simon, de 'actievere therapie' werd beklemtoond:

» Tewerkstelling kan zorgen voor afleiding, nuttigheids- en verantwoordelijkheidsgevoel, zelfvertrouwen en heropvoeding (Evrard 1989).

1.13.2 De startperiode: revalidatie als basis voor de ergotherapie

Na de Tweede Wereldoorlog gaf het grote aantal gewonden onder militairen en burgers een aanzet om op een gestructureerde manier de zogeheten 'mindervaliden' te revalideren. De grondlegger van de revalidatie in België is professor Pierre Houssa, die in het Brugmann Ziekenhuis in Brussel in 1950 een revalidatiecentrum opende, het Centre de Traumatologie et de Réadaptation (CTR). Zoals de naam doet vermoeden werden er vooral traumatologiepatiënten behandeld (paraplegie, tetraplegie en amputaties), maar in deze beginfase werd ook gewerkt met poliomyelitispatiënten.

Kort na de Tweede Wereldoorlog werd onder druk van internationale conventies een eerste wetsontwerp ingediend om de 'mindervalide' of 'burger met een handicap' te re-integreren in de maatschappij. Er werd een revalidatie- en tewerkstellingsbeleid uitgewerkt. Dit leidde tot de Wet betreffende de scholing, omscholing en de sociale herscholing van de mindervalide (Wet van 28 april 1958). In 1963 werd de Wet op de sociale reclassering van de mindervalide (Wet van 16 april 1963) van kracht en werd het Rijksfonds voor sociale reclassering van de mindervaliden opgericht. Dit Rijksfonds had tot doel:

- de mindervaliden op te sporen en in te schrijven;
- alle nodige hulp te verlenen voor, tijdens en na de beroepsopleiding, omscholing en herscholing;
- te voorzien in de nodige revalidatie;
- advies te verschaffen omtrent aanpassingen;
- te voorzien in toelagen, terugbetalingen en uitkeringen.

Voor het eerst werden ook normen vastgelegd waaraan een centrum moet voldoen om een optimale re-integratie in de maatschappij mogelijk te maken. Opmerkelijk hier was het initiële doel: re-integratie in de maatschappij. Dit sluit nauw aan bij het concept van participatie zoals de WHO dat tegenwoordig voorstaat, maar werd destijds zeer strikt gedefinieerd als 'de mogelijkheid om arbeid te verrichten.' Een erkend centrum moet voldoen aan een bepaalde infrastructuur: uitgeruste kinezaal (gymnastiekruimte), mogelijkheden tot subaquale therapie, sportzaal, ergo-afdeling om niet alleen bezigheid te verrichten, maar echt aan functionele en preprofessionele training te doen (Laere 1985). Voor het eerst kreeg de ergotherapeut een belangrijke rol.

Het Rijksfonds erkende alleen die centra die 'ergotherapeutische activiteiten inrichten die inzonderheid oefeningen van aanpassingen aan de gewone noodwendigheden van het dagelijks leven omvatten' (*Belgisch Staatsblad* 1968, pag. 23.IV). De grootste taak van een erkend revalidatiecentrum was het re-integreren van de mindervalide in de maatschappij. Die re-integratie hield aanvankelijk niet meer in dan terugkeren in het arbeidsproces en weer normaal economisch kunnen functioneren. Personen van Belgische nationaliteit, met een lichamelijke ongeschiktheid van ten minste 30 % of een geestelijke ongeschiktheid van ten minste 20 %, konden zich laten inschrijven in het Rijksfonds.

Het Rijksfonds ressorteerde onder het ministerie van Tewerkstelling en Arbeid, en conform de visie op revalidatie en integratie was 'arbeidstherapie' de officiële beroepstitel, bekrachtigd bij Koninklijk Besluit van 16 april 1965 waarin het diploma van 'gegradueerde in de arbeidstherapie' werd erkend. Pas in 1992 werd de titel gewijzigd in 'gegradueerde in de ergotherapie'. Bij Koninklijk Besluit van 8 juli 1996 werd dit een beschermde beroepstitel.

Door de grondwetsherzieningen van 1980 en 1988 werd de unitaire staatsstructuur van België ontbonden en kwamen er naast de federale (nationale) regering een Vlaamse en een Waalse regering. Op 1 januari 1991 werd het Rijksfonds afgeschaft en werden de kosten voor revalidatie overgenomen door het Rijksinstituut voor ziekte- en invaliditeitsverzekering (RIZIV). De andere bevoegdheden van het Rijksfonds werden voor het Vlaamse landsgedeelte overgedragen aan de Vlaamse regering. Het Vlaams Fonds voor Sociale Integratie van Personen met een Handicap (kortweg Vlaams Fonds) werd opgericht bij decreet van 27 juni 1990. Het fonds had tot doel de sociale re-integratie van personen met een handicap te bevorderen. In 2006 veranderde de naam van dit fonds, in het kader van de grootschalige herstructurering van de Vlaamse overheid Beter Bestuurlijk Beleid, in Vlaams Agentschap voor Personen met een Handicap (VAPH). Sinds maart 2010 is er een federale registratie voor de individuele erkenning van de ergotherapeut als zorgverstrekker, die als doel heeft de kwaliteit van de ergotherapeutische interventie te bevorderen, de erkenning af te stemmen op de nomenclatuur van het RIZIV, de titel van ergotherapeut te beschermen en de internationale mobiliteit van de ergotherapeuten te verbeteren.

1.13.3 De ontwikkeling van ergotherapie binnen de geestelijke gezondheidszorg

Arbeid is binnen de geestelijke gezondheidszorg reeds lang in gebruik als therapievorm. Lang voor de Tweede Wereldoorlog werden patiënten ingeschakeld in arbeid. Zo bevindt zich in het Museum Dr. Guislain een reeks van 24 foto's uit 1887 waarop allerlei 'bezigheidstherapieën' afgebeeld staan. Er wordt beschreven dat het aan te raden is de rustige zieken zo veel mogelijk in te zetten in de arbeid en er zijn lichte bezigheden zoals 'koffiebonen uitrapen, katoen- of vlasbobijntjes aftrekken, groensels kuischen' (Stockman 1989). Deze bezigheden zijn niet zinloos: de patiënten werden ingeschakeld in het gesloten economisch stelsel. Omdat er geen vorm van subsidiëring bestond en de enige inkomsten bestonden uit giften, moest men zo veel mogelijk in de eigen behoeften voorzien (Bouwen 1985). Bovendien had arbeid positieve effecten, zoals afname van onrust en agressie en de mogelijkheid om zich als persoon te individualiseren. Na de Tweede Wereldoorlog namen de instellingen, onder andere door de sterke uitbreiding van de patiëntenpopulatie, ook opdrachten van buiten aan om aan extra inkomsten te komen. Men richtte werkplaatsen in waar de productiviteit centraal stond en waar patiënten werden begeleid door zogeheten monitoren of arbeidsbegeleiders.

Vanaf 1963 werden met steun van het Rijksfonds diverse revalidatiecentra opgericht voor personen met psychiatrische stoornissen en werden geleidelijk meer arbeidstherapeuten ingeschakeld. De nadruk op het productieproces maakte plaats voor meer patiëntgerichte interventies en het historisch gegroeide financieel-economische aspect werd minder belangrijk – overigens niet geheel zonder problemen. Eind jaren zeventig kreeg de patiëntgerichte benadering de bovenhand en werd er meer gedragstherapeutisch gewerkt. Zo werden bijvoorbeeld *token-economy*-programma's gebruikt om positief gedrag te bekrachtigen. Anno 2012 ligt de nadruk vooral op de principes van *empowerment* (zie ▶H. 3 en 7).

1.13.4 De ontwikkeling van ergotherapie binnen de kinder- en volwassenenrevalidatie

Zoals reeds vermeld is de definitieve doorbraak van ergotherapie er mede gekomen dankzij het Rijksfonds in 1963. In erkende revalidatiecentra voor kinderen en voor volwassenen werden ergotherapeuten tewerkgesteld. Aanvankelijk waren de diverse centra weinig gespecialiseerd en was er een grote diversiteit in de patiëntengroepen, zeker in de centra verbonden aan een algemeen ziekenhuis. Geleidelijk drong zich een indeling op in categorieën en ontstonden er gespecialiseerde centra voor locomotorisch gehandicapten, voor patiënten met neurologische aandoeningen, voor gehoor- en spraakgestoorden, voor psychisch gehandicapten en voor visueel gehandicapten. Deze erkende vormen van revalidatie bij kinderen en volwassenen startten op hetzelfde moment, maar er was een groot verschil in methodiek. Personen met ontwikkelingsproblemen (vaak kinderen) en personen met verworven problemen (vaak volwassenen) vergen een andere aanpak. De ergotherapeutische interventies voor beide patiëntengroepen hadden dan ook elk een eigen professionaliseringsproces en evolutie.

1.13.5 Ontwikkeling binnen de kinderrevalidatie

De eigenlijke start van ergotherapie in de ontwikkelingsproblematiek is moeilijk te achterhalen. Aanvankelijk werden de toen nog 'gehandicapt' genoemde kinderen (in de huidige maatschappelijke context wordt die term niet meer gebruikt) opgevangen in grootschalige psychiatrische centra, en reeds in 1840 was er sprake van een 'kinderkoer' voor mentaal gehandicapte kinderen in het Alexianenklooster. Sedert 1877 richtte men in Gent afzonderlijke instituten op (Stockman 1989). Gehandicapte kinderen werden echter voornamelijk geplaatst in pleeggezinnen. Tussen de twee wereldoorlogen kwam er een kentering en startte onder andere het psychiatrisch centrum in Geel met een specifieke afdeling waar aan kinderen activiteiten werden aangeboden. Geleidelijk kregen deze activiteiten een meer doelgericht karakter kregen. Het duurde echter nog tot na de Tweede Wereldoorlog voor er van een echt beleid sprake was. Pas in 1961 bijvoorbeeld werden de Medisch Pedagogische Instituten (MPI's) gesubsidieerd.

Belangrijk voor de gehandicaptenzorg was het Fonds voor medische, sociale en pedagogische hulp aan gehandicapten, kortweg Fonds 81 genoemd, naar het nummer van het Koninklijk Besluit van 10 april 1967. Fonds 81 was bevoegd voor de opvang, behandeling en begeleiding via residentiële, semiresidentiële en ambulante voorzieningen. De oprichting van Fonds 81 gaf meteen de aanzet tot een autonoom gehandicaptenbeleid in België. Sindsdien was er een meer gestructureerde opvang voor deze kinderen en er worden therapeutisch programma's voorzien. Fonds 81 werd door de grondwetsherzieningen van 1980 en 1988 overgenomen door het Vlaams Fonds. Naast de revalidatiecentra gesubsidieerd door het Vlaams Fonds zijn er de MPI's, de semi-internaten of dagcentra, de diensten voor plaatsing in gezinnen en tehuizen of kortverblijven. Ergotherapeuten werken vooral in de erkende revalidatiecentra en in de MPI's.

Inhoudelijk werd in de beginjaren van de ergotherapie gewerkt volgens hiërarchische ontwikkelingsmodellen zoals die van Kephart, Hendrickx, Bladergroen, Mesker, Frostig en dergelijke (Verbrugge 1999). Eind jaren tachtig kwam er steeds meer kritiek op deze hiërarchische modellen omdat zij van de veronderstelling uitgaan dat bepaalde problemen in de ontwikkelingsfase veroorzaakt worden door een stoornis in de vorige fase, iets waar onvoldoende bewijsmateriaal voor is gevonden (Verbrugge 1999). De ontwikkelingsmodellen maken plaats voor leertheorieën.

België was binnen Europa een van de koplopers voor wat betreft het onderwijs aan dove en blinde kinderen. In de jaren zeventig kwam er, als gevolg van het Koninklijk Besluit van 7 juli 1970, een tendens tot afsplitsing van het onderwijs voor gehandicapten. Er werd gesproken van buitengewoon onderwijs: buitengewoon lager onderwijs (blo) en buitengewoon secundair onderwijs (buso). Binnen het onderwijs zijn tot op heden weinig ergotherapeuten tewerkgesteld, tenzij de school op een of andere manier verbonden is aan bijvoorbeeld een MPI. Maar aangezien de tendens in het laatste decennium meer

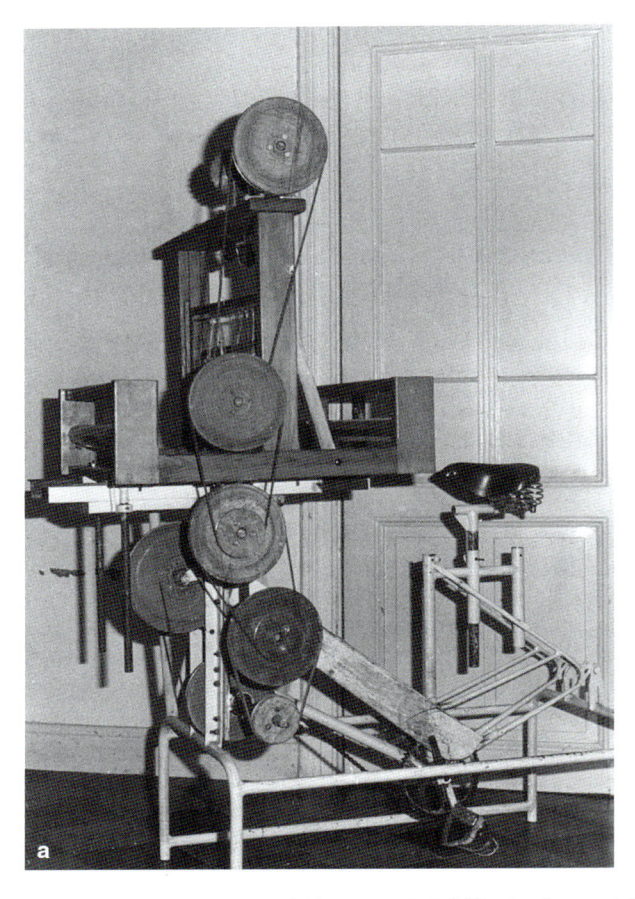

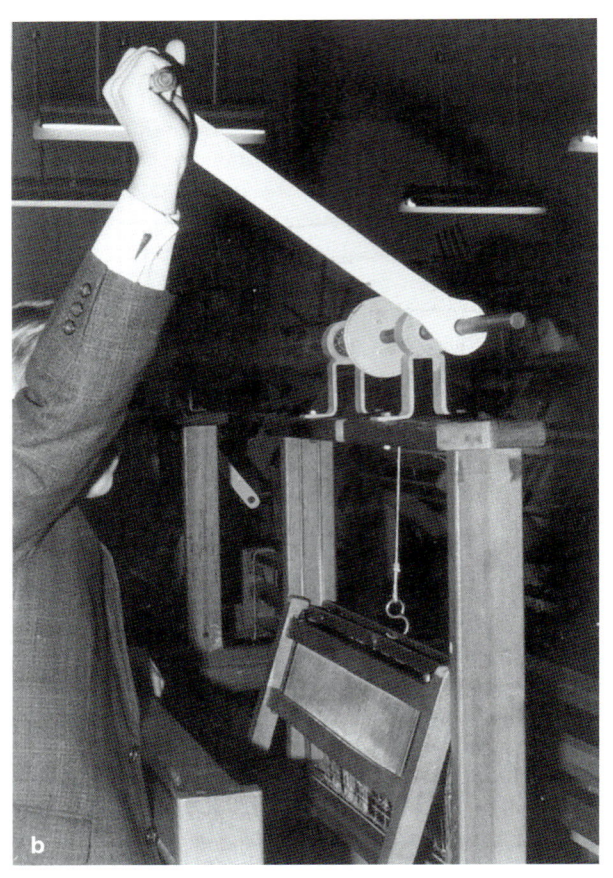

Figuur 1.13 Aanpassingen bij het weven in België. **a** Stoelweven. **b** Weven op hoogte. Bron: Wuyts (1968); Verhulst (1968)

gericht is op integratie van gehandicapte kinderen in het reguliere onderwijs om hun mogelijkheden met het oog op sociale re-integratie maximaal te benutten, komt ergotherapie wel meer in de kijker. Sedert 2003 kunnen ergotherapeuten de taak van zorgcoördinator op zich nemen in het normale onderwijs.

1.13.6 Ontwikkeling binnen de volwassenenrevalidatie

Het aspect 'arbeid' is in de beginperiode van de revalidatie altijd zeer belangrijk geweest, en de activiteiten die gebruikt werden in de arbeidstherapie sloten nauw aan bij de realiteit. De zogeheten preprofessionele training was dan ook een belangrijk onderdeel van het revalidatieprogramma. Materiaalverwerkende activiteiten zoals pitrietvlechten, weven en houtbewerking, gericht op re-integratie in het arbeidsproces, werden dan ook vaak toegepast. Omdat het functioneel kunnen werken nu eenmaal afhankelijk is van intacte functies werd functietraining, gebaseerd op de biomechanische theorieën, vaak toegepast. Bestaande activiteiten, zoals weven en gezelschapsspelen, werden aangepast om kracht in een bepaalde spiergroep of de amplitude van een beweging te verhogen (zie fig. 1.13 en 1.14). Kenmerkend voor de ergotherapie in de revalidatiecentra verbonden aan algemene ziekenhuizen was de ontwikkeling van de 'mechanotherapie': biomechanisch werken aan de hand van katrollen, touwen en gewichten, al dan niet gekoppeld aan een mechanisch of elektronisch motivatiesysteem.

De evolutie naar mechanotherapie had te maken met de onbekendheid van het beroep, die het moeilijk maakte om zich als ergotherapeut te profileren. Mechanotherapie bood mogelijkheden zich een plaats te verwerven tussen de andere disciplines in het revalidatiecentrum. Cijfers over de toename van amplitude, kracht en uithoudingsvermogen bij de patiënt hadden een grotere impact op de revalidatiearts en de andere disciplines dan beschrijvingen van hoe de patiënt erin geslaagd was zijn pitrietmand met een nieuwe vlechtrand af te werken. Ergotherapie werd vaak in één adem genoemd met 'bezigheidstherapie', een imago waar de ergotherapeut graag van af wilde. Nochtans schreef Duyvejonck (1985) naar aanleiding van een kwart eeuw ergotherapie in Vlaanderen dat 'bezigheidstherapie' een niet te verwaarlozen onderdeel van de ergotherapie was en een veel belangrijkere plaats innam dan algemeen aangenomen werd.

Het werkterrein van de ergotherapeut in de fysieke revalidatie is echter veel uitgebreider, naast de preprofessionele training en de mechanotherapie behoren ADL-training, prothesevoorziening en -training, gewrichtsbescherming en rughygiëne tot het takenpakket. Reeds kort na de Tweede Wereldoorlog ontwikkelden Karl en Bertha Bobath de Neuro-Developmental Treatment (NDT), maar het duurde nog tot ver in de jaren zeventig voordat ontwikkelingsneurologische methoden en technieken door de ergotherapeuten in de revalidatiecentra werden toegepast.

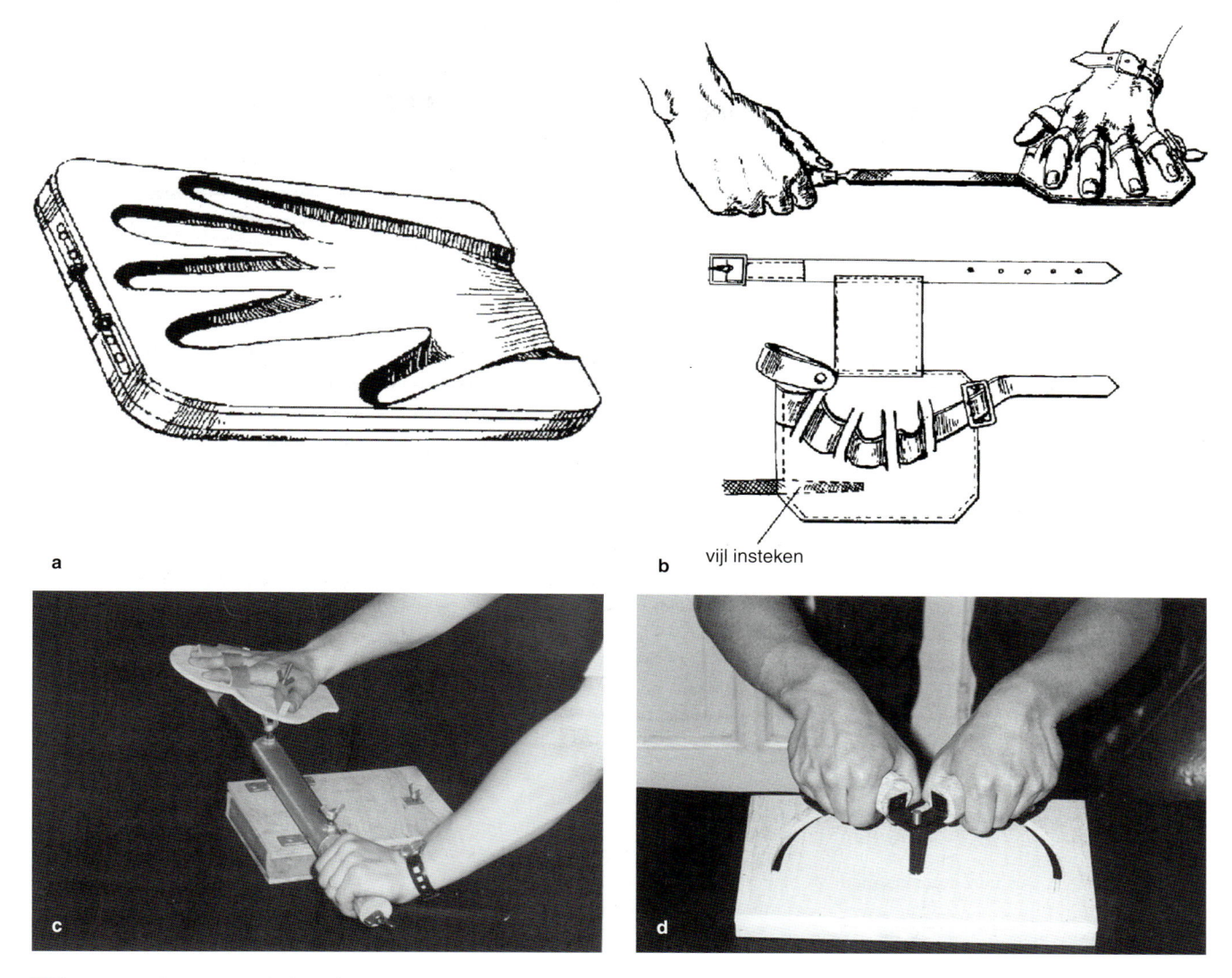

Figuur 1.14 Aanpassingen bij het schuren in België. **a, b, c** Aangepast schuurblok, extensie van de vingers rechts. **d** Aangepast schuurblok

Rond het jaar 2000 lag het accent van de revalidatie meer dan ooit op integratie. Het begrip 'participatie', kunnen deelnemen aan het maatschappelijk leven, werd onder andere onder invloed van de WHO een kernconcept in de revalidatiecentra (WHO 2001). De verschuiving van de reductionistische naar een meer biopsychosociale benadering liep echter niet lineair, maar was eerder een traag cyclisch proces dat in het ene centrum vlugger verliep dan in het andere (zie ▶ H. 2).

1.13.7 De ontwikkeling van ergotherapie binnen de ouderenzorg

Binnen de ouderenzorg is ergotherapie een veel jongere discipline. Arbeidstherapie kwam op omdat van oudsher gebleken was dat arbeid een positieve invloed had op de gezondheid, en het ultieme doel van arbeidstherapie was personen te doen terugkeren in het normale economische circuit of het arbeidscircuit. Er werd weinig aandacht besteed aan de behoeften van de ouderen. Demografische veranderingen en de vergrijzing van de bevolking dwongen beleidsmakers in België in de jaren tachtig de basis te leggen van een verzorgingsstructuur die tegemoetkomt aan de gezondheidsbehoeften van ouderen. Een stijgend aantal opnames in rustoorden voor bejaarden en rust- en verzorgingstehuizen (RVT's) zorgde voor een grote toename van de zorgkosten. Baeyens (2002) beschrijft dat men in het Verenigd Koninkrijk 'een zeer uitgesproken veroudering van de bevolking kon opvangen zonder een noemenswaardige toename van het aantal rusthuizen en met een aanzienlijke beperking van het aantal ziekenhuisbedden'. Reeds in 1936 slaagde Marjorie Warren erin dankzij multidisciplinaire behandeling en revalidatie de helft van de residenten terug naar huis te sturen in plaats van hen op te nemen in een rusthuis. Rubenstein en collega's (1984) bevestigden dit in gerandomiseerd gecontroleerd klinisch onderzoek en gaven daarmee de aanzet om in de Belgische ziekenhuizen een dienst Geriatrie (G-dienst) te ontwikkelen. In 1984 werden de erkenningsnormen voor G-diensten gedefinieerd en in een ontwerp van Koninklijk Besluit kreeg ergotherapie een plaats in het zorgprogramma voor de geriatrische patiënt.

> … het zorgprogramma dient te beschikken over een multidisciplinaire equipe, dat naast de geriater en de verpleegkundigen, minstens personen met de volgende kwalificaties omvat: maatschappelijk werker, kinesitherapeut, ergotherapeut, logopedist en licentiaat in de psychologie of in de gerontologie (BVGG 2002).

De taak van de ergotherapeut op een G-dienst is veelzijdig. Na een multidisciplinair assessment worden een behandeling en een revalidatie voorgeschreven die erop gericht zijn de oudere te doen terugkeren naar de (woon)situatie van voor de ziekenhuisopname, in het beste geval de thuissituatie (met of zonder thuishulp). De ergotherapeut kan een thuisobservatie doen om een duidelijk zorgplan te kunnen opstellen.

Naast de G-diensten werken er ook ergotherapeuten in rustoorden voor bejaarden en rust- en verzorgingstehuizen. Rusthuizen zijn er al generaties lang; het zijn voorzieningen om behoeftige maar oudere personen een onderdak te geven na hun oprustelling (Baeyens 2002). In de erkenningsnormen voor rusthuizen is aangegeven dat voorzien moet worden in een 'deskundige in animatie en activatie' (*Belgisch Staatsblad* 1985, pag. 30.VIII). Sinds dit moment zijn naast ergotherapeuten ook animatoren tewerkgesteld in WZC. De RVT's werden bij Koninklijk Besluit ingesteld in 1982 om hulpbehoevende ouderen te verplegen en te verzorgen. Dit KB werd in 1999 en in 2004 geactualiseerd; de laatste herziening beschrijft dat per dertig bewoners de volgende personeelsbezetting vereist is:

> … 5 voltijds equivalenten verpleegkundigen, 5 voltijds equivalenten verzorgend personeel en 1 voltijds kinesitherapeut en/of ergotherapeut en/of logopedist (*Belgisch Staatsblad* 2004, pag. 11.XI).

De aanwezigheid van een ergotherapeut in een RVT was dus niet dwingend.

Sedert 2000 werd binnen de ouderenzorg steeds meer de nadruk gelegd op kwaliteit van leven, op participatie en op thuiszorg. Het economische aspect van de gezondheidszorg prevaleert nog steeds en er is een stijgende vraag naar ergotherapeuten die interventies kunnen uitvoeren in de thuissituatie om de oudere langer thuis te houden. Sedert het Vlaamse decreet van 2009 wordt niet langer gesproken van RVT en van rusthuis, maar van woonzorgcentrum (WZC). Deze naamswijziging symboliseert ook de paradigmaverschuiving in de gezondheidszorg waarbij participatie en autonomie de centrale thema's zijn geworden. Geleidelijk aan werd ingezien, mede dankzij toenemend wetenschappelijk bewijs, dat actieve betrokkenheid van ouderen in betekenisvolle activiteiten een belangrijk doel is. Momenteel wordt vooral de nadruk gelegd op *active ageing* ongeacht de setting, residentieel of thuis. *Active ageing* wordt omschreven als:

> … the process of optimizing opportunities for health, participation and security in order to enhance quality of life as people age (WHO 2015).

1.13.8 De ontwikkeling van intramurale naar extramurale ergotherapie

Onder invloed van ontwikkelingen in het buitenland en de toenemende kosten van de intramurale gezondheidszorg gaan sedert de jaren tachtig steeds meer stemmen op om de thuiszorg anders en beter te organiseren. De aanwezigheid van de ergotherapeut in de Vlaamse thuiszorg steunt op vier pijlers: G-diensten, EDiTh, federale en Vlaamse wetgeving.

1.13.9 De thuisinterventie binnen de G-diensten

De ergotherapeutische thuisinterventies zijn ontstaan vanuit de G-diensten van algemene ziekenhuizen. Zo voerden ergotherapeuten in de Sint-Jozefskliniek te Oostende (thans AZ Damiaan campus Sint Jozef) in 1984 thuisobservaties uit bij 25 patiënten, 16,3 % van de totale populatie op de G-dienst. Vanuit de algemene ziekenhuizen werden daarna steeds meer van deze thuisinterventies uitgevoerd.

1.13.10 EDiTh

In 1996 wordt de Ergotherapie Dienstverlening Thuiszorg (EDiTh) opgericht als vereniging zonder winstoogmerk (zie hierna). De leden van EDiTh voeren thuisinterventies uit op aanvraag van cliënten zelf, van mutualiteiten en van huisartsen. De cliënt betaalt zelf voor de behandeling. De leden zijn gedreven ergotherapeuten die geloven in het belang van de ergotherapie in de thuiszorg. De VZW EDiTh is ondertussen een aparte cel thuiszorg binnen het Vlaams ergotherapeutenverbond.

1.13.11 De federale wetgeving: het Rijksinstituut voor ziekte en invaliditeitsverzekering (RIZIV)

Aanvankelijk was ergotherapie niet in het terugbetalingssysteem van het RIZIV opgenomen. Op die manier was het moeilijk om als zelfstandig ergotherapeut interventies uit te voeren in de thuiszorg. Vanuit de beroepsvereniging en in nauwe samenwerking met het beroepsveld zijn vervolgens heel wat inspanningen gedaan om het belang van een terugbetalingssysteem voor ergotherapie te bepleiten bij de federale overheid. Zo werd reeds in 1995 een Werkgroep Nomenclatuur opgericht en werd meer onderzoek gedaan naar de efficiëntie en de effectiviteit van de ergotherapie in de thuiszorg (Van de Velde en De Vriendt 2009). Op 19 november 2010 werd bij Koninklijk Besluit een ergotherapeutische nomenclatuur Thuiszorg goedgekeurd.

Het beroep ergotherapeut is sedert 2010 erkend door het RIZIV, maar sinds 01 juli 2014 kent de Vlaamse Gemeenschap de erkenningen aan de ergotherapie toe in het kader van de overheveling van federale wetgeving naar de regio's.

1.13.12 De Vlaamse wetgeving: VAPH, GDT

Een wijziging in de wetgeving in 1999 stelde voor de zogeheten individuele materiële bijstand, dat wil zeggen de terugbetaling van hulpmiddelen en woningaanpassingen door het VAPH (destijds nog Vlaams Fonds), een gestructureerd motivatieverslag verplicht. Sedert deze wetswijziging schakelen erkende centra die gemachtigd zijn om een motivatieverslag op te maken steeds vaker een ergotherapeut in om thuisobservaties te doen. De ergotherapeut beschikt immers over de kennis van de hulpmiddelen, de pathologie en de gevolgen ervan om hulpmiddelen aan te kunnen vragen die aansluiten bij de behoeften van de cliënt.

In Vlaanderen is de thuiszorg was georganiseerd in de Geïntegreerde Diensten Thuisverzorging (GDT), die tot doel hadden de thuiszorg te structureren en als verbinding te fungeren tussen de verschillende actoren. Het Koninklijk Besluit van 14 mei 2003 bevatte een opsomming van 'zorgverleners' (paramedici) en 'hupverleners' (ondersteunende diensten). Ergorapeuten werden ten onrechte ingedeeld bij de hulpverleners, wat financieel minder gunstig was. Maar belangrijker nog, de betrokkenheid in overlegorganen werd niet geëist waardoor de stem van de ergotherapeuten niet werd gehoord.

Het Vlaams Ergotherapeutenverbond (VE) ijverde voor aanpassing van dit besluit zodat ergotherapeuten onder de zorgverleners zouden vallen, essentieel om als volwaardig partner of actor in de thuiszorg aanvaard te worden. In 2010 werden nieuwe krijtlijnen uitgetekend voor eerstelijnszorg en heeft de ergotherapeut daarin een volwaardige plaats verworven als specifieke eerstelijnsdiscipline die meerwaarde heeft bij een specifieke hulpvraag gericht op activiteiten en participatie. Momenteel wordt het landschap van de thuiszorg helemaal hertekend. Hierbij wordt vertrokken vanuit het perspectief van het functioneren, de maatschappelijke participatie, de veerkracht en de eigen regie van de patiënt. Het Vlaams ministerie van Welzijn, Gezondheid en Gezin zet sterk in op integrale zorg waarin de burger centraal staat. Hun noden en doelstellingen staan centraal (De Maeseneer et al. 2016).

Ergotherapeuten worden hierin opgenomen als een kerndiscipline.

1.14 België: beroepsvorming middels de opleidingen

1.14.1 De eerste opleidingen in België

Ook in België kenmerkte de introductie van ergotherapie zich door afscheiding van andere beroepen zoals verpleegkundige en kinesitherapeut. Binnen de psychiatrie waren het vooral verpleegkundigen en religieuzen die de taak op zich namen om in zinvolle arbeid te voorzien voor de 'geesteszieken'. In het vademecum voor broeders-verplegers, dat vermoedelijk in 1948 geschreven werd door broeder Virgiel, staat dat 'broeders reeds vroeg bedrijvig zijn in de arbeidstherapie en in het zoeken naar aangepaste bezigheden voor de patiënten' (Stockman 1989).

Binnen de revalidatie van personen met fysieke beperkingen scheidde de ergotherapie zich af van de kinesitherapie (de toenmalige graduaten in kinesitherapie, heilgymnastiek en massage). In 1950 was er voor het eerst sprake van ergotherapie, in het CTR van Pierre Houssa. De afdeling Ergotherapie werd geleid door twee Schotten, Betty Wright en Wylie Alec, en aanvankelijk werkte men vooral met poliomyelitispatiënten (Bossaert 1989). Mede dankzij professor Houssa kreeg België in 1956 zijn eerste (Franstalige) opleiding voor ergotherapie in het Brusselse Brugmann Ziekenhuis.

De eerste Nederlandstalige opleiding startte in 1960 in het Dominiek Savio Instituut te Gits, waar motorisch en neuromotorisch deelvalide kinderen behandeld werden. In deze plaats startte in 1954 onder leiding van Andries Favorel een Hoger Instituut voor Paramedische Opleidingen, aanvankelijk alleen voor kinesitherapeuten. Binnen het in 1958 opgerichte Dominiek Savio Instituut voor 'motorisch en neuromotorisch deelvalide kinderen' werd al snel een tekort aan opgeleide ergotherapeuten voelbaar (Bossaert 1989). De medisch directeur, de orthopedisch chirurg P. Vertongen, stuurde kinesitherapeut Bing Bossaert naar het Astley-Ainslie Occupational Therapy Training Centre in Edinburgh. Bossaerts taak was drieledig: ergotherapie studeren, een ergotherapieschool opstarten en een volwaardige ergotherapieafdeling starten (Bossaert 1989). In september 1960 startte in Gits de eerste Nederlandstalige opleiding.

In de daaropvolgende jaren startten er meer opleidingen. Thans telt België acht Nederlandstalige en zeven Franstalige hogescholen waar een opleiding Ergotherapie gevolgd kan worden, en schrijven zich daar jaarlijks ongeveer vijfhonderd studenten in. Het grote aantal hogescholen dat ergotherapie aanbiedt heeft te maken met de vroegere binding met de opleiding Kinesitherapie: een opleiding die kinesitherapie aanbood, kon zonder problemen een opleiding Ergotherapie opstarten. Onder druk van de beroepsvereniging en de opleidingen werd in het academiejaar 1992–1993 de beroepstitel 'gegradueerde in de arbeidstherapie' gewijzigd in 'gegradueerde in de ergotherapie'. Sinds 2003–2004 wordt de beroepstitel gewijzigd in een professionele bachelor Ergotherapie.

In 2011 is na grondig overleg een interuniversitaire master in de ergotherapeutische wetenschap opgestart in samenwerking tussen alle Vlaamse hogescholen en universiteiten (met uitzondering van de Vrije Universiteit Brussel). De opleiding bestaat uit een schakelprogramma van zestig studiepunten aan de KU Leuven en een masterprogramma van eveneens zestig studiepunten aan de Universiteit Gent. De opleiding is gestart met 36 studenten, de toegang tot de masteropleiding is voorbehouden aan gegradueerden in de arbeidstherapie, gegradueerden in de ergotherapie en bachelors in de ergotherapie. Ondertussen is de opleiding geaccrediteerd door de NVAO en stromen jaarlijks een 25-tal masterstudenten uit.

1.15 België: professionalisering

1.15.1 Beroepsvereniging in België

In 1962 werd de Nationale Belgische Federatie voor Ergotherapeuten-Fédération Nationale Belge des Ergothérapeutes (NBFE-FNBE) opgericht. De oprichting van deze federatie, die in 1968 toetrad tot de WFOT, betekende een belangrijke stap in het professionaliseringsproces. Opgeleide ergotherapeuten werden erkend door het ministerie van Volksgezondheid en het diploma 'gegradueerde in de arbeidstherapie' werd erkend bij Koninklijk Besluit van 16 april 1965. Zoals elders koos men ook in België voor 'arbeidstherapie' als officiële benaming, maar dat bleek al meteen een heikel punt: de term werd gezien als een te enge weergave van het beroep. Bossaert introduceerde de term 'ergodienstverlener':

> » … een ergodienstverlener reduceren tot een arbeidstherapeut is net hetzelfde als een pianist te vragen slechts één toets van zijn piano te bespelen; menselijke 'occupatie' is immers één groot geheel en kan niet verkaveld worden (Bossaert 1985).

In 1967 is het Nationaal Verbond van de Hogere Technische Scholen voor Arbeidstherapie-Fédération Nationale des Ecoles Techniques Supérieures d'Ergothérapie (NVHTSA-FNETSE) opgericht. Na een naamsverandering tot Nationaal Verbond van de Paramedische Hogere Scholen voor Ergotherapie – Fédération Nationale des Ecoles Supérieures Paramédicales d'Ergothérapie (NVPHSE-FNESPE) zijn de statuten meermaals aangepast en sinds 30 januari 2001 draagt de vereniging de naam Federatie van Onderwijs in de Ergotherapie – Fédération de l'Enseignement de l'Ergothérapie (FOE-FEE) en heeft tot doel:

- het bevorderen van het onderwijs in de ergotherapie;
- de samenwerking tussen de verschillende opleidingen Ergotherapie ontwikkelen;
- de organisatie ervan verzekeren, in samenwerking met de publieke overheden;
- het onderhouden van een sfeer van collegialiteit tussen de leden onderling;
- zich interesseren voor alles wat direct of indirect te maken heeft met ergotherapie.

In 1970 werd het Vlaams Ergotherapeutenverbond (VEV, later VE) opgericht, in 1973 volgde de Franstalige beroepsvereniging Association des Ergothérapeutes (AE). De nationale federatie NBFE is een administratieve structuur waarvan de leden van VE en AE automatisch lid zijn. Het VEV startte direct na zijn oprichting met het *Tijdschrift voor Ergotherapie, Wetenschappelijk Tijdschrift van het Vlaams Ergotherapeutenverbond*. Daarnaast verspreidde het verbond diverse infobladen onder de leden, zonder veel systematiek. In 1988 startte het tweetalige kwartaalblad *Acta Ergotherapeutica Belgica*, een zelfstandige VZW die wordt gedragen door de Vlaamse en Waalse hogescholen en de beroepsverenigingen VE en AE. De samenwerking om een tijdschrift uit te geven in beide landstalen werd stopgezet en het VE besliste om een jaarboek uit te geven. In 2009 is de eerste editie van het jaarboek ergotherapie een feit.

In 1992 organiseerde de NBFE, onder auspiciën van de COTEC EURERGO, het Europees congres van ergotherapie, in Oostende. Het congres stond in het teken van de Europese eenwording en kreeg als titel mee *Towards an independent living*. Het telde 162 sprekers en werd voorafgegaan door twee *education days* waar docenten Ergotherapie uit verschillende Europese landen informatie met elkaar konden uitwisselen in diverse fora.

Box 1.5

Vlaams Ergotherapeutenverbond (VE)

In België zijn zorg- en welzijn een gedeelde bevoegdheid van de federale en de regionale overheden. Dit weerspiegelt zich in de organisatie van de beroepsverenigingen. Het operationele niveau ligt in de regio's, met het Franstalige Association des Ergothérapeutes (AE) en het Vlaams Ergotherapeutenverbond (VE). De Nationale Belgische Federatie van de Ergotherapeuten (NBFE) is het platform waar het AE en VE afspraken maken betreffende federale en internationale aangelegenheden.

Als enige Vlaamse wettelijke beroepsvereniging, beschouwen de overheden het VE als de officiële vertegenwoordigers van de ergotherapeuten. Dit vertaalt zich in de missie en de organisatie van de vereniging. Het coördinerend bestuur wordt waargenomen door de raad van bestuur, die geadviseerd wordt door de algemene ledenvergadering. De raad van bestuur bestaat onder andere uit de voorzitters van de verschillende werkcellen (beleid, EBP, vorming, PR, thuiszorg, internationale relaties, jaarboek).

De laatste jaren legt het VE de nadruk op de profilering van de ergotherapie, de verwetenschappelijking van de ergo-praktijk, de medewerking aan de overheidsprojecten (met als doel het werkterrein van de ergotherapeut te verstevigen en te actualiseren) en de nauwe samenwerking met de acht bacheloropleidingen en de master Ergotherapeutische wetenschap.

De verwetenschappelijking wordt geconcretiseerd door de werkcel Ondersteunings- en Kenniscentrum Ergotherapie (OKE) en door het VE-lidmaatschap van EBM PracticeNet (een op de Belgische zorgorganisatie afgestemde databank van evidence-based praktijkrichtlijnen voor zorgverleners). De PR-werkcel focust, samen met alle werkcellen en werkgroepen, op een dynamische en eenduidige profilering van het beroep. Het Vlaams Overleg Ergotherapie (VLOE) is het structureel overlegplatform tussen het werkveld (VE) en het onderwijs (bachelor en master). Het ijvert voor een continue inhoudelijke dialoog tussen het werkveld en opleidingen. Deze samenwerking vertaalt zich eveneens in de publicatie van het *Jaarboek ergotherapie* waarin *good practices* en onderzoeksartikelen samengebracht worden die de ontwikkelingen binnen het beroep weerspiegelen en stimuleren. Voor meer details over de werking van het VE, raadpleeg ▶ www.ergotherapie.be. In 2015 hebben de Belgische overheden de volledige hervorming van de zorg- en welzijnssector ingeleid. De voornaamste thema's zijn de eerstelijns zorg, de ziekenhuisfinanciering en de geïntegreerde zorg. Reeds in de voorbereidingsfase heeft het VE zich als gesprekspartner opgesteld. De reorganisatie zal de positie van elke individuele ergotherapeut herdefiniëren vanuit de vraag naar de efficiëntie, effectiviteit en wetenschappelijke onderbouw van de ergotherapie. Dit biedt mooie uitdagingen voor de Vlaamse ergotherapie. Ook ergotherapie aan huis krijgt concrete vormen. Dit gebeurt echter niet vanzelf. Belangenbehartiging speelt daarin een centrale rol.

Om Ergotherapie Nederland te citeren: 'zonder beroepsvereniging geen beroep ergotherapeut'. Dit geldt ook voor Vlaanderen. Pierre Seeuws, voorzitter VE

1.15.2 Overzicht van gemaakte stappen in het professionaliseringsproces in België

- Oprichting van de eerste Franstalige opleiding in België (1956).
- Oprichting van de eerste Nederlandstalige opleiding in België (1960).
- Oprichting van de NBFE-FNBE (1962).
- Erkenning van de opgeleide ergotherapeuten door het ministerie van Volksgezondheid (1965).
- Erkenning van het diploma gegradueerde in de arbeidstherapie (1965).
- Aansluiting van de NBFE bij de WFOT (1965).
- Oprichting van het NVHTSA-FNETSE (1967, thans FOE-FEE).
- Erkenning van de NBFE door de WFOT (1968).
- Oprichting van het VEV (1970).
- Oprichting van de AE (1973).
- Uitgave van de beroepscode (1983).
- Oprichting van de COTEC (1986).
- Eerste uitgave van *Acta Ergotherapeutica Belgica* (1988).
- Koninklijk Besluit betreffende het statuut van de ergotherapeut (1996).
- Oprichting LIAS (1988).
- Naamswijziging van gegradueerde in de arbeidstherapie naar gegradueerde in de ergotherapie (1992).
- EURERGO, Oostende (1992).
- Oprichting EDiTh (1996).
- Erkenning van alle Belgische hogere beroepsopleidingen Ergotherapie door de WFOT (2000).
- Naamswijziging van gegradueerde in de ergotherapie naar bachelor in de ergotherapie (2003).
- Erkenning van de ergotherapeut als zorgverstrekker door de federale overheidsdienst Volksgezondheid (2010).
- Goedkeuring nomenclatuur door RIZIV voor ergotherapie in de thuiszorg (2010).
- Ergotherapie erkend als eerstelijnsdiscipline (2010) en ergotherapie wordt voor een stuk terugbetaald.
- Start van de interuniversitaire masteropleiding in de ergotherapeutische wetenschap (2011).

1.16 De toekomst

Belangrijke maatschappelijke ontwikkelingen hebben hun weerslag op de gezondheidszorg. Juist in de zorg zien we de effecten van de vergrijzing, de toename van het aantal chronische ziekten in de thuiszorg, de nadruk op effectieve interventies, toename van technologisering en digitalisering, het multicultureel worden van de samenleving en het recht op gelijke toegang voor iedereen tot de gezondheidzorg (zie ook ▶H. 3). Deze ontwikkelingen doen de vraag naar ergotherapie toenemen. Tegelijkertijd wordt de noodzaak om de ergotherapie theoretisch te onderbouwen steeds groter.

Een andere belangrijke ontwikkeling van de laatste jaren is de opkomst van de cliëntenbeweging. De cliënt wil een volwaardige partner in het hulpverleningsproces zijn. Dit betekent dat in toenemende mate het plan van aanpak samen met de cliënt zal worden opgesteld, in plaats van voor de patiënt. In de rapporten van de overheid over de gezondheidszorg (Kaljouw en Vliet 2015) wordt steeds meer de nadruk gelegd op de eigen regie van de cliënt die in samenspraak met zijn omgeving zo veel mogelijk zelfstandig de regie over zijn leven regelt. M. van Hartingsveldt geeft in haar inaugurele rede een aantal aandachtspunten voor de toekomst:

- een veranderende relatie cliënt-professional, de relatie zal steeds gelijkwaardiger worden;
- meer aanbod van leefstijlbegeleiding en zelfmanagement en meer behoefte aan coachende en ondersteunende vormen van begeleiding;
- de zorg verplaatst zich steeds meer naar de eerste en nulde lijn, vindt in toenemende mate plaats in de directe omgeving;
- toenemend gebruik van zorgtechnologie;
- meer zorgen voor elkaar, zodat mensen steeds meer zelf en samen met hun sociale omgeving voorzien in oplossingen;
- toegenomen wetenschappelijke onderbouwing van het medisch en therapeutisch handelen en steeds meer toegepast redeneren op basis van *evidence-based practice* (EBP).

Ook de nieuwe definitie van gezondheid zoals geformuleerd door Huber: gezondheid als het vermogen om je aan te passen en je eigen regie te voeren in het licht van de sociale, mentale en fysieke uitdagingen van het leven, maakt duidelijk dat de aandacht van de gezondheidszorgprofessional in toenemende mate komt te liggen op het bevorderen van de kwaliteit van leven.

Steeds meer verantwoordelijkheid komt te liggen bij de burger, de dialoog staat centraal, de besluitvorming wordt samen met de cliënt genomen, de cliënt voert de regie.

De professional zal de probleemgerichte benadering achter zich laten en inzetten op de sterke kanten van de cliënt en zijn omgeving, oplossingsgericht gaan werken.

In de opleidingen zal de nadruk komen te liggen op de nieuwe competenties ondersteunen en versterken.

Tabel 1.5 Inhoudelijke ontwikkelingen in de ergotherapie

ergotherapie	1960	2017
paradigma	medisch model gebaseerd op westerse normen en waarden	multicultureel biopsychosociaal model met nadruk op participatie in de maatschappij voor alle burgers (social inclusion) gebruik van eHealth en zorgtechnologie
visie op dagelijks handelen	sensomotorisch functioneren	dagelijks handelen omvat rollen + activiteiten + taken + (deel) handelingen in wisselwerking met een bepaalde context
visie op functie/structuur, activiteit en participatie	nadruk op herstellen van stoornis of opheffen van de beperking, gericht op het individu	nadruk op kwaliteit van leven, vergroten van de handelingscompetentie (activiteitenniveau) en participatie (participatieniveau), combinatie van individueel gerichte strategieën met omgevingsgerichte strategieën
visie op gebruik van activiteiten	nadruk op uitvoeren van mechanisch aangepaste (handvaardigheids) activiteiten	nadruk op de door de cliënt aangegeven prioriteiten in het (dagelijks) handelen
visie op methodiek	aanbieden van gegradeerde activiteiten, activiteit in onderdelen uiteenrafelen	aanbieden van de gehele taak, creëren van situaties waarin de werkelijke taak, het gehele handelen uitgeprobeerd en geëxploreerd kan worden
nadruk op ondersteunen en versterken
visie op methodisch handelen	systematisch doorlopen van de fasen in een behandeling, lineair proces	in elkaar overlopen van verschillende fasen in een interventie, cyclische en spiraalvormige processen, flexibel hanteren van de rollen van therapeut, (traject)begeleider, coach en adviseur ondersteunen en versterken
de beroepsrollen gaan meer in elkaar overlopen
visie op werkplek ergotherapeut
visie op de cliënt	intramuraal
cliënt is een individu	in de handelingscontext van de cliënt, ter plekke (thuis, op het werk, in de straat)
cliënt is individu, organisatie en/of populatie
theoretische onderbouwing	gebaseerd op theorieën uit andere wetenschappen	gebaseerd op theorieën uit occupational science
integreren van eHealth en zorgtechnologie

De cliënt bestaat uit natuurlijk het individu, maar ook organisaties en populaties kunnen een cliënt zijn. Dit vraagt van de ergotherapeut meer kennis over de sociale kaart van de wijk waar hij werkt. Inzicht in de handelingsvraagstukken die in zo'n wijk spelen is noodzakelijk, evenals kennis van de netwerken in zo'n wijk om al samen werkend die handelingsvraagstukken aan te pakken. Bijvoorbeeld het toegankelijk maken van de speeltuin voor kinderen met een beperking of in een asielzoekerscentrum activiteiten organiseren om de integratie te bevorderen.

Het gaat niet zozeer om het wegnemen van handicaps of verminderen van beperkingen maar vooral om het vergroten van de handelingscompetentie van mensen in wisselwerking met hun omgeving. Ergotherapie ten voeten uit dus.

De toenemende complexiteit van de samenleving en de daarmee samenhangende vraagstukken vragen om ergotherapeuten die zich flexibel kunnen opstellen. In hun relatie tot de cliënt, hun professionele omgeving, hun collega's, hun relatie met derden en het gebruik van eHealth en zorgtechnologie (Hartingsveldt 2016).

In ▢ tab. 1.5 wordt een overzicht gegeven van de inhoudelijke ontwikkelingen in de ergotherapie in Nederland en België van 1960 t/m 2017.

1.17 Suggesties voor verdere discussie

1.17.1 Interculturele ergotherapie

Nederland en België ontwikkelen zich snel tot multiculturele samenlevingen. De geschiedenis leert dat de ergotherapie voornamelijk georiënteerd is op de westerse samenleving. Dientengevolge zijn de waarden en normen die ten grondslag liggen aan de ergotherapie nogal wit-westers gekleurd: zelfstandigheid, individualiteit, productiviteit, prestatie, actief bezig zijn enzovoort. In vele niet-westerse culturen zijn normen als saamhorigheid, familiegezindheid, eer, traditites van ouders en voorouders, ondergeschiktheid en geloof belangrijk. De uitgangspunten van ergotherapie staan daar soms haaks op. De confrontatie met cliënten uit andere culturen heeft de discussie over het paradigma van de ergotherapie aangescherpt. Wat vinden mensen zelf belangrijk in hun leven? Het kan bijvoorbeeld belangrijker zijn om goed voor je ouders te zorgen op hun oude dag dan dat die ouders zelfstandig handelen. Het is wellicht beter om in plaats van het begrip 'zelfstandigheid' het begrip 'wederzijdse afhankelijkheid' (interdependentie) te gaan hanteren. De ergotherapie kan zich er dan op richten de patronen in die wederzijdse afhankelijkheid te 'herordenen', zodat er voor alle betrokkenen een acceptabele situatie ontstaat (Kinébanian en Stomph 1992). In ▶ H. 9 wordt dit thema verder uitgewerkt.

Gezien de actuele situatie met de toestroom van de vele vluchtelingen anno 2017 wordt de noodzaak de ergotherapie goed te laten aansluiten bij cliënten met een diversiteit aan achtergronden steeds groter.

1.17.2 Professionele deskundigheid en ervaringsdeskundigheid

In de afgelopen jaren is de rol van de cliëntenbeweging steeds groter geworden. De cliënt is geëmancipeerd tot volwaardig partner in het hulpverleningsproces. De eigen ervaringen en inzichten van cliënten over het verloop van hun ziekte en hoe daarmee omgegaan kan worden bieden belangrijke, misschien wel de belangrijkste aanknopingspunten voor de therapeut. Ergotherapeuten hebben natuurlijk hun specifieke methodisch-technische deskundigheden. De kunst is ervoor te zorgen dat deze therapeutische deskundigheden niet tussen de cliënt en de ergotherapeut in gaan staan, maar onderdeel vormen van een samenwerkingsproces waarbinnen zowel de professionele deskundigheid als de ervaringsdeskundigheid van de cliënt tot hun recht komen.

1.18 Samenvatting

In de afgelopen eeuw hebben er grote veranderingen plaatsgevonden in de ergotherapie. Aan het begin van de twintigste eeuw ging de ergotherapie uit van een holistische mensvisie, gebaseerd op de *moral treatment* die zich in de psychiatrie ontwikkeld had en die dagelijks handelen en betekenisvolle activiteiten centraal stelde. In de jaren dertig kwam ergotherapie onder de invloed van het medische denken en werd deze 'gezondverstandbenadering' niet meer geaccepteerd: de ergotherapie 'moest' natuurwetenschappelijk onderbouwd worden. Gedurende de jaren 1940–1960 accepteerde de ergotherapie dit reductionistische denken, wat resulteerde in een uitgebreid scala van oefeningen en trainingsschema's gericht op verbetering van sensomotorische functies.

Het gevolg was wel dat het beroep zijn meer fenomenologische oriëntatie kwijtraakte, en daardoor raakte de ergotherapie rond 1970 in een crisis. Men begon de beperkingen van het reductionisme in te zien, dat met name voor de chronisch zieke weinig aangrijpingspunten biedt en geen antwoord heeft op vragen zoals hoe de mens zich kan aanpassen aan totaal nieuwe levensomstandigheden. Men begon opnieuw na te denken over de waarden en normen van het beroep, en dat proces zet zich nog steeds voort.

Men kan zeggen dat er een soort golfbeweging heeft plaatsgehad in het denken over ergotherapie, van de visie op de mens als biopsychosociale eenheid naar een reductionistische denkwijze en weer terug naar een visie waarin het dagelijks handelen altijd in relatie staat tot de omgeving en tot de eisen die de mens daar zelf aan stelt.

Op dit moment kan met recht gesteld worden dat het beroep vele fasen van professionalisering heeft doorlopen. Om die professionele standaard te behouden zal het noodzakelijk blijven voortdurend alert te reageren op ontwikkelingen in de maatschappij. In ogenschouw nemend wat er in de afgelopen zestig jaar in Nederland en België tot stand gebracht is, kan de toekomst met vertrouwen tegemoet gezien worden.

Literatuur

Addendum bij het decreet van 2 april 2004 houdende goedkeuring en uitvoering van het verdrag tussen het Koninkrijk der Nederlanden en de Vlaamse Gemeenschap van België inzake accreditatie van opleidingen binnen het Nederlandse en het Vlaams hoger onderwijs ondertekend te Den Haag op 3 september 2003. (2004). *Belgisch Staatsblad*, *11*, XI.

Arend, A. J. G. van der. (2001). Literatuurstudie met betrekking tot een definiëring van het begrip 'individuele professionalisering van de verpleegkunde': Notitie ten behoeve van de Nieuwe Unie' 91. Maastricht: NU91.

Baeyens, J. P. (2002). Voorzieningen. In M. Afschrift, J. C. Leners, T. Mets et al. (Red.), *Geriatrie: Dagelijkse praktijk, algemene en klinische aspecten*. Z.p.: Pfizer.

Baldwin, B. T. (1919). *Occupational therapy applied to restoration of function of disabled joints*. Washington (DC): Walter Reed Monograph.

Barton, G. E. (1919). *Teaching the sick: A manual of occupational therapy as re-education* (pag. 23.IV). Philadelphia (PA): WB Saunders. Belgisch Staatsblad (1968).

Beroepscode ergotherapie. (1992). Delft: Nederlandse Vereniging voor Ergotherapie.

Beroepsomschrijving arbeids-ergotherapie. (1974). Zaandam: Nederlandse Vereniging voor Arbeidsergotherapie.

Besluit diëtist, ergotherapeut, logopedist, mondhygiënist, oefentherapeut, orthoptist en podotherapeut. (1997). *Staatsblad 1997*, *523*. ▶ http://wetten.overheid.nl, geraadpleegd december 2011.

Besluit van de Vlaamse regering van 17 juli 1985 tot vaststelling van de normen waaraan een serviceflatgebouw, een woningcomplex met dienstverlening of een rusthuis moet voldoen om voor erkenning in aanmerking te komen, bijlage B erkenningsnormen voor rusthuizen. (1985). *Belgisch Staatsblad*, *30*, XIII.

Bierenbroodspot, P. (1969). *De therapeutische gemeenschap en het traditionele psychiatrische ziekenhuis*. Meppel: JA Boom.

Bossaert, B. (1985). Ergodienstverlening of het welzijnsgericht begeleiden van zinvolle zelfwerkzaamheid. Bedenkingen omtrent aspecten essentie, beroepsidentiteit, werkmodel en opleiding. In F. Schaffler (Red.), *Een kwart eeuw ergotherapie in Vlaanderen: Verslag van de studiedag naar aanleiding van 25 jaar ergotherapie in Vlaanderen*. Kortrijk: HRIEPSHO.

Bossaert, B. (1989). *Menselijk handelen: Systemisch behandelen, systeemdenken, ergonologie, ergodienstverlening*. Brugge: Bossaert.

Bouwen, A. (1985). Psychiatrie in Vlaanderen: Terugblik en prognose. In F. Schaffler (Red.), *Een kwart eeuw ergotherapie in Vlaanderen: Verslag van de studiedag naar aanleiding van 25 jaar ergotherapie in Vlaanderen*. Kortrijk: HRIEPSHO.

Breddels-Munnik, H. (1964). *Richtlijnen voor de ergotherapie*. Huizen: Opleiding Ergotherapie.

Bruggen, H. van. (1996). *Doelstelling COTEC*. Amsterdam: COTEC.

Bunyard, J. (1940). The correlation of the massage department with occupational therapy. *Journal of the Association of Occupational Therapists*, *3*, 10–18.

BVVG. (2002). *Geriatrisch programma*. Brussel: Belgische Vereniging voor Gerontologie en Geriatrie.

Carr-Saunders, A. M., & Wilson, P. A. (1964). *The professions*. London: Cass.

CG-raad. (2009). *Een loket voor hulpmiddelen: Klant centraal bij zorgverzekeraar*. Utrecht: Chronisch zieken en Gehandicaptenraad.

Christiansen, C. H., & Townsend, E. A. (Eds.). (2011). *Introduction to occupation: The art and science of living* (2nd ed.). Upper Saddle River, NJ: Pearson Education.

Christiansen, C., Baum, C., & Bass, J. (2015). *Occupational Therapy: Performance, Participation and Well-being* (2nd ed.). Thorofare, NJ: Slack.

Clark, P. N. (1988). Theoretical frameworks in contemporary occupational therapy practice, Part 1. *American Journal of Occupational Therapy*, *33*(8).

Cohen, H. S. (2015). A career in inquiry. *American Journal of Occupational Therapy*, *69*(6), 1–6.

Cooper, V. (1940). Embroidery and the mental patient. *Journal of the Association of Occupational Therapists*, *3*(Spring), 5–7.

Creek, J. (1997). *Occupational therapy and mental health*. London: Churchill/Livingstone.

Creek, J., & Lougher, L. (Eds.). (2008). *Occupational therapy and mental health* (4th ed.). New York: Churchill Livingstone.

CRV. (1968). *Het beroep arbeidstherapeut*. Advies uitgebracht aan Zijne Excellentie de Minister van Sociale Zaken en Volksgezondheid. Den Haag: Centrale Raad voor de Volksgezondheid.

CRV. (1977). *Tweede advies inzake het beroep arbeids-ergotherapeut*. Advies uitgebracht aan Zijne Excellentie de Staatssecretaris van Volksgezondheid. Den Haag: Centrale Raad voor de Volksgezondheid.

Cynkin, S. (1979). *Occupational therapy toward health through activities*. Boston: Little, Brown.

De Maeseneer, J., Boeckxstaens, P., & Mackenzie, J. (2011). Multimorbidity, goal oriented care and equity. *British Journal of General Practice*, *62*(600), e522–e524.

Diasio, K. (1971). The modern era 1960–1970. *American Journal of Occupational Therapy*, *15*(5), 237–242.

Docker, S. B. (1938/1939). Occupational therapy for orthopaedic cases. *Journal of the Occupational Therapists' Association*, (Winter), 24–29.

Driessen, M. J., & Dekker, J. (1994). *Ergotherapie in de Nederlandse Gezondheidszorg: Een beschrijving en analyse van de beroepsuitoefening*. Utrecht: NIVEL.

Driessen, M. J., Dekker, J., & Abrahamse, H. (1993). *Evaluatie van ergotherapie bij de Stichting Amsterdams Kruiswerk*. Utrecht: NIVEL.

Drift, H. van der. (1959). *Aspekten van arbeid en arbeidstherapie*. Arnhem: Van Loghum Slaterus.

Dunton, W. R. (1915). *Occupational therapy: A manual for nurses*. Philadelphia (PA): WB Saunders.

Duyvejonck, R. (1985). Ergotherapie in de fysische revalidatie, evolutie en toekomstperspectieven. In F. Schaffler (Red.), *Een kwart eeuw ergotherapie in Vlaanderen: Verslag van de studiedag naar aanleiding van 25 jaar ergotherapie in Vlaanderen*. Kortrijk: HRIEPSHO.

Evrard, K. A. (1989). Psychiatrische behandeling 1850–1950. In *Geen rede mee te rijmen*. Sint Martens Latem: Aurelia Books.

Freidson, E. (1970). *Professional dominance: The social structure of medical care*. New York: Atherton.

Hall, J. E. (1968). *Sociol Review*, *33*(1), 92–104.

Hartingsveldt, M. J. van, Logister-Proost, I., & Kinébanian, A. (2010). *Beroepsprofiel ergotherapeut*. Utrecht: Ergotherapie Nederland/Boom Lemma.

Hartingsveldt, M. J. (2016). *Gewoon doen – dagelijks handelen draagt bij aan gezondheid en welzijn*. Amsterdam: Hogeschool van Amsterdam.

Hocking, C. (2008). The way we were: Romantic assumptions of pioneering occupational therapists in the United Kingdom. *British Journal of Occupational Therapy*, *71*(4).

Hocking, C. (2008). The way we were: Thinking rationally. *British Journal of Occupational Therapy*, *71*(5).

Höhl, W., Köser, P., & Dochat, A. (2015). *Produktivität und teilhabe am arbeitsleben*: Edstein: Schulz-Kirchner Verlag.

Hopkins, H. L., & Smith, H. D. (1988). *Willard & Spackman's occupational therapy*. Philadelphia (PA): Lippincott.

Huber, M. (2014). *Towards a new, dynamic concept of health*. PhD. School for Public Health and Primary Care. Maastricht: Maastricht University.

Iersel, M. J. M. van. (1968). Gezelschapsspelen in de handrevalidatie. *Nederlands Tijdschrift voor Arbeidstherapie*, *10*(4), 62–62.

Immink, J., & Poeth, M. (1983). Lesdag over het begrip 'Funktietraining'. *Nederlands Tijdschrift voor Ergotherapie*, *11*(6), 153–162.

Johnson, F. (1947). Some impressions of a New Zealand occupational therapist. *Journal of the Occupational Therapists' Association*, *10*(July), 16–17.

Jones, M. S. (1951 18 August). Uses of occupational therapy in physical medicine. *The Lancet*, *258*(6677), 308.

Jones, D., Blair, S. E. E., Hartery, T., & Kenneth Jones, R. (1998). *Sociology and occupational therapy*. Edinburgh: Churchill and Livingstone.

Kaljouw, M. & Vliet, K. van. (2015). *Naar nieuwe zorg en zorgberoepen: De contouren*. Den Haag: Zorginstituut Nederland.

Kielhofner, G. (1995). *Model of human occupation: Theory and application* (2nd ed.). Baltimore: Williams & Wilkins.

Literatuur

Kielhofner, G. (2008). *Model of human occupation: Theory and application* (4th ed.). Philadelphia (PA): Lippincott, Williams & Wilkins.

Kielhofner, G. (2009). *Conceptual foundations of occupational therapy* (4th ed.). Philadelphia (PA): FA Davis.

Kinébanian, A., & Stomph, M. (1992). Cross-cultural occupational therapy: A critical reflection. *American Journal of Occupational Therapy, 46*(8), 751-758.

Kinébanian, A. (1989). Ergotherapie in het krachtenveld van maatschappelijke ontwikkelingen. *Nederlands Tijdschrift voor Ergotherapie, 17*(4), 172-176.

Kinébanian, A., Stehmann-Saris, J. C., & Uitenbroek, C. (1988). *Onderzoek naar het gebruik van activiteiten als middel in de ergotherapiebehandeling*. Amsterdam: Hogeschool van Amsterdam.

Koninklijk besluit betreffende de beroepstitel van het beroep ergotherapie. (1996). *Belgisch Staatsblad, 04*, IX.

Koninklijk besluit van 2 september 2004 houdende vaststelling van de normen voor bijzondere erkenning als rust- en verzorgingstehuis of als centrum voor dagverzorging. (2004). *Belgisch Staatsblad, 2*, X.

Kramer, F. (1990). *Geschiedenis van de zorg voor geesteszieken*. Lochem: De Tijdstroom.

Krogt, T. H. (1981). *Professionalisering en collectieve macht*. Den Haag: Vuga.

Kronenberg, F., Algado, S. S., & Pollard, N. (Eds.). (2005). *Occupational therapy without borders: Learning from the spirit of survivors*. Edinburgh: Churchill Livingstone.

Kuiper, C., Heerkens, Y., Balm, M., Bieleman, A., & Nauta, N. (Red.). (2011). *Arbeid en gezondheid: Een handboek voor paramedici en arboprofessionals* (2nd ed.). Houten: Bohn Stafleu van Loghum.

Laere, M. van. (1985). Evolutie in de revalidatietechnieken bij volwassen motorisch gehandicapten. In F. Schaffler (Red.), *Een kwart eeuw ergotherapie in Vlaanderen: Verslag van de studiedag naar aanleiding van 25 jaar ergotherapie in Vlaanderen*. Kortrijk: HRIEPSHO.

Licht, S. (1948). *Occupational therapy source book*. Baltimore (MD): Williams & Wilkins.

Luitse, W. J. (1970). *Theorie arbeidstherapie*. Ongepubliceerd manuscript.

Maenhout, J. P. (1969). *Aangepaste schuurblokken*. Proefschrift. Brugge: Hoger Technisch Instituut.

Mattingly, C., & Fleming, M. H. (1994). *Clinical reasoning: Forms of inquiry in a therapeutic practice*. Philadelphia (PA): FA Davis.

Meer, D. van der, Kinébanian, A., Thomas, C., & Zeelen, J. (1992). *Werken aan arbeidsproblemen: Methodische richtlijnen voor arbeidsrehabilitatie en dagbesteding*. Utrecht: De Tijdstroom.

Meyer, A. (1922/1977). The philosophy of occupational therapy. *American Journal of Occupatianol Therapy, 31*, 639-642. Reprinted from *Archives of Occupational Therapy, 1*(1), 1-10.

Mok, A. L. (1973). *Beroepen in actie*. Meppel/Amsterdam: Boom.

Morris, W. (1901). *Arts and its producers*. A lecture delivered in Liverpool in 1888. In *Art and its producers, and the arts and crafts of today, Two addresses delivered before the National Asscociation for the advancement of art*. London: Longmans, 1-20.

Mosey, A. C. (1986). *Psychosocial components of occupational therapy*. New York: Raven Press.

Mroz, T. M., Pitonyak, J. S., Fogelberg, D. & Leland, N. E. (2015). Client centeredness and health reform: Key issues for occupational therapy. *American Journal of Occupational Therapy, 69*(5) 6905090010p1–6905090010p8.

Mulder, W. (1965). Armprothesetraining in het militair revalidatiecentrum. *Nederlands Tijdschrift voor Arbeidstherapie, 7*, 3.

Nelson, D. L. (1994). *Occupational form, occupational performance and therapeutic occupation*. Rockville (MD): American Occupational Therapy Association.

Nelson, D.L. (1996). Therapeutic occupation: A definition. *American Journal Occupational Therapy, 50*, 775-782.

NVE. (1985). *Het beroep ergotherapie*. Utrecht: Nederlandse Vereniging voor Ergotherapie.

NVE. (1997). *Concept kerndocument beroepsprofiel ergotherapie*. Utrecht: Nederlandse Vereniging voor Ergotherapie.

Polatajko, H. J. (1994). Dreams, dilemmas, and decisions for occupational therapy practice in a new millennium: A Canadian perspective. *American Journal of Occupational Therapy, 48*(7), 590-594.

Reilly, M. (1962). Occupational therapy can be one of the great ideas of 20th century medicine. Eleanor Clarke Slagle lecture. *American Journal of Occupational Therapy, 16*(1), 1-9.

Rijken, P. M., Heugten, C. M. van, & Dekker, J. (1996). *Brancherapport paramedische zorg*. Utrecht: NIVEL.

Rubenstein, L. Z., Josephson, K. R., Wieland, G. D., English, P. A., Sayre, J. A., & Kane, P. L. (1984). Effectiveness of a geriatric evaluation unit: A randomised clinical trial. *New England Journal of Medicin, 311*(26), 1664-1670.

Ruskin, J. (1964) *The seven lamps of architecture*. London: George Allen. (Original published 1849).

Scheer, W. M. van der. (1933). *Nieuwere inzichten in de behandeling van Geesteszieken*. Groningen: Wolters.

Shannon, P. (1977). The derailment of occupational therapy. *American Journal of Occupational Therapy, 31*(4), 229-234.

Sinclair, K. (2008). WFOT President message: Challenge for the future. *WFOT bulletin, 57*, 32.

Slagle, E. C. (1922). *Training aides for mental patients. Papers on Occupational Therapy*. Utica: NY State Hospital Press.

Snater, E. V. (1971). Arbeids-/Ergotherapie what's in a name? *Nederlands Tijdschrift voor Arbeidstherapie, 13*(4), 84-88.

Staatsblad van het Koninkrijk der Nederland. (1981). *Ergotherapeuten besluit* (pag. 569).

Speet, M., & Francke, A. L. (2004). *Individuele professionalisering van verpleegkundigen in de beroepsopleiding en in de praktijk*. Utrecht: NIVEL.

Stehmann-Saris, J. C., Kinébanian, A., Heugten, C. M. van, & Dekker, J. (1996). Ergotherapie protocol voor behandeling van apraxie. *Tijdschrift voor Ergotherapie, 24* (2), 51-68.

Stockman, R. (1989). Religieuzen in de geestelijke gezondheidszorg, een historische schets. In *Museum Dr. Ghuislain: Geen rede mee te rijmen*. Sint Martens Latem: Aurelia Books.

Stone, J. (1960). The William Turner work training centre for adults spastics. *Occupational Therapy, 23*(10), 31-32.

Thomas, C. (1984). *Twee werkelijkheden*. Symposiummap. Delft: Nederlandse Vereniging voor Ergotherapie.

Tracy, S. E. (1910). *Studies in invalid occupations: A manual for nurses and attendants*. Boston: Whitcomb & Barrows.

Turner, A., Foster, M., & Johnson, S. F. (1981). *Occupational therapy and physical dysfunction*. Edinburgh: Churchill Livingstone.

Van de Velde, D., & De Vriendt, P. (2009). *Ergotherapie in de thuiszorg, verslag van een multidisciplinair onderzoek in Oost Vlaanderen*. Antwerpen: Standaard Uitgeverij.

Verbrugge, H. (1999). *Psychomotoriek, afschrift ergotherapie in de ontwikkelingsproblematiek*. Gent: Arteveldehogeschool.

Verhulst, E. (1968). *Aanpassing van een weefgetouw voor traumata van de bovenste ledematen*. Proefschrift. Gent: Stedelijk instituut voor Paramedische beroepen.

Vlaams Ergotherapeutenverbond. (1979). Beroepsomschrijving ergotherapie. *Wetenschappelijk tijdschrift van het Vlaams ergotherapeutenverbond, 2*, 1-4.

VLHORA. (2004). *Ergotherapie, een onderzoek naar de kwaliteit van de één-cyclus-opleidingen Ergotherapie in de Vlaamse Hogescholen*. Brussel: Vlaamse Hogescholenraad.

VLOR. (1992). *Studie 31, beroepsprofiel ergotherapeut (M/V)*. Brussel: Vlaamse onderwijsraad.

Watson, R., & Schwartz, L. (Eds.). (2004). *Transformation through occupation*. London/Philadelphia: Whurr.

Wet op de beroepen in de individuele gezondheidszorg. (1993). *Staatsblad*, 655. ▶ http://wetten.overheid.nl, geraadpleegd december 2011.

Wet van 16 april 1963 betreffende de sociale reclassering van de minder-validen. (1963). *Belgisch Staatsblad, 23*, IV.

WFOT. (1996). *Doelstellingen*. Folder. Perth: World Federation of Occupational Therapists. ▶ http://www.wfot.org/ResourceCentre.aspx, geraadpleegd december 2011.

WFOT. (1996). *Recommended minimum standards for the education of occupational therapists*. Perth: World Federa-tion of Occupational Therapists.

Whiteford, G., & Wright-St Clair, V. (2005). *Occupation & practice in context*. Sydney: Churchill Livingstone.

WHO. (2001). *International classification of functioning, disability and health (ICF)*. Genève: World Health Organization.
WHO. (2015). *Active aging a policy paper*. Genève: World Health Organization.
Wilcock, A. A. (2001). *Occupation for health: Volume 1: A journey from self health to prescription. A history of occupational therapy from the earliest times to the end of the nineteenth century and a source book of writings*, (pag. 21–30). London: British Association and College for Occupational therapists.
Wilcock, A. A. (2002). *Occupation for health volume 2*. London: British Association and College for Occupational therapists.
Wilcock, A. A. (2006). *An occupational perspective on health* (2nd ed.). Thorofare, NJ: Slack.
Wilensky, H. L., & Lebeaux, C. N. (1965). *Industrial society and social welfare*. New York: Free Press.
Woodside, H. H. (1971). The development of occupational therapy from 1910–1929. *American Journal of Occupational Therapy, 25*(5), 226–230.
Wuyts, K. (1968). *Aanpassing van een weefgetouw voor traumata van de onderste ledematen*. Proefschrift. Gent: Stedelijk instituut voor Paramedische beroepen.
Yerxa, E. J., Clark, F., Frank, G., Jackson, J., Parham, D., Pierce, D., et al. (1990). An introduction to occupational science: A foundation for occupational therapy in the 21st century. *Occupational Therapy in Health Care, 6*(4), 1–17.

Website

▶ www.wikipedia.org/wiki/Humores

Kerndomein van de ergotherapie

Ton Satink en Dominique Van de Velde

2.1 Inleiding – 44

2.2 Paradigma van de ergotherapie – 44
2.2.1 Het concept 'handelen' – 45

2.3 Uitgangspunten voor het handelen – 45
2.3.1 De mens is een handelend wezen – 45
2.3.2 Handelen is het resultaat van de dynamische interactie van de persoon, de activiteiten en de context – 45
2.3.3 Handelen geeft betekenis aan het leven – 46
2.3.4 Handelen beïnvloedt gezondheid en welzijn – 46
2.3.5 Handelen regelt de tijd en structureert het leven – 46
2.3.6 Handelen geeft persoonlijke ervaringen – 46
2.3.7 Handelen heeft therapeutische potentie – 46
2.3.8 Mensen kunnen verstoringen in het handelen ervaren – 46

2.4 Elementen van het handelen – 47
2.4.1 De persoon – 47
2.4.2 De context – 48
2.4.3 Het handelen – 49

2.5 Ordening van het concept handelen – 51
2.5.1 Van individueel naar gemeenschappelijk handelen – 51
2.5.2 Ordening van het handelen – 52
2.5.3 Taxonomic Code of Occupational Performance (TCOP) – 52

2.6 Veranderen door handelen – handelen door veranderen – 53
2.6.1 Veranderen door handelen – 53
2.6.2 Handelen door veranderen – 54
2.6.3 Verandering in het handelen – 55

2.7 Participatie – 55
2.7.1 Definitie en context van participatie – 55
2.7.2 Dagelijks handelen en participatie – 57
2.7.3 Participatie meten? – 59

2.8 Discussie – 59

2.9 Samenvatting – 61

Literatuur – 62

© Bohn Stafleu van Loghum, onderdeel van Springer Media B.V. 2017
M. le Granse, M. van Hartingsveldt, A. Kinébanian (Red.), *Grondslagen van de ergotherapie*,
DOI 10.1007/978-90-368-1704-2_2

- **Kerndomein van de ergotherapie**

» Gewoon doen – Dagelijks handelen draagt bij aan gezondheid en welzijn (Hartingsveldt 2016).

> **Kernbegrippen**
> - Ergotherapieparadigma.
> - Kernelementen: het handelen, de persoon, de context.
> - Uitvoeren van activiteiten.
> - Taxonomie van het handelen.
> - Veranderen door handelen.
> - Participatie.

Een ergotherapeut vertelt

Als ergotherapeut is het altijd interessant om met cliënten te praten over de achterliggende motieven van hun activiteiten. Koken, aankleden, computeren, fietsen, met de bus naar de stad, het huishouden organiseren of gewoon koffie zetten. Allerlei activiteiten die vaak op verschillende manieren door mensen worden uitgevoerd. Daarover in gesprek gaan en ingaan op de vraag waarom doen ze wat ze doen brengt altijd weer nieuwe inzichten. Activiteiten die mensen doen, worden door veel factoren bepaald. Zo kunnen er interessante verschillen ontstaan wanneer drie cliënten uit andere culturen samen thee zetten. De Marokkaanse cliënt heeft mogelijk een ander beeld bij 'thee' dan de Belg en de Nederlander. En wellicht zijn er ook verschillen tussen de Belgische en de Nederlandse manier van thee zetten. Daarop inspelen en rekening houden met de verschillende achtergronden is interessant en vanuit cliëntgericht werken is het aansluiten bij de sociaal-culturele contexten zelfs een voorwaarde! Ondanks de verschillen tussen mensen en activiteiten is er echter ook altijd een gemeenschappelijk kenmerk: mensen willen het liefst op hun eigen manier deelnemen aan de maatschappij en betekenis geven aan hun leven. Daarvoor wil men oefenen, veranderen en dingen uitproberen. Daarom probeer ik steeds mijn therapeutische interventies aan te laten sluiten bij de individuele cliënt.

2.1 Inleiding

Wanneer je op een mooie dag in mei door het dorp fietst, zie je mensen verschillende activiteiten uitvoeren. De een werkt in de tuin, de ander drinkt koffie op een terrasje en weer een ander hangt de was op. Al die activiteiten zijn onderdeel van de rol die iemand vervult en geven betekenis aan het leven van mensen. Door te handelen doen mensen mee in de maatschappij, of anders gezegd, participeren mensen in de samenleving. Wanneer men dieper nadenkt over de activiteiten in relatie tot het dagelijks handelen dan wordt het interessant. De tuinman kan werken in andermans tuin, vanuit zijn rol als tuinman. Maar diezelfde tuinman kan in zijn vrije tijd ook in zijn eigen tuin werken, omdat het zijn hobby is. En wanneer de tuinman een chronische ziekte heeft, kan tuinieren ook onderdeel zijn van een ergotherapeutische interventie met bepaalde doelstellingen. In alle gevallen is het dagelijks handelen in de tuin echter de activiteit waar het over gaat.

Handelen is het kerndomein van de ergotherapie. Handelen leidt tot participatie. Al in 1922 beschreef Adolf Meyer de mogelijkheden van het handelen in de ergotherapie:

» Occupational therapy contends that what people do with their time, their occupation, is crucially important for their well-being. It is a person's occupation that makes life ultimately meaningful (Meyer 1922/1977).

Ergotherapeuten en wetenschappers binnen de *occupational science* stellen steeds de volgende vragen: 'Wat is handelen en participatie?', 'Wanneer handelen en participeren mensen?', 'Hoe handelen en participeren mensen?' en 'Waarom handelen en participeren mensen?' Deze vragen staan centraal in dit hoofdstuk.

In dit hoofdstuk wordt ook een aantal concepten toegelicht. Een concept heeft een definitie die de eigenschappen en elementen ervan beschrijft en die het afgrenst van andere concepten. De term 'concept' komt van het Latijnse *concipere*, 'bijeennemen, vatten, begrijpen' (Philippa et al. 2009). Definities, *core concepts*, vormen de basis van de beroepspraktijk (Pierce 2001), zowel voor interventies naar de buitenwereld (profileren, onderscheidend vermogen) als voor het wetenschappelijk onderzoek naar die interventies.

Concepten vormen een basis voor modellen en theorieën. Kennis over het dagelijks handelen en participatie geeft de ergotherapeut handvatten om de handelende mens beter te begrijpen, en helpt ook beter te begrijpen welke effecten ziekte of problemen hebben. Vanuit therapeutisch oogpunt helpt inzicht in het handelen en participatie ergotherapeuten te beredeneren hoe het dagelijks handelen van mensen weer mogelijk gemaakt kan worden.

Concepten gebruikt binnen een professie leiden tot vakjargon: *occupation* of 'het handelen' zijn voorbeelden van vakjargon. Daarnaast worden concepten ook gebruikt in het dagelijks verkeer. Op de werkvloer spreken ergotherapeuten bijvoorbeeld meer over 'activiteiten' dan over 'het handelen.'

2.2 Paradigma van de ergotherapie

Een paradigma is in wetenschap en filosofie een samenhangend stelsel van modellen en theorieën dat een denkkader vormt waarbinnen de werkelijkheid geanalyseerd en beschreven wordt. Het begrip 'paradigma' is geïntroduceerd door Kuhn (1970). De kern van een beroep wordt beschreven in een beroepsparadigma.

Het ergotherapieparadigma is een beroepsparadigma, het algemene, gezamenlijke kader voor de theorievorming en de beroepsuitoefening van de ergotherapie in een bepaalde periode. Het bestaat uit overtuigingen die door leden van de beroepsgroep in een bepaalde periode worden gedeeld (Kuiper en Satink 2006). Een paradigma is altijd in beweging. Het komt tot stand door consensus binnen de -beroepsgroep over zowel fundamentele uitgangspunten als beroepswaarden.

Het beroepsparadigma heeft een aantal functies:
- het bindende van de ergotherapie definiëren door het wezen en de doelstelling van de ergotherapie aan te geven, zo voorkomt het verwarring en zorgt het voor politieke en maatschappelijke herkenbaarheid en stabiliteit;
- de gemeenschappelijke basis leveren voor ergotherapeuten zelf, ongeacht hun werksetting of specialisatie;
- richting geven aan de curricula van opleiding en onderzoek;
- aanbevelingen geven voor ergotherapeutisch onderzoek (Kuiper en Lemette 1999; Kuiper 2001; Kuiper en Satink 2006).

Binnen de ergotherapie wordt sedert 1989 *occupational science* gezien als de discipline die modellen, theorieën en referentiekaders aanreikt over de kern van de ergotherapie (Yerxa et al. 1990; Pierce 2014). *Occupational science*, het onderzoek naar *occupation*, is een jonge discipline die met diverse methoden het wie-wat-wanneer-waar-hoe-en-waarom van het handelen bestudeert (Polatajko 2011).

2.2.1 Het concept 'handelen'

In het paradigma van de ergotherapie staat het concept 'handelen' (*occupation*) centraal. Dit concept is op verschillende manieren gedefinieerd. Enkele voorbeelden van internationale definities zijn:

» Occupations are the ordinary and familiar things that people do every day (Christiansen et al. 2011).

» Occupation is all the 'doing' that has intrinsic or extrinsic meaning (Wilcock 2006).

» Occupation defines and organizes a sphere of action over a period of time and is perceived by the individual as part of his or her social identity (Creek 1997).

Een internationale definitie die veelomvattend is, is de definitie die in Canada wordt gebruikt:

» Occupation refers to groups of activities and tasks of everyday life, named, organized, and given value and meaning by individuals and a culture. Occupation is everything people do to occupy themselves, including looking after themselves (self-care), enjoying life (leisure), and contributing to the social and economic fabric of their communities (productivity); the domain of concern and the therapeutic medium of occupational therapy (Townsend en Polatajko 2013).

In Nederland is *occupation* binnen het ergotherapeutische vakjargon vertaald met 'het handelen' en 'handelen.' Wanneer men spreekt over occupation of 'het handelen' dan betreft het de dagelijkse activiteiten op zich. Op de werkvloer wordt dan ook vaak gesproken over 'activiteit' als synoniem voor 'het handelen.' Binnen Nederland wordt de volgende definitie voorgesteld:

» Het handelen is de uitvoering van activiteiten en taken; handelen is doelgericht, vindt plaats in de context en is gerelateerd aan de ervaring en de betekenis die de persoon eraan geeft. Het handelen bevat alle activiteiten en taken die mensen doen en/of waarbij zij betrokken zijn waardoor men voor zichzelf en anderen zorgt (wonen/zorgen), recreëert, ontspant en sociale contacten onderhoudt (spelen/vrije tijd) en deelneemt aan de maatschappij door onderwijs, arbeid of vrijwilligerswerk (leren/werken) (Townsend en Polatajko 2013; Hartingsveldt et al. 2010).

Handelen is een complexe interactie tussen de persoon en de omgeving, waarin de persoon activiteiten, taken en rollen uitvoert die betekenis hebben en/of die van hem verwacht worden (Christiansen et al. 2011).

Naast concepten worden ook vaak aan concepten gerelateerde termen gebruikt. Binnen de ergotherapie gebeurt dat veelvuldig. Soms zijn het Nederlandse termen, soms Engelse. Voorbeelden zijn *occupational justice* en *occupational balance*.

In de volgende paragrafen worden de uitgangspunten over het handelen, kernelementen van het handelen, 'veranderen door handelen' en participatie beschreven. Waar nodig worden de aan het handelen gerelateerde termen toegelicht.

2.3 Uitgangspunten voor het handelen

Zoals gezegd definieert het ergotherapieparadigma het wezen en het doel van de ergotherapie, anders gezegd: datgene wat ergotherapeuten bindt. Dit is verwoord in uitgangspunten. In het beroepsprofiel zijn zeven uitgangspunten beschreven die je kunt gebruiken wanneer je het handelen in de ergotherapeutische context wilt gaan toepassen.

2.3.1 De mens is een handelend wezen

De mens is van nature een handelend wezen en ieder mens voelt een noodzaak om bezig te zijn met de dagelijkse handelingen (Wilcock 2006). Handelen is een fundamentele menselijke behoefte die biologisch is vastgelegd. Denk aan de spontaniteit waarmee een baby speelt en ontdekt, of aan het zoekgedrag van mensen die zich in een nieuwe omgeving bevinden. De mens heeft een innerlijke drang om de omgeving te leren kennen en onder controle te krijgen (Schkade en Schultz 1991, 1992a, b). Deze drang naar controle maakt dat mensen overgaan tot handelen. Een mens wil ook graag leren door te handelen (Kielhofner 2002, 2008). Daarnaast zet een omgeving of (sub)cultuur wakker het verlangen aan om activiteiten te ontdekken en vervolgens deze activiteiten beheerst en vaardig uit te voeren.

2.3.2 Handelen is het resultaat van de dynamische interactie van de persoon, de activiteiten en de context

In het dagelijks handelen kunnen drie kernelementen worden onderscheiden die elkaar constant beïnvloeden (Law et al. 1996).

De kernelementen zijn de persoon die handelt, de context of omgeving, en de activiteit. De kernelementen van het handelen en de dynamische interactie worden in ▶par. 2.4 nader toegelicht.

2.3.3 Handelen geeft betekenis aan het leven

Handelen geeft betekenis aan het leven (Wilcock 2006). Vanuit handelingsperspectief is handelen de individuele activiteit in een omgeving op een bepaald moment; handelen is per definitie uniek en biedt de mens de mogelijkheid om in iedere situatie altijd iets nieuws en betekenisvols te creëren (Pierce 2001; Townsend 2002). De betekenis is persoonlijk en wordt voor een groot deel bepaald door de cultuur en context waarin iemand handelt (Ikiugu en Pollard 2015). Betekenis is gerelateerd aan het handelen, maar ook aan iets groters, namelijk het leven (Frankl 2014).

2.3.4 Handelen beïnvloedt gezondheid en welzijn

Een goede balans in het dagelijks handelen is essentieel voor gezondheid en welzijn (Wilcock 2006). Het kunnen vervullen van de behoefte aan betekenisvol handelen bevordert het spirituele, fysieke en psychosociale welzijn (Wilcock 2006).

2.3.5 Handelen regelt de tijd en structureert het leven

Dagelijks handelen geeft mensen een (dag)ritme en daardoor ordening in de tijd. Consistente uitvoering van activiteiten leidt tot de vorming van gewoonten en routines (Townsend 2002).

2.3.6 Handelen geeft persoonlijke ervaringen

Pierce (2001, 2003) wijst nadrukkelijk op het belang van ervaringen tijdens het uitvoeren van taken. De ervaring komt tot stand bij het uitvoeren van een specifieke activiteit. Een persoon kan bij het uitvoeren van activiteiten gevoelens van opwinding, angst, bezorgdheid, apathie, verveling, ontspanning en controle ervaren (Csíkszentmihályi 1990). Door ervaringen die mensen opdoen tijdens het handelen of het doen krijgen mensen inzichten in hun mogelijkheden en beperkingen (Satink 2016b).

2.3.7 Handelen heeft therapeutische potentie

De ervaringen die tot stand komen tijdens het uitvoeren van dagelijkse activiteiten spelen een rol in het veranderingsproces. Tevens dragen de ervaringen tijdens het handelen bij aan de betekenisgeving (Kielhofner 2002; Pierce 2001; Schkade en McClung 2001; Satink 2016a). Het feit dat het uitvoeren van activiteiten ervaringen geeft en bijdraagt aan betekenis geeft het handelen een therapeutische potentie.

2.3.8 Mensen kunnen verstoringen in het handelen ervaren

Het leven verandert constant, dat is een gegeven. Ook het handelen verandert. In veel gevallen gaan veranderingen in het handelen vanzelf, bijvoorbeeld tijdens de normale ontwikkeling van een kind. Soms echter gaan veranderingen niet vanzelf of ondervinden mensen verstoringen in het dagelijks handelen die zij als negatief ervaren. Een tijdelijke verstoring van het handelen ten gevolge van bijvoorbeeld ziekte of verandering van omgeving noemt men een *occupational disruption* (Christiansen en Townsend 2011). Mensen verliezen hun evenwicht. Dat hun leven verandert, is op zichzelf niet het punt, het is dat zij hun dagelijkse handelen soms niet naar eigen tevredenheid of die van de omgeving kunnen aanpassen aan die verandering. Dit uit evenwicht zijn wordt een verstoring van het handelen genoemd.

Verstoringen in het dagelijks handelen kunnen voortkomen uit zowel de mens als de context van het handelen. Dat leidt tot de volgende aanvullende uitgangspunten.

Handelen is persoonsgebonden

Kijkt men allereerst naar de mens en het handelen, dan kan gesteld worden dat handelen afhankelijk is van de persoonlijke mogelijkheden tot het uitvoeren van activiteiten. Ook persoonlijke doelstellingen, interesses, waarden en normen en zelfs het zelfbeeld of de eigen identiteit beïnvloeden het handelen van een persoon (Christiansen et al. 2011).

Handelen is context-based

Handelen vindt altijd plaats in een context: een activiteit komt tot stand door de dynamische interactie tussen de persoon en de context (Law et al. 1996). Een verstoring in het dagelijks handelen kan optreden door belemmeringen vanuit de context, bijvoorbeeld doordat het initiatief tot het uitvoeren van activiteiten niet meer genomen kan worden, doordat de keuze voor 'voor het individu betekenisvolle' activiteiten ontbreekt, of door bijvoorbeeld belemmeringen in de context (van een drempel tot discriminatie).

Ieder mens heeft recht op betekenisvol handelen

Verstoringen in het dagelijks handelen zijn een risico voor het welzijn van de mens. Een verstoring in het handelen kan leiden tot depressie, verveling, burn-out, slaapstoornissen en angsten (Wilcock 1998; Satink et al. 2004). Omdat de ergotherapie het handelen essentieel acht voor gezondheid en welzijn van de mens, wordt het volgende uitgangspunt gedefinieerd: ieder mens heeft recht op de mogelijkheid tot het uitvoeren van of betrokken zijn bij betekenisvol handelen (*occupational justice*) (Townsend 2002; Townsend en Polatajko 2013; WFOT 2011; Whiteford en Wright-St Clair 2005).

Handelen leidt tot engagement, engagement leidt tot handelen

Handelen leidt tot betrokkenheid (engagement) bij het handelen. Betrokkenheid is persoonlijk en voor iedereen anders (Townsend 2002).

2.4 Elementen van het handelen

In een definitie van een concept worden eigenschappen en elementen gegeven waarmee het onderscheid met andere concepten wordt aangeduid. Elementen kunnen worden weergegeven in een model. Een binnen de ergotherapie veelgebruikt model is het PEO-model, dat in het *Beroepsprofiel ergotherapeut* en ook in diverse hoofdstukken van *Grondslagen* gebruikt wordt om aspecten van de ergotherapie te beschrijven. In dit hoofdstuk gebruiken wij het PEOP-model (Christiansen et al. 2011, 2015, zie ◻ fig. 2.1). Het PEOP-model is een systemisch model waarin de interactie tussen de persoon, context en het handelen worden weergegeven. De waarde daarvan voor dit hoofdstuk ligt erin dat het naast de elementen *person, environment* en *occupation* ook plaats biedt aan *participation, performance* en *well-being*. Op deze manier is de dynamische interactie tussen de kernelementen alsmede de relatie tussen het handelen en participatie goed zichtbaar te maken.

Tijdens de uitvoering van activiteiten, het handelen, vindt dynamische interactie plaats tussen de elementen persoon (intrinsieke factoren) en context (extrinsieke factoren). Een persoon voert activiteiten, taken en rollen uit die betekenisvol zijn en voldoen aan een bepaalde verwachting (Christiansen et al. 2011). Door te handelen participeert een persoon in de eigen context en worden gezondheid en welzijn (*well-being*) beïnvloed. Onderstaand wordt allereerst ingegaan op de persoon. Het PEOP-model onderscheidt namelijk ook nadrukkelijk families, groepen mensen, organisaties en populaties als potentiële cliënten voor de ergotherapie (Christiansen et al. 2015).

2.4.1 De persoon

Elke persoon is uniek en heeft zijn eigen (levens)verhaal. De mens is een zelforganiserend, zichzelf aanpassend geheel dat voortdurend in interactie treedt met zijn omgeving. Verschillende aspecten zijn van belang als men kijkt naar de persoon. Allereerst de eigen waarden, normen en verwachtingen. Ieder mens maakt zijn eigen beeld van de werkelijkheid en de wereld waarvan hij deel uitmaakt, door herinnering en interpretatie van zijn persoonlijke waarnemingen en ervaringen (Kielhofner 2008; Townsend en Polatajko 2013). Iedereen heeft daarom zijn eigen waarden, normen en verwachtingen. Deze worden (gedeeltelijk) beïnvloed door de context of omgeving. Zo wordt in de westerse maatschappij onafhankelijkheid gezien als een groot goed, en zal voor veel mensen het streven naar onafhankelijkheid een doel op zich zijn. In andere culturen kan dit anders liggen en kan bijvoorbeeld wederzijdse afhankelijkheid juist belangrijk zijn. Er zijn culturen waarin familietradities belangrijk zijn en waarin het vanzelfsprekend is dat men vroeg of laat voor elkaar gaat zorgen. In deze culturen zal de rol van zoon of dochter anders worden ingevuld dan in onze westerse maatschappij.

Rol en identiteit zijn nauw verbonden. Identiteit wordt ook gebruikt om te verwijzen naar iemands *social face*, dat wil zeggen *how one perceives how one is perceived by others*. Een persoon heeft vaak verschillende rollen. Rollen kunnen zich ontwikkelen en kunnen verschuiven tijdens de verschillende fasen in een leven (Kielhofner 2008). Een rol bevat rechten en plichten en vraagt verwachte gedragspatronen en specifieke handelingen, activiteiten en taken, die regelmatig uitgevoerd worden en geassocieerd zijn met sociaal-culturele rollen (Kielhofner 2008; Townsend en Polatajko 2013). Het uitvoeren van activiteiten en taken vanuit een rol heet rolgebonden handelen en staat in relatie met participatie. Participatie is hierbij op te vatten als het uitvoeren en beleven van rolgebonden handelen en/of omgevingsgebonden activiteiten.

> **Yudhi en Mehmed**
> Yudhi en Mehmed zijn bevriend vanaf hun jeugd in een volksbuurt in Eindhoven, waar zij als buurjongens opgroeiden. Nadat ieder een andere studie is gaan doen, Yudhi elektrotechniek en Mehmed het heao, werden zij uiteindelijk collega's bij een projectbureau. De activiteit 'koffie drinken op de projectlocatie' betekent wat anders dan 'koffie drinken in het Turkse koffiehuis'. Op het werk betekent koffie drinken 'afstemmen en overleg' met een snelle kop koffie uit de automaat. In het weekend bezoeken Yudhi en Mehmed regelmatig het koffiehuis in hun wijk. Koffie drinken is dan het ontmoeten van vrienden en het bespreken van gebeurtenissen in de familie, politiek en sport. Een ander verschil is dat er nauwelijks over het werk wordt gesproken en dat het koffiehuis niet door vrouwen wordt bezocht.

Om te kunnen handelen dient een persoon te beschikken over (basis)vaardigheden en functies. Voor veel mensen gaan de ontwikkeling en het aanleren van (basis)vaardigheden spelenderwijs. Een kind dat met plezier speelt in een speeltuin zal bijna als vanzelf een treetje hoger gaan op een touwladder en zodoende coördinatie, kracht en evenwicht ontwikkelen. Tijdens het dagelijks handelen, het doen, ervaren mensen welke taken en basisvaardigheden wel of niet adequaat zijn in bepaalde situaties. In nieuwe situaties zal de mens opnieuw handelen en indien noodzakelijk de uitvoering (*performance*) aanpassen aan veranderende omstandigheden. Zo leer je, zo ontwikkel je je.

> **Yudhi en Mehmed (vervolg)**
> Yudhi voelt zich onzeker op zijn werk. Op aandringen van Mehmed komt Yudhi meer voor zichzelf op. Dit kan leiden tot een positiever zelfbeeld en zelfvertrouwen. Wanneer Yudhi assertiever is, kan hij zich ontwikkelen tot een 'zelfverzekerde professional'.

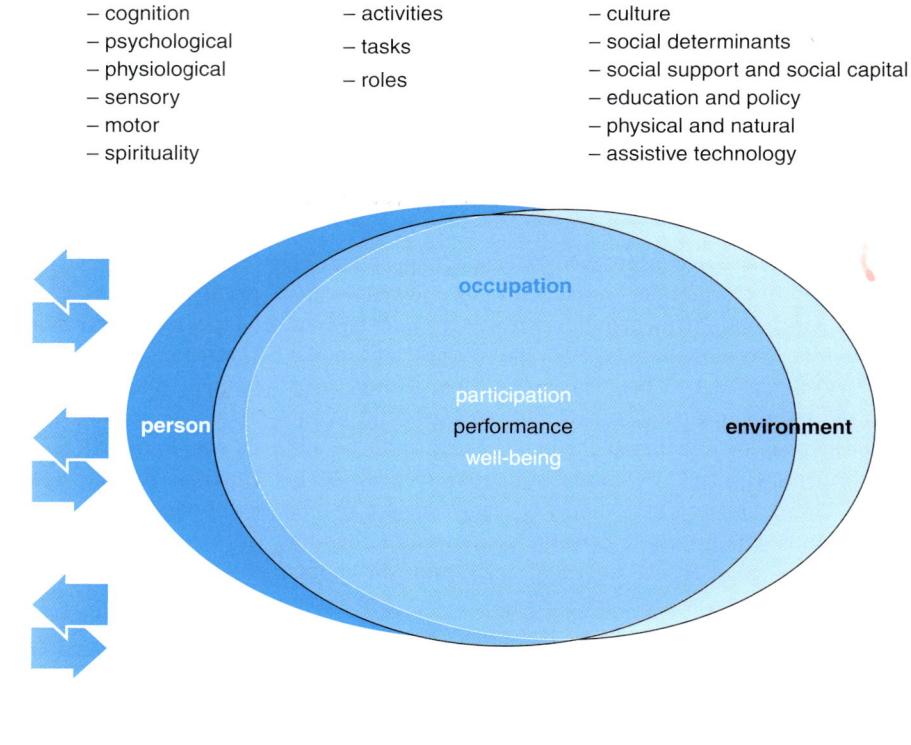

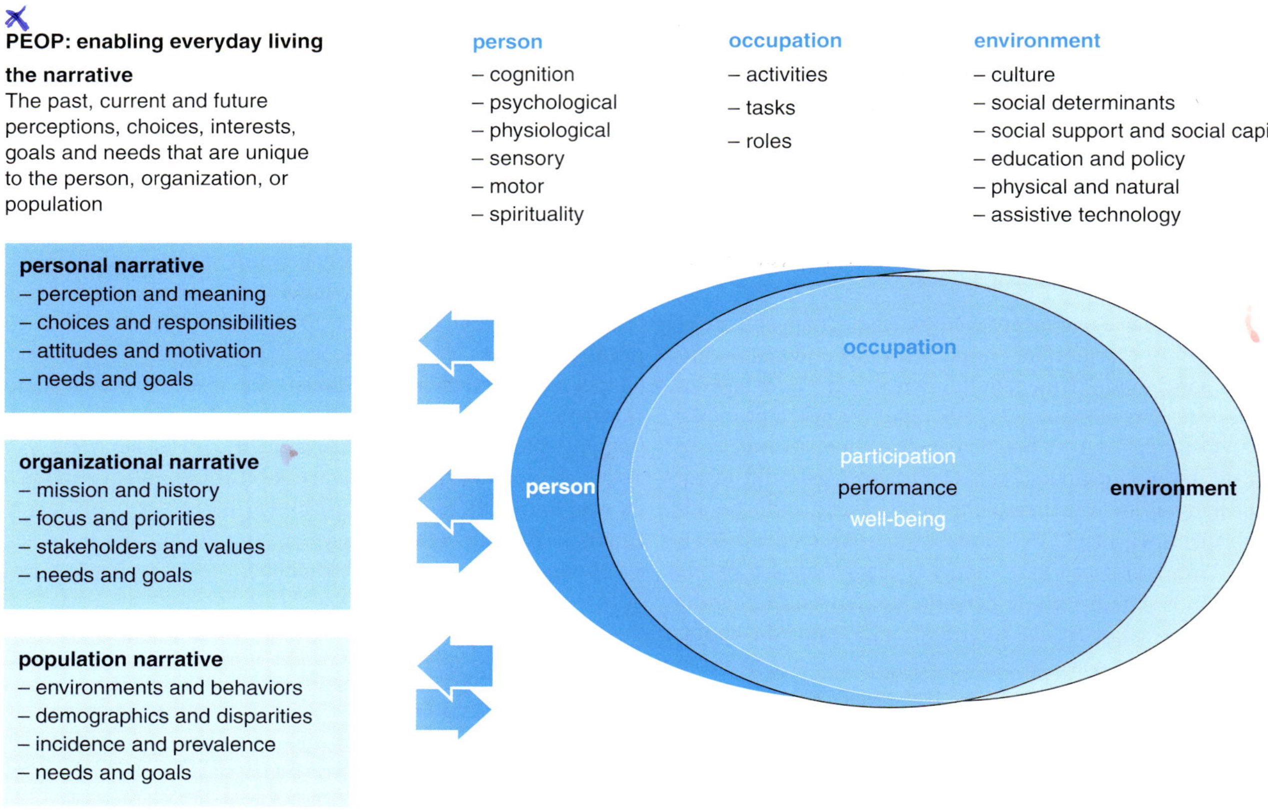

PEOP: enabling everyday living

the narrative
The past, current and future perceptions, choices, interests, goals and needs that are unique to the person, organization, or population

person
– cognition
– psychological
– physiological
– sensory
– motor
– spirituality

occupation
– activities
– tasks
– roles

environment
– culture
– social determinants
– social support and social capital
– education and policy
– physical and natural
– assistive technology

personal narrative
– perception and meaning
– choices and responsibilities
– attitudes and motivation
– needs and goals

organizational narrative
– mission and history
– focus and priorities
– stakeholders and values
– needs and goals

population narrative
– environments and behaviors
– demographics and disparities
– incidence and prevalence
– needs and goals

person — occupation (participation, performance, well-being) — environment

Figuur 2.1 PEOP-model Bron: Christiansen et al. (2015)

2.4.2 De context

De context is de som van alle fenomenen en condities die een persoon omringen en die zijn bestaan, het handelen en zijn ontwikkeling beïnvloeden. Het dagelijks handelen van de persoon vindt plaats binnen een sociale en fysieke omgeving, gelegen in de context. In de literatuur worden de termen 'omgeving' (*environment*) en 'context' vaak door elkaar gebruikt. In het OTPF (zie ▶H. 21) beschrijven deze termen onderling verbonden interne en externe condities die invloed hebben op de uitvoering van activiteiten: de context omvat culturele, temporele en virtuele condities, de *environment* omvat de fysieke en sociale omgeving (Townsend 2002; Townsend en Polatajko 2013).

Alle condities zijn van belang als men kijkt naar de context. Onder de fysieke aspecten worden alle fysieke ruimten en objecten verstaan die een mens ziet, voelt, ruikt, hoort of proeft. Onder sociaal-culturele aspecten worden alle sociale en culturele factoren verstaan die in die omgeving een rol spelen. Enerzijds zijn dat overige aanwezige personen en sociale relaties (dus ook een ergotherapeut is onderdeel van de sociaal-culturele omgeving van een cliënt), anderzijds bevat de sociaal-culturele omgeving alle sociaal-culturele patronen, betekenissen, normen en waarden die binnen die bepaalde groep geldig zijn.

De garage
Iemand gaat al jaren naar dezelfde garage. De monteurs in de werkplaats en de klant die daar staat te wachten zijn samen een voorbeeld van de sociaal-culturele omgeving. Tegelijkertijd spelen op dat moment ook regels, waarden, normen en gewoonten een rol (culturele context). Het zou kunnen zijn dat de klant een bekende is, zelf even koffie inschenkt en in dialect met de monteur praat over koetjes en kalfjes. Anders is het wanneer de klant een onbekende is. De monteur gedraagt zich mogelijk formeler, schenkt koffie in voor de klant en laat de klant in een rustige ruimte wachten.

De politieke aspecten van een omgeving worden gevormd door de politieke verhoudingen in een land of door bepaalde wetgeving.

Economische aspecten van een omgeving zijn bijvoorbeeld armoede of rijkdom. Armoede kan bepalend zijn voor de mogelijkheden om te handelen.

Zowel politieke als economische aspecten kunnen maken dat mensen minder makkelijk dagelijkse activiteiten kunnen uitvoeren. Denk aan asielzoekers die weinig te doen hebben in een opvangcentrum of mensen die geen financiële mogelijkheden hebben om de deur uit te gaan. Beide factoren kunnen leiden tot *occupational deprivation* (Whiteford en Wright-St Clair 2005).

2.4.3 Het handelen

In de voorgaande paragrafen zijn de elementen persoon en context toegelicht. De dynamische interactie tussen de persoon en de context komt tot uiting tijdens het dagelijks handelen. In deze paragraaf gaan wij uitgebreid in op de karakteristieken van het handelen.

Het handelen is het doelgericht uitvoeren van een of meer activiteiten, passend bij een bepaalde rol in een omgeving van een persoon. Daarvoor dient de omgeving en de activiteit aan te sluiten bij de wensen, behoeften, vaardigheden en handelingscompetenties van de persoon.

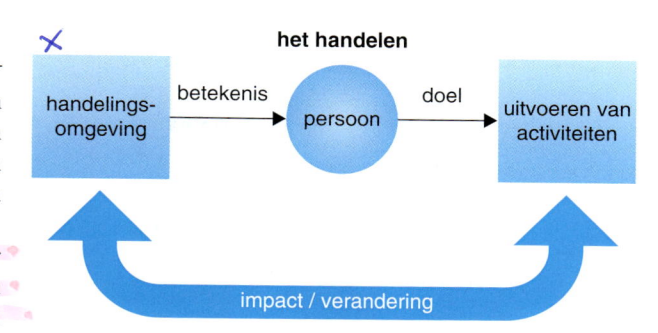

Figuur 2.2 Het handelen volgens Nelson. Bron: Nelson (1996)

Betekenis

Betekenis kan zowel relatie hebben op activiteiten als op het hele leven. Het streven van de mens naar 'levensbetekenis' is voor velen een primaire drijfveer en houdt nooit op. Handelen stelt mensen in staat betekenis te ontdekken en te herzien (Frankl 2014). Frankl beschrijft dat emotionele relaties met anderen, werk en vrijetijdsactiviteiten, en een verbintenis aan bepaalde ideeën bijdragen tot de betekenisgeving. Hughes (2006) onderscheidt vier dimensies in de betekenis: eigenwaarde, een levensdoel, een gevoel van competentie en controle over een activiteit of het leven, en persoonlijke waarden. Deze dimensies spelen alle een rol bij de betekenisgeving tijdens het handelen.

Kijken we naar de betekenis op activiteitniveau, dan spelen deze dimensies een rol bij de betekenisgeving aan activiteiten. Ervaringen en herinneringen, vaak te achterhalen via iemands (levens)verhaal spelen eveneens een rol bij het vormen van een betekenis. Op basis van eerdere ervaringen en herinneringen geven mensen betekenis aan de context of omgeving. Deze betekenis is individueel en essentieel.

Nadat een persoon betekenis heeft gevonden in de omgeving, zal de persoon worden uitgelokt om iets te doen in de omgeving. Dit doen, het uitvoeren van activiteiten, komt voort uit een gevoel, verlangen of behoefte om in de omgeving te komen tot een concrete uitkomst of ervaring, of op een dieper niveau, het zoeken van betekenis. Het dagelijks handelen op een bepaalde, routinematige manier kan ook betekenis geven aan activiteiten. Een routine kan voortkomen uit het feit dat een activiteit op een bepaalde manier, in een bepaalde context en in relatie tot andere activiteiten (tijdsaspect) wordt uitgevoerd. Al deze aspecten zijn van invloed op de betekenis van een activiteit.

Doelgerichtheid

Doelgerichtheid betekent dat mensen graag iets willen bereiken in een bepaalde omgeving of context. Het doel van een activiteit kan volledig binnen de persoon (intrinsiek) en op korte termijn liggen, bijvoorbeeld het plakken van een fietsband of het lezen van een boek voor eigen plezier (Nelson 1996, zie ￮ fig. 2.2). Daarnaast kan het doel echter ook gedeeltelijk buiten de persoon liggen (extrinsiek zijn) en te maken hebben met een uitkomst op langere termijn, bijvoorbeeld het bestuderen van een tekst om uiteindelijk een tentamen te halen.

Occupational engagement

Occupational engagement is de betrokkenheid die mensen (kunnen) ervaren voor en tijdens het uitvoeren van activiteiten. Kielhofner omschrijft *engaging occupations* als volgt:

> ... a coherent and meaningful set of occupational forms that cohere and evoke deep feeling, a sense of duty, commitment, and perseverance leading to regular involvement over time in relation to a community of people who share the engaging occupation (Kielhofner 2002, 2008).

Jonsson (2011) beschrijft *engaging occupation* als een activiteit met een positieve betekenis die intens is, de volledige aandacht trekt, samenhangend is, meer dan plezier alleen geeft en het gevoel van sociale verbinding mogelijk maakt. Om betrokken (*engaged*) te zijn, hoeven mensen niet per definitie zelf de activiteit uit te voeren (Townsend en Polatajko 2013). Door in de context van een activiteit te zijn, kan men toch betrokkenheid ervaren.

Schaatswedstrijd

Tijdens een strenge winter worden in Heino de jaarlijkse schaatswedstrijden gehouden. Gerard heeft zich ingeschreven voor de schaatswedstrijd en staat aan de start. Zijn vader, door een fysieke beperking helaas niet in staat om zelf mee te doen, staat langs de kant van de ijsbaan om Gerard aan te moedigen en van drinken te voorzien. Zowel Gerard als zijn vader is intens betrokken bij de plaatselijke schaatswedstrijd. Gerard schaatst zelf, doet een poging om te winnen maar wordt uiteindelijk derde. Zijn vader beleeft de wedstrijd op zijn eigen manier en kijkt met trots naar de manier waarop zijn zoon (ondanks zijn jonge leeftijd) derde wordt! Na afloop zoeken Gerard en zijn vader elkaar op en ze raken niet uitgepraat over de schaatswedstrijd.

Tijdsaspect: routine, handelingsrepertoire, handelingspatroon

Het dagelijks handelen heeft ook een tijdsaspect. Zoals beschreven in het beroepsprofiel voeren mensen op hun eigen manier activiteiten uit en heeft dit een bepaalde tijdsduur. Het uitvoeren van activiteiten leidt in veel gevallen tot een bepaalde routine en een bepaald handelingsrepertoire. Het handelingsrepertoire is een reeks handelingspatronen die een persoon heeft

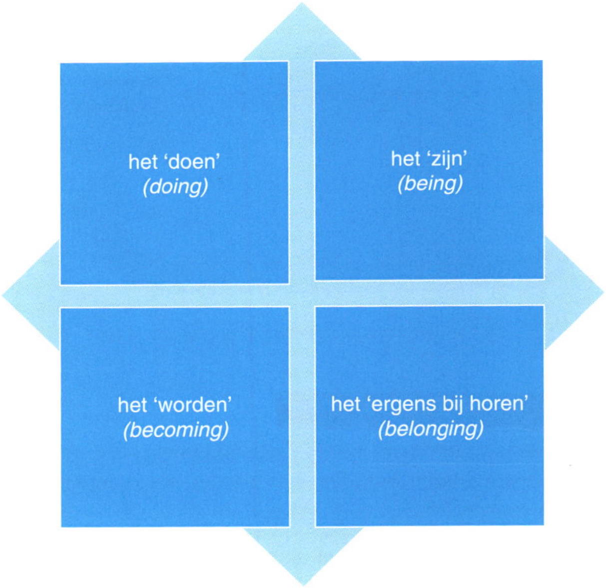

Figuur 2.3

[het 'doen' (doing)] [het 'zijn' (being)]

[het 'worden' (becoming)] [het 'ergens bij horen' (belonging)]

Figuur 2.3 Dimensies van het handelen in samenhang.
Bronnen: Wilcock (1998, 2006); Rebeiro et al. (2001); Hammell (2004)

ontwikkeld op een bepaald moment in zijn leven. Wanneer iemand bepaalde activiteiten anders uitvoert of niet meer kan uitvoeren zal dit invloed hebben op het routinematig handelen en op het handelingspatroon (*occupational pattern*).

Dimensies

Het handelen kent verschillende dimensies. De verschillende dimensies hebben een bepaalde samenhang waarbij gesteld kan worden dat het een tot het ander leidt.

In eerste instantie beschreef Wilcock (1998, 2006) de samenhang tussen *doing*, *being* en *becoming*. Doordat mensen iets doen (*doing*) kunnen zij zich ontwikkelen (*becoming*) en 'zijn' zij iemand (*being*). Identiteit en rol zijn aspecten die een relatie hebben met de dimensie 'zijn.' Tevens kunnen de activiteiten waarin iemand betrokken is een ervaring van 'zijn' (*being*) geven. Later hebben Rebeiro en collega's (2001) en Hammell (2004) daar de dimensie *belonging* aan toegevoegd. Door het doen (*doing*) hebben mensen namelijk ook het gevoel dat zij tot een bepaalde groep behoren of willen behoren (*belonging*), zie fig. 2.3.

Het handelen geeft ook ervaringen en deze ervaringen geven weer betekenis (*meaning*) aan het leven van mensen. De flowtheorie van Csíkszentmihályi (zie ▶ box 2.1) biedt handvatten om de soort ervaringen tijdens het uitvoeren van een activiteit in te kunnen schatten. Wanneer je iets doet wat je gemakkelijk afgaat, dan kun je een gevoel van controle ervaren. Wanneer je iets moeilijk vindt en niet alles automatisch verloopt dan kun je een activiteit als spannend ervaren.

Box 2.1

De flowtheorie van Csíkszentmihályi

Mihaly Csíkszentmihályi beschrijft in *Flow: The optimal experience* (1990) dat mensen tijdens het uitvoeren van een activiteit in een bepaalde omgeving verschillende ervaringen kunnen krijgen. De optimale ervaring noemt hij *flow*. *Flow* is een 'mentale staat' van totale betrokkenheid bij het uitvoeren van een activiteit, met alle positieve aspecten van de menselijke ervaring.

Flow doet zich voor wanneer de persoonlijke vaardigheden en de uitdaging die je aangaat (activiteiten in een omgeving) in evenwicht zijn. Hierbij gaat het om de verhouding tussen de vaardigheden van de persoon en de uitdaging van de omgeving. De vaardigheden (het kunnen zowel fysieke als sociale, cognitieve of emotionele vaardigheden zijn) bepalen of de persoon de taken en activiteiten kan uitvoeren. De uitdaging van de omgeving kan fysiek zijn (denk aan een hoge berg die je beklimt), maar ook emotioneel, cognitief of sociaal (denk aan een vergadering over een moeilijk onderwerp met mensen die je niet kent).

Om een activiteit uit te kunnen voeren heeft de persoon bepaalde basisvaardigheden nodig om überhaupt tot handelen over te kunnen gaan. Anderzijds is een optimale omgeving van groot belang om een persoon tot handelen uit te lokken (Csíkszentmihályi 1990; Kielhofner 2008; Pierce 2003; Schkade en McClung 2001).

Het three-channel- en het eight-channel-model

Welke ervaring een persoon krijgt tijdens het uitvoeren van activiteiten hangt af van de verhouding tussen zijn vaardigheden en de uitdaging(en) die de omgeving biedt. Aan de hand van het three-channel-model geven wij een voorbeeld.

Three-channel-model

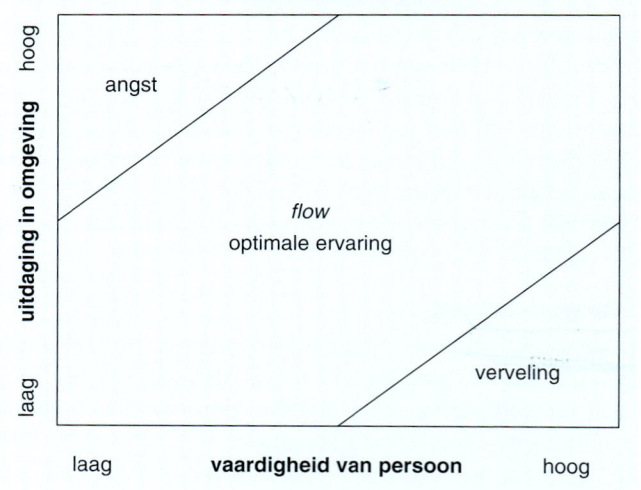

(grafiek: uitdaging in omgeving (laag–hoog) versus vaardigheid van persoon (laag–hoog); zones: angst, flow optimale ervaring, verveling)

Bron: Csíkszentmihályi (1990)

Ruben fietst tweemaal per week twee uur met zijn mountainbike in heuvelachtige bossen. Hij heeft een hoog vaardigheidsniveau opgebouwd met betrekking tot het mountainbiken. Ruben gaat tijdens een familiereünie een uurtje mountainbiken op vlak en verhard terrein in de omgeving van zijn geboorteplaats Assen. Op basis van het three-channel-model kun je veronderstellen dat Ruben niet erg wordt uitgedaagd tijdens dit uurtje mountainbiken. De kans op verveling is aanwezig. Een paar weken later gaat Ruben met zijn vrienden een weekendje mountainbiken in Zuid-Limburg, een omgeving die meer uitdaging biedt. Nu is de kans op een optimale ervaring tijdens het mountainbiken veel groter: de uitdaging van de omgeving sluit aan bij de vaardigheid van Ruben en dit kan betekenen dat Ruben tijdens het mountainbiken heerlijk en bijna vanzelf fietst, zijn aandacht volledig bij het fietsen heeft en de tijd en de rest van de omgeving bijna niet meer opmerkt. Deze positieve ervaring tijdens het uitvoeren van een activiteit wordt flow genoemd. Het kan echter gaan regenen, waardoor de wegen modderig worden, de bril beslaat en het zicht minder wordt. Dan zou het kunnen gebeuren dat Ruben momenten van angst ervaart tijdens de mountainbiketocht in Zuid-Limburg.

Naast verveling, angst of *flow* kunnen mensen nog meer ervaringen opdoen tijdens het uitvoeren van activiteiten. Deze ervaringen worden volgens de flowtheorie bepaald door de verhouding tussen de vaardigheden van de persoon en de uitdagingen in de omgeving. Voor het creëren van een handelingsomgeving is het dus belangrijk dat een ergotherapeut de handelingsomgeving goed afstemt op de mogelijkheden van de persoon.

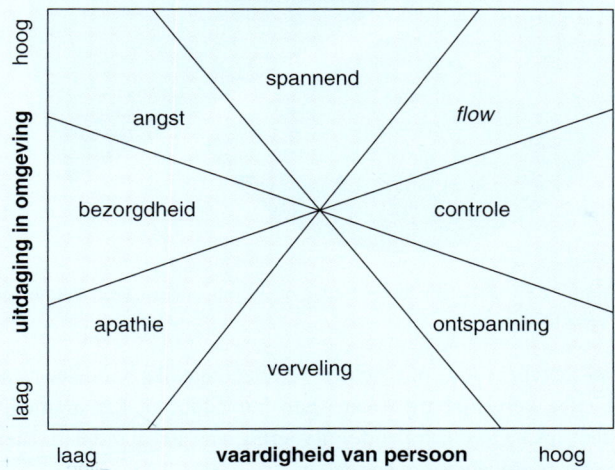

Eight-channel-model

(figuur: assen "uitdaging in omgeving" laag–hoog en "vaardigheid van persoon" laag–hoog, met sectoren: spannend, flow, controle, ontspanning, verveling, apathie, bezorgdheid, angst)

Bron: Csíkszentmihályi (1990)

2.5 Ordening van het concept handelen

Nieuwe kennis en ervaring binnen de ergotherapie brengen met zich mee dat de definities van handelen (*occupation*) altijd in ontwikkeling zijn. Deze ontwikkeling in definities zullen wij hieronder kort toelichten.

2.5.1 Van individueel naar gemeenschappelijk handelen

De definities van het handelen (*occupation*) zijn lange tijd gericht geweest op de individuele ervaringen (van de cliënt) tijdens het uitvoeren van activiteiten. De laatste jaren ziet men echter een verbreding van het begrip 'cliënt.' Townsend en Polatajko (2007) en Christiansen et al. (2015) geven aan dat het 'wie' van het dagelijks handelen niet alleen een individu hoeft te zijn, maar ook een paar, een familie, een organisatie, een gemeenschap (*community*), een populatie of zelfs de maatschappij kan zijn.

Het concept 'handelen' (*occupation*) werd reeds aan het eind van de jaren negentig door Zemke en Clark uitgebreid met het concept *co-occupation*:

> … occupations that involve at least two active participants (Zemke en Clark 1996).

In 2009 hebben Van Nes en collega's het concept *co-occupation* nader beschreven in een kwalitatief onderzoek onder echtparen. Daarnaast introduceerden Doble en Caron het concept *shared occupations*:

> … individuals have the need to engage in occupations with others who share common experiences, interests, values or goals (Doble en Caron 2008).

Deze definitie is verwant aan die van Segal, waarin zij de *shared occupations* binnen een familie beschrijft:

> Family occupations occur when the whole family is engaged in an occupation together (Segal 1998).

Een voorbeeld is wanneer een familie gezamenlijk deelneemt aan een maaltijd. Het deelnemen aan een maaltijd hoeft echter niet voor iedere deelnemer hetzelfde te betekenen, en doel en ervaring kunnen verschillen. Zo kan zoon Milan van 10 jaar even snel aanschuiven voor een kop soep om daarna direct door te gaan naar het voetbal, zit dochter Nina van 6 vooral de broodjes te proeven die zij zelf heeft gebakken en is de moeder blij dat er even een moment is waarop ze beide kinderen samen aan tafel heeft.

Deze nieuwe concepten laten zien aan dat de ergotherapie tegenwoordig niet meer alleen gericht is op het individueel handelen maar ook gericht kan zijn op het gemeenschappelijk handelen van bijvoorbeeld families, organisaties, groepen of populaties.

2.5.2 Ordening van het handelen

Sinds jaar en dag hebben ergotherapeuten het dagelijks handelen ingedeeld in categorieën. Ordenen is het onderverdelen van concepten, bijvoorbeeld activiteiten, in categorieën. Een bekende indeling binnen de ergotherapie is de categorisering van activiteiten naar hun betekenis in *work, play, leisure* en *self-care*. Deze indeling is echter bekritiseerd omdat culturele aspecten (vooroordelen) erin meespeelden (Pierce 2003). Een alternatief is de indeling van de AOTA, die in haar framework acht categorieën van activiteiten presenteert: zelfverzorgingsactiviteiten (ADL), sociale participatie, instrumentele zelfverzorgingsactiviteiten (IADL), werk, spel, rust/slaap, ontspanning en onderwijs (AOTA 2014). Bij deze manier van indelen kijkt men alleen naar de soort activiteiten.

Een andere indeling neemt expliciet de subjectieve dimensie tijdens het uitvoeren van activiteiten als uitgangspunt: *pleasure and productivity and restoration* (Pierce 2003). Deze categorisering biedt alle ruimte voor individuele ervaringen en zelfs de ruimte om een bepaalde activiteit, bijvoorbeeld het lezen van literatuur, als 'plezierig maar ook productief' te zien. Het beroepsprofiel van Ergotherapie Nederland gebruikt een indeling in wonen/zorgen, leren/werken en spelen/vrije tijd.

Op basis van de ervaringen tijdens het handelen en theorieën over *occupational balance* en *flow* (Csíkszentmihályi 1990; Wilcock 2006) kan men drie categorieën van het handelen onderscheiden: *calming, exacting* en *flowing* (Persson en Jonsson 2009, zie fig. 2.4). *Calming occupations* zijn de activiteiten die een lage tot geen uitdaging bieden. Zij geven de persoon een ervaring van ontspanning, verveling of soms zelfs apathie. *Exacting occupations* bieden juist een (te) hoge mate van uitdaging. Tijdens dit type activiteiten heeft de persoon een gevoel van bezorgdheid, angst of gespannenheid. De derde categorie is die van *flowing occupations*, handelingen die een ervaring van *flow* of controle geven.

Deze manier van kijken naar activiteiten kan onder andere gebruikt worden bij een activiteitenanalyse. Wanneer er bijvoorbeeld te veel uitdagende (*exacting*) activiteiten zijn in vergelijking tot kalmerende (*calming*) of ergens in opgaande (*flowing*) activiteiten, dan kan dit riskant zijn voor de gezondheid van personen (Wilcock 2006; Persson en Jonsson 2009, zie fig. 2.5).

2.5.3 Taxonomic Code of Occupational Performance (TCOP)

Het werkveld gebruikt begrippen als het handelen (*occupation*), activiteiten (*activities*) en taken (*tasks*) door elkaar. Deze termen zijn niet hetzelfde, maar staan in een bepaalde hiërarchie. Ten aanzien van het handelen kun je de Taxonomic Code of Occupational Performance (TCOP) gebruiken om te ordenen en een hiërarchie aan te brengen (Townsend en Polatajko 2013). De TCOP verdeelt het handelen in vijf niveaus op basis van complexiteit: handelen; activiteit; taak; basisvaardigheid; functies en mentale processen (Townsend en Polatajko 2013). Deze begrippen worden in tab. 2.1 gedefinieerd en toegelicht. Hoewel binnen het TCOP niet over rollen wordt gesproken,

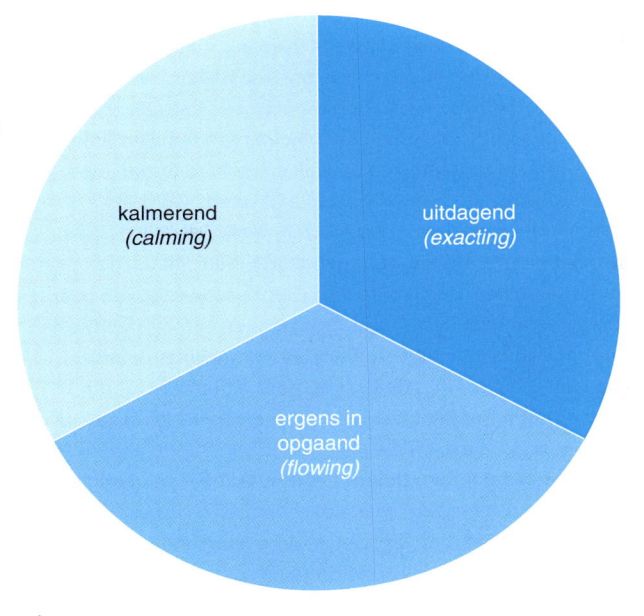

Figuur 2.4 Evenwicht tussen uitdaging, kalmte en flow. Bron: Persson en Jonsson (2009)

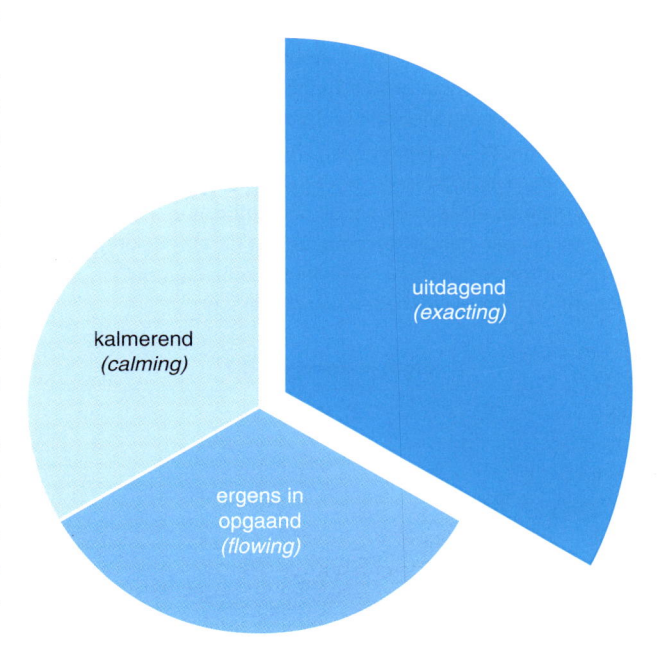

Figuur 2.5 Disbalans tussen uitdaging, kalmte en flow. Bron: Persson en Jonsson (2009)

geeft de tabel toch voorbeelden van het dagelijks handelen vanuit twee vergelijkbare rollen. Een bepaalde rol kan namelijk leiden tot een verschillende uitvoering van het handelen, men noemt dit rolgebonden handelen.

Inzicht in de verschillende niveaus van het handelen leidt tot inzicht in de context en de betekenis van het handelen voor de betreffende persoon. Een ergotherapeut voert hiervoor een analyse van het handelen uit. Naast een analyse van de complexiteit van het dagelijks handelen wordt ook gekeken naar de verschillende kernelementen van het handelen. Tijdens het handelen en het uitvoeren van activiteiten is er sprake van een dynamische interactie tussen de persoon, de context en de activiteiten.

Tabel 2.1 Taxonomie van het handelen en het rolgebonden handelen: TCOP. Bron: Townsend en Polatajko (2007)

niveau van complexiteit	definitie	voorbeeld op basis van rollen
handelen (kunnen)	een activiteit of een verzameling activiteiten die op een bepaald moment, in een bepaalde rol, in een bepaalde context plaatsvindt	voetballen als 'voetballer' in een voetbalteam voetballen als 'vader' met zijn zoontje
activiteit	verzameling van taken	de voetballer traint wekelijks, speelt een wedstrijd en schrijft maandelijks voor het verenigingsblad de vader voetbalt af en toe met zijn zoontje; soms met zijn tweeën, soms met de buurkinderen erbij
taak	verzameling van basisvaardigheden	de voetballer fietst naar het voetbalveld, kleedt zich om, voetbalt op het veld, doucht en gaat na afloop wat drinken met de teamleden in de kantine de vader pakt de bal uit de garage, loopt met zijn zoontje naar het pleintje tegenover het huis en schiet de bal vele malen over en weer met zijn zoontje
basisvaardigheid	verzameling van functies en mentale processen	de voetballer zoekt en vindt zijn voetbalschoenen, strikt de schoenveters en loopt het veld op de vader zoekt en vindt de bal in de garage, beoordeelt het weer en besluit om zijn zoontje een jas aan te trekken en draagt de bal als ze naar het pleintje lopen
functies en mentale processen	een simpele of willekeurige spier- of mentale actie	flexie van de vingers, het verschil zien tussen een voetbalschoen en een sandaal, het tellen van het aantal doelpunten

2.6 Veranderen door handelen – handelen door veranderen

In de praktijk en op basis van wetenschappelijk onderzoek weten we dat mensen kunnen 'veranderen door te handelen'. Andersom geldt dit echter ook, namelijk door iets te veranderen kunnen mensen ook tot handelen komen. Op basis van kennis over het handelen en over de dynamische interactie van de elementen persoon, context en handelen, én op basis van de uitgangspunten van de ergotherapie, worden activiteiten in de ergotherapie ingezet als middel en doel. Deze paragraaf beschrijft in het kort de kern van het 'veranderen door handelen' en 'handelen door veranderen', en eindigt met een voorbeeld hoe dit bij cliënten kan worden toegepast.

2.6.1 Veranderen door handelen

Door het uitvoeren van activiteiten, eenvoudig gezegd door iets te doen, kunnen mensen op diverse niveaus ervaringen opdoen. Door deze ervaringen krijgt het doen betekenis, kan men onderhandelen, en worden besluiten genomen ten aanzien van het doorgaan met, veranderen van, of stoppen van een activiteit. Dit proces is onder anderen beschreven door Satink (2016a, b) tijdens een onderzoek naar het zelfmanagement van mensen met een beroerte.

Zoals eerder in dit hoofdstuk is beschreven, is het dagelijks handelen een dynamische interactie tussen de persoon, de context en de activiteit. Het doen van activiteiten geeft mensen de mogelijkheid om dingen uit te proberen, ervaringen op te doen en een activiteit en situatie (opnieuw) betekenis te geven. Deze betekenis is gerelateerd aan de betekenis van een activiteit uit het verleden, maar krijgt opnieuw betekenis door de ervaringen die men in het hier en nu heeft door het doen van die activiteit. Door dingen uit te proberen krijgen mensen verschillende ervaringen en denkt men bijvoorbeeld na over de betekenis van een andere manier van uitvoeren van een activiteit. De betekenis die men in het hier en nu geeft aan activiteiten, wordt vergeleken met de betekenis die men vroeger gaf aan activiteiten. In deze vergelijking met vroeger vindt vaak een soort onderhandeling plaats, en wel een soort onderhandeling die mensen allereerst 'met zichzelf' hebben, maar soms ook met mensen uit de omgeving. De onderhandeling houdt vaak in dat men zichzelf afvraagt: 'Vind ik het nog zo belangrijk om deze activiteit uit te voeren? Zou het niet beter zijn om hulp te vragen? Is het noodzakelijk te stoppen met deze activiteit omdat het te zwaar is? Wil ik misschien mijn dagelijkse patroon veranderen zodat ik energie overhoud voor deze activiteit?' Op basis van het uitvoeren van activiteiten, doen mensen dus ervaringen op, geven zij betekenis aan (nieuwe) situaties en activiteiten, en komen zij op basis van onderhandeling tot een besluit om activiteiten te veranderen, te stoppen of gewoon zo door te gaan. Dit proces, dat plaatsvindt wanneer mensen handelen, wordt gezien als 'veranderen door handelen' en is hierboven beschreven vanuit het perspectief van de persoon die zelf handelt. Zie voor een visuele weergave ◘ fig. 2.6.

Veranderen door handelen heeft echter ook relatie met de mensen in de omgeving (Christiansen et al. 2015; Satink 2016a, b; Schkade 2001). Andere mensen in de context of omgeving hebben vaak bepaalde verwachtingen over de handelende persoon. Deze

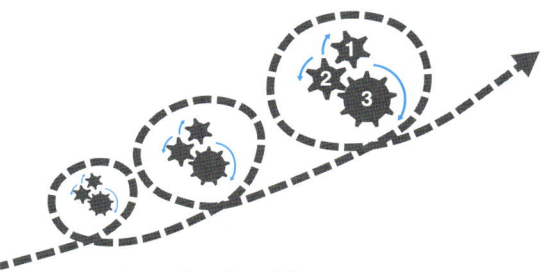

veranderen door handelen:
1 uitproberen, ervaren en betekenis geven door te doen
2 onderhandelen door te doen
3 besluiten tot veranderen, stoppen of doorgaan met de activiteit.

Figuur 2.6   Veranderen door handelen. Bron: Satink (2016b)

verwachtingen zijn gebaseerd op het verleden, en op basis van de mogelijkheden in het hier en nu. Dit kan zowel positief als negatief zijn, dat wil zeggen, men verwacht dat een persoon iets wel of niet kan. Stel je voor dat de familie van een persoon met een beroerte denkt dat deze persoon niet in staat is om zelf een ontbijtje te maken. Wanneer men ziet dat het maken van een ontbijt lukt tijdens een ergotherapiesessie, dan kan de omgeving hierdoor de 'mogelijkheden van vader met een beroerte' anders gaan inschatten. In plaats van hulp te bieden tijdens het maken van een ontbijt, kan de omgeving veranderen omdat men heeft gezien en ervaren dat vader meer kan.

Naast het proces van handelen en veranderen ten aanzien van een activiteit, kunnen persoonlijke (basis)vaardigheden en het handelingsrepertoire ook veranderen en ontwikkelen. Doordat men oefent, uitprobeert en zichzelf zekerder voelt, verandert het beeld dat men heeft ten aanzien van de eigen vaardigheden, en voelt men zich zekerder om activiteiten uit te voeren, en voelt een persoon zich competent.

De heer De Graaff *voorbeeld*

De heer De Graaff is na een langdurige revalidatieperiode weer thuis. Tijdens de revalidatieperiode heeft meneer onder andere leren lopen en traplopen. Eenmaal thuis is de uitdaging voor meneer en mevrouw De Graaff hoe het traplopen thuis gaat. Mevrouw De Graaff is wat angstig en blijft dicht in de buurt van meneer De Graaff wanneer deze de trap op loopt. Het lukt meneer De Graaff echter heel goed om zelfstandig en veilig de trap op te lopen. Het zelfstandig en veilig traplopen geeft meneer De Graaff meer zelfvertrouwen en een gevoel van competentie.
Het 'zelfstandig traplopen' wordt onbewust door deze persoon opgeslagen als nieuw handelingsrepertoire en kan een volgende keer in een vergelijkbare omgeving opnieuw worden 'ingezet.' Op persoonlijk niveau zal sprake zijn van uitproberen, positieve ervaringen opdoen en zelfvertrouwen ontwikkelen. Hier is sprake van een uitbreiding of ontwikkeling van het handelingsrepertoire en dat is een verandering in vergelijking tot de periode waarin betreffende persoon nog niet zelfstandig kon traplopen.

Voor mevrouw De Graaff betekent het zelfstandig en veilig traplopen van haar man ook veel. Zij ziet en ervaart wat er gebeurt en komt daardoor ook tot de conclusie dat dit veilig gaat en dat zij haar man de volgende keer niet hoeft te begeleiden. Er treedt een verandering op in het beeld en de verwachting van mevrouw De Graaff ten aanzien van het traplopen van haar man. Op basis van het proces van veranderen door handelen zou je kunnen stellen dat meneer De Graaff door te doen, door het traplopen, heeft onderhandeld met zijn vrouw en haar weten te overtuigen van de mogelijkheid om zelfstandig trap te lopen.

Het uitvoeren van activiteiten, het handelen, geeft mensen ervaringen en deze ervaringen, al dan niet positief, kunnen leiden tot een verandering of aanpassing (Schkade en McClung 2001; Kielhofner 1995; Pierce 2001). De ervaringen die een persoon heeft in een bepaalde context spelen een rol in het veranderingsproces van mensen. Indien de ervaringen tijdens het handelen positief zijn, zal een mens eerder geneigd zijn deze activiteiten te herhalen in een vergelijkbare omgeving dan wanneer die ervaringen negatief zijn (ontwikkeling van handelingsrepertoire). Op basis van het uitvoeren van activiteiten ontwikkelt en verandert de mens op diverse niveaus (basisvaardigheden, handelingsrepertoire, handelingscompetenties, zelfbeeld, vertrouwen enzovoort). Er is sprake van veranderen door handelen.

2.6.2 Handelen door veranderen

Een optimale context of omgeving lokt mensen uit tot het uitvoeren van activiteiten. Mensen kunnen echter in het handelen beperkt worden door het feit dat de omgeving onvoldoende uitdaagt tot handelen (de omgeving heeft te weinig betekenis om tot handelen te komen). Ook kan een omgeving het dagelijks handelen beperken in fysieke zin of emotioneel of mentale zin. Een veel voorkomende beperking is (nog steeds) de ontoegankelijkheid van gebouwen waardoor bijvoorbeeld iemand in een rolstoel zit niet naar de bioscoop kan. Een ander voorbeeld is de opvang van asielzoekers die mensen vaak niet de mogelijkheid geeft om zelf te koken of andere betekenisvolle activiteiten uit te voeren.

Wanneer men in deze gevallen de omgeving analyseert en beoordeelt, en op basis van het dagelijks handelen van de persoon een advies uitbrengt om een context aan te passen, dan kan dit leiden tot een toename van het handelen van die persoon. Belangrijk hierbij is dat men naar de omgeving kijkt vanuit het 'handelingsperspectief' van de cliënt en aandacht heeft voor betekenisvol handelen. Asielzoekers die weer zelf kunnen koken en mensen die weer naar de bioscoop kunnen, zullen (opnieuw) plezier ervaren tijden het uitvoeren van deze betekenisvolle activiteiten.

Mevrouw Kok *voorbeeld*

Mevrouw Kok kan steeds minder makkelijk lopen door een neurologische aandoening. Daardoor kan mevrouw niet meer naar de winkel, niet meer wandelen met haar vriendin en bijvoorbeeld niet meer naar de kaartavond in het buurtcentrum. De familie en kennissen zien dat zij vereenzaamt en wijzen haar op de mogelijkheden om een voorziening aan te vragen. Nadat mevrouw Kok contact heeft opgenomen met het Wmo-loket van de gemeente komt er een ergotherapeut bij haar thuis. De ergotherapeut hoort het hele verhaal aan en vraagt mevrouw ook waar ze plezier aan beleeft waarop ze zegt dat ze 'vroeger veel vaker de deur uitging'. Na overleg met mevrouw Kok stelt de ergotherapeut voor om een scootmobiel uit te proberen. Zo gezegd zo gedaan. De scootmobiel geeft mevrouw veel vrijheid en mogelijkheden om weer naar buiten te gaan. Tussen neus en lippen door zegt mevrouw Kok echter nog even: 'Alleen nog één probleem denk ik ... die deuren bij het buurtcentrum kom ik nooit doorheen!' De ergotherapeut besluit ook daar naar te kijken en komt tot de conclusie dat met een kleine aanpassing ook hier de 'fysieke obstakels' kunnen worden weggenomen. Nadat de voorzieningen en aanpassingen gerealiseerd zijn, kan mevrouw Kok weer naar buiten ... winkelen, 'wandelen' en mensen ontmoeten tijdens de kaartavonden in het buurthuis!

2.6.3 Verandering in het handelen

Wanneer men vrij associeert over 'veranderen door handelen' en 'handelen door veranderen' dan ziet men bij de mens:
- het ontwikkelen van het dagelijks handelen;
- opnieuw handelen in de dagelijkse praktijk;
- effectiever handelen in de dagelijkse praktijk;
- veiliger handelen in dagelijkse situaties;
- behouden van dagelijks handelen;
- omgaan met verlies van dagelijks handelen.

Kijkt men vanuit therapeutisch oogpunt naar het proces van veranderen door handelen, dan kun je als ergotherapeut een omgeving creëren om een veranderproces bij een cliënt op gang te brengen. Ergotherapeuten gebruiken dan bewust kennis over de kernelementen om een optimale omgeving voor de cliënt te creëren (Nelson 1996) en te komen tot optimale activiteit (*powerful occupation*) zodat de cliënt kan veranderen door handelen (Pierce 2003).

2.7 Participatie

Letterlijk betekent participatie 'deelnemen' en het is afkomstig van het Latijnse *pars* (deel) en *cipere* (nemen) (Philippa et al. 2009). Participatie is een belangrijk concept voor ergotherapeuten. Het sluit nauw aan bij het beroepsparadigma omdat het dagelijks handelen door verschillende auteurs beschreven is als een voorwaarde om te kunnen deelnemen aan het maatschappelijke leven. (Christiansen et al. 2011; Kielhofner 2008; Schonherr et al. 2005; Van de Velde et al. 2010; Heuvel 2000). Mede door deze voorwaarde beschouwen ergotherapeuten participatie als een logisch begrip. Het begrip 'participatie' op zich is echter zeer ruim gedefinieerd en verdere nuancering is nodig om een helder beeld te krijgen van het begrip (Dijkers 2010; Heinemann 2010).

2.7.1 Definitie en context van participatie

De Wereldgezondheidsorganisatie (WHO) definieert in de International Classification, Disabilty and Health (ICF) participatie als *a person's involvement in life situations* (WHO 2001), wat in het Nederlands vertaald is als 'iemands deelname aan het maatschappelijk leven' (WHO RIVM ICF collaborating center Nederland 2001). Een belangrijke term hierin is 'deelname' (*involvement*): (1) delen in; (2) deel uitmaken van; (3) betrokken zijn bij; (4) geaccepteerd zijn; of (5) toegang hebben tot bepaalde levensbehoeften. Het is met deze definitie niet echt duidelijk vanuit welke perspectief naar participatie kan worden gekeken, vanuit een persoonlijk perspectief of vanuit een sociaal-maatschappelijk perspectief. Beide perspectieven zijn echter belangrijk en vullen elkaar aan. Dit perspectief wordt verduidelijkt in onderstaand voorbeeld.

Fran *voorbeeld (illustratie)*

Fran is een meisje van 12 jaar en woont aan de rand van de stad Gent. Zij is er opgegroeid en gaat naar de lokale gemeenteschool. Niettegenstaande dat Fran rolstoelafhankelijk is ten gevolge van een cerebrale parese (CP) kan ze volledig autonoom functioneren in haar thuisomgeving en in de buurt waar ze woont. Fran wil voor de verjaardag van haar moeder een nieuw koffiezetapparaat kopen. Ze neemt daartoe de bus om naar de stad te gaan. De bus vormt voor Fran geen belemmering (de gemeente heeft een beleid waarin toegankelijkheid van het openbaar vervoer is opgenomen) en ze komt zonder problemen in de stad. De afdeling 'elektro' bevindt zich echter op de tweede verdieping van het gebouw en er is geen lift. Fran heeft hierdoor een gevoel van falen en gaat teleurgesteld terug naar huis. Het falen geeft haar het gevoel dat ze niet kan deelnemen aan het maatschappelijke leven en ze maakt op aanraden van haar buurvrouw een afspraak met het wijkgezondheidscentrum. Daar wordt Fran niet alleen geholpen om een koffiezetapparaat te kopen in samenwerking met de ergotherapeut, maar haar wordt tevens gevraagd om als burger zitting te nemen in de jeugdraad van de gemeente.

Als bovenstaande situatie geschetst wordt vanuit het persoonlijk perspectief, kan de reden dat ze niet in staat is tot maatschappelijke deelname toegeschreven worden aan de gevolgen van haar CP. Fran kan niet lopen en kan daardoor de roltrap niet nemen. In deze situatie wordt vertrokken vanuit een persoonlijk en sterk biomedisch perspectief: de CP is de oorzaak. De situatie kan echter ook bekeken worden vanuit sociaal-maatschappelijk perspectief: dat er geen lift aanwezig is, is een probleem dat toegeschreven kan worden aan de omgeving. Vanuit dit sociaal-maatschappelijk perspectief ontstaat bij uitbreiding een 'mensenrechtenperspectief'. Het is van belang dat iedereen de kans krijgt om aan de maatschappij te kunnen deelnemen. De maatschappij heeft de belangrijke taak dit te faciliteren. Beide perspectieven zijn van groot belang om maatschappelijke deelname mogelijk te maken.

Bovenstaande situatieschets geeft in een notendop de evolutie weer van de gewijzigde visie op 'ziek zijn' en het hebben van een 'functionele beperking.' Het puur biomedische redeneren waarin de oorzaak van niet kunnen deelnemen wordt toegeschreven aan de persoon en diens beperkingen heeft geleidelijk aan plaats gemaakt voor een biopsychosociaal redeneren waarin ziekte of beperking niet in een oorzaak-gevolg-denken gekaderd wordt, maar in een circulair proces. In dit proces staat het maatschappelijke leven centraal. Deze paradigmaverschuiving heeft geleid tot concepten zoals *community integration*, inclusie, cliëntgerichtheid, autonomie en ook participatie (Heuvel 2000). Deze visie sluit sterk aan bij de huidige visie over gezondheid waarbij er een evolutie is van *the absence of disease* (WHO 1948) naar *the ability to adapt and self-manage* (Huber et al. 2011). Als gevolg van een verdere vermaatschappelijking van de zorg wordt nu reeds, maar vermoedelijk nog meer in de toekomst, de nadruk gelegd op het geven van de verantwoordelijkheid aan de burger en diens omgeving. Men spreekt van een participatiemaatschappij waarin de burger meer verantwoordelijkheid neemt om voor zichzelf en voor zijn omgeving te zorgen, naast het hebben van 'recht op zorg' vanuit de samenleving. Hierin staan drie pijlers centraal: (1) zelfmanagement en de regie in eigen handen nemen, (2) verantwoordelijkheid nemen in de zorg voor anderen en (3) mee kunnen beslissen als burger in de wetgeving. Zowel in Nederland (Kooikens en Hoeymans 2014) als in Vlaanderen (Van Deurzen 2014) wordt de participatiemaatschappij verder geoperationaliseerd en dit laat zich merken in wetsvoorstellen en wetteksten met betrekking tot zorg en welzijn.

Een eerste belangrijk gegeven is de participatieladder: hoe ver reikt de wederzijdse betrokkenheid van het individu? Men kan het individu informeren, raadplegen of laten adviseren tot en met meebeslissen en besturen (Arnstein 1969). Deze participatieladder is oorspronkelijk reeds beschreven in 1969 in het kader van burgerparticipatie, maar is van toepassing op alle vormen van participatie zoals maatschappelijke participatie, cliëntenparticipatie en arbeidsparticipatie.

Een tweede belangrijk gegeven is de context waarin participatie wordt ervaren. Participatie en de context zijn niet van elkaar te scheiden. Heinemann (2010) gaat ervan uit dat individuen kunnen participeren in verschillende contexten, die hij voorstelt als concentrische cirkels: de wereld, de natie, de gemeenschap, thuis. Afhankelijk van de leeftijd, het engagement (zie participatieladder) en van de gemeenschap waarin men vertoeft kan men een gevoel van participatie ervaren of nastreven. In deze context worden ergotherapeuten steeds meer geconsulteerd om mogelijkheden te creëren tot participatie.

Denk hierbij aan ergotherapie in de wijk, de coachende rol van de ergotherapeut in een wijkgezondheidscentrum. In het kader van een ergotherapeutische interventie is het dus altijd nodig de context of de actie te schetsen wanneer het begrip participatie gebruikt wordt. Uit onderzoek is bijvoorbeeld gebleken dat de thuissituatie dé plek is waarin zeer oude mensen hun participatie ervaren (Haak et al. 2007). Bij kinderen is het schoolplein een belangrijke plaats (Coster et al. 2012), bij volwassenen is de arbeidsplaats belangrijk (Heinemann 2010). In het Nederlandse taalgebied wordt 'participatie' vaak gebruikt in relatie tot de volgende contexten: burgerparticipatie, maatschappelijke participatie, arbeidsparticipatie en cliëntenparticipatie. Een korte duiding van deze begrippen wordt hierna gegeven. Ook schoolparticipatie, sportparticipatie enzovoort zijn vaakgebruikte termen, maar daarop wordt niet specifiek ingegaan omdat ze vaak als onderdeel gezien worden van de ruimere begrippen.

Het begrip 'participatie' kan bijgevolg op twee manieren worden geïnterpreteerd. Enerzijds betekent het 'deelnemen' of 'aanwezig zijn'. Anderzijds betekent het 'participeren in besluitvorming'. In de ergotherapiepraktijk worden beide nagestreefd. Bij de eerste betekenis ligt de nadruk op het participeren in de maatschappij, het meedoen in de samenleving. Bij de tweede betekenis heeft de ergotherapeut een attitude waarmee hij de cliënt betrekt in het proces van besluitvorming. Niettegenstaande de twee manieren van interpreteren is er vaak een onderling samenhang tussen beide en vaak overlappen beide concepten elkaar in de praktijk. Omwille van de duidelijkheid worden beide interpretaties in onderstaande beschrijving zo veel mogelijk uit elkaar gehouden en vertrekken we vanuit participatie in besluitvorming. Dit is het duidelijkst zichtbaar in burgerparticipatie en in cliëntenparticipatie.

Burgerparticipatie

Bij burgerparticipatie wordt het concept participatie geplaatst in een politieke context waarin burgers en bestuurders (op nationaal, provinciaal en gemeentelijk niveau) met elkaar in overleg gaan over thema's in de samenleving. Burgerparticipatie is een politieke activiteit die wordt gekenmerkt door 'deelnemen' in de zin van betrokken zijn bij beslissingen en beleidsvoering, faciliteren van toegangsmogelijkheden tot bepaalde levensbehoeften, deel uitmaken van het beleid. Het doel van burgerparticipatie is tot beleid te komen dat een groot maatschappelijk draagvlak heeft. Het kernconcept van burgerparticipatie is het de-monopoliseren van 'de macht van het beleid' door de burger een evenwaardige stem te geven naast politici en ambtelijke diensten. Participatie van de burger, met een gedeelde verantwoordelijkheid, is op die manier een essentieel kenmerk van het beleid zelf, zoals bijvoorbeeld gesteld door de werkgroep Participatie van de Vlaamse overheid:

> ... doorheen discussie, debat en samenwerking met de burger vormt 'het beleid' zich: wat pakken we aan, hoe pakken we dat aan, waarom pakken we wat aan en wie neemt welke verantwoordelijkheid? (Rynck en Dezeure 2009).

Bij burgerparticipatie wordt de kracht van de burgers en de kracht van burgerinitiatieven als mobiliserende kracht gezien in de samenleving. Het doel hiervan is om te voorzien in degelijke huisvesting, onderwijs, arbeid, gezondheidszorg en cultuur. Binnen deze vorm van participatie past ook de vermaatschappelijking van de zorg, elke burger heeft de plicht om voor zijn medeburger te helpen voorzien in de hierboven beschreven domeinen. Het deelnemen van burgers in beleidsorganen is dan ook noodzakelijk.

Cliëntenparticipatie

Bij cliëntenparticipatie wordt het concept participatie geplaatst in de context van de gezondheids-, welzijns-, revalidatie- en rehabilitatiesector. Onder druk van cliëntenorganisaties is er steeds meer nadruk gelegd op de autonomie en het beslissingsrecht van de cliënt in de sector van de gezondheids- en welzijnszorg. In het traditionele biomedische model was nauwelijks plaats voor de persoonlijke keuzes van de cliënt (Wade en Halligan 2004). De centrale rol van de cliënt wordt steeds meer benadrukt en de cliënt krijgt steeds meer 'zeggingskracht' in het volledige proces. Dit concept sluit nauw aan bij het basisparadigma van ergotherapie en is belichaamd door concepten zoals *client-centered practice*, autonomie en *shared decision-making*.

Het beleid wil dat de cliënt meer en meer zijn stem laat horen om zo de handelingsvraag en het aanbod op alle niveaus beter en efficiënter op elkaar af te stemmen. Er worden drie niveaus gedefinieerd waarop de cliënt kan participeren:

- het microniveau: in het eigen individuele revalidatie-, rehabilitatie-, zorg- of behandelproces door bijvoorbeeld als cliënt de regie te nemen over beslissingen in het behandelplan.
- het mesoniveau: in de beroeps- en onderzoekspraktijk door bijvoorbeeld te zetelen in de cliëntenraad van een revalidatiecentrum of de bewonersraad van een woon- en zorgcentrum.
- het macroniveau: op het niveau van wettelijk beleid door bijvoorbeeld deel te nemen aan het cliëntenplatform van de overheid.

Maatschappelijke participatie

Waar burgerparticipatie een politieke activiteit is, gaat het bij maatschappelijke participatie om het meedoen van mensen in de maatschappij. Deze vorm van participatie sluit nauw aan bij de ICF-definitie maar ook bij het basisparadigma van de ergotherapeuten. Maatschappelijke participatie is een van de belangrijkste aandachtspunten voor ergotherapeuten en een belangrijke uitkomstmaat voor een geslaagde revalidatie en rehabilitatie, op voorwaarde dat naast het dagelijks handelen op zich ook de subjectieve bevindingen van het individu en de sociale context in acht worden genomen (Hemmingsson en Jonsson 2005; Christiansen et al. 2011; Kielhofner 2008; Schonherr et al. 2005; Van de Velde et al. 2010; Heuvel 2000). Zie hiervoor ook verder: dagelijks handelen en participatie.

Arbeidsparticipatie

Een subvorm van maatschappelijke participatie is arbeidsparticipatie. Het wordt in de westerse maatschappij gezien als een van de mensenrechten om te kunnen werken en zo te voorzien in het levensonderhoud. Daar staat tegenover dat je de verantwoordelijkheid hebt om iets terug te geven aan de maatschappij en bij te dragen aan een sociale samenleving. Het soort arbeid waarin men participeert, bepaalt de identiteit van het individu en geeft status. Arbeidsintegratie is een belangrijk domein van de ergotherapeut. Mede door de stijging van het aantal chronisch zieken en de stijging van het aantal mensen met multimorbiditeit is er behoefte aan een gestructureerde aanpak zodat individuen met een langdurige arbeidsongeschiktheid kunnen re-integreren in hun arbeidsmilieu.

2.7.2 Dagelijks handelen en participatie

Zoals beschreven in ▶ par. 2.3 is het dagelijks handelen het belangrijkste concept in de ergotherapie. Echter, het handelen zou op zich kunnen leiden tot een hoger doel. Dit hoger doel wordt vaak omschreven als participatie en leidt in ideale omstandigheden tot stijging van de kwaliteit van leven of tot een gevoel van welzijn (Hemmingsson en Jonsson 2005). Bijgevolg worden de concepten 'dagelijks handelen' en 'activiteiten' vaak samen genomen met het concept 'participatie' in definities zoals deze van de Wereldfederatie Ergotherapie:

> The primary goal of occupational therapy is to enable people to participate in activities of daily life (WFOT 2011).

Ook in ergotherapeutische modellen krijgt de term 'participatie' vaak een eigen plaats. Zo bijvoorbeeld in het PEOP-model:

> Participation involves active engagement in daily life, in families, in work, and in communities.

In bovenstaande definitie is er een duidelijke link tussen participatie en het uitvoeren van activiteiten. Opvallend hierbij is dat participatie nagenoeg in een hiërarchische lijn wordt geplaatst met de termen activiteit en handelen. Door het ontwikkelen van vaardigheden kunnen individuen activiteiten uitvoeren en betekenis geven aan die activiteit in een specifieke context als voorwaarde op te komen tot participatie. Ook Kielhofner volgt deze lineaire opbouw door te stellen dat er drie dimensies zijn in het menselijk handelen: vaardigheden (*occupational skills*), uitvoeren van activiteiten (*occupational performance*) en 'handelingsparticipatie' (*occupational participation*). Die laatste term verwijst dan naar het handelen in de breedste betekenis (zie ook ◘ fig. 2.7):

> Occupational participation refers to engagement in work, play, or activities of daily living that are part of one's social-cultural context and that are desired and/or necessary to one's well-being (Kielhofner 2008).

Dit ergotherapeutische perspectief, waarin een koppeling gemaakt wordt tussen het uitvoeren van activiteiten en participatie, vinden we ook terug in de ICF. Een belangrijke nuance ten opzichte van de ICF-definitie is dat 'deelname aan het maatschappelijk leven' door ergotherapeuten vaak wordt vertaald of verduidelijkt als: 'betrokkenheid in betekenisvolle activiteiten.' Anders gezegd: participatie wordt omschreven als een actief

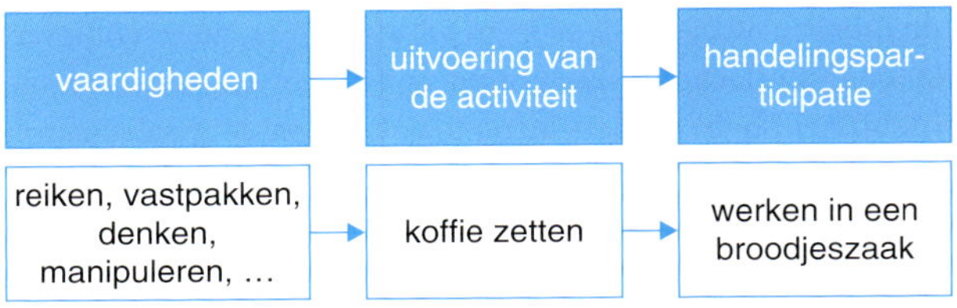

```
vaardigheden → uitvoering van → handelingspar-
                 de activiteit     ticipatie

reiken, vastpakken,
   denken,         → koffie zetten → werken in een
  manipuleren, …                     broodjeszaak
```

Figuur 2.7 Opbouw van het menselijk handelen volgens Kielhofner (2008)

engagement van het individu in betekenisvolle activiteiten, vandaar dat in ergotherapie gesproken wordt van *occupational participation* (Kielhofner 2008; Van de Velde 2010) of *participation through activities* (Polgar en Landry 2004). Dit benadrukt de betekenisgeving en de betrokkenheid. Bij de analyse van verschillende ergotherapeutische definities ziet men bijkomend dat er aan activiteiten die uitgevoerd worden een 'verlangen' vooraf kan gaan: *engagement in activities that are desired* (Kielhofner 2008) of *engagement in desired occupations* (AOTA 2008). Het gaat om activiteiten die je graag wilt doen, waardoor je betekenis ervaart in de activiteiten die je uitvoert. Dit betekent dat 'participatie' meer is dan alleen maar objectief weergeven hoeveel iemand betrokken is in activiteiten. Enabling occupation, als belangrijk basisprincipe in de ergotherapie, is vanuit dit perspectief gezien zeer belangrijk bij het bevorderen van een optimale participatie van individuen, op voorwaarde dat er ook rekening wordt gehouden met de subjectieve beleving en ervaring. Het volgende voorbeeld verheldert dit.

Meneer Deneve

Meneer Deneve is 32 jaar, gehuwd, heeft twee kinderen van respectievelijk 6 en 8 jaar en woont in een vrijstaand huis op het platteland. Meneer is reeds jarenlang voorzitter van de roeivereniging en heeft daar wekelijks vergaderingen. Ten gevolge van multipele sclerose met intermittente exacerbaties laat hij af en toe verstek gaan voor de vergadering (slechts een vijftal keer per jaar). Hijzelf voelt zich hier niet zo goed bij, maar zijn sociale omgeving begrijpt dit volkomen. Meneer Deneve heeft op driemaandelijkse basis follow-upconsultaties op de afdeling Neurologie. Hij meldt dat hij af en toe niet in staat is de dingen te doen die hij wil. Daarop wordt gekeken naar het participatieniveau van meneer Deneve met behulp van het Participation Profile (Par-Pro), een gevalideerd instrument dat participatie meet aan de hand van een aantal vooraf gedefinieerde activiteiten (Ostir et al. 2006; zie ook ▶ par. 2.7.3). De vragen worden beantwoord op een likertschaal van 0 (participeert niet in die activiteit) tot 5 (participeert bijna dagelijks in deze activiteit). De resultaten van de Par-Pro worden weergegeven in het dossier van de cliënt. De test wijst uit dat meneer Deneve ondanks zijn multipele sclerose geen participatieprobleem ondervindt. Meneer Deneve vraagt een onderhoud met de revalidatiearts aan; daar geeft hij aan dat hij ondanks de positieve score op de Par-Pro wel degelijk een participatieprobleem ervaart.

In bovenstaand voorbeeld werd enkel gekeken naar objectieve gegevens: hoe vaak heb je geparticipeerd in de activiteit? Deze manier van testen blijkt echter onvoldoende om participatie echt in kaart te brengen volgens de cliënten zelf. Er gaan steeds meer stemmen op dat participatie vooral een subjectief gegeven is en dat enkel het individu zelf kan bepalen of het wel of niet participeert. Die subjectiviteit is enerzijds bepaald door de mate waarin het individu betrokken wil worden (denk aan de participatieladder: wenst meneer Deneve mee te beslissen over wat er gebeurt in de roeiclub of wil hij alleen op de hoogte gehouden worden?), anderzijds door allerlei andere aspecten: de persoonlijke ervaring van erbij horen, gevoelens ervaren van veiligheid, gevoelens ervaren van vertrouwen, het gevoel hebben te kunnen kiezen, het gevoel hebben te kunnen delegeren (Haak et al. 2007; Van de Velde et al. 2010; Isaksson et al. 2007) en gevoelens ervaren van reciprociteit.

Deze abstracte en voor de buitenstaander moeilijk te vatten subjectieve gegevens maken het meten van participatie en de daarop volgende interventie complexer, maar des te boeiender. Een belangrijke taak voor de ergotherapeut is deze subjectieve aspecten te achterhalen. In andere meetinstrumenten, zoals de Impact op Participatie en Autonomie (IPA) (Cardol et al. 2002a, b, c), de Utrechtse Schaal voor Evaluatie van Revalidatie (USER), subschaal Participatie en de Gentse Participatie Schaal (GPS) (Van de Velde et al. 2016a), worden deze subjectieve variabelen wel in acht genomen (zie verder ▶ par. 2.7.3). Er is al een ruime kennis verzameld over deze subjectieve aspecten. In een kwalitatief onderzoek hebben Van de Velde en collega's 12 cliënten met een paraplegie geïnterviewd over de betekenis van participatie. De deelnemers aan het onderzoek gaven aan dat voor hen participatie het volgende betekende: de mogelijkheid (1) om activiteiten zelf te kiezen, (2) om activiteiten uit te voeren zoals men zelf wil (3) om activiteiten uit te voeren die passen bij de eigen identiteit en (4) om activiteiten uit te voeren die nodig zijn om persoonlijk te groeien. Verder wordt er door deze participanten aangegeven dat ze tijdens het uitvoeren van deze activiteiten een gevoel van vertrouwen, veiligheid, controle en waardering willen ervaren (Van de Velde et al. 2010). Dergelijke subjectieve ervaringen worden bevestigd middels gelijkaardig onderzoek bij andere doelgroepen en in andere contexten (Haak et al. 2007; Hammel et al. 2008; Haggstrom en Lund 2008; Horgan et al. 2015).

Op basis van deze nieuwe inzichten blijkt dat participatie niet louter omschreven mag worden als betrokken zijn in activiteiten (*engagement in activities*), maar eerder als een cluster van ervaringen en waarden die voor het individu zeer belangrijk zijn bij het uitvoeren van deze activiteiten (Haak et al. 2007; Haggstrom en Lund 2008; Hammel et al. 2008; Van de Velde et al. 2010). Er komt, met andere woorden, steeds meer empirisch bewijs dat participatie een zeer sterk subjectief aspect heeft dat niet gemakkelijk in normatieve waarden gegoten kan worden. De onderstaande definitie van participatie legt de nadruk op deze subjectieve aspecten door te stellen dat participatie naast het effectieve handelen ook een persoonlijke ervaring inhoudt:

> Participatie is een persoonlijke ervaring van betrokkenheid in een levenssituatie, door activiteiten uit te voeren en/of deel uit te maken van de context (Van de Velde et al. 2010).

Bij de begripsafbakening van participatie vanuit ergotherapeutisch standpunt maakt het dus niet uit welke activiteiten precies worden uitgevoerd, in welke context dit gebeurt of hoe vaak bepaalde activiteiten worden uitgevoerd. Het zijn de ervaringen en de betekenis die door het individu toegeschreven worden aan deze activiteit en aan deze context die belangrijk zijn om te kunnen bepalen of iemand al dan niet participeert in de maatschappij (Van de Velde et al. 2016a, b). Dit aspect is in lijn met de beschreven aspecten van het dagelijks handelen waarbij betekenisgeving zo belangrijk is. Anderzijds is het dagelijks handelen en de betekenis die gegeven wordt aan de activiteit slechts een deelaspect van participatie. Door erbij te horen en deel uit te maken van de sociale context kunnen individuen participeren in de maatschappij, ook al is men ogenschijnlijk niet zo actief, zoals in onderstaand voorbeeld.

Mevrouw De Ceulenaer

Mevrouw De Ceulenaer is 99 jaar en woont in een rijtjeswoning in een klein dorp, waar vele mensen elkaar kennen en een beroep op elkaar kunnen doen. Door een val met polsfractuur als gevolg is mevrouw niet langer zelfstandig in haar ADL. De val bracht een duidelijke verstoring teweeg in het 'zeer broze evenwicht' van mevrouw, waardoor een actief leven plots wijzigde in een passief leven. Mevrouw ziet dit als een normaal aspect van haar leven. Mevrouw zit in de stoel, hierbij kijkt ze door het raam naar passerende mensen, luistert ze naar de radio en leest ze de krant. Zij heeft er vrede mee, ondanks de onmogelijkheid om zelf lichamelijk actief te zijn.'
Een 'hardnekkige' ergotherapeut zou waarschijnlijk een mooi therapieprogramma kunnen opbouwen om deze cliënt te activeren en activiteiten aan te bieden die ogenschijnlijk belangrijk zijn. De vraag is of dit voor mevrouw De Ceulenaer belangrijk is. Op de vraag waarom zij vrede heeft met het ogenschijnlijk passieve leven (in haar ogen is dit helemaal niet passief) is haar antwoord vrij duidelijk: 'Ik hoef toch niks meer te doen, mijn hele leven heb ik gewijd aan het opvoeden van mijn kinderen en hun een toekomst geven, nu is de tijd dat die mensen iets terug kunnen doen voor mij.'
Mevrouw De Ceulenaer handelt nagenoeg niet meer in actieve zin; de context rondom haar handelt des te meer. Ook al doet mevrouw niks meer in actieve zin, ze maakt deel uit van de maatschappij en ze heeft het gevoel toch nog te participeren. De buurt en de familie hebben de mantelzorg voor mevrouw helpen opnemen. Er werden afspraken gemaakt wie welke verantwoordelijkheid opnam zodat de zorg voor mevrouw haalbaar blijft. Het wijkgezondheidscentrum en de huisarts worden op de hoogte gehouden van de situatie.

Mevrouw De Ceulenaer is een voorbeeld hoe *enabling occupation* onvoldoende weergeeft wat de taak van de ergotherapeut kan zijn Het basisparadigma stelt dat *enabling occupation* automatisch zal leiden tot participatie. Het is echter ook mogelijk om participatie na te streven waarbij gekozen wordt voor een meer passieve in plaats van actieve uitvoering van de activiteit. Door in een context te vertoeven waarin betrokkenheid bij het handelen (actieve uitvoering van een activiteit door anderen) wordt ervaren, kan iemand ook participatie ervaren. *Enabling participation* is een even belangrijke taak voor de ergotherapeut. Tevens toont deze situatie ook de vermaatschappelijking van de zorg aan.

2.7.3 Participatie meten?

Participatie wordt steeds vaker genoemd als doel en uitkomstmaat van de ergotherapie (Perenboom en Chorus 2003; Vanderstraeten et al. 2004). In het kader van kwaliteitsbewaking en kwaliteitsborging is het dus een belangrijk dat ergotherapeuten het concept participatie kunnen meten. Hoe participatie gemeten kan worden, is enerzijds sterk afhankelijk van de manier waarop participatie is geoperationaliseerd (via objectieve of subjectieve variabelen of een combinatie) en anderzijds van de context waarin de participatie zich kan voordoen. Een overzicht van de meest gebruikte meetinstrumenten, gerangschikt volgens datum van publicatie is gegeven in tab. 2.2.

2.8 Discussie

Het kerndomein van de ergotherapeut is 'dagelijks handelen' dat leidt tot 'participatie' van mensen. Op zich lijkt de term dagelijks handelen eenvoudig te zijn, het gaat immers gewoon om de 'dingen die we doen.' Echter, zaken die zeer eenvoudig lijken te zijn blijken bij nader onderzoek zeer complex. De activiteiten die mensen dagelijks uitvoeren zijn slechts de observeerbare uitkomst van een breed gamma aan onderliggende objectieve en subjectieve aspecten. Het streven naar optimale participatie van burgers in de maatschappij is een belangrijke doelstelling voor de ergotherapeut. Hoe het dagelijks handelen of de 'dingen die we doen' bijdragen aan participatie in de maatschappij is een gegeven waarbij de ergotherapeut subjectieve en objectieve gegevens in overweging neemt. Ergotherapie betekent in dit opzicht het mogelijk maken van betekenisvol dagelijks handelen opdat de burgers kunnen deelnemen aan het maatschappelijke leven. Rekening houdend met de vermaatschappelijking van de zorg zullen deze domeinen steeds meer aan belang winnen. Het kerndomeinen van ergotherapie, hier beschreven op basis van recente kennis en inzichten, is voortdurend in beweging en de *body of knowledge* van ergotherapie wordt steeds uitgebreider.

De terminologie en de theorievorming die in dit hoofdstuk aan de orde kwamen, zijn continu in beweging. Zoals is aangestipt, is het niet zo evident om het kerndomein en de kernbegrippen van ons beroep te vertalen in gangbare Nederlandse

Tabel 2.2 Voorbeelden van assessments

instrument	afkorting	aspecten van participatie die gemeten worden	voor wie en in welke context
Assessement of Life habits (Fougeyrollas et al. 1998)	Life-H	moeilijkheid en behoefte aan hulp in activiteiten; tevredenheid met activiteiten	volwassenen en kinderen met een beperking (verschillende versies afhankelijk van doelgroepen context)
Impact op Participatie en Autonomie (Cardol et al. 1999)	IPA	autonomie, keuze en controle: mijn kansen om (een activiteit uit te voeren) zijn zeer goed, goed, redelijk, matig, slecht; beperkingen: geen probleem, enigszins een probleem, groot probleem	volwassenen en ouderen thuis en gemeenschap
Community Integration Measure (McColl et al. 2001)	CIM	uitvoering: alleen, met iemand anders, door iemand anders	hersentrauma gemeenschap
Late Life Function and Disability Instrument (Haley et al. 2002)	LLFDI	frequentie van uitvoering: zeer vaak, vaak, zo nu en dan, bijna nooit, nooit; beperkingen in dagelijkse routine: geen, een beetje, veel, compleet	ouderen gemeenschap
Participation Objective, Participation Subjective (Brown et al. 2004)	POPS	frequentie: hoe vaak in een normale maand doe je …; tevredenheid en belangrijkheid: hoe belangrijk is dit in relatie tot je welzijn en ben je tevreden met je graad van participatie?	ontwikkeld voor hersentrauma, maar eveneens te gebruiken bij alle volwassenen met een niet gedefinieerde beperking gemeenschap
Children's Assessment of Participation & Enjoyment (King et al. 2004)	CAPE	diversiteit in activiteiten; frequentie; betrokkenheid in activiteiten: met wie, waar, voorkeuren	kinderen onafhankelijk van een bepaalde beperking thuis, school, gemeenschap
Child and adolescent scale of participation (Bedell 2004)	CASP	verwachte betrokkenheid voor de leeftijd in school en gemeenschap in vergelijking met normale groep van dezelfde leeftijd; open vragen	kinderen onafhankelijk van een bepaalde beperking thuis, school, gemeenschap
The Keel Assessment of Participation (Wilkie et al. 2005)	KAP	frequentie: altijd, meestal, soms, niet	volwassenen met een niet gedefinieerde beperking gemeenschap
Community Integration Questionnaire – 2 (Johnston et al. 2015)	CIQ-2	uitvoering: alleen, met iemand anders, door iemand anders; tevredenheid met de activiteit, de drang om de activiteit te wijzigen; belangrijkheid van een activiteit	hersentrauma gemeenschap
Participation Survey/Mobility (Gray et al. 2006)	PARTS/M	frequentie: tijd gespendeerd in activiteiten?; de keuze om activiteiten uit te voeren; tevredenheid en belangrijkheid van de uitgevoerde activiteit	volwassenen met een mobiliteitsbeperking thuis en gemeenschap
Measure of Home and Community Participation (Ostir et al. 2006)	Par-Pro	frequentie: van participeert niet in deze levenssituatie, tot participeert dagelijks/bijna elke dag	volwassenen met een niet-gedefinieerde beperking thuis en gemeenschap
Participation Scale (Brakel et al. 2006)	P-Scale	beperkingen in participatie: geen beperking, een beetje beperking maar geen probleem, klein probleem, matig probleem, groot probleem	volwassenen, niet gespecifeerd gemeenschap

Tabel 2.2 Vervolg.			
Participation Measure for Post-Acute Care (Gandek et al. 2007)	PM-PAC	beperkingen: niet beperkt, een beetje beperkt, zwaar beperkt, extreem beperkt duur van de activiteit: altijd of nooit tevredenheid: van zeer tevreden tot zeer ontevreden	dwarslaesie en hersentrauma thuissituatie postacuut
Utrechtse schaal voor Evaluatie van Revalidatie-Participatie	USER-participatie	frequentie van activiteiten beperkingen in het uitvoeren van activiteiten tevredenheid	volwassenen onafhankelijk van een bepaalde beperking thuis en gemeenschap
Participation and environment measure for children and youth (Coster et al. 2012)	PEM-CY	frequentie van activiteiten betrokkenheid in de activiteiten verwachte verandering van aantal en soort activiteiten ondersteuning van de omgeving	kinderen onafhankelijk van een bepaalde beperking thuis, school, gemeenschap
Gentse Participatie Schaal (Van de Velde 2016)	GPS	tijd besteed aan activiteiten keuze en autonomie in het deelnemen en doorgeven van activiteiten belang en betrokkenheid in activiteiten	volwassenen onafhankelijk van een bepaalde beperking toe te passen in alle contexten

begrippen wanneer de standaardliteratuur Angelsaksisch is. In dit boek is voor de term 'dagelijks handelen' gekozen als vertaling van *occupation*. In bepaalde regio's in België wordt echter ook de term 'occupatie' gebruikt en op de werkvloer spreekt men vaak over (betekenisvolle) 'activiteiten'.

Ergotherapeutische interventies zijn niet meer alleen gericht op individuele personen, maar ook op groepen mensen of bijvoorbeeld populaties. Hier is dan sprake van gemeenschappelijk in plaats van individueel dagelijks handelen. In het licht van de transitie naar de particpatiesamenleving zal in toenemende mate de focus hierop komen te liggen. Een uitdaging voor de toekomst is om te kijken hoe een begrip als de betekenis van het dagelijks handelen kan worden ingevuld en beschreven in het kader van een inclusieve samenleving gericht op gemeenschappelijk handelen van mensen.

Het mogelijk maken van het dagelijks handelen is het primaire doel van de ergotherapeut. Om dit doel te bereiken worden meer dan voorheen de context en omgeving meegenomen in het professioneel redeneren door de ergotherapeut en wordt van de ergotherapeut verwacht dat hij zich bewust richt op de maatschappij.

Participatie is vanuit sociaal, economisch en politiek perspectief een *hot item*. Door het mogelijk maken van het handelen en (dus) het bevorderen van participatie levert ergotherapie een bijdrage aan de maatschappij. De evolutie van een zorgmaatschappij naar een participatiesamenleving biedt mogelijkheden voor ergotherapeuten om zich hierin verder te profileren. De unieke kracht tussen handelen en participatie vormen hierin de sleutel.

2.9 Samenvatting

Het dagelijks handelen is het uitvoeren van activiteiten en taken die contextgebonden, betekenisvol en ervaringsvol zijn. Tijdens het uitvoeren van activiteiten is sprake van een bepaalde aandacht en betrokkenheid en doet men ervaringen op. De persoon, de context en het handelen zijn de elementen van het domein van de ergotherapie en het mogelijk maken van het dagelijks handelen is het primaire doel van de ergotherapie. Hierbij is de cliënt van de ergotherapie niet meer alleen de persoon en zijn systeem, maar kunnen ook groepen mensen, een gemeenschap of een populatie bedoeld worden.

Uitgangspunten over het 'veranderen door handelen' worden door ergotherapeuten toegepast tijdens het aanbieden van ergotherapeutische interventies waarbij cliënten en/of de context kunnen veranderen. Door het uitvoeren van activiteiten is onder meer een ontwikkeling van het dagelijks handelen merkbaar, kan men beter leren handelen, effectiever, efficiënter en veiliger handelen en wordt het dagelijks handelen onderhouden. Dagelijks handelen leidt tot participatie. Participatie is een persoonlijke ervaring van betrokkenheid in een levenssituatie door actief activiteiten uit te voeren en/of deel uit te maken van de context.

Literatuur

AOTA. (2002). Occupational therapy practice framework: Domain and process. *American Journal of Occupational Therapy, 56*(6), 609-639.

AOTA. (2008). Occupational therapy practice framework: Domain & process (2nd ed.). *American Journal of Occupational Therapy, 62*(6), 625-683.

AOTA. (2014). Occupational therapy practice framework: Domain & process (3rd ed.). *American Journal of Occupational Therapy, 68*, S1-S48.

Arnstein, S. R. (1969). A ladder of citizen participation. *Journal of the American Institute of Planners, 35*(4), 216-224.

Bedell, G. (2004). Developing a follow-up survey focused on participation of children and youth with acquired brain injuries after inpatient rehabilitation. *NeuroRehabilitation, 19*, 191-205.

Brakel, W. H. van, Anderson, A. M., Mutatkar, R. K., Bakirtzief, Z., Nicholls, P. G., Raju, M. S., et al. (2006). The participation scale: Measuring a key concept in public health. *Disability Rehabilation, 28*(4), 193-203.

Brown, M., Dijkers, M. P., Gordon, W. A., Ashman, T., Charatz, H., & Cheng, Z. (2004). Participation objective, participation subjective: A measure of participation combining outsider and insider perspectives. *Journal of Head Trauma Rehabilitation, 19*(6), 459-481.

Cardol, M., Beelen, A., Bos, G. A. van den, Jong, B. A. de, & Haan, R. J. de. (2002a). Responsiveness of the impact on participation and autonomy questionnaire. *Archives of Physical Medicine and Rehabilitation, 83*, 1.524-1.529.

Cardol, M., Jong, B. A. de, & Ward, C. D. (2002b). On autonomy and participation in rehabilitation. *Disability and Rehabilitation, 24*, 970-974.

Cardol, M., Jong, B. A. de, Bos, G. A. van den, Beelen, A., Groot, I. de, & Haan, R. J. de. (2002c). Beyond disability: Perceived participation in people with a chronic disabling condition. *Clinical Rehabilitation, 16*, 27-35.

Christiansen, C. H., & Townsend, E. A. (Eds.). (2011). *Introduction to occupation: The art and science of living* (2nd ed.). Upper Saddle River, NJ: Pearson Education.

Christiansen, C. H., Baum, C. M., & Bass-Haugen, J. (2005a). *Occupational therapy: Performance, participation and well-being* (3rd ed.). Thorofare, NJ: Slack.

Christiansen, C. H., Baum, C. M., & Bass-Haugen, J. (2005b). *Occupational therapy: Performance, participation and well-being* (4th ed.). Thorofare, NJ: Slack.

Christiansen, C. H., Baum, C. M., & Bass, J. (2015). The person-environment-occupational performance model (PEOP). In E. A. S. Duncan (Ed.), *Foundations for practice in occupational therapy* (pag. 93-104). Edinburgh: Churchill Livingstone.

Coster, W., Law, M., Bedell, G., Khetani, M. A., Cousins, M., & Teplicky, R. (2012). Development of the participation and environment measure for children and youth: Conceptual basis. *Disability and Rehabilitation, 34*(3), 238-46.

Creek, J. (1997). Glossaries-occupational therapy terms. In J. Creek (Ed.), *Occupational therapy and mental health* (2nd ed., pag. 529-530). New York: Churchill Livingstone.

Csíkszentmihályi, M. (1990). *Flow: The psychology of optimal experience*. New York: Harper & Row. [Nederlandse vertaling: Csíkszentmihályi, M. (1999). *Flow: Psychologie van de optimale ervaring*. Amsterdam: Boom.

Dijkers, M. P. (2010). Issues in the conceptualization and measurement of participation: An overview. *Archive of Physical Medicine and Rehabilitation, 91*, S5-16.

Doble, S., & Caron, J. S. (2008). Rethinking occupational therapy outcomes. *Canadian Journal of Occupational Therapy, 75*, 184-190.

Frankl, V. E. (2014) *De zin van het bestaan – Een psycholoog beleeft het concentratiekamp & een inleiding tot de logotherapie* (14th ed.). Rotterdam: Uitgeversmaatschappij Ad. Donker.

Fougeyrollas, P., Noreau L., Bergeron, H., Cloutier, R., Dion, S. A., & St-Michel, G. (1998). Social consequences of long term impairments and disabilities: Conceptual approach and assessment of handicap. *International Journal of Rehabilitation Research, 21*(2), 127-41.

Gray, D. B., Hollingsworth, H. H., Stark, S. L., & Morgan, K. A. (2006). Participation survey/mobility: Psychometric properties of a measure of participation for people with mobility impairments and limitations. *Archives of Physical Medicine and Rehabilitation, 87*(2), 189-197.

Haak, M., Ivanoff, S. D., Fange, A., Sixsmith, J., & Iwarsson, S. (2007). Home as the locus and origin for participation: Experiences among very old Swedish people. *OTJR Occupation, Participation and Health, 27*, 95-103.

Haggstrom, A., & Lund, M. L. (2008). The complexity of participation in daily life: A qualitative study of the experiences of persons with acquired brain injury. *Journal of Rehabilitation and Medicine, 40*, 89-95.

Haley, S. M., Jette, A. M., Coster, W. J., Kooyoomjian, J. T., Levenson, S., Heeren, T., et al. (2002). Late life function and disability instrument: Ii. Development and evaluation of the function component. *The Journals of Gerontology Series A: Biological Sciences and Medical Sciences, 57A*(4), M217-M222.

Hammell, K. W. (2004). Dimensions of meaning in the occupations of daily life. *Canadian Journal of Occupational Therapy, 71*(5), 296-305.

Hammel, J., Magasi, S., Heinemann, A., Whiteneck, G., Bogner, J., & Rodriguez, E. (2008). What does participation mean? An insider perspective from people with disabilities. *Disability and Rehabilitation, 30*, 1.445-1.460.

Hartingsveldt, M. J. van. (2016). *Gewoon doen – Dagelijks handelen draagt bij aan gezondheid en welzijn*. Lectorale rede. Amsterdam: HvA publicaties.

Hartingsveldt, M. J. van, Logister-Proost, I., & Kinébanian, A. (2010). *Beroepsprofiel ergotherapeut*. Utrecht: Ergotherapie Nederland/Boom Lemma.

Heinemann, A. W. (2010). Measurement of participation in rehabilitation research. *Archives of Physical Medicine and Rehabilitation, 91*, S1-S4.

Hemmingsson, H., & Jonsson, H. (2005). An occupational perspective on the concept of participation in the international classification of functioning, disability and health: Some critical remarks. *American Journal of Occupational Therapy, 59*, 569-576.

Heuvel, W. J. A. van den. (2000). *Revalidatie en participatie*. Rede bij de aanvaarding van het ambt van hoogleraar Revalidatie en handicap. Maastricht: Universiteit van Maastricht.

Horgan, D., Forde, C., Parkes, A., & Martin, S. (2015). *Children and young people's experiences of participation in decision-making at home, in schools and in their communities*. Dublin: Department of Children and Youth Affairs.

Huber, et al. (2011). How should we define health. *British Medical Journal, 343*.

Hughes, M. (2006). Affect, meaning and quality of life. *Social Forces, 85*(2), 611-629.

Ikiugu, M. N., & Pollard, N. (2015). *Meaningful living across the lifespann: Occupation-based intervention strategies for occupational therapists and scientists*. London: Whting & Birch Ltd.

Isaksson, G., Josephsson, S., Lexell, J., & Skar, L. (2007). To regain participation in occupations through human encounters-narratives from women with spinal cord injury. *Disability and Rehabilitation, 29*, 1679-1688.

Johnston M. V., Goverover Y., & Dijkers, M. (2015). Community activities and individuals' satisfaction with them: Quality of life in the first year after traumatic brain injury. *Archives of Physical Medicine and Rehabilitation. 2005 Apr, 86*(4), 735-745.

Jonsson, H. (2011). Occupational transitions: Work to retirement. In C. H. Christiansen & E. A. Townsend (Eds.), *Introduction to occupation: The art and science of living* (2nd ed., pag. 211-230). Upper Saddle River, NJ: Pearson Education.

Kielhofner, G. (1995). *Model of human occupation: Theory and application*. (2nd ed.). Baltimore: Williams and Wilkins.

Kielhofner, G. (2002). *Model of human occupation. Theory and application*. (3rd ed.). Baltimore - Philadelphia: Lippincot Williams and Wilkins.

Kielhofner, G. (2008). *Model of human occupation: Theory and application* (4th ed.). Philadelphia (PA): Lippincott Williams & Wilkins.

King, G., et al. (2004). Children's Assessment of Participation and Enjoyment (CAPE) and Preferences for Activities of Children (PAC). *Child Care Health Development 33*(1), 28-39.

Kooiker, S. Hoeymans, N. (2014). Burgers en gezondheid: Themarapport Volksgezondheid toekomstverkenning. Bilthoven: RIVM.

Kuhn, T. S. (1970). *The structure of scientific revolutions*. Chicago: University Press.

Kuiper, C. (2001). Het paramedisch paradigma. In C. Kuiper & M. Balm (Red.), *Paramedisch handelen, het ontwikkelen van een beroepsattitude* (pag. 17–53). Utrecht: Lemma.

Kuiper, C., & Lemette, M. (1999). Identiteit en beroepscompetenties. In A. Heijsman, C. Kuiper & M. Lemette (Red.), *De ergotherapeut als adviseur* (pag. 259–289). Utrecht: Lemma.

Kuiper, C., & Satink, T. (2006). Het kennisdomein van de ergotherapie. In A. Kinébanian & M. le Granse (Red.), *Grondslagen van de ergotherapie* 2nd ed. (pag. 117–152). Maarssen: Elsevier gezondheidszorg.

Law, M., Cooper, B., Strong, S., Steward, D., Rigby, P., & Letts, L. (1996).The person-environment-occupation model: A transactive approach to occupational performance. *Canadian Journal of Occupational Therapy, 63*(1), 9–23.

McColl, M. A., Davies, D., Carlson, P., Johnston, J., & Minnes, P. (2001). The Community integration measure: Development and preliminary validation. *Archives of Physical Medicine and Rehabilitation, 82*(4), 429-434.

Meyer, A. (1922/1977). The philosophy of occupational therapy. *American Journal of Occupaional Therapy, 31*, 639–642. Reprinted from *Archives of Occupational Therapy, 1*(1), 1–10.

Nelson, D. L. (1996). Therapeutic occupation: A definition. *American Journal of Occupational Therapy, 50*, 775–782.

Ostir, G. V., et al. (2006). Preliminary results for the PAR-PRO: A measure of home and community participation. *Archives of Physical Medicine and Rehabilitation, 87,* 1043–1051.

Perenboom, R. J., & Chorus, A. M. (2003). Measuring participation according to the International Classification of Functioning, Disability and Health (ICF). *Disability and Rehabilitation, 25*, 577–587.

Persson, D., & Jonsson, H. (2009). Importance of experiential challenges in a balanced life: Micro- and macro- perspectives. In K. Matuska, C. H. Christiansen, H. Polatajko & J. Davis (Eds.), *Life Balance: Multidisciplinary theories and research*. Thorafore, NJ: Slack.

Philippa, M., Debrabandere, F., & Quak, A. (2009). *Etymologisch woordenboek van het Nederlands*. Utrecht: Van Dale.

Pierce, D. (2001). Untangling occupation and activity. *American Journal of Occupational Therapy, 55*(2), 138–146.

Pierce, D. (2003). *Occupation by design, building therapeutic power*. Philadelphia: FA Davis.

Pierce, D. (2014). *Occupational science for occupational therapy*. Thorafore: Slack.

Polatajko, H. (2011). The study of occupation. In C. H. Christiansen & E. A. Townsend (Eds.), *Introduction to occupation: The art and science of living* (2nd ed.) (pag. 57–76). Upper Saddle River, NJ: Pearson Education.

Polgar, J. M., & Landry, J. E. (2004). Occupations as means for individual and group participation. In C. H. Christensen & E. A. Townsend (Eds.), *Introduction to occupation: The art and science of living*. Upper Saddle River, NJ: Pearson Prentice Hall.

Rebeiro, K. L., Day, D. G., Semeniuk, B., O'Brien, M. C., & Wilson, B. (2001). Northern initiative for social action: An occupation-based mental health program. *American Journal of Occupational Therapy, 55*, 493–500.

Rynck, F. de, & Dezeure, K. (2009). *Burgerparticiaptie in Vlaamse steden, naar een innoverend participatiebeleid*. Brussel: Vlaamse Overheid.

Satink, T., Winding, K., & Jonsson, H. (2004). Daily Occupations with or without pain: Dilemmas in occupational performance. *Occupational Therapy Journal of Research, 24*(4), 144–150.

Satink, T. (2016a). *What about self-management post-stroke? – Challenges for stroke survivors, spouses and professionals*. Enschede: Ipskamp Printing.

Satink, T. (2016b). *Samenvatting van het proefschrift Zelf-management in de CVA-revalidatie – Uitdagingen voor CVA-getroffenen, partners en professionals*. Enschede: Ipskamp Printing.

Schkade, J., & McClung, M. (2001). *Occupational adaptation in practice: Concepts and cases*. Thorafare, NJ: Slack.

Schkade, J. K., & Schultz, S. (1992a). Occupational adaptation: Toward a holistic approach for contemporary practice, Part 1. *American Journal of Occupaional Therapy, 46*, 829–837.

Schkade, J. K., & Schultz, S. (1992b). Occupational adaptation: Toward a holistic approach for contemporary practice, Part 2. *American Journal of Occupational Therapy, 46*, 917–925.

Schonherr, M. C., Groothoff, J. W., Mulder, G. A., & Eisma, W. H. (2005). Participation and satisfaction after spinal cord injury: Results of a vocational and leisure outcome study. *Spinal Cord, 43*, 241–248.

Segal, R. (1998). The construction of family occupations: A study of families with children who have attention deficit/hyperactivity disorder. *Canadian Journal of Occupational Therapy, 65*, 292.

Townsend, E. (2002). *Enabling occupation, an occupational therapy perspective*. Ottawa: CAOT.

Townsend, E. A., & Polatajko, H. J. (Eds.). (2013). *Enabling occupation II: Advancing an occupational therapy vision for health, well-being and justice through occupation* (2nd ed.). Ottawa: CAOT Publications ACE.

Vanderstraeten, G., Kiekens, C., Plaghki, L., Soudon, P., & Brusselmans, W. (2004). *Revalidatiegeneeskunde; filosofie en definitie van de revalidatiegeneeskunde*. ▶ www.riziv.fgov.be, geraadpleegd december 2011.

Vandeurzen. (2014). *Een geïntegreerd breed onthaal, vermaatschappelijking van de zorg*. Conceptnota Vlaams ministerie van Welzijn, volksgezondheid en gezin.

Van de Velde, D., Bracke, P., Van Hove, G., Josephsson, S., & Vanderstraeten, G. (2010). Perceived participation. Experiences from persons with spinal cord injury in their transition period from hospital to home. *International Journal of Rehabilitation Research, 33*(4), 346–355.

Van de Velde, D., et al. (2016a) Measuring participation as defined by the WHO in the ICF. Psychometric properties of the GPS. *Clinical Rehabilitation*. pii: 0269215516644310. [Epub ahead of print].

Van de Velde, D., Bracke, P., Van Hove, G., Josephsson, S., Viaene, A., Boever, E. de, et al. (2016b). Measuring participation when combining subjective and objective variables: The development of the Ghent Participation scale. *European Journal of Physics and Rehabilitation Medicine, 52*(4), 527–540.

Wade, D. T., & Halligan, P. W. (2004). Do biomedical models of illness make for good healthcare systems? *British Medical Journal, 329*, 1398–1401.

WFOT. (2011). *Statement on human rights*. Forrest Field: World Federation of Occupational Therapists. ▶ www.wfot.org/ResourceCentre.aspx, geraadpleegd december 2011.

Whiteford, G., & Wright-St Clair, V. (2005). *Occupation & practice in context*. Sydney: Churchill Livingstone.

WHO. (1948). Preamble to the constitution of the World Health Organization as adopted by the International Health Conference, New York, 19–22 June, 1946; signed on 22 July 1946 by the representatives of 61 States (Official Records of the World Health Organization, no. 2, pag. 100) and entered into force on 7 April 1948.

WHO. (2001). *International Classification of Functioning, Disability and Health (ICF)*. Geneva: World Health Organization. ▶ www.who.int/classifications/icf/en/, geraadpleegd december 2011.

Wilcock, A. (1998). Doing, being and becoming. *Canadian Journal of Occupational Therapy, 65*, 257.

Wilcock, A. A. (2006). *An occupational perspective on health* (2nd ed.). Thorofare, NJ: Slack.

Wilkie, R., Peat, G., Thomas, E., Hooper, H., & Croft, P. R. (2005). The keele assessment of participation: A new instrument to measure participation restriction in population studies. Combined qualitative and quantitative examination of its psychometric properties. *Quality of life research, 14*(8), 1889–1899.

Yerxa, E. J., Clark, F., Frank, G., Jackson, J., Parham, D., Pierce, D., et al. (1990). An introduction to occupational science: A foundation for occupational therapy in the 21st century. *Occupational Therapy in Health Care, 6*(4), 1–17.

Zemke, R., & Clark, F. (1996). Co-occupations of mothers and children. In R. Zemke & F. Clark (Eds.), *Occupational science, the evolving discipline* (pag. 213–215). Philadelphia: FA Davis.

Ergotherapie in sociaal-maatschappelijk perspectief

Margo van Hartingsveldt en Marion Ammeraal

3.1 Inleiding – 67

3.2 Gezondheid en welzijn – 68
3.2.1 Gezondheid – 68
3.2.2 Welzijn – 69
3.2.3 Sociale determinanten van gezondheid – 70
3.2.4 Sociale steun – 71
3.2.5 Sociaal kapitaal – 71

3.3 Mensenrechten – 71
3.3.1 Recht op dagelijks handelen – 71
3.3.2 Gelijkheid in participatie: een recht van mensen – 72
3.3.3 Mondiale gezondheid: een recht van mensen – 72
3.3.4 Politiek redeneren I – 73

3.4 Werken in en met de wijk – 74
3.4.1 Gemeenschapsgerichte aanpak – 74
3.4.2 Community-based rehabilitation (CBR) – 75

3.5 Ergotherapie – 75
3.5.1 Dagelijks handelen – 76
3.5.2 Individueel en sociaal-maatschappelijk perspectief – 76
3.5.3 Praktijkcontexten van de ergotherapeut – 76
3.5.4 Samenwerken – 78
3.5.5 Het aantal ergotherapeuten en hun werkveld – 79

3.6 Ontwikkelingen in de maatschappij – 80
3.6.1 Maatschappelijke ontwikkelingen in de Europese Unie – 80
3.6.2 Transitie in zorg en welzijn – 84

Met dank aan Hetty Fransen en Frank Kronenberg, auteurs van het hoofdstuk 'Ergotherapie gericht op sociaal-maatschappelijke veranderingen' in de derde druk van *Grondslagen*. Verder dank aan Sven van Geel die adviezen heeft gegeven om het Vlaams perspectief een plek te geven in dit hoofdstuk

© Bohn Stafleu van Loghum, onderdeel van Springer Media B.V. 2017
M. le Granse, M. van Hartingsveldt, A. Kinébanian (Red.), *Grondslagen van de ergotherapie*,
DOI 10.1007/978-90-368-1704-2_3

3.7	Burger en cliënt – 85
3.7.1	De burger – 85
3.7.2	Veranderende relatie tussen burger en overheid – 86

3.8 Discussie – 87

3.9 Samenvatting – 87

Literatuur – 88

■ **Ergotherapie in sociaal-maatschappelijk perspectief**

» Eigen regie doe je niet alleen (Cardol et al. 2015)

» Why treat people … without changing what makes them sick? (WHO 2015)

> **Kernbegrippen**
> - Gezondheid.
> - Welzijn.
> - Determinanten van gezondheid.
> - Mensenrechten.
> - Recht op dagelijks handelen.
> - Gelijkheid in participatie.
> - Sociale inclusie.
> - Mondiale gezondheid.
> - Politiek redeneren.
> - Community-based rehabilitation (CBR).
> - Gemeenschapsgerichte aanpak.
> - Individueel en sociaal-maatschappelijk perspectief.
> - Transitie in zorg en welzijn.

Johan

Johan van eind 30 wil graag weer iets doen vanuit zijn studie Geschiedenis en zijn belangstelling voor politiek. Op dit moment voelt hij zich niet sterk genoeg voor een betaalde baan doordat hij nog herstellende is van een derde psychotische episode. Hij is in zijn verleden betrokken geweest bij de studentenvakbond en opkomen voor anderen past hem. De ergotherapeut/trajectbegeleider in een ambulant multidisciplinair FACT-team (Flexible Assertive Community Treatment) geeft hem zowel praktische informatie als telefoonnummers van contactpersonen van de cliëntenraad en de herstelacademie in zijn woonplaats. Met ondersteuning van de ergotherapeut belt Johan met beide organisaties en maakt een afspraak. Hij geeft aan weer contact op te nemen als het nodig is, hij heeft het gevoel dat hij de komende stap zelf kan zetten. Twee maanden later is hij vanuit de cliëntenraad aan de slag om met patiënten uit een ander FACT te praten over participatie in het kader van patiëntenraadpleging!

3.1 Inleiding

Dit hoofdstuk richt zich op ergotherapie in relatie tot de sociaal-maatschappelijke omgeving, zoals verwoord is in het tweede deel van de Canadese definitie van ergotherapie:

» Occupational therapy is the art and science of enabling engagement in everyday living, through occupation; of enabling people to perform the occupations that foster health and well-being; and of enabling a just and inclusive society that all people may participate to their potential in the daily occupations of life (Polatajko et al. 2013).

De sociaal-maatschappelijke omgeving draagt bij aan gezondheid en welzijn op het niveau van de persoon en zijn systeem, de organisatie en de populatie. Er zijn verschillende termen die de factoren van de sociaal-maatschappelijke omgeving beschrijven. Daarbij gaat het over sociaal-maatschappelijke determinanten, sociale steun en sociaal kapitaal. Deze sociale factoren zijn onderdeel van de omgeving of context, een kernelement van de verschillende inhoudsmodellen van ergotherapie. Deze sociale factoren kunnen een positieve en negatieve invloed op gezondheid hebben en kunnen zowel een stimulans als een belemmering voor mensen zijn.

Dit hoofdstuk wil ergotherapeuten (in opleiding) activeren en bewust maken hoe en op welke manier gezondheid wordt beïnvloed door verschillende sociaal-maatschappelijke factoren. Ook in Nederland en Vlaanderen zijn er grote ongelijkheden in de mogelijkheden die mensen hebben in hun dagelijks handelen. Deze verschillen worden veroorzaakt door fysieke, mentale of sociale beperkingen, door wet- en regelgeving, leeftijd, cultuur, gender, ras en religie (Townsend et al. 2013a). Dit hoofdstuk focust op het bestaan en de betekenis van exclusie, deprivatie, ongelijkheid, disbalans en marginalisatie in het dagelijks leven. De ongelijkheid in onze maatschappij heeft invloed op gezondheid en welzijn van burgers. Daarom zijn ergotherapeuten, naast het mogelijk maken van het dagelijks handelen van de persoon en zijn systeem, ook betrokken bij het mogelijk maken van veranderingen op sociaal-maatschappelijk gebied in het werken met organisaties en populaties. Deze twee aspecten van ergotherapie worden duidelijk in de Canadese definitie van ergotherapie aan het begin van deze inleiding.

In dit hoofdstuk staat met name het individuele en westerse perspectief op gezondheid, zorg en welzijn centraal, naast andere perspectieven. In *Occupational therapy without borders* (Kronenberg et al. 2011) worden deze andere perspectieven uitgebreid beschreven; dit boek is zeer de moeite waard om te lezen.

Dit hoofdstuk gaat vooral in op de beroepscompetentie 'ondersteunen en versterken', waarbij de ergotherapeut (leden van) een kwetsbare groep, gemeenschap of populatie ondersteunt om de aanwezige mogelijkheden en eigen regie te versterken en om de voorwaarden in de omgeving te creëren, zodat participatie en sociale inclusie toenemen (Verhoef en Zalmstra 2013).

Het hoofdstuk start met de beschrijving van een nieuw concept van gezondheid (Huber et al. 2011). Dit nieuwe concept van gezondheid sluit aan bij ergotherapie, dat zich richt op het ondersteunen en versterken van de veerkracht van mensen en hun netwerken met als aangrijpingspunt het dagelijks handelen. Daarna wordt ingegaan op het begrip welzijn dat wordt onderverdeeld in fysiek, mentaal en sociaal welzijn.

De sociale determinanten van gezondheid: leefstijlfactoren, sociale netwerken, toegankelijkheid van voorzieningen en maatschappelijke factoren worden beschreven met behulp van het regenboogmodel (Dahlgren en Whitehead 2006). Al in 1978 stelde de World Health Organization (WHO) dat gezondheid voor een groot deel wordt bepaald door factoren die buiten het domein liggen van de gezondheidszorg zoals sociale, economische en politieke omstandigheden. Deze factoren, die sociale determinanten van gezondheid genoemd worden, zijn de omstandigheden waarin mensen worden geboren, opgroeien, leven, werken en ouder worden. Deze omstandigheden worden gevormd door de verdeling van geld, macht en middelen op internationaal, nationaal en lokaal niveau. De sociale determinanten van gezondheid kunnen een positieve en een negatieve invloed op gezondheid hebben en zijn voor een groot deel verantwoordelijk voor de verschillen in gezondheid, oneerlijke en vermijdbare verschillen in en tussen landen (WHO 2015).

Daarna wordt vanuit het handelingsperspectief ingegaan op mensenrechten. Het recht op dagelijks handelen, op gelijkheid in participatie en op gezondheidszorg worden beschreven en de paragraaf eindigt met het belang van politiek redeneren in relatie tot de rechten van mensen.

Het werken in en met de community kan toegepast worden middels community-based rehabilitation (CBR). CBR vindt plaats in de gemeenschap, voorziet in revalidatie of rehabilitatie, is cultureel passend en maakt gebruik van lokale hulpbronnen. Dit kunnen zowel mensen als voorzieningen zijn. *Population-based care* wordt op verschillende manieren toegepast en gaat over zorg gelokaliseerd in de gemeenschap en gemeenschapsontwikkeling, die top-down (*community-based*) en bottom-up (*community-development*) toegepast kan worden.

Het dagelijks handelen is het kerndomein van ergotherapie. Bij het uitvoeren van dagelijkse activiteiten dragen doen (*doing*), zijn (*being*), erbij horen (*belonging*) en worden (*becoming*) (Wilcock en Hocking 2015) bij aan gezondheid en welzijn van mensen. Het mogelijk maken van het dagelijks handelen gebeurt in de ergotherapie vanuit het individueel en sociaal-maatschappelijk perspectief op gezondheid (Chapparo en Ranka 2005; Townsend et al. 2013a, b). Binnen het individueel perspectief werken ergotherapeuten met de persoon en zijn systeem, binnen het sociaal-maatschappelijk perspectief werken ze in en met de organisatie of populatie. Interventies vanuit het sociaal-maatschappelijk perspectief richten zich bijvoorbeeld op toegankelijkheid van organisaties, een inclusieve samenleving met recht op betaald werk, op scholing en op dagbesteding. Daarnaast zijn deze interventies gericht op diversiteit van mensen, op toegankelijkheid van de gebouwde en natuurlijke omgeving en op het uitgangspunt dat iedereen kan meedoen: participatie voor alle burgers in een inclusieve samenleving.

Door het hoofdstuk heen staan links naar filmpjes en meer informatie op het internet.

> **Een bijeenkomst van de koepelorganisatie zorg en welzijn in een gemeente in Nederland**
> 'Er zijn steeds meer signalen dat het nemen van eigen regie voor een deel van burgers uit deze grote gemeente lastig kan zijn (men spreekt of begrijpt de Nederlandse taal niet goed, heeft moeite zich thuis te redden, heeft geen eigen netwerk, is niet sociaal vaardig enzovoort). Een op de vijf bewoners van onze gemeente van 19 jaar of ouder is kwetsbaar, bij hen stapelen veel problemen zich op. Welke innovaties kunnen ingezet worden voor deze groeiende groep kwetsbare burgers? Wat zou een ergotherapeut hier kunnen betekenen?'

> In de bijeenkomst vertelt een ergotherapeut over de technische en digitale hulpmiddelen die mensen ondersteunen zo lang en veilig mogelijk thuis te kunnen wonen. Daarnaast geeft ze aan dat de ergotherapeut ook de mantelzorg ondersteunt in het dagelijks handelen van de cliënt. Wat zou een ergotherapeut nog meer kunnen betekenen?

3.2 Gezondheid en welzijn

3.2.1 Gezondheid

Het Engelse *health* betekent 'gezondheid' en komt voort uit het oud-Germaanse *hailiz*, dat staat voor begrippen als 'heel', 'compleet', 'solide' en 'fit'. Het Engelse werkwoord *to heal* (helen, genezen) betekent ook letterlijk 'heel maken' (Harper 2015). In de Griekse oudheid werd gezondheid gezien als een toestand van evenwicht en heelheid. Deze visie op gezondheid heeft lang bestaan en is pas in de renaissance veranderd. Vanaf die tijd was de geneeskunde gericht op het verkennen van de lichamelijke oorzaken van ziekten, met het gevolg dat gezondheid steeds meer beschouwd werd als de afwezigheid van ziekte (Christiansen et al. 2015; Huber 2014).

Bij de oprichting van de WHO, in 1948, werd een brede en idealistische definitie van gezondheid geformuleerd. Deze definitie beschrijft gezondheid als volgt:

> … een toestand van compleet welbevinden op fysiek, mentaal en sociaal niveau, en niet alleen de afwezigheid van ziekte (WHO 1948).

Het doel van deze idealistische definitie was het geluk en welzijn van de hele wereldbevolking na te streven. Met de toename van mensen met een chronische ziekte door betere gezondheidszorg en preventie, in combinatie met de voortgaande ontwikkeling van de medische technologie en diagnostiek, werd deze definitie contraproductief. Alles wat niet overeenkomt met de statische toestand van compleet welbevinden wordt als abnormaal en ongezond gezien en daarvoor wordt behandeling gezocht. Volgens Huber (2014) wordt met de definitie uit 1948 niet de veerkracht van mensen aangesproken en het menselijk vermogen om zich aan te passen (*coping*). Huber en collega's (2011) hebben om deze reden een nieuw concept van gezondheid gedefinieerd:

> … gezondheid als het vermogen om je aan te passen en je eigen regie te voeren, in het licht van de sociale, mentale en fysieke uitdagingen van het leven (Huber et al. 2011).

Gezondheid gaat daarbij om het zich kunnen aanpassen aan verstoringen, veerkracht hebben, een balans weten te handhaven of te hervinden in lichamelijk, psychisch en maatschappelijk opzicht (Kaljouw en Vliet 2015). In dit nieuwe concept van gezondheid staat het functioneren van mensen centraal en niet langer de aandoening. Dit komt overeen met het domein van ergotherapie waarbij het dagelijks handelen van mensen centraal staat.

Kanttekeningen zijn dat Huber de begrippen 'gedrag' en 'gezondheid' in elkaar heeft gevoegd. Het een kan prima samengaan met het ander: ongezondheid kan samengaan met een toestand van eigen regie en aanpassingsvaardigheid; het omgekeerde kan ook. Gedrag en gezondheid hangen samen maar zijn niet aan elkaar gelijk. Volgens Van der Stel heeft Huber deze twee aspecten met elkaar verward. Hij vind dat Huber een eenzijdig accent op het individuele gedrag legt en negeert dat mensen biopsychosociale en culturele wezens zijn (Stel 2016). Ook de rol van de omgeving of context waarin burgers leven wordt in dit concept niet genoemd. Een alleenstaande oudere dame zonder sociaal netwerk heeft meer moeite haar leven te leven dan een oudere dame die samenwoont en een groot sociaal netwerk heeft. In verschillende situaties zou het aanpassen van de omstandigheden eerder aandacht nodig hebben dan het veranderen van individueel gedrag. De relatie tussen functioneren en de context kan niet uit het oog verloren worden. Een andere kanttekening is dat in Hubers nieuwe concept van gezondheid de relatie met welzijn ontbreekt. Het sterke van de WHO-definitie is dat gezondheid beschreven wordt in termen van welzijn. Dat wordt in de volgende paragraaf uitgewerkt.

3.2.2 Welzijn

De termen welzijn en welbevinden worden vaak door elkaar gebruikt, de betekenis van beide woorden kent subtiele verschillen. Een voorkeur voor welzijn of welbevinden heeft vooral een persoonlijke dimensie. In dit hoofdstuk is gekozen om het woord welzijn te gebruiken omdat dit aansluit bij de definitie van ergotherapie uit het beroepsprofiel.

De WHO definieert in de International Classification of Functioning, Disability and Health (ICF) welzijn (*well-being*) als volgt:

> a general term encompassing the total universe of human life domains including physical, mental, and social aspects (education, employment, environment, et cetera) that make up what can be called a 'good life' (WHO 2001).

Welzijn wordt daarbij onderverdeeld in fysiek, mentaal en sociaal welzijn.

Fysiek welzijn

Fysiek welzijn is het aspect van gezondheid dat vaak de meeste aandacht krijgt en het gemakkelijkst te begrijpen is. Fysiek welzijn (*fitness*) bestaat uit het uithoudingsvermogen van een persoon, zijn spierkracht, flexibiliteit en lichamelijke gesteldheid. Gezonde voeding, een juist gewicht, seksuele gezondheid, hygiëne, voldoende slaap en de leefstijlfactoren bewegen, voeding, en het vermijden van verslavende middelen dragen bij aan fysiek welzijn (Nordqvist 2015).

Er is steeds meer aandacht voor het effect van fysieke activiteit en bewegen op welzijn en mentale gezondheid van mensen van alle leeftijden en situaties (Scherder et al. 2009). ▶ www.universiteitvannederland.nl. Het integreren van fysieke activiteiten in de dagelijkse routine is een belangrijke manier om voldoende te blijven bewegen. Uit onderzoek komt naar voren dat vrouwen van middelbare en oudere leeftijd fysieke activiteiten in huis en tuin waarderen als een indicator van hun functionele mogelijkheden en zelfstandig wonen. Deze huis-, tuin- en keukenactiviteiten geven eigenwaarde en dragen bij aan fysiek en mentale gezondheid (Peeters et al. 2014).

Mentaal welzijn

Er is geen gezondheid zonder geestelijke gezondheid (WHO 2013). Mentaal welzijn of geestelijke gezondheid wordt door de WHO als volgt beschreven:

> a state of well-being in which the individual realizes his or her own abilities, can cope with the normal stress of life, can work productively and fruitfully, and is able to make a contribution to his or her community (WHO 2005).

Mentaal welzijn bestaat uit emotioneel welzijn en psychisch welzijn. Emotioneel welzijn, oftewel het hebben van een positief gevoel, omvat of mensen gelukkig, tevreden dan wel geïnteresseerd zijn in het leven. Psychisch welzijn gaat over de relatie met jezelf, jezelf accepteren, een positieve relatie met anderen hebben, doel in het leven, persoonlijke ontwikkeling, autonomie en met eigen omgeving kunnen omgaan (Bohlmeijer et al. 2013).

Vanuit het perspectief van het dagelijks handelen wordt mentaal welzijn gestimuleerd als mensen die dingen doen die bijdragen aan hun spirituele, cognitieve en emotionele ontwikkeling. Voor mentaal welzijn is het belangrijk dat het uitvoeren van de activiteit een ervaring geeft die betekenisvol is. Het meest ultiem is dat je tijdens het uitvoeren van activiteiten een *flow*-ervaring hebt en even de tijd vergeet (Wilcock en Hocking 2015). Csíkszentmihályi (1999) introduceerde de term *flow* als de optimale ervaring waarin mensen zó betrokken zijn bij het uitvoeren van de activiteit dat zij alles om zich heen vergeten. Tijdens een *flow*-ervaring voelen mensen zich blijer, sterker, tevredener, creatiever en geconcentreerder dan op andere momenten, en vergeten zij even de tijd (Csíkszentmihályi 1999). *Flow* is een goede beschrijving van mentaal welzijn.

Sociaal welzijn

Sociaal welzijn kan plaats hebben op het microniveau van de persoon en zijn omgeving, en op het macroniveau van de maatschappij. Sociaal welzijn en functioneren gaat over sociale acceptatie, sociale integratie, sociale samenhang, sociale ontwikkeling en bijdrage leveren aan sociale omgeving. Vanuit het perspectief van het dagelijks handelen wordt sociaal welzijn bevorderd wanneer een persoon binnen zijn dagelijkse activiteiten sociale contacten ontwikkelt en onderhoudt met zijn gezin, familie en vrienden, op school, op het werk en in de gemeenschap. Dagelijkse activiteiten die bijdragen aan sociaal welzijn zijn die gezamenlijke activiteiten waarover mensen zich goed voelen, die een bepaalde sociale status geven en die hen vrijheid geven om effectief hun persoonlijke mogelijkheden in het samen doen in te zetten (Wilcock en Hocking 2015).

Het gezamenlijk uitvoeren van activiteiten heeft invloed op sociaal welzijn en deze relatie verandert met de leeftijd. Uit onderzoek komt bijvoorbeeld naar voren dat juist bij ouderen het effect van sociale activiteiten het grootst is op het ervaren van welzijn (Huxhold et al. 2014).

De meeste mensen zijn zich niet zo bewust van het feit dat het dagelijks handelen van invloed is op gezondheid en welzijn. Dit komt omdat het gaat over de gewone dagelijkse activiteiten die we vaak gedachteloos uitvoeren en die zo gewoon zijn dat we er niet meer bij stilstaan. Kijken vanuit het perspectief van het dagelijks handelen naar fysiek, mentaal en sociaal welzijn maakt echter duidelijk dat het uitvoeren van dagelijkse activiteiten bijdraagt aan alle vormen van welzijn.

Fietsen
Fietsen is een fysieke activiteit en daarbij kunnen alle drie de vormen van welzijn betrokken zijn.
- Als iemand op zijn hometrainer een half uur fietst, is dit bij de meeste mensen vooral gericht op fysiek welzijn.
- Als dezelfde persoon door de natuur fietst en tegelijkertijd geniet van de totale activiteit, dan heeft dat invloed op fysiek en mentaal welzijn.
- Als die persoon dit doet met een groep vrienden en geniet van de activiteit en van het samenzijn heeft dat invloed op fysiek, mentaal en sociaal welzijn.

3.2.3 Sociale determinanten van gezondheid

Gezondheid wordt vaak vanuit een individueel perspectief bekeken en gericht op fysiek en mentaal welbevinden. Daarnaast beïnvloeden ook sociaal-maatschappelijke factoren de gezondheid van mensen. De belangrijke rol van de samenleving in relatie tot gezondheid is terug te zien in de oprichting door de WHO van de Commission on Social Determinants of Health in 2005. Het regenboogmodel brengt de verschillende sociale determinanten in kaart die invloed op de gezondheid hebben (Alleman 2012; Dahlgren en Whitehead 2006) (zie ◘ fig. 3.1).

Het regenboogmodel maakt duidelijk dat gezondheid en welzijn naast een individuele ook een maatschappelijke component hebben. In het hart van het model staan de individuele kenmerken van mensen: leeftijd, geslacht en erfelijke factoren, die duidelijk maken dat ieder mens anders en uniek is. In de bogen daaromheen staan factoren die in meer of mindere mate beïnvloedbaar zijn (Alleman 2012; Dahlgren en Whitehead 2006).
- De eerste boog wordt gevormd door persoonlijke leefstijlfactoren zoals bewegen, voeding, veilig vrijen, roken, en drinken. Vanuit het perspectief dat dagelijks handelen bijdraagt aan gezondheid en welzijn (Wilcock en Hocking 2015) wordt het uitvoeren van dagelijkse activiteiten toegevoegd aan deze boog van persoonlijke leefstijlfactoren.
- De tweede boog wordt gevormd door de invloed van de sociale omgeving zoals gezin, familie, vrienden en andere mensen in de buurt. Er is veel bewijs uit onderzoek waaruit blijkt dat het hebben van sociale netwerken effect heeft op gezondheid en welzijn. In een recente meta-analyse op basis van 148 onderzoeken en meer dan 300.000 deelnemers werd het hebben van sterke sociale relaties geassocieerd met een langere levensduur. Daarbij was de grootte van het effect vergelijkbaar met het stoppen met roken (Holt-Lunstad et al. 2010).
- De derde boog bevat de invloed van de leef-en werkomstandigheden op gezondheid. Deze boog beschrijft de toegankelijkheid van belangrijke voorzieningen zoals onderwijs, gezondheidszorg, cultuur en sport. De vraag in Nederland en Vlaanderen is of iedereen daar gebruik van kan maken. Dit is niet het geval, met een rolstoel gebruik maken van de trein is een heel gedoe en vraagt veel organisatie. Niet alle sportclubs staan open voor mensen met een verstandelijke beperking. Een ander voorbeeld is een gezin dat in een schuldsaneringstraject zit en maar 50 euro per week heeft om rond te komen. Dit levert veel stress op rondom alledaagse dingen, wat de participatie ook beperkt.
- De vierde boog maakt duidelijk dat gezondheid ook wordt bepaald door de samenleving, door sociaal-economische, politieke, culturele en omgevingsfactoren. Wanneer iemand door de hoge jeugdwerkloosheid geen baan kan vinden, is dit niet alleen een individueel probleem, maar ook een sociaal-maatschappelijk probleem. Verder kunnen mensen door oneerlijke verdeling in de samenleving psychische en/of somatische klachten ontwikkelen (zie ▶ www.ec.europa.eu).

Het Regenboogmodel laat zien dat naast de individuele factoren (persoonlijke leefstijlfactoren en sociale netwerken) ook de samenleving (toegankelijkheid van voorzieningen en sociaal-economische en culturele factoren) van invloed is op gezondheid van de burgers. Want hoe kunnen mensen gezond blijven in een samenleving die niet gezond is (*healthy in an unhealthy society*) (What is health? 2009; WHO 2014)?

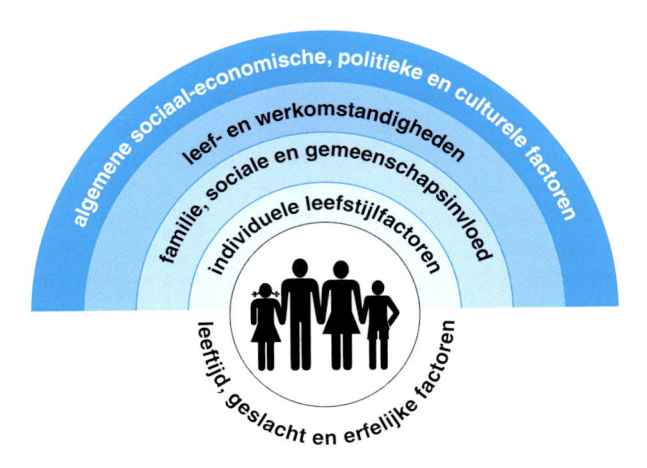

◘ Figuur 3.1 Het regenboogmodel van Dahlgren en Whitehead. Bron: Dahlgren en Whitehead (2006), Alleman (2012)

3.2.4 Sociale steun

Sociale steun komt voort uit de interacties die mensen hebben met de mensen uit hun sociale netwerk en ondersteunt mensen in de complexiteit van het dagelijks leven. Denk eraan hoe prettig het is als een medestudent positieve feedback geeft over jouw rol in het groepje. Sociale steun bestaat uit de interacties die mensen nodig hebben en die tegemoetkomen aan sociale basisbehoeften van mensen. Sociale steun gaat over affectie, goedkeuring, erbij horen en veiligheid en vindt plaats binnen sociale relaties met andere mensen in de omgeving. Voorbeelden van deze interacties zijn een compliment, advies of hulp bij klussen in en om het huis.

Er zijn verschillende vormen van sociale steun: emotionele ondersteuning, waardering, instrumentele ondersteuning (dat je wat doet voor een ander), gezelschap en informatieve ondersteuning. Naast positieve sociale interacties zijn er ook negatieve sociale interacties. Voorbeelden hiervan zijn koel reageren, een afspraak niet nakomen, afkeurende opmerkingen of verwijten maken, de ander onrechtvaardig behandelen, onredelijke eisen stellen en bemoeizuchtig zijn (Nationaal Kompas Volksgezondheid 2014). Sociale steun staat centraal in de interventies bij professionals die werken in het sociale domein. Ook voor ergotherapeuten is steun vanuit de sociale omgeving voor hun cliënten een belangrijke factor die bijdraagt aan het dagelijks handelen, participatie en welzijn van mensen, organisaties en populaties (Bass et al. 2015).

3.2.5 Sociaal kapitaal

Sociaal kapitaal heeft betrekking op de sociale relaties en netwerken die mensen onderhouden. Sociaal kapitaal wordt omschreven als de optelsom van iemands netwerk, zichtbaarheid, reputatie en vaardigheden om mensen aan zich te binden, waardoor hulpbronnen gemobiliseerd kunnen worden om eigen en andermans doelstellingen te kunnen halen. Sociaal kapitaal gaat over de stevigheid van de sociale relaties die een individu onderhoudt met de nabije en maatschappelijke omgeving (Vosters et al. 2013). Onderzoek in Zweden en Rusland toont aan dat individueel sociaal kapitaal samenhangt met een betere ervaren gezondheid. Sociaal kapitaal is niet gelijk verdeeld over groepen in de samenleving. Er zijn verschillen naar sociaal-economische status, leeftijd, etniciteit, locatie en vooral opleiding. Deze ongelijke verdeling van sociaal kapitaal kan gezondheidsverschillen in stand houden (Ferlander 2007; Nationaal Kompas Volksgezondheid 2014). Sociaal kapitaal is voor mensen een hulpbron bij het mogelijk maken van participatie van mensen. Bijvoorbeeld bij het zoeken naar een stage of baan helpt het wanneer mensen in je omgeving je toelaten tot hun netwerk. Dus sociaal kapitaal is ook in de ergotherapie een belangrijk onderdeel van de sociale omgeving die bijdraagt aan de persoon-omgeving fit en dagelijks handelen van mensen mogelijk maakt (Bass et al. 2015).

> **In Stadsdorp kennen mensen elkaar**
> Burenhulp, nabuurschap en informele zorg vindt ook plaats in grote steden, in de vorm van een stadsdorp: een dorp in de stad, een stadse invulling van de participatiesamenleving. Buurtbewoners in wijken in verschillende grote steden hebben zich verenigd en hebben een coöperatieve vereniging opgericht. Met elkaar willen ze dat ouderen zo lang mogelijk zelfstandig kunnen blijven wonen. Ieder stadsdorp vult dat op een andere manier in door het organiseren van bijeenkomsten van mensen die in een straat wonen, borrels in de wijk, een toneelclubje, een wandelgroepje, een eettafel. Stadsdorpen zijn gericht op sociale steun en sociaal kapitaal, zoals een bewoner vertelt: 'Ik doe nu langer over mijn boodschappen, omdat ik bekenden uit de buurt tegenkom met wie ik een praatje maak'. Daardoor voelt het voor bewoners in de buurt veiliger. Ook vragen mensen elkaar eerder om hulp, om even bij te springen, in of om het huis. De coöperatie geeft daarnaast informatie over betrouwbare schilders en loodgieters uit de buurt en de betaalde parttime coördinator heeft contact met zorginstellingen over thuishulp en wijkverpleging.
> (Bron: Maaike van Houten *Dagblad Trouw*, 20 januari 2015).

3.3 Mensenrechten

3.3.1 Recht op dagelijks handelen

Vanuit het perspectief dat dagelijks handelen bijdraagt aan gezondheid en welzijn hebben mensen het recht om de dingen te doen die belangrijk voor hen zijn. In de ergotherapie wordt dit *occupational justice* genoemd. Dit wordt gedefinieerd als

> … people's right to engage in a sufficient variety and amount of occupation to support development, health and well-being (Wilcock en Hocking 2015, pag. 414).

> **Verveling ligt op de loer in verpleeghuizen**
> 'Bewoners van Nederlandse verpleeghuizen worden meestal goed verzorgd. Maar toch staan de mensenrechten soms op het spel'. Dat concludeert het College voor de Rechten van de Mens in een rapport dat vandaag verschijnt. Voorbeelden die het rapport noemt zijn verveling, het niet zelf mogen beslissen over de tijd dat ze opstaan of dat bewoners verplicht een kamer delen.
> (Bron: ▶ www.beteroud.nl, 3 februari 2016).

Occupational justice sluit aan bij de *capability*-benadering, ontwikkeld door de filosoof en econoom Amartya Sen, en uitgewerkt door onder andere Martha Nussbaum. *Capability* gaat over de mogelijkheden die mensen hebben om te zijn wie ze willen zijn en te kunnen doen wat ze willen doen. Daarbij maken mensen eigen afwegingen in de keuzes die ze maken, de relaties die ze aangaan en hoe ze onderdeel willen zijn van de maatschappij (Nussbaum 2011). Dit is alleen mogelijk in een inclusieve samenleving, waarin iedereen mee kan doen. Een inclusieve samenleving biedt mogelijkheden voor aangepast werk voor een jonge vrouw met chronische reuma. Zij heeft, naast een goede gezondheidszorg, het ook nodig dat ze kan werken en dat er aanpassingen op het werk beschikbaar zijn. Zo heeft ze meer kansen om zich te ontwikkelen vanuit de kwaliteiten die ze heeft. Ergotherapie kan hieraan een bijdrage leveren in het geven van adviezen voor haar persoonlijk leven en voor de werksituatie. Zo een samenleving is niet beschikbaar, toegankelijk of bereikbaar voor alle mensen, zoals bijvoorbeeld asielzoekers. Dit vraagt van ergotherapeuten bij te dragen aan het meer inclusief maken van de samenleving.

3.3.2 Gelijkheid in participatie: een recht van mensen

Zonder strijd geen emancipatie. Dit laten verschillende groepen nu en door de eeuwen heen zien. Voorbeelden daarvan zijn het opheffen van de slavernij, de vrouwenstrijd voor stemrecht, de beweging voor homorechten, recht op onderwijs en recht op arbeid voor mensen met een lichamelijke, psychische, verstandelijke en/of zintuiglijke beperking. Het gaat om meedoen en gebruik kunnen maken van voorzieningen om erbij te horen (sociale inclusie). Hierbij kan het gaan om tegengestelde belangen. Bij de start van de moedermavo in de jaren zeventig in Nederland kregen veel vrouwen de kans weer te leren. Veel echtgenoten vonden dat niet eenvoudig en misten de fulltime huisvrouw in huis. De tijden zijn veranderd: inmiddels zijn er meer vrouwen die hoger onderwijs volgen dan mannen. Dit lijkt zo vanzelfsprekend dat vergeten wordt dat hier veel strijd voor is gevoerd.

Mensen met een beperking worden vaak buitengesloten en gediscrimineerd, leven meer in armoede, worden niet serieus genomen en hebben minder kans op een goede opleiding of werk dat bij hen past. De Verenigde Naties (VN) hebben daarom in 2006 het Verdrag voor de rechten van mensen met een beperking aangenomen, oftewel de *Convention on the rights of persons with disabilities* (CRPD) (WHO 2006). ▶ www.youtube.com.

Het CRPD erkent de mensenrechten van mensen met een beperking. Het verdrag zorgt ervoor dat kinderen en volwassenen met een beperking net als iedereen een goed en actief leven kunnen hebben midden in de samenleving en eigen keuzes kunnen maken. Inmiddels zijn er 127 landen die het verdrag geratificeerd hebben. België heeft het verdrag in 2009 geratificeerd, Nederland pas in 2016. Na de ratificatie is de overheid verplicht de afspraken uit het CRPD uit te voeren en zo een inclusieve, toegankelijke samenleving te maken. Een samenleving waarin iedereen welkom is, gerespecteerd wordt en een bijdrage kan leveren. Een ergotherapeut kan cliënten en hun familie informeren over dit verdrag en informatie geven over cliëntenorganisaties die opkomen voor hun belangen bij gemeenten en overheid.

In 2011 is het *World report on disability* (WHO 2011) uitgekomen. Volgens dit rapport van de WHO en de Wereldbank heeft 15 % van de wereldbevolking een beperking. Het rapport wijst naar het verband tussen armoede en het hebben van een beperking. De rol van de sociale en fysieke omgeving wordt in dit rapport gezien als een belangrijke oorzaak van het wel of niet kunnen participeren in de samenleving.

In 2014 is het *Global disability action plan 2014–2021* (WHO 2014) gestart om de kwaliteit van leven van mensen met een beperking te verbeteren. De WHO benadrukt dat ieder mens recht heeft op een waardig leven en de kans moet krijgen zijn of haar mogelijkheden volledig tot ontwikkeling te laten komen. De WHO erkent dat aandacht voor de gezondheid van mensen met beperkingen bijdraagt aan hun participatiemogelijkheden.

Na de acht millenniumdoelen, die onder andere gericht waren op een wereld zonder honger en met goed onderwijs voor iedereen, hebben de VN tot 2030 17 nieuwe *sustainable development goals* voorgesteld (VN 2015). De nieuwe doelen omvatten thema's die al centraal stonden in de millenniumdoelen, maar daarnaast ook thema's op het gebied van vrede en veiligheid en duurzaamheid, zoals klimaatverandering en duurzame energie (zie ◘ fig. 3.2).

De nieuwe duurzame ontwikkelingsdoelen gaan een onderdeel vormen van een wereldwijde ontwikkelingsagenda met aanspreekbare, duidelijke en meetbare doelstellingen voor alle landen (VN 2015). Dit vraagt van ergotherapeuten dat ze een brede blik ontwikkelen, houden en betrokken blijven bij nationale en internationale maatschappelijke ontwikkelingen.

3.3.3 Mondiale gezondheid: een recht van mensen

Er zijn in de afgelopen vijftig jaar veel WHO-rapporten verschenen. Bijvoorbeeld het rapport van de internationale WHO-conferentie in Alma Ata in 1978 met als uitkomst: 'basisgezondheidszorg bereikbaar, betaalbaar, duurzaam en van goede kwaliteit voor iedere wereldburger in het jaar 2000' (WHO 1978). En het rapport van de Ottawa Charter for Health Promotion in 1986 met de acht voorwaarden voor gezondheid: vrede, onderdak, onderwijs, voedsel, inkomen, stabiel ecosysteem, duurzame bronnen, sociale gerechtigheid en gelijkheid. Deze WHO-rapporten geven de urgentie aan dat professionals in zorg en welzijn gericht zijn op inclusieve mondiale gezondheid (*global health*). Waarbij gezondheid gezien wordt als een breed begrip gericht op fysiek, mentaal en sociaal welzijn.

De World Federation of Occupational Therapists (WFOT) heeft in 2014 het *position paper Global Health* opgesteld met betrekking tot mondiale gezondheid in relatie tot het dagelijks handelen en participatie. De bijdrage van ergotherapie aan mondiale gezondheid is gericht op gezondheidsvraagstukken, determinanten van gezondheid en oplossingen waarbij interprofessioneel samenwerken en geïntegreerde zorg (de combinatie van populatiegebaseerde en persoonsgeoriënteerde zorg) centraal staan. Ergotherapeuten worden gestimuleerd proactief te zijn in het onder de aandacht brengen van deze onderwerpen. Zij kunnen daarmee beginnen vanuit de alledaagse praktijk, door de unieke ergotherapie-interventie in het mogelijk

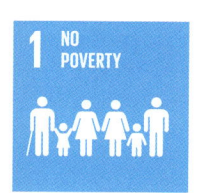

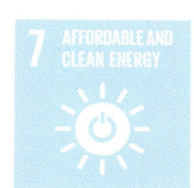

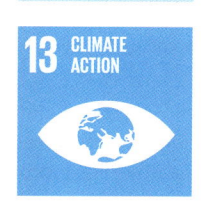

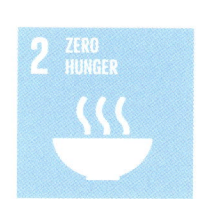

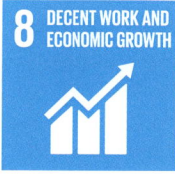

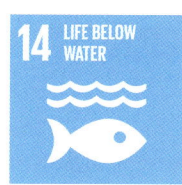

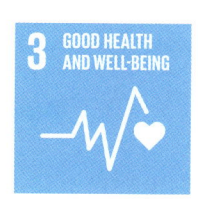

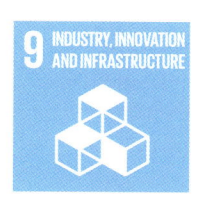

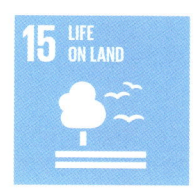

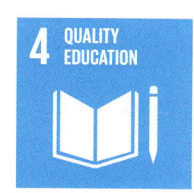

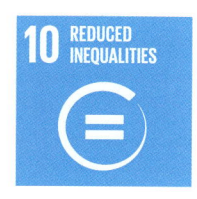

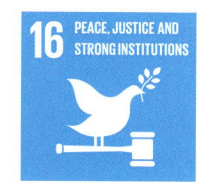

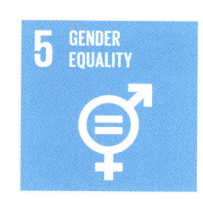

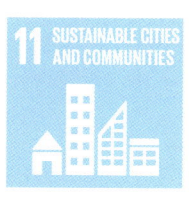

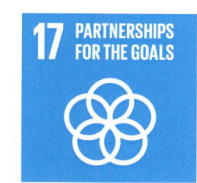

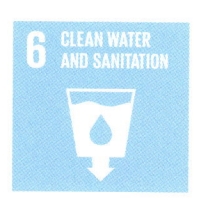

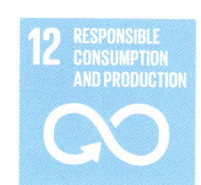

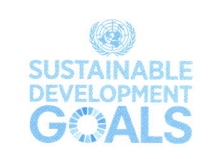

Figuur 3.2 De 17 duurzame ontwikkelingsdoelen zoals voorgesteld door de Verenigde Naties in 2015

maken van het dagelijks handelen voor de persoon en zijn systeem, de organisatie en de populatie, en door gericht te zijn op het samenwerken met de informele zorg, andere professionals, organisaties en andere stakeholders (WFOT 2014).

3.3.4 Politiek redeneren I

Dilemma
Vanuit de overheid is er minder budget voor huishoudelijke hulp bij kwetsbare burgers. Bij iedereen wordt gekeken wat mensen zelf kunnen (zelfredzaamheid), waar de omgeving (familie/buren) kan bijdragen en in het algemeen worden minder uren beschikbaar gesteld. Wat doe je wanneer een gemeente je als ergotherapeut vraagt bij een ouder echtpaar in een seniorenflat te kijken op welke manier ze hun huishouden efficiënter kunnen doen? Bij de inventarisatie van de situatie samen met het echtpaar en een dochter wordt duidelijk dat ze het net redden met drie uren die ze nu hebben, het vervuilt nu niet. Er is geen budget huishoudelijke hulp in te kopen en de enige dochter kan op dit gebied niet praktisch of financieel bijspringen. De man van het echtpaar heeft beginnende dementie, mevrouw loopt slecht en heeft reuma. Verschillende scenario's zijn denkbaar: draag je zorg voor een individuele interventie gericht op het echtpaar, zet je de omgeving meer in, werk je samen met meerdere ouderen en familie uit de seniorenflat, zoek je contact met vrijwilligersorganisatie, geef je de gemeente aan dat korten op het huishouden op termijn tot hogere zorgkosten zal leiden en pleit je voor doorzetten van de drie uren, of …?

Ergotherapeuten die zinvol willen bijdragen aan processen en initiatieven die de gezondheid van de samenleving bevorderen, kunnen zich een aantal attitudes, kennis en vaardigheden eigen maken. Een meer maatschappelijk georiënteerde of geëngageerde ergotherapie vraagt namelijk om beroepsoverstijgende competenties zoals politiek redeneren, strategisch denken, intersectoraal werken en maatschappelijk ondernemerschap (Kronenberg et al. 2011). Politiek redeneren van ergotherapeuten kan bijdragen aan een rechtvaardige en inclusieve samenleving.

Ergotherapie heeft met politiek te maken, zowel voor het beroep zelf als voor de mensen, organisaties en populaties die gebruik willen maken van ergotherapie. Het is nodig als ergotherapeut en als beroepsgroep om zichtbaar te zijn. Het is als ergotherapeut belangrijk stevig in de eigen beroepsmatige schoenen te staan en te weten waar ergotherapie voor staat, welke diensten en producten mogelijk zijn en wat de ergotherapeut als persoon wil en kan bijdragen aan de participatie van mensen in de samenleving. Het gaat om de vraag: welke rol ga jij innemen als professional? Met een groep ergotherapeuten samenwerken om gezien te worden door eerstelijns gezondheidszorgorganisaties, bijdragen aan ontwikkelen interprofessionele richtlijnen, gevraagd worden een praatje te houden in een gemeente, samen met een cliëntenorganisatie pleiten voor toegankelijkheid van een specifiek buurthuis? ▶ www.youtube.com. Reaching out: today's activist occupational therapy.

Samenwerking en conflicten zijn kenmerkende eigenschappen van politiek. In een notendop gaat politiek over de conflicten die grote groepen mensen betreffen, hoe de conflicten zich ontwikkelen en hoe groepen samenwerken om de uitkomst van de conflicten in de door hen gewenste richting te beïnvloeden. De politieke processen waardoor ergotherapie beïnvloed wordt bestaan uit talloze kleine activiteiten gericht op samenwerken en

Tabel 3.1 Continuüm van het werken in de wijk. Bron: Scaffa et al. (2005)

zorg in de wijk	community-based benadering bij het werken in de wijk	community-development benadering bij het werken in de wijk
aanbod in gemeenschapslocaties	aanbod vanuit de gemeenschap of van buitenaf	aanbod vanuit de gemeenschap
interventies afhankelijk van de context	losse samenwerkingsverbanden	partnerschappen en coalities
aandacht voor behoeften van individu en familie	beslissingen zijn afhankelijk van geldschieter (bijvoorbeeld overheid of lokale instantie)	gemeenschap beslist en stelt behoeften en strategieën vast
	planning veelal in handen van leidende instantie	participerende planning en evaluatie self-governance
professional is expert en 'bezoekt' de gemeenschap	professional is expert en 'leidt' de gemeenschap	professional is facilitator, educator en mentor en staat ten dienste van de gemeenschap

conflicten in complexe relaties. Bijvoorbeeld: met wie zoekt een ergotherapeut contact om ervoor te zorgen dat kwetsbare ouderen met een kleine beurs ook gebruik kunnen maken van activiteiten in een buurtcentrum? Met wie en hoe wordt daarvoor een samenwerkingsverband aangegaan? Dit kan vanuit een eigen praktijk, door het in een organisatie mobiliseren van anderen met invloed op de gemeente, of bijvoorbeeld samen met doelgroeporganisaties. Dit vraagt van ergotherapeuten om kritisch te zijn en te bepalen hoe mee te gaan in ontwikkelingen. Dit vraagt politiek redeneren, dit is een van de vormen van professioneel redeneren en wordt beschreven in ▶ H. 25 van dit boek.

De WFOT heeft met haar 500.000 leden niet zoveel invloed in de wereld, maar kan via de beroepsverenigingen in landen wel degelijk op kleine schaal invloed uitoefenen op sommige noodzakelijke transities. De beroepsorganisaties in Nederland en Vlaanderen dragen in eigen land bij aan het beïnvloeden van maatschappelijke maatregelen en komen daarbij op voor burgers, cliënten en ergotherapie. Een strategische actie van Ergotherapie Nederland is het laten uitvoeren van economisch onderzoek dat aantoont dat ergotherapie voor mensen met dementie en kinderen met schrijfproblemen geld oplevert (Lammers et al. 2014).

3.4 Werken in en met de wijk

3.4.1 Gemeenschapsgerichte aanpak

Gemeenschapsgerichte aanpak of werken in de wijk wordt verschillend toegepast en gaat over 'zorg gelokaliseerd in de gemeenschap' én over 'gemeenschapsontwikkeling', ook wel *population-based* werken genoemd. In ◘ tab. 3.1 zijn de verschillende manieren van werken in de wijk op een rijtje gezet die voortkomen uit de snel gaande ontwikkeling van institutionele zorg naar het werken in de eerstelijn of het werken in en met een populatie in België en Nederland. Deze ontwikkeling is ingezet op basis van kostenbesparing en door de veranderde visie op de plaats van de medemens in de samenleving. Zorg in de eerste lijn en in de wijk bestaat uit een veelheid van zorgvormen: thuiszorg, thuisbehandeling, sociale wijkteams, dagopvang, gezondheidszorgeducatie en geestelijke gezondheidszorgprogramma's. Deze vormen van zorg zijn vaak gebaseerd op traditionele gezondheidszorg vanuit een biomedisch en individueel model. Population-based werken kan volgens een *community-based* benadering of vanuit een *community-development*-benadering gebeuren.

> **Meitinkers**
> Een voorbeeld van een professional als facilitator zijn de zogeheten *meitinkers* (meedenkers) in Friesland. Ze werken in een aantal gemeenten als mobiele vraagbaak vanuit de Wmo en zijn een direct plaatselijk aanspreekpunt. Burgers kunnen bellen, het spreekuur bezoeken of de meitinker op de koffie vragen. In het directe contact worden veel zaken al gelijk geregeld en opgelost (onder 'meitinker' zijn vele voorbeelden te vinden op internet).

Bij de *community-based* benadering adviseert de ergotherapeut bijvoorbeeld de gemeente over veranderingen in de wijk (Agree et al. 2005). Hierbij kun je denken aan de plaatsing van aangepaste speeltoestellen in een gemeentelijke speelvoorziening of aan het pleiten voor het toegankelijk maken van een natuurgebied voor gebruikers van een rolstoel of een scootmobiel.

Bij de *community-development*-benadering werkt de ergotherapeut samen met de burgers in de wijk; de burgers bepalen wat noodzakelijk is te veranderen en voeren dit uit, de ergotherapeut ondersteunt en versterkt (Agree et al. 2005). Vanuit Polparol, een praatcafé in Leuven, nemen ergotherapiestudenten deel aan de wekelijkse ontmoetingsavond van en voor al dan niet kwetsbare buurtbewoners waaronder mensen met psychische problemen. Gezamenlijk maken ze plannen voor activiteiten in de buurt en kijken wie ze uitvoeren (Polparol 2016). Ergotherapeuten kunnen bijdragen aan de gezondheid en het welzijn van de wijk en kunnen bijdragen aan sociale veranderingen in de wijk door aandacht te besteden aan *occupational rights* en *occupational justice* (Townsend et al. 2013a).

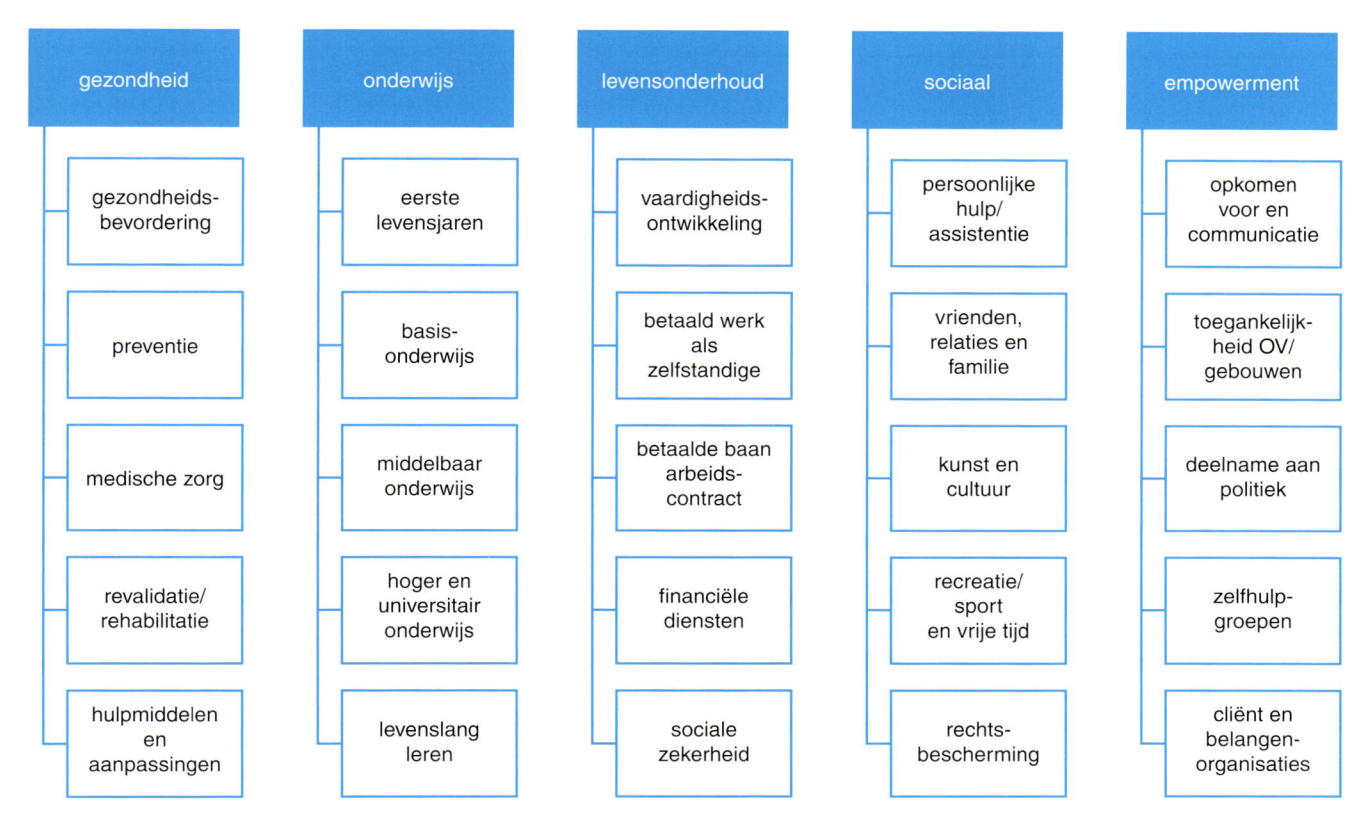

gezondheid	onderwijs	levensonderhoud	sociaal	empowerment
gezondheids-bevordering	eerste levensjaren	vaardigheids-ontwikkeling	persoonlijke hulp/ assistentie	opkomen voor en communicatie
preventie	basis-onderwijs	betaald werk als zelfstandige	vrienden, relaties en familie	toegankelijk-heid OV/ gebouwen
medische zorg	middelbaar onderwijs	betaalde baan arbeids-contract	kunst en cultuur	deelname aan politiek
revalidatie/ rehabilitatie	hoger en universitair onderwijs	financiële diensten	recreatie/ sport en vrije tijd	zelfhulp-groepen
hulpmiddelen en aanpassingen	levenslang leren	sociale zekerheid	rechts-bescherming	cliënt en belangen-organisaties

Figuur 3.3 CBR matrix (WHO 2010)

3.4.2 Community-based rehabilitation (CBR)

Community-based rehabilitation (CBR) is een benadering die wijkgericht werken toepast in de revalidatie:

» Een strategie binnen algemene gemeenschapsontwikkeling voor revalidatie/rehabilitatie, armoedevermindering, gelijke kansen en sociale inclusie voor alle mensen met beperkingen. Implementatie van CBR vindt plaats door de gezamenlijke inspanningen van mensen met een beperking, hun families en gemeenschappen en de relevante voorzieningen op het gebied van gezondheidszorg, onderwijs, beroepsvorming en sociale zaken (WHO 2004).

CBR vindt plaats in de gemeenschap, voorziet in revalidatie/rehabilitatie, is cultureel passend en maakt gebruik van lokale hulpbronnen. Het merendeel van de waarden van CBR komt overeen met de principes van gezondheidsbevordering: *empowerment*, *enablement*, *social justice*, persoonlijke leefstijlfactoren en respect voor culturele verschillen (Grandisson et al. 2014; WHO 2004). Het doel van CBR is mogelijk maken dat mensen met beperkingen hun fysieke, mentale en sociale mogelijkheden maximaal kunnen gebruiken. Daarbij wordt gebruik gemaakt van reguliere diensten en voorzieningen en is CBR gericht op actieve deelname en bijdrage aan de eigen gemeenschap en samenleving. ► www.wfot.org.

CBR is gebaseerd op fundamentele mensenrechten als menselijke waardigheid, gelijke kansen en gelijke rechten. Bij het werken in en met een populatie wordt vaak gewerkt vanuit CBR-principes. Dit is een van de uitdagingen in het beroep om de komende jaren verder uit te bouwen.

Onderzoek laat veel positieve uitkomsten zien van CBR en geeft aan dat het belangrijk is om eenduidig te werken en een gezamenlijk kader te gebruiken, zodat programma's vergelijkbaar zijn en ervan elkaar geleerd kan worden. De matrix in fig. 3.3 is ontwikkeld om CBR-programma's van een algemeen referentiekader te voorzien (Grandisson et al. 2014). De matrix bestaat uit de vijf domeinen van CBR waarbij in elk domein de verschillende niveaus zichtbaar zijn: van preventie en persoonlijke ondersteuning tot de meer algemene collectieve voorzieningen.

3.5 Ergotherapie

Luuk

Luuk, een man van eind 40, had een vol leven met een goede baan, een gezin met kinderen, familie en veel maatschappelijke contacten. Na jaren heel erg hard gewerkt te hebben, belandde hij met een burn-out in een arbeidsongeschiktheidsuitkering. Hij verloor werk en contacten. Na jaren komt hij via een ergotherapeut in aanraking met een wijkcentrum dat activiteiten aanbiedt aan mensen in en na een kwetsbare periode van hun leven. Hij neemt daar deel aan een fotografiegroep, denkt mee wat het wijkcentrum verder zou kunnen doen en bemenst een maal per week de bar. Zijn doen en handelen zijn verbonden met het wijkcentrum: 'Hier voel ik me geen buitenstaander, hier voel ik me veilig, het geeft me structuur, ik doe graag mee aan een aantal activiteiten en neem deel aan uitstapjes.' In het wijkcentrum hervindt Luuk zijn gevoel weer ergens bij te horen en mee te doen. Samen wat doen geeft een veilig gevoel, het helpt hem weer meer te gaan doen en zich weer iemand te voelen (Vromen 2007).

3.5.1 Dagelijks handelen

Het kerndomein van de ergotherapie, het dagelijks handelen (*occupation*), zijn al de activiteiten die mensen 'moeten' doen, willen doen of die van hun verwacht worden dat ze ze doen. Deze activiteiten zijn onderdeel van het slaap-waakcontinuüm en kunnen zowel alleen of samen met anderen uitgevoerd worden. Daarbij gaat het om het daadwerkelijke doen bij het uitvoeren van activiteiten (*doing*), het zijn (*being*) en reflecteren op het doen, het doen in relatie tot anderen (*belonging*), en om de factoren van het doen die van invloed zijn op groei, ontwikkeling en het worden die we willen zijn (*becoming*) (Wilcock en Hocking 2015). Bij het uitvoeren van dagelijkse activiteiten dragen *doing*, *being*, *belonging* en *becoming* bij aan het ervaren van fysiek, mentaal en sociaal welzijn.

Zingen
Zingen in een koor is te begrijpen als doelgericht en voldoening gevend (*doing*), veroorzaker van het beleven van plezier (*being*), ondersteuning van saamhorigheid en erbij horen (*belonging*) en het verbeteren van kennis en competenties (*becoming*). Zingen is levenslang leren en wordt door oud en jong, met en zonder beperkingen, in de wijk, de kerk, ouderencentrum, verpleeghuis, op school enzovoort gedaan.
'Wekelijks ga ik naar mijn koor, daar voel ik me welkom en vertrouwd. Het is iedere keer spannend wat we doen, met elkaar wordt het bijzonder en meerstemmig. We zijn allemaal koorleden ook al zit iemand in een rolstoel, loopt slecht, is half doof of superdruk' (Tonneijck et al. 2008)
Zie ook de film: As It Is in Heaven, regie Kay Pollak. 2004.

3.5.2 Individueel en sociaal-maatschappelijk perspectief

Net als in het regenboogmodel heeft ergotherapie naast een individuele ook een sociaal-maatschappelijke component. Er wordt in de ergotherapie uitgegaan van twee perspectieven in het mogelijk maken van het dagelijks handelen (Chapparo en Ranka 2005). Als eerste het individueel perspectief (*enabling individual change*) (Townsend et al. 2013b), dat gezondheid ziet als iets dat de handelende persoon zelf kan beïnvloeden. Dit past bij de eerste twee bogen in het regenboogmodel.

Als tweede het sociaal-maatschappelijk perspectief (*enabling social change*) (Townsend et al. 2013a), waarbij de maatschappij een rol speelt bij de gezondheid van mensen. Dit past bij de derde en vierde boog in het regenboogmodel (Dahlgren en Whitehead 2006).

Het menselijk handelen is zelden individueel en in de westerse samenleving is een meer sociale, collectieve benadering van het begrijpen van menselijk handelen (Fransen en Kronenberg 2012; Kronenberg et al. 2011). Kwesties die een gemeenschap als geheel aangaan vragen om gemeenschappelijke betrokkenheid. Met 'collectief handelen' (*collective occupations*) wordt het dagelijks handelen bedoeld dat wordt uitgevoerd door groepen, gemeenschappen en/of populaties in alledaagse situaties. Collectief handelen geeft blijk van een gezamenlijke intentie tot sociale cohesie en het bevorderen van gemeenschappelijk welzijn (Ramugondo en Kronenberg 2010).

Hiv/aids
In heel Zuid-Afrika houden grootmoeders de gezinnen die getroffen zijn door hiv/aids en armoede bij elkaar. Vaak zijn deze grootmoeders de enige kostwinner in een huishouden. Zij verplegen hun kinderen als die terminaal zijn, en zorgen voor de opvoeding van hun verweesde kleinkinderen. Onderzoek toont aan dat deze oma's lijden aan gebrek aan informatie, stigmatisering en dwingende armoede.
In oktober 2001 startte Grandmothers Against Poverty and AIDS (GAPA) als een zelfhulpproject in Khayelitsha, een stadje buiten Kaapstad, Zuid-Afrika. GAPA heeft een tweeledige aanpak en biedt onderwijs en psychosociale ondersteuning. ▶ www.youtube.com.

3.5.3 Praktijkcontexten van de ergotherapeut

Op basis van het individuele en sociaal-maatschappelijke perspectief en de werkplek van ergotherapeuten, in een instelling, in de eerste lijn of in de wijk, kunnen vier praktijkcontexten onderscheiden worden (Hartingsveldt et al. 2015) (zie ◘ fig. 3.4).

I Persoon en systeem: de ergotherapeut werkt vanuit individueel perspectief met de persoon en diens systeem in een instelling

Ergotherapeuten werken van oudsher met een persoon en diens systeem vanuit het individuele perspectief in een intramurale setting (tweedelijns gezondheidszorg) en dit is zowel in Vlaanderen als Nederland nog steeds de meest voorkomende plek waar ergotherapeuten werken. Het overheidsbeleid is gericht op het verplaatsen van dure tweedelijnszorg naar goedkopere eerstelijnszorg (VWS 2011). Dit heeft gevolgen voor de formatieplaatsen van ergotherapeuten in instellingen. In 2014 werkte het grootste deel van de ergotherapeuten nog in en vanuit de institutionele sector (75 %) (Hassel en Kenens 2014). Daarbij zijn ook de ergotherapeuten meegeteld die vanuit een zorgcentrum werkzaam zijn in de eerste lijn. Door het sluiten van afdelingen Ergotherapie in zorgcentra en bezuinigingen in de revalidatiesector zal dit percentage in de toekomst dalen.

3.5 · Ergotherapie

	instelling	eerste lijn en wijk
individueel perspectief	**I** persoon en systeem	**II** persoon en systeem
sociaal-maatschappelijk perspectief	**III** organisatie	**IV** populatie

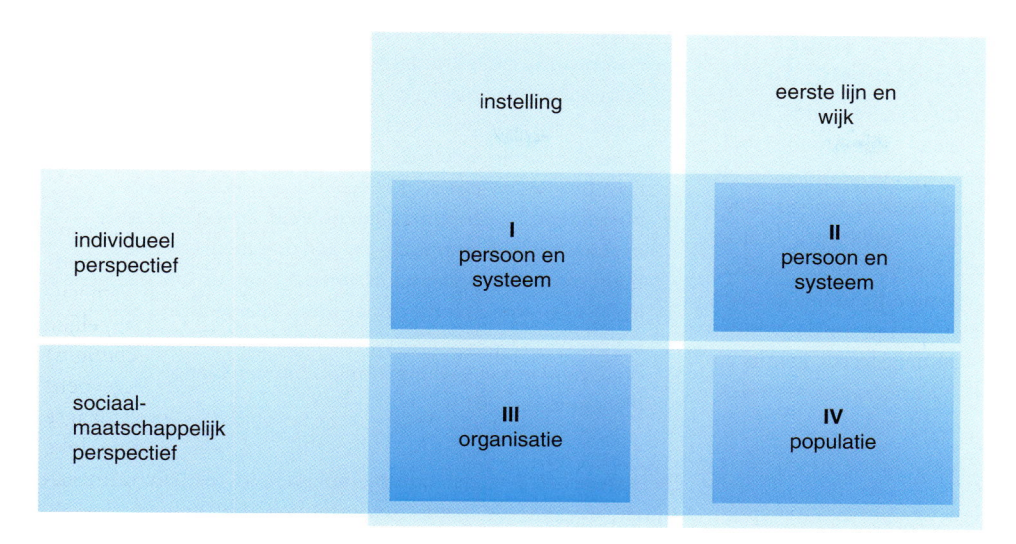

Figuur 3.4 Praktijkcontexten van de ergotherapeut op basis van het individueel en sociaal-maatschappelijk perspectief en het werken in een instelling of in de eerste lijn of wijk (Hartingsveldt et al. 2015)

> **Specialistische interventies**
> Ergotherapeuten in de tweede lijn zullen steeds meer gespecialiseerde interventies verlenen, zoals intensieve klinische revalidatie in de acute fase voor bijvoorbeeld personen met een dwarslaesie of na een CVA, of specialistische interventies bij mensen met een zware depressie of psychose.

II Persoon en systeem: de ergotherapeut werkt vanuit individueel perspectief met de persoon en zijn systeem in de eigen omgeving

In 1996 werd ergotherapie in de eerstelijnszorg gesubsidieerd en in 2001 is dit in Nederland omgezet in een structurele financiering van de eerstelijns extramurale ergotherapie (EEE) (Kinébanian en Van de Velde 2012). Sinds de vergoeding vanuit het basispakket van de ziektekostenverzekering en de directe toegankelijkheid ergotherapie (DTE) is het aantal vrijgevestigde ergotherapeuten in Nederland gestegen van 4 % in 2004 via 15 % in 2011 naar 22 % in 2014 (Hassel en Kenens 2014). In Vlaanderen werken enkele ergotherapeuten zelfstandig op deze manier, maar de financiering ligt bij de cliënt zelf. Wanneer er wel een vergoeding is, zijn hier voorwaarden aan gekoppeld. Het Vlaams Ergotherapeutenverbond kent een werkcel 'thuiszorg'.

> **Chronische aandoeningen**
> Voor ouderen en volwassenen met een chronische aandoening of met blijvende gevolgen na een trauma, draagt de ergotherapeut in de eerste lijn eraan bij dat zij zo lang mogelijk thuis kunnen wonen en blijven participeren in hun sociaal netwerk, (vrijwilligers)werk, educatie, hobby's enzovoort. Veel kinderergotherapeuten werken in de eerste lijn; zij zijn werkzaam thuis, op school of in een andere omgeving waar kinderen een handelingsvraag hebben.

Ergotherapeuten werken bij gemeenten in het kader van de Wmo en de Jeugdwet. Ergotherapeuten betrokken bij de indicatiestelling bij een Centrum Indicatiestelling Zorg (CIZ) werken in het kader van de Wet langdurige zorg (Wlz) en er zijn ergotherapeuten die werken bij zorgverzekeraars of met letselschadeverzekeraars. Binnen al deze functies adviseren en begeleiden ze de mensen veelal in de eigen omgeving.

> **Uit een portret van een ergotherapeut en Wmo-adviseur**
> Als adviseur heb je vaak korte contacten met mensen en een diverse combinatie van werkzaamheden zoals het schrijven van beschikkingen, voorzieningen toekennen of afwijzen, contacten met zorgleveranciers, kantel- of keukentafelgesprekken (Dijk 2014).

Sociale wijkteams werken veelal op populatiebekostiging (betaald vanuit de gemeente, zorginstelling of Wlz). De wijkteams zijn gericht op het versterken van de eigen regie, participatie en het uitbouwen van het sociaal netwerk van de individuele burger. Eerstelijns ergotherapeuten werken samen met professionals in de wijkteams. Ergotherapeuten overbruggen daarbij de kloof tussen het meer medische en individuele perspectief van de huisarts en de wijkverpleegkundige enerzijds, en het sociaal en populatiegerichte perspectief van het maatschappelijk werk anderzijds (Trentham en Cockburn 2011). Andere samenwerkingspartners van ergotherapeuten in de eerste lijn zijn de gezinscoach in de jeugdzorg, de praktijkondersteuner huisarts (POH-GGZ of POH-ouderen), de sociaal-psychiatrisch verpleegkundige (SPV), de wijkcoach in de gemeente, klantmanagers sociale dienst van de gemeente, verzekeringsarts, de arbeidsdeskundige UVW en de thuisbegeleider.

III Organisatie: de ergotherapeut werkt vanuit sociaal perspectief in en met de organisatie

Binnen zorginstellingen werken ergotherapeuten niet alleen vanuit een individueel perspectief, maar ook vanuit sociaal-maatschappelijk perspectief, gericht op de organisatie en het werken in en met de context. Bijvoorbeeld in een verpleeghuis dragen ergotherapeuten, naast de individuele zorg, bij aan het woonklimaat en geven adviezen over dagbesteding. Kinderergotherapeuten werken zowel in het regulier als in het speciaal onderwijs met leerkrachten samen. Het werken in de context draagt positief bij aan het overdragen van de geleerde kennis en vaardigheden in de dagelijkse praktijk van het speciaal onderwijs (Houten en Kuiper 2012).

> **Werken in de context**
> Voorbeelden zijn meedenken over de inrichting van de overblijfruimte op school of het coachen van leerkrachten in het ondersteunen van kinderen met schrijf- en aandachtsproblemen in de klas. Ergotherapeuten kunnen in een *co-teaching*-situatie werkzaam zijn waarin de kinderergotherapeut en de leerkracht elkaar ondersteunen, ieder vanuit de eigen expertise (Case-Smith et al. 2012). Hierbij wordt extra aandacht en oefening geboden aan alle kinderen van de klas.

Daarnaast werken ergotherapeuten als adviseurs bij gemeenten op beleidsniveau (organisatieniveau) of nemen deel aan projectgroepen van de gemeente. Met de decentralisatie van de zorg naar de gemeenten zijn ergotherapeuten betrokken bij het schrijven van of adviseren over beleid. Zo wordt in Vlaanderen op beleidsniveau meegedacht in het Rijksinstituut voor Ziekte- en Invaliditeitsverzekering (RIZIV). Ook binnen de Vlaamse Dienst Arbeidsbemiddeling (VDAB) werken ergotherapeuten, vooral met betrekking tot het begeleiden van personen met een beperking naar werkbaar werk.

IV Populatie: de ergotherapeut werkt vanuit sociaal perspectief populatiegericht in de wijk

Op populatieniveau zijn er de (sociale) wijkteams gericht op buurtkracht en sociale cohesie. Wijkteams spelen een rol in het verbinden van mensen en het stimuleren van gezamenlijke activiteiten.

Op populatieniveau kunnen ergotherapeuten community-based werken (*top-down*) en vanuit een *community development*-benadering (*bottom-up*).

> **Community-based benadering**
> Een voorbeeld van een community-based benadering is de groepsinterventie Gezond Actief Ouder Worden. Deze groepsbijeenkomsten, waarbij de ergotherapeut de inhoudelijke thema's afstemt met de ouderen die deel uitmaken van de groep, zijn gericht op vraagverheldering, sociale participatie en versterken van de eigen regie (Heijsman et al. 2012).

> **Community development**
> Een voorbeeld van een community-development benadering is de ontwikkeling van het stadsdorp Rivierenbuurt in Amsterdam. Dit stadsdorp is begin 2013 door bewoners opgericht en wordt van onderaf, door burgers zelf, opgebouwd en uitgebreid. Zij werken vanuit het ideaal dat zij door op te trekken met mensen in de buurt samen kunnen organiseren dat ouderen ook op latere leeftijd de regie over hun eigen leven in eigen hand nemen. Dit wordt gedaan door het uitwisselen van hulp en het ondernemen van gezamenlijke activiteiten binnen de wijk (Rivierenbuurt 2015).

De verwachting is dat ergotherapeuten in toenemende mate zullen werken als projectondersteuner bij organisaties die werken aan innoverende participatieprojecten ten behoeve van populaties. Bijvoorbeeld als taalcoach, waarbij de ergotherapeut anderstaligen faciliteert in taaloefenplekken om de Nederlandse taal eigen te maken ter vergroting van de zelfredzaamheid. Of als deelnemer en ondersteuner in een buurtcafé voor kwetsbare groepen en buurtbewoners.

3.5.4 Samenwerken

Kunnen samenwerken, een van de beroepscompetenties van ergotherapie, is absoluut noodzakelijk. Samenwerken vindt op allerlei manieren plaats, met cliënten, familie en buren. Van multiprofessioneel (naast elkaar samenwerken), naar interprofessioneel (met elkaar samenwerken, gezamenlijke beslissingen en gedeelde verantwoordelijkheid) naar transprofessioneel (integratief samenwerken, grenzen tussen disciplines vervagen) (Thylefors et al. 2005). Daarnaast wordt er samengewerkt in een keten of als netwerk, met gemeenten, scholen, werkgevers en overheid. Samenwerken vraagt van ergotherapeuten dat ze weten wat ze kunnen bijdragen, dat zij initiatief nemen en ondernemend zijn (Verhoef en Zalmstra 2013). Een uitdaging is interprofessioneel samenwerken tussen verschillende domeinen, zoals bijvoorbeeld gezondheid en welzijn, gezondheid en arbeid. Dit vraagt om flexibele professionals, die grensoverschrijdend werken.

> » Ik denk echt dat je hier gedreven mensen voor moet hebben, die belangstelling voor en betrokkenheid hebben met de mensen uit de andere organisaties, anders krijg je het niet voor elkaar en houd je het niet vol. Zowel de ergotherapeut/jobcoach, als de klantmanagers van gemeenten, als de arbeidsdeskundige en verzekeringsarts van het UVW en werkgevers (Uitspraak van een ergotherapeut/jobcoach die samenwerkt met gemeenten en UWV in het mogelijk maken dat cliënten met psychische dan wel fysieke problemen naar een betaalde baan begeleid worden en die kunnen behouden).

3.5.5 Het aantal ergotherapeuten en hun werkveld

De WFOT houdt bij hoeveel ergotherapeuten er per aangesloten land zijn. In ◘ fig. 3.5 wordt aangegeven hoeveel ergotherapeuten er zijn per 10.000 inwoners: 3 in Nederland, 8 in België. Denemarken heeft de hoogste ratio aan ergotherapeuten met 15 per 10.000 inwoners, gevolgd door Zweden met 12. Turkije heeft 0,01, de Filipijnen 0,3 en Sri Lanka 0,05 ergotherapeut per 10.000 inwoners (WFOT 2016).

De afgelopen 15 jaar is in Nederland het aantal werkzame ergotherapeuten gegroeid. In 1995 is het Nederlands instituut voor onderzoek van de gezondheidszorg NIVEL in samenwerking met Ergotherapie Nederland (EN) gestart met regelmatige registratie van ergotherapeuten. De laatste peiling is uit 2014 (Hassel en Kenens 2014; zie ◘ tab. 3.2).

De peiling uit 2014 geeft ook informatie over de gemiddelde leeftijd (37 jaar), het aantal jaren ervaring en de gebieden waar mensen werken. Van het totaal aantal arbeidsplaatsen werkt 75 % van de ergotherapeuten in een instelling. Daarnaast werkt 22 % in de eerste lijn: in een eigen praktijk, in een gezondheidscentrum, bij de gemeente, in de wijk, in het onderwijs en in andere gebieden, zoals arbeid. Verder werkt 3 % in het HBO ergotherapie onderwijs. Alle ergotherapeuten hebben een diploma op bachelorniveau (HBO), 9 % heeft een master/universitair diploma (2016) en in 2016 zijn er meer dan 40 gepromoveerde ergotherapeuten. Ongeveer 40 % van de werkzame ergotherapeuten werkt met ouderen en met mensen met neurologische aandoeningen (◘ tab. 3.3)

De beschikbare cijfers van de Federale Overheidsdienst Volksgezondheid laten zien dat er in juni 2016 in totaal 9.542 ergotherapeuten in België waren: 7.032 in Vlaanderen, 493 in Brussel en 2.017 in Wallonië.

De toename van het aantal ergotherapeuten vergroot de zichtbaarheid en de mogelijkheden van het beroep. Een grotere beroepsgroep biedt meer kansen tot verdieping, onderbouwing en zichtbaarheid. Wanneer meer ergotherapeuten zich verder ontwikkelen op masterniveau en promoveren tot PhD draagt dit bij aan de kwaliteit en betere onderbouwing van het beroep.

Het komt nog niet zo duidelijk uit de NIVEL-cijfers naar voren, maar het beroep ergotherapeut is aan het veranderen. Ergotherapeuten ondernemen en creëren steeds meer banen vanuit de competenties die ze hebben. In andere werkgebieden zoals Wmo, jobcoaching, arbeid en school kunnen ergotherapeutische competenties goed ingezet worden. Dat zijn competenties zoals ondersteunen en versterken, pleiten voor participatie, samenwerken en ondernemen (Verhoef en Zalmstra 2013). Zowel de generieke als de specialistische ergotherapeut draagt daaraan bij. De beroepsvereniging is gestart met de ontwikkeling van specialismen zoals de kinderergotherapeut (Hartingsveldt et al. 2014), de handergotherapeut (Boer-Vreeke et al. 2014) en de ouderenergotherapeut (Gommers et al. 2016).

De discussie over de identiteit van ergotherapie en wat een ergotherapeut kan bijdragen aan de huidige ontwikkelingen in zorg en welzijn zal verder gevoerd worden en het beroep versterken. De uitdaging is het verder ontwikkelen van specifieke ergotherapie-interventies, gericht op de persoon en zijn systeem, de organisatie en de populatie, en deze te onderbouwen met aandacht voor kosten en opbrengst voor maatschappij en individu.

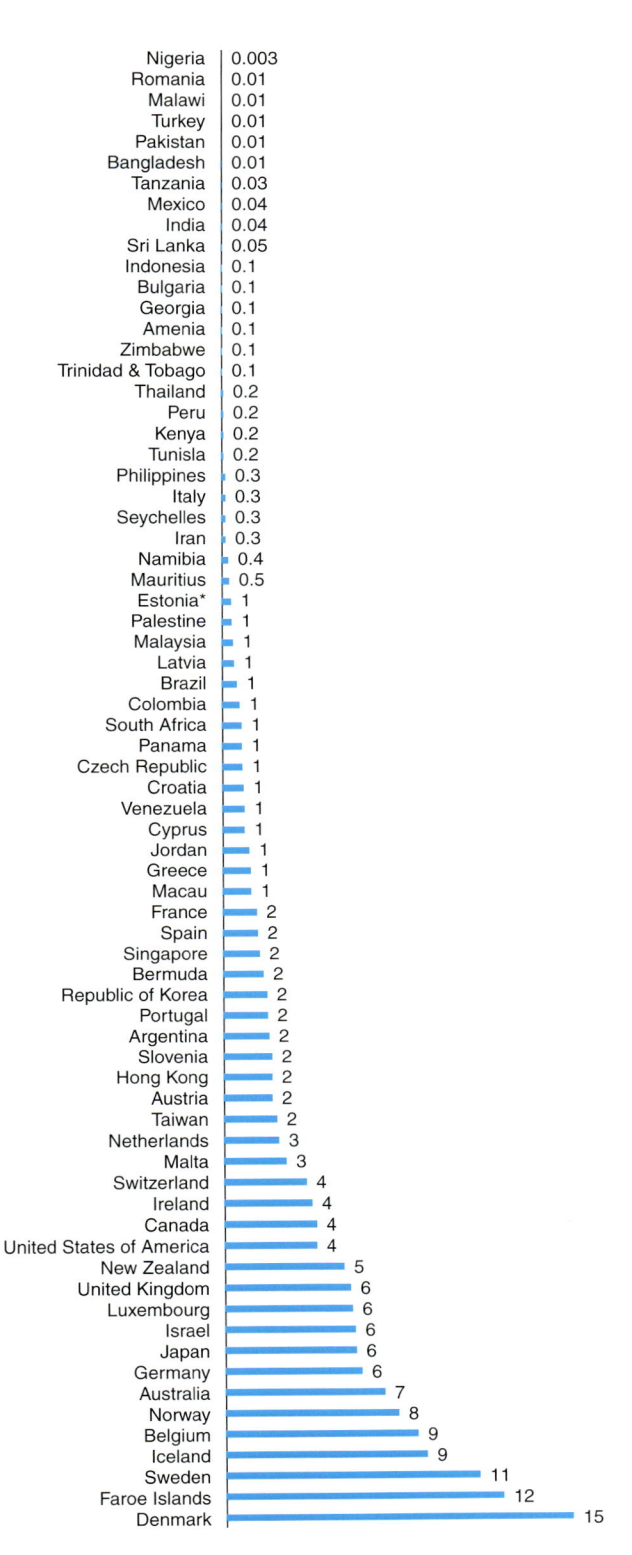

Land	Aantal
Nigeria	0.003
Romania	0.01
Malawi	0.01
Turkey	0.01
Pakistan	0.01
Bangladesh	0.01
Tanzania	0.03
Mexico	0.04
India	0.04
Sri Lanka	0.05
Indonesia	0.1
Bulgaria	0.1
Georgia	0.1
Amenia	0.1
Zimbabwe	0.1
Trinidad & Tobago	0.1
Thailand	0.2
Peru	0.2
Kenya	0.2
Tunisla	0.2
Philippines	0.3
Italy	0.3
Seychelles	0.3
Iran	0.3
Namibia	0.4
Mauritius	0.5
Estonia*	1
Palestine	1
Malaysia	1
Latvia	1
Brazil	1
Colombia	1
South Africa	1
Panama	1
Czech Republic	1
Croatia	1
Venezuela	1
Cyprus	1
Jordan	1
Greece	1
Macau	1
France	2
Spain	2
Singapore	2
Bermuda	2
Republic of Korea	2
Portugal	2
Argentina	2
Slovenia	2
Hong Kong	2
Austria	2
Taiwan	2
Netherlands	3
Malta	3
Switzerland	4
Ireland	4
Canada	4
United States of America	4
New Zealand	5
United Kingdom	6
Luxembourg	6
Israel	6
Japan	6
Germany	6
Australia	7
Norway	8
Belgium	9
Iceland	9
Sweden	11
Faroe Islands	12
Denmark	15

◘ **Figuur 3.5** Aantal ergotherapeuten per 10.000 inwoners wereldwijd. Bron: WFOT (2016)

◻ Tabel 3.2 Aantal werkzame ergotherapeuten in Nederland naar geslacht, op 1 januari 2000–2014, gewogen resultaten. Bron: Hassel en Kenens (2014)

	2000	2002	2004	2006	2011	2014
mannen	170	198	205	202	173	262
vrouwen	1845	2337	2635	2906	3338	3880
% mannen	8,4 %	7,8 %	7,2 %	6,5 %	4,9 %	6,3 %
totaal FTE[a]	2015	2535	2840	3108	3511	4142

[a]FTE= aantal voltijdsbanen

◻ Tabel 3.3 Gewogen verdeling van expertisegebieden van werkzame ergotherapeuten op 1 januari 2014. Bron: Hassel en Kenens (2014)

doelgroep	aantal	percentage
ouderen geriatrie (bijvoorbeeld dementie)	1737	41,9
neurologie	1647	39,8
kinderen	756	18,3
chronische pijn	662	16,0
orthopedie (scoliose, fracturen, dwarslaesie)	654	15,8
handletsels	480	11,6
reumatologie	470	11,4
ernstig meervoudige/verstandelijk gehandicapten	373	9,0
longziekten (zoals COPD)	260	6,3
chirurgie (zoals amputatie)	236	5,7
psychiatrie, geestelijke gezondheid	199	4,8
oncologie	180	4,4
cardiologie	81	2,0
anders	563	13,6
onbekend	332	8,0

Ergotherapeuten kunnen meer dan één expertise hebben, waardoor de percentages niet optellen tot 100 % (het totaal aantal ergotherapeuten is 8630).

3.6 Ontwikkelingen in de maatschappij

3.6.1 Maatschappelijke ontwikkelingen in de Europese Unie

Anno 2017 zijn in Europa de volgende belangrijke maatschappelijke trends te zien: (1) het ouder worden van de bevolking; (2) de toename van technologisering en digitalisering; (3) de vergroting van de kloof tussen arm en rijk en (4) de toename van migratie (RAND 2013). Deze trends hebben effect op de organisatie van zorg en welzijn. Zowel België als Nederland ontwikkelt beleid op deze trends in samenhang met de economische en politieke situatie van het moment.

De maatschappelijke ontwikkelingen zorgen voor een veranderende arbeidsmarkt, waarbij beroepen verdwijnen en nieuwe beroepen ontstaan. In de komende tien tot twintig jaar zullen twee miljoen ons bekende banen verdwijnen. Hele beroepsgroepen verliezen hun bestaansrecht door voortschrijdende technologie en digitalisering, gedeeltelijk zullen hier andere banen voor terugkomen. Een andere ontwikkeling is de flexibilisering van de arbeidsmarkt. De maatschappelijke ontwikkelingen zorgen voor afname van vaste dienstverbanden en voor een toename van flexwerkers met onzekere contracten. Dit betekent voor ergotherapeuten dat zij ook vaker tijdelijke banen zullen hebben, dan wel als zelfstandige hun werk gaan creëren.

Ook ergotherapie als beroep verandert. Voorbeelden van die ontwikkeling zijn: naast zorg meer focus op welzijn en onderwijs, werken in de directe omgeving waar mensen hun handelingsvraag hebben, inzet van eHealth en technologie, wijkgericht werken en samenwerken met groepen mensen die zelf vorm geven aan wat ze nodig hebben.

3.6 · Ontwikkelingen in de maatschappij

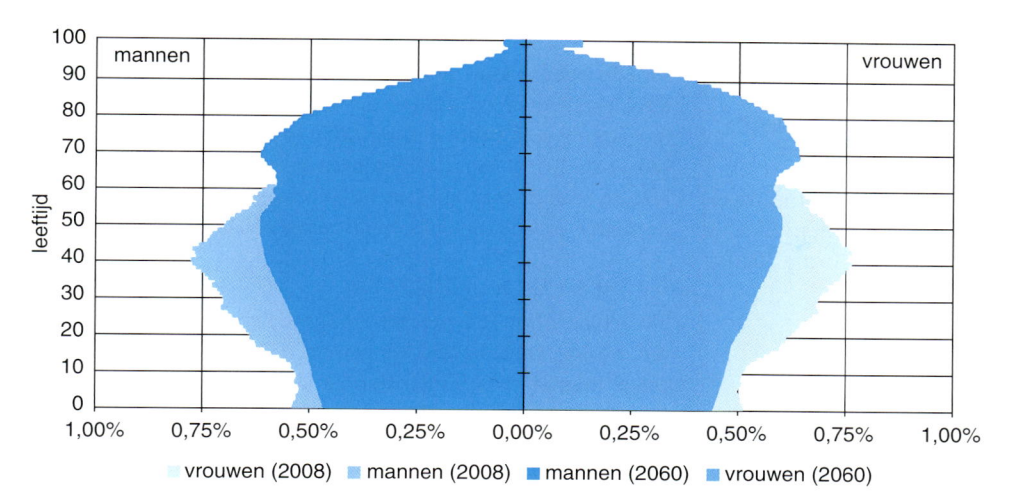

Figuur 3.6 Leeftijdsopbouw van de Europese bevolking

Legenda: vrouwen (2008) · mannen (2008) · mannen (2060) · vrouwen (2060)

Het ouder worden van de bevolking

Het ouder worden van de bevolking ontstaat door blijvend lage geboortecijfers en een hogere levensverwachting. Het resultaat is dat de werkende bevolking kleiner wordt en het aantal gepensioneerden stijgt (fig. 3.6). Dit geeft een toenemende druk op de mensen die werken en heeft gevolgen voor de diensten die geleverd kunnen worden. TNO-onderzoek in de regio's Friesland, Amsterdam-Amstelveen en Rotterdam (Chorus et al. 2013) laat ook deze toename van ouderen zien.

Het aantal ouderen boven de 65 jaar met problemen in het fysieke functioneren en met een of meer chronische somatische aandoeningen groeit tot 2030 met bijna de helft. Verreweg de meest voorkomende aandoeningen zijn die van het bewegingsapparaat, gevolgd door astma, COPD, diabetes en incontinentie. Bijna de helft van de ergotherapeuten werkt met ouderen (Hassel en Kenens 2014), dit sluit aan bij de maatschappelijke ontwikkeling van het ouder worden van de bevolking.

> **Europese bevolking**
> De Europese Unie heeft veel informatie over de bevolking van de Europese landen gebundeld in statistieken over bevolkingsopbouw, werkgelegenheid, werkloosheid, gezondheid enzovoort.
> — ▶ www.ec.europa.eu over werkgelegenheid en werkloosheid.
> — ▶ www.ec.europa.eu over economische trends.
> — ▶ www.ec.europa.eu over inkomens in Europa.
> — ▶ www.ec.europa.eu over inkomens per land.
>
> Daarnaast zijn zowel in België als in Nederland veel landelijke cijfers te vinden, vaak ook per gemeente of provincie.
> — ▶ www.gapminder.org biedt op een heldere manier informatie vanuit de hele wereld. Voordat je conclusies trekt of meningen over bepaalde onderwerpen hebt, kun je op deze site de werkelijke feiten vinden.
> — ▶ www.ec.europa.eu.

De toename van technologisering en digitalisering

Technologische ontwikkelingen leiden tot grotere diagnostische en therapeutische mogelijkheden en tot nieuwe technische en medische hulpmiddelen en voorzieningen. De technologische ontwikkelingen zullen steeds meer invloed krijgen op de relatie tussen cliënt en professional en op de locatie waar de zorg wordt geleverd. Zij dragen ertoe bij dat zorg en welzijn minder aan tijd en plaats gebonden zijn. Deze toenemende rol van technologie in de zorg heeft grote gevolgen voor de professional in zorg en welzijn. Die zal de nieuwe technologie gaan integreren in het werk en zal cliënten adviseren en begeleiden bij het gebruik van technologie. Daarnaast zal de professional ook een rol spelen bij de ontwikkeling, implementatie en evaluatie van nieuwe technologische toepassingen, zodat er technologie in de zorg wordt gebruikt die een duidelijke meerwaarde heeft (Vereniging Hogescholen 2015).

> **Zorg-op-afstand**
> Zorg-op-afstand wordt toenemend geleverd, zoals het monitoren van activiteiten van ouderen waardoor zij langer thuis kunnen wonen. Uit een kwalitatief onderzoek komt naar voren dat ouderen positief zijn over sensormonitoring, omdat het bijdraagt aan hun gevoel van veiligheid en het hen meer actief houdt. Daarnaast is het voor ouderen een belangrijke strategie om zo lang mogelijk in hun eigen huis te blijven wonen. Het privacyaspect was bij deze groep ouderen geen issue (Pol et al. 2014).

Technologie heeft een belangrijk effect op de rol van de burger en de professional. De laatste tien jaar is de burger er al aan gewend geraakt om zich via internet te informeren. Dit heeft ertoe geleid dat de informatiekloof tussen de burger en de professional is verkleind (RVZ 2010b). Geïnformeerd zijn door eenvoudige toegang tot kennis ontwikkelt zich langzamerhand tot het samen delen en beheren van informatie en kennis. Denk hierbij aan de behoefte van cliënten om hun gegevens bij te houden in een *personal health record* (PHR).

De vergroting van de kloof tussen arm en rijk

» Iedereen die ooit met armoede heeft geworsteld, weet hoe extreem duur het leven is wanneer je geen geld hebt (James Baldwin, 'A letter from Harlem' in *Esquire*, juli 1960).

Gelijkheid in gezondheid is door de WHO gedefinieerd als de afwezigheid van oneerlijke en vermijdbare verschillen in gezondheid tussen sociale groeperingen (Blas en Kurup 2010).

Levensverwachting
Volgens het Nationaal Kompas Volksgezondheid was het verschil in levensverwachting bij geboorte tussen laag- en hoogopgeleide mannen en vrouwen in de periode 2009–2012 in Nederland 6,3 respectievelijk 6,1 jaar. Dat is een verschil van ruim zes jaar, en dat is veel (Nationaal Kompas Volksgezondheid 2014).

Tackling Health Inequalities in Belgium
Uit het onderzoek Tackling Health Inequalities in Belgium onderzoek (TAHIB) komt naar voren dat een hooggeschoolde man van 25 in België gemiddeld 80 jaar oud wordt. Een man zonder diploma overlijdt gemiddeld 7,5 jaar eerder. Een hooggeschoolde vrouw van 25 jaar heeft nog meer dan 47 gezonde jaren te verwachten; voor een vrouw die geen onderwijs genoot, is dit ruim 18 jaar minder (Oyen et al. 2011).

» De verschillen in gezondheidstoestand en levensverwachting tussen mensen met een ernstige psychische aandoening en mensen uit de algemene bevolking zijn groot, naar schatting zo'n 15 tot 25 jaar. Naast onnatuurlijke vroeg-sterfte door suïcide en ongelukken zijn cardiovasculaire aandoeningen de belangrijkste oorzaak voor deze verhoogde mortaliteit (Gool et al. 2012).

Mensen leven steeds langer en gezonder, maar uit bovenstaande voorbeelden wordt duidelijk dat niet iedereen even lang en gezond leeft. Er zijn zowel in Nederland als in België grote gezondheidsverschillen tussen bijvoorbeeld laag- en hoogopgeleide mensen en tussen mensen met en zonder een ernstig psychische aandoening.

Ondanks het hoge welvaartsniveau in Nederland en België is er een groot verschil in gezondheid tussen mensen met lagere en hogere sociaal-economische status (SES). Mensen onderaan de sociaal-economische ladder hebben een lagere levensverwachting, een slechtere ervaren gezondheid, grotere kans op eenzaamheid en een hogere morbiditeit. Iedere stap hoger op de maatschappelijke ladder levert een betere gezondheid op. Iemands SES wordt afgemeten aan zijn opleidings-, beroeps- of inkomensniveau. Vaak is er bij mensen die in armoede leven sprake van een opeenhoping van problemen op allerlei levensterreinen, waarbij aan de ene kant de gezondheid nadelige invloeden kan ondervinden van de moeilijke leefsituatie en aan de andere kant gezondheidsklachten ook weer tot (grotere) problemen op andere terreinen kunnen leiden. Mensen met weinig geld hebben een grotere kans op eenzaamheid (Jansen et al. 2015). Wanneer mensen geen baan kunnen vinden, komen ze in de bijstand terecht en verslechtert hun sociaal-economische positie (Stronks en Droomers 2014).

De toename van migratie

De belangrijkste redenen voor migratie zijn: arbeid, gezin, studie, oorlog, onveiligheid en geweld. Hierbij kan het gaan om zowel migratie van buiten Europa als migratie binnen Europa. Een grote groep migranten is gevlucht, heeft hun dagelijkse handelingsroutine achter zich gelaten en is getraumatiseerd door de periode van onveiligheid in hun eigen land (vaak de reden dat ze hun thuisland hebben verlaten) plus de spanning en onveiligheid op de reis naar het land waar ze asiel hebben aangevraagd. In het nieuwe land is er de langdurige onzekerheid over het wel of niet een verblijfsvergunning krijgen, en vluchtelingen mogen vaak geen activiteiten ontplooien.

Ergotherapie is gericht op het mogelijk maken van het dagelijks handelen. In het nieuwe land hebben migranten die gevlucht zijn niets anders te doen dan wachten en zorgen voor elkaar. Kinderen gaan vaak snel naar school, maar volwassenen hebben niet de mogelijkheid om te werken en een nieuw bestaan op te bouwen.

Alle dagen lijken op elkaar
'Every day the same: eat and sleep. No money and nothing to do'. Zo ziet het leven eruit van een jonge Syrische vluchteling in de Nijmeegse noodopvang Heumensoord, waar 2800 vluchtelingen zijn ondergebracht in tenten, in een natuurgebied net buiten de stad (*NRC Next*, 17 december 2015).

Het invullen van een nieuwe betekenisvolle dagelijkse handelingsroutine is niet mogelijk omdat mensen uitgesloten worden van het dagelijks handelen (*occupational deprivation*). Wilcock en Hocking beschrijven dit als volgt:

» It is characterized by a restricted range of occupations, so that development is stunted or capacities are unused, or by an insufficiency of occupation, having too little or nothing of value to do (Wilcock en Hocking 2015).

Occupational deprivation is een situatie van aanhoudende uitsluiting van betrokkenheid bij noodzakelijk en betekenisvol dagelijks handelen als gevolg van externe factoren. Vluchteling-migranten wonen op een plek die ze niet zelf gekozen hebben en kunnen daardoor de activiteiten die ze gewend waren uit te voeren niet meer doen (Whiteford 2011). Het gaat daarbij om activiteiten op alle handelingsgebieden, zoals het eigen beroep, andere aspecten rondom wonen en zorgen, iets betekenen voor de gemeenschap en andere invulling van spelen of vrije tijd.

Het verhaal van Anhar, 25 jaar en tweedejaars ergotherapiestudent

Ik kom uit Irak. In mijn land wilde ik me ontwikkelen en natuurkunde gaan studeren, maar in Irak mag je niet zelf bepalen wat je gaat studeren. Het werd uiteindelijk fysiotherapie en deze opleiding heb ik daar afgerond en ik heb daarna een paar maanden in het ziekenhuis gewerkt. Ik was blij met mijn werk en ik had een leuke vriendin waar ik mee wilde trouwen. Maar toen werd mijn vader neergeschoten en mijn broer en zus werden ontvoerd. Toen mijn vader uit het ziekenhuis ontslagen werd en mijn broer bevrijd, besloot mijn vader om mij en mijn broer naar Europa te sturen. Zo ben ik naar Europa gevlucht en in 2011 in Nederland terechtgekomen, en heb ik asiel aangevraagd. In het asielzoekerscentrum begon een lang proces van wachten, wachten en nog eens wachten. Ik hoorde de verhalen over hoe andere mensen waren gevlucht en wat ze wel en niet gingen zeggen tijdens hun IND-interview. Hier werd ik erg gestrest van omdat ik geen fouten wilde maken, ik wilde uiteraard heel graag een verblijfsvergunning hebben. Omdat ik niets te doen had, werd ik depressief, want ik voelde me erg nutteloos. Ik heb van alles geprobeerd om mijn dagen in te vullen, zoals tafeltennissen, met verschillende mensen praten, maar ik vond dat de dagen verschrikkelijk lang duurden. Daarna werd ik naar een ander asielzoekerscentrum verplaatst, daar was hetzelfde probleem. Daar heb ik wel een paar vrienden gemaakt, met wie ik samen naar de supermarkt ging om dingen te ontdekken. In de supermarkt begon ik een paar woorden Nederlands te leren zoals tas, beltegoed, prijs. Ik heb toen gemerkt dat mijn wereld zo klein was omdat ik nog geen Nederlands sprak. Na het krijgen van de verblijfsvergunning moest ik op mijn BSN-nummer wachten. Zolang je dat niet hebt, kun je echt niets doen. Je kunt niet werken, niet studeren, zelfs niet naar een huisarts gaan. Ik moest ongeveer vijf maanden op dat nummer wachten. Hierdoor voelde ik me nog steeds erg nutteloos. Ik voelde me net als een vogel in een kooi die de hele tijd fluit, maar waar niemand naar luistert.

Nadat ik mijn BSN-nummer had, heb ik een huurhuis in Wijhe gekregen om daar te gaan wonen. Ik heb toen weer bijna drie maanden gewacht tot ik naar een taalschool mocht. Toen ik een taalcursus volgde, gingen de dagen iets sneller, maar ik verveelde me nog veel en voelde me eenzaam. Ik wilde taalniveau B2 halen om een HBO-opleiding in de zorg te gaan doen. Dit heb ik gehaald en ben gestart met de opleiding Ergotherapie. In deze opleiding kan ik mijn beroepservaring uit Irak gebruiken. Bovendien kan ik in de toekomst vluchtelingen en migranten helpen om te participeren in de Nederlandse samenleving. Deze mensen hebben veel hulp nodig want er wordt weinig tijd besteed aan deze groep.

Ergotherapeuten werken cliëntgecentreerd en context-based. Deze twee beroepswaarden zijn belangrijk bij het werken met migranten. Uiteraard vraagt iedere cliënt om een individuele benadering en empathie van de ergotherapeut. Maar omgaan met diversiteit bij migranten vraagt om openstaan voor en kennis hebben van andere culturele waarden en normen (WFOT 2009). Dat betekent ook dat een ergotherapeut van Afrikaanse herkomst in Vlaanderen bijvoorbeeld te maken kan krijgen met een 'koloniale' houding van een hoogbejaarde cliënt. Ergotherapeuten krijgen in de ouderenzorg toenemend te maken met dementerende migrantenouderen die alleen de moedertaal nog verstaan en spreken. Een andere belangrijke ontwikkeling is de veranderende etnische samenstelling van de bevolking in België en Nederland, en het verschil in zorggebruik tussen inwoners met en inwoners zonder migratieachtergrond.

Dit benadrukt ook het belang dat ergotherapeuten een veel heterogenere groep gaan vormen. Hier is extra inzet en aandacht op opleidingen voor nodig. Volgens het Centraal Bureau voor de Statistiek (CBS) is een op de acht Nederlanders van niet-westerse afkomst; in België is een op de vier inwoners niet in België geboren (hieronder zijn ook Nederlanders die in België wonen). ▶ www.npdata.be.

Migranten

Het Nederlandse Centraal Bureau voor de Statistiek (CBS) rekent iemand tot de 'allochtone bevolkingsgroep' – Nederlanders met een migratieachtergrond – als ten minste een van de ouders in het buitenland is geboren. Daarbij maakt het CBS onderscheid tussen burgers die in het buitenland zijn geboren (de eerste generatie) en burgers die in Nederland zijn geboren (de tweede generatie), en tussen een niet-westerse migratieachtergrond (uit bijvoorbeeld Turkije, Marokko, Azië en Latijns-Amerika) en een westerse migratieachtergrond (uit EU-landen, Indonesië, Japan, Noord-Amerika en Oceanië). In Nederland zal het aantal mensen met een migratieachtergrond naar verwachting sterker stijgen dan de totale bevolking en in 2060 ruim 5,4 miljoen bedragen, 2 miljoen meer dan in 2010. Het aandeel inwoners met een niet-westerse migratieachtergrond in de totale bevolking zal tussen 2010 en 2060 groeien van 11,4 % tot 18,5 %, het aantal inwoners met een westerse migratieachtergrond zal stijgen tot 12,2 %.

In België heeft het Federaal Planbureau (FPB) berekend dat er, naast de nog steeds grote instroom uit Frankrijk en Nederland, een forse toename van staatsburgers is uit de 12 nieuwe EU-lidstaten die in 2004 zijn toegetreden. De immigratie uit niet-Europese landen zoals Turkije en Marokko stagneert en loopt zelfs licht terug.

Verschillen in zorggebruik

Er bestaan verschillen in zorggebruik tussen Nederlanders met en Nederlanders zonder migratieachtergrond. Er is een sterke variatie in het soort zorgvoorziening. Zo bezoeken Nederlanders met een migratieachtergrond vaker de huisarts dan andere Nederlanders, terwijl tandartsbezoek, fysiotherapie en medicijngebruik juist weer lager kunnen liggen. Het gebruik van informele zorg is hoger onder mensen van Marokkaanse herkomst. Daarnaast is bekend dat de gezondheidsrisico's anders zijn en dat migranten een verhoogd risico hebben om schizofrenie te krijgen (Stelt 2014; Melchior 2005). De actuele cijfers per bevolkingsgroep zijn te vinden in het Nationaal Kompas Volksgezondheid.

3.6.2 Transitie in zorg en welzijn

De transitie in zorg en welzijn heeft gevolgen voor alle burgers en heeft invloed op de rol van de professionals in zorg en welzijn en de plek waar zij werkzaam zijn. In nota's, die de regering adviseren, wordt gepleit voor een daadwerkelijke centrale rol van de cliënt en een vervanging van traditionele zorg naar een bevordering van zelfmanagement (RVZ 2010a).

Transitie in de jeugdzorg

De transitie van de jeugdzorg in Nederland betreft de overdracht van de verantwoordelijkheden van de jeugdzorg van het rijk en de provincies naar de gemeenten, ook wel decentralisatie genoemd. Het transitieproces betekent een verandering van de jeugdzorg en bestaat uit nieuwe regels, nieuwe wetten en nieuwe financiële verhoudingen. Dit heeft impact op de organisatie en de uitvoering van jeugdzorg, omdat de verantwoordelijkheden van de betrokken partijen wijzigen. Deze transitie is gericht op het realiseren van snellere, betere, effectievere en integrale jeugdzorg. Deze verandering gaat gepaard met een andere manier van denken en handelen, waarbij er een andere werkwijze en houding van professionals en burgers nodig is.
In dit hele krachtenspel is het een uitdaging voor ergotherapeuten te zoeken waar en hoe ergotherapie een bijdrage kan leveren aan het mogelijk maken van het dagelijks handelen van kinderen en jongeren binnen de decentrale jeugdzorg in gemeenten.

Een financieel onhoudbaar zorgstelsel en de ingezette paradigmaverschuiving van 'ziekte en zorg' (ZZ) naar 'gezondheid, gedrag en maatschappij' (GGM) zorgt voor veranderingen in zorg en welzijn (HBO-raad 2013; Hoogervorst en Zwieten 2014; Kaljouw en Vliet 2015; RVZ 2010b, 2012; Vereniging Hogescholen 2015). Het gaat om de volgende ontwikkelingen.

- Meer zorg in de directe leefomgeving doordat opname in de tweede lijn wordt teruggedrongen. De zorg verplaatst zich naar de eerste en nulde lijn, en vindt steeds meer plaats in de buurt en thuis.
- Meer aandacht voor leefstijlbegeleiding en zelfmanagement, en meer behoefte aan coachende en ondersteunende vormen van begeleiding.
- Een veranderende relatie cliënt-professional, de relatie wordt gelijkwaardiger. Dit komt doordat cliënten steeds mondiger worden en de zorgprofessional minder op een voetstuk plaatsen.
- Meer zorgen voor elkaar, zodat mensen steeds meer zelf – samen met hun sociale omgeving – voorzien in oplossingen. Het onderscheid tussen zorg en welzijn, professionele zorg en informele zorg vervaagt (Gruijter et al. 2014).
- Toegenomen wetenschappelijke onderbouwing van het medische en therapeutisch handelen en het steeds meer toegepaste redeneren op basis van *evidence-based practice* (EBP), waarbij EBP in een breder perspectief van interprofessionele zorg, beschikbare hulpbronnen, de omgeving en maatschappelijke context geplaatst is (Satterfield et al. 2009).

Paradigma

Een paradigma is een samenstelling van waarden, normen en gedragingen, ofwel de bril waardoor je kijkt. Wanneer je wereldbeeld goed aansluit bij het paradigma, kun je goed professioneel handelen. Als dat niet meer zo is, net zoals werken met een verkeerde of verouderde kaart of een niet geüploade plattegrond, raak je verdwaald. Bij een paradigmaverschuiving kijk je als het ware door een andere bril, waardoor ook je professioneel handelen beïnvloed wordt.

De paradigmaverschuiving in ons denken over ziekte en gezondheid en de onhoudbaarheid van het huidige zorgstelsel leiden tot een ingrijpende kanteling in de organisatie van zorg en welzijn. Deze kanteling is in Nederland terug te zien in de invoering van de basis-GGZ in 2014 en de drie decentralisaties die per 1 januari 2015 zijn ingevoerd. Daarbij gaat het om de invoering van de Participatiewet, de overheveling van een deel van de Algemene Wet Bijzondere Ziektekosten (AWBZ) naar de Wet maatschappelijke ondersteuning (Wmo) en de jeugdzorg die onder de verantwoordelijkheid van gemeentes is gaan vallen. Dit heeft invloed op welke zorg door de verschillende organisaties geleverd wordt en op de samenwerking die nodig is.

Er wordt gepleit voor 'expertise en actie aan de voordeur en continuïteit aan de achterdeur' (RVZ 2010b). Dit kan betekenen dat een ergotherapeut minder klinisch werkt en zich meer bezighoudt met de overgang van kliniek naar het alledaagse leven, of helemaal buiten de instelling gaat werken. De ergotherapierichtlijn CVA geeft aan dat in de acute fase ergotherapie in het ziekenhuis, via de zorgverzekeringswet, vroegtijdig ingeschakeld wordt om te evalueren of de cliënt naar huis kan. Via de basisverzekering is ergotherapie direct beschikbaar in de thuissituatie om de transitie van ziekenhuis naar thuis goed te laten verlopen. Verder heeft de ergotherapeut de mogelijkheid om via de Wmo de cliënt die onderdeel uitmaakt van een gemeenschap in de wijk te ondersteunen (Steultjens et al. 2013).

Een aandachtspunt is dat cliënten, familie en bewoners niet zitten te wachten op van bovenaf bedachte en ontwikkelde projecten. Om burgers, bewoners en cliënten serieus te nemen en mee te krijgen is een stimulerende en ondernemende rol van professionals, dus ook ergotherapeuten, onmisbaar. Dit kan betekenen dat een ergotherapeut met andere betrokkenen samenwerkt om participatie van kinderen met een beperking te vergroten. Uit onderzoek van Barbara Piškur over sociale participatie van kinderen komt vanuit ouders naar voren:

» Het zou een enorme winst zijn als zorg- en welzijnsprofessionals, scholen, gemeenten en andere organisaties in wijken de krachten bundelen en met ouders een plan neerzetten hoe participatie van kinderen met een beperking vergroot kan worden (Piškur 2015).

3.7 Burger en cliënt

3.7.1 De burger

In het advies *Naar nieuwe zorg en zorgberoepen: de contouren* presenteert de Commissie Innovatie Zorgberoepen en Opleidingen een nieuwe visie op zorg, gebaseerd op de nieuwe definitie van gezondheid (Kaljouw en Vliet 2015; Huber 2014; Huber et al. 2011) en de paradigmaverschuiving van ziekte en zorg naar gezondheid, gedrag en maatschappij (RVZ 2010b). Deze nieuwe visie legt meer verantwoordelijkheid bij de burger en is erop gericht mensen in staat te stellen zo veel mogelijk zelfstandig en in hun eigen leefomgeving te kunnen functioneren. Het aantal mensen met psychosociale problemen (eenzaamheid, angst, depressiviteit) en psychische aandoeningen is groot en neemt toe. In Amsterdam en Rotterdam loopt bijvoorbeeld 14 % van de mensen van 19 jaar en ouder risico op eenzaamheid, in 2030 zal gemiddeld 11 % van de volwassen bevolking risico hebben op een psychische aandoening. In Friesland heeft in 2030 zelfs 19 % van de bevolking van 18–64 jaar een psychische aandoening. Ook bij de jeugd is al sprake van chronische klachten/aandoeningen en psychosociale problemen, al nemen de aantallen door de demografische ontwikkelingen weinig toe (Chorus et al. 2013; Kaljouw en Vliet 2015).

> **Box 3.1 Chronic Care Model**
>
> Voor mensen met een chronische ziekte is het vasthouden en verkrijgen van eigen regie belangrijk omdat zij geconfronteerd worden met verminderde en veranderende mogelijkheden en genoodzaakt zijn hun dagelijks handelen aan te passen. Het aanpassen van het dagelijks handelen valt niet altijd mee, omdat bepaalde dingen niet meer kunnen of alleen op een andere manier uitgevoerd kunnen worden. Het is noodzakelijk en belangrijk dat de cliënt in dit proces een leidende rol heeft en zelf keuzes kan maken. Dit vraagt een andere organisatie van de zorg, zorg die naast de cliënt staat. Op basis van die gedachte is in de jaren negentig in de Verenigde Staten het evidence-based Chronic Care Model ontwikkeld (Bodenheimer et al. 2002), dat vertaald is naar de Nederlandse situatie (zie ◘ fig. 3.7). Het model bestaat uit zes onderdelen die er samen voor zorgen dat de zorg voor mensen met een chronische aandoening goed wordt vormgegeven. Daarbij gaat het om de onderdelen zelfmanagement, zorgproces, besluitvorming, klinische informatiesystemen, gezondheidszorg en maatschappij (RVZ 2010a, 2011). Zelfmanagement is een essentieel onderdeel van het Chronic Care Model. Mensen met een chronische aandoening leren, ondersteunen en faciliteren om hun eigen keuzes te maken, doelen te stellen, vraagstukken op te lossen en om te gaan met tegenslag, zodat ze hun eigen gezondheid kunnen managen. Begeleiding van professionals kan daarin een rol spelen en is gericht op het leren omgaan met de aandoening en zo nodig gericht op veranderen van het dagelijks handelen, daarbij staan ondersteunen en versterken centraal.

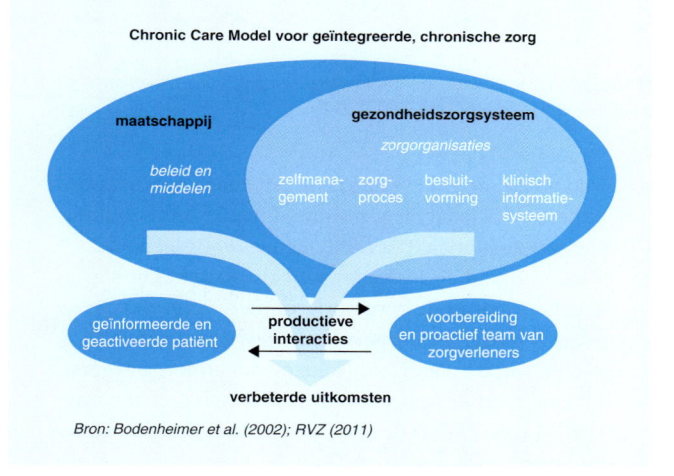

Chronic Care Model voor geïntegreerde, chronische zorg

Bron: Bodenheimer et al. (2002); RVZ (2011)

Vanuit het nieuwe concept van gezondheid, gericht op zelfredzaamheid, veerkracht en regie, is de burger de regisseur van zijn eigen gezondheid. Burgers zullen steeds meer verantwoordelijkheid 'moeten' nemen voor hun eigen gezondheid. Hierbij is het belangrijk dat burgers investeren in de eigen netwerken (fysiek en digitaal). Er zullen nieuwe verhoudingen ontstaan waarbij burgers afhankelijker zijn van elkaar en het van belang is op elkaar te kunnen vertrouwen. Ook zal het vaker nodig zijn om hulp te vragen. Dat is niet altijd even makkelijk in een samenleving waar iedereen is opgegroeid met onafhankelijkheid en zelfstandigheid, en waar men elkaar niet altijd kent. Er zijn enige kanttekeningen te maken bij het leggen van de verantwoordelijkheid bij de burger (Gruijter et al. 2014).

- Niet alle burgers kunnen in dezelfde mate regie voeren over het eigen leven. Competenties van burgers verschillen, evenals hun netwerken, en er zijn kwetsbare burgers die deze rol niet zelfstandig kunnen vervullen. Dit kan leiden tot een tweedeling in de samenleving tussen burgers die wel kunnen meedoen en burgers die dat niet kunnen.

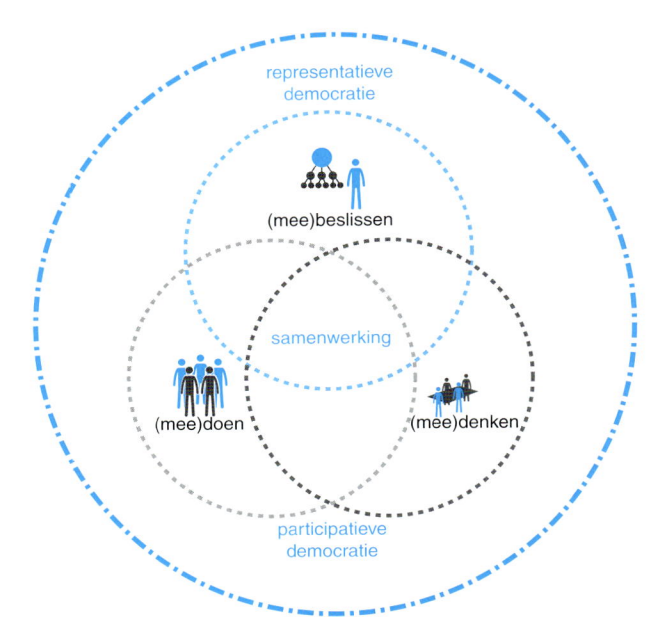

Figuur 3.7 Vliegwiel doe-democratie: samen doen, denken en beslissen. Bron: Verschelling et al. (2014)

- Er kan een nieuwe onderklasse ontstaan. Verantwoordelijkheid voor je eigen gezondheid maakt ook schuldig. Niet iedereen maakt dezelfde keuzes voor leefstijl en gezondheid, er is een enorme diversiteit. Dit kan de solidariteit in de zorg ondermijnen: zelfredzame, verantwoordelijke burgers kunnen weigeren mee te betalen aan de ongezonde keuzes van andere burgers.
- Informele netwerken van burgers kennen grenzen van (veer)kracht. Dan is de rek eruit en veel mensen hebben geen goed sociaal netwerk. Aan de andere kant organiseren (jonge) mensen zich al in digitale ondersteuningsnetwerken en komen er steeds meer 'marktplaatsen' voor onderlinge steun en hulp.
- Een onderschat probleem wordt gevormd door stigma en sociale uitsluiting, niet alleen bij psychische aandoeningen, maar ook bijvoorbeeld bij lichamelijke afwijkingen en bij sociale kenmerken zoals etniciteit, godsdienst en nationaliteit (Weeghel 2016, pag. 23)

3.7.2 Veranderende relatie tussen burger en overheid

Tijdens de Troonrede op Prinsjesdag 2013 werd in Nederland het begrip participatiesamenleving geïntroduceerd. De ontwikkeling van een welvaartssamenleving naar een participatiesamenleving is echter al jaren aan de gang. In veel nota's van de laatste jaren (RVZ 2010a, b, 2012, 2013, 2014) staat de veranderende verhoudingen tussen overheid en burgers centraal (Verschelling et al. 2014).

> **Informele zorg in plaats van formele zorg**
> Met 'de kanteling' van de Wmo hebben burgers niet automatisch toegang tot een voorziening, maar wordt er eerst gekeken wat zij zelf kunnen doen, bijvoorbeeld met hun eigen netwerk. Ook bij de cliënt met Alzheimer wordt eerst gekeken wat het netwerk van deze cliënt zelf kan oppakken. Ook als de cliënt zelf niet tot wederkerigheid in staat is, is de omgeving dat misschien wel (RVZ 2013).
> In de Wmo wordt in eerste instantie een beroep gedaan op de mogelijkheid van burgers om hulpbronnen te mobiliseren uit de sociale netwerken waar men deel van uitmaakt. Ook stimuleren gemeenten kleinschalige lokale initiatieven van informele solidariteit en ondersteunen deze eventueel. Daar waar nodig komen zij tot een goede mix op het gebied van formele Wmo-voorzieningen enerzijds en informele zorg en ondersteuning anderzijds (RVZ 2013).

De verticaal door de overheid georganiseerde welvaartssamenleving maakt langzaam plaats voor de participatiesamenleving met meer horizontale verhoudingen tussen burgers en overheid vanuit het actiefburgerschapsregime (Tonkens 2012). Movisie heeft drie 'werelden' die centraal staan in de participatiesamenleving in beeld gebracht als vliegwiel (fig. 3.7). Het gaat om de wereld van het meedoen (de lokale initiatieven die burgers nemen in hun eigen omgeving), de wereld van het meedenken (Wmo-raden, wijkplatforms, Wwb-raden) en de wereld van het meebeslissen (de lokale gemeentelijke politiek). Met elkaar kleuren zij de participatiesamenleving, waarin de overheid terugtreedt en ruimte geeft aan burgers om zelf te 'ondernemen' en naar elkaar om te zien (Verschelling et al. 2014).

Figuur 3.7 laat zien dat samenwerking ontstaat als de drie werelden met elkaar in verbinding komen. Daar waar die verbindingen worden gelegd ontstaat 'doe-democratie', de plek waar burgers meebeslissen door te doen. Kenmerkend voor die doe-democratie is dat de overheid burgers steeds meer vraagt om zelf initiatieven te nemen en voor zichzelf en hun naaste omgeving te zorgen. We zien daardoor steeds meer burgerinitiatieven ontstaan, waarin groepen burgers zelf projecten opzetten, bijvoorbeeld op het gebied van leefbaarheid (onderhoud van groen in de buurt) en duurzaamheid (gezamenlijke inkoop van zonnepanelen). Het participatiewiel speciaal gemaakt voor beleidsmakers en activeerders, kan ergotherapeuten helpen bij het maken van keuzes welke activiteiten met wie te ondernemen.

Voor kwetsbare burgers is het hebben van eigen regie en verantwoordelijkheid in het dagelijks leven een grote uitdaging en niet altijd realiseerbaar. Professionals in zorg en welzijn spelen een belangrijke rol in het ondersteunen en versterken van kwetsbare burgers gericht op empowerment, zelfmanagement en samenredzaamheid.

> **Meer voor elkaar**
> We staan met elkaar voor een grote uitdaging. Vanaf 2015 wordt de gemeente verantwoordelijk voor grote delen van de jeugd- en volwassenzorg. Onder het motto 'meer voor elkaar' biedt dit de kans de zorg anders vorm te geven. Onze uitgangspunten hierbij zijn: goede zorg dichtbij huis, aansluiten bij de persoonlijke situatie, één huishouden, één plan, inwoners zelf aan zet, ruimte voor professionals, zo min mogelijk bureaucratie en verlaging van de kosten. Onder het motto 'meer voor elkaar' zetten we gezamenlijk de schouders eronder. Met elkaar en samen met de inwoners en andere partners in Haarlemmermeer effenen we via leren en ontwikkelen het juiste pad. Alleen als álle professionals in het sociaal domein hier samen aan werken en samen sturen op het gewenste resultaat, is het mogelijk om van de koers 'meer voor elkaar' een succes te maken. De belangrijkste bagage op deze 'reis' vormt uw eigen deskundigheid als professional (Inleiding brochure gemeente Haarlemmermeer 2015).

Ook in het sociale domein ontstaan burgerinitiatieven. Een voorbeeld hiervan zijn kleinschalige woonvormen die ouders inrichten voor hun kinderen met een beperking. ▶ www.wooninitiatieven.nl; ▶ www.thomashuizen.nl. Als het gaat om burgerinitiatieven in het sociale domein liggen er vaak drie redenen ten grondslag aan een initiatief of project:

- vergroten van de leefbaarheid van wijk of dorp;
- vernieuwen van het aanbod van welzijn en zorg;
- bevorderen dat mensen met een beperking kunnen meedoen aan de samenleving.

Een ander voorbeeld is dat burgers op lokaal niveau initiatief nemen om onderlinge hulpverlening en dagactiviteiten op te zetten via zorgkringen. Sommige groepen vormen inkoopcombinaties en organiseren zo hun wonen-met-zorg. Een aantal zorgkringen gaat zover dat zij ook onderlinge risico's delen en elkaar tips geven hoe gezond en vitaal te blijven. Hieraan doen relatief veel zzp'ers, sporters en actieve ouderen mee. Plaatselijk georganiseerde zorgkringen werken samen met lokale dienstverleners, vrijwilligersnetwerken en zorginstellingen (RVZ 2014). Het is belangrijk dat ouderen zo lang mogelijk thuis kunnen blijven wonen (*aging in place*). Het is alleen de vraag hoe? Kan dat ook in een verzorgingsflat waarin mensen hun eigen woning huren en gezamenlijk zorg en andere zaken inkopen?

3.8 Discussie

Dagelijks handelen beïnvloedt gezondheid. Ergotherapie heeft het dagelijks handelen, dat gezondheid en welzijn bevordert, als uniek domein. Ergotherapie staat hiermee middenin het veranderende denken over gezondheid als 'het vermogen om je aan te passen en je eigen regie te voeren, in het licht van de sociale, mentale en fysieke uitdagingen van het leven' (Huber 2014; Huber et al. 2011). Dit geeft ergotherapie als beroep en ergotherapeuten als flexibele professionals in zorg en welzijn kansen op diverse gebieden. Daarbij is de maatschappelijke context die het dagelijks handelen van burgers mogelijk maakt een belangrijke factor. Deze context is afhankelijk van politiek, economie, wetgeving, financiering enzovoort. Ergotherapeuten zullen steeds meer interprofessioneel, met diverse stakeholders en (kwetsbare) burgers samenwerken.

> Occupational therapy is the art and science of … enabling a just and inclusive society that all people may participate to their potential in the daily occupations of life (Polatajko et al. 2013).

Wanneer, in vrije vertaling, 'ergotherapie de kunst en wetenschap is … van het mogelijk maken van een rechtvaardige, inclusieve en toegankelijke samenleving, waarbij alle mensen deel kunnen nemen aan de alledaagse dingen van het leven vanuit de kracht en kwaliteiten die zij hebben', vraagt dit van ergotherapeuten een brede blik en betrokkenheid met de mensen waarmee ze werken. Dit vraagt ook van ergotherapeuten dat ze zich bewust zijn van exclusie, deprivatie, ongelijkheid, disbalans en marginalisatie van burgers in de samenleving. Ongelijkheid in onze maatschappij heeft invloed op gezondheid en welzijn van burgers. Ergotherapeuten zijn gericht op ondersteunen en versterken van kwetsbare burgers zodat iedereen mee kan doen in de maatschappij.

Het eerste motto van dit hoofdstuk, 'Eigen regie doe je niet alleen', is gekozen vanuit het perspectief dat mensen niet alleen maar individu zijn, maar een onlosmakelijk geheel zijn in en met een sociaal-maatschappelijke omgeving. Dit omvat naasten, de buurt, de gemeente maar ook gezondheidszorg en welzijnsorganisaties en de betrokken professionals. Ergotherapeuten werken waar nodig samen met al deze partijen en versterken en ondersteunen burgers en cliënten waarvoor het niet mogelijk is om de eigen regie te voeren.

Het tweede motto, 'Why treat people … without changing what makes them sick', is gekozen omdat dit motto de essentie van het sociaal-maatschappelijk perspectief van ergotherapie weergeeft. Ergotherapie heeft een rol in het population-based werken om te pleiten voor participatie in het werken met organisaties en populaties. De ontwikkelingen in zorg en welzijn geven veel kansen voor ergotherapeuten. Naast de op het individu en zijn systeem gerichte zorg heeft ergotherapie ook de mogelijkheid om zich op sociaal-maatschappelijk terrein een plek te verwerven. Daarnaast zijn er de uitdagingen om kansen ook waar te maken. Deze liggen op het gebied van ondernemend denken en voor ergotherapie sterk in je schoenen staan. Het vraagt om het verder ontwikkelen, onderzoeken en invoeren van innoverende interventies voor organisaties en populaties en het uitdragen van het kerndomein van ergotherapie als bijdrage aan gezondheid en welzijn van alle burgers. Dat laatste is aan iedereen.

3.9 Samenvatting

Dit hoofdstuk beschrijft de plaats van ergotherapie in de huidige sociaal-maatschappelijke omgeving. Dagelijks handelen is het kerndomein van ergotherapie en beïnvloedt de gezondheid en het welzijn. Het regenboogmodel laat zien dat naast individuele factoren (persoonlijke leefstijlfactoren en sociale netwerken) ook de samenleving (toegankelijkheid van voorzieningen, sociaal-economische en culturele factoren) van invloed is op gezondheid van de burgers. Naast individuele factoren spelen sociaal-maatschappelijke determinanten op het niveau van de samenleving een grote rol bij gezondheid en welzijn van de bevolking in een land. Daarbij gaat het van rechten van mensen (met een beperking) tot politiek bewustzijn van ergotherapeuten.

Het dagelijks handelen heeft zowel een individueel als een sociaal-maatschappelijk perspectief. In de praktijkcontexten van de ergotherapie spelen beide perspectieven een rol. Ergotherapeuten werken steeds meer vanuit het sociaal-maatschappelijk perspectief in en met een organisatie en in en met de burgers in de wijk.

De grote lijnen van de maatschappelijke trends zijn op dit moment helder. Veranderingen blijven in snel tempo doorgaan, niet alles is te voorzien. Bij de doorlopende transities in gezondheidszorg, welzijn, onderwijs en arbeid komt een steeds grotere nadruk te liggen op wat mensen zelf met en in hun omgeving kunnen doen. Dit vraagt om ergotherapeuten die opkomen voor kwetsbare mensen die in de knoop raken, van wie de gezondheid hen in de steek laat of die niet voldoende zelf- of samenredzaam zijn. Daarbij is er de noodzaak van samenwerken, zowel vanuit het unieke domein van de ergotherapie als vanuit de professie zelf.

Literatuur

Agree, E. M., Freedman, V. A., Cornman, J. C., Wolf, D. A., & Marcotte, J. E. (2005). Reconsidering substitution in long-term care: when does assistive technology take the place of personal care? *The Journals of Gerontology. Series B, Psychological Sciences and Social Sciences, 60*(5), S272–280.

Alleman, J. (2012). *Ongelijk Gezond – Aanbevelingen voor het lokaal niveau*. Brussel: Koning Boudewijnstichting.

Bass, J. D., Baum, C., Christiansen, C. A., & Haugen, K. (2015). Environment factors Social determinants of health, social capital, and social support. In C. Christiansen, C. Baum & J. Bass (Eds.), *Occupational Therapy: Performance, Participation and Well-being.* (4th ed., pag. 359–386). Thorofare, NJ: Slack.

Blas, E., & Kurup, A. S. (2010). *Equity, social determinants and public health programmes*: World Health Organization.

Bodenheimer, T., Wagner, E. H., & Grumbach, K. (2002). Improving primary care for patients with chronic illness: the chronic care model, Part 2. *Journal of the American Medical Association, 288*(15), 1909–1914.

Boer-Vreeke, K., Ven-Stevens, L. van de, Vroomen, M., & Eissens, M. (2014). *Profiel specialisatie hand-ergotherapeut*. Utrecht: Ergotherapie Nederland.

Bohlmeijer, E., Bolier, L., Steeneveld, M., Westerhof, G., & Walburg, J. A. (2013). Welbevinden: van bijzaak naar hoofdzaak. In E. Bohlmeijer, L. Bolier, G. Westerhof & J. A. Walburg (Eds.), *Handboek Positieve Psychologie – Theorie, onderzoek, toepassingen* (pag. 17–38). Amsterdam: Uitgeverij Boom.

Cardol, M., Dekker, S., & Hilberdink, S. (2015). Eigen regie in beeld gebracht – Nieuwe beroepscompetentie 'ondersteunen en versterken' in beeld. *Ergotherapie Magazine, 43*(34–39).

Case-Smith, J., Holland, T., Lane, A., & White, S. (2012). Effect of a coteaching handwriting program for first graders: one-group pretest-posttest design. *American Journal of Occupational Therapy, 66*(4), 396–405.

Chapparo, C., & Ranka, J. (2005). Theoretical constructs. In G. Whiteford & V. Wright-St Claire (Eds.), *Occupation & Practice in context* (pag. 51–71). Sydney: Churchill Livingstone.

Chorus, A., Perenboom, R., Hofstetter, H., & Stadlander, M. (2013). *Indicatie van de zorgvraag in 2030: prognoses van functioneren en chronische aandoeningen*. Leiden: TNO.

Christiansen, C., Baum, C., & Bass, J. (2015). Health, occupational performance and occupational therapy. In C. Christiansen, C. Baum & J. Bass (Eds.), *Occupational therapy: performance, participation and well-being.* (2nd ed.). Thorofare, NJ: Slack.

Csíkszentmihályi, M. (1999). *Flow: psychologie van de optimale ervaring*. Amsterdam: Boom.

Dahlgren, G., & Whitehead, M. (2006). *Levelling up (part 2)*. Copenhagen: WHO.

Dijk, M. van. (2014). Een enorme kans voor ergotherapeuten. Buurtzorgteams worden omgevormd tot Buurt-zorg+-teams. *Ergotherapie Magazine, 42,* 32–35.

Ferlander, S. (2007). The importance of different forms of social capital for health. *Acta Sociologica, 50*(2), 115–128.

Fransen, H., & Kronenberg, F. (2012). Ergotherapie gericht op sociaal-maatschappelijke veranderingen. In M. le Granse, M. J. van Hartingsveldt & A. Kinébanian (Eds.), *Grondslagen van de ergotherapie* (3rd ed., pag. 149–172). Amsterdam: Reed Business.

Gommers, I., Graff, M., Leijenhorst, A., & Verstraten, P. (2016). *Profiel specialisatie ouderen-ergotherapeut*. Utrecht: Ergotherapie Nederland.

Grandisson, M., Hébert, M., & Thibeault, R. (2014). A systematic review on how to conduct evaluations in community-based rehabilitation. *Disability and Rehabilitation, 36*(4), 265–275.

Gruijter, M. de, Nederland, T., & Stavenuiter, M. (2014). *Meedenkers aan het woord – Focusgroepen over 'Zorg voor Gezondheid in 2030'*. Utrecht: Verwey-Jonker Instituut.

Hartingsveldt, M. J. van, Houten, J. van den, Leij-Hemmen, I. van der, & Velden, M., ten. (2014). *Profiel specialisatie kinderergotherapeut*. Utrecht: Ergotherapie Nederland.

Hartingsveldt, M. J. van, Hengelaar, R., & Logister-Proost, I. (2015). De praktijkcontext van de ergotherapeut beweegt mee met de veranderingen in zorg en welzijn. *Ergotherapie Magazine, 43*(3), 40–46.

Hassel, D. T. P. van, & Kenens, R. J. (2014). *Cijfers uit de registratie van ergotherapeuten – Peiling 1 januari 2014*. Utrecht: NIVEL.

Harper, D. (2015). Online etymology dictionary. ▶ http://www.etymonline.com/index.php?term=health, geraadpleegd 10–08–2015.

HBO-raad. (2013). *Voortrekkers in verandering – zorg en opleidingen -partners in innovatie*. Den Haag: HBO-raad.

Heijsman, A. van., Nes, F., Opstal, S., Van. & Kuiper, C. (2012). Gezond Actief Ouder Worden; De ergotherapeut in de rol van groepsfacilitator. *Wetenschappelijk tijdschrift voor Ergotherapie, 5*(3), 5–17.

Holt-Lunstad, J., Smith, T. B., & Layton, J. B. (2010). Social relationships and mortality risk: a meta-analytic review. *PLoS medicine, 7*(7), 859.

Hoogervorst, W., & Zwieten, M. van. (2014). *Opleiden tot flexibele zorgprofessionals – visiedocument curriculumontwikkelingen Amsterdam School for Healthprofessions* Amsterdam: Hogeschool van Amsterdam.

Houten, J. V. D., & Kuiper, C. (2012). Leren en werken. In M. L. Granse, M. J. van Hartingsveldt & A. Kinébanian (Eds.), *Grondslagen van de ergotherapie* (3rd ed., pag. 333–357). Amsterdam: Reed Business.

Huber, M. (2014). *Towards a new, dynamic concept of health.* (PhD), Maastricht University, Driebergen.

Huber, M., Knottnerus, A. J., Green, L., Horst, H. van der, Jadad, A. R., Kromhout, D et al. (2011). How should we define health? *British Medical Journal, 343,* 235–237.

Huxhold, O., Miche, M., & Schüz, B. (2014). Benefits of having friends in older ages: Differential effects of informal social activities on well-being in middle-aged and older adults. *The Journals of Gerontology Series B: Psychological Sciences and Social Sciences, 69*(3), 366–375.

Jansen, M., Hajema, K., Schefman, S., Feron, F., & Bosma, H. (2015). Eenzaam aan de onderkant: een studie naar ziekte, armoede en eenzaamheid. *Tijdschrift voor gezondheidswetenschappen, 93*(7), 268–272.

Kaljouw, M., & Vliet, K. van. (2015). *Naar nieuwe zorg en zorgberoepen: de contouren*. Den Haag: Zorginstituut Nederland.

Kinébanian, A., & Van de Velde, D. (2012). Oorsprong en ontwikkeling van het beroep. In M. L. Granse, M. J. van Hartingsveldt & A. Kinébanian (Eds.), *Grondslagen van de ergotherapie* (3rd ed.). Amsterdam: Reed Business.

Kronenberg, F., Pollard, N., & Sakellariou, D. (2011). *Occupational Therapy without borders. Vol 2: Towards an ecology of occupation-based practices* (Vol. 2). Edinburgh: Churchill Livingstone.

Lammers, M., Scholte, R., & Bedern, R. (2014). *Ergotherapie doet er toe*. Amsterdam: SEO economisch onderzoek, in opdracht van Ergotherapie Nederland.Nationaal Kompas Volksgezondheid. (2014). Wat is sociale steun? ▶ www.nationaalkompas.nl/gezondheidsdeterminanten/omgeving/leefomgeving/sociale-steun/wat-is-sociale-steun/, geraadpleegd 04-05-2016.

Nationaal Kompas Volksgezondheid (2014). Levensverwachting: Zijn er verschillen naar sociaal-economische status? ▶ www.nationaalkompas.nl/gezondheid-en-ziekte/sterfte-levensverwachting-en-daly-s/levensverwachting/verschillen-sociaal-economisch/, geraadpleegd 10-08-2015.

Nordqvist, C. (2015). What is Health? What does good health mean? ▶ www.medicalnewstoday.com/articles/150999.php, geraadpleegd 03-12-2015.

Nussbaum, M. C. (2011). *Creating capabilities*: Harvard University Press.

Oyen, H. van, Denboosere, P., Lorant, V., & Charafeddine, R. (2011). *Sociale ongelijkheden in gezondheid in België*. Gent: Academia Press.

Peeters, G., Gellecum, Y. R. van, Uffelen, J. G. Van, Burton, N. W., & Brown, W. J. (2014). Contribution of house and garden work to the association between physical activity and well-being in young, mid-aged and older women. *British Journal of Sports Medicine, 48*(12), 996–1001.

Piškur, B. (2015). *Parents' role in enabling the participation of their child with a physical disability – Actions, challenges and needs*. Maastricht: University, Maastricht.

Pol, M., Nes, F. van, Hartingsveldt, M. van, Buurman, B., Rooij, S. E. de, & Kröse, B. (2014). Older people's perspectives regarding the use of sensor monitoring in their home. *The Gerontologist*.

Polatajko, H. J., Davis, J., Stewart, D., Cantin, N., Amoroso, B., & Purdie, L. (2013). Specifying the domain of concern: occupation as core. In E. A. Townsend & H. J. Polatajko (Eds.), *Enabling Occupation II: Advancing an occupational therapy vision for health, well-being & justice through occupation – second edition* (ed. 2, pag. 13-36). Ottawa: CAOT Publications ACE.

Polparol. (2016). Polparol – Praatcafe in Leuven. from ▶ www.polparol.iseral.be/r/default.asp?ild=EEMHGJD

Ramugondo, E., & Kronenberg, F. (2010). *Collective occupations: A vehicle for building and maintaining working relationships*. Paper presented at the 15th World Congress of the World Federation of Occupational Therapists.

RAND. (2013). *EUROPE Europe's Societal Challenges – An analysis of global societal trends to 2030 and their impact on the EU*. Brussel: European Union.

Rivierenbuurt, S. (2015). Stadsdorp Rivierenbuurt. Motto: van ideaal naar een stadsdorp dat staat. ▶ www.stadsdorprivierenbuurt.nl/, geraadpleegd 30-04-2015.

RVZ. (2010a). *Gezondheid 2.0 – U bent aan zet.*. Den Haag: Raad voor de Volksgezondheid en Zorg.

RVZ. (2010b). *Zorg voor je gezondheid! Gedrag en gezondheid: de nieuwe ordening*. Den Haag: Raad voor de Volksgezondheid en Zorg.

RVZ. (2011). *Het Chronic Care Model Achtergrondstudie bij het advies Bekwaam is bevoegd*. Den Haag: Raad voor de Volksgezondheid en Zorg.

RVZ. (2012). *Regie aan de poort*. Den Haag: Raad voor de Volksgezondheid en Zorg.

RVZ. (2013). *Het belang van wederkerigheid … solidariteit gaat niet vanzelf!* Den Haag: Raad voor de Volksgezondheid en Zorg.

RVZ. (2014). *Met de kennis van later. Naar een toekomstgericht zorgbeleid*. Den Haag: Raad voor de Volksgezondheid en Zorg.

Satterfield, J. M., Spring, B., Brownson, R. C., Mullen, E. J., Newhouse, R. P., Walker, B. B. et al. (2009). Toward a Transdisciplinary Model of Evidence-Based Practice. *The Milbank Quarterly, 87*(2), 368–390.

Scaffa, M. E., & Brownson, C. (2005). Occupational therapy interventions: Community health approaches. In C. Christiansen, C. Baum & J. Bass-Haugen (Eds.), *Occupational therapy: Performance, participation and well-being*. Thorofare NJ: Slack Incorporated.

Scherder, E., Eggermont, L., Achterberg, W., Plooij, B., Volkers, K., Weijenberg, R. et al. (2009). Pijn en bewegen in relatie tot cognitie en gedrag bij dementie. *Tijdschrift Voor Gerontologie En Geriatrie, 40*(6), 270–278.

Stel, J. van der. (2016). Definitie 'gezondheid' aan herziening toe. *Medisch Contact, 23*, 18–19.

Steultjens, E. M. J., Cup, E. H. C., Zajec, J., & Hees, S. van. (2013). *Ergotherapierichtlijn CVA*. Nijmegen/Utrecht: Hogeschool van Arnhem en Nijmegen/Ergotherapie Nederland.

Stronks, K., & Droomers, M. (2014). Ongezonde armoede. Waarom arme mensen ongezonder zijn en wat daaraan te doen is. In L. Michon & J. Slot (Eds.), *Armoede in Amsterdam – een stadsbrede aanpak van hardnekkige armoede*. Amsterdam: Bureau Onderzoek en Statistiek.

Thylefors, I., Persson, O., & Hellström, D. (2005). Team types, perceived efficiency and team climate in Swedish cross-professional teamwork. *Journal of interprofessional care, 19*(2), 102–114.

Tonkens, E. (2012). Working with Arlie Hochschild: connecting feelings to social change. *Social Politics: International Studies in Gender, State and Society, 19*, 194–218.

Tonneijck, H. I. M., Kinébanian, A., & Josephsson, S. (2008). An exploration of choir singing: Achieving wholeness through challenge. *Journal of Occupational Science, 15*(3), 173–180.

Townsend, E. A., Cockburn, L., Letts, L., Thibeault, R., & Trentham, B. (2013a). Enabling Social Change. In E. A. Townsend & H. J. Polatajko (Eds.), *Enabling Occupation II: Advancing an occupational therapy vision for health well-being, & justice through occupation – second edition* (2nd ed., pag. 153–176). Ottawa: CAOT Publications ACE.

Townsend, E. A., Trentham, B., Clark, J., Dubouloz-Wilner, C., Pentland, W., Doble, S. et al. (2013b). Enabling individual change. In E. A. Townsend & H. J. Polatajko (Eds.), *Enabling Occupation II: Advancing an occupational therapy vision for health well-being, & justice through occupation- second edition* (ed. 2, pag. 135–152). Ottawa: CAOT Publications ACE.

Trentham, B., & Cockburn, L. (2011). Promoting occupational therapy in a community health centre. In M. Thew, M. Edwards, S. Baptiste & M. Molineux (Eds.), *Role emerging occupational therapy* (pag. 97–110). Oxford: Wiley-Blackwell.

Verhoef, J., & Zalmstra, A. (2013). *Beroepscompetenties Ergotherapie*. Utrecht: Lemma.

Verschelling, M., Sok, K., Lucassen, A., & Gunst, R. (2014). ▶ www.movisie.nl/artikel/veranderende-verhouding-tussen-overheid-burgers, geraadpleegd 12-08-2015.

Vereniging Hogescholen. (2015). *Inspiratiebrief voor alle Hoger Gezondheiszorgopleidingen in Nederland*. Den Haag: Sectraal Advies College Hoger Gezondheidszorgonderwijs Vereniging Hogescholen.

VN. (2015). Sustainable Development Goals – 17 goals to transform our world. ▶ www.un.org/sustainabledevelopment/sustainable-development-goals/, geraadpleegd 10-08-2015.

Vosters, N., Petrina, R., & Heemskerk, I. (2013). *Inclusief – werken aan zorg en welzijn voor iedereen*. Bussum: Uitgeverij Coutinho.

Vromen, I. (2007). *I belong, therefore I do. Stories of three people with long-term mental health problems*. Ongepubliceerde master thesis. Amsterdam.

VWS. (2011). *Landelijke nota gezondheidsbeleid 'Gezondheid dichtbij'*. Den Haag: Ministerie van Volksgezondheid, Welzijn en Sport.

WFOT. (2014). Position Statement Global Health: informing occupational therapy practice. ▶ www.wfot.org/ResourceCentre/tabid/132/cid/43/Default.aspx, geraadpleegd 12-08-2015.

WFOT. (2016). *WFOT Human Resources Project 2016*: World Federation of Occupational Therapists.

What is health? The ability to adapt. (2009). *The Lancet, 373*(9666), 781.

Whiteford, G. (2011). Occupational Deprivation. In C. H. Christiansen & E. A. Townsend (Eds.), *Introduction to occupation: The art and science of living* (ed. 2, pag. 303–328). Upper Saddle River, NJ: Pearson Education.

WHO. (1948). Definition Health. ▶ www.who.int/trade/glossary/story046/en/, geraadpleegd 10-08-2015.

WHO. (1978). The declaration of Alma Ata. ►www.euro.who.int/__data/assets/pdf_file/0009/113877/E93944.pdf, geraadpleegd 11-08-2015.

WHO. (2004). CBR A Strategy for Rehabilitation, Equalization of Opportunities, Poverty Reduction and Social Inclusion of People with Disabilities Joint Position Paper 2004. ►www.apps.who.int/iris/bitstream/10665/43060/1/9241592389_eng.pdf, geraadpleegd 12-08-2015.

WHO. (2005). *Promoting mental health: concepts, emerging evidence, practice.* Genève: World Health Organization.

WHO. (2006). Convention on the Rights of Persons with Disabilities. ►www.who.int/disabilities/media/news/unconvention/en/, geraadpleegd 11-08-2015.

WHO. (2010). Towards Community-based Inclusive Development. from WHO ►www.apps.who.int/iris/bitstream/10665/44405/9/9789241548052_introductory_eng.pdf?ua=1, geraadpleegd 11-08-2015.

WHO. (2011). World report on disability. ►www.who.int/disabilities/world_report/2011/en/, geraadpleegd 11-08-2015.

WHO. (2013). Research for universal health coverage: World health report 2013. ►www.who.int/whr/2013/report/en/, geraadpleegd 11-08-2015.

WHO. (2014). WHO global disability action plan 2014-2021. ►www.who.int/disabilities/actionplan/en/, geraadpleegd 11-08-2015.

WHO. (2015). What are social determinants of health? ►www.who.int/social_determinants/sdh_definition/en/, geraadpleegd 12-08-2015.

Wilcock, A. A., & Hocking, C. (2015). *An occupational perspective on health* (ed. 3). Thorofare, NJ: Slack.

Ondersteunen en versterken

Op weg naar herstel, zelfmanagement, eigen kracht en inclusie

Inka Logister-Proost en Marion Ammeraal

4.1 Inleiding – 93

4.2 Mensen zijn kwetsbaar – 93
4.2.1 Kwetsbaarheid op individueel niveau – 94
4.2.2 Kwetsbaarheid op sociaal-economisch niveau – 95
4.2.3 Kwetsbaarheid op maatschappelijk niveau: tussen wal en schip? – 96

4.3 Ontwikkelingen in de ondersteuning voor kwetsbare burgers – 96

4.4 Zelfmanagement – 97
4.4.1 Wat is zelfmanagement? – 97
4.4.2 Zelfmanagement ondersteunen – 97

4.5 Herstel, eigen kracht (*empowerment*) en ervaringsdeskundigheid – 98
4.5.1 Wat is herstel? – 99
4.5.2 Wat is eigen kracht (*empowerment*)? – 100
4.5.3 Ervaringsdeskundigheid – 100
4.5.4 Herstelondersteuning en versterken eigen kracht – 101
4.5.5 Ergotherapie en herstelondersteuning – 102

4.6 Rehabilitatie – 103

4.7 Milieugerichte rehabilitatie – 103
4.7.1 Stigma en destigmatisering – 103
4.7.2 Vermaatschappelijking – 104
4.7.3 Kwartiermaken – 104
4.7.4 Maatschappelijke steunsystemen – 104

4.8 Ontwikkelingsgerichte rehabilitatie – 105
4.8.1 Individuele rehabilitatiebenadering (IRB) – 106
4.8.2 Systematisch rehabilitatiegericht handelen (SRH) – 106
4.8.3 Individuele vraaggerichte benadering (IVB) – 106
4.8.4 Libermanmodules – 106

© Bohn Stafleu van Loghum, onderdeel van Springer Media B.V. 2017
M. le Granse, M. van Hartingsveldt, A. Kinébanian (Red.), *Grondslagen van de ergotherapie*,
DOI 10.1007/978-90-368-1704-2_4

4.9	Discussie – 107	
4.9.1	Kansen en uitdagingen voor ergotherapeuten – 107	
4.9.2	Kansen en bedreigingen in de samenleving – 108	
4.9.3	Diagnosestelling en kwetsbare burgers – 108	
4.9.4	Zelfmanagement – 109	
4.9.5	Vermaatschappelijking – 109	
4.10	Samenvatting – 109	
	Literatuur – 109	

- **Ondersteunen en versterken**

» Opportunity doesn't knock, build a door (Milton Berle 1908–2002).

> **Kernbegrippen**
> - Kwetsbare burgers.
> - Participatie.
> - De-institutionalisering.
> - Zelfmanagement.
> - Eigen regie.
> - Empowerment.
> - Stigma.
> - Herstelondersteuning.
> - Rehabilitatie.
> - Ervaringsdeskundigheid.
> - Maatschappelijke steunsystemen.
> - Inclusie.
> - Kwartiermaken.
> - Psychische kwetsbaarheid.
> - Verslaving.

> **Vacature**
>
> **Ergotherapeut (m/v), 20 uur/week**
>
> **Onze visie**
> Kwetsbare burgers met een beperking willen actief participeren in de samenleving. MEE denkt mee en helpt hen met het invullen dan wel inrichten van hun eigen leven. De ondersteuning van MEE is in elke levensfase en op alle levensgebieden.
>
> **Zorg voor beweging**
> Tandem Support zet zich in voor alle mensen met een beperking die wonen binnen het werkgebied van de MEE Plus Groep en Rivierenland (Tiel en omgeving). De doelgroep bestaat uit mensen met een verstandelijke, lichamelijke, zintuiglijke beperking of een stoornis in het autistisch spectrum.
>
> **Bent u de expert die wij zoeken?**
> Tandem Support is op zoek naar een *innovatieve, proactieve, creatieve ergotherapeut* die zijn specialisme inzet bij het creëren van mogelijkheden om kwetsbare mensen met een beperking te ondersteunen in het vinden van passende vrijetijdsactiviteiten binnen reguliere organisaties.
>
> **Nieuwsgierig?**
> Voor meer informatie betreffende deze vacature, kijk op: www.MEE.nl/tandemsupport/vacatures (fictief).
> (*De Gelderlander*, 16 september 2016)

4.1 Inleiding

Gezondheid is 'het vermogen zich aan te passen en een eigen regie te voeren, in het licht van de fysieke, emotionele en sociale uitdagingen van het leven' (Huber et al. 2011). De focus van de gezondheidszorg wordt verlegd van het opheffen van een medisch vraagstuk, naar het verbeteren van het individueel functioneren van de cliënt. De gezondheidszorg is gericht op het bevorderen en herstellen van het zelfstandig functioneren van mensen in hun eigen omgeving. De eigen regie en veerkracht van het individu staan daarbij centraal (Kaljouw en Vliet 2015).

Dit vraagt veel van mensen: de overheid en de gezondheidszorg gaat ervan uit dat mensen over voldoende kennis en vaardigheden beschikken; dat ze veranderingsbereid zijn en zichzelf competent genoeg voelen (*self-efficacy*). Wat nu als een mens juist onvoldoende vermogen heeft om zich aan te passen en eigen regie te voeren? Ergotherapeuten (en andere professionals) kunnen samen met cliënten die hier moeite mee hebben, interventies gebruiken die ondersteunen en versterken.

Ergotherapeuten spelen in op deze complexiteit; ze zoeken naar wat wel kan en wat daarvoor nodig is. In dit hoofdstuk staat uitgelegd wat bedoeld wordt met 'kwetsbare burgers'. Dit hoofdstuk beschrijft ook waarin ondersteuning en versterking geboden kan worden. Herstelondersteuning is van groot belang; het geeft professionals veel richting aan attitude en benaderingswijze. In dit hoofdstuk komen verschillende herstelondersteunende methodieken en mogelijkheden aan bod, met als uitgangspunt ervaringsdeskundigheid of rehabilitatie.

Dit hoofdstuk sluit aan bij de beroepscompetentie 'ondersteunen en versterken' (Verhoef en Zalmstra 2013) en bij *Ergovaardig* deel 2, ►H. 9 (Speth-Lemmens en Stomp 2012).

4.2 Mensen zijn kwetsbaar

Er bestaat geen eenduidige definitie van 'kwetsbare burger' omdat het vaak een optelsom is van diverse factoren die iemand kwetsbaar maken. Een actieve burger kan op een bepaald moment een kwetsbare burger zijn en andersom. Wel is er een aantal kenmerken te noemen en zijn er bepaalde groepen aan te wijzen die vaak als kwetsbaar worden beschouwd, dan wel wisselende ondersteuningsbehoeften hebben. Ongeveer 20 % van de Nederlandse bevolking kan gezien worden als kwetsbaar (waarbij sprake kan zijn van meerdere kenmerken) (Bijl et al. 2015).

> **Box 4.1**
>
> **Groepen kwetsbare burgers en hun kenmerken volgens de Wmo**
>
> Groepen die vaak als kwetsbaar worden beschouwd, zijn mensen:
> - met een lichamelijke beperking;
> - met chronische psychische problemen;
> - met een verstandelijke beperking;
> - met psychosociale (inclusief materiële) problemen;
> - met opvoed- en opgroeiproblemen;
> - die betrokken zijn bij huiselijk geweld;
> - die uitgestoten (dreigen te) worden wegens hun seksuele oriëntatie;
> - met meervoudige problematiek (waaronder verslaafden) (Dam et al. 2011).
>
> Hieraan toegevoegd:
> - mensen zonder geldige papieren (illegalen, vluchtelingen);
> - (ex-)gedetineerden en geïnterneerden.

Het is de vraag of het verstandig is om zo'n diverse groep individuen te kenmerken als één populatie en deze allen 'kwetsbare burger' te noemen. Op basis van een aantal risicofactoren kan de kans op kwetsbaarheid bij elke burger in een gemeente in beeld gebracht. Mensen kunnen gekenmerkt worden als 'kwetsbaar' of 'zeer kwetsbaar' als er sprake is van samenhang in, of risico's op de volgende aspecten:
- een beperkte sociale steunstructuur: weinig betekenisvolle sociale relaties;
- weinig veerkracht: de draaglast is groter dan de draagkracht;
- gering vermogen tot eigen regie voeren: in beperkte mate eigen wensen en behoeften duidelijk kunnen maken (Stalman en Beltman 2014);
- verlies zelfredzaamheid, tezamen met laag inkomen of lage opleiding;
- de kwetsbaarheid is groter bij jeugdigen en bij alleenstaande (hoog)bejaarden;
- in aandachtsbuurten wonen relatief veel burgers met risicofactoren kwetsbaarheid (NICIS 2011).

Dit betekent dat de mate van kwetsbaarheid sterk afhangt van de persoonlijke omstandigheden van een individuele cliënt (Stalman en Beltman 2014). Beschermende factoren zijn gunstige kenmerken of omstandigheden, die een tegenwicht bieden aan de risicofactoren, zoals een uitgebreid sociaal netwerk, sociale steun, behoud van zinvolle bezigheden en participatie in culturele en maatschappelijke organisaties.

Tabel 4.1 geeft inzicht in risico- en beschermende factoren die draaglast en draagkracht van burgers en daarmee ook hun kwetsbaarheid beïnvloeden.

Bij mensen in een kwetsbare positie zal de professional anders te werk gaan, zeker als het gaat om mensen met meerdere risicofactoren (Dam et al. 2011). Een instrument dat in toenemende mate gebruikt wordt, is de zelfredzaamheidmatrix (ZRM). Hiermee kunnen behandelaars, beleidsmakers en onderzoekers in de (openbare) gezondheidszorg, maatschappelijke dienstverlening en gerelateerde werkvelden, de mate van zelfredzaamheid van hun cliënten eenvoudig en volledig beoordelen. ▶ www.zelfredzaamheidmatrix.nl.

Het is goed zich als ergotherapeut te realiseren dat deze (grote) groep kwetsbare burgers niet alleen hulpvrager is vanuit die kwetsbaarheid (bijvoorbeeld in de GGZ), maar ook hulpvrager is als alle anderen. Ook zij kampen met handelingsvragen, bijvoorbeeld door de gevolgen van een (somatische) chronische aandoening, en ook bij hen neemt de vergrijzing toe met alle gevolgen van dien. Omgekeerd: mensen met een chronische aandoening zoals dementie, diabetes, ziekte van Parkinson, COPD en beroerte hebben een verhoogd risico op (chronische) depressie (Maas en Jansen 2000). Bij hen is het belangrijk dat in een vroeg stadium de begeleiding aangepast wordt.

Voor al deze doelgroepen geldt dat de kwetsbaarheid zich laat zien op:
- individueel (micro)niveau (zie ▶ par. 4.2.1);
- sociaal-economisch (meso)niveau (zie ▶ par. 4.2.2);
- maatschappelijk (macro)niveau (zie ▶ par. 4.2.3) (Boumans 2012).

4.2.1 Kwetsbaarheid op individueel niveau

Een fysieke of psychosociale beperking op individueel niveau kan bijvoorbeeld persoonlijke klachten teweegbrengen zoals pijn, moeheid, angst of stemmingsklachten (Boumans 2012).

Mensen met een chronische aandoening of beperking zijn in meer dan een opzicht kwetsbaar. Behalve hun gezondheid kan er ook sprake zijn van een beperkt netwerk. Vaak is ook hun inkomenspositie slechter dan die van andere mensen. Dit is het geval als zij een uitkering hebben met extra kosten vanwege hun aandoening of beperking. Een kwart tot een derde van deze groep teert in op spaargeld of maakt schulden (Veer et al. 2013).

Bij de meerderheid van mensen met psychische aandoeningen, zijn de klachten van relatief korte duur en is de impact op het dagelijks functioneren relatief beperkt. Bij mensen met ernstige psychische aandoeningen is er sprake van ernstige psychopathologie en langdurige beperkingen (Couwenbergh et al. 2014). Hun levensverwachting is gemiddeld 15 tot 20 jaar korter dan die van mensen zonder psychische stoornissen. Dit komt onder andere door leefstijl, roken, voeding, verslaving, weinig bewegen, langdurig medicijngebruik, slecht onderkennen van lichamelijke klachten en een maatschappelijke achterstand (Meeuwissen 2016).

Er is sprake van een lichte verstandelijke beperking (LVB) als een laag intellectueel functioneren (IQ 50–85) samengaat met een beperkt sociaal aanpassingsvermogen en een blijvende (levenslange) behoefte aan ondersteuning. Hoewel de term 'licht verstandelijk beperkt' suggereert dat er vrij weinig aan de hand is, ontwikkelen deze kwetsbare mensen vaak ernstig probleemgedrag. Ze hebben een verhoogde kans op een psychische aandoening, zijn extra kwetsbaar voor de schadelijke gevolgen van alcohol en drugs en komen vaker in aanraking met politie en justitie (Verlinden et al. 2009; Lieferink 2010).

Tabel 4.1 Factoren draaglast en draagkracht. Bron: Dekker et al. (2012)

		draaglast: risicofactoren	draagkracht: beschermende factoren
individuele factoren:		– lage opleiding – probleemgedrag – rigiditeit – negatief zelfbeeld – lichamelijk chronische aandoening – psychische aandoening	– probleemoplossende vaardigheden – sociale competentie – veerkracht – positief zelfbeeld – fysiek gezond zijn – psychisch gezond zijn
sociale factoren		– zorgen voor zieke familieleden – kinderen weinig kunnen geven – opvoedingsproblemen – geen ontspanningsmogelijkheden of hobby's – weinig sociale contacten – geldproblemen, schulden – geen perspectief hebben – geen goede zelfzorg – problemen met de administratie – problemen met de Nederlandse taal – zware huishoudelijke taken – slechte huisvesting – beperkte mobiliteit	– gezonde familieleden – gebruik maken van inkomensondersteuning – goede ontwikkeling kinderen – actief activiteitenpatroon en toegankelijkheid van activiteiten in sport, cultuur en recreatie – goed sociaal netwerk – financiële zelfredzaamheid – plannen voor de toekomst – gezonde leefstijl – administratie op orde – taalvaardig – delen van verantwoordelijkheid – goede woning – mobiliteit
maatschappelijke factoren		– onduidelijkheid over inkomensondersteuning en voorzieningen – bureaucratie – geen geld willen lenen – geen kwalitatief goed werk – geen opleidingsmogelijkheden – (dreigende) werkloosheid – geen perspectief op beter werk – discriminatie en stigma van onder andere armoede	– goede voorlichting – vereenvoudiging en samenvoegen van regelingen – vereenvoudiging van de aanvraagprocedures (ook voor geld lenen) – inspirerend en leuk werk – voldoende opleidingsmogelijkheden – continuïteit in betaalde arbeid – carrièreperspectieven – tolerantie en gelijkwaardigheid

Armoede betekent in de westerse wereld: niet of onvoldoende zelf kunnen voorzien in levensbehoeften zoals gezond voedsel, goede huisvesting, toegang tot basisgezondheidszorg en participatie. Leven onder de armoedegrens of in schuldsanering brengt op individueel niveau risico's mee zoals deprivatie en sociale uitsluiting, dakloosheid en criminaliteit (Jansen et al. 2015; Bruggen et al. 2010).

4.2.2 Kwetsbaarheid op sociaal-economisch niveau

Op sociaal-economisch niveau blijkt in de algemene bevolking bijna een op de tien mensen zich 'sterk' eenzaam te voelen. Mensen met een lagere opleiding nemen minder deel aan de samenleving dan mensen met een hogere opleiding (Meulenkamp et al. 2013). Fysieke of psychosociale beperkingen kunnen het (zelfstandig) wonen belemmeren. Door deze beperkingen kunnen mensen problemen hebben in het vinden of behouden van werk of een zinvolle dagbesteding. Verder kunnen beperkingen het onderhouden van sociale contacten en relaties belemmeren (Boumans 2012).

Mensen met een lichamelijke beperking voelen zich vaker eenzaam dan de algemene bevolking. Van de mensen met een lichamelijke beperking voelt 17 % zich sterk eenzaam, onder mensen met een ernstige lichamelijke beperking is dit 28 % (Meulenkamp et al. 2013). Driekwart van de mensen met een lichamelijke beperking en van de ouderen vindt dat zij voldoende te doen hebben in hun vrije tijd en voldoende sociale contacten hebben. Desondanks zou 43 % van de mensen met een lichamelijke beperking vaker ergens naartoe willen gaan. Ongeveer 18 % van hen heeft betaald werk en 57 % komt dagelijks buitenshuis. Van de algemene bevolking heeft 70 % betaald werk en komt 94 % dagelijks buitenshuis (Meulenkamp et al. 2013).

De meeste mensen met een ernstige psychische aandoening wonen in een eigen woning in de samenleving, maar de participatiegraad is laag en de eenzaamheid is groot (Trimbos-instituut 2015). Met name behoeften op het gebied van somatische en psychische gezondheid, relaties, (arbeids)participatie en persoonlijk herstel blijven vaak onvervuld (Couwenbergh et al. 2014). Hoewel de omstandigheden van persoon tot persoon verschillen, blijkt dat hun kwaliteit van leven fors achterblijft bij die van andere burgers (Trimbos-instituut 2015). Meer dan 80 % komt dagelijks buitenshuis en ontmoet maandelijks vrienden of goede kennissen. Zij hebben meestal een kleiner sociaal netwerk dan andere mensen en kunnen minder rekenen op sociale steun. Ruim 13 % is opgenomen in een psychiatrische instelling of verblijft in een beschermde woonvorm. Ruim de helft woont alleen, twee derde tot driekwart heeft geen partner. Ruim 90 % heeft geen betaalde baan en ongeveer de helft heeft geen structurele dagbesteding (Ploeg en Griffioen 2015; Michon en Weeghel 2008).

Ongeveer 75 % van de mensen met een verstandelijke beperking heeft ondersteuning bij wonen en vervoer en 82 % krijgt ondersteuning bij sociale contacten en vrije tijd. Ook familie, vrienden en bekenden geven informele ondersteuning (Jansen en Cardol 2010). Ongeveer 90 % doet dagactiviteiten, betaald werk (bij sociale werkvoorziening of reguliere werkgever) of onbetaald werk. 88 % woont in een woonwijk waarvan 32 % zonder andere mensen met een verstandelijke beperking. 10 % onderneemt maandelijks verenigingsactiviteiten en bezoekt een uitgaansgelegenheid zonder mensen met een verstandelijke beperking (Ras et al. 2010).

Kinderen die in armoede leven zitten vaak niet bij een (sport)vereniging en kunnen geen verjaardagsfeestje geven en gaan niet op vakantie. Niet alle dagen van de week is er een warme maaltijd op tafel. Veel kinderen nemen naast hun school een baan(tje) en kopen van dit geld eten voor hun ouders of extraatjes.

Asielmigranten komen onvoldoende aan werk en met name hoog opgeleide asielmigranten ervaren een kloof naar werken op hun oude niveau (Bakker 2016).

4.2.3 Kwetsbaarheid op maatschappelijk niveau: tussen wal en schip?

De manier waarop de maatschappij is ingericht, heeft invloed op de mate waarin kwetsbare burgers 'erbij horen' en de mogelijkheid hebben te participeren. Denk bijvoorbeeld aan hoe de sociale zekerheid is georganiseerd, de eisen op de arbeids- en woningmarkt, maatschappelijke beeldvorming en stigmatisering (Boumans 2012).

Als een kwetsbare burger te maken heeft met een verslaving (alcohol of drugs) dan compliceert dit de situatie. Het blijkt voor ex-verslaafden moeilijk om hun leven weer op de rails te krijgen na een periode van behandeling in de verslavingszorg. Uit onderzoek blijkt dat er een diepe kloof is tussen behandeling en nazorg. Cliënten voelen een groot tekort en vallen mede daardoor vaak terug in hun oude gedrag. ▶ www.zonmw.nl.

Veel mensen met een normale intelligentie maar met uitdagingen in hun dagelijks handelen door een aandachtsdeficiëntie- of autismespectrumstoornis participeren in de maatschappij zonder extra ondersteuning. Zij zouden vaak baat hebben bij een coachende partner of familie en gestructureerd werk. Vaak is er sprake van 'verborgen verdriet', zoals sociale eenzaamheid, gepest of vermeden worden op het werk of moeite hebben met adequaat begrijpen van communicatie. Jongeren met een LVB krijgen niet altijd de juiste ondersteuning en/of interventie doordat zij vaak niet als zodanig worden herkend (Lieferink 2010). Sinds de transitie in de zorg raken jongeren met een LVB als zij 18 worden, de ondersteuning uit de jeugdzorg kwijt en zijn zij op zichzelf aangewezen. ▶ www.kenniscentrumlvb.nl.

Stigma en sociale exclusie in relatie tot psychische gezondheid spelen ook een grote rol. Een leven vol verlies en ongunstige omstandigheden, zoals het niet afmaken van de middelbare school of geen werk kunnen vinden of vasthouden, geeft een hoger risico op contact met misdaadgroepen, armoede, dakloosheid en verminderde levensverwachting (Evans-Lacko 2014). Voor deze kwetsbare groep geldt een verhoogd risico op een psychiatrische aandoening en op verslaving.

Kinderen uit gezinnen die onder de armoedegrens leven, worden vaker gepest op school omdat ze in tweedehands of merkloze kleding rondlopen. Veel van deze gezinnen kunnen terecht bij de goederenbank en halen hun voedsel bij de voedselbank. Maar ook de voedselbanken bereiken hun grenzen: er komen meer mensen voor voedsel en kleding aankloppen, dan dat er binnenkomt.

Vluchtelingen die lang verblijven in asielzoekerscentra ervaren meer psychische gezondheidsproblemen, met name door geen of beperkte rechten op participatie en onzekerheid over de toekomst. Dit werkt negatief door in hun kansen op de arbeidsmarkt. Investeren in een aanvullende opleiding in Nederland en het waarborgen van kort verblijf in asielzoekerscentra verhoogt de kansen van vluchtelingen op de arbeidsmarkt (Bakker 2016).

4.3 Ontwikkelingen in de ondersteuning voor kwetsbare burgers

Al eeuwen wordt er zorg geleverd aan kwetsbare mensen. In de middeleeuwen waren er al opvangtehuizen voor armen, 'dwazen', zieken of vluchtelingen: armenhuizen, dolhuizen, weeshuizen enzovoort.

Tot halverwege de jaren vijftig dacht men er goed aan te doen gedetineerden of mensen met psychische aandoeningen of verstandelijke beperking buiten hun eigen leefomgeving te plaatsen. Deze groepen verbleven vaak tezamen in grote instituten, waar in alles werd voorzien (werken, wonen, vrije tijd, sociale contacten). Hierdoor konden ze tot rust komen zonder de stress van de samenleving en werd de maatschappij 'ontlast' van personen met lastig gedrag.

De oorsprong van het concept 'empowerment' (zie ▶ par. 4.5.2) is verbonden met het streven naar emancipatie van sociaal achtergestelde individuen en groepen. In de twintigste eeuw was er al sprake van empowerment, zoals in de burgerrechtenbeweging en in de vrouwenbeweging (Boumans 2012).

Eind twintigste eeuw volgde de de-institutionaliseringsbeweging, dat leidde tot het opheffen van grote instituten. Ambulante zorg maakte het mogelijk zo veel mogelijk in de eigen omgeving te wonen, te werken en zorg te krijgen, in Nederland via Regionale Instellingen voor Beschermd Wonen (RIBW), in Vlaanderen via het Vlaams Agentschap voor Personen met een Handicap (VAPH). Cliënten worden gezien als medeburgers die rechten hebben en die deel uitmaken van de samenleving.

Als gevolg van de transitie in zorg en welzijn vinden ontwikkelingen plaats als extramuaralisering en hervorming van de geestelijke gezondheidszorg. Het Bestuurlijk Akkoord Toekomst GGZ in 2013–2017, de nieuwe Wet langdurige zorg (Wlz) en de overheveling van voorzieningen naar gemeenten in het kader van de Wet maatschappelijke ondersteuning (Wmo) in 2015 leidden tot minder intramurale zorg en uitbreiding en verbetering van de ambulante zorg in Nederland.

In Vlaanderen valt ambulante zorg voor 'moeilijk plaatsbare zorggebruikers' sinds 2010 onder artikel 107 van de Ziekenhuiswet. Het doel van deze transities is betere en effectievere zorg en ondersteuning van mensen met ernstige en/of langdurige aandoeningen bij hun persoonlijk en maatschappelijk herstel en bij het leiden van een gezond, veilig, socempowerment niet kaniaal en maatschappelijk leven (Trimbos-instituut 2015). Behandeling wordt geleverd vanuit visie op herstel en vanuit wetenschappelijk bewezen behandelinterventies. Er zijn multidisciplinaire richtlijnen beschikbaar, gericht op (1) diagnose of doelgroep, (2) participatie zoals werk en leefstijl en (3) organisatievormen zoals FACT-teams en kennisnetwerken.

Met het in 2016 gepubliceerde *Manifest betere geestelijke gezondheidszorg* wordt een oproep gedaan tot het bundelen van de krachten door politieke partijen, landelijke en lokale overheden, openbare instellingen zoals scholen, kerken en verenigingen, en door zorgverzekeraars, zorgaanbieders en zorgverleners, met als doel:
- het tijdig herkennen en interveniëren bij psychische problemen onder jongeren;
- extra aandacht voor de lichamelijke gezondheid van GGZ-cliënten;
- betere leefomstandigheden voor mensen met psychische kwetsbaarheid;
- toegankelijke en gepaste geestelijke gezondheidszorg;
- effectievere samenwerking op verschillende niveaus (Vons 2016).

De ontwikkelingen in de gezondheidszorg, ingezet door veranderende demografische gegevens, door toenemende aandacht voor cliëntenrechten en door mindere financiële mogelijkheden (RVZ 2010a) vragen om veranderingen in de zorg. Het credo is: van zorg en ziekte (ZZ) naar gezondheid, gedrag en maatschappij (GGM). Van de burger wordt verwacht dat hij participeert in (online) *communities* die hem ondersteunen in zijn activiteiten om gezond te blijven, weer gezond te worden of te leren omgaan met de aandoening of beperking (RVZ 2010b). Binnen de gezondheidszorg wordt actief gepleit voor zelfmanagement en empowerment. Echter, in hoeverre zijn kwetsbare burgers in staat om zelfstandig in de wijk te wonen zonder risico op uitsluiting, isolement en eenzaamheid? Mobiliteit en toegankelijkheid maakt mensen het mogelijk andere mensen te ontmoeten.

Deze ontwikkelingen sluiten aan bij de taak van ergotherapeuten: het mogelijk maken van dagelijks handelen (*enabling occupation*). Ieder mens heeft recht op betekenisvol, dagelijks handelen (*occupational justice*) in de eigen context. Cliënten kunnen in bondgenootschap met ergotherapeuten en in samenwerking met andere betrokken partijen hun krachten bundelen (*empowerment*) ten behoeve van rechtvaardigheid (Townsend et al. 2014). Ergotherapeuten kunnen zowel intramuraal als in de eerstelijn werken. Ze kunnen actief zijn binnen organisaties en gemeenten, en in de wijk samenwerken met welzijn en wijkteams. Ondersteunen en versterken gebeurt zowel met de persoon en zijn systeem als met groepen en populaties (zie ook ▶ H. 3).

4.4 Zelfmanagement

Binnen de gezondheidszorg is de aandacht voor zelfmanagement in de afgelopen jaren enorm toegenomen. Enerzijds komt dit door de bewustwording dat mensen zelf een grote rol kunnen hebben bij het vormgeven van hun leven met een chronische aandoening. Anderzijds heeft deze toegenomen aandacht te maken met de verwachtingen ten aanzien van het resultaat van zelfmanagement (Heijmans et al. 2015). Bijvoorbeeld, zelfmanagement leidt tot een betere kwaliteit van leven of meer autonomie voor mensen met een chronische aandoening. Maar ook een betere kwaliteit van zorg zonder dat de zorgkosten stijgen. En betere uitkomsten voor de Nederlandse samenleving, zoals een grotere deelname van mensen met chronische aandoeningen aan de arbeidsmarkt of meer ouderen met een chronische aandoening die zelfstandig kunnen blijven wonen (Heijmans et al. 2015).

4.4.1 Wat is zelfmanagement?

Zelfmanagement betekent dat mensen met een chronische aandoening zelf kunnen kiezen in hoeverre men de regie over het leven in eigen hand wil houden en mede richting wil geven aan hoe beschikbare zorg wordt ingezet, om een optimale kwaliteit van leven te bereiken of te behouden:

» Zelfmanagement stelt mensen met een of meer chronische aandoeningen in staat zodanig om te gaan met de chronische aandoening, dat de aandoening optimaal wordt ingepast in het leven. Het gaat hierbij om symptomen, behandeling, lichamelijke, psychische en sociale consequenties en bijbehorende aanpassingen in leefstijl (CBO 2014).

Aandachtsgebieden van zelfmanagement, zoals geformuleerd in het Generiek model Zelfmanagement, zijn: eigen aandeel in de zorg, leven met de ziekte, organiseren van zorg- en hulpbronnen, ervaringskennis (Timmermans en Havers 2013).

Het doel van zelfmanagement is dat de cliënt:
- middels coaching in staat is persoonlijke streefdoelen te bereiken;
- focust op gezondheid (kracht in plaats van klacht);
- risicofactoren voor klachten herkent;
- het geloof in eigen kunnen vergroot (*self efficacy*);
- in staat is verbetering van de kwaliteit van leven te bereiken.

4.4.2 Zelfmanagement ondersteunen

Veel mensen redden het zelf, maar kwetsbare burgers hebben ondersteuning nodig. De relatie tussen cliënt en zorgverlener verandert; dit vraagt om een cultuuromslag (Kaljouw en Vliet 2015). Van de cliënt wordt een actievere rol verwacht, terwijl de zorgverlener steeds meer als coach fungeert.

Niet iedereen kan zorgen voor de eigen gezondheid. In totaal heeft 29 % van de Nederlanders lage gezondheidsvaardigheden. Zij hebben moeite om informatie over gezondheid te verkrijgen, te begrijpen, te beoordelen en te gebruiken bij het nemen van beslissingen die te maken hebben met hun gezondheid (RIVM 2014). Zelfmanagement lukt alleen als mensen inzicht heb in de verschillende opties die mogelijk zijn.

Een goede taalbeheersing is een belangrijke stap naar meer gezondheidsvaardigheden en uiteindelijk meer gezondheid. In Nederland hebben 1,3 miljoen mensen zoveel moeite met lezen en schrijven dat dit directe gevolgen heeft voor hun gezondheid. Laaggeletterde mensen leven gemiddeld 6 jaar korter dan geletterde mensen. Niet-geletterde ouderen hebben 1,5 maal meer sterfterisico dan geletterde ouderen (RIVM 2014). Dit speelt ook voor migranten en vluchtelingen die de taal onvoldoende machtig zijn.

Mensen met een verslaving, een psychose of schizofrenie ontkennen vaak dat er iets aan de hand is. Veel mensen met depressieve en angstklachten blijven vaak onbehandeld, omdat ze geen hulp zoeken of omdat effectieve zorg niet altijd beschikbaar is. De toenemende aandacht voor zogeheten *blended care* kan helpen de drempel voor hulp en toegankelijkheid van hulp lager te maken. Reguliere face-to-facegesprekken worden gecombineerd met online interventies zoals chat, skype, online behandelmodules en online inzage in het eigen gezondheidsdossier. Daarnaast doet ook de mobiele revolutie haar intrede in de zorg, ook wel mHealth genoemd. Via een tablet of smartphone kan een cliënt onafhankelijk van tijd en plaats zorg gebruiken (Stil et al. 2016).

Bij mensen met een lichte verstandelijke beperking is er vaak sprake van zelfoverschatting. De aandacht voor het zelfmanagement richt zich veelal op ouders en wettelijk vertegenwoordigers van mensen met LVB (EVN 2011).

> **Box 4.2**
>
> **Benaderingen ter ondersteuning van zelfmanagement**
> Het Landelijk Platform GGz heeft een website ontwikkeld voor professionals om in hun behandeling of begeleiding zelfmanagement te bevorderen. ▶ www.zelfmanagementggz.nl. Zij kunnen testen in hoeverre hun aanpak aansluit bij de visie van cliënten op zelfregie en vinden tips en informatie om hiermee aan de slag te gaan. Persoonsgerichte zorg is een recent ontwikkelde tool voor zorgverleners om zelfmanagement centraal te stellen in hun contact met mensen met een chronische aandoening. ▶ www.vilans.nl.
> Richtlijnen voor het ondersteunen van zelfmanagement in de ergotherapie zijn beschreven in diverse onderzoeken en lijken toepasbaar en veelbelovend voor onder andere thuiswonende kwetsbare ouderen (Daniëls en Metzelthin 2010) en in de CVA-revalidatie (Satink 2016).
> Cognitive Orientation to Occupational Performance (CO-OP) is eenwerkwijze gericht op zelfmanagement. Deze wordt krachtiger als iemand de eigen doelen overziet, een planning maakt voor de uitvoer ervan en waar nodig deze planning bijstelt. Er bestaat veelbelovende *evidence* voor deze interventie, zowel bij volwassenen als bij kinderen (Jokić et al. 2013).
> Competencies for Poverty Reduction (COPORE) is een organisatorische bundeling van diverse kennis en krachten en biedt overzicht van competenties en projectvoorbeelden, gericht op armoedebestrijding (Bruggen et al. 2010).
> Er zijn richtlijnen ontwikkeld ten behoeve van psychiatrische en psychosociale begeleiding aan vluchtelingen, asielzoekers en migranten (Ventevogel et al. 2015).
> Het Trimbos-instituut ontwikkelt samen met cliënten en professionals een aanbod dat ondersteuning biedt bij zelfmanagement voor mensen met stabiele chronische psychische problematiek. ▶ www.trimbos.nl.
> Het CBO ontwikkelde een model om zorgverleners en zorgteams te helpen de zorg zodanig aan te passen dat zelfmanagementondersteuning integraal onderdeel is van de zorg voor chronisch zieken. Dit 5A-model is een methodische aanpak in vijf stappen: achterhalen, adviseren, afspreken, assisteren en arrangeren (CBO 2014).
> Ook eHealthvoorzieningen zoals *personal health records* (PHR) en het elektronisch patiëntendossier (EPD) dragen bij aan zelfmanagement (NPCF 2009).

Waar de RVZ in haar nota's vooral de nadruk legt op *medical self-management* legt ergotherapie de focus meer op *emotional self-management* en *role self management* (Lorig en Holman 2003; Satink 2016). De uitdaging voor ergotherapeuten is het concept zelfmanagement in de ergotherapie meer vorm te gaan geven (Hartingsveldt et al. 2011).

Hulpbrongericht werken betekent samen met de cliënt mogelijkheden in de omgeving te onderzoeken en te benutten, zoals familie, vrienden en/of toegankelijkheid. Dit betekent ook vaardigheden waarnemen, identificeren of ontwikkelen die de cliënt kan gebruiken bij het oplossen van (toekomstige) problemen. Zodoende ontstaat er een gevoel van *self efficacy* en wordt het voor een cliënt gemakkelijker nieuwe dingen uit te proberen, kleine risico's in het dagelijks leven te nemen en steeds meer verantwoordelijkheid te dragen (Wohlschlegel et al. 2010).

4.5 Herstel, eigen kracht (*empowerment*) en ervaringsdeskundigheid

Herstel is niet los te zien van eigen kracht (*empowerment*) en ervaringsdeskundigheid. Herstel legt een verbinding tussen de aandoening (kwetsbaarheid) en het gewone leven. Empowerment hangt samen met het herwinnen van de eigen regie, versterking van eigenwaarde, zelfrespect en positieversterking van kwetsbare burgers. De eigen ervaringen vormen een bron van kennis; met deze ervaringsdeskundigheid kunnen mensen zelf bijdragen aan hun eigen herstel en ook aan het herstel van anderen.

Tabel 4.2 Vier typen herstel. Samenstelling: Logister-Proost en Ammeraal, op basis van Stel (2013); Plooy en Droës (2011)

	proces	interventiemogelijkheden	resultaat
klinisch herstel	ziekte gaan begrijpen; greep op symptomen krijgen	medicamenteuze behandeling, cognitieve gedragstherapie, psycho-educatie, zelfmanagement	reductie en remissie van symptomen, zo mogelijk genezing
functioneel herstel	bevorderen van functioneren in psychosociaal, praktisch en cultureel opzicht	assessment in eigen omgeving, *training on the spot*, compensatie, aanpassen (taak/omgeving), aandacht voor executieve functies en zelfregulatie	dagelijkse routines; rolherstel, bereiken van gewenste doelen
persoonlijk herstel	eigen verhaal maken; empowerment, ervaringskennis vergroten	herstellen doe je zelf; zelfhulpgroepen; herstelwerkgroepen; psychotherapie	persoonlijke identiteit, zelfgevoel, zingeving
maatschappelijk herstel	dagelijks leven thuis en in de maatschappij oppakken	rehabilitatie; stigmabestrijding	positieverbetering op het gebied van wonen, werk, inkomen en sociale relaties; destigmatisering

> De diagnose schizofrenie heb ik ervaren als afgeschreven worden. Dat was een klap, temeer daar mijn ambities heel hoog lagen. Door die diagnose was ik niet langer een persoon met een ziekte, maar werd ik mijn ziekte. Ik ging leven naar het beeld dat anderen van die ziekte hebben. Ik verruilde mijn toekomst voor een toekomst die in dat plaatje past. Veel meer dan de klachten die ik had, werd het de diagnose die bepalend was voor mijn leven (Kole, geciteerd in Ploeg en Griffioen 2015).

4.5.1 Wat is herstel?

In een herstelproces (her)ontdekken mensen (verloren gewaande) mogelijkheden voor een vervullend leven met of zonder de aandoening. Zij ontdekken dat zij alleen zelf de betekenis kunnen vinden van hun problemen en van de symptomen van de gestelde diagnose. Daardoor kunnen zij de symptomen een plaats en betekenis geven in het grotere geheel van hun leven (Boertien 2012).

De nog steeds meest gehanteerde definitie van herstel is van Anthony uit 1993:

> Herstel is een intens persoonlijk, uniek proces van verandering in iemands houding, waarden, gevoelens, doelen, vaardigheden en/of rollen. Het is een manier van leven, van het leiden van een bevredigend, hoopvol en zinvol leven met de beperkingen die de psychische klachten met zich meebrengen. Herstellen betreft het ontgroeien van de catastrofale gevolgen van de aandoening en de ontwikkeling van een nieuwe betekenis en een nieuw doel in iemands leven (Couwenberg et al. 2014).

Het gaat om grip hebben op het eigen leven: het aanboren van eigen mogelijkheden en krachten (*strengths*). Herstel is een positieve levenswijze, van stresskwetsbaarheid naar actief zelfmanagement. Het gaat om het verwerven van een volwaardig leven in de maatschappelijke omgeving met betekenisvolle activiteiten, sociale relaties en betrokkenheid (Couwenbergh et al. 2014).

GGZ Nederland ziet herstel als leidend principe voor de zorg; instellingen nemen dit begrip in hun visie en missie op. 'Herstel' is niet alleen de afname van klachten en symptomen (medisch perspectief). Er is sprake van een geleidelijke identiteitsovergang van patiënt naar burgerschap (sociaal-maatschappelijk perspectief).

Er zijn vier typen van herstel te onderscheiden (zie tab. 4.2), deze vier vormen geen hiërarchie, maar beïnvloeden elkaar wel. De ergotherapeut biedt ondersteuning in alle vier genoemde typen herstel.

Vanuit cliëntperspectief betekent persoonlijk herstel: verandering in iemands houding, waarden, gevoelens, doelen, vaardigheden en rollen om een bevredigend, hoopvol en betekenisvol leven te leiden. Ondanks de strijd met de chronische aandoening of de strubbelingen ten gevolge van de verstandelijke beperking (Weeghel et al. 2016).

Ergotherapie, met de integratie van het biomedisch en sociaal perspectief, sluit hier op aan. De focus ligt op activiteiten, het daadwerkelijke doen, sociale/maatschappelijke participatie en een omgeving creëren die betrokkenheid bij activiteiten bevordert. Weer hoop krijgen, voorbij de aandoening kijken en een nieuw zelf construeren. Sociale rollen uitbreiden en sociale verbindingen leggen. Leren omgaan met symptomen, stigma bestrijden en burger zijn. Dit zijn allemaal elementen die herstel bevorderen en te maken hebben met het betrokken zijn in het dagelijks handelen (Krupa et al. 2009).

Wat betreft functioneel herstel is het belangrijk dat er aandacht is voor executieve functies en zelfregulatie bij de uitvoering van complexe, doelgerichte taken in het alledaagse leven zoals werk en huishouden (Cramm et al. 2013; Stel 2013). Kwetsbaarheid, veroorzaakt door ADHD, autisme, psychose, dementie of niet-aangeboren hersenletsel gaat vaak gepaard met verstoorde executieve functies. Voor functioneel herstel blijkt

Tabel 4.3 Herstelprocessen: focus en belemmerende en bevorderende factoren. Bron: Ploeg en Griffioen (2015), zie ook ▶ www.herstelondersteuning.nl

factoren die herstel bevorderen	– acute stabilisatie bij crisis – (toegang tot) de juiste interventies en therapie – vervulling van de basale behoeften – hoop – acceptatie – sociale vaardigheden – moed om risico's te nemen – financiële zekerheid – spiritualiteit
factoren die herstel belemmeren	– gebrek aan de meest basale levensvoorzieningen – middelenmisbruik – schaamte – traumatische ervaringen – gebrek aan vertrouwen – gevoelens van hopeloosheid bij belangrijke andere – stigmadenken, niet geloven in de mogelijkheden – laissez-fairegedachte bij de hulpverlening

het belangrijk aandacht te besteden aan executieve functies tijdens het analyseren van vragen ten aanzien van het dagelijks handelen. De cliënt kan met de ergotherapeut inventariseren hoe hij hiermee om kan gaan binnen zijn persoonlijke en maatschappelijke context (zie ◘ tab. 4.3). Functioneel herstel kan bijdragen aan maatschappelijk en persoonlijk herstel. Van ergotherapeuten vraagt dit om zichtbaar voor de cliënt en professionals te zijn in wat zij kunnen bieden op dit gebied (Cramm et al. 2013). Zo blijkt het inventariseren van sterkte en beperking in executieve functies belangrijk bij een inventarisatie van interventies voor woonvaardigheden (Ammeraal en Coppers 2012).

Er is geen absoluut eindpunt in het herstelproces, de cliënt beoordeelt zelf het resultaat. Het proces van dat wat vroeger was naar wat iemand wil kunnen of worden in de (nabije) toekomst vraagt ook om het leren respecteren van beperkingen (Nuy 2003).

4.5.2 Wat is eigen kracht (*empowerment*)?

Door eigen kracht krijgt iemand controle over de factoren die bijdragen aan zijn kwaliteit van leven. Een professionele relatie waarin de cliënt de controle neemt over een veranderingsproces, leidt tot empowerment. De cliënt bepaalt de doelstellingen en de middelen, om die doelen te bereiken (Tengland 2008).

» Empowerment is een proces van versterking waarbij individuen, organisaties en gemeenschappen greep krijgen op de eigen situatie en hun omgeving, via het verwerven van controle, het aanscherpen van kritisch bewustzijn en het stimuleren van participatie (Regenmortel 2009).

Empowerment betekent 'in kracht komen'. Belemmeringen worden weggenomen, zodat eigen kracht ontplooid kan worden. Het kan gaan om individuele belemmeringen die mensen in en van zichzelf hebben. Maar er kunnen ook (impliciete) belemmeringen ontstaan zijn door beeldvorming, hulpverlening en de sociale kaders. Empowerment is sterk verbonden met emancipatoire bewegingen in de samenleving die ruimte willen maken voor mensen die eerder werden uitgesloten. Door empowerment gaan mensen meer zelf bepalen op momenten dat anderen voorheen bepaalden (Boumans 2012). Belangrijk is dat men empowerment niet kan krijgen, men verwerft het zelf.

Empowerment is interactief en speelt zich af op drie niveaus die onderling verbonden zijn: het niveau van de gemeenschap (macro), organisaties (meso) en individueel (micro) (Boumans 2012; Regenmortel 2009). Het mogelijk maken van verandering, veronderstelt samenwerking op al die niveaus (zie ◘ tab. 4.4).

4.5.3 Ervaringsdeskundigheid

Bericht

Dinsdag 29 maart 2016: themabijeenkomst Waardevolle Zorg

In de week van de psychiatrie organiseren wij een themabijeenkomst over Waardevolle Zorg. Hierbij kunt u kennismaken met een carrousel van positieve verhalen door ervaringsdeskundigen allen betrokken bij de herstelacademie De Verbinding.
Marieke Jansen zal kort vertellen wat de relatie is tussen herstel, rehabilitatie, ervaringsdeskundigheid en waardevolle zorg.
Paula de Vries vertelt hoe zij als ervaringsdeskundige in contact is gekomen met de ergotherapeut en hoe ze samen praktisch gewerkt hebben aan het realiseren van haar wens actief te kunnen zijn bij de herstelacademie. Een woonbegeleider zal aansluitend vertellen over waardevolle zorg vanuit zijn perspectief.
Wij nodigen u van harte uit om deze leerzame middag met ons te delen! 14.00–16.00 uur, De GGZgroep, Locatie Zilver in het Theater (zaal open vanaf 13.30 uur, toegang gratis).
(*Wijkkrant Zuid*, maart 2016, fictief bericht, gebaseerd op Zorgvragers Organisatie GGZ Midden Holland)

Ervaringskennis is wat iedere persoon heeft die een bepaalde ervaring heeft meegemaakt. Bijvoorbeeld iemand maakt mee dat een dierbare overlijdt. Hij heeft dan ervaringskennis. Maar daarmee is hij nog geen ervaringsdeskundige op het gebied van rouwverwerking. Ervaringskennis is niet gelijk aan ervaringsdeskundigheid.

Ervaringsdeskundigheid is kennis en ervaring over hoe iemand omgaat met bepaalde problemen zoals een aandoening, psychiatrische problemen, een verstandelijke beperking, armoede en/of dakloosheid.

Tabel 4.4 Empowerment op verschillende niveaus. Bron: Boumans (2012)

niveau van de gemeenschap (macro)	De samenleving en het sociale beleid, dat structurele mechanismen van sociale uitsluiting bestrijdt en zich richt op maatschappelijke deelname van iedereen (participatie en sociale inclusie).
niveau van organisaties (meso)	Het vergroten van inspraak en beslissingsmacht van mensen binnen die organisaties.
individueel niveau (micro)	Het geloof in de eigen capaciteiten en krachten van het individu om zijn omgeving te beïnvloeden en aldus zijn leven vorm te geven. Deze vorm wordt ook wel psychische empowerment genoemd: – de intrapersoonlijke of zelfbelevingscomponent: het geloof in eigen vaardigheden en mogelijkheden, het vertrouwen en de wil om de persoonlijke situatie te beïnvloeden – de interpersoonlijke of interactionele component: kritisch bewustzijn van maatschappelijke mogelijkheden, normen en middelen, vaardigheden om deze te benutten, mobiliseren van bronnen – de gedragscomponent: de betrokkenheid bij de gemeenschap, participatie in sociale verbanden, constructief gedrag in de omgang met nieuwe situaties en het maken van keuzes.

» Ervaringsdeskundigheid is het vermogen om op grond van eigen herstelervaring voor anderen ruimte te maken voor herstel (Boertien 2012).

Ervaringsdeskundigen dragen kennis over aan anderen door voorlichting en trainingen te geven aan cliënten, hulpverleners, ambtenaren, beleidsmakers, maar ook aan studenten of schoolkinderen. Ze zijn betrokken bij wetenschappelijk onderzoek, bieden cliëntondersteuning en zijn in toenemende mate werkzaam als lid van hulpverleningsteams.

Met name in Assertive Community Treatment (ACT), flexibele ACT-teams (FACT-teams) en Vroege Interventie Eerste Psychose (VIP) worden ervaringswerkers ingezet (zie ▶ box 4.3). Deze ervaringswerkers hebben zich verenigd in een platform. Inmiddels is er ook een Vakvereniging voor Ervaringsdeskundige Werkers (VVEW) opgericht die zich inzet voor arbeidsvoorwaarden, functieprofielen en taakomschrijvingen. Gemeenten en zorginstellingen zetten in toenemende mate ervaringsdeskundigen in vanwege hun laagdrempelig en preventieve ondersteuning bij herstel en participatie. In Nederland zijn verschillende opleidingen tot ervaringsdeskundige. Tevens wordt er gepleit voor financiële vergoeding (officiële salarisinschaling).

4.5.4 Herstelondersteuning en versterken eigen kracht

Herstelprocessen verschillen van persoon tot persoon. Herstelondersteuning gaat om het vinden van het juiste evenwicht tussen behandeling en ondersteuning bij het herstel van gezondheid, identiteit (persoon) en maatschappelijk functioneren (rollen). Het is van de persoon zelf afhankelijk wat voorop staat en welke volgorde van herstel voor hem belangrijk is.

Begeleiding en zorg staan in dienst van het herstelproces van de cliënt en hebben tot doel de cliënt te helpen zo veel mogelijk zichzelf te helpen. Hierbij zijn betrokken: lotgenoten, familie en vrienden, ervaringsdeskundigen, maatschappelijke instellingen en algemene gezondheidszorg en specialistische geestelijke gezondheidszorg (Ploeg en Griffioen 2015). Deze voor instellingen en medewerkers ingrijpende verandering leidt tot samenwerking met andere actoren, zoals woningcorporaties, welzijnsorganisaties en buurtbewoners.

Herstelondersteuning vraagt te kijken naar de kwaliteiten die er zijn (in plaats van naar wat er niet is), te luisteren naar de wensen van de cliënt en te geloven in de eigen kracht van de cliënt. Tijdens herstelondersteuning maakt men gebruik van ervaringsverhalen die inspireren en hoop geven. Respect tonen in de samenwerking, zelfmanagement aanmoedigen, meedenken over sociale contacten en organisaties die belangrijk zijn voor de cliënt behoren ook tot herstelondersteuning (Ploeg en Griffioen 2015). De ondersteuningsbehoeften van mensen met een psychische kwetsbaarheid hebben vooral betrekking op steun bij pogingen tot persoonlijk, sociaal en maatschappelijk herstel (Taam 2010).

Box 4.3

Waar herken je een herstelondersteuner aan?
- Straalt hoop en optimisme uit.
- Is aandachtig aanwezig (present), bescheiden en respectvol.
- Plooit zijn (professionele) referentiekader naar het herstelproces van de cliënt.
- Geeft ruimte aan en ondersteunt zo nodig het maken van het eigen verhaal van de cliënt.
- Herkent en stimuleert de eigen kracht van de cliënt (*empowerment*).
- Erkent, benut en stimuleert de ervaringskennis van de cliënt (*peer support*).
- Erkent, benut en stimuleert de ondersteuning van de cliënt door belangrijke anderen (zoals familie en vrienden).
- Is gericht op het verlichten van lijden en het vergroten van eigen kracht (Ploeg en Griffioen 2015).

Empowerende elementen zijn:
- het doel is het vergroten van de leefwereld: de mate waarin het individu, in uitwisseling met anderen, vorm kan geven aan zijn eigen leven.
- het middel is het bieden van strategieën, samenwerkingsmogelijkheden, steun- en hulpbronnen en tools die het mogelijk maken om zelf invulling te geven aan de levensgebieden. Het middel faciliteert kansen op ontmoeting, ontplooiing en participatie.

- de aanpak is integraal waarbij er ruimte is voor dialoog, initiatieven op verschillende vlakken en voldoende aangeboden steun.
- voorwaarde is erkenning van zowel mogelijkheden als beperkingen (Boumans 2012).

POWER!

Jongeren met een niet-westerse achtergrond hebben minstens zoveel psychische problemen als Nederlandse jongeren en hebben als jongvolwassene een verhoogde kans op psychose. Vooral jongeren van Marokkaanse en Turkse afkomst worden niet goed bereikt door de jeugd-GGZ. Mogelijk komt dit doordat aanbod en organisatie van de zorg niet cultuursensitief genoeg zijn.
▶ www.narcis.nl.
POWER is een methodiek, ontwikkeld door het Trimbos-instituut voor jongeren met een migratieachtergrond (12–18 jaar) en gericht op het ontwikkelen en vergroten van het gevoel van persoonlijke controle over het leven en de omgeving. Tevens wordt gewerkt aan probleemoplossend vermogen, competentie en assertiviteit, waarmee de toekomstperspectieven van jongeren verbeteren. Jongeren worden zich bewust van hun krachten en ze leren deze krachten in te zetten om hun positie te verbeteren (psychiatrie-nederland.nl/interventies).

Bij herstel en empowerment gaat het om wat de betrokkenen zelf en met elkaar ondernemen om hun leven een gunstige wending te geven. Zij kunnen elkaar ondersteunen en stimuleren door het delen van herstelervaringen. Daarom is het belangrijk dat programma's waarin ervaringsdeskundigheid centraal staat een eigen plaats krijgen in het ondersteuningsaanbod (Couwenbergh en Weeghel 2014). Ergotherapeuten kunnen hun cliënten informeren over deze mogelijkheden, dan wel in aanraking brengen met ervaringsdeskundigen.

Box 4.4

Empowerment door ervaringsdeskundigen

Het deelnemen aan lotgenotengroepen blijkt voor mensen met een psychiatrische aandoening, mits zij de helft van de bijeenkomsten daadwerkelijk bijgewoond hebben, een gunstig effect te hebben op empowerment en kwaliteit van leven, met bovendien een gunstiger beloop van symptomen (Michon en Weeghel 2008).
Het team Herstel, Empowerment en Ervaringsdeskundigheid (HEE) is gericht op het verbeteren van zorg en behandeling van mensen met psychische problemen. Eigen ervaringen worden ingezet, zodat mensen met herstelprogramma's zichzelf helpen. Het is aannemelijk dat HEE ook kan werken voor andere kwetsbare burgers.
Het Wellness Recovery Action Plan (WRAP) is in 1997 ontwikkeld door Copeland en bewezen effectief. WRAP ondersteunt individueel herstel en eigen regie in een leven met of zonder een psychiatrische aandoening.
Ziekte en problemen worden niet ontkend, maar vanuit vijf sleutelbegrippen in een ander licht geplaatst: hoop, persoonlijke verantwoordelijkheid, eigen ontwikkeling, opkomen voor jezelf en steun. Kwetsbare burgers maken bij WRAP zelf een herstelplan en een ervaringsdeskundige docent ondersteunt hen daarbij (Boertien 2012).
Een herstelacademie voorziet in een cursusaanbod rond diverse thema's die te maken hebben met psychisch herstel en het versterken van de positie van mensen met ernstige psychische aandoeningen en hun naasten. De organisatoren en cursusleiders zijn ervaringsdeskundigen.
De resultaten wijzen uit dat deze cursussen een positief effect hebben op belangrijke elementen van herstel, zoals empowerment, hoop, (zelf)vertrouwen en taakgerichte coping. Bevorderende factor is dat men veel onderlinge steun krijgt door de herstelacademie en het aanbod. Er is een sterke band met de groepsleden en er is veiligheid, herkenning en begrip door het delen van ervaringen. Het inrichten van herstelacademies bevordert de participatie van cliënten en naastbetrokkenen in regionale en lokale netwerken (Ministerie VWS 2015; Couwenberg et al. 2014).
De cursus 'Herstellen doe je zelf' draagt positief bij aan belangrijke aspecten van het herstel van mensen met ernstige psychiatrische aandoeningen (Brouwers 2009).
▶ www.lister.nl.
Verder kijken:
- 8 minuten les over zelfhulp ▶ www.youtube.com;
- Martijn Kole bij werf20 academie ▶ www.youtube.com.

4.5.5 Ergotherapie en herstelondersteuning

Belangrijk is dat de professional, dus ook de ergotherapeut, leert omgaan met externe en interne netwerken en kennis deelt met andere hulp- en zorgverleners, mantelzorgers, vrijwilligers en burgers die van betekenis zijn voor de kwetsbare mens. Een professional kan samen met de cliënt persoonlijke plan- en/of netwerkontwikkelaar zijn. Professionals zullen zich bewust worden van de grenzen aan de formele zorg en het stijgende belang van informele zorg. Bijvoorbeeld kennis over sociale interventies aanreiken die informele zorg faciliteren en/of samenwerking gericht op het bevorderen van een integrale benadering van participatievraagstukken. ▶ www.movisie.nl.

Professionals zullen meer in markttermen gaan denken, om hun meerwaarde te verkopen in een omgeving van lokaal sociaal beleid, waar meer met aanbestedingen gewerkt gaat worden (Embregts 2009). Ergotherapeuten leveren vaak een bijdrage aan het herstel van sociale rollen. De ergotherapeut kan, net als andere professionals, een herstelondersteuner zijn (zie ▶ box 4.2).

4.6 Rehabilitatie

Ondersteuning van herstelprocessen kan op vele manieren worden vormgegeven en rehabilitatie is daar een van (Couwenbergh en Weeghel 2014). Herstellen is wat kwetsbare mensen zelf doen, rehabilitatie is wat hulpverleners kunnen doen om dat herstelproces te ondersteunen.

> » Rehabilitatie is een proces waarbij men directe hulpverlening aan de cliënt combineert met begeleiding en beïnvloeding van de omgeving, met als doel de activiteiten en participatie zo veel mogelijk te vergroten en aanwezige capaciteiten zo goed mogelijk te gebruiken in een zo normaal mogelijk sociaal kader. ▶ www.participatieenherstel.nl.

Rehabilitatie omvat het concrete aanbod van interventies en programma's om het functioneren in maatschappelijke rollen te bevorderen, op geleide van doelen die de cliënt wil verwezenlijken.

Rehabilitatie draagt bij aan herstel met gewenste resultaten op het gebied van wonen, werken, onderzoek, vrijetijdsbesteding en sociale contacten (Couwenberg et al. 2014; Rooijen et al. 2011; Plooy en Droës 2011). Hierbij wordt directe hulpverlening aan de cliënt (ontwikkelingsgericht) gekoppeld aan begeleiding en beïnvloeding van de omgeving (milieugericht). Dit met het doel de activiteiten en participatie van de cliënt te vergroten en de aanwezige capaciteiten te gebruiken in een zo normaal mogelijk sociaal kader.
- Milieugerichte rehabilitatie is het begeleiden en beïnvloeden van de directe sociale en fysieke omgeving van de cliënt, alsook het beïnvloeden van culturele en maatschappelijke factoren. Daarbij wordt gestreefd naar succes en tevredenheid in een zo normaal mogelijk sociaal kader. ▶ www.participatieenherstel.nl
- Ontwikkelingsgerichte rehabilitatie is het ondersteunen van de cliënt bij het kiezen, verkrijgen en behouden van zijn doelen. Daarbij wordt gestreefd naar succes en tevredenheid met zo min mogelijk professionele hulp.

Rehabilitatie gaat uit van mogelijkheden en helpt omgaan met de beperkingen. Bij rehabilitatie is (psychiatrische) diagnostiek van secundair belang, maar daarmee niet onbelangrijk (kenmerken en effecten van stoornis beïnvloeden participatie). Van primair belang zijn:
- assessment en wensen op diverse levensgebieden;
- assessment van individuele mogelijkheden en beperkingen;
- assessment van hulpbronnen in de omgeving (Weeghel 2010).

De cliënt benoemt, waar nodig samen met de professional, zijn individuele wensen dan wel behoeften. Gezamenlijk zoeken zij uit op welke wijze zij deze wensen kunnen realiseren. Persoonlijke ondersteuning bij maatschappelijk herstel wordt gecombineerd met begeleiding en beïnvloeding van de maatschappelijke positie van betrokkenen: op sociale inclusie, belangenbehartiging en rechtsbescherming en op vermindering van stigma, discriminatie en uitsluiting (Plooy en Droës 2011).

Rehabilitatie kan zich richten op allerlei groepen kwetsbare burgers. Rehabilitatie is dus niet alleen verbonden met de GGZ, maar is binnen de psychiatrie tot dusver internationaal het meest tot ontwikkeling gebracht.

4.7 Milieugerichte rehabilitatie

Binnen de rehabilitatie wordt met 'milieu' de omgeving van de burger bedoeld. Een ergotherapeut zou wellicht van 'contextgerichte rehabilitatie' spreken. Rehabilitatie (en herstelondersteuning) kan geen eenrichtingsverkeer naar de kwetsbare burger zijn. Enerzijds dient de samenleving kwetsbare burgers tegemoet te komen; maatschappelijke steunsystemen en kwartiermaken dragen bij aan vermaatschappelijking en inclusie. Anderzijds vraagt rehabilitatie om geschoolde trajectbegeleiders/herstelondersteuners die samenwerken in een effectieve organisatie zoals een ACT-, FACT-, of VIP-team.

4.7.1 Stigma en destigmatisering

Stigma is een begrip uit de sociologie en betekent letterlijk: een merkteken dat personen onderscheidt van anderen en onwenselijke eigenschappen aan hen toeschrijft.

Stigmatisering is het proces waarbij een groep mensen met gemeenschappelijke en afwijkende kenmerken en/of gedragingen – die gevoelens van angst of afkeer oproepen – wordt gelabeld, veroordeeld en uitgesloten. De uitsluiting betreft onder andere rechten, plichten en deelname aan maatschappelijke activiteiten (Weeghel et al. 2016). Stigmatisering en discriminatie belemmeren herstel.

Zelfstigmatisering treedt op als iemand zelf tot een gestigmatiseerde groep gaat behoren, bijvoorbeeld omdat hij werkloos of dakloos raakt. Vanwege het slechte imago van de groep verwacht de nieuwkomer te worden afgewezen. Dit heeft een negatieve invloed op zijn zelfbeeld, waardoor hij zich uit schaamte of angst steeds meer in zijn sociale functioneren beperkt. Zo ervaren mensen ook zonder directe negatieve reacties van anderen de gevolgen van stigma (Weeghel et al. 2016). Bij mensen met een ernstige psychiatrische aandoening is bijvoorbeeld 'geanticipeerde discriminatie' (vermijdend gedrag vanwege de angst voor discriminatie) een barrière om werk te zoeken, een opleiding te gaan volgen of relaties aan te gaan (Michon 2008).

Destigmatisering is dus een noodzakelijk onderdeel van herstel en rehabilitatieprogramma's (Weeghel et al. 2016). Het herkennen van stigmatisering en het proces van destigmatisering – door anderen of door zichzelf – is een belangrijk element in het empowermentproces.

Stigmatisering en sociale exclusie van kwetsbare burgers kunnen een uitzichtloze situatie creëren. Langdurige zorgafhankelijkheid en een verlies van persoonlijke en maatschappelijke rollen bieden weinig ruimte om betekenis aan het eigen leven te geven. Het opdoen van positieve ervaringen opent weer mogelijkheden. Geleidelijk ervaren mensen ruimte voor het vinden van een eigen richting. Ze krijgen meer regie over de eigen ervaringen en dus over het eigen leven, ondanks de aandoening en/of beperking. Dat inzicht kan nieuwe aanknopingspunten bieden voor de ondersteuning en rehabilitatie. Zelfbeschikking krijgt weer inhoud en vraaggericht werken kan gemakkelijker worden toegepast naarmate een herstelproces vordert. Het helpt wanhoop te doorbreken en er kan ruimte ontstaan voor andere, meer positieve ervaringen die empowerment versterken.

Ergotherapeuten kunnen positief aan het empowermentproces bijdragen door het onderwerp 'stigma' en hiermee samenhangend vermijdend gedrag te bespreken. De cliënt leert zijn eigen waarneming te versterken door middel van reflectie. Ergotherapeuten bevorderen de ontmoeting en de gedachte-uitwisseling van lotgenoten tijdens de therapie en verstrekken bijvoorbeeld informatie over zelfhulpgroepen en organisaties (Wohlschlegel et al. 2010). Psycho-educatie op individueel niveau draagt bij aan verminderen van zelfstigmatiseren. Het herstel van sociale rollen draagt bij aan destigmatiseren, zowel voor het individu als voor mensen in de omgeving (Kenniscentrum Phrenos).

Voor ergotherapeuten (en andere professionals) is zelfreflectie belangrijk in verband met eigen stigmatiserende opvattingen waardoor zij onbedoeld processen belemmeren.

4.7.2 Vermaatschappelijking

De reactie van de samenleving op kwetsbare groepen is over het algemeen afstand nemen (*distancing*), segregatie in plaats van integratie (Lott 2002). Om te zorgen dat kwetsbare burgers een volwaardige plaats krijgen in de samenleving (*inclusion*), gelijkwaardigheid (*social justice*), keuzevrijheid en maatschappelijke waardering voor hun keuzes ervaren, dient de samenleving anders te gaan kijken naar dit 'anders-zijn.'

De ICF geeft aan dat maatschappelijke participatie het hoogste niveau is van sociale insluiting, van erbij horen. Het is noodzakelijk dat de gezondheidszorg en de overheid aandacht besteden aan onrechtvaardigheid, aan toegankelijkheid van werk (werkloosheid) en scholen, slechte huisvesting en andere sociale factoren, mede bepalend voor de gezondheid (WHO 2001) (Zie ook ▶ H. 3).

Vermaatschappelijking is een proces dat leidt tot het vergroten van mogelijkheden voor kwetsbare burgers om deel te nemen aan het maatschappelijke verkeer (Michon et al. 2003). Daarbij gaat het om de ontwikkeling van ondersteuningsvormen die hen kunnen helpen bij het leiden van een eigen bestaan. Vermaatschappelijking is pas geslaagd als het vanuit het perspectief van kwetsbare burgers zelf gebeurt, als er sprake is van een eigen gelijkwaardige plek in de samenleving en van reële mogelijkheden tot sociale en maatschappelijke participatie (Couwenhoven et al. 2015).

4.7.3 Kwartiermaken

Kwartiermaken staat voor de poging een maatschappelijk klimaat te bevorderen waarin meer kansen ontstaan voor deze populatie om erbij te horen, naar eigen wens en mogelijkheden. Een kwartiermaker schept ruimte voor cliënten om aan het gewone leven te kunnen deelnemen. Hij is een katalysator, motivator, inspirator, makelaar, netwerkontwikkelaar, campagnevoerder (Kal et al. 2012). Een kwartiermaker creëert een gastvrije, inclusieve samenleving voor mensen die met uitsluiting te maken hebben ▶ www.youtube.com.

Wil rehabilitatie slagen in haar opzet dat de cliënt als volledig burger wordt geaccepteerd, dan is kwartiermaken vaak noodzakelijk. Dit vraagt om een strijdbare en tegelijk zeer zorgvuldige benadering. Het vraagt ook om goed te blijven kijken naar diegenen voor wie een meer beschermde omgeving toch nodig is, tijdelijk of blijvend. In Nederland biedt de Wmo kansen om met verschillende partijen samen in de wijk te werken.

Kennis op het gebied van maatschappelijke (contextuele) verstoringen die het dagelijks handelen belemmeren, is een zich sterk ontwikkelend domein binnen de ergotherapie. Het analyseren van de context van het dagelijks handelen van de cliënt kan een bijdrage leveren aan het oplossen van de barrières tussen de cliënt en de samenleving. De resultaten van dergelijke analyses kunnen eveneens een bijdrage leveren aan het invullen van doelgerichte ondersteuning van cliënten en hun systeem (Egan en Townsend 2005; WHO 2001).

4.7.4 Maatschappelijke steunsystemen

Een maatschappelijk steunsysteem (*community support system*) is een gecoördineerd netwerk van personen, diensten en voorzieningen waarvan kwetsbare mensen zelf deel uitmaken en dat hen en eventueel aanwezige mantelzorgers op vele manieren ondersteunt om in de samenleving te participeren. Het betreft diensten op het gebied van zorg, welzijn en arbeid en het gaat om zowel formele als informele ondersteuning (Verschelling et al. 2010) ▶ www.youtube.com.

Elementen van een maatschappelijk steunsysteem zijn:
- behandeling;
- steun bij het verwerven van een inkomen;
- crisisopvang;
- contact met en ondersteuning van lotgenoten;
- ondersteuning van familieleden en anderen uit de omgeving van de cliënt;
- rehabilitatieprogramma's;
- variatie op het gebied van vrijetijdsbesteding;
- variatie op het gebied van scholing;
- variatie op het gebied van werk.

> **Het bitterballenoverleg**
> Het afgelopen jaar heeft Kees-Jan Klok – de kwartiermaker van het sociale wijkteam Osdorp Midden – zich op verschillende manieren ingezet om veel betrokken organisaties met elkaar in gesprek te brengen. Klok: 'Het is de bedoeling dat diverse professionals elkaar leren kennen; van elkaar weten wat ze doen. Mensen willen elkaar immers snel kunnen vinden!'
> Tijdens het zogeheten 'bitterballenoverleg', eens in de drie maanden, zien en spreken afgevaardigden van onder andere MEE, huisartspraktijken, wijkverpleegkundigen, thuiszorg, preventie, geestelijke gezondheidszorg,

ouderenzorg, welzijn, maatschappelijk werk, woningbouw, politie en een ergotherapiepraktijk elkaar. Hier is de gelegenheid om met elkaar situaties te bespreken en te kijken wat er gedaan kan worden om kwetsbare burgers uit de wijk de juiste ondersteuning te geven.
'Een aantal organisaties wist elkaar al te vinden, maar anderen waren een ontdekking', aldus Klok. De verwachting is dat deze diversiteit aan kennis en kunde de kwetsbare burgers in Osdorp Midden helpt, doordat ze sneller toegang hebben tot informatie en ondersteuning die nodig is (*De Westerpost*, 30 maart 2016, fictief bericht).

In het huidige zorglandschap bestaat een maatschappelijk steunsysteem uit een geïntegreerde wijkgerichte benadering rond kwetsbare mensen met een goede afstemming en samenwerking tussen de mensen zelf, familie en naastbetrokkenen, buurten, generalistische wijkteams, huisartsen, en specialiseerde ondersteuning en begeleiding en specialistische GGZ-behandeling. In principe zal de inbreng van de verschillende ondersteuningen complementair zijn. Dit is nodig om het gezamenlijke doel, namelijk herstel en participatie bevorderen, te kunnen realiseren. Een integrale aanpak van zorg is nodig om aan meervoudige en complexe vragen te kunnen voldoen (Couwenbergh en Weeghel 2014).

Box 4.5

Integrale ambulante wijkteams
Ambulante wijkteams bieden in het kader van Assertive Community Treatment behandeling en herstelondersteuning voor specifieke doelgroepen. Ze werken samen met het netwerk in de wijk. In de teams zijn vaak ervaringswerkers betrokken en wordt een herstelondersteunende werkwijze ingezet.
FACT-teams richten zich op mensen met ernstige en langdurige psychische aandoeningen. Het doel is hen te begeleiden en te ondersteunen in hun herstelproces, zodat zij optimaal kunnen functioneren en meedoen in de maatschappij. FACT-teams werken outreachend, assertief en zijn multidisciplinair.
Vanuit FACT zijn langdurige rehabilitatietrajecten mogelijk door gebruik te maken van overzichtelijke maatschappelijke steunsystemen in het kleine verzorgingsgebied (Ammeraal en Logister-Proost 2009).
Binnen (F)ACT-teams bestaan specialismen:
- forensische (F)ACT-teams;
- LVB-teams voor mensen met een lichte verstandelijke beperking;
- voor ouderen;
- voor jeugd, anders dan met eerste psychose;
- VIP-teams voor vroege interventie bij jonge mensen met eerste psychose.

In Nederland zijn in een aantal (F)ACT- en VIP-teams ergotherapeuten werkzaam als specialist ergotherapeut, als specialist trajectbegeleider of als begeleider Individual Placement and Support (IPS) naar betaald werk.

4.8 Ontwikkelingsgerichte rehabilitatie

De kern van de ontwikkelingsgerichte rehabilitatie is samen met de cliënt werken aan zijn herstelproces met als uitgangspunt de wensen en behoeftes van deze cliënt. Het eindpunt is meer tevredenheid en minder noodzaak voor (bemoei)zorg. Dit word onder meer bereikt door het aanbieden van cursussen en andere leertrajecten, om mensen sterker te maken en ervoor te zorgen dat ze voldoende vaardigheden hebben om zo goed mogelijk te kunnen functioneren in de maatschappij.

In het kader van zelfmanagement en empowerment maken individuele trajectbegeleiders (ITB) vanuit hun visie op herstel gebruik van rehabilitatiemethodieken en coachen zij kwetsbare burgers bij het verkrijgen, ontwikkelen en behouden van vaardigheden binnen de context. Om in trajecten de juiste keuzes te kunnen maken waarbij cliënten de regie houden, zal een trajectbegeleider nauw aansluiten bij het perspectief van de cliënt en bekend zijn met de lokale activiteiten en de onderwijs- en arbeidsmarkt (Davis en Rinaldi 2004). Trajectbegeleiders maken gebruik van verschillende interventies, zoals coaching, *motivational interviewing* (MI) en interventies gebaseerd op *shared decision making*. De presentiebenadering verwoordt de basishouding in de rehabilitatie:
- het naast de ander staan, zonder op voorhand in actie te schieten;
- aandacht voor de ander.

Cliënten kunnen aan hersteldoelen werken samen met professionals met zeer diverse achtergronden en opleiding, zoals sociaal-psychiatrisch verpleegkundigen, activiteitenbegeleiders, ergotherapeuten, psychologen, trajectbegeleiders, ervaringsdeskundigen en vrijwilligers met een informeel netwerk.

Ergotherapeuten kunnen in de praktijk onder verschillende benamingen werken: als trajectbegeleider, jobcoach, mentor en rehabilitatiewerker.

Een rehabilitatiemethodiek is een stapsgewijze manier van werken die erop gericht is cliënten te ondersteunen bij het herstel van eigenwaarde, van zinvolle activiteiten en van betekenisvolle relaties. De hieronder beschreven rehabilitatiemethodieken worden vooral in de GGZ gebruikt en hebben ieder een eigen visie, geschiedenis, organisatie en scholing. Er zijn overeenkomsten:
- continuïteit en vertrouwen in de relatie;
- cliëntgecentreerde benadering;
- gebruikmaking van de mogelijkheden van een cliënt;
- inventariseren en gebruik maken van hulpbronnen.

De methodieken verschillen in de mate waarin ontwikkelingsgericht gewerkt wordt, waarin cliënten individueel ondersteund worden richting een doel, waarin ontwikkelen van vaardigheden voorop staat of waarin meer milieugericht gewerkt wordt.

Het is belangrijk dat het gebruik van een methodiek niet geïsoleerd plaatsvindt, maar in samenwerking met de cliënt, diens omgeving, en in multiprofessionele teams en mogelijk sociale wijkteams. De tendens is dat de methodiek wordt gecombineerd in een rehabilitatieprogramma van waaruit zorg-op-maat geleverd kan worden. Dit betekent dat er binnen rehabilitatieprogramma's ook ergotherapiemethodieken en interventies opgenomen kunnen worden. De keuze van een ergotherapeut voor een bepaalde methodiek wordt mede bepaald door de keuze van een instelling of multidisciplinair team. Het is van belang de verschillende methodieken te kennen en per cliënt een keuze te kunnen maken uit wat ingezet kan worden. Dit kan afhankelijk zijn van het doel of de benadering die bij iemand past.

De drie belangrijkste methodieken zijn de individuele rehabilitatiebenadering (IRB), systematisch rehabilitatiegericht handelen (SRH) en de individuele vraaggerichte benadering (IVB). De libermanmodules zijn vaardigheidstrainingmethoden gebaseerd op rehabilitatiemethodieken.

4.8.1 Individuele rehabilitatiebenadering (IRB)

De individuele rehabilitatiebenadering (IRB) richt zich op het individueel ondersteunen van cliënten bij het stellen en verwezenlijken van hun eigen wensen en (veranderingsgerichte) doelen. Daarbij wordt gebruik gemaakt van hun sterke kanten, gerichte vaardigheidsontwikkeling en hulpbronnen vanuit de omgeving. Belangrijke basisvoorwaarde is het ontwikkelen van een bondgenootschap met de cliënt. Een bondgenoot geeft gelijkwaardig ondersteuning en advies als dat gewenst of nodig is, zodat de cliënt ontwikkelstappen kan zetten.

Uit onderzoek komt naar voren dat cliënten, begeleid vanuit de IRB, naar eigen oordeel vaker hun persoonlijke doelen op maatschappelijke levensdomeinen realiseren (wonen, werk, contacten, leren) dan cliënten met andere begeleiding (Korevaar en Dröes 2014).

4.8.2 Systematisch rehabilitatiegericht handelen (SRH)

Systematisch rehabilitatiegericht handelen (SRH) is een methodiek die gericht is op het ondersteunen van cliënten in hun herstel- en ontwikkelingsproces en op het creëren van omgevingen die steunend zijn. Enerzijds wordt rekening gehouden met de psychische beperkingen en anderzijds worden mogelijkheden geboden voor het gebruiken van talenten en het ontwikkelen van mogelijkheden.

Anders dan IRB gaat SRH uit van de opvatting dat rehabilitatie op alle componenten van gezondheid gericht is. SRH heeft als intentie de kwaliteit van leven van cliënten te verbeteren door omgaan met de kwetsbaarheid, verbetering van de omgeving en toename van de activiteiten en de deelname aan de samenleving. Het gaat om hoe een cliënt zijn leven beleeft en ziet en hoe de omgeving de levenskwaliteit van de cliënt positief beïnvloedt.

Bij de SRH-methodiek hoeft een cliënt nog geen doel of vraag te hebben voordat er sprake kan zijn van een rehabilitatieproces. Het initiatief ligt op dat moment meer bij de hulpverlening (Hollander en Wilken 2011).

4.8.3 Individuele vraaggerichte benadering (IVB)

De individuele vraaggerichte benadering (IVB) is gericht op het bevorderen van sociale en maatschappelijke participatie, waaronder werk en scholing. Succesfactoren voor maatschappelijke participatie zijn verwerkt tot een visie en methodiek: de kwaliteit van de matching tussen de individuele cliënt en de participatieplek staat centraal, omdat dit de belangrijkste succesfactor is voor maatschappelijke participatie.

Sterke kanten van deze methodiek zijn:
- het aansluiten op de eigenheid, wensen, motieven, vaardigheden en kennis van het individu;
- focus op kracht en mogelijkheden van de cliënt;
- oog voor de sociale context en (leren) gebruik te maken van het sociale netwerk.

De focus is gericht om goede matching tot stand te brengen tussen de wensen en mogelijkheden van de cliënt en de participatieplek (werk, opleiding, dagbesteding, enzovoort) om ontwikkeling mogelijk te maken. De uitdaging van de professional en dus ook van een ergotherapeut ligt in het aansluiten bij de cliënt en het gezamenlijk zoeken naar de stappen die bijdragen aan ontwikkeling (Duijvenstijn 2012).

4.8.4 Libermanmodules

De libermanmodules zijn erop gericht om cliënten met ernstige psychiatrische stoornissen (vooral schizofrenie en chronische psychose, waarbij ook sprake is van beperkingen in het cognitief functioneren) praktische en sociale vaardigheden te leren, met als doel hun zelfstandigheid en de mogelijkheden voor sociale re-integratie te vergroten.

De modules worden groepsgewijs gegeven. Belangrijke aspecten zijn: leren van elkaar en probleemoplossende vaardigheden benutten. Positieve bekrachtiging is een belangrijke benadering binnen deze methodiek. Uit literatuuronderzoek blijkt dat de libermanmodules de kennis en vaardigheden op het terrein van symptoombeheersing en medicatiegebruik verbeteren, ook op langere termijn (Erp 2008; Couwenbergh et al. 2014).

Paul
Paul is 27 jaar en woont in Handeninéén, een beschermde woonvorm (RIBW). Hij zegt: 'Ik denk dat ik niet zo slim ben, mijn zussen zijn dat wel, die hebben zelfs gestudeerd. De psycholoog zegt dat ik autisme heb, maar mijn moeder zegt dat ik 'bijzonder' ben.'
Paul werkt vier ochtenden in de week in een buurthuis. Hij doet daar allerlei kleine klusjes (koffie zetten, schoonmaken). Op momenten dat zijn stemmen toenemen, zoekt hij samen met zijn begeleiders (zowel op zijn werk als in zijn woning) naar afleiding, hij helpt met boodschappen doen, gaat iets opruimen enzovoort. In de weekenden gaat hij naar zijn moeder. Als we hem vragen wat hij in de

weekenden doet, kijkt hij wat weg en zegt zacht: 'Blowen … maar niet verder vertellen hoor!'
Paul heeft een aantal weken begeleiding van een ergotherapeut gehad. Was dat leuk? 'Ja, ik ga graag naar de kinderboerderij. Lieke *[de ergotherapeut, red.]* is toen met mij mee geweest. O ja en ook naar het buurthuis. Wat zei ze ook alweer? (…) Ik verlies vaak overzicht in het buurthuis. En op de kinderboerderij niet. Daar zijn ze kort en duidelijk. En daar krijg ik meer klussen. En ik werk vaak samen met Jolanda of Klaas. Ik heb het daar zelfs te druk om te blowen! *(lacht)* En op de woongroep verveel ik me.'
'En toen?' vroegen we hem, nieuwsgierig als we zijn. 'Ik ben op vakantie geweest! Op een boerderij. Heeft Lieke geregeld! *(hij straalt)* Een topweek!'
Na deze vakantie hebben Paul en zijn moeder een gesprek gehad met zijn vaste mentor, de orthopedagoog en de ergotherapeut. Paul wil 'iedere dag wel op vakantie' en ziet het wonen op een zorgboerderij helemaal zitten. Inmiddels is hij aangemeld en staat hij op de wachtlijst.
(*Welkom*, tweemaandelijkse uitgave van Handeninéén, fictief bericht).

4.9 Discussie

Voor kwetsbare mensen is een samenhangend en geïntegreerd systeem van zorg en welzijn noodzakelijk, zodat mensen gestimuleerd raken om weer in hun eigen kracht te komen en om hen effectief te ondersteunen waar nodig. Economische factoren, omgevingsfactoren en sociale factoren hebben invloed op de gezondheid en het functioneren van mensen (zie ook het regenboogmodel in ▶H. 3). Belangrijk is dat kwetsbare mensen niet de dupe worden van regelgeving en beleid, waardoor mensen spreekwoordelijk 'tussen het wal en het schip' dreigen te raken. Een samenhangend en geïntegreerd systeem voorkomt dit.

De financiering via de Zorgverzekeringswet (Zvw), de Wet langdurige zorg (Wlz) of de Wet maatschappelijke ondersteuning (Wmo) betekent dat een eigen beleid gevoerd wordt op het gebied van kwaliteit, beschikbaarheid en bekostiging; de kaders en afspraken sluiten niet op elkaar aan. De daardoor ontstane schotten zijn een belemmering voor de continuïteit van zorg op cruciale momenten in de behandeling en begeleiding (Ministerie VWS 2015).

Een betere integratie van somatische zorg voor mensen met een psychische aandoening en psychologische zorg voor cliënten in de somatische gezondheidszorg is zowel voor de cliënt als voor de maatschappij (kosteneffectief) van belang. Investeren in preventie en vroege interventie is belangrijk: de cliënt krijgt eerder hulp en de drempel om hulp te zoeken verlaagt. Hierdoor lijdt de cliënt mogelijk minder of korter, de benodigde zorg en behandeling zijn minder ingrijpend en de gevolgen van de aandoening op het sociaal functioneren worden beperkt (Ministerie VWS 2015).

Voor ergotherapeuten is het een uitdaging om hieraan een bijdrage te leveren, zowel in kennis en kunde als in netwerken en innovatief inspelen op bovenstaand pleidooi voor 'ontschotting' van financieringen en organisaties. Het is dus noodzakelijk om middels onderzoek aan te tonen dat ergotherapie kosteneffectief is, bijdraagt aan zelfmanagement en bijdraagt aan vermindering van een recidief. Tevens is het belangrijk dat ergotherapeuten weten hoe ze gebruik kunnen maken van evidence en weten wat bewezen interventies zijn.

De focus van ergotherapeuten blijft gericht op ondersteunen en versterken: bij kwetsbare burgers is er sprake van complexe problematiek. Het is nodig om deze in samenhang uit te zoeken en daarbij te blijven zien welke kracht en mogelijkheden er ook zijn.

4.9.1 Kansen en uitdagingen voor ergotherapeuten

Cliëntgecentreerde, *evidence-based*, *occupation-based* en *context-based* ergotherapie sluit aan bij het gedachtegoed van herstel en herstelondersteuning. Door in te spelen op effectief bewezen verbanden (bijvoorbeeld tussen wonen en werken) krijgen ergotherapeuten een gespecialiseerde taak in het rehabilitatieproces van individuele cliënten (Ammeraal en Logister-Proost 2009). Ergotherapeuten kunnen met aanvullende assessments en trainingen in de woon- of werksituatie de kans op het succesvol behouden van een woon- of werkplek vergroten (Vries 2016; Ammeraal en Coppers 2012).

Vanuit de ergotherapie zijn begrippen gedefinieerd waarmee vragen op het gebied van handelen opgespoord, benoemd en begrepen kunnen worden. Het gaat onder andere om ervaren disbalans in activiteiten en tijd, gebrek aan betrokkenheid, vervreemding, deprivatie, trage procedures, buitenspel gezet worden en sociale uitsluiting (Krupa et al. 2009; Eklund et al. 2009). Kwetsbare burgers kunnen een of meer van dit soort barrières ervaren tijdens het dagelijks handelen.

Met name beperkingen in executieve functies kunnen zelfmanagement en eigen regie voeren, belemmeren. Het ondersteunen en versterken van kwetsbare burgers vraagt van ergotherapeuten om onderliggende capaciteiten goed in beeld te krijgen en dit te communiceren met de cliënt en naar anderen die ook betrokken zijn bij de cliënt. Met de juiste interventies kan de kwetsbare burger zijn dagelijks handelen mogelijk maken binnen de context.

Ergotherapie brengt haar eigen perspectief, expertise en assessments mee in het proces van rehabilitatie. De cliënt brengt in nauwe samenwerking met de ergotherapeut de situatie in kaart vanuit de samenhang tussen persoon, omgeving en dagelijks handelen, en interventies worden ingezet (Brown 2009). Ergotherapie – gedefinieerd als een complexe interventie met multidimensionale aanpak – helpt bij het ontrafelen van vragen van cliënten die beperkingen in het dagelijks handelen en de participatie ervaren ten gevolge van meervoudige stoornissen (Creek en Lougher 2008).

Ergotherapeuten kunnen bijdragen aan effectieve herstelondersteuning door gebruik te maken van interventies (rehabilitatie) waar evidence voor is. Kiezen voor een praktijkcontext zoals (F)ACT en van daaruit werken met IPS gericht op regulier betaald werk of op een opleiding in een relevante maatschappelijke context, leidt tot de meest effectieve inzet (Schaafsma et al. 2015; Ammeraal en Logister-Proost 2009; Korevaar 2015; zie ook ▶www.begeleidleren.nl). Het bevorderen van een gezonde leefstijl kan in de vorm van aandacht voor voeding en bewegen; bijvoorbeeld tijdens de ergotherapie goedkoop en gezond inkopen doen en gezonde bereidingswijzen leren.

Op regionaal niveau wordt in gemeenten gewerkt vanuit (sociale) wijkteams. Deze leggen de verbindingen met talloze partners in netwerkvorm (Couwenbergh et al. 2014). Om de rehabilitatiedoelstellingen op de verschillende levensdomeinen te kunnen behalen is onder andere samenwerking tussen de GGZ en maatschappelijke organisaties nodig. Ergotherapeuten kunnen hieraan bijdragen door samen met hun cliënten en collega's toegang tot reguliere voorzieningen te bevorderen (Ammeraal en Logister-Proost 2009).

Kwetsbare burgers hebben te maken met een scala aan problemen zoals schulden, laag inkomen, isolement, geen toegang tot juiste hulpbronnen, onvoldoende scholing, ongeletterdheid, enzovoort. Ook toegang tot werk, onderwijs en/of sociale activiteiten is niet altijd eenvoudig. Wijkgericht werken en de politiek aanspreken is nodig als een individuele aanpak onvoldoende is. Ergotherapeuten, werkzaam in projecten, stafposities, management, overheid of gemeente, kunnen vanuit die positie in en tussen organisaties een lans breken voor kwetsbare burgers betreffende sociale inclusie en maatschappelijke (re) integratie.

4.9.2 Kansen en bedreigingen in de samenleving

Rehabilitatie kent zowel sterke als zwakke kanten. Sterke kanten zijn:
- de veelzijdigheid, zoals kwartiermaken, herstelprogramma's en wijkgerichte programma's om mensen met elkaar in een buurt te verbinden;
- het vermogen om ideeën daadwerkelijk vorm te geven, zoals opleiding voor ervaringsdeskundigen, trajectbegeleiding online;
- het brede en diverse scholingsaanbod in de rehabilitatiemethodiek voor professionele hulpverleners.

Zwakke kanten zijn:
- zorginstellingen zouden een duidelijker keuze kunnen maken voor rehabilitatie als integraal onderdeel van de behandeling en begeleiding;
- meer inzet op gewone maatschappelijke omgevingen voor cliënten;
- het aanbod voor arbeid en wonen is sterk ontwikkeld, maar het aanbod op andere levensgebieden zoals educatie/leren en sociale en intieme relaties is gering (Weeghel 2011).

Een bedreiging voor cliënten is de invloed van de economische situatie op zaken zoals de werkgelegenheid, structurele financiering van arbeidsprojecten en gesubsidieerde arbeidsplekken. Voortdurend veranderende wet- en regelgeving op sociaal en arbeidsrechtelijk gebied maakt het steeds opnieuw noodzakelijk te zoeken naar wat er mogelijk is ten aanzien van rehabilitatie. In dit samenstel van voorzieningen en wettelijke en financieringskaders is de samenhang en coördinatie van de ondersteuning aan kwetsbare burgers problematisch (Couwenberg et al. 2014; Hoof en Vught 2011).

Een belangrijke rol speelt de grotere nadruk op veiligheid in de samenleving, de afnemende tolerantie voor afwijkend gedrag en de toenemende druk op buurten die al overbelast zijn (denk hierbij aan oude wijken in de steden).

Kansen voor herstelondersteuning en rehabilitatie liggen vermoedelijk meer in het langetermijnperspectief en in het groeiende besef dat het bevorderen van participatie op termijn misschien wel de enige duurzame oplossing is voor begrotingsproblemen van de landelijke overheid (Hoof en Vught 2011).

eHealth en technologie dragen steeds meer bij aan herstel- en rehabilitatieprocessen. Trajectbegeleiding door middel van skype, mail, app, groepschats enzovoort biedt nieuwe mogelijkheden. Deze technologie biedt ook perspectief voor mensen die sociale relaties willen opbouwen via sociale media, bijvoorbeeld met lotgenoten. Zich virtueel voorbereiden op een activiteit in de 'echte' wereld kan een belangrijke stap in een rehabilitatieplan worden. Een ergotherapeut kan ook goed *blended care* inzetten; face-to-facegesprekken combineren met online mogelijkheden, mits passend binnen de Algemene verordening gegevensbescherming en de Europese privacywetgeving.

4.9.3 Diagnosestelling en kwetsbare burgers

De *Diagnostic and statistical manual of mental disorders* (DSM), het handboek voor psychiatrische diagnostiek, heeft een centrale rol in de GGZ in veel westerse landen (American Psychiatric Association 2000). Het categoriseert geestelijke ziekten op basis van kenmerken en is oorspronkelijk in het leven geroepen om betere overeenstemming te krijgen tussen wetenschappelijke onderzoeken. Er is veel discussie gaande over de diagnostische labels en hoe deze bijdragen aan stigma en stereotypen (Delespaul et al. 2016; zie ook ▶www.youtube.com). In Nederland en Vlaanderen is een DSM-diagnose noodzakelijk om een behandeling vergoed te krijgen. De financiering van diagnosebehandelingscombinaties (DBC) vanuit de zorgverzekeringswet vraagt vooral te kijken naar diagnoses en niet naar de gevolgen voor dagelijks handelen en participatie. Veranderingen in de DSM hangen dus direct samen met de kosten van de GGZ. De DSM-5 verlaagt de drempel voor een aantal bestaande aandoeningen en noemt ook nieuwe aandoeningen. Risico hiervan is dat mensen die net even anders zijn dan de rest gestigmatiseerd worden. De keerzijde is dat bewaakt wordt dat gefinancierde zorg alleen terechtkomt bij de mensen die haar echt nodig hebben.

4.9.4 Zelfmanagement

Nederland en Vlaanderen zijn multiculturele samenlevingen. Cultuur kan bepalend zijn in gedachten over arbeidsethos, intieme relaties, zelfstandig wonen en dergelijke. Er is nog geen onderzoek gedaan naar de invloed van cultuur en diversiteit op de effectiviteit van rehabilitatie en hoe vanuit andere culturen naar herstel gekeken wordt. Zelfmanagement blijkt een erg westers concept te zijn. Voor een succesvolle toepassing in een multiculturele samenleving is het belangrijk het begrip 'zelfmanagement' een rijkere en meer diverse invulling te geven om exclusie te voorkomen (Kinébanian en Stomph 2010).

Is het door de overheid gestimuleerde zelfmanagement werkelijk een paradigmaverandering en leidt dit tot een wezenlijk andere interactie tussen hulpvrager en hulpverlener? Het risico bestaat dat zelfmanagement een bezuinigingsmaatregel is om de logistiek van hulpverleners te beheersen in een tijd van vergrijzing en een groeiend aantal mensen met een chronische aandoening (Walburg 2011).

4.9.5 Vermaatschappelijking

De Wmo in Nederland en artikel 107 in Vlaanderen hebben tot doel zo veel mogelijk mensen te laten meedoen in de samenleving (de 'normaliseringsgedachte'). De hierbij geboden ondersteuning betreft alle levensdomeinen en het is van groot belang dat de ondersteuning in samenhang en op maat wordt geboden. Kwetsbare burgers hebben vragen op meerdere levensgebieden. Dat betekent dat zowel behandeling als begeleiding in samenhang beschikbaar is voor de cliënt. Bij veel kwetsbare burgers zijn de zorgvragen complex en vaak levenslang van aard en is continuïteit van belang. Daarnaast is flexibiliteit nodig omdat de zorgvraag in tijd en intensiteit kan wisselen.

Het is een uitdaging de verbinding tussen zorg en maatschappij te optimaliseren, verder te denken dan de voorzieningen die er zijn en vooral samen met cliënten en hun naasten op zoek te gaan naar datgene wat past, nodig en mogelijk is. Dit vraagt om het opbouwen van netwerken buiten het reguliere kader en het vinden van financiering waarmee dit kan. De kansen en uitdagingen liggen bij de vraag om overdracht van kennis en kunde aan maatschappelijke partners zoals welzijnswerk, gemeenten, werkgevers en scholen, waarbij de ergotherapie nog duidelijker maakt wat zij hierin kan betekenen en producten biedt waarvan continuïteit op langere termijn gegarandeerd is (zowel binnen organisaties als vanuit de eerste lijn).

Rehabilitatie krijgt vorm in een samenleving die wordt gekenmerkt door verzwakking van sociale verbanden, modernisering van de verzorgingsstaat en een groter beroep op eigen verantwoordelijkheid. Cliënten kunnen veel schade ondervinden als gedaan wordt alsof deze maatschappij wel even te veranderen is. Daarom zijn bescheidenheid over wat kan en erkenning van wat niet bereikt kan worden, naast verantwoordelijkheid en solidariteit, belangrijke waarden in de rehabilitatie (Droës 2009).

Herstelondersteuning gaat niet zozeer over verbetering van de bestaande situatie (de dingen goed doen), als wel over een echte verandering van de bestaande situatie (de goede dingen doen). Het vereist een echte omkering van denken en handelen op alle fronten: in de samenleving, in de politiek, in instellingen, bij hulpverleners, dienstverleners, familie, vrienden en niet in de laatste plaats bij kwetsbare burgers. Dit maakt het realisatieproces niet makkelijk stuurbaar. De uitdaging is de ander te blijven zien, in bondgenootschap mee te lopen op diens weg. Gebruik wat er tot nu toe is bedacht en opgezet. Zoek of ontwikkel wat nodig is.

4.10 Samenvatting

Dit hoofdstuk biedt een basis voor ergotherapeuten en studenten Ergotherapie die (kwetsbare) mensen willen ondersteunen en versterken in zelfmanagement, empowerment en herstel ten behoeve van inclusie en participatie. Aansluiten bij de ervaringsdeskundigheid van de mensen zelf en herstelondersteunend werken is hierbij van belang. Vanuit de zorg voor kwetsbare burgers groeit de belangstelling voor herstelondersteuning en voor rehabilitatie als visie en als methodiek. Rehabilitatie helpt mensen bij het herwinnen of vervullen van sociale rollen, zowel in de beperkte kring van lotgenoten, familie en vrienden als in de bredere context van werk, onderzoek en vrijetijdsbesteding. Stigmabestrijding, vermaatschappelijking, maatschappelijke steunsystemen en kwartiermaken zijn manieren om het maatschappelijk klimaat te beïnvloeden.

Literatuur

American Psychiatric Association. (2000). *Diagnostic and statistical manual of mental disorders* (4th ed., text revision). Washington, DC: American Psychiatric Press.

Ammeraal, M., Campen, M. van, & Weeghel, J. van. (2009). De rol van ergotherapeuten in een FACT team: Specialist met generalistische kwaliteiten. *Tijdschrift voor Rehabilitatie, 4,* 35–46.

Ammeraal, M. A., & Coppers, J. (2012). Understanding living skills: First steps to evidence-based practice. Lessons learned from a practice-based journey in the Netherlands. *Occupatinal Therapy International, 19,* 45–53.

Ammeraal, M., & Logister-Proost, I. (2009). Implicaties voor ergotherapeuten na kennissynthese rehabilitatie-onderzoek in Nederland bij mensen met ernstige psychische aandoeningen. *Wetenschappelijk Tijdschrift voor Ergotherapie, 2*(3), 30–31.

Bakker, L. (2016). *Seeking sanctuary in the Netherlands: opportunities and obstacles to refugeeintegration.* Proefschrift. Rotterdam: Erasmus Universiteit.

Bijl, R., Boelhouwer, J., Pommer, E., & Andriessen, I. (2015). *De sociale staat van Nederland.* Den Haag: Sociaal en Cultureel Planbureau.

Boertien, D., & Bakel, M. van. (2012). *Handreiking voor de inzet van ervaringsdeskundigheid vanuit de geestelijke gezondheidszorg.* Utrecht: Trimbos-instituut/Kenniscentrum Phrenos

Boumans, J. (2012). *Naar het hart van empowerment. Een onderzoek naar de grondslagen van empowerment van kwetsbare groepen.* Den Haag: Movisie. ▶ www.movisie.nl.

Brouwers, E. P. M. (2009). *Project: Herstellen doe je zelf. Een gerandomiseerd en gecontroleerd onderzoek naar de effecten van een cliëntgestuurde cursus op het herstel van de deelnemers.* Den Haag: ZonMw.

Brown, C. (2009). Functional assessment and intervention in occupational therapy. *Psychiatric Rehabilitation Journal, 32*(3), 162–170.

Bruggen, H. van, Kantartzis, S., & Rowan, S. (Eds.). (2010). *Competenties for poverty reduction. European year for combating poverty and social exclusion*. ENOTHE.

CBO. (2014). *ZorgmoduleZelfmanagement 1.0.Het ondersteunen van eigen regie bij mensen met één of meerdere chronische ziekten*. Utrecht: CBO

Couwenbergh, C., & Weeghel, J. van, in projectgroep plan van aanpak. (2014). *Over de brug: Plan aan aanpak voor de behandeling, begeleiding en ondersteuning bij ernstige psychische aandoeningen*. Utrecht: kenniscentrum Phrenos.

Cramm, H. A., Krupa, T. M., Missiuna, C. A., et al. (2013). Executive functioning: A scoping review of the occupational therapy literature. *Canadian Journal of Occupational Therapy, 80*(3), 131–140.

Cramm, H., Krupa, T., Missiuna, C., et al. (2015). The expanding relevance of executive functioning in occupational therapy: Is it on your radar? *Australian Occupational Therapy Journal, 63*(3), 214–217.

Creek, J., & Lougher, L. (Red.). (2008). *Occupational therapy and mental health* (4th ed.). New York: Churchill Livingstone.

Dam, C. van, Vlaar, P., & Berg, A. van de. (Red.). (2011). *Handreiking professioneel ondersteunen kwaliteitskenmerken van dienstverlening in de Wmo. Versie 2.0*. Den Haag: Movisie.

Daniëls, R., Metzelthin, S., Rossum, E. van, et al. (2010). Interventies ter voorkoming van beperkingen bij thuiswonende kwetsbare ouderen: Een overzicht. *WetenschappelijkTijdschrift voor Ergotherapie, 3*(4), 2–7.

Davis, M., & Rinaldi, M. (2004). Using an evidence-based approach to enable people with health problems to gain and retain employment, education and voluntary work. *British Journal of Occupational Therapy, 67*(7), 319–322.

Dekker, F., Stavenuiter, M., & Tierolf, B. (2012). *Kwetsbare ouderen in tel. De balans tussen lokale zorgvraag en lokale ondersteuning*. Utrecht: Verwey-Jonker Insituut. Wmo Kennscahier 14.

Delespaul, P., Milo, M., Schalken, F., Boevink, W., Os, J. van. (2016). *Goede GGZ. Nieuwe concepten, aangepaste taal en betere organisatie*. Leusden: Diagnosis uitgevers.

Dröes, J. (2009). *Nieuwe namen voor een oude dame: Over herstel, rehabilitatie, behandeling en schizofrenie*. Rob Giel lezing Schizofreniecongres 19 november 2009. Groningen: Provinciale Programmagroep Psychotische stoornissen.

Duijvestijn, P. (2012). *Methodebeschrijving Begeleid Werken – een individuele, vraaggerichte benadering*. Databank Effectievesocialeinterventies. Utrecht: Movisie

Egan, M., & Townsend, E. (2005). Countering disability-related marginalization using three Canadian models. In F. Kronenberg, S. S. Algado, & N. Pollard (Eds.), *Occupational therapy without borders*. Edinburgh: Churchill Livingstone.

Eklund, M., Erlandsson, L. K., Persson, D., et al. (2009). Rasch analysis of an instrument for measuring occupational value: Implications for theory and practice. *Scandanavian Journal of Occupational Therapy, 16*(2), 118–128.

Embregts, P. (2009). *Menslievende professionalisering in de zorg voor mensen met een verstandelijke beperking*. Intreerede lectoraat 'Zorg voor mensen met een verstandelijke beperking' Nijmegen: HAN.

Erp, N. van. (2008). *Literatuurstudie naar effectonderzoek Liberman modules*. Utrecht: Trimbos-instituut.

Evans-Lacko, S., et al. (2014). The state of the art in European research on reducing social exclusion and stigma related to mental health: A systemtic mapping of the literature. *European Psychiatry*.

EVN. (2011). *Goede zorg: Voor mensen met epilepsie vanuit patiëntenperspectief*. Ede: Epilepsie Vereniging Nederland.

Futuresearch Herstelondersteuning. Realiteit in 2010. (2010). Utrecht: Trimbos-instituut.

Gerhards, S. (2011). *Evaluation of self-help computerized cognitive behavioural therapy for depression: Integrating clinical, economic and patient perspectives*. Maastricht: Faculty of Health, Medicine and Life Sciences.

Hartingsveldt, M. J. van, Logister-Proost, I., & Kinébanian, A. (2010). *Beroepsprofiel ergotherapeut*. Utrecht: Ergotherapie Nederland/Boom Lemma.

Hartingsveldt, M. J. van, Logister-Proost, I., & Kinébanian, A. (2011). Beroepsprofiel ergotherapeut: Maatschappelijk relevant! *Wetenschappelijk Tijdschrift voor Ergotherapie, 4*(2), 34–43.

Heijmans, M., Lemmens, L., Otten, W., et al. (2015). *Zelfmanagement door mensen met chronische ziekten Kennissynthese van onderzoek en implementatie in Nederland*. Utrecht: NIVEL.

Hoof, F. van., & Knispel, A. (2011). Financiering van rehabilitatie: Kader, knelpunten en oplossingsrichtingen. In S. van Rooijen & J. van Weeghel (Red.), *Psychiatrische rehabilitatie jaarboek 2010–2011: Tweejaarlijks state-of-the-art overzicht van wetenschap en praktijk*. Amsterdam: SWP.

Hoof, van, F., & Vught, M. van. (2011). *Samenhang en coördinatie in de ondersteuning van mensen met ernstige psychische aandoeningen*. Utrecht: Trimbos-instituut.

Hollander, D. den, & Wilken, J. P. (2011). *Zo worden cliënten burgers. Praktijkboek systematisch rehabilitatiegericht handelen*. Amsterdam: SWP.

Huber, M. A. S., Knottnerus, J. A., Green, L., et al. (2011). How should we define health? *BMJ, 343*(4163), 235–237.

Jansen, D. L., & Cardol, M. (2010). *Factsheet: Ondersteuning voor mensen met een verstandelijke beperking is mensenwerk*. Utrecht: NIVEL.

Jansen, M., Hajema, K. J., Schefman, S., et al. (2015). Eenzaam aan de onderkant: een studie naar ziekte, armoede en eenzaamheid. *TSG, 93*(7), 268–272.

Jokić, C. S., Polatajko, H., Whitebread, D. (2013). Self-regulation as a mediator in motor learning: The effect of the cognitive orientation to occupationalperformance approach on children with DCD. *Adapted Physical Activity Quarterly, 30*(2), 103–26.

Kal, D., Post, R., Scholtens, G. (2012). *Meedoen gaat niet vanzelf. Kwartiermaken in theorie en praktijk*. Amsterdam: Tobi Vroegh.

Kaljouw, M., & Vliet, K. Van. (2015). *Naar nieuwe zorg en zorgberoepen: De contouren*. Zorginstituut Nederland.

Kinébanian, A., & Stomph, M. (2010). Diversiteit doet er toe: Een internationale leidraad over diversiteit en cultuur in de ergotherapie voor de praktijk, de opleidingen en het wetenschappelijk onderzoek. *Wetenschappelijk Tijdschrift voor Ergotherapie, 3*(2), 22–29.

Korevaar, L. (2015). *Handboek begeleid leren. Het ondersteunen van jongeren met psychische beperkingen bij het kiezen, verkrijgen en behouden van een reguliere opleiding*. Groningen: Stichting rehabilitatie '92/Hanzehogeschool Groningen.

Korevaar, L., Dröes, J., & Wel, T van. (2014). *De Individuele Rehabilitatiebenadering (IRB)*. Databank Effectieve sociale interventies Utrecht: Movisie.

Krupa, T., Fossey, E., Anthony, W. A., et al. (2009). Doing daily life: How occupational therapy can inform psychiatric rehabilitation practice. *Psychiatric Rehabilitation Journal, 32*(3), 155–61.

Lorig, K. R., & Holman, H. (2003). Self-management education: History, definition, outcomes, and mechanisms. *Annals of Behavioral Medicine, 26*(1), 1–7.

Lieferink, A. (2010). *Overlast en criminaliteit door jongeren met een licht verstandelijke beperking*. Proefschrift. Utrecht: Universiteit Utrecht/Jeugd & Veiligheid.

Maas, I. A. M., & Jansen, J. (2000). *Psychische (on)gezondheid: Determinanten en de effecten van preventieve interventies*. RIVM-rapport 270555001. Bilthoven: RIVM.

Meeuwissen, J. A. C., Meijel, B. van., Gool, R. van., et al. (2016). *Multidisciplinaire richtlijn Leefstijl bij mensen met een ernstige psychische aandoening*. Utrecht: V&VN

Meulenkamp, T., Hoek, L. van der, Cardol, M. (2013). *Deelname aan de samenleving van mensen met een beperking, ouderen en de algemene bevolking: rapportage participatiemonitor 2013*. Utrecht, NIVEL.

Michon, H., & Weeghel, J. van. (2008). *Rehabilitatie-onderzoek in Nederland: Overzicht van onderzoek en synthese van bevindingen in de periode 2000–2007*. Utrecht: Trimbos-instituut.

Ministerie VWS. (2015). *Agenda GGZ, Achtergrondnotitie*. Den Haag: Ministerie VWS.

NICIS. (2011). *Risicofactoren kwetsbare burgers; Literatuurstudie in de vorm van een quickscan door Nicis Institute in opdracht van de afdeling Onderzoek & Informatie van de gemeente Breda*.

NPCF. (2009). *Visiedocument Zelfmanagement 2.0. Over zelfmanagement van de patiënt en wat eHealth daaraan kan bijdragen*. Utrecht: NPCF.

Nuy, M. (2003). Gebonden aan kwetsbaarheid. Een reflectie op herstelprocessen. *Passage, 12*(2), 106–116.

Ploeg, G. van der, & Griffioen, J. (2015). *Herstelondersteuning. Van kans naar realiteit! Kansen voor psychisch kwetsbare mensen*. Utrecht: Werkplaats Herstelondersteuning.

Plooy, A., & Droës, J. (2011). Rehabilitatie in herstelondersteunende zorg. In S. van Rooijen & J. van Weeghel (Red.), *Psychiatrische rehabilitatie. Jaarboek 2010–2011*. Amsterdam: SWP.

Ras, M., Woittiez, I., Kempen, H. van, et al. (2010). *Steeds meer verstandelijk gehandicapten? Ontwikkelingen in vraag en gebruik van zorg voor verstandelijk gehandicapten. 1998–2008*. Den Haag: Sociaal en Cultureel Planbureau.

Regenmortel, T. van. (2009). Empowerment als uitdagend kader voor sociale inclusie. *Journal of social intervention, 18* (4), 22–42.

RIVM. (2014). *Een gezonder Nederland; kernboodschappen van de Volksgezondheid Toekomst Verkenning 2014*. Bilthoven: RIVM.

Rooijen, S. van, & Weeghel, J. van. (2011). Proloog. In S. van Rooijen & J. van Weeghel, *Psychiatrische rehabilitatie. Jaarboek 2010–2011*. Amsterdam: SWP.

RVZ. (2010a). *Gezondheid 2.0: U bent aan zet. Advies aan de minister van Volksgezondheid, Welzijn en Sport*. Den Haag: Raad voor de Volksgezondheid en Zorg.

RVZ. (2010b). *Zorg voor je gezondheid! Gedrag en gezondheid: de nieuwe ordening*. Discussienota. Den Haag: Raad voor de Volksgezondheid en Zorg.

Satink, T. (2016). *What about self-management post-stroke?– Challenges for stroke survivors, partners and professionals*. Proefschrift. Nijmegen: HAN university for applied sciences.

Schaafsma, F. G., Michon, H., Suijkerbuijk, Y., Verbeek, J. H., & Anema, J. R. (2015). *Kennis synthese arbeid en mensen met ernstige psychische aandoeningen*. Eindrapportage. Amsterdam: Instituut Gak.

Speth-Lemmens, I., Stomp, M., & Vries, K de. (2012). *Uitvoeren van interventies*. In *Ergovaardig, deel 2*. Den Haag: Boom|Lemma. ▶ https://www.boomlemma.nl/auteur/1367/Vries, geraadpleegd december 2016.

Stalman, P., Beltman, H. (2014). *Kwaliteitseisen bij Wmo-ondersteuning voor zeer kwetsbare burgers. Handvatten bij de VNG-basisset kwaliteitseisen voor Wmo-raden en belangenbehartigers*. Ieder(in).

Stel, J van der. (2013). *Zelfregulatie, ontwikkeling en herstel. Verbetering en herstel van cognitie, emotie, motivatie en regulatie van gedrag*. Amsterdam: SWP.

Stil, B., Bellengé, N., & Snoeren, R. (2016). *De werkzame principes van Blended Care in het sociaal domein*. Vita Valley Zorginnovatie netwerk.

Taam, S. (2010). Maatschappelijke participatie: de basis voor plezier, harmonie, kwaliteit en succes. *Wetenschappelijk Tijdschrift voor Ergotherapie, 4*(4), 26–29.

Tengland, P. A. (2008). Empowerment: A conceptual discussion. *Health Care Analysis, 16*, 77–96.

Townsend, E. A., & Polatajko, H. J. (Eds.). (2014). *Enabling occupation II: Advancing an occupational therapy vision for health, well-being and justice through occupation* (2nd ed.). Ottawa: CAOT Publications ACE.

Timmermans, H., & Havers, J. (2013). Het generiek model zelfmanagement. In R. van den Brink, H. Timmermans, J. Havers, van Veenendaal (Red.), *Ruimte voor regie. Pioniers over zelfmanagement in de zorg* (pag. 33–60). Deventer/Utrecht: Kluwer/CBO.

Trimbos instituut. (2015). *Landelijke monitor ambulantisering en hervorming langdurige GGZ*. Utrecht: Trimbos instituut.

Veer, J. van der, Waverijn, G., Spreeuwenberg, P., et al. (2013). *Werk en inkomen: Kerngegevens en trends*. Rapportage. Utrecht: NIVEL.

Ventevogel, P., Schinina, G., Strang, A., et al. (2015). *Mental health and psychosocial support for refugees, asylum-seekers and migrants on the move in europe. A multi-agency guidance note*. UNHCR, IOM, IFRc, mhpss.

Verhoef, J., & Zalmstra A. (2013). *Beroepscompetenties ergotherapie. Een toekomstgerichte beschrijving van het gewenste eindniveau van de opleiding tot ergotherapeut*. Den Haag: Boom|Lemma.

Verlinden, S., Maes, B., & Goethals, J. (2009). *Personen met een verstandelijke handicap onderhevig aan een interneringsmaatregel*. Rapport 04. Leuven: Steunpunt Welzijn, Volksgezondheid en Gezin.

Verschelling, M., & Lindt, S. van der. (2010). *Handreiking maatschappelijke steunsystemen: Samenwerken aan participatie van mensen met een psychische kwetsbaarheid*. Utrecht: Movisie/Trimbos-instituut.

Vons, W. (2016). *Manifest betere geestelijke gezondheidszorg*. Amersfoort: GGZ Nederland.

Vries, G. de. (2016). *Building blocks for return to work after sick leave due to depression*. Academisch proefschrift. Amsterdam: Universiteit van Amsterdam.

Walburg, J. (2011). *Zelfmanagement: Bezuiniging of investering*. Utrecht: Congres Zelfmanagement, Trimbos-instituut.

Weeghel, J. van. (2010). *Verlangen naar volwaardig burgerschap; maar wat doen we in de tussentijd? Oratie*. Tilburg: Universiteit van Tilburg.

Weeghel, J. van, Pijnenborg M., Veer, J. van 't, et al. (Red.). (2016). *Handboek destigmatisering bij psychische aandoeningen. Principes, perspectieven en praktijken*. Bussum: Coutinho.

WHO. (2001). *International Classification of Functioning, Disability and Health (ICF)*. Geneva: World Health Organization.

Wohlschlegel, K., Albrecht, U., Grievel, S., et al. (2010). Empowerment: Toepassing en ervaringen bij arbeidsproblemen in de psychiatrie. *Wetenschappelijk Tijdschrift voor Ergotherapie, 3*, 11–20.

Websites

- www.begeleidleren.nl.
- www.elsito.net.
- www.herstelondersteuning.nl.
- www.kwartiermaken.nl.
- www.live-ervaringsdeskundigheid.nl.
- www.kenniscentrumlvb.nl.
- www.movisie.nl.
- www.kenniscentrumphrenos.nl.
- www.trimbos.nl.
- www.vng.nl.
- www.venvn.nl.
- www.zelfredzaamheidmatrix.nl.
- www.zelfmanagementggz.nl.
- www.zogmh.nl.

Internationale context

Hanneke van Bruggen en Mieke le Granse

5.1 Inleiding – 114

5.2 Globalisering en internationalisering – 114
5.2.1 Internationalisering in het onderwijs – 115
5.2.2 Community of practice – 116

5.3 Mondiale verdragen en beleidslijnen – 117
5.3.1 VN-beleid met betrekking tot de rechten van mensen met een beperking – 117
5.3.2 VN Agenda 2030 voor duurzame ontwikkeling – 117
5.3.3 WHO: Report on disability en Action plan on disability 2014–2021 – 118

5.4 EU-principes en beleidslijnen – 118
5.4.1 De Europa 2020-strategie – 118
5.4.2 Bevordering van de gezondheid – 118
5.4.3 Samenwerken in hoger onderwijs – 119
5.4.4 Onderzoekssamenwerking – 119

5.5 De belangrijkste internationale beroepsverenigingen en netwerken – 120
5.5.1 Inleiding – 120
5.5.2 World Federation of Occupational Therapists (WFOT) – 120
5.5.3 Council of Occupational Therapists for the European Countries (COTEC) – 121
5.5.4 European Network of Occupational Therapy in Higher Education (ENOTHE) – 123

5.6 Onderzoeksnetwerken – 124
5.6.1 Research Occupational Therapy and Occupational Science (ROTOS) – 124
5.6.2 Occupational science Europe (OSE) – 124
5.6.3 International Society for Occupational Science (ISOS) – 125

5.7 Discussie – 125

5.8 Samenvatting – 125

Literatuur – 126

Met dank aan Stephanie Saenger en Marie-Antoinette Minis voor hun adviezen m.b.t. COTEC en ENOTHE.

© Bohn Stafleu van Loghum, onderdeel van Springer Media B.V. 2017
M. le Granse, M. van Hartingsveldt, A. Kinébanian (Red.), *Grondslagen van de ergotherapie*,
DOI 10.1007/978-90-368-1704-2_5

- **Internationale context**

> Je kunt geen nieuwe horizon ontdekken als je de kust niet uit het oog durft te verliezen. (Albert Einstein, 1879–1955).

Kernbegrippen
- Internationalisering.
- Globalisering.
- Netwerken.
- Internationale beroepsverenigingen.

Joint COTEC-ENOTHE-congres

Francien bezoekt het Joint COTEC-ENOTHE-congres van 2016 in Galway samen met drie medestudenten van Zuyd Hogeschool, in het kader van het project internationalisering. Ze hebben een praatje voorbereid over vluchtelingen, passend bij het Europese thema van dit congres: sociale en politieke context. Spannend, een praatje in het Engels voor zowel professionals als medestudenten als toehoorders. Ze genieten van het congres, ontmoeten veel studenten uit andere landen, wisselen ervaringen uit, luisteren naar 'grootheden' uit de ergotherapie die ze tot nu toe alleen maar kenden vanuit de literatuur en amuseren zich 's avonds met een lekker pintje. Terug op de opleiding vertellen ze vol enthousiasme aan hun medestudenten over hun ervaringen. Wat valt er veel te leren, wat is er een verscheidenheid aan ergotherapie binnen Europa!

5.1 Inleiding

Dit hoofdstuk geeft een inleiding op veelomvattende vraagstukken van internationalisering en globalisering. Waar staan deze begrippen voor? Wordt de wereld steeds 'platter', zoals sommigen beweren, of worden de verschillen juist groter? Onmiskenbaar is dat er licht- en schaduwzijden zijn te noemen die ook van invloed zijn op de praktijk, het onderwijs en het onderzoek van de ergotherapeut. Denk bijvoorbeeld aan de paradigmaverschuiving in de ergotherapie van patiënt naar cliënt en burger, die beïnvloed is door de discussies rondom mensenrechten en in het bijzonder door het Verdrag voor de rechten van mensen met een beperking (*Convention on the rights of persons with disabilities*; VN 2006).

In dit hoofdstuk worden eerst de begrippen globalisering en internationalisering uitgewerkt en vervolgens de belangrijkste trends en beleidslijnen geschetst op het gebied van gezondheid en sociale zorg die voor ergotherapeuten relevant zijn.

Doelen en taken van de belangrijkste internationale ergotherapeutische beroepsverenigingen en netwerken worden aangegeven, zoals de World Federation of Occupational Therapy (WFOT), de Council of Occupational Therapists for the European Countries (COTEC), het European Network of Occupational Therapy in Higher Education (ENOTHE) en zijn projecten, zoals Tuning en Competences for Poverty Reduction (COPORE).

COTEC en ENOTHE hebben een samenwerkingsplatform gelanceerd, om onder één paraplu: OT-Europe (OT-EU) naar buiten te treden als het gaat om politiek strategische vraagstukken op Europees niveau. Onder diezelfde paraplu wordt ook een onderzoeksnetwerk ontwikkeld met de werktitel Research Occupational Therapy and Occupational Science (ROTOS). Andere onderzoeksnetwerken zijn de International Society for Occupational Science (ISOS) en Occupational Science Europe (OSE).

In Nederland en België gebeurt al veel op het gebied van internationalisering. Voorbeelden zijn de Europese masteropleiding, de rol in het schrijven van het WFOT-document *Diversity* (2009), het voorzitterschap van COTEC en het voorzitterschap en participatie in het bestuur van ENOTHE. Afgevaardigden van Ergotherapie Nederland (EN) en het Vlaams Ergotherapeutenverbond (VE) hebben altijd een belangrijke rol gespeeld in WFOT, COTEC en ENOTHE en in de commissie Internationale Betrekkingen (IB) van EN. Al sinds de jaren tachtig zijn de Nederlandse en Belgische opleidingen actief in studenten- en docentenuitwisseling. In dit hoofdstuk worden deze ervaringen in verband gebracht met het Europese en wereldwijde beleid met betrekking tot ergotherapie.

5.2 Globalisering en internationalisering

Internationalisering, mondialisering en globalisering hebben te maken met het overschrijden van grenzen. Globalisering is een verzamelnaam voor een voortdurend proces van wereldwijde economische, politieke en culturele verwevenheid (SER 2008). Processen als migratie, het broeikaseffect en de verschillen in gezondheid gerelateerd aan armoede vragen om meer dan lokale of nationale oplossingen.

> Globalisation is a key reality in the 21st century …
> (Altbach et al. 2009).

Critici zien de globalisering op cultureel en economisch vlak als een bedreiging die als een pletwals de Europese verscheidenheid tot een onbetekenende folklore terugbrengt. Verscheidenheid in Europa is een troef, de grauwe hamburger-eenheidsworst een doemscenario. Critici wijzen ook op de negatieve effecten van economische globalisering, zoals armoede, milieueffecten en de schending van mensenrechten. Benadrukt wordt dat globalisering evenzeer gaat over technologie (infrastructuur, mobiliteit, communicatie), politieke aspecten (machtsverhoudingen), economische, sociaal-culturele, demografische en ecologische aspecten.

Globalisering is geen waardevrij begrip; het is een politiek proces waarbij keuzes worden gemaakt: wel of niet liberaliseren, wel of geen handelsrestricties, wel of geen samenwerking. Staten, bedrijven, niet-gouvernementele organisaties (ngo's) en individuele burgers maken deze keuzes. Een van de belangrijke oorzaken van globalisering is de informatie die ons door technologische middelen– telefoon, internet– ter beschikking is gekomen.

Voor onze discipline is duurzame en rechtvaardige globalisering van belang, bijvoorbeeld de globalisering van mensenrechten en in het bijzonder die van mensen met een beperking. Zo hebben ergotherapeuten in Georgië bijgedragen aan een wetswijziging ten bate van *inclusive education*. Aanvankelijk mochten kinderen met een beperking niet naar school; op grond van de uitspraken van de United Nations Educational, Scientific and Cultural Organization (UNESCO) en de Verenigde Naties (VN), en het aanbieden van mogelijkheden voor *inclusive education*, is de wetgeving veranderd.

Globalisering is niet alleen het vormgeven van de wereldeconomie en -cultuur, maar ook het beïnvloeden van onder andere het hoger onderwijs. De opkomst van een mondiale kenniseconomie waarin onderzoeksresultaten en andere informatie wereldwijd verspreid worden, het gebruik van Engels als wetenschappelijke wereldtaal en de uitbreiding van informatietechnologie zijn daarbij belangrijke factoren.

Internationalisering is gedefinieerd als de verscheidenheid aan beleid en programma's die regeringen, het hoger onderwijs en gezondheidszorg implementeren om antwoord te geven op de globalisering/europeanisering (Altbach et al. 2009). Het begrip 'internationalisering' staat dus niet voor een bepaalde inhoud, maar voor een proces dat op velerlei manieren uit te leggen is. In de ergotherapie zijn bijvoorbeeld processen van erkenning van ergotherapiediploma's of regels voor vestiging van praktijken of coderingen voor hulpmiddelen onderwerpen die internationaal worden aangepakt.

Internationalisering en globalisering zijn veelomvattende begrippen die staan voor algemene processen die hun invloed in grote delen van de wereld laten gelden. Deze processen worden beschreven en tot op zekere hoogte ook verklaard vanuit sociale wetenschappen, zoals de economie, politieke wetenschappen of *international relations*. Om te kunnen voldoen aan het motto *think global, act local* dient het vermogen om in te zoomen op een bepaalde plek, casus of community hand in hand te gaan met het vermogen om uit te zoomen naar kenmerken van grotere gebieden, patronen en generieke thema's. In Amsterdam werken ergotherapeuten in achterstandswijken aan preventie van schooluitval en koppelen dit aan wereldgezondheidsmodellen van sociale determinanten van gezondheid (WHO 2008a, 2014) en preventie. Ook wordt er op verschillende opleidingen aan de vluchtelingenproblematiek gewerkt door een grote verscheidenheid aan projecten, waarbij studenten als vrijwilligers meewerken en zich vooral richten op het vergroten van de mogelijkheden voor het dagelijks handelen.

5.2.1 Internationalisering in het onderwijs

Internationalisering in het hoger onderwijs is geen doel op zichzelf, maar richt zich op de verhoging van de onderwijskwaliteit. Dit gebeurt met name door de verbetering van interculturele en internationale kennis en vaardigheden. Uiteraard gaat het hierbij om praktische vaardigheden voor het kunnen functioneren in een interculturele en internationale context. Maar het gaat ook om academisch inzicht in de plaats-, tijd- en cultuurgebonden context van informatie en kennis (Nuffic 2015). De Nederlandse onderwijsraad vatte internationalisering in de agenda 2006–2011 als volgt samen:

> Samenwerken en -leven met anderstaligen, een buitenlandse arbeidsmarkt verkennen, of op de hoogte blijven van trends binnen je vakgebied. Voor alle studenten en beroepsbeoefenaren is internationalisering van belang, of ze nu buiten hun eigen land de arbeidsmarkt op gaan of 'thuis' blijven (Internationaliseringsagenda 2005).

De vereniging van Hogescholen en de vereniging van Universiteiten formuleren in hun *Gezamenlijke visie internationaal* vier ambities (VSNU en VH 2014):

- het uitrusten van de Nederlandse studenten met de relevante, breed inzetbare, kennis en internationale vaardigheden die zij nodig hebben voor hun toekomstige beroepsuitoefening in Nederland of daarbuiten (international classroom, internationalisering van het curriculum);
- het versterken van de bijdrage van internationale studenten en staf aan de Nederlandse kenniseconomie;
- meer synergie tussen de branding van Nederland kennisland en Holland branding. Het gericht verkennen en inzetten van onze unique selling points, investeren in deelname aan global/European knowledge networks is essentieel voor onderzoek en de toepassing daarvan. Verstevigen van netwerken ondersteunt ook fysieke mobiliteit van staf en studenten.

Europeanisering en internationalisering van de onderwijsinhoud

Internationalisering begint bij Europees burgerschap. In principe kunnen ergotherapeuten wonen en werken in geheel Europa, zolang hun diploma's en beroepskwalificaties voldoen aan richtlijn 2013/55/EU van het Europees Parlement en de Raad. Het onderwijs kan dit bevorderen door 'Europa' stevig in de curricula te verankeren en ervoor te zorgen dat er fysieke uitwisseling plaatsvindt van studenten uit verschillende landen.

Internationalisering in het onderwijs gaat verder dan de Europese grenzen. Studenten en docenten beschikken over competenties waarmee ze ook op andere continenten kunnen samenwerken en -leven met organisaties en mensen. Dat kan alleen als internationalisering een natuurlijk en integraal onderdeel van het onderwijs is, waarin studenten in staat worden gesteld zich een kritisch oordeel te vormen over Europese en wereldvraagstukken zoals (on)gelijkheid in gezondheidszorg, sociale cohesie, inclusie en exclusie, en de relatie tussen armoede en handicap.

In dit kader streven wereldwijd alle opleidingen Ergotherapie ernaar te voldoen aan de *revised minimum standards for the education of occupational therapists* (WFOT 2016) en streven de Europese opleidingen er bovendien naar hun studenten minimaal op te leiden op bachelorniveau conform de Verklaring van Bologna. De Tuning-referentiepunten 2008 (inclusief internationale competenties) in de curricula waarborgen de wederzijdse academische en beroepserkenning zodat de afgestudeerden volledig geëquipeerd zijn om de internationale

arbeidsmarkt te betreden of een aansluitende masteropleiding te volgen. Vanuit internationaliseringsperspectief zullen studenten minimaal de volgende competenties willen behalen:
- actief beheersen van de Engelse (vak)taal;
- door middel van internet kunnen zoeken van informatie en literatuur binnen bibliotheken van buitenlandse onderwijsinstellingen en beroepsorganisaties en deze informatie kunnen verwerken en kritisch analyseren;
- kunnen vergelijken van de plaats, functie en inbedding van het beroep in eigen land en buitenland;
- ergotherapie kunnen plaatsen in een wereldwijde en Europese context (*universal thinking*) en daaruit consequenties kunnen trekken voor de lokale beroepsuitoefening (*local doing*).

Kortom, studenten zijn internationaal, mondiaal en intellectueel gericht en zien de onbegrensde wereld van de kansen en kunnen verbinding maken tussen alle bevolkingsgroepen in onze samenleving aldus Thom de Graaf, voorzitter van de Vereniging voor Hogescholen, in 2016 op het HBO-jaarcongres Grenzeloos Opleiden.

Virtuele en fysieke mobiliteit van studenten en docenten

Internationalisering wordt vaak gelijkgesteld met mobiliteit van studenten en docenten. Uiteraard is een kennismaking met het buitenland belangrijk, maar dit hoeft niet altijd via een verblijf in het buitenland. Ook contacten via internet of met buitenlandse organisaties (bijvoorbeeld in de vorm van partnerschappen en samenwerkingsverbanden met buitenlandse instellingen) kunnen aan een internationale oriëntatie bijdragen.

Activiteiten in het kader van internationalisering kunnen zijn: buitenlandse stages of afstudeerprojecten, een intensieve specialistische internationale cursus volgen in het buitenland en een heel semester op een buitenlandse opleiding Ergotherapie doorbrengen, maar ook een internationale module volgen binnen de eigen instelling, of een buitenlandse gastdocent of student ontvangen of een internationale-e-module volgen, bijvoorbeeld de module Euro-Education Employability for all: EEE4all.

Nieuwe media, in het bijzonder internet, verleggen de grenzen en verbreden de horizon van iedereen. Internationalisering zonder internet is nauwelijks meer denkbaar. De noodzaak om media gericht in te zetten voor internationalisering van het onderwijs zal in de toekomst nog groter worden.

Onderwijs en expertise als exportproduct

De Nederlandse onderwijsraad vindt dat de Nederlandse onderwijsinstellingen sterker een internationaal profiel kunnen uitdragen op de buitenlandse markt. Een voorbeeld binnen de ergotherapie is de Europese masteropleiding Ergotherapie, die sinds 1999 een belangrijke bijdrage heeft geleverd aan de academisering van het ergotherapieonderwijs in Nederland en heel Europa. Ook de verkorte opleiding voor Duitse ergotherapeuten tot een Nederlandse bachelorgraad is een belangrijke aanzet tot de ontwikkeling van ergotherapie in het hoger onderwijs in Duitsland. Daarnaast hebben ergotherapieopleidingen in Nederland, België en andere Europese landen via ENOTHE-projecten de curriculumontwikkeling in de ergotherapie in Oost- en Centraal-Europa ondersteund.

Internationale contacten en netwerken

Instellingen in het hoger onderwijs zoeken steeds meer buitenlandse partners om mee samen te werken en kennis, curricula, studenten en docenten mee uit te wisselen. Dit heeft geleid tot talrijke partnerschappen en netwerken tussen instellingen in bi- en multilateraal verband, zoals het Consortium of Institutes of Higher Education in Health and Rehabilitation in Europe (COHERE), het European Forum for Primary Care (EFPC), en ook kleinschaliger partnerschappen zoals EU-Masters of Science in Occupational Therapy, Euro-Education: Employability for all (EEE4all) en de Innovation and Creativity for life (IC4life) module.

Steeds meer wordt er gedacht en gehandeld in termen van netwerken. Dit geldt voor opleidingen en beroepsgroepen maar ook voor individuele studenten (Facebook), docenten en professionals. Dit gaat gepaard met een toenemend gebruik van informatie- en communicatietechnologie en toenemende professionalisering.

5.2.2 Community of practice

Zoals hierboven aangegeven kenmerkt de huidige tijd zich door een toename van internationale netwerken, professionalisering en publiek-private samenwerking. Dankzij de sterk toegenomen mogelijkheden van communicatie en mobiliteit kunnen beroepsbeoefenaren gemakkelijk contact leggen met collega's in andere landen. Meer en meer wordt ervan uitgegaan dat goed opgeleide beroepsbeoefenaren dat ook daadwerkelijk doen, zich daarbij gedragen als professionals en in staat zijn zichzelf op een deskundige, integere manier verder te ontwikkelen binnen de speelruimte die er is.

In dit verband wordt het begrip *community of practice* (CoP) (Wenger 1998) gebruikt: een groep van mensen die een belang, een vraagstuk of een passie voor een bepaald onderwerp delen en die kennis en expertise op dit gebied verdiepen door voortdurend met elkaar te interacteren. Een gemeenschap waarin mensen bereid zijn om de eigen deskundigheid en werkervaring te delen en te spiegelen aan die van anderen, ook met anderen in andere landen. In het laatste geval is sprake van een internationale CoP. Volgens Wenger (2006) zijn de volgende drie kenmerken cruciaal voor een CoP: *the domain, the community and the practice*. Oftewel: leden van een CoP delen een specifiek competentiegebied, nemen deel aan gezamenlijke activiteiten, wisselen informatie uit en zijn in de praktijk werkzaam.

Ook in de wereld van professionals is een doorlopende 'normaliseringsdruk' zichtbaar, in de betekenis van (internationale) standaarden, protocollen, kwaliteitsmethodieken, wet- en regelgeving. Internationale *communities of practice* kunnen hierbij een belangrijke rol spelen en tegelijkertijd oog hebben voor diversiteit.

Een goed voorbeeld van een CoP is het internationale samenwerkingsverband Empowering Learning Social Inclusion Through Occupation (ELSITO), waarin ervaringsdeskundigen/zorggebruikers, ergotherapeuten en andere stafleden uit Griekenland, België en Nederland met en van elkaar leren over sociale inclusieprocessen. Het project is afgesloten in 2011, maar nog altijd zijn verschillende ELSITO-groepen actief en hebben ze onderling contact).

5.3 Mondiale verdragen en beleidslijnen

Een aantal belangrijke internationale documenten propageert gezondheidsbevorderende strategieën en vestigt de aandacht op de belangrijke complementaire rol van de eerstelijns gezondheidszorg en *community-based participatory action* voor het begrijpen en verbeteren van de gezondheid wereldwijd (Cristancho et al. 2008; De Maeseneer et al. 2007; WHO 2008a, b, 2015a). De nieuwe strategie van de World Health Organization (WHO) voor 2016 tot 2026 neemt als uitgangspunt voor de gezondheidszorg de mens en de gemeenschap, en legt de nadruk op *empowerment, engagement of the community, self-management and enablement of the environment*. Dit beleid daagt de ergotherapie uit meer in de eerste lijn en meer community-based te werken, meer aandacht te schenken aan preventie en veranderingen te bewerkstelligen in de omgeving c.q. sociale determinanten van kwetsbare bevolkingsgroepen.

Naast het beleid van de WHO ten aanzien gezondheid is eveneens het beleid ten aanzien van mensen met een beperking van belang, dat zich vooral richt op participatie (ICF 2001), beter toegankelijke gezondheidszorg, inclusie en community-based rehabilitation (CBR) (WHO 2010, 2011, 2015b) (zie ▶ par. 3.4.2).

Tot slot is het beleid van de Verenigde Naties inzake de rechten van de mens en duurzame ontwikkeling van groot belang voor mensen met een beperking en voor de ergotherapie.

5.3.1 VN-beleid met betrekking tot de rechten van mensen met een beperking

Op 13 december 2006 hebben de Verenigde Naties de *Convention on the rights of persons with disabilities* (CRPD) aangenomen. Dit verdrag heeft als doel de mensenrechten van mensen met een beperking te bevorderen, te beschermen en te waarborgen. Ook verplicht het tot het uitbannen van discriminatie door bijvoorbeeld scholen of werkgevers.

Nederland heeft dit verdrag op 30 maart 2007 ondertekend, maar pas in april 2016 geratificeerd. ▶ www.mensenrechten.nl. Dat betekent dat het in Nederland pas na 10 jaar in werking treedt. De belangrijkste reden hiervoor was dat de regering eerst wilde onderzoeken welke wetten aangepast zouden moeten worden en hoeveel geld het zou gaan kosten om alle verplichtingen die het verdrag met zich meebrengt, uit te voeren.

Het is echter nog steeds onduidelijk waar Nederland staat met het vervaardigen van een nationale disability strategie en plan van aanpak. De overheid en vele organisaties zijn al jaren bezig op vele terreinen met aspecten van beleid en wetgeving ten behoeve van mensen met een beperking. Deze activiteiten zijn niet gecoördineerd in de vorm van een nationale strategie, en zeker niet binnen de mensenrechtenkaders gecreëerd door het Verenigde Naties.

De WFOT onderschrijft volledig het VN-verdrag inzake de rechten van de mens en heeft in 2006 een *position statement* opgesteld met betrekking tot de rechten van de mens in relatie tot het menselijk handelen en participatie. Kijk voor meer informatie op de WFOT-website ▶ www.wfot.org.

5.3.2 VN Agenda 2030 voor duurzame ontwikkeling

In de Agenda 2030 voor duurzame ontwikkeling die de Verenigde Naties in september 2015 hebben goedgekeurd, wordt een wereldwijd kader uiteengezet om armoede te bestrijden en tot duurzame ontwikkeling te komen tegen 2030, voortbouwend op de millenniumdoelstellingen voor ontwikkeling die in 2000 werden goedgekeurd. De Agenda 2030 bevat een nieuwe kijk op hoe de internationale gemeenschap zal samenwerken aan een wereldwijde belofte van een andere toekomst voor mens en planeet, een toekomst die de wereld op weg helpt naar duurzame ontwikkeling. De Agenda 2030 is de eerste wereldwijde overeenkomst ooit waarin een universele en omvattende actie-agenda wordt opgenomen die betrekking heeft op alle landen (VN 2015).

De 17 *sustainable development goals* hebben betrekking op gebieden als armoede, ongelijkheid, voedselzekerheid, gezondheid, duurzame consumptie en productie, groei, werkgelegenheid, infrastructuur, duurzaam beheer van natuurlijke hulpbronnen en klimaatverandering, maar ook gendergelijkheid, vreedzame en inclusieve samenlevingen, toegang tot justitie en verantwoordelijke instellingen.

De Agenda 2030 is zowel in de ontwikkeling als in het resultaat voor het eerst inclusief, met 11 expliciete verwijzingen naar personen met een beperking: rechten van de mens, kwetsbare groepen, in de onderwijsverklaring en in de onderzoeks- en evaluatiesectie.

Bijzonder sterk is par. 23, waarin mensen die kwetsbaar zijn, specifiek verwijzend naar personen met een beperking, ouderen, vluchtelingen en kinderen (van wie meer dan 80 % leeft in armoede) centraal worden gesteld in het uitroeien van de armoede. ▶ www.pbl.nl.

Ergotherapeuten wereldwijd kunnen een grote rol spelen bij het ondersteunen van kwetsbare groepen in het verwezenlijken van de doelen van agenda 2030, waarbij zij vooral een populatie of wijkgerichte en op handelen gebaseerde ontwikkelingsbenadering zullen toepassen (zie ook het COPORE-project).

5.3.3 WHO: Report on disability en Action plan on disability 2014–2021

Het baanbrekende *World report on disability* levert een significante bijdrage aan de implementering van het VN verdrag inzake de rechten van mensen met een beperking. Het rapport geeft een grondig beeld van de situatie van mensen met een beperking, hun behoeften en de barrières waar ze tegenaan lopen om actief te kunnen participeren in hun samenleving. Het rapport geeft het best beschikbare bewijs over wat werkt om de barrières in de omgeving van mensen met een beperking te overwinnen en de toegang tot gezondheidszorg, onderwijs, werkgelegenheid en overige ondersteunende diensten te bevorderen. ▶www.who.int. Er worden aanbevelingen gedaan voor het ontwikkelen van inclusief beleid op lokaal, nationaal en internationaal niveau. Stephen Hawking schrijft als ervaringsdeskundige in het voorwoord van het rapport:

» Beginning with the Convention on the rights of persons with disabilities, and now with the publication of the World report on disability, this century will mark a turning point for inclusion of people with disabilities in the lives of their societies (WHO 2011).

Het wereldwijde Actieplan 2014–2021 ▶www.who.int is een belangrijke stap op weg naar het bereiken van de aanbevelingen uit het *disability report* en het verbeteren van gezondheid, welzijn en de rechten van mensen met een beperking. Verder zet het actieplan in op het versterken van rehabilitatie, herstel, ondersteuning en technologische hulpmiddelen. Ook komt er meer aandacht voor dataverzameling en onderzoek. De WHO noemt het actieplan een historisch besluit (WHO 2015a, b).

Een ander belangrijk beleidsinitiatief van de WHO is werken aan een *age-friendly world* middels het Global Network of Age Friendly Cities. Verschillende ergotherapieopleidingen, waaronder Amsterdam en Ontario, werken hieraan mee. ▶www.who.int.

Door blijvende betrokkenheid van de WFOT bij de World Health Organization kan de internationale beroepsgroep bijdragen aan grotere mondiale gezondheidsaspecten via interprofessionele reacties op conceptpapers, rapporten en bijeenkomsten. Hier kunnen we bijdragen aan het grotere goed en niet alleen het beroep. Het ergotherapeutisch perspectief levert een waardevolle en vaak unieke kijk. Er is veel meer te doen in de komende jaren met andere internationale organisaties zoals de UNESCO en de International Labour Organization (ILO). De blik is gericht op het uitbreiden van de WFOT-deelname aan de mondiale arena, waarvan de statements van de WFOT over *global health* (2014) en *human displacement* (2014) duidelijk blijk geeft.

5.4 EU-principes en beleidslijnen

Het concept van gelijkheid staat centraal in de Europese Unie. Non-discriminatie of gelijke behandeling op grond van nationaliteit is een kernprincipe van de interne markt, ten behoeve van veel aspecten van het vrije verkeer van goederen, diensten, personen en kapitaal.

De doelstellingen van het EU-beleid hebben in de eerste plaats betrekking op het scheppen van meer banen, de kwaliteit van de banen en de arbeidsvoorwaarden, de mobiliteit van werknemers, de voorlichting aan en raadpleging van werknemers, de strijd tegen armoede en sociale uitsluiting, het bevorderen van de gelijkheid van mannen en vrouwen, en de modernisering van de sociale stelsels.

5.4.1 De Europa 2020-strategie

In de Europa 2020-strategie voor slimme, duurzame en inclusieve groei worden doelstellingen geformuleerd om ten minste twintig miljoen mensen een uitweg uit armoede en sociale uitsluiting te bieden en de arbeidsparticipatie voor 20- tot 64-jarigen tot 75 % op te trekken.

Het Europees platform voor de bestrijding van armoede en sociale uitsluiting is een van de kerninitiatieven van de Europa 2020-strategie, die met inbreng van ervaringsdeskundigen werken aan armoedebestrijding, verbeteren van gezondheidszorg, onderwijs, huisvesting en inclusiestrategieën.

In het kader van de EU 2020 strategie en de ondertekening van de VN-conventie door de EU in 2010, was de Europese Commissie genoodzaakt het implementatietraject *disability strategy 2010–2020* uit te zetten ▶www.eur-lex.europa.eu. Het algemene doel van deze strategie is mogelijkheden te creëren dat mensen met een beperking volledig kunnen participeren in de maatschappij. De strategie is gericht op het wegwerken van belemmeringen in acht belangrijke gebieden: toegankelijkheid, participatie, gelijkheid, werkgelegenheid, onderwijs en opleiding, sociale bescherming, gezondheid en externe actie.

Hoewel door de economische en vluchtelingencrisis van beide strategieën nog niet zoveel terecht is gekomen is het toch voor ergotherapeuten van belang hier kennis van te nemen, daar in het licht van dit beleid ook allerlei subsidies door de Europese Commissie worden verstrekt. Zo hebben vier Poolse en drie Roemeense universiteiten samen met ENOTHE subsidies ontvangen om ergotherapie op te zetten, bij te dragen aan het vergroten van de werkgelegenheid in hun land en deelname aan inclusief onderwijs en sociale integratie te bevorderen. Ergotherapie kan op die manier bijdragen aan sociale hervormingen in Europa (Bruggen 2011, 2012; Renton en Bruggen 2015).

5.4.2 Bevordering van de gezondheid

Gezondheid 2020 is het nieuwe Europese gezondheidsbeleid. Doel is aanzienlijke verbetering van de gezondheid en het welzijn van de bevolking te bereiken, gezondheidsverschillen te verminderen, de volksgezondheid te versterken en te zorgen voor mensgerichte gezondheidszorgsystemen die universeel, rechtvaardig, duurzaam en van hoge kwaliteit zijn.

Gezondheid 2020 bouwt voort op bestaande kennis, sluit aan bij het WHO-beleid, biedt nieuwe perspectieven en is gericht op:
- het benadrukken van het belang van een op mensenrechten gerichte aanpak van ongelijkheden in gezondheid;
- het verminderen van de manieren waarop ongelijkheden van generatie op generatie worden doorgegeven;
- het aanpakken van processen die sommige groepen (Roma, migranten) sociaal uitsluiten of marginaliseren;
- het in verband brengen van de sociale determinanten van ongelijkheden in gezondheid met niveaus van sociale cohesie in Europa, nationaal of lokaal en;
- het aanpakken van de onderlinge relaties tussen gezondheid en klimaatverandering (WHO 2012, 2013a, b).

De EU besteedt in 2014-2020 in het kader van het actieprogramma *gezondheid voor groei* € 449 miljoen aan activiteiten om onze gezondheid te beschermen en te bevorderen. Hoewel het gemiddelde gezondheidsniveau in de EU de laatste decennia is blijven stijgen, blijven de gezondheidsverschillen tussen mensen in de verschillende delen van de EU en tussen de meest en de minst bevoorrechte gedeelten van de bevolking aanzienlijk en zijn ze in sommige gevallen toegenomen. Het sterftecijfer van kinderen tot 1 jaar is in sommige lidstaten vijf keer zo hoog als in andere en bij geboorte is het verschil in levensverwachting 14 jaar bij de mannen en 8 jaar bij de vrouwen. Ook de gezondheidsverschillen tussen de regio's onderling, tussen stad en platteland en tussen diverse buurten zijn groot.

Aangezien ongelijkheid op gezondheidsgebied niet simpelweg een kwestie van toeval is, maar sterk wordt beïnvloed door maatregelen van individuen, regeringen, belanghebbenden en gemeenschappen, is zij niet onvermijdelijk. Maatregelen om de ongelijkheid op gezondheidsgebied te verminderen zijn gericht op de bestrijding van die factoren die ongelijk op de verschillende bevolkingsgroepen inwerken (COM 2009).

In Nederland wordt dit beleid onder andere vormgegeven door krachtteams in te zetten in probleem- of achterstandswijken. Ook de opleidingen ergotherapie besteden aandacht aan wijkgericht werken middels projecten. Voor meer informatie over het werken van ergotherapeuten aan ongelijkheden, zie *Occupational therapy without borders* (Bruggen 2016).

5.4.3 Samenwerken in hoger onderwijs

In veel opzichten is het Bologna-proces revolutionair voor het Europese hoger onderwijs. De beslissing om deel te nemen aan een gezamenlijk, vrijwillig proces om de Europese Hoger Onderwijsruimte (EHEA) te vormen is in 1999 door dertig landen geformaliseerd in de *Bologna declaration*. In 2010 hebben de ministers van Onderwijs van 47 landen de *Verklaring Boedapest-Wenen* goedgekeurd en is de Europese onderwijsruimte officieel gelanceerd.

Het Bologna-proces is bedoeld om het concurrentievermogen en de aantrekkelijkheid van het Europese hoger onderwijs te versterken en de mobiliteit van studenten en de inzetbaarheid op de arbeidsmarkt te bevorderen door middel van de invoering van een systeem gebaseerd op uniforme *undergraduate*, *graduate* en PhD-studieprogramma's met bijbehorende titulatuur. Kwaliteitsborging heeft daarbij vanaf het begin een belangrijke rol gespeeld. Langzamerhand is de onderwijsagenda verbreed en is er een aantal instrumenten ontwikkeld:
- een drieledig systeem (bachelor, master en PhD);
- kwalificatiekaders, met de nadruk op competenties en leerresultaten;
- erkenning van diploma's op basis van diplomasupplementen;
- een eenduidig studiepuntensysteem (ECTS);
- vergelijkbare kwaliteitssystemen;
- concept van de sociale dimensie;
- nauwe relatie tussen onderwijs- en onderzoeksruimte.

De Europese ergotherapieopleidingen hebben het Bologna-proces vormgegeven in het Tuning project (2008).

5.4.4 Onderzoekssamenwerking

De Europese Commissie is in 2000 gestart met een bredere discussie over de Europese onderzoeksruimte (ERA). Zij richt zich primair op het tegengaan van versnippering in het onderzoeksbeleid van de lidstaten. Het achtste kaderprogramma voor onderzoek (KP8), *Horizon 2020*, loopt van 2014 tot 2020 en heeft als doel het Europese beleid op het gebied van onderzoek en innovatie beter af te stemmen op de economische en sociale ambities van de Europese Unie zoals geformuleerd in de EU 2020-strategie.

Horizon 2020 omvat een zeer groot aantal subsidieprogramma's, te verdelen in drie grote overkoepelende programma's: wetenschap op topniveau, industrieel leiderschap en maatschappelijke uitdagingen. Onder het laatste programma vallen thema's als een betere gezondheid voor iedereen, met als doel om bijvoorbeeld ouderen langer actief en zelfstandig te houden en de ontwikkeling van nieuwe, veiligere en effectievere interventies te ondersteunen.

Horizon 2020 is het grootste programma voor onderzoek en innovatie ooit van de EU. Het programma staat open voor wetenschappers van de hele wereld, waarbij uitmuntendheid als het belangrijkste criterium geld. Tot nu toe zijn slechts weinig ergotherapieprojecten door een van de kaderprogramma's gefinancierd.

Het onderzoek van Maud Graff, *Community occupational therapy for older people with dementia and their caregivers (COTiD)* is intussen in vier talen vertaald en heeft Europese bekendheid (Graff et al. 2008). Het leent zich daarom goed voor een groot Europees implementatieonderzoek binnen Horizon 2020. Het *Enable Age*-project waarin onder andere de *housing enabler* is ontwikkeld, is een voorbeeld van hoe ergotherapie een grote rol in een Europees researchproject heeft gespeeld (Iwarsson et al. 2007).

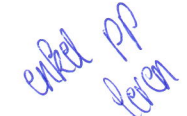

5.5 De belangrijkste internationale beroepsverenigingen en netwerken

5.5.1 Inleiding

Elk land heeft zijn eigen beroepsvereniging, in Nederland is dat Ergotherapie Nederland (EN) ▶https://ergotherapie.nl en in Vlaanderen het Vlaamse ergotherapeutenverbond (VE) ▶www.ergotherapie.be. Naast de Nederlandse en Vlaamse hebben we ook te maken met de Europese beroepsvereniging COTEC en de wereldfederatie WFOT. In veel landen, zoals bijvoorbeeld Spanje en Griekenland kent men meerdere beroepsverenigingen. Deze nationale en internationale beroepsverenigingen zijn voor de ontwikkeling van het beroep heel belangrijk. Ze hebben hun invloed op het onderwijs, onderzoek, het internationaal beleid en de praktijk en zeggen ook iets over de positie van Nederland op de wereldmarkt.

Naast de beroepsverenigingen opereert in de wereld ook een aantal belangrijke regionale groepen, zoals de Occupational Therapy Africa Regional Group (OTARG), die onder andere tot doel heeft het opleiden van ergotherapeuten passend bij de behoeften van mensen met een beperking in de *community* in Afrika. In Azië houdt de Asia Pacific Occupational Regional Group (APOTRG) zich onder andere bezig met het verbeteren en ontwikkelen van standaarden ten behoeve van praktijk, onderwijs en onderzoek.

Internationalisering heeft ook haar invloed op de onderzoeksactiviteiten binnen de ergotherapie. In de afgelopen jaren is de belangstelling voor samenwerking steeds groter geworden en zijn er vele internationale en vaak wereldwijde onderzoeksnetwerken ontstaan. Een kleine selectie uit deze netwerken zal in dit hoofdstuk besproken worden:
Research Occupational Therapy and Occupational Science (ROTOS, nog in ontwikkeling), Occupational Science Europe (OSE) en de International Society for Occupational Science (ISOS) zijn netwerken die als missie hebben het mogelijk maken van onderzoeksactiviteiten op een hoog niveau en het realiseren van een dynamische uitwisseling van ideeën ter ondersteuning van de verdere ontwikkeling van het beroep en de fundamentele ergotherapeutische wetenschap (*occupational science*).

5.5.2 World Federation of Occupational Therapists (WFOT)

- ▶www.wfot.org
- ▶admin@wfot.org
- ▶@thewfot

Organisatie

De WFOT (◘ fig. 5.1) startte met een aantal discussies tijdens een bijeenkomst van 28 ergotherapeuten uit diverse landen in 1951 in Engeland. In 1952 zette een voorbereidingsgroep de eerste stappen tot het oprichten van een vereniging die zou uitgroeien tot de WFOT. In 1959 werd een samenwerking

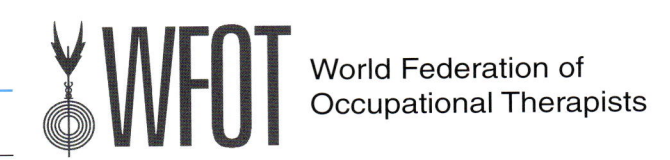

◘ **Figuur 5.1** Logo WFOT

aangegaan met de WHO en in 1963 werd de WFOT door de VN erkend als niet-gouvernementele organisatie (ngo). De WFOT werkt intensief samen met de WHO en vele andere (niet-gouvernementele) gezondheidszorgorganisaties, zoals het United Nations Children's Fund (UNICEF), UNESCO, Rehabilitation International (RI), de International Council on Disability (ICOD), COTEC en de World Confederation of Physical Therapists (WCPT).

Elk land met een ergotherapievereniging, door de WFOT goedgekeurde statuten en een erkend onderwijsprogramma kan lid worden van de WFOT. De federatie heeft momenteel 91 leden, die samen 477.081 geregistreerde ergotherapeuten en 62.659 geregistreerde ergotherapieassistenten vertegenwoordigen. Elk deelnemend land wordt vertegenwoordigd door een door de WFOT erkende afgevaardigde en een vervanger. De afgevaardigden ontmoeten elkaar in persoon elke twee jaar tijdens de *council meeting* en eens in de vier jaar ter gelegenheid van het WFOT-congres.

> **WFOT-congres**
>
> Tijdens de council meeting nemen de ongeveer 90 afgevaardigden van alle landen traditiegetrouw een klein cadeautje voor elkaar mee. Al gauw liggen de tafeltjes bezaaid met pennen, blokjes, steentjes, sleutelhangers en noem maar op. Cadeautjes specifiek vanuit ieders cultuur en vaak gemaakt door cliënten. Vanuit Nederland zijn er al heel wat kilo's drop en Delfts-blauwe accessoires mee op reis gegaan voor alle afgevaardigden. Op de bonte avond en ook tijdens de opening van het congres tonen de afgevaardigden zich vaak in de traditionele kledij van het land waar ze vandaan komen.
> In 2016 heeft de councilmeeting plaats gevonden in Medellín, Columbia, in 2018 wordt dat Kaapstad, Zuid-Afrika (inclusief het wereldcongres) en in 2020 Hongkong, China.

Iedere ergotherapeut en student die graag betrokken wil zijn bij wat er wereldwijd aan ontwikkelingen plaatsvindt binnen de ergotherapie, kan via de nationale vereniging individueel lid worden van de WFOT. Via het *News Bulletin* en *E-News* wordt men dan op de hoogte gehouden en via *E-forums* kan men meediscussiëren.

Sinds 2016 heeft de WFOT het Occupational Therapy International Online Network (OTION) nieuw leven ingeblazen. Via OTION kan men zich registreren bij diverse onderwerpen (bijvoorbeeld praktijk, onderwijs, onderzoek, studenten, WFOT-congressen) en ervaringen uitwisselen met ergotherapeuten van over de hele wereld.

Visie en missie

> WFOT promotes occupational therapy as an art and science internationally.

De Federatie ondersteunt de ontwikkeling, het nut en de praktijk van ergotherapie wereldwijd en benadrukt de relevantie en de bijdrage van het beroep aan de maatschappij.

De prioriteiten (2013–2018) zijn de focus op de WHO en de 'global health agenda', het onderwijs en de promotie en ontwikkeling van het beroep. Deze prioriteiten worden vertaald in vijf praktische programma's die elk een groot aantal projecten omvatten.

De vijf programma's en enkele voorbeelden van projecten (2013–2018)

1. Onderwijs: harmonisering en/of vergelijking van onderwijs, het opzetten van een netwerk tussen ergotherapie opleidingen wereldwijd; het bevorderen van docenten- en studentenuitwisseling; de omgang met diploma's afkomstig van niet WFOT-erkende scholen; de herziening van minimumstandaarden.
2. Onderzoek: het vaststellen van onderzoeksonderwerpen en het ontwikkelen van een onderzoeksprofiel; het ondersteunen van de beroepsverenigingen bij het opzetten van een infrastructuur noodzakelijk voor onderzoeksactiviteiten; het faciliteren van het ontwikkelen van *evidence* ter ondersteuning van de praktijk.
3. Praktijk: het promoten van een competente en ethisch verantwoorde ergotherapie praktijk die uitgaat van de rechten van de mens; het ontwikkelen van nieuwe werkvelden.
4. Standaarden en kwaliteit: het ontwikkelen van standaarden ter verbetering van de kwaliteit door het vaststellen van de kerncompetenties van het beroep; het schrijven van *position statements* over actuele onderwerpen, zoals *Human displacement* (2014), *International professionalism* (2014), *Occupational therapy in disaster risk reduction* (2016), *Occupational therapy in end of life care* (2016) en *Occupational therapy in work-related practice* (2016).
5. *Executive programme*: management en ontwikkeling van de organisatie.

Welke aspecten kunnen van belang zijn voor praktijk, onderzoek en onderwijs in Nederland en België?

- Discussie stimuleren, live of online, over de *position statements*, bijvoorbeeld over diversiteit, mensenrechten en cliëntgecentreerd werken.
- Discussie stimuleren, live of online, over conceptnota's zoals *Occupational therapy for children*, *Chronic disease and self management*, *Hiv/aids* en *Post-disaster trauma*.
- De Wereld Ergotherapie Dag, jaarlijks op 27 oktober, een ideale gelegenheid om ergotherapie onder de aandacht te brengen. Sedert 2009 wordt op deze dag een 'pyjamacongres' georganiseerd gedurende 24 uur. Dit geeft alle ergotherapeuten van over de hele wereld toegang tot een veelheid aan informatie. ▶ www.ot4ot.com.

- De *Guiding principles on diversity and culture*, geschreven door Astrid Kinébanian en Marjan Stomph (WFOT 2009). Met als doel ergotherapeuten waar ook ter wereld aan te moedigen de concepten 'diversiteit' en 'cultuur' te bespreken, te waarderen en tot onderdeel te maken van hun dagelijkse praktijk.
- De WFOT-website met informatie over elk land dat lid is, met een link naar de opleidingen, de vereniging en contactadressen. Het laatste nieuws en belangrijke evenementen en het informatieve archief- en documentatiecentrum.
- het Human Resources Project, via de WFOT-website vindt men hier alle informatie over de lidstaten.

Enkele opvallende cijfers anno 2016
- De Verenigde Staten hebben het grootste aantal ergotherapeuten (132.660), gevolgd door Japan (74.801). België heeft 9000 ergotherapeuten, Nederland 4300 en Rusland 37.
- In de Verenigde Staten zijn per 10.000 inwoners 4 ergotherapeuten werkzaam, in Japan 6, in België 8, in Nederland 3 en in Rusland 0,003.

5.5.3 Council of Occupational Therapists for the European Countries (COTEC)

- ▶ www.coteceurope.eu
- ▶ info@coteceurope.eu
- ▶ @CotecEurope
- ▶ www.oteurope.eu

Organisatie

COTEC is opgericht in 1986 door negen ergotherapieverenigingen uit de Europese Economische Gemeenschap om vorm te geven aan het Europees beleid met betrekking tot de volgende drie punten: vrij verkeer van ergotherapeuten, wederzijdse erkenning van diploma's, afstemming van regelgeving met betrekking tot de uitoefening van het beroep.

COTEC is de Europese beroepsorganisatie voor alle ergotherapeuten, waarin hun nationale verenigingen zijn vertegenwoordigd via een *executive committee*. COTEC ondersteunt de nationale beroepsverenigingen in het samenwerken aan nieuwe ontwikkelingen, het harmoniseren en verbeteren van de standaarden van de beroepspraktijk door middel van een goed onderbouwd onderwijssysteem, en het bevorderen van de ergotherapietheorie. Anno 2016 zijn 30 nationale verenigingen lid en vertegenwoordigt COTEC meer dan 130.000 ergotherapeuten in Europa. COTEC is sinds juni 2011 een wettelijk erkende non-profitorganisatie.

Tot 2016 organiseerde een nationale ergotherapievereniging eens in de vier jaar een Europees congres in naam van de COTEC. In 2016 is dit beleid gewijzigd en heeft het eerste gezamenlijke COTEC/ENOTHE-congres plaatsgevonden in Galway, Ierland. Het volgende gezamenlijke congres vindt in 2020 plaats in Praag, Tsjechië.

Visie en missie: Occupational Therapy Europe (OT-EU)

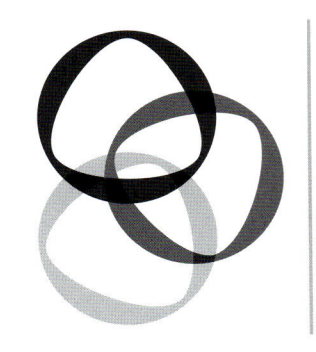

» Occupational therapy is valued, visible and accessible in Europe by service users and policy makers and occupational therapists are proud to be a member of their national and european association.

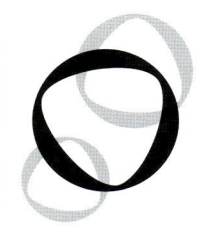

Om de ergotherapie in Europa beter over het voetlicht te brengen en het beroep te versterken is het essentieel om onderwijs, praktijk en onderzoek goed te laten samenwerken en als een geheel naar buiten te treden.

Na jaren van voorbereiding is tijdens het congres in Galway in 2016 Occupational Therapy Europe (OT-EU) gelanceerd. OT-EU is een samenwerkingsplatform tussen COTEC, ENOTHE en het nog op te richten onderzoeksnetwerk met de werktitel Research Occupational Therapy and Occupational Science (ROTOS).

Het logo van OT-EU (zie fig. 5.2) bestaat uit de drie ringen, elk met hun eigen kleur, van COTEC, ENOTHE en ROTOS die de samenwerking symboliseren.

Als OT-EU kan de beroepsgroep zich beter presenteren en profileren in de Europese arena. COTEC en ENOTHE hebben beide strategische plannen met veel overeenkomsten, zodat men waar mogelijk, gezamenlijk aan doelen werken kan.

In *COTEC 4 year strategy 2017–2020* zijn de vier strategische doelen geformuleerd.

» 1 Develop political and strategic partnerships locally, nationally, and European wide to increase our presence and visibility in addressing societal issues and to promote an occupational perspective of life.

2 Ensure that COTEC engages with and inspires its member associations and their members to continue to deliver high quality occupational therapy and occupationally based, evidence informed services in existing and emerging areas of practice.

3 Continue to work towards the development of a sustainable network organisation by improving member engagement and ensuring that every occupational therapist understands the importance of being a member of their national association and pride in belonging to the community of occupational therapy.

4 To collaborate with ENOTHE and establish a new European umbrella organisation to coordinate and strengthen the impact of occupational therapy in Europe.

Enkele voorbeelden van Publicaties

COTEC heeft een aantal belangrijke basisdocumenten ontwikkeld.
- *Summary of the OT profession in Europe*. Jaarlijks verzorgt COTEC, op basis van de aangereikte gegevens van de nationale verenigingen, een update van cijfers en feiten per land. Het doel van dit overzicht is een helder beeld te krijgen van het profiel van ergotherapie in de diverse landen en zo mobiliteit in Europa te faciliteren.

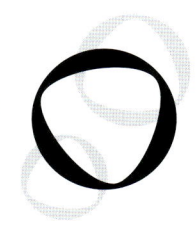

Figuur 5.2 Logo's OT-EU, COTEC, ENOTHE

- *Guidelines for developing a code of ethics*. Op deze richtlijn zijn zowel de Beroepscode en gedragsregels Ergotherapeut van EN als de Ethische Code van Vlaanderen gebaseerd.
- *Position statements*. COTEC is gestart met het schrijven van *position statements*, waaronder *Occupational therapy and primary care* (2016) en *Patient empowerment* (2015), en verder over actief ouder worden, gezondheid en welzijn van de oudere populatie, armoede en sociale exclusie ► www.coteceurope.eu.
- Flyer over ergotherapie en *stroke rehabilitation*.

Welke aspecten kunnen van belang zijn voor praktijk, onderzoek en onderwijs in Nederland en België?

De ergotherapeutische beroepscompetenties sluiten naadloos aan bij het toekomstige EU-gezondheids- en welzijnsbeleid. Dit gegeven biedt de kans om deze competenties meer zichtbaar te maken aan stakeholders, nationale en Europese politici en beleidsmakers, en hen aan te moedigen ergotherapie in hun beleid op te nemen en het de plek te geven die het verdient. Hiervoor is het belangrijk dat de ergotherapeut uit de praktijk, de docent en de wetenschapper zich verenigen en samenwerken aan het behalen van gemeenschappelijke doelen.

Competent zijn aangaande het EU-systeem

Door actief te netwerken en te participeren in verschillende projecten krijgt COTEC steeds meer bekendheid bij beleidsmakers binnen het EU-gezondheids- en welzijnssysteem, en weet het zodoende het belang van het beroep ergotherapie in elk Europees land kenbaar te maken, verder te ontwikkelen en van de juiste status te voorzien. Naast het vertegenwoordigen van de leden in verschillende gremia voorziet COTEC de nationale verenigingen van de relevante en actuele informatie over projecten om ze in staat te stellen zich te manifesteren als een zichtbare partner binnen de EU.

Capaciteit om te handelen

Om bovenstaande te kunnen bewerkstelligen is een proactieve houding nodig, een strategische werkwijze, creatief denken, voldoende financiële middelen, menskracht en competenties op het vlak van het EU-systeem, zodat de boodschap wat ergotherapie in Europa te bieden heeft helder wordt overgebracht. Dit vraagt om intensieve samenwerking tussen COTEC, de afgevaardigden, de nationale verenigingen, ergotherapie experts, de opleidingen Ergotherapie, ENOTHE, onderzoekers en externe adviseurs.

Register van Experts

Om adequaat en tijdig te kunnen reageren op het Europees beleid, is COTEC in 2015 gestart met een Register van Experts, waar aangesloten verenigingen ergotherapeuten met een specifieke deskundigheid kunnen aanmelden. Deze experts worden geïnformeerd over zaken in Europa binnen hun deskundigheidsgebied en COTEC doet beroep op hun deskundigheid bij vragen vanuit Europa, zoals consultatie, *position papers,* vertegenwoordiging in vergaderingen en deelname aan congressen en projecten.

Samenwerken

COTEC is als actief lid vertegenwoordigd in de adviesraad van het European Forum for Primary Care (EFPC) en werkt samen met de WHO European Region, onder andere via het Consortium for Mental Health, waarin naast COTEC ook vele andere gezondheidszorgberoepen vertegenwoordigd zijn. Ook hebben COTEC en ENOTHE een actieve bijdrage geleverd aan WHO European Region Coordinated/Integrated Health Services Delivery (CIHSD) en werkt het nauw samen met het European Patients Forum (EPF).

COTEC heeft vele contacten met belangrijke organisaties, zoals European Skills/Competencies, Qualifications and Occupations (ESCO) met als doel een actueel en compleet beeld te geven van het beroep en zijn competenties in de European Classification of Skills/Qualifications. Verder zijn er contacten met cliëntorganisaties, Alzheimer Europe en andere Europese *allied health*-beroepsverenigingen.

Door deze contacten wordt COTEC steeds zichtbaarder in Europa en als partner uitgenodigd bij belangrijke besprekingen. Op uitnodiging van de WFOT neemt COTEC deel aan de jaarlijkse vergaderingen van WHO European Region.

Het is van belang om vanuit Nederlands en Vlaams standpunt naar de WFOT- en COTEC-prioriteiten te kijken en vast te stellen wat ieders prioriteiten zijn op internationaal vlak en welke rol IB, VE en EN kunnen spelen in het onder de aandacht brengen daarvan bij ergotherapeuten in Nederland en België. Hoe kunnen we in Nederland meer oog en oor hebben voor de Europese en wereldwijde ontwikkelingen? Welk profijt kunnen we ervan hebben? Hoe leren studenten met een Europese of mondiale blik te kijken? Hoeveel interesse en tijd is er om deel te nemen aan WFOT- en COTEC-projecten en onze kennis en kunde te delen met de rest van Europa en de wereld?

5.5.4 European Network of Occupational Therapy in Higher Education (ENOTHE)

— ▶www.enothe.eu
— ▶info@enothe.eu
— ▶@enOThe1

Organisatie

Sinds 1986 erkent COTEC het belang van de Europese Unie, zowel politiek als financieel. De politieke implicaties van de nieuwe wetten met betrekking tot het vrij verkeer van werknemers werden bijzonder belangrijk geacht. COTEC was zich zeer bewust van het feit dat het vrij verkeer van beroepsbeoefenaren vaak begint met de mobiliteit van studenten, erkenning van elkaars diploma's en andere internationaliseringactiviteiten in het onderwijs.

Deze activiteiten waren veelomvattend en vereisten een specifieke expertise. Daarom werd in 1995 ENOTHE opgericht, op initiatief van COTEC en gedeeltelijk gesubsidieerd door het Europese Socrates/Erasmus-programma. Aanvankelijk bestond het netwerk uit twintig opleidingen Ergotherapie, maar al snel breidde het zich uit tot meer dan negentig leden uit dertig landen.

ENOTHE is een belangrijk netwerk voor docenten en studenten om elkaar te ontmoeten, ervaringen uit te wisselen, kwaliteit te verbeteren, standaarden vast te stellen, een Europese dimensie te ontwikkelen, inspiratie op te doen en vooral internationale samenwerkingsvormen te ontwikkelen.

Jaarlijks wordt een conferentie in een van de onderwijsinstellingen georganiseerd, waar in het kader van het thema van het Europees jaar (2015 was Europees jaar van ontwikkeling) workshops voor en door docenten en studenten worden georganiseerd.

In 2016 vond in Galway het eerste gezamenlijke congres met COTEC plaats.

In 2014 ontstond het idee een studentenplatform op te richten, dit leidde tot het ontwikkelen van een website ▶www.spoteurope.eu, een wiki ▶www.spoteurope.eu en een nog te ontwikkelen database met alle contactgegevens van hogescholen in Europa.

Het Student Platform Occupational Therapy Europe (SPOT Europe, ◻fig. 5.3) is een forum waar studenten hun ervaringen, meningen en ideeën kunnen uitwisselen, vragen kunnen stellen en melding kunnen maken van interessante activiteiten. Studenten en docenten worden uitgenodigd de website te bekijken en vragen te beantwoorden.

Figuur 5.3 Logo SPOT Europe

Visie en missie

- Proactief zijn in het ontwikkelen van vergelijkbaar ergotherapieonderwijs, ondersteunen van mobiliteit van studenten en docenten, creëren van mogelijkheden zodat de diverse onderwijsinstituten in Europa kennis kunnen delen en hun studenten optimaal kunnen voorbereiden te werken in een voortdurend veranderende internationale en maatschappelijke context.
- Promoten van ergotherapie binnen het Europese hogeronderwijssysteem op bachelor-, master- en PhD-niveau, door middel van onderzoek en interdisciplinair werken.
- Aantonen van de waarde van ergotherapie en zorgen voor *evidence*, als bijdrage aan de gezondheid en maatschappelijke kwesties van mensen, groepen, organisaties en andere stakeholders, met als doel het vergroten van de zichtbaarheid van ergotherapie in Europa.

Om aan deze doelen te kunnen werken heeft ENOTHE vier strategische gebieden vastgesteld waar binnen actieplannen ontwikkeld worden: *education, partnerships, occupational therapy evidence* en *sustainable network and OT-EU*.

Enkele voorbeelden van projecten

- *Citizenship*: doel van de werkgroep is de positie van ergotherapie binnen praktijk, onderzoek en onderwijs te verkennen met betrekking tot citizenship;
- *Joint International Project (JIP)*: een internationaal project voor en door studenten met betrekking tot het thema *health promotion and self management*.
- Tuning: een project waarin de competenties zijn vastgesteld die leidend zijn voor de ergotherapieprogramma's in Europa. De competenties zijn ontwikkeld in nauwe samenwerking tussen ENOTHE- en COTEC-leden en beschrijven datgene wat ergotherapeuten in de dagelijkse praktijk doen
  - ▶ www.tuning.unideusto.org;
- Mastercompetenties: het beschrijven van competenties vanuit de ergotherapie en *occupational science* op masterniveau volgens de tuning-methodologie; samenwerking en mobiliteit in masteropleidingen stimuleren.

Welke aspecten kunnen van belang zijn voor praktijk, onderzoek en onderwijs in Nederland en België?

- Deelnemen aan een Europees netwerk en kennis en ervaringen te delen en te leren over nieuwe ontwikkelingen, zowel voor ergotherapeuten in de praktijk als voor studenten en docenten.
- Studenten kunnen samen met studenten uit andere landen aan projecten werken (JIP).
- Voor studenten het SPOT Europe-forum.
- Toegang tot data over ergotherapie onderwijs, praktijk en onderzoek in Europa.
- Ondersteuning voor instituten die een ergotherapieprogramma willen starten.
- Tuning-project.

5.6 Onderzoeksnetwerken

Binnen en buiten Europa zijn vele onderzoeksnetwerken actief. In deze paragraaf wordt kort aandacht besteed aan het in oprichting zijnde Research Occupational Therapy and Occupational Science network (ROTOS), Occupational Science Europe (OSE) en het International Society for Occupational Science network (ISOS). Deze netwerken zijn vrij toegankelijk en men kan een goed overzicht krijgen van onderzoekprojecten die gaande zijn of waar de mogelijkheid bestaat zelf deel te nemen of een project op te starten.

5.6.1 Research Occupational Therapy and Occupational Science (ROTOS)

Om de waarde en het bewijs van ergotherapie als bijdrage aan de Europese gezondheid en maatschappelijke vraagstukken van individuen en andere belanghebbenden te tonen en om zo de zichtbaarheid van ergotherapie te vergroten in Europa, is het de wens van OT-EU om een researchnetwerk op te zetten met als werktitel ROTOS. De huidige opzet is dat ROTOS zich met name zal richten op de promotie en minder op fundamenteel onderzoek.

Daarnaast is het streven om ergotherapie binnen het Europese hogeronderwijssysteem in de drie cycli (bachelor, master en PhD) te bevorderen door middel van gedegen onderzoek en interdisciplinaire betrokkenheid. ROTOS ontwikkelt onder de paraplu van OT-EU zowel lokaal, nationaal als internationaal strategische partnerschappen, vergroot de aanwezigheid van ergotherapie en promoot de zichtbaarheid van ergotherapie, met als kerndomein het dagelijks handelen, binnen gezondheids- en welzijnsvraagstukken.

5.6.2 Occupational science Europe (OSE)

- ▶ www.occupationalscienceeurope.wordpress.com
- ▶ www.facebook.com/OSEurope/
- ▶ @OSEurope
- ▶ occupationalscienceeurope@gmail.com

Organisatie

OSE is in 2011 ontstaan naar aanleiding van een *occupational science*-congres in Plymouth, Verenigd Koninkrijk. Het is een netwerk van ergotherapeuten, niet ergotherapeuten en studenten, die allen geïnteresseerd zijn in het uitwisselen van ideeën, het ontwikkelen van kennis en het onderhouden van contacten met collega's die geïnteresseerd zijn in occupational science. In 2017 vindt het OSE-congres plaats in Hildesheim, Duitsland. De contacten verlopen online via Twitter, Facebook en Skype om discussie en debat over relevante artikelen te faciliteren en voor iedereen toegankelijk te maken.

Een andere interessante informatiebron over occupational science is te vinden op de 'Australasische' website ▶www.aut.ac.wz. Hier vindt men informatie over *occupational science*, presentaties, onderzoek, congresinformatie enzovoort. Men kan zich inschrijven voor de nieuwsbrief *Spotlight on occupation* van de Auckland University en het blog AnzOTalk, een actieve twitterchatgroep met name voor ergotherapeuten die geïnteresseerd zijn in *occupational science*.

5.6.3 International Society for Occupational Science (ISOS)

- ▶www.isoccsci.org
- ▶www.facebook.com/InternationalSocietyForOccupationalScience/
- ▶@ISOScience

Missie

ISOS is een virtuele gemeenschap, opgericht in 1999, die een website onderhoudt die internationale communicatie mogelijk maakt tussen mensen en instituten die geïnteresseerd zijn in *occupational science* en onderwijs en in het promoten van dagelijks handelen met betrekking tot gezondheid en *community development*.

Leden van ISOS (eenieder die zich achter de missie kan scharen) kunnen via de website, documenten en informatie inzien en sinds 2010 deelnemen aan online discussies. Naast het meedoen aan discussies worden de leden ook uitgenodigd discussieonderwerpen aan te dragen. Thema's van de online discussies zijn bijvoorbeeld *occupational patterns and time*, *naming and framing occupation* en *climate changes*. Aan deze internationale discussies doen veel ergotherapeuten mee.

Leden hebben toegang tot de *Google groups*-website, ontvangen de nieuwsbrief en updates met betrekking tot *occupational science*-netwerken, congressen en kunnen deelnemen aan de voortgaande ontwikkeling van *occupational science*.

Doelen

Doel van ISOS is het faciliteren van een wereldwijd netwerk van zowel individuen als instituten die zich bezighouden met onderzoek naar en onderwijs over handelen en het promoten van het handelen in relatie tot gezondheid en *community development*.

ISOS is verheugd over het feit dat er wereldwijd diverse ontwikkelingen plaatsvinden op het gebied van occupational science en ondersteunt het belang van deze diversiteit met betrekking tot het conceptualiseren van het handelen.

5.7 Discussie

Dit hoofdstuk pretendeert niet de volledige internationale context voor de Nederlandse en Vlaamse ergotherapeut weer te geven. Het is de bedoeling dat men verder zelf op zoek gaat naar internationaal beleid op het terrein waar men werkzaam is. Wat zeggen bijvoorbeeld de *CBR-guidelines* (WHO 2010) en het *Mental health action plan 2013–2020* van de WHO ▶www.who.int, en hoe implementeer je die in de ergotherapie? Binnen de beroepsverenigingen kan een discussie plaatsvinden over hoe EN en VE duurzame globalisering kunnen bevorderen. En tot slot kan er beleid worden ontwikkeld rondom internationalisering en samenwerking op verschillend niveau (praktijk, opleiding en onderzoek).

Ook als student kan men de voor- en nadelen van een buitenlandse stage of een buitenlands project of het begeleiden van buitenlandse ergotherapeuten in het eigen land als internationaliseringservaring tegen elkaar afwegen. Internationalisering kan de blik verbreden, biedt meer zicht op de mogelijkheden en beperkingen van de ergotherapie in eigen land, en benadrukt de noodzaak van het deelnemen aan diverse netwerken.

Het is voor de professionalisering van het beroep en voor ieder persoonlijk van groot belang, grensoverschrijdende ervaringen op te doen en oog te hebben voor de internationale context. De Nederlandse ergotherapie ontwikkelt zich natuurlijk zelf, maar wordt met name gevoed door de internationale ontwikkelingen. Denk aan de vele modellen en assessments die gebruikt worden binnen de interventie. Ergotherapeuten en studenten die in het buitenland ervaringen opdoen via uitwisselingsprogramma's, stages en congressen, of die online deelnemen aan projecten, aansluiten bij groepen via sociale media, buitenlandse literatuur lezen enzovoort, doen een schat aan ervaringen op die hun visie op het beroep verbreedt en verrijkt.

5.8 Samenvatting

Uit dit hoofdstuk wordt duidelijk dat processen van globalisering en internationalisering vele voordelen kunnen hebben voor de menselijke gezondheid in het algemeen en voor de ergotherapie in het bijzonder, zoals het delen van onderzoek en het gebruikmaken van Europese fondsen om gezamenlijk ergotherapie te ontwikkelen in Centraal- en Oost-Europa. Ze herbergen echter ook enorme risico's, bijvoorbeeld wanneer men uit een soort idealisme vrijwillig als ergotherapeut gaat 'helpen' in een Oost-Europees land, zonder kennis van het sociale en gezondheidsbeleid, terwijl men denkt dat daar geen ergotherapie is. Dit kan voor de ergotherapeuten ter plekke werkloosheid creëren en een lage status aan het beroep geven. Het zal uiteindelijk meer kwaad dan goed doen.

Ook valt uit dit hoofdstuk op te maken dat het VN- en het EU-beleid met betrekking tot de rechten van de mens met een beperking invloed hebben gehad op de paradigmaverschuiving in de ergotherapie van patiënt naar cliënt naar burger (met rechten en verplichtingen). Verder valt te concluderen dat verbetering van de gezondheid in de wereld van vandaag een breed en complex scala van factoren en invloeden op de gezondheid, en multisectorale beleidsmaatregelen en interventies weerspiegelt. Health 2020 geeft deze realiteit weer door in de eerste plaats te investeren in de sociale determinanten van gezondheid, gezondheidsbevordering en ziektepreventie. Een doel van de 'globale' ergotherapeutische strategie is de kansen van globalisering en internationalisering te identificeren en optimaal te benutten, en de risico's zo veel mogelijk te beperken.

Literatuur

Altbach, P. G., Reisberg, L., & Rumbley, L. E. (2009). *Trends in global higher education: Tracking an academic revolution*. Report prepared for the UNESCO 2009 World Conference on Higher Education. Paris: UNESCO.

Bologna Declaration. (1999). Joint declaration of the European ministers of education convened in Bologna on the 19th of June 1999. ► www.ec.europa.eu/education/policies/educ/bologna/bologna.pdf, geraadpleegd december 2011.

Bruggen, J. E. van, Kantartzis, S., & Rowan, S. (2010). *COPORE: Competences for poverty reduction*. Amsterdam: ENOTHE.

Bruggen, H. van. (2011). Eastern European transition countries: Capacity development for social reform. In F. Kronenberg, S. S. Algado, & N. Pollard (Eds.), *Occupational therapy without borders*. Edinburgh: Churchill Livingstone.

Bruggen, H. van. (2012). The European employment strategy and opportunities for occupational therapy. *Work*, 41(4), 425–431.

Bruggen, H. van. (2016). Mind the gap. In N. Pollard & D. Sakellariou (Eds.), *Occupational therapy without borders* (vol. 3). London: Churchill Livingstone.

Clark, F., et al. (1997). Occupational therapy for independent-living older adults: A randomised controlled trial. *JAMA*, 278, 1.321–1.326.

COM. (2009). *Solidariteit in de gezondheidszorg: Verkleinen van de ongelijkheid op gezondheidsgebied in de EU. COM 2009 567/4*. Brussel: Commissie van de Europese Gemeenschappen. ► www.Ec.europa.eu/health/ph_determinants/socio_economics/documents/com2009_nl.pdf februari 2016.

COM. (2010). *European disability strategy 2010–2020: A renewed commitment to a barrier-free Europe*. Brussel: European Commission. ► www.easpd.eu/sites/default/files/sites/default/files/com2010_0636en01.pdf, geraadpleegd februari 2016.

Cristancho, S., Garces, D. M., Mueller, B., & Peters, K. (2008). Listening to rural Hispanic communities in the Midwest: A focus groups assessment of perceived barriers to access healthcare. *Qualitative Health Research*, 18(5), 633–646.

CSDH. (2008). *Closing the gap in a generation: Health equity through action on the social determinants of health. Final report*. Geneva: WHO, Commission on Social Determinants of Health. ► www.whqlibdoc.who.int/publications/2008/9789241563703_eng.pdf, geraadpleegd december 2011.

Dahlgren, G., & Whitehead, M. (2006). European *strategies for tackling social inequities in health: Levelling up. Part 2*. Copenhagen: World Health Organization.

De Maeseneer, J., Roo, L. de, Art, B., Willems, S., & Geuchte, I. van de. (2007). *Intersectoral action for health in Belgium: a multi-level contribution to equity*. Gent. ► www.who.int/social_determinants/resources/isa_multilevel_contribution_bel.pdf, geraadpleegd februari 2016.

González, J., & Wagenaar, R. (2005). *Tuning educational structures in Europe II: Universities' contribution to the Bologna process*. Bilbao: Universidad de Deusto.

González, J., & Wagenaar, R. (2008). *Tuning educational structures in Europe II: Universities' contribution to the Bologna process* (2nd ed.). Bilbao: Universidad de Deusto.

Graff, M., Adang, E., Vernooij-Dassen, M., Dekker, J., Jönsson, L., Thijssen, M. et al. (2008). Community occupational therapy for older patients with dementia and their caregivers: Cost effectiveness study. *British Medical Journal*, 336, 134–138.

Grauer, S. (1989). *Think globally, act locally: A delphi study of educational leadership through the development of international resources in the local community*. San Diego (CA): University of San Diego.

Horizon 2020. Geneva: World Health Organization. ► www.ec.europa.eu/programmes/horizon2020/h2020-sections.

ICF: International Classification of Functioning Disability and Health. (2001).

Internationaliseringsagenda voor het onderwijs, 2006–2011. (2005). Den Haag: Onderwijsraad.

Iwarsson, S., Wahl, H. W., Nygren, C., et al. (2007). Importance of the home environment for healthy aging: Conceptual and methodological background of the European ENABLE–AGE Project. *The Gerontologist*, 47(1), 78–84.

Nuffic. (2015). *Internationalisering in beeld*. ► www.nuffic.nl/en/mobility-statistics.

Peters, K., & Henley, E. (2004). Acting on synergies between clinic and community strategies to improve preventive medicine. *Journal of Family Practice*, 53(12), 970–973.

Renton, L., & Bruggen, H. van. (2015). Occupational therapy and European social reform: Complacent or contributing? *British Journal of Occupational Therapy*, 1–4.

Richtlijn 2013/55/EU van het Europees Parlement en de Raad, 20 november 2013, betreffende de erkenning van beroepskwalificaties.

SER. (2008). *Duurzame globalisering: een wereld te winnen*. Advies. Den Haag: Sociaal Economische Raad. ► www.eur-lex.europa.eu/legal-content/EN/TXT/?uri=celex%3A32013L0055 SER.

Tuning Project. (2008). *Tuning educational structures in Europe: Reference points for the design and delivery of degree programmes in occupational therapy*. Amsterdam: ENOTHE. ► www.cotec-Europe.org/userfiles/file/Tuning%20folded_brochure.pdf, geraadpleegd december 2011.

VN. (2006). Convention on the rights of persons with disabilities, G.A. Res. 61/106. United Nations. ► www.un.org/esa/socdev/enable/rights/convtexte.htm, geraadpleegd mei 2016.

VN. (2015). *Transforming our world: The 2030 agenda for sustainable development*. New York: United Nations. ► www.sustainabledevelopment.un.org, geraadpleegd februari 2016.

VSNU & VH. (2014). *Gezamenlijke visie internationaal*. ► www.vsnu.nl/files/documenten/Domeinen/Internationaal/Notitie%20Visie%20Internationaal%20definitief.pdf, geraadpleegd mei 2016.

Wenger, E. (1998). *Communities of practice: Learning, meaning, and identity*. New York: Cambridge University Press.

Wenger, E. (2006). *Communities of practice: A brief Introduction*. ► www.ewenger.com/theory/index.htm, geraadpleegd december 2011.

WFOT. (2009). *Guiding principles on diversity and culture*. Forrest Field: World Federation of Occupational Therapists. ► www.wfot.org/ResourceCentre.aspx, geraadpleegd december 2011.

WFOT. (2016). *Minimum standards for the education of occupational therapists*. Revised 2016. ► www.wfot.org/store geraadpleegd januari 2017.

WHO. (2008a). *Closing the gap in a generation*. ► www.apps.who.int/iris/bitstream/10665/43943/1/9789241563703_eng.pdf, geraadpleegd mei 2016.

WHO. (2008b). *Primary care now more than ever*. ► www.who.int/whr/2008/en/, geraadpleegd mei 2016.

WHO. (2010). *CBR-guidelines: Towards community-based inclusive development*. Geneva: World Health Organization. ► www.whqlibdoc.who.int/publications/2010/9789241548052_eng.pdf, geraadpleegd december 2011.

WHO. (2011). *Mental health atlas 2011*. Geneva: WHO. ► www.who.int/mental_health/en/, geraadpleegd december 2011.

WHO. (2011b). *World report on disability*. Geneva: World Health Organization.

WHO. (2012). *The evidence base of health 2020*. Copenhagen, DK. ► www.euro.who.int/en/health-topics/health-policy/health-2020-the-european-policy-for-health-and-well-being/the-evidence, geraadpleegd.

WHO. (2013a). *Health 2020, a European policy framework and strategy for the 21st century*. ► www.euro.who.int/en/home, geraadpleegd.

WHO. (2013b). *Mental Health Action Plan 2013–2020.* ▶ www.apps.who.int/iris/bitstream/10665/89966/1/9789241506021_eng.pdf, geraadpleegd februari 2016.

WHO. (2014). *Review of social determinants and the health divide in the WHO European Region: Final report.* Copenhagen, DK: WHO.

WHO. (2015a). *WHO strategy on integrated people-centered health services 2016–2026.* ▶ www.apps.who.int/iris/bisstream/10665/180984/1/WHO_HIS_SDS_2015.20_eng.pdf?ua=1&ua=1, geraadpleegd april 2016.

WHO. (2015b). *WHO global disability action plan 2014–2021: better health for all people with disability.* ▶ www.who.int/disabilities/actionplan/en/, geraadpleegd februari, 2016.

Voorbeelden van publicaties die naar aanleiding van COTEC, ECOTROS en ISOS-projecten tot stand zijn gekomen:

Brown, T., Voigt-Radloff, S., & Bonsaksen, T. (2009). Wetenschappelijk onderzoek in ergotherapie: Overdenkingen na het achtste Europese congres. *Wetenschappelijk Tijdschrift voor Ergotherapie, 2*(1), 20–26.

Hocking, C. (2009). The challenge of occupation: Describing the things people do. *Journal of Occupational Science, 16,* 140–150.

Kouloumpi, M., Saenger, S., & Suetens, M. (2009). *Developing codes of ethics: COTEC policy and guidelines.* Athens: COTEC. ▶ www.cotec-europe.org/userfiles/file/Code%20of%20ETHICSDEF.pdf, geraadpleegd december 2011.

Mayers, C., Lundgren-Nilsson, Stamm, T., Nes, F. van, & Voigt-Radloff, S. (2008). Survey of occupational therapy/occupational science research being undertaken within the European Community. *British Journal of Occupational Therapy, 71*(1), 17–22.

Rudman, D. L., et al. (2008). A vision for occupational science: Reflecting on our disciplinary culture. *Journal of Occupational Science, 15*(1), 136–146.

Wicks, A. (2012). The International Society for Occupational Science: Facilitating development of occupational science through international networks and intercultural dialogue. In C. Hocking & G. Whiteford (Eds.), *Critical -perspectives in occupational science: Society, inclusion, participation.* Oxford: Wiley-Blackwell.

Voorbeelden van publicaties die naar aanleiding van ENOTHE-projecten tot stand zijn gekomen:

Andresen, M., Daniels, R., Rodríguez Sandiás, C., & Velghe, M. (2004). *Occupational therapy in Europe: An intercultural experience (CD-rom).* Amsterdam: ENOTHE.

Bruggen, H. van, Renton, L., Ferreira, M., Granse, M. le, & Morel, M. C. (2000). *Occupational therapy education in Europe: An exploration.* Amsterdam: ENOTHE.

Daniëls, R., Kristensen, A., Piškur, B., & Stokes, F. (2000). *Occupational therapy in Europe: Learning from each other.* Amsterdam: ENOTHE.

Daniëls, R., Mountain, G., Martins, S., De Vriendt, P., & Jakobsen, K. (2008). *Experience from a European project group, developing a health promoting occupational therapy program for community living older people.* Amsterdam: ENOTHE.

Dehnerdt, S., et al. (2004). *Occupational therapy education in Europe: Approaches to teaching and learning «practical» occupational therapy skills.* Amsterdam: ENOTHE.

European Network of Occupational Therapy in Higher Education. (2011). *Occupational therapy consensus definitions.* Amsterdam: ENOTHE. ▶ www.enothe.eu, geraadpleegd december 2011.

Howard, R., & Carnduff, A. (2004). *Quality enhancement: International peer review.* Amsterdam: ENOTHE.

Howard, R., & Lancée, J. (2000). *Occupational therapy education in Europe: Curriculum guidelines.* Amsterdam: ENOTHE.

Lanceé, J., Crowder, R., McCarthy, C., Müller, E., Supyk, J., & Himschoot, P. (2004). *Occupational therapy education in Europe: PBL stories and signposts, towards a problem based learning oriented curriculum.* Amsterdam: ENOTHE.

Makraki, E., et al. (2005). *European traditional and popular games and activities in occupational therapy for children and young people 6–18 years.* ENOTHE: DVD. Amsterdam.

Morel-Bracq, M., Burgess-Morris, K., Cirtautas, A., Market, M., May, G., & Randlov, B. (2008). *Occupational therapy education in Europe, Teaching and Learning: Activity analy-sis and occupational mapping: A European competency module.* Amsterdam: ENOTHE.

Websites

▶ www.whqlibdoc.who.int.
▶ www.archhumannets.net.
▶ www.cohehre.org.
▶ www.cotec-europe.org.
▶ www.edf-feph.org/.
▶ www.educationforhealth.net.
▶ www.ehea.info.
▶ www.elsito.net.
▶ www.enableage.arb.lu.se.
▶ www.enothe.eu.
▶ www.epha.org.
▶ http://ergotherapie.nl.
▶ www.euprimarycare.org/.
▶ www.ghets.org.
▶ www.isoccsci.org.
▶ www.isv.liu.se/eee4all?l=en.
▶ www.occupationalscienceeurope.wordpress.com/.
▶ www.ot-euromaster.nl/.
▶ www.otevidence.info.
▶ www.otion.wfot.org.
▶ www.tuning.unideusto.org.
▶ www.un.org/disabilities/convention/.
▶ www.sustainabledevelopment.un.org/post2015/transformingourworld.
▶ www.uniklinik-freiburg.de/ecotros.
▶ www.wfot.org.
▶ www.who.int/disabilities/cbr/guidelines/en/index.html.
▶ www.apps.who.int/iris/bitstream/10665/89966/1/9789241506021_eng.pdf.

Internationale classificaties in de gezondheidszorg

Edith Cup, Astrid Kinébanian en Yvonne Heerkens

6.1 Inleiding – 130

6.2 Classificaties – 130
6.2.1 Classificaties: uniforme taal of etiketteren – 130
6.2.2 Afwijkingen van de norm – 131

6.3 International Classification of Functioning, Disability and Health (ICF) – 131
6.3.1 De gezondheidscomponenten in de ICF – 132
6.3.2 Perspectieven in de ICF – 133
6.3.3 Domeinen, categorieën, codes en typeringen – 133
6.3.4 Uitvoering (*performance*) en vermogen (*capacity*) – 133
6.3.5 ICF voor kinderen en jongeren (ICF-CY) – 134
6.3.6 Integratie medische model en sociale model – 134
6.3.7 Kritiek op de ICF – 135

6.4 Positieve gezondheid en ICF – 136

6.5 ICF en de taxonomie van het dagelijks handelen – 137

6.6 Toepassingen van de ICF – 137
6.6.1 ICF-core sets – 139
6.6.2 Verwijsinstrumenten – 139
6.6.3 Meetinstrumenten – 139

6.7 Discussie – 140

6.8 Samenvatting – 142

Literatuur – 142

- **Internationale classificaties in de gezondheidszorg**

» It is not just important what we speak about, but how and why we speak (Hooks 1990).

Kernbegrippen

- Classificaties.
- International Classification of Functioning, Disability and Health (ICF).
- Gezondheidstoestand.
- Functies en anatomische eigenschappen.
- Activiteiten en participatie.
- Externe factoren en persoonlijke factoren.
- Positieve gezondheid.

Nieuwe armondersteuning

Met overheidssubsidie wordt een nieuwe armondersteuning ontwikkeld voor mensen met beperkingen in het dagelijks handelen als gevolg van krachtverlies in de armen. Hierbij werken bedrijfsleven, technische universiteiten, onderzoeksinstituten en gezondheidszorginstellingen samen met toekomstige gebruikers. Om een beeld te krijgen van de stoornissen in functies en de beperkingen in activiteiten, evenals behoeften en wensen van toekomstige gebruikers, wordt een webbased enquête samengesteld. Hierbij wordt gebruik gemaakt van de domeinen en categorieën uit de ICF en van verschillende gevalideerde vragenlijsten die hierop gebaseerd zijn.

6.1 Inleiding

Dit hoofdstuk gaat over internationale classificaties in de gezondheidszorg, in het bijzonder de International Classification of Functioning, Disability and Health (ICF) (WHO 2001a). Deze classificatie biedt een uniform begrippenkader voor communicatie nationaal en internationaal, binnen en tussen beroepsgroepen en werkvelden. De achtergrond van de ICF wordt beschreven, evenals de verschillende perspectieven waarop deze classificatie is gebaseerd. De gezondheidscomponenten en beïnvloedende factoren van de ICF worden toegelicht, evenals de indeling in componenten, categorieën, codes en typeringen. Ook wordt een afgeleide ICF voor kinderen en jongeren, de ICF-CY, besproken. De begrippen uit de ICF worden vergeleken met de nieuwe dimensies van positieve gezondheid en met de taxonomie van het dagelijks handelen in de ergotherapie. Tot slot worden enkele toepassingen van de ICF beschreven. In dit hoofdstuk worden ook kritische kanttekeningen geplaatst bij classificaties in het algemeen, en bij ICF en haar begrippenkader in het bijzonder. Tot slot worden voorstellen voor een aangepast ICF-schema gepresenteerd en toegelicht.

6.2 Classificaties

Classificaties zijn in essentie boeken (in papieren of elektronische vorm) met een systematisch geordende 'standaardtaal' om een bepaald onderwerp of fenomeen eenduidig te benoemen. De WHO heeft een aantal classificaties ontwikkeld voor de gezondheidstoestand van personen. Zij publiceerde in 2001 de ICF als opvolger van de International Classification of Impairments, Disabilities and Handicaps (ICIDH), die in ▶ par. 7.3 kort wordt omschreven, als omschrijving van het menselijk functioneren (WHO 2001a, b). De Nederlandse vertaling van de ICF verscheen in 2002, met een update in 2007 (RIVM 2007).

De ICF is het resultaat van een jarenlange discussie waarbij veel landen en organisaties betrokken zijn geweest. Daardoor is de ICF toepasbaar in verschillende culturen, voor de communicatie tussen verschillende beroepsgroepen en voor internationale vergelijking van gegevens. Over de hele wereld wordt de ICF in diverse werkvelden binnen de gezondheidszorg steeds meer gebruikt voor klinisch onderzoek en praktijk (Cerniauskaite et al. 2011).

Een andere WHO-classificatie die van belang is voor de zorgsector en voor het gezondheidszorgbeleid, welzijnsbeleid en algemeen maatschappelijk beleid, is de International Classification of Diseases and Related Health Problems (ICD), een statistische classificatie van ziekten en gezondheidsproblemen. De tiende revisie (ICD-10) werd in mei 1990 goedgekeurd door de 43e World Health Assembly en is sinds 1994 in de WHO-lidstaten in gebruik (WHO 2001b). De WHO vraagt haar lidstaten om gegevens over de bevolking aan te leveren in ICD-10-termen voor ziekten, aandoeningen en letsels, en in ICF-termen voor het menselijk functioneren.

Een classificatie die veel in de psychiatrie gebruikt wordt, is de *Diagnostic and statistical manual of mental disorders* van de American Psychiatric Association, beter bekend als de DSM (APA 2000). De DSM is het handboek voor clinici en onderzoekers bij de classificatie van psychische stoornissen. De American Psychiatric Association (APA) heeft in 2013 de DSM-5 uitgebracht na een revisieproces van 14 jaar (APA 2013).

Behalve classificaties om de gezondheid van mensen te beschrijven, zijn er ook classificaties van hulpmiddelen zoals de internationale standaard ISO 9999 (Assistive products for persons with disability – Classification and terminology) (ISO9999; ▶ www.rivm.nl) en van verrichtingen, zoals de International Classification of Health Interventions (ICHI; ▶ www.who.int) om het handelen van zorgverleners te beschrijven.

6.2.1 Classificaties: uniforme taal of etiketteren

Een groot voordeel van classificaties zoals de ICF is uniform taalgebruik. Met de aangereikte terminologie kunnen professionals dezelfde taal spreken, binnen een instelling, in zorgketens, nationaal en internationaal. Ook de meetinstrumenten die op deze classificatie gebaseerd zijn, kunnen multidisciplinair en internationaal worden toegepast. De ICF is dan ook omarmd door revalidatieprofessionals en onderzoekers. Het is echter niet alleen belangrijk dat professionals dezelfde taal spreken, maar ook dat zij zich bewust zijn van de redenen om een classificatie te gebruiken en hoe deze te gebruiken. Vandaar dat dit hoofdstuk begint met de quote van Hooks uit 1990: 'It is not just important what we speak about, but how and why we speak'.

Het risico bestaat dat mensen worden beschreven in termen van hun stoornissen en beperkingen en niet meer als personen met hun eigen mogelijkheden en bronnen (Hammell 2006). Hoewel men niet twijfelt aan de goede bedoelingen van de ontwikkelaars van de ICF, geven critici aan dat in de ICF het functioneren vooral vanuit medisch perspectief worden bekeken. Het leven van mensen met die beperkingen wordt hierdoor beïnvloed of zelfs gecontroleerd door medici en andere zorgprofessionals. Een classificatie zoals de ICF kan negatieve gevolgen hebben wanneer deze gebruikt wordt door professionals om te etiketteren, te 'labelen'. Hierdoor kan een ongelijke machtsverhouding ontstaan tussen professionals en mensen met beperkingen. Voorbeelden zijn het vaststellen door professionals of iemand een invalidenparkeerkaart krijgt of niet, of dat iemand in staat is om nog te werken of niet (Hammell 2006). Door de ontwikkelaars van de classificatie is altijd benadrukt dat het geen registratiesysteem of indeling van diagnoses is, noch een scoringslijst of protocol (Heerkens et al. 1993). Immers, iemand 'heeft' geen stoornissen, beperkingen of participatieproblemen, maar iemand heeft klachten die zijn te duiden als stoornis, beperking of participatieprobleem, of de professional heeft via onderzoek een aantal bevindingen die kunnen worden geklasseerd als stoornis, beperking of participatieprobleem. Je klasseert dus niet de persoon, maar zijn/haar klachten, de bevindingen van de therapeut, behandelresultaten enzovoort. De indeling en terminologie kunnen wel gebruikt worden bij de ontwikkeling van richtlijnen zoals bijvoorbeeld bij de ergotherapierichtlijn CVA (Steultjens et al. 2013).

6.2.2 Afwijkingen van de norm

Binnen de huidige WHO-classificaties worden stoornissen, beperkingen en participatieproblemen gedefinieerd als afwijkingen van de norm. Het vaststellen hiervan vereist dus een beoordeling van wat normaal is. Volgens *disability*-theoretici is dit concept van norm en afwijking in de negentiende eeuw ontstaan door de ontwikkeling van de statistiek en de normaalverdeling. Met een classificatie kan een verschijnsel als normaal of afwijkend beoordeeld worden, maar een norm is cultuur- en situatiespecifiek. Normen worden vastgesteld door de groep met de meeste macht, en afwijkingen worden vaak gezien als minder waard of abnormaal.

Wetenschappers en professionals van verschillende disciplines uit meer dan zestig landen hebben jaren gewerkt om voor de ICF te komen tot niet-stigmatiserende taal en tot een interactief in plaats van een lineair model voor het beschrijven van iemands gezondheidstoestand (Hammell 2006). Gezonde mensen zonder functioneringsproblemen waren de norm waarmee mensen met stoornissen, beperkingen of participatieproblemen werden vergeleken. Nu is iedereen het erover eens dat iemands eigen oordeel over zijn situatie en (on)mogelijkheden subjectief is, maar het is minder geaccepteerd dat het oordeel van 'experts' over iemands mogelijkheden eveneens subjectief is. Er is niet automatisch sprake van objectiviteit als een ander, ook al is het een expert, een oordeel geeft. Wanneer we het hebben over normen en waarden, is ieder oordeel of onderzoek een representatie van de normen en waarden van degene die het oordeel geeft (Hammell 2006). Het is belangrijk dat professionals zich bewust zijn van de invloed van hun eigen normen en waarden wanneer ze gebruik maken van een classificatie of van een meetinstrument dat hierop gebaseerd is. En het is eveneens van belang om in het dossier van de cliënt onderscheid te maken tussen datgene wat de cliënt zelf zegt ten aanzien van zijn functioneren en dat wat de professional daarover zegt. Beide kunnen beschreven worden met behulp van de ICF.

6.3 International Classification of Functioning, Disability and Health (ICF)

In 1976 introduceerde de WHO de ICIDH, een classificatiemodel om gegevens over de met ziekten en aandoeningen gepaard gaande verschijnselen te kunnen ordenen en klasseren. In de ICIDH werden drie niveaus van functioneren onderscheiden:
- orgaanniveau (stoornissen);
- het niveau van activiteiten (beperkingen);
- maatschappelijk niveau (handicaps).

Vaak werden stoornissen, beperkingen en handicaps gezien als 'gevolgen van ziekten', maar dat strookt niet met de achterliggende filosofie; het gaat meer om de aanwezigheid dan om een oorzakelijk verband.

De ICIDH en zijn opvolger ICF heeft in de revalidatie over de hele wereld veel invloed gehad. De doelen voor een behandeling werden oorspronkelijk geformuleerd op stoornisniveau, dat wilde zeggen dat er werd gewerkt aan herstel van de functie. Als functieherstel niet meer mogelijk was, werden doelen geformuleerd op beperkingenniveau en werd gekeken in hoeverre een cliënt kon leren omgaan met zijn beperkingen (compensatie). Met doelen op handicapniveau bedoelde men dat gewerkt werd aan re-integratie in de maatschappij.

Vanuit de cliëntenbeweging kwam er veel kritiek op de ICIDH, omdat deze uitging van het medische denken waarin de stoornissen en beperkingen van mensen centraal staan. Cliënten pleitten wereldwijd intensief voor een meer positieve benadering van de gehandicapte mens. Zij wilden dat het model vooral de mogelijkheden van mensen benoemde (Hammell et al. 2006). Op basis van die kritiek startte de WHO in 1990 een revisie, die in 2001 resulteerde in de ICF. Een grote verandering was dat de ICF niet meer een classificatie was van 'gevolgen van ziekten', maar een classificatie

```
                    gezondheidstoestand
                    aandoeningen/ziekten


    functies en                                        participatie
    anatomische          activiteiten                  (participatie-
    eigenschappen        (beperkingen)                 problemen)
    (stoornissen)


    externe factoren                                   persoonlijke factoren
```

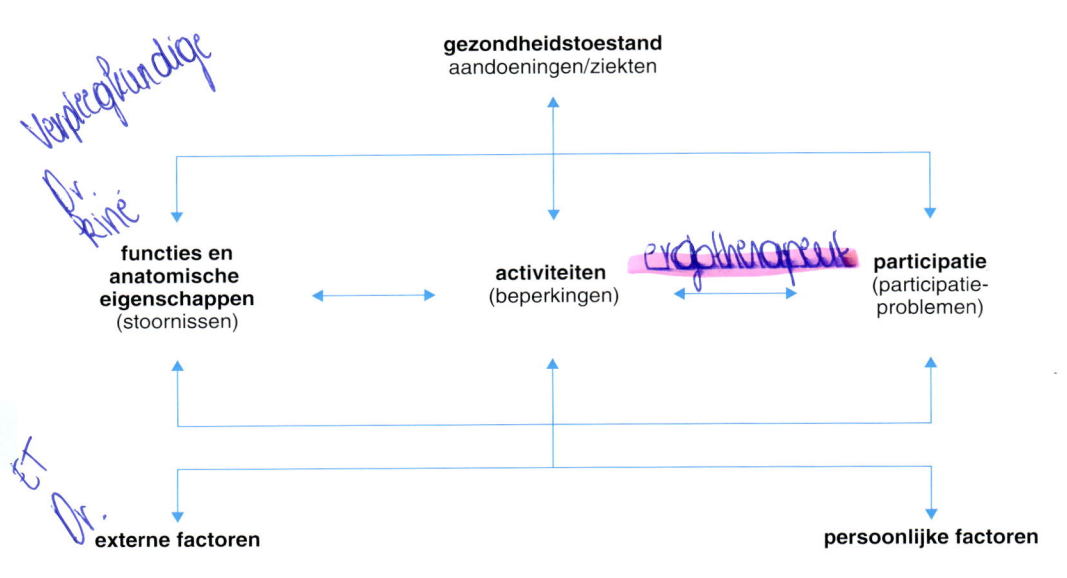

Figuur 6.1 De componenten van de ICF en hun onderlinge relatie. Bron: RIVM (2016) ▸ www.rivm.nl

Tabel 6.1 De begrippen uit de ICF

componenten van de ICF	definitie van de componenten
functies	fysiologische en mentale eigenschappen van het menselijk organisme
anatomische eigenschappen	positie, aanwezigheid, vorm en continuïteit van onderdelen van het menselijk lichaam, zoals organen, ledematen en de delen hiervan
stoornissen	afwijkingen in of verlies van functies of anatomische eigenschappen
activiteiten	onderdelen van iemands handelen
beperkingen	moeilijkheden die iemand heeft met het uitvoeren van activiteiten
participatie	iemands deelname aan het maatschappelijk leven
participatieproblemen	problemen die iemand heeft met het deelnemen aan het maatschappelijk leven
externe factoren	iemands fysieke en sociale omgeving
persoonlijke factoren	iemands individuele achtergrond (verder niet uitgewerkt)

van 'gezondheidscomponenten', de samenstellende elementen van gezondheid. In de ICF is geprobeerd een integratie van het medische en sociale model te vinden opdat het functioneren van mensen vanuit zowel medisch en individueel als sociaal-politiek perspectief bekeken wordt (WHO 2001a). Daarnaast is de ICF geformuleerd in 'neutrale' termen in plaats van in negatieve termen zoals in de ICIDH. In de volgende paragraaf worden de gezondheidscomponenten in de ICF toegelicht en hun onderlinge relatie getoond in ▸ fig. 6.1.

Aan het eind van dit hoofdstuk worden alternatieven voor het huidige ICF-schema gepresenteerd, waarin de medische benadering niet meer zo dominant is (Heerkens et al. 2016). De alternatieven voor het ICF-schema sluiten aan bij de maatschappelijke ontwikkelingen en het nieuwe concept van gezondheid als 'het vermogen zich aan te passen en een eigen regie te voeren, in het licht van fysieke, emotionele en sociale uitdagingen van het leven'. (Huber et al. 2011; Visser 2014). In deze omschrijving gaat het om veerkracht, weerbaarheid en zelfmanagement, belangrijke persoonlijke factoren die in de huidige ICF niet expliciet zijn opgenomen. In ▸ par. 6.4 worden de dimensies en aspecten van het nieuwe concept van (positieve) gezondheid beschreven.

6.3.1 De gezondheidscomponenten in de ICF

De ICF bestaat uit twee delen met elk twee componenten. Deel 1 betreft het functioneren zelf en benoemt de componenten (a) functies en anatomische eigenschappen en (b) activiteiten en participatie. Deel 2 benoemt de beïnvloedende contextuele factoren, onderverdeeld in (c) externe factoren en (d) persoonlijke factoren. In ▸ fig. 6.1 worden de componenten van de ICF en hun onderlinge relatie schematisch weergegeven. ▸ Tabel 6.1 bevat een beschrijving van de begrippen uit de ICF.

6.3.2 Perspectieven in de ICF

In de ICF wordt aangegeven dat iemands functioneren beschreven kan worden vanuit drie perspectieven (RIVM 2007; WHO 2001a, b).

- Het biomedisch perspectief is het perspectief van de mens als organisme, als lichaam. Hierbij gaat het om de onderdelen van het lichaam, zoals ledematen, orgaanstelsels of organen. Hiervan kunnen met de ICF zowel de functies als de anatomische eigenschappen worden beschreven.
- Het perspectief van het menselijk handelen. Hierbij gaat het in de ICF om wat iemand doet of (nog) zelf kan doen, welke activiteiten iemand uitvoert of zou kunnen uitvoeren. Activiteiten zijn onderdelen van iemands dagelijks handelen, zoals zitten, schoonmaken, boodschappenlijstje maken en beslissingen nemen. Zijn er problemen met het uitvoeren van een activiteit dan spreekt men van een beperking. Beperkingen zijn moeilijkheden die iemand heeft met het uitvoeren van activiteiten. Later in dit hoofdstuk wordt dit perspectief vergeleken met de visie en modellen vanuit de ergotherapie.
- Het perspectief van participatie. Hierbij gaat het erom of iemand kan meedoen aan het maatschappelijk leven op alle levensterreinen, of hij ook daadwerkelijk meedoet en of hij een volwaardig lid van de maatschappij is of kan zijn. Centraal staat hier de persoon in wisselwerking met zijn omgeving. Participatie betreft iemands deelname aan het maatschappelijk leven, zoals deelnemen aan het verkeer, een eigen huishouden hebben, in het openbaar spreken of een (betaalde) baan hebben en houden. Participatieproblemen zijn problemen die iemand heeft met het deelnemen aan het maatschappelijk leven. Participatieproblemen impliceren niet per definitie een beperking. Een participatieprobleem kan – behalve samenhangend met een beperking – ook komen door een (combinatie van een) externe factor en/of een persoonlijke factor en/of een stoornis en/of een medische factor.

6.3.3 Domeinen, categorieën, codes en typeringen

De componenten in de ICF bestaan uit verschillende hoofdstukken/domeinen en binnen elk domein uit categorieën. De categorieën vormen de eenheden van classificatie. Iemands functioneren kan beschreven worden door het selecteren van de toepasselijke categorie met bijbehorende code(s). Vervolgens wordt de typering toegevoegd. Dit zijn numerieke codes die mate en omvang van het functioneren of probleem in de betreffende categorie specificeren, of de mate waarin een externe factor een positieve of negatieve invloed heeft. Alle componenten van ICF zijn voorzien van een of meer typeringen, uitgewerkt als cijfers achter de decimale punt (RIVM 2007).

> **Een voorbeeld**
>
> De component 'activiteiten en participatie' heeft negen domeinen (eerste niveau, een letter plus een cijfer), waaronder domein d4 'mobiliteit'. Dit domein telt twintig categorieën op het tweede niveau (een letter plus drie cijfers), waaronder categorie d460 'zich verplaatsen tussen verschillende locaties'. Hieraan kan een typering voor uitvoering en vermogen toegekend worden (zie ▶ par. 7.3.4), variërend van (0) geen probleem, (1) licht probleem, (2) matig probleem, (3) ernstig probleem tot (4) volledig probleem. De typering d.460.2 betekent dat er een matig probleem is in de uitvoering van zich verplaatsen tussen verschillende locaties.

Het bleek moeilijk om op basis van domeinen onderscheid te maken tussen activiteiten en participatie. Dit blijkt uit de internationale verscheidenheid en verschillen in benadering tussen disciplines en theoretische kaders. De ICF geeft daarom één lijst waarmee gebruikers zelf, afhankelijk van hun behoeften, kunnen differentiëren tussen activiteiten en participatie.

Een sterk punt van de ICF is dat de externe factoren goed zijn uitgewerkt. Dit is zowel de omgeving op microniveau (bijvoorbeeld het huis waarin iemand woont of de werkomgeving) als de omgeving op macroniveau (sociaal beleid, wet- en regelgeving). Een zwak punt is dat de persoonlijke factoren niet zijn uitgewerkt in de classificatie. Hoewel persoonlijke factoren uitermate belangrijk zijn in de revalidatie, worden ze in de ICF niet verder uitgewerkt omdat er internationaal grote sociale en culturele variatie is. Maar dit betekent niet dat deze factoren geen aandacht verdienen (Steiner et al. 2002).

6.3.4 Uitvoering (*performance*) en vermogen (*capacity*)

De ICF kent twee typeringen voor activiteiten en participatie: uitvoering en vermogen. De typering uitvoering beschrijft wat iemand – met eventueel gebruikte hulp(middelen) – in zijn/haar bestaande omgeving doet. De typering vermogen beschrijft iemands vermogen om een taak of handeling uit te voeren. Voor het vaststellen van iemands volledige vermogen is een 'gestandaardiseerde' omgeving nodig om de wisselende invloed van verschillende omgevingen op iemands vermogen te neutraliseren. Het gat tussen uitvoering en vermogen wordt gebruikt om het verschil weer te geven tussen de invloeden van een uniforme 'standaardomgeving' en de feitelijke omgeving met haar bevorderende en belemmerende factoren. Dit onderscheid biedt een manier om het effect van omgevingsfactoren te onderzoeken en na te gaan of de uitvoering verbeterd kan worden door de omgeving aan te passen.

In een internationaal onderzoek zijn activiteiten en participatie bij mensen met verschillende aandoeningen beoordeeld met een score van 0–100 op de typeringen vermogen en uitvoering. Hoe hoger de score, hoe groter de problemen die werden ervaren. ◘ Figuur 6.2 illustreert het verschil tussen uitvoering (*performance*) en vermogen (*capacity*), zoals vastgesteld bij

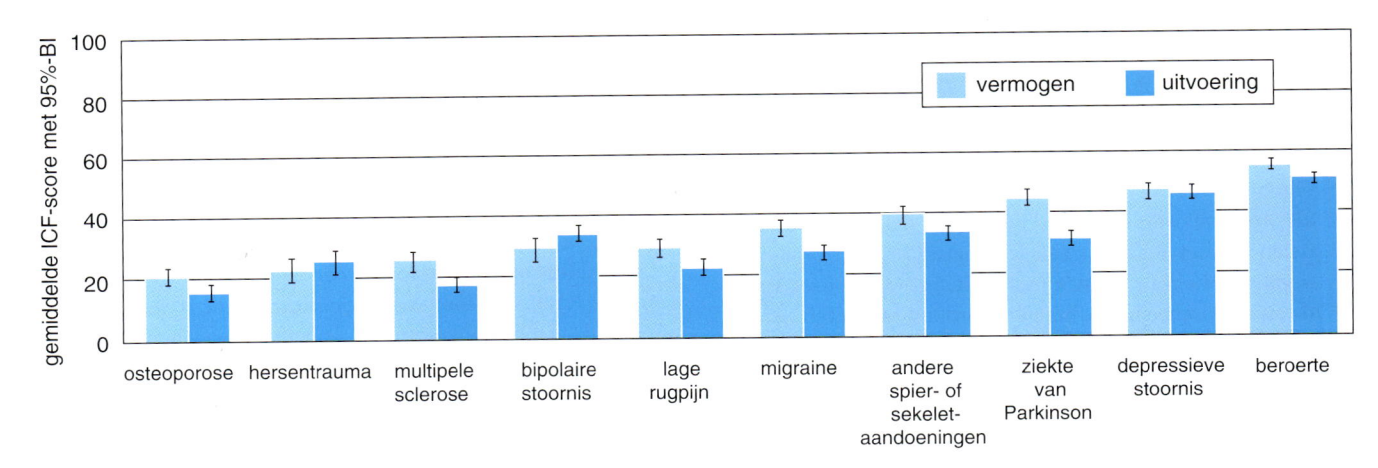

Figuur 6.2 ICF-score voor vermogen en uitvoering bij verschillende aandoeningen. Gemiddelde scores op de ICF-schaal, met 95 %-betrouwbaarheidsintervallen. Score 0 betekent geen problemen, score 100 maximale problemen. Bron: WHO (2011)

1.200 mensen met verschillende aandoeningen. De scores voor vermogen waren het hoogst (meer beperkingen) voor mensen met beroerte, depressie en ziekte van Parkinson, terwijl mensen met osteoporose de minste beperkingen hadden. Over het algemeen waren de scores voor uitvoering beter (minder beperkingen) dan de scores voor vermogen, met uitzondering van de mensen met een traumatisch hersenletsel of mensen met een bipolair syndroom. Dit suggereert dat de meeste mensen een ondersteunende omgeving hebben waardoor de uitvoering van activiteiten hetzelfde of beter is dan op grond van het eigen vermogen wordt beoordeeld. Dit is vooral het geval bij mensen met multipele sclerose en ziekte van Parkinson. Voor de mensen met traumatisch hersenletsel of met een bipolair syndroom zijn omgevingsfactoren eerder belemmerende factoren. Deze gegevens suggereren dat het mogelijk is om in een klinische setting de persoonlijke en de externe factoren van beperkingen te ontrafelen (het verschil tussen vermogen en uitvoering) (WHO 2011).

De standaard waarmee iemands vermogen of uitvoering wordt vergeleken, is die van iemand zonder vergelijkbaar gezondheidsprobleem. De beperking of het participatieprobleem registreert het verschil tussen de geobserveerde en de verwachte uitvoering. Het verwachte uitvoeringsniveau is de populatienorm. Deze vertegenwoordigt de mogelijkheden van personen zonder het specifieke gezondheidsprobleem. Aan het begin van dit hoofdstuk is al aangegeven dat het gebruik van normen het risico van etikettering met zich meebrengt en dat mensen met afwijkingen daardoor als minderwaardig en ondergeschikt kunnen worden beoordeeld.

6.3.5 ICF voor kinderen en jongeren (ICF-CY)

De International Classification of Functioning, Disability and Health for Children and Youth (ICF-CY) was de eerste afgeleide classificatie van de ICF (RIVM 2008; WHO 2008). De ICF-CY is ontwikkeld omdat de ICF in de praktijk als niet voldoende werd ervaren voor het beschrijven van het functioneren van kinderen en jongeren. De ICF-CY biedt vooral een verbreding van uitgangspunten en meer detail om de groei en ontwikkeling van kinderen en jongeren te beschrijven. De structuur en categorieën van de oorspronkelijke ICF zijn niet veranderd. Vormverschillen met de ICF bestaan uit de aanpassing of uitbreiding van omschrijvingen, de toevoeging van nieuwe codes, de aanpassing van inclusie- en exclusiecriteria en de uitbreiding van typeringen om ontwikkelingsaspecten in te sluiten. Inhoudelijk is de ICF-CY onder meer gebaseerd op een groot aantal internationale verdragen over de rechten van kinderen, zoals het VN-verdrag inzake de rechten van het kind (1989). Het leeftijdsbereik van de ICF-CY loopt daarom ook van 0 tot 18 jaar, parallel aan de leeftijdsgrenzen in andere VN-verdragen. De ICF-CY is voornamelijk uitgebreid met de aspecten leren en spelen en ontwikkelingsproces. Voor toepassing van de ICF-CY zijn vragenlijsten ontwikkeld voor vier leeftijdsgroepen: 0–2 jaar, 3–6 jaar, 7–12 jaar en 13–17 jaar (RIVM 2008).

6.3.6 Integratie medische model en sociale model

De ICF gaat uit van een integratie van het medische en het sociale model. Vanuit het medische perspectief worden stoornissen, beperkingen en participatieproblemen veroorzaakt door een ziekte of trauma en is (para)medische behandeling geïndiceerd. Het doel van de behandeling is genezing, aanpassing of gedragsverandering van de persoon. Medische zorg wordt gezien als de hoofdzaak. Op beleidsniveau bestaan acties uit aanpassingen in de gezondheidszorg.

Vanuit het sociale perspectief gaat het in de eerste plaats om de integratie van mensen in de samenleving. Gehandicapt zijn is niet zozeer een kenmerk van een persoon, maar van omstandigheden uit de sociale omgeving. Vandaar dat de behandeling van het probleem bestaat uit acties gericht op die sociale omgeving. Het is de gezamenlijke verantwoordelijkheid van de samenleving in haar geheel om de omgeving zodanig te veranderen dat mensen met stoornissen en beperkingen op alle domeinen van het sociale leven optimaal kunnen participeren.

Het is dus een kwestie van mentaliteitsverandering en ideologie die sociale veranderingen impliceert. Op beleidsniveau is het een zaak van mensenrechten. Gehandicapt zijn is dan een politiek probleem (RIVM 2007).

Shakespeare, een auteur die actief betrokken is bij de *disability*-beweging in het Verenigd Koninkrijk, bekritiseert de polarisatie van het medische ten opzichte van het sociale model (Shakespeare 2006). Hij geeft aan dat ook het sociale model tekortschiet als verklaring voor beperkingen. Het sociale model negeert stoornissen nagenoeg en heeft een (te) groot vertrouwen in het verwijderen van sociale barrières. Shakespeare is aanhanger van de samenhang tussen persoonsfactoren en omgevingsfactoren zoals ook opgenomen in de ICF – meestal beschreven als biopsychosociaal model – en in ergotherapiemodellen.

6.3.7 Kritiek op de ICF

Norderfelt (2006) stelt dat de ICF, ondanks haar holistische uitgangspunten waarin gekeken wordt naar *ability or capacity* en de tegenhanger *disability or incapacity*, in wezen alleen kijkt naar of en hoe iemand een handeling uitvoert (*performance*). Deze omschrijving van participatie als waarneembaar gedrag is te beperkt. Een belangrijk bezwaar tegen het gebruik van de typeringen *performance* en *capacity* is volgens Norderfelt dat ze worden beschreven vanuit het perspectief van de professional. Het gaat niet over de mogelijkheden die iemand zelf ervaart om te kunnen handelen en niet over de betekenis van taken, activiteiten of rollen. De vraag is of dit te wijten is aan de ICF of aan de gebruikers van de ICF. Dat de typeringen niet per definitie vanuit het perspectief van de professional worden bezien, blijkt bijvoorbeeld uit het Rehabilitation Problem Solving form (RPS-formulier), een instrument dat Steiner en collega's hebben ontwikkeld op basis van de ICF (Steiner et al. 2002). Hierbij formuleren cliënten in eerste instantie zelf hun problemen en behoeften, waarna de professionals hun analyse doen, uitgaande van de problemen en de behoeften van de cliënt. Je kunt ook zeggen dat de ICF zowel kan worden gebruikt om de bevindingen van de cliënt zelf te beschrijven als de bevindingen van de professional.

Het kritiekpunt dat de aandacht voor de betekenis ontbreekt, is mede afhankelijk van de aandacht van de professionals hiervoor. Of iemand interesse heeft in sportbeoefening, bioscoop- of theaterbezoek of muziek maken wordt niet standaard meegenomen, terwijl dat er juist toe doet. Iemand kan prima in staat zijn te handelen in een bepaalde situatie, maar dit gewoonweg niet willen en dus de handeling niet uitvoeren. Het is essentieel dat professionals zich hiervan bewust zijn en geen handelingen gaan observeren die voor de persoon in kwestie volstrekt onbelangrijk zijn. Anderzijds zijn er voorbeelden van betrokkenheid en participatie bij een situatie zonder dat uitvoering van taken of basisvaardigheden geobserveerd kunnen worden. Het 'erbij zijn' in bepaalde situaties waarin activiteiten uitgevoerd worden, kan voor iemand dezelfde betekenis hebben als iets zelf doen. Een voorbeeld is iemand die vroeger zelf veel gesport heeft en na het krijgen van een chronisch progressieve aandoening het zelf sporten verruilde voor het gaan kijken naar sportwedstrijden en uiteindelijk sportwedstrijden via de tv bleef volgen. Participatie met minder fysieke inspanning kan voor mensen met een beperking een belangrijke strategie zijn (Cup 2011a). Ergotherapeuten onderkennen in toenemende mate het grote belang van deze vorm van betrokkenheid (*engagement*) (Hemmingsson en Jonsson 2005; Polatajko et al. 2007b). Kortom: het wordt pas relevant om na te gaan of iemand in staat is om te handelen wanneer er een wens of behoefte bestaat terwijl hiervoor de mogelijkheden ontbreken.

Nordenfelt biedt een alternatief om mogelijkheden te beschrijven. Hij maakt onderscheid tussen iemands interne mogelijkheden (biologische conditie), *the ability*, en iemands externe mogelijkheden (fysiek en psychosociaal, cultureel en wettelijk), *the opportunity*. Als iemand moeite heeft met bijvoorbeeld huishoudelijke taken omdat er problemen zijn met het overzicht en de organisatie (beperkte *abilities*), dan kan ook vergroting van de externe mogelijkheden (*opportunities*), zoals een herindeling van het huis of gebruik van agenda en lijstjes voor de planning, de uitvoering van huishoudelijke taken weer mogelijk maken. Ook hulpmiddelen zoals een looprek of een rolstoel kunnen voor iemand die zich graag in een park voortbeweegt de mobiliteit weer mogelijk maken. Dit gedachtegoed van Nordenfelt sluit goed aan bij de ergotherapie, waarbij ook wordt uitgegaan van de mogelijkheden van mens en maatschappij (Nordenfelt 2006).

Ook Hemmingsson en Jonsson (2005) hebben kritische kanttekeningen gezet bij de ICF-typeringen 'uitvoering' en 'vermogen'. Ook zij missen in de ICF de aandacht voor de subjectief ervaren betekenis van het dagelijks handelen. Ook zij vinden dat de ICF uitgaat van een professional die observeert. Dit kan resulteren in overwaardering of onderwaardering van de mate van participatie. Naast de subjectieve ervaren betekenis van participatie missen Hemmingsson en Jonsson in de ICF ook het subjectieve aspect van autonomie en zelfbeschikking. Wat mensen daadwerkelijk doen is nog niet hetzelfde als wat ze graag willen doen. Mensen kunnen dingen doen omdat er geen andere mogelijkheden zijn op dat moment. Juist het onderzoeken wat voor mensen belangrijke activiteiten zijn en waarbij ze problemen ondervinden is de basis van het cliëntgericht werken vanuit de ergotherapie. Daarom houden deze auteurs een pleidooi om aspecten als automie en zelfbeschikking op te nemen in de ICF (Hemmingsson en Jonsson 2005). Tot slot stellen zij nog dat het aanmerken van externe factoren als positieve of negatieve invloed te beperkt is. Een externe factor kan zowel een positieve als negatieve invloed hebben; een rolstoel kan mobiliteit mogelijk maken maar ook belemmeren. Dit hoeft geen kritiekpunt te zijn wanneer beide invloeden (positieve en negatieve) meegenomen worden.

Deze kritische beschouwingen over het begrip 'participatie' in de ICF zijn bedoeld om bij te dragen aan de continue discussie over de ICF-classificatie en -terminologie. Bovenstaande kritiekpunten op de ICF kunnen ook beschouwd worden als kritiek op de manier waarop de ICF gebruikt wordt.

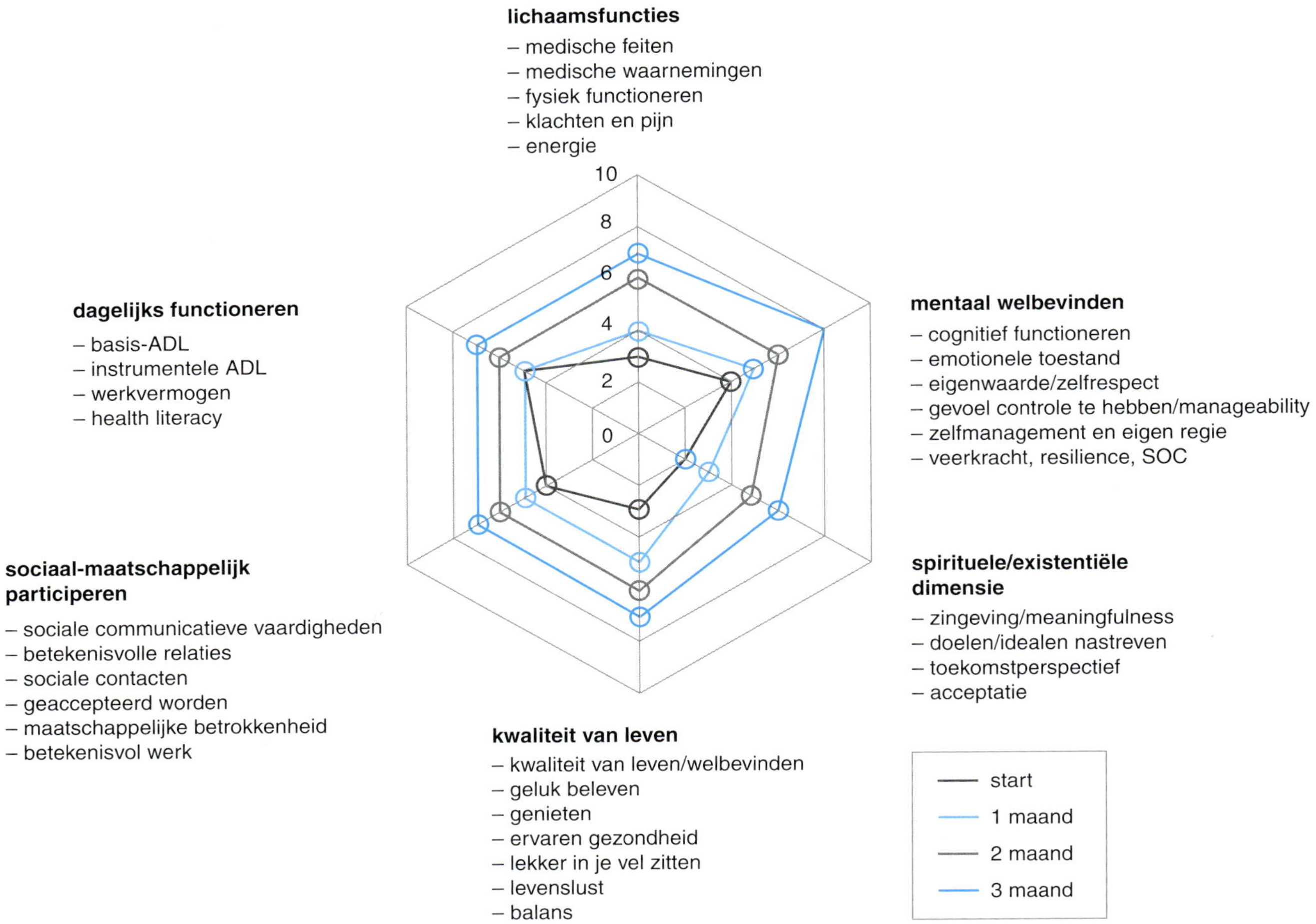

lichaamsfuncties
– medische feiten
– medische waarnemingen
– fysiek functioneren
– klachten en pijn
– energie

dagelijks functioneren
– basis-ADL
– instrumentele ADL
– werkvermogen
– health literacy

mentaal welbevinden
– cognitief functioneren
– emotionele toestand
– eigenwaarde/zelfrespect
– gevoel controle te hebben/manageability
– zelfmanagement en eigen regie
– veerkracht, resilience, SOC

sociaal-maatschappelijk participeren
– sociale communicatieve vaardigheden
– betekenisvolle relaties
– sociale contacten
– geaccepteerd worden
– maatschappelijke betrokkenheid
– betekenisvol werk

spirituele/existentiële dimensie
– zingeving/meaningfulness
– doelen/idealen nastreven
– toekomstperspectief
– acceptatie

kwaliteit van leven
– kwaliteit van leven/welbevinden
– geluk beleven
– genieten
– ervaren gezondheid
– lekker in je vel zitten
– levenslust
– balans

— start
— 1 maand
— 2 maand
— 3 maand

□ **Figuur 6.3** Dimensies of pijlers voor positieve gezondheid. Bron: ▶ www.sofokles.nl

6.4 Positieve gezondheid en ICF

In 2011 werd het nieuwe concept van (positieve) gezondheid geïntroduceerd als 'het vermogen zich aan te passen en eigen regie te voeren, in het licht van fysieke, emotionele en sociale uitdagingen van het leven' (Huber et al. 2011; Visser 2014). De term 'positieve gezondheid' werd voorgesteld. Hierin wordt gezondheid niet meer als een statische conditie beschouwd, maar als het dynamische vermogen van mensen om zich met veerkracht (*resilience*) aan te passen, en zelf regie te voeren over hun welbevinden.

Huber en collega's deden kwalitatief en kwantitatief onderzoek bij zeven groepen stakeholders in de gezondheidszorg: behandelaars, mensen met een chronische aandoening, beleidsmakers, zorgverzekeraars, gezondheidsvoorlichters, burgers en onderzoekers. Hierbij bleek breed draagvlak voor het nieuwe concept. Er is veel waardering voor het feit dat mensen gezien worden als méér dan hun ziekte, met de focus op hun kracht en niet de beperkingen. Centraal staan de mogelijkheden en veerkracht om te kunnen functioneren en participeren in het dagelijks leven (Huber et al. 2016; Visser 2014).

Uit dit onderzoek werden zes hoofddimensies en 32 aspecten van positieve gezondheid gedestilleerd en gevisualiseerd in een webdiagram (□ fig. 6.3). Het betreft de dimensies of pijlers (1) lichaamsfuncties, (2) mentaal welbevinden, (3) spiritualiteit, (4) kwaliteit van leven, (5) sociaal-maatschappelijke participatie en (6) dagelijks functioneren. Uit het kwalitatieve onderzoek bleek dat de mensen met een chronische aandoening alle zes dimensies even belangrijk vonden en hiermee een brede kijk hebben op gezondheid. Artsen daarentegen gaven de voorkeur aan een beperktere biomedische kijk. De brede blik sluit aan bij cliëntgerichte zorg en ondersteunt de gezamenlijke besluitvorming. De vraag van zorgverleners is dan: welk aspect van het diagram wilt u veranderen? Dat hoeft niet de pijler te zijn met de laagste score. Mensen komen zelf in beweging omdat ze iets willen in hun leven, bijvoorbeeld blijven werken. Gezondheid is dan niet langer een toestand van 'compleet welbevinden' maar een middel om te doen wat je écht belangrijk vindt. Deze benadering versterkt mensen (Huber et al. 2016; Visser 2014). Een zwakte van het concept 'positieve gezondheid' en de bijbehorende aspecten en dimensies is het ontbreken van de externe factoren. Het is vooral een persoonsgerichte aanpak die niet expliciet aandacht besteed aan de externe factoren.

Een risico van deze nieuwe definitie van gezondheid is dat deze kan leiden tot een toename van sociaal-economische ongelijkheid, aangezien niet iedereen dezelfde capaciteiten heeft om regie te nemen over de eigen gezondheid, zoals kwetsbare ouderen of mensen met milde cognitieve beperkingen

(Jambroes et al. 2016). Wanneer mensen zelf verantwoordelijk zijn voor hun gezondheid kunnen gezondheidsproblemen gezien worden als het resultaat van een eigen 'keus' voor ongezond gedrag. Ook kunnen mensen met voldoende veerkracht en eigen regie minder bereid zijn om solidair te zijn en te betalen voor zorg van mensen die 'kiezen' voor een ongezonde leefstijl. De nadruk op de individuele verantwoordelijkheid kan leiden tot minder aandacht voor publieke gezondheidszorgvoorzieningen gericht op bijvoorbeeld leefstijl en preventie. Daarom wordt een pleidooi gehouden dat 'health promotion' een noodzakelijke competentie is voor alle zorgprofessionals. Het vereist vaardigheden van professionals zoals versterking van veerkracht en van het vermogen zelf regie te voeren en voor gezamenlijke besluitvorming in plaats van ongelijke machtsverhoudingen (Visser 2014; Jambroes et al. 2016). Het is hierbij echter ook belangrijk te kijken naar de externe factoren. Ook de sociale en fysieke omgeving kan worden beïnvloed zodat deze een positieve invloed krijgt op het welbevinden.

Wanneer de aspecten van positieve gezondheid vergeleken worden met de ICF, dan blijkt dat alle aspecten gecodeerd kunnen worden met de ICF. Wel blijkt dat van de 32 aspecten er 18 vallen onder persoonlijke factoren, waarvoor nog geen aparte codes beschikbaar zijn. Deze aspecten kunnen gebruikt worden bij pogingen om voor de ICF een lijst persoonlijke factoren op te stellen (Huber et al. 2016).

6.5 ICF en de taxonomie van het dagelijks handelen

In deze paragraaf wordt het perspectief van het menselijk handelen en participatie zoals beschreven in de ICF vergeleken met de taxonomie van het dagelijks handelen in de ergotherapie, de Taxonomic Code of Occupational Performance (TCOP) (Polatajko et al. 2007b). De TCOP is ontwikkeld omdat er binnen de ergotherapie geen eenduidige definities waren van de begrippen 'dagelijks handelen' (*occupation*), 'activiteit' en 'taak'. De taxonomie, die onderzocht is op validiteit, omvat vijf niveaus van oplopende complexiteit, met dagelijks handelen aan de top van de hiërarchie. Het dagelijks handelen bestaat uit een verzameling van activiteiten, die allemaal bestaan uit taken, die weer bestaan uit basisvaardigheden, die weer bestaan uit willekeurige bewegingen en mentale processen. In tab. 6.2 is dit uitgewerkt voor studeren. Studeren is een vorm van dagelijks handelen, een college uitwerken is een activiteit en deze is weer onderverdeeld in taken zoals een verslag printen en basisvaardigheden zoals lopen naar de printer. Een ander voorbeeld is bezoek ontvangen als vorm van dagelijks handelen, met thee drinken als activiteit, water koken als taak, de kraan opendraaien als basisvaardigheid, een supinatiebeweging als willekeurige beweging en weten hoe de kraan werkt als mentaal proces. Het concept 'activiteit' in de ICF en in de TCOP is niet goed vergelijkbaar. De ICF neemt de drie niveaus activiteit, taak en basisvaardigheid samen in het begrip 'activiteit', dat hier dus een containerbegrip is. In de ergotherapie wordt bij activiteiten eerder gedacht aan bijvoorbeeld boodschappen doen, terwijl in de terminologie van de revalidatie bij activiteiten ook wel gedacht wordt aan het kunnen uitvoeren van een pincetgreep. Tabel 6.2 koppelt de definities uit de TCOP via een concreet voorbeeld met de definitie uit de ICF.

Een verschil tussen het begrip 'participatie' uit de ICF en 'dagelijks handelen' in de TCOP is dat dagelijks handelen een zekere regelmaat inhoudt en als zodanig structuur aanbrengt. Ook kenmerkt het dagelijks handelen zich doordat er door personen en hun cultuur een bepaalde waarde en betekenis aan toegekend wordt. Zoals eerder is aangegeven, ontbreekt deze betekenis in de ICF terwijl binnen de ergotherapie het inzicht is gegroeid dat het essentieel is om deze betekenis te achterhalen. Het dagelijks handelen krijgt betekenis door de uitvoering. Dagelijks handelen bestaat uit activiteiten en taken, die een persoon kiest omdat deze voor hem waarde hebben. Waarde is een belangrijke component van betekenis. Die waarde is uniek voor iedere persoon, kan veranderen gedurende iemands leven en wordt bepaald door culturele invloeden. De essentiële link tussen betekenis en dagelijks handelen (*occupation*) is verweven met datgene waar de ergotherapie in gelooft, wie ergotherapeuten zijn en wat door het dagelijks handelen uitgedragen wordt aan de omgeving (Polatajko et al. 2007a).

Een andere kanttekening bij de ICF is het gebrek aan onderscheid tussen de componenten activiteiten en participatie. Hoewel in de ICF wordt aangegeven dat het om twee verschillende constructen gaat, wordt in de ICF-handleiding één lijst aangereikt voor beide constructen. Een suggestie vanuit de ergotherapie om dit onderscheid te maken is het gebruik van het concept sociale rol. Een sociale rol die door een persoon zelf en de maatschappij wordt gewaardeerd kan helpen om onderscheid te maken tussen activiteiten en participatie (Polatajko et al. 2007b). In de ICF is de term 'rol' bewust vermeden aangezien er internationaal grote verschillen zijn in hoe men naar bepaalde rollen kijkt. De rol als moeder impliceert in bepaalde culturen dat iemand niet meer mag werken.

De subjectieve betekenis van het dagelijks handelen kan ook aanknopingspunten bieden voor het onderscheid tussen activiteiten en participatie. Volgens de ICF worden activiteiten gezien als de uitvoering van taken of basisvaardigheden door een individu. Het schrijven van letters, een woordje of een zin is een activiteit. Echter wanneer dit een bepaalde betekenis heeft of een sociale rol, wanneer bijvoorbeeld een leerkracht in groep 3 een woord schrijft op het bord, dan is het schrijven onderdeel van participatie in de rol van leerkracht.

6.6 Toepassingen van de ICF

De ICF wordt nationaal en internationaal veel gebruikt, zoals enkele reviews laten zien. In 2009 publiceerde Jelsma een overzicht van artikelen tot 2007, waarna Cerniauskaite en collega's in 2011 een systematische review publiceerden van ICF-toepassingen van 2001 tot 2009. Deze review includeerde 672 artikelen uit 211 tijdschriften uit 34 landen. Ruim honderd artikelen beschrijven de ontwikkeling van op de ICF gebaseerde instrumenten en ziektespecifieke ICF-*core set*s. Maribo en collega's publiceerden in 2016 een systematische review over ICF-gebruik in Noord-Europese landen van 2001 tot 2013. Zij

● Tabel 6.2 Niveaus van het dagelijks handelen in TCOP en ICF. Bronnen: Polatajko et al. (2007b); WHO (2001a, b)

TCOP		voorbeeld	ICF	
niveau	definitie		niveau	definitie
dagelijks handelen	een activiteit of verzameling van activiteiten die uitgevoerd worden met een zekere regelmaat en als zodanig structuur aanbrengen en waar door personen en hun cultuur een bepaalde waarde en betekenis aan toegekend wordt	studeren	participeren	betrokkenheid van iemand in een levenssituatie
activiteit	een verzameling van taken met een specifiek eindpunt of uitkomst die groter is dan een van de deeltaken	onderzoekopdracht maken of college uitwerken	activiteit	onderdelen van iemands dagelijks handelen
taak	een verzameling basisvaardigheden met eindpunt of specifieke uitkomst	mail versturen of verslag printen		
basisvaardigheid	een verzameling van willekeurige bewegingen of mentale processen die een herkenbaar en doelgericht patroon vormen (grijpen, vasthouden, trekken, duwen, draaien, knielen, staan, lopen, denken, onthouden)	computer aanzetten of verslag nieten of naar de printer lopen		
willekeurige beweging of mentaal proces	een enkelvoudige spieractie zoals flexie of extensie, adductie of abductie, rotatie, supinatie, geheugen, aandacht	abductie en aandacht	functies en anatomische eigenschappen	fysiologische en mentale eigenschappen van het menselijk organisme, de positie, aanwezigheid, vorm en continuïteit van onderdelen van het menselijk lichaam, zoals organen, ledematen en de delen hiervan

includeerden 170 artikelen, waarvan 42 % verscheen in de periode 2011–2013, met name in de categorie klinische en revalidatie toepassingen (Jelsma 2009; Cerniauskaite et al. 2011; Maribo et al. 2016).

6.6.1 ICF-core sets

De ICF zelf is geen model, meetinstrument of vragenlijst, maar een classificatie of begrippenkader; waarbij de basisbegrippen zijn weergegeven in het ICF-schema. De volledige ICF wordt vaak als te uitgebreid beschouwd om praktisch bruikbaar te zijn in de klinische praktijk of bij wetenschappelijk onderzoek. Daarom zijn ICF-*core set*s ontwikkeld. Een *core set* is geen model of meetinstrument, maar een selectie van categorieën uit de ICF die door experts, cliënten en onderzoekers worden beschouwd als relevant voor het beschrijven van het functioneren van mensen met een specifiek gezondheidsprobleem of in een specifieke setting (Rudolf et al. 2010). ICF-*core set*s bevatten niet meer, maar ook niet minder categorieën dan nodig zijn om het spectrum van gezondheidsproblemen te beschrijven. Zij worden gebruikt om de te meten categorieën aan te geven, maar verschaffen geen informatie over hoe deze categorieën gemeten worden (Rauch et al. 2008).

Er zijn inmiddels meer dan vijftig publicaties over de ontwikkeling en validering van ziektespecifieke ICF-*core set*s (Cerniauskaite et al. 2011). Een voorbeeld is de ICF-*core set* voor 'handcondities' (Rudolf et al. 2010). De *core set* bestaat uit 117 ICF-items, die worden beoordeeld bij een volledige multidisciplinaire evaluatie. Er is ook een beknopte *core set* met slechts 23 items, die gebruikt kan worden bij iedere persoon met een handprobleem onafhankelijk van de setting en ook wanneer er slechts één professional bij de evaluatie is betrokken en niet een heel team. Deze beknopte *core set* bevat categorieën uit alle ICF-componenten: lichaamsfuncties en -structuren (respectievelijk negen en drie categorieën), activiteiten en participatie (acht categorieën) en omgevingsfactoren (drie categorieën).

Een ander voorbeeld is de ontwikkeling van een ICF-*core set* om de gezondheidstoestand van getraumatiseerde vluchtelingen te beschrijven. Dit was een samenwerkingsproject van acht Deense revalidatiecentra die een instrument wilden ontwikkelen voor interdisciplinaire verslaglegging en monitoring inclusief de fysieke, mentale en sociale aspecten van iemands gezondheidstoestand. De ICF werd hiervoor geschikt bevonden vanwege de gezamenlijke en gestandaardiseerde taal en raamwerk om de gezondheidstoestand te beschrijven en niet alleen de symptomen en diagnose (Jorgensen et al. 2010).

6.6.2 Verwijsinstrumenten

De ICF kan gebruikt worden om de behoefte aan zorg van mensen vast te stellen en zo richting te geven aan een indicatie voor bijvoorbeeld ergotherapie. Ook centra indicatiestelling zorg maken gebruik van termen uit de ICF om in kaart te brengen voor welk hulpmiddel of voor welke vorm van zorg een cliënt in aanmerking komt.

Een voorbeeld van een verwijsinstrument is de Perceived Limitations in Activities and Needs Questionnaire (PLAN-Q) (Pieterse et al. 2008a, b; 2009). De PLAN-Q is ontwikkeld voor gebruik bij mensen met een neuromusculaire aandoening en heeft tot doel het in kaart brengen van problemen in de uitvoering van taken of activiteiten en de behoeften van mensen om hiervoor advies te krijgen van een ergotherapeut, fysiotherapeut of logopedist. De PLAN-Q kan door een neuroloog gebruikt worden om na te gaan of er problemen zijn waarvoor een verwijzing naar de ergotherapeut, fysiotherapeut of logopedist wenselijk is. De items uit de PLAN-Q zijn in eerste instantie geselecteerd uit de componenten activiteiten en participatie van de ICF door een multidisciplinaire groep professionals met ervaring in de behandeling van mensen met een neuromusculaire aandoening. Deze versie van de lijst werd voorgelegd aan 21 mensen met een spierziekte, met de vraag of de lijst duidelijk was, of de items te begrijpen waren en of het helder en gebruiksvriendelijk was geformuleerd. Ook konden de mensen aangeven of items overbodig waren of dat er items gemist werden. Verdere itemreductie en validatie resulteerde in een vragenlijst met vier categorieën en 18 items, en nader onderzoek heeft geresulteerd in een gevalideerd instrument dat verwijzers als hulpmiddel kunnen gebruiken om te checken of een verwijzing naar ergotherapie, fysiotherapie of logopedie wenselijk is (Pieterse et al. 2009).

6.6.3 Meetinstrumenten

Ook meetinstrumenten worden bij de ontwikkeling en validering vaak gekoppeld aan de ICF. Een voorbeeld hiervan is de ICF-Taksatieschaal Arbeid (Paalman et al. 2010). In eerste instantie werden de denkkaders van de Taksatieschaal Arbeid en de ICF-CY met elkaar vergeleken. Hieruit bleek dat in beide het handelen van de mens in zijn omgeving centraal staat en dat koppeling mogelijk zou zijn. Het koppelen werd gedaan met *linking rules*. Dit werkt als volgt: per vraag wordt gekeken welke betekenisvolle concepten er in dat item aanwezig zijn. Een vraag kan meerdere concepten bevatten. Vervolgens worden de concepten gekoppeld aan de codes van de ICF. Als het betekenisvolle concept gedetailleerder is dan de ICF-code, worden details vastgelegd als aanvullende informatie. Een voorbeeld hiervan is opgenomen in ◘ tab. 6.3. Het koppelen van de items (vragen in de vragenlijst) is een vorm van validering.

De ICF-Taksatieschaal is een digitaal instrument om de zorgvraag van iemand in beeld te brengen. De schaal brengt iemands mogelijkheden en beperkingen in kaart, evenals hoe iemands sociale leven eruitziet welke ondersteuning er al is, mantelzorg en professioneel. Het instrument genereert een uitgebreid rapport wat als leidraad kan dienen voor samenspraak met de betrokken instantie/overheid. Er bestaan twee varianten van de ICF-Taksatieschaal: Wonen en Arbeid. Beide instrumenten zijn bedoeld voor iedereen die belemmeringen ervaart in en rond de woning en in zelfredzaamheid, participatie en arbeid.

De ICF-Taksatieschaal Wonen inventariseert hoeveel tijd dagelijks nodig is, welke veiligheid en geborgenheid geboden moet worden, op welke dagdelen hulpverlening wordt gewenst, wat voor type hulpverlening er moet worden ingezet en welke kosten de diverse deelgebieden met zich meebrengen.

Tabel 6.3 Het linken van items uit de Taksatieschaal Arbeid aan ICF-CY-codes. Bron: Paalman et al. (2010)

vraag	betekenisvol concept	ICF-CY	aanvullende informatie
ik kan werkschoenen aandoen	aantrekken van schoenen	d5402 aantrekken van voetbedekking	werkschoenen
ik kan staand werk verrichten	staand handelen	d4154 handhaven van een staande houding	tijdens het werk
ik kan met de auto op mijn werk komen	verplaatsen met een gemotoriseerd voertuig	d4751 besturen van gemotoriseerde voertuigen	auto
ik kan de weg vinden op mijn werk	oriëntatie in de ruimte	b1144 oriëntatie in de ruimte	op de werkplek

De ICF-Taksatieschaal Arbeid inventariseert ook iemands arbeidsverleden en huidige situatie. Als de vragenlijst is ingevuld, volgt een rapport. In dit rapport komen onderwerpen aan bod als, waar staat de cliënt op de participatieladder en welke afstand heeft hij tot de arbeidsmarkt. Daarbij spelen eveneens kwalificaties, persoonlijkheid, motivatie, interesses, gezondheid, sociale omgeving en maatschappelijke factoren een belangrijke rol, omdat die inzicht geven in mogelijke obstakels voor vervolgstappen, vervolgtrajecten en begeleiding. Voor meer informatie over de ervaring van een gebruiker, zie ▶ http://taksatieschaal.server2.taksatieschaal.nl.

6.7 Discussie

In dit hoofdstuk zijn de mogelijkheden en voordelen van het gebruik van de ICF beschreven en zijn tevens enkele kritische kanttekeningen geplaatst bij het gevaar van etikettering. Ook het laatste voorbeeld van de ICF-taksatieschaal heeft dit gevaar in zich dat de toegekende hulp en voorzieningen en geschiktheid voor werk worden bepaald aan de hand van een classificatie of daarvan afgeleide vragenlijst.

Hoewel de ICF een grote vooruitgang was ten opzichte van haar voorganger de ICIDH, is er nog steeds veel discussie over de huidige terminologie in de ICF en haar toepassingen (Cup 2011b; Heerkens et al. 2016). De kritiekpunten kunnen als volgt worden samengevat.

- Hoewel in de ICF het biomedische en het sociale model worden geïntegreerd, is er geen garantie dat beide perspectieven evenveel aandacht krijgen en kan het reductionistische biomedische denken nog steeds gemakkelijk de overhand krijgen. Het feit dat de ziekte/aandoeningen boven aan het schema staan benadrukt het dominante biomedische perspectief. Ook de ziektespecifieke core sets benadrukken nog de focus op de ziekte en de consequenties in plaats van de nadruk op iemands functioneren en behoeften.
- Het begrip 'gezondheidstoestand' is in het ICF-schema gebruikt als parapluterm voor ziekten en aandoeningen. Er kan verwarring ontstaan doordat 'gezondheid' ook gebruikt wordt als omschrijving van het schema als geheel met zijn verschillende gezondheidscomponenten (Heerkens et al. 2016).
- Er is nog geen begrippenkader voor de persoonlijke factoren in de ICF, terwijl deze juist kunnen bijdragen aan het beter begrijpen van de betekenis van een gezondheidsprobleem in het leven van individuen en het versterken van persoonlijke kwaliteiten zoals veerkracht en weerbaarheid. Ook wordt als kritiek aangegeven dat er mogelijk overlap is tussen de mentale functies en persoonlijke factoren. Ook wordt alertheid gevraagd opdat bij de beschrijving van persoonlijke factoren geen sprake is van stigmatiserende beschrijvingen of beschuldigende taal. Het doel is om juist de individuele behoeften en krachten, waaronder de veerkracht en weerbaarheid te beschrijven. Zowel het begrippenkader uit ergotherapiemodellen zoals het Model Of Human Occupation als de aspecten van positieve gezondheid bieden hiervoor mogelijkheden.
- Er is onvoldoende onderscheid in de ICF tussen de begrippen 'activiteiten' en 'participatie'. In de gezondheidszorg kom het begrip 'participatie' steeds centraler te staan; het is evident dat dit meer is dan het kunnen uitvoeren van standaard activiteiten. In dit kader past ook de kritiek vanuit het handelingsperspectief dat de subjectief ervaren betekenis wordt gemist in de ICF en dat juist dit een belangrijk aspect is om onderscheid te maken tussen activiteiten en participatie. Naast de subjectieve ervaren betekenis wordt ook het subjectieve aspect van autonomie en zelfbeschikking gemist in de ICF. Ook wordt aangegeven dat het belang en de tevredenheid met participatie te verkiezen zijn boven de typeringen uitvoering en vermogen. In dit verband verwijst Brown (2010) naar de Canadian Occupational Performance Measure (COPM), een cliëntgericht meetinstrument dat deze kwalificaties gebruikt en bij uitstek ontwikkeld is om uit te gaan van het cliëntperspectief.
- Hoewel de omgevingsfactoren als aparte component zijn opgenomen in het ICF-schema, is de rol van de omgeving in het schema nog relatief ondergeschikt aan de andere componenten. Ook worden er in de omgevingsfactoren belangrijke factoren gemist zoals factoren gerelateerd aan de werkomgeving.
- Tot op heden ligt de nadruk in de ICF te veel op het professionele perspectief. Het begrippenkader wordt vooral gebruikt door professionals om het functioneren en de beïnvloedende contextuele factoren te beschrijven. De typeringen 'uitvoering' en 'vermogen' zoals toegekend door professionals, benadrukken dit professionele perspectief. Er zijn echter voorbeelden waarbij ook het perspectief van de cliënten nadrukkelijk wordt meegenomen bij de inventarisatie van problemen met gebruik van de ICF (Steiner et al. 2002). De aanbeveling is het perspectief van de mensen zelf (het 'insidersperspectief') en van de betekenis of relevantie die participatie voor de individuele cliënt heeft altijd mee te nemen (Heinemann et al. 2010).

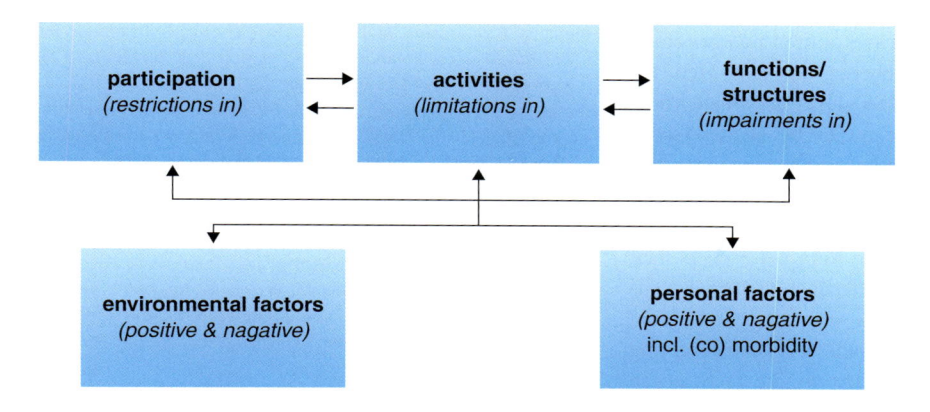

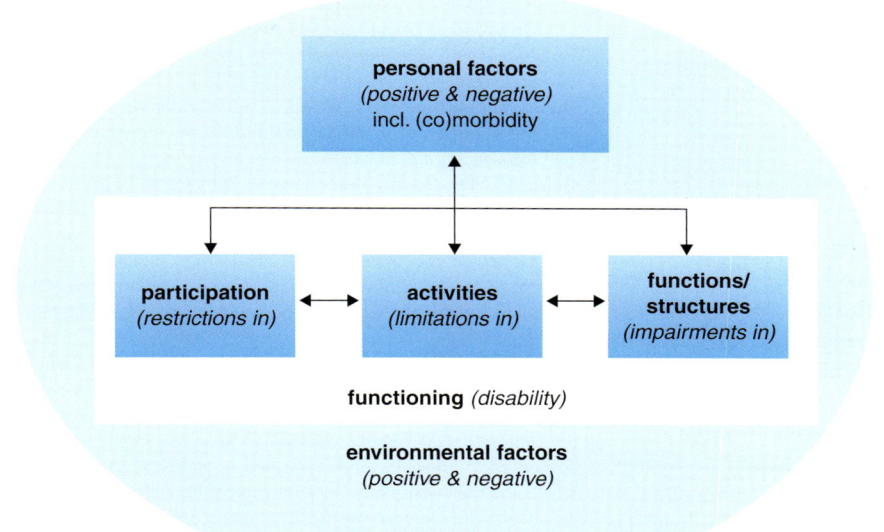

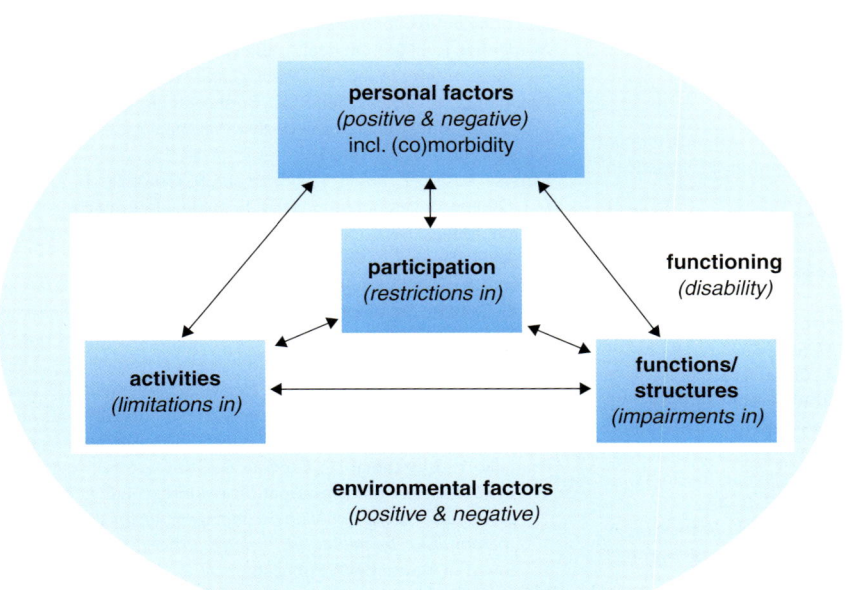

6.7 · Discussie

a

- participation (restrictions in)
- activities (limitations in)
- functions/structures (impairments in)
- environmental factors (positive & nagative)
- personal factors (positive & nagative) incl. (co) morbidity

b

- personal factors (positive & negative) incl. (co)morbidity
- participation (restrictions in)
- activities (limitations in)
- functions/structures (impairments in)
- **functioning** (disability)
- environmental factors (positive & negative)

c

- personal factors (positive & negative) incl. (co)morbidity
- participation (restrictions in)
- activities (limitations in)
- functions/structures (impairments in)
- functioning (disability)
- environmental factors (positive & negative)

Figuur 6.4 Alternatieven voor het ICF-schema. Bron: Heerkens et al. (2016)

Heerkens et al. (2015) hebben deze kritiekpunten meegenomen in hun overwegingen om het ICF-schema aan te passen. De eerste twee kritiekpunten hebben ertoe geleid dat in de voorgestelde alternatieve ICF-schema's de medische of ziektegerelateerde factoren geen aparte component meer zijn, maar zijn opgenomen in de persoonlijke factoren. Om het belang van participatie te benadrukken heeft dit in de alternatieve schema's ook een prominentere plek gekregen: In fig. 6.4 a en b staat participatie links bovenaan als eerste onderdeel; in fig. 6.4 c is het centraal gepositioneerd.

Om de persoonlijke factoren en de omgevingsfactoren nog meer aandacht te geven worden de persoonlijke factoren in de voorgestelde alternatieve schema's geplaatst boven participatie, activiteiten en functies/structuren (zie fig. 6.4 b en c). De omgevingsfactoren worden weergegeven met cirkels om de persoonlijke factoren en de componenten van het functioneren (participatie, activiteiten en functies/structuren) heen.

6.8 Samenvatting

De ICF is een internationaal veelgebruikte classificatie voor het beschrijven van gezondheidscomponenten. De ICF biedt een begrippenkader voor communicatie tussen beroepsgroepen en werkvelden, en voor internationale vergelijking van gegevens. De ICF kent vele toepassingen. Het is echter belangrijk dat professionals zich bewust zijn van de redenen om een classificatie te gebruiken en de manier waarop deze gebruikt wordt.

Er zijn overeenkomsten en verschillen tussen de begrippen in de ICF, de begrippen uit de ergotherapiemodellen en de begrippen uit het nieuwe concept 'positieve gezondheid'. De vele kritiekpunten, de maatschappelijke ontwikkelingen en het nieuwe concept van positieve gezondheid hebben inmiddels ook geleid tot voorstellen om de ICF aan te passen.

Literatuur

American Psychiatric Association. (2000). *Diagnostic and statistical manual of mental disorders* (4th ed., text revision). Washington, DC: American Psychiatric Press.
American Psychiatric Association. (2013). *DSM-5 Whitepaper*. Nederlandse vertaling: Boom uitgevers Amsterdam. ▶ https://www.boompsychologie.nl/documenten/uitgeverij_boom/whitepapers/dsm_whitepaper_belangrijkste_wijzigingen_web_def.pdf.
Brown, M. (2010). Participation: The insider's perspective. *Archives of Physical Medicine and Rehabilitation, 91,* S34–S37.
Cerniauskaite, M., Quintas, R., Boldt, C., Raggi, A., Cieza, A., Bickenbach, J., et al. (2011). Systematic literature review on ICF from 2001 to 2009: Its use, implementation and operationalisation. *Disability and Rehabilitation, 33,* 281–309.
Cup, E., & Ven-Stevens, L. van de. (2011a). De ICF en zijn 'core-business'. *Wetenschappelijk Tijdschrift voor Ergotherapie, 4*(4), 44–48.
Cup, E., Kinébanian, A., Satink, T., Pieterse, A., Hendricks, H., Oostendorp, R., et al. (2011b). Living with myotonic dystrophy: What can be learned from couples? A qualitative study. *BMC Neurology, 11,* 86.
Hammell, K. W. (2006). Normality and the classification of difference. In K. W. Hammell (Ed.), *Perspectives on disability and rehabilitation, contesting assumptions; challenging practice* (pag. 15–32). Edinburgh: Churchill Livingstone.

Heerkens, Y., Brandsma, W., Bernards, N., Hendriks, E., Lakerveld-Heryl, K., Ravensberg, D. van, Warms, R., et al. (1993). Zin en onzin van het gebruik van de ICIDH. *Fysiopraxis, 18,* 18–21.
Heerkens, Y., Weerd, M. de, Huber, M., Brouwer, C. de, Napel, H. ten, Gool, C. van, et al. (2015). The ICF scheme needs revision. Abstract C529. Poster Booklet, WHO-FIC Network Annual Meeting 17–23 October 2015.
Heerkens, Y. F., Weerd. M. de, Huber, M., Brouwer, C. P. M. de, Veen, S. van der, Perenboom, R. J. M., et al. (accepted 2016). *Reconsideration of the scheme of the international classification of functioning, disability and health*. Incentives from the Netherlands for a global debate.
Heinemann, A., Tulsky, D., Dijkers, M., Brown, M., Magasi, S., Gordon, W., et al. (2010). Issues in participation measurement in research and clinical applications. *Archives of Physical Medicine and Rehabilitation, 91,* S72–S76.
Hemmingsson, H., & Jonsson, H. (2005). An occupational perspective on the concept of participation in the international classification of functioning, disability and health: Some critical remarks. *American Journal of Occupational Therapy, 59,* 569–576.
Hooks, B. (1990). *Yearning: Race, gender and cultural politics*. Boston: South End Press.
Huber, M., Knottnerus, J. A., Green, L., Horst, H. van der, Jadad, A. R., Kromhout, D., et al. (2011). How should we define health? *British Medical Journal, 343*:d4163.
Huber, M., Vliet, M. van, Giezenberg, M., Winkens, B., Heerkens, Y., Dagnelie, P. C. et al. (2016). Towards a 'patient-centered' operationalisation of the new dynamic concept of health: A mixed methods study. *British Medical Journal Open, 6*(1), e010091.
Jelsma, J. (2009). Use of the international classification of functioning, disability and health: A literature survey. *Journal of Rehabilitation Medicine, 41*(1), 1–12.
Jambroes, M., Nederland, T., Kaljouw, M., Vliet, K. van, Essink-Bot, M-L., Ruwaard, D. (2016). Implications of health as 'the ability to adapt and self-manage' for public health policy: A qualitative study. *European Journal of Public Health, 26*(3),412-416.
Jorgensen, U., Melchiorsen, H., Gottlieb, A., Hallas, V., & Nielsen, C. (2010). Using the international classification of functioning, disability and health (ICF) to describe the functioning of traumatised refugees. *Torture, 20,* 57–75.
Maribo, T., Peteresen, K. S., Handberg, C., Melchiorsen, H., Momsen, A. M., Nielsen, C. V., et al. (2016). Systematic lietarture review on ICF from 2001 to 2013 in the nordic countries focusing on clinical and rehabilitation context. *Journal of Clinical Medicine Research, 8*(1), 1–9.
Nordenfelt, L. (2006). On health, ability and activity: Comments on some basic notions in the ICF. *Disability and Rehabilitation, 28,* 1461–1465.
Paalman, L., Moelder, J., Seifert, C., Bodenstaff, A., & Kuijer-Siebelink, W. (2010). Het koppelen van de taksatieschaal Arbeid aan de ICF-CY. *Ergotherapie, 38,* 18–21.
Pieterse, A., Cup, E., Knuijt, S., Akkermans, R., Hendricks, H., & van Engelen, B. (2008a). Development of a tool to guide referral of patients with neuromuscular disorders to allied health services. Part two. *Disability and Rehabilitation, 30,* 863–870.
Pieterse, A., Cup, E., Knuijt, S., Hendricks, H., van Engelen, B., & van der Wilt, G. (2008b). Development of a tool to guide referral of patients with neuromuscular disorders to allied health services, Part one. *Disability and Rehabilitation, 30,* 855–862.
Pieterse, A., Cup, E., Akkermans, R., Hendricks, H., Engelen, B. van & Wilt, G. van der. (2009). Optimizing referral of patients with neuromuscular disorders to allied health care. *European Journal of Neurology, 16,* 562–568.
Polatajko, H. J., Backman, C., Baptiste, S., Davis, J., Eftekhar, P., Harvey, A., et al. (2007a). Human occupation in context. In E. A. Townsend & H. J. Polatajko. (Eds.), *Enabling occupation II: Advancing an occupational therapy vision for health, well-being & justice through occupation* (pag. 37–61). Ottawa: CAOT Publications ACE.
Polatajko, H. J., Davis, J., Stewart, D., Cantin, N., Amoroso, B., & Purdie, L. (2007b). Specifying the domain of concern: Occupation as core. In E. A. Townsend & H. J. Polatajko (Eds.), *Enabling occupation II: Advancing an occupational therapy vision for health, well-being & justice through occupation* (2nd ed. pag. 13–36). Ottawa: CAOT Publications ACE.

Literatuur

Rauch, A., Cieza, A., & Stucki, G. (2008). How to apply the International classification of functioning, disability and health (ICF) for rehabilitation management in clinical practice. *European Journal of Physical and Rehabilitation Medicine, 44*, 329–342.

RIVM. (2007). *De Nederlandse vertaling van de international classification of functioning, disability and health* (2nd ed.). Bilthoven: Rijksinstituut voor Volksgezondheid en Milieu. ▶ http://www.rivm.nl/who-fic/in/BrochureICF.pdf, geraadpleegd december 2011.

RIVM. (2008). *De Nederlandse vertaling van de international classification of functioning, disability and health, children & youth version* (2nd ed.). Bilthoven: Rijksinstituut voor Volksgezondheid en Milieu.

RIVM. (2016). *Family of international classifications*. Bilthoven: Rijksinstituut voor Volksgezondheid en Milieu. ▶ http://www.rivm.nl/who-fic/ICD.htm geraadpleegd *mei 2016*.

Rudolf, K-D., Kus, S., Coenen, M., Dereskewitz, C., Ven-Stevens, L. A. W. van de & Cieza, A. (2010). Report on the international ICF consensus conference on the ICF core sets for hand conditions. *Hand Therapy, 15*, 73–76.

Shakespeare, T. (2006). *Disability rights and wrongs*. London: Routledge.

Steiner, W. A., Ryser, L., Huber, E., Uebelhart, D., Aeschlimann, A., & Stucki, G. (2002). Use of the ICF model as a clinical problem-solving tool in physical therapy and rehabilitation medicine. *Physical Therapy, 82*(11), 1098–1107.

Steultjens, E. M. J., Cup, E. H. C., Zajec, J., Hees, S. van. (2013). *Ergotherapie richtlijn CVA*. Nijmegen/Utrecht. Hogeschool van Arnhem en Nijmegen/Ergotherapie Nederland.

Visser, J. (2014). Interview Machteld Huber: 'Het vermogen om zelf de regie te voeren'. *Medisch Contact, 6*, 246–248.

WHO. (2001a). *International classification of functioning, disability and health (ICF)*. Geneva: World Health Organization. ▶ http://www.who.int/classifications/icf/en/, geraadpleegd december 2011.

WHO. (2001b). *International classification of diseases (ICD)*. Geneva: World Health Organization. ▶ http://www.who.int/classifications/icd/en/, geraadpleegd december 2011.

WHO. (2008). *International classification of functioning, disability and health, children & youth version (ICF-CY)*. Geneva: World Health Organization.

WHO. (2011). *World report on disability*. Geneva: World Health Organization.

Deel II
De cliënt, het handelen, de context en de ergotherapeut

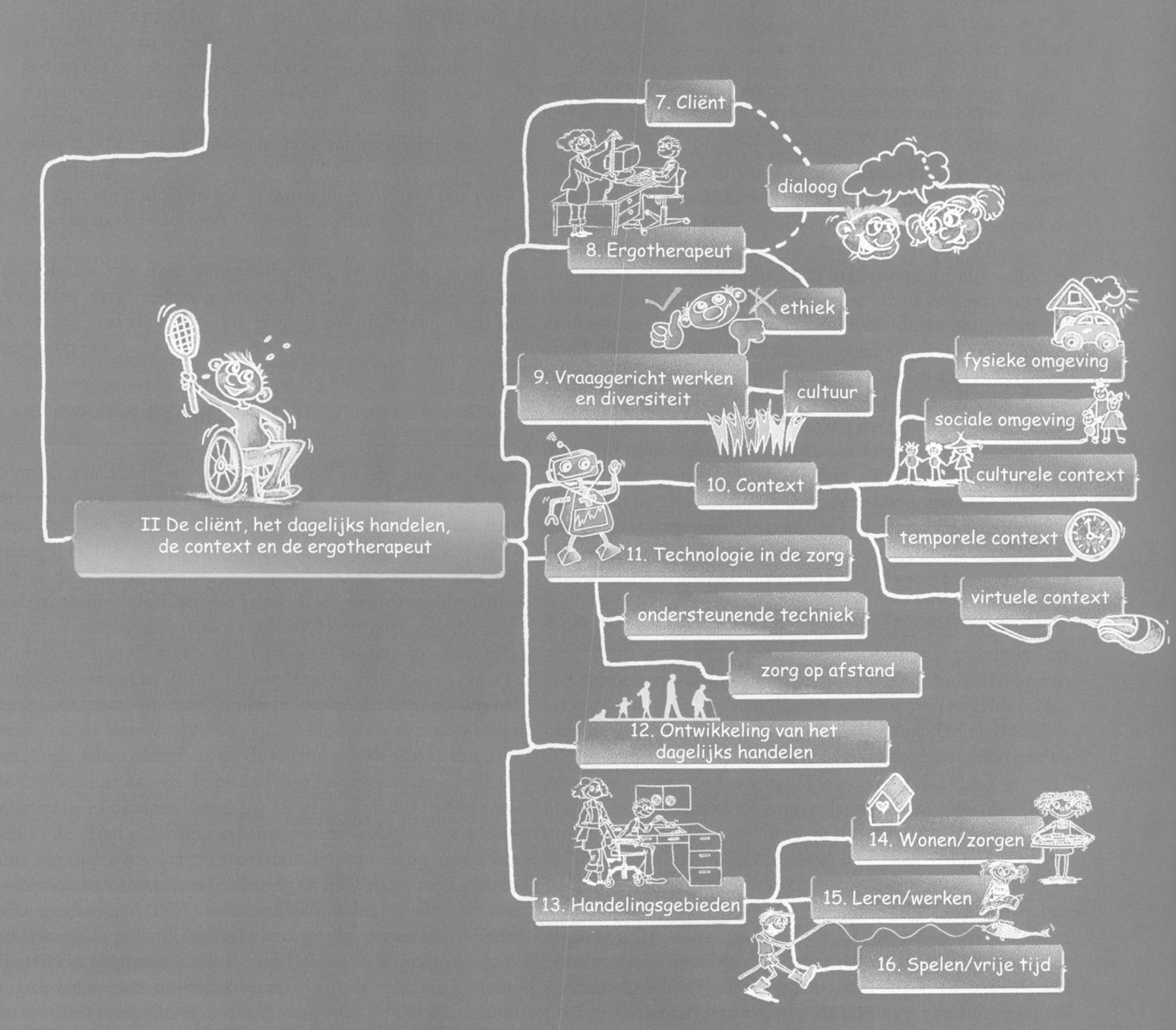

II De cliënt, het dagelijks handelen, de context en de ergotherapeut

7. Cliënt
8. Ergotherapeut
   - dialoog
   - ethiek
9. Vraaggericht werken en diversiteit
   - cultuur
10. Context
    - fysieke omgeving
    - sociale omgeving
    - culturele context
    - temporele context
    - virtuele context
11. Technologie in de zorg
    - ondersteunende techniek
    - zorg op afstand
12. Ontwikkeling van het dagelijks handelen
13. Handelingsgebieden
14. Wonen/zorgen
15. Leren/werken
16. Spelen/vrije tijd

Verhaal uit de praktijk 2
Daniëlles droom

Ellen Slootman

Ellen Slootman is ergotherapeut voor kinderen en hun ouders. Zij vertelt het verhaal van Daniëlle, een meisje van 14 jaar dat vier tot vijf keer per jaar hevige spierkrampen had waardoor zij niet meer kon lopen, fietsen, sporten of naar school gaan. De krampen hielden een aantal weken aan, waardoor zij lessen op school verzuimde. De pijn was erg heftig en ze was angstig dat het weer zou gebeuren en heel depressief.

'In het revalidatiecentrum waar ik werk, wordt een programma aangeboden aan jongeren met onbegrepen chronische pijn en vermoeidheid in de leeftijd van 12 tot 18 jaar. Omdat alle medische oorzaken al waren uitgesloten werd Daniëlle kortdurend bij ons opgenomen. Mijn collega die in de kliniek werkt, zag Daniëlle tijdens de observatieperiode. Daniëlle was in die periode erg depressief. Ze wilde wel graag veranderen, weer vrolijk zijn en erbij horen, maar ze wist niet hoe. Ze had heel veel moeite om tot handelen te komen. Ze wist wel wat ze wilde, maar ze had geen idee hoe en waar ze moest beginnen. Danielle gaf aan dat dit op school (ze volgt een vmbo-opleiding) ook vaak gebeurde: anderen waren altijd al heel ver terwijl zij nog moest beginnen aan een opdracht. Ze vond het dan heel moeilijk om zelf een oplossing te bedenken.

Liep ze ergens tegenaan wat ze niet kon oplossen, dan ging ze staan wachten of ze vroeg het aan iemand anders. Ze kon niet kijken naar wat er misging en vroeg zich niet af: 'Hoe kan ik dit verbeteren?'

Mijn collega vraagt of ik het eens wil proberen via Cognitive Orientation to daily Occupational Performance (CO-OP), een methode waar ik dagelijks mee werk met kinderen met developmental coordination disorder (DCD). Deze kinderen hebben lichte motorische problemen met bijvoorbeeld schrijven, brood smeren, zichzelf aankleden in de goede volgorde. CO-OP helpt deze kinderen om stap voor stap zelf tot een oplossing te komen. En het geeft hun heel vaak een succeservaring: yes, ik kan het!

Ik vind het wel een uitdaging om ook Daniëlle op deze manier te benaderen, samen met haar naar haar mogelijkheden te kijken en juist niet naar alles te kijken wat niet lukt. Maar … waar ga ik beginnen, hoe pak ik het aan?

Ik vraag Daniëlle: 'Als er een wonder zou gebeuren, wat zou er dan veranderen?'

Ze denkt na en antwoordt: 'Ik wil niet meer zo onzeker zijn, ik wil niet meer zo angstig zijn voor alles, ik zou willen dat ik niet meer dood wil. Ook zou ik willen weten wat mij smal maakt want ik ben te dik.'

'Hoe zou je er dan uit willen zien?' vraag ik.

'Als Beyoncé,' zegt ze.

'Ja,' zeg ik, 'dat zou ik ook wel willen …'

Ineens heb ik een idee: zullen we een videoclip maken, net zoals Beyoncé? Dat lijkt haar wel wat. We maken een plan: wat is er allemaal nodig voor een videoclip? Ze komt meteen met allerlei ideeën: muziek, een scenario, make-up, krullen, hoge hakken, een mooie jurk, een camera …

Maar waar moet de clip over gaan? Ik help haar een beetje: 'Zou het over jouw droom kunnen gaan, hoe je zou willen dat het later was, waar droom jij eigenlijk van?'

Daniëlle komt meteen met een antwoord: van een villa met zwembad.

'Oké,' zeg ik, 'zoek maar een afbeelding van een mooie villa uit op internet en print hem groot uit, die hangen we op.'

Ook droomt ze van later zelf autorijden, in een Mini Cooper. Die heb ik nog thuis als Dinky Toy, dus die neem ik mee. Een echte hond zou ze ook graag willen. Ze heeft een grote knuffelhond op haar kamer in het revalidatiecentrum. Ze komt met steeds meer ideeën.

Het is inmiddels een aantal weken verder. Ik weet niet wat ik zie, een ander meisje. Daniëlle is op dieet en het doet haar goed. Ze wordt steeds enthousiaster. Ze vraagt de krultang van haar zusje, we doen een sessie krullen maken. Weliswaar zakken de krullen er meteen weer uit maar ze wáren mooi! We doen ook een sessie met make-up. Bij de fysiotherapeut gaat ze oefenen om op hoge hakken te lopen, ineens gaat het lopen stukken beter en heeft ze geen kramp meer!

De dag van de opname breekt aan. Ze heeft inmiddels ook muziek uitgezocht. Ik dacht dat het een nummer van Beyoncé zou zijn, maar wat bleek? Ze heeft een nummer van Nick en Simon uitgekozen. Ik had tot die tijd nog nooit van Nick en Simon gehoord. Maar het is een heel mooi lied, alsof het voor haar geschreven is.

Nick en Simon – Kijk omhoog

Na een lange val
Klim jij weer uit het dal
Kijk naar de tijd die komen zal
Hoe vul jij die in
Je weet het evenmin
Je krijgt niet alles naar je zin
En je hoofd vol zorgen
Houdt je licham in zijn macht
Er komt altijd een morgen
Ook na de langste nacht
Deze weg wijst zichzelf
Hij leidt je naar de toekomst
Deze wolk drijft snel voorbij
Er wordt een keerpunt aangeduid
Je kunt nu weer vooruit
Je voelt de zon op je gezicht
Het wordt de hoogste tijd

Dat jij jezelf bevrijdt
Zie het in een ander licht
Kijk omhoog naar de zon
Zoek niet naar een antwoord
Laat het los houd je vast aan mij
Deze weg wijst zichzelf
Hij leidt je naar de toekomst
Deze wolk drijft snel voorbij

Het werd een mooie clip. We hebben hem buiten in de tuin opgenomen. De villa hing er, de auto stond erbij, de hond lag in zijn hok en ze liep op haar hoge hakken wiebelend op de muziek door het gras. Daniëlle was er heel trots op. Ze heeft de clip aan iedereen laten zien. Ze heeft er weer wat zelfvertrouwen door gekregen.

Nu is Daniëlle ontslagen uit de kliniek en woont ze weer thuis. Ze is weg van haar oude school en opnieuw gestart op een school voor speciaal voortgezet onderwijs. Ze zit daar op haar plek. Toen we afscheid namen kreeg ik een foto van haar. Die heb ik op de dvd geplakt waar de clip op staat. 'Dank je wel voor alles,' zei ze. Dat vond ik heel wat voor een 14-jarige.

Betekenisvol handelen, dat is waar dit verhaal over gaat.'

Cliënt

Mieke le Granse en Chris Kuiper

7.1 Inleiding – 150

7.2 Wie is de cliënt? – 150
7.2.1 Een individu als cliënt – 151
7.2.2 Een organisatie als cliënt – 152
7.2.3 Een populatie als cliënt – 152

7.3 Context – 153
7.3.1 Rechten van de mens – 154
7.3.2 Overheidsbeleid – 154
7.3.3 Implicaties – 154

7.4 Dialooggestuurde zorg – 155
7.4.1 Cliëntgecentreerde zorg – 156
7.4.2 Klantgerichte zorg – 156
7.4.3 Cliëntvriendelijk/presentie – 157
7.4.4 Gezamenlijke besluitvorming – 157

7.5 Concepten binnen dialooggestuurde zorg – 158
7.5.1 Autonomie – 159
7.5.2 Zelfmanagement – 159
7.5.3 Empowerment – 159
7.5.4 Participatie – 160
7.5.5 Samenwerken en eigen regie – 160
7.5.6 Onderhandelen – 161
7.5.7 Respect en waardigheid – 161
7.5.8 Enabling (mogelijk maken) – 161
7.5.9 Diversiteit – 161

7.6 Discussie – 161

7.7 Samenvatting – 162

Literatuur – 162

© Bohn Stafleu van Loghum, onderdeel van Springer Media B.V. 2017
M. le Granse, M. van Hartingsveldt, A. Kinébanian (Red.), *Grondslagen van de ergotherapie*,
DOI 10.1007/978-90-368-1704-2_7

- **Cliënt**

» Spreek de mensen over de kracht die reeds in hen woont
(Vivekananda 1863–1902)

> **Kernbegrippen**
> - Cliëntgecentreerde Zorg.
> - Klantgerichtheid.
> - Klantvriendelijkheid/presentie.
> - Autonomie.
> - Participatie.
> - Samenwerken.
> - Zelfmanagement.
> - Zorg in dialoog.
> - Mogelijk maken (*enabling*).
> - Empowerment.
> - Diversiteit.
> - Eigen regie.
> - Gezamenlijke besluitvorming.

Ans

Ans, een alleenstaande dame van 89, woont in een aangepaste woning samen met haar papegaai kapitein Haddock, haar woning is onderdeel van een woonflat voor ouderen en gekoppeld aan een zorgcentrum. Samen met de ergotherapeut is haar woning zo ingericht dat de kans op vallen minimaal is en dat dat wat ze het meest nodig heeft binnen handbereik is. Bovendien heeft Ans geleerd met minimale energie het maximale uit haar dag te halen ondanks haar reuma. Deze woonsituatie biedt haar de mogelijkheid haar eigen leven te leiden, zelf te beslissen hoe laat ze wil opstaan en hoe laat ze naar bed gaat, wat ze gaat doen en waar, hoe laat ze wil eten en of ze zelf voor de maaltijd zorgt of die nuttigt in het restaurant van de woonflat in gezelschap van anderen, en of ze aan allerlei activiteiten deelneemt.

Als ze hulp nodig heeft kan Ans hulp inroepen, een sensor geeft direct informatie aan de centrale van de woonflat inden er in de nacht iets gebeurt.

7.1 Inleiding

In dit hoofdstuk wordt de cliënt beschreven als een van de kernelementen van de ergotherapie. Er wordt aandacht besteed aan een benadering die uitgaat van dialooggestuurde zorg: cliëntgecentreerd, klantgericht en cliëntvriendelijk.

In dit hoofdstuk, waarin de cliënt centraal staat, wordt allereerst ingegaan op de vraag 'wie is de cliënt?'. Conform het beroepsprofiel wordt de cliënt getypeerd op drie niveaus: als individu, organisatie of populatie. Daarna wordt ingegaan op de context, de veranderende rol van zowel de cliënt als de ergotherapeut binnen een cliëntgericht zorgsysteem, gevolgd door de drie types van dialooggestuurde zorg: cliëntgecentreerde zorg, klantgerichte zorg en cliëntvriendelijke zorg.

Concepten als autonomie, participatie, gezamenlijke besluitvorming, empowerment en enablement die van belang zijn in de dialoog tussen cliënt en ergotherapeut worden beschreven en vormen tevens een overgang naar ▶H. 8, 'Ergotherapeut', dat beschrijft hoe de ergotherapeut samen met de cliënt zich richt op het mogelijk maken van het dagelijks handelen (*enabling occupation*).

7.2 Wie is de cliënt?

De cliënt is een persoon (kind, volwassene of oudere), een organisatie of een populatie met een (dreigend) vraagstuk op het gebied van het dagelijks handelen en/of participatie (*occupational issue/occupational need*) en daarom gebruik wil maken van ergotherapie (Hartingsveldt et al. 2010).

Een cliënt kan dus zowel een individu zijn, een groep of een populatie. Niet iedereen gebruikt in elke setting het woord cliënt; bijvoorbeeld in een school voor jongeren met een handicap wordt gesproken van een leerling of student, in een ziekenhuis van patiënt, in een arbeidsrehabilitatiecentrum van medewerker, in een verpleeg/verzorgingshuis van bewoner. De meeste ergotherapeuten werken samen met individuele cliënten, maar de trend is dat meer en meer ergotherapeuten aan de slag gaan met organisaties en populaties – zie onder andere ▶H. 22, het Person-Environment-Occupation-Performance Model (Christiansen et al. 2015).

De cliënt heeft een actieve rol in deze samenwerking – in vakjargon: de cliënt is de actieve deelnemer aan het interventieproces. Hij bepaalt welke handelingen en activiteiten belangrijk voor hem zijn en bepaalt de mate waarin hij wil meedoen in de maatschappij, uiteraard binnen de grenzen en mogelijkheden die daarvoor zijn. Ravelli en collega's (2009) benadrukken het belang van de ervaring van de cliënt in een succesvolle samenwerking; deze ervaringen zijn waardevol, hebben betekenis en zijn uniek in de levensgeschiedenis van de cliënt en dragen bij aan zijn identiteitsvorming. Vanuit dit gegeven is het de cliënt die zijn voorkeur geeft aan welke oplossing de beste is. Steeds vaker worden Patient Reported Outcome Measures (PROM's) gebruikt. Dit zijn gevalideerde, eenvoudige vragenlijsten voor cliënten. PROM's richten zich op de 'zorginhoudelijke kwaliteit'; ze stellen de cliëntperceptie van de gerealiseerde zorguitkomst centraal. Als de cliënt zelf niet voldoende in staat is, zijn wensen kenbaar te maken, zal de ergotherapeut in de directe omgeving van de cliënt (bij personen die voldoende kennis en inzicht hebben aangaande de wensen en behoeftes van de cliënt), verdere informatie verzamelen.

De cliënt brengt in de samenwerking met de therapeut kennis, ervaringen, hoop en dromen mee. De cliënt is ervaringsdeskundige en verwacht dan ook dat zijn ervaringen (h)erkend worden door de ergotherapeut en hier met respect mee omgegaan wordt. De cliënt wil gezien worden als een volwaardig mens en dus meedoen als volwaardig en gelijkwaardig partner in het samenwerkingsproces.

7.2.1 Een individu als cliënt

Om in het proces van gezamenlijke besluitvorming een stem te geven aan de cliënt is het nodig om stil te staan bij de vraag over welke kennis cliënten beschikken en hoe je toegang kunt krijgen tot deze kennis. In de literatuur worden verschillende bronnen van kennis van de cliënt beschreven. Naast propositionele kennis (bewijs) wordt cliëntenloopbaankennis en persoonlijke kennis onderscheiden (Kuiper et al. 2016). Deze verschillende soorten kennis dragen bij aan de beslissingen over of en zo ja welke en hoe een ergotherapeutische interventie wordt toegepast.

Hieronder worden de verschillende soorten kennis van de cliënt op individueel niveau beschreven. Uiteraard bestaan deze soorten van kennis ook voor een groep of een populatie.

Propositionele kennis wordt omschreven als kennis gebaseerd op resultaten van wetenschappelijk onderzoek. Deze kennis is per definitie getoetst en gepubliceerd. Uiteraard heeft elke cliënt daar toegang toe. Cliënten zijn door de toegang tot internet en cliëntenverenigingen steeds beter geïnformeerd over diagnoses, prognoses, bijkomende problemen en de nieuwste inzichten en eventuele oplossingsmogelijkheden (Kool en Bramsen 2016).

Hierbij kan gedacht worden aan keuzehulpen en (cliëntenversies van) richtlijnen. Keuzehulpen zijn ontwikkeld om mensen te helpen bij het maken van een keuze over de voor hen best mogelijke evidence-based interventie, zorg of advies in samenspraak met hun therapeut (Weijden et al. 2012; Stacey et al. 2011). De cliënt kan de keuzehulp thuis individueel en zonder therapeut, professional bekijken als voorbereiding op een gesprek met de therapeut of achteraf om een beslissing nog eens goed te overwegen en de consequenties ervan tot zich door te laten dringen (Groen et al. 2016). Dit geldt ook voor direct betrokkenen van de cliënt. Denk aan: ▶www.keuzehulp.info; ▶www.gedeeldebesluitvorming.nl; ▶www.alleszelf.nl; ▶www.epilepsiezorg.nl; ▶www.keuzehulpen.nl.

Richtlijnen zijn te vinden bij het ▶www.zorginstituutnederland.nl, een instelling die belast is met het bewaken van de kwaliteit van zorg in de Nederlandse gezondheidszorg. Om richtlijnen in het register opgenomen te krijgen is het van groot belang, dat deze voldoen aan een aantal strenge criteria. Alle belanghebbenden (inclusief de zorgverzekeraars) zijn betrokken bij de ontwikkeling en er is een cliëntenversie beschikbaar (Steultjens et al. 2016).

De kennis van de cliëntenloopbaan is een ervaringskennis (Kool en Bramsen 2016). De invloed van ziekte op het gehele leven, en wat die persoon allemaal doet en laat om met (de gevolgen van) die ziekte, of de handelingsvraag te leren leven, leidt er toe dat iemand tijdens zijn carrière als cliënt (patiëntenloopbaan) een ervaringsdeskundigheid kan verwerven in het leven met de ziekte, in het omgaan met het medisch regiem en met zorgarrangementen (Pool 2001).

Persoonlijke kennis is de eigen levenservaring en de persoonlijke overtuigingen, waarden en normen die elke cliënt meeneemt in een contact met de ergotherapeut.

> **Meneer De Geel**
> Meneer De Geel is een man van 74 jaar, van beroep boer, maar sinds zijn 65e jaar met pensioen. Hij werd met ernstige hartproblemen naar het ziekenhuis gebracht en geopereerd (dubbele bypass). Na vijf dagen werd hij verwezen naar de ergotherapie om hem te ondersteunen richting ontslag. De ergotherapeut bezoekt meneer De Geel op zijn kamer, hij ligt in bed. Ze knoopt een gesprek met hem aan en vraagt naar zijn thuissituatie, zijn wensen, naar wat voor hem betekenis in het leven heeft en inventariseert zijn zorgen over zijn terugkeer naar huis. Als de ergotherapeut hem de dag erna weer opzoekt en hem vraagt uit zijn bed te komen, ziet zij dat hij dit ondanks de pijn aan zijn borstbeen goed kan. Wat haar bezorgd maakt is zijn uitspraak dat hij het idee heeft dat voor hem alles over is en dat hij niets meer kan. Het enige doel dat hij kan aangeven is dat hij niemand en in het bijzonder zijn vrouw en kinderen (cliëntsysteem), tot last wil zijn (*occupational issue/need*).

De cliënt als individu wordt volgens het Beroepsprofiel Ergotherapeut (Hartingsveldt et al. 2010) gezien als een persoon inclusief zijn systeem, waarbij het systeem van de cliënt kan bestaan uit bijvoorbeeld zijn familie, mantelzorgers, leerkrachten, werkgevers en belangrijke anderen in de omgeving van die persoon. De cliënt kan een pasgeborene, een kind, een jeugdige, een jongvolwassene, een volwassene of een oudere zijn, allen met hun eigen handelingsvraagstuk(ken).

> **Bas**
> Bas, 20 jaar, krijgt last van stemmen die het hem onmogelijk maken zijn vader op te volgen op hun boerderij. Zijn liefde voor het verzorgen van dieren en zijn wens om met dieren te werken wordt vervuld, door Bas te begeleiden bij de dagelijkse verzorging van de dieren op een nabij gelegen kinderboerderij. Bas geniet hier van, zijn leven heeft weer betekenis gekregen en hij heeft het gevoel weer mee te tellen in de maatschappij.

> **Samira**
> Samira, 44 jaar, woont sinds haar 18e in een woonvorm voor mensen met autisme. Haar Turkse familie ziet ze maar weinig, alleen haar moeder bezoekt haar regelmatig. Samira droomt ervan haar eigen kleren te kunnen ontwerpen, ze handwerkt graag en is vaardig met naald en draad. De ergotherapeut ondersteunt haar wensen en brengt haar in contact met een instituut waar in kleine groepjes, in een veilige omgeving, naailes gegeven wordt. Samira is beretrots op haar eerste zelf ontworpen en genaaide jurk en showt deze meteen aan haar moeder, die zo verrast is door wat haar dochter gemaakt heeft en met hoeveel plezier!

Het systeem waarvan de cliënt deel uitmaakt, speelt een belangrijke rol. Het systeem kan bijvoorbeeld de ouders zijn van een kind met problemen op school, de vrouw van een man met Alzheimer, de volwassen zoon of dochter voor hun moeder met een ernstige depressie, de verzorgende in een verpleeghuis die een cliënt met complexe neurologische problematiek ondersteunt bij het uiten van zijn wensen, de buurvrouw als mantelzorger enzovoort. In deze tijd vraagt diversiteit in de zorg – met cliënten en collega's met verschillende achtergronden, leeftijden en levensstijlen – om een professionele houding en gedrag ten aanzien van diversiteit, zoals extra aandacht voor de communicatie met de cliënt en zijn systeem (Kuckert en Stomph 2011).

7.2.2 Een organisatie als cliënt

Woongenot
Woongenot is een woningbouwcorporatie in het zuiden van het land. Op het hoofdkantoor werken 17 administratief medewerkers die verantwoordelijk zijn voor zowel de klantencontacten in het frontoffice (telefonisch opnemen van storingen, vragen over huur en huursubsidie) als het bijhouden van de omvangrijke registratie in dossiers in het backoffice. Het arbeidsverzuim op deze afdeling is naar de mening van de leidinggevende te hoog. De werkdruk ten gevolge van dit verzuim is voor de aanwezige medewerkers (te) hoog en de productiviteit is relatief laag (*occupational issue/need*). Op advies van de bedrijfsarts wordt een ergotherapeut geconsulteerd voor advies.

Een organisatie wordt wel omschreven als een door de deelnemers bewust gezocht samenwerkingsverband tussen natuurlijke of rechtspersonen om specifieke doeleinden te bereiken. Men kan hierbij denken aan een bedrijf, een vereniging, een bond, club, genootschap, instantie, instelling enzovoort. De organisatie als cliënt heeft een (dreigend) vraagstuk op het gebied van het dagelijks handelen en/of participatie en wil daarom gebruik maken van ergotherapie. Denk aan een werkgever die verantwoordelijk is voor passende werkomstandigheden voor een werknemer met een handicap, of een gemeente die verantwoordelijk is voor het (wettelijk) indiceren en beschikbaar stellen van woon- en vervoersvoorzieningen en rolstoelen en de benodigde kennis hiervoor niet 'in huis' heeft.

Zeker bij een organisatie zijn er verschillende personen betrokken bij de samenwerking. Het kan zijn dat de opdrachtgever (in het voorbeeld de leidinggevende) andere belangen heeft dan de andere betrokkenen (in het voorbeeld de 17 administratief medewerkers). Het werken met een organisatie kenmerkt zich doorgaans door een inhoudelijke kant (het zoeken naar een oplossing van de handelingsvraag), een procesmatige kant (fasering) en een relationele kant (hoe kan ik de samenwerking met de betrokkenen het beste aanpakken, zodat de 'oplossing' acceptabel is en kan worden uitgevoerd?) (Heijsman et al. 2007).

7.2.3 Een populatie als cliënt

Gezond Actief Ouder Worden
Vanuit een wijkcentrum in Rotterdam kwam vanuit de bewonersvereniging de vraag naar betekenisvolle cursussen voor ouderen in deze wijk. Na een uitgebreide analyse naar de wijksamenstelling en de vragen van verschillende subgroepen is bijvoorbeeld voor een van deze groepen Gezond Actief Ouder Worden aangeboden.
Gezond Actief Ouder Worden is een interventie gericht op zelfstandig wonende ouderen in transitie, die zelf ervaren dat ze op een veranderpunt in hun leven verkeren. Een transitie is niet gekoppeld aan een bepaalde leeftijd. Ouderen krijgen te maken met transities ten gevolge van het ouder worden, zoals het verlies van partner en/of vrienden, achteruitgang van het geheugen, enzovoort. Transities bij het ouder worden vragen om herbezinnen op of afzien van oude gewoontes, vaardigheden en bezigheden, leren omgaan met verliezen en die een plaats geven. Daarvoor in de plaats leren ouderen nieuwe vaardigheden, leggen nieuwe contacten en hanteren soms andere copingstrategieën dan ze gewend waren. Dat kan leiden tot nieuwe mogelijkheden en winst, ook in de ouderdom (Heijsman et al. 2011).

Onbenuttekwaliteitenbank
Vanuit een GGZ-instelling werd gevraagd om een beter inzicht in de betekenis van vrijwilligerswerk voor mensen met een psychiatrische aandoening en mogelijkheden te creëren voor arbeidsparticipatie. Relatief weinig mensen uit deze populatie blijken vrijwilligerswerk te doen. Belangrijkste belemmering daarbij is het creëren/vinden van passend werk in een meer beschermde omgeving met een professionele begeleiding. Nieuwe regelgeving rond de verplichte indicatie – iemand moet nu 'ziek genoeg' zijn om vrijwilligerswerk te kunnen doen binnen hulpverlenende organisaties – blijkt een belemmering. Er dreigt zo een kwetsbare groep tussen wal en schip te raken.
De ergotherapeut heeft de betreffende GGZ-instelling gestimuleerd kennis uit te wisselen tussen de vrijwilligerswerkafdeling en onbenuttekwaliteitenbanken, en meer samenwerking te zoeken met deze banken
▶ www.onbenuttekwaliteiten.nl.

Gezondheidszorg voor asielzoekers

De medische zorg voor asielzoekers wordt sinds 1 januari 2009 georganiseerd door Menzis COA-Administratie, dat zorgt voor landelijke inkoop en contractering, machtigingsaanvragen, declaratieverwerking, polisadministratie en financieel beheer. Asielzoekers die in de centrale opvang verblijven van het Centraal Orgaan opvang Asielzoekers (COA) kunnen zo, net als iedere Nederlander, naar de huisarts, de verloskundige, de jeugdgezondheidszorg of het ziekenhuis. Het COA is verantwoordelijk voor het beschikbaar stellen van de gezondheidszorg aan asielzoekers. Alle betrokkenen bij de zorg voor asielzoekers besteden extra aandacht aan de taal- en cultuurverschillen, de leefsituatie, asielprocedure en bijzondere zorgbehoefte van de asielzoeker.

De aanspraak op vergoeding van zorg is voor asielzoekers vastgelegd in de Regeling Zorg Asielzoekers (RZA). RZA vergoedt een aantal behandelingen ergotherapie, fysiotherapie en oefentherapie Caesar en Mensendieck. Ook dieetadvies, logopedie en voetzorg wordt beperkt vergoed. Voor alle paramedische zorg is een verwijzing van de huisarts noodzakelijk. Ook in hulpmiddelen uitleen is voorzien. ▶www.rzasielzoekers.nl.

Een populatie is een groep die, of een zeker aantal mensen dat in een bepaald gebied leeft of gelijkaardige kenmerken (zoals beroep of leeftijd) heeft. In een aantal gevallen wordt verwezen naar de gehele (Nederlandse/Vlaamse) bevolking; soms naar subgroepen: langdurig werklozen, kwetsbare ouderen, de groep kinderen met een chronische aandoening in Nederland en of Vlaanderen, maar een populatie kan ook de inwoners van een specifieke wijk betreffen.

De *Volksgezondheid Toekomst Verkenning 2010* maakt gebruik van een model om de populatie te begrijpen en te omschrijven dat onderscheid maakt tussen determinanten van de gezondheidstoestand en vier typen indicatoren van de gezondheidstoestand. ▶www.vtv2010.nl. Een determinant, ook wel risicofactor genoemd, heeft een causale relatie met het ontstaan of het beloop van een aandoening. Preventie van de aandoening (primaire preventie) of van de gevolgen van de aandoening (secundaire of tertiaire preventie) richt zich op deze determinanten. Deze determinanten kunnen intern of extern zijn. Voorbeelden van interne determinanten zijn genetische aanleg en biologische factoren, zoals hypertensie. Bepaalde chronische aandoeningen kunnen op hun beurt risicofactoren zijn voor andere aandoeningen. Externe determinanten zijn bijvoorbeeld de sociaal-economische status (SES), gezinsfactoren zoals opvoedingsstijl, milieufactoren (vervuiling en geluidsoverlast), verkeer en veiligheid, sociale steun, coping, levensloop en (medische) behandelmogelijkheden. Daarnaast kunnen nog niet bekende determinanten ten grondslag liggen aan een aandoening of ziekte.

De vier indicatoren waarmee de gezondheidstoestand van de populatie kan worden beschreven, zijn (1) ziekte of aandoening, (2) functioneren en kwaliteit van leven, (3) mortaliteit, en (4) (on)gezondheid en levensverwachting. De laatste drie indicatoren (2, 3 en 4) zijn gevolgen van ziekten en aandoeningen.

Gevolgen van aandoeningen kunnen gedragsmatig, functioneel, cognitief, sociaal, emotioneel en financieel van aard zijn, zowel voor het kind, zijn/haar ouders en familie en voor de maatschappij en het dagelijks handelen beperken. Om een interventie te kunnen doen op populatieniveau is het van belang inzicht te hebben in de bepaalde populatie en de *occupational needs* van deze populatie.

Inzicht in de inwoners van een gebied kan bijvoorbeeld verkregen worden met de Vraag Aanbod Analyse Monitor (VAAM; ▶www.nivel.nl). Ook de Nationale Atlas Volksgezondheid is een bron van informatie over de populatie op geografisch niveau: De Atlas toont de geografische spreiding van allerlei aspecten omtrent gezondheid, factoren die de gezondheid beïnvloeden, zorg en preventie (▶www.zorgatlas.nl). Uiteraard is ook veel informatie te vinden bij het Centraal Bureau voor de Statistiek (CBS; ▶www.cbs.nl) en voor België bij het Nationaal Instituut Statistiek (NIS; ▶http://statbel.fgov.be). Op lokaal niveau is informatie te verkrijgen via ▶www.buurtmonitor.nl, of via gemeentelijke sites zoals: ▶www.cos.rotterdam.nl.

Inzicht in een specifieke (diagnose)groep wordt vaak verkregen via epidemiologische publicaties. Kernbegrippen zijn dan omschrijving/definitie van de populatie, prevalentie, incidentie en trends. Prevalentie en incidentie zijn frequentiematen. De proportie van een populatie waarin een bepaalde toestand op een bepaald tijdstip aanwezig is, wordt de prevalentie van een aandoening genoemd. De incidentie geeft aan hoeveel nieuwe gevallen van een bepaalde aandoening geïdentificeerd worden gedurende een bepaalde periode, bijvoorbeeld een jaar. Het is de proportie van de populatie waarbij de aandoening in een bepaalde periode voor het eerst optreedt.

Vaak zal de ergotherapeut een vertaalslag maken om uit de informatie over de populatie te komen tot een (dreigend) vraagstuk op het gebied van het dagelijks handelen en/of participatie (*occupational issue/occupational need*), zoals herbezinnen op of afzien van oude gewoontes om te komen tot nieuwe vormen van betekenisvol handelen in het eerste voorbeeld.

7.3 Context

Al sinds de jaren tachtig wordt vanuit de Canadese ergotherapievereniging veel geïnitieerd en gepubliceerd over dialooggestuurde zorg. De basisgedachte is de veronderstelling dat zowel de cliënt als de zorgprofessional een belangrijke bijdrage levert aan de interventie en dat de interventie effectiever is wanneer die bijdragen juist gecombineerd worden. Onder effectiviteit wordt dan verstaan dat mensen in staat gesteld worden controle te hebben over hun gezondheid en deze kunnen verbeteren. In deze paragraaf wordt een aantal contextuele ontwikkelingen beschreven die het toepassen van dialooggestuurde zorg faciliteren.

7.3.1 Rechten van de mens

De basis voor deze zorg is dat erkenning van de inherente waardigheid en van de gelijke en onvervreemdbare rechten van alle leden van de mensengemeenschap grondslag is voor vrijheid, gerechtigheid en vrede in de wereld. Dit staat beschreven in de preambule van de Universele Verklaring van de Rechten van de Mens.

De Universele Verklaring van de Rechten van de Mens werd aangenomen door de Algemene vergadering van de Verenigde Naties (A/RES/217, 10 december 1948) om de basisrechten van de mens, ook wel grondrechten, te omschrijven.

Op vrijdag 25 augustus 2006 is de concepttekst van het Verdrag voor de Rechten van Mensen met een Handicap aangenomen. Het VN-verdrag bestaat uit een opsomming van bestaande rechten van personen met een handicap met een nadere uitwerking van die rechten en omvat tevens de verplichting dat verdragsstaten alle passende maatregelen nemen om te waarborgen dat redelijke aanpassingen worden verricht. De landen die het verdrag ondertekenen, passen hun wetten aan en treffen maatregelen die de rechten van gehandicapten zullen verbeteren. De gedachte achter het verdrag is dat het medisch denken over handicap en liefdadigheid vervangen wordt door gelijke rechten en vrijheden. Een mooi voorbeeld wat dit betekent in de dagelijkse praktijk is het manifest voor vrijheid, gelijkheid en menselijkheid van de beweging Wij Staan Op, een initiatief van tien jongvolwassenen met een beperking. ▶ www.wijstaanop.nl. Zij roepen alle mensen op samen samen met hen (als ervaringsdeskundigen) een toegankelijke maatschappij te creëren.

7.3.2 Overheidsbeleid

De Nederlandse overheid kent grote veranderingen in de zorg. Deze worden bijvoorbeeld beschreven in de discussienotitie 'Zorg voor je gezondheid!' (RVZ 2010a). Hierin staat dat het overheidsbeleid met betrekking tot de zorg de komende jaren vormgegeven wordt vanuit de volgende aannames:

- Gezondheid is ook gedragsgerelateerd.
- Mensen zijn bereid en in staat eigen verantwoordelijkheid voor hun gezondheid te nemen.
- Gezondheidsgedrag is beïnvloedbaar, onder meer door financiële prikkels.
- Ziekte ontslaat niet per se van alledaagse verplichtingen.
- Veel 'zorgvragen' zijn vermijdbaar door eerder en actiever aandacht te geven aan gedrag en aan omstandigheden.
- Differentiatie naar gedrag vergroot de bereidheid in de samenleving tot risicosolidariteit.
- Met *screening* en met *early intervention* kan men gezondheidsschade voorkomen.

Dit heeft tot gevolg dat de gezondheidszorg de komende tien jaar een grote veranderingsslag gaat maken: van ziekte en zorg (ZZ) naar gezondheid en gedrag (GG) (RVZ 2010a). Deze verandering kan men in vijf punten samenvatten:

1. Oriëntatie van de zorg: gedrag en gezondheid. De gerichtheid van de ergotherapeut op het dagelijks handelen (*occupation-based*) past hierbij evenals de gerichtheid op het stimuleren van zelfmanagement.
2. Locatie en situering van de zorg: thuis, wijk, 2.0. Dit vraagt om *context-based* ergotherapie. Een vraagstuk oplossen in de context waar het optreedt. Nieuwe media bieden hierbij grote mogelijkheden.
3. Reikwijdte en focus: van mono- naar multimorbiditeit.
4. Aan de voordeur van de zorg: expertise en actie. Directe Toegankelijkheid Ergotherapie (DTE) is een mogelijkheid om expertise van de ergotherapeut 'naar voren in de zorgketen' te verplaatsen.
5. De achterdeur van de zorg: continuïteit.

De belangrijkste verandering is een culturele: het verleggen van de focus naar gezondheid en gedrag. En deze verandering – de kern van de zaak – geldt voor de zorgaanbieder in dit geval de ergotherapeut, maar zeker ook voor de cliënt. Zij gaan samen aan de slag, als coproducenten van gezondheid, in onze perceptie in dialoog. Het begrip 'positieve gezondheid' (Huber et al. 2011) kan hierbij faciliterend zijn. Van belang voor België is de *Algemene beleidsnota gezondheidszorg* van 25 november 2014 ▶ www.deblock.belgium.be.

7.3.3 Implicaties

In deze paragraaf wordt een verduidelijking van de verantwoordelijkheden aangegeven. Hoe worden de verantwoordelijkheden van de ergotherapeut en de cliënt ingevuld om een effectieve en doelmatige behandelrelatie te bewerkstelligen?

Voor de cliënt: 'Goed patiëntschap'

In de notitie *Goed patiëntschap* onderscheidt de RVZ drie vormen van verantwoordelijkheden voor de cliënt (RVZ 2007a).

Algemeen geldende omgangsvormen

De cliënt neemt, net als andere burgers, algemeen geldende omgangsvormen in acht. Hij behandelt zorgverleners met respect, dat wil zeggen zich niet agressief gedragen, geen onredelijke eisen stellen en op tijd op afspraken verschijnen.

Zakelijke verplichtingen

Cliënten worden geacht hun zakelijke verplichtingen na te komen. In Nederland is iedereen verplicht zich te verzekeren tegen ziektekosten, en de bijbehorende premie en eventuele eigen bijdragen op tijd te betalen.

Meewerken aan de interventie

Er mag van cliënten worden verwacht dat zij actief meewerken aan de interventie, dat wil zeggen de ergotherapeut zo goed mogelijk informeren, meedenken en meebeslissen over de interventie, instructies en adviezen opvolgen en leefregels in acht nemen.

Implicaties voor de ergotherapeut

De basisverantwoordelijkheden van de ergotherapeut staan beschreven in het beroepsprofiel (Hartingsveldt et al. 2010), de beroepscode (Leeuw et al. 2015) en de beroepscompetenties (Verhoef et al. 2013).

Vakinhoudelijke autonomie komt door de stelselwijziging onder druk te staan, terwijl vooral daar het vertrouwen van de cliënt in de ergotherapeut op gebaseerd is. Vertrouwen is van groot belang maar niet vanzelfsprekend, vertrouwen wordt verdiend. Ergotherapeuten zijn verantwoordelijk voor het nemen van maatregelen om het vertrouwen in hun beroep te behouden. Bijvoorbeeld door de ontwikkeling van richtlijnen en standaarden en toe te zien op de naleving ervan en door toezicht te houden op de kwaliteit van de individuele beroepsuitoefening, prestatiegegevens beschikbaar stellen en samenwerking te bevorderen. Overheid en andere partijen – verzekeraars, instellingen en patiëntenorganisaties hebben als rol het vertrouwen in de ergotherapeut te beschermen en te respecteren (RVZ 2007b).

7.4 Dialooggestuurde zorg

De communicatie tussen cliënten enerzijds en hun professionals anderzijds staat weer centraal. Ook de samenwerking tussen professionals kan aan kwaliteit winnen. Dit wordt onder andere geïllustreerd in het rapport: *Andere aandacht* (Claassen 2015). In dit rapport geven cliënten aan dat communicatie een knelpunt is en niet altijd als tweerichtingsverkeer wordt ervaren. Cliënten onderstrepen het belang van aandacht voor het perspectief van de ander. De afgelopen jaren zijn er vele termen gebruikt voor zorg waarin de rol van de cliënt prominenter in beeld is, vraaggerichte zorg, vraaggestuurde zorg, zorg op maat, bewarende zorg (Jukema 2011), menslievende zorg (Heijst 2005), belevingsgerichte zorg (Pool et al. 2003), geïntegreerde belevingsgerichte zorg, behoeftegestuurde zorg. Deze benaderingen staan tegenover de aanbodgerichte zorg waarin de gegeven zorg wordt bepaald vanuit het perspectief van de professional, uitgaande van wat de organisatie aanbiedt.

Vraaggerichte, cliëntgecentreerde of liever dialooggestuurde zorg wordt gezien als een praktijkfilosofie gebaseerd op concepten die veranderingen teweeg kunnen brengen in de houding en overtuigingen van zowel de individuele cliënt, de ergotherapeut, groepen, organisaties, populaties. Deze concepten zijn altijd in beweging en zijn afhankelijk van elkaar. Ze zijn niet uniek voor de ergotherapie, worden binnen andere beroepsgroepen ook gebruikt, en zijn door de ergotherapie omarmd en verder ontwikkeld (Curtin et al. 2010).

Hammell stelt dat de cliëntgecentreerde zorg te weinig samen met de cliënten gedefinieerd en geëvalueerd is. Hammell uit ook kritiek op het feit dat binnen ergotherapeutisch onderzoek veel te weinig de waarneming van de cliënt wordt meegenomen, idem bij het ontwikkelen van theorieën en het evalueren van beroep en praktijk (Hammell 2013).

Elders pleit Hammell ervoor dat ergotherapeuten tijdens hun professioneel redeneren niet alleen zorgvuldig denken, argumenten afwegen en evidence betrekken, maar ook de ideologische en structurele context waarin deze evidence ontstaan is beoordelen. Een voorbeeld is de wijze waarop men kijkt naar *disability*: wordt dit gezien als oorzaak van een beperkte sociale participatie of is die beperkte sociale participatie het gevolg van armoede, beleid, discriminatie, architectonische belemmeringen enzovoort? Hoe kijkt de ergotherapie en waar baseert de ergotherapie haar onderzoek op? De auteur roept ergotherapeuten op tot kritisch denken, vragen stellen, confrontatie met dogma's aangaan en niet op voorhand accepteren wat de 'machtigen' zeggen (Hammell 2015).

Mroz en collega's benadrukken eveneens het belang van het aandeel van cliënten in de ontwikkelingen in de zorg, praktijk, onderwijs en onderzoek. Zij zien het als de grote uitdaging en taak van ergotherapie, het cliëntgecentreerd werken te bevorderen, zowel op het niveau van het individu, organisatie als de populatie en binnen het interprofessioneel samenwerken. Ze promoten het belang voor het onderwijs, zodat studenten van meet af aan leren altijd het cliëntperspectief centraal te stellen in alle activiteiten en samenwerkingsvormen (Mroz et al. 2015).

Op basis van eigen onderzoek pleit Kuiper voor dialoogsturing: partnerschap met openheid, wederkerigheid en afstemming, alsmede de mogelijkheid enige afstand te bewaren en daardoor kritisch te denken (Kuiper 2007). Het is passender als niet de vraag, maar de dialoog de zorg stuurt. Vraagsturing miskent de deskundigheid van de individuele professional en de ontreddering van veel mensen die als cliënt (noodgedwongen) gebruik (moeten) maken van een gezondheidsdienst. Een cliënt heeft niet zoveel aan een professional die niet terugpraat, niet zijn visie geeft, maar een houding heeft van 'u roept, wij draaien' (Tonkens 2003).

Heel kort door de bocht komt het erop neer dat men, door in gesprek te gaan met die ander, en te blijven, op zoek gaat naar oplossingen. Door een balans te vinden tussen drie aspecten van dialooggestuurde zorg gaat het niet om de professional, cliënt of de klant als abstractie, maar om de cliënt, de ergotherapeut en de klant als persoon, elk in een eigen werkelijkheid in een eigen context.

In dit hoofdstuk worden drie types dialooggestuurde zorg onderscheiden die passen bij het beroepsprofiel ergotherapeut:
- cliëntgecentreerde zorg (▶ par. 7.4.1);
- klantgerichte zorg (▶ par. 7.4.2);
- cliëntvriendelijke zorg (▶ par. 7.4.3);
- daarnaast wordt ingegaan op gezamenlijke besluitvorming (▶ par. 7.4.4).

De dialoogsturing heeft ergotherapeuten de afgelopen jaren ondersteund om de essentie van het beroep (samenwerking tussen de cliënt en therapeut om de doelstellingen van de cliënt te bereiken) in dit krachtenveld overeind te houden

(Sumsion 2006). Er zijn nog steeds nieuwe uitdagingen in het cliëntgerichte werken:
- een interventie kunnen rechtvaardigen op *evidence-based* wijze;
- aantonen dat het advies zijn geld waard is: *value for money* in situaties dat de cliënt klant is;
- het reduceren van complexe interventies tot series van simpele protocollair uit te voeren interventies, die ook door andere (goedkopere) beroepsgroepen, of mantelzorgers of cliënten zelf uit te voeren zijn (RVZ 2010b);
- een evenwicht vinden tussen professionele distantie en persoonlijke betrokkenheid.

7.4.1 Cliëntgecentreerde zorg

Partnerschap vraagt van de ergotherapeut dat hij met de klant als cliënt tot gezamenlijke besluitvorming komt en daar passend op reageert. De ergotherapeut beschouwt de rol van de cliënt en therapeut gedurende het gehele proces doorlopend, evenals de gerichtheid op de cliënt als centrale speler in alle fasen.

Bij de cliëntgecentreerde benadering is het de rol van de ergotherapeut te waarborgen dat de 'agenda' van de cliënt duidelijk wordt en in overeenstemming wordt gebracht met zijn eigen 'agenda'. Tijdens de interactie tussen ergotherapeut en de cliënt worden perspectieven uitgewisseld waardoor de kennis en ervaringen van cliënt en beroepsbeoefenaar samenkomen. De kunst is om deze verschillende bronnen van 'weten' bijeen te krijgen en op basis daarvan te beslissen. Dit klinkt heel instrumenteel technisch. In feite draait het om het koesteren van de relatie (Gage 2006). In dit geval is de klant geen koning, maar partner, en de therapeut geen 'onderdaan', maar medestrijder.

Gelijkwaardigheid wordt niet afgedwongen door financiële onafhankelijkheid van de klant, maar door (empowerment van) de cliënt en door echte interesse en een lerende houding van de ergotherapeut. Voor praktische tips wordt verwezen naar ▶ par. 7.5 en naar het boek *Client-centered practice in occupational therapy a guide to implementation* (Sumsion 2006).

De in de ▶ par. 7.2 gebruikte indeling van de cliënt als persoon (kind, volwassene of oudere), organisatie of populatie die gebruik wil maken van ergotherapie is in de cliëntgecentreerde benaderingen uiteraard terug te vinden:
- op een persoon gerichte cliëntgecentreerde benaderingen;
- benaderingen van een gehele (zorg)organisatie om cliëntgecentreerde zorg te leveren, waar je als ergotherapeut een bijdrage inlevert.
- op populatieniveau spreek je dan van de cultuur van een populatie die al dan niet mensgericht is.

De op een persoon gerichte benadering kent benadering waarin het accent ligt op het individu, zijn familie, het systeem of de cliënt met zijn mantelzorger (Graff et al. 2006).

Organisaties in de gezondheidszorg willen, uiteraard, mensgerichte zorg leveren. Het realiseren daarvan blijkt lastig. In de praktijk staat ondanks alle goede bedoelingen toch vaak ziekte, beperking, behandeling of geld centraal en niet de mens. Om structureel mensgerichte zorg te realiseren is een eenduidige samenhang nodig die het goede versterkt en vernieuwing bevordert. Gewezen wordt op het gevaar van oversimplificering zoals in veel 'airportliteratuur' over succesvol (zorg)management. In een x aantal stappen naar een menswaardige zorgorganisatie, bijvoorbeeld beschreven door in Nederland gebruikte benaderingen als Planetree, die uitgaat van cliëntgecentreerdheid van een organisatie.

7.4.2 Klantgerichte zorg

De patiënt krijgt informatie over de kwaliteit van zorg en krijgt daarnaast een betaalrelatie met degene van wie hij diensten afneemt. Alleen zo kan de patiënt in de gezondheidszorg de klant worden die koning is, zoals dat in andere sectoren vaak het geval is, aldus het RVZ-advies *Van patiënt tot klant* (RVZ 2003). Dat betekent dat de ergotherapeut toegankelijk en benaderbaar hoort te zijn voor de klant, en transparant moet zijn in prijs en kwaliteit. De cliënt als consument van de geleverde ergotherapie heeft behoefte aan informatie over de te verwachten wachtlijst, behandeltijd en het te verwachten effect van de interventie. De cliënt krijgt voorlichting over de expertise en ervaring van de ergotherapeut en waar de cliënt terecht kan als de ergotherapeut specifieke kennis of bevoegdheden niet heeft (Hartingsveldt et al. 2010).

Uitgangspunt van de NPCF hierbij is dat de cliënt de maat is voor de kwaliteit van zorg, de vraag naar zorg bepaalt het aanbod. Bovendien kent de cliënt optimale keuzevrijheid en kan hij, voorzien van de juiste informatie zelf beslissen en bepalen.

Kort samengevat komt het op het volgende neer (RVZ 2003).
- Het is van groot belang dat cliënten in de zorg zoveel als mogelijk klant worden, zoals dat in de meeste andere sectoren van de samenleving het geval is. Marktwerking en concurrentie in de zorg zijn hiervoor noodzakelijk. Dit houdt onder meer in dat er voldoende zorgaanbod is; er is dus een lichte overcapaciteit aan professionals nodig.
- Cliënten hebben de keuze tussen zorg in natura, zorg gekoppeld aan een systeem van restitutie of, waar mogelijk, zorg op basis van een persoonsgebonden budget.
- Dit houdt in dat cliënten niet alleen in de *care* maar ook in delen van de *cure* persoonsgebonden budgetten kunnen krijgen.
- Organisaties van cliënten en patiënten moeten bij de zorginkoop door verzekeraars (zorg in natura) betrokken worden.

Een klantrelatie brengt uiteraard ook een betaalrelatie met zich mee. Een klant baseert zijn beslissingen immers op vergelijkingen van prijs en kwaliteit. Een cliënt in de zorgsector wordt echter alleen een echte klant wanneer de markt werkt, dus wanneer er concurrentie is. Het gaat hier met name om electieve of chronische zorg. Voorwaarden hierbij zijn onder meer voldoende zorgaanbod, contracteervrijheid en transparante (informatie over) zorgproducten. Wanneer aan deze voorwaarden niet wordt voldaan, valt er immers niet goed te kiezen, noch door cliënten, noch door verzekeraars. Om keuzen te kunnen maken is het noodzakelijk dat cliënten de prestaties van de zorgaanbieders kennen. Hierbij gaat het zowel om de mate waarin aanbieders tegemoet komen aan de wensen van de cliënt, zoals bejegening, continuïteit van zorg, eventuele wachtlijsten en wachttijden, als om het zorgresultaat van het (para) medisch handelen. Cliënten hebben behoefte aan heldere informatie, keuzevrijheid en keuzemogelijkheden, continuïteit van zorg en vakbekwaamheid.

Het Maaslandziekenhuis in Sittard heeft een visie op zorg ontwikkeld waarbij de dialoog tussen mensen centraal staat: de patiënt als mens en als gast. De zorg is zo ingericht dat de cliënt het centrum vormt van alle activiteiten, hij is vertrek- en eindpunt van het handelen van de professional. Het ziekenhuis heeft met praktijkonderzoekers van Zuyd Hogeschool de 'patientgecentreerde bejegening' ontworpen.

Lean denken is een voorbeeld van klantgerichtheid op organisatieniveau hoe door aandacht voor rationalisatie, de klant meer tevreden gesteld kan worden. *Lean* betekent 'waarde' en 'waarde zien' om tot een optimale samenwerking tussen klant en professional te komen, door continu verbeteren, gezamenlijk probleem oplossen en aanpassen aan continu wijzigende omstandigheden en complexe vraagstukken (Womack en Jones 2010).

7.4.3 Cliëntvriendelijk/presentie

De ergotherapeut is klantvriendelijk en empathisch. Niet alleen de inhoud van het ergotherapeutisch contact met personen, organisaties en populaties is belangrijk, maar ook de affectieve kant van het contact, de warmte en het er zijn voor de ander; niet alleen de interventie, maar ook de presentie (Kuiper et al. 2007). Kuiper verwijst hierbij naar de presentietheorie van Baart (2004). Karakteristiek voor de presentiebenadering is: er-zijn-voor-de-ander (of voor anderen) zonder veel aan probleemoplossing te doen. Alles draait om het erkennen, zodat de ander – hoe anders ook – voluit meetelt. Presentie is een geschikt begrip om als fundament voor dialoogsturing te dienen. Ergotherapie ontwikkelt zich in een dualiteit tussen emotionele betrokkenheid op de cliënt als persoon en 'professionele' afstandelijkheid. De presentietheorie heeft de volgende kenmerken.

- 'Naar de ander toe'. Presentie veronderstelt 'niet onder dak', dat wil zeggen: de ergotherapeut werkt niet vanuit een afdeling of kantoor, maar daar waar de persoon en zijn handelingsvraag is, op het moment dat het vraagstuk aan de orde is. Het handelingsprobleem(vraag) staat centraal, niet de oplossingsmethode of het model.
- 'Gespecialiseerd in het ongespecialiseerde'. Presentie impliceert dat de ergotherapeut niet louter aanspreekbaar is op één type vraagstuk of adviesvraag.
- Aansluiting. Er wordt aangesloten bij de leefwereld en levensloop van de betrokkenen. Niet de jacht op vraagstukken staat voorop, maar het vinden van een bevredigende verhouding tot het leven.
- Openheid. Open in de benadering van anderen: begin met niet-weten, je laten verrassen, je oordeel en je handelen opschorten, de betekenis van het leven goed tot je laten doordringen (dus jezelf openstellen). Ook het profiel van de ergotherapeut is open, zonder te verdoezelen wie hij is, waarvoor hij staat en wat zijn verantwoordelijkheden zijn.
- Betekenis. Er-zijn en aansluiten blijken vooral betekenisvol voor mensen die maatschappelijk uitgestoten zijn, sociaal overbodig heten, wier verhaal, leed, leven anderen nauwelijks interesseert en die gemist kunnen worden als kiespijn (Baart 2004).

Een andere benadering (op organisatieniveau) wordt beschreven door Lee (2009). Hij gaat uit van de cliëntvriendelijkheid, of liever hoffelijkheid, van een organisatie.

7.4.4 Gezamenlijke besluitvorming

Een van de concrete manieren waarop professionals in de gezondheidszorg cliënten een centrale plaats geven in de zorg of interventieproces is gezamenlijke besluitvorming. Gezamenlijke besluitvorming is een proces waarbij de cliënt en zorgverlener gezamenlijk tot een besluit over de gewenste zorg en interventie komen. Er zijn inmiddels verschillende modellen voor gezamenlijke besluitvorming beschreven. De meeste hebben gemeenschappelijk dat er aandacht is voor het bieden van informatie aan de cliënt en het ondersteunen van het maken van afwegingen. Elwyn en collega's (2012) beschrijven een praktisch stappenplan om tot gezamenlijke besluitvorming te komen. De drie stappen zijn: keuzegesprek (*choice talk*), optiegesprek (*option talk*) en beslissingsgesprek (*decision talk*).

In het keuzegesprek weet de cliënt dat er redelijke opties beschikbaar zijn en dat er dus iets te kiezen valt. Bij het optiegesprek informeert de professional de cliënt over de verschillende opties. Tijdens het beslissingsgesprek ondersteunt de professional het afwegen van voorkeuren en het nemen van de beste beslissing (Groen et al. 2016).

Mroz en collega's (2015) gaan uit van hoop, wensen en dromen van de cliënt, zij stellen dat bij gezamenlijke besluitvorming (*shared decision making*) hoop een belangrijke plek heeft in de interventie en aandacht verdient binnen het onderwijs. Zij benadrukken echter ook dat niet ieder individu de vaardigheden heeft of in de positie verkeert keuzes te maken.

Jerry

Hoe ziet de rol van de cliënt er in de praktijk uit? In Jerry's verhaal kan men aspecten lezen van participeren in de betekenis van meedoen, meebeslissen. Verschillende vormen van cliëntgerichtheid zijn te herkennen.

'In Zoetermeer leerde ik fietsen' vertelt Jerry. 'Ik was een jaar of 8 en net verhuisd vanuit Den Haag. Van een jongen uit de straat mocht ik op zijn fiets. Nu is mountainbiken mijn hobby. Ik heb al twee moeilijke tochten gereden met heuvels, zand, afdalingen en jumps. Een in Groningen en een in Oosterhout. Nu oefen ik hoe ik beter grip houd op mijn banden en snel door een bocht kan gaan.

Op mijn twaalfde ben ik uit huis geplaatst. Ik kon het niet goed vinden met mijn moeder die mij vlak na mijn geboorte meenam van de Antillen naar Den Haag. Zij mishandelde mij voor de kleinste dingetjes. Toen ze hoorde dat ik iets had gejat uit een winkel ging ze echt te keer. Ik voelde mij niet meer veilig en vertelde dit aan de ambulante hulp. Daarna bepaalde Jeugdzorg dat ik niet meer bij haar mocht wonen. Aan de ene kant was ik opgelucht maar ik vond het ook jammer. Want hierdoor kon ik niet meer bij mijn broertje en vrienden zijn.

Soms word ik heel kwaad als ik iets meemaak wat lijkt op iets uit mijn verleden. Dan wil ik wraak nemen en ga ik vechten. Ik raak de controle kwijt en doe dingen die ik niet wil. Dat kwade heb ik van mijn vader. Zelf heb ik het contact met hem verbroken omdat hij mij steeds dingen beloofde die hij niet nakwam.

Bij mij is PTSS geconstateerd, een posttraumatische stressstoornis. Hiervoor krijg ik therapie. Door een rustige plek te zoeken en tot mezelf te komen leer ik veel. Want op dat soort momenten bedenk ik vaak wat ik wil in mijn leven en wat ik kan doen om dat te bereiken. De laatste maanden besef ik dat ik met kwaad zijn niets oplos. Dat wat gebeurd is achter mij ligt. Daar kan ik niets meer aan doen. Ik kan de tijd niet terugzetten en mijn verleden veranderen. Ik moet accepteren wat ik heb en wat ik kan.

Ik zit hier in de instelling in de jongerenraad. Ik praat mee over hoe het hier gaat en of er iets moet veranderen. Zo bereikten we dat we nu wifi hebben en dat binnenkort elk kind een eigen account heeft. Zelf zou ik graag ons terrein wat uitbreiden zodat het hier wat opener wordt, we meer uitzicht hebben en we buiten meer op onszelf kunnen zijn. Ook wil ik bereiken dat we posters op mogen hangen, dat we mee mogen beslissen over de aankoop van meubelen en dat je mag eten op je kamer. In de raad leer ik mijn mening uiten en daarover praten. Meestal ben ik verlegen en stil, maar de leider van de jongerenraad helpt mij. Als hij merkt dat iemand iets niet durft te bespreken dan praat hij met degene apart daarover buiten de vergadering.

Veel heb ik ook aan de hulp die ze mij geven als ik iets nodig heb. Bijvoorbeeld als ik ruzie heb met mijn moeder met wie ik langzamerhand een betere band krijg of als ik iets niet begrijp op school. Dan klop ik aan bij mijn mentor, met wie ik het heel goed kan vinden. Soms hoef ik alleen maar samen een kopje thee te drinken.

Zelf help ik ook mensen in de groep. Gisteren huilde Sarina. Ze had ruzie met haar moeder. Ik vroeg of ze wilde praten maar ze had liever oordopjes om muziek te kunnen luisteren. Later belde ze buiten met haar vriend. Het regende en het was koud, dus bracht ik mijn vest naar haar. Daarna ging ik haar opvrolijken.

Net ben ik begonnen aan het vierde jaar van het vmbo basis-kader. Als ik hiermee klaar ben, kan ik gaan werken bij het lasbedrijf waar ik stage liep. Maar ik heb best angst dat ik mijn diploma niet zal halen omdat ik mij laat afleiden door een jongen die mij irriteert en steeds komt stoken. Ik vroeg al of ik daarom oordopjes op mag maar dat weigeren ze op school omdat ik dat ook niet mag met het examen. Nu leer ik hem te negeren en mijn eigen dingen te doen.

Ik zou wel wat meer willen leren over metaalbewerking. Want naast mijn baan wil ik straks ook een opleiding doen voor autotechniek. De vriend van mijn moeder gaf mij zijn Opel Astra die aan een kant total loss is. Die wil ik leren repareren.

Als ik mijn diploma haal wil ik ook naar kamertraining en begeleid op kamers gaan wonen. Veel mensen die ik ken doen dat en ik ga vaak bij hen op bezoek. Zij vertellen mij dat je daar elke maand met je mentor praat. Nu probeer ik alvast om een hele dag mijn kamer netjes te houden. Want nadat ik opruim is het meestal zo weer een troep. Ik leer mezelf zorgvuldiger te zijn en mij meer te concentreren. Niet dat ik ineens ga bellen tijdens de afwas. Want ik moet mij ook kunnen concentreren als ik straks een contract krijg voor een baan. Dat moet ik dan eerst goed doornemen anders teken ik misschien voor iets wat ik niet wil.

Ik houd wel van uitdagingen. Zo wil ik graag een keer in Duitsland mountainbiken. Daar is een heel moeilijk parcours van meer dan zeventig kilometer dwars door de natuur. Dat vraagt ook om concentratie. Nadat mijn vorige fiets was gestolen, vond ik een andere voor twintig euro op Marktplaats. Met de leiding besprak ik hoe ik aan dat geld zou kunnen komen. Vier weken lang liet ik mijn zakgeld apart leggen. Toen ik het geld had en die fiets ophaalde, mocht ik hem ineens zomaar meenemen omdat ik er veel moeite voor had gedaan en betrouwbaar was. Dat maakte me écht heel blij.'

7.5 Concepten binnen dialooggestuurde zorg

In de voorafgaande paragrafen is het een en ander geschreven over de cliënt als individu, organisatie en populatie, waarbij de positie van de cliënt gezien wordt als deelnemer van een dialoog, die plaatsvindt tussen cliënt en ergotherapeut. Deze dialoog vraagt van zowel cliënt als ergotherapeut een gezamenlijk ontdekken, van elkaar leren, openstaan en elkaar begrijpen, zodat duidelijk wordt wat de ander denkt, vindt, voelt en ervaart. Het gaat hier bij om het hebben van een gelijkwaardige rol, met de cliënt als regievoerder van het proces waarbij empowerment en zelfmanagement bijdragen aan het ontwikkelen en behouden van zo veel mogelijk eigen regie in het dagelijks handelen, waarbij ondersteunen en versterken als nieuwe competentie wordt ingezet (Verhoef en Zalmstra 2013). Dialooggestuurde zorg betekent een omslag in het denken en handelen voor een ieder.

Bij het implementeren van dialooggestuurde zorg kan naast de procesmatige en planmatige invoering van cliëntgecentreerdheid zowel de ergotherapeut als de cliënt gebruik maken van basisgedachten afkomstig uit concepten zoals bijvoorbeeld samenwerken, onderhandelen en informeren, autonomie, respect en waardigheid, enablement, zelfmanagement, empowerment, engagement en participatie. Alle concepten hebben als focus, het de cliënt mogelijk te maken (*enablement*) betrokken te zijn (*engage*) bij het dagelijks handelen en het uitvoeren van voor de cliënt betekenisvolle rollen en activiteiten, en volwaardig te participeren in de maatschappij.

Een aantal van deze concepten is meer cliëntspecifiek, bijvoorbeeld autonomie, zelfmanagement, empowerment en participatie en een aantal concepten gelden zowel voor de cliënt als de ergotherapeut of zijn meer ergotherapeut specifiek. Ze worden hierna toegelicht.

7.5.1 Autonomie

Het concept autonomie kent vele definities. Vrij vertaald kan men zeggen dat autonomie betekent onafhankelijk zijn van anderen en handelen naar eigen wensen en inzichten zonder anderen te schaden (Granse 2002). Uitgangspunt van de cliëntgecentreerde zorg is het feit dat iedere cliënt uniek en autonoom is. Deze gedachte is niet nieuw, ze is al in de jaren zestig geïntroduceerd door Rogers (1961).

Deze gedachte betekent voor het werken met de cliënt dat iedere cliënt een eigen benadering vraagt, een eigen verhaal te vertellen heeft en op zijn eigen manier keuzes maakt en handelt. (Sumsion, in Curtin et al. 2010; Christiansen et al. 2015). Het concept van autonomie en het uniek zijn van de persoon komt ook tot uiting in de modellen die de ergotherapeut gebruikt – zoals het Canadian Model of Occupational Performance and Engagement (CMOP-E) (Polatajko en Townsend 2013) en het bijbehorende assessment, de Canadian Occupational Performance Measure (COPM) (Law et al. 2014), die de cliënt een structuur bieden om zijn prioriteiten aan te geven en zo zijn betrokkenheid in het gewenste dagelijkse handelen te vergroten.

Autonomie gaat samen met vertrouwen, cliëntgecentreerde zorg vraagt om vertrouwen tussen de ergotherapeut en de cliënt. De ergotherapeut biedt de cliënt keuzes aan, de cliënt op zijn beurt vertrouwt erop dat hij de keuzes mogelijk kan maken. Dit betekent dat de cliënt en de ergotherapeut samenwerken en samen problemen oplossen in een open communicatie en in een effectieve samenwerking.

In de westerse maatschappij worden autonomie en onafhankelijkheid hoog gewaardeerd. Persoonlijke interesses en wensen staan centraal bij het nemen van beslissingen en het uitvoeren van activiteiten. In andere delen van de wereld, bijvoorbeeld de Aziatische maatschappij, ligt de focus veel meer op het hebben van gezamenlijke interesses en wordt het individu als deel van het geheel gezien (familie, gemeenschap, maatschappij). Dit betekent dat men bij het samenwerken met cliënten van niet-westerse culturen rekening houdt met het feit dat individuele autonomie en onafhankelijkheid niet voor iedereen dezelfde waarde en status hebben (Duncan 2011).

7.5.2 Zelfmanagement

Zelfmanagement wordt gedefinieerd als 'de mogelijkheid van het individu om de symptomen, behandeling, fysieke en psychosociale consequenties en de veranderingen in levensstijl die inherent zijn aan het leven met een chronische aandoening te managen' (Jedeloo en Leenders 2010; Barlow et al. 2002). Het gaat om het zelf uitvoeren van en eigen regie houden op activiteiten, die tot doel hebben eigen gezondheid en welzijn te maximaliseren. Hierbij zijn gezamenlijke besluitvorming en empowerment ondersteunend. Bijvoorbeeld door het gezamenlijk opstellen van een individueel interventieplan met persoonlijke doelen en het ondersteunen van de cliënt bij het vergroten van het zelfsturend vermogen (Ouwens et al. 2012).

7.5.3 Empowerment

Het Engelse *to empower* betekent: 'versterken'. Het heeft alles te maken met kracht en met macht. Empowerment heeft als doel het zelfbewustzijn en de zelfstandigheid van mensen en gemeenschappen te vergroten zodanig dat ze kunnen omgaan met hun handelingsvragen. 'Empowerment' is een veelgebruikte term binnen en buiten de gezondheidszorg. Er bestaan vele omschrijvingen van wat er met empowerment bedoeld wordt. Van Regenmortel definieert empowerment als volgt:

> Een proces van versterking waarbij individuen, organisaties en gemeenschappen greep krijgen op de eigen situatie en hun omgeving en dit via het verwerven van controle, het aanscherpen van kritisch bewustzijn en het stimuleren van participatie (Regenmortel 2004).

De Canadese beroepsvereniging geeft de volgende definitie:

> Empowerment refers to personal and social processes that transform visible and invisible relationships so that power is shared more equally (Townsend en Polatajko 2013).

Brown en Stoffel definiëren *empowerment* als:

> ... increasing the spiritual, political, social or economic strength of individuals and communities. It often involves developing confidence in one's own capacities (Brown en Stoffel 2011).

Het grote verschil met de vroegere aanpak in de gezondheidszorg is dat empowerment de persoonlijke doelen van de cliënt als uitgangspunt neemt.

Empowerment als proces is een proces waarbij de cliënt zich ontwikkelt tot een persoon die de touwtjes in handen heeft ten aanzien van zijn eigen situatie, de regie voert over zijn eigen leven en zelf keuzes maakt (Ven et al. 2006).

In *empowerment* vindt men het woord *power* terug. Het begrip 'macht' is een belangrijk aandachtspunt in de cliëntgerichte benadering. Macht is een relatiebegrip. Omdat mensen afhankelijk zijn van elkaar hebben zij macht over elkaar.

Hammell beschrijft het huidige gezondheidssysteem enerzijds als een systeem waarbij professionals zichzelf als 'experts' zien en anderzijds als een systeem waarin de professional een relatie heeft met de cliënt vanuit een machtspositie en niet vanuit een positie van gelijkheid (Hammell 2004). Zij pleit voor het opgeven van een machtspositie en meer nadruk te leggen op de politieke aard van onze rol om samen met cliënten omgevingsproblemen op te lossen. Dit vraagt om een machtsverschuiving in de rollen van cliënt en professional, de professional is eerder een kennisbron dan een expert, in plaats van de cliënt te managen, ondersteunt de professional de cliënt en deelt kennis met de cliënt. De cliënt maakt gebruik van deze kennis en ervaring en de professional erkent ten volle de expertise van de cliënt en leert van de cliënt.

Men kan stellen dat ergotherapeuten ook macht hebben over cliënten omdat zij de professionele deskundigen zijn in de cliënt-therapeutrelatie. In de ergotherapieliteratuur leest men dan ook herhaaldelijk, dat ergotherapeuten claimen *client centered* te zijn, dit zijn ze pas als ergotherapeuten dit niet alleen schrijven maar ook doen in hun praktijk van alle dag.

De cliënt echter is de persoonlijke ervaringsdeskundige. De ergotherapeut creëert situaties zodat de cliënt zijn eigen macht (*power*) kan ontdekken en ontwikkelen. Empowerment betekent dat de ergotherapeut probeert de macht met de cliënt te delen om het voor de cliënt mogelijk te maken zijn macht te gebruiken (*enabling*). Het is van belang dat de ergotherapeut over voldoende communicatietechnieken beschikt om tot een samenwerkingsproces met de cliënt te kunnen komen. Dit participatieproces betekent: samen doelen stellen en de manier waarop deze te bereiken.

Dit samenwerkingsproces creëert nieuwe sociale, economische en politieke machtsverhoudingen. Wanneer individuen en groepen empowered zijn, kan men het beleid beïnvloeden om meer gelijke kansen te verzekeren in gebieden als gezondheid, sociale condities en tewerkstelling en kan men politieke systemen, die economische en wettelijke kansen bepalen, beïnvloeden (Hammell 2013).

Niet iedereen wil *enabled of empowered* worden; het is belangrijk ook hier rekening mee te houden. Sommige cliënten geven er de voorkeur aan niet het heft in eigen handen te nemen maar een besluit over te laten aan de professional, ook de sociaal culturele achtergrond van de cliënt speelt hierin een belangrijke rol.

Bij het *empoweren* zal de cliënt geconfronteerd worden met belemmeringen: rigide organisatie machtsstructuren, verschillen tussen de doelen van de cliënt en de organisatie, waardoor de cliënt in verwarring kan raken, en angst voor te hoge verwachtingen (Sumsion, in Curtin et al. 2010) Binnen de ergotherapie is empowerment altijd verbonden met het dagelijks handelen en de cliënt te ondersteunen (*enable*) om de nodige vaardigheden te verwerven, zodat de cliënt op een betrokken wijze (*engage*) deel kan nemen (*participate*) aan de voor hem belangrijke activiteiten.

7.5.4 Participatie

Participatie (zie ook ▸ H. 2) staat centraal bij het mogelijk maken van het dagelijks handelen (*enablement*). Participatie is een concept waarvoor betrokkenheid en engagement van belang is naast het feit dat ieder mens behoefte heeft om te handelen binnen de sociale en culturele context waarin hij leeft.

Participatie helpt onze identiteit te creëren en is noodzakelijk voor ons welbevinden. (Kielhofner, in Duncan 2011).

De cliënt, die graag weer het dagelijks handelen wil oppakken en wil deelnemen aan voor hem betekenisvolle activiteiten, zal vanuit zijn mogelijkheden, ervaringen en kennis, een keuze maken hoe te participeren in zijn dagelijks leven.

Christiansen en Townsend schrijven over participatie:
- participatie getuigt altijd van een wederzijdse afhankelijkheid;
- participatie is dynamisch en contextgebonden;
- participatie omvat interactie met anderen in een fysieke, sociale, culturele en institutionele context;
- participatie is een bestemmende factor met betrekking tot gezondheid en kwaliteit van leven (Christiansen en Townsend 2010).

Het concept 'participatie' heeft wereldwijd aandacht gekregen als gevolg van de vele publicaties rondom de ICF, die participatie definiëren als het betrokken zijn in levenssituaties. Participatie wordt enerzijds beïnvloed door de groep waar wij deel van uit maken en anderzijds door de ervaringen van de mens en zijn individuele manier van omgaan met participatie (Townsend 2013). Daarnaast speelt de cultuur een belangrijke rol, empathie tussen de cliënt en de ergotherapeut, zorgvuldige observatie van de cliënt, bewust zijn van culturele verschillen vormen de basis voor een wederzijds begrip van elkaar en voor samenwerking (Duncan 2011). Het concept participatie in organisaties en populaties kent een veel complexer proces ten opzichte van het individu, hier is het van belang dat er duidelijke regels en afspraken zijn, waarbinnen een ieder zich bewegen kan (Sumsion, in Curtin et al. 2010).

7.5.5 Samenwerken en eigen regie

Een belangrijk motto is: *nothing about us, without us* (Kool et al. 2013, pag. 7). Samenwerking vraagt waar mogelijk van de cliënt en zijn systeem een actief en gelijkwaardig partnerschap, zelf keuzes maken, vrijheid en autonomie. Samenwerken biedt ook de mogelijkheid de cliënt te ondersteunen in diens bewustwordingsproces met betrekking tot het hebben van de regie over het eigen leven en de cliënt te stimuleren actief deel te nemen aan en invloed uit te oefenen op de politieke, economische en culturele systemen waar de cliënt deel van uitmaakt (Kielhofner 2009).

Een van de *skills* in het Canadian Model of Client-Centered Enablement (CMCE) is samenwerken, met als doel gezamenlijk de macht, talenten en basiselementen van de ergotherapeutische interventie, in wederzijds respect en oprechte interesse in elkaar, delen (Townsend en Polatajko 2013).

7.5.6 Onderhandelen

Kielhofner (2008) ziet onderhandelen als een vast bestanddeel van het therapeutisch redeneren, hij onderstreept het belang van het betrekken van de cliënt in het onderhandelingsproces gedurende de gehele interventie. De cliënt en de ergotherapeut hoeven het niet altijd met elkaar eens te zijn, onderhandelen is een proces van geven en nemen en soms ook van risico's nemen. Door een heldere boodschap te geven aan de cliënt, creëert de ergotherapeut samenwerking en daarmee mogelijkheid tot onderhandelen en constante afstemming met elkaar. Door de cliënt optimaal te informeren of de wegen hier naar toe te wijzen, ontstaat er een gelijkwaardige uitgangssituatie, waarin beide partijen tot een gezamenlijk besluit kunnen komen. Maar onderhandelen kan ook betekenen dat de ergotherapeut in naam van de cliënt bijvoorbeeld onderhandelt met de gemeente over een woonaanpassing of voorlichting geeft aan familie hoe om te gaan met een dementerend familielid.

7.5.7 Respect en waardigheid

Dit zijn twee afzonderlijke concepten die echter zeer met elkaar verbonden zijn. Falardeau en Durand concluderen dat het respecteren van de ander betekent dat men niet alleen rekening houdt met de meningen, keuzes en waarden van de cliënt maar ook met zijn capaciteiten, behoeften en grenzen (Falardeau en Durand 2002).

Waardigheid betekent voor de cliënt het behouden van zelfrespect en het gewaardeerd worden door anderen om wie hij is en wat hij kan. Waardigheid uit zich in het respecteren van iemands privacy, het sensitief zijn voor iemands culturele waarden en normen en het respectvol samenwerken met cliënten.

7.5.8 Enabling (mogelijk maken)

In het beroepsprofiel wordt *enabling* gedefinieerd als het mogelijk maken dat mensen de dagelijkse handelingen die zij belangrijk en betekenisvol vinden, kunnen kiezen, organiseren en uitvoeren. In het boek *Enabling occupation II* (Townsend en Polatajko 2013) wordt *enablement* beschreven als de kerncompetentie van het beroep, dat wat we gewoon doen. Dit wordt duidelijk in de definitie van de Canadese beroepsvereniging:

> Occupational therapy is the art and science of enabling engagement in everyday living, through occupation: of enabling people to perform the occupations that foster health and well-being; and of enabling a just and inclusive society so that all people may participate to their potential in the daily occupations of life (Townsend en Polatajko 2013).

Kennis hebben van het concept *enabling* en van de interventies die hierbij passen, en de cliënt actief betrekken als ervaringsdeskundige, ondersteunt ook de toepassing van vele hier beschreven concepten als *empowerment*, participatie en autonomie. Via *enabling* wordt het mogelijk dat de cliënt als individu, organisatie of populatie de middelen en mogelijkheden heeft om betrokken te zijn bij het oplossingen vinden om tot het gewenste dagelijkse handelen te komen.

7.5.9 Diversiteit

Sinds er leven bestaat op aarde is er sprake geweest van diversiteit. De manieren waarop met diversiteit tussen mensen wordt omgegaan, veranderen in de loop der tijd. In onze tijd vraagt diversiteit in de zorg met cliënten en collega's met verschillende achtergronden, leeftijden en levensstijlen om een professionele houding en gedrag ten aanzien van deze biografische kenmerken. Ook in de zorg is er sprake van diversiteit (▶ H. 9). Niet alleen het beleven van ziekte kan verschillen, maar ook de keuze voor de best mogelijke therapie, het zoeken naar een geschikte gezondheidsinstelling, enzovoort (Kuckert en Stomph 2011).

7.6 Discussie

Klantgerichtheid, vraagsturing en cliëntgecentreerde zorg als verzamelbegrippen hebben het enorme voordeel dat ze een tegenbeweging op gang hebben gebracht die de aandacht van de professional naar de cliënt verplaatst. Daarin schuilt ook een gevaar.

Niet iedere cliënt is altijd in staat zich als klant te gedragen, een vraag te stellen. Kwetsbaarheid, als eigenheid van die mensen die uitgesloten worden, kan ontkend worden omdat ze niet een (tijdelijke of blijvende) autonome keuze kunnen maken of verantwoordelijkheid voor het leven kunnen of willen nemen. Het kan zijn dat cliënten zich niet uitspreken en dat hun vraag niet wordt gehoord, of dat cliënten zich wel uitspreken maar dat niemand luistert.

Maar ook de eigenheid van de ergotherapeuten die hun persoon inbrengen in de dienst die ze als professional leveren is niet vanzelfsprekend. Persoonlijke meningen worden niet altijd door de klant op prijs gesteld en kan ontkend worden in een klantrelatie.

Ook de methodische richtlijnen met betrekking tot cliëntgecentreerdheid en met betrekking tot de presentietheorie kennen gevaren. Door aandacht te vragen voor slechts een van de elementen en niet voor de balans kan het gebeuren dat, hoewel er regelmatig voor wordt gewaarschuwd, de methodiek centraal komt te staan en de aandacht uitgaat naar wat de professional moet doen of laten. En niet hoe een unieke betrokken relatie eruit kan zien. Deze benaderingen kunnen dan eenzijdig, algemeen geldend en disciplinerend worden (Kuiper 2007). Wanneer methodische principes een hogere prioriteit krijgen dan de interactie, 'overlijdt' de therapeutische relatie (Letiche 2005). De therapeutische relatie lijkt nog steeds een zeer bepalend onderdeel van de interventie. (zie onder andere Taylor 2008). Wanneer deze relatie ondersneeuwt en er slechts als een automaat protocollen afgewerkt worden, verdwijnt de ziel uit de interventie, en waarschijnlijk ook de effectiviteit.

Het gevaar van cliëntgecentreerdheid volgens het 'theezakjesmodel' is groot. Bij gepassioneerde eerste gebruikers zal de thee sterk zijn: er wordt daadwerkelijk afgestemd op de cliënt. Degenen die zich verdiepen in de geest en algemene regels van cliëntgerichtheid en deze toepassen serveren een kopje thee van een eenmaal gebruikt theezakje. Dat is echt niet beroerd. Maar degene die cliëntgerichtheid of presentie opvatten als een checklijstje van aanbevelingen of zelfs een notie van dat doe ik toch allang, loopt de kans een slap aftreksel te serveren (Kuiper et al. 2007).

7.7 Samenvatting

In een dialooggestuurde zorg ligt de nadruk op een filosofie van respect voor en partner zijn met de cliënt die gebruik maakt van de diensten van de ergotherapeut. Cliëntgecentreerd werken benadrukt de autonomie van het individu, de organisatie en de populatie, de behoefte van de cliënt om zijn eigen keuzes te maken met betrekking tot zijn handelen en rekening te houden met de (on)mogelijkheden tijdens de interventie.

Ergotherapeut en cliënt profiteren van een open cliënt-ergotherapeutrelatie en zorgen ervoor dat de diensten voor de cliënt toegankelijk zijn en passen binnen zijn context.

Dit hoofdstuk over de cliënt wordt gevolgd door een hoofdstuk over de ergotherapeut, waar bij de zorg in dialoog verder expliciet gemaakt wordt vanuit het perspectief van de ergotherapeut, die zich samen met de cliënt (de persoon en zijn systeem, organisatie of populatie) richt op het mogelijk maken van het dagelijks handelen *(enabling occupation)*.

Literatuur

Baart, A. (2004). *Een theorie van de presentie* (3rd ed.). Utrecht: Lemma.
Barlow, J., Wright, C., Sheasby, J., Turner, A., & Hainsworth, J. (2002). Self-management approaches for people with chronic conditions: A review. *Patient Education and Counseling, 48,* 177–187.
Brown, C., & Stoffel, V. C. (2011). *Occupational therapy in mental health: A vison for participation* (pag. 773–792). Philadelphia, PA: FA Davis.
Christiansen, C., Baum, C., & Bass, J. (2015). *Occupational therapy: Performance, participation, and well-Being* (4th ed.). Thorofare, NJ: Slack Books.
Christiansen, C., & Townsend, E. (Eds.). (2010). *Introduction to occupation: The art of science and living* (2nd ed.). Upper Saddle River, NJ: Prentice Hall.
Claassen, I. (2015). *Andere aandacht: Ervaringen van cliënten met communicatie in de zorg en het sociaal domein ministerie van volksgezondheid, welzijn en sport, directie langdurige zorg*. Ministerie van volksgezondheid.
Curtin, M., Molineux, M., & Supyk, J. (Eds.). (2010). *Occupational therapy and physical dysfunction: Enabling occupation* (6th ed.). Edinburgh: Churchill Livingstone.
Duncan, A. S. (2011). *Foundations for practice in occupational therapy* (5th ed.). Churchill Livingstone Elsevier.
Elwyn, G., Frosch, D., Thomson, R., Joseph-Williams, N., Lloyd, A., Kinnersley, P., et al. (2012). Shared decision making: A model for clinical practice. *Journal of General Internal Medicine, 27,* 1361–1367.
Falardeau, M., & Durand, M. J. (2002). Negotiation centered versus client-centered: Which approach should be used? *Canadian Journal of Occupational Therapy, 69*(3), 135–142.
Gage, M. (2006). Physical disabilities: Meeting the challenges of client-centered practice. In T. Sumsion (Ed.), *Client-centered practice in occupational therapy a guide to implementation second edition* (pag. 123–145). Edinburgh: Churchill Livingstone Elsevier.
Graff, M. J., Vernooij-Dassen, M. J., Thijssen, M., Dekker, J., Hoefnagels, W. H., & Rikkert, M. G. (2006). Community based occupational therapy for patients with dementia and their care givers: Randomised controlled trial. *British Medical Journal, 333*(7580), 1196.
Granse, M. le. (2002). *Promoting autonomy of the long-term mentally ill client*. Master thesis, European master of science in Occupational Therapy.
Groen-van de ven, L., Jukema, J., Smits, C., & Span, M. (2016). Gezamenlijke besluitvorming. In C. Kuiper, J. Verhoef, & G. Munten, (Red.), *Evidence-based practice voor paramedici: Gezamenlijke, geïnformeerde besluitvorming* (4e druk). Amsterdam: Boom.
Hammell, K. W. (2004). Dimensions of meaning in the occupations of everyday life. *Canadian Journal of Occupational Therapy, 71*(5), 296–305.
Hammell, K. W. (2013). Client-centered practice in occupational therapy: Critical reflections. *Scandinavian Journal of Occupational Therapy, 20,* 174–181.
Hammell, K. W. (2015). Client-centered practice in occupational therapy: The importance of critical perspectives. *Scandinavian Journal of Occupational Therapy, 22,* 237–243.
Hartingsveldt, M. J. van, Logister-Proost, I., & Kinébanian, A. (2010). *Beroepsprofiel ergotherapeut*. Utrecht: Ergotherapie Nederland/Boom Lemma.
Heijsman, A., Lemette, M., Veld, A. de, & Kuiper, C. (Red.). (2007). *Adviseren als ergotherapeut: Competenties en verhalen uit de praktijk*. Den Haag: Boom Lemma uitgevers.
Heijsman, A. M., Opstal, S. E. M. van, Daniëls, R., Nes, F. A. van, Leven, N. van't, & Kuiper, C. H. Z. (2011). Gezond actief ouder worden toepassing en evaluatie van een preventief groepsprogramma voor thuiswonende ouderen middels actieonderzoek: Leren in, van, met en door de praktijk. *Wetenschappelijk Tijdschrift voor Ergotherapie,* (4), 422–432.
Heijst, J. E. J. M. van. (2005). *Menslievende zorg: Een ethische kijk op professionaliteit*. Kampen: Kok.
Huber, M., et al. (2011). How should we define health? *British Medical Journal, 343,* d4163.
Jedeloo, S., & Leenders, J. (2010). *Zelfmanagement zorgbasics*. Den Haag: Boom Uitgevers.
Jukema, J. S. (2011). *Bewarende zorg: Een visie voor verzorgenden en verpleegkundigen*. Uitgeverij Boom | Lemma.
Kielhofner, G. (2008). *Model of human occupation theory and application* (4th ed.). Baltimore: Lippincott Williams & Wilkins.
Kielhofner, G. (2009). *Conceptual foundations of occupational therapy practice* (4th ed.). Philadelphia: FA Davis.
Kool, J., Boumans, J., & Visse, M. (2013). *Doorleefd verstehen. Ervaringskennis en wetenschappelijke kennis vanuit het perspectief van mensen met een 'dubbele identiteit'*. Utrecht/Amsterdam: Disability Studies in Nederland, Trimbosinstituut/VU medisch centrum.
Kool, J., & Bramsen, I. (2016). Ervaringskennis van cliënten en hun naasten. In C. Kuiper, J. Verhoef, & G. Munten, (Red.). *Evidence-based practice voor paramedici: Gezamenlijke, geïnformeerde besluitvorming* (4e druk). Amsterdam: Boom.
Kuckert, A., & Stomph, M. (2011). *Diversiteit zorgbasics*. Den Haag: Boom Uitgevers.
Kuiper, C. (2007). *The eventmaker the hybrid art of performing professionals, work-setting rehabilitation*. Den Haag: Lemma.
Kuiper, C., & Oostendorp, R. (Red.). (2007). *De gepassioneerde zorgprofessional bijdragen gebaseerd op het proefschrift the eventmaker van Chris Kuiper*. Den Haag: Lemma.
Kuiper, C., Verhoef, J., & Munten, G. (Red.). (2016). *Evidence-based practice voor paramedici: Gezamenlijke, geïnformeerde besluitvorming* (4e druk). Amsterdam: Boom.

Law, M., Baptiste, S., Carswell, A., McColl, M. A., Polatajko, H. J., & Pollock, N. (2014). *Canadian occupational performance measure (COPM)*. Ottawa: CAOT Publications ACE.

Lee, F. (2009). *Als disney de baas was in uw ziekenhuis 9½ dingen die u anders zou doen*. Maarssen: Elsevier gezondheidszorg.

Leeuw, M. de, Saenger, S., Vanlaerhoven, I., Vries-Uiterweerd, A. de. (2015). *Beroepscode en gedragsregels ergotherapeut*. Utrecht: Ergotherapie Nederland.

Letiche, H. (2005). *Ethics of recognition. I<>You(Thou)<>They*. Paper UvH/Essex PhD/DBA workshop. Essex.

Mroz, T. M., Pitonyak, J. S., Fogelberg, D., & Leland, N. E. (2015). Client centeredness and health reform: Key issues for occupational therapy. *American Journal of Occupational Therapy, 69*(5):6905090010p1-6905090010p8.

Ouwens, M., Burg, S. van der, Faber, M., Weijden, T. van der. (2012). Shared decision making & zelfmanagement: Literatuuronderzoek naar begripsbepaling. Scientific institute for quality of healthcare in opdracht van Raad voor de Volksgezondheid en Zorg (RVZ).

Polatajko, H. J., & Townsend, E. A. (2013). *Enabling occupation II: Advancing an occupational therapy vision for health, well-being & justice through occupation* (2nd ed.). Ottawa: CAOT.

Pool, A. (2001). *Clientgericht communiceren en samenwerken*. In C. Kuiper, & M. Balm (Red.), Paramedisch handelen, het ontwikkelen van beroepsattitudes (pag. 152–181). Utrecht: Lemma.

Pool, A., Mostert, H., & Schumacher, J. (2003). *De kunst van het afstemmen. Belevingsgerichte zorg: Theorie en praktijk van een nieuw zorgconcept*. Utrecht: NIZW.

Ravelli, A., Doorn, L. van, & Wilken, J. P. (Red.). (2009). *Werk(en) met betekenis. Dialooggestuurde hulp- en dienstverlening*. Bussum: Uitgeverij Coutinho.

Regenmortel, T. van. (2004). *Empowerment in de praktijk van het OCMW*. Leuven: HIVA.

Rogers, C. R. (1961). *On becoming a person: A therapist's view of psychotherapy*. Boston: Houghton Mifflin.

RVZ. (2003). *Van patiënt tot klant advies uitgebracht door de raad voor de volksgezondheid en zorg aan de minister van volksgezondheid, welzijn en sport*. Zoetermeer: RVZ.

RVZ. (2007a). *Goed patiëntschap meer verantwoordelijkheid voor de patiënt signalementen*. Zoetermeer: RVZ.

RVZ. (2007b). *Achtergrondstudies uitgebracht door de raad voor de volksgezondheid en zorg bij het advies vertrouwen in de arts*. Zoetermeer: RVZ.

RVZ. (2010a). *Zorg voor je gezondheid! Gedrag en gezondheid: De nieuwe ordening discussienota uitgebracht door de raad voor de volksgezondheid en zorg*. Zoetermeer: RVZ.

RVZ. (2010b). *Gezondheid 2.0 u bent aan zet. advies uitgebracht door de raad voor de volksgezondheid en zorg aan de minister van volksgezondheid, welzijn en sport*. Zoetermeer: RVZ.

Stacey, D., Bennett, C. L., Barry, M. J., Col, N. F., Eden, K. B., Holmes-Rovner, M., et al. (2011). Decision aids for people facing health treatment or screening decisions. *Cochrane Database of Systematic Reviews*, (10), CD001431.

Steultjens, E., & Vermeulen, H. (2016). Richtlijnen. In C. Kuiper, J. Verhoef, & G. Munten (Red.), *Evidence-based practice voor paramedici: Gezamenlijke, geïnformeerde besluitvorming* (4e druk). Amsterdam: Boom.

Sumsion, T. (Ed.). (2006). *Client-centered practice in occupational therapy a guide to implementation* (2nd ed.). Edinburgh: Churchill Livingstone Elsevier.

Taylor, R. R. (2008). *The intentional relationship: Occupational therapy and therapeutic use of self*. Philadelphia: FA Davis.

Tonkens, E. (2003). *Mondige burgers, getemde professionals: Marktwerking, vraagsturing en professionaliteit in de publieke sector*. Utrecht: NIZW.

Townsend, E. A., & Polatajko, H. J. (2013). *Enabling occupation II: Advancing an occupational therapy visions for health, well-being, & justice through occupation* (2nd ed.). Ottawa, ON: CAOT Publications ACE.

Ven, L. van der., Post, M., Krumeich, A., Witte, L. de. (2006). *Beter omgaan met perspectieven op revalidatie*. Hoensbroek: iRv, Kenniscentrum voor Revalidatie en Handicap.

Verhoef, J., Zalmstra, A. (2013). *Beroepscompetenties ergotherapie (2nd ed.). Een toekomstige beschrijving van het gewenste eindniveau van de opleiding tot ergotherapeut*. Boom, Den Haag.

Weijden, T. van der, & Sanders-van Lennep, A. (2012). Keuzehulpen voor de patiënt. *Huisarts & Wetenschap, 55*, 516–521.

Womack, J. P., Jones, D. T. (2010). *Handboek Lean Solutions*. Amstel uitgevers.

Ergotherapeut

Edith Cup, Margo van Hartingsveldt, Anita de Vries-Uiterweerd en Stephanie Saenger

8.1 Inleiding – 166

8.2 Uitgangspunten van ergotherapie – 167
8.2.1 Cliëntgecentreerd – 167
8.2.2 Op het dagelijks handelen gericht (*occupation-based*) – 167
8.2.3 Context-based – 169
8.2.4 Gebaseerd op bewijs (*evidence-based*) – 169
8.2.5 Technology-based – 170
8.2.6 Population-based – 170

8.3 Persoonlijke kwaliteiten – 170
8.3.1 Het gebruik van jezelf (*use of self*) – 170
8.3.2 Creativiteit – 171

8.4 Competenties – 171

8.5 Canadian model of client-centered enablement (CMCE) – 172
8.5.1 Enablement skills – 173
8.5.2 Toepassing van de *enablement skills* – 176

8.6 Directe toegankelijkheid ergotherapie (DTE) – 176

8.7 Beroepscode en gedragsregels ergotherapeut – 177
8.7.1 Principes van ethiek – 177
8.7.2 Ethisch redeneermodel – 179
8.7.3 Wet- en regelgeving – 180
8.7.4 Gedragsregels – 180

8.8 Persoonlijk leiderschap – 180
8.8.1 Leven lang leren (*scholarship*) – 180
8.8.2 Verantwoordingsplicht (*accountability*) – 181
8.8.3 Financiering (*funding*) – 182
8.8.4 Toegankelijkheid (*workforce planning*) – 182

8.9 Discussie – 183

8.10 Samenvatting – 184

Literatuur – 184

Anita de Vries-Uiterweerd en Stephanie Saenger schreven paragraaf ▶ par. 8.7, Edith Cup en Margo van Hartingsveldt schreven de overige paragrafen

© Bohn Stafleu van Loghum, onderdeel van Springer Media B.V. 2017
M. le Granse, M. van Hartingsveldt, A. Kinébanian (Red.), *Grondslagen van de ergotherapie*,
DOI 10.1007/978-90-368-1704-2_8

Ergotherapeut

> Go to the people, work with them, learn from them, respect them, start with what they know, build with what they have. And when the work is done, the task accomplished, the people will say: 'We have done this ourselves'.
> (Lao Tse, 700 v.Chr)

Kernbegrippen

- Cliëntgecentreerd.
- Gericht op dagelijks handelen.
- *Context-based.*
- *Evidence-based.*
- *Technology-based.*
- *Population-based.*
- *Use of self.*
- Creativiteit.
- Competenties.
- *Enablement skills.*
- Canadian Model of Client-Centered Enablement (CMCE).
- Directe toegankelijkheid ergotherapie (DTE).
- Beroepscode en gedragsregels ergotherapeut.
- Leadership in Enabling Occupation (LEO-)model.

Revalidatieplan

Jozien Evers werkt al jaren als beleidsmedewerkster bij een groot transportbedrijf. Haar inzet en gedrevenheid zijn groot en ze werkt vaak wat langer door om alles af te maken. Door haar spierziekte gaat haar lichamelijke conditie de laatste jaren achteruit. Ze is vermoeid en heeft steeds minder energie. De combinatie van werk met andere activiteiten valt haar zwaar. Het werk is echter zo belangrijk voor haar dat ze wil kijken hoe ze het vol kan houden. Tijdens de controleafspraak bij de revalidatiearts bespreekt ze haar zorgen en wil ze graag adviezen. In revalidatie-dagbehandeling wordt samen met haar een plan gemaakt om enerzijds aan haar conditie te werken en anderzijds om haar energie optimaal te verdelen over de dag. Met de ergotherapeut bespreekt ze haar dilemma om te willen sporten om haar conditie te verbeteren, maar na het werk kan ze dit niet opbrengen. Jozien heeft komende week een gesprek met haar bedrijfsarts. Met de ergotherapeut bereidt ze dit gesprek voor. Jozien wil vragen of ze haar werktijden mag aanpassen. Ze werkt vier hele dagen en is op de woensdag vrij. Ze wil graag tweemaal per week 's ochtends eerst sporten en dan anderhalf uur later met werken beginnen. Ze wil voorstellen om op haar vrije dag dan wat mails af te handelen thuis. Ook wil ze aangeven dat ze minder opdrachten tegelijk aan kan. Als dit niet lukt, dan wil ze met de bedrijfsarts bespreken of ze zich voor vier uur ziek meldt en mogelijk arbeidsongeschikt wordt voor die uren. De week daarna vertelt Jozien opgelucht dat het gesprek boven verwachting positief was verlopen. De bedrijfsarts vond het een goed plan om te gaan sporten vóór het werk.

Dit is ook al besproken met haar leidinggevende. Ook heeft haar secretaresse opdracht gekregen om haar agenda zo te plannen dat ze geen afspraken heeft vóór 9:00 en na 16:00 uur en dat er voldoende pauze is tussen de verschillende afspraken. Op de dagen dat ze sport is pas na 11:00 uur de eerste afspraak. Er worden pas nieuwe opdrachten ingepland als er ruimte voor is.

8.1 Inleiding

In de ergotherapie zijn er drie belangrijke ingrediënten: het dagelijks handelen, de cliënt en de ergotherapeut. Het dagelijks handelen staat centraal in elk hoofdstuk van dit boek, de cliënt staat centraal in ▶ H. 7 en de ergotherapeut staat centraal in dit hoofdstuk, dat gaat over de ergotherapeut die zich samen met de cliënt (de persoon en zijn systeem, organisatie of populatie) richt op het mogelijk maken van dagelijks handelen (*enabling occupation*). Daarbij gaat het om mensen die door beperkingen, door het ouder worden of door moeilijke sociale omstandigheden het dagelijks handelen niet meer naar tevredenheid kunnen uitvoeren. In dit hoofdstuk wordt ingegaan op zes algemene uitgangspunten ofwel de fundamenten van de uitoefening van het beroep ergotherapie:

- cliëntgecentreerd;
- gericht op dagelijks handelen (*occupation-based*);
- *context-based*;
- *evidence-based*;
- *technology-based*;
- *population-based*.

Bij het mogelijk maken van het dagelijks handelen is de relatie tussen de cliënt en de ergotherapeut een belangrijk ingrediënt (Polatajko et al. 2015). De ergotherapeut gebruikt naast de kennis en ervaring over de therapeutische mogelijkheden van het dagelijks handelen ook zichzelf (*use of self*); als persoon met empathie, humor, daadkracht of andere eigenschappen. Creativiteit is een kwaliteit om kansen en mogelijkheden te zien en te creëren. Deze kwaliteiten (*use of self* en creativiteit) worden toegelicht in dit hoofdstuk. Daarna volgt een beschrijving van de beroepscompetenties ergotherapeut, waarbij de relatie wordt gelegd met de *enablement skills* die bij de competenties 'behandelen en begeleiden', 'adviseren aan derden' en 'ondersteunen en versterken' gebruikt worden.

Een belangrijke vaardigheid bij al deze competenties is het herkennen en kunnen hanteren van ethische dilemma's. In de paragraaf over de *Beroepscode en gedragsregels ergotherapeut* staat het ethisch redeneren centraal. Aan het eind van het hoofdstuk wordt ingegaan op persoonlijk leiderschap en het Canadese model Leadership in Enabling Occupation (LEO). Voor het beroep is het belangrijk dat alle ergotherapeuten persoonlijk leiderschap laten zien en de meerwaarde van dagelijks handelen en ergotherapie uitdragen voor alle burgers in Vlaanderen en Nederland. Daarom is het LEO-model van belang voor alle ergotherapeuten.

8.2 Uitgangspunten van ergotherapie

In het beroepsprofiel worden vier uitgangspunten van ergotherapie beschreven: cliëntgecentreerd, op het handelen gericht, *context-based* en *evidence-based* (Hartingsveldt et al. 2010). Recente inzichten hebben daaraan twee uitgangspunten toegevoegd: technology-based en population-based. Deze uitgangspunten en wat ze van de ergotherapeut vragen, worden hieronder toegelicht.

8.2.1 Cliëntgecentreerd

Al meer dan dertig jaar staat in de ergotherapie het cliëntgecentreerd werken centraal. In 1983 bracht de Canadese beroepsvereniging de eerste *Guidelines for the client-centered practice of occupational therapy* uit (CAOT en NHW 1983). In 2010 gaf de World Federation of Occupational Therapists (WFOT) een *Position statement on Client-centeredness* uit waarin uitgesproken wordt dat ergotherapie cliëntgecentreerd is en dat ergotherapeuten persoonsgericht zijn in hun relaties met al hun cliënten (WFOT 2010). Het cliëntgecentreerd werken is gebaseerd op het werk van Carl Rogers, humanistisch psycholoog (Rogers 1942).

Ergotherapeuten gebruiken primair de term cliënt in plaats van patiënt. Het gebruik van het woord cliënt impliceert actieve participatie en versterkt de samenwerkende relatie waarin de dialoog centraal staat (Mroz et al. 2015, Townsend en Polatajko 2013). Vanuit professioneel perspectief wordt cliëntgecentreerd werken gekarakteriseerd door een samenwerking die de autonomie van de cliënt aanmoedigt en respecteert en waarbij de rechten van de cliënten worden ondersteund en bepleit. De Canadese definitie van cliëntgecentreerd werken maakt dat duidelijk:

» Ergotherapeuten tonen respect voor hun cliënten, betrekken cliënten bij de besluitvorming, pleiten met en voor cliënten bij het verwezenlijken van wat ze nodig hebben, en erkennen de ervaring en kennis van de cliënten (CAOT 1997, pag. 49).

Meerdere concepten zijn in deze definitie ingebed, zoals respect, samenwerking, gezamenlijke besluitvorming en de waardering van de bijdrage van de cliënt (Mroz et al. 2015).

Bij het vormgeven van de ergotherapie-interventie ligt er steeds meer nadruk op gelijkwaardigheid en de dialoog (Sumsion en Law 2006). Bij *shared decision making* gaat het om het overdragen van de 'macht' aan de cliënt waardoor er een gelijkwaardig partnerschap ontstaat tussen de cliënt en ergotherapeut (Mroz et al. 2015). Zo wordt de cliënt de regievoerder van het proces en staan zijn hoop, wensen en dromen centraal. *Shared decision making*, actieve betrokkenheid of participatie in de besluitvorming, is een belangrijk middel voor de cliëntgecentreerde professional. Het stimuleert het proces waarin de cliënt wordt geholpen de juiste eigen keuzes te maken tijdens de interventie (Groen et al. 2016). Uit wetenschappelijk onderzoek blijkt dat het werkt: cliënten zijn beter geïnformeerd, ze zijn zich meer bewust van de voor- en nadelen van bepaalde keuzes, ze voelen zich vaker tevreden en twijfelen minder aan hun genomen beslissing (Stacey et al. 2011).

Uit literatuuronderzoek blijkt dat er weinig onderzoek is gedaan naar wat de cliënt vindt van het cliëntgecentreerd werken van de ergotherapeut (Hammell 2013). Hammell concludeert dat de theorie van het cliëntgecentreerd werken onvoldoende samen met de cliënt is ontwikkeld. Hoewel er uitstekende cliëntgerichte ergotherapiepraktijken bestaan, zijn er aanwijzingen dat het cliëntgecentreerde uitgangspunt niet altijd in de praktijk wordt toegepast. Dit vraagt van ergotherapeuten om kritisch te reflecteren op het eigen cliëntgecentreerd werken (Hammell 2013, 2015). Dit vindt plaats op een continuüm, een ergotherapeut kan altijd een stap nemen in nog meer cliëntgecentreerd bezig zijn.

In het advies *Naar nieuwe zorg en zorgberoepen: de contouren* (Kaljouw en Vliet 2015) presenteert de Adviescommissie Innovatie Zorgberoepen en Opleidingen een nieuwe visie op zorg, gebaseerd op de nieuwe definitie van gezondheid (Huber et al. 2011) en de paradigmaverschuiving van ziekte en zorg naar gezondheid, gedrag en maatschappij (RVZ 2010; Hoogervorst en Zwieten 2014). Deze nieuwe visie legt meer regie bij de burger en de cliënt. De cliëntgecentreerde ergotherapeut loopt voorop in deze ontwikkelingen.

8.2.2 Op het dagelijks handelen gericht (*occupation-based*)

» Occupation is a central organizing framework, it provides a 'pair of glasses' through which occupational therapists view the needs of those they serve (Yerxa 1998).

Petra
Petra is kunstenares en heeft sinds anderhalf jaar veel pijn en krachtverlies in haar rechter schouder, arm en hand. Doeken schilderen is haar werk, hobby en passie. Door de klachten lukt het niet meer om zich te verliezen in het schilderen van grote doeken en ook het geven van cursussen is te belastend. Dat laatste wil ze heel graag blijven doen omdat het ook inkomsten oplevert. Bij de analyse van alle taken blijkt dat het klaarzetten van de tafels en materialen en projector boven uit een kast halen belastende taken zijn en de klachten doen vererger. In een gesprek over mogelijkheden om de taken of omgeving aan te passen, blijkt het een optie om de cursisten te betrekken bij het klaarzetten van alle spullen. Hoewel Petra altijd vond dat alles van tevoren klaar moest staan, vinden de cursisten het prima om dit aan het begin van de cursus te doen. Petra hoopt op termijn weer grote doeken te kunnen schilderen, maar begint nu met kleinere kunstwerken waarbij de arm steunt op een armleuning. Ook neemt ze vaker rust.

Wat de ergotherapeut onderscheidt van andere professionals is het gericht zijn op het dagelijks handelen en specifiek op die activiteiten die iemand belangrijk vindt en niet meer naar wens

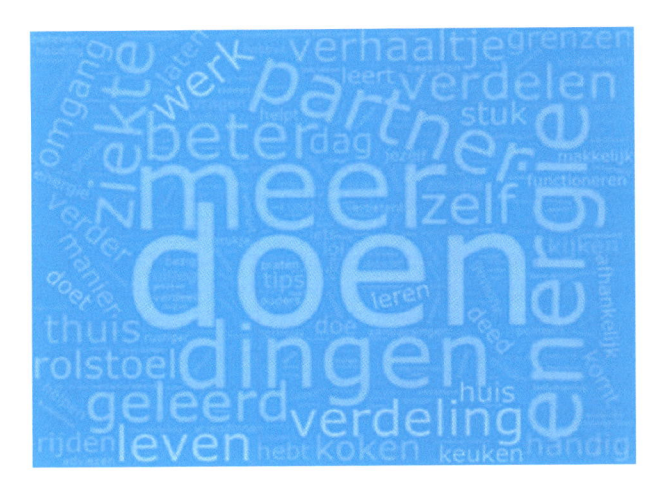

Figuur 8.1 Wordcloud van de woorden die cliënten gebruiken om het unieke van de ergotherapie te omschrijven. Bron: Dongen et al. (2016)

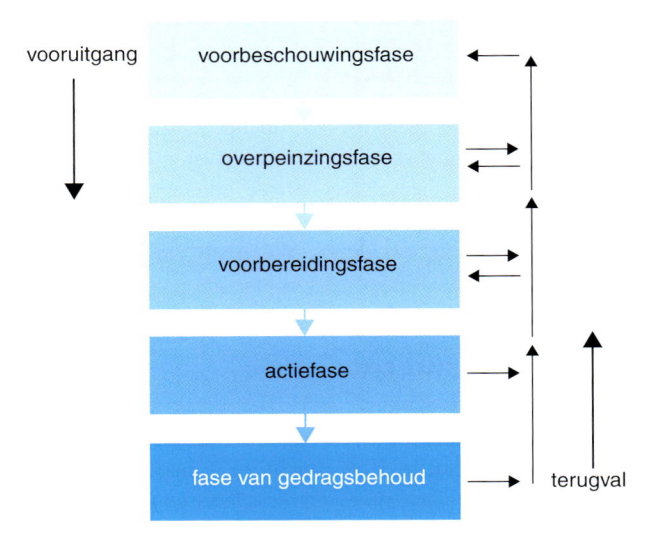

Figuur 8.2 Stages of change model. Bron: Prochaska et al. (2002)

kan uitvoeren. Een manier om hier achter te komen is een gesprek over het dagelijks handelen met behulp van de Canadian Occupational Performance Measure (COPM) (Law et al. 2014). Hierbij vraagt de ergotherapeut de cliënt om te vertellen hoe een gemiddelde dag eruitziet en welke dagelijkse activiteiten hij niet naar wens kan uitvoeren. Bij Petra waren dit niet alleen schilderen en het geven van schildercursussen, haar werk, hobby en passie, maar ook het huishouden doen en slapen. Het gebruik van de COPM kan de cliënt en de ergotherapeut inzicht geven in het belang van activiteiten en het stellen van prioriteiten. Bij Petra lag de hoogste prioriteit bij het geven van schildercursussen.

Gericht zijn op het dagelijks handelen is een uitgangspunt van ergotherapie. Dit bepaalt de manier waarop wordt geredeneerd en gehandeld. Dat ergotherapeuten inderdaad gericht zijn op het dagelijks handelen tijdens de interventie bleek uit een klein kwalitatief onderzoek bij 12 personen die ergotherapie hadden gehad. Hen werd gevraagd het unieke van de ergotherapie te beschrijven. De ergotherapiestudenten die het onderzoek uitvoerden, maakten een *wordcloud* van de woorden die het meest gebruikt werden. In fig. 8.1 staat 'doen' centraal (Dongen et al. 2016).

Ergotherapeuten werken occupation-based als ze gebruik maken van observaties van de uitvoering van dagelijkse activiteiten om bijvoorbeeld meer te weten te komen over voorwaarden voor het dagelijks handelen. Voorbeelden zijn het Assessment of Motor and Process Skills (AMPS) (Fisher en Jones 2011) en de Perceive Recall Plan and Perform (PRPP) (Chapparo en Ranka 2008), waarbij op basis van dagelijkse activiteiten de motorische en procesmatige vaardigheden worden geobserveerd. Interventies zijn occupation-based wanneer er ook daadwerkelijk dagelijkse activiteiten worden uitgevoerd zoals bij het herleren van huishoudelijke activiteiten nadat de persoon een beroerte heeft gehad. De kracht van het occupation-based handelen als interventie is vooral aanwezig als:
- gebruik gemaakt wordt van activiteiten die iemand in het dagelijks leven uitvoert;
- deze activiteiten het doel zijn van de cliënt;
- als mensen kunnen opgaan in de activiteit omdat deze plezierig is (*flow*) of omdat ze iets kunnen bereiken of omdat de activiteit leidt tot herstel (Fisher 2014).

Veranderen door handelen

Veranderen door handelen betekent:
- ontwikkelen van het dagelijks handelen;
- opnieuw dagelijks handelen te leren;
- effectiever dagelijks handelen;
- veiliger dagelijks handelen;
- behouden van het dagelijks handelen;
- omgaan met verlies van het dagelijks handelen.

Het veranderen van handelingsroutines behoeft zorgvuldige ondersteuning, waarbij de ergotherapeut de motivatie tot veranderen van de cliënt aanspreekt (Hartingsveldt et al. 2009). Niet de redenen van de ergotherapeut om te veranderen, maar die van de cliënt zullen de verandering in het dagelijks handelen op gang brengen. Een directieve persoonsgerichte gespreksstijl zoals *motivational interviewing* (MI) is daarbij ondersteunend. MI is bedoeld om verandering van handelingspatronen te bevorderen door het helpen verhelderen en oplossen van de ambivalentie ten opzichte van de verandering (Miller en Rollnick 2014). MI is gericht op gedragsverandering en past bij ergotherapie waarbij veranderen door handelen centraal staat. MI is gebaseerd op het *stages of change model* van Prochaska en Diclemente. Dit model onderscheidt verschillende stadia in het proces van veranderen (Prochaska et al. 2002, zie fig. 8.2):
- een voorbeschouwingsfase, waarin men zich nog niet bewust is van een probleem en niet overweegt om de uitvoering van dagelijkse activiteiten te veranderen (*precontemplation*);
- een overpeinzingsfase, waarin men de voor- en nadelen afweegt en overweegt om dagelijkse activiteiten te veranderen (*contemplation*);
- een voorbereidingsfase, waarin men zich voorneemt om wat te gaan veranderen in het dagelijks handelen (*preparation*);

- een actiefase, waarin men het veranderende dagelijks handelen laat zien (*action*);
- een fase van gedragsbehoud waarin men het veranderende dagelijks handelen heeft volgehouden (*maintenance*).

Als de handelingsroutines niet worden volgehouden, treedt terugval op naar een eerdere fase (*relapse*). Mensen kunnen op elk punt het model binnenkomen of uitgaan. De achtergrond van MI is dat mensen in het algemeen meer overtuigd raken van redenen die ze zelf ontdekken dan door de argumenten die anderen aandragen. De kernpunten van MI zijn:
- een persoonsgerichte manier van hulpverlenen om het veel voorkomende probleem van ambivalentie ten aanzien van verandering aan te pakken;
- je doet het voor of met iemand, niet op of bij iemand;
- partnerschap, acceptatie, compassie en ontlokken staan centraal;
- acceptatie, empathie, ondersteuning van autonomie en bevestiging;
- het gaat om ontlokken wat al aanwezig is, niet om iets aan te brengen wat ontbreekt (Miller en Rollnick 2014).

Het gebruik van deze kernpunten lijkt eenvoudig, maar de toepassing vergt oefening en vaak ook een verandering in de sociale vaardigheden en gespreksvaardigheden van de ergotherapeut.

8.2.3 Context-based

Ergotherapie vindt bij voorkeur plaats in en met de eigen omgeving van de cliënt. Dit wordt context-based werken genoemd. Dit gebeurt steeds vaker in de ergotherapeutische beroepspraktijk. Onderzoek heeft aangetoond dat interventies in de context effectief zijn. Voorbeelden daarvan zijn het onderzoek naar ergotherapie bij mensen met matige dementie en hun mantelzorger (Graff et al. 2008) en naar ergotherapie bij mensen met de ziekte van Parkinson en hun mantelzorger (Sturkenboom et al. 2014). Uit onderzoek van Darrah en collega's komt naar voren dat kinderen, ouders en therapeuten het werken in de eigen omgeving van het kind als zeer prettig ervaren. Logistieke redenen, zoals de reistijd van de therapeuten en de drukke agenda van de ouders zijn belemmeringen voor de interventie in de eigen omgeving (Darrah et al. 2011). Het werken in de eigen omgeving gebeurt vooral vanuit een verpleeghuis of vrijgevestigde praktijk. Sinds de vergoeding vanuit het basispakket ziektekostenverzekering en de directe toegankelijkheid ergotherapie (DTE) is het aantal ergotherapeuten met een vrijgevestigde praktijk in Nederland gestegen van 4 % in 2004 via 15 % in 2011 naar 22 % in 2014 (Hassel en Kenens 2014).

Als het werken in de eigen omgeving niet mogelijk is, doordat de cliënt bijvoorbeeld in een ziekenhuis of revalidatiecentrum verblijft, is de omgeving van de handelingsvraag het uitgangspunt in de ergotherapie-interventie. De thuis-, werk- of leeromgeving is het uitgangspunt bij het inventariseren en prioriteren van de vraagstelling van de ergotherapie. Tijdens de ergotherapie-interventie wordt gestreefd naar een handelingscontext die zo veel mogelijk overeenkomt met de thuis-, werk- of leeromgeving

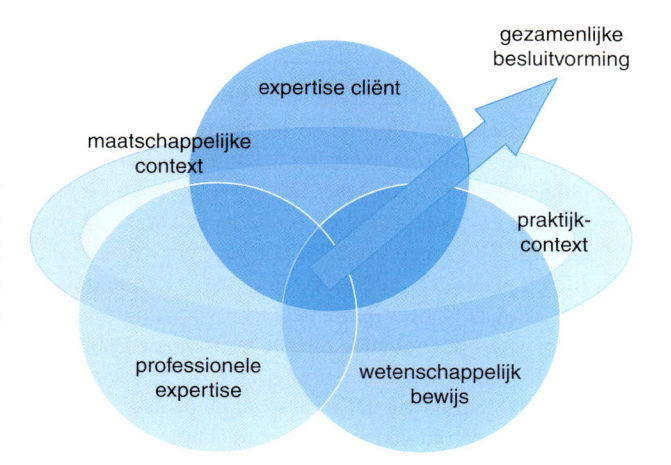

Figuur 8.3 Elementen van *evidence-based practice* (EBP) in een maatschappelijke en praktijkcontext. Naar Logister-Proost (2007)

(Hartingsveldt et al. 2010). Het context-based werken vanuit een instelling zorgt voor uitdagingen en vraagt van ergotherapeuten om te blijven pleiten voor het werken in de context van de handelingsvraag.

Bij het werken in en met een organisatie wordt er altijd in de organisatie en context-based gewerkt. In een verpleeghuis dragen ergotherapeuten, naast de individuele zorg, bijvoorbeeld bij aan het woonklimaat en geven adviezen over dagbesteding. Kinderergotherapeuten werken zowel in het reguliere als in het speciaal onderwijs in en met de omgeving. Voorbeelden daarvan zijn het meedenken over de inrichting van de overblijfruimte op school of het coachen van leerkrachten in het ondersteunen van kinderen met schrijf- en aandachtsproblemen in de klas. Het werken in de context draagt positief bij aan het overdragen van de geleerde kennis en vaardigheden aan andere professionals en de cliënt.

8.2.4 Gebaseerd op bewijs (*evidence-based*)

Het gebruik van bewijs in de praktijk vraagt een cultuur waarbij expertise van de cliënt, professionele expertise en beschikbaar wetenschappelijk bewijs worden geïntegreerd zodat iedere cliënt (individu, organisatie of populatie) de meest effectieve en passende interventie ontvangt (Townsend et al. 2013c).

De meeste definities van *evidence-based practice* (EBP) onderscheiden drie elementen van bewijs:
- expertise van de cliënt (Kool en Bramsen 2016);
- professionele expertise (Verhoef en Quist 2016);
- bewijs uit wetenschappelijk onderzoek (Verhoef et al. 2016).

Daarnaast speelt de context bij al deze elementen een rol, zowel bij de waarden en normen van de cliënt en zijn omgeving als de waarden en normen van de professional in zijn omgeving, als bij de toepassing van wetenschappelijk bewijs op een individuele cliënt (Kuiper et al. 2016). Vandaar dat in het in fig. 8.3 gepresenteerde model van EBP de context als vierde element is toegevoegd (Logister-Proost 2007).

8.2.5 Technology-based

Technologische ontwikkelingen leiden tot grotere diagnostische en therapeutische mogelijkheden en tot nieuwe technische en medische hulpmiddelen en voorzieningen. De technologische ontwikkelingen zullen steeds meer invloed krijgen op de relatie tussen cliënt en professional en op de locatie waar de zorg wordt geleverd. Zij dragen ertoe bij dat zorg en welzijn minder aan tijd en plaats gebonden zijn. Deze toenemende rol van technologie in de zorg heeft grote gevolgen voor de professional in zorg en welzijn. Die zal de nieuwe technologie gaan integreren in het werk en zal cliënten adviseren en begeleiden bij het gebruik van technologie. Daarnaast zal de professional ook een rol spelen bij de ontwikkeling, implementatie en evaluatie van nieuwe technologische toepassingen, zodat er technologie in de zorg wordt gebruikt die een duidelijke meerwaarde heeft (Vereniging Hogescholen 2015a). Bij iedere interventie staat de vraag centraal of er mogelijkheden zijn om technologie in te zetten op het niveau van de persoon en zijn systeem, de organisatie en de populatie.

> **Zorg-op-afstand**
> Zorg-op-afstand wordt toenemend geleverd, zoals het monitoren van actviteiten van ouderen waardoor zij langer thuis kunnen wonen. Uit een kwalitatieve studie van Pol en collega's (2014) komt naar voren dat ouderen positief zijn over sensormonitoring, omdat het bijdraagt aan het gevoel van veiligheid en het hen meer actief houdt. Daarnaast is het voor ouderen een belangrijke strategie om zo lang mogelijk in hun eigen huis te blijven wonen. Het privacy-aspect was bij deze groep ouderen geen issue (Pol et al. 2014).

8.2.6 Population-based

De ergotherapeut werkt niet alleen met individuele cliënten, maar kan ook een rol vervullen bij het mogelijk maken van sociale participatie van groepen mensen in de maatschappij. Vanuit dit sociaal-maatschappelijke perspectief (*enabling social en societal change*) speelt de maatschappij een rol bij gezondheid van mensen (Townsend et al. 2013b). Populatiegebaseerde zorg richt zich specifiek op kwetsbare groepen in onze samenleving, zoals mensen met een lichte verstandelijke beperking, ouderen met dementie en vluchtelingen. De twee perspectieven in de ergotherapie sluiten aan bij geïntegreerde zorg (Valentijn et al. 2013) waar naast het individuele perspectief ook het sociaal-maatschappelijke perspectief centraal staat binnen populatiegebaseerde zorg *(population-based care)*.

Populatiegebaseerde zorg is gericht op het verbeteren van de gezondheid in een populatie. De zorg voor een bepaalde populatie houdt rekening met de noden en karakteristieken van die bevolking, bijvoorbeeld op politiek, economisch, sociaal en ecologisch vlak. Populatiegebaseerde zorg gaat uit van een integraal perspectief en erkent de relatie tussen gezondheidsproblemen en sociale problemen (Valentijn et al. 2013). Op populatieniveau is de taak van (sociale) wijkteams, naast de zorg gericht op individuele personen en hun systeem, het versterken van buurtkracht en sociale cohesie. Wijkteams spelen dan een rol in het verbinden van mensen en het stimuleren van gezamenlijke activiteiten.

Op populatieniveau kunnen ergotherapeuten *top-down* werken vanuit een *community-based* (CB) benadering en *bottom-up* vanuit een *community development* (CD) benadering (zie ▶H. 3). De verwachting is dat in toenemende mate ergotherapeuten zullen werken als projectondersteuner bij organisaties die innoverende participatie bevorderen ten behoeve van populaties.

> **Gezond Actief Ouder Worden**
> In het Amstelhuis doen ouderen mee aan een preventieve groepsinterventie: Gezond Actief Ouder Worden, grotendeels ontwikkeld vanuit het lectoraat Ergotherapie van de Hogeschool van Amsterdam. Deze groepsbijeenkomsten, waarbij de ergotherapeut de inhoudelijke thema's afstemt met de ouderen die deel uitmaken van de groep, zijn gericht op vraagverheldering, sociale participatie en het versterken van de eigen regie (Heijsman et al. 2012).

8.3 Persoonlijke kwaliteiten

Bij het mogelijk maken van het dagelijks handelen sluiten ergotherapeuten aan bij de wensen van cliënten en hun omgeving. Dit vraagt om empathie, flexibiliteit, creativiteit, meedenken, probleemoplossend vermogen, soms een directieve benadering en soms een relativerende houding en/of humor. In de twee paragrafen hieronder wordt specifiek ingegaan op het therapeutische gebruik van jezelf en het gebruik maken van creativiteit, het denken en handelen in mogelijkheden.

8.3.1 Het gebruik van jezelf (*use of self*)

Het gebruik van jezelf (*use of self*) als therapeutisch middel in de ergotherapie is in de jaren tachtig al beschreven als het bewust gebruik maken van je eigen reactie in de relatie met de cliënt (Mosey 1986). Hagedorn definieert het therapeutisch gebruik van jezelf als een bewust, selectief of intuïtief gebruik van de eigen mogelijkheden en karakteristieken (persoonlijkheid, houding, waarden en reacties) om de interventie effectiever te maken. Er wordt niet verwacht dat een therapeut perfect reageert, maar wel dat hij zich bewust is van zijn eigen mogelijkheden en grenzen en daarbij sensitief, eerlijk, integer en authentiek is in de relatie met de cliënt (Hagedorn 1995). Recent hebben Polatajko en collega's (2015) het gebruik van jezelf beschreven als het doelbewust en gepland gebruik van persoonlijke gedragingen, inzichten, waarnemingen, oordelen, vaardigheden en kennis om de samenwerkingsrelatie met de cliënt te optimaliseren en om veranderingen in het handelen mogelijk te maken.

Er is bewijs dat de kwaliteit van de relatie tussen de cliënt en therapeut essentieel is voor het behalen van doelen, het uitvoeren van plannen, de ervaren tevredenheid van de cliënt, maar ook van het gevoel van competentie en vreugde in het werk van de therapeut. Veranderen van het dagelijks handelen is onmogelijk zonder actieve betrokkenheid van de cliënt zelf. Om het veranderen te ondersteunen is het van belang om te achterhalen wat de waarde, betekenis en inschatting van iemands eigen mogelijkheden zijn in het uitvoeren van de activiteit. Deze beïnvloeden de motivatie en intentie om veranderen van het dagelijks handelen te bereiken (Polatajko et al. 2015).

Cole en McLean (2003) deden een survey met 129 ergotherapeuten uit verschillende werkvelden. Open communicatie, een goed contact en empathie werden door de ergotherapeuten benoemd als belangrijke factoren voor een goede therapeutische relatie en als kritische factoren voor de uitkomst van de interventie (Taylor et al. 2009). In een review van Hall en collega's (2010) naar de impact van de therapeutische relatie werd geconcludeerd dat er een positieve relatie was met therapietrouw, afname van depressieve symptomen, tevredenheid en verbeterde fysiek functioneren.

Maar hoe wordt dat in de praktijk toegepast? Taylor en Puymbroeck (2013) beschrijven vijf elementen bij het therapeutisch gebruik van jezelf waarbij narratief redeneren en een cliëntgerichte samenwerkingsrelatie centraal staan:
- empathie, de emotionele uitwisseling tussen cliënten en therapeuten waardoor meer open communicatie en verbinding plaatsvindt;
- authenticiteit, het jezelf zijn en handelen in overeenstemming met eigen normen en waarden;
- reflexiviteit, het bewustzijn van jezelf als de 'ander' en bewust eigen gedrag kunnen aanpassen;
- samenwerken, het vormgeven van een gelijkwaardige ondersteunende samenwerkingsrelatie;
- ondersteunen/mogelijk maken van het dagelijks handelen.

Trainingen in *motivational interviewing* bieden veel technieken voor de therapeutische samenwerkingsrelatie, de verbinding tussen cliënt en therapeut. Bijvoorbeeld de basistechnieken Open vragen stellen, Reflecties geven, Bevestigen en Samenvatten, afgekort als ORBS (Miller en Rollnick 2014).

8.3.2 Creativiteit

Sinds de start van de ergotherapie is creativiteit verbonden met het beroep ergotherapie. Handvaardigheidsactiviteiten en de daarbij horende creativiteit zijn altijd een belangrijk onderdeel van de ergotherapie geweest en hadden in het verleden ook een prominente plaats in het curriculum van de opleiding (Hocking 2008). In de laatste dertig jaar zijn ergotherapeuten creatieve technieken steeds minder gaan gebruiken.

Sadlo geeft aan dat ergotherapeuten daarin ook wat verloren hebben. Zij benoemt de relatie tussen creativiteit en het ervaren van gezondheid en welzijn. Veel activiteiten die centraal staan in de ergotherapie-interventie hebben creatieve aspecten in zich. Zij breekt een lans voor de herwaardering van creativiteit in de ergotherapie. Niet alleen in het denken, maar ook in het dagelijks handelen, dat centraal staat in de interventie (Sadlo 2004).

Ergotherapeuten worden door andere professionals gezien als creatieve mensen (Schmid 2004). Bij het mogelijk maken van het dagelijks handelen van mensen is creativiteit als eigenschap van de ergotherapeut nog steeds belangrijk. Creativiteit in al zijn verschillende vormen is een fundamenteel onderwerp in de ergotherapie (Breines 2016). Creatief denken is het geheel van denkattitudes, denkvaardigheden, denktechnieken en denkprocessen die de kans op patroondoorbreking, het leggen van nieuwe verbindingen in onze hersenen vergroot. Iedereen kan creatief denken, het is iets wat aan te leren en te ontwikkelen is. Creatief denken start met creatief waarnemen, waarbij de dominante waarneming wordt losgelaten en waarnemingsverspringing mogelijk is. Daarbij wordt oordelen uitgesteld waardoor er plaats is voor nieuwe ideeën. Flexibel associëren, brainstormen, divergeren en het ontwikkelen van verbeeldingskracht zijn aspecten van creatief denken (Byttebier 2012). Uit een kwalitatief onderzoek onder vijf ergotherapeuten naar het gebruik van creativiteit kwam naar voren dat creativiteit betekenis had in de dagelijkse praktijk. Participanten gebruikten het woord op zich niet, maar het begrip werd geassocieerd met aanpassen, innoveren, probleemoplossend denken, veranderen, going with the flow en het nemen van risico's:

> We wouldn't call creativity our basis philosophy but in fact, the process of problem solving and adapting and looking at new days of doing things is creativity by nature, isn't it? (Schmid 2004).

Cliënten begeleiden en ondersteunen in het creatief oplossen van handelingsvragen en het samen met hen bedenken en uitproberen van creatieve aanpassingen, waardoor het dagelijks handelen weer mogelijk wordt, is een van de succesvolle aspecten van een ergotherapeut. Breines (2016) benoemt dit als creatief redeneren, een van de aspecten van professioneel redeneren. Bewust omgaan met creativiteit en het verder ontwikkelen van het creatief denken is een meerwaarde voor de ergotherapie-interventie.

8.4 Competenties

Een competente ergotherapeut demonstreert de benodigde kennis, inzicht, vaardigheden en attitude voor de uitvoering van een veilige, effectieve en efficiënte ergotherapie-interventie gedurende zijn gehele loopbaan.

Gebaseerd op het CanMeds Competency Framework (Frank 2005) en het Canadese beroepsprofiel (CAOT 2007) worden in het *Beroepsprofiel ergotherapeut* zeven competentiegebieden onderscheiden: (1) expert in het mogelijk maken van het handelen, (2) pleiten voor participatie, (3) samenwerken, (4) ondernemen, (5) professioneel werken, (6) leven lang leren, (7) communiceren (Hartingsveldt et al. 2010). De in Canada ontwikkelde CanMeds-structuur wordt wereldwijd en ook in Nederland gebruikt. In 2011 hebben de binnen het

Figuur 8.4

competentiegebied en beroepsprofiel (CanMeds) (Hartingsveldt et al. 2010)	cliëntgerichte beroepscompetenties ergotherapie (Verhoef en Zalmstra 2013)	enablement skills (CMCE) (Townsend en Polatajko 2013)
expert in het mogelijk maken van het handelen & pleiten voor participatie	screenen	
	inventariseren en analyseren	
	behandelen en begeleiden	aanpassen, pleiten, coachen, samenwerken, overleggen, coördineren, ontwerpen/vervaardigen, overdragen van kennis, betrokken zijn in, toepassen van specifieke technieken
	adviseren aan derden	aanpassen, pleiten, coachen, samenwerken, overleggen, coördineren, ontwerpen/vervaardigen, overdragen van kennis, betrokken zijn in, toepassen van specifieke technieken
	ondersteunen en versterken	aanpassen, pleiten, coachen, samenwerken, overleggen, coördineren, ontwerpen/vervaardigen, overdragen van kennis, betrokken zijn in, toepassen van specifieke technieken

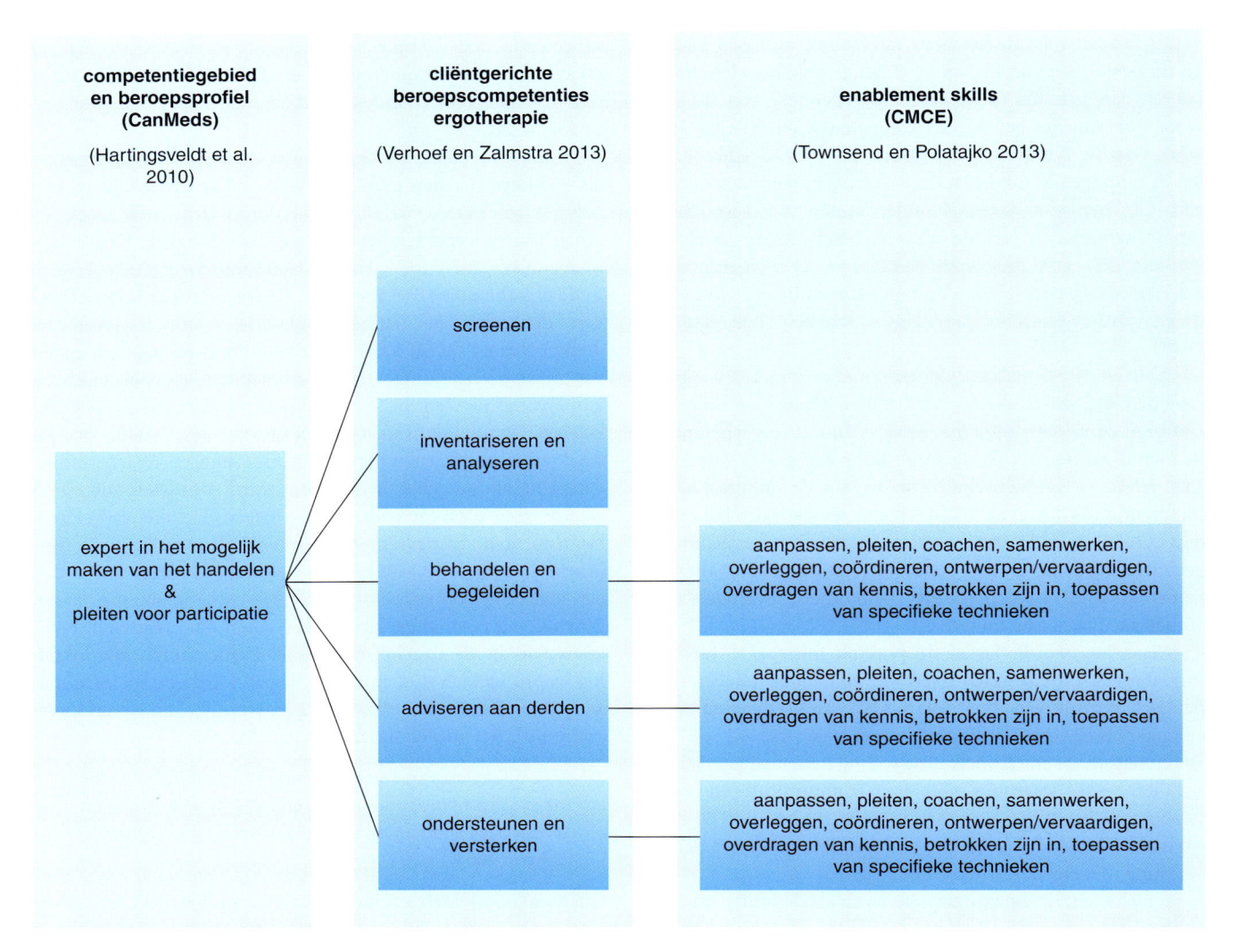

Figuur 8.4 Relatie tussen de CanMeds-competentiegebieden, de cliëntgerichte beroepscompetenties ergotherapie en de *enablement skills*. Bron: EN (2015)

Kwaliteitsregister paramedici participerende beroepsverenigingen, ook besloten om de overstijgende paramedische competenties te beschrijven volgens de CanMeds (EN 2015). Het voordeel van het gebruiken van dit raamwerk is dat in discussies met andere professionals dezelfde taal gesproken wordt.

De beroepscompetenties ergotherapie zijn een verdere beschrijving van de bovengenoemde competentiegebieden. Deze beroepscompetenties, die op de ergotherapieopleidingen in Nederland worden gebruikt, bepalen het eindniveau van de bacheloropleiding en zijn leidend voor de toetsing en inhoud van het programma. De beroepscompetenties zijn onderverdeeld in cliëntgerichte, organisatiegerichte en beroepsgerichte competenties (Verhoef en Zalmstra 2013), zie fig. 8.5.

Het Canadian Model of Client-Centered Enablement (CMCE) beschrijft tien *enablement skills*, deze worden in ▶ par. 8.5 toegelicht. Onder de cliëntgerichte beroepscompetenties 'behandelen en begeleiden', 'adviseren aan derden' en 'ondersteunen en versterken' (Verhoef en Zalmstra 2013; Veld et al. 2016) kunnen alle tien de enablement skills worden gebruikt. Daarbij gaat het om aanpassen (adapt), pleiten (advocate), coachen (coach), samenwerken (collaborate), overleggen (consult), coördineren (coordinate), ontwerpen/vervaardigen (design/build), overdragen van kennis (educate), betrokken zijn in (engage) en toepassen van specifieke technieken (specialize) (Townsend et al. 2013a), zie fig. 8.4 en 8.5.

8.5 Canadian model of client-centered enablement (CMCE)

Mogelijk maken (*enabling*) is een kerncompetentie van ergotherapeuten en een uitgangspunt van cliëntgecentreerde ergotherapie. In het Canadian Model of Client-Centered Enablement (CMCE) (Townsend et al. 2013a) staan beide concepten centraal.

Het CMCE (zie fig. 8.6) is een visuele metafoor voor het 'cliëntgecentreerd mogelijk maken'. Het model bestaat uit twee asymmetrisch gebogen lijnen die staan voor dynamiek, verandering, variatie en het nemen van risico's in de relatie tussen cliënt en professional. De asymmetrisch gebogen lijnen geven de mogelijkheden van de diverse vormen van samenwerken aan. De ontwikkeling die plaatsvindt in de samenwerking

8.5 · Canadian model of client-centered enablement (CMCE)

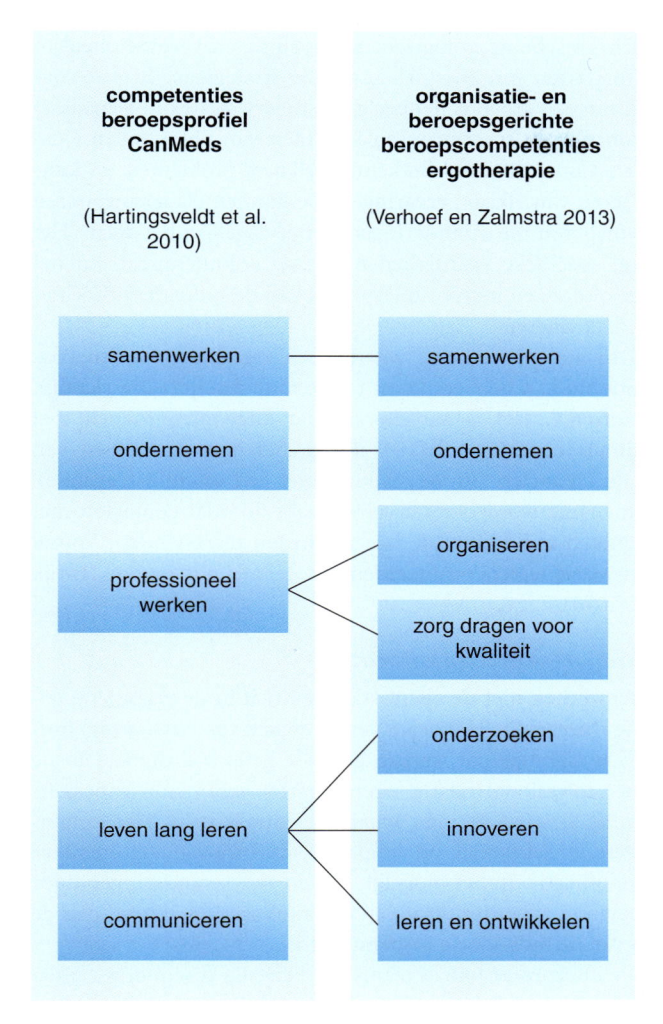

Figuur 8.5 Relatie tussen de generieke CanMeds-competentiegebieden en de organisatie- en beroepsgerichte beroepscompetenties ergotherapie.
Bron: Verhoef en Zalmstra (2013)

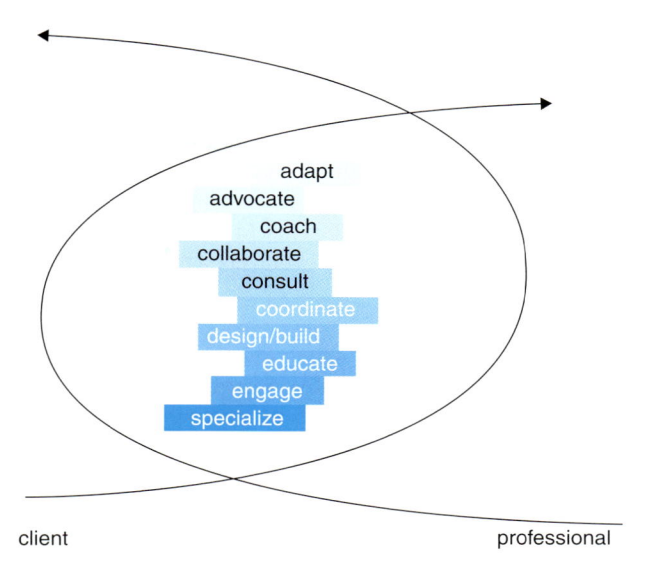

Figuur 8.6 Canadian Model of Client-Centered Enablement (CMCE).
Bron: Townsend et al. (2013a)

tussen cliënt en professional zorgt ervoor dat deze lijnen niet symmetrisch, recht, statisch, gestandaardiseerd en voorspellend zijn.

Het doel van de relatie tussen cliënt en ergotherapeut is het mogelijk maken van het dagelijks handelen. Betrokkenheid van mensen is het uitgangspunt en vindt plaats binnen de sociale structuren die het dagelijks en maatschappelijk leven beïnvloeden. De kruispunten van de gebogen lijnen geven in het model de grenzen van de cliënt-professionalrelatie aan. Deze twee kruispunten zijn de start en het eind van de ontmoeting tussen cliënt en ergotherapeut. Het zijn de actiepunten *enter/initiate* en *conclude/exit* uit het Canadian Practice Process Framework (CPPF) (Craik et al. 2013; Davis et al. 2013). De pijlen geven aan dat beide verder gaan in verschillende richtingen en illustreert dat de ergotherapeut slechts even meeloopt op het pad van de cliënt. De cliënt gaat verder met zijn dagelijks handelen te integreren en de ergotherapeut gaat door en start weer een gezamenlijke interventie op een nieuw kruispunt met een andere cliënt (Townsend et al. 2013a).

8.5.1 Enablement skills

Het CMCE (fig. 8.6) geeft de *enablement skills* weer door middel van rechthoeken van verschillende lengte en kleurtinten. Doordat elke cliënt en elke context anders is worden de skills steeds met een andere prioriteit ingezet. De volgorde waarmee ze in het CMCE-model staan en hieronder worden toegelicht wordt bepaald door de alfabetische volgorde van de Engelse tekst in het oorspronkelijke Canadese model (Townsend et al. 2007). In de praktijk kan deze volgorde anders worden toegepast.

Aanpassen (*adapt*)

Samen met de cliënt het dagelijks handelen in de context aanpassen bij (dreigende) handelingsvraagstukken. Dit gebeurt met de persoon en zijn systeem, met organisaties of populaties (Townsend et al. 2013a). In het Nederlands kan 'zich aanpassen' een negatieve klank hebben: men heeft geen keuze, men kan niet anders dan zich bij de situatie neerleggen. In de Engelse taal heeft *adapt* een positievere betekenis en betekent het 'actief reageren' op een nieuwe situatie, waarbij men juist zelf wel de regie houdt.

Het aanpassen van het dagelijks handelen is een belangrijke *enablement skill* en kan bestaan uit het aanpassen van de activiteiten en/of de context. Daarbij wordt gebruik gemaakt van het opdelen van activiteiten in deeltaken om te komen tot een *just-right-challenge*. Bij het aanpassen van de context worden hulpmiddelen en voorzieningen gebruikt om de fysieke omgeving aan te passen. Ergotherapeuten ondersteunen cliënten bij het aanvragen van deze voorzieningen. Ook de sociale omgeving wordt bij het aanpassen betrokken, bijvoorbeeld door een mantelzorger instructie te geven over begeleiding van de partner met dementie in het weer zelf uitvoeren van huishoudelijke activiteiten of door een leerkracht te adviseren hoe een kind met planningsproblemen in de klas mee kan doen met de gezamenlijke knutselactiviteit.

Bij het werken in en met een organisatie, bijvoorbeeld in een woonproject voor mensen met een verstandelijke beperking, wordt 'aanpassen' ook ingezet. De ergotherapeut is gericht op het aanpassen van de omgeving door instructie te geven aan de groepsleiding (sociale omgeving) zodat zij de kookactiviteit passend aanbieden aan de mogelijkheden van de bewoners en gezamenlijk handelen mogelijk gemaakt wordt. Een analyse van het handelen is vaak de basis voor het aanpassen van het handelen.

Pleiten (*advocate*)

Het spreken, pleiten of argumenteren gericht op gezondheid, welzijn, inclusie en gerechtigheid is erop gericht dat iedereen kan participeren in zijn dagelijks en maatschappelijk handelen. Pleiten voor participatie is een van de competenties benoemd in het *Beroepsprofiel ergotherapeut* (Hartingsveldt et al. 2010). Pleiten heeft te maken met bewustwording ten aanzien van fysieke of sociale barrières die het dagelijks handelen hinderen. De ergotherapeut pleit vanuit het perspectief van de cliënt zodat een individuele en/of sociale verandering gerealiseerd wordt (Townsend et al. 2013a). Bijvoorbeeld voor een cliënt met amyotrofische laterale sclerose (ALS) bij de gemeente pleiten dat de woningaanpassingen op korte termijn gerealiseerd worden. Ook het ondersteunen van de cliënt in het gaan doen van activiteiten waarvan hij eigenlijk had gedacht dat deze niet meer mogelijk waren heeft met pleiten te maken. Bijvoorbeeld het ondersteunen van een persoon met een angststoornis, zodat hij kan gaan deelnemen aan een activiteit in een buurtcentrum. Ergotherapeuten pleiten ook ten behoeve van een populatie, zoals voor daklozen met schizofrenie. Het is aangetoond dat huisvestingsprogramma's voor personen met schizofrenie de dakloosheid en het zorggebruik (opnames) reduceren (Ewijk et al. 2010). Ergotherapeuten kunnen na inventarisatie van de woonwensen, in vergelijking met het aanbod aan woonvormen en woonbegeleidingsprogramma's, leemtes in dat aanbod signaleren en bij overheidsinstanties pleiten voor meer passende huisvestingsmogelijkheden voor mensen met schizofrenie in de samenleving.

Coachen (*coach*)

De International Coach Federation definieert coachen als: met cliënten samenwerken in een dynamische relatie die erop gericht is dat cliënten actie ondernemen om hun dromen, doelen en wensen te realiseren ▶www.coachfederation.nl. Uitgangspunt daarbij is cliëntgecentreerd werken en het samenwerken in dialoog. De ergotherapeut coacht de cliënt door hem zelf strategieën en oplossingen te laten bedenken. Hierbij is MI bij uitstek een geschikte gesprekstechniek om toe te passen. De ergotherapie is daarbij gericht op het daadwerkelijk uitvoeren van het dagelijks handelen.

Een onderdeel van coachen is het reflecteren en ontdekken van de eigen motivatie van de cliënt. Coachen wordt vaak in een individueel traject vormgegeven, waarbij uiteraard familie, collega's of anderen betrokken worden. Het coachen van groepen is ook mogelijk. De ergotherapeut zoekt dan naar gezamenlijke patronen in het handelen van de groep (Townsend et al. 2013a). Een voorbeeld is het coachen van mensen met een chronische neurologische aandoening en vermoeidheid in het toepassen van energiebesparende strategieën. Bij het coachen van een groep is het een grote meerwaarde om gebruik te maken van de ervaringen en inzichten van groepsleden (Josten en Cup 2009). Zij herkennen elkaars problemen en kunnen leren van elkaars ervaringen. Ze kunnen elkaar inspireren en aansporen tot veranderingen in het dagelijks handelen. Het vraagt specifieke vaardigheden van de ergotherapeut om het groepsproces en het veranderproces van de individuele deelnemer te faciliteren.

Een ander voorbeeld waarbij een ergotherapeut een coachende rol kan hebben, komt uit de multidisciplinaire richtlijn schizofrenie. Het is aangetoond dat lotgenotengroepen met minimale coaching effectief zijn in het doen toenemen van sociale contacten (in vergelijking met een wachtlijstconditie). De toename wordt vooral veroorzaakt doordat contacten met lotgenoten ook buiten de bijeenkomsten plaatsvinden. Vooral trouwe deelnemers profiteerden van de lotgenotengroep (Ewijk et al. 2010).

Samenwerken (*collaborate*)

Samenwerken met de cliënt staat centraal in de ergotherapeutische interventie. Het delen van de macht (*power sharing*) binnen het cliëntgericht werken geeft de gelijkwaardigheid in de cliënt-professional relatie weer, waarbij gezamenlijke besluitvorming (*shared decision making*) centraal staat. Het samenwerken is gebaseerd op empathie, vertrouwen en creatieve communicatie. In het mogelijk maken van veranderingen door de persoon is het resultaat van de samenwerking groter dan de som van de individuele inspanningen.

In interprofessionele teams werken alle disciplines samen met de cliënt aan zijn of haar doelen. In het mogelijk maken van sociaal-maatschappelijke veranderingen is het samenwerken gericht op het vinden van afstemming en gedeelde verantwoordelijkheid en gezamenlijke besluitvorming. Op het niveau van de gemeenschap, organisatie en populatie ontwikkelen en evalueren ergotherapeuten programma's in verschillende samenwerkingsverbanden (Townsend et al. 2013a). Een voorbeeld daarvan is een maaltijdproject op een afdeling in een verpleeghuis. Ergotherapeuten werken samen met de civiele dienst, de verpleging/verzorging en activiteitenbegeleiding in het realiseren van het gezamenlijk koken en eten van een maaltijd met de bewoners.

Consulteren (*consult*)

Volgens het woordenboek betekent consulteren: advies inwinnen, beraadslagen, overleg plegen en raadplegen. Consulteren bestaat uit het uitwisselen van zienswijzen en het houden van ruggespraak. Het consulteren van personen en hun systeem begint met het luisteren naar de verschillende perspectieven, het accepteren van eventuele verschillen en het informeren over opties om het handelen of de omgeving aan te passen en te pleiten voor participatie. Het consulteren van een organisatie of populatie gebeurt meestal middels een formele consultopdracht. De consulterende ergotherapeut heeft ook op meso- en macroniveau dezelfde vaardigheden nodig om informatie in te winnen, te reflecteren op de verschillende perspectieven en het ontwikkelen van voorstellen voor alternatieven. Een ergotherapeut kan zelf in consult gevraagd worden bij een individuele cliënt of bij een vraagstuk in een organisatie en vraagt ook anderen in consult wanneer overleg of nadere informatie of advies nodig is.

Coördineren (*coordinate*)

Coördineren betekent: met elkaar in overeenstemming brengen, zorgen dat verschillende werkzaamheden die door verschillende personen gedaan worden, matchen. Op microniveau coördineren ergotherapeuten de acties rond de persoon en zijn systeem en zij zijn vaak de 'spin in het web' in het bij elkaar brengen van de partijen rondom de zorg thuis, het meedoen op school en de integratie in de werksituatie. Op mesoniveau coördineren docenten Ergotherapie het onderwijs in de verschillende semesters, coördineert een ergotherapeut het kwartiermaken binnen een buurthuisproject en coördineert een eigenaar van een eerstelijnspraktijk de werkzaamheden van de verschillende ergotherapeuten, de samenwerking met andere professionals en de contacten met externe organisaties. In het coördineren, gericht op het mogelijk maken van het dagelijks handelen, waarbij er met verschillende organisaties wordt samengewerkt, is de ergotherapeut vaak de persoon die voor de cliënt de muren afbreekt en bruggen slaat tussen verschillende mensen en afzonderlijke instituten.

Ontwerpen/vervaardigen (*design/build*)

Het samen met cliënten ontwerpen en ontwikkelen van producten zoals hulpmiddelen, spalken en voorzieningen is een aspect van de ergotherapie dat bij de Nederlandse burger het meest bekend is. Ergotherapeuten zijn experts in het bedenken, creëren, ontwerpen, herontwerpen en in sommige gevallen fabriceren, bouwen of produceren van producten en omgevingsaanpassingen. Dit gebeurt op het niveau van de persoon en zijn systeem thuis, op school of op het werk. Op het niveau van een organisatie gebeurt dit bijvoorbeeld door een veilige omgeving te creëren in een verzorgingstehuis in het kader van de implementatie van een valpreventieprogramma. Op het niveau van de maatschappij zijn ergotherapeuten actief op het gebied van toegankelijkheid en inclusie en worden ze geconsulteerd binnen designtrajecten van bouwprojecten. Zo hebben bijvoorbeeld ergotherapeuten van de Sint Maartenskliniek geadviseerd bij de aanschaf van de nieuwe stoelen in de zaal van de schouwburg in Nijmegen en bij de aanschaf van meubilair voor de nieuwe basisschool in Molenhoek. Er zijn veel ontwikkelingen van zorgtechnologie voor ondersteuning van de professional en de cliënt. De expertise van ergotherapeuten maakt dat in onderwijs, onderzoek en praktijk technologie bijdraagt aan het mogelijk maken van het dagelijks handelen. Ook het meewerken aan het ontwerp van een sociale omgeving valt onder ontwerpen/vervaardigen.

Overdragen van kennis (*educate*)

In de ergotherapie wordt het overdragen van kennis gebruikt om veranderingen in het dagelijks handelen te stimuleren zodat participatie in het dagelijks en maatschappelijk leven gerealiseerd wordt. Zo zetten ergotherapeuten een oud Chinees gezegde in een nieuwe context: 'Geef een man een vis en hij heeft een dag te eten. Leer hem hoe te vissen en je geeft hem eten voor het leven'.

Het overdragen van kennis is belangrijk bij het instructie geven aan de persoon en zijn omgeving om activiteiten en/of de omgeving aan te passen. Cliënten leren door te doen, waarbij de ergotherapeut instructie geeft over het uitvoeren en organiseren van handelingsroutines, of door het aanpassen van de sociale en fysieke omgeving. De virtuele context is een meerwaarde bij deze ergotherapeutische vaardigheid waarbij gebruik wordt gemaakt van het internet, online cursussen en online supportgroepen. Een voorbeeld is ▶ www.mijnzorgnet.nl waarin cliënten en professionals kennis en ervaringen overdragen in *online communities*.

Betrokken zijn in (*engage*)

De betrokkenheid in het dagelijks handelen (*occupational engagement*) en het uitvoeren van het dagelijks handelen (*occupational performance*) vormen samen het kerndomein van de ergotherapie. 'Betrokken zijn in' betekent: betrekken bij, waarbij het zowel gaat om het betrekken van anderen als het betrekken van jezelf. Deze ergotherapeutische vaardigheid is essentieel voor het opbouwen van een therapeutische relatie, waarbij de cliënt zijn perspectieven, keuzes en besluiten kan verwoorden. Betrokkenheid in het dagelijks handelen is ook mogelijk zonder de activiteit zelf uit te voeren. In een omgeving zijn waar andere activiteiten uitvoeren kan voor mensen veel betekenis hebben. Bijvoorbeeld een oma die geniet van het spelen van haar kleinkinderen zonder zelf mee te doen (Hemmingsson en Jonsson 2005).

Cliëntgecentreerde ergotherapie is gericht op de betrokkenheid van cliënten, van de persoon, zijn omgeving, organisatie of populatie. Betrokkenheid in het dagelijks handelen is een voorwaarde voor het zijn (*being*), worden (*becoming*) en erbij horen (*belonging*) maar ook voor het uitvoeren en het doen (*doing*) (Wilcock en Hocking 2015). Betrokkenheid in 'zijn', 'worden' en 'erbij horen' richt zich op de mentale en sociale aspecten van participatie. Bij cliënten die niet geïnteresseerd of niet betrokken zijn is het de uitdaging voor de ergotherapeut, onder andere door gebruik te maken van MI, de motieven van de cliënt te achterhalen. De motivatie voor de betrokkenheid is een voorwaarde voor het veranderen van het dagelijks handelen.

Toepassen van specifieke technieken (*specialize*)

Deze *enablement skill* is gericht op het gebruik van specifieke technieken in bepaalde situaties. Voorbeelden daarvan zijn het gebruik van technieken uit de neurorevalidatie voor het positioneren van kinderen en volwassenen met een hersenbeschadiging, het vervaardigen van spalken voor mensen met een traumatisch handletsel, het gebruik van rehabilitatietechnieken bij mensen met een psychiatrische beperking en het gebruik van de *validation*-benadering bij mensen met dementie. Bij het toepassen van specifieke technieken werkt de ergotherapeut cliëntgecentreerd. Dit is mogelijk door kritisch te blijven reflecteren, de cliënt goed te informeren en te blijven overleggen over het gebruik van de specifieke technieken in de interventie. Dit voorkomt dat de interventie te veel gaat plaatsvinden vanuit het therapeut-perspectief en dat de cliënt en de ergotherapeut te weinig in dialoog samenwerken (Townsend et al. 2013a).

8.5.2 Toepassing van de *enablement skills*

Bij het gebruik van de *enablement skills* is het niet logisch om maar één *skill* te gebruiken. In de interventie worden er altijd een aantal naast elkaar gebruikt. Bijvoorbeeld een ergotherapeut kan de omgeving alleen aanpassen (*adapt*) door samen te werken (*collaborate*) met de cliënt en zijn partner en dit te coördineren (*coordinate*) met de verschillende stakeholders. Op deze manier zal het tot een aanpassing komen waar de cliënt tevreden mee is, die past bij het handelingsvraagstuk, de omgeving van de cliënt en de financierende instantie.

Een ander aspect is dat het aantal *enablement skills* zich vaak uitbreidt gedurende de interventie. Zo kan een vraag voor een simpele eetaanpassing (*adapt*) voor een cliënt in een verzorgingshuis zich ontwikkelen tot een opdracht (*consult and coordinate*) ten aanzien van de organisatie. Dat kan dan een opdracht zijn voor het aanpassen (*adapt*) en herontwerpen (*design/build*) van de omgeving zodat alle bewoners betrokken zijn (*engage*) en kunnen participeren. En dit niet alleen bij de gezamenlijke maaltijd, maar ook in andere betekenisvolle activiteiten zoals hobby's en gebruik maken van de faciliteiten in de buurt. De manager contracteert dan de ergotherapeut om gezondheid, welzijn en inclusie te promoten en om de kosten van de verzorging door personeel te verminderen (Townsend et al. 2013a).

Verder zijn ergotherapeuten gericht op een wederkerige samenwerking die voor elke cliënt weer anders is. Cliënten zijn partners in het mogelijk maken, zij hebben zelf expertise en vaardigheden die in de interventie gebruikt worden. Als een ergotherapeut samen met de ouders van een kind met de ziekte van Duchenne het plan van aanpak voor woningaanpassingen opstelt (*adapt and design/build*) vraagt dat van de ouders ook een emotionele aanpassing (*adapt*). Als hun zoon gebruik gaat maken van een eigen aangepaste unit op de begane grond is bijvoorbeeld de gezamenlijke start van de zondag in het ouderlijk bed niet meer mogelijk. Gezamenlijke activiteiten (*family occupations*) veranderen dan door het progressieve karakter van de aandoening van hun zoon.

Bij al deze *enablement skills* van de ergotherapeut speelt ook het therapeutisch gebruik van jezelf (*use of self*) een belangrijke rol. Dat zal bij de verschillende vaardigheden op een andere manier ingezet worden: bij pleiten (*advocate*) zal er wellicht minder empathie zijn met bijvoorbeeld een gemeentebestuur dan in de relatie van de ergotherapeut met de individuele cliënt.

8.6 Directe toegankelijkheid ergotherapie (DTE)

Naar aanleiding van een beslissing van de minister van Volksgezondheid, Welzijn en Sport (VWS) is met ingang van 1 augustus 2011 directe toegankelijkheid ergotherapie ingegaan (*Staatsblad* 2011, 366). Cliënten kunnen zich nu direct melden bij de ergotherapeut en hoeven niet meer eerst een verwijzing bij de huisarts of specialist te halen. Omdat in het geval van DTE de verantwoordelijkheid voor de ergotherapie-interventie volledig bij de ergotherapeut ligt, is het noodzakelijk om in het eerste contact een DTE-screening van ongeveer 15 minuten af te nemen. In verband met DTE is er een nieuwe beroepscompetentie 'screenen' aan de cliëntgerichte beroepscompetenties toegevoegd (Verhoef en Zalmstra 2013). Om een professionele beslissing te nemen onderzoekt de ergotherapeut methodisch of:

- er een handelingsvraag ervaren wordt;
- het handelingspatroon afwijkend is, gelet op inspanning, efficiëntie, veiligheid en noodzaak voor assistentie;
- het communicatiepatroon afwijkend is, gelet op lichaamstaal, informatie-uitwisseling en contact;
- er sprake is van rode vlaggen;
- hij de juiste professional is (Zanten et al. 2010).

Rode vlaggen worden in de medische wereld gebruikt als alarmsignalen, om aan te geven dat er tekenen zijn die wijzen op min of meer ernstige medische aandoeningen die aanvullende diagnostiek van een arts vereisen. Bij de DTE-screening wordt gebruik gemaakt van deze rode vlaggen (Dutton 2004). De rode vlaggen zijn gekoppeld aan een of meer van de volgende symptomen die niet verklaard kunnen worden uit het handelingsprobleem, zoals koorts (nachtelijk) transpireren, misselijkheid, braken, diarree, (onnatuurlijke) bleekheid, duizeligheid/flauwvallen, moeheid en gewichtsverlies. Ook wordt nagevraagd of er sprake is van onverklaarbare pijn, problemen met korte- en langetermijngeheugen, een verstoord dag- en nachtritme en kanker of hart- en vaatziekten in de voorgeschiedenis. En het medicijngebruik wordt nagevraagd (Zanten et al. 2011).

Bij de DTE-screening is de ergotherapeut dus alert op afwijkend handelen, op afwijkende communicatie en op het identificeren van eventuele rode vlaggen. De conclusie 'pluis' of 'niet-pluis' stelt de ergotherapeut vanuit zijn eigen perspectief. Er zijn twee mogelijke conclusies op basis van de DTE-screening:

- er is een probleem in het handelen waarvoor mogelijk ergotherapie-interventie geïndiceerd is, de informatie van de cliënt past in een voor de ergotherapeut bekend beeld en er zijn geen rode vlaggen;
- de informatie van de cliënt past niet in een voor de ergotherapeut bekend beeld, er zijn afwijkingen van het normale beeld, er is sprake van een afwijkend verloop of er zijn één of meer rode vlaggen.

In het eerste geval gaat de ergotherapeut verder met de probleeminventarisatie en -analyse; in het tweede geval informeert de ergotherapeut de cliënt hierover en adviseert contact op te nemen met de huisarts. De ergotherapie-interventie kan niet gestart worden. In beide gevallen informeert de ergotherapeut, met behulp van het rapportageformulier DTE, de huisarts over de bevindingen van de DTE-screening, waarbij toestemming van de cliënt een voorwaarde is (Zanten et al. 2010).

De ergotherapieopleidingen in Nederland hebben DTE geïntegreerd in het curriculum en studenten die vanaf 2013 zijn afgestudeerd zijn DTE-gecertificeerd. Ergotherapeuten die voor 2013 zijn afgestudeerd kunnen alleen gebruik maken van

DTE als zij de DTE-cursus van EN hebben gevolgd en dus een DTE-certificaat hebben.

8.7 Beroepscode en gedragsregels ergotherapeut

> **De heer Ö**
> Plaats: stroke-unit van een verpleeghuis; de heer Ö, 58 jaar, CVA.
> Tijdens je eerste stage mag je voor het eerst naar een multidisciplinair teamoverleg. Je stagebeleider heeft je gevraagd alleen te observeren en niet mee te praten. Meneer Ö wordt besproken. Jij hebt meneer al een paar keer ontmoet en ook tijdens pauzes regelmatig met hem gesproken; jullie Turkse achtergrond schept een band. Je stagebegeleider vertelt dat meneer helemaal niet mee wil werken aan de ergotherapeutische interventies en een afwachtende houding aanneemt. 'Hij vindt dat hij gewoon naar huis kan en zet zonder pardon de rest van het gezin voor hem aan het werk, terwijl dat voor de anderen ook een hele verandering in hun taken betekent. Omdat hij tegenwerkt kan ik niet checken wat hij inmiddels zelfstandig kan in de zelfverzorging en is hij niet trainbaar', zegt ze op verontwaardigde toon. Jij zegt, tegen de afspraken in: 'Dat is echt heel gewoon hoor. Kunnen we geen huisbezoek doen, dan kunt u zien dat zijn vrouw het prima vindt om het zo op te lossen.'
> De teamleider paramedische dienst zegt: 'Daar kunnen we niet aan beginnen. Een huisbezoek kost te veel tijd en veel van die tijd is ook nog eens reistijd en dat is indirect. Bovendien gaat deze tijd ten koste van de tijd voor de overige cliënten. Verder staat veiligheid voorop dus eerst moet meneer Ö leren zelfstandig trap te lopen.'
> Jij zit je vreselijk op te winden want jij vindt dat meneer Ö gelijk heeft. Cliëntgericht werken betekent toch dat je doet wat de cliënt wilt? Daarbij heeft meneer Ö je verteld dat hij het vernederend vindt om door een vrouw geholpen of getraind te worden bij het douchen en aankleden, al snapt hij best dat het niet zo bedoeld is.
> Besloten wordt door te gaan volgens protocol zodat aan de voorwaarden voor ontslag voldaan wordt.
> Jij bent gefrustreerd door het genomen besluit en snapt niet dat het genomen is.

Als ergotherapeut is het belangrijk dat men 'goed professioneel handelt'. Dat wil zeggen dat de beroepsbeoefenaar de juiste dingen op het juiste moment doet. Het blijkt in de praktijk nog niet altijd eenvoudig te bepalen wat dat juiste is. Kennis en vaardigheden, wet en regelgeving geven niet altijd eenduidig antwoord op hoe te handelen. Het voorbeeld toont aan dat de teamleden verschillende standpunten en meningen hebben. Deze meningen komen onder andere voort uit hun normen, waarden, kennis, ervaring, hun rol en de daarbij horende verantwoordelijkheden.

In dit hoofdstuk is *use of self* beschreven als een belangrijke component van het handelen van de ergotherapeut. De ergotherapeut als persoon heeft invloed op de ergotherapeut als professional.

In het voorbeeld reageert de ergotherapeut in opleiding vanuit zijn (Turkse) achtergrond en heeft het standpunt dat cliëntgericht werken betekent dat de ergotherapeut de interventie samen met de cliënt vormgeeft vanuit diens keuzes. De ergotherapeut staat voor de waarden van het beroep ergotherapie van 15 jaar geleden, werkt therapeutgericht en hecht nog grote waarde aan zelfstandigheid. De teamleider is als hoofd van de afdeling verantwoordelijk voor een goede bedrijfsvoering en betrekt ook economische overwegingen in zijn besluit. Alle ingenomen standpunten zijn te begrijpen en te verklaren als gekeken wordt naar de verschillende achtergronden, verantwoordelijkheden en verplichtingen die de betrokkenen hebben en de afwegingen die ze maken.

Professionals hebben verplichtingen en verantwoordelijkheden ten opzichte van zichzelf, de ander, de context en de maatschappij. Het is belangrijk dat professionals deze bewust afwegen. Op elk niveau zal de weging van deze verplichtingen en verantwoordelijkheden verschillend zijn. Zij worden beïnvloed door karakter, sociaal-culturele aspecten, wettelijke regelgeving, professionele standaarden en richtlijnen, type en doelstelling van de organisatie, en functie of taak in de organisatie of het team. Kortom, de verantwoordelijkheden en de verplichtingen zijn zowel persoonlijk, beroepsmatig, contextueel en cultureel bepaald.

In de *beroepscode en gedragsregels ergotherapeut* (Leeuw et al. 2015) worden deze verantwoordelijkheden en verplichtingen voor ergotherapeuten beschreven, zodat de buitenwereld weet wat men van een ergotherapeut kan verwachten. Daarnaast stelt het de ergotherapeut in staat om de juiste besluiten te nemen op grond van logisch redeneren, feiten en gevoelens. In de beroepscode worden de verplichtingen en verantwoordelijkheden van de ergotherapeut, de wet- en regelgeving, de principes van de ethiek en een ethisch redeneermodel beschreven. Dit alles is concreet gemaakt in de gedragsregels, die gekoppeld zijn aan de beroepscompetenties. Door middel van vragen en voorbeelden krijgt de ergotherapeut handvatten om dilemma's van veel kanten te bekijken, kritisch te reflecteren op zijn gedrag en gewetensvol keuzes te maken. Dit geeft richting aan het ergotherapeutisch handelen in de beroepspraktijk.

8.7.1 Principes van ethiek

In de casus van de heer Ö verschillen de meningen en overtuigingen van de teamleden van elkaar. Bepaalde overtuigingen over wat goed en slecht is worden echter door vrijwel iedereen gedeeld. Eerlijkheid en rechtvaardigheid zijn bekende ethische principes. De meeste mensen krijgen last van hun geweten als ze iemand bedriegen of als ze een leugen vertellen. Anders gezegd: principes zijn overtuigende gidsen voor het geweten en daarmee voor het handelen van de ergotherapeut. Principes zijn geen absolute universele regels of waarden, het zijn veeleer goede referentiepunten voor het ergotherapeutisch handelen.

In de dagelijkse praktijk is het handelen naar meerdere principes lastig omdat je vaak om het ene principe optimaal recht te doen anders handelt dan om het andere principe optimaal recht te doen. Daarom wordt regelmatig een afweging gemaakt en krijgt het ene principe soms prioriteit boven een ander. Toch zijn het die principes die men in overweging neemt bij ethische dilemma's en waaraan men zijn eigen handelen toetst.

Box 8.1

Ethiek
Uit de universele waarden volgen de principes van de persoonlijke ethiek, dat wat iemand als privépersoon vindt, en de beroepsethiek, dat wat iemand als beroepsbeoefenaar/professional nastreeft (Kouloumpi et al. 2009; Downie en Calman 1997; Colero 1997).

Universele ethische principes
- Respect voor autonomie.
- Integriteit:
  - betrouwbaarheid;
  - eerlijkheid;
  - geheimhouding/vertrouwelijkheid.
- Geloofwaardigheid.
- Rechtvaardigheid.
- Schade voorkomen.
- Goed willen doen.
- Eerlijk delen.
- Openheid.

Principes van persoonlijke ethiek
- Het welzijn van de ander.
- Respect voor de autonomie van de ander.
- Betrouwbaarheid en eerlijkheid.
- Je aan de regels houden.
- Rechtvaardigheid, eerlijk delen.
- Het weigeren om op oneerlijke wijze voordeel te behalen.
- Goed willen doen.
- Schade voorkomen.

Principes van professionele ethiek
- Onpartijdigheid, objectiviteit.
- Volledige openheid.
- Vertrouwelijkheid, geheimhouding.
- De plicht om goed werk te leveren.
- De plicht om rekening te houden met de ander.
- Betrouwbaarheid en trouw aan de professionele verantwoordelijkheden.
- Het vermijden van belangenverstrengeling.

De beroepscode beschrijft de consequenties van ethische principes op het professionele handelen van de ergotherapeut.

In de casus van de heer Ö hebben de teamleden verschillende rollen. Een teamleider is voor andere zaken verantwoordelijk dan een ergotherapeut of een ergotherapeut in opleiding.

Naast de ethische principes brengen ook taken en rollen verplichtingen en verantwoordelijkheden met zich mee.

Box 8.2

Rolverdeling
De verantwoordelijkheden en verplichtingen zijn gerangschikt naar vier niveaus (Kouloumpi et al. 2009; Downie en Calman 1997; Leeuw et al. 2015):

Het eerste niveau: de persoon/ergotherapeut zelf
De verplichtingen en verantwoordelijkheden op het eerste niveau zijn gericht op de persoon zelf. Zij worden sterk bepaald door opvoeding, cultuur, sociale status, levenservaring en dergelijke. Persoonlijke normen en waarden zijn de leidraad op dit niveau.

Het tweede niveau: de ander
De verplichtingen en verantwoordelijkheden op het tweede niveau zijn gericht op de ander. De ander kan een cliënt en zijn systeem zijn, een teamgenoot, een verwijzer, maar bijvoorbeeld ook de directie van de instelling. De ethische waarden van de betrokkenen spelen op dit niveau een rol. In de interactie worden deze waarden en de overeenkomsten en verschillen duidelijk.

Het derde niveau: de context
De verplichtingen en verantwoordelijkheden op het derde niveau zijn gericht op de context waar het handelen van de cliënt plaatsvindt. Hier gaat het over een mesoniveau. Belangen van kleine groepen spelen op dit niveau een hoofdrol.

Het vierde niveau: de maatschappij
De verplichtingen en verantwoordelijkheden op het vierde niveau zijn gericht op *de maatschappij*. Hier gaat het over een macroniveau. Waarden en belangen van grote groepen spelen op dit niveau een hoofdrol.

Gebaseerd op de genoemde ethische principes en niveaus is het schema opgesteld dat de verhouding tussen de principes en de niveaus in kaart brengt. Professionele en persoonlijke principes kunnen met elkaar in strijd zijn. Een persoon heeft op verschillende niveaus verplichtingen en verantwoordelijkheden die tot dilemma's kunnen leiden (zie fig. 8.7). Hoewel ergotherapeuten streven naar gelijkwaardigheid in de relatie cliënt-ergotherapeut is het van belang alert te zijn op dilemma's die voort kunnen komen uit de afhankelijkheid in deze relatie.

In de praktijk zijn belangen regelmatig strijdig met elkaar. Zo wil in de casus van de heer Ö de cliënt graag naar huis, de ergotherapeut in opleiding stelt een huisbezoek voor, maar de teamleider vindt dat te duur en probeert 'uitzonderingen' op de regel tegen te gaan.

8.7 · Beroepscode en gedragsregels ergotherapeut

niveau 4: groepen en de maatschappij
wet- en regelgeving, burgers, minderheden, zorgverzekeraars, beroepsgroep

→ respect voor autonomie, algemeen belang, rechtvaardigheid, occupational justice, eerlijk delen, je aan de regels houden, kwaliteit leveren

niveau 3: de context
gezin, familie, cliëntsysteem, community, organisatie, afdeling, school, beroepsvereniging, opleiding ergotherapie, eerstelijnspraktijk

→ respect voor autonomie, openheid, vermijden van belangenverstrengeling, goed werk leveren, afspraken nakomen, schade voorkomen, eerlijk delen, occupational justice, geheimhouding, openheid

niveau 2: de ander
cliënt/cliëntsysteem, collega, huisarts, student, baas, verwijzer

→ respect voor autonomie, betrouwbaarheid, eerlijkheid, geheimhouding, openheid, schade voorkomen, goed willen doen, vermijden van belangenverstrengeling, goed werk leveren, je aan regels houden

niveau 1: persoon
ergotherapeut ten opzichte van zichzelf

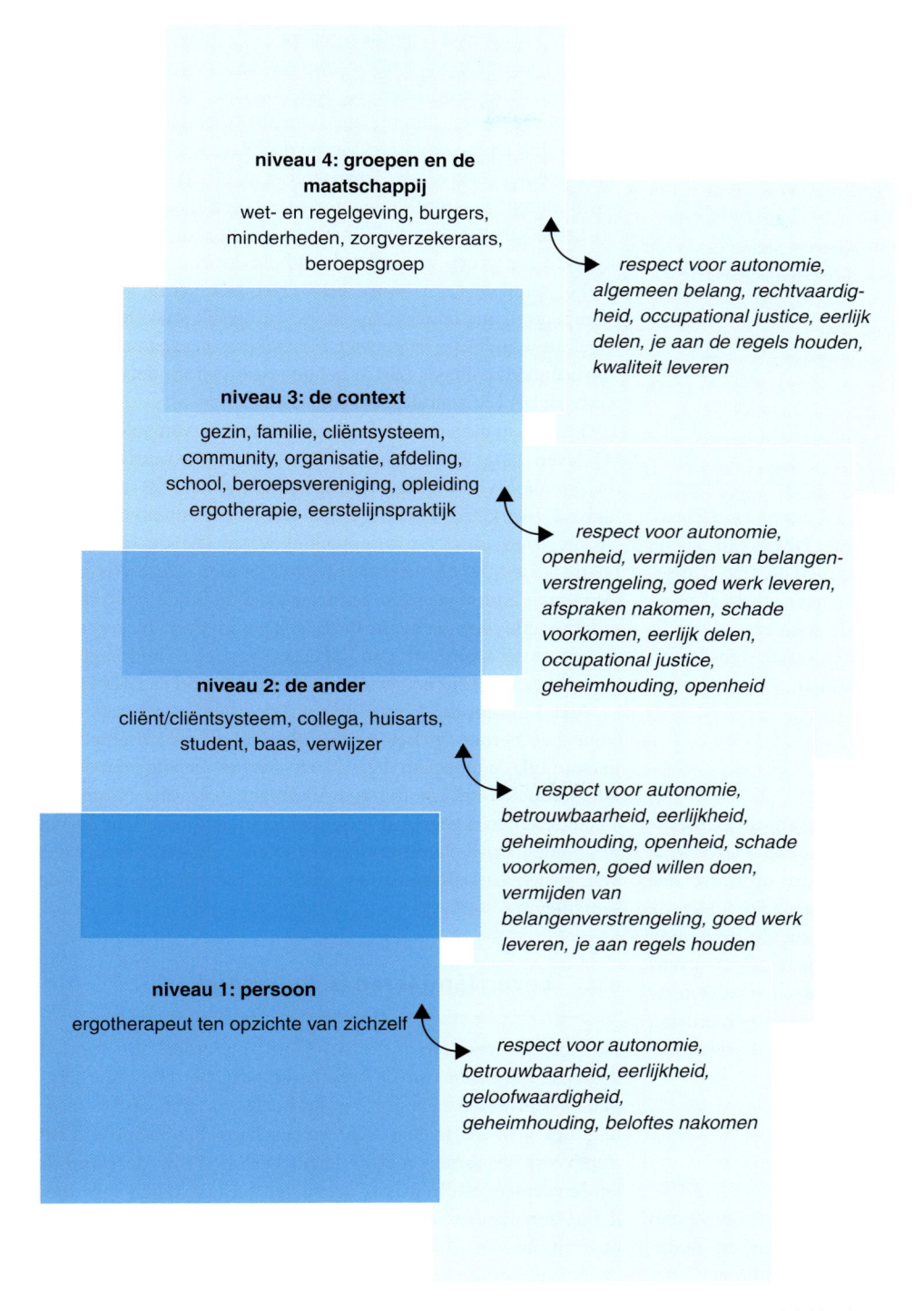

→ respect voor autonomie, betrouwbaarheid, eerlijkheid, geloofwaardigheid, geheimhouding, beloftes nakomen

Figuur 8.7 De principes van ethiek gekoppeld aan de verschillende niveaus van verantwoordelijkheid. Bron: Leeuw et al. (2015)

8.7.2 Ethisch redeneermodel

Om op een ethische en professionele manier te kunnen werken is het noodzakelijk om ethische dilemma's te herkennen en op te lossen. Het oplossen van een ethisch dilemma is niet eenvoudig en vereist de nodige oefening en discussie. Het hebben en gebruiken van een ethische code en een model voor ethisch redeneren (Kouloumpi et al. 2009; Boyt-Schell en Schell 2008) betekent niet dat alle problemen kunnen worden opgelost, noch dat er één manier is om tot een oplossing te komen. Een model geeft geen antwoorden, maar biedt procedures om bewust en methodisch met een dilemma om te gaan.

> **Box 8.3**
>
> **Ethisch redeneermodel**
> De zes stappen van het ethisch redeneermodel naar (Kouloumpi et al. 2009; Boyt-Schell en Schell 2008; Leeuw et al. 2015):
> 1. Signaleer het ethisch dilemma;
> 2. Analyseer de situatie/het probleem;
> 3. Verken de mogelijke oplossingen/bedenk scenario's;
> 4. Overweeg de voor- en nadelen van de verschillende scenario's;
> 5. Concretiseer de acties en voer deze uit;
> 6. Reflecteer, evalueer, rapporteer en archiveer.

8.7.3 Wet- en regelgeving

Al het handelen, zowel als persoon als beroepsbeoefenaar, gebeurt binnen de kaders van de wetgeving. Het is van belang dat de ergotherapeuten de wetten goed kennen en zich realiseren met welke wetten zij als beroepsbeoefenaar allemaal rekening dienen te houden. In de beroepscode staat een overzicht van relevante wetten, maar ook in ▶ H. 29 en op de website van Ergotherapie Nederland is informatie te vinden.

8.7.4 Gedragsregels

Gedragsregels zijn opgesteld aan de hand van de beroepscompetenties zoals beschreven in het *Beroepsprofiel ergotherapie* (Hartingsveldt et al. 2010) en zijn gebaseerd op universele ethische principes. De gedragsregels zijn ingedeeld onder de beroepscompetenties. Voor een ergotherapeut in opleiding gelden dezelfde gedragsregels. De gedragsregels gelden eveneens voor alle uitingen op internet. In alle gevallen waarin de gedragsregels niet voorzien dient de ergotherapeut te handelen in de geest van de beroepsethiek. Het ethisch redeneermodel kan hierbij een leidraad zijn.

8.8 Persoonlijk leiderschap

Het mogelijk maken van het dagelijks handelen draagt bij aan participatie van kinderen, jongeren, volwassenen en ouderen in de samenleving. Het kerndomein van ergotherapie, het dagelijks handelen van mensen is een bepalende factor voor gezondheid en welzijn (Wilcock en Hocking 2015; Hartingsveldt 2016). Dit kerndomein sluit aan bij het 'functioneren' dat centraal staat in het advies 'Naar nieuwe zorg en zorgberoepen: de contouren'. Een belangrijk richtinggevend rapport voor zorg en onderwijs (Kaljouw en Vliet 2015). Functioneren wordt hierin beschreven als 'het in staat zijn van mensen om zo veel mogelijk het leven te leiden dat ze willen leiden …'. Hoewel dit het doel van ergotherapie is, zijn veel cliënten, burgers en professionals in zorg en welzijn hiervan niet op de hoogte.

Het vraagt van ergotherapeuten een proactieve houding om het uitgangspunt van het beroep, dat dagelijks handelen bijdraagt aan gezondheid en welzijn, een meer prominente rol te geven in de samenleving. Om dit te bereiken vraagt dit persoonlijk leiderschap. Het vierde deel van de Canadese richtlijn *Enabling occupation* (Townsend et al. 2013a) gaat over het positioneren van ergotherapeuten in persoonlijk leiderschap.

Leiderschap wordt gedefinieerd als 'een proces waarbij een individu een groep van individuen beïnvloedt om een bepaald doel te bereiken' (Northouse 2015). Het gaat daarbij voor ergotherapeuten om leiderschap in het mogelijk maken van het dagelijks handelen: *leadership in enabling occupation* (LEO). Townsend en collega's (2011) hebben daar een model voor ontwikkeld: het LEO-model (zie ◘ fig. 8.8).

LEO visualiseert de vier kernelementen van leiderschap: (1) leven lang leren *(scholarship)*, (2) verantwoordingsplicht *(accountability)*, (3) financiering *(funding)*, en (4) toegankelijkheid *(workforce planning)*. De vier kernelementen worden weergegeven in vier overlappende ovalen die de onderlinge relatie tussen de vier kernelementen laat zien. Deze vier kernelementen zijn ingebed in een ovaal, die de brede praktijk van ergotherapie weergeeft. En deze is weer ingebed in een ovaal die de visie weergeeft dat dagelijks handelen bijdraagt aan gezondheid, welzijn en gerechtigheid (Townsend et al. 2011).

Het LEO-model is van belang voor alle ergotherapeuten. Voor het beroep is het belangrijk dat alle ergotherapeuten persoonlijk leiderschap laten zien en het belang van dagelijks handelen en ergotherapie uitdragen voor alle burgers in Vlaanderen en Nederland. Ergotherapeuten zijn gericht op het wegnemen van belemmeringen in wonen, zorgen, leren, werken, spelen en vrije tijd zodat iedereen kan participeren in de samenleving.

8.8.1 Leven lang leren (*scholarship*)

Hoe kan *evidence-based practice* (EBP) onderdeel zijn van het dagelijks handelen van de ergotherapeut? Niet alle ergotherapeuten zijn wetenschappers en dat hoeft ook niet. EBP is meer dan het gebruik maken van wetenschappelijke kennis. EBP impliceert het samen met de cliënt besluiten hoe de verschillende vormen van bewijs te gebruiken bij het stellen van doelen en een plan van aanpak. Het betekent dat overwogen wordt of eventueel beschikbaar wetenschappelijk bewijs relevant en bruikbaar is voor de cliënt met zijn waarden en normen en prioriteiten, de betreffende dagelijkse activiteiten, de kennis en ervaring van de therapeut en de socioculturele omgeving.

Ergotherapeuten kunnen niet te allen tijde op de hoogte zijn van al het wetenschappelijk onderzoek. Daarom worden evidence-based richtlijnen ontwikkeld door ergotherapeuten, in samenwerking met ergotherapieonderzoekers en cliënten. Deze richtlijnen worden geregeld aangepast aan nieuwe inzichten. Voorbeelden van monodisciplinaire richtlijnen zijn de *Ergotherapierichtlijn CVA* (Steultjens et al. 2013), de *Ergotherapierichtlijn vermoeidheid bij MS, CVA of ziekte van Parkinson*

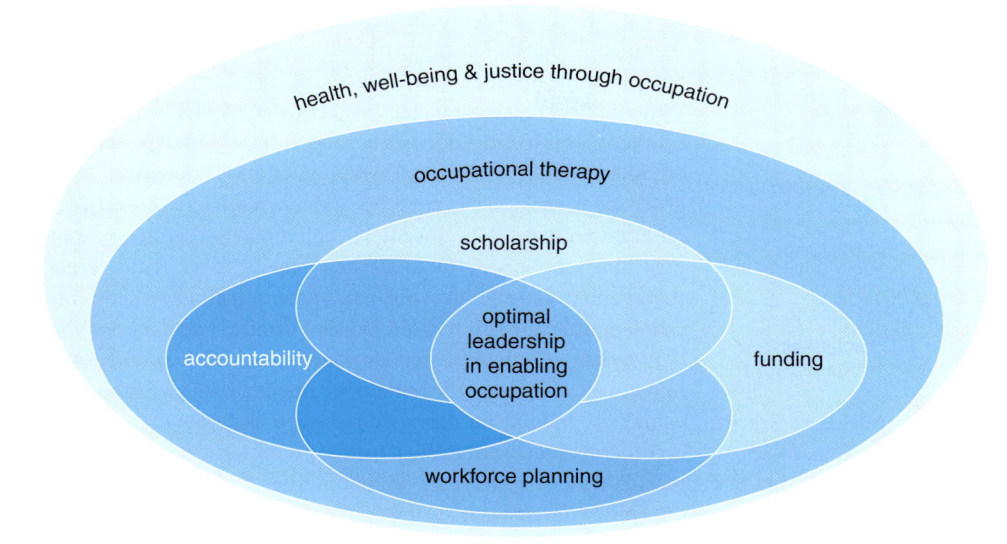

□ **Figuur 8.8** Leadership in enabling occupation (LEO) (Townsend et al. 2011)

(Evenhuis en Eyssen 2012), *Ergotherapie bij dementerende ouderen en hun mantelzorgers* (Graff et al. 2010), *Ergotherapie bij de ziekte van Parkinson* (Sturkenboom et al. 2008); en de *Ergotherapierichtlijn valpreventie* (Sturkenboom en Steultjens 2016). Richtlijnen ondersteunen zorgprofessionals in hun werk, maar vervangen op geen enkele wijze hun specifieke kennis en vaardigheden. Goede richtlijnen zijn op een systematische en methodologisch juiste manier ontwikkeld. De Commissie Richtlijnen van Ergotherapie Nederland heeft een inventarisatie gemaakt van de richtlijnen die voor de ergotherapiebehandeling relevant zijn, en deze beoordeeld op bruikbaarheid en relevantie voor de beroepsgroep. Daarnaast is bekeken of ze nog actueel zijn of dat een update noodzakelijk is. ▶ http://ergotherapie.nl.

In ▶ H. 30 laten de auteurs aan de hand van het Canadian Practice Process Framework (CPPF) (Craik et al. 2013) zien dat in alle fasen van dit procesmodel wetenschappelijk bewijs gebruikt kan worden in de gezamenlijke besluitvorming met de cliënt. Daarbij wordt duidelijk dat voor ergotherapeuten bewijs uit zowel kwalitatief en kwantitatief onderzoek belangrijk is voor de onderbouwing in de verschillende fasen van het ergotherapieproces.

Het is zaak een *body of knowledge* op te bouwen van bewijs over de effectiviteit van de ergotherapie-interventie en dit te communiceren in de samenleving. Zo is er voor de effectiviteit van de ergotherapie-interventie bij ouderen met dementie en hun mantelzorgers uitgebreid aandacht geweest in de Nederlandse pers en dit heeft veel betekend voor de bekendheid en geloofwaardigheid van het beroep ergotherapie in Nederland (Graff et al. 2008). Ook de *constraint-induced movement therapy* (piratengroepinterventie) voor kinderen met hemiplegie op basis van cerebrale parese, die veel aandacht gehad heeft in de Nederlandse pers, draagt hieraan bij (Aarts et al. 2011). Ook in 2016 zijn er weer twee ergotherapeuten gepromoveerd op bewijs van een ergotherapie-interventie. Ingrid Sturkenboom heeft met haar promotieonderzoek de effectiviteit aangetoond van ergotherapie bij mensen met de ziekte van Parkinson en hun mantelzorgers (Sturkenboom et al. 2014). Gabe de Vries heeft aangetoond dat een terugkeer-naar-werkinterventie voor mensen met een *major depressive disorder* bijdraagt aan duurzaam herstel van de depressie en aan het functioneren van de herstelde werknemer (Vries en Schene 2015).

8.8.2 Verantwoordingsplicht (*accountability*)

Verantwoordingsplicht laat een ergotherapeut zien als hij rekenschap neemt voor de acties die hij uitvoert en deze uitvoert volgens de *Beroepscode en gedragsregels ergotherapeut* (Leeuw et al. 2015) (zie ▶ par. 8.7). Staan achter de interventie die je samen met de cliënt vormgeeft, gericht op het dagelijks handelen, en daar de verantwoordelijkheid voor nemen is een basishouding van een ergotherapeut. Dat heeft alles te maken met gedreven, trots en overtuigd zijn over en van de inhoud van het beroep en de meerwaarde daarvan aan anderen vertellen, of nog beter 'van de daken schreeuwen'. In tijden van bezuinigingen is het essentieel dat ergotherapeuten kunnen aantonen dat ergotherapie-interventies kosteneffectief zijn. Ergotherapie heeft een boodschap die past bij de huidige ontwikkelingen in zorg en welzijn: dagelijks handelen draagt bij aan gezondheid en welzijn. Ergotherapeuten zijn expert in het mogelijk maken van het dagelijks handelen zodat bijvoorbeeld burgers zo lang mogelijk in de eigen omgeving kunnen blijven functioneren. Om aan te tonen dat ergotherapeuten voldoen aan de door de beroepsgroep gestelde kwaliteitseisen, is het belangrijk dat ergotherapeuten staan geregistreerd in het kwaliteitsregister. In toenemende mate stellen zorgverzekeraars eisen aan beroepsbeoefenaren die werken in de eerste lijn en inmiddels is het ook in instellingen nodig in het kwaliteitsregister geregistreerd te staan.

> ? Hoe zou je de volgende vragen over jouw jouw verantwoordelijkheidsplicht beantwoorden?
> — Aan wie draag je verantwoording af in de dagelijkse beroepspraktijk (cliënten, ouders, werkgever, leerkracht, zorgverzekeraar, management, coördinator, gemeente, enzovoort)?
> — Hoe draag je verantwoording af, welke data of bewijs lever je aan de verschillende partijen?
> — Hoe laat je je verantwoording zien voor het mogelijk maken van het dagelijks handelen?
> — Wat zijn de mogelijkheden en de belemmeringen in het mogelijk maken van het handelen? (Polatajko et al. 2013).

De integratie van het biomedisch en sociaal model is de kracht en meerwaarde van het beroep. Townsend en collega's (2013) noemen ergotherapie een *translational profession*, een beroep dat een vertaalslag maakt. Ergotherapeuten vertalen ideeën, taal, praktijk en onderzoek vice versa tussen het dagelijks handelen en het medisch handelen. Ergotherapeuten kennen de medische wereld en kunnen de gevolgen van een diagnose omzetten in de mogelijkheden die de cliënt heeft in het dagelijks handelen thuis, op school, op het werk en in de buurt (Polatajko et al. 2013). Ergotherapeuten leveren aan de ene kant een bijdrage aan de kwaliteit van leven van mensen en aan de andere kant aan het verlagen van de kosten van de zorg door een bijdrage te leveren aan een versneld ontslag uit een ziekenhuis en door te zorgen dat mensen zo lang mogelijk thuis kunnen blijven wonen.

Dat de ergotherapie kosteneffectief is, werd duidelijk uit het rapport *Ergotherapie doet er toe*, gemaakt door SEO economisch onderzoek (Lammers et al. 2014). Daaruit blijkt dat ergotherapie bewezen effectief is voor ouderen met dementie en hun mantelzorgers en bij kinderen met schrijfproblemen.

8.8.3 Financiering (*funding*)

Ergotherapeuten hebben financiering of fondsen nodig om hun werk te doen en als beroep een bijdrage te leveren aan het mogelijk maken van dagelijks handelen ten behoeve van gezondheid en welzijn. Het LEO-model levert een visuele reminder dat het uitbreiden van de financiering een voorwaarde is om als beroepsgroep te groeien. In de huidige ontwikkelingen in zorg en welzijn met de decentralisering van de zorg van overheid en provincie naar gemeente is het belangrijk om werk te maken van nieuwe financieringsbronnen in het kader van de Participatiewet, de Wet langdurige zorg (Wlz), de Wet maatschappelijke ondersteuning (Wmo) en de Wet Passend onderwijs.

De meeste ergotherapeuten werken in verpleeghuizen, revalidatiecentra, ziekenhuizen en GGZ-instellingen, en het aantal eerstelijnspraktijken neemt gestaag toe. Hun ergotherapie-interventies worden gefinancierd door de zorgverzekeraars. Steeds meer ergotherapeuten werken voor bedrijven en in de zakelijke dienstverlening, gericht op preventie van arbeidsgerelateerde aandoeningen, coaching, loopbaanbegeleiding en arbeidsintegratie. Een gedeelte van de ergotherapeuten gebruikt hun ergotherapeutische expertise als zelfstandigheidstherapeut, cognitief trainer, trajectbegeleider, rehabilitatiewerker, indicatieadviseur CIZ, jobcoach, re-integratiebegeleider, Wmo-adviseur, casemanager, projectleider of medewerker van een kenniscentrum. Voor het beroep is het belangrijk dat deze ergotherapeuten zich ergotherapeut blijven noemen. Deze groep doet vaak een beroep op andere financiering. Een aantal ergotherapeuten is docent bij opleidingen Ergotherapie en post-hbo-scholingen. Ook werken steeds meer kinderergotherapeuten gedeeltelijk voor een samenwerkingsverband van scholen, waardoor zij betaald worden door het onderwijs. Verder werken ergotherapeuten als wetenschappelijk onderzoeker, onderzoeksassistent of kwaliteitszorgmedewerker, of dragen ze vanuit de praktijk bij aan wetenschappelijk onderzoek. Enkele ergotherapeuten zetten zich in voor politiek en gemeentelijk beleid. Voor een overzicht van het huidige aantal ergotherapeuten en de context waarin zij werken zie ▶H. 3.

Grote maatschappelijke veranderingen vragen tegenwoordig om een nieuwe attitude: de ondernemende ergotherapeut die zelf bepaalt, weet wat zijn positie/toegevoegde waarde is, deze kan innemen en ook kan 'vermarkten' (DOENlab 2015). Ergotherapeuten werken steeds meer samen met verschillende stakeholders zoals gemeenten, zorgverzekeraars, bedrijven, scholen en andere belangenbehartigers van cliënten. De opleidingen ergotherapie richten zich op het ondernemend opleiden van de studenten en zo een bijdrage te kunnen leveren aan het mogelijk maken van het dagelijks handelen. Voor de cliënt, voor het beleid van een gemeente en voor een inclusieve samenleving.

Er zijn ergotherapeuten werkzaam met nieuwe doelgroepen, zoals vluchtelingen/migranten, welzijn bij ouderen (in Amsterdam bijvoorbeeld in het kader van *age-friendly city*), inclusief design en wonen, anti-armoede en anti-exclusie, het bouwen aan sociaal kapitaal (bijvoorbeeld in het kader van de sociale wijkteams), balans werk-privé enzovoort. In het kader hiervan zijn ergotherapeuten bezig met het verkrijgen van fondsen om de werkzaamheden mogelijk te maken, belangrijk voor de uitbreiding van het beroep.

8.8.4 Toegankelijkheid (*workforce planning*)

Ergotherapie in Nederland is altijd een kleine, door blanke vrouwen uit de middenklasse gedomineerde beroepsgroep geweest met weinig bekendheid buiten de wereld van revalidatiecentra, psychiatrie en organisaties voor mensen met een beperking. Door de huidige maatschappelijke ontwikkelingen die naadloos aansluiten bij ergotherapie (Hartingsveldt et al. 2015), het groeiend aantal eerstelijnspraktijken en de gezamenlijke focus op het mogelijk maken van het handelen ingezet door het *Beroepsprofiel ergotherapeut* (Hartingsveldt et al. 2010) wordt ergotherapie steeds bekender en is EN steeds beter in staat om ergotherapie duidelijk te positioneren binnen de politiek en het consortium van zorgverzekeraars. Door de grotere nadruk die er binnen de opleidingen ligt op de competentie ondernemen zullen net afgestudeerde ergotherapeuten ook op meso- en macroniveau hun beroep duidelijker profileren.

Immigratie heeft invloed op de bevolkingsopbouw in Nederland en zorgt ervoor dat ook buiten de randstad de samenleving steeds meer divers wordt. De huidige ontwikkelingen in het politieke klimaat zijn niet bevorderend voor het streven naar een inclusieve samenleving. Omgaan met deze spanning vraagt een sensitiviteit van ergotherapeuten en kennis op het gebied van diversiteit, mensenrechten, ethiek en inclusief denken. Een bewuste houding en goede communicatieve vaardigheden bieden ergotherapeuten kansen om mogelijkheden te creëren voor mensen die nu worden uitgesloten (Stomph en Poerbodipoero 2012). Het integreren van uitgangspunten uit de leidraad *'Diversity matters'* kan daaraan een bijdrage leveren (Kinébanian en Stomph 2009).

Voor het bevorderen van de toegankelijkheid van ergotherapie zijn samenwerken en netwerken belangrijk. Daarbij gaat het om samenwerken en netwerken met de cliënt (de persoon en zijn systeem, organisatie of populatie), met andere professionals in zorg en welzijn, met betalende instanties zoals zorgverzekeraars, gemeenten en onderwijs, en met andere stakeholders. Omdat nog steeds de meeste mensen in Nederland en Vlaanderen niet weten wat ergotherapie hen te bieden heeft blijft het belangrijk om samen te werken en te netwerken en de toegevoegde waarde van ergotherapie te benadrukken.

Ergotherapie is een beroep in beweging. De uitgangspunten van ergotherapie, (1) cliëntgecentreerd, (2) gericht op handelen, (3) *context-based*, (4) *evidence-based*, (5) *technology-based* en (6) *population-based*, sluiten aan bij de ontwikkelingen in zorg en welzijn (RVZ 2010; HBO-raad 2013; Hoogervorst en Zwieten 2014; Kaljouw en Vliet 2015):

1. een veranderende relatie cliënt-professional, de relatie wordt meer gelijkwaardig;
2. meer aanbod van leefstijlbegeleiding en zelfmanagement en meer behoefte aan coachende en ondersteunende vormen van begeleiding gericht op het functioneren van mensen;
3. doordat opname in de tweede lijn wordt teruggedrongen verplaatst de zorg zich naar de eerste en nulde lijn, en vindt deze steeds meer plaats in de directe leefomgeving;
4. toegenomen wetenschappelijke onderbouwing van het medisch en therapeutisch handelen en het steeds meer toegepaste redeneren op basis van *evidence-based practice* (EBP);
5. toenemend gebruik van zorgtechnologie;
6. meer zorgen voor elkaar, zodat mensen steeds meer zelf en samen met hun sociale omgeving voorzien in oplossingen.

8.9 Discussie

Het beroepsprofiel heeft vier uitgangspunten van ergotherapie omschreven. Cliëntgecentreerd werken vraagt om *shared decision making* met de persoon en zijn systeem. Het gericht zijn op het dagelijks handelen kan de ergotherapeut vormgeven door middel van occupation-based interventies. Ergotherapie vindt zo mogelijk plaats in de omgeving van de handelingsvraag en de effectiviteit daarvan wordt door onderzoek onderbouwd. Bij evidence-based werken staat het perspectief van de cliënt, de ergotherapeut, de literatuur en de omgeving centraal. Op basis van de huidige ontwikkelingen in zorg en welzijn worden in dit hoofdstuk twee uitgangspunten toegevoegd: *technology-based* en *population-based*. Dit vraagt van ergotherapeuten in de praktijk creatief denken en ondernemen om met nieuwe interventies bezig te gaan. Van onderzoekers vraagt het om deze uitgangspunten met kwalitatief en kwantitatief bewijs te onderbouwen, zodat de praktijk onderbouwde innovaties kan gaan implementeren.

Use of self is een belangrijk onderdeel van de ergotherapie-interventie. Bij interventies die gericht zijn op ondersteunen en versterken, waarbij *enablement skills* als coachen, samenwerken, consulteren en kennis overdragen belangrijk zijn, wordt het gebruik van jezelf in de interventie meer belangrijk. Dat vraagt meer aandacht voor *soft skills*, gesprekstechnieken en speciale technieken zoals MI. Ook in de recente revised minimum standards for education of occupational therapy (WFOT 2016), een richtlijn voor het opleiden van ergotherapeuten, wordt meer accent gelegd op het onderwijs van *soft skills*. Voor de beroepspraktijk bestaan er verschillende post-hbo-cursussen om meer vaardig te worden in de verschillende gesprekstechnieken.

De beschreven ontwikkelingen op het gebied van diversiteit van de samenleving, en de veranderingen in de visie op zorg en welzijn met nadruk op verantwoordingsverplichting, kosteneffectiviteit, wetenschappelijk bewijs in zorg en welzijn maken dat ergotherapeuten geconfronteerd worden met meer en andere ethische dilemma's. Dit vraagt om bewustwording en scholing in ethisch redeneren.

Het Leadership in Enabling Occupation (LEO)-model vraagt om persoonlijk leiderschap: leven lang leren, verantwoordingsplicht, de meerwaarde voor ergotherapie kunnen uitdragen, gaan voor alternatieve vormen van financiering, bezig zijn met inclusieve toegankelijkheid voor ergotherapie en ondernemend zijn om het beroep uit te breiden naar nieuwe werkvelden. Persoonlijk leiderschap is belangrijk in de huidige transitie in zorg en welzijn. Doordat de uitgangspunten van het beroep zo goed aansluiten bij de huidige ontwikkelingen (Kaljouw en Vliet 2015) is het nu de tijd om de kansen die er liggen voor ergotherapie te verzilveren. Dit vraagt om ergotherapeuten die niet alleen midden in de beroepspraktijk staan, maar die de praktijk ook mee vormgeven. Professionals die reflecteren op ontwikkelingen binnen de professie, die op de hoogte zijn van de stand van de kennis en het onderzoek, en zelf ook een onderzoekende houding hebben. Toekomstige ergotherapeuten zijn kritisch, ondernemend, goed in samenwerken, onderzoekend en hebben een internationale oriëntatie. Zij beschikken bovenal over competenties om in een complexe samenleving hun beroep uit te oefenen en verantwoordelijkheid te dragen. Ze zijn wendbaar en weerbaar (VerenigingHogescholen 2015b). De vier opleidingen zijn allemaal bezig met het aanpassen van de curricula om deze wendbare en weerbare ergotherapeuten op te leiden.

Dagelijks handelen draagt bij aan gezondheid en welzijn, de ergotherapeut is de expert in het mogelijk maken van dat dagelijks handelen. Gericht zijn op het versterken van de mogelijkheden op het niveau van de professional en op het niveau van de totale beroepsgroep geeft steeds meer kansen voor burgers en cliënten met een handelingsvraag in onze samenleving.

8.10 Samenvatting

Ergotherapie is gericht op het mogelijk maken van het dagelijks handelen. Dat doen ergotherapeuten cliëntgecentreerd, *occupation-based*, *context-based*, *evidence-based*, *technology-based* en *population-based*. De relatie met de cliënt is een belangrijk onderdeel van de interventie, waarbij het gebruik van jezelf *(use of self)* en creativiteit belangrijke elementen zijn.

Bij het mogelijk maken van het handelen maakt de ergotherapeut gebruik van de verschillende *enablement skills*. Deze zijn onderdeel van de cliëntgerichte beroepscompetenties die gericht zijn op de interventie. Door Directe Toegankelijkheid Ergotherapie (DTE) kunnen ergotherapeuten zonder verwijzing van de huisarts na een positieve DTE-screening de interventie direct starten.

Het ethisch redeneren van de ergotherapeut wordt in de *Beroepscode en Gedragsregels Ergotherapeut* beschreven. Het is belangrijk dat alle ergotherapeuten de beroepscode onderschrijven en zich houden aan de gedragsregels.

Leadership in Enabling Occupation (LEO) is een belangrijk model voor alle ergotherapeuten. Voor het beroep is het belangrijk dat elke ergotherapeut persoonlijk leiderschap laat zien en de meerwaarde van dagelijks handelen voor gezondheid en welzijn en ergotherapie uitdraagt, zodat deze toegankelijk is voor alle burgers in Vlaanderen en Nederland. Ergotherapeuten zijn gericht op het wegnemen van belemmeringen in wonen, zorgen, leren, werken, spelen en vrije tijd zodat iedereen kan participeren in de samenleving.

Literatuur

Aarts, P. B., Jongerius, P. H., Geerdink, Y. A., Limbeek, J. van, & Geurts A. C. (2011). Modified constraint-induced movement therapy combined with bimanual training (mCIMT-BiT) in children with unilateral spastic cerebral palsy: How are improvements in arm-hand use established? *Research in Developmental Disabilities, 32*(1), 271–279.

Boyt-Schell, A. B., & Schell, J. W. (2008). *Clinical and professional reasoning in occupational therapy*. Philadelphia: Lippincott Williams & Wilkins.

Breines, E. B. (2016). Creative reasoning in occupational therapy. In M. B. Cole & J. Creek (Eds.), *Global perspectives in professional reasoning* (pag. 165–181). Thorofare, NJ: Slack.

Byttebier, I. (2012). *Creativiteit Hoe? Zo!*. Tielt: Lannoo Meulenhoff-Belgium.

CAOT. (1997). *Enabling occupation: An occupational therapy perspective*. Ontario: CAOT Publications ACE.

CAOT. (2007). *Profile of occupational therapy practice in Canada*. Ottawa: CAOT.

CAOT, & NHW. (1983). *Guidelines for the client-centered practice of occupational therapy*. Ottawa: Department of National Health and Welfare.

Chapparo, C., & Ranka, J. (2008). *The PRPP system of task analysis: User's training manual*. Sydney: OP Network.

Cole, M. B., & McLean, V. (2003). Therapeutic relationships redefined. *Occupational Therapy in Mental Health, 19*, 33–56.

Colero, L. (1997). *A framework for universal principles of ethics*. Crossroads: Programs Inc.

Craik, J., Davis, J., & Polatajko, H. J. (2013). Introducing the Canadian practice process framework (CPPF): Amplifying the context. In *Enabling occupation II: Advancing an occupational therapy vision for health, well-being, & justice through occupation* (pag. 229–246). Ottawa: CAOT Publications ACE.

Darrah, J., Law, M. C. N., Pollock, B., Wilson, D. J., Russell, S. D., Walter, P., et al. (2011). Context therapy: A new intervention approach for children with cerebral palsy. *Developmental Medicine and Child Neurology, 53*(7), 615–620.

Davis, J., Craik, J., & Polatajko, H. J. (2013). Using the Canadian practice process framework: Amplifying the process. In *Enabling occupation II: Advancing an occupational therapy vision for health, well-being, & justice through occupation* (pag. 247–282). Ottawa: CAOT Publications ACE.

DOENlab. (2015). *Adviesplan ondernemen nieuwe curriculum*. Amsterdam: DoenLAB en HvA.

Dongen, I. van, Fokking, F., Geers, D., & Tenhagen, A. (2016). Onderzoeksrapport PRO-Ergo deel 3. Nijmegen: Hogeschool van Arnhem en Nijmegen, Opleiding Ergotherapie.

Downie, R. S., & Calman, K. C. (1997). *Healthy respect: Ethics in health care*. Oxford: University Press.

Dutton, M. (2004). *Orthopedic examination, evaluation & intervention*. New York: McGraw-Hill.

EN. (2015). *Kwaliteitscriteria 2015–2020 Ergotherapie Nederland – Kwaliteitsregister Paramedici*. Utrecht: Kwaiteitsregister Paramedici.

Evenhuis, E., & Eyssen, I. C. J. M. (2012). *Ergotherapierichtlijn Vermoeidheid bij MS, CVA of de ziekte van Parkinson*. Amsterdam VUmc afdeling Revalidatiegeneeskunde, sectie Ergotherapie.

Ewijk, W. van, et al. (2010). Concept multidisciplinaire richtlijn schizofrenie. Utrecht: Werkgroep Multidisciplinaire richtlijn Schizofrenie. ▶ http://www.cbo.nl/Downloads/1064/concept_rl_schizo_10.pdf, geraadpleegd december 2011.

Fisher, A. G. (2014). Occupation-centered, occupation-based, occupation-focused: Same, same or different? Previously published in Scandinavian journal of occupational therapy 2013; 20: 162–173. *Scandinavian Journal of Occupational Therapy, 21*(sup1), 96–107.

Fisher, A. G., & Jones, K. B. (2011). *Assessment of motor and process skills, Vol. 1: Development, standardization, and administration manual* (7th ed., Vol. 1). Ft. Collins, CO: Three Star Press.

Frank, J. R. (2005). *Physician competency framework: Better standards, better physicians, better care*. Ottawa: The Royal College of Physicians and Surgeons of Canada.

Graff, M. J., Adang, E. M., Vernooij-Dassen, M. J., Dekker, J., Jonsson, L., Thijssen, M., et al. (2008). Community occupational therapy for older patients with dementia and their care givers: Cost effectiveness study. *British Medical Journal, 336*(7636), 134–138.

Graff, M. J., Melick, M. van, Thijssen, M., Verstraten, P., & Zajec, J. (2010). *Ergotherapie bij ouderen met dementie en hun mantelzorgers – het EDOMAH-programma*. Houten: Bohn Stafleu van Loghum.

Groen-van de ven, L., Jukeme, J., Smits, C., & Span, M. (2016). Gezamenlijke besluitvorming. In C. Kuiper, J. Verhoef, & G. Munten (Red.), *Evidence-based practice voor paramedici*, 6185. Amsterdam: Boom uitgevers.

Hagedorn, R. (1995). *Occupational therapy: Perspectives and processes*. New York: Churchill Livingstone.

Hall, A. M., Ferreira, P. H., Maher, C. G., Latimer, J., & Ferreira, M. L. (2010). The influence of the therapist-patient relationship on treatment outcome in physical rehabilitation: a systematic review. *Physical Therapy, 90*(8), 1099-1110.

Hammell, K. R. (2013). Client-centered practice in occupational therapy: Critical reflections. *Scandinavian Journal of Occupational Therapy, 20*(3), 174–181.

Hammell, K. R. (2015). Client-centered occupational therapy: The importance of critical perspectives. *Scandinavian Journal of Occupational Therapy*, (0), 1–7.

Hartingsveldt, M. J. van. (2016). *Gewoon doen – dagelijks handelen draagt bij aan gezondheid en welzijn*. Amsterdam: Hogeschool van Amsterdam.

Hartingsveldt, M. J. van, Leenders, J., & Cup, E. (2009). Veranderen door handelen en motivational intervieuwing. *Ergotherapie Magazine, 37*(8), 20–24.

Hartingsveldt, M. J. van, Logister-Proost, I., & Kinébanian, A. (2010). *Beroepsprofiel ergotherapeut*. Utrecht: Ergotherapie Nederland/Boom Lemma.

Hartingsveldt, M. J. van, Hengelaar, R., & Logister-Proost, I. (2015). De praktijkcontext van de ergotherapeut beweegt mee met de veranderingen in zorg en welzijn. *Ergotherapie Magazine, 43*(3), 40–46.

Hassel, D. T. P. van, & Kenens, R. J. (2014). *Cijfers uit de registratie van ergotherapeuten: peiling 1 januari 2014*. Utrecht: NIVEL.

HBO-raad. (2013). *Voortrekkers in verandering – zorg en opleidingen -partners in innovatie*. Den Haag: HBO-raad.

Heijsman, A., Nes, F. van, Opstal, S. van, & Kuiper, C. (2012). Gezond actief ouder worden: De ergotherapeut in de rol van groepsfacilitator. *Wetenschappelijk tijdschrift voor Ergotherapie, 5*(3),5–17.

Hemmingsson, H. & Jonsson, H. (2005). An occupational perspective on the concept of participation in the international classification of functioning, disability and health: Some critical remarks. *American Journal of Occupational Therapy, 59*, 569-576.

Hocking, C. (2008). The way we were: Romantic assumptions of pioneering occupational therapists in the United Kingdom. *The British Journal of Occupational Therapy, 71*(4), 146–154.

Hoogervorst, W., & Zwieten, M. van. (2014). *Opleiden tot flexibele zorgprofessionals – visiedocument curriculumontwikkelingen Amsetdam school for healthprofessions*. Amsterdam: Hogeschool van Amsterdam.

Huber, M., Knottnerus, A. J., Green, L., Horst, H. van der, Jadad, A. R., Kromhout, D., et al. (2011). How should we define health? *British Medical Journal*, 235–237.

Josten, M., & Cup, E. H. C. (2009). Groepseducatie en arbeidsproductiviteit. Vertaling, implementatie en evaluatie van een groepseducatieprogramma. *Ergotherapie Magazine, 37,* 30–32.

Kaljouw, M., & Vliet, K. van. (2015). *Naar nieuwe zorg en zorgberoepen: De contouren*. Den Haag: Zorginstituut Nederland.

Kinébanian, A., & Stomph, M. (2009). *Diversity matters: Guiding principles on diversity and culture* (Vol. 61). Amsterdam: World Federation of Occupational Therapists.

Kool, J., & Bramsen, I. (2016). Ervaringskennis van cliënten en hun naasten. In C. Kuiper, J. Verhoef & G. Munten (Red.), *Evidence-based practice voor paramedici* (pag. 89–105). Amsterdam: Boom uitgevers.

Kouloumpi, M., Saenger, S., & Suetens, M. (2009). *Developing codes of ethics- COTEC policy and guidelines*. Athene: Council of Occupational Therapists for the European Countries.

Kuiper, C., Verhoef, J., & Munten, G. (2016). Evidence-based practice. In C. Kuiper, J. Verhoef, & G. Munten (Red.), *Evidence-based practice voor paramedici* (pag. 15–32). Amsterdam: Boom uitgevers.

Lammers, M., Scholte, R., & Berdern, R. (2014). *Ergotherapie doet er toe*. Amsterdam: SEO economisch onderzoek, in opdracht van Ergotherapie Nederland.

Law, M., Baptiste, S., Carswell, A., McColl, M. A., Polatajko, H. J., & Pollock, N. (2014). *Canadian Occupational Performance Measure (COPM)*. Ottawa: CAOT Publications ACE.

Leeuw, M. de, Saenger, S., Vanlaerhoven, I., & Vries-Uiterweerd, A. de. (2015). *Beroepscode en gedragsregels ergotherapeut*. Utrecht: Ergotherapie Nederland.

Logister-Proost, I. (2007). *Gezocht: Effectieve ergotherapie – clientgecentreerde evidence-based ergotherapie*. Enschede: Ergowijs.

Miller, W., & Rollnick, S. (2014). *Motiverende gespreksvoering – mensen helpen veranderen* (3e druk). Gorinchem Ekklesia.

Mosey, A. C. (1986). *Psychosocial components of occupational therapy*. New York: Raven Press.

Mroz, T. M., Pitonyak, J. S., Fogelberg, D., & Leland, N. E. (2015). Client centeredness and health reform: Key issues for occupational therapy. *American Journal of Occupational Therapy, 69*(5), 6905090010p1-6905090010p8.

Northouse, P. G. (2015). *Leadership: Theory and practice*. Sage publications.

Pol, M., Nes, F. van, Hartingsveldt, M. van, Buurman, B., Rooij, S. E. de, & Kröse, B. (2014). Older people's perspectives regarding the use of sensor monitoring in their home. *The Gerontologist, 56*(3), 485-493.

Polatajko, H. J., Davis, J. A., & McEwen, S. E. (2015). Therapeutic use of self – a catalysator in the client-therapist alliance for change. In C. Christiansen, C. Baum, & J. Bass (Eds.), *Occupational therapy: Performance, participation and well-being* (pag. 81–92). Thorofare, NJ: Slack.

Polatajko, H. J., Freeman, A., Liu, C. L., Quach, J., Rappolt, S., & Rivard, A. (2013). Accountability for enabling occupation: Discovering opportunities. In E. A. Townsend, & H. J. Polatajko (Eds.), *Enabling occupation II: Advancing an occupational therapy vision for health well-being, & justice through occupation* (2nd ed., pag. 305–322). Ottawa: CAOT Publications ACE.

Prochaska, J. O., Redding, C. A., & Evers, K. E. (2002). The transtheoretical model and stages of change. In K. Glanz, B. K. Rimer, & F. M. Lewis (Eds.), *Health behaviour and health education: Theory, research and practice* (pag. 99–120). San Francisco, CA: Jossey-Bass.

Rogers, C. R. (1942). *Counseling and psychotherapy; new concepts in practice*. Boston: Hougthon Mifflin.

RVZ. (2010). *Zorg voor je gezondheid! Gedrag en gezondheid: De nieuwe ordening*. Den Haag: Raad voor de Volksgezondheid en Zorg.

Sadlo, G. (2004). Creativity and occupation. In M. Molineux (Ed.), *Occupation for occupational therapists*. Oxford: Blackwell.

Schmid, T. (2004). Meanings of creativity within occupational therapy practice. *Australian Occupational Therapy Journal, 51*(2), 80–88.

Stacey, D., Bennett, C. L., Barry, M. J., Col, N. F., Eden, K. B., Holmes-Rovner, M., et al. (2011). Decision aids for people facing health treatment or screening decisions. *Cochrane Database of Systematic Reviews*, (10), CD001431.

Steultjens, E. M. J., Cup, E. H. C., Zajec, J., & Hees, S. van. (2013). *Ergotherapierichtlijn CVA*. Nijmegen/Utrecht: Hogeschool van Arnhem en Nijmegen/Ergotherapie Nederland.

Stomph, M., & Poerbodipoero, S. (2012). Vraaggericht werken en diversiteit. In M. le Granse, M. J. van Hartingsveldt, & A. Kinébanian (Eds.), *Grondslagen van de ergotherapie* (pag. 251–270). Amsterdam: Reed Business.

Sturkenboom, I. H. W. M., & Steultjens, E. M. J. (2016). Ergotherapierichtlijn valpreventie: Evidence-based ergotherapie bij volwassenen met verhoogd valrisico. Nijmegen/Utrecht: Hogeschool van Arnhem en Nijmegen/Ergotherapie Nederland.

Sturkenboom, I. H. W. M., Thijssen, M. C. E., Gons-van de Elsacker, J. J., Jansen, I. J. H., Maasdam, A., Schulten, M., et al. (2008). *Ergotherapie bij de ziekte van Parkinson, een richtlijn van ergotherapie Nederland*. Utrecht/Den Haag: Ergotherapie Nederland/Uitgeverij Lemma.

Sturkenboom, I. H. W. M., Graff, M. J. L., Hendriks, J. C. M., Veenhuizen, Y., Munneke, M., Bloem, B. R., et al. (2014). Efficacy of occupational therapy for patients with Parkinson's disease: A randomised controlled trial. *The Lancet Neurology, 13*(6), 557–566.

Sumsion, T., & Law, M. (2006). A review of evidence on the conceptual elements informing client-centered practice. *Canadian Journal of Occupational Therapy, 73*(3), 153–162.

Taylor, R. R., & Puymbroeck, L. van. (2013). Therapeutic use of self: Applying the intentional relationship model in group therapy. In J. C. O'Brien & J. W. Solomon (Eds.), *Occupational analysis and group process* (pag. 36–52). St. Louis, MO: Elsevier.

Taylor, R. R., Lee, S. W., Kielhofner, G. & Ketkar, M. (2009). Therapeutic use of self: A nationwide survey of practitioners' attitudes and experiences. *American Journal of Occupational Therapy, 63*, 198-207.

Townsend, E. A., Beagan, B., Kumas-Tan, Z., Versnel, J., Iwama, M., Landry, J., et al. (2007). Enabling: Occupational therapy's core competency. In E. A. Townsend & H. J. Polatajko (Eds.), *Enabling occupation II: Advancing an occupational therapy vision for health, well-being and justice through occupation* (2nd ed., pag. 87-134). Ottawa: CAOT Publications ACE.

Townsend, E. A., & Polatajko, H. (2013). *Enabling occupation II: Advancing an occupational therapy vision for health well-being, & justice through occupation* (2nd ed.). Ottawa: CAOT Publications ACE.

Townsend, E. A., Polatajko, H. J., Craik, J. M., & Zweck, C. M. von. (2011). Introducing the leadership in enabling occupation (LEO) model. *Canadian Journal of Occupational Therapy, 78*(4), 255–259.

Townsend, E. A., Beagan, B., Kumas-Tan, Z., Versnel, J., Iwama, M., Landry, J., et al. (2013a). Enabling: Occupational therapy's core competency. In E. A. Townsend & H. J. Polatajko (Eds.), *Enabling occupation II: Advancing an occupational therapy vision for health and well-being, & justice through occupation* (2nd ed.). Ottawa: CAOT Publications ACE.

Townsend, E. A., Cockburn, L., Letts, L., Thibeault, R., & Trentham, B. (2013b). Enabling social change. In E. A. Townsend, & H. J. Polatajko (Eds.), *Enabling occupation II: Advancing an occupational therapy vision for health well-being, & justice through occupation* (2nd ed., pag. 153–176). Ottawa: CAOT Publications ACE.

Townsend, E. A., Egan, M. Y., Law, M., Manojlovich, M., & Head, B. (2013c). Escalating participation in scholarly practice for enabling occupation. In E. A. Townsend, & H. J. Polatajko (Eds.), *Enabling occupation II: Advancing an occupational therapy vision for health well-being, & justice through occupation* (2nd ed., pag. 283–303). Ottawa: CAOT Publications ACE.

Valentijn, P. P., Schepman, S. M., Opheij, W., & Bruijnzeels, M. A. (2013). Understanding integrated care: A comprehensive conceptual framework based on the integrative functions of primary care. *International Journal of Integrated Care, 13*(1), 655–679.

Veld, A. de, Lemette, M., & Heijsman A. (2016). *Adviseren door ergotherapeuten*. Amsterdam: Boom uitgevers.

VerenigingHogescholen. (2015a). *Inspiratiebrief voor alle hoger gezondheiszorgopleidingen in Nederland*. Den Haag: Sectraal Advies College Hoger Gezondheidszorgonderwijs Vereniging Hogescholen.

VerenigingHogescholen. (2015b). *Stategische visie vereniging hogescholen – wendbaar en weerbaar*. Den Haag: Vereniging Hogescholen.

Verhoef, J., & Zalmstra, A. (2013). *Beroepscompetenties ergotherapie*. Utrecht: Lemma.

Verhoef, J., & Quist, G. (2016). Professionel kennis van zorgverleners. In C. Kuiper, J. Verhoef, & G. Munten (Red.), *Evidence-based practice voor paramedici* (pag. 107–124). Amsterdam: Boom uitgevers.

Verhoef, J., Kuiper, C., & Munten, G. (2016). De methodiek van evidence-based practice. In C. Kuiper, J. Verhoef, & G. Munten (Red.), *Evidence-based practice voor paramedici* (pag. 33–60). Amsterdam: Boom uitgevers.

Vries, G. de, & Schene, A. H. (2015). Reintegrating people suffering from depression into the workplace. In I. Söderback (Red.), *International handbook of occupational therapy interventions* (pag. 697–708). Heidelberg: Springer.

WFOT. (2010). *Position statement on client-centeredness in occupational therapy*. Forestfield Western Autralia: WFOT.

WFOT. (2016). *Revised minimum standards for the education of occupational therapists 2016*. Forestfield Australie: WFOT.

Wilcock, A. A., & Hocking, C. (2015). *An occupational perspective on health* (3rd ed.). Thorofare Slack.

Yerxa, E. J. (1998). Occupation: The keystone of a curriculum for a self-defined profession. *American Journal of Occupational Therapy, 52*, 365–372.

Zanten, N. van, Kuiper, C., & Maas, R. (2010). *Directe toegankelijkheid voor ergotherapeuten, cursistenhandleiding 2010-2011*. Rotterdam: Transfergroep Rotterdam.

Zanten, N. van, Maas, R., & Kuiper, C. (2011). Screeningsformulier directe toegankelijkheid ergotherapie. *Wetenschappelijk Tijdschrift voor Ergotherapie, 4*, 68-70.

Vraaggericht werken en diversiteit

Marjan Stomph en Soemitro Poerbodipoero

9.1 Inleiding – 188

9.2 Diversiteit: wat is het en hoe ziet het eruit? – 189

9.3 Cultuur – 190

9.4 Ergotherapie en diversiteit: internationale leidraad – 192
9.4.1 Diversiteit maakt verschil: ken de feiten – 193
9.4.2 Mensenrechten en inclusief denken maken verschil – 194
9.4.3 Taal is belangrijk: verbaal en non-verbaal – 195
9.4.4 Aandacht voor laaggeletterdheid – 196
9.4.5 Competenties zijn nodig: houding, kennis en vaardigheden – 196

9.5 Maatregelen ter verbetering van aansluiting van de zorg in het licht van diversiteit – 199
9.5.1 Beleidsmaatregelen – 199
9.5.2 Onderzoek – 200

9.6 Discussie – 200

9.7 Samenvatting – 200

Literatuur – 201

© Bohn Stafleu van Loghum, onderdeel van Springer Media B.V. 2017
M. le Granse, M. van Hartingsveldt, A. Kinébanian (Red.), *Grondslagen van de ergotherapie*,
DOI 10.1007/978-90-368-1704-2_9

Vraaggericht werken en diversiteit

> Ik verwacht van hulpverleners dat zij kunnen omgaan met ziekte, handicap, rituelen en opvattingen ook als het anders toegaat dan zij gewend zijn, of zelf zouden doen. Mij maakt het niet uit of een hulpverlener zwart of wit is, als iemand zich bewust is van zijn eigen vanzelfsprekendheden en individualiteit en daarover nadenkt (moeder van een dochter met downsyndroom in Raghoebier et al. 1996).

Kernbegrippen
- Diversiteit.
- Cultuur.
- Competenties om met diversiteit om te kunnen gaan.
- Guiding principles (WFOT).

Verschillende mensen

Mijn kamergenote in het revalidatiecentrum vertelde dat zij na het CVA erg verdrietig was omdat zij Kerstmis niet met haar zoon en kleinkinderen kon vieren. Haar moeder had haar getroost met de woorden: 'Wees maar niet bang voor de kerst, voor zulke mensen wordt van alles georganiseerd.' Ben je krap een dag verlamd, behoor je al tot de andere wereld van 'zulke mensen' en is de weg naar het leven van eergisteren voor altijd versperd, zelfs verlangens van toen tellen niet meer' (Peelen 2009).

Dit is ons vierde azc, we wonen hier nu al een jaar. In dit azc wonen een paar honderd mensen: er zijn veertig kamers op onze verdieping en ook op de andere verdiepingen. Het lawaai van al die mensen galmt door het hele gebouw, want het zijn open galerijen. Privacy is hier nauwelijks. Nu zeker niet. Toen we hier kwamen was er nog wel ruimte, maar nu komen er veel mensen naar Nederland en zit het echt helemaal vol. Dit is een plek waar je leven stilstaat. Je mag niets en je kunt niets (Rosman 2015).

In een verzorgingshuis in de provincie Groningen zit een oudere man alleen aan tafel in een volle recreatiezaal. Het is woensdagochtend en de vaste tijd voor de wekelijkse klaverjasochtend in het verzorgingshuis waar hij sinds een jaar woont. Hij drinkt zijn koffie op en loopt stilletjes de ruimte uit. De moed om te vragen of hij zijn favoriete kaartspel mee mag spelen heeft hij allang opgegeven. Wanneer we aan zijn medebewoners vragen waarom de man niet kan meedoen, is het antwoord: 'Hij heeft een besmettelijke ziekte …' ▶ www.rozezorg.nl.

Filip werkt in een beschutte werkplaats. Hij moest de afgelopen jaren stevig snoeien in zijn uitgaven. 'Mijn loon wordt op een afzonderlijke rekening gestort bij mijn bewindvoerder en ik krijg iets minder dan vijfhonderd euro om van te leven. Van dat geld betaal ik eten, drinken, kleren, poetsgerief en het onderhoud en verbruik van mijn auto. Met vijfhonderd euro per maand moet je voorzichtig zijn. Alles is duurder geworden. Eten kost zoveel meer. Wat koop je nu nog voor twintig euro? Aldi en Makro zijn mijn vaste winkels. Ik eet nu warm op mijn werk, voor drie euro per maaltijd' (Katholieke Vereniging Gehandicapten 2010).

9.1 Inleiding

In de praktijk krijgen ergotherapeuten te maken met cliënten die op alle mogelijke manieren zijn gesocialiseerd. Dit wordt in deze tijd steeds meer duidelijk door de toenemende globalisering en migratie wereldwijd. Ergotherapeuten krijgen dan ook te maken met mensen die in vele opzichten andere achtergronden hebben vanuit andere groepen, andere omstandigheden en andere omgevingen dan zijzelf. Dat kan boeiende ontmoetingen opleveren, maar kan ook leiden tot misverstanden en onbegrip.

Mensen met dezelfde achtergrond (zoals plaats van herkomst, stad/platteland, klasse, levensbeschouwing) en dezelfde kenmerken (leeftijd, sekse, uiterlijk, etniciteit, seksuele geaardheid, taal) herkennen zich meer in de ander. Zij hebben het gevoel beter te kunnen invoelen en het gedrag van de ander makkelijker te begrijpen dan wanneer die herkenningspunten er niet zijn (Oomkes 2001; Shadid 2007).

Problemen lijken te ontstaan als er weinig of geen herkenningspunten zijn. Men kijkt dan meer naar de buitenkant, kan het gedrag van de ander soms wel begrijpen, maar meestal niet invoelen. Gevolg kan zijn dat relevante zaken (te) laat gesignaleerd worden of onbesproken blijven. Zo kan er onbegrip ontstaan en als gevolg daarvan miscommunicatie, soms vergroot door beeldvorming (vertekening van beelden tussen groepen). Dit kan ertoe leiden dat iemand de passende hulp niet krijgt die hij nodig heeft en waar iedere cliënt recht op heeft. Ervaren verschillen tussen groepen kunnen berusten op sociaal-economische positie, sekse, gezondheid, handicaps, leeftijd, geloof, etnische verschillen, cultuurverschillen of verschillen in seksuele geaardheid. Castro en collega's (2014) stellen dat ergotherapie werkt met wat mensen doen, de betekenis en het doel daarvan. Dat ligt gevoelig: als je daarbij de invloed van culturele aspecten niet onder ogen ziet, kan dat leiden tot praktijken die niet aansluiten bij de cliënt en die zelfs onethisch zijn.

Een student in de ouderenzorg

Een student is afkomstig uit een middelgrote stad, waar haar ouders ook zijn opgegroeid. Het gezin heeft het niet breed. Moeder werkt als leidster in een kinderdagverblijf en vader is om medische redenen afgekeurd, na jarenlang werken in de bouw. De student loopt stage in de ouderenzorg, in een instelling waar mensen zijn opgenomen die van huis uit veel geld hebben.

De student raakt op haar opleiding niet uitgesproken over deze 'vreemde' mensen. De ouderen spreken over dingen waar zij zich niets bij kan voorstellen en vertonen in haar ogen extreem gedrag. 'Er is zelfs iemand die in haar huis nog een werkster en een tuinman heeft, terwijl zij hier al een jaar is opgenomen!' Na een uitgebreid gesprek over het verschil in achtergrond begrijpt de student de cliëntengroep iets beter, maar invoelen is wat haar betreft te moeilijk.

De grondrechten op gezondheidszorg zijn vastgelegd in de uitgangspunten van de WHO:

> Deze grondrechten betekenen tijdig, beschikbare gezondheidszorg van acceptabele kwaliteit voor ieder mens (WHO 2015).

Voor Nederland is de uitwerking van de grondrechten in diverse wetten terug te vinden ▶ www.wetten.overheid.nl. De Kwaliteitswet zorginstellingen stelt als belangrijkste doel dat iedere ingezetene in Nederland passende zorg kan worden verleend. In de Wet maatschappelijke ondersteuning (Wmo) is vastgelegd dat iedereen kan meedoen aan de maatschappij, zelfstandig kan blijven wonen en daarbij ondersteuning kan krijgen. Artikel 448 van de Wet op de Geneeskundige Behandelingsovereenkomst (WGBO) stelt dat het aan de hulpverlener is te communiceren in voor de cliënt begrijpelijke taal aangezien toegankelijkheid tot passende zorg ook te maken heeft met communicatie. De Wet op de beroepen in de individuele gezondheidszorg (Wet BIG) stelt impliciet de norm dat de zorgverlener niet aan de eisen voldoet als hij niet in begrijpelijke taal met de cliënt kan communiceren. In België is het genoemde grondrecht in artikel 23 van de Grondwet opgenomen.

De praktische uitwerking van de WHO-uitgangspunten is te zien in de diverse beroepscodes: de *Code of etihcs* (COTEC 2009) die in vertaling gebruikt wordt door de Nationale Belgische Federatie van de Ergotherapeuten, en voor Nederland de *Beroepscode en gedragsregels ergotherapeut* (Leeuw et al. 2015).

Om te zorgen dat iedereen passende zorg kan krijgen is het belangrijk dat een hulpverlener kan omgaan met overeenkomsten en verschillen. Vraaggericht werken en kunnen omgaan met diversiteit behoren tot de professionaliteit van een ergotherapeut en vereisen een basishouding, kennis en vaardigheden die het omgaan met overeenkomsten en verschillen mogelijk maken.

9.2 Diversiteit: wat is het en hoe ziet het eruit?

In deze paragraaf wordt ingegaan op het begrip diversiteit en de invloed ervan op de onderlinge omgang. In ▶ par. 9.3 zal ingegaan worden op het begrip cultuur.

Diversiteit is letterlijk verscheidenheid (Boon en Geeraerts 2005). Het begrip wordt in de biologie en andere wetenschappen gebruikt om soortenrijkdom aan te geven. In het kader van dit hoofdstuk gaat het om veelvormigheid van de mensheid.

Universeel in alle samenlevingen en cultuurgroepen is het indelen van mensen in soorten, groepen en categorieën: mannen en vrouwen, volwassenen en kinderen, jong en oud, arm en rijk, stad of platteland, gehandicapt of niet gehandicapt, ziek of gezond. Mensen delen zowel zichzelf als anderen in in groepen. Ieder individu is natuurlijk lid van meerdere groepen.

Uitgangspunt is dat mensen hun persoonlijke en sociale identiteit ontlenen aan hun groepslidmaatschap. Zij beoordelen zichzelf positief doordat zij tot een groep behoren. Mensen zouden om dit beeld van zichzelf te behouden, zich identificeren met hun groep en zich afzetten tegen andere groepen (wij-zijdenken). Dit gedrag veroorzaakt vertekeningen, die een directe invloed hebben op het tot stand komen van contact en de manier waarop individuen elkaar bejegenen, positief of negatief (Shadid 2007; Gudykunst en Moody 2002).

Dat mensen generaliserend worden beoordeeld op basis van uiterlijke kenmerken, een bepaalde groep, een bepaalde achtergrond of bepaald gedrag is een realiteit van alledag. Generaliserende uitspraken over groepen mensen, stereotyperingen, geven een sterk vereenvoudigd beeld van de werkelijkheid dat vaak nodig is om in de wereld te functioneren. Het is immers niet mogelijk alles van iedereen te weten.

Geboortegrond

Een docent, 58 jaar, geeft een training. Studenten vinden het geweldig. Zij zijn onder de indruk van de deskundigheid van de docent. Op een gegeven moment vraagt een van de studenten: 'Wanneer bent u naar Nederland gekomen?' De docent antwoordt: 'In 1970, bovendien ben ik er sinds mijn geboorte want Curaçao hoorde bij Nederland.' Er valt een stilte. Een medestudent vraagt de vragensteller: 'Wanneer ben jij geboren?' Dit blijkt in 1986 te zijn, waarop de groep constateert: 'Dus jij bent hier de nieuwkomer!'

Wat is er in deze situatie aan de hand? Het is een veelvoorkomende situatie op opleidingen. Een docent, ouder dan de studenten, geeft een cursus. De inhoud is blijkbaar naar tevredenheid van studenten. Hoe komt het dan dat de student de vraag stelt: 'Wanneer bent u naar Nederland gekomen?' Is dit een veelgestelde vraag in contacten tussen docenten en studenten, of is er iets waardoor de student de docent definieert als anders en daarom deze vraag stelt?

Student met beperkingen

Een jonge vrouw heeft besloten ergotherapie te gaan studeren. Zij heeft een ergotherapeut in een kinderdagverblijf aan het werk gezien, dat vond zij leuk. In de eerste week maakt zij kennis met medestudenten in haar groep. Tot haar verbazing vraagt bijna iedereen hoe zij het gaat oplossen, later in de praktijk, als zij zich zo moeilijk voortbeweegt.

Hier is een studente net begonnen aan een nieuwe opleiding. Het is logisch dat studenten kennismaken als zij elkaar ontmoeten en elkaar vragen waar zij vandaan komen, maar waarom zouden zij deze studente vragen hoe zij het gaat oplossen later in de praktijk? Vaak wordt gedacht dat verhoudingen tussen mensen voor een groot deel beïnvloed worden door cultuurverschillen en verschillen in waarden en normen. In deze voorbeelden is geen sprake van een cultuurverschil en uit de beschrijving blijkt ook geen waarden- en normenverschil. Toch wordt in beide gevallen iemand gedefinieerd als 'anders'. En dat gebeurt alleen op basis van uiterlijke kenmerken. In het eerste voorbeeld gaat het om een donkere docent, de indeling gebeurt op basis van huidskleur (de vraag waar de ander vandaan komt). In het tweede voorbeeld gaat het om een studente die met stokken loopt en zich over grote afstanden met een rolstoel voortbeweegt, de indeling gebeurt op basis van een zichtbare beperking (de vraag hoe de ander iets gaat oplossen). In deze voorbeelden wordt het beeld bevestigd dat de ander anders is en als zodanig wordt ingedeeld.

In alle samenlevingen vinden er verschuivingen plaats tussen de groepen waar mensen deel van uitmaken. Ook vinden er verschuivingen plaats als er iets in de situatie of het leven is veranderd, bijvoorbeeld van de groep niet-gehandicapten naar de groep gehandicapten, doordat mensen een beperking hebben gekregen.

Hokjesdenken

Een vrouw (38) heeft bij de bevalling van haar derde kind een bloeding gehad in het wervelkanaal en is rolstoelafhankelijk geworden. Daarnaast is het derde kind een zichtbaar verstandelijk beperkt jongetje.
'Vroeger werd ik nooit nagekeken. Ja, misschien bij een bouwplaats nagefloten. Als ik nu in de stad rijd met mijn zoontje naast mij lopend, dan kijken ze mij meewarig aan en soms hoor ik ze denken: die twee zijn weggelopen uit een inrichting, nou ja lopen, bij wijze van spreken dan.'

Mensen bij voorbaat indelen in een 'hokje' maakt dat van hen verwacht wordt te voldoen aan een beeld van de groep, terwijl individuen zelden voldoen aan dat beeld. Er kunnen negatieve kanten aan deze stereotyperingen zitten. Een stereotypering waaraan hardnekkig wordt vastgehouden, wordt een vooroordeel, een negatief oordeel dat de houding en de verwachting ten aanzien van een bepaalde groep in sterke mate bepaalt. Meestal berusten vooroordelen op een gebrek aan kennis. Vooroordelen kunnen nog sterker worden op het moment dat mensen niet in een hokje zijn in te delen.

Buitengesloten

Een donker ogende vrouw van 23 jaar, geadopteerd toen zij een half jaar was, is in behandeling voor arbeidsintegratie in de psychiatrie. Zij vertelt dat zij in haar werk als hulp in de huishouding bij ouderen overal dezelfde vragen krijgt: 'Waar kom jij vandaan?' of: 'Wat spreek jij goed Nederlands!' of over het schoonmaakwerk: 'Hoe doen ze dat in jouw cultuur?' Zij vertelt de hulpverleners die haar ondersteunen bij de arbeidsintegratie dat zij zich buitengesloten voelt door al die vragen, er onzeker van wordt en zelfs ziek.

Bij vooroordelen spelen, naast gebrek aan kennis, ook emoties een rol. In dit voorbeeld wordt de vrouw bij gebrek aan kennis in een hokje geplaatst van de buitenstaander door haar te vragen waar zij vandaan komt, door het compliment dat zij zo goed de taal spreekt, door haar te vragen naar de gewoonten in haar cultuur. Misschien zijn deze vragen vriendelijk en goed bedoeld, maar zij hebben een negatief effect op de gezondheid en het welzijn van de vrouw.

Discriminatie is het maken van een onderscheid op basis waarvan mensen of zaken worden achtergesteld, verworpen of behandeld. De overweging waardoor onderscheid gemaakt wordt, zou geen rol mogen spelen. Het grote verschil tussen stereotyperingen, vooroordelen, racisme en discriminatie is dat er bij discriminatie sprake is van een handeling: actief onderscheid maken (Tanja 1997). Kennis over diversiteit kan bijdragen aan bewustmaken van vooroordelen en beperken van discriminatie. Wouters, een filosoof uit België, is al jaren in Nederland woonachtig en werkzaam:

> Ik kan niet zeggen dat ik mij als Belg ooit slachtoffer van harde discriminatie heb gevoeld. Eerder het tegendeel is waar. De Belg wordt bij voorbaat interessant gevonden, welbespraakt, authentiek, wijs en natuurlijk gezellig. Dat is discriminatie. Het punt is alleen: of je nu positief of negatief gediscrimineerd wordt, hard of zacht, je krijgt het signaal dat je er niet helemaal bij hoort (Wouters 2005).

Wells (2005) benadrukt dat het belangrijk is ethisch denken over het begrip diversiteit te ontwikkelen. Individuele uitgangspunten en waarden bepalen de manier waarop ergotherapeuten cliënten benaderen, met hen in gesprek gaan en de manier waarop zij tegen de mogelijkheden van cliënten aankijken. Tevens stelt Wells dat ergotherapeuten behoren te handelen als professionals op basis van beroepscodes.

9.3 Cultuur

Het begrip 'cultuur' heeft veel definities, oorspronkelijk ontwikkeld in de sociale wetenschappen (sociologie en antropologie).

> Cultuur omvat systemen van gedeelde ideeën, concepten, regels en betekenissen die daar aan ten grondslag liggen en die tot uiting komen in de manier waarop mensen leven (Helman 2007).

Cultuur is in beweging (dynamisch). Daardoor veranderen ideeën, denkbeelden, regels en betekenissen in de loop van de tijd. Omdat elke cultuur in beweging is, is er altijd een gesprek gaande over wat mag, wat niet, wat hoort en niet hoort (normering). De betekenissen die mensen delen, hebben zij meegekregen door overdracht en onderlinge beïnvloeding (socialisatie). Het aangeleerde, en de mening daarover, geeft mensen een kijk op de wereld en een richting hoe zij zich horen te gedragen als lid van een bepaalde groep in een bepaalde samenleving. De manier waarop mensen leven kan heel verschillend zijn binnen een cultuurgroep (heterogeen). Tegenwoordig wordt dan ook gesproken van culturele diversiteit. Er is veel diversiteit binnen elke cultuur (Kuckert en Stomph 2015). 'De' cultuur bestaat dan ook niet, 'de' Nederlandse, 'de' Belgische, 'de' Vlaamse net zo min als 'de' Turkse, 'de' Surinaamse of 'de' Roma-cultuur.

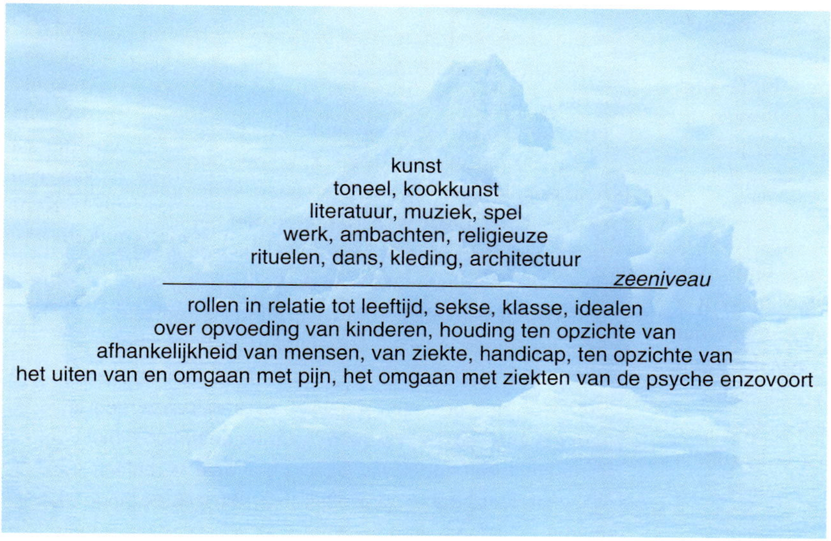

kunst
toneel, kookkunst
literatuur, muziek, spel
werk, ambachten, religieuze
rituelen, dans, kleding, architectuur
_____ zeeniveau
rollen in relatie tot leeftijd, sekse, klasse, idealen
over opvoeding van kinderen, houding ten opzichte van
afhankelijkheid van mensen, van ziekte, handicap, ten opzichte van
het uiten van en omgaan met pijn, het omgaan met ziekten van de psyche enzovoort

Figuur 9.1 Cultuur als ijsberg: gedeelde ideeën, denkbeelden, regels en betekenissen (naar McClain (1998), afbeelding © M. A. Felto, Creative Commons)

Kijk je aan of kijk je weg?

In westerse landen leer je anno nu iemand – een leerkracht bijvoorbeeld – aan te kijken als die tegen je spreekt. Dit wordt ervaren als een vorm van beleefdheid. Als je in deze landen opgroeit, word je er dag in dag uit op gewezen dat het belangrijk is iemand aan te kijken die tegen je spreekt. Als je het niet doet, krijg je te horen dat het niet beleefd is of word je ervaren als iemand die niet luistert. Als je opgegroeid bent in een niet-westers land zoals Turkije, leer je juist dat het onbeleefd is een meerdere recht in de ogen te kijken als die tegen je spreekt, zeker als je bestraffend wordt toegesproken. In een klas in Nederland en België zullen kinderen zitten die hun hele leven daar gesocialiseerd zijn, kinderen van Belgische, Nederlandse of Turkse ouders. Er zullen ook kinderen zijn die gedeeltelijk in Turkije zijn opgegroeid. Al die kinderen met hun achtergrond, met alle diversiteit, horen tot de schoolcultuur in België en Nederland.

Cultuur is niet hetzelfde als ras of etnische kenmerken. Deze begrippen worden nogal eens verwisseld. Onder etniciteit wordt verstaan een gevoel van bij elkaar horen en loyaliteit aan een groep met gedeelde afkomst, taal, tradities, geloof en uiterlijke kenmerken (Jones et al. 1998). Ras is oorspronkelijk gebruikt in de biologie om een groep (mensen, dieren, planten) met dezelfde kenmerken aan te duiden. Vanuit de sociologie is deze manier van indelen ter discussie gesteld, aangezien de mens heel wat complexer is dan bepaald door lichamelijke kenmerken.

Lim en Iwama (2006a, 2006b) benadrukken dat het begrip 'cultuur' in de ergotherapie niet te makkelijk gebruikt moet worden en wijzen op het gevaar van stereotypering. Zij stellen dat het belangrijk is voorbij uiterlijke kenmerken van mensen te kijken en hen niet te laten samenvallen met een bepaalde cultuurgroep. Elk individu is uniek en zijn sociale identiteit kan bestaan uit veel deelidentiteiten, afhankelijk van de context (Kuckert en Stomph 2015).

In ingewikkelder samenlevingen, zoals geürbaniseerde samenlevingen, is er sprake van allerlei subculturen. Subculturen rond leefstijlen, muziekstijlen, bedrijfsculturen (werknemers van een bepaalde bank, automerk, supermarkt) en beroepsculturen (voetballers, artsen, ergotherapeuten). Deze groepen hebben hun eigen regels en waarden. Die regels zijn deels afgeleid van de samenleving waarin zij horen en verder van de beroeps- of bedrijfscultuur. Als men een bepaald beroep aan het leren is of wordt ingewerkt, wordt men gesocialiseerd in de subcultuur van het beroep of bedrijf. Naar de subcultuur van ergotherapeuten is onderzoek gedaan door Mattingly (1998). Zij vindt als specifieke kernwaarde: op zoek zijn naar hetgeen door cliënten als probleem wordt ervaren in het leven en naar hetgeen ergotherapeuten daar aan in positieve zin kunnen veranderen, versterken.

Veel van de cultuur (gedeelde ideeën, denkbeelden, regels, betekenissen) is niet zichtbaar, vooral niet als men deel uitmaakt van die cultuur. Het verschil wordt pas waargenomen in contact met anderen en wanneer het verschil opvallend is. Om dit in een beeld duidelijk te maken gebruikt McClain (1998) de ijsberg (zie fig. 9.1). IJsbergen waren, voordat de radar werd uitgevonden, levensgevaarlijk omdat maar een klein deel boven water uitkomt en een veel groter deel onder water zit. Schepen liepen stuk op het deel onder water. Ook in contact tussen mensen is van ideeën, denkbeelden, regels en betekenissen maar een deel in het bewustzijn en waar te nemen (boven water). De rest zit als het ware onder water en in het contact met een ander wordt men zich gaandeweg bewust van die dingen, omdat er iets vast dreigt te lopen of ongemakkelijk wordt.

Hall (in Helman 2007) beschrijft diverse niveaus van cultuur. Het zichtbare niveau als hetgeen in samenlevingen makkelijk gedeeld kan worden en waar men ook vaak trots op is. Het niveau van aangeleerd gedrag daaronder, als iets waarover men nog kan communiceren. Hij beschrijft dat daaronder een laag zit die eigenlijk helemaal uit beeld is, die men bijna niet kan bespreken. Het betreft zaken die iedereen in een samenleving neemt zoals zij zijn, maar waarover men bijna niet spreekt. Bijvoorbeeld hoe mensen leren zich te gedragen in man-vrouwrelaties. Dat is weliswaar 'onder water', maar je kunt er wel achter komen door te letten op non-verbale signalen en wijzen van communiceren. Van zaken als buitenechtelijk verkeer, prostitutie of incest hebben mensen in een samenleving wel een beeld, maar daar heeft men het niet over. Ook over handicaps zijn veel van zulke voorbeelden (Ingstad en Whyte 1995; Drake 2001; Claus en Jorissen 2008). Het is moeilijk dat wat 'onder water zit' te leren kennen. Niet alle aspecten van cultuur zijn dus zomaar waar te nemen. Bovendien zijn samenlevingen altijd in beweging. Voor een goed begrip van cultuuraspecten is het belangrijk deze altijd opnieuw te bekijken, in de context en de tijd.

Gelijkheid van jongens en meisjes

In het basisonderwijs in Nederland en België zitten jongens en meisjes samen op school, net als in veel andere westerse landen. Er wordt geen verschil gemaakt tussen jongens en meisjes. In 1898 maakte het onderwijs wél verschil naar sekse en klasse. Jongens en meisjes kregen onderwijs dat hen voorbereidde op hun maatschappelijke positie en op hun rol daarbinnen als man of vrouw. Kinderen uit de hogere klasse leerden meer en andere zaken dan kinderen uit andere klassen. Meisjes leerden minder, aangezien zij ook minder maatschappelijke verantwoordelijkheid zouden krijgen.
In 1968 maakte in Nederland een onderwijswet een einde aan deze ongelijkheid (Essen 1998). In 2017 staat de gelijkheid van jongens en meisjes, voor kinderen van oorspronkelijk Nederlandse en Belgische ouders, niet meer ter discussie. In orthodox-islamitische groeperingen wordt dit soms ter discussie gesteld. De gelijkheid in onderwijs heeft voor meisjes uit die groeperingen soms een negatief bijeffect, omdat sommige ouders meisjes niet naar school willen laten gaan als daar gemengd wordt geleerd, gegymd, gezwommen.

Het voorbeeld laat zien dat een idee mettertijd volledig kan veranderen. Bevestiging van maatschappelijke en sekseongelijkheid kan omslaan in het tegendeel, en door een verandering in de samenleving kan ook weer een beweging terug worden ingezet.

Passend onderwijs

Lange tijd was het gebruikelijk kinderen met een handicap of functiebeperkingen in speciaal onderwijs op te vangen. In de jaren zestig ontstond er twijfel over de wenselijkheid en noodzaak van zo'n gescheiden opvang in speciale scholen (Klerk 2007). Dit was wereldwijd het geval. Nu is de gedachte kinderen het liefst aan regulier onderwijs op een school in de buurt te laten deelnemen. Sinds de jaren zeventig kunnen kinderen met een beperking, die deelnemen aan het gewone basis- en voortgezet onderwijs, in Nederland ambulante begeleiding krijgen. Sinds 2003 is het aantal kinderen dat een reguliere school bezoekt fors toegenomen, doordat ouders via leerlinggebonden financiering (rugzakje) de keuze krijgen hun kind met hulp naar regulier onderwijs te laten gaan. In de praktijk blijken er problemen bij de wens kinderen met beperkingen te laten integreren in het reguliere basis- en voortgezet onderwijs (Schuman 2007). In de *Notitie wetgeving passend onderwijs* is dan ook een wetswijziging voorgesteld voor leerlingen die extra begeleiding nodig hebben (Ministerie van Onderwijs, Cultuur en Wetenschappen 2009), dit sluit ook aan op het VN-verdrag inzake rechten van gehandicapten (VN 2006) waarin een directe link is met inclusief onderwijs. Daarna is al diverse malen geconstateerd dat er sprake is van problematiek bij de invoering van passend onderwijs (Minister van Onderwijs, Cultuur en Wetenschappen 2011; 2015).
Dit voorbeeld laat zien dat verandering doorvoeren op basis van veranderende maatschappelijke ideeën tijd kost. De praktische uitvoering van het idee dat kinderen met beperkingen ook gewone kinderen zijn en aan het reguliere onderwijs mogen deelnemen, vraagt tijd en kan door omstandigheden weer onder druk komen te staan. In België zijn de maatregelen voor leerlingen met specifieke onderwijsbehoeften opgenomen in een decreet (Vlaams Parlement 2014).

9.4 Ergotherapie en diversiteit: internationale leidraad

De laatste twintig jaar is er veel gepubliceerd binnen en buiten de ergotherapie over de invloed van diversiteit en cultuur op het dagelijks handelen (Kinébanian en Stomph 2009). De globalisering en de migratiestromen in de wereld hebben deze publicatiestroom gestimuleerd. Zij hebben invloed op de onderliggende waarden en normen en hebben in het paradigma van het beroep een verschuiving onontkoombaar gemaakt naar een op handelen gerichte, omgevingsgerichte en cliëntgecentreerde benadering die participatie en inclusie in de maatschappij bevordert (WFOT 2006; Watson en Schwartz 2004; Whiteford en Wright-St Clair 2005; Kronenberg et al. 2005; Kronenberg en Fransen 2006; Townsend en Whiteford 2005; Hocking en Ness 2002; Fransen 2005; Hartingsveldt et al. 2010).

Ondanks alle publicaties over diversiteit en cultuur is er in de praktijk vaak nog onvoldoende oog voor. Dit is voor de WFOT aanleiding geweest een project uit te schrijven voor de ontwikkeling van een leidraad rond dit onderwerp. Een wereldwijde projectgroep met twee projectleiders en 51 leden (49 ergotherapeuten, twee cliënten van ergotherapie, allen specialist in het onderwerp) werkte aan de leidraad. De leidraad dient om ergotherapeuten, waar ook ter wereld, aan te moedigen de concepten diversiteit en cultuur te bespreken, te waarderen en onderdeel te maken van hun dagelijkse praktijk, onderwijs en onderzoek. Dit om tegemoet te komen aan de handelingsbehoeften van alle mensen. Hierna wordt in grote lijnen uitgelegd wat er in de leidraad te vinden is, waar deze te vinden is en hoe je er gebruik van kunt maken. Bij elk uitgangspunt worden voorbeelden gegeven van richtinggevende vragen (Kinébanian en Stomph 2009, 2010; Stomph en Kinébanian 2010).

In de leidraad worden de gekozen principes toegelicht en uitgediept. Daarnaast worden de gebruikte methodologie, de begrippen cultuur en diversiteit en de overlap met ethiek besproken. Zowel de toelichting op de principes als het deel met de verdieping is voorzien van vragen voor reflectie en discussiepunten. Deze dienen om in het licht van diversiteit en cultuur te reflecteren op de dagelijkse praktijk in het werkveld, de opleiding en het onderzoek. De vragen zijn ook in contact met andere professionals te gebruiken. Natuurlijk is de ideale situatie die de leidraad nastreeft, niet in korte tijd te bereiken. Toewerken naar een manier van werken waarbij iedereen erbij hoort is een zoektocht en zal een zoektocht blijven. De leidraad kan gebruikt worden om die zoektocht te ondersteunen. De leidraad geeft een uitgebreid overzicht van de literatuur. Zij is te vinden op ▶ www.wfot.org en ▶ https://ergotherapie.nl. De vier principes zijn:

- diversiteit maakt verschil: ken de feiten (*diversity matters: the facts*);
- mensenrechten en inclusief denken maken verschil (*human rights and inclusiveness matter: occupation, participation and cultural safety*);
- taal is belangrijk: verbaal en non-verbaal (*language matters: the power of words*);
- competenties zijn nodig: houding, kennis en vaardigheden (*competence matters: attitude, knowledge and skills*).

9.4.1 Diversiteit maakt verschil: ken de feiten

❓ Vragen uit de leidraad
- Hoe ziet de demografische kaart van de regio eruit?
- Wat zijn de vraagstukken ten aanzien van handelen en verschillen in gezondheid in de bevolking in de regio? (Kinébanian en Stomph 2009).

Van zorgverleners, inclusief ergotherapeuten, wordt verwacht diverse groepen en hun positie in de samenleving te kennen, in grote lijnen te weten wat hun omstandigheden zijn en hoe iedereen te bereiken. Ongelijkheid in gezondheid bestaat tussen mensen uit diverse groepen op basis van allerlei aspecten van diversiteit (Black en Wells 2007; Lorenzo 2004; Fourie et al. 2004; VN 1993). Deze ongelijkheid is vaak het gevolg van het sociaal-economische klimaat in een land, dat terug te zien is in het gezondheidszorg- en onderwijssysteem. Armoede is een belangrijke oorzaak bij psychische ziekte, stress, suïcide, familieproblemen en verslavingsproblematiek (Vrooman et al. 2014; Jehoel-Gijsberts 2009; ▶ www.who.int).

De leidraad stelt dat door het kennen van de feiten (ten aanzien van demografie, gezondheid en welzijn) in de eigen regio het beter mogelijk is in te gaan op de handelingsbehoeften van de mensen in die regio.

Gegevens over de bevolking zijn in Nederland te vinden via het Centraal Bureau voor de Statistiek (CBS), dat gegevens verzamelt en bewerkt tot statistieken voor praktijk, beleid en wetenschap. De site van het CBS bevat gegevens over bevolking in de regio, bepaalde groepen (mannen, vrouwen, kinderen, jongeren, ouderen, migranten) enzovoort. ▶ www.cbs.nl.

Om vragen over vraagstukken rond het handelen van mensen te beantwoorden zijn bij het Sociaal en Cultureel Planbureau (SCP) onderzoeksrapporten te vinden over de samenleving (▶ www.scp.nl).

- *De sociale staat van Nederland* (Bijl et al. 2015), een beeld van de sociale situatie in Nederland op de terreinen onderwijs, arbeid, inkomen, gezondheid, vrijetijdsbesteding, participatie, veiligheid en wonen.
- *Meedoen met beperkingen: Rapportage gehandicapten 2007* (Klerk 2007), over deelname van mensen met beperkingen aan betaalde arbeid, sociale en maatschappelijke participatie, onderwijs, financiële positie, woonsituatie en gebruik van zorg en hulpmiddelen.
- *Armoedesignalement 2014* (Vrooman et al. 2014) en Armoede en sociale uitsluiting bij kinderen (Jehoel-Gijsbers 2009) over omvang, oorzaken en gevolgen van armoede.
- *Steeds gewoner, nooit gewoon. Acceptatie van homoseksualiteit in Nederland* (Keuzenkamp 2010), over sociale acceptatie van homoseksualiteit in de diverse bevolkingsgroepen.
- *Grijswaarden* (Campen 2008) over de vergrijzing en daarop gericht ouderenbeleid.

In België heeft de Algemene Directie Statistiek en Economische Informatie (ADSEI) de verantwoordelijkheid voor de nationale (officiële) statistieken (▶ http://statbel.fgov.be). *De sociale staat van Vlaanderen* in opdracht van de Studiedienst van de Vlaamse Regering geeft een beeld van de sociale situatie (Vanderleyden et al. 2009; Noppe et al. 2011; Callens et al. 2013).

De volgende voorbeelden zijn ontleend aan een interview met Mirjam Doesburg en Melanie Kieft, ergotherapeuten in verpleeghuis Schildershoek Den Haag, kenniscentrum Diversiteit.

> **Rekening houden met demografische gegevens**
> In de wijk was een grote groep Chinezen die geen gebruik maakte van zorg voor ouderen die geboden kan worden in en vanuit de Schildershoek. De accountmanager van het verpleeghuis heeft als taak een duidelijk beeld te vormen van de bevolking in de wijk en de noden van diverse groepen. Er werd vermoed dat er bij oudere Chinezen net zo'n zorgbehoefte zou kunnen bestaan als bij andere ouderen. Er is actief contact gezocht met de groep en er zijn informatiebijeenkomsten met sleutelfiguren van de groep Chinezen gehouden. Er is actief informatie gegeven over mogelijkheden voor ouderenzorg, ook over mogelijkheden van een onbekende discipline als ergotherapie. Er is duidelijk voorlichting gegeven over wat zorg, waaronder ergotherapie, kost (Stomph en Kinébanian 2010).

9.4.2 Mensenrechten en inclusief denken maken verschil

> **Vraag uit de leidraad**
> — Op welke manier en in hoeverre sluiten de diensten, die aangeboden worden, aan bij de verschillende behoeften in de regio? (Kinébanian en Stomph 2009)

In haar *Position statement on human rights* (WFOT 2006) stelt de WFOT dat iedereen er recht op heeft deel te nemen aan de samenleving middels zinvolle activiteiten. De WFOT vindt dat ergotherapie een verplichting heeft om ongelijkheid in participatie van mensen aan de samenleving vast te stellen en politiek aan de orde te stellen. De WFOT benadrukt dit in haar herziene *Position statement on human displacement* (WFOT 2014) waarin ergotherapie opgeroepen wordt om verantwoordelijkheid te nemen bij het mogelijk maken van participatie voor ontheemde kwetsbare groepen.

Inclusief denken is altijd uitgangspunt van de ergotherapie geweest, in de zin dat ervan uitgegaan is dat ieder mens uniek is. Er is daarbij vooral gefocust op het individu. Minder op de sociale context waar iemand bij hoort, terwijl die een grote invloed heeft op iemands welzijn. Bij respectvol omgaan met die contexten is het van belang een omgeving te scheppen voor mensen met diverse achtergronden waarin zij zich veilig kunnen voelen, dit wordt *cultural safety* genoemd (Dyck 1998). In 2006 hebben de Verenigde Naties het Verdrag voor de rechten van mensen met een beperking aangenomen (VN 2006). Ook al zijn deze grondrechten uit de rechten van de mens wettelijk goed verankerd in Nederland, de praktische uitvoering blijkt maar zeer traag tot stand te komen. Nederland heeft het Verdrag voor de rechten van mensen met een beperking op 30 maart 2007 ondertekend, maar het pas geratificeerd in 2016, als laatste land. De belangrijkste reden was dat de regering eerst wilde onderzoeken welke wetten aangepast worden en hoeveel geld het gaat kosten om alle verplichtingen die het verdrag met zich meebrengt, uit te voeren (zie ook ▶ www.mensenrechten.nl).

> **Inspelen op gewoonten**
> Gewoonten in huis moeten je niet verbaasd doen staan (zitten op de grond, of op hoge banken). Maar ook andere ideeën over zorgtaken, bijvoorbeeld een jong meisje dat een dagtaak heeft aan zorg voor een oudere zus. Luister zonder vooroordeel, dan weten mensen je later ook weer te vinden, je bent veilig, niet bedreigend. Mensen hebben het gevoel zo te mogen leven zoals zij leven (Stomph en Kinébanian 2010).

Dit raakt aan het punt dat Wells (2005) naar voren brengt dat professionals niet vanuit hun eigen normen- en waardesysteem behoren te werken, maar vanuit de door de beroepsgroep vastgestelde codes. In die codes is het uitgangspunt dat iedereen gelijk behandeld wordt. De praktijk leert dat het lastig is in een beroepsgroep elkaar daarop aan te spreken (Trentham et al. 2006; Martín et al. 2015). Zeker als die beroepsgroep zelf weinig diversiteit vertoont zoals in de ergotherapie het geval is (Taylor 2007; Beagan 2007; Hingstman en Kenens 2012; Hassel en Kenens 2015; Wells en Black 2000; Dyck 1998; Mac-Whannell en Blair 1998; Cracknell 1989; Miller 1992; Kinébanian en Stomph 1991, 1992).

In veel landen bestaat de beroepsgroep vooral uit vrouwen. In Nederland is in 2014 van de werkzame ergotherapeuten ruim 6 % man (Hassel en Kenens 2015). Diversiteit ten aanzien van sekse is dan ook een aandachtspunt. Volgens Watson (2012) blijven mannen, zeker die uit minder bevoorrechte groepen, korter op opleidingen en presteren minder goed. Het beroep wordt van oudsher gerekend tot de vrouwenberoepen of 'zorgberoepen', die ontstaan zijn in het verlengde van de zorgtaken die vrouwen worden toegedacht (Cracknell 1989; Bracegirdle 1991a–c; Miller 1992; Taylor 1995; Kelly 1996; Pollard en Walsh 2000). Ergotherapieopleidingen maken deel uit van het hoger onderwijs, studenten aan het hoger onderwijs komen meestal uit de middenklasse. Kijkend naar de beroepsgroep domineert de witte westerse achtergrond, ook al is dit snel aan het veranderen. Zo is er de laatste jaren een sterke groei van het aantal opleidingen in Aziatische landen (Kinébanian en Stomph 2009). De leidraad biedt aanknopingspunten om zo'n discussie wel op gang te brengen.

> **Bedrieger**
> Ik stop er al mijn energie in om vrienden in de middenklasse te hebben en mij voor te doen als iemand die uit de middenklasse komt ... Ik voel mij altijd een bedrieger. Het is een *occupation* om je identiteit qua klasse te laten zien. In mijn geval om mijn klasse te verbloemen (Beagan 2007).

Diverse onderzoekers uit Nederland en België (Bekker en Mens-Verhulst 2008; Berkum en Smulders 2010; Delvillé 2009; Corens 2007; Foets et al. 2007) stellen vast dat er verschillen in gezondheidstoestand en levensverwachting zijn tussen mensen met en mensen zonder migratieachtergrond. Deze verschillen worden enerzijds veroorzaakt door problemen in de toegankelijkheid van zorg, anderzijds door kenmerken van groepen zorggebruikers. Er zijn verschillen in patronen van zorgconsumptie, gebruik van preventieactiviteiten, ook als er rekening wordt gehouden met leeftijd, geslacht en sociaal-economische positie:

— de manieren waarop men gebruik kan maken van het gezondheidszorgsysteem;
— onbekendheid met het gezondheidszorgsysteem;
— ervaren vooroordelen bij hulpverleners over migranten;
— verschil in ideeën over gezondheid, ziekte, handicap;
— gebrek aan interculturele benadering in het zorgaanbod;
— communicatieproblemen maken dat zorgvraag en zorgaanbod onvoldoende op elkaar aansluiten;
— de ouderenzorg is vaak nog niet ingesteld op adequate zorg aan oudere migranten.

In westerse samenlevingen komen sommige groepen in de marge terecht, mensen met weinig uitzicht op de arbeidsmarkt, met weinig scholing. Migranten kunnen ook tot die groep behoren, zeker als zij horen tot groepen met weinig perspectief op deelname aan de samenleving, door gebrek aan werk en weinig scholing (Wilterdink 2013; Bijl et al. 2015). De aansluiting van de ergotherapeutische hulpverlening bij die groepen is niet groot (Watson en Schwartz 2004; Whiteford en Wright-St Clair 2005; Kronenberg et al. 2005; Kronenberg en Fransen 2006).

Daarnaast zijn er illegalen en dak- en thuislozen. In Nederland kwamen er tussen 2009 en 2015 iets meer dan 13.000 daklozen bij. Dit is een toename van 74 %. Het aantal daklozen van niet-westerse herkomst is in diezelfde periode verdubbeld. De toename van het aantal daklozen zonder migratieachtergrond was iets minder groot. Geschat wordt dat 31.000 mensen in Nederland in 2015 geen vaste woon of verblijfplaats hadden, sliepen in de opvang, op straat, in openbare gebouwen of bij familie of vrienden. Van deze groep waren er 13.000 van niet-westerse herkomst. Meer dan de helft van de daklozen met een niet-westerse herkomst (ruim 7000) verbleef vorig jaar in een van de vier grote steden. Onder de daklozen met een Nederlandse achtergrond lag dat aantal lager. Van hen verbleef vorig jaar 29 % (4400) in de grote steden (CBS 2016). In Nederland wonen daarnaast ongeveer 40.000 'ongedocumenteerden' (Heijden et al. 2015). Tot deze groep behoren onder meer afgewezen asielzoekers, illegale arbeidsmigranten en mensen die zich hier bij hun familie hebben gevoegd, terwijl ze geen (recht op een) verblijfsvergunning hebben.

In België waren er in 2008 naar schatting 110.000 illegalen (Meeteren et al. 2008) en 17.000 daklozen. In België bestaan geen officiële gegevens over het aantal daklozen; er zijn slechts schattingen via organisaties. ▶www.armoedebestrijding.be.

Beide groepen wonen met name in de grote steden. Er is nog nauwelijks aansluiting van de ergotherapeutische hulpverlening bij die groepen. Het valt buiten het bestek van dit hoofdstuk uitgebreid op deze thematiek in te gaan, maar dat deze deels samenvalt met diversiteit mag duidelijk zijn.

9.4.3 Taal is belangrijk: verbaal en non-verbaal

> **Vragen uit de leidraad**
> – Hoe pas je je taalgebruik aan in gesprek met cliënten, hun mantelzorgers, familie?
> – Hoe maak je gebruik van tolken en/of vertalers als er een taalverschil is? (Kinébanian en Stomph 2009).

Uitgangspunt in de leidraad is dat ergotherapeuten kennis hebben over de macht van taal en over het belang van verbale en non-verbale communicatie. Taal is belangrijk bij kennisoverdracht, concepten en ideeën worden immers uitgewisseld middels taal. Taal is daardoor een machtig instrument.

Mensen in groepen drukken zich uit in taal en door non-verbale taal op een manier die bij de groep past (bijvoorbeeld jongeren, ouderen, mensen in de gezondheidszorg of op universiteiten). Dit leidt tot verschillen in taal en non-verbale communicatie. Black en Wells (2007) stellen dat ieder individu een unieke manier van communiceren heeft die geslacht, klasse, plaats van herkomst, ras en etniciteit laat zien. De manier waarop mensen zich uitdrukken zorgt er vaak voor dat anderen zich uitgesloten voelen.

> **Een ergotherapiestudent**
> Een ergotherapiestudent beschrijft medestudenten uit een andere klasse: 'Zij weten zoveel meer dan ik. Iedereen schijnt ook een betere woordenschat te hebben dan ik. Toen ik vroeg hoe zij daaraan kwamen zeiden ze dat zij veel lezen, omdat hun ouders hen stimuleerden. En zij hebben helemaal niet het gevoel bevoorrecht te zijn omdat zij opgroeiden met deze taal en dit gedrag. Deze kinderen leerden veel thuis en hadden hulp als zij die nodig hadden, zij denken dat dat bij alle kinderen het geval is.' (Beagan 2007).

» Het is niet voldoende wanneer informatie en voorlichting, indien nodig, in een andere taal worden gegeven: de taal die gebruikt wordt om iets uit te leggen moet aangepast zijn aan de leefwereld en het opleidingsniveau van de klant (Delvillé 2009).

O'Toole (2008) waarschuwt hulpverleners voor vooroordelen die de communicatie beïnvloeden en leiden tot slechte informatie-uitwisseling en verkeerde oordelen. Die beïnvloeding kan resulteren in een discriminerende houding, ook al gebeurt dit onbewust (Lim 2008). In de gezondheidszorg bijvoorbeeld is het de gewoonte over mensen te spreken in relatie tot hun stoornis ('dat kind met een diplegie', 'die oude mevrouw met reuma'). Gehandicaptenbewegingen benadrukken keer op keer dat dit taalgebruik mensen uitsluit (Davis 2001; Shakespeare en Watson 2001; Shakespeare 2009). Het lijkt een detail maar het maakt voor de mensen die het betreft een enorm verschil als het gaat om erbij horen (inclusie) of zich buitengesloten voelen (exclusie). Mensen die buitengesloten worden, hebben vaak geen stem, zij zijn als het ware monddood gemaakt en niet betrokken bij het gesprek dat er gaande is (Black en Wells 2007; Pollard et al. 2008; Kronenberg et al. 2005; Kronenberg en Pollard 2005, 2006; Townsend en Whiteford 2005; Townsend 2003; Van de Velde 2000; Wilding en Whiteford 2007; Williamson 2000).

» Voor een groep cliënten met geringe gezondheidsvaardigheden (cognitieve en sociale) is het lastig zich staande te houden in de gezondheidszorg. Het gaat niet alleen om geletterdheid. Nederland telt ongeveer anderhalf miljoen laag en ongeletterden, van wie tweederde van Nederlandse afkomst. De groep met beperkte gezondheidsvaardigheden is nog groter. Zij hebben moeite hun weg te vinden, begrijpen van voorlichting en zelfmanagement van chronische aandoeningen (Twickler et al. 2009).

Het bewust of onbewust gebruikte jargon in het beroep zorgt niet altijd voor een duidelijk begrip (Lim en Iwama 2006a, 2006b). In relaties met cliënten bevestigt professioneel jargon dat de ergotherapeut de macht heeft (Black en Wells 2007). De leidraad geeft aanwijzingen hoe de ergotherapie kan bijdragen aan de ontwikkeling van een inclusieve maatschappij door in de ergotherapeutische praktijk, op de opleidingen, in de beroepsvereniging en bij wetenschappelijk onderzoek te reflecteren op het taalgebruik.

» Met de aankomende vergrijzing wil de provincie Friesland voor ouderen, die veelal Fries als eerste taal hebben, personeel faciliteren om de Friese taal te gebruiken in de zorg. Thuiszorgorganisaties en activiteitenbegeleiders investeren in tweetaligheid. Drie van de vijf ziekenhuizen hebben Friestalige bewegwijzering. Er zijn afspraken over logopedische tests en behandelingsmateriaal bij afasie, zodat deze in het Nederlands en Fries beschikbaar komen (Gedeputeerde Staten van Friesland 2007).

In België worden tolkdiensten ondersteund door het Kruispunt Migratie-Integratie. ▶www.kruispuntmi.be. Sociaal vertalen en tolken gebeurt in opdracht en is gratis voor de cliënt. De bedoeling is elke burger die onvoldoende Nederlands spreekt toegang te geven tot sociale en openbare dienst- en hulpverlening.

In Nederland verzorgt het Tolk- en Vertaalcentrum Nederland (TVcN) tolk- en vertaaldiensten in 130 talen. Per 1 januari 2012 worden tolkdiensten in de zorgsector niet meer allemaal vergoed door de overheid, maar alleen onder voorwaarden betaald. (Zie ook ▶www.tvcn.nl; ▶www.pharos.nl; ▶www.rijksoverheid.nl; Meeuwsen et al. 2011).

9.4.4 Aandacht voor laaggeletterdheid

In Nederland hebben ongeveer 1,1 miljoen mensen tussen 16 en 65 jaar problemen met lezen en schrijven. Van deze groep is bijna 70 % van Nederlandse afkomst en heeft Nederlands als moedertaal. Laag- en ongeletterdheid komen ook veel voor onder Nederlanders met een migratieachtergrond. Aangezien er een relatie is tussen on- of laaggeletterdheid en gezondheidsvaardigheden is aandacht voor dit aspect belangrijk. Lees- en schrijfvaardigheden zijn voorwaarden voor goede gezondheidsvaardigheden. Laag- of ongeletterden met een chronische aandoening vormen een kwetsbare groep doordat zij geen toegang tot informatie hebben.(Twickler et al. 2009; zie ook ▶www.gezondheidsvaardigheden.nl).

9.4.5 Competenties zijn nodig: houding, kennis en vaardigheden

❓ Vragen uit de leidraad
- Hoe ga je om met vooronderstellingen over andere mensen (cliënten, collega's, studenten)?
- Hoe bespreek je deze vooronderstellingen in je werk met collega's? (Kinébanian en Stomph 2009)

Competent worden in het werken met diversiteit is een levenslang proces. Samenlevingen en culturen veranderen en vandaag de dag veranderen zij snel (Black en Wells 2007; Suarez-Balcazar en Rodakowski 2007). Het is belangrijk als individuele beroepsbeoefenaar zo goed mogelijk opgeleid te zijn om in zo'n dynamische situatie te werken. Verworven competenties die de beroepsbeoefenaar in staat stellen om te gaan met diversiteit in contacten met cliënten en collega's zijn in essentie gericht op cliëntgericht en collegiaal werken.

Communicatie (*soft skills*; WFOT 2016) tussen cliënt, cliëntsysteem, ergotherapeut en collega's is een voorwaarde voor het goed laten verlopen van het proces. Het is van belang vooral te luisteren naar het verhaal en de betekenis daarvan voor de cliënt en zijn systeem. Wanneer het gaat om het opbouwen van een relatie met cliënten en collega's met een andere sociaal-culturele achtergrond kan de communicatie alleen effectief tot stand komen als ergotherapeuten kennis en vaardigheden bezitten om aansluiting te vinden betreffende persoon. Dat betekent dat ergotherapeuten een attitude ontwikkelen gericht op het onderkennen van etnocentrisme, met andere woorden, op het kunnen omgaan met stereotiepe ideeën en vooroordelen en het ontwikkelen van gevoeligheid ten aanzien van diversiteit. Deze soft skills worden volgens de WFOT daarom in het opleiden van toekomstige ergotherapeuten steeds belangrijker (WFOT 2016).

Er is langzamerhand heel wat geschreven over competenties die nodig zijn om met diversiteit om te gaan. De kernpunten uit competentiebeschrijvingen laten zien dat in de beroepscontext onontbeerlijk zijn:
- inzicht in de eigen achtergrond en waarden;
- een open, niet-oordelende basishouding;
- inzicht in en kennis over aspecten van diversiteit;
- vaardig zijn in het toepassen van kennis rondom diversiteit.

Het is eenvoudig op basis van literatuur een overzicht samen te stellen met competenties. Een van de bezwaren van lijstjes met competenties en het gedrag dat men geacht wordt daarbij te laten zien, is dat het mechanisch wordt: 'Alsof het goed is als je alles gehad hebt' (Korthagen, in Mulder 2005). Bovendien is leren nooit klaar, juist bij een onderwerp als diversiteit niet omdat er veel verandert en de samenleving steeds in beweging is. Daarbij is het hart belangrijk, dat waar je warm voor loopt, wat je raakt:

» Wat maakt jou tot de unieke mens die je bent? (Townsend et al. 1999).

Daar zit immers het vuur van waaruit de mens handelt. Vanwege dat vuur is iemand in staat unieke oplossingen te vinden waarom de situatie vraagt en die bij hemzelf passen.

> **Een oudere ergotherapeut in een grote stad**
> Elke dag kom ik weer voor onverwachte vragen te staan en het is zo'n uitdaging om met mensen oplossingen te vinden binnen de mogelijkheden die er zijn. En ik ben trots dat, waar mensen ook vandaan komen, hoe anders het ook weer is, als ik het naar tevredenheid samen met mensen op kan lossen.

Het is waar dat een lijst een keurslijf kan lijken. Aan de andere kant wil iemand in opleiding weten wat er te weten en kunnen valt ten aanzien van een -onderwerp. Waar het dan om gaat is terug te vinden in ◘ tab. 9.1.

Houding

Bij competenties inzake omgaan met diversiteit zijn attitudeaspecten het belangrijkste. Het gaat om het zich bewust worden van de eigen achtergrond, bereidheid eigen waarden

Tabel 9.1	De elementen van competenties in het omgaan met diversiteit. Bronnen: Kinébanian en Stomph (2009), Kuckert en Stomph (2015), Shadid (2007), Suarez-Balcazar en Rodakowski (2007), Stomph en Jonckheere (2006)
houding	de houdingsaspecten zijn bij het omgaan met diversiteit het belangrijkst: – zich bewust worden van de eigen achtergrond – bereidheid eigen waarden, normen en vooronderstellingen/vooroordelen te onderzoeken – respect en gevoeligheid voor diversiteit en verschillen leren vergroten – creatief zijn in het aansluiten bij anderen (cliënten, collega's), mensen die handelen zoals bij hun sociaal-culturele normen past en niet per se volgens de normen van de individuele professional of de organisatie
kennis	kennis en inzicht in: – bevolkingsgegevens – communicatiestijlen – waarden ten aanzien van gezondheid, ziekte, welzijn en zorg voor anderen – discriminatie en racisme (op micro-, meso- en macroniveau) – beroepsinhouden in relatie tot diverse groepen – waarden die aan het beroep ten grondslag liggen – gestandaardiseerde tests, onderzoeken en interventies en sensitiviteit ten aanzien van diversiteit – het gegeven dat mensen zich anders gedragen in diverse contexten (thuis, werk, instelling, familie, individueel)
vaardigheden	passende communicatieve vaardigheden zijn het belangrijkst, en daarnaast ook vaardigheden om: – diverse communicatiestijlen verbaal en non-verbaal waar te nemen, te interpreteren en te hanteren om mensen te ondersteunen vanuit hun eigen sociaal-culturele identiteit zaken vaar voren te brengen – te kunnen werken met tolken – interventies aan te bieden die veilig zijn (*cultural safety*) – om te gaan met conflicten, misverstanden en discriminatie – een maatwerkaanpak te gebruiken – te reflecteren op communicatieve vaardigheden om de competentie bij te houden

en vooronderstellingen te onderzoeken. Inzicht dat daardoor ontstaat, maakt respect en gevoeligheid voor diversiteit groter en is de basis voor een professionele houding (Black en Wells 2007; Dillard et al. 1992; Lim 2008). Als er inzicht is in de eigen achtergrond en die van anderen kan de professional samen met mensen mogelijkheden scheppen. Dit maakt het handelen mogelijk, passend bij de sociaal-culturele normen (*cultural safety*) en niet volgens de opgelegde normen van de individuele ergotherapeut (O'Toole 2008; Nelson 2007; Yuen en Yau 1999; Dillard et al. 1992; Kinébanian en Stomph 1992).

> **Omgaan met vooroordelen**
> 'Zoeken naar gezamenlijke dingen maakt contact mogelijk. Studenten komen erachter dat je vooroordelen mag hebben als je ze maar herkent en onbevooroordeeld kan luisteren en handelen. Er is natuurlijk veel te zeggen over competenties maar volgens ons is dit de kern. Kennis en ervaring worden heel bewust gedeeld. Zo vertellen wij elkaar over situaties/ huisbezoeken waarin we tegen onze vooroordelen aanlopen en nieuwe of andere dingen tegenkomen. Op die manier leer je van en over elkaar en kunnen vooroordelen ontkracht worden. Je bewust worden van oordelen/meningen die je hebt, hardop uitspreken, er samen over praten en lachen en vervolgens bijstellen' (Stomph en Kinébanian 2010).

Kennis

Kennis is onontbeerlijk: over gegevens van de bevolking, discriminatie en racisme, normen en waarden, communicatiestijlen, verschillen in ziekte en gezondheid; etnische verschillen en ziekte, waarden ten aanzien van gezondheid, ziekte, beperking, welzijn en zorg voor anderen, levensbeschouwing. Kennis dat mensen zich anders gedragen in diverse contexten: thuis, op hun werk, in een instelling, in de familie, individueel (Jones et al. 1998; Bernhard 2002; Helman 2007; Black en Wells 2007; Mattingly en Lawlor 2000; Kuckert en Stomph 2015). Kennis specifiek voor de ergotherapie gaat over een aantal aspecten.

Kennis over waarden

De waarden die aan de ergotherapie ten grondslag liggen en de visie op diversiteit en cultuur zijn veelal gebaseerd op middenklassenormen in westerse landen (Kinébanian en Stomph 2009). Nu onderzoekers uit andere delen van de wereld kennis ontwikkelen, stellen zij deze waarden ter discussie (Iwama 2003; 2004; 2007; Lim en Iwama 2006a, 2006b; Watson en Schwartz 2004; Kronenberg et al. 2011).

Kennis over handelen

Handelen heeft een diversiteit aan betekenissen in het dagelijks leven.

> **Dochter (62 jaar) van een Turkse vader en een Nederlandse moeder**
> Toen mijn vader gehandicapt raakte, zei hij tegen hulpverleners dat hij zichzelf kon aankleden. In feite kleedde mijn moeder hem aan. Aangezien zij dat gedurende hun hele huwelijk deed, was dat voor hem zichzelf aankleden. De hulpverleners werden op een dwaalspoor gebracht. Zij hadden niet in de gaten dat het verzorgen van mijn vader te zwaar was voor mijn moeder. Mijn moeder zei natuurlijk niets, zij wilde mijn vader niet voor gek zetten (Kroon 1996).

In dit voorbeeld zijn er diverse verschillen: andere verwachtingen van therapie, andere ideeën over communicatie (wat vertel je aan vreemden) en met name over de zelfstandigheid van de individuele cliënt. De nadruk op zelf iets doen om beter te worden en het streven naar individuele zelfstandigheid is slechts voor een kleine culturele minderheid (de westerse) op de wereld normaal (Dyck 1998; Kinébanian en Stomph 1991; 1992). Het begrip zelfstandigheid wordt langzamerhand al vervangen door wederzijdse afhankelijkheid (interdependentie) en het 'zijn' wordt als handelen gezien.

Kennis over de vraagstelling

Ook de nadruk op de eigen individuele handelingsvraag levert problemen op, het in korte tijd uitleggen wat je probleem is en wat je daar zelf aan wilt doen blijkt vaak niet te werken (Dyck 1991; Huttlinger et al. 1992; Evans en Salim 1992; Kinébanian en Stomph 1992; Phipps 1995; Jang 1995; Iwama 2003; 2004). Het zelf actief betrokken zijn bij het uitvoeren van handelingen middels activiteiten staat in veel culturen haaks op opvattingen over kwalitatief goede hulpverlening.

Iwama heeft inmiddels het wijdverspreide kernbegrip *occupation* ter discussie gesteld, met name het uitgangspunt van de handelende mens als individu: *I am because I do*. Vanuit Aziatisch perspectief zou het idee van de zijnde mens als onderdeel van een omgeving beter zijn: *I do because I am* (Iwama 2003; 2004; Bonder et al. 2004; Bonder 2007).

Sopje
Een Surinaamse cliënte in de ouderenzorg wordt door een student ten onrechte verdacht van apraxie. Mevrouw doet de afwas, volgens de Nederlandse ergotherapiestudent, niet in een sopje, maar onder de stromende kraan. Het sopje is typisch voor Hollandse ouderen, aldus de ergotherapeut, die zelf een Surinaamse achtergrond heeft (Kroon 1996).

Dit voorbeeld laat zien dat ergotherapeuten moeilijkheden hebben bij het begeleiden van activiteiten als zij onbekend zijn met de (symbolische) betekenis van activiteiten voor de cliënt binnen zijn systeem in het dagelijks leven, wonen, werken.

Jackson (1995) stelt naar aanleiding van een uitgebreid onderzoek over homoseksualiteit dat oriëntatie op seksualiteit essentieel is in onderzoeken van handelen. Kingsley en Molineux (2000) en Williamson (2000) bevelen aan het begrip te vergroten van de relatie tussen handelen en seksuele oriëntatie door de individuele kennis van therapeuten over homoseksualiteit en biseksualiteit te vergroten. Het leren herkennen van vooronderstellingen op basis van de eigen seksuele geaardheid is ook een aanbeveling. Birkholtz en Blair (1999) voegen hier nog aan toe het belang van kennis over *coming-out* (in het openbaar uitkomen voor de seksuele geaardheid) en de invloed daarvan op het handelen in het leven, de verandering van betekenis van handelen.

Lesbisch
Ik stond in de supermarkt te staren naar de schappen, volkomen in de war, omdat ik nu lesbisch was en ik niet wist wat voor spullen lesbische vrouwen kopen in de supermarkt. (Birkholtz en Blair 1999).

Een ander punt van belang is de oriëntatie op de toekomst: nu iets doen voor later. Door scholing investeert men in zijn carrière, men spaart voor de oude dag in plaats van te rekenen op verzorging door de kinderen, wat in veel niet-westerse culturen normaal is. Het zorgen voor familie zie je ook terug in sommige westerse sociaal-economische groepen.

Ergotherapiestudent
Ik worstelde vaak met het weg zijn van vrienden en familie om zelf beter te worden. Dat is niet hoe ik ben opgevoed … Ik was opgevoed te geloven in de kwaliteit van het moment, niet in de hoeveelheid spullen … Het leven was voor mij als kind goed … waarom ging ik niet gewoon naar huis en werkte van dag tot dag en vergeet het idee en het mij in de schulden steken om die school te halen? (Beagan 2007)

Kennis over assessments, interventies en modellen

Belangrijk is kennis over assessments en interventies die sensitief zijn ten aanzien van diversiteit. Kennis over modellen in de ergotherapie en over de waarde van de bijbehorende assessments en instrumenten is vaak in een bepaalde context ontwikkeld. Kwaliteit van zorgverlening aan cliënten met diverse achtergronden hangt vooral af van de ergotherapeuten die met de instrumenten en modellen werken.

> The tool is as good as the skill and understanding of the person using it (Hagedorn 1995).

Bij de meeste (gestandaardiseerde) ergotherapiepraktijkmodellen is de witte middenklasse als norm genomen voor standaardisatie. Het is de vraag of de praktijkmodellen met hun instrumenten nauwkeurige passende gegevens opleveren voor een diverse populatie, aangezien er geen wereldwijde standaard voorhanden is van wat 'normaal' is (Phipps et al. 1995). Om praktijkmodellen op hun aansluiting bij een diverse cliëntenpopulatie te kunnen beoordelen, hebben Fitzgerald et al. (1995) een aantal richtinggevende vragen opgesteld.
- Worden er over cultuur in brede zin uitspraken gedaan in het model? Zo ja, welke?
- Is er sprake van een specifiek culturele invloed in het model?
- Zo ja, wat voor invloed en vanuit welke cultuur?
- Welke visie ligt ten grondslag aan het model?
- Hoe werken de antwoorden op deze vragen door op ergotherapeuten die het beroep uitoefenen in verschillende samenlevingen, werkend met cliënten met verschillende culturele achtergronden?

Globaal is het antwoord op de eerste vier vragen dat in bijna alle in dit boek besproken modellen het individuele handelen centraal staat. Uitzondering hierop is het Kawa-model, dat als perspectief het geheel heeft, met het individu als onderdeel van het geheel. Het westerse centraal stellen van het individu is vanuit intercultureel perspectief eenzijdig. In veel culturen wordt 'zinvol handelen' meer gezien als een verantwoordelijkheid van de sociale groep.

In steeds meer modellen wordt sociaal-culturele omgeving genoemd en heeft het thema spiritualiteit een plaats gekregen. In de procesmodellen CPPF (Hartingsveldt et al. 2008) en OPM(A) (Chapparo en Ranka 1997) wordt fasering gezien als een dynamisch proces. Dat maakt het mogelijk op maat te werken. De scheiding tussen de diverse fasen, met name tussen de fase van probleeminventarisatie en de uitvoering van het plan van aanpak, kan de cliënt onlogisch voorkomen (Kinébanian en Stomph 1991; 1992; Awaad 2003; Iwama 2003; 2004).

Vaardigheden

Vaardigheden zijn onderdeel van de competenties. Daarbij gaat het vooral om communicatieve vaardigheden. De vaardigheid van de professional diverse communicatiestijlen verbaal en non-verbaal te interpreteren en te hanteren ondersteunt cliënten om vanuit hun eigen sociaal-culturele identiteit ideeën, oplossingen, wensen naar voren te brengen. Deze vaardigheden en het kunnen werken met tolken, kunnen omgaan met conflicten, misverstanden en discriminatie maken dat interventies *culturally safe* zijn (zie tab. 9.1).

> **Ergotherapeut met Marokkaanse achtergrond**
> Onderhoud contact met alle betrokkenen. Marokkaanse families waarderen hulpverleners meer als persoon dan als vertegenwoordiger van een organisatie (El Hajaoui 2005).

Dit alles ter voorkoming dat een standaardaanpak wordt gebruikt voor iedereen (Black en Wells 2007; Wells en Black 2000). Dit vraagt constante reflectie op en ontwikkeling van competenties. Het vraagt van opleidingen aankomende ergotherapeuten te ondersteunen bij het ontwikkelen van die competenties (Black en Wells 2007; Trentham et al. 2006; Cheung et al. 2002; Forwell et al. 2000; Whiteford en Wright-St Clair 2002; Yuen en Yau 1999; Dyck en Forwell 1997).

9.5 Maatregelen ter verbetering van aansluiting van de zorg in het licht van diversiteit

Aansluitend bij de leidraad is gesteld dat er toegewerkt wordt naar een manier van werken waarin iedereen erbij hoort. In deze paragraaf wordt ingegaan op beleidsmaatregelen en onderzoek om deze aansluiting te verbeteren.

9.5.1 Beleidsmaatregelen

> **? Vragen uit de leidraad**
> — Is er beleid om zeker te zijn dat de diensten aansluiten en beschikbaar zijn voor alle mensen in de regio?
> — Wordt dit beleid actief besproken in het team?
> (Kinébanian en Stomph 2009)

Kijkend naar de te nemen maatregelen om de zorg te verbeteren gaat het om een samenhangend geheel van maatregelen (Berkum en Smulders 2010; Delvillé 2009; Kinébanian en Stomph 2009; Sarizeybek et al. 2010). De overheid wil de gezondheidszorg verbeteren en een gezonde leefstijl bevorderen. Onderzoek onder specifieke groepen die de gezondheidszorg slecht bereikt, is recentelijk vooral gedaan onder migranten en laaggeletterden (Berkum en Smulders 2010; Twickler et al. 2009). In haar beleid hanteert de overheid als uitgangspunten:
— alle burgers hebben recht op goede kwaliteit, toegankelijkheid en uitkomsten van preventie en zorg;
— iedereen kan actief participeren in de maatschappij en op de arbeidsmarkt, een goede gezondheid draagt daaraan bij (inclusie);
— sociaal-economische gezondheidsverschillen dienen teruggedrongen te worden (Berkum en Smulders 2010).

De kern van dit beleid sluit aan bij de leidraad van de WFOT, maar is mede ingegeven door andere motieven, namelijk sociale en financiële zelfredzaamheid. Wat betekent dit nu voor de ergotherapiepraktijk en de opleidingen ten aanzien van diversiteit? Voor de praktijk betekent het verbeteren van de toegankelijkheid van de zorg:
— hoe op de hoogte te zijn van demografische en sociologische gegevens van groepen in de regio;
— hoe te zorgen voor op maat gesneden informatievoorziening voor diverse groepen, over het aanbod vanuit de ergotherapie;
— hoe te werken aan *cultural safety*;
— hoe te werken aan een personeelsbestand dat een afspiegeling is van de bevolking in de regio (qua sekse en diversiteit aan achtergrond).

Cliënten vinden identificatiefiguren in de praktijk bij aanwezigheid van meer diverse kennis en ervaring (Sarizeybek et al. 2010). Er is een duidelijke link met het onderwijs. Om een instroomverhoging van een diversiteit aan personeelsleden te krijgen wordt ergotherapieopleidingen gevraagd meer ergotherapeuten met een diversiteit aan achtergronden op te leiden (meer niet-westerse achtergronden en meer mannen). En er wordt gevraagd gericht ergotherapeuten naar internationale maatstaven op te leiden zodat zij competent zijn met een diverse cliëntengroep te werken (WFOT 2016). Van beroepsverenigingen vraagt dit in het bij- en nascholingsbeleid scholing rond diversiteit op te nemen, zodat ook al langer afgestudeerde ergotherapeuten bijgeschoold worden ten aanzien van het onderwerp. Van opleidingen wordt gevraagd beleid te maken hoe aankomende studenten uit diverse groepen te werven, te interesseren en te blijven interesseren door inhoud en vorm van de opleiding.

> **Campagnes**
> De Haagse Hogeschool heeft studenten met diverse achtergronden zelf campagnes laten maken om hun eigen achterban te bereiken. Daar kwam een veelheid van oplossingen uit. Van radiospotjes, posters in winkels, tot voorlichting in de moskee en aan groepen van ouders waarbij de hoogste directeur van de school werd ingezet. Voor elke groep studenten een andere aanpak en het werkte! (Echo 2003).

Belangrijke punten bij in- en doorstromen zijn begeleiding van studenten en een rolmodelfunctie van een divers docentenbestand. Daarnaast zijn een aansprekende vakinhoud voor alle groepen en dynamiek in studentengroepen (het in- en uitsluiten van studenten in groepen) voor alle studenten van belang. Ook voor studenten met een niet-westerse achtergrond en studenten met beperkingen en zoals blijkt uit informatie van de onderwijsinspectie in Nederland voor homoseksuele studenten (Herweijer 2004; Almaci 2004; Tupan-Wenno 2004; Leemborg 2007; Broenink en Gorter 2001; *Iedereen is anders* 2003; Black en Wells 2007; Bruin en Heijde 2007).

9.5.2 Onderzoek

> **? Vragen uit de leidraad**
> – Hoe vergewis je je ervan dat deelnemers in onderzoek alle mensen uit de regio vertegenwoordigen?
> – Hoe ga je om met het feit dat onderzoekstermen vaak onbegrijpelijk zijn voor mensen die diensten van ergotherapeuten afnemen? (Kinébanian en Stomph 2009)

In de leidraad krijgt onderzoek bij elk van de vier principes aandacht, onder andere middels reflectieve vragen. Juist in het kader van diversiteit en cultuur, inclusie en menswaardigheid is het van belang dat goed nagedacht wordt hoe met onderzoek feiten van het dagelijks handelen van alle mensen in kaart gebracht kunnen worden, hoe levensverhalen en subjectieve beleving van alle mensen over zinvol handelen, participatie, inclusie en menswaardig leven achterhaald kunnen worden. Alleen op die wijze kan men inzicht krijgen in de complexiteit van handelen en de realiteit van de leefwereld van mensen. Dit lijkt een vanzelfsprekendheid maar blijkt dat in de onderzoekspraktijk geenszins te zijn.

Er zijn bij het uitvoeren van onderzoek tal van (methodologische) gewoonten die tot exclusie kunnen leiden en tot gevolg kunnen hebben dat een vertroebeld beeld van de werkelijkheid wordt weergegeven. Denk hierbij aan de inclusiecriteria zoals goed kunnen lezen en schrijven in het Nederlands en opleidingsniveau. Mensen met een lage geletterdheid – anderhalf miljoen in Nederland, van wie 65 % zonder en 35 % met een migratieachtergrond – vallen dan buiten de boot (Twickler et al. 2009). Ook het gebruik van professioneel jargon tijdens gegevensverzameling kan leiden tot een onvolledig beeld van de werkelijkheid omdat mensen de gebruikte termen verschillend interpreteren (Kinébanian en Stomph 2010).

Aantonen dat betekenisvol handelen in de eigen context gezondheid en welzijn van mensen kan beïnvloeden is de missie van onderzoek binnen de ergotherapie. Daarvoor moet men allerlei varianten van dat handelen in hun samenhang en complexiteit onderzoeken. Onderzoek genereert immers de benodigde kennis om verder te ontwikkelen en om beleid te maken. Een voorbeeld is de noodzaak voor meer internationaal en interdisciplinair onderzoek om de Europese diversiteit in vergrijzing beter te kunnen begrijpen (Iwarsson 2013).

Zowel in de onderzoekspraktijk als bij leeronderzoek (op bachelor- en masteropleidingen) is het belangrijk de punten zoals gesteld in de leidraad te implementeren. Een mooi voorbeeld van een leeronderzoek waarin praktijkonderzoek en aandacht voor diversiteit samen komen is *Migranten op de geheugenpoli* (Duijnhoven et al. 2012). In de onderzoekspraktijk is steeds meer aandacht voor een zorgvuldige implementatie van oog voor diversiteit (Foets et al. 2007).

9.6 Discussie

Werken aan een inclusieve samenleving past naadloos bij het streven van het beroep naar een op handelen gerichte, omgevingsgerichte en cliëntgerichte benadering die participatie en inclusie in de maatschappij bevordert. Ontwikkelingen in de maatschappij, in het huidige politieke klimaat, staan op gespannen voet met het gezamenlijk streven naar een inclusieve samenleving. Omgaan met deze spanning vraagt zorgvuldigheid van ergotherapeuten, kennis op het gebied van diversiteit, mensenrechten en inclusief denken. Een bewuste houding en goede communicatieve vaardigheden bieden ergotherapeuten kansen om mogelijkheden te creëren voor mensen die nu worden uitgesloten. Het integreren van uitgangspunten uit de leidraad kan daarbij een hulp zijn. Het netwerk Diversiteit en Ergotherapie verzamelt informatie en is te raadplegen via Ergotherapie Nederland: ▶http://ergotherapie.nl.

9.7 Samenvatting

Dit hoofdstuk gaat in op de begrippen 'diversiteit' en 'cultuur'. Besproken worden aspecten die tot diversiteit gerekend worden en de invloed van die aspecten op de onderlinge omgang en de ergotherapeutische hulpverlening. Ook besproken worden de recente aanbevelingen van de WFOT over omgaan met diversiteit om aansluiting bij een groter aantal cliëntengroepen te garanderen. Tot slot worden aanbevelingen gegeven voor het verbeteren van de zorg en het onderzoek.

Literatuur

Almaci, M. (2004). Universiteit rijmt op diversiteit … *Tijdschrift voor Hoger Onderwijs en Management, 11,* 30–36.

Awaad, T. (2003). Culture, cultural competency and occupational therapy: A review of the literature. *British Journal of Occupational Therapy, 66*(8), 356–363.

Beagan, B. (2007). Experiences of social class: Learning from occupational therapy students. *Canadian Journal of Occupational Therapy, 72*(2), 125–133.

Bekker, M., & Mens-Verhulst, J. van. (2008). *GGZ en diversiteit: Prevalentie en zorgkwaliteit programmeringsstudie 'etniciteit en gezondheid' voor ZonMw.* Tilburg/Utrecht: Universiteit Tilburg/Universiteit voor Humanistiek.

Berkum, M. T. M. van, & Smulders, E. M. C. (2010). *Migranten, preventie en gezondheid.* Utrecht: Stichting Pharos.

Bernhard, H. R. (2002). *Research methods in anthropology: Qualitative and quantitative approaches* (2nd ed.). Walnut Creek (CA): Altamira.

Bijl, R., Boelhouwer, J., Pommer, E., & Andreissen, I. (Red.). (2015). *De sociale staat van Nederland 2015.* Den Haag: Sociaal en Cultureel *Planbureau.*

Birkholtz, M., & Blair, S. E. E. (1999). 'Coming out' and its impact on women's occupational behaviour: A discussion paper. *Journal of Occupational Science, 6,* 68–74.

Black, R. M., & Wells, S. A. (2007). *Culture and occupation: A model of empowerment in occupational therapy.* Bethesda, MD: AOTA.

Bonder, B. R. (2007). An occupational perspective on cultural evolution. *Journal of Occupational Science, 14,* 16–20.

Bonder, B. R., Martin, L., & Miracle, A. W. (2004). Culture emergent in occupation. *American Journal of Occupational Therapy, 58*(2), 159–168.

Boon, T. den, & Geeraerts, D. (2005). *Van Dale groot woordenboek van de Nederlandse taal* (14e druk). Utrecht: Van Dale Lexicografie.

Bracegirdle, H. (1991a). Occupational therapy: Students' choice of gender differentiated activities for psychiatric patients. *British Journal of Occupational Therapy, 54,* 266–269.

Bracegirdle, H. (1991b). The female stereotype and occupational therapy for women with depression. *British Journal of Occupational Therapy, 54,* 193–194.

Bracegirdle, H. (1991c). Two hundred years of therapeutic occupational for women hospital patients. *British Journal of Occupational Therapy, 54,* 231–232.

Broenink, N., & Gorter, K. (2001). *Studeren met een handicap.* Utrecht: Verwey-Jonker Instituut.

Bruin, K., & Heijde, H. van der. (2007). *Intercultureel onderwijs in de praktijk* (5e druk). Bussum: Coutinho.

Callens, M., Noppe, J., & Vanderleyden, L. (Red.). (2013). *De sociale staat van Vlaanderen.* Brussel: Studiedienst van de Vlaamse Regering.

Campen, C. van (Red.). (2008). *Grijswaarden: Monitor ouderenbeleid 2008.* Den Haag: Sociaal en Cultureel Planbureau.

Castro, D., Dahlin-Ivanoff, S., & Mårtensson, L. (2014). Occupational therapy and culture: A literature review. *Scandinavian Journal Occupupatonal Therapy, 21*(6), 401–414.

Centraal Bureau voor Statistiek. (2016). CBS: Aantal daklozen in zes jaar met driekwart toegenomen. Webmagazine, donderdag 3 maart 4 maart 2016, ▶ www.cbs.nl.

Chapparo, C., & Ranka, J. (1997). *The occupational performance model (Australia): Monograph 1.* Lidcombe: OP Network, University of Sydney.

Cheung, Y., Shah, S., & Muncer, S. (2002). An exploratory investigation of undergraduate students' perceptions of cultural awareness. *British Journal of Occupational Therapy, 65*(12), 543–550.

Claus, S., & Jorissen, P. (2008). *Helden op stokken: Gehandicapt in Afrika.* Amsterdam: KIT Publishers.

Corens, D. (2007). Health system review: Belgium. *Health System in Transition, 9*(2), 1–172.

COTEC. (2009). *Code of ethics.* Athens: COTEC. ▶ http://coteceurope.eu/COTEC%20Docs/Code%20of%20Ethics.pdf.

Cracknell, E. (1989). Conflicts for the female therapist: Some reflections. *British Journal of Occupational Therapy, 52*(10), 386–388.

Davis, L. J. (2001). Identity, politics, disability and cult*ur*e. In G. L. Albrecht, K. D. Seelman, & M. Bury (Eds.), *Handbook of disability studies.* Thousand Oaks (CA): *Sage.*

Delvillé, W. (2009). *Diversiteit in de Nederlandse gezondheidszorg: De migrant als klant.* Amsterdam: Vossiuspers.

Dillard, M., Andonian, L., Flores, O., Lai, L., MacRae, A., & Shakir, M. (1992). Culturally competent occupational therapy in a diverse populated mental health setting. *American Journal of Occupational Therapy, 46*(8), 721–726.

Drake, R. F. (2001). Welfare states and disabled people. In G. L. Albrecht, K. D. Seelman, & M. Bury (Eds.), *Handbook of disability studies (Part II Ch. 16).* Thousand Oaks (CA): Sage.

Duijnhoven, L. van, Kerkhof, N., & Oppelaar, F. (2012). *Migranten op de geheugenpoli.* Amsterdam: Opleiding Ergotherapie, Hogeschool van Amsterdam.

Dyck, I., & Forwell, S. (1997). Occupational therapy students first year fieldwork experiences: Discovering the complexity of culture. *Canadian Journal of Occupational Therapy, 64,* 185–197.

Dyck, I. (1991). Multiculturalism and occupational therapy: Sharing the challenge. *Canadian Journal of Occupational Therapy, 58,* 224–226.

Dyck, I. (1998). Multicultural society. In D. Jones, S. E. E. Blair, T. Hartery, & K. R. Jones (Eds.), *Sociology and occupational therapy.* Edinburgh: Churchill Livingstone.

Echo. (2003). *Meer kleur in de IT: Impressies van in- en doorstroomactiviteiten binnen de opleiding informatica van de Haagse Hogeschool.* Utrecht: Echo.

Essen, M. van. (1998). Onderwijs voor meisjes. In H. Pott-Buter, & K. Tijdens (Red.), *Vrouwen: Leven en werk in de 20e eeuw.* Amsterdam: University Press.

Evans, J., & Salim, A. A. (1992). A cross-cultural test of validity of occupational therapy assessments with patients with schizophrenia. *American Journal of Occupational Therapy, 46,* 706–713.

Fitzgerald, M., Mullavey-O'Bryne, C., Twible, C., & Kinébanian, A. (1995). *Exploring cultural diversity: A workshop manual for occupational therapists.* Sydney: School of Occupational Therapy.

Foets, M., Schuster, J., & Stronks, K. (Red.). (2007). *Gezondheids-(zorg)onderzoek onder allochtone bevolkingsgroepen: Een praktische introductie.* Amsterdam: Aksant.

Forwell, S., Whiteford, G., & Dyck, I. (2000). Cultural competence in New Zealand and Canada: Occupational therapy students' reflections on class and fieldwork curriculum. *Canadian Journal of Occupational Therapy, 68,* 90–103.

Fourie, M., Galvaan, R., & Beeton, H. (2004). The impact of poverty: Potential lost. In R. Watson, & L. Schwartz (Eds), *Transformation through occupation* (pag. 69–85). London/Philadelphia: Whurr.

Fransen, H. (2005). Challenges for occupational therapy in community-based rehabilitation: Occupation in a community approach to handicap in development. In F. Kronenberg, S. S. Algado, & N. Pollard (Eds.), *Occupational therapy without borders* (pag. 166–182). Edin burgh: Churchill Livingstone.

Gedeputeerde Staten van Friesland. (2007). *Fan rjocht nei praktik: Beleidsplan friese taal 2008–2010.* Leeuwarden: Provinsje Fryslân.

Gudykunst, W. B., & Moody, B. (Eds.). (2002). *Handbook of international and intercultural communication* (2nd ed.). Thousand Oaks (CA): Sage.

Hagedorn, R. (1995). *Occupational therapy: Perspectives and processes.* New York: Churchill Livingstone.

Hajaoui, F. el. (2005). *Vreemd oud worden. Marokkaanse ouderen nieuwe cliënten in de praktijk. Folder voor ergotherapeuten.* Amsterdam: Hogeschool van Amsterdam.

Hartingsveldt, M. J. van, Logister-Proost, I., & Kinébanian, A. (2010). *Beroepsprofiel ergotherapeut.* Utrecht: Ergotherapie Nederland/Boom Lemma.

Hartingsveldt, M. J. van, Piškur, B., & Stomph, M. (2008). Het Canadian practice process framework (CPPF): Van procesmodel naar process framework. *Wetenschappelijk Tijdschrift voor Ergotherapie, 1*(2), 11–16.

Hassel, D. T. P. van, & R. J. Kenens. (201*5). NIVEL-onderzoek naar omvang, samenstelling en spreiding va*n de beroepsgroep. Groei aantal ergotherapeuten in Nederland zet door. Ergotherapie Magazine/Ergotherapie Wetenschap, jaargang. 43, 2015, nr. 6.

Heijden, P. G. M. van der, Cruijff, M., & Van Gils, G. (2015). *Schattingen illegaal in Nederland verblijvende vreemdelingen 2012–2013*. Den Haag: Wetenschappelijk Onderzoek en Documentatiecentrum Ministerie van Veiligheid en Justitie.

Helman, C. G. (2007). *Culture health and illness* (5th ed.). New York: Oxford University Press.

Herweijer, L. (2004). Allochtone jongeren op weg naar het hoger onderwijs. *Tijdschrift voor Hoger Onderwijs en Management, 11*, 25–30.

Hingstman, L., & Kenens, R. J. (2012). Peiling NIVEL: Het aantal (vrijgevestigde) ergotherapeuten blijft groeien. *Ergotherapie Magazine, 40*(4), pag. 16–23.

Hocking, C., & Ness, N. E. (2002). *Revised minimum standards for the education of occupational therapists*. Forrestfield, Western Australia: World Federation of Occupational Therapists.

Huttlinger, K., Krefting, L., Drevdahl, D., Tree, P., Baca, E., & Benally, A. (1992). 'Doing battle': A metaphorical analy-sis of diabetes mellitus among Navajo people. *American Journal of Occupational Therapy, 46*, 706–713.

Iedereen is anders. (2003). Utrecht: Inspectie voor het Onderwijs.

Ingstad, B., & Whyte, S. R. (Eds.). (1995). *Disability and culture*. Berkeley (CA): University of California Press.

Iwama, M. K. (2003). The issue is: Toward culturally relevant epistemologies in occupational therapy. *American Journal of Occupational Therapy, 57*, 582–589.

Iwama, M. K. (2004). Revisiting culture in occupational therapy: A meaningful endeavour. *OTJR Occupation, Participation and Health, 24*, 2–4.

Iwama, M. K. (2007). Culture and occupational therapy: Meeting the challenge of relevance in a global world. *Occupational Therapy International, 4*(14), 183–187.

Iwarsson, S. (2013). Occupational therapy research for the ageing European population: Challenges and opportunities. *British Journal of Occupational Therapy, 76*(4), 203–205.

Jackson, J. (1995). Sexual orientation: Its relevance tot occupational science and the practice of occupational therapy. *American Journal of Occupational Therapy, 49*, 669–679.

Jang, Y. (1995). Chinese culture and occupational therapy. *British Journal of Occupational Therapy, 58*(3), 103–112.

Jehoel-Gijsbers, G. (2009). *Kunnen alle kinderen meedoen?: Onderzoek naar de maatschappelijke participatie van arme kinderen*. SCP-special 32. Den Haag: Sociaal en Cultureel Planbureau.

Jones, D., Blair, S. E. E., Hartery, T., & Jones, R. K. (Eds.). (1998). *Sociology and occupational therapy: An integrated approach*. Edinburgh: Churchill Livingstone.

Katholieke Vereniging Gehandicapten. (2010). *Het belang van inkomen*. Antwerpen: KVG Kenniscentrum.

Kelly, G. (1996). Feminist of feminine? The feminine principle in occupational therapy. *British Journal of Occupational Therapy, 59*, 2–6.

Keuzenkamp, S. (Red.). (2010). *Steeds gewoner, nooit gewoon. Acceptatie van homoseksualiteit in Nederland*. Den Haag: Sociaal en Cultureel Planbureau.

Kinébanian, A., & Stomph, M. (1991). Interculturele ergotherapie. *Nederlands Tijdschrift voor Ergotherapie, 19*, 46–154.

Kinébanian, A., & Stomph, M. (1992). Cross-cultural occupational therapy: A critical reflection. *American Journal of Occupational Therapy, 46*(8), 751–758.

Kinébanian, A., & Stomph, M. (2009). *Diversity matters: Guiding principles on diversity and culture*. Amsterdam: World Federation of Occupational Therapists, 2009. ▶ http://www.wfot.org/, geraadpleegd december 2011.

Kinébanian, A., & Stomph, M. (2010). Diversiteit doet er toe: Een internationale leidraad over diversiteit en cultuur in de ergotherapie voor de praktijk, de opleidingen en het wetenschappelijk onderzoek. *Wetenschappelijk Tijdschrift voor Ergotherapie, 3*(2), 22–29.

Kingsley, P., & Molineux, M. (2000). True to our philosophy? Sexual orientation and occupation. *British Journal of Occupational Therapy, 63*, 205–211.

Klerk, M. de (Red.). (2007). *Meedoen met beperkingen: Rapportage gehandicapten 2007*. Den Haag: Sociaal en Cultureel *Planbureau*.

Kronenberg, F., & Fransen, H. (2006). Ergotherapie in community based rehabilitation: Over de grenzen van handelingsmogelijkheden. In A. Kinébanian, & M. le Granse (Red.), *Grondslagen van de ergotherapie* (2e druk., pag. 153–187). Maarssen: Elsevier gezondheidszorg.

Kronenberg, F., & Pollard, N. (2005). Overcoming occupational apartheid: Preliminary exploration of the political nature of occupational therapy. In F. Kronenberg, S. S. Algado, & N. Pollard (Eds.), *Occupational therapy without borders* (pag. 58–87). Edinburgh: Churchill Livingstone.

Kronenberg, F., & Pollard, N. (2006). Plenary presentation: Political dimensions of occupation and the roles of occupational therapy. *American Journal of Occupational Therapy, 60*(6), 617–625.

Kronenberg, F., Algado, S. S., & Pollard, N. (Eds.). (2005). *Occupational therapy without borders: Learning from the spirit of survivors*. Edinburgh: Churchill Livingstone.

Kronenberg, F., Pollard, N. & Sakellariou, D. (Eds.) (2011). *Occupational therapies without Borders – Volume 2: Towards an ecology of occupation-based practices*. Elsevier Health Sciences.

Kroon, K. (1996). Niet iedereen in de gezondheidszorg heet Anna, Jan of Jasper. *Weekblad van de Hogeschool van Amsterdam Havana, 4*(23), 6–8.

Kuckert, A., & Stomph, M. (2015). *Diversiteit: Het is normaal verschillend te zijn*. Den Haag: Boom Lemma.

Leemborg, M. (2007). *Think peer: 4 a life long learning experience*. Utrecht: Echo/Nationale Jeugdraad.

Leeuw, M. de, Saenger, S., Vanlaerhoven, I., & Vries-Uiterweerd, A. de. (2015). *Beroepscode en gedragsregels ergotherapeut*. Utrecht: Ergotherapie Nederland.

Lim, H., & Iwama, M. K. (2006a). Emerging models, an Asian perspective: The kawa (river) model. In Duncan, E. A. S. (Ed.), *Foundations for practice in occupational therapy* (4th ed.). London: Elsevier.

Lim, K. H., & Iwama, M. (2006b). *The kawa 'river' model: Local to global utility*. Presentation at the World Congress Of Occupational Therapy. Sydney: WFOT.

Lim, K. H. (2008). Working in a transcultural context. In J. Creek, & L. Lougher (Eds.), *Occupational therapy and mental health* (4th ed., pag. 251–276). Edinburgh: Churchill Livingstone.

Lorenzo, T. (2004). Equalizing opportunities for occupational engagement: Disabled women's stories. In R. Watson, & L. Schwartz (Eds.), *Transformation through occupation* (pag. 85–103). London/Philadelphia: Whurr.

MacWhannell, D., & Blair, S. E. E. (1998). Sex, gender and feminism. In D. Jones, S. E. E. Blair, T. Hartery, & R. K. Jones (Eds.), *Sociology and occupational therapy: An integrated approach*. Edinburgh: Churchill Livingstone.

Martín, I. Z., Martos, J. A., Millares, P. M., & Björklund, A. (2015). Occupational therapy culture seen through the multifocal lens of fieldwork in diverse rural areas. *Scandinavian Journal of Occupational Therapy, 22*, 82–94.

Mattingly, C. (1998). *Healing dramas and clinical plots*. Cambridge (UK): Cambridge University Press.

Mattingly, C., & Lawlor, M. (2000). Learning from stories: Narrative interviewing in crosscultural research. *Scandinavian Journal of Occupational Therapy, 7*, 4–14.

McClain, L. (1998). *Multicultural competence across the campus*. Paper presented at the World Congress Of Occupational Therapy. Montreal: WFOT.

Meeteren, M. van, San, M. van, & Engbersen, G.(2008). *Zonder Papieren: Over de positie van irreguliere migranten en de rol van het vreemdelingenbeleid in België*. Leuven: Acco.

Meeuwsen, L., Harmsen, H., & Sbiti, A. (2011). *'Als je niet begrijpt wat ik bedoel': Tolken in de zorg*. Good Practice 16 Rotterdam: Mikado.

Miller, R. J. (1992). Interwoven threads: Occupational therapy, feminism and holistic health. *American Journal of Occupation Therapy, 46*, 1013.

Ministerie van Onderwijs, Cultuur en Wetenschappen. (2009). *Notitie wetgeving passend onderwijs*. Den Haag: Ministerie van Onderwijs, cultuur en wetenschappen, 2009.

Minister van Onderwijs, Cultuur en Wetenschappen. (2011). *Brief aan de voorzitter van de Tweede Kamer der Staten-Generaal, betreffende voortgang passend onderwijs*, 17 juni 2011.

Minister van Onderwijs, Cultuur en Wetenschappen. (2015). *Brief aan de voorzitter van de tweede kamer en eerste kamer der staten-generaal, betreffende voortgang passend onderwijs*, 4 december 2015.

Mulder, H. (2005). In gesprek met Fred Korthagen. In Brink G. van den, Jansen T., Pessers D. (Red.), *Beroepszeer: Waarom Nederland niet goed werkt (Christendemocratische verkenningen)*. Boom, Amsterdam 2005.

Nelson, A. (2007). Seeing white: A critical exploration of occupational therapy with Indigenous Australian people. *Occupational Therapy International*, 14(4), 237–255.

Noppe, J., Vanderleyden, L., & Callens, M. (Red.). (2011). *De sociale staat van Vlaanderen*. Brussel: Studiedienst van de Vlaamse regering.

O'Toole, G. (2008). *Communication: Core interpersonal skills for health professionals*. Sydney: Elsevier.

Oomkes, F. (2001). *Communicatieleer (8e geheel herziene druk)*. Meppel: Boom.

Peelen, C. (2008–2009). *De Tao van Coby*. Mailwisseling met Marjan Stomph.

Phipps, D. J. (1995). Occupational practice with clients from non-English speaking backgrounds: A survey of clinicians in south-west Sydney. *Australian Occupational Therapy Journal*, 42, 150–161.

Pollard, N., & Walsh, S. (2000). Occupational therapy, gender and mental health: An inclusive perspective? *The British Journal of Occupational Therapy*, 63(9), 425–431.

Pollard, N., Kronenberg, F., & Sakellariou, D. (2008). *A political practice of occupational therapy*. Edinburgh: Churchill Livingstone.

Raghoebier, R., Dillen, T. van, & Es, J. van. (1996). *Migranten over zorg voor gehandicapten*. Zeist/Utrecht: Combi 95/Stichting Dienstverlening.

Rosman, C. (2015). *Dagelijks leven in een AZC: Mijn leven staat hier stil. Algemeen Dagblad*, ▸ http://www.ad.nl/17-10-2015.

Sarizeybek, R., Hostmann, S., Jansen, K., & Verhoeven, A. (2010). *Diversiteit en verandering: Praktijkfactoren die de implementatie van diversiteitsbeleid beïnvloeden*. Assen: Koninklijke Van Gorcum.

Schuman, H. (2007). Passend Onderwijs-pas op de plaats of stap vooruit? *Tijdschrift voor orthopedagogiek*, 46, 267–280.

Shadid, W. A. (2007). *Grondslagen van interculturele communicatie: Studieveld en werkterrein*. Houten/Diegem: Bohn Stafleu en Van Loghum.

Shakespeare, T., & Watson, N. (2001). Making the difference: Disability, politics, and recognition. In G. L. Albrecht, K. D. Seelman, & M. Bury (Eds.). *Handbook of disability studies* (pag. 546–564). London: Sage.

Shakespeare, T. (2009). Disability and the training of health professionals. *The Lancet*, 374, 1815–1816. ▸ http://www.lancet.com/journals/lancet/article/PIIS0140-6736(09)62050-X/fulltext, geraadpleegd december 2011.

Stomph, M., & Jonckheere, F. (2006). Cliëntgericht werken en diversiteit in theorie en praktijk. In A. Kinébanian, & M. le Granse (Red.), *Grondslagen van de ergotherapie* (2e dr. pag. 265–302). Maarssen: Elsevier gezondheidszorg.

Stomph, M., & Kinébanian, A. (2010). Een internationale leidraad van de WFOT: Oog voor diversiteit maakt verschil. *Ergotherapie*, 2–9.

Suarez-Balcazar, Y., & Rodakowski, J. (2007). Becoming a culturally competent occupational therapy practitioner. *OT Practice*, 24, 14–18.

Tanja, J. (1997). *Vooroordelen vertekenen*. Amsterdam/Den Haag: Anne Frank Stichting/SDU.

Taylor, C. (2007). The casson memorial lecture 2007: Diversity amongst occupational therapists – rhetoric or reality? *British Journal of Occupational Therapy*, 70(7), 276–284.

Taylor, J. (1995). A different voice in Occupational Therapy. *British Journal of Occupational Therapy*, 58, 170–174.

Townsend, E., & Whiteford, G. (2005). A participatory occupational justice framework: Population-based processes of practice. In F. Kronenberg, S. S. Algado, & N. Pollard (Eds.), *Occupational therapy without borders* (pag. 110–127). Edinburgh: Churchill Livingstone.

Townsend, E. (2003). Occupational justice: Everyday ethical, moral and civic issues for an inclusive world. *Key-note address at the 9th Annual Meeting of the European Network of Occupational Therapy in Higher Education*. Prague: ENOTHE.

Townsend, E., Laat, D. de, Egan, M., Thibeault, R., & Wright, W. A. (1999). Spirituality in enabling occupation: A learner workbook. *Canadian Association of Occupational Therapists*. Ottawa: CAOT.

Trentham, B., Cameron, D., Cockburn, L., & Iwama, M. (2006). Diversity and inclusion within an occupational therapy curriculum. *Australian Journal of Occupational Therapy*, 8(6), 78–86 (10–15).

Tupan-Wenno, M. (2004). De samenleving in beweging: De noodzaak van diversiteitsbeleid in het hoger -onderwijs. *Tijdschrift voor Hoger Onderwijs en Management*, 11, 41–46.

Twickler, Th. B. M., Hoogstraaten, E., Reuwer, A. Q., Singels, L., Stronks, K., & Essink-Bot, M. L. (2009). Laaggeletterdheid en beperkte gezondheidsvaardigheden vragen om een antwoord in de zorg. *Nederlands tijdschrift voor geneeskunde*, 153, A250.

Vanderleyden, L., Callens, M., & Noppe, J. (Red.). (2009). *De sociale staat van Vlaanderen*. Brussel: Studiedienst van de Vlaamse regering.

Van de Velde, B. P. (2000). The experience of being an occupational therapist with a disability. *American Journal of Occupational Therapy*, 54, 183–188.

Vlaams Parlement. (2014). *Ontwerp van decreet betreffende maatregelen voor leerlingen met specifieke onderwijsbehoeften*. ▸ https://docs.vlaamsparlement.be/docs/stukken/2013-2014/g2290-1.pdf.

VN. (1993). *Standard rules on the equalization of opportunities for persons with disabilities*. New York: United Nations. ▸ http://www.un.org/disabilities/default.asp?id= 75, geraadpleegd december 2011.

VN. (2006). Convention on the rights of persons with disabilities, G.A. Res. 61/106. United Nations. ▸ http://www.un.org/esa/socdev/enable/rights/convtexte.htm, geraadpleegd zomer 2016.

Vrooman, C., Hoff, S., Otten, F., & Bos, W. (Red.). (2014). *Armoedesignalement 2014*. Den Haag: Sociaal en Cultureel Planbureau; Centraal Bureau voor Statistiek.

Watson, R., & Schwartz, L. (Eds.). (2004). *Transformation through occupation*. London/Philadelphia: Whurr.

Wells, S. A., & Black, R. M. (2000). *Cultural competency for health professionals*. Bethesda: The American Occupational Therapy Association.

Wells, S. A. (2005). An ethic of diversity. In E. B. Purtilo, G. M. Jensen, & C. B. Royeen (Eds.), *Educating for moral action: A sourcebook in health and rehabilitation ethics*. (pag. 31–41). Philadelphia: FA Davis.

WFOT. (2006). *Position statement on human rights*. Perth: World Federation of Occupational Therapists. ▸ http://www.wfot.org/ResourceCentre.aspx, geraadpleegd december 2011.

WFOT. (2016). *Revised minimum standards for the education of occupational therapists*.

WFOT. (2014). *Position statement human displacement revised*.

Whiteford, G., & Wright-St Clair, V. (2002). Being prepared for diversity in practice: Occupational therapy students' perceptions of valuable intercultural learning experiences. *British Journal of Occupational Therapy*, 65(3), 129–137.

Whiteford, G., & Wright-St Clair, V. (2005). *Occupation & practice in context*. Sydney: Churchill Livingstone.

WHO. (2015). *Health and human rights*. Fact sheet N°323, WHO Media Centre.

Wilding, C., & Whiteford, G. E. (2007). Language, identity and representation: Occupation and occupational therapy in acute settings. *Australian Occupational Therapy Journal*, 55, 180–187.

Williamson, P. (2000). Football and tin cans: A model of identity formation based on sexual orientation expressed through engagement in occupations. *British Journal of Occupational Theory*, 63, 432–439.

Wilterdink, N. (2013). Stratificatie. In N. Wilterdink, & B. Heerikhuizen van (Red.), *Samenlevingen* (7e druk). Groningen: Noordhoff.

Wouters, P. (2005). *België-Nederland: Verschil moet er zijn*. Rotterdam: Lemniscaat.

Yuen, H. K., & Yau, M. K. (1999). Cross-cultural awareness and occupational therapy education. *Occupational Therapy International*, 6(1), 24–34.

Websites

- http://statbel.fgov.be.
- http://www.armoedebestrijding.be/cijfers_daklozen.htm.
- http://www.cbs.nl.
- https://ergotherapie.nl ► http://www.handicap-studie.nl.
- www.kruispuntmi.be.
- http://www.overheid.nl/.
- http://www.rozezorg.nl/info/3/roze-olifant-50 ► http://www.scp.nl.
- http://www.statline.cbs.nl/statweb/http://www.tvcn.nl.
- http://www.un.org/disabilities/convention/http://www.wfot.org.
- http://www.zonmw.nl/nl.
- www.coteceurope.eu.
- www.gezondheidsvaardigheden.nl.
- www.pharos.nl/nl/kenniscentrum/tolken-in-de-zorg.
- www.who.int.

Context

Rieke Hengelaar en Annick Van Gils

10.1 Inleiding – 207

10.2 Context en ergotherapie – 207
10.2.1 Indeling en definities van context en omgeving – 208
10.2.2 Context-based werken – 208
10.2.3 Wederzijdse invloed van de context en het dagelijks handelen – 209
10.2.4 Transactionele interactie van persoon, context en activiteiten – 210

10.3 Sociale omgeving – 210
10.3.1 Definitie van sociale omgeving – 210
10.3.2 Invloed van de sociale omgeving op het dagelijks handelen – 211
10.3.3 Ergotherapie en de sociale omgeving – 211
10.3.4 Mantelzorg – 211

10.4 Fysieke omgeving – 212
10.4.1 Definitie van fysieke omgeving – 213
10.4.2 Invloed van de fysieke omgeving op gezondheid en dagelijks handelen – 213
10.4.3 Ergotherapie en fysieke omgeving – 213

10.5 Culturele context – 213
10.5.1 Definitie van culturele context – 214
10.5.2 Invloed van cultuur op de gezondheid en het dagelijks handelen – 214
10.5.3 Ergotherapie en culturele context – 214

10.6 Temporele context – 214
10.6.1 Definitie van temporele context – 214
10.6.2 Invloed van de temporele context op het dagelijks handelen – 215
10.6.3 Ergotherapie en de temporele context – 215

10.7 De virtuele context – 215
10.7.1 Definitie van virtuele context – 215
10.7.2 De invloed van de virtuele context op het dagelijks handelen – 215
10.7.3 Ergotherapie en de virtuele context – 215

© Bohn Stafleu van Loghum, onderdeel van Springer Media B.V. 2017
M. le Granse, M. van Hartingsveldt, A. Kinébanian (Red.), *Grondslagen van de ergotherapie*,
DOI 10.1007/978-90-368-1704-2_10

10.8	Maatschappelijke en institutionele context – 216	
10.8.1	Definitie van institutionele en maatschappelijke context – 216	
10.8.2	Invloed van de institutionele/maatschappelijke context op het dagelijks handelen – 216	
10.8.3	Maatschappelijke context en ergotherapie – 216	
10.9	Discussie – 217	
10.10	Samenvatting – 217	
	Literatuur – 217	

- **Context**

> Context refers to a variety of interrelated conditions that are within and surrounding the client (AOTA 2014)

Kernbegrippen
- Context als betekenisgever.
- Context-based werken.
- Fysieke omgeving.
- Sociale omgeving.
- Culturele context.
- Temporele context.
- Virtuele context.
- Persoonlijke context.

Marie

Marie, 34 jaar, wordt opgenomen via de spoedgevallendienst. Klinische gegevens wijzen op een cerebrovasculair accident (CVA), hetgeen door een CT-scan bevestigd wordt. De diagnose luidt 'ischemisch infarct in de linker hemisfeer'. Revalidatie wordt onmiddellijk opgestart en wanneer Marie na twee weken doorverwezen wordt voor intensieve revalidatie naar een gespecialiseerd revalidatiecentrum heeft ze een motorische rechter hemiparese. Bij anamnese van de medische voorgeschiedenis komt aan het licht dat Marie al meerdere keren opgenomen werd op een psychiatrische afdeling van het ziekenhuis omwille van depressie met psychotische episoden. Ze is bij opname in het revalidatiecentrum voor haar revalidatie na het CVA al meer dan een jaar stabiel onder medicatie.
Marie is sinds kort gaan samenwonen met haar vriend, ze hebben een klein dakappartement gehuurd in Gent. Het appartement bevindt zich op de derde verdieping en er is geen trap aanwezig. Wanneer Marie na haar revalidatie opnieuw in dit appartement wil wonen, zal ze de trap moeten nemen over drie verdiepingen. In het appartement is een kleine maar gerieflijke badkamer aanwezig met een douche.
Marie studeerde ergotherapie en werkt als begeleidster in een beschutte werkplaats. Ze verplaatst zich met het openbaar vervoer naar haar werk. Haar taak is het aansturen van mensen met een arbeidshandicap in een atelier waar goederen worden verpakt. Ze steekt wanneer het erg druk is ook graag een handje toe. Marie werkt hier al een hele tijd en voelt zich door de collega-begeleiders, maar vooral ook door haar leidinggevende, erg gesteund tijdens de depressieve episodes.

10.1 Inleiding

Context is een term die met één woord alles aanduidt wat er in de omgeving aanwezig is en invloed uitoefent op het dagelijks handelen (Hartingsveldt et al. 2010). Het dagelijks handelen van mensen vindt altijd plaats in een context: thuis, op het werk, op school of in de buurt. Deze context kan zowel bevorderen als belemmeren, includeren of excluderen, gezond of ziek maken, veilig dan wel onveilig zijn.

Het doel van dit hoofdstuk is een overzicht te geven van het brede begrip 'context' in relatie tot ergotherapie, zodat de lezer de plaats en het belang van de context in relatie tot het dagelijks handelen van personen, groepen en populaties leert kennen, begrijpen en dit ook op methodische wijze kan gebruiken in ergotherapeutische interventies.

Het hoofdstuk start met het beschrijven van het belang van de context in de ergotherapie, waarbij er wordt ingegaan op enkele uitgangspunten die de basis vormen voor het gebruik van de context. In de literatuur worden de termen 'context' en 'omgeving' vaak door elkaar gebruikt, ook al is er een nuanceverschil tussen beide begrippen. Aan de hand van het OTPF en het CMOP-E wordt een beschrijving gegeven van de verschillende gedaanten van omgeving en context. Verder wordt ingegaan op het context-based werken als een van de uitgangspunten van de ergotherapie. Daarna worden achtereenvolgens de sociale omgeving, fysieke omgeving, culturele context, temporele context, virtuele context en maatschappelijke/institutionele context beschreven. Daarbij wordt aandacht besteed aan de invloed van die omgeving of context op het dagelijks handelen van mensen en wordt ingegaan op de betekenis voor het ergotherapeutische handelen.

10.2 Context en ergotherapie

De omgeving en context hebben invloed op de gezondheid en het welzijn van personen. Zoals te zien is in ◘ fig. 10.1 staat de persoon centraal met zijn persoonlijke factoren. Bij personen met een handelingsvraag is ergotherapie gericht op het mogelijk maken (*enabling occupation*) van het dagelijks handelen in samenwerking met deze persoon. Er zijn twee perspectieven van waaruit de ergotherapeut werkt, het individuele perspectief en het sociaal-maatschappelijke perspectief (Chapparo en Ranka 2005). Bij individuele cliënten en hun directe omgeving werkt de ergotherapeut vanuit het individuele perspectief en probeert individuele verandering te bewerkstelligen, *enabling individual change* (Townsend et al. 2013b). Handelingsvraagstukken worden hierbij niet alleen door medische problemen veroorzaakt maar kunnen ook door de factoren uit de sociale of fysieke omgeving worden veroorzaakt, dit zijn de binnenste lagen van ◘ fig. 10.1. Vanuit het individuele perspectief is de persoon verantwoordelijk voor zijn gezondheid en richt ergotherapie zich op de interactie tussen de persoon, zijn activiteiten en zijn omgeving.

Zoals in ▶ H. 3 beschreven vraagt de veranderende maatschappij om een uitbreiding van het individuele ergotherapeutische perspectief. Ergotherapeuten werken steeds vaker ook vanuit het sociaal-maatschappelijk perspectief en proberen sociale veranderingen te bewerkstelligen, *enabling social change* (Townsend et al. 2013a). Vanuit het sociaal-maatschappelijk perspectief heeft de maatschappij invloed op de gezondheid van burgers en is de ergotherapeut gericht op sociale inclusie en participatie voor iedereen, dit is de buitenste laag van ◘ fig. 10.1.

regenboogmodel

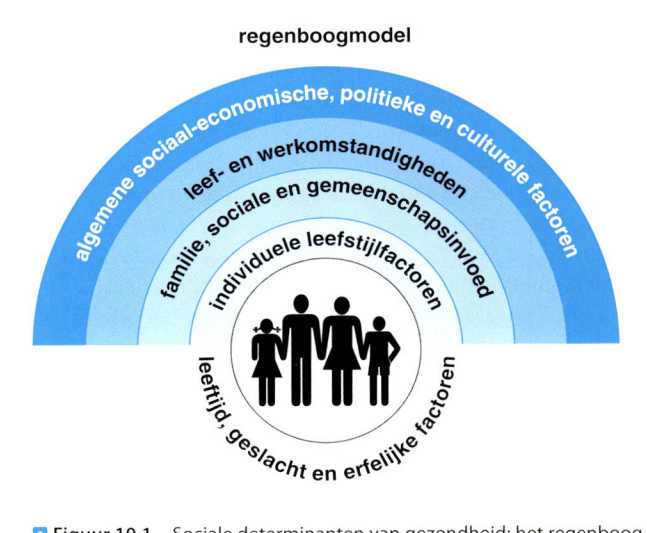

Figuur 10.1 Sociale determinanten van gezondheid: het regenboogmodel van Dahlgren en Whitehead (2006)

Waarom is kennis over de omgeving en context van belang voor de ergotherapeut? Zoals hierboven beschreven is het dagelijks handelen afhankelijk van de omgeving en context waarin de activiteiten worden uitgevoerd en wordt het dagelijks handelen beïnvloed door de omgeving en context. De invloed van de context op het dagelijks handelen is zo vanzelfsprekend dat mensen hierbij nauwelijks stilstaan. Wanneer er echter iets verandert in bijvoorbeeld de fysieke, sociale en cognitieve mogelijkheden van de persoon, dan is meteen duidelijk dat de omgevingskenmerken mede bepalen of die verandering leidt tot een handelingsvraag.

Zo heeft de fysieke omgeving een directe invloed op het dagelijks handelen voor iemand die als gevolg van de ziekte van Parkinson moeite heeft met het hanteren van bestek en met traplopen, wanneer het restaurant op tweehoog onbereikbaar is en er geen aangepast bestek beschikbaar is. Niet enkel heeft de fysieke omgeving een invloed op het dagelijks handelen, ook de culturele context kan leiden tot handelingsvraagstukken bij dezelfde persoon. Binnen de westerse culturele context is het de norm dat je in een restaurant netjes eet, zonder morsen of knoeien, en dit is voor personen met de ziekte van Parkinson niet altijd mogelijk. Hierdoor kan het eten tussen onbekenden in een restaurant stress geven, waardoor iemand niet meer naar een restaurant zal gaan en minder goed zijn sociale relaties kan onderhouden, wat kan leiden tot een handelingsvraag. In vertrouwd gezelschap, waar men de persoon kent, is dit vaak geen probleem.

10.2.1 Indeling en definities van context en omgeving

In de ergotherapieliteratuur worden de begrippen 'context' en 'omgeving' op verschillende manieren gedefinieerd en beschreven. Dat is terug te vinden in de diverse termen die in ergotherapiemodellen worden gebruikt. Soms wordt het begrip context gelijkgesteld met het begrip omgeving. In het *Beroepsprofiel ergotherapeut* (Hartingsveldt et al. 2010) duidt het begrip context alles in de omgeving aan wat invloed uitoefent op het dagelijks handelen van mensen.

In het Occupational Therapy Practice Framework (OTPF) (AOTA 2014) worden de fysieke omgeving, de sociale omgeving, de culture context, de persoonlijke context, de temporele context en de virtuele context beschreven (tab. 10.1). Als gesproken wordt van fysieke of sociale omgeving worden de meer nabije en concrete elementen in de omgeving van de cliënt, of groep bedoeld. Met de culturele, persoonlijke, temporele en virtuele context worden grotere, minder grijpbaar en in alles verweven elementen bedoeld. In het geval van de culturele, persoonlijke en temporele context zijn deze ook onderdeel van de persoon of groep.

Het Canadian Model of Occpational Performance and Engagement (CMOP-E) (Polatajko et al. 2013, zie tab. 10.2), benadert de omgeving en context meer vanuit sociaal-maatschappelijk perspectief en onderscheidt vier omgevingen: de fysieke omgeving, de sociale omgeving, de culturele omgeving en de institutionele omgeving.

In dit hoofdstuk worden omgeving en context gedefinieerd op basis van het OTPF en CMOP-E. We gebruiken beide termen als volgt.
- Fysieke omgeving en sociale omgeving: de omgeving is direct aanwezig en dit is de plaats waarin iemand zijn activiteiten uitvoert, de invloed daarvan is direct te observeren. Voorbeelden hiervan zijn het huis, de school, of de sociale relaties die iemand heeft. Hierbij worden de meer nabije en concrete elementen in de omgeving van de persoon aangegeven;
- Culturele context, temporele context, virtuele context en maatschappelijke/institutionele context: context is alles wat meer indirect invloed uitoefent op het dagelijks handelen, wat niet zo zichtbaar is, maar daardoor niet minder aanwezig. Hiermee worden de grotere, minder grijpbare en in alles verweven elementen van de context bedoeld.

10.2.2 Context-based werken

Een van de vier uitgangspunten uit het *Beroepsprofiel ergotherapeut* is dat ergotherapie context-based is en zo mogelijk plaatsvindt in de omgeving van de handelingsvraag van de persoon en zijn systeem, organisatie of populatie. Het context-based werken is een van de uitgangspunten van contexttherapie bij kinderen, een interventie die Darrah et al. (2011) hebben beschreven. Ergotherapeutische interventies met het oog op het verminderen van handelingsvraagstukken zijn traditioneel vaak gericht op de beperkingen op functie en basisvaardigheden niveau van het kind (Darrah et al. 2011). Contexttherapie richt zich daarentegen op het identificeren van belemmerende en bevorderende factoren in de activiteit zelf of in de omgeving. Het handelingsvraagstuk wordt aangepakt door de activiteit aan te passen of door de omgeving te veranderen en niet door de handelingsvoorwaarden van het kind te beïnvloeden. De bestaande oplossingsstrategie van het kind is steeds het uitgangspunt voor de ergotherapeut en de interventies vinden plaats in de natuurlijke context van het kind en zijn omgeving (Darrah et al. 2011). Hierbij kunnen kleine aanpassingen al een verschil maken. Voor een kind dat moeite heeft met de aandacht bij de les houden, kan een andere plaats in de klas veel

Tabel 10.1 Context en omgeving in het OTPF. Bron: AOTA (2014)

context en omgeving	toelichting
fysieke omgeving	de natuurlijke en niet-menselijke omgeving, en de objecten in die omgeving
sociale omgeving	de aanwezigheid van relaties met en verwachtingen van personen, groepen en organisaties met wie de cliënt contact heeft
culturele context	gewoonten, overtuigingen, activiteitenpatronen, gedragsnormen en verwachtingen door de gemeenschap waarvan de cliënt lid is
persoonlijke context	kenmerken van een persoon die geen deel uitmaken van de gezondheidstoestand waarin die persoon verkeert; daarbij gaat het om kenmerken zoals leeftijd, geslacht, sociaal-economische status en opleidingsniveau
temporele context	fasen van het leven, de tijd van de dag of het jaar, duur, ritme van activiteit of geschiedenis
virtuele context	interacties in gesimuleerde real-time situaties zonder fysiek contact

Tabel 10.2 Context en omgeving in het CMOP-E. Bron: Polatajko et al. (2013)

context en omgeving	toelichting
fysiek	natuurlijke en bebouwde omgeving, bestaande uit gebouwen, tuinen, wegen, transportvoertuigen, technologie, het klimaat en andere materialen
sociaal	sociale prioriteiten aangaande alle elementen van de omgeving, patronen van relaties van mensen in een georganiseerde gemeenschap, sociale groeperingen gebaseerd op gezamenlijke interesses, waarden, attitudes en overtuigingen
cultureel	etnische, raciale, ceremoniële en routinematige activiteiten/praktijken, gebaseerd op de ethiek en het waardesysteem van bepaalde groepen
institutioneel	maatschappelijke organisaties en activiteiten/praktijken, waaronder beleid, besluitvormingsprocessen, procedures en andere georganiseerde activiteiten/praktijken, waaronder economische aspecten (economische diensten, financiële prioriteiten, mogelijkheden voor vergoeding en subsidie, ondersteuning voor werknemers), juridische aspecten (juridische processen en diensten) en politieke aspecten (door de overheid gesubsidieerde diensten, wetgeving, politieke praktijken)

betekenen, maar ook voldoende afwisseling in de les of enkele bewegingsoefeningen tussendoor kunnen een antwoord zijn op het handelingsvraagstuk.

Ergotherapeuten maken bewust en doelgericht gebruik van de context om het dagelijks handelen te faciliteren door (aspecten van) de context te gebruiken of aan te passen. Een ergotherapeutische interventie kan zich richten op het wegnemen van een belemmering in de context of de context kan zodanig heringericht worden dat betekenisvol handelen weer mogelijk wordt. Het installeren van een hellend vlak aan de schoolpoort kan betekenen dat een kind met een fysieke beperking zelfstandig de school kan binnengaan. Ook elementen uit de context kunnen gebruikt worden als stimulans om het dagelijks handelen mogelijk te maken. Het niet meer goed kunnen schrijven is voor personen met de ziekte van Parkinson vaak een belangrijke handelingsvraag. Door het voorzien van lijnen waartussen geschreven kan worden, het aanpassen van de context, wordt het schrijven voor iemand met de ziekte van Parkinson gefaciliteerd (Nackaerts et al. 2015).

10.2.3 Wederzijdse invloed van de context en het dagelijks handelen

De context heeft invloed op en geeft betekenis aan het menselijk handelen. De betekenis van het dagelijks handelen wordt pas echt duidelijk als de context waarin deze activiteit plaatsvindt daarin meegenomen wordt. Eenzelfde activiteit kan meerdere betekenissen hebben al naargelang de context anders is. Dit wordt duidelijk aan de hand van een voorbeeld.

> **Wassen**
> De activiteit wassen krijgt een andere betekenis al naargelang de context waarin de activiteit wordt uitgevoerd verandert. Wanneer een moeder haar baby wast in de intimiteit van de badkamer thuis heeft dit een andere betekenis dan wanneer een moeder haar baby wast in de badkamer van het ziekenhuis waarin de baby opgenomen is voor een ingreep. In beide voorbeelden gaat het om dezelfde activiteit 'wassen', maar in een verschillende context en omgeving krijgt de activiteit een andere betekenis.

Niet alleen krijgt het dagelijks handelen betekenis door de context waarin het plaatsvindt, ook de context krijgt betekenis door wat mensen doen en beleven in deze context. Er is sprake van een wisselwerking tussen dagelijks handelen en context. De betekenis die de omgeving en context krijgt, door ervaringen die daarin beleefd worden, wordt beschreven als *being in place*. Hierbij kunnen drie elementen onderscheiden worden, namelijk acties *(actions)*, oriëntatie *(orientation within the spaces of our life)* en emotionele betrokkenheid *(emotional affinity)*

(Hamilton 2011). Acties die personen ondernemen geven betekenis aan de omgeving door de manier waarop de omgeving gebruikt wordt voor deze activiteiten. Oriëntatie staat voor de (cognitieve) bewustwording die personen hebben van de omgeving. Dit is als het ware een kaart die mensen in hun hoofd hebben van de omgeving die ze kennen, deze interne kaart is zeer gedetailleerd voor plaatsen die zeer frequent gebruikt worden en verliest aan detail naarmate de omgeving verwijderd is van de persoonlijke omgeving. De emotionele betrokkenheid bij een omgeving is het derde element van *being in place*. Sommige plaatsen hebben een zeer specifieke emotionele en persoonlijke betekenis omdat ze verbonden zijn aan een betekenisvolle gebeurtenis.

Box 10.1

Interactie tussen omgeving en handelen

In een keuken wordt een maaltijd bereid. In een professionele goed uitgeruste keuken met alle hedendaagse snufjes en toestellen kan een andere maaltijd bereid worden dan in een eenvoudig studentenkeukentje met twee pitten en een magnetron. Een kok die een maaltijd bereidt voor de gasten van die avond, in zijn professionele keuken, geeft aan deze activiteit een andere betekenis dan een student die vlug een maaltijd opwarmt in de magnetron. Niet enkel de omgeving (de fysieke kenmerken van de keuken) maar ook de context (een professionele context als chef van een gastronomisch restaurant of het studentenleven in een studentenhuis) hebben invloed op de betekenis 'een maaltijd bereiden'. Anderzijds heeft de activiteit van een maaltijd bereiden en de manier waarop deze activiteit door de persoon beleefd wordt ook invloed op de omgeving. Zo zal iemand die echt van koken houdt in zijn huis een goed uitgeruste keuken willen hebben en zal iemand die kiest voor opgewarmde maaltijden met minder genoegen nemen.

10.2.4 Transactionele interactie van persoon, context en activiteiten

Het dagelijks handelen wordt bepaald door een complexe en dynamische interactie tussen de persoon, de context en de activiteit. Deze drie factoren bepalen in een onderlinge wisselwerking hoe het dagelijks handelen plaatsvindt. De relatie tussen context en dagelijks handelen is geen eenzijdige maar een wederkerige relatie, en bijgevolg kunnen context en handelen ook niet onafhankelijk van elkaar beschouwd worden maar zijn ze steeds één geheel, één resultaat van een transactionele wisselwerking. Een ander tijdstip, met andere mensen, in een andere omgeving maakt het menselijk handelen uniek en steeds verschillend (Pierce 2001).

In het Person-Environment-Occupation (PEO)-model wordt uitgegaan van deze transactionele relatie (Law et al. 1996) die bestaat uit de *fit* tussen de persoon, de context en de activiteit die voortdurend wordt aangepast tijdens het leven van een persoon. Een gewijzigde context vraagt ook aanpassingen bij de persoon en de activiteit. Bij een hoge overeenstemming tussen deze drie elementen spreekt men van een maximale *fit*. De persoon zal een hoge mate van tevredenheid ervaren over het handelen. Bij een lage overeenstemming tussen persoon, context en activiteit is er een minimale *fit*, dit kan gepaard gaan met een handelingsvraagstuk.

10.3 Sociale omgeving

Iedereen leeft in een sociale omgeving van familie, buren, kennissen, collega's en de mensen op straat, in de supermarkt en bij de sportclub. Dagelijks handelen binnen een sociale omgeving staat nooit op zichzelf. Hoe mensen met elkaar omgaan in de sociale omgeving is gerelateerd aan de fysieke omgeving waarin iemand leeft en de institutionele/maatschappelijke en culturele context waarin iemand is opgegroeid en woont. In deze paragraaf wordt de sociale omgeving gedefinieerd en worden de verschillende kenmerken en onderdelen van de sociale omgeving beschreven. De wederzijdse invloed van de sociale omgeving op het menselijke handelen wordt bestudeerd en tenslotte wordt er dieper ingegaan op de betekenis van de sociale omgeving voor het ergotherapeutische handelen.

10.3.1 Definitie van sociale omgeving

De sociale omgeving omvat alle relaties die een cliënt aangaat met individuele personen, groepen en organisaties (AOTA 2014). Deze relaties worden beïnvloed door sociale factoren zoals gezamenlijke interesses, verwachtingen, waarden, attitudes en gezamenlijke sociale prioriteiten binnen de omgeving (Polatajko et al. 2013). De relaties van de cliënt vormen sociale netwerken en kunnen worden onderverdeeld in mensen die dichtbij de cliënt staan en belangrijk zijn. Mensen die minder belangrijk zijn maar wel dicht bij de cliënt staan. En mensen die minder dichtbij de cliënt staan maar wel belangrijk kunnen zijn of worden. De verschillende relaties in sociale netwerken worden ook wel omschreven als *weak and strong links*.

De sociale netwerken waar een cliënt deel van uitmaakt zorgen voor het gevoel van erbij te horen *(belonging)* (Wilcock en Hocking 2015). Onderdeel zijn van een sociaal netwerk heeft positieve invloed op het welzijn en gezondheid van mensen (Huber et al. 2011). Door activiteiten met anderen te ondernemen (doing) wordt een gevoel van *belonging* gecreëerd. Dit geeft mensen waarde en betekenis geeft (Wilcock en Hocking 2015) Het gevoel van *belonging* kan door verschillende sociale netwerken worden gecreëerd waarbij gezamenlijke activiteiten worden uitgevoerd, *shared occupations*.

Op microniveau handelen mensen in de sociale omgeving van gezin, familie, school, werk enzovoort. Veel dagelijks handelen wordt samen met anderen gedaan: *co-occupation* (Nes et al. 2013, 2012) en veel daarvan wordt binnen het gezin uitgevoerd: *family occupations* (DeGrace 2003; Segal 2004). Samen doen kan op veel verschillende manieren gebeuren en iedereen in het sociale netwerk heeft zijn eigen bijdrage. Het dagelijks handelen van mensen kan ook zeer nauw verweven zijn, zozeer zelfs dat het handelen van de een niet los te zien is van dat van de ander (Nes et al. 2013).

Op mesoniveau handelen mensen in hun sociale omgeving met mensen uit bijvoorbeeld de buurt, werk en school, plekken waar veel tijd wordt doorgebracht. School en werk kunnen zowel op micro- als mesoniveau plaatsvinden, wat bepaald wordt door de afstand van de personen in de sociale netwerken ten opzichte van de cliënt. Wanneer collega's of medestudenten ook tot de vriendenkring van een cliënt behoren zullen zij in de binnenste ring rondom de cliënt worden geplaatst en op microniveau belangrijk zijn. Wanneer mensen echter alleen medestudent zijn of collega zullen zij wat verder van de cliënt af staan en vallen zij onder het mesoniveau, het sociale netwerk van de cliënt (Nes en Heijsman 2012).

10.3.2 Invloed van de sociale omgeving op het dagelijks handelen

De sociale omgeving komt door interactie en wederzijdse beïnvloeding tot stand. Alle sociale relaties van een cliënt, zullen het dagelijks handelen van alle betrokken actoren beïnvloeden, dit kan zowel een positieve als negatieve uitwerking hebben. Mensen construeren voor zichzelf de werkelijkheid in het omgaan met anderen. Hoe mensen hun omgeving interpreteren leidt tot gedrag dat verschilt binnen diverse relaties. Doordat er constant, vaak onbewust, de analyse in de persoon plaatsvindt over hoe anderen naar je kijken, verplaatsen mensen zich in de ander. Wat er voor zorgt dat mensen zich in de ene relatie anders gedragen dan in de andere. De ergotherapeut en de cliënt stemmen hun gedrag af op de verwachtingen van de ander.

> **Box 10.2**
>
> **Kwaliteit van leven**
> Hammell (2014) schetst dat de 'verminderde kwaliteit van leven bij mensen met een fysieke beperking waarschijnlijk meer het gevolg is van barrières in de omgeving en ongelijkheid ten aanzien van geboden mogelijkheden dan van de fysieke beperking zelf' (pag. 81). Zij beargumenteert dat het inventariseren en analyseren van omgevingsfactoren de ergotherapeut meer mogelijkheden biedt om samen met de cliënt toe te werken naar verbetering van kwaliteit van leven, dan wanneer er alleen maar naar de mogelijkheden van het individu gekeken wordt.

Binnen de sociale omgeving staan, naast de interacties binnen het sociale netwerk, sociaal kapitaal en sociale cohesie centraal als twee concepten waar de ergotherapeut mee te maken krijgt. Sociaal kapitaal en sociale cohesie, of het gebrek daaraan, beïnvloeden het dagelijks handelen en daarmee de gezondheid en welzijn van de cliënt of groep.

Het sociaal kapitaal omvat alle sociale relaties van de cliënt en de waarde die wordt gehecht aan deze relaties. Om het sociaal kapitaal in kaart te brengen is het belangrijk om te analyseren wie de cliënt allemaal kent en welke waarde de cliënt hecht aan de verschillende relaties. De waarde die men hecht aan een sociale relatie bepaalt de mate waarin personen bereid zijn iets voor elkaar te doen. Sociaal kapitaal kan ook wel worden omschreven als een 'emotionele bankrekening' waar uit geput kan worden voor ondersteuning, zorg enzovoort (Christiansen et al. 2015).

Sociale cohesie is niet veel anders dan sociaal kapitaal maar vindt veelal op een ander niveau plaats. Het is meer van toepassing op groepen en *communities*, het omvat de bereidheid van groepen om samen te werken met elkaar en samen te investeren in hun gezamenlijk doel (Leclair 2010).

10.3.3 Ergotherapie en de sociale omgeving

Een van de uitgangspunten van de ergotherapie is het werken met de cliënt en zijn systeem, omdat het dagelijks handelen van de cliënt in samenhang met anderen plaatsvindt. Voor de cliënt kan het systeem bestaan uit naaste familie, vrienden en andere personen welke voor hem belangrijk zijn. Vanuit onderzoek zijn er aanwijzingen dat interventies die zowel gericht zijn op de persoon met de aandoening als op de familieleden effectiever zijn (Hartmann et al. 2010). Naasten van de cliënt worden bijvoorbeeld betrokken bij gesprekken en adviezen of bij de daadwerkelijke interventies die worden uitgevoerd. Olson (2006) heeft een familiegerichte ergotherapie-interventie ontwikkeld. Hierbij doen kinderen met ernstige gedragsproblemen activiteiten in groepsverband met hun ouders. Een ander voorbeeld is het EDOMAH-programma, waarin 'Ergotherapie bij Ouderen met Dementie en hun Mantelzorger Aan Huis' is uitgewerkt (Graff et al. 2006).

> **Box 10.3**
>
> **Familiegerichte ergotherapie**
> Kinderen ontwikkelen zich door het doen van dagelijkse activiteiten. Wanneer een kind een autismespectrumstoornis heeft, kan participeren in deze activiteiten moeizaam zijn en als stressvol worden ervaren door het kind en de gezinsleden. Bij familiegerichte ergotherapie kiest de ergotherapeut samen met het gezin geschikte activiteiten die passen binnen de mogelijkheden en wensen van het kind en het gezin. Er wordt niet alleen gefocust op de beperkingen van het kind en het opheffen daarvan, maar ook op de mogelijkheden van kind en gezin. Die mogelijkheden worden ingezet om het kind te laten meedoen in het gezinsleven. De ergotherapeut ondersteunt dus het gehele gezin (Foster et al. 2013).

10.3.4 Mantelzorg

Naast het feit dat het cliëntsysteem betrokken wordt bij de ergotherapie kan de ergotherapeut ook ondersteuning aan het sociale netwerk geven. Vaak wordt er door het sociale netwerk mantelzorg verleend. Onder mantelzorg wordt de hulp verstaan die iemand geeft aan een bekende, zoals zijn partner, vader of moeder, kind of vriend(in), wanneer deze voor langere tijd ziek, hulpbehoevend of beperkt is. Mantelzorg is dus meer dan de normale dagelijkse hulp of zorg van gezinsleden en huisgenoten aan elkaar. Mantelzorg onderscheidt zich van andere informele zorgverlening door de nauwe band tussen verlener en ontvanger die al bestond voordat van zorgverlening sprake was.

Box 10.4

Cijfers over mantelzorg in Nederland en Vlaanderen
In Nederland bieden ongeveer vier miljoen mensen enige vorm van mantelzorg. Dit is 33 % van de volwassen Nederlanders; 10 % biedt alleen emotionele ondersteuning of gezelschap. Een groot deel van hen helpt langdurig (langer dan drie maanden), maar niet intensief (maximaal acht uur per week). Ongeveer één op de zes mantelzorgers helpt meer dan acht uur per week. Ruim 600.000 mensen hielpen langer dan drie maanden en meer dan acht uur per week (Klerk et al. 2015, pag. 8).
In Vlaanderen is het beeld gelijkaardig, maar toch zijn er enkele kleine verschillen. Iets meer dan 26 % van de Vlamingen ouder dan 18 jaar geeft aan dat ze informele zorg bieden. De duur van de zorg is toegenomen, van gemiddeld 60 maanden in 2011 tot 67,9 maanden in 2014. Van de Vlamingen die mantelzorg bieden, geeft bijna een derde aan dat de zorg meer dan acht uur per week inhoudt, 18 % geeft aan dat de zorg fysiek belastend is en een op de drie geeft aan dat ze de zorg mentaal belastend vinden (Vanderleyden en Moos 2015).

Door de wederzijdse beïnvloeding van mantelzorger en cliënt kan hun sociale relatie onder druk komen te staan omdat rolpatronen zijn veranderd. Vanuit een partnerrelatie ontstaat er opeens een zorgrelatie, met andere verplichtingen en kenmerken. Dit kan zowel positieve als negatieve gevolgen hebben voor het handelen in het dagelijks leven van de mantelzorger. Het geven van mantelzorg kan een positief gevoel van betekenis geven doordat men kan zorgen voor de ander, maar aan de andere kant kan het leveren van mantelzorg stress en overbelasting met zich meebrengen, waardoor het welzijn en de gezondheid van de mantelzorger zelf ook in het geding komt (Tonkens et al. 2008). Ook hier is de wederzijdse beïnvloeding van sociale relaties zichtbaar.

De mantelzorger is expliciet onderdeel van het zorgteam rondom de cliënt, maar kan zelf ook als cliënt gezien worden wanneer de stress te veel wordt en overbelasting dreigt. De ondersteuningsbehoefte van de mantelzorger kan worden opgenomen in het interventieplan van de cliënt. De ergotherapeut kan de cliënt en de mantelzorger niet los zien van elkaar. Dit maakt een verandering van de huidige praktijk met nog meer ondersteuning van de mantelzorger noodzakelijk (Warner en Stadnyk 2014).

Sommige cliënten hebben weinig tot geen sociale activiteiten of relaties of hebben geen goede relaties, hierbij is er niet voldoende sociaal kapitaal binnen de relaties. De ergotherapeut werkt dan samen met de cliënt aan het uitbreiden van sociale relaties en kapitaal. Er bestaat een breed scala aan instrumenten om sociale activiteiten en netwerken van een cliënt in kaart te brengen (Christiansen et al. 2015). De sociale relaties van een cliënt kunnen bijvoorbeeld in kaart gebracht worden met een ecogram. Een ecogram is een schema wat samen met de cliënt ingevuld wordt waarmee de kwaliteit van het sociale netwerk zichtbaar wordt. Voor het in kaart brengen van sociale activiteiten kan bijvoorbeeld ook de Nederlandse versie van de Activity Card Sort (ACS-NL) (Poerbodipoero et al. 2015) gebruikt worden.

Box 10.5

Socialenetwerkanalyse
Het cliëntsysteem is vaak een complex geheel van verschillende actoren. Het is niet eenvoudig om alle betrokkenen in kaart te brengen. Een hulpmiddel dat vaak gebruikt wordt om het sociale netwerk van de cliënt in kaart te brengen is de netwerkcirkel of netwerkanalyse. Movisie (▶ www.movisie.nl) en Vilans (▶ www.vilans.nl) hebben een uitgebreid aanbod aan hulpmiddelen gericht op het in kaart brengen van het sociale netwerk van een cliënt.

Box 10.6

Werken aan sociale cohesie
Bij het werken met groepen en in *communities* probeert de ergotherapeut vooral in dialoog met de gemeenschap toe te werken naar sociale gelijkheid en inclusie (Wilcock en Townsend 2014). Werken aan sociale cohesie met een groep of *community* wordt vooral gedaan vanuit een *occupation-based community development*-benadering waarin *enablement skills* (zie ▶ H. 8) centraal staan en afwisselend worden toegepast.
Een van de *enablement skills* is betrokken zijn in (*engage*), hierbij kan de ergotherapeut ondersteunen in het gezamenlijk uitvoeren van activiteiten met personen uit een community gericht op sociale cohesie van de groep. Zo wordt in Amsterdam Nieuw-West in een buurthuis door een ergotherapeut in samenwerking met buurtbewoners van Nederlandse en Marokkaanse afkomst een ochtend ingericht waarbij gezamenlijke activiteiten worden uitgevoerd. Het doel is buurtbewoners met elkaar te verbinden en daarmee de leefbaarheid van de wijk te vergroten.

10.4 Fysieke omgeving

Mensen leven en handelen steeds in een fysieke omgeving, we wonen, werken, gaan naar school, doen aan sport. Voor deze activiteiten is de fysieke omgeving noodzakelijk. In deze paragraaf wordt de fysieke omgeving gedefinieerd en worden de verschillende kenmerken en onderdelen van de fysieke omgeving beschreven. De wederzijdse invloed van de fysieke omgeving op het menselijke handelen wordt bestudeerd en tenslotte wordt er dieper ingegaan op de betekenis van de fysieke omgeving voor het ergotherapeutische handelen.

10.4.1 Definitie van fysieke omgeving

De fysieke omgeving verwijst naar enerzijds de natuurlijke omgeving en anderzijds naar de door mensen gebouwde omgeving waarin het menselijke handelen zich afspeelt (AOTA 2014). De natuurlijke omgeving bevat naast geografische kenmerken, ook planten, dieren en niet-materiële aspecten (AOTA 2014). Zo wordt de natuurlijke omgeving aan de kust niet enkel gekenmerkt door geografische aspecten van het terrein (strand, duinen, zee), de aanwezigheid van bepaalde planten (duingras) en dieren (krabbetjes), maar ook door niet-materiële aspecten, zoals de zeer herkenbare zeelucht en het zachte klimaat.

Naast de natuurlijke omgeving is er de gebouwde omgeving. Ook deze bestaat uit meerdere aspecten zoals gebouwen, maar ook voorwerpen in de fysieke omgeving zoals meubels, apparaten en hulpmiddelen behoren tot de gebouwde omgeving (AOTA 2014).

Naast het onderscheid in de fysieke omgeving tussen natuurlijke en gebouwde omgeving kan een indeling gemaakt worden naar microniveau, mesoniveau en macroniveau. Het individuele huis is een voorbeeld van de fysieke omgeving op microniveau. De fabriek waarin iemand werkt is een voorbeeld van het mesoniveau en de vervoersinfrastructuur, zoals wegennet, spoorwegen en bruggen zijn voorbeelden van het macroniveau (AOTA 2014).

10.4.2 Invloed van de fysieke omgeving op gezondheid en dagelijks handelen

Iedere omgeving lokt uit tot een specifiek dagelijks handelen zoals het voetballen in een park of het maken van een zandkasteel op het strand (*doing*). De interactie tussen een betekenisvolle activiteit en fysieke omgeving kan daarnaast ook zeer passief zijn, door het zitten op een bankje in het park (*being*).

De invloed van de fysieke omgeving kent meerdere vormen, zo kan de fysieke omgeving het dagelijks handelen faciliteren, maar kan ook barrieres geven (AOTA 2014). Door ouders van kinderen met een lichamelijke beperking werd de fysieke omgeving aangeduid als een van de belangrijkste belemmeringen om hun kinderen te kunnen laten participeren (Piškur 2015). Ouders benoemden hierbij zowel kenmerken van de natuurlijke fysieke omgeving zoals een bospad dat minder berijdbaar is met een rolstoel voor een kind als ook kenmerken van de gebouwde omgeving zoals rolstoelonvriendelijke toiletten in de dierentuin (Piškur 2015). Zo beïnvloedt de omgeving het dagelijks handelen en het participeren van kinderen met een beperking. Ouders oefenen op hun beurt ook invloed uit op de omgeving. Om het dagelijks handelen van de kinderen mogelijk te maken, gaan ouders knelpunten in de fysieke omgeving aanpakken door de omgeving te veranderen (Piškur 2015). Het aanpassen van de badkamer is een voorbeeld van hoe de omgeving aangepast wordt om het zelfstandig handelen van een kind met een fysieke beperking mogelijk te maken.

De fysieke omgeving heeft ook een invloed op mensen die niet onmiddellijk zichtbaar zijn, zowel in positieve als negatieve zin. Vuile lucht, lawaai en straling kunnen mensen bijvoorbeeld ziek maken. Een prettige atmosfeer en veiligheid kunnen juist bijdragen aan gezondheid, herstel, uitnodigen tot sociale interactie of lichamelijke activiteit. Een aangename groene leefomgeving met goed begaanbare wegen zijn in de literatuur geassocieerd met een lagere mortaliteit bij ouderen in Tokio.

Het aanpassen van de fysieke omgeving heeft ook invloed op het aantal zelfdodingen. Zo werd in een zeer recente systematische review aangetoond dat het minder toegankelijk maken van bepaalde plaatsen, zoals hoge gebouwen of bruggen en het plaatsen van informatieborden met de contactgegevens van hulpverleningsinstanties leiden tot een daling van het aantal zelfdodingen (Pirkis et al. 2015).

10.4.3 Ergotherapie en fysieke omgeving

In de ergotherapie kunnen zowel actuele als potentiële handelingsvraagstukken aanleiding zijn om de fysieke omgeving aan te passen. Dit aanpassen van de fysieke omgeving kent verschillende gedaanten. Ergotherapeuten geven advies over hulpmiddelen of voorwerpen bij het optreden van handelingsvraagstukken, maar geven ook advies over het aanpassen van woningen en openbare gebouwen. Ook bij het inrichten van de openbare ruimte kan de ergotherapeut een belangrijke bijdrage leveren vanuit het gebruikersperspectief.

Advies over woningaanpassing

Ergotherapeuten geven vaak adviezen die gericht zijn op het veranderen van de fysieke omgeving en meer specifiek op het aanpassen van de woning. Na een ongeval of ziekte, of door het normale verouderingsproces kan het zijn dat de fysieke omgeving van een cliënt een hindernis vormt voor het dagelijks handelen. De analyse van de handelingsvraag vormt het vertrekpunt van de ergotherapeutische interventie, op basis van een zorgvuldige analyse van de handelingsvraag, de fysieke omgeving en de mogelijkheden en beperkingen van de cliënt, kan de ergotherapeut aanpassingen voorstellen op maat van de cliënt en zijn handelingsvraag.

10.5 Culturele context

Al het dagelijks handelen vindt plaats in een culturele context. De culturele context omvat alle aspecten welke horen bij culturen waar iemand mee in aanraking komt en daarmee het dagelijks handelen beïnvloeden. In deze paragraaf wordt verder ingegaan op de definitie van de culturele context, de invloed ervan op het dagelijks handelen en de relatie met ergotherapie.

10.5.1 Definitie van culturele context

Cultuur wordt gedefinieerd op veel verschillende manieren, maar in zijn algemeenheid omvat het normen en waarden, taal, symbolen, tradities, gebruiken, manieren van denken, en communiceren welke het gedrag beïnvloeden. Cultuur is een complex fenomeen en er zijn onderliggende factoren op van invloed. Cultuur ontstaat door interacties tussen personen en omgevingen en cultuur wordt doorgegeven over tijd en generaties.

10.5.2 Invloed van cultuur op de gezondheid en het dagelijks handelen

Cultuur heeft invloed op het dagelijks handelen van mensen. Omdat cultuur iets heel eigens is van een persoon wordt cultuur vaak pas zichtbaar wanneer iemand in aanraking komt met iemand die in een andere culturele context is opgegroeid. Wanneer iemand bijvoorbeeld op reis gaat naar een ver land buiten Europa kan hij te maken krijgen met een *culture shock*. Alles om hem heen is anders, de geuren, de kleuren, de gebouwen, de auto's, het eten, de mensen, de kleren, de taal enzovoort. Pas dan wordt zichtbaar wat zo eigen is en wat de normen en waarden zijn waarmee iemand opgroeit, de Vlaamse frieten of Nederlandse bitterballen.

Box 10.7

Begrafenisrituelen
In Nederland is een begrafenis een sobere bijeenkomst, waarbij verschillende speeches worden gehouden en na afloop koffie wordt gedronken met een plakje cake. Ook in Vlaanderen is een begrafenis een serene en ingetogen gebeurtenis, soms in de kerk met een eucharistieviering, soms wordt er ook in een niet-kerkelijke omgeving afscheid genomen. Dit wordt, gelijkaardig aan de Nederlandse traditie, afgesloten met een koffietafel, met koffie en broodjes.
In Ghana zetten mensen hun hele leven geld opzij om een zo mooi mogelijke gedecoreerde kist te kunnen kopen waarin zij begraven worden. Hier is de begrafenis een groot feest dat meerdere dagen duurt en waarbij iedereen, ook onbekenden van de overlevende, welkom zijn.
Nederlanders willen gaandeweg hun leven nauwelijks nadenken over de dood; er wordt niet over gesproken.
In Ghana zijn mensen constant bezig om een goed en zo spectaculair mogelijk uiteinde te regelen, waarbij kosten noch moeite worden gespaard.

10.5.3 Ergotherapie en culturele context

Dagelijkse handelingen worden in verschillende culturele omgevingen anders uitgevoerd. Dat is deels een gevolg van andere gewoonten, deels van het feit dat waarden en normen zich weerspiegelen in welke dingen mensen doen en hoe, wanneer en waarom. Interpretaties van wat de betekenis van de culturele context is voor het dagelijks handelen, zoals in de zin van betekenis geven en betekenis ontlenen, vereisen veel inlevingsvermogen van de ergotherapeut.

Onderzoek onder mantelzorgers suggereert bijvoorbeeld dat mantelzorgers van niet-Nederlandse afkomst meer problemen ondervinden bij de toegang tot ondersteuning in de Nederlandse gezondheidszorg en zorg dan mantelzorgers van Nederlandse afkomst (Kroese et al. 2011; Yerden 2013). Dat impliceert dat de ergotherapeut zijn strategie daarop aanpast. De *Guiding principles on culture and diversity* kunnen daarbij bruikbaar zijn (Kinébanian en Stomph 2009; zie ook ▶ H. 9).

Box 10.8

Guiding principles on culture and diversity
De *Guiding principles on culture and diversity* zijn in 2009 gepubliceerd door de WFOT *'to encourage occupational therapists worldwide to discuss, appreciate and incorporate culture and diversity into their daily practice, education and research to meet the occupational needs of all persons throughout the world'* (Kinébanian en Stomph 2009, pag. 9).

Ergotherapie is van origine een westers beroep, gebaseerd op westerse waarden en normen zoals individualisme en eigen verantwoordelijkheid. Om ergotherapie te laten aansluiten bij andere culturele contexten is de ergotherapeut zich bewust van zijn eigen culturele identiteit. Open staan voor anderen, oprecht luisteren en empathisch zijn dragen bij aan het kunnen bieden van *contextualized care*. Hierdoor zullen ervaren gezondheidsverschillen verminderen. Toewerken naar culturele competenties en werken in een cultureel veilige omgeving *(cultural safety)* vraagt constante kritische reflectie op eigen handelen nodig om zo bewustzijn te creëren voor bijvoorbeeld machtsverschillen in relaties en ongelijkheid die in relaties kunnen ontstaan (Talerno et al. 2015).

10.6 Temporele context

Het handelen vindt altijd plaats in een bepaald tijdskader, een temporele context. In deze paragraaf wordt de temporele context gedefinieerd en wordt de wederzijdse invloed van de temporele context op het dagelijks handelen bestudeerd. Er wordt ingegaan op de betekenis van de temporele context voor het ergotherapeutische handelen.

10.6.1 Definitie van temporele context

De temporele context is de beleving van tijd zoals deze gevormd wordt door het uitvoeren van betekenisvolle activiteiten, het is het tijdsaspect van het handelen dat het dagelijkse leven structureert (AOTA 2014). Zowel het ritme, het tempo, de duur en de volgorde van het dagelijks handelen dragen bij tot de tijdsbeleving (AOTA 2014). De temporele context is ook de levensfase waarin een individu zich bevindt, de temporele context op microniveau (AOTA 2014). En de tijd van het jaar, zoals de seizoenen, maar ook hoe laat het is, de duur en het ritme van activiteiten en de geschiedenis maken deel uit van de temporele context (AOTA 2014).

10.6.2 Invloed van de temporele context op het dagelijks handelen

Routines in het leven geven structuur aan de tijd. Dagelijkse activiteiten structureren de dag zoals het dagelijkse kopje koffie met collega's om 10 uur of om 19 uur naar het nieuws kijken. Terugkerende gebruiken doorheen het jaar geven structuur aan de tijd op langere termijn, denk hierbij aan jaarlijks herhalende gebeurtenissen zoals bijvoorbeeld het kerstfeest met oma op 25 december. Zo geven gebeurtenissen en activiteiten structuur aan de tijd. Daartegenover staat dat de temporele context ook het dagelijks handelen zal beïnvloeden. De levensfase waarin een individu zich bevindt maakt deel uit van de temporele context. Naargelang de levensfase waarin een persoon zich bevindt, zal de persoon andere activiteiten willen ondernemen. Na het secundaire onderwijs verder gaan studeren en daarbij 'op kot' of 'op kamers' gaan, hoort ontegensprekelijk bij een bepaalde fase in iemand zijn leven.

Het dagelijks handelen vraagt tijd. De manier waarop deze tijd beleefd wordt is subjectief en afhankelijk van de persoon en de activiteit. De tijd kan voorbij vliegen wanneer je gepassioneerd bezig bent met een activiteit, je raakt in een *flow*. Anderzijds kan de tijd ook langzaam voorbijgaan wanneer je een vervelend karweitje uitvoert. Wanneer de complexiteit van een activiteit helemaal aansluit bij de vaardigheden van een individu, kan die persoon helemaal opgaan in deze activiteit en een gevoel van tijdloosheid ervaren (*flow*).

10.6.3 Ergotherapie en de temporele context

De ergotherapeut heeft een belangrijke rol met betrekking tot de relatie tussen tijd en dagelijks handelen. Het nastreven van een evenwicht in activiteiten is essentieel voor welzijn en gezondheid (Pemberton en Cox 2011). Bovendien kan de ergotherapeut niet handelen los van de temporele context. Zo worden ergotherapeutische interventies gepland om structuur te geven aan de tijd en zal de tijd bepalen welke ergotherapeutische interventies gepland worden. Zo vindt het trainen van zelfzorgactiviteiten bij voorkeur plaats in de ochtend en kan het maken van cadeautjes in de kerstperiode een uitdagende activiteit zijn voor kinderen met executieve functiestoornissen. Tijdens een depressie verliest iemand het besef van tijd. Het aanbieden van een dagstructuur, het structureren van tijd, is een hulpmiddel om opnieuw een gevoel van tijdsbesef te krijgen.

10.7 De virtuele context

Niet enkel in het gewone dagelijkse leven neemt de virtuele context een steeds belangrijkere plaats in, ook in therapeutische situaties is het gebruik van smartphones, tablets en computers toegenomen (AOTA 2014). Vandaag de dag zijn steeds meer mensen voortdurend online; dit schept ook verwachtingen in de ergotherapeutische context, bij cliënten en therapeuten (AOTA 2014). In deze paragraaf wordt de virtuele context gedefinieerd. De invloed van de virtuele context op het menselijke handelen wordt bestudeerd en er wordt ingegaan op de betekenis van de virtuele context voor het ergotherapeutische handelen.

10.7.1 Definitie van virtuele context

In de virtuele context gebeurt de interactie tussen personen door middel van computers, tablets, smartphones en andere technologische middelen, zonder fysieke menselijke aanwezigheid (AOTA 2014). Chatrooms, email, videoconferenties, omgevingsbesturingssystemen maken deel uit van de virtuele context (AOTA 2014). Een voorbeeld van het dagelijks handelen in de virtuele context op microniveau zijn vrienden die via apps op de smartphone naar elkaar berichtjes en foto's sturen; op mesoniveau zijn dit leden van een organisatie of een afdeling die deelnemen aan aan videoconferentie (AOTA 2014) en op macroniveau kan het indienen van je belastingaangifte via de website van de belastingdienst gezien worden als de virtuele context.

10.7.2 De invloed van de virtuele context op het dagelijks handelen

Occupations die vroeger vereisten dat iemand zich verplaatste naar een andere fysieke omgeving, zijn vandaag de dag mogelijk zonder enige verplaatsing (Hamilton 2011). Webshops maken het mogelijk bijna alles vanuit huis te kiezen en te kopen. Het invullen en indienen van de belastingaangife kan volledig online gebeuren, en waar studenten zich vroeger naar de universiteit of hogeschool moesten verplaatsen voor hun inschrijving bij de start van het academiejaar, gebeurt ook dit steeds meer online. Het Vlaamse beeld dat ouders aan de schoolpoort kampeerden is door de invoering van online inschrijvingsplatformen steeds meer verleden tijd (Smitz 2016).

10.7.3 Ergotherapie en de virtuele context

In de ergotherapie neemt het belang van aspecten die verband houden met de virtuele context toe. Sociale media spelen een belangrijke rol en bovendien worden er steeds meer toepassingen ontwikkeld die meerwaarde kunnen hebben als ergotherapeutische interventies.

Het in kaart brengen van handelingsvraagstukken met betrekking tot deze activiteiten bij een cliënt is soms complex, zoals bij boodschappen doen, auto rijden of bankzaken beheren. Vaak zijn er praktische bezwaren om de handelingsvraag te analyseren en in kaart te brengen door middel van observaties. Gesimuleerde computerprogramma's bieden hier een veilig en haalbaar alternatief. Het gebruik van een autosimulator is in de neurologische revalidatie een veilige methode om het autorijden te oefenen (George et al. 2014). Ook bij personen met schizofrenie werd onlangs aangetoond dat het in een virtuele omgeving boodschappen doen als assessment vergelijkbare resultaten opleverde als boodschappen doen in een werkelijke situatie (Aubin et al. 2015).

In dit hoofdstuk wordt niet nader ingegaan op verschillende technologische toepassingen in de ergotherapie, deze worden beschreven in ▶ H. 11.

10.8 Maatschappelijke en institutionele context

De maatschappelijke context is de overkoepelende context op macroniveau die al het bovenstaande op indirecte wijze beïnvloedt. De maatschappelijke context verschilt in Nederland en België doordat de gezondheidszorg in beide landen anders wordt vormgegeven. Wanneer de ergotherapeut in een ander land woont of werkt, zal dat het ergotherapeutisch handelen beïnvloeden. In deze paragraaf zal eerst worden ingegaan op de definiëring van de maatschappelijke/institutionele context. Daarna zal de invloed op dageljks handelen en de relatie met ergotherapie worden uitgelegd.

10.8.1 Definitie van institutionele en maatschappelijke context

De institutionele/maatschappelijke context omvat het macroniveau in de maatschappij. Deze context omvat de wetgevende macht zoals de politiek, politieke partijen en de wet- en regelgeving. Daarnaast omvat deze context alle maatschappelijke organisaties zoals politie, banken, gezondheidszorg, onderwijsinstellingen en verzekeringen. Deze context wordt door mondiale ontwikkelingen beïnvloed: globalisering betekent dat economieën, maatschappijen en culturen wereldwijd dichter tot elkaar komen en elkaar dus beïnvloeden. Keuzes die door de overheid worden gemaakt, bijvoorbeeld bezuinigingen in de gezondheidszorg of veranderingen in beleid, zijn onderdeel van deze context.

10.8.2 Invloed van de institutionele/ maatschappelijke context op het dagelijks handelen

Deze context heeft op indirecte wijze invloed op ons dagelijks leven doordat wet- en regelgeving verandert. Bijvoorbeeld de beslissing van de Nederlandse overheid om de studiefinanciering voor studenten te veranderen, waarbij de basisbeurs is omgezet in een lening, heeft grote impact op het studentenleven. Studenten hebben hierdoor vaker een bijbaantje en dus minder ruimte om zich volledig op de studie te richten. Als gevolg van de economische crisis in 2008 zijn veel mensen hun baan kwijtgeraakt. Zo wordt zichtbaar dat de maatschappelijke context het individu beïnvloedt: op individueel niveau kan *occupational deprivation* plaatsvinden.

> **Box 10.9**
>
> **Occupational deprivation**
> Als de context het dagelijks handelen van mensen in ernstige mate en langdurig belemmert, kan *occupational deprivation* ontstaan, dat wil zeggen dat mensen verstoken zijn van mogelijkheden om te handelen als gevolg van externe invloeden waarop ze geen invloed hebben (Wilcock en Hocking 2015). Dit kan leiden tot gezondheidsproblemen omdat fysieke, cognitieve en sociale mogelijkheden niet benut worden. Mensen die werkloos zijn hebben bijvoorbeeld een grotere kans op gezondheidsproblemen dan werkenden. Oorzaken kunnen liggen in het niet benutten van capaciteiten, in financiële beperkingen, maar ook in het ontbreken van betekenis en status die samenhangen met werk (Nes en Heijsman 2012).

10.8.3 Maatschappelijke context en ergotherapie

De maatschappelijke context heeft op meerdere manieren invloed op de ergotherapie. Het schept de kaders waarin ergotherapeuten handelen. Kaders zoals de wet- en regelgeving hebben bijvoorbeeld bepaald dat ergotherapie in Nederland in het basispakket opgenomen is van de zorgverzekeraars, waardoor de behandeling gedurende tien uur per jaar vergoed wordt. Door de kanteling van de Wmo wordt er tegenwoordig een keukentafelgesprek gevoerd in plaats van een indicatiegesprek; dit vraagt een andere manier van werken van de ergotherapeut. Alvorens een individuele voorziening kan worden aangevraagd bij de gemeente, wordt eerst een gesprek gevoerd over de eigen mogelijkheden van de cliënt en diens sociale omgeving, en wordt bekeken of collectieve voorzieningen passend zijn. Maar ook de extramuralisering, waarbij zorg veel meer in de eerste en nulde lijn plaatsvindt en minder in tweedelijnsvoorzieningen, maakt dat ergotherapeuten vaker in een eigen praktijk gaan werken in plaats van in een instelling.

In Vlaanderen kent de ergotherapie een gelijkaardige verschuiving. De wijziging op 15 december 2010 van het Koninklijk Besluit van 10 januari 1991 voorziet in de terugbetaling van thuisinterventies door ergotherapeuten. Steeds meer ergotherapeuten in Vlaanderen zetten de stap om in een zelfstandige praktijk aan de slag te gaan, het aanbod van ergotherapie in de thuissituatie neemt toe.

> **Box 10.10**
>
> **Een inclusieve en toegankelijke maatschappij**
> Hoewel er steeds meer aandacht is voor een inclusieve en toegankelijke maatschappij ondervinden mensen met 'afwijkende maten' en beperkingen nog steeds heel wat beperkingen en problemen om deel te nemen aan het maatschappelijke leven. De inclusieve maatschappij is helaas nog niet voor iedereen realiteit. Toch zijn er al verschillende stappen gezet, en dit met name in het toegankelijk maken van de omgeving voor mensen met een fysieke beperking. Voor personen met een verstandelijke beperking blijven er onzichtbare en niet-tastbare drempels bestaan (Bossuyt et al. 2014). Zo is voor iemand met een verstandelijke beperking het formuleren van een hulpvraag niet eenvoudig. Blue Assist is een initiatief uit Vlaanderen en Nederland dat mensen helpt hun hulpvraag te formuleren. Met een Blue Assist-kaartje of -app op de smartphone die een vraag kan stellen als: 'Op welk perron vertrekt tram 3?' of: 'Kunt u me vertellen wanneer de trein in Turnhout aankomt?' wordt de maatschappij toegankelijker voor personen met een verstandelijke beperking of een communicatiestoornis (Bossuyt et al. 2014).
> Ergotherapeuten hebben een belangrijke rol in het bijdragen aan een toegankelijke maatschappij en in de 'vertaling' van algemene ontwerpprincipes, persoonlijke en bijzondere 'maten' naar een specifieke situatie waarin specifieke handelingen verricht worden (Nes en Heijsman 2012).

> **Box 10.11**
>
> **Het werken met vrijwilligers is in opkomst**
> Door dat het huidige overheidsbeleid nadruk legt op informele steunstructuren en aan heeft gestuurd op decentralisatie en extramuralisering van de zorg, verandert de context van de ergotherapeut. We zullen meer samenwerken met en meer overlaten aan mantelzorgers. Een andere vorm van informele zorg is het werken met vrijwilligers. De inzet van vrijwilligers binnen de zorg wordt vanuit de politiek aangestuurd. Het gevolg is dat in veel gemeenten vrijwilligers verantwoordelijkheden overnemen van professionals. 'Vrijwilligers zouden dan bijvoorbeeld buurthuizen, speeltuinen, zwembaden en bibliotheken gaan beheren of demente bejaarden gaan ondersteunen. Deze vrijwilligers zouden dan begeleiding krijgen van professionals, die alleen nog op afstand opereren' (Tonkens et al. 2008). Het aansturen en trainen van vrijwilligers vergt nieuwe competenties van de ergotherapeut. Daarnaast wordt secuur gekeken welke taken overgedragen kunnen worden naar een vrijwilliger en welke taken nog door een professional worden uitgevoerd.

10.9 Discussie

De betekenis van context voor het dagelijks handelen in de ergotherapie komt terug in de uitgangspunten van het beroep, zoals beschreven in het *Beroepsprofiel ergotherapeut* (Hartingsveldt et al. 2010). Het dagelijks handelen van een persoon (en diens systeem, organisatie of populatie) vindt steeds plaats binnen een bepaalde context en geeft betekenis aan deze context, net zozeer de context betekenis geeft aan het dagelijks handelen. De beroepsidentiteit van ergotherapie sluit naadloos aan bij speerpunten in het maatschappelijke en politieke debat (Kaljouw en Vliet 2015). Veranderende wet- en regelgeving, zowel in Nederland als in België, leidt tot inhoudelijke en praktische verschuivingen in het beroep. Belangrijke voorbeelden zijn de vermaatschappelijking van de zorg en de uitbouw van ergotherapie in de nulde en eerste lijn. Deze veranderingen geven kansen en uitdagingen om praktisch gestalte te geven aan de relatie tussen dagelijks handelen, context, gezondheid, kwaliteit van leven en welzijn. Dit vraagt ondernemende ergotherapeuten die de vinger aan de pols houden met betrekking tot veranderingen in het maatschappelijke leven. Er zijn de afgelopen jaren belangrijke stappen gezet in de beroepsontwikkeling wat betreft de dynamische transactie tussen het dagelijks handelen en de context. Om participatie voor iedereen mogelijk te maken is hiervoor blijvende aandacht nodig.

10.10 Samenvatting

Dit hoofdstuk biedt een oriëntatie op het brede en complexe begrip 'context' in relatie tot het dagelijks handelen van mensen en ergotherapie. Er wordt uitgegaan van een dynamische transactie tussen persoon, context en activiteiten. De context biedt diverse aangrijpingspunten voor ergotherapeuten om het dagelijks handelen van een persoon, systeem, organisatie of populatie te optimaliseren. De ergotherapeut kan de context doelgericht gebruiken of aanpassen om het dagelijks handelen te bevorderen of handelingsbeperkingen te voorkomen.

Om bewuste, doelgerichte en contextgerichte ergotherapeutische interventies te ontwerpen wordt het veelomvattende begrip 'context' beschreven aan de hand van verschillende aspecten: fysieke omgeving; sociale omgeving; culturele context; temporele context; virtuele context. Diverse toepassingsgebieden binnen de ergotherapie worden aan de hand van voorbeelden toegelicht.

Literatuur

AOTA. (2014). Occupational therapy practice framework: Domain and process (3rd ed.). *American Journal of Occupational Therapy, 68*(2), 1–48.

Aubin, G., Béliveau, M., & Klinger, E. (2015). An exploration of the ecological validity of the virtual action planning-supermarket (VAP-S) with people with schizophrenia. *Neuropsychological Rehabilitation, 28,* 1–20.

Bossuyt, H., Damme, T. van, Vahedi, K., Bie, L. de, Billiet, L., Smet, M. de, et al. (2014). Cloudina: De invloed van digitale coaching aan de hand van apps op het functioneren en welbevinden van personen met een verstandelijke beperking en hun omgeving. In Vlaams Ergotherapeutenverbond vzw & W. Handenhoven van (Ed.), *Jaarboek ergotherapie* (pag. 205–216). Leuven: Acco. ISBN 978-90-334-9567-0.

Chapparro, C., & Ranka, J. (2005). Theoretical constructs. In G. Whiteford & V. Wright-St Claire (Eds.), *Occupation & practice in context* (pag. 51–71). Sydney: Elsevier Churchill Livingstone.

Christiansen, C., Baum, C., & Bass, J. (2015). *Occupational therapy: Performance, participation and well-being* (2nd ed.). Thorofare, NJ: Slack.

Dahlgren, G., & Whitehead, M. (2006). *Levelling up (part 2)*. Copenhagen: WHO.

Darrah, J., Law, M. C., Pollock, N., Wilson, B., Russell, D. J., Walter, S. D., et al. (2011). Context therapy: A new intervention approach for children with cerebral palsy. *Developmental Medicine and Child Neurology, 53*(7), 615–620.

DeGrace, B. W. (2003). Occupation-based and family-centered care: A challenge for current practice. *American Journal of Occupational Therapy, 57*(3), 347–350.

Foster, L., Dunn, W., & Lawson, L. M. (2013). Coaching mothers of children with autism: A qualitative study for occupational therapy practice. *Physical and Occupational Therapy in Pediatrics, 33*(2), 253–263.

George, S., Crotty, M., Gelinas, I., & Devos, H. (2014). Rehabilitation for improving automobile driving after stroke. *Cochrane Database of Systematic Reviews*, CD008357.

Graff, M. J., Vernooij-Dassen, M. J., Thijssen, M., Dekker, J., Hoefnagels, W. H., & Rikkert, M. G. (2006). Community based occupational therapy for patients with dementia and their care givers: Randomised controlled trial. *British Medical Journal, 333*(7580), 1196.

Hamilton, T. B. (2011). Occupation and places. In Christiansen, H. C., & Townsens, E. (Eds.), *Introduction to occupation: The art and science of living* (pag. 251–279). Upper Sadle River, NJ: Pearson Prenctice Hall.

Hammell, K. R. (2014). Belonging, occupation and human wellbeing: An exploration. *Canadian Journal of Occupational Therapy, 81*, 39–50.

Hartingsveldt, M. J. van, Logister-Proost, I., & Kinébanian, A. (2010). *Beroepsprofiel ergotherapeut*. Utrecht: Ergotherapie Nederland/Boom Lemma.

Hartmann, M., Bäzner, E., Wild, B., Eisler, I., & Herzog, W. (2010). Effects of interventions involving the family in the treatment of adult patients with chronic physical diseases: A meta-analysis. *Psychotherapy and Psychosomatics, 79*(3), 136–148.

Huber, M., Knottnerus, A. J., Green, L., Horst, H. van der, Jadad, A. R., Kromhout, D., et al. (2011). How should we define health?. *British Medical Journal, 343*, d4163. ▶ doi: 10.1136/bmj.d4163.

Kaljouw, M., & Vliet, K. van. (2015). *Naar nieuwe zorg en zorgberoepen: De contouren*. Den Haag: Zorginstituut Nederland.

Kinébanian, A., & Stomph, M. (2009). *Diversity matters: Guiding principles on diversity and culture* (Bd. 61). Amsterdam: World Federation of Occupational Therapists.

Klerk, M. de, Boer, A. de, Plaisier, I., Schyns, P., & Kooiker, S. (2015). *Informele hulp: Wie doet er wat? Omvang, aard en kenmerken van mantelzorg en vrijwilligerswerk in de zorg en ondersteuning in 2014*. Den Haag: The Netherlands Institute for Social Research (SCP).

Kroese, G., Meijenfeldt, F. von, & Moerbeek, S. (2011). *Zorgt u ook voor iemand? De positie van allochtone mantelzorgers en hun gebruik van ondersteuningsmogelijkheden in zes Nederlandse steden*. Utrecht: Stichting Forum.

Law, M., Cooper, B., Strong, S., Steward, D., Rigby, P., & Letts, L. (1996). The person-environment-occupation model: A transactive approach to occupational performance. *Canadian Journal of Occupational Therapy, 63*(1), 9–23.

Leclair, L. L. (2010). Re-examining concepts of occupation and occupation-based models: Occupational therapy and community development. *Canadian Journal of Occupational Therapy, 77*(1), 15–21.

Nackaerts, E., Nieuwboer, A., Broeder, S., Smits-Engelsman, B., Swinnen, S., Vandenberghe, W., et al. (2015). Opposite effects of visual cueing during writing-like movements of different amplitudes in Parkinson's disease. *Neurorehabilitation and Neural Repair, 30*(5), 431–439.

Nes, F. van, & Heijsman, A. (2012). Context. In M. Granse le, M. J. Hartingsveldt van, & A. Kinébanian (Eds.), *Grondslagen van de ergotherapie* (pag. 271–286). Amsterdam: Reed Business.

Nes, F. van, Jonsson, H., Abma, T., & Deeg, D. (2013). Changing everyday activities of couples in late life: Converging and keeping up. *Journal of aging studies, 27*(1), 82–91.

Nes, F. van, Jonsson, H., Hirschler, S., Abma, T., & Deeg, D. (2012). Meanings created in co-occupation: Construction of a late-life couple's photo story. *Journal of Occupational Science, 19*(4), 341–357.

Olson, L. (Ed.). (2006). *Activity groups in family-centered treatment: Psychiatric occupational therapy approaches for parents and children*. New York: Haworth.

Pemberton, S., & Cox, D. (2011). What happened to the time? The relationship of occupational therapy to time. *British Journal of Occupational Therapy, 74*(2), 78–85.

Pierce, D. (2001). Occupation by design: Dimensions, therapeutic power, and creative process. *American Journal of Occupational Therapy, 55*, 249–259.

Piškur, B. (2015). *Parents' role in enabling the participation of their child with a physical disability: Actions, challenges and needs*. Maastricht: Maastricht University.

Pirkis, J., San Too, L., Spittal, M., Krysinska, K., Robinson, J., & Cheung, Y. (2015). Interventions to reduce suicides at suicide hotspots: A systematic review and meta-analysis. *The Lancet Psychiatry, 2*(11), 994–1001.

Poerbodipoero, S. J., Sturkenboom, I. H., Hartingsveldt, M. J. van, Nijhuis-van der Sanden M. W. G., & Graff, M. J. (2015). The construct validity of the Dutch version of the activity card sort. *Disability and Rehabilitation*, 1–9.

Polatajko, H. J., Backman, C. L., Baptiste, S., Davis, J., Eftekhar, P., Harvey, A., et al. (2013). Human occupation in context. In E. A. Townsend, & H. J. Polatajko (Eds.), *Enabling occupation II: Advancing an occupational therapy vision for health, well-being, & justice through occupation* (2nd ed.). Ottawa: CAOT Publications ACE.

Segal, R. (2004). Family routines and rituals: A context for occupational therapy interventions. *American Journal of Occupational Therapy, 58*(5), 499–508.

Smitz, H. (2016). Kamperende ouders aan Leuvense schoolpoorten echt verleden tijd. *De Standaard*. ▶ http://www.standaard.be/cnt/dmf20160106_02053229. Geraadpleegd op:12 mei 2016.

Tonkens, E., Broeke, J. van den, & Hoijtink, M. (2008). Op zoek naar weerkaatst plezier: Samenwerking tussen mantelzorgers, vrijwilligers, professionals en cliënten in een multiculturele stad. *Report faculty of social and behavioural science (AISSR)*. NICIS Institute. ISBN: 9789077389577.

Townsend, E. A., Cockburn, L., Letts, L., Thibeault, R., & Trentham, B. (2013a). Enabling social change. In E. A. Townsend, & H. J. Polatajko (Eds.), *Enabling occupation II: Advancing an occupational therapy vision for health well-being, & justice through occupation* (2nd ed., pag. 153–176). Ottawa: CAOT Publications ACE.

Townsend, E. A., Trentham, B., Clark, J., Dubouloz-Wilner, C., Pentland, W., Doble, S., et al. (2013b). Enabling individual change. In E. A. Townsend, & H. J. Polatajko (Eds.), *Enabling occupation II: Advancing an occupational therapy vision for health well-being, & justice through occupation* (2nd ed., pag. 135–152). Ottawa: CAOT Publications ACE.

Vanderleyden, L., & Moos, D. (2015). *Informele zorg in Vlaanderen opnieuw onderzocht. SVR-Rapport 2015/2014*. Brussel: Studiedienst van de Vlaamse Regering.

Warner, G., & Stadnyk, R. (2014). What is the evidence and context for implementing family-centered care for older adults. *Physical and Occupational Therapy in Geriatrics, 32*(3), 255–270.

Wilcock, A. A., & Townsend, E. A. (2014). Occupational justice. In B. A. Boyt Schell, G. Gillen & M. Scaffa (Eds.), *Willard and Spackman's occupational therapy* (12th ed., pag. 541–552). Philadelphia: Lippincott Williams & Wilkins.

Wilcock, A. A., & Hocking, C. (2015). *An occupational perspective on health* (3rd ed.). Thorofare, NJ: Slack.

Yerden, I. (2013). *Tradities in de knel: Zorgverwachtingen en zorgpraktijk bij Turkse ouderen en hun kinderen in Nederland (proefschrift)*. Adam: Universiteit van Amsterdam.

Technologie in de zorg

Edith Hagedoren-Meuwissen, Jeanne Heijkers en Uta Roentgen

11.1 Inleiding – 220

11.2 De rol van de ergotherapeut – 220

11.3 Het belang van technologie voor ergotherapie – 221

11.4 Definities en begripsbepaling – 222

11.5 Ondersteunende technologie – 222
11.5.1 Hulpmiddelen – 222
11.5.2 Robotica – 224
11.5.3 Domotica – 225
11.5.4 Apps – 226

11.6 Zorg op afstand en eHealth – 227

11.7 Advisering van ondersteunende technologie – 228
11.7.1 Procesbeschrijving hulpmiddelenzorg – 228
11.7.2 Basisrichtlijn hulpmiddelenzorg – 228
11.7.3 Ergotherapeutisch adviesmodel – 228
11.7.4 Procesmodel Adviseren van Hulpmiddelen (PAH) – 228
11.7.5 Matching Person and Technology-model (MPT-model) – 228

11.8 Discussie – 231
11.8.1 Technologieacceptatie – 231
11.8.2 Ethische overwegingen – 232
11.8.3 Privacy en veiligheid – 233
11.8.4 Dilemma's – 234

11.9 Samenvatting – 234

Literatuur – 235

© Bohn Stafleu van Loghum, onderdeel van Springer Media B.V. 2017
M. le Granse, M. van Hartingsveldt, A. Kinébanian (Red.), *Grondslagen van de ergotherapie*,
DOI 10.1007/978-90-368-1704-2_11

- **Technologie in de zorg**

> This is why I loved technology: if you used it right, it could give you power and privacy. (Cory Doctorow)

Kernbegrippen

- Technologie in de zorg.
- Ondersteunende technologie.
- Hulpmiddelen.
- *Assistive technology.*
- Robotica.
- Domotica.
- Zorg op afstand.
- Monitoring.
- ICT.
- eHealth.

Mevrouw Klaassen

Mevrouw Klaassen is 83 jaar. Ze is nog heel zelfstandig, ook al is ze slecht ter been. Om boodschappen te doen en haar sociale contacten te onderhouden, maakt ze gebruik van een scootmobiel. Ze maakt graag lange toertochten door de bosrijke omgeving. Alleen is ze de laatste weken al twee keer de weg kwijtgeraakt en wist ze dan niet meer hoe ze thuis moest komen. Aan Inge, de ergotherapeut, is gevraagd of het nog wel verantwoord is dat mevrouw Klaassen scootmobiel rijdt. Inge beoordeelt de rijvaardigheid en concludeert dat mevrouw het scootmobiel goed onder controle heeft en veilig rijdt. Zij bespreekt de mogelijkheid om een mobiel personenalarm met gps te gebruiken. Zo kan mevrouw alarm slaan als ze de weg niet meer weet en haar kinderen kunnen op hun smartphone zien waar ze zich bevindt. Mevrouw Klaassen zegt: 'Door het gebruik van de gps lever ik wel een stukje privacy in, maar ik voel me wel veiliger en mijn kinderen maken zich ook minder zorgen.'

11.1 Inleiding

De steeds snellere technologische ontwikkelingen zorgen voor revolutionaire veranderingen in het dagelijks handelen van de cliënt en zijn systeem, de professional, de zorgorganisaties en de overheid (Oort 2010). Zorg in Nederland en België verandert. Er is een groeiend aantal ouderen en mensen met chronische ziekten en of beperkingen (zie ◘ fig. 11.1). Het aantal ouderen neemt toe van 11,4 % in 2011 naar 25 % in 2030 en het aantal werkenden per 75-plusser neemt af van 8 in 2011 naar 4,3 in 2030 (Zorgpact infographic 2015).

Dat heeft grote gevolgen voor hoe zorg verleend kan worden. Ouderen blijven steeds langer thuis wonen. Dit betekent dat er meer zorg extramuraal (thuis) verleend wordt. Er wordt beroep gedaan op de eigen regie van de cliënt (zelfmanagement) en op mantelzorg. Kortom, in de toekomst kan de zorg niet meer op de huidige manier georganiseerd worden.

Technologie is een geschikt middel om deze uitdagingen aan te gaan en wordt nadrukkelijk als een van de oplossingsrichtingen genoemd om de zorg toekomstbestendig te maken (Kaljouw en Vliet 2015; Heijkers et al. 2015). Technologische toepassingen kunnen de zorg efficiënter maken en bieden nieuwe en andere vormen voor het verlenen van zorg. *Echter hiervoor zijn op dit moment nog geen harde bewijzen. Het gaat dus nog grotendeels om beloften. Er is nog een forse slag te maken op het gebied van onderzoek, implementatie en daadwerkelijk gebruik van technologie. Er ligt al wel veel klaar: burgers zijn steeds meer bekend met techniek zoals internet en de tablet computer, voorlopers in de thuiszorg hebben ruime ervaring met technologie en onderzoeksinfrastructuren zijn aanwezig.* Ontwikkelingen in de technologie gaan snel, en van veel toepassingen zijn meerdere varianten. Het is dus niet zo relevant om kennis op te doen over specifieke technologieën en de toepassing daarvan. Het gaat om meer generieke competenties en, misschien nog belangrijker, een positief-kritische houding ten opzichte van de mogelijkheden van technologie (Vereniging Hogescholen 2015).

Technologie in de zorg

Een opsomming van wat we onder andere bedoelen met technologie in de zorg: zorg op afstand en videocommunicatie, monitoring en 'Big Data', therapie op afstand/internettherapie, informatieve websites en beslissingsondersteuning, EPD's (Elektronische Patiënten Dossier) en PHR's (Personal Health Record), sociale media, apps, domotica, en robotica (Heijkers et al. 2015). Maar ook *wearables* (denk bijvoorbeeld aan activiteitenmeters) en hulpmiddelen.

Veel van de innovaties in de zorg waarvan uit onderzoek blijkt dat ze effectief zijn en voldoen aan een behoefte, worden uiteindelijk niet of niet optimaal gebruikt op de werkvloer. Dit is natuurlijk kapitaalverspilling maar bovenal een gemiste kans om de zorg te verbeteren en betaalbaar te houden. Het werken met bijvoorbeeld zorg op afstand vraagt een hele andere werkwijze dan persoonlijk contact. De veranderende rol van de zorg vraagt ook om een andere rol van zorgprofessionals, bijvoorbeeld het hebben van een open attitude ten aanzien van technologie toepassingen (Heijkers et al. 2015). De rol van zorgprofessionals verandert van een uitvoerende naar een meer begeleidende, coachende en coördinerende rol.

> In 2030 kunnen burgers veel zelf regelen, thuis of in de buurt, met zorg op afstand (Kaljouw en Vliet 2015).

11.2 De rol van de ergotherapeut

Het doelgericht inzetten van technologische toepassingen verruimt de mogelijkheden van cliënten en zorgprofessionals, en heeft direct invloed op het dagelijks handelen. De ergotherapeut is bij uitstek in staat om samen met de cliënt op een integrale manier tot een zo optimaal mogelijke oplossing te komen

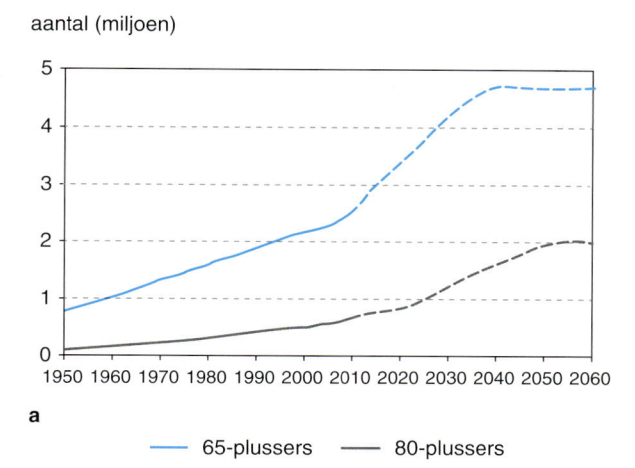

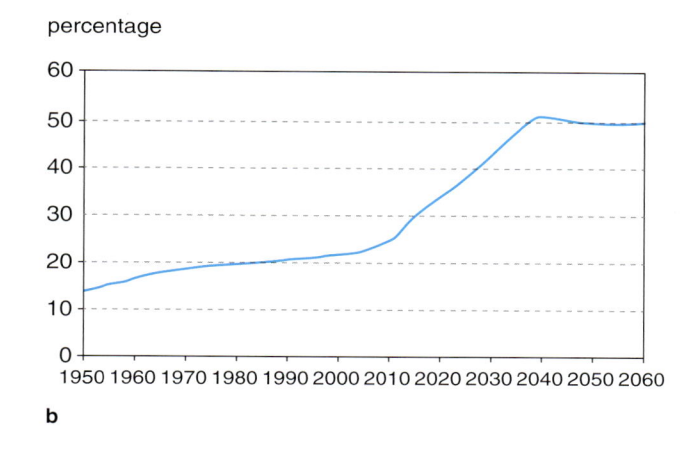

☐ **Figuur 11.1** a. Aantal 65- en 80-plussers in de periode 1950–2012 en prognose voor 2013–2060. b. Aantal 65-plussers als percentage van het aantal personen van 20–64 jaar in de periode 1950–2012 en prognose voor 2013–2060. Bron: Feiten en cijfers over volksgezondheid en zorg, Nationaal Kompas Volksgezondheid (2014)

voor de problemen in de fysieke en sociale omgeving, rekening houdend met de sociale omstandigheden en de betekenis van het dagelijks handelen in die omgeving. Hierbij is de inzet van technologie nadrukkelijk een belangrijke mogelijke oplossingsrichting. De ergotherapeut heeft brugfunctie tussen cliënt en technologie via handelings- en activiteitenanalyses (zie ►H. 23), maar ook steeds meer door een rol te spelen in het ontwikkelen en doorontwikkelen van technologische toepassingen (Jansens et al. 2016). De ergotherapeut redeneert steeds vanuit de mogelijkheden en behoeften van de cliënt.

Het integreren en adviseren van technologie in de vorm van hulpmiddelen is voor ergotherapeuten niet nieuw. Immers, adviseren is een van de enablement skills van de ergotherapeut. Adviseren is onderdeel van de competenties behandelen en begeleiden en adviseren aan derden (Verhoef en Zalmstra 2013).

De ergotherapeut adviseert niet alleen vanuit het individuele perspectief, aan de persoon en zijn/haar systeem, maar ook vanuit het sociale perspectief, aan een organisatie (een afdeling in een zorgorganisatie of gemeente) of een populatie (sociaal wijkteam).

Naast het adviseren van ondersteunende technologie is er voor de ergotherapeut ook een rol weggelegd bij het ontwikkelen en het implementatieproces van nieuwe technologie (Jansens et al. 2016). Idealiter werkt de ergotherapeut vanuit een *client-centered* benadering in een interdisciplinair team aan de innovatie van technologie. Gebruiksgemak en voldoen aan een behoefte van de zorgvrager zijn belangrijke slaagfactoren voor technologieadoptie in de zorg (Nieboer et al. 2014). Hierin kan de ergotherapeut een grote rol spelen. De volgende competenties zijn dan van belang: een open kritische blik en een open attitude ten aanzien van nieuwe toepassingen van technologie in de zorg, het meenemen van technologische toepassingen in het professioneel redeneren en het besluitvormingsproces, kennis hebben van en kunnen zoeken in relevante databases. Het gaat dan om zoeken zowel naar evidence als naar producten die op de markt verkrijgbaar zijn en naar technologische innovaties (Heijkers et al. 2015).

11.3 Het belang van technologie voor ergotherapie

Het belang van technologie in de zorg en met name hulpmiddelenzorg voor ergotherapie wordt onderstreept door de directeur van Ergotherapie Nederland:

» Ergotherapeuten zijn de experts in het mogelijk maken van zinvol dagelijks handelen. Dat doen we met de inzet van vele methoden, en uiteraard altijd vanuit, en samen mét de cliënt. Eén van die methoden, technieken of competenties zou ik hier toch weer eens extra in het zonnetje willen zetten, namelijk de inzet van hulpmiddelen door de ergotherapeut. Dat lijkt soms een wat ondergeschoven gebied te zijn, of te zijn geworden. Dat is mijns inziens onterecht. Op mijn reizen door het land en de bezoeken die ik afleg, zie ik dat veel ergotherapeuten zich bezighouden met het aanmeten, inpassen en opmeten van hulpmiddelen. Ik hoor ook de ergernis bij ergotherapeuten als bijvoorbeeld door functieverschuivingen andere professionals de taak krijgen hulpmiddelen aan te meten terwijl deze de noodzakelijke competenties missen (en alsnog de vraag bij de ergotherapeut komt!). Ik vraag me af hoe het nu zo is gekomen dat deze expertise schijnbaar wat minder aandacht krijgt. Is er vroeger juist te veel accent op deze activiteiten gelegd? Is het als minderwaardig ervaren? Ik ben benieuwd en ik heb me voorgenomen daar toch eens wat meer onderzoek naar te doen. Wat mij wederom duidelijk is geworden tijdens de Supportbeurs, is dat een goed hulpmiddel zeer bijdraagt aan de zelfredzaamheid van de cliënt en dat participatie erdoor wordt gestimuleerd. Het zinvol handelen wordt er vaak door (mede) mogelijk gemaakt. Het beleid van de overheid (langer zelfstandig thuis wonen, taken naar Wmo, de nieuwe Jeugdwet, om maar eens wat te noemen) zal het beroep op de expertise van de ergotherapeut verder doen toenemen; ook op de expertise betreffende de hulpmiddelen … (Bom 2014, pag.13).

11.4 Definities en begripsbepaling

Technologie in de zorg is een containerbegrip, een eenduidige definitie ontbreekt en er bestaan verschillende manieren om technologie in de zorg te categoriseren. De indeling kan gebaseerd zijn op de techniek die gebruikt wordt of op het toepassingsgebied (wie gebruikt het waar en voor welke doeleinden). Dit hoofdstuk hanteert, op basis van toepassing van de technologie, de volgende indeling.

- Ondersteunende technologie, deze kan individueel of door een groep gebruikt worden, om activiteiten en participatie mogelijk te maken. Hieronder vallen hulpmiddelen, robotica en domotica, maar ook allerlei smartphone-applicaties om bijvoorbeeld zelfmanagement te bevorderen.
- Zorg op afstand, oftewel eHealth, houdt in dat zorgvragers en zorgprofessionals gebruik maken van ICT-mogelijkheden voor het ontvangen en verlenen van zorg. Zorg op afstand kent verschillende toepassingen voor monitoring, consultatie en interventie, zoals het gebruik van sensoren en beeldschermverbindingen. Zorg op afstand kan intra- en extramuraal worden ingezet op verschillende terreinen, zoals *care* of welzijn, en binnen verschillende sectoren van de zorg.

Daarnaast kan technologie ook ingezet worden om een therapeutische interventie te ondersteunen. Voorbeelden hiervan zijn serious gaming, zoals het gebruik van de Wii als effectieve interventie voor senioren (Sparkes-Griffin 2013), activiteitenmeters en andere meetinstrumenten, maar ook elektronische cliëntdossiers of multidisciplinair overleg op afstand. ▶www.youtube.com

In de volgende paragrafen worden de verschillende technologiedomeinen gedefinieerd en nader toegelicht. Aan de hand van casuïstiek wordt de relevantie voor de ergotherapie toegelicht.

11.5 Ondersteunende technologie

Het begrip 'ondersteunende technologie', de Nederlandse vertaling van de Engelse term *assistive teckanhnology*, omvat verschillende soorten technologie.

11.5.1 Hulpmiddelen

De officiële definitie van een hulpmiddel, die ook in de ICF gehanteerd wordt, is volgens NEN-EN-ISO9999:

» ... elk product (inclusief apparaten, uitrusting, instrumenten en computerprogrammatuur), speciaal vervaardigd of algemeen verkrijgbaar, dat wordt gebruikt door of voor personen met functioneringsproblemen om te participeren, om lichaamsfuncties/anatomische eigenschappen en activiteiten te beschermen, ondersteunen, trainen, meten of vervangen; of om stoornissen, beperkingen of participatieproblemen te voorkomen (NEN 2012).

Dit betekent dat een hulpmiddel zowel eenvoudig als zeer geavanceerd kan zijn. Formeel vallen dus ook robots, domotica en apps onder de definitie van hulpmiddel. Deze worden echter apart besproken in dit hoofdstuk. Wanneer in dit hoofdstuk gesproken wordt over 'hulpmiddelen' worden hiermee de 'klassieke hulpmiddelen' bedoeld; concrete producten die tastbaar zijn en individueel ingezet worden ter bevordering van het dagelijks handelen.

ISO9999 verdeelt de hulpmiddelen in 12 hoofdcategorieën met elk weer twee sub-klassen:

- hulpmiddelen voor medische behandeling door persoon zelf;
- hulpmiddelen voor oefenen van vaardigheden;
- orthesen en prothesen;
- hulpmiddelen voor persoonlijke verzorging en bescherming;
- hulpmiddelen voor mobiliteit van personen;
- hulpmiddelen voor het huishouden;
- inrichtingselementen en aanpassingen voor woningen en andere gebouwen;
- hulpmiddelen voor communicatie en informatie;
- hulpmiddelen voor hanteren van voorwerpen en goederen;
- hulpmiddelen voor verbeteren van fysieke omgeving en belasting;
- hulpmiddelen voor werk en voor trainen van beroepscompetenties;
- hulpmiddelen voor ontspanning.

Er zijn in Nederland ongeveer 300.000 verschillende hulpmiddelen beschikbaar (Heerkens en Bougie 2014).

Het onderscheid tussen hulpmiddelen, handige producten en comfortproducten is aan het vervagen. Denk aan potopeners, e-bikes en mobiele telefoons voor senioren. Een grote groep hulpmiddelen wordt tegenwoordig zo ontworpen dat ze voor een breed publiek interessant zijn: het worden comfortproducten. Al dit soort producten worden hieronder kortweg 'hulpmiddelen' genoemd.

Hulpmiddelen sluipen langzaam het leven van de ouder wordende mens binnen. Het begint met comfortproducten zoals de elektrische fiets, een afstandsbediening voor de stekker in het stopcontact of allerlei apps die ons ergens aan helpen herinneren. Als er meer beperkingen optreden, kunnen hulpmiddelen ertoe bijdragen dat mensen langer zelfredzaam zijn, langer in de eigen woning blijven wonen en beter participeren in de maatschappij. Maar hulpmiddelen maken ook deel uit van het zorgproces, zowel extramuraal als intramuraal. Naast dat ze de zelfredzaamheid bevorderen, ondersteunen ze ook de professionals. Een bekend voorbeeld hiervan is de tillift.

Het gebruik van hulpmiddelen kan mensen zelfredzaam maken of houden en het beroep op zorg uitstellen of zelfs overbodig maken. Hulpmiddelen worden beschouwd als een krachtig middel om functiestoornissen en beperkingen te compenseren, te verminderen of zelfs op te heffen en het welbevinden van personen, hun activiteiten, participatie en maatschappelijke inclusie te bevorderen (WHO 2014). Hoewel er maar weinig wetenschappelijk onderzoek gedaan is naar de effecten van hulpmiddelen en er grote behoefte is aan meer onderzoek (Anttila et al. 2012), is de impact evident. Het belang van hulpmiddelen is voor de gebruikers zeer groot (NPCF 2015) en de toegang tot hulpmiddelen en ondersteunende technologie wordt beschouwd als een mensenrecht (VN 2006). De potentie van hulpmiddelen en ondersteunende technologie wordt op dit moment om verschillende redenen onvoldoende benut. Uit een onderzoek naar hulpmiddelenverstrekking bij personen met ALS bleek dat twee derde problemen rapporteerde bij het proces van hulpmiddelenverstrekking en woningaapassing. (Creemers et al. 2014).

Cliënten die een handelingsvraag hebben en in contact komen met de eerstelijns ergotherapeut of tweedelijnszorg worden wel geadviseerd over hulpmiddelen, maar de grote groep ouderen in een kwetsbare positie die niet bij deze professionals geraken, blijven verstoken van het advies over hulpmiddelen en doen zo onnodig een beroep op mantelzorg en/of professionele zorg. Verder zijn de recente veranderingen binnen de wet- en regelgeving voor de verstrekking van hulpmiddelen niet bevorderlijk. Hulpmiddelen worden in Nederland, afhankelijk van de zorg die de gebruiker ontvangt, de plaats waar hij verblijft en de problemen waarvoor hij een hulpmiddel nodig heeft, ofwel via de zorgverzekeringswet ofwel via de Wmo, het UWV of de Wlz vergoed. En de Wmo vermeldt anno 2015 expliciet dat de verstrekking van een individueel hulpmiddel (als onderdeel van maatwerkvoorzieningen) pas overwogen mag worden als de overige resultaatgebieden, zoals eigen kracht, mantelzorg of informele zorg en algemene voorzieningen, niet toereikend zijn om een (dreigend) participatieprobleem te voorkomen, te verminderen of op te heffen (Movisie 2015). Dit is bijzonder, aangezien een vaak simpel hulpmiddel de zelfredzaamheid en autonomie van de gebruiker enorm kan verhogen en de overbelasting van mantelzorgers en professionals kan tegengaan.

Hulpmiddelen
Het belang van hulpmiddelen is voor de gebruiker (zeer) groot. Er worden frequent moeilijkheden ervaren in het verstrekkingsproces van hulpmiddelen bij gebruikers met beperkingen en meer dan driekwart heeft hulp nodig bij het kiezen van een hulpmiddel. De beperkte keuzevrijheid wordt het vaakst als knelpunt genoemd (NPCF 2015). Een verkennend onderzoek naar de stand van zaken met betrekking tot de hulpmiddelenzorg in Nederland concludeert dat de gebruikers niet over voldoende onafhankelijke informatie over hulpmiddelen beschikken. De onderzoekers doen de aanbeveling de ontwikkeling en implementatie van richtlijnen en protocollen te forceren en 'randvoorwaarden voor een gezonde hulpmiddelenmarkt' te creëren. Er is te weinig inzicht in de effecten, zoals de (maatschappelijke) meerwaarde van hulpmiddelen (Bijsterveldt et al. 2015).

Zoals in de inleiding beschreven, is informeren over en uitproberen en adviseren van hulpmiddelen een gebruikelijke taak van de ergotherapeut binnen de competenties 'adviseren aan derden' en 'behandelen en begeleiden'.

Vlibank ▶www.vlibank.be geeft een overzicht en informatie over beschikbare hulpmiddelen op de Belgische markt. De Nederlandse Vilans Hulpmiddelenwijzer ▶www.hulpmiddelenwijzer.nl en Sjoboks ▶www.sjoboks.nl bieden onafhankelijke informatie over hulpmiddelengroepen met name voor de eindgebruiker. De Europese hulpmiddelendatabase Eastin ▶www.eastin.eu bundelt de gegevens afkomstig van meerdere nationale hulpmiddelendatabanken en maakt deze beschikbaar in alle Europese talen.

Box 11.1

Programmalijn Ondersteunende Technologie
De EIZT ▶www.innovatiesindezorg.eu Programmalijn Ondersteunende Technologie is een onderzoeksgroep die zich richt op de volgende doelen:
1. Toegankelijke en onafhankelijke informatie over ondersteunende technologie en diensten bevorderen voor zowel personen met een beperking als professionals en andere stakeholders.
2. Partner zijn in de ontwikkeling van ondersteunende technologie.
3. Verbeteren van het verstrekkingsproces van hulpmiddelen.
4. Onderzoeken van bruikbaarheid, effecten en kwaliteit van ondersteunende technologie (bijvoorbeeld de bruikbaarheid van diverse soorten armondersteuningen).
5. Onderzoek naar de inbedding van ondersteunende technologie in de zorg, het onderwijs en de maatschappij (bijvoorbeeld het optimaliseren van de levering en instructie, training en gebruik, nazorg en evaluatie van communicatie-ondersteunende hulpmiddelen en compenserende dyslexiehulpmiddelen).
6. Ontwikkelen en verzorgen van training en scholing op het gebied van ondersteunende technologie.
▶www.facebook.com

Jamilla
Jamilla is 7 jaar; ze is door cerebrale parese niet in staat om te praten en motorisch fors beperkt. Jamilla kan niet lopen en maakt gebruik van een elektrische rolstoel met hoofdbesturing. School en ouders hebben de indruk dat Jamilla wel beschikt over voldoende intelligentie om te kunnen communiceren, maar dat dit door haar motorische beperkingen niet mogelijk is. De ergotherapeut en logopedist gaan samen onderzoeken welke communicatiemogelijkheden Jamilla nog wel heeft. Het bedienen van knoppen blijkt helaas niet mogelijk, maar Jamilla geeft wel de indruk symbolen te begrijpen. Ze proberen een communicatie-ondersteunend hulpmiddel (COH) met oogbesturing uit en na lang oefenen blijkt het dat Jamilla hiermee kan communiceren. Ze kan steeds meer symbolen herkennen en effectief gebruiken, waardoor haar woordenschat groter wordt. Na verloop van tijd begint ze ook symbolen te combineren, waardoor ze zinnen kan maken. Er gaat een wereld voor haar open. Het COH maakt het mogelijk dat ze interactie heeft met haar omgeving en haar gevoelens kan uiten. Het COH is vergoed door de ziektekostenverzekeraar.

De heer Pieters

De heer Pieters mist na een ongeval zijn linkerarm. Thuis voert hij activiteiten eenhandig uit. Meneer Pieters is jaren geleden gerevalideerd, maar toen ging men uit van tweehandig werken met een prothese. Hij komt via de huisarts bij de eerstelijns ergotherapeut vanwege praktische problemen bij het uitvoeren van activiteiten. De ergotherapeut inventariseert samen met meneer Pieters bij welke activiteiten hij problemen ervaart en welke oplossingen hij zelf al bedacht heeft. Vervolgens worden verschillende kleine hulpmiddelen uitgeprobeerd die geschikt zijn voor eenhandig gebruik, zoals een antislipmatje, een bordrand en een kiepmes. Hierdoor kan meneer Pieters veel beter handelen in het dagelijks leven. Ook draagt de ergotherapeut oplossingen aan voor op het werk, zoals een eenhandig toetsenbord. Hiertoe schrijft zij een advies, gericht aan het UWV.

11.5.2 Robotica

Robots die huishoudelijke taken overnemen, zoals stofzuigen, ramen wassen, of gras maaien, zijn al een tijd op de markt. Een beloftevolle ontwikkeling is de toepassing van robots in de zorg. Met in het achterhoofd de vergrijzende bevolking kunnen robots de aanvullende 'handen' aan het bed leveren (Witte 2008). Er zijn op dit moment echter nog maar weinig zorgrobots die commercieel verkrijgbaar zijn en op ruime schaal ingezet worden in de zorg.

Voor een doelgerichte toepassing van robotica in de zorg moeten bestaande prototypes samen met de eindgebruikers doorontwikkeld worden en moeten er interventies ontwikkeld worden. Een voorbeeld is de ontwikkeling van drie betekenisvolle interventies met Paro in de intramurale psychogeriatrische ouderenzorg in co-creatie met professionals en overige betrokkenen (Bemelmans et al. 2013). Bij de ontwikkeling van zorgrobots is het belangrijk de wensen en behoeften van verzorgers én zorgvragers bepalend te laten zijn in het ontwerpproces (Royakkers et al. 2012). Ergotherapeuten kunnen een rol spelen in het ontwikkelproces, door bijvoorbeeld de doelgroep in kaart te brengen, activiteitenanalyses te maken en de toepassingen te evalueren.

Robots in de zorg kunnen ingedeeld worden naar de rol die ze vervullen. De robot als verzorger, als toezichthouder, als sleutel tot autonomie en als gezelschap (Royakkers et al. 2012). De eerste drie worden ook wel 'servicerobots' genoemd, de laatste 'sociale robots'.

- Een servicerobot voert taken uit voor mensen. Dit kunnen huishoudelijke taken zijn, zoals stofzuigen of grasmaaien, of de robot als een soort butler die de deur opent en iets te drinken haalt. Een voorbeeld is de robot die ontwikkeld wordt in het kader van het project Accompany. ▶ www.zuyd.nl.
- Een sociale robot; de bekendste en succesvolste sociale robot is Paro. Paro is een knuffelzeehond, ontwikkeld in Japan en sinds 2003 verkrijgbaar op de Nederlandse markt. Uit een effectiviteitsstudie bleek dat Paro duidelijk effectief is voor interventies met een therapeutisch doel (Bemelmans et al. 2015). Paro wordt momenteel vooral intramuraal ingezet met als doel de positieve effecten en voordelen van dierondersteunde therapie (*animal-assisted therapy*) voor cliënten met psychogeriatrische problematiek beter toegankelijk te maken. ▶ www.parorobot.com.
- Daarnaast kan een robot ingezet worden ter bevordering van bewegen voor ouderen of voor therapeutische doeleinden. Voorbeeld is het exoskelet dat mensen met een dwarslaesie ondersteunt bij het lopen. ▶ www.youtube.com.

Er is nog weinig onderzoek gedaan naar de effectiviteit van robots in de zorg. Het is dan ook nog een uitdaging om robottechnologie kosteneffectief te maken. Dit vergt jarenlange innovatietrajecten die binnen de zorg moeilijk te financieren zijn (Royakkers et al. 2012). Een van de belemmeringen voor toepassing is dat de implementatie op de werkvloer ook voor robots niet vanzelfsprekend is. De toenemende inzet van zorgrobots stelt andere eisen aan de competenties van verzorgers. De taken en verantwoordelijkheden veranderen (Royakkers et al. 2012).

Er is zowel bij de professionals als bij de zorgvragers nog veel weerstand tegen de inzet van robots. Een belangrijk aandachtspunt is de vraag in hoeverre er in het huidige en toekomstige zorgsysteem ruimte is om te 'zorgen'. De inzet van zorgrobots vraagt om een discussie over wat onder zorg wordt verstaan, met aspecten als wederkerigheid, empathie en de rol die technologie daarbij kan vervullen. Hieronder volgen voorbeelden van robotica vanuit de diverse handelingsgebieden op het niveau van cliënt, organisatie en populatie, waarbij de rol van de ergotherapeut wordt geïllustreerd.

Stichting 'Zorgen voor elkaar'

In de kleinschalige woonvorm van deze stichting is er in de late middag veel onrust. Bewoners vertonen roepgedrag en willen naar 'huis' om te koken of naar de kinderen die uit school komen. Hierdoor worden de andere bewoners ook onrustig, waarbij één bewoner zelfs agressief reageert. De teamleider benoemt de vraagstelling tijdens een teamvergadering. Gezamenlijk bespreken ze de mogelijkheden en de aanpak. De ergotherapeut observeert samen met de gedragsdeskundige het gedrag, interviewt enkele familieleden en zorgprofessionals en brengt zo de vraagstelling meer specifiek in kaart. Besloten wordt om uit te proberen of Paro de zeehondrobot de bewoners af kan leiden en rust kan geven. Paro wordt bekostigd uit het eigen budget van de woonvorm. Bewoners reageren allen positief op Paro, voelen zich gezamenlijk verantwoordelijk om voor hem te zorgen en de onrust vermindert aanzienlijk. De ergotherapeut adviseert Paro aan te schaffen en schrijft een instructie en een implementatieplan voor de inzet van Paro. Paro wordt als interventie beschreven in de individuele zorgdossiers en geëvalueerd tijdens de teambesprekingen. Later wordt Paro ook in de ochtend ingezet om bewoners te kalmeren voordat persoonlijke verzorging plaatsvindt. Dit is namelijk voor een aantal bewoners een stressvol begin van de dag.

Ylja

Ylja is 4 en heeft een autismespectrumstoornis. Haar ouders krijgen vrijwel geen contact met haar. In de eerstelijnspraktijk voor ergotherapie wordt gezamenlijk gekeken naar mogelijke ingangen om contact met haar te krijgen als uitgangspunt voor verdere groei en ontwikkeling. Er worden diverse mogelijkheden bekeken, waaronder de therapierobot KASPAR. KASPAR wordt als onderdeel van de ergotherapie ingezet ter bevordering van de interactie ontwikkeling van Ylja. Interactie met KASPAR ervaart Ylja als laagdrempelig, speels en motiverend. De reacties van KASPAR zijn voorspelbaar en betrouwbaar, terwijl contact met mensen vaak stress en spanning oplevert voor haar. Na een paar maanden kan Ylja al gezichtsuitdrukkingen herkennen, zoals 'gelukkig', en reageert ze wanneer KASPAR 'pijn' heeft.

Joost

Joost heeft een progressieve spierziekte en woont zelfstandig. Hij werkt als inkoper bij een groot bedrijf. Hij maakt gebruik van een elektrische rolstoel. Joost heeft steeds meer moeite met het optillen van zijn armen en raakt daardoor snel vermoeid bij werken achter de computer, tillen van klappers, vasthouden van de telefoonhoorn enzovoort. Via de bedrijfsarts komt hij bij de re-integratieconsulent (ergotherapeut) terecht. Uit de analyse blijkt dat hij ook thuis moeite heeft met diverse activiteiten zoals eten klaarmaken, het openen/afsluiten van de deur en de was doen. De ergotherapeut schakelt een bedrijf in dat gespecialiseerd is in dynamische armondersteuningen en robotarmen. Gezamenlijk wordt gekeken op welk niveau de activiteiten uitgevoerd kunnen worden met een dynamische armondersteuning en wordt een dynamische armondersteuning op de rolstoel gekozen. De firma bepaalt het model en installeert het hulpmiddel, nadat de ergotherapeut een advies heeft geschreven om voor vergoeding in aanmerking te komen bij de zorgverzekeraar. De ergotherapeut traint zowel thuis als op het werk de activiteiten met de nieuwe armondersteuning nadat deze verstrekt is ▶ www.youtube.com.

Mevrouw Polanski

De Wmo-consulent (ergotherapeut) komt bij mevrouw Polanski (87 jaar) thuis voor 'het gesprek'. Uit dit gesprek blijkt dat mevrouw moeite heeft met het schoonmaken van haar huis. Mevrouw woont in een gelijkvloerse woning zonder drempels. Ze heeft geen naaste familie in de buurt wonen die hulp kan bieden. Samen met de Wmo-consulent wordt de vraagstelling in kaart gebracht. Mevrouw Polanski kan nog wekelijks stof afnemen binnen heup- en schouderhoogte. Het stofzuigen, ramen wassen en dweilen is te zwaar. Hiervoor krijgt mevrouw professionele hulp. De frequentie kan beperkt blijven doordat mevrouw een robotstofzuiger van haar zoon krijgt. Mevrouw behoudt haar zelfstandigheid en bespaart op de eigen bijdrage voor de huishoudelijke hulp. Om valincidenten te voorkomen, adviseert de ergotherapeut de robot 's nachts te laten stofzuigen.

Wijkcentrum

Het sociale wijkteam dat bestaat uit een bewoner, de wijkverpleegkundige, de fysiotherapeut, de praktijkondersteuner, de ergotherapeut en de maatschappelijk werker, bespreekt de gang van zaken in het wijkcentrum. Het wijkcentrum, gelegen in een wijk met een lage sociaal economische status, is een groot succes. Alleenstaanden, ouderen en mensen uit het nabijgelegen asielzoekerscentrum bezoeken het centrum regelmatig. Opvallend is dat veel bezoekers overgewicht hebben. Het team wil mensen motiveren om meer te bewegen met leuke activiteiten. Al pratende kwam men op het idee om een paar zaken uit te proberen: Zora, een robot die gymoefeningen en dansjes kan voordoen, *serious gaming* met projecties op de vloer en een echte Wii-battle.

11.5.3 Domotica

Domotica (oftewel huisautomatisering) is een verzamelnaam voor technologie die ingezet wordt in en om het huis, met als doel het verbeteren van de kwaliteit van wonen (en leven). Het gaat om technologie waarmee je bijvoorbeeld op afstand verlichting aan en uit kunt zetten, of automatisch gordijnen en deuren kunt openen en sluiten. Maar domotica kan ook gebruikt worden om zorgdiensten van buitenaf te ondersteunen. Domotica helpt zelfstandig wonen mogelijk te maken. Het gaat vaak om een combinatie van omgevingsbewuste sensoren en actoren waarmee zaken in de woning automatisch kunnen worden geregeld of bediend. ▶ www.youtube.com.

Onder domotica vallen ook systemen die gebruik maken van sensoren die bijvoorbeeld bewegingen registreren. Hierdoor kan domotica gebruikt worden om zorg op afstand te verlenen. Als er lange tijd geen beweging in de woning wordt waargenomen, geven deze een signaal aan een meldkamer in een zorgorganisatie of bij een mantelzorger. Sensoren worden ook gebruikt voor het tijdig signaleren van mogelijke crisissituaties via leefstijlmonitoring. Leefstijlmonitoring (en ook leefpatroonmonitoring) geeft inzicht in langzame veranderingen in het dagelijks activiteitenpatroon. Sensoren in de woning en een computerprogramma geven informatie over het functioneren van de thuiswonende oudere. De mantelzorger en betrokken zorgmedewerker kunnen deze informatie op afstand bekijken via een app. Het dagelijks activiteitenpatroon van de oudere kan op deze manier 24 uur per dag worden gevolgd.

Leefstijlmonitoring wordt vooral toegepast bij alleenwonende mensen met dementie. Het geeft zorgmedewerkers en andere betrokkenen, zoals familie, een beter beeld van de actuele situatie. Het systeem maakt het mogelijk om te monitoren zonder camera's als aanvulling op bezoeken aan huis. Een crisissituatie wordt zo vaak eerder gesignaleerd, waardoor sneller ingegrepen kan worden. Leefstijlmonitoring is echter meestal niet geschikt voor het signaleren van noodsituaties zoals een valpartij, en wordt nog niet vergoed. ▶ www.domoticawonenzorg.nl.

Hieronder volgen voorbeelden van domotica vanuit de diverse handelingsgebieden op het niveau van cliënt, organisatie en populatie, waarbij de rol van de ergotherapeut wordt geïllustreerd.

Shakira
Shakira heeft een spastische parese. Als gevolg daarvan is ze geheel rolstoelafhankelijk en is de arm/handfunctie beperkt. Toen Shakira zelfstandig ging wonen, heeft de ergotherapeut advies gegeven over de woningaanpassing en domotica. Door domotica kan Shakira de voordeur openen met een druk op een knop. Als het schemerig wordt, gaan de gordijnen automatisch dicht en gaat de basisverlichting aan. Als Shakira de deur uitgaat, kan ze door een druk op de knop alle verlichting uitschakelen met uitzondering van een schemerlamp. De tv, waterkoker en kookplaat schakelen ook automatisch uit. Nu vergeet Shakira dat niet snel, maar voor de veiligheid is dit wel handig.

Mevrouw Van Rijn
Mevrouw Van Rijn heeft dementie. Ze heeft vaak last van een urineweginfectie. Dit kan leiden tot een delier, een toestand van extreme verwardheid die een negatieve invloed heeft op de dementie. Een urineweginfectie is goed te bestrijden met antibiotica, maar dat gebeurt nu vaak te laat. Mevrouw meldt de klachten zelf niet. Als mevrouw Van Rijn een blaasontsteking heeft, gaat ze veel vaker naar het toilet. Via leefstijlmonitoring krijgt haar dochter een signaal als mevrouw vaker naar het toilet gaat, zodat zij samen met haar moeder naar de huisarts kan gaan. Mevrouw Van Rijn heeft deze voorziening zelf betaald, het verzoek tot vergoeding is zowel door de zorgverzekeraar als door de Wmo afgewezen.

De heer De Vries
De heer De Vries heeft dementie en in zijn huis is al enige tijd een leefstijlmonitoringsysteem geïnstalleerd. In de loop van het dementieproces ontstaat namelijk vaak een verstoord slaap-waakritme, waardoor iemand 's nachts door de woning kan gaan dwalen. Het is bekend dat dit zal gaan gebeuren, maar niet precies wanneer. Om te voorkomen dat meneer De Vries al maanden dwaalt voordat de betrokkenen het in de gaten krijgen, is het systeem geïnstalleerd. Leefstijlmonitoring signaleert dit dwalen door de woning of zelfs buiten vroegtijdig, omdat het afwijkt van het normale leefpatroon.

11.5.4 Apps

Apps kunnen gebruikt worden ter ondersteuning van zelfredzaamheid en participatie. Grote voordelen van apps zijn de meeneembaarheid (Waite 2012), de grote variatie en dat ze in tegenstelling tot klassieke hulpmiddelen niet als stigmatiserend ervaren worden. Er zijn vele zorg-apps te downloaden, uit gegevens van Vilans wel 120.000. Standaard-apps die niet speciaal ontwikkeld zijn voor mensen met een beperking maar die wel heel handig kunnen zijn, zijn bijvoorbeeld een app die werkt als een vergrootglas, een app die gesproken taal omzet in schrift of juist andersom, die geschreven taal voorleest, een app waarmee je de thermostaat kunt bedienen of de voordeur kunt openen. Ook zijn er apps die speciaal ontwikkeld zijn voor mensen met een beperking, zoals reis-apps voor mensen met een verstandelijke beperking, een activiteitenweger voor mensen die door pijn- en/of vermoeidheidsklachten moeite hebben met het plannen van dagelijkse activiteiten binnen hun energiegrenzen en communicatie-ondersteunende apps. Voor meer informatie over de toepassing van tablets, apps en waar voor ergotherapeuten handige apps zijn te vinden, zie Aftel en collega's (2011), Waite (2012), Hoesterey en Chappelle (2012). Er is ook een boek dat beschrijft hoe iPads en apps aangepast en toegankelijk gemaakt kunnen worden (Balkom et al. 2012). De Vilans Appcheck beoordeelt of een zorg-app die je wilt gebruiken of adviseren veilig is ▶ www.vilans.nl.

Monique
Monique Bruin heeft een lichte verstandelijke beperking en wil graag in een winkel werken. Haar jobcoach heeft een baan voor haar gevonden in een drogisterij in de verderop gelegen stad. Monique wil graag net als ieder ander zelfstandig naar het werk reizen. Maar de afstand is te ver om te fietsen. De ergotherapeut analyseert de vraagstelling en concludeert dat Monique prima kan reizen met het openbaar vervoer. Alleen is hiervoor training noodzakelijk. Een vrijwilliger van de zorgorganisatie waar Monique woont oefent met haar. Monique kan prima zelfstandig reizen, maar raakt in paniek als er iets onverwachts gebeurt. Ook vinden haar ouders het erg spannend dat Monique zelfstandig op pad gaat. Met Go-ov ▶ www.go-ov.nl en Blue Assist ▶ www.blueassist.eu kan Monique haar reis plannen en krijgt ze informatie als de reis anders verloopt dan gepland. Hier zijn hulpvragen voorgeprogrammeerd die ze aan medereizigers kan laten lezen als ze in paniek raakt. Tot slot krijgen haar ouders een seintje als Monique op haar bestemming is aangekomen en kunnen ze haar traceren als de reis anders verloopt dan gepland.

Lars
Lars de Groot is 17 jaar, een echte puber met ADHD. Als gevolg van de ADHD is hij erg chaotisch en vergeet hij regelmatig dingen. Als hij zijn medicatie te laat neemt, neemt ook de chaos in zijn hoofd toe en functioneert hij

minder op school. Lars wil geen hulpmiddelen gebruiken die opvallen. Samen met de ergotherapeut heeft Lars geïnventariseerd welke hulpmiddelen voor hem wel acceptabel zijn. Hij vindt het geen probleem om zijn smartphone te gebruiken als hulpmiddel. Lars gebruikt nu een app die hem herinnert om zijn medicatie te nemen en een app waarin hij kan noteren wat hij niet mag vergeten. Daarnaast maakt hij gebruik van de agendafunctie en een checklist van aandachtspunten voor hij naar school gaat.

11.6 Zorg op afstand en eHealth

eHealth en zorg op afstand zijn brede begrippen. Er zijn diverse definities en een goede afbakening is moeilijk te maken.

» eHealth is het gebruik van nieuwe informatie- en communicatietechnologieën, en met name internettechnologie, om gezondheid en gezondheidszorg te ondersteunen of te verbeteren (Krijgsman et al. 2014).

Bij zorg op afstand maken zorgvragers en zorgprofessionals gebruik van eHealth-mogelijkheden voor het ontvangen en verlenen van zorg. Zorg op afstand kent verschillende toepassingen voor monitoring, consultatie en behandeling, zoals het gebruik van sensoren en beeldschermverbindingen. Zorg op afstand kan intra- en extramuraal worden ingezet op verschillende terreinen zoals *care* of welzijn, en binnen verschillende sectoren van de zorg.

Jaarlijks voeren NICTIZ en het NIVEL in opdracht van het ministerie van Volksgezondheid, Welzijn en Sport de eHealth-monitor uit (Krijgsman et al. 2014).

Box 11.2

eHealth-monitor
NICTIZ en NIVEL onderscheiden zes toepassingsgebieden in de eHealth-monitor.

Het zoeken en bijhouden van gezondheidsinformatie
Dit thema omvat zaken die de zorggebruiker zelf kan doen in zijn eigen leefomgeving. Denk hierbij aan het gebruik van internet en mobiele apps voor digitale zelftests, het zelf bijhouden van gegevens over de gezondheid of het deelnemen aan een online discussiegroep met lotgenoten.

Communicatie tussen zorggebruiker en zorgverlener
In dit thema staan vormen van online communicatie tussen zorggebruiker en zorgverlener centraal. Hieronder vallen het online maken van afspraken met of het stellen van vragen aan de zorgverlener. Ook online inzage in het dossier van de zorgverlener (inclusief eventuele aanvullingen door de patiënt) wordt binnen dit thema besproken.

Online behandeling
Voorbeelden van online behandeling zijn online behandeling door de fysiotherapeut, vormen van online hulp zoals aangeboden door psychiaters en ook telemonitoring, waarbij een patiënt op afstand onder controle is bij een zorgverlener.

Begeleiding op afstand
Dit thema omvat inzet van eHealth-toepassingen voor begeleiding op afstand bij zorggebruikers thuis of in verpleeg- of verzorgingsinstellingen. Denk hierbij aan toezichthoudende technieken, sleuteloplossingen, personenalarmering, inzet van medicijndispensers en beeldcontact tussen patiënt en zorgcentrale.

Elektronische dossiervoering voor zorgverleners
Dit thema gaat over het gebruik van elektronische patiënten- of cliëntendossiers (EPD/ECD) door de zorgverlener. Hierin vindt de registratie van patiëntgegevens plaats. Ook kunnen EPD's en ECD's automatische waarschuwingen genereren, bijvoorbeeld over mogelijke interacties tussen geneesmiddelen.

Elektronische communicatie tussen zorgverleners
Dit thema gaat in op elektronische communicatie tussen zorgverleners. Omdat de patiënt tijdens het zorgproces te maken kan krijgen met meerdere zorgverleners, wisselen zorgverleners veel informatie uit, zoals verwijsbrieven en behandelverslagen. Daarnaast zijn er digitale mogelijkheden om advies te vragen aan collega-zorgverleners (teleconsultatie). (Krijgsman et al. 2014)

Box 11.3

Zorgorganisatie Avondschoon
In zorgorganisatie Avondschoon worden nog steeds vrijheidsbeperkende middelen toegepast, zoals een Zweedse band en onrusthekken. Hiervoor is de organisatie door de Inspectie voor de Gezondheidszorg op de vingers getikt en negatief in het nieuws gekomen. De directie wil de vrijheidsbeperkende maatregelen terugdringen en het keurmerk voor fixatievrije zorgorganisatie behalen. Hiervoor stelt ze een projectteam samen met een zorgmanager, psycholoog en ergotherapeut. Aan de ergotherapeut wordt gevraagd om advies te geven over mogelijke alternatieven voor vrijheidsbeperkende maatregelen, hun toepassingsmogelijkheden, indicaties en contra-indicaties en een inschatting van de kosten. Hierbij heeft zij ook een rangschikking gemaakt van minder naar meer ingrijpende maatregelen. De geadviseerde alternatieven lopen uiteen van een extra laag bed en valmat tot camerabewakingssystemen.

> **Box 11.4**
>
> **ParkinsonNet**
> Een voorbeeld van eHealth die integrale zorg bevordert, is het ParkinsonNet. Dit is een in Nederland ontwikkeld community-based professioneel netwerk dat opereert via internet. Binnen het netwerk werken professionals die patiënten met Parkinson behandelen nauw samen. Vooral neurologen, fysiotherapeuten, ergotherapeuten, logopedisten, oefentherapeuten, diëtisten en verpleegkundigen nemen deel, maar ook huisartsen en thuiszorg. Zodoende is een goede onderlinge afstemming van de behandelingen binnen de zorgketen mogelijk.

11.7 Advisering van ondersteunende technologie

Het adviseren van ondersteunende technologie past in het takenpakket van een ergotherapeut, zowel op individuele basis als aan groepen of organisaties. Het adviesproces dat steeds wordt doorlopen kent een aantal stappen. Ter ondersteuning hiervan bestaan diverse (ergotherapeutische) proces- en inhoudsmodellen, die allemaal hun basis vinden in het HEART-onderzoek (Witte et al. 1995; Cowan en Turner-Smith 1999; Andrich et al. 2013). Een aantal modellen wordt hieronder kort toegelicht.

11.7.1 Procesbeschrijving hulpmiddelenzorg

In Nederland is de *Procesbeschrijving hulpmiddelenzorg* (NICTIZ 2005) algemeen geaccepteerd als model om de hele keten van activiteiten in de hulpmiddelenzorg in beeld te brengen, van het signaleren van de vraagstelling tot aan de evaluatie van het gebruik van het geleverde hulpmiddel (zie fig. 11.2). De activiteiten zijn uitgewerkt in acties van cliënt en acties van zorgdeskundigen. De procesbeschrijving creëert eenheid van taal, een voorwaarde voor optimale communicatie en informatie-uitwisseling tussen partijen. Vanuit het oogpunt van vraaggerichtheid in de hulpmiddelenzorg is het perspectief van de cliënt leidend.

11.7.2 Basisrichtlijn hulpmiddelenzorg

In 2008 stelde minister Klink van Volksgezondheid, Welzijn en Sport dat de cliënt recht heeft op de 'meest adequate oplossing'. Om dat te realiseren wordt gezocht naar de perfecte match tussen dat wat een persoon wil, kan en mag (in termen van beoogd functioneren) en dat wat het hulpmiddel hem/haar kan bieden. Dat betekent dat bij het verstrekken van hulpmiddelen niet het hulpmiddel, maar het functioneren van de cliënt centraal komt te staan (kanteling van zorg). Het ministerie van VWS heeft subsidie verleend voor het ontwikkelen van een basisrichtlijn. Alle partijen (financiers, hulpmiddelenfabrikanten en -leveranciers, verwijzers, behandelaars, cliëntenorganisaties) hebben hieraan deelgenomen met als resultaat de *Basisrichtlijn hulpmiddelenzorg*. Dit is een basisraamwerk dat gebruikt kan worden bij de ontwikkeling van specifiekere protocollen voor verschillende hulpmiddelensoorten (Heerkens et al. 2010).

11.7.3 Ergotherapeutisch adviesmodel

Veld en collega's (2016) ontwikkelden het ergotherapeutisch adviesmodel (zie fig. 11.3) waarin de verschillende activiteiten voor de ergotherapeut onderscheiden worden binnen het totale adviestraject.

Het adviesmodel is gebaseerd op een algemene procesbeschrijving van methodisch werken dat start met een vraag en uit de daarop volgende fasen bestaat: analyse – definitie – ontwerp – voorbereiding – uitvoering – evaluatie – nazorg. De uitwerking kent een specifieke invulling vanuit ergotherapeutisch oogpunt. Het adviseren door ergotherapeuten gaat over doen, dagelijks handelen, het uitvoeren van dagelijkse activiteiten, participatie en sociale inclusie. Een ergotherapeutisch advies is *occupation-based*.

11.7.4 Procesmodel Adviseren van Hulpmiddelen (PAH)

Ten behoeve van het onderwijs is het Procesmodel Adviseren van Hulpmiddelen (PAH) ontwikkeld (Driessen en Schendzielorz 2015, zie fig. 11.4). Het PAH is een procesmodel dat ondersteunt bij het professioneel redeneren tijdens het effectief adviseren van hulpmiddelen in verschillende contexten.

11.7.5 Matching Person and Technology-model (MPT-model)

Specifieke kennis van de ergotherapeut concentreert zich rond de vertaling van het functioneel programma van eisen naar het technisch programma van eisen. Hiertoe is kennis van de mens, zijn omgeving en de activiteiten die hij wil uitvoeren nodig maar ook technische kennis van producten en producteigenschappen. Ergotherapeuten maken een match tussen de persoon en de technologie. Marcia Scherer ontwikkelde hiervoor het *Matching Person and Technology (MPT)-model* (Scherer en Craddock 2002; zie fig. 11.5. Voor een goede matching zijn een aantal op dit model gebaseerde assessments beschikbaar. ▶ www.youtube.com

Naast bovenstaande modellen is er een lijst met aandachtspunten voor het selecteren van hulpmiddelen, ontwikkeld door Vilans (zie tab. 11.1).

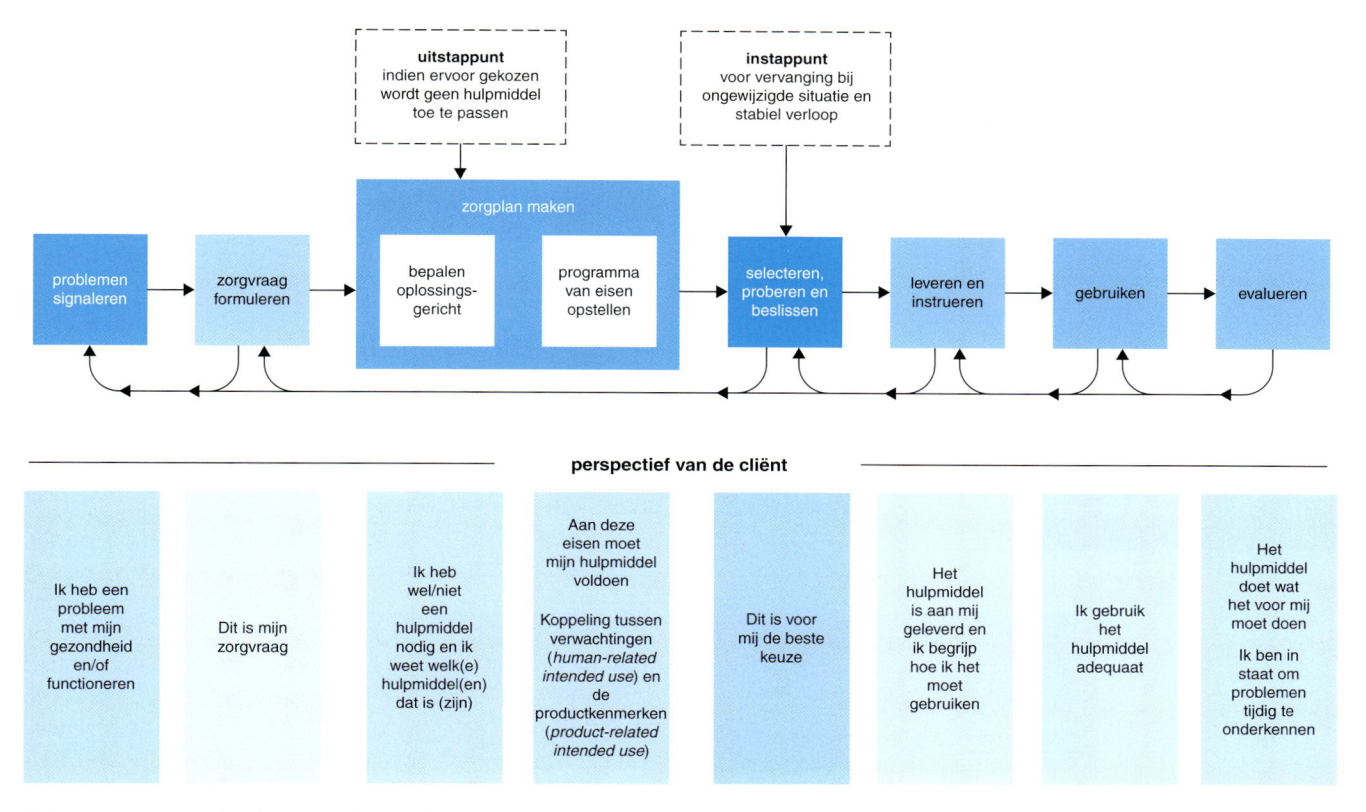

11.7 · Advisering van ondersteunende technologie

uitstappunt
indien ervoor gekozen wordt geen hulpmiddel toe te passen

instappunt
voor vervanging bij ongewijzigde situatie en stabiel verloop

zorgplan maken

problemen signaleren → zorgvraag formuleren → bepalen oplossingsgericht → programma van eisen opstellen → selecteren, proberen en beslissen → leveren en instrueren → gebruiken → evalueren

perspectief van de cliënt

- Ik heb een probleem met mijn gezondheid en/of functioneren
- Dit is mijn zorgvraag
- Ik heb wel/niet een hulpmiddel nodig en ik weet welk(e) hulpmiddel(en) dat is (zijn)
- Aan deze eisen moet mijn hulpmiddel voldoen. Koppeling tussen verwachtingen (*human-related intended use*) en de productkenmerken (*product-related intended use*)
- Dit is voor mij de beste keuze
- Het hulpmiddel is aan mij geleverd en ik begrijp hoe ik het moet gebruiken
- Ik gebruik het hulpmiddel adequaat
- Het hulpmiddel doet wat het voor mij moet doen. Ik ben in staat om problemen tijdig te onderkennen

◼ Figuur 11.2   Procesbeschrijving Hulpmiddelenzorg. Bron: NICTIZ (2005)

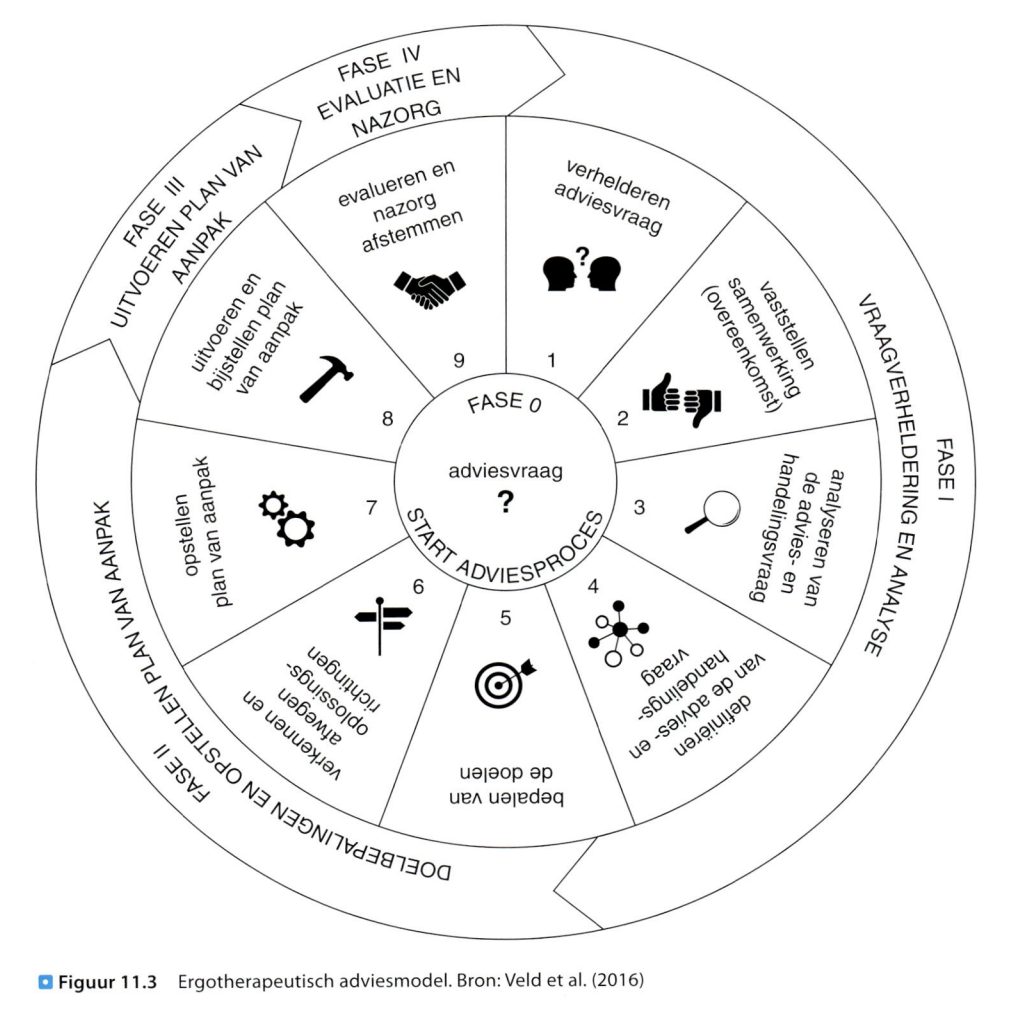

FASE 0 – START ADVIESPROCES – adviesvraag ?

FASE I – VRAAGVERHELDERING EN ANALYSE
1. verhelderen adviesvraag
2. vaststellen samenwerking (overeenkomst)
3. analyseren van de advies- en handelingsvraag
4. definiëren van de advies- en handelingsvraag

FASE II – DOELBEPALINGEN EN OPSTELLEN PLAN VAN AANPAK
5. bepalen van de doelen
6. verkennen en afwegen oplossingsrichtingen
7. opstellen plan van aanpak

FASE III – UITVOEREN PLAN VAN AANPAK
8. uitvoeren en bijstellen plan van aanpak

FASE IV – EVALUATIE EN NAZORG
9. evalueren en nazorg afstemmen

◼ Figuur 11.3   Ergotherapeutisch adviesmodel. Bron: Veld et al. (2016)

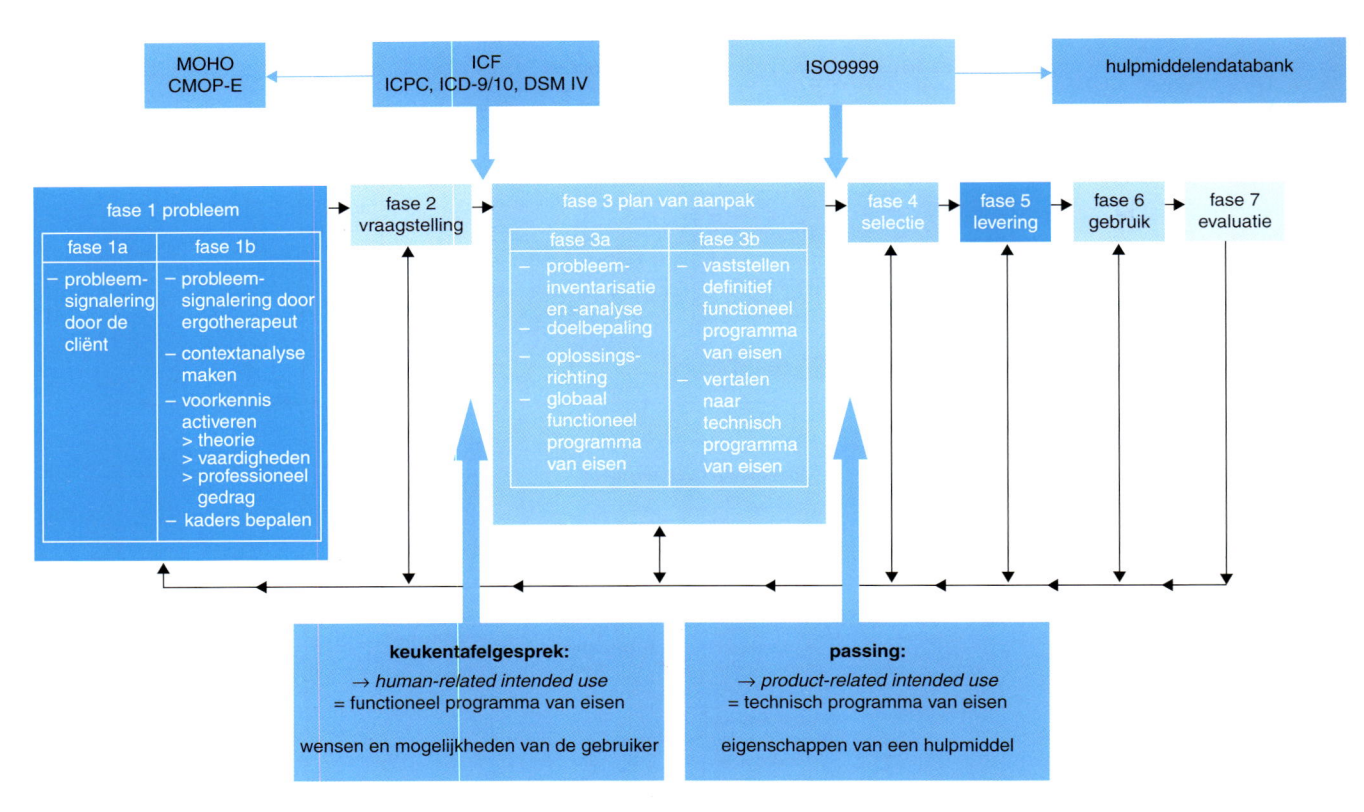

Figuur 11.4 PAH model. Bron: Driessen en Schendzielorz (2015)

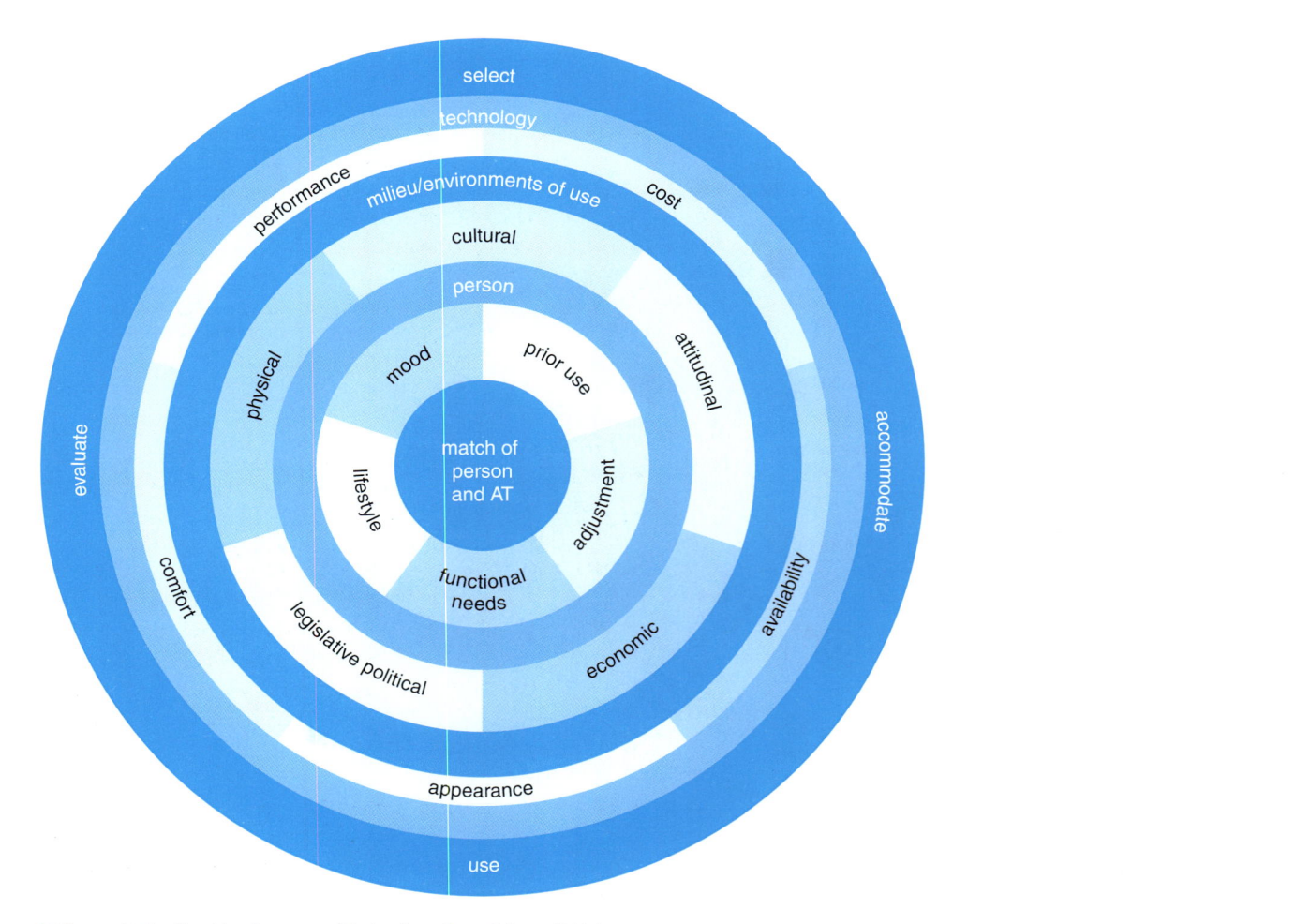

Figuur 11.5 Matching Person and Technology. Bron: Scherer (2005)

◻ Tabel 11.1 Aandachtspunten voor de aanschaf van een hulpmiddel. Naar: Vilans (z.j.a)

	Aandachtspunt	Toelichting
1	Wat is het probleem?	Beschrijf het probleem. Wat is de frequentie? Is het tijdelijk of permanent? Is er sprake van een stabiel, progressief of regressief beeld? Wat zijn de beperkingen, maar zeker ook de mogelijkheden van de gebruiker? Compenseer de beperkingen en benut de mogelijkheden.
2	Kan het probleem opgelost worden door training of door het aanleveren van een andere werkwijze?	Bijvoorbeeld: eenhandig veters strikken is mogelijk als je de veters op een speciale wijze rijgt.
3	Bestaat er een hulpmiddel voor het probleem?	Hiervoor kun je de Vlibank, de Vilans hulpmiddelenwijzer of Sjoboks raadplegen. Deze geven onafhankelijke informatie over hulpmiddelen: ▸ www.vlibank.be ▸ www.sjoboks.nl ▸ www.hulpmiddelenwijzer.nl
4	Waarvoor wordt het hulpmiddel gebruikt?	Wordt het hulpmiddel alleen gebruikt voor het oplossen van het eerder gesignaleerde probleem of is het de bedoeling dat het hulpmiddel breder inzetbaar is?
5	Waar wordt het hulpmiddel gebruikt en hoe ziet de omgeving er uit?	In een kleine woning waar alleen een tilactie van bed naar rolstoel nodig is, zul je eerder kiezen voor een plafondlift dan in een ruime woning, waar de gebruiker ook nog graag op de zitbank of in de tuin wil zitten.
6	Hoe is de houding van de gebruiker ten opzichte van het hulpmiddel?	Wil en kan iemand nieuwe vaardigheden leren? Is het uiterlijk van het hulpmiddel belangrijk of staat functionaliteit voorop.
7	Wat mag het hulpmiddel kosten en wie betaalt het?	Zoek na of er vergoedingsmogelijkheden zijn en wat de financiële mogelijkheden van de cliënt zijn. Schaf het hulpmiddel niet aan voordat een eventuele vergoeding toegekend is; in de meeste gevallen wordt een hulpmiddel niet achteraf vergoed.
8	Voldoet het hulpmiddel?	Probeer het hulpmiddel uit voordat het aangevraagd of aangeschaft wordt. Bij hulpmiddelen die op maat gemaakt worden is het moeilijk, maar een tussenpassing en/of afleverpassing kunnen veel problemen voorkomen.
9	Welke leverancier?	Kies voor een deskundige leverancier en let hierbij niet alleen op de prijs, maar ook de deskundigheid en service. Firevaned is een branchevereniging voor hulpmiddelenfirma's ▸ www.firevaned.nl
10	Is het hulpmiddel goed ingesteld?	Laat het hulpmiddel bij aflevering goed installeren door de leverancier.
11	Weet de cliënt hoe hij het hulpmiddel moet gebruiken en onderhouden?	Vraag gebruiksinstructies aan de leverancier en let erop dat er een Nederlandstalige gebruiksaanwijzing bijgevoegd is. Pleeg regelmatig onderhoud. Mobiliteitshulpmiddelen vergen in elk geval jaarlijks onderhoud!
12	Is het hulpmiddel verzekerd?	Sluit een verzekering af, indien van toepassing. Dit geldt in elk geval voor scootmobielen en elektrische rolstoelen.
13	Voldoet het hulpmiddel nog?	Evalueer het hulpmiddel periodiek: is het probleem opgelost door het gebruik van het hulpmiddel en functioneert het hulpmiddel naar behoren? Onderneem zo nodig actie.

11.8 Discussie

Het toepassen van technologie in de zorg roept nog steeds weerstand op. Technologie en zorg lijken voor professionals soms tegenstrijdig te zijn. Een belangrijk uitgangspunt is dat technologie altijd alleen maar een middel is om de zorg efficiënter en/of beter te maken, maar nooit een doel op zich. In deze paragraaf komt een aantal fundamentele discussiepunten aan de orde.

11.8.1 Technologieacceptatie

De termen 'technologieacceptatie' en 'technologieadoptie' worden allebei gebruikt om de bereidheid tot het gebruik van technologie te beschrijven. Het verschil tussen adoptie en acceptatie ligt tussen mentale acceptatie en het daadwerkelijk gaan gebruiken (Bohlen 1964).

- Technologieadoptie betreft de beslissing die een individu of organisatie maakt om een innovatie te gebruiken of op te nemen in het dagelijks leven of werkproces (Rogers 1995). Grol en Wensing (2011) definiëren adoptie als een positieve houding en beslissing om de eigen werkwijze te veranderen.
- Technologieacceptatie betreft de mentale, psychische staat van iemand om vrijwillig de technologie te gaan gebruiken (Chau en Hu 2002).

Het ervaren nut van de innovatie is de beste voorspeller van acceptatie van technologie (Gücin en Berk 2015; Ji et al. 2006; Lin et al. 2014). Als er voldoende technologische ondersteuning beschikbaar is bij het in gebruik nemen en gebruiken van

five stages in the Decision Innovation Process

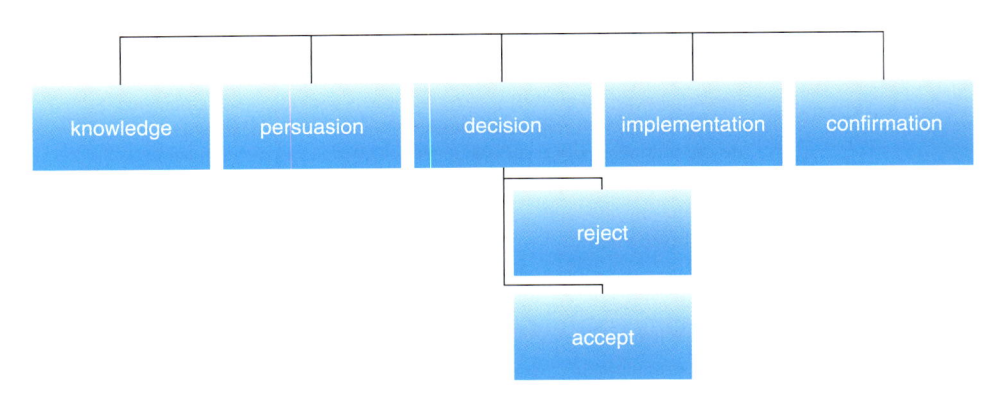

■ Figuur 11.6 The Decision Innovation Process. Bron: Rogers (1995)

de technologie, heeft het ervaren gebruiksgemak geen invloed op de technologie aanvaarding. Als de voordelen van het gebruik van de technologie heel duidelijk zijn, is men bereid de technologie te gaan gebruiken, ook al kost dat moeite en is er ondersteuning noodzakelijk. Technologieacceptatie kan verder afhankelijk zijn van de persoonskenmerken van een individu.

Op basis van de Diffusion of Innovations Theory blijkt dat houding en gedrag van *early adopters* verschillen van *late adopters*. Zo kan het bijvoorbeeld zijn dat *early adopters* een innovatie beoordelen als 'gemakkelijk te gebruiken' en 'voordeel opleveren' terwijl de *late adopters* dan toch meer negatieve overtuigingen over technologische innovatie hebben (Gücin en Berk 2015; Escobar-Rodríguez en Romero-Alonso 2014).

Volgens Nieboer en collega's (2014) spelen professionele waarden en de verhouding van deze waarden een rol bij de beslissing om een technologie feitelijk te gaan gebruiken. Daarbij komt dat de meeste technologieën niet vrijwillig gebruikt worden door zorgprofessionals, maar dat het gebruik dwingend opgelegd wordt door het management. Het is belangrijk dat innovaties verenigbaar zijn met de waarden, organisatorische of professionele normen en waargenomen behoeften van zorgprofessionals. De belangrijkste waarde bleek 'voldoen aan de behoefte van de zorgontvanger'; andere belangrijke overwegingen waren: 'Als de zorgvrager tevreden is, ben ik het ook'; wederzijds intercollegiaal respect; waardering van de toezichthouders; en de mogelijkheid tot zorgvuldig werken (Nieboer et al. 2014).

De verschillende theorieën en modellen met betrekking tot technologieacceptatie zijn veelal een doorontwikkeling van het Technology Acceptance Model (Davis 1989), dat op zijn beurt weer elementen bevat die herkenbaar zijn uit de gedragsmodellen Theory of Reasoned Action (Fishbein en Ajzen 1975) en Theory of Planned Behavior (Ajzen 1985, 1991). Deze modellen vormen ook de basis voor het ASE-model van attitude, sociale omgeving en eigen effectiviteit (Vries et al. 1988) en het zesstappenmodel van gedragsverandering (Balm 2002), die vaker binnen het vakgebied van de ergotherapie worden toegepast. In nagenoeg alle modellen is aandacht voor het nut c.q. voordeel en het gebruiksgemak van de innovatie, maar ook de faciliterende omstandigheden en de rol van de sociale omgeving. Een model waarin deze factoren concreter ingevuld zijn, is het Decision Innovation Process, gebaseerd op het Diffusion of Innovations (DOI) model (Rogers 1995, zie ■ fig. 11.6), dat per fase van adoptie innovatiefactoren geeft die de adoptie kunnen versnellen of vertragen.

Technologieacceptatie door ouderen

Uit onderzoek naar acceptatie van technologie door zelfstandig wonende ouderen bleek dat er een heleboel factoren een rol spelen. Het model 'Older adults' reasons for using technology while aging in place' van Peek en collega's (2015) helpt bij het analyseren van de factoren die een rol spelen bij het inzetten van technologie ten behoeve van het lang zelfstandig wonen bij ouderen. Het doel van het model is om een compleet beeld te schetsen. Regelmatig wordt gesteld dat technologieacceptatie helemaal geen probleem meer zal zijn als ouderen allemaal gewend zijn aan ICT. Het model laat zien dat het helaas niet zo eenvoudig is, er spelen nog allerlei andere (psychische) factoren een rol, zoals hoe je als oudere omgaat met problemen die je tegenkomt bij het zelfstandig wonen en of je de noodzaak voelt om een bepaalde technologie te gebruiken.

11.8.2 Ethische overwegingen

Technologische ontwikkelingen zorgen voor een toename aan mogelijkheden voor mensen, al dan niet met beperkingen. Ergotherapeuten en andere professionals die werken in het veld van advisering van hulpmiddelen en technologie, hebben een ethische verantwoordelijkheid om hun kennis over de beschikbare technologie en hoe deze in te zetten op peil te houden (Peterson en Murray 2006). Maar, hoe doe je dit? En wordt alle nieuwe technologie zomaar geaccepteerd? Kan nieuwe technologie klakkeloos ingezet worden? Het antwoord is natuurlijk: nee. Kitchener (2000) heeft de fundamentele principes van ethiek benoemd. Deze zijn te gebruiken als ethische afwegingen in het proces van adviseren en het toepassen van technologie:
- *nonmalenficence*: geen letsel toebrengen;
- *beneficence*: er beter van worden;
- *autonomy*: keuzevrijheid en vrijheid in het ondernemen van actie;
- *fidelity*: betrouwbaar, oprecht en eerlijk gedrag;
- *justice*: rechtvaardigheid.

Deze fundamentele principes zijn door Peterson en Murray (2006) toegepast als *techno-ethical considerations* in hun *four-level model of ethical decision-making*. Hieronder volgt een beschrijving van de vier ethische niveaus met uitleg over de technisch-ethische overwegingen, inclusief enkele voorbeelden.

Niveau 1: tussen cliënt en professional

Niveau 1 betreft de ethische overwegingen tussen cliënt en professional. De professional matcht in zijn assessment het hulpmiddel met de mogelijkheden en beperkingen, wensen en eisen van de cliënt. Ethische overwegingen betreffen de volgende vragen: Wordt de cliënt hier beter van? Is het veilig, wordt de cliënt geen letsel toegediend? Bevordert het hulpmiddel de autonomie? Ben ik betrouwbaar en eerlijk in mijn advies?

> **Niveau 1**
> Mevrouw K. heeft een hoge dwarslaesie en is geheel rolstoelafhankelijk. Ze woont zelfstandig. De thuiszorg helpt bij de zelfverzorging. De ergotherapeut heeft bij het kiezen van een antidecubituskussen voornamelijk gelet op de effectiviteit van het kussen. Bij de keuze is geen rekening gehouden met het feit dat mevrouw zelf geen onderhoud kan verrichten en dat de thuiszorg vaak verzuimt het kussen te controleren. Hierdoor is het kussen vaak niet goed opgeblazen, waardoor de drukverdeling niet goed is en het kussen niet goed werkt. Decubitus was het gevolg.

Niveau 2: interprofessioneel

Niveau 2 is het interprofessionele niveau. De ene professional heeft meer kennis over hulpmiddelen en de financiën daaromtrent dan de ander. Het betreft zaken zoals spreiding en delen van informatie, pre- en inservicetraining. Ethische overwegingen zijn dan: gedragen de professionals zich onderling eerlijk en oprecht naar elkaar? Wordt er rechtvaardig gehandeld?

Niveau 3: institutioneel

Niveau 3 speelt zich af op institutioneel niveau, waarbij het instituut of de instelling verantwoordelijk is voor een effectief en efficiënt voorzieningenbeleid. Ook hier gaat het om betrouwbaarheid, eerlijk gedrag en rechtvaardigheid.

> **Niveaus 2 en 3**
> In een verpleeghuis is een rolstoelpool. De rolstoelen worden door een leverancier geleverd. Deze is tevens verantwoordelijk voor het onderhoud. De rolstoelen worden te pas en te onpas ingezet door personeel, familie en vrijwilligers voor cliënten. Als er één een beensteun of hoofdsteun mist, wordt die van de andere afgehaald. Mankementen worden niet gemeld. De leverancier kan steeds repareren en nieuwe onderdelen leveren. De kosten lopen hoog op.
> De stagiairs van de ergotherapie en fysiotherapie hebben de opdracht gekregen de rolstoelpool te verbeteren. Zij zijn na observatie en interviews tot de conclusie gekomen dat zowel cliënten en hun familieleden als vrijwilligers en professionals op de werkvloer te weinig kennis hebben over het gebruik. Daarnaast is er geen goed registratiesysteem en worden mankementen niet systematisch doorgegeven. De studenten beschrijven hun bevindingen in een rapport en doen aanbevelingen om de kwaliteit van de rolstoelpool te verbeteren. Hierbij gebruiken zij de PDCA-cyclus (*plan, do, check, act*). Doelen zijn onder andere educatie voor alle betrokkenen en een digitaal registratiesysteem dat past bij de andere digitale systemen binnen de instelling. Er wordt een implementatieplan gemaakt.

Niveau 4: overheid

Niveau 4 betreft de overheid. Worden de wetten nageleefd? Hoe wordt dit gecontroleerd? Hoe is de rechtspraak (rechtvaardigheid) omtrent het toekennen van adequate hulpmiddelen en voorzieningen? In hoeverre worden de rechten van de mens gerespecteerd?

> **Niveau 4**
> De Wmo-consulent (ergotherapeut) adviseert, op basis van de wetgeving, aan een inwoonster van een Nederlands gemeente de goedkoopste adequate elektrische rolstoel voor verplaatsingen binnens- en buitenshuis. De ergotherapeut heeft bij het adviseren niet gesproken over de mogelijkheid van een hoog-laagverstelling. Hiermee zou mevrouw zelf producten uit de kasten in huis en uit de rekken in de supermarkt kunnen pakken. Ook zou mevrouw op ooghoogte gesprekken kunnen voeren met mensen die staan. De reden dat de ergotherapeut hierover niet heeft gesproken, is dat de gemeente deze optie vaak niet vergoedt. Mevrouw is achteraf ontevreden; ze is het niet eens met het advies en spant een rechtszaak aan. Zij beroept zich hierbij op het VN-verdrag inzake de rechten van mensen met een beperking. Dit verdrag is een belangrijke erkenning van de gelijkwaardigheid, zelfstandigheid en waardigheid van personen met een beperking of chronische ziekte.

11.8.3 Privacy en veiligheid

Veiligheid en betrouwbaarheid van apparatuur is de eerste voorwaarde voor veiligheid en bescherming van de privacy van de gebruiker. Het is ook belangrijk dat gebruikers zelf invloed hebben op de technologische toepassingen, vooral als er gegevens worden geregistreerd en verzonden. Dit staat soms onder druk als de apparatuur geavanceerd en complex is. Tevens is een goede bescherming van persoonlijke gegevens vereist en bescherming van de menselijke integriteit en waarden. Technologische innovaties vormen een mooie aanvulling in de manier waarop zorg kan worden verleend, maar kunnen nooit een vervanging zijn van het echte interpersoonlijke contact met een professional (Hoof en Markopoulos 2008).

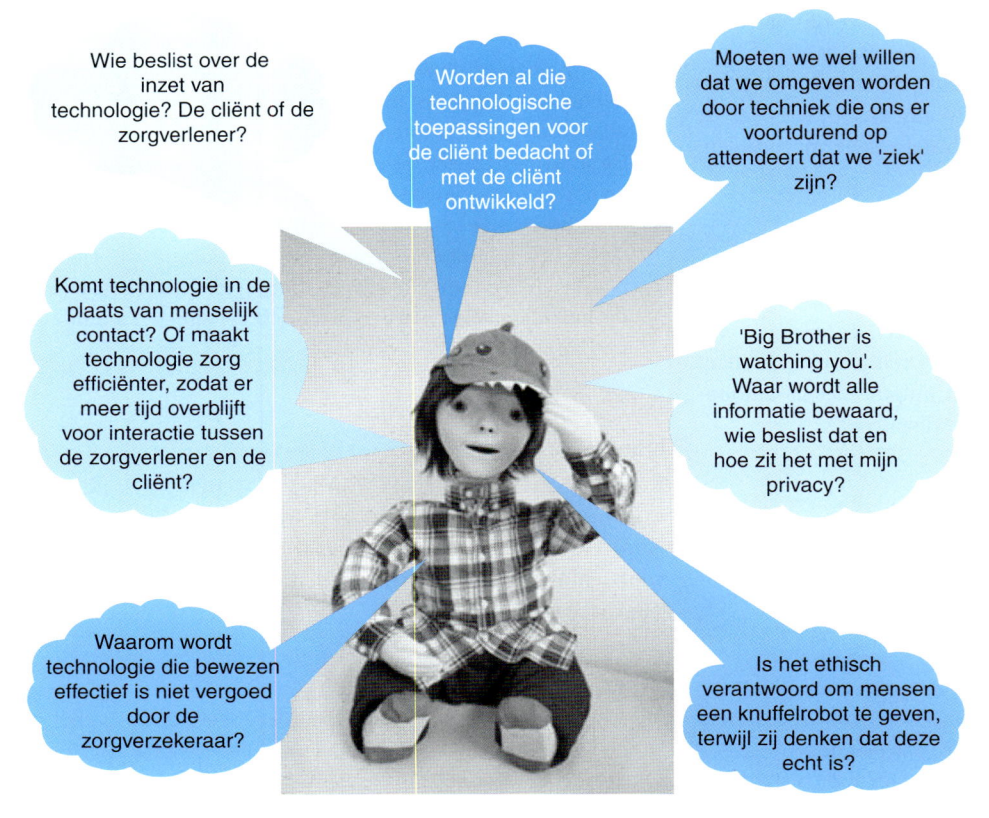

Figuur 11.7 Ethische dilemma's bij de toepassing van technologie in de zorg. Bron: Hoof en Markopoulos (2008)

Dilemma's weergegeven in de figuur:
- Wie beslist over de inzet van technologie? De cliënt of de zorgverlener?
- Worden al die technologische toepassingen voor de cliënt bedacht of met de cliënt ontwikkeld?
- Moeten we wel willen dat we omgeven worden door techniek die ons er voortdurend op attendeert dat we 'ziek' zijn?
- Komt technologie in de plaats van menselijk contact? Of maakt technologie zorg efficiënter, zodat er meer tijd overblijft voor interactie tussen de zorgverlener en de cliënt?
- 'Big Brother is watching you'. Waar wordt alle informatie bewaard, wie beslist dat en hoe zit het met mijn privacy?
- Waarom wordt technologie die bewezen effectief is niet vergoed door de zorgverzekeraar?
- Is het ethisch verantwoord om mensen een knuffelrobot te geven, terwijl zij denken dat deze echt is?

11.8.4 Dilemma's

In fig. 11.7 worden enkele dilemma's benoemd, actuele vraagstukken rondom de implementatie en toepassing van technologie in de zorg: stof tot nadenken!

11.9 Samenvatting

In de toekomst kan door de groeiende zorgvraag de zorg niet meer op de huidige manier georganiseerd worden. Technologie is een geschikt middel om de zorg toekomstbestendig te maken. Het doelgericht inzetten van technologische toepassingen verruimt mogelijkheden voor cliënten en zorgprofessionals en heeft direct invloed op het dagelijks handelen. Daarnaast maken ergotherapeuten zelf meer gebruik van technologie in hun werk en werken zij steeds meer samen met andere professionals. Ook zal de ergotherapeut steeds meer betrokken zijn bij het ontwikkelen van nieuwe producten of het implementeren van bestaande technologie in de zorg, waarbij er een belangrijke rol ligt in het bewaken van de gebruiksvriendelijkheid en het matchen van het product met de mogelijkheden van de cliënt in zijn/haar omgeving. De oude rol van 'hulpmiddelenexpert' komt hierbij weer van pas.

'Technologie in de zorg' is een containerbegrip dat vele indelingen en benamingen kent. Een mogelijke indeling is gebaseerd op de toepassing: als ondersteunende technologie of als zorg op afstand.

Ondersteunende technologie kan individueel of door een groep gebruikt worden om activiteiten en participatie mogelijk te maken. Hieronder vallen eenvoudige hulpmiddelen, zoals een kousenaantrekker, tot zeer geavanceerde hulpmiddelen, zoals zorgrobots. Zorgrobots zijn grofweg in te delen in servicerobots en sociale robots. Domotica is (onzichtbare) techniek in huis die de omgeving bestuurt, zoals het openen van de deur op afstand en het huis in een gebaar op nachtstand zetten. Daarnaast bestaan er heel veel smartphone applicaties om bijvoorbeeld zelfmanagement te bevorderen. Het gebruik van hulpmiddelen kan mensen zelfredzaam maken of houden en het beroep op zorg uitstellen of zelfs overbodig maken.

Bij zorg op afstand, oftewel eHealth, maken zorgvragers en zorgprofessionals gebruik van ICT-mogelijkheden voor het ontvangen en verlenen van zorg. Zorg op afstand kent verschillende toepassingen voor monitoring, consultatie en interventie, zoals het gebruik van sensoren en beeldschermverbindingen. Zorg op afstand kan intra- en extramuraal worden ingezet op verschillende terreinen en binnen verschillende sectoren van de zorg.

Ergotherapeuten en andere professionals die werken in het veld van advisering van hulpmiddelen en technologie kunnen gebruik maken van een aantal proces- en inhoudsmodellen om de verstrekking op systematische en methodisch verantwoorde wijze te laten verlopen. Zij hebben een ethische verantwoordelijkheid om hun kennis over de beschikbare technologie en hoe deze in te zetten op peil te houden.

Het is belangrijk dat technologische toepassingen veilig en betrouwbaar zijn. Een voorwaarde om überhaupt technologie in te zetten, is dat de gebruikers bereid zijn om technologie te gebruiken. Het ervaren nut van de innovatie is de beste voorspeller van acceptatie van technologie. In nagenoeg alle gedragsmodellen is hiervoor aandacht, maar ook de faciliterende omstandigheden en de rol van de sociale omgeving zijn beïnvloedende factoren. Bij acceptatie van technologie door zelfstandig wonende ouderen blijkt dat er veel factoren een rol spelen en dat het model van Peek een handig hulpmiddel kan zijn om deze factoren te analyseren.

De 'fundamentele principes van ethiek' kunnen gebruikt worden als ondersteuning bij ethische afwegingen in het proces van adviseren en het toepassen van technologie.

Hoe dan ook, het toepassen en implementeren van technologie in de zorg stuit op dilemma's. Vragen zoals 'is het ethisch verantwoord dat we mensen met dementie een knuffelrobot geven, terwijl zij denken dat deze echt is?' en 'Waarom wordt technologie die bewezen goed is, niet vergoed door zorgverzekeraars?' zijn actueel en altijd onderwerp van discussie.

Literatuur

Aftel, L., Freeman, M., Lynn, J., & Mercer, W. (2011). App support: Mobile software applications for individuals with cognitive and behavioral challenges. *Occupational Therapy Practice, 16*(11), 8–12.

Ajzen, I. (1991). The theory of planned behavior. *Organizational Behavior and Human Decision Processes, 50*(2), 179–211.

Ajzen, I. (1985). From intentions to actions: A theory of planned behavior. In J. Kuhl & J. Beckmann (Eds.), *Action control: From cognition to behavior* (pag. 11–39). Berlin, Heidelber, New York: Springer.

Andrich, R., Mathiassen, N. E., Hoogerwerf, E. J., & Gelderblom, G. J. (2013). Service delivery systems for assistive technology in Europe: An AAATE/EASTIN position paper. *Technology and Disability, 25*(3), 127–146.

Anttila, H., Samuelsson, K., Salminen, A. L., & Brandt, A. (2012). Quality of evidence of assistive technology interventions for people with disability: An overview of systematic reviews. *Technology and Disability, 24*, 9–48. doi:10.3233/TAD-2011-0332.

Balkom, H. van, Golsteijn-Kramer, D., & Luiken, H. (2012). *IC iCon Apps: Initiatieven nemen in communicatie ondersteuning met apps*. Woerden: OC-PHD BV.

Balm, M. F. K. (2002). *Exercise therapy and behavioural change*. Utrecht: Lemma.

Bemelmans, R., Gelderblom, G. J., Spiers, N., Jonker, P., & Witte, L. de. (2013). Development of robot interventions for intramural psychogeriatric care. *GeroPsych: The Journal of Gerontopsychology and Geriatric Psychiatry, 26*(2), 113–120.

Bemelmans, R., Gelderblom, G. J., Jonker, P., & Witte, L. de. (2015). Effectiveness of robot Paro in intramural psychgeriatric care: A multicenter quasi-experimental study. *Journal of the American Medical Directors Association*.

Bijsterveldt, M. van, Hogema, L., & Cucic, C. (2015). *Verkenning extramurale hulpmiddelen met aanspraak op basis van de zorgverzekeringswet en hulpmiddelen voor diabetes, incontinentie en stoma als voorbeeld*. Den Haag: ZonMw.

Bohlen, J. (1964). The adoption and diffusion of ideas in agriculture. In J. Copp (Ed.), *Our changing rural society: Perspectives and trends* (pag. 265–287). Ames: Iowa State University Press.

Bom, T. van der. (2014). De ergotherapeut als hulpmiddelenexpert?! *Ergotherapie Magazine, 42*(4), 13.

Chau, P., & Hu, P. (2002). Examining a model of information technology acceptance by individual professionals: An exploratory study. *Journal of management information systems, 18*, 191–229.

Cowan, D. M., & Turner-Smith, A. R. (1999). The user's perspective on the provision of electronic assistive technology: Equipped for life? *The British Journal of Occupational Therapy, 62*(1), 2–6.

Creemers, H., Beelen, A., Grupstra, H., Nollet, F., & Berg, L. H. van den. (2014). The provision of assistive devices and home adaptations to patients with ALS in the Netherlands: Patients' perspectives. *Amyotrophic Lateral Sclerosis & Frontotemporal Degeneration, 15*(5/6), 420–425.

Davis, F. (1989). Perceived usefulness, perceived ease of use, and user acceptance of information technology. *Management Information Systems Quarterly, 13*(3), 319–340.

Driessen, M., & Schendzielorz, T. (2015). *Toepassing PAH, procesmodel adviseren van hulpmiddelen*. Heerlen: Opleiding Egotherapie, Faculteit Gezondheidszorg, Zuyd Hogeschool.

Escobar-Rodríguez, T., & Romero-Alonso, M. (2014). The acceptance of information technology innovations in hospitals: Differences between early and late adopters. *Behaviour & Information Technology, 33*(11), 1231–1243.

Fishbein, M., & Ajzen, I. (1975). *Believe, attitude, intention and behavior: An introduction to theory and research*. Reading, MA: Addison-Weasley.

Grol, R., & Wensing, M. (2011). *Implementatie. Effectieve verbetering van de patiëntenzorg*. Maarssen: Elsevier gezondheidszorg.

Gücin, N. Ö., & Berk, Ö. S. (2015). Technology acceptance in health care: An integrative review of predictive factors and intervention programs. *Procedia Social and Behavioral Sciences, 195*, 1698–1704.

Heerkens, Y., & Bougie, T. (2014). *Adviesrapport: gebruik van ICF, ISO9999 en Cliq in Nederland*. Utrecht: RIVM. ▶ http://www.rivm.nl/who-fic/in/20140107%20-%20NPi%20-%20BRT%20adviesrapport%20ICF%20ISO%20Cliq.pdf.

Heerkens, Y., Claus, E., Hagedoren, E., Jonker, H., Muylkens, J., Bougie, T., et al. (2010). *Verslag van het project opstellen richtlijnen voor functiegerichte aanspraak hulpmiddelen. RiFA. Fase 1 opstellen van een basisrichtlijn*. Utrecht: Chronisch Zieken en Gehandicapten Raad.

Heijkers, J., Spierts, N., & Witte, L. de. (2015) Onderwijs in technologie bij opleidingen ergotherapie; dat kan (en moet) beter! *Ergotherapie Magazine, 1*, 34–41.

Hoesterey, C., & Chappelle, C. (2012). Touch the future. Using iPads as a therapeutic tool. *Occupational Therapy Practice, 17*(13), 7–9.

Hoof, J. van, & Markopoulos, P. (2008). ▶ Veiligheid en privacy. In H. Kort, L. Witte de & A. Cordia (Red.), *Langdurende zorg en technologie* (pag. 413–417). Den Haag: Lemma.

Jansens, R., Roentgen, U., Heijkers, J., Hagedoren, E., Verdonschot, M., Dalemans, R., et al. (2016). Contribution of occupational therapy to the development, evaluation and implementation of innovative technologies. Conference paper COTEC-ENOTHE congress, June 15th–19th 2016, Galway, Ireland. ▶ https://cotec-enothe2016.exordo.com/files/papers/877/initial_draft/Abstract_COTEC-ENOTHE_2016__Contribution_of_OT_to_innovative_technologies.docx.

Ji, M., Jackson, J., Park, J., & Probst, J. (2006). Understanding information technology acceptance by individual professionals: Toward an integrative view. *Information & Management, 43*, 350–363.

Kaljouw, M., & Vliet, K. van. (2015). *Naar nieuwe zorg en zorgberoepen: de contouren*. Diemen: Zorginstituut Nederland.

Kitchener, K. S. (2000). *Foundations of ethical practice, research and teaching in Psychology*. Mahwah, NJ: Lawrence Erlbaum Associates.

Krijgsman, J., Peeters, J., Burghouts, A., Brabers, A., Jong, J. de, Beenkens, F., et al. (2014). *Op naar meerwaarde! eHealth monitor 2014*. Utrecht en Den Haag: NICTIZ/NIVEL.

Lin, S. P., Hsieh, C. Y., & Ho, T. M. (2014). Innovative healthcare cloud service model. *Applied Mechanics and Materials, 543–547*, 4511–4513.

Movisie. (2015) *Wmo 2015: wat is er veranderd?* ▶ https://www.movisie.nl/artikel/wmo-2015-wat-er-veranderd.

Nationaal Kompas Volksgezondheid (2014). *Vergrijzing*. ▶ http://www.nationaalkompas.nl/bevolking/vergrijzing/toekomst/#reference_5138.

NEN. (2012). *NEN-EN-ISO9999 Hulpmiddelen voor mensen met functioneringsproblemen – Classificatie en terminologie (ISO/DIS 9999:2011) Vol. ICS 11.180.01*. Delft: NEN Uitgeverij.

Nieboer, M., Hoof, J. van, Hout, A. van, & Wouters, E. (2014). Professional values, technology and future healthcare: The view of health care professionals in The Netherlands. *Technology in Society, 39*, 10–17.

NICTIZ. (2005). *Procesbeschrijving hulpmiddelenzorg*. Den Haag: NICTIZ. ▶ https://www.nictiz.nl/SiteCollectionDocuments/Boeken/procesbeschrijving-hulpmiddelenzorg.pdf.

NPCF. (2015). *Hulpmiddelen: weinig keuzevrijheid en lang wachten*. ▶ https://www.npcf.nl/nieuws/hulpmiddelen-weinig-keuzevrijheid-en-lang-wachten.

Oort, S. van. (2010). *Domotica: Doos van Pandora of heilige graal*. Utrecht: TNO Bouw en Ondergrond.

Peek, S., Luijkx, K., Rijnaard, M., & Wouters, E. (2015). Older adults' reasons for using technology while aging in place. *Gerontologie, 62*(2), 226-237.

Peterson, D. B., & Murray, G. C. (2006). Ethics and assistive technology service provision. *Disability and Rehabilitation: Assistive Technology, 1*(1–2), 59–67.

Royakkers, L., Daemen, F., & Est, R. van. (2012). *Overal robots. Automatisering van de liefde tot de dood*. Den Haag: Boom Lemma.

Rogers, E. (1995). *Diffusion of Innovations*. New York: Free Press.

Scherer, M. J., & Craddock, G. (2002). Matching Person & Technology (MPT) assessment and process (reliability and validity). *Technology and Disability, 14*(3), 125–131.

Scherer, M. J. (2005). *Living in the state of stuck: How technologies affect the lives of people with disabilities*. Cambridge, MA: Brookline Books.

Sparkes-Griffin, C. (2013). Wii-Habilitation. Using wii as an effective intervention tool for seniors. *Occupational Therapy Practice, 18*, 18–19.

VAPH - Vlaams Agentschap voor Personen met een Handicap. (z.j.) *Vlibank*. Brussel: KOC ▶ www.vlibank.be

Veld, A. de, Lemette, M., & Heijsman, A. (2016). *Adviseren door ergotherapeuten. Ergotherapeutische adviesmethodiek*. Amsterdam: Boom.

Vereniging Hogescholen. (2015). Inspiratiebrief voor alle Hoger Gezondheidszorgopleidingen in Nederland. Hogescholen in de lead om wendbare en weerbare zorgprofessionals van de toekomst op te leiden. Kesteren: R&H Drukkerij. ▶ http://www.vereniginghogescholen.nl/system/knowledge_base/attachments/files/000/000/001/original/Inspiratiebrief_voor_alle_HGZO_opleidingen_in_Nederland_juni2015_VerenigingHogescholen.pdf?1436274209.

Verhoef, J., & Zalmstra, A. (2013). *Beroepscompetenties Ergotherapie. Een toekomstgerichte beschrijving van het gewenste eindniveau van de opleiding tot ergotherapeut*. Den Haag: Boom Lemma.

Vilans. (z.j.a). 15 Aandachtspunten bij het kiezen van een hulpmiddel. ▶ https://www.hulpmiddelenwijzer.nl/15-aandachtspunten-bij-het-kiezen-van-een-hulpmiddel.

Vilans. (z.j.b). *Vilans Hulpmiddelenwijzer*. Utrecht: Vilans. ▶ https://www.hulpmiddelenwijzer.nl/.

VN. (2006). Convention on the rights of persons with disabilities, G.A. Res. 61/106. United Nations. ▶ http://www.un.org/esa/socdev/enable/rights/convtexte.htm, geraadpleegd zomer 2016.

Vries, H. de, Dijkstra, M., & Kuhlman, P. (1988). Self-efficacy: the third factor besides attitude and subjective norm as a predictor of behavioural intentions. *Health education research, 3*(3), 273–282.

Waite, A. (2012). 'App'titude. Smart gadget applicatoins showing their worth in practice. *Occupational Therapy. Practice, 17*(12), 9–12.

WHO. (2014). *Concept Note: Opening the GATE for assistive health technology: Shifting the paradigm*. Geneva: World Health Organization.

Witte, L. de (2008). Technologie, mij(')n zorg! Over langdurige zorg, technologie en innovatie. (Inaugurale rede, 20 juni 2008). Maastricht: Universiteit Maastricht.

Witte, L. de, Knops, H., Pyfers, L., Röben, P., Johnson, I., Andrich, R., et al. (1995). *Final Report on Service Delivery*. ▶ http://portale.siva.it/files/doc/library/a416_1_ATServiceDelivery_HEART_ReportC51.pdf.

Zorgpact. (2015). *Samen Leren(d) Zorgen*. ▶ https://zorgpact.nl/media/pdf/zorgpact-infographic.pdf.

Zuyd Hogeschool (z.j.). *Sjoboks- Handig voor thuis en onderweg*. Heerlen: Zuyd. ▶ http://www.sjoboks.nl

Kenniscentra:
- ▶ www.eizt.eu.
- ▶ http://www.zuyd.nl/onderzoek/lectoraten/technologieindezorg.
- ▶ http://www.domoticawonenzorg.nl.
- ▶ http://www.hulpmiddelenwijzer.nl.
- ▶ http://www.hulpmiddeleninfo.be.

Internationale bronnen:
- ▶ www.AAATE.eu.
- ▶ www.EASTIN.eu.

Ontwikkeling van het dagelijks handelen

Margo van Hartingsveldt en Jolien van den Houten

12.1 Inleiding – 238

12.2 Een handelingsperspectief op ontwikkeling – 238
12.2.1 Motorische ontwikkeling – 239
12.2.2 Cognitieve ontwikkeling – 239
12.2.3 Sociaal-emotionele ontwikkeling – 239

12.3 Ontwikkeling en het interactieperspectief – 239
12.3.1 Rijpingstheorie – 240
12.3.2 Omgevingstheorie – 240
12.3.3 Interactietheorie – 241

12.4 Ontwikkeling van het dagelijks handelen: de activiteiten – 241

12.5 Ontwikkeling van het dagelijks handelen: de persoon – 242
12.5.1 Continuïteit in het dagelijks handelen – 242
12.5.2 Ontwikkeling van een handelingsrepertoire – 242
12.5.3 Factoren in de persoon – 243

12.6 Ontwikkeling van het dagelijks handelen: de omgeving – 244
12.6.1 Fysiek en sociaal – 244
12.6.2 Historisch en cultureel – 245

12.7 Ontwikkeling van het dagelijks handelen: meervoudige patronen – 246
12.7.1 Meervoudige variatie – 246
12.7.2 Het beheersen van het dagelijks handelen – 246
12.7.3 Fasen van de ontwikkeling van het handelen gedurende de levensloop – 247

12.8 Discussie – 248

12.9 Samenvatting – 249

Literatuur – 249

© Bohn Stafleu van Loghum, onderdeel van Springer Media B.V. 2017
M. le Granse, M. van Hartingsveldt, A. Kinébanian (Red.), *Grondslagen van de ergotherapie*,
DOI 10.1007/978-90-368-1704-2_12

- **Ontwikkeling van het dagelijks handelen**

> Om te kunnen en handelen beschouwen wij allen de bezigheid, die de onze is, als belangrijk en goed (Leo Tolstoj 1828–1910)

Kernbegrippen

- Ontwikkeling van het dagelijks handelen.
- Interactieperspectief op ontwikkeling.
- Determinanten van de persoon.
- Determinanten van de omgeving.
- Determinanten van het dagelijks handelen.
- Ontwikkeling van de handelingscompetentie (*occupational competence*).
- Ontwikkeling gedurende de levensloop.
- Handelingsrepertoire (*occupational repertoire*).
- Het beheersen van handelingen (*mastery*).

Science Center Nemo

Gisteren ben ik met mijn ouders en de kinderen naar Science Center Nemo in Amsterdam geweest. Leuk om te zien hoe de kinderen enthousiast van het ene doe-experiment naar het andere renden en van alles uitprobeerden. Grappig ook dat mijn moeder de uitdaging aanging met onze oudste van 12. Ze had vrij snel door hoe ze een lamp kon laten branden en ging dat samen met Leon al beredenerend uitproberen. Ze is anders niet zo technisch geïnteresseerd. In de trein terug naar huis legde de jongste uit hoe hij geleerd had de loop van een rivier te beïnvloeden. Mijn ouders waren wel vermoeid na deze dag en ik zag hoe mijn vader met moeite de trein in stapte. Ook was hij in eerste instantie op het drukke Amsterdam Centraal vergeten in te checken met zijn OV-kaart. De kinderen bruisten van energie en gingen op mijn iPad een eigen experiment bedenken dat ze op school willen laten zien.

12.1 Inleiding

De ontwikkeling van kind naar volwassene was de afgelopen honderd jaar een belangrijke onderwerp van onderzoek. Er is veel geschreven over de ontwikkeling op motorisch, cognitief, en sociaal-emotioneel gebied. Voor ergotherapeuten is deze informatie belangrijk om inzicht in de ontwikkeling van het dagelijks handelen te krijgen. De wetenschappelijke discipline *occupational science* onderzoekt de ontwikkeling van het dagelijks handelen en dit levert veel waardevolle informatie op voor het beroep ergotherapie (Pierce 2014).

Doordat kinderen zo'n zichtbare ontwikkeling doormaken, wordt het begrip 'ontwikkeling' vooral geassocieerd met deze levensfase. Mensen blijven zich echter hun hele leven ontwikkelen, passen hun dagelijks handelen aan en leren er steeds weer nieuwe vaardigheden bij. Een voorbeeld daarvan is een dame van 70 jaar die een laptop aanschaft, hiermee leert werken en zich competent voelt om allerlei computertaken uit te voeren; ze skypet met haar kleinkinderen, bankiert via internet en zoekt via Google allerlei informatie op.

In de ergotherapie wordt ontwikkeling gezien als een levenslang proces. Daarbij gaat het om de ontwikkeling in verschillende levensfasen: het kind, de adolescent, de volwassene en de oudere. Door ervaringen met de wereld om hen heen ontwikkelen kinderen en adolescenten een handelingsrepertoire dat zich steeds meer uitbreidt. Volwassenen passen hun dagelijks handelen aan nieuwe omstandigheden van gezin, werk en vrije tijd aan. Zij ontwikkelen zich door vele en gevarieerde ervaringen in het dagelijks handelen tot oudere mensen met een levenswijsheid. Dit hoofdstuk gaat over de ontwikkeling van het dagelijks handelen gedurende de gehele levensloop.

12.2 Een handelingsperspectief op ontwikkeling

Mensen zijn handelende wezens en het leven is niet voor te stellen zonder dat we bezig zijn. In het dagelijks leven zijn mensen voortdurend, alleen en vaak met anderen, betrokken in activiteiten. De uitvoering van het dagelijks handelen wordt gedurende de levensloop van de mens steeds aangepast aan datgene wat de veranderende persoon, context of activiteit vraagt en is deels verbonden met de leeftijd van een kind of een volwassene. Deze ontwikkeling verloopt voor ieder individu in zijn eigen omgeving en met de eigen rollen en taken op een unieke manier. Per levensfase staan een aantal primaire handelingsgebieden centraal. Voor kinderen is de dag vooral gevuld met spelen en leren. Bij volwassenen wordt het dagelijks handelen vooral bepaald door werken en zorgen voor het gezin en familie. Doordat ouderen vaak meer tijd nodig hebben om de dagelijkse routines uit te voeren, wordt de dag bij hen veelal bepaald door zorgen en vrije tijd (Erlandsson en Christiansen 2015).

Voor kinderen is het kijken naar en het betrokken worden bij het uitvoeren van activiteiten leerzaam en het motiveert hen om te 'doen' (Humphry 2002). Het zelf actief 'doen' is voor kinderen de manier om zich te ontwikkelen. In de *occupational science* is *change* een veelgebruikt begrip als het gaat om ontwikkeling en verandering in het dagelijks handelen. Ergotherapeuten dragen bij om deze verandering in het dagelijks handelen teweeg te brengen. Door naast en met andere kinderen te spelen, door te leren wat de maatschappij vereist aan 'kennen en kunnen' en door voor zichzelf en anderen te zorgen ontwikkelen kinderen een handelingsrepertoire (*occupational repertoire*) (Davis en Polatajko 2010).

Door het 'doen' van betekenisvolle activiteiten ervaren zij succes, ontwikkelen een gevoel van competentie en verkrijgen een positief zelfbeeld (zie ◻ fig. 12.1). Zo groeien zij op tot volwassen mensen die meedoen in het maatschappelijk leven.

12.3 · Ontwikkeling en het interactieperspectief

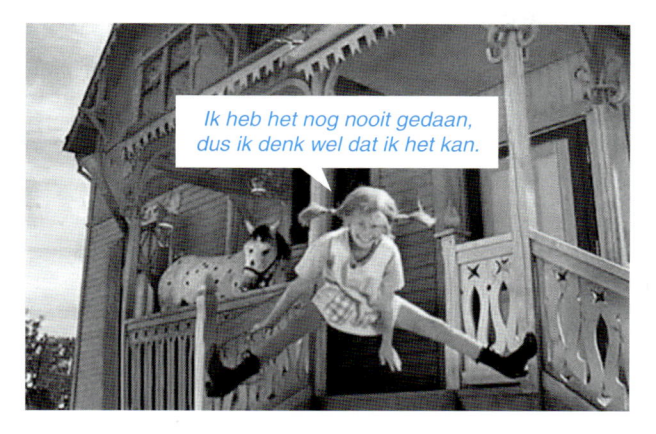

Ik heb het nog nooit gedaan, dus ik denk wel dat ik het kan.

Figuur 12.1 Positieve gedachte. Bron: Davis en Polatajko (2010)

Door te 'doen' ontwikkelen kinderen ook spelenderwijs hun persoonlijke capaciteiten. In het Canadian Model of Occupational Performance and Engagement (CMOP-E) (Polatajko et al. 2013) worden deze persoonlijke capaciteiten beschreven als fysiek (sensomotorisch), cognitief en affectief (sociaal-emotioneel). In het werken met kinderen wordt deze indeling vaak gebruikt en dan gaat het over de (senso)motorische, cognitieve en sociaal-emotionele ontwikkeling.

12.2.1 Motorische ontwikkeling

Door te 'doen' bewegen kinderen zich door de verschillende fasen van de (senso)motorische ontwikkeling. Van minimale controle over het eigen bewegen tot het uitvoeren van complexe vaardigheden zoals lopen, springen, een bal vangen en schrijven. De ontwikkeling van grove en fijne motoriek gaat spelenderwijs en is uiteindelijk zo verfijnd dat opgroeiende kinderen in staat zijn om dwarsfluit te spelen en een tenniswedstrijd te winnen (Mandich en Rodger 2006). De ontwikkeling en het aanleren van nieuwe motorische vaardigheden gaat het hele leven door. Zo is er de adolescent die op zijn 17e begint met autorijles en de volwassene van 50 die in die levensfase leert drummen. Beiden zullen er achter komen dat het automatiseren van de verschillende bewegingen met armen en benen veel oefening vraagt.

12.2.2 Cognitieve ontwikkeling

Door te 'doen' ontwikkelen kinderen ook hun cognitieve vaardigheden. Piaget (1896–1980), een Zwitserse psycholoog die de cognitieve ontwikkeling van kinderen heeft beschreven, ging ervan uit dat kinderen hun eigen ontwikkeling vormgeven doordat zij constant in interactie zijn met hun omgeving. Hij beschreef vier ontwikkelingsfasen van het kind waarbij het 'doen' centraal staat en kinderen uiteindelijk in de fase komen van logisch en abstract denken. Piaget was van mening dat een kind leert door kennis, die hij eerder verworven heeft, te verbinden aan nieuwe kennis. Hij beschrijft het belang die de cognitie heeft in de verwerving van nieuwe vaardigheden (Piaget 1972).

> **Box 12.1**
>
> **Cognitieve ontwikkeling**
>
> De Russische psycholoog Lev Vygotsky (1896–1934) heeft de cognitieve ontwikkeling onderzocht en beschreven. Hij benoemt twee niveaus in de cognitieve ontwikkeling: het feitelijke ontwikkelingsniveau (gebaseerd op dat wat het kind uit zichzelf presteert) en de zone van de naaste ontwikkeling (gebaseerd op dat wat het kind met hulp van een volwassene en andere kinderen presteert). Wat het kind eerst met begeleiding kan, kan het na verloop van tijd zelfstandig. Vygotsky benadrukt het belang van de zone van de naaste ontwikkeling in het onderwijs. De leeractiviteiten die aangeboden worden in deze zone zijn cognitieve taken die voor kinderen nieuw en uitdagend zijn, maar die wel aansluiten bij dat wat zij al weten en kunnen. Door deze aspecten kan dat wat in de zone van de naaste ontwikkeling geoefend wordt door kinderen geïntegreerd worden in hun al ontwikkelde cognitieve netwerken. Hierdoor kan het geleerde na oefening zelfstandig uitgevoerd worden en vindt ontwikkeling plaats. Veel regulier onderwijs is ook nu nog gebaseerd op de zone van de naaste ontwikkeling. Vygotsky benoemt ook het belang van de ontwikkeling van communicatieve vaardigheden, nodig om in interactie met de omgeving (leerkrachten en klasgenootjes) tot verdere ontwikkeling te komen (Vygotsky 1978).

12.2.3 Sociaal-emotionele ontwikkeling

Jonge kinderen spelen vooral naast elkaar, waarbij ze een beetje bij elkaar afkijken wat je allemaal kunt doen. Als ze wat ouder zijn, gaan ze samen spelen, leren ze te overleggen en beurten te nemen. Zo leren zij om met anderen om te gaan. Het samen 'doen' en het betrokken zijn in activiteiten met andere kinderen is belangrijk voor de sociaal-emotionele ontwikkeling (Mandich en Rodger 2006). Het samen 'doen' draagt bij aan het socialisatieproces waarbij waarden, normen en andere cultuurkenmerken aangeleerd worden. Zo worden kinderen, adolescenten, volwassenen en ouderen steeds competenter in hun sociale vaardigheden. Door toename van de hoeveelheid en de intensiteit van sociale contacten wordt de sociale omgeving steeds vergroot (Bronfenbrenner 1994).

12.3 Ontwikkeling en het interactieperspectief

Theorieën over ontwikkeling zijn vooral gericht op de eerste twintig jaar van het leven omdat de ontwikkeling in die fase zo duidelijk waarneembaar is. De laatste decennia is er mede onder invloed van *occupational science* meer nadruk komen te liggen op de ontwikkeling van de volwassenheid en het ouder worden. Ontwikkeling is een levenslang proces, waarbij het gaat om de ontwikkeling van het kind, de adolescent, de volwassene en de oudere in de verschillende levensfasen en in interactie met de omgevingen waarin de persoon zich bevindt.

rijpingstheorie
(Gesell 1954; McGraw 1945)

kind   omgeving

omgevingstheorie
(Lewin 1935; Lawson 1982)

kind   omgeving

interactietheorie
(Law et al. 1996)

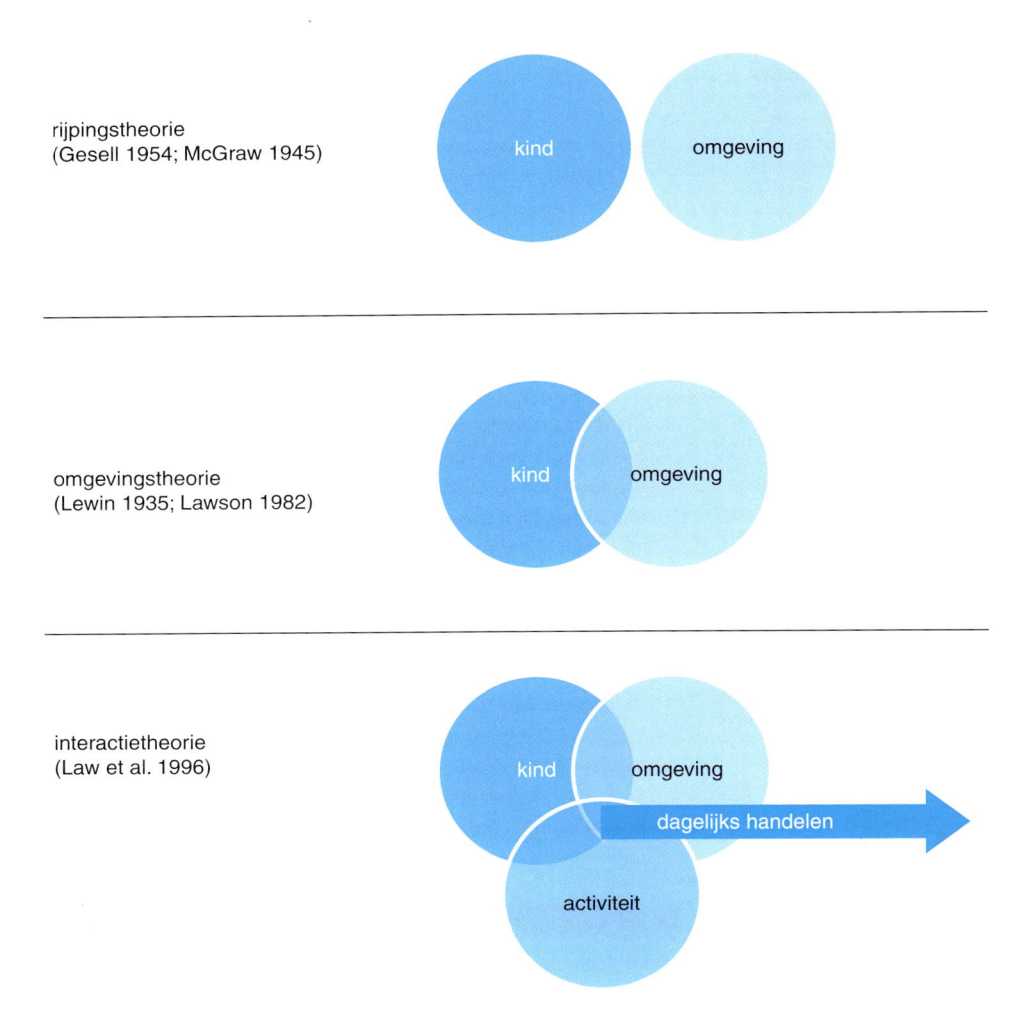

kind   omgeving
dagelijks handelen
activiteit

- **Figuur 12.2** Perspectieven over ontwikkeling. Samenstelling Van Hartingsveldt en Van den Houten (2017)

Het dagelijks handelen is daarbij zowel het product als het proces van ontwikkeling. Door de ontwikkeling worden mensen steeds meer competent in verschillende vormen van het dagelijks handelen (product) en door het dagelijks handelen, het 'doen', wordt de ontwikkeling mogelijk gemaakt (proces). Met andere woorden: ontwikkeling vormt het dagelijks handelen en het dagelijks handelen vormt ontwikkeling (Edwards en Christiansen 2005).

Mensen gaan door een levenslang proces van veranderen en ontwikkelen. Historisch gezien zijn er drie verschillende perspectieven ten aanzien van ontwikkeling: de rijpingstheorie, de omgevingstheorie en de interactietheorie (zie fig. 12.2).

12.3.1 Rijpingstheorie

Rijpingstheorieën stellen dat ontwikkeling plaatsvindt in de persoon en dat de rijping van het centrale zenuwstelsel verantwoordelijk is voor veranderingen in gedrag. Zij gaan ervan uit dat omgevingsfactoren daar geen invloed op hebben (zie fig. 12.2). Motorische ontwikkeling wordt door Gesell en McCraw beschreven als een kwalitatief proces, waarbij de opeenvolgende ontwikkelingsfasen volgens een vast en voorspelbaar patroon verlopen. Deze ontwikkelingsfasen zijn uitgebreid beschreven en horen bij vaste periodes waarop kinderen bepaalde vaardigheden leren: de motorische mijlpalen (Gesell 1954; McGraw 1945).

12.3.2 Omgevingstheorie

Lewin bestudeerde in de jaren dertig van de vorige eeuw de invloed van de omgeving op de ontwikkeling van kinderen. Hij stelde dat, naast de rijping van het centrale zenuwstelsel in de persoon, alle aspecten in de omgeving van het kind invloed hebben op het willekeurige gedrag (zie fig. 12.2). Zijn theorie is gedeeltelijk gebaseerd op onderzoeken van tweelingen die in verschillende omgevingen opgroeiden en die zich allebei anders ontwikkelden. Hij ontwikkelde een vergelijking om de relaties die invloed hebben op het gedrag van de persoon uit te drukken: gedrag is de functie van de persoon en zijn omgeving (Lewin 1935).

Lawton deed in de jaren zeventig en tachtig onderzoek bij ouderen en baseerde zijn theorie op die van Lewin door de vergelijking van Lewin uit te breiden met de interactie tussen de persoon en zijn omgeving: gedrag is de functie van de persoon, de omgeving en de interactie tussen de persoon en zijn omgeving. Hij benoemde dit een transactioneel model, een model waarin de interactie centraal staat en introduceerde de 'persoon-omgeving fit' (Lawton en Nahemow 1973).

12.3.3 Interactietheorie

Omgevingswetenschappers in Canada, onder leiding van Mary Law, gingen door op de theorie van Lewin (1935) en Lawton en Nahemow (1973) ontwikkelden het Person-Environment-Occupation (PEO)-model (Law et al. 1996), een van de eerste inhoudsmodellen in de ergotherapie. De focus van het model ligt op de zogeheten *PEO-fit*: bij een maximale fit (grote overlap van de cirkels) ervaart de persoon harmonie en tevredenheid in zijn dagelijks handelen. Bij een minimale fit (weinig overlap van de cirkels) is de persoon niet tevreden over (onderdelen) van zijn dagelijks handelen. Het PEO-model gaat over de gehele levensloop en gedurende het leven verandert de omvang van de fit voortdurend. Het PEO-model is gebaseerd op de interactietheorie die ervan uitgaat dat veranderingen in gedrag tot stand komen door een continue interactie tussen de betrokken systemen (dat wil zeggen: de persoon, de omgeving en de activiteit), waarbij geen van de systemen de 'baas' is over welke veranderingen er plaatsvinden. De hedendaagse opvatting is dat ontwikkeling alleen kan worden begrepen als het gehele interactieve systeem in samenhang bestudeerd wordt – de persoon, zijn activiteiten en taken en zijn omgeving (Law et al. 1996; Thelen en Smith 1994).

Het interactieperspectief gaat uit van een dynamisch systeem dat in de tijd verandert, waarbij het gedrag van het systeem wordt bepaald door het geheugen en door de invloed die de omgeving op het systeem uitoefent (Case-Smith 2015). De Dynamische Systeem Theorie (DST) (Thelen en Smith 1994; Shumway-Cook en Woollacott 2007) gaat ervan uit dat beweging ontstaat vanuit de interactie van verschillende systemen. Het DST-model bestaat uit drie cirkels: de persoon, de taak en de omgeving. De overlap visualiseert de dynamische interactie tussen de systemen. Daar waar zowel de persoon als de taak als de omgeving elkaar overlappen en waar interactie tussen deze systemen plaatsvindt, ontstaat beweging (zie *fig. 12.3).

De DST heeft een aantal overeenkomsten met het PEO-model (Law et al. 1996) uit de ergotherapie. Beide modellen bestaan uit drie overlappende cirkels die de persoon, de activiteiten/taak en de omgeving voorstellen. Het grote verschil zit in het construct dat door het model voorgesteld wordt. De DST is een model over motorisch bewegen (*movement*) en komt voort uit de theorie over *motor-learning* en het PEO is een model over dagelijks handelen (*occupational performance*) en komt uit de ergotherapie. Duidelijk is dat het interactieperspectief goed past bij het handelingsperspectief dat centraal staat in de ergotherapie. Centraal staat in beide perspectieven de interactie persoon-activiteiten-omgeving en de actieve rol van de persoon die leert en zich ontwikkelt.

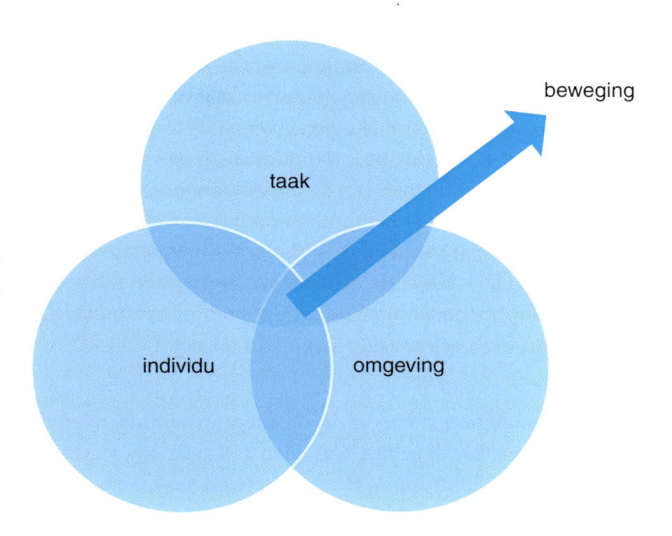

Figuur 12.3 De dynamische interactie tussen systemen. Bron: Shumway-Cook en Woollacott (2007)

12.4 Ontwikkeling van het dagelijks handelen: de activiteiten

De ontwikkeling van het dagelijks handelen wordt vanuit het interactieperspectief gezien als het resultaat van de interactie van de persoon (kind, adolescent, volwassene of oudere), de activiteiten en de context. De ontwikkeling van het dagelijks handelen laat veranderingen zien gedurende de gehele levensloop. Mensen worden tijdens hun leven steeds vaardiger in het dagelijks handelen, maar op een bepaald punt, als mensen oud zijn of een ziekte of aandoening krijgen, kunnen de vaardigheden van het dagelijks handelen afnemen. Het begrijpen van dit verloop is voor ergotherapeuten, vanuit het uitgangspunt dat dagelijks handelen gezondheid en welzijn beïnvloedt, van belang.

> **Box 12.2**
>
> **Het uitvoeren van activiteiten**
> De verschillende activiteiten die de persoon uitvoert vormen de bouwstenen in de ontwikkeling van het dagelijks handelen. In de Taxonomic Code of Occupational Performance (TCOP) bestaat het dagelijks handelen uit een verzameling 'activiteiten', die weer bestaan uit een verzameling 'taken', 'basisvaardigheden' en 'functies en mentale processen' (Polatajko et al. 2013). Het uitvoeren van betekenisvolle activiteiten in een context (het dagelijks handelen) wordt, indien beheerst, ingezet in steeds complexere vormen van dagelijks handelen.
> Een voorbeeld daarvan is het verkennen van een Duplo-blokje door een jong kind. Dat wordt in de mond gestopt, op de grond gegooid, tegen de vloer geslagen enzovoort (de verschillende taken van het spelen met een Duplo-blokje). Wanneer het Duplo-blokje gekend wordt, wordt het toegepast in complexer spel, het bouwen van een huis en later wordt het gebruikt in het samenspel met andere kinderen.

Een ander voorbeeld is het gebruik van een smartphone. Voordat de aanwezige mogelijkheden in volle omvang gebruikt worden, verkent de eigenaar eerst de toetsen, de 'zwiepfunctie', het menu, de internetfunctie enzovoort. Inzicht in activiteiten, taken en de onderliggende basisvaardigheden ondersteunt het ergotherapeutisch inzicht bij een beperking van een handelingscompetentie, bijvoorbeeld ten gevolge van leeftijd. Het gebruik van smartphonetoetsen kan voor een oudere door de afgenomen cognitieve en sensomotorische mogelijkheden lastiger zijn.

Binnen de *occupational science* is de theorievorming over de ontwikkeling van het dagelijks handelen zelf ook nog steeds in ontwikkeling. Humphry en Wakeford hebben vanuit het interactieperspectief over de ontwikkeling van het dagelijks handelen geschreven. Zij benoemen drie perspectieven (Humphry en Wakeford 2006):
1. creëren van mogelijkheden voor het uitvoeren van activiteiten in en met de omgeving, denk aan de gemeente die speeltuinen aanlegt;
2. de sociaal-maatschappelijke invloed op geboden activiteiten, bijvoorbeeld speelgoed dat in de handel is;
3. het zelf organiserende proces van het kind dat zorgt voor betrokkenheid in handelen.

Hoewel voordoen en nadoen belangrijke factoren zijn voor de ontwikkeling van het dagelijks handelen, legt Humphry juist de nadruk op het doel waarvoor activiteiten uitgevoerd worden als sleutel tot ontwikkeling. Zij geeft aan dat het ontbreken van kennis over het doel, of geen voorstelling hebben van het doel van de activiteit, de intentie tot het uitvoeren van activiteiten belemmert en zodoende de ontwikkeling van het dagelijks handelen negatief beïnvloedt (Humphry 2002). Als een volwassen man besluit om te gaan leren schaatsen, doet hij dat omdat hij weet wat schaatsen is en daarnaast een idee heeft over het doel van het schaatsen. Zonder die kennis is het moeilijk om aan het leren van een nieuwe activiteit te beginnen.

Edwards en Christiansen bediscussiëren het dagelijks handelen als een product van ontwikkeling en een facilitator van het proces van ontwikkeling. Zij zien groei, rijping en leren als de kernfactoren van ontwikkeling. Daarbij zien zij de verschillende ontwikkelingsgebieden wederkerig en interactief ten opzichte van elkaar functioneren, zodat verandering gedurende de levensloop mogelijk wordt (Edwards en Christiansen 2005).

Beide theorieën leggen veel nadruk op de intrinsieke motivatie van de persoon als factor voor de ontwikkeling van het handelen. Ze zijn beperkt in de uitleg van de complexiteit van de ontwikkeling van het dagelijks handelen omdat ze de belangrijke invloed van de omgeving onvoldoende in hun modellen beschrijven (Davis en Polatajko 2011). Bij het spelen met lego zal de omgeving een belangrijke factor zijn die het kind stimuleert in zijn spel. Ook bij de smartphone zal de invloed van de omgeving een belangrijke factor zijn of een oudere wel of niet tot gebruik van de smartphone zal overgaan.

12.5 Ontwikkeling van het dagelijks handelen: de persoon

De ontwikkeling van het dagelijks handelen door de persoon kent vanuit het interactieperspectief drie uitgangspunten (Davis en Polatajko 2011):
- continuïteit in het dagelijks handelen in alle levensfasen;
- ontwikkeling van een handelingsrepertoire;
- factoren *(determinants)* van de persoon die het dagelijks handelen beïnvloeden.

12.5.1 Continuïteit in het dagelijks handelen

De ontwikkeling van het dagelijks handelen is een continu proces gedurende de verschillende levensfasen. De ontwikkeling start bij de conceptie en gaat door totdat iemand overlijdt. Daarbij zijn alle levensfasen belangrijk en is er niet één dominante fase te onderscheiden (Davis en Polatajko 2011). De ontwikkeling zal voor iedere persoon in zijn eigen omgeving en met de eigen rollen en taken op een eigen manier verlopen. Soms verloopt deze voorspoedig en soms gaat het met 'horten en stoten' (Edwards en Christiansen 2005). Activiteiten die horen bij de verschillende leeftijdsfasen (kind, adolescent, volwassene en oudere) kennen een grote variatie op basis van individuele en culturele verschillen (Wright en Sugarman 2009). Nieuwe activiteiten ontstaan in alle levensfasen: een kleuter leert kleuren, een adolescent leert zijn eigen maaltijd koken, een volwassene leert vaardigheden die horen bij zijn nieuwe werksituatie en een oudere leert een nieuwe hobby uitvoeren omdat hij daar, na zijn werkzame leven, eindelijk tijd voor heeft. Handelingspatronen *(occupational patterns)* bestaan uit vaste en voorspelbare manieren als onderdeel van het dagelijks handelen van de persoon (Bendixen 2006). Vergelijkbare handelingspatronen worden in een latere levensfase vaak op een complexer niveau uitgevoerd. Zo leren kinderen in de onderbouw van de lagere school spelenderwijs skaten en kan de volwassene deze activiteit weer oppakken en het skaten als training voor het langebaanschaatsen gaan beoefenen. Een meisje dat graag handbalt zal ook op volwassen leeftijd een voorkeur voor balspelen blijven houden. De ontwikkeling van het dagelijks handelen is een levenslang en continu proces dat de uitbreiding, hoogtepunten en ook het afnemen van de vaardigheid van het uitvoeren van activiteiten impliceert gedurende de levensloop. Veranderingen in persoonlijke fysieke, psychosociale en cognitieve mogelijkheden en interesses leiden tot veranderingen in het dagelijks handelen. Evenals veranderingen in de omgeving en de eisen die aan de uit te voeren activiteiten worden gesteld. (Davis en Polatajko 2011).

12.5.2 Ontwikkeling van een handelingsrepertoire

Het handelingsrepertoire *(occupational repertoire)* bestaat uit het totaal van al de dagelijkse activiteiten op een bepaald moment. Door expliciet naar het handelingsrepertoire van de cliënt te kijken wordt het dagelijks handelen in zijn totaliteit begrepen en de bijdrage daarvan aan gezondheid en welzijn (Davis en Polatajko 2010).

> **Maaike**
> Net als haar broer volleybalt Maaike op dinsdagavond bij een jeugdteam van de plaatselijke volleybalclub. Daar wordt zij gescout als talent en gestimuleerd om op zondagochtend mee te trainen bij de provinciale jeugdselectie. Snel daarna speelt ze al mee in de landelijke selectie. Haar ouders krijgen complimentjes dat zij Maaikes passie voor volleybal zo stimuleren. De ouders vertellen dat Maaike haar huiswerk nu achter in de auto maakt op weg naar trainingen en wedstrijden, in het weekend door de lange reistijd vaak laat naar bed gaat en het samen eten als gezin nog maar twee keer per week voorkomt.

De focus van ergotherapie is vooral gericht op het vergroten van de competenties om specifieke activiteiten uit te voeren. Het verhaal van Maaike maakt duidelijk dat niet alleen een specifieke activiteit, maar ook het omgaan met het totaal van alle activiteiten, het handelingsrepertoire, aandacht vraagt. Hoewel ergotherapeuten impliciet het belang ervan kennen dat zij ook naar het dagelijks handelen op metaniveau kijken, wordt dat relatief weinig gedaan. Dit vindt wel plaats bij het begeleiden van mensen met vermoeidheidsproblematiek. Gericht op energiebesparing wordt dan gekeken naar het totaal van activiteiten die de persoon op een dag uitvoert, bijvoorbeeld met de activiteitenweger (Hove-ten Moederdijk en Hulstein-Gennep 2014).

Als het handelingsrepertoire van een persoon door terugloop van het aantal activiteiten te weinig uitdaging biedt, of juist niet te managen is door de grote hoeveelheid activiteiten, kan dat aanleiding geven tot gezondheidsklachten (Davis en Polatajko 2010). Door alleen in te zoomen op specifieke activiteiten en niet te kijken naar het handelingsrepertoire op metaniveau kunnen ergotherapeuten belangrijke aspecten van het mogelijk maken van het dagelijks handelen missen.

12.5.3 Factoren in de persoon

Erfelijkheid, leren en plasticiteit van het brein, actieve participatie en motivatie zijn factoren in de persoon die van invloed zijn op de ontwikkeling van het dagelijks handelen. Deze determinanten worden hieronder nader uitgewerkt.

Erfelijkheid

Het bij de conceptie meegekregen erfelijke materiaal, de genen, beïnvloedt de ontwikkeling van het dagelijks handelen. Over de mate van die invloed bestaan twee visies.
- De eerste, de *deterministische* visie, gaat ervan uit dat een talent, zoals intelligentie of motorische handigheid, in de genen is uitgeschreven en zo de intelligentie of de motorische vaardigheid bepaalt.
- De tweede, de *probabilistische* visie, stelt dat genen een 'meervoud van mogelijkheden' in zich dragen. Deze mogelijkheden

worden door interactie met de omgeving tijdens de ontwikkeling verder ontwikkeld. Omgevingen beïnvloeden welke genen in welke mate tot uiting komen. Talent is in deze visie niet met de geboorte gegeven, maar wordt geleidelijk gevormd door relevante ervaringen (Leseman 2005).

De discussie die hierover gevoerd wordt, is bekend als de *nature-versus-nurture*-discussie en gaat over welke rol genen en de omgeving spelen in de ontwikkeling. Inmiddels is men het erover eens dat beide factoren een belangrijke rol spelen in de ontwikkeling, waarbij duidelijk is dat het actieve 'doen' in een uitdagende en stimulerende omgeving de ontwikkeling van het handelen stimuleert (Davis en Polatajko 2011).

Leren en plasticiteit van het brein

Leren gebeurt in alle aspecten van het leven door doelgericht te handelen in sociale, spel-, leer-, werk-, vrijetijds-, spirituele en overlevingsactiviteiten. Doordat iedere persoon geboren is met andere capaciteiten en opgroeit in een andere omgeving met weer andere uitdagingen, heeft iedereen een unieke persoonlijke competentieontwikkeling. Het aangeboren gemak waarmee kinderen leren bepaalt de samenhang tussen aangeboren en de zich ontwikkelende capaciteiten nodig voor de activiteiten die geleerd worden. Deze activiteiten vormen de basis van het handelingsrepertoire van de persoon. De mogelijkheid om te leren is gebaseerd op plasticiteit van het zenuwstelsel, in de huidige visie zowel bepaald door *nature* als door *nurture*.

> **Box 12.3**
>
> **Zenuwstelsel**
> Het zenuwstelsel is geen statisch onveranderlijk orgaan, maar verandert voortdurend op basis van leerervaringen. Door deze plastische eigenschappen van het zenuwstelsel zijn de eigenschappen van ieder individu uniek (Cranenburgh 2009).
> De mens leert het meest in het begin van zijn leven omdat dan de plasticiteit het grootst is, dit gebeurt vooral in het eerste levensjaar van een kind als de hersenen een snelle groei laten zien. De hersenen van een mens verdrievoudigen in omvang in de periode van geboorte tot aan volledige rijpheid. De groei van de hersenen gaat over het algemeen gelijk op met de toename van de handelingscompetenties (Davis en Polatajko 2011). Leren en plasticiteit zijn daarmee belangrijke factoren in de ontwikkeling

Actieve participatie en motivatie

Voor het aanleren van activiteiten is actief 'doen' noodzakelijk. Actieve participatie en gemotiveerd zijn voor de activiteiten zijn nauw met elkaar verbonden. Motivatie is een complex begrip, dat te maken heeft met verschillende processen die een rol spelen bij het beginnen aan, het volhouden en de mate van intensiteit van het handelen. Deci en Ryan (2000) hebben de zelfdeterminatietheorie ontwikkeld die bepalend is voor de kwaliteit van de motivatie. Volgens deze theorie hebben mensen drie fundamentele behoeften: (1) de behoefte aan ervaren competentie: het gevoel hebben dat je iets kunt; (2) de behoefte aan autonomie: zelf bepalen wat je gaat doen en niet door anderen ergens toe gedwongen worden; en (3) de behoefte aan verbondenheid: relaties aan kunnen gaan, erbij horen en geaccepteerd worden door de ander (Deci en Ryan 2000; Hiemstra en Bohlmeijer 2013). Vanuit de kernelementen van het dagelijks handelen ontstaat motivatie als er een positieve samenhang (*fit*) is tussen de individuele mogelijkheden (fysiek, cognitief, emotioneel), de context en het handelen dat iemand wil gaan doen. Actief betrokken zijn bij spelen, leren, werken en voor zichzelf en anderen zorgen gebeurt wanneer de activiteit uitdagend en betekenisvol en daardoor motiverend is. De redenen waarom een activiteit betekenisvol is, zullen vanuit deze *fit* dan ook per persoon verschillen.

Box 12.4

Actieve participatie en motivatie

Wiseman en collega's (2005) beschrijven een verscheidenheid van motiverende factoren bij kinderen, zoals het pure genieten van een activiteit en het leuk vinden om deze te doen. Veel kinderen gaan iets doen omdat ze positieve waardering of een beloning krijgen, omdat ze er goed in zijn, uit nieuwsgierigheid of vanuit het verlangen om iets uit te leggen of anderen te helpen. Ook het gevoel van verantwoordelijkheid is een motivatie om iets te gaan doen en kinderen voeren activiteiten ook uit vanuit competitie. Dit toont aan dat actieve participatie en motivatie persoonlijk zijn. Hoe sterker de motivatie van de persoon voor het uitvoeren van de activiteit is, hoe meer de persoon betrokken is bij de activiteit en bezig is met het ontwikkelen van de benodigde competenties voor die activiteit.

Een voorbeeld daarvan zijn de broers Arthur en Lucas Jussen, die vanaf hun 5e piano spelen en al tien jaar drie uur per dag studeren aan de vleugel. 'We hadden een piano thuis en daar werd eigenlijk weinig mee gedaan. Toen ben ik er maar achter gekropen.' Dat was het begin voor Lucas Jussen, en ook zijn jongere broer Arthur bleek veel talent te hebben. Sindsdien veroverden ze samen de wereld met een internationaal platencontract en meteen goud met hun eerste cd.

12.6 Ontwikkeling van het dagelijks handelen: de omgeving

12.6.1 Fysiek en sociaal

Mensen handelen in een context en gedurende de levensloop ontwikkelen mensen zich in interactie met de fysieke en sociale omgeving (Davis en Polatajko 2011). In de diverse perioden van het leven leren mensen verschillende aspecten van hun handelingsrepertoire, dit leren gaat voor iedereen op een andere manier en in een ander tempo. Vanaf de geboorte van het kind wordt zijn omgeving alleen maar groter. In het begin is de interactie nog beperkt tot de directe omgeving. Als kinderen zich gaan verplaatsen wordt de omgeving steeds groter en doordat kinderen steeds meer mogelijkheden krijgen wordt de interactie met de fysieke en sociale omgeving steeds meer uitgebreid. In eerste instantie is dit in de eigen buurt en omgeving dicht bij huis. Voor de onafhankelijke adolescent en volwassene zijn er geen geografische grenzen meer. Studenten doen bijvoorbeeld een deel van hun onderzoek in een ander land en expats werken aan de andere kant van de wereld. Jongeren van 16 gaan met vrienden een week op vakantie in Spanje, adolescenten gaan na hun onderzoek op wereldreis en ouderen overwinteren in een mediterraan klimaat.

Box 12.5

Het bio-ecologisch model van Bronfenbrenner

Bronfenbrenner, een Russische ontwikkelingspsycholoog, gaat ervan uit dat de omgeving grote invloed heeft op ontwikkeling. Hij heeft dit beschreven in een bio-ecologisch model. 'Bio' staat voor de biologische factoren van de persoon, zoals leeftijd, geslacht en erfelijke factoren. 'Ecologisch' staat voor de interactie met de omgeving. Bronfenbrenner plaatst de persoon in de context van zijn steeds groter wordende sociale omgeving en benoemt dat de sociaal-emotionele ontwikkeling tot stand komt door de interactie met de sociaal-culturele omgeving (Bronfenbrenner 1994). Wright en Sugarman (2009) hebben dit model aangepast en gaan uit van vier steeds groter wordende omgevingen rondom de persoon, die met elkaar interacteren (zie figuur).

Bio-ecologisch model van de persoon en diens interactie met de omgeving, naar Bronfenbrenner.

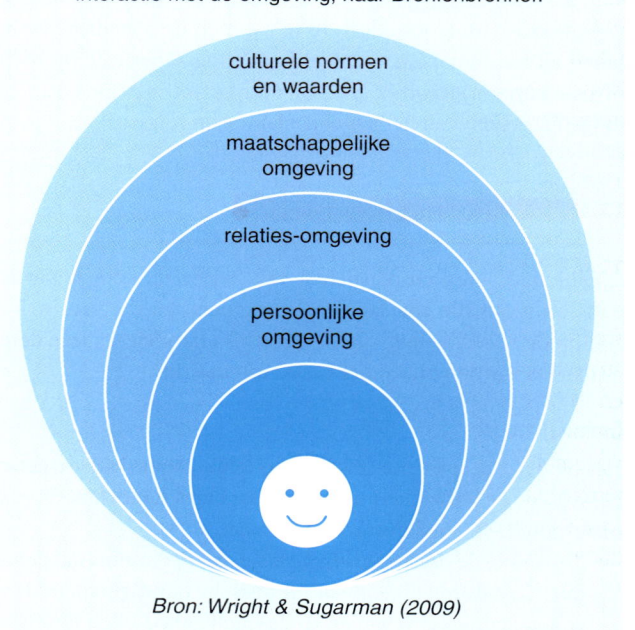

- culturele normen en waarden
- maatschappelijke omgeving
- relaties-omgeving
- persoonlijke omgeving

Bron: Wright & Sugarman (2009)

Deze omgevingen zijn achtereenvolgens:
1. de eerste omgeving is de persoonlijke omgeving (*personal setting*), die bestaat uit de onmiddellijke omgeving van de persoon: familie, school, vrienden, (sport)clubs en anderen in de woonomgeving;
2. de tweede omgeving bestaat uit de relaties (*setting in interactions*) tussen de verschillende personen in de onmiddellijke omgeving: zoals vrienden van school die ook op voetbal zitten of een collega van het werk die in dezelfde straat woont;
3. de derde omgeving bestaat uit de maatschappelijke omgeving (*institutions and systems*) die indirect van invloed is op de persoon: bijvoorbeeld beleidsbeslissingen van een schoolbestuur en de politieke agenda van een land die van invloed is op gezondheid en welzijn;
4. de vierde omgeving bestaat uit de culturele normen en waarden (*cultural norms and values*) en betreft de invloed van sociaal-economische status, cultuur, subcultuur en geloofsovertuiging.

Vanuit deze verschillende omgevingen wordt invloed uitgeoefend op (de ontwikkeling van) het kind, de adolescent, de volwassene en de oudere, die tegelijkertijd door hun 'doen' ook de omgeving beïnvloeden (Bronfenbrenner 1994). Voor ergotherapeuten biedt dit model een structuur voor het analyseren van omgevingsfactoren.

Dat de omgeving van invloed is op de ontwikkeling wordt duidelijk uit onderzoeken bij jonge weeskinderen met omgevingsdeprivatie. De gevolgen van de deprivatie die deze kinderen opgelopen hebben, zijn gedeeltelijk omkeerbaar. In een Canadees onderzoek onder adoptiekinderen die afkomstig waren uit Roemeense kindertehuizen was de omkeerbaarheid afhankelijk van de tijd die een kind in een tehuis had doorgebracht, de aanwezigheid van speelgoed in het tehuis en de hoeveelheid aandacht die de kinderen kregen van de leiding (Morison et al. 1995).

12.6.2 Historisch en cultureel

De fysieke en sociale omgeving waar mensen in leven is geconstrueerd op basis van de historische en culturele context (Davis en Polatajko 2011). Het model van Bronfenbrenner geeft de invloed van de directe omgeving en de context eromheen weer. Recentelijk is daar nog een vijfde systeem aan toegevoegd, de temporele context, die bestaat uit de verandering in de tijd in de persoon en ook in de omgeving (Wright en Sugarman 2009). Dit systeem beschrijft het belang van de invloed van omgevingsveranderingen die ontstaan door historische ontwikkelingen en culturele veranderingen. De historische periode waarin iemand leeft is van invloed op de ontwikkeling van het dagelijks handelen en het handelingsrepertoire.

> **Box 12.6**
>
> **Computer en sociale media**
> De historische omgeving, in de depressie van de jaren dertig of de Tweede Wereldoorlog, of in de huidige tijd met de mogelijkheden van de digitale en virtuele context, heeft invloed op het dagelijks handelen van kinderen, jongeren, volwassenen en ouderen. Kinderen die opgroeiden in de jaren vijftig, zoals indringend beschreven door Gerard Reve in *De avonden,* hadden heel andere mogelijkheden met betrekking tot spelen dan kinderen die in de huidige tijd opgroeien. Door het speelgoed van tegenwoordig en de enorme mogelijkheden van de digitale en virtuele context ziet het handelingsrepertoire van kinderen er nu heel anders uit. In dat opzicht is het aardig om bijvoorbeeld Annie M.G. Schmidts verhalen van *Jip en Janneke* te vergelijken met het huidige spel van kinderen. Ook de inhoud van studeren en werken is door het gebruik van de computer en internet de laatste decennia enorm veranderd, *long distance learning* en thuiswerken zijn inmiddels ingeburgerd. En ook de vrije tijd heeft door het gebruik van de computer en sociale media een heel andere invulling gekregen. Tijdgeest en technologische ontwikkeling hebben invloed op de ontwikkeling van het handelen.

Diepgewortelde denkbeelden, zoals discriminatie op basis van geslacht, huidskleur, leeftijd, handicap, geloof en seksuele voorkeur, die verweven zijn in de culturele omgeving waar kinderen leven, zorgen voor duidelijke barrières van de ontwikkeling van het dagelijks handelen (Davis et al. 2002). De cultuur geeft aan wat wenselijk is om te leren, te geloven en hoe je te gedragen, met andere woorden: de cultuur vormt het menselijk handelen.

De verschillende contexten waar kinderen van immigranten in opgroeien en leren geven vorm aan de ontwikkeling van het dagelijks handelen. De ontwikkeling van het handelingsrepertoire van deze migrantenkinderen die opgroeien in een blended context is afhankelijk van hun eigen culturele erfgoed en van de cultuur van het land waarin zij wonen. Uit kwalitatief onderzoek bij migrantenkinderen in Canada komen drie thema's naar voren: (1) de gemeenschap als verbinding van oude en nieuwe handelingsroutines; (2) de familie als kern voor de integratie van oude en nieuwe handelingsroutines; en (3) dagelijks handelen als de weg naar nieuwe mogelijkheden. Deze thema's laten zien dat de ontwikkeling van het dagelijks handelen een belangrijk aspect is in de integratie van migrantenkinderen in de nieuwe samenleving (Lencucha et al. 2013).

> **Box 12.7**
>
> **Ouderen**
> Vijfenzestigplussers doen tegenwoordig heel andere dingen dan vroeger, mede vanuit maatschappelijke ontwikkelingen ondersteund door wetgeving (financiële zekerheid door de AOW, betere lichamelijke conditie door de Arbowet) en door gezondheidsvoorlichting vanuit zorgverzekeraars. Ouderen in de jaren zestig en zeventig gingen in een bejaardenhuis wonen en gingen vaak gebukt onder sociale isolatie, structurele afhankelijkheid, het verlies van rollen en de daarmee samenhangende passiviteit. Mensen van dezelfde leeftijd in de eenentwintigste eeuw gaan een nieuwe periode van hun leven in: reizen, dingen doen waar ze tijdens hun werkzame leven niet aan toekwamen. Ze ontplooien en ontwikkelen zich. Steeds meer wordt zelfontwikkeling gezien als iets wat het hele leven doorgaat en worden de activiteiten die we dagelijks uitvoeren gezien als de motor voor het ontwikkelen van nieuwe vaardigheden en van nieuwe aspecten van jezelf.

> **Box 12.8**
>
> **Talent en omgeving**
> Als de omgeving niet afgestemd is op de mogelijkheden van bijvoorbeeld een kind in ontwikkeling, dan komen talenten die een kind heeft vaak onvoldoende tot ontwikkeling. Bijvoorbeeld een muzikaal talent van een kind komt pas volledig tot ontwikkeling in een ondersteunend muzikaal milieu waar de ouders bezig zijn met muziek en bijvoorbeeld een muziekinstrument bespelen. Mensen gaan dan ook wel op zoek naar de voor hen in relatie tot hun ontwikkeling geschikte omgeving. Ook rond dit gegeven zijn er in literatuur en film goede voorbeelden te vinden, bijvoorbeeld de film *Good Will Hunting*, waarbij een jongen uit een arbeidersmilieu, gespeeld door Matt Damon, beschikt over een geniaal wiskundig talent, dat echter pas tot ontwikkeling komt wanneer hij vanuit een universiteit gestimuleerd wordt.

De *good enough environment* biedt waarschijnlijk de *just right challenge*, die ervan uitgaat dat de omgeving (*good enough*) en de activiteit de gezamenlijke ultieme uitdaging zijn om zo betrokken te zijn in een activiteit dat de persoon *flow* en een gevoel van genot ervaart (Csíkszentmihályi 1999).

12.7 Ontwikkeling van het dagelijks handelen: meervoudige patronen

De ontwikkeling van het dagelijks handelen spiegelt zich aan de menselijke ontwikkeling. Daarbij zijn er twee vormen van meervoudige patronen:
1. de meervoudige variatie, die gekenmerkt wordt door het karakter en de richting van de ontwikkeling van het dagelijks handelen en
2. het beheersen van het dagelijks handelen (*mastery*), wat duidt op het handig en kundig worden in het dagelijks handelen gedurende de levensloop op basis van rijping, ervaring en vaardigheid.

12.7.1 Meervoudige variatie

Het principe van de meervoudige variatie houdt in dat de ontwikkeling niet bij iedereen gladjes en in één richting verloopt, maar zowel groei, achteruitgang als variatie met zich meebrengt. De principes van verschillende richtingen, trajecten en transities in de ontwikkeling en het ouder worden laten patronen van winst en verlies van activiteiten zien, en hierbij is de variatie tussen personen groot.

Meervoudige variatie is niet alleen gericht op groei, ontwikkeling en achteruitgang zoals dat gezien wordt gedurende de levensloop. Meervoudige variatie richt zich ook op de variatie in de mate, karakteristiek, kwaliteit, kwantiteit, complexiteit en specialisatie van het dagelijks handelen.

De levensloop van de mens is een traject met af en toe grote wijzigingen: de transities die de persoon gedurende zijn leven doormaakt. Transities bestaan uit overgangen die veranderingen en onderbrekingen in het traject aanbrengen. Potentiële handelingstransities (*occupational transitions*) gedurende de levensloop zijn bijvoorbeeld de eerste stapjes, de start op de basisschool, het eerste logeerpartijtje alleen, het examen van de middelbare school en het starten met studeren, de eerste baan, het krijgen van een kind, het meemaken van een scheiding en het met pensioen gaan. Deze transities zijn afhankelijk van individuele verschillen. Hierdoor is het duidelijk dat er sprake is van meervoudige variatie in de levensloop van elk individu en daardoor verloopt de ontwikkeling van het dagelijks handelen bij iedereen weer heel anders (Davis en Polatajko 2011). Uit onderzoek naar de ontwikkeling van hun handelingsrepertoire bij kinderen komt naar voren dat er veel verschillen zijn tussen kinderen. Sommige kinderen van 6 jaar hadden al activiteiten achter zich gelaten die sommige oudere kinderen nog uitvoerden. Sommige tieners blijven in hun vrije tijd tekenen en schilderen, andere kinderen voerden deze activiteit alleen in hun kleutertijd op school uit (Wiseman et al. 2005).

12.7.2 Het beheersen van het dagelijks handelen

Het beheersen van het dagelijks handelen (*mastery*) refereert aan de verschillende niveaus van bekwaamheid die ontstaan als een resultaat van rijping, ervaring en vaardigheid. Mensen hebben een natuurlijke *drive* om nieuwe activiteiten onder de knie te krijgen en er steeds beter in te worden. Mastery is niet iets statisch; het verandert gedurende de levensloop langs een continuüm van leerling (*novice*) tot meester (*master*). Daarbij gaat het bij de ontwikkeling van het dagelijks handelen om veranderende bekwaamheid (*changing mastery*), waarbij de nadruk ligt op veranderen in plaats van op verbeteren omdat, zoals al eerder is aangegeven in dit hoofdstuk, de ontwikkeling van het dagelijks handelen niet in een richting verloopt.

Tijdens de ontwikkeling van het dagelijks handelen worden de uitgevoerde activiteiten steeds complexer en gespecialiseerder. De kwantiteit en kwaliteit van het handelingsrepertoire neemt toe. Het spelen met blokjes begint met het tegen elkaar aan slaan en resulteert uiteindelijk in het bouwen van een ridderkasteel. Elke fase van de ontwikkeling, gedurende de levensloop, laat het ontstaan en het uiteindelijk onder de knie krijgen van een variatie van activiteiten zien. De term *mastery* wordt in de volwassenen- en ouderenliteratuur gezien als het niveau van bekwaamheid dat mensen, bijvoorbeeld in hun beroep, uiteindelijk bereiken. Maar de term *mastery* is van toepassing op alle dagelijkse activiteiten die we gedurende ons leven leren en wordt ook gebruikt in het Occupational-Adaptation (OA)-model. Dit model focust zich op hoe de persoon zich voortdurend aanpast en bezig is bekwaam te worden *(mastery)* in de uitdagingen van het dagelijks handelen. Dit model benoemt *occupation adaptation* als het proces waarin de interactie plaatsvindt tussen de persoon *(desire for mastery)* en de omgeving *(demand for mastery)* waarbinnen het dagelijks handelen van de persoon plaatsvindt (Schkade en McClung 2001). In ▶H. 23 kun je meer lezen over het OA-model.

Box 12.9

Uitdaging

Dagelijks handelen dat een minder hoog niveau van vaardigheid vereist, zoals eten en aankleden, wordt door meer mensen uitgevoerd dan dagelijks handelen met veel meer uitdaging dat een hoger niveau van vaardigheid vraagt, zoals wedstrijdzeilen in een labiele zeilboot of een zilveren sieraad smeden. Als baby's geboren worden, zijn ze voor de basale levensbehoeften totaal afhankelijk van hun ouders of verzorgers. Door interactie met hun kind geven ouders het kind steeds meer mogelijkheden om te leren en zich aan te passen aan de eisen van de omgeving. In de eerste levensjaren wordt onwillekeurig bewegen op basis van primitieve reflexen vervangen door willekeurig en doelgericht handelen. Peuters leren de basale vaardigheden onder de knie te krijgen, kinderen op school gaan deze gebruiken in de schoolse vaardigheden, waar ze steeds bekwamer in worden. Gedurende de adolescentie en de volwassenheid wordt het aantal activiteiten die we moeiteloos kunnen uitvoeren, steeds uitgebreider en neemt de *mastery* toe. De kwaliteit en complexiteit van ons dagelijks handelen worden steeds gevarieerder. In het einde van de volwassenheid is er niet langer meer de generieke trend om steeds nieuwe dingen te leren. Bij ouderen die niet meer hoeven te werken is er een grote variatie in wat ze doen en nog willen leren, doordat ze opeens meer vrije tijd hebben. Bij de een neemt de variatie in het handelen toe en bij de ander neemt die variatie juist af (Davis en Polatajko 2011).

12.7.3 Fasen van de ontwikkeling van het handelen gedurende de levensloop

De fasen van de menselijke ontwikkeling zijn op vele manieren gecategoriseerd. De bekendste beschrijving is van Gesell en omvat vijf ontwikkelingsgebieden (Gesell 1954):

- grove motoriek: de ontwikkeling van hoofdbalans, rompbalans, rollen, zitten, kruipen, staan die eindigt met lopen;
- fijne motoriek: van kijken tot grijpen, kleine bewegingen van handen en vingers, de handvaardigheid en oog-handcoördinatie;
- adaptatie: de wijze waarop het kind in de praktijk gebruik maakt van zijn motoriek, de toepassing daarvan in het dagelijks leven en tijdens spel;
- spraak en taal: communicatie met anderen, aanvankelijk door geluidjes en lachen, uiteindelijk door klanken, woorden en zinnen;
- persoonlijkheid en sociaal gedrag: de wil, het doorzettingsvermogen, coöperatie, interesses en alertheid, bij sociaal gedrag de communicatie en aanpassing aan situaties.

Gesell beschouwde de motorische ontwikkeling als een kwalitatief proces, waarbij de opeenvolgende ontwikkelingsfasen volgens een vast en voorspelbaar patroon verlopen. Hij was een maturationist en ging ervan uit dat veranderingen in motorisch gedrag tijdens het ontwikkelingsproces worden ingezet en gereguleerd door rijping van het centraal zenuwstelsel. Mede vanwege hun normatieve karakter zijn deze mijlpalen van grote waarde geweest om inzicht te krijgen in de normale en pathologische ontwikkeling (Volman en Wimmers 2006).

De motorische mijlpalen van Gesell, maar ook andere beschrijvingen van de ontwikkeling van de mens, gaan uit van een neuromotorisch gezichtspunt. Hoewel de mijlpalen van de ontwikkeling gezien kunnen worden als een indicator van rijping, vindt de ontwikkeling van het dagelijks handelen niet alleen plaats op basis van rijping. De kijk op ontwikkeling als vastgelegde fasen of mijlpalen alleen is te beperkt, immers, de ontwikkeling van het handelen gedurende de levensloop is een continu proces van het verrijken en uitbreiden van handelingsgedrag en ontstaat door het interactieperspectief tussen de persoon, de context en de activiteiten (Law et al. 1996, Thelen en Smith 1994). Niet alle kinderen gaan kruipen met 40 weken, sommigen kruipen eerder, anderen kruipen later en er zijn ook kinderen die het kruipen helemaal overslaan. Als een persoon ouder wordt, wordt het rijpingsprincipe steeds minder belangrijk en worden sociale en culturele factoren steeds belangrijker bij de ontwikkeling van het dagelijks handelen. Daarbij hebben ook de sociaal-economische omstandigheden invloed op het ontwikkelingsproces.

Davis en Polatajko (2011) geven aan dat er geen 'Gesell-achtige' beschrijving is van de ontwikkeling van het dagelijks handelen. Ze geven aan dat dit niet mogelijk en ook niet wenselijk is. Dat heeft te maken met de interactieve aard van het dagelijks handelen, dat bestaat uit de dynamische interactie van persoon, context en activiteiten en dat er daarom veel variatie bestaat. ◻Tabel 12.1 beschrijft de ontwikkelingstaken daarom globaal en niet alleen voor kinderen, maar voor alle leeftijdsfasen gedurende de levensloop.

Niet leren,

Tabel 12.1	Ontwikkeling tijdens de gehele levensloop. Bron: Davis en Polatajko (2011)
levensfase	**ontwikkelingstaken**
baby-dreumes (0–2 jaar)	– binding met opvoeders – ontwikkeling van de zintuigen – motorische ontwikkeling tot aan het lopen – sensomotorisch leren in interactie met de omgeving – begrijpen van de hoedanigheid van voorwerpen en het leren maken van categorieën – emotionele ontwikkeling
peuter (2–4 jaar)	– ontwikkeling van de mobiliteit en andere grofmotorische vaardigheden – ontwikkeling van coördinatie en fijne motoriek – fantasiespel – ontwikkeling van de taal – ontwikkeling van de zelfcontrole
kleuter (4–6 jaar)	– ontwikkeling van genderidentificatie – vroege moraalontwikkeling – ontwikkeling van het gevoel van eigenwaarde – ontwikkeling van conceptuele vaardigheden – ontwikkeling van het groepsspel
basisschoolkind (6–12 jaar)	– vriendschapsontwikkeling – ontwikkeling van het concrete denken – ontwikkeling van schoolse vaardigheden – ontwikkeling van reflectie – ontwikkeling van teamspel
adolescent (12–18 jaar)	– lichamelijke geslachtsrijping – ontwikkeling van het abstracte denken – ontwikkeling van persoonlijke ideologie – emotionele ontwikkeling – deelname vriendengroep – ontwikkeling seksuele relaties
ontluikende volwassenheid (18–25 jaar)	– autonomie ten opzichte van ouders – verdergaande ontwikkeling van genderindentificatie – verinnerlijken van moraal – carrièrekeuze
jongvolwassenheid (25–40 jaar)	– opbouwen van intieme relaties – kinderen krijgen en opvoeden – werk – levensstijl
middenvolwassenheid (40–65 jaar)	– carrièreontwikkeling – hervinden en opbouwen van de relatie met de partner – uitbreiden van zorgrelaties – management van het huishouden – aanpassen aan ouder wordende ouders – omgaan met de fysieke veranderingen van het ouder worden
late volwassenheid (65–75 jaar)	– gebruik maken van intellectuele kracht – ervaren van sensomotorische en cognitieve beperkingen – aanpassen van de energie ten aanzien van nieuwe rollen en activiteiten – accepteren van de loop van het leven – ontwikkelen van een visie op doodgaan

12.8 Discussie

De professie ergotherapie is volop in beweging. Ergotherapeuten ontwikkelen het beroep tot een *client-centered, context-based, occupation-based, technology-based, population-based* en *evidence-based* professie. Bij occupation-based werken is het dagelijks handelen zowel middel als doel van de ergotherapie-interventie om het handelingsvraagstuk te beïnvloeden. Ergotherapeuten nemen hierin de visie mee dat de mens gedurende zijn leven zijn dagelijks handelen blijft ontwikkelen en aanpassen en dat deze ontwikkeling wordt beïnvloed door de in dit hoofdstuk geschetste factoren. Ergotherapeuten zijn gericht op het dagelijks handelen van het kind, de adolescent, de volwassene of de oudere en zijn (sociale) systeem en werken met een organisatie of populatie.

In deze discussie wordt ook de transitie in het denken benoemd van ergotherapeuten die met kinderen werken. Het occupation-based werken is vanuit eerdere ontwikkelingsgerichte uitgangspunten voor kinderergotherapeuten niet altijd vanzelfsprekend. Volgens Humphry (2002) komt dat voort uit het feit dat kinderergotherapeuten werken vanuit ontwikkelingsgerichte referentiekaders vanuit andere wetenschapsgebieden, zoals de psychologie en de neurologie. Het inzicht vanuit deze wetenschapsgebieden dat verandering in het dagelijks handelen mogelijk wordt door verandering van fysieke, cognitieve en affectieve voorwaarden, mist het interactieperspectief. Zoals beschreven in dit hoofdstuk biedt het interactieperspectief het inzicht dat dagelijks handelen ontstaat uit de interactie van de persoon en zijn omgeving en toont het meteen de complexiteit van het dagelijks handelen aan.

Door naar het handelingsrepertoire van mensen te kijken wordt het dagelijks handelen in zijn totaliteit begrepen en de bijdrage die dat heeft aan gezondheid en welzijn. Immers, gezondheid en welzijn worden niet alleen bevorderd door competent zijn in specifieke activiteiten, het gaat om de som van alle activiteiten op een dag, zoals Davis en Polatajko aangeven: 'Don't forget the repertoire: the meta occupational issue' (Davis en Polatajko 2010).

Bij ergotherapie-interventies gericht op dagelijks handelen sluit een top-downbenadering gericht op participatie en dagelijks handelen als beginpunt goed aan. Het trainen van functies zoals de fijne motoriek of sensorische integratie, het zogeheten bottom-up-werken, sluit niet aan bij de ontwikkeling van het dagelijks handelen vanuit een interactieperspectief (Hocking 2001). De kinderergotherapie is van oudsher gefocust geweest op de ontwikkeling van kinderen, inherent aan de levensfase van de volop in ontwikkeling zijnde jonge mensen. Doordat domeinen van de ontwikkeling, bijvoorbeeld de motoriek, de taalontwikkeling en de sociaal-emotionele ontwikkeling, voortkomen uit andere wetenschapsgebieden, vertraagt het ontwikkelingsdenken over deelaspecten van het dagelijks handelen het occupation-based werken van kinderergotherapeuten (Bazyk en Case-Smith 2010). De kennis van de ontwikkeling van de voorwaarden voor het dagelijks handelen kan uiteraard niet overboord: die kennis zal een ergotherapeut gebruiken om een juiste inschatting te maken van de specifieke handelingsmogelijkheden van bijvoorbeeld een tweejarige peuter in een specifieke context. Hierdoor kan de ergotherapeut de vraagstelling van de moeder betreffende het spel van het kind in een specifiek ontwikkelingskader plaatsen om van daaruit de moeder advies te geven betreffende de interactieve ontwikkeling van het handelen van het kind.

In dit hoofdstuk is naar voren gebracht dat de ontwikkeling van het dagelijks handelen geen lineair concept is, waarbij de mogelijkheden van het handelingsrepertoire tijdens de levensloop alleen maar toenemen. De kerncompetentie van de ergotherapeut, het mogelijk maken van het dagelijks handelen, is gericht op ontwikkelen van het dagelijks handelen, opnieuw dagelijks handelen, effectiever dagelijks handelen, veiliger dagelijks handelen, behouden van dagelijks handelen en omgaan met verlies van dagelijks handelen. Al deze aspecten hebben te maken met het principe van de meervoudige variatie, waarbij de ontwikkeling niet bij iedereen gladjes en in één richting verloopt, maar waarbij de ontwikkeling van het dagelijks handelen zowel groei, achteruitgang als variatie met zich meebrengt.

Ergotherapie-interventies zijn daarbij gericht op het interactieperspectief waarbij verschillende determinanten betrokken zijn: de cliënt in een breder perspectief, de context en de activiteiten. Werken vanuit het interactieperspectief faciliteert begrip ten aanzien van de ontwikkeling van competenties en verandering in handelingsroutines van mensen.

12.9 Samenvatting

De ontwikkeling van het menselijk handelen wordt in dit hoofdstuk beschreven vanuit het ergotherapeutische perspectief op dagelijks handelen en ontwikkeling, gebaseerd op recente inzichten uit de *occupational science*. In dit perspectief staat de dynamische interactie tussen de persoon, de context en de activiteiten centraal (interactieperspectief). Mensen blijven zich door te 'doen' gedurende hun hele leven ontwikkelen, passen hun dagelijks handelen aan en leren er steeds weer nieuwe activiteiten bij.

Uitgangspunten van de ontwikkeling zijn voor ergotherapeuten van belang om het dagelijks handelen te kunnen analyseren en om interventies op een afgestemde wijze vorm te kunnen geven. Deze uitgangspunten zijn:
- de continuïteit in de ontwikkeling: handelingspatronen die gedurende de levensloop terugkomen;
- de meervoudige determinanten van de ontwikkeling van het dagelijks handelen: de persoon en de omgeving;
- de meervoudige patronen die de ontwikkeling van het dagelijks handelen kent: de niet-lineaire ontwikkeling en de *mastery* van handelen.

De meervoudige determinanten in de ontwikkeling van de mens geven inzicht in de complexiteit van de handelingsontwikkeling door verschillende factoren te onderscheiden. Determinanten die bij de persoon te onderscheiden zijn, zijn de erfelijkheid, het individuele leren, de plasticiteit en de rol van actieve participatie en motivatie. Determinanten van de omgeving zijn fysiek en sociaal, historisch en cultureel te onderscheiden. De meervoudige patronen toont de hoeveelheid van aspecten die het dagelijks handelen en de handelingsontwikkeling beïnvloeden. Tabel 12.1 visualiseert de levenslange ontwikkeling van het handelen met in de levensfasen geplaatste ontwikkelingstaken. In de discussie worden de ergotherapeutische perspectieven gerelateerd aan consequenties voor het beroep ergotherapie.

Literatuur

Bazyk, S., & Case-Smith, J. (2010). School-Based Occupational Therapy. In J. Case-Smith & M. C. O'Brien (Eds.), *Occupational Therapy with children: understanding children's occupations and enabling participation* (pag. 713–743). Missouri: Mosby Elsevier.

Bendixen, H. J., Kroksmark, U., Magnus, E., Jakobsen, K., Alsaker, S., & Nordell, K. (2006). Occupational pattern: A renewed definition of the concept. *Journal of Occupational Science, 13*(1), 3–10.

Bronfenbrenner, U. (1994). Ecological models of human development. In T. Husen & T. Postlewaite. (Eds.), *International Encyclopedia of education*. Oxford: Pergamon/Elsevier.

Case-Smith, J. (2015). Development of childhood occupations. In J. Case-Smith & J. C. O'Brien (Eds.), *Occupational Therapy for Children* (pag. 65–101). St Louis, Missouri: Mosby Elsevier.

Cranenburgh, C. (2009). *Neurowetenschappen 1, een overzicht.* Amsterdam: Reed Business.

Csíkszentmihályi, M. (1999). *Flow: psychologie van de optiumale ervaring.* Amsterdam: Boom.

Davis, J. A., & Polatajko, H. (2010). Don't forget the repertoire: The meta occupational issue. *Occupational Therapists, 20*(3), 20–22.

Davis, J. A., & Polatajko, H. J. (2011). Occupational development. In C. H. Christiansen & E. A. Townsend (Eds.), *Introduction to occupation, the art and science of living* (pag. 135–174). New Yersey: Pearson Education Inc.

Davis, J. A., Polatajko, H. J., & Ruud, C. A. (2002). Children's occupations in context: The influence of history. *Journal of Occupational Science, 9*(2), 54–64.

Deci, E. L., & Ryan, R. M. (2000). The 'what' and 'why' of goal pursuits: Human needs abd the self-determination of behavior. *Psychological Inquiry, 11,* 227–268.

Edwards, D., & Christiansen, C. (2005). Occupational development. In C. Christiansen, C. Baum & J. Bass-Haugen (Eds.), *Occupational therapy: Performance, participation, and well-being.* Thorofare, NJ: Slack

Erlandsson, L. K., & Christiansen, C. A. (2015). The complexity and patterns of human occupations. In Christiansen, C. Baum & J. Bass (Eds.), *Occupational therapy: Performance, participation and well-being* (pag. 113–127). Thorofare, NJ: Slack.

Gesell, A. L. (1954). *The first five years of life: A guide to the study of the preschool child.* London: Methuen.

Hiemstra, D., & Bohlmeijer, E. (2013). De sterkekantenbenadering. In E. Bohlmeijer, L. Bolier, G. Westerhof & J. A. Walburg (Red.), *Handboek positieve psychologie – Theorie, onderzoek, toepassingen* (pag. 123–138). Amsterdam: Uitgeverij Boom.

Hocking, C. (2001). Implementing occupation-based assessment. *American Journal of Occupational Therapy, 55*(4), 463–469.

Hove-ten Moederdijk, K. ten, & Hulstein-Gennep, M. van. (2014). *De Activiteitenweger.* Amersfoort: Meander Medisch Centrum.

Humphry, Ruth. (2002). Young children's occupations: Explicating the dynamics of developmental processes. *American Journal of Occupational Therapy, 56*(2), 171–179.

Humphry, Ruth, & Wakeford, Linn. (2006). An occupation-centered discussion of development and implications for practice. *American Journal of Occupational Therapy, 60*(3), 258–267.

Law, M., Cooper, B., Strong, S., Stewart, D., Rigby, P., & Letts, L. (1996). The person-environment-occupation model: A transactive approach to occupational performance. *Canadian Journal of Occupational Therapy, 63*(1), 9–23.

Lawton, M. P., & Nahemow, L. (1973). Ecology and the ageing process. In C. Eisdorfer & M. P. Lawton (Eds.), *The psychology of adult development and ageing* (pag. 619–667). Washington (DC): American Psychological Association.

Lencucha, J. C., Davis, J. A., & Polatajko, H. J. (2013). Living in a blended world: The occupational lives of children of immigrants to Canada. *Journal of Occupational Science, 20*(2), 185–200.

Leseman, P. (2005). Genetisceh onbepaaldheid en culturele variatie: Is het merocratisch ideaal houdbaar. In S. Karsten & P. Sleegers (Red.), *Onderwijs en ongelijkheid: Grenzen aan de maakbaarheid.* Antwerpen: Garant.

Lewin, K. (1935). *Environmental forces in child behavior and development: A dynamic theory of personality.* New York: McGraw-Hill Book Co.

Mandich, A., & Rodger, S. (2006). Doing, being and becoming: Their importance for children. In S. Rodger & J. Ziviani (Eds.), *Occupational Therapy with children: Understanding children's occupations and enabling participation* (pag. 115–135). Oxford: Blackwell Publishing.

McGraw, M. B. (1945). *The neuromuscular maturation of the human infant.* New York: Columbia University Press.

Morison, S. J., Ames, E. W., & Chisholm, K. (1995). The development of children adopted from Romanian orphanages. *Merrill-Palmer Quarterly: Journal of Developmental Psychology, 41,* 411–430.

Piaget, J. (1972). *The psychology of the child.* New York: Basic books.

Pierce, D. (2014). *Occupational science for occupational therapy.* Thorofare, NJ: Slack.

Polatajko, H. J., Davis, J., Stewart, D., Cantin, N., Amoroso, B., & Purdie, L. (2013). Specifying the domain of concern: occupation as core. In E. A. Townsend & H. J. Polatajko (Eds.), *Enabling occupation II: Advancing an occupational therapy vision for health, well-being & justice through occupation – second edition* (pag. 13–36). Ottawa: CAOT Publications ACE.

Schkade, J. K., & McClung, M. (2001). *Occupational adaptation into practice, concepts and cases.* Thorofare, NJ: Slack.

Shumway-Cook, A., & Woollacott, M. (2007). *Motor control Theory and practical applications* (3rd ed.). Philadelphia: Lippingcott Williams & Wilkins.

Thelen, E., & Smith, L. (1994). *A dynamic systems approach to the development of cognition and action.* Cambridge: MIT Press.

Volman, M. J., & Wimmers, R. (2006). Theorieen over motorische ontwikkeling. In R. Empelen, M. W. Nijhuis-van der Sanden & A. Hartman, (Eds.). *Kinderfysiotherapie* (pag. 33–59). Maarssen: Elsevier Gezondheidszorg.

Vygotsky, L. S. (1978). *Mind in society.* Harvard: University Press.

Wiseman, J. O., Davis, J. A., & Polatajko, H. J. (2005). Occupational development: Towards an understanding of children's doing. *Journal of Occupational Science, 12*(1), 26–35.

Wright, R., & Sugarman, L. (2009). *Occupational Therapy and life course development: A workbook for professional practice.* Oxford: Wiley/Blackwell.

Handelingsgebieden

Margo van Hartingsveldt

13.1 Inleiding – 252

13.2 Dagelijks handelen – 252

13.3 Tijdsbesteding – 253

13.4 Betekenis van het dagelijks handelen – 254

13.5 Balans in het dagelijks handelen – 255

13.6 Uitgesloten zijn van dagelijks handelen – 255

Literatuur – 256

© Bohn Stafleu van Loghum, onderdeel van Springer Media B.V. 2017
M. le Granse, M. van Hartingsveldt, A. Kinébanian (Red.), *Grondslagen van de ergotherapie*,
DOI 10.1007/978-90-368-1704-2_13

- **Handelingsgebieden**

» We zijn dat, wat we bij herhaling doen (Aristoteles, 384 v.Chr.-322 v.Chr.)

Kernbegrippen
- Dagelijks handelen.
- Tijdsbesteding.
- Betekenis van het dagelijks handelen.
- Balans in het dagelijks handelen.
- Uitgesloten zijn van het dagelijks handelen.

Jan Taminiau – modeontwerper
In het weekend werk ik. Op zaterdag sta ik iets later op dan normaal, om een uur of negen. Ontbijt sla ik altijd over. Ik ga meteen naar mijn atelier. Daar is het dan rustig en kan ik fijn mijn eigen dingetjes doen. Rustig tekenen. Rustig mouleren. Soms komt er een vriendin langs om tussendoor een kopje koffie te drinken, maar ik vind het vooral lekker om op zaterdag vrij te kunnen fantaseren.
Een weekendgevoel heb ik eigenlijk nooit gehad. Dat je op vrijdagavond denkt: nu gaan we los. Mijn werk stopt niet en mijn hoofd ook niet. Werken is mijn voetbal, mijn tennis en mijn bridgeclub. Ik heb altijd een jurk in mijn hoofd.
Koken doe ik nooit. Ik ben een groot voorstander van uit eten gaan en als ik het druk heb, dan laat ik een salade komen in het atelier. Mijn partner houdt gelukkig wel van koken. Het lijkt me leuk om een keer een etentje voor vrienden te geven in de toekomst. Dat hij kookt en ik de aankleding doe. Maar het lukt me nog niet zoiets in te plannen. Ik ben niet zo tijdsbewust. Ik plan liever een jurk dan een etentje (*NRC Handelsblad*, 26 maart 2011).

13.1 Inleiding

Mensen zijn handelende wezens en het leven is niet voor te stellen zonder dan we bezig zijn. In het dagelijks leven zijn mensen voortdurend, alleen en vaak met anderen, betrokken in activiteiten, ook als men 'vrij' is en eigenlijk niets hoeft te doen (Wilcock en Hocking 2015). Elke minuut, elk uur en elke dag zijn mensen bezig met dingen te doen. Het dagelijks handelen van mensen bestaat uit wat men vandaag doet, wat men gisteren heeft gedaan en wat men morgen gaat doen. En wat een mens allemaal doet hangt af van het tijdstip van de dag, van waar hij is, met wie hij is en nog veel andere factoren.

In de ergotherapie zijn de activiteiten die mensen doen opgedeeld in handelingsgebieden en deze zijn basisvarianten van wat Adolf Meyer in zijn artikel *The philosophy of occupational therapy* de grote vier noemde: werk, spel, rust en slaap (Meyer 1922). In Nederland is gekozen voor de indeling in drie handelingsgebieden: wonen/zorgen, leren/werken en spelen/vrije tijd. Wat opvalt is dat rust en slaap verdwenen lijken te zijn uit deze handelingsgebieden. Echter, een onderdeel van het handelingsgebied wonen/zorgen is het zorgen voor jezelf en goed zorgen voor jezelf is ook zorgen dat je voldoende rust en slaapt. De handelingsgebieden zijn niet opgesteld als categorieën in een classificatie, die elkaar uitsluiten. Eenzelfde activiteit kan namelijk ondergebracht worden bij verschillende handelingsgebieden, afhankelijk van waar de persoon vindt dat deze bij hoort. Tuinieren is bijvoorbeeld voor de ene persoon een hobby en valt dan onder het handelingsgebied 'spelen/vrije tijd'. Voor een ander is tuinieren arbeid en dan valt het onder het handelingsgebied 'leren/werken'. Ook kan tuinieren een onderdeel van het handelingsgebied 'wonen/zorgen' zijn (Hartingsveldt et al. 2010).

Dit hoofdstuk begint met een algemene inleiding over het dagelijks handelen van mensen. Daarbij wordt ingegaan op wat mensen allemaal op een dag doen, gerelateerd aan de tijd die besteed wordt aan het dagelijks handelen, aan de betekenis die het dagelijks handelen heeft voor mensen en aan de balans die mensen ervaren in hun dagelijks handelen. Verder wordt ook ingegaan op externe factoren die mensen uitsluiten om activiteiten uit te voeren (*occupational deprivation*). Daarna volgen de ►H. 14 over wonen/zorgen, ►H. 15 over leren/werken en ►H. 16 over spelen/vrije tijd, die de handelingsgebieden beschrijven.

13.2 Dagelijks handelen

Dit hoofdstuk gaat over wat mensen doen. Ze slapen, douchen, koken, eten, zorgen voor een kind, werken, studeren, spelen, praten, sporten, bezoeken een museum, gaan uit, lezen, reflecteren, kijken tv, luisteren naar muziek, skypen en zijn betrokken in nog veel meer activiteiten die onderdeel zijn van het dagelijks handelen. Al die activiteiten worden uitgevoerd in een context en leveren subjectieve ervaringen voor mensen op (Pierce 2001). Tijdens het dagelijks handelen voeren mensen de ene keer één activiteit uit, maar vaak doen ze meerdere activiteiten tegelijk: mensen kijken tv; of ze eten en kijken tv; of ze koken en luisteren naar de radio en zorgen tegelijk voor hun kind. Daarbij doen mensen activiteiten alleen, zoals het schrijven van een hoofdstuk voor de nieuwe editie van *Grondslagen*. Maar vaak voeren mensen activiteiten uit in een gezamenlijk handelen met anderen, zoals het samen ontbijten op zondagmorgen, het samen zingen in een koor en het samenwerken met een cliënt in de ergotherapeutische interventie (Harvey en Pentland 2011).

Het dagelijks handelen van mensen draagt bij aan hun identiteit. Het gezegde: 'Je bent wat je doet' geeft dat duidelijk weer. Het leven is een proces waarin alles wat mensen doen (*doing*) ze maakt tot wie ze zijn (*being*), bijdraagt aan wie ze worden (*becoming*) en zorgt dat ze ergens bij horen (*belonging*) (Wilcock en Hocking 2015). Wat mensen doen in hun dagelijks leven laat zien wie ze zijn en geeft zicht op hun actuele levensstijl, die onderdeel uitmaakt van de cultuur waarin ze leven.

Het dagelijks handelen van mensen wordt beïnvloed door de tijd die ze eraan besteden, door de betekenis die het hen geeft, door de balans die ze ervaren en over de mogelijkheden die ze hebben om betrokken te zijn in het dagelijks handelen.

13.3 · Tijdsbesteding

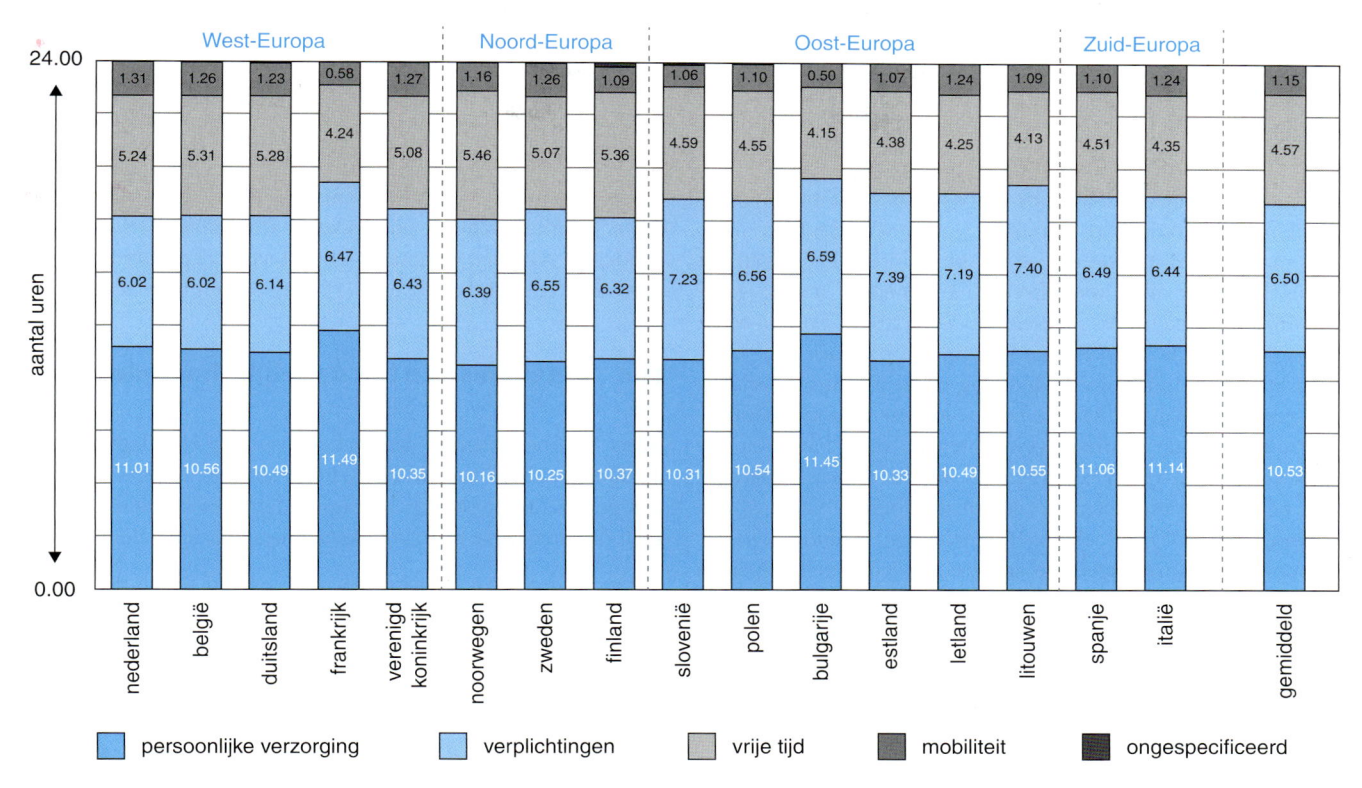

Tijdsbesteding in 16 Europese landen

Land	persoonlijke verzorging	verplichtingen	vrije tijd	mobiliteit	ongespecificeerd
West-Europa					
nederland	11.01	6.02	5.24	1.31	
belgië	10.56	6.02	5.31	1.26	
duitsland	10.49	6.14	5.28	1.23	
frankrijk	11.49	6.47	4.24	0.58	
verenigd koninkrijk	10.35	6.43	5.08	1.27	
Noord-Europa					
noorwegen	10.16	6.39	5.46	1.16	
zweden	10.25	6.55	5.07	1.26	
finland	10.37	6.32	5.36	1.09	
Oost-Europa					
slovenië	10.31	7.23	4.59	1.06	
polen	10.54	6.56	4.55	1.10	
bulgarije	11.45	6.59	4.15	0.50	
estland	10.33	7.39	4.38	1.07	
letland	10.49	7.19	4.25	1.24	
litouwen	10.55	7.40	4.13	1.09	
Zuid-Europa					
spanje	11.06	6.49	4.51	1.10	
italië	11.14	6.44	4.35	1.24	
gemiddeld	10.53	6.50	4.57	1.15	

Box 13.1

Tijdsbesteding

Iedereen heeft een gelijke hoeveelheid tijd ter beschikking, namelijk 24 uur per dag en 168 uur per week. Er zijn gelijkenissen in de besteding van die tijd, iedereen heeft bijvoorbeeld tijd nodig om te rusten en te eten, maar er is ook variatie. De tijdsbesteding van Nederlanders en mensen in 15 andere Europese landen laat zien dat er veel overeenkomsten zijn tussen de landen hieronder. Persoonlijke verzorging (inclusief slapen) vergt ongeveer 11 uur per dag (8 uur slapen, 2 uur eten, 1 uur douchen/ aankleden/opmaken/overig). Betaald werken kost gemiddeld 2:40 uur per dag (iedereen in leeftijdscategorie 20–74 jaar én weekenddagen meegenomen in gemiddelde) en huishoudelijk werk 3:10 uur. Nederlanders van 20–74 jaar hebben gemiddeld 5:24 uur vrije tijd per dag. Dat is de tijd die resteert na aftrek van alle verplichtingen, persoonlijke verzorging en reistijd. Zo'n 1:30 uur per dag wordt besteed aan reizen van en naar werk, winkels en voorzieningen, de sportclub, het halen en brengen van kinderen enzovoort. Elk etmaal gaat dus zo'n 45 % van de tijd van Nederlanders naar persoonlijke verzorging, is ongeveer een kwart van de dag gevuld met verplichtingen, wordt 5 % van de tijd besteed aan reizen en kan circa 25 % vrij worden besteed (Naab 2011).

13.3 Tijdsbesteding

Wat doet een persoon allemaal op een dag? Binnen de sociologie wordt aandacht besteed aan onderzoek naar tijdsbesteding (*time use research*). Sinds de jaren zestig worden ook in Nederland nationale tijdsbestedingsonderzoeken uitgevoerd, door het Sociaal en Cultureel Planbureau (SCP). Het verzamelen van gegevens voor dit soort onderzoek wordt vaak uitgevoerd door het bijhouden van een tijdsbestedingsdagboek (*time diary*), waarin de persoon alle activiteiten registreert die hij op een dag uitvoert inclusief de tijd besteed aan elke activiteit. In zo'n dagboek kunnen ook gegevens over de subjectieve ervaring en de context opgenomen worden (Harvey en Pentland 2011). Dan worden dus de drie kernelementen van het dagelijks handelen geregistreerd: de activiteiten, de subjectieve ervaring van de persoon en de context waarin het handelen plaatsvindt (Pierce 2001).

Voor veel mensen kent het dagelijks leven een zekere structuur. Zij staan, zeker door de week, op een min of meer vast tijdstip op om zichzelf en eventuele kinderen voor te bereiden op de dag die komen gaat. Daarna volgt de rit naar school of werk, of men gaat thuis met studie of werk aan de slag. Wie (die dag) geen opleiding volgt of niet betaald werkt, heeft vaak veel andere activiteiten op de agenda staan, zoals de zorg voor kinderen, het huishouden, hulp aan anderen of een hobby. Voor gepensioneerden zal de dag er uiteraard anders uitzien dan voor jongeren en werkende ouders met jonge kinderen. Vaak hebben zij echter eveneens vaste dagdelen gereserveerd voor bepaalde activiteiten, zoals sporten, vrienden ontmoeten of vrijwilligerswerk doen. Tussen de bedrijven door zijn mensen met laptop, tablet of smartphone bezig (Cloïn 2013).

Dat de tijd een bepaalde ordening kent heeft te maken met drie mechanismen. Het eerste is het bioritme van de mens. Het bioritme van de mens zorgt ervoor dat mensen, binnen een bepaalde individuele variatie, 's nachts slapen en overdag actief zijn. Daarvan afgeleid zijn de tijdstippen waarop mensen eten en drinken. Ten tweede heeft de mens de behoefte om zijn activiteiten op anderen af te stemmen, om samen dingen te doen en om ergens bij te horen – of dat nu is in het kader van het gezin, het werk of de sportvereniging – mensen maken gezamenlijke afspraken (Wilcock en Hocking 2015). En ten derde heeft de mens de behoefte om individuele routines in te bouwen. Mensen vinden niet iedere dag opnieuw uit wat belangrijk voor ze is. Dat zou te veel energie kosten. In plaats daarvan vertrouwen ze op routines, gewoonten en vaste patronen. De tijdstippen waarop en de volgorde waarin dingen gebeuren, zijn belangrijke bouwstenen voor deze routines (Cloïn 2013). Kielhofner (2008) spreekt over gewoonten (*habituation*) als patronen van onze dagelijkse activiteiten. Ieder persoon heeft andere routines, gewoonten, vaste patronen; dit leidt tot een eigen handelingsrepertoire (*occupational repertoire*). Een handelingsrepertoire bestaat uit een reeks handelingspatronen die de persoon heeft op een bepaald moment in zijn leven (Davis en Polatajko 2010). Handelingspatronen (*occupational patterns*) bestaan uit vaste en voorspelbare manieren van handelen door de persoon (Bendixen et al. 2006). Het handelingsrepertoire en de handelingspatronen zijn voor iedereen anders. Ze zijn uniek en te vergelijken met de uniciteit van een vingerafdruk.

Bij het kijken naar wat mensen op een dag doen valt op dat er regelmaat, vergelijkbaarheid en systematiek in het leven van mensen zit. De keuzes die mensen maken in het dagelijks handelen zijn afhankelijk van verschillende perspectieven. Het dagelijks handelen kan vanuit het tijdsperspectief noodzakelijk, contractueel, verplicht of vrij zijn (Harvey en Pentland 2011):
- noodzakelijk dagelijks handelen (*necessary occupations*) betreft activiteiten met betrekking tot de noodzakelijke zorg voor jezelf en bestaat uit eten, slapen, seks en zelfzorg gerelateerd aan gezondheid en hygiëne;
- contractueel dagelijks handelen (*contracted occupations*) betreft activiteiten met betrekking tot betaalde arbeid en formeel onderwijs;
- verplicht dagelijks handelen (*committed occupations*) betreft activiteiten die een productiviteitskarakter hebben, maar waar mensen geen geld voor krijgen. Deze activiteiten hebben een diffuus karakter, worden vaak even tussendoor gedaan en gecombineerd met andere activiteiten. Het gaat daarbij om activiteiten zoals huishoudelijk werk, maaltijdbereiding, boodschappen doen, zorg voor de kinderen, mantelzorg, onderhoud van woning en auto et cetera;
- dagelijks handelen in de vrije tijd (*free time occupations*) betreft activiteiten die gedaan worden in de tijd die over is nadat de noodzakelijke, contractuele en verplichte activiteiten zijn gedaan. Vrije tijd kun je uitbreiden door de activiteiten die nodig zijn om te doen te verminderen, bijvoorbeeld door niet te koken en snel een kant-en-klaarmaaltijd in de magnetron te zetten, of uit te stellen, door bijvoorbeeld de boodschappen de volgende dag te plannen. Vrijetijdsbesteding is iets anders dan het hebben van vrije tijd. Bij vrijetijdsbesteding maakt de persoon zelf keuzes voor *quality time*. Maar in de overgebleven vrije tijd doen we ook dingen die 'moeten' zoals familiebezoek of uit beleefdheid naar een receptie gaan.

Bij de dingen die mensen dagelijks doen, geven zij in het algemeen prioriteit aan het noodzakelijk en contractueel dagelijks handelen; voor het verplichte en het vrije dagelijks handelen gebruiken ze de tijd die over is (Harvey en Pentland 2011).

13.4 Betekenis van het dagelijks handelen

Naast de inventarisatie van wat mensen op een dag allemaal doen en waar ze hun tijd aan besteden zijn ergotherapeuten ook gericht op de betekenis van het dagelijks handelen. Pierce geeft de subjectieve ervaring van het dagelijks handelen aan:

> An occupation is the experience of a person, who is the sole author of the occupation's meaning (Pierce 2001).

De toevoeging 'betekenisvol' (*meaningful*) wordt veel door ergotherapeuten gebruikt en *meaningful occupations* staat voor het dagelijks handelen dat gekozen en uitgevoerd wordt door personen, organisaties of populaties om ervaringen op te doen die betekenis hebben en voldoening geven (Pierce 2001). Maar is het inderdaad zo dat al de activiteiten die we op een dag doen betekenisvol zijn en voldoening geven en is het inderdaad zo dat ergotherapeuten alleen gericht zijn op het betekenisvol handelen van mensen? Onderzoek naar de betekenis van het dagelijks handelen laat zien dat bepaalde activiteiten belangrijker zijn dan andere en dat de ene activiteit meer bijdraagt aan het gevoel van welzijn dan een andere. Een betekenisvolle activiteit is voor de een piano spelen en voor de ander het uitlaten van de hond.

Jonsson (2008) heeft longitudinaal onderzoek gedaan naar de betekenis van het dagelijks handelen van mensen die met pensioen gaan. Uit dat onderzoek kwam naar voren dat sommige activiteiten belangrijker zijn dan andere en dat activiteiten ook verschillend bijdragen aan het gevoel van welzijn. Op basis van gegevens uit diepte-interviews met deze groep mensen heeft hij het handelen als volgt verdeeld:
- *engaging occupations* – activiteiten waar mensen graag in betrokken zijn en waar ze tijd voor vrijmaken;
- *basic occupations* – activiteiten die een mens moet doen, deze zijn vaak onderdeel van persoonlijke routines en gewoonten, zoals de zorg voor jezelf en voor anderen;
- *social occupations* – activiteiten gericht op de sociale interactie van mensen;
- *relaxing occupations* – activiteiten gericht op ontspannen, zoals wandelen en het maken van kruiswoordraadsels;
- *regular occupations* – activiteiten die dagelijks of wekelijks gedaan worden en waar mensen niet echt in betrokken zijn, maar die ze meer doen uit routine, zoals het boodschappen doen of het dagelijks uitlaten van de hond;
- *irregular occupations* – activiteiten die je kiest om te doen en die een positieve betekenis hebben, zoals het op vakantie gaan;
- *time-killing occupations* – activiteiten waar men niet bij betrokken is en die gebeuren om de tijd te doden.

Het gevoel van welzijn dat deze groep mensen ervoer bij het dagelijks handelen was het grootst bij *engaging occupations* en liep af in de volgende volgorde: *social, relaxing, regular, irregular, time-killing* en als laatste *basic occupations* (Jonsson 2008). Uit dit onderzoek blijkt dat activiteiten een verschillende betekenis voor mensen hebben. Juist de basic occupations beoordeelde deze groep mensen als iets wat gedaan moest worden en die voor hen niet zoveel bijdroeg aan hun gevoel van welzijn. Het is opvallend dat juist de *basic occupations* vaak onderwerp van de ergotherapie-interventie zijn. Als mensen het dagelijks handelen, gericht op zorgen voor zichzelf en anderen, niet meer kunnen uitvoeren, verandert vaak de waarde die ze aan deze *basic occupations* toekennen. Deze betekenis verandert als omstandigheden veranderen. Iedereen die ziek is geweest heeft zelf ervaren dat na een periode van ziek zijn de gewone activiteiten die vaak onbewust uitgevoerd worden opeens meer betekenisvol zijn. Wat is het heerlijk om zelf weer te kunnen douchen en zelf weer je ontbijt te kunnen klaarmaken na een periode in bed te hebben doorgebracht!

Daarnaast maken mensen die niet meer alles kunnen doen op een dag verschillende keuzes over welke activiteiten ze willen blijven uitvoeren. Het mogelijk maken dat de *basic occupations* door anderen gedaan worden en daardoor energie overhouden voor de *engaging occupations* kan bijdragen aan het welzijn van mensen. Het is voor de ergotherapie van groot belang om verder onderzoek te doen over welke activiteiten in welke omstandigheden het welzijn van cliënten bevorderen (Jonsson 2008; 2011).

13.5 Balans in het dagelijks handelen

Mensen voeren veel verschillende activiteiten uit, van sommige genieten ze meer dan van andere en een aantal activiteiten 'moet' gewoon gedaan worden. De mate waarin mensen hun dagelijkse activiteiten, passend bij hun ambities en waarden, kunnen organiseren zodat het dagelijks handelen onder controle is en als harmonieus en samenhangend wordt ervaren, wordt *occupational balance* genoemd (Backman 2011). De balans vinden in de dingen die je doet en moet doen is in onze westerse maatschappij voor veel mensen een voortdurende uitdaging. De balans vinden is een dynamisch proces en is gekoppeld aan de individuele ervaring. Dit is duidelijk te zien in de ervaring van Jan Taminiau, die altijd met zijn werk bezig is, altijd een jurk in zijn hoofd heeft en geen behoefte heeft aan een echt weekendgevoel. Hoe mensen de balans in het dagelijks handelen ervaren heeft invloed op het ervaren van geluk, stress, gezondheid en welzijn (Backman 2011).

Christiansen (1996) geeft drie perspectieven die van invloed zijn op het ervaren van balans in het dagelijks handelen. De eerste is gerelateerd aan tijdsbesteding en hoe we onze dag en week structureren. Mensen geven vaak aan geen tijd te hebben om activiteiten uit te voeren die ze graag doen en dat kan een symptoom zijn van onvoldoende ervaren van balans. Het tweede perspectief is gerelateerd aan de natuurlijke ritmes van dag en nacht en de bioritmes die daarbij horen. Het derde perspectief is gerelateerd aan de omgeving, aan de sociale en persoonlijke beperkingen en mogelijkheden om betrokken te zijn in het uitvoeren van verschillende activiteiten. De begrippen *flow* en 'optimale ervaring' horen ook bij dit derde perspectief (Csíkszentmihályi 1999).

Het ervaren van de balans in het dagelijks handelen is vooral een uitdaging voor volwassenen met een gezin. De balans vinden tussen betaald werk, zorgtaken en het sociale leven is voor sommige mensen een voortdurende *struggle*, waarbij voor een aantal mensen de balans zo ver te zoeken is dat ze overspannen worden of een burn-out krijgen. Daarnaast zijn er ook mensen die veel werken en een druk sociaal leven hebben, en wel balans in hun leven ervaren. Voor mensen met een beperking is het opnieuw vinden van de balans ook vaak een aandachtspunt. Bijvoorbeeld bij mensen die op basis van hun aandoening chronisch vermoeid zijn. Voor hen is het vinden van de balans tussen de dingen die zij op een dag willen doen en de beperkte energie vaak een onderwerp van de ergotherapie-interventie.

13.6 Uitgesloten zijn van dagelijks handelen

Uitgesloten zijn van dagelijks handelen (*occupational deprivation*) wordt gedefinieerd als een situatie van aanhoudende uitsluiting van het betrokken zijn in het noodzakelijke en betekenisvolle dagelijks handelen als gevolg van externe factoren. Wilcock en collega's (2015) beschrijven dit als:

> it is characterized by a restricted range of occupations, so that development is stunted or capacities are unused, or by an insufficiency of occupation, having too little or nothing of value to do (Wilcock en Hocking 2015).

Uitsluiting van het dagelijks handelen kan veroorzaakt worden door sociale, economische, fysieke, geografische, historische, culturele of politieke factoren. Dit gebeurt op basis van externe factoren. Het is belangrijk om zich te realiseren dat een ziekte of aandoening op zichzelf soms niet de oorzaak is van *occupational deprivation*. Het is vaak de maatschappelijke reactie op de beperking in het dagelijks handelen die de mate van deprivatie bepaalt. Whiteford (2011) noemt vijf oorzaken.

- Geografisch isolement: een van de belangrijkste oorzaken van *occupational deprivation* is de beperking van de omgeving waar je woont of verblijft. Het is bijvoorbeeld lastig om naar de film te gaan en vrienden te ontmoeten als je op een eiland woont en er een boottocht van een uur nodig is voordat je in de buurt van een stad bent. Dagelijks handelen heeft een sociale component, als je niet betrokken bent in gezamenlijk handelen heb je ook minder mogelijkheden voor sociale interactie.
- Impact van het werk: in de westerse samenleving is het hebben van een baan een belangrijk onderdeel van de identiteit. De vraag wordt vaak gesteld: 'Wat doe je' en meestal is het antwoord het beroep dat iemand uitoefent. Je beroep beïnvloedt de sociale acceptatie en de sociale status en door het loon geeft het mogelijkheden om dingen met andere mensen te doen. Gegeven het feit dat je beroep zo belangrijk is, is het evident dat werkeloos zijn van invloed is op

het gevoel van gezondheid en welzijn. Mensen die langdurig werkeloos zijn missen contacten op het werk en hebben minder geld te besteden om gezamenlijke activiteiten met anderen te ondernemen, zoals sporten, uitgaan, op vakantie gaan et cetera. Dit veroorzaakt *occupational deprivation*. Aan de andere kant zijn er ook mensen die heel veel werken, op het werk uiteraard hun sociale contacten hebben en genoeg geld verdienen, maar weinig vrije tijd hebben om daarin dingen met anderen te doen, dit is ook een vorm van *occupational deprivation*.

- Opsluiting in een gevangenis of een detentiecentrum is een andere oorzaak van *occupational deprivation*. Als de restricties in het handelen extreem zijn, kan dat schadelijke gevolgen hebben, oplopend van zich vervelen tot psychose en zelfmoord, en het kan zelfs aanleiding tot oproer geven.
- Rolstereotypering kan ook van invloed zijn op *occupational deprivation*. Bijvoorbeeld vrouwen kunnen door culturele of godsdienstige redenen uitgesloten worden van handelen dat ze graag zouden willen doen. Bijvoorbeeld veel meisjes in de derde wereld hebben niet de mogelijkheid om naar school te gaan en vrouwelijke leden van de Staatkundig Gereformeerde Partij in Nederland hebben niet de mogelijkheid zich verkiesbaar te stellen voor de Staten-Generaal.
- Vluchteling zijn: door isolement in een vluchtelingenkamp en door restricties in verband met het nog niet hebben van een vluchtelingenstatus is er bij veel vluchtelingen sprake van *occupational deprivation*. Daarbij komt nog dat vluchtelingen niet op de plek wonen die ze zelf gekozen hebben en daardoor de activiteiten die ze gewend waren uit te voeren niet meer kunnen doen. Daarbij gaat het om activiteiten ten aanzien van alle handelingsgebieden, hun eigen beroep kunnen ze meestal niet meer uitoefenen, wonen/zorgen heeft heel andere aspecten en ook de vrije tijd wordt anders ingevuld.
- Ook mensen met een beperking ervaren in hun omgeving barrières waardoor ze uitgesloten worden van het handelen dat ze graag willen uitvoeren. Barrières waardoor *occupational deprivation* ontstaat, worden opgeworpen door de fysieke maar ook door de sociale omgeving. De laatste jaren zijn er door toegankelijk bouwen en technologische voorzieningen veel mogelijkheden gekomen in de fysieke omgeving. Verder is er ook veel gedaan aan de emancipatie van mensen met een fysieke beperking en is de tolerantie van de samenleving veranderd door media die laten zien dat mensen met een beperking kunnen skiën en de marathon kunnen winnen. Ook de tolerantie voor niet-fysieke beperkingen is veranderd door verhalen in de media. Dit soort verhalen heeft de boodschap dat alle mensen, ongeacht hun beperking, de mogelijkheid krijgen om te participeren en deel te kunnen nemen aan het dagelijks en maatschappelijk leven (Whiteford 2011).

Hierna komen achtereenvolgens de verschillende handelingsgebieden aan bod. ▶H. 14 gaat over wonen/zorgen, ▶H. 15 over leren/werken en ▶H. 16 over spelen/vrije tijd.

Het dagelijks handelen binnen deze handelingsgebieden wordt beïnvloed door de tijd die men eraan kan besteden, door de betekenis die het handelen heeft en de mogelijkheden om betrokken te zijn in het handelen. Hierbij probeert iedere persoon zijn eigen balans te vinden, zoals Taminiau dit aan het begin van dit hoofdstuk zo treffend verwoord heeft.

Literatuur

Backman, C. L. (2011). Occupational Balance and Well-being. In C. A. Christensen & E. A. Townsend (Eds.), *Introduction to occupation, the art and science of living*, (pag. 231–250). Upper Saddle River: Pearson.

Bendixen, H. J., Kroksmark, U., Magnus, E., Jakobsen, K., Alsaker, S., & Nordell, K. (2006). Occupational pattern: A renewed definition of the concept. *Journal of Occupational Science, 13*(1), 3–10.

Christiansen, C. (1996). Three perspectives on balance in occupation. In R. Zemke & F. Clark (Eds.), Occupational science: The evolving discipline (pag. 431–451). Philadelphia: F.A. Davis.

Cloïn, M. (2013). *Met het oog op de tijd – een blik op de tijdsbesteding van Nederlanders*. Den Haag: Sociaal en Cultureel Planbureau.

Csíkszentmihályi, M. (1999). *Flow: Psychologie van de optimale ervaring*. Amsterdam: Boom.

Davis, J. A., & Polatajko, H. (2010). Don't forget the repertoire: The meta occupational issue. *Occupational Therapy Now, 12*(3), 20–22.

Harvey, A. S., & Pentland, W. (2011). What Do People Do? In C. A. Christensen, & E. A. Townsend (Eds.). *Introduction to occupation, the art and science of living*. (pag. 101–134). Upper Saddle River: Pearson.

Hartingsveldt, M. J. van. (2016). *Gewoon doen – dagelijks handelen draagt bij aan gezondheid en welzijn*. Amsterdam: Hogeschool van Amsterdam.

Hartingsveldt, M. J. van, Logister-Proost, I., & Kinébanian, A. (2010). *Beroepsprofiel ergotherapeut*. Utrecht: Ergotherapie Nederland/Boom Lemma.

Jonsson, H. (2008). A new direction in the conceptualization and categorization of occupation. *Journal of Occupational Science, 15*(1), 3–8.

Jonsson, H. (2011). Occupational transitions: Work to retirement. In C. H. Christiansen & E. A. Townsend (Ed.). *Introduction to occupation, the art and science of living*. (pag. 211–230). New Jersey: Pearson Education Inc.

Kielhofner, G. (2008). Model of human occupation: Theory and application (4th ed.). Philadelphia: Lippingcot, Williams & Wilkins.

Meyer, A. (1922/1977). The philosophy of occupational therapy. *Am J Occup Ther, 31*, 639–642. Reprinted from *Archives of Occupational Therapy, 1*(1), 1–10.

Naab, E. (2011). Nederland beter: Kan het nog beter dan?

Pierce, D. (2001). Untangling occupation and activity. *American Journal of Occupational Therapy, 55*(2), 138–146.

Whiteford, G. (2011). Occupational Deprivation. In C. H. Christiansen & E. A. Townsend (Eds.). *Introduction to occupation: The art and science of living*. (pag. 303–328). Upper Saddle River, NJ: Pearson Education.

Wilcock, A. A., & Hocking, C. (2015). *An occupational perspective on health* (3rd ed.). Thorofare, NJ: Slack.

Handelingsgebieden: wonen en zorgen

Robbert Kruijne en Margriet Pol

14.1 Inleiding – 258

14.2 Sociaal-maatschappelijke ontwikkelingen die van invloed zijn op wonen en zorgen – 259

14.3 Wonen – 260
14.3.1 Wonen en dagelijks handelen – 261
14.3.2 Wonen met zorg – 261
14.3.3 Ergotherapie en wonen met zorg – 262
14.3.4 Ergotherapeutische interventie – 262

14.4 Zorgen – 264
14.4.1 Ontwikkeling van zorgen voor jezelf en anderen – 265
14.4.2 Het verliezen van het vermogen tot dagelijks handelen – 266
14.4.3 De betekenis van zorgen – 266
14.4.4 Evalueren van de zorgvraag – 267
14.4.5 ADL en het breder perspectief van de cliënt – 268

14.5 Discussie – 268

14.6 Samenvatting – 269

Literatuur – 269

© Bohn Stafleu van Loghum, onderdeel van Springer Media B.V. 2017
M. le Granse, M. van Hartingsveldt, A. Kinébanian (Red.), *Grondslagen van de ergotherapie*,
DOI 10.1007/978-90-368-1704-2_14

■ **Handelingsgebieden: wonen en zorgen**

» Eerst bouwt een mens een huis en dan bouwt het huis de mens (Dam et al. 1989)

» Love begins by taking care of the closest ones – the ones at home (Moeder Teresa 1910–1997)

Kernbegrippen

— Wonen.
— Demografische ontwikkelingen.
— Technologische ontwikkelingen.
— Zorgen.
— Activiteiten van het dagelijks leven (ADL).
— Basisactiviteiten van het dagelijks leven (BADL).
— Instrumentele activiteiten van het dagelijks leven (IADL).
— Identiteit.
— Handelingsprofiel.
— Ergotherapeutische interventie.

Nog niet naar een verzorgingshuis

Mevrouw Brandt woont alleen in een appartement in het dorp waar ze vrijwel haar hele leven heeft gewoond. Het appartement is licht en ingericht met haar eigen vertrouwde spullen. Ze krijgt hulp bij het schoonmaken en het doen van de was. De mensen in het dorp kennen haar en twee van haar kinderen wonen in hetzelfde dorp. Bij mevrouw is dementie geconstateerd. Zij heeft een ochtendritueel waarbij ze zich zelfstandig kan wassen en aankleden, mits de spullen klaarliggen. Zij is gewend in de loop van de ochtend kleine boodschappen te doen bij de buurtsuper. Ze verplaatst zich lopend met een rollator. De mensen in het dorp en in de winkels zijn van de situatie op de hoogte en ondersteunen mevrouw bij het betalen of de weg terug naar huis vinden indien nodig. Mevrouw maakt gebruik van personenalarmering en kan in geval van nood iemand oproepen. Bij een druk op de knop gaat de telefoon bij zowel de dochter als de zorgcentrale, die onderling communiceren wie gaat kijken. Beiden hebben een sleutel van het appartement. In huis zijn sensoren aangebracht die activiteit meten. Wanneer de sensoren bijzonderheden meten in het activiteitenpatroon worden eveneens de zorgcentrale en de dochter automatisch gealarmeerd. Zowel mevrouw Brandt als de kinderen vinden het een veilig gevoel en vinden het prettig dat mevrouw zo lang mogelijk in haar eigen huis kan blijven wonen.

Knieblessure

Judith (21) heeft tijdens een handbalwedstrijd een zware knieblessure opgelopen. Hiervoor is zij direct geopereerd waardoor er geen blijvende schade is overgebleven. Voor het herstel is het echter wel noodzakelijk dat ze de komende zes weken haar been gestrekt houdt. Van de schrik bekomen is Judith in eerste instantie opgelucht dat haar knie goed zal herstellen, maar daarna realiseert ze dat er nog wel wat beperkingen ontstaan. Judith heeft tijdelijk haar opleiding tot docent Lichamelijke opvoeding is gestopt totdat ze weer hersteld is en ze kan de komende tijd niet meer sporten. Eenmaal thuis aangekomen na een flinke klim naar de derde verdieping, realiseert ze zich dat ze toch meer problemen tegenkomt dan verwacht. Zo merkt ze dat boodschappen doen een behoorlijke opgave is en dat ze toch erg beperkt is in haar mobiliteit binnenshuis (keuken en douche zijn aan de kleine kant). Na drie dagen op de bank met haar laptop besluit ze de rest van haar herstelperiode bij haar ouders door te brengen.

14.1 Inleiding

De eigen woning is de plek bij uitstek voor het handelingsgebied zorgen, dat in het *Beroepsprofiel ergotherapeut* wordt beschreven als 'het voor zichzelf en anderen zorgen', zoals het slapen, het huishouden, de zorg voor jezelf en voor andere familieleden. In deze dagelijkse handelingen hebben in de loop van de tijd drastische veranderingen plaatsgevonden, bijvoorbeeld van eens per week wassen met zeep aan een teiltje naar dagelijks douchen met stromend water in de inloopdouche met infrarood en thermostatische mengkraan, of van de was met de hand in een tobbe met een wasbord naar wasmachine en droger met antikreukfunctie. Deze activiteiten zijn vaak zo'n gewoon onderdeel geworden van het leven dat mensen zich er pas bewust van worden op het moment dat de uitvoering ervan niet meer lukt.

Dit alles geldt ook voor wonen, dat doet iedereen en het is voor velen lastig te omschrijven wat wonen nu eigenlijk is. Wonen hebben mensen altijd gedaan, hetzij op een vaste plek, hetzij als nomaden die elke keer een nieuwe plek uitzoeken. Wonen is dus van alle tijden. En wonen is belangrijk voor mensen, de woning is de basis van waaruit het dagelijks en maatschappelijk leven plaatsvindt. Dit laat het verhaal van mevrouw Brandt zien.

Activiteiten die verbonden zijn aan het handelingsgebied zorgen omvatten de interactie tussen de activiteit zelf, de persoonlijke identiteit, waarden en normen en de fysieke, sociale, culturele en institutionele context waarin de activiteit wordt uitgevoerd (Huet et al. 2010). Zoals het verhaal van Judith laat zien, is het handelingsgebied zorgen een belangrijk onderdeel van het dagelijks handelen. Het kan worden gezien als basis voor de verdere activiteiten die iemand onderneemt in zijn dagelijks leven.

Het handelingsgebied wonen/zorgen omvat meer dan het verblijven in een woning en het daarbij behorende handelen op het gebied van zelfzorg, zorg voor anderen en het huishouden. Ook (nacht)rust en seksualiteit horen bij het goed voor zichzelf en anderen zorgen. Verder kan de woning gezien worden als de uitvalsbasis bij het ondernemen van allerlei activiteiten binnen de verschillende handelingsgebieden (Hartingsveldt et al. 2010).

Het doel van dit hoofdstuk is een overzicht te geven van de huidige kennis en visies op het handelingsgebied wonen/zorgen. Eerst wordt ingegaan op wonen waarna het concept zorgen verder zal worden uitgewerkt. Zoals al aangegeven in deze inleiding is dit een gebied wat momenteel erg aan het veranderen is en waar de ergotherapeut op verschillende manieren mee in aanraking kan komen.

14.2 Sociaal-maatschappelijke ontwikkelingen die van invloed zijn op wonen en zorgen

De komende decennia ontstaat er een toename van de vraag naar wonen en zorg, met name omdat vanaf 2020 de naoorlogse geboortegolf 75 jaar wordt. Er wordt gesproken van een dubbele vergrijzing, aangezien er meer oudere mensen zullen zijn die ook ouder worden. Boven de 75 zien we een toenemende vraag naar welzijn en zorg. Daarnaast is er sprake van ontgroening van de samenleving waarbij het percentage jongeren afneemt. In dit kader zetten een aantal trends of veranderingen zich door:

- langer thuis wonen wordt gestimuleerd en zorg zal zo veel mogelijk thuis plaatsvinden in plaats van in instellingen;
- verzorgingshuizen worden gefaseerd afgeschaft;
- het aantal eengezinshuishoudens neemt toe;
- de maatschappij ontwikkelt zich tot een participatiemaatschappij waarin een beroep wordt gedaan op burgers om zo veel mogelijk voor hun naasten te zorgen;
- zoeken naar mogelijkheden en meedoen in de maatschappij;
- 'cliënt in regie' is het uitgangspunt en referentiekader in de zorgverlening, dit heeft gevolgen voor professionals en organisaties.

Naast het aantal ouderen neemt ook het aantal chronisch zieken toe. Ongeveer de helft van de mensen met een chronische ziekte ervaart lichamelijke beperkingen die de zelfredzaamheid en deelname aan activiteiten in de samenleving aantasten (NIVEL 2011). De sterke groei van het aantal ouderen en chronisch zieken heeft allerlei maatschappelijke gevolgen, bijvoorbeeld op het gebied van gezondheidszorg en wonen.

Zo lang mogelijk zelfstandig thuis wonen is wat de meeste ouderen en mensen met een chronische ziekte willen. In 2015 heeft de overheid de zorg anders georganiseerd (Rijksoverheid 2015). Iedereen heeft recht op langdurige zorg, dat kan thuis zijn of wanneer zorg niet thuis georganiseerd kan worden in een instelling. Gemeenten dragen er zorg voor dat ondersteuning geboden wordt bij het zelfstandig wonen en het meedoen in de maatschappij via de Wet maatschappelijke ondersteuning Wmo; zie ▶ www.rijksoverheid.nl. Via de Zorgverzekeringswet (Zvw) kan (medische) zorg georganiseerd worden.

De zorg en ondersteuning die geboden worden, sluiten aan bij de individuele behoeften, wensen en mogelijkheden van mensen en hun sociaal netwerk. Dat heeft ook gevolgen voor de woningmarkt. Hoe mensen vandaag willen wonen, verschilt ten opzichte van leeftijdgenoten 35 jaar geleden. Naast de eigen wensen van mensen vraagt ook de maatschappij dat we meer samen doen in de buurt en woonomgeving. Dit vraagt om innovatie in de woningmarkt en vergt diverse acties, zoals het vernieuwen van verouderde woningbouw, de aanpassing van woningen wanneer bewoners te maken krijgen met beperkingen. Maar ook zal er geïnvesteerd gaan worden in nieuwe woonvormen bijvoorbeeld als ouderen samen een woongemeenschap willen starten, woningen levensloop geschikt maken (ISSO 2016) of woonvormen voor mensen met een verstandelijke of psychische beperking. Dit vraagt om nieuwe samenwerkingsverbanden tussen bijvoorbeeld gemeenten, woningcorporaties, verzekeraars, bewoners, ergotherapeuten en technische bedrijven.

Mensen die permanent toezicht of zorg nodig hebben, hebben recht op een verblijf in een zorginstelling, bijvoorbeeld een verpleeghuis. Centra Indicatiestelling Zorg (CIZ) beoordelen of mensen in aanmerking komen voor opname in een verpleeghuis. De indicatie voor deze permanente opname valt onder de Wet langdurige zorg (Wlz). De verblijfsindicatie geeft recht op zorg welke beschreven staan in zogeheten 'zorgzwaartepakketten'. De afgelopen jaren is de indicatie voor een zorginstelling verzwaard waardoor het lastiger is geworden om in aanmerking te komen voor bijvoorbeeld een verpleeghuis. Gevolg hiervan is dat ouderen langer thuis wonen.

De komende jaren wordt er vanuit de overheid geïnvesteerd in de kwaliteit van leven in de verpleeghuizen. Kernpunten die hierbij centraal staan zijn: (1) de kwaliteit van zorg moet omhoog en beter aansluiten op de wensen, behoeften en mogelijkheden van de cliënt; en (2) daarvoor hebben professionals de ruimte en competenties nodig. Er zal worden geïnvesteerd in extra dagactiviteiten van ouderen en extra scholing voor professionals.

Zowel bij het verbeteren van de mogelijkheden van zorg thuis als bij het veranderen van de intramurale zorg geldt dat technologische toepassingen de komende jaren een steeds grotere rol gaat spelen. Het inzetten van technologische toepassingen heeft direct invloed op het dagelijks handelen van alle betrokkenen, zoals de eindgebruikers en de professionals. De generieke vraag is hoe de zorgondersteunende fysieke en sociale omgeving eruit moet zien en op welke manier deze gerealiseerd kan worden.

Een aantal vormen van zorg waarbij zorgvragers en zorgverleners voorheen naar elkaar toe moesten komen, kan tegenwoordig door middel van technologie op afstand plaatsvinden. Zowel zorgvrager als zorgverlener hoeft daardoor de deur niet meer uit om toch heel direct contact met elkaar te hebben. Dat levert beiden tijdsbesparing op en geeft de zorgvrager meer eigen regie en vrijheid. Bovendien kunnen zorgvragers met deze techniek vaak langer zelfstandig thuis blijven wonen. Deze zorg wordt zorg-op-afstand of schermzorg genoemd (Willems en Lier 2009; E health monitor 2015).

Er worden wereldwijd diverse technologieën ingezet om zorg-op-afstand te verlenen. Er wordt al veel gebruik gemaakt van interpersoonlijk contact op afstand via de telefoon en nieuwere media zoals sms, videocontact, e-mail en websites. Volop in ontwikkeling is ook de inzet van sensoren voor het meten van fysiologische gegevens of het dagelijks handelen (Pol et al. 2014). Op het vlak van psychische zorg en het stimuleren van eigen regie is met name het faciliteren van interpersoonlijk contact van belang (Oort 2010). De toepassingen die gericht zijn op extramuralisering zijn vooral terug te vinden bij dementie en in de ouderenzorg. Grote effectonderzoeken zijn nog schaars (Pol 2013). Veelbelovende ontwikkelingen lijken die ontwikkelingen te zijn die gericht zijn op voordeel voor de cliënt en die efficiënter gebruik maken van schaarse zorg, bijvoorbeeld de toepassingen voor activiteitenmonitoring bij ouderen die eraan bijdragen dat ouderen langer thuis kunnen blijven wonen of als hulpmiddel bij de revalidatie zie bijvoorbeeld de inzet van sensoren bij de revalidatie van ouderen na een heupfractuur. ▶ www.sohipstudie.nl. De meeste technische ontwikkeling vindt plaats op het gebied van draagbare en draadloze sensoren en het verzenden en verwerken van informatie uit autonome sensoren (Evers et al. 2009; Pol et al. 2014). De steeds snellere technologische ontwikkelingen, met name op het gebied van ICT en de toepassing ervan binnen de woning (domotica) en de zorg (zorg-op-afstand), zorgen voor een revolutionaire verandering in het dagelijks handelen van de cliënt en zijn systeem, de zorgverlener, de zorgorganisaties en de overheid (Oort 2010). Juist deze ontwikkeling is voor ergotherapeuten van belang. Op internet zijn kenniscentra te vinden die zich bezighouden met wonen en zorg en technologische toepassingen:

- lectoraat Technologie in de Zorg van de Zuyd Hogeschool;
- lectoraat Ergotherapie; Participatie en Omgeving van de Hogeschool van Amsterdam;
- kenniscentrum Gezondheid, Welzijn en Technologie van Saxion;
- expertisecentrum Gezondheidszorg en Technologie, Fontys;
- Vilans Domotica voor wonen en zorg;
- Aedes-Actiz Kenniscentrum Wonen-Zorg;
- Stichting Smart Homes;
- NICTIZ;
- Technologie Thuis NU (stichting OTIB).

In ▶ H. 11 is meer te vinden over de technologische ontwikkelingen in de zorg.

14.3 Wonen

Wonen is meer dan een dak boven je hoofd:

> Wonen is het meer of minder permanent verblijven op een plek van waaruit men de wereld verkent en ervaart en weer terugkomt (thuiskomt) (Dam et al. 1989).

De woning is de (uitvals)basis voor een persoon voor allerlei handelingsgebieden op de terreinen zorgen, leren/werken en spelen/vrije tijd. Voor participeren in de samenleving biedt wonen de basis. Wonen is ook meer dan de woning, wonen is een activiteit. Ainsworth en Jonge (2011) spreken van *conceptual model of home*. Dit concept bevat drie domeinen, waarin beschreven wordt hoe iemand zijn 'thuis' ervaart, namelijk: het persoonlijke, sociale en fysieke thuis. Voor elk 'thuis' geldt dat het een unieke combinatie vormt van de persoon, de sociale en fysieke omgeving en de betekenis ervan.

Persoonlijk thuis
Het kamertje van dochter Priscilla heeft een heel eigen uitstraling. Vooral veel roze met kraaltjes, een roze iPod, een paars dekbed en veel knuffels. Heel anders dan de rest van de woning, waar een strakke Jan des Bouvrie-look heerst, aangevuld met smaakvolle kunstwerken en design.

Sociaal thuis
Aysha en Bart hebben een woning gekocht waar wel twee gezinnen in kunnen wonen. Dat is ook wel nodig want het vierde kind is op komst en Aysha's ouders komen volgend jaar bij hen in huis wonen. Aysha is van Marokkaanse afkomst en vindt het heel normaal dat zij straks voor haar ouders gaat zorgen.
Dilek en Cem hebben Turkse roots en wonen in een mooi vrijstaand huis in een dorp, waar de meerderheid van de bevolking van Nederlandse afkomst is en streng gereformeerd. Ondanks het feit dat ze goede oppervlakkige contacten hebben met de mensen in de buurt, willen ze toch graag verhuizen naar een wijk in een kleine stad, waar meer mensen wonen met een Turkse achtergrond. Ze verwachten zich daar meer thuis te voelen, onder andere vanwege de gewoonte om meer bij elkaar over de vloer te komen.

Fysiek thuis
Op het moment dat de kinderen van de familie Van Hulst de deur uit zijn en op kamers wonen, vinden vader en moeder hun grote vrijstaande woonhuis met vier slaapkamers veel te groot. Zij besluiten de woning te verkopen en naar een luxe-appartement in de stad te gaan, dat gelijkvloers en levensloopbestendig is. Winkels en het buurthuis liggen op loopafstand.

Daarnaast bevindt het thuis, de woning, zich in een bepaalde omgeving: in een wijk, dorp, stad, provincie en land. Mensen hebben ook iets met de wijk, het dorp of de stad en met de bewoners. Wonen heeft naast de bovengenoemde thuisdimensies ook een fysieke, sociale en culturele dimensie in de omgeving.

Box 14.1

Schaalvergroting van voorzieningen
Door bevolkingsveranderingen en schaalvergroting van voorzieningen verdwijnen in veel wijken, juist voor het deel van de bevolking dat er al vele jaren woonde, de vertrouwde winkels, buurthuizen en andere voorzieningen, zoals het postkantoor of het bankfiliaal. Maar ook buren en kennissen verdwijnen. Daar komen anderen, vreemden, voor in de plaats. De buurt is niet langer de vertrouwde omgeving waar de ideologie van het zo lang mogelijk

zelfstandig blijven van uitgaat. Dus is het dan nog wel fijn voor mensen om langer in zo'n wijk te blijven wonen? Het gaat niet om het zo lang mogelijk thuis wonen, maar om het op dezelfde manier kunnen blijven leven. Mensen die altijd autonoom zijn geweest, zullen dat willen blijven. Zij willen zo lang mogelijk thuis blijven wonen met service, maar zonder zorg. Anderen die het gewend zijn om zorg collectief te regelen, met de buren of de familie, doe je geen plezier met zo lang mogelijk thuis te blijven wonen als dat netwerk er niet meer is.

Maar ook los van herstructurering geldt dat sommige mensen liever in een kleine instelling gaan wonen als hun netwerk kleiner wordt. De vertrouwde omgeving is er niet meer, die moet je opnieuw maken. Mensen willen niet alleen woonzorgarrangementen. Zij willen ook winkels, een bibliotheek en restaurants. Als dat er allemaal niet is, dan creëer je woonzorgeilandjes in een wijk. Corporaties hebben een belangrijke taak bij het maken van de vertrouwde omgeving. Bijvoorbeeld door een hofjesstructuur, goed beheer en het aanstellen van huismeesters. Ook kijken zij welke arrangementen ze daarbij kunnen aanbieden.

14.3.1 Wonen en dagelijks handelen

De woonomgeving, waaronder de woning, is de context die voor een deel het dagelijks handelen bepaalt. Een paar voorbeelden.
- De fysieke plek waar de keuken zich bevindt, bepaalt dat daar het eten wordt bereid;
- Als de sociale omgeving vooral bestaat uit ouderen, zal een jong gezin met twee kinderen hoogstwaarschijnlijk weinig contacten opbouwen in de buurt;
- Als een persoon vanuit zijn culturele achtergrond gewend is om frequent een gebedshuis te bezoeken en dat ligt niet in de wijk, dan zal deze persoon veel tijd kwijt zijn met reizen;
- Een grauwe industriestad met saaie flats kan een negatieve invloed hebben op het mentaal welzijn.

Voor de ergotherapeut is het van belang de samenhang te zien tussen de diverse dimensies van het wonen en de betekenis ervan voor de betreffende cliënt. Het behoort tot de expertise van de ergotherapeut om dat dagelijks handelen te analyseren en zo handelingsmogelijkheden in kaart te brengen. Vanuit het context-based uitgangspunt van het *Beroepsprofiel ergotherapeut* richten ergotherapeuten zich op het dagelijks handelen in de sociale en fysieke omgeving van de cliënt (Chrisiansen en Townsend 2014). Veel handelingsvraagstukken zijn gesitueerd in de woning dan wel de woonomgeving, dat is dan ook de plaats waar de ergotherapie-interventie plaatsvindt. Of de woonomgeving is het uitgangspunt van de ergotherapie-interventie, bijvoorbeeld als iemand opgenomen is in een ziekenhuis of verpleeghuis. Dagelijks handelen heeft invloed op gezondheid en welzijn (Wilcock 2015). Ook een gezonde woning en woonomgeving dragen daaraan bij.

14.3.2 Wonen met zorg

Lang was er een duidelijk onderscheid tussen mensen die thuis woonden en mensen die in een instelling verbleven. Als thuis wonen niet meer mogelijk was, ging men naar een gespecialiseerd instituut. Mensen van alle leeftijden met een lichamelijke, psychische of verstandelijke beperking kwamen in een instituut omdat zorg nodig was. De primaire focus lag bij: behandelen, verplegen en verzorgen. Het 'thuis' werd het 'tehuis' en 'wonen' werd daarmee 'verblijf'. De instituten lagen bij voorkeur in landelijk gebied en niet midden in een dorp of stad. Participatie in de samenleving was alleen al door die ligging lastig. De gebouwen leken nog het meest op een ziekenhuis, waarin uitsluitend rekening gehouden werd met het lichamelijke welzijn en niet met het mentale of sociale welzijn. De laatste jaren komt er steeds meer een verschuiving opgang waar waarbij zorg aan huis aangeboden word. Daar waar men vroeger verhuisde naar de plek waar men zorg kon krijgen, wordt deze inmiddels steeds meer aangeboden op de plek waar mensen zo lang mogelijk blijven wonen. Bij voorkeur het eigen huis.

Kevin
Kevin is 45 jaar en heeft een chronische hartaandoening, epileptische aanvallen en suikerziekte. Hij gebruikt medicatie, heeft minder energie. Hij woont zelfstandig en heeft een parttime baan als automonteur. Hij monitort zijn bloedsuikerspiegel, hartritme, bloeddruk en hartslag (vitale functies) met zijn smartphone en geeft de gegevens digitaal door aan de huisartsenpost. Samen bepalen ze via e-mail de medicatie. In huis heeft hij een personenalarm en zijn er diverse sensoren aangebracht die een opvallende verandering in zijn activiteitenpatroon automatisch melden. De meldkamer belt dan eerst Kevin en dan zijn broer. 's Ochtends zet hij een spuit, neemt zijn medicatie en gaat met het openbaar vervoer naar zijn werk. In geval van een epileptische aanval weten zijn collega's wat te doen, ze zorgen dat hij zich niet kan verwonden en brengen hem na afloop naar huis. Kevin kan dan niet meer werken. Ook de dag erna niet. Kevin is gemiddeld niet veel vaker ziek dan zijn collega's. Hij is blij dat hij op deze manier kan leven en werken.

Anneloes
Anneloes wordt 21 vandaag. Er is feest in de gezamenlijke ruimte van de woongroep. De hele familie is uitgenodigd. Anneloes heeft een cerebrale parese en is meervoudig gehandicapt. Zij heeft veel zorg nodig en communiceert via de plaatjes op haar communicator. Daarmee heet ze iedereen van harte welkom. Zij heeft tot nu toe net als haar twee broers en zus bij haar ouders in een aangepaste woning gewoond. In de woonvorm krijgt ze waar nodig hulp in haar eigen woning. In de gezamenlijke ruimte wordt onder begeleiding gekookt door de bewoners die dat kunnen. Anneloes kan dat niet, wel vindt ze het gezellig om daarbij aanwezig te zijn.

Participatie is een belangrijk thema in de maatschappij. Dit is terug te zien aan de veranderde wetgeving, zoals sinds 2015 de Wet maatschappelijke ondersteuning (Wmo). Een belangrijk maatschappelijk doel van de Wmo is het bevorderen van de zelfredzaamheid en de maatschappelijke participatie van mensen. Op grond hiervan zijn gemeenten verplicht burgers met een beperking een oplossing te bieden die hen in staat stelt een huishouden te voeren, zich te verplaatsen in en om de woning, zich lokaal te verplaatsen per vervoermiddel en medemensen te ontmoeten en op basis daarvan sociale verbanden aan te gaan (Klerk et al. 2010). In plaats van het wonen in een grote instelling is er voor mensen met een beperking een grote diversiteit aan kleinschalige woonvormen met zorg op maat. Deze tendens wordt extramuralisering genoemd of 'vermaatschappelijking van de zorg'. Er komen steeds meer mogelijkheden voor mensen om specifieke woonwensen te realiseren, het aantal verschillende woonvormen neemt toe. Voorbeelden zijn woonzorgzones, woonzorgcomplexen, zorghotels, logeerhuizen, kleinschalig groepswonen, mantelzorgwoningen, kangoeroewoningen, thuishuizen en zorgboerderijen.

> **Box 14.2**
>
> **Woonzorgzones**
> Een woonservice- of woonzorgzone is een buurt, wijk of dorp waarin optimale condities zijn geschapen voor wonen met zorg en welzijn, tot en met niet-planbare 24 uurszorg. Er wordt door meerdere partijen samengewerkt aan een gebiedsgerichte en samenhangende aanpak van wonen, welzijn en zorg. Doelgroepen zijn ouderen, gehandicapten, GGZ-cliënten en wijkbewoners in het algemeen.

14.3.3 Ergotherapie en wonen met zorg

De ergotherapeut is de expert in het mogelijk maken van het dagelijks handelen in de woning en woonomgeving (context), waarin integraal advies gegeven wordt over de fysieke omgeving, rekening houdend met de sociale omgeving en de betekenis van het dagelijks handelen in die omgeving. De ergotherapeut kan binnen diverse contexten werken en van daaruit adviseren. Gezien de ontwikkelingen in de zorg zal het aantal hulpvragen op dit gebied verder toenemen.

> **Marnix**
> De vader en moeder van Marnix komen bij de ergotherapeut met de vraag of er een tillift geadviseerd kan worden om Marnix van de grond in de rolstoel te tillen. Hij wordt te zwaar voor de ouders om zelf te tillen. Op internet hebben ze een aantal voorbeelden gevonden. Marnix is 10 jaar, heeft een verstandelijke beperking en een halfzijdige verlamming. Uit de analyse blijkt dat Marnix, ondanks zijn verstandelijke beperking, toch nieuwe dingen kan aanleren. De ergotherapeut probeert of hij Marnix binnen een aantal sessies technieken kan aanleren om zelf vanaf de vloer in de rolstoel te komen. Marnix blijkt uiteindelijk in staat om zelf van de vloer in de rolstoel te komen en vice versa, op een veilige manier. Marnix vindt het nog leuk ook.

Ergotherapeuten zijn vaak werkzaam als (onafhankelijk) adviseur voor gemeenten in het kader van de Wmo. Tot nu toe betrof dat vooral voorzieningen adviseren op het gebied van hulpmiddelen, vervoer en woningaanpassingen. De Wmo is in 2007 ingevoerd en vanaf 2015 inhoudelijk veranderd in de zogeheten kanteling. Dat houdt in dat de Vereniging Nederlandse Gemeenten de gemeenten ondersteunt in het beleid met betrekking tot ouderen, mensen met lichamelijke beperkingen en psychische problemen. Er wordt een nieuwe manier van intake aangedragen, het zogeheten 'keukentafelgesprek' waarbij ook besproken wordt welke rol de familie, buurt of mantelzorg kan bieden bij het ondersteunen van het zelfstandig wonen (Rijksoverheid 2015). Dit betreft een meer integrale aanpak van de vraag, er wordt verder gekeken dan de ene hulpvraag die de burger stelt. Hierin komen alle 'levensdomeinen' van mensen aan bod: zorg en ondersteuning, maar ook wonen, schuldhulpverlening, onderwijs en arbeid. Een Wmo-consulent bekijkt samen met de cliënt wat hij nodig heeft om deel te blijven nemen aan het maatschappelijk leven.

14.3.4 Ergotherapeutische interventie

> » ... of primary importance is that occupational therapists respect clients' homes as personal territory – places of primary control, privacy and security, and arranged according to the personal preferences and personal meanings of the home dweller (Ainsworth en Jonge 2011).

Woningaanpassingen zijn een vaak gebruikte interventie bij cliënten die beperkingen ervaren in de uitvoering van dagelijkse activiteiten in en rond het huis (Stark et al. 2009, 2013). Het gaat om interventies gericht op het aanpassen van het huis om mensen zo fysiek in staat te stellen activiteiten van het dagelijks leven weer te kunnen uitvoeren. Deze aanpassingen zijn effectief gebleken bij het oplossen van handelingsproblemen tot tien jaar na plaatsing (Petersson et al. 2009; Stark et al. 2009). Het voorkómen van deze handelingsproblemen is echter niet voldoende om mensen volledig te ondersteunen in het participeren in betekenisvolle activiteiten in en rond het huis. Woningaanpassingen die zich alleen richten op het fysiek weer kunnen uitvoeren van een bepaalde activiteit zonder daarbij rekening te houden met andere factoren in het leven van deze mensen zullen niet optimaal kunnen bijdragen aan het dagelijks handelen mogelijk als beperking worden ervaren (Fange en Iwarsson 2005).

De advisering van individuele woningaanpassingen is een bekende taak van ergotherapeuten. Daarnaast worden ergotherapeuten ook geraadpleegd bij het inrichten van andere woonvormen zoals zorgwoningen of worden ze ingeschakeld voor werkplekanalyse en advisering. De ergotherapeutische interventie bij wonen is sterk gericht op *enabling environment* en krijgt vorm als ergotherapeutisch advies en begeleiding. Dit kan gericht zijn op:
- de cliënt als persoon en zijn systeem;
- de cliënt als organisatie, zoals een school of bedrijf;
- de cliënt als populatie in de maatschappij, zoals dak- of thuislozen.

Ter ondersteuning van de kwaliteit van het (ergotherapeutische) advies in het algemeen bestaan er bronnen, modellen en instrumenten waar de ergotherapeut gebruik van kan maken.

Algemene eisen voor woningen zijn vastgelegd in regelgeving, keurmerken, handboeken en eisenpakketten. Hier volgen enkele relevante informatiebronnen.

- De ISSO-Publicatie Levensloopgeschikt wonen (ISSO 2016) geeft informatie over toegankelijkheidseisen aan openbare ruimten zoals het trottoir, de voetgangersoversteekplaatsen, pleinen enzovoort.
- Het *Nationale bouwbesluit* bevat voor alle woningen toepasbare eisen.
- Het *Woonkeur*, kwaliteitscertificaat voor woningen, geeft minimumvoorwaarden en ligt qua niveau boven het bouwbesluit. Het doel is de kwaliteit, de toegankelijkheid, het comfort en de (val)veiligheid van nieuwe en bestaande woningen te vergroten. Er bestaat ook een woonkeur voor bestaande bouw.
- *Opplussen* is een handboek met richtlijnen om bestaande woningen te verbeteren en aan te passen, zodat deze langer bewoond kunnen worden;
- Het tekenprogramma Zorg in Woningen geeft inzicht in de ruimte die nodig is bij de ontwikkeling van zorgwoningen.

De *Basisrichtlijn hulpmiddelenzorg* (BRL) is ontwikkeld in het project Richtlijn Functiegerichte Aanspraak Hulpmiddelen (RIFA) in opdracht van het College voor zorgverzekeringen (CVZ). Het betreft een basisraamwerk dat later voor specifieke doelgroepen of hulpmiddelenklassen kan worden ingevuld (Heerkens et al. 2010).

Beide modellen kenmerken zich door een cliëntgecentreerde aanpak. Ainsworth en collega's (2011) geven gedetailleerde informatie over gestandaardiseerde meetinstrumenten ten behoeve van het in kaart brengen van de woning, de behoeften en prioriteiten hierin. Het Amerikaanse model Matching Person and Technology (MPT) met zijn instrumenten (Scherer en Craddock 2002) blijkt ergotherapeuten een goede ondersteuning te bieden bij cliëntgecentreerd werken in advisering van voorzieningen (Wielandt et al. 2006).

Er zijn weinig evidence-based procedures en instrumenten beschikbaar voor het adviesproces (Bernd et al. 2009). Onderzoek op dit vlak is nog in een pril stadium. Een internationaal instrument ter ondersteuning van het adviesproces van voorzieningen, Assistive Technology Evaluation and Selection (ATES), gekoppeld aan de ICF, is in ontwikkeling (Steel et al. 2010, 2011).

> **Persoonsniveau, de cliënt als persoon**
> Glen is een alleenstaande man van 45 jaar met twee kinderen van 6 en 8 jaar en bekend met multipele sclerose. Zijn kinderen zijn zelfstandig qua zelfzorg maar hebben wel begeleiding nodig. Glen woont in een gehuurde halfvrijstaande woning en werkt 20 uur per week als inkoper bij een groot bedrijf, circa 600 meter van zijn woonhuis. Na de laatste *Schub* is hij rolstoelafhankelijk geworden en kan hij niet meer naar de slaap- en de badkamer op de bovenverdieping. De woningbouwvereniging biedt een geschiktere woning aan maar die ligt aan de andere kant van de stad. Omdat zijn werk en de school nu op loopafstand liggen is het niet wenselijk om te verhuizen. De vraag van de gemeente aan de ergotherapeut is of de huidige woning geschikt gemaakt kan worden en wat dit gaat kosten. De ergotherapeut geeft een integraal advies en houdt hierin rekening met de progressiviteit van het ziektebeeld. Uit het advies blijkt dat de huidige woning geschikt gemaakt kan worden, voorzieningen zijn een traplift, vergroten badkamer, douche op afschot met ruimte voor een tillift en één zorgverlener, en het realiseren van een slaapkamer voor het oudste kind op de zolder.

> **Organisatieniveau, de cliënt als organisatie**
> Een kloosterorde wil graag zorg blijven dragen voor alle zusters binnen de muren van het klooster. Zodra een kloosterling hulpbehoevend wordt, ongeacht de beperking, is de wens dat zij zo lang mogelijk in de congregatie kan blijven. De gemiddelde leeftijd is 82 jaar. Het klooster heeft een zorgunit aangebouwd. Hierin bevinden zich tien zorgkamers, een gezamenlijke ruimte en een zusterpost. Er wonen momenteel vijf zusters met dementie en vijf mensen met een lichamelijke beperking. Het klooster heeft verder een eetzaal, een kerk en een grote tuin. De vraag aan de ergotherapeut is om een advies uit te brengen ten aanzien van het wonen en zorgen zodanig dat kloosterlingen met alle mogelijke aandoeningen zo lang mogelijk in het klooster kunnen blijven wonen. De cultuur in het klooster is te vergelijken met een grote familie, waar men zorg draagt voor elkaar en waar een sterke dagstructuur heerst, zoals het gezamenlijk eten en bidden. Anderzijds staat privacy hoog in het vaandel. De ergotherapeut brengt wensen, activiteiten en mogelijkheden in kaart door middel van de Residential Environment Impact Survey (REIS; Fisher et al. 2014). Verder wint zij advies in bij een ICT-bedrijf dat ervaring heeft met systemen op het gebied van monitoring en zorg-op-afstand. Na analyse en overleg met de kloosterleiding wordt een advies afgegeven waarin onder andere de volgende zaken vermeld staan:
> - de tuin wordt rolstoeltoegankelijk gemaakt, beveiligd en voorzien van camera's;
> - het klooster wordt ingedeeld in denkbeeldige zones om de bewegingsvrijheid van de dementerende kloosterlingen te kunnen reguleren;
> - in de vijf kamers voor de zusters met dementie worden verplaatsbare infrarood bewegingsmelders geplaatst met doormelding van aanwezigheid en uit bed gaan naar de zusterpost;
> - het huidige oproepsysteem wordt vervangen door een modern systeem zodat via beeld en geluid gecommuniceerd kan worden;
> - de kamers zijn gecontroleerd op toegankelijkheid en gebruiksvriendelijkheid;
> - op twee kamers is een toilet met spoel/droogsysteem aangebracht en een opklapbaar douchezitje.

Populatieniveau, de cliënt als groep in maatschappij, community-based

Op initiatief van een groep ouders van kinderen met diverse aandoeningen wordt de hulp van een ergotherapeut ingeroepen om advies uit te brengen over de woonomgeving. De ouders wensen dat hun kinderen zo zelfstandig mogelijk wonen in de buurt van de ouders. De gemeente wil een wooncomplex bouwen en is bereid om de plannen van de ouders mee te nemen in het bouwproces.

Marjolein is 18 jaar, heeft een combinatie van gedragsproblematiek en verstandelijke beperking, en heeft een lichte parese rechts. Zij heeft van tijd tot tijd epileptische aanvallen. Verder gaat Marjolein naar de vmbo-school in de buurt, waar ze leert voor dierenverzorger, via een toeleidingstraject. De bedoeling is dat in het gebouw waar de appartementen gerealiseerd worden een binnenplaats komt met dieren. Zij mag de conciërge assisteren. Ze kan er niet zelfstandig voor zorgen. Ze kan zich gedeeltelijk zelf verzorgen en kan zittend douchen, maar heeft aansporing en controle nodig.

Ilyas is 35 jaar en heeft aan een ongeluk complexe problematiek overgehouden: hij kan zich zelfstandig verplaatsen in een elektrische rolstoel en heeft kortetermijngeheugenstoornis. Ilyas werkt als ICT'er op de plaatselijke basisschool, drie dagen per week. Hij kan zich zelfstandig verzorgen in een aangepaste omgeving en kan zelfstandig naar het toilet, maar hij heeft geheugensteuntjes nodig.

Britt is 29 en heeft psychotische episoden. Er zijn langdurige perioden waarin ze zich terugtrekt, argwanend is naar de buitenwereld en zichzelf verwaarloost. Op dat moment heeft ze hulp en toezicht nodig. Als ze zich goed voelt, verricht ze vrijwilligerswerk bij een plaatselijk radiostation.

De ergotherapeut inventariseert de mogelijkheden per individu en werkt hierin samen met betrokkenen: de ouders, de verzorgers, de leraren van Marjolein, de werkgever van Ilyas en de gemeente (Wmo, Wwb), het UWV, het team van de psychiatrische instelling waar Britt in behandeling is, de arts van het indicatiebureau, de woningbouwvereniging en de architect. De ergotherapeut maakt een programma van eisen gebaseerd op de analyse van de beperkingen, mogelijkheden en wensen van Marjolein, Ilyas en Britt. Voor alle drie is het nodig dat er 24 uurszorg op afroep beschikbaar is. Ze krijgen een personenalarm dat wordt gekoppeld aan de centrale van het zorgcentrum, dat twee straten verderop ligt. De woningen van de drie bewoners worden fysiek op maat aangepast. De woning van Marjolein wordt daarbij verder voorzien van een sensorensysteem dat haar activiteitenpatroon herkent. Bij een afwijking die kan duiden op een epileptische aanval gaat een alarm bij de zorgcentrale en kan de hulpverlener via de elektrische deurontgrendeling naar binnen. Bij Ilyas wordt, vanwege zijn geheugenproblematiek, een computer geprogrammeerd (met hulp van hemzelf), die hem op de juiste momenten geheugensteuntjes geeft, gebaseerd op zijn agenda. Verder kan hij de omgeving besturen via deze computer, zoals het sluiten van de gordijnen, het afsluiten van de deur, het bedienen van het licht, de radio en de tv. Voor Britt wordt een appartement zodanig ingericht dat ze zich niet kan verwonden tijdens de psychotische episoden. Daarnaast is er een extra ruimte voor een hulpverlener of mantelzorger indien toezicht ter plekke nodig is.

14.4 Zorgen

Zorgen is altijd beïnvloed geweest door de motivatie van elementaire levensbehoeften, in staat zijn tot het behouden van de eigen gezondheid en geaccepteerd worden door de maatschappij (Huet et al. 2010). Onder het handelingsgebied zorgen wordt in het *Beroepsprofiel ergotherapeut* het voor zichzelf en anderen zorgen verstaan. Zorgen (*self-care occupations*) is een veelomvattend concept waar verschillende beschrijvingen voor worden gebruikt. Beschrijvingen van zorgen (*self-care*) bevatten de ADL-activiteiten (James 2009) en zelfonderhoud (*self-maintenance*) (Babola 2004).

ADL, wat staat voor 'algemene dagelijkse levensverrichtingen' of 'activiteiten van het dagelijks leven', worden onderverdeeld in basisactiviteiten van het dagelijks leven (BADL), ook wel persoonlijke activiteiten van het dagelijks leven genoemd (PADL), en instrumentele activiteiten van het dagelijks leven (IADL) (Shell et al. 2013).

BADL zijn de meer basale taken, het zorgen voor jezelf, baden/douchen, toiletgang, aan- en uitkleden, eten, mobiliteit, persoonlijke hygiëne en verzorging, slapen en rusten. IADL zijn activiteiten in interactie met de omgeving. Deze zijn facultatief en kunnen gedelegeerd worden aan een ander (Rodger en Brown 2006). De IADL omvatten het zorgen voor anderen, zoals de zorg voor de andere leden van het gezin, de zorg voor het huishouden, de zorg voor de huisdieren en de mobiliteit buitenshuis.

Een ander onderscheid tussen BADL en IADL zit in de mate van complexiteit van het dagelijks handelen. BADL zijn vooral enkelvoudige activiteiten, IADL zijn complexer en doen een groter beroep op probleemoplossend vermogen, sociale vaardigheden en interacties tussen persoon en omgeving (Huet et al. 2010). Voor voorbeelden zie ◘ tab. 14.1. Volwassenen zijn gemiddeld zo'n 10–15 % van hun tijd bezig met ADL (Harvey en Pentland 2011), kinderen meer. Hoe jonger het kind, hoe meer hulp het nodig heeft en hoe meer tijd de ADL in beslag nemen – daarbij gaat het voor het kind om BADL en voor de verzorger om IADL (Barnes en Case-Smith 2004).

Naast de ADL-taken vallen ook seksualiteit en slaaphygiëne onder het handelingsgebied zorgen.

Zelfonderhoud bestaat uit alle ADL-activiteiten: totale verzorging, socialisatie, communicatie, reactie op noodsituaties en seksualiteit. Dit zelfonderhoud refereert vaak meer aan activiteiten waarbij er een duidelijke interactie met de (sociale) omgeving is (Babola 2004; Barbara en Satnik 2014). Voor dit hoofdstuk is 'zorgen' gedefinieerd als: 'alle taken die nodig zijn voor een zo gezond mogelijk leven, het ervaren van welzijn en te kunnen participeren in de maatschappij'. Dit betekent dat niet alleen de basale zelfzorgactiviteiten worden bedoeld maar

14.4 · Zorgen

Tabel 14.1 Voorbeelden van BADL en IADL. Bron: AOTA (2008); Barbara en Satnik (2014)

BADL	IADL
– wassen/douchen – toiletteren – aankleden – eten (slikken, gebruik van hulpmiddelen enzovoort) – functionele mobiliteit (inclusief transfers, verplaatsen met een rolstoel enzovoort) – persoonlijke hygiëne – seksuele activiteiten – slapen/rust	– zorgen voor anderen – zorgen voor huisdieren – kinderen opvoeden – gebruikmaken van communicatiehulpmiddelen – mobiliteit binnen de gemeenschap – regelen van geldzaken – onderhouden van eigen en andermans gezondheid – runnen van een huishouden – maaltijden verzorgen – zorg dragen voor veiligheid – inkopen doen

ook de complexere activiteiten die het dagelijks leven betekenis geven. Internationaal en binnen onderzoek wordt ook vaak gesproken over *selfcare occupations*.

14.4.1 Ontwikkeling van zorgen voor jezelf en anderen

De ontwikkeling van het handelingsgebied zorgen wordt zichtbaar in de levensloop (Wright en Sugarman 2009; Molineux 2004). Tijdens de verschillende fasen van het leven speelt het handelingsgebied een andere rol. Hierbij kan worden gesteld dat de eerste helft van het leven in het teken staat van een groeiende onafhankelijkheid van anderen die in de tweede helft van het leven langzaam weer terugloopt. Tijdens de eerste tien jaar van het leven ontwikkelt een kind zich van totaal afhankelijk op alle gebieden van zelfzorg tot volkomen onafhankelijk. Uit onderzoek onder 4398 personen van 3–93 jaar komt naar voren dat in de leeftijd van 3–6 jaar de ADL-vaardigheden enorm toenemen en dat tot de leeftijd van 15 jaar kinderen steeds meer leren op dit gebied. Daarna blijft de zelfstandigheid in de ADL ongeveer gelijk tot ongeveer 65 jaar, waarna de zelfstandigheid in ADL langzaam achteruitgaat tot de eindleeftijd (Hayase et al. 2004).

Als kinderen 5–6 jaar oud zijn, kunnen de meesten al genoeg voor zichzelf zorgen om zes uur achter elkaar op school te zitten. Als kinderen naar school gaan, kunnen ze over het algemeen zelfstandig gebruik maken van het toilet, zorg dragen voor de persoonlijke hygiëne, zelfstandig hun lunch eten en zichzelf aan- en uitkleden. In deze fase van het leven worden de eerste handelingspatronen en handelingsroutines gevormd. Kinderen ontwikkelen voorkeuren voor kleding en eten, en hun eigen routines op het gebied van persoonlijke hygiëne en zelfverzorging. De basis voor de latere routines van voor jezelf zorgen, de BADL, wordt dus al vroeg in het leven gelegd (Rodger en Brown 2006; Sheperd 2010). In het verdere verloop van de kindertijd ontwikkelt men gewoonten en routines die meer gericht zijn op het leven in de (sociale) omgeving, de IADL. Het kind leert een rol te krijgen in het huishouden, zoals de tafel afruimen, de afwasmachine uitruimen, wasgoed opvouwen, de hond uitlaten, het konijnenhok schoonmaken en helpen in het onderhoud van de tuin. Daarnaast gaat het ook steeds meer gebruik maken van de mogelijkheden in de omgeving, zoals het gebruiken van een telefoon en sociale media, boodschappen doen, met geld omgaan en gebruik maken van het openbaar vervoer (Rodger en Brown 2006).

Als gevolg van de toenemende onafhankelijkheid en verantwoordelijkheid op het gebied van de zelfverzorging ontwikkelt het kind langzamerhand een gevoel van persoonlijke effectiviteit en identiteit. Dit proces zet zich voort tot in de adolescentie. In deze fase ontwikkelt het kind zich tot een volwassene met persoonlijke routines en waarden en normen op het gebied van de zorg voor zichzelf en de zorg voor anderen (Loukas en Dunn 2010). Bij het op kamers gaan wonen en het samenwonen komt er de gezamenlijke zorg voor woning en huishouden bij. In de gezamenlijke zorg zitten ook aspecten van het zorgen voor de ander. Bij het stichten van een gezin wordt de zorg voor de kinderen, de zorg voor de ander, een belangrijk onderdeel van het leven. Deze zorg is afhankelijk van de leeftijd van de kinderen en wordt als de kinderen ouder worden en voor zichzelf kunnen zorgen steeds minder. Bij het bereiken van de pensioengerechtigde leeftijd geven ouderen weer een nieuwe invulling aan hun leven en veranderen de verschillende zorgrollen in een relatie. De zorg voor het huishouden wordt vaak anders ingevuld, men wordt oppasoma of vrijwilliger. Veel ouderen worden mantelzorger van hun partner of van een van de ouders. Doordat ouderen steeds ouder worden, krijgen ze steeds vaker te maken met chronische aandoeningen en comorbiditeit, en neemt de afhankelijkheid van de sociale omgeving toe (Graff et al. 2010). In de laatste levensfase ontstaat er vaak een steeds grotere afhankelijkheid van zorg. Ook verandert de perceptie van onafhankelijkheid en wordt er meer waarde gehecht aan de sociale aspecten van afhankelijkheid.

Michael

Michael (24) heeft door zijn verstandelijke beperkingen veel moeite om overzicht te houden over de taken die hij uitvoert door de dag heen. Samen met de ergotherapeut van zijn huidige woonvorm traint hij om meerdere activiteiten achter elkaar te kunnen uitvoeren. Hij hoopt ooit nog eens zijn eigen appartement te kunnen hebben in het centrum van Apeldoorn.

14.4.2 Het verliezen van het vermogen tot dagelijks handelen

Het verliezen van het vermogen om voor jezelf te zorgen kan resulteren in een verlies aan zelfvertrouwen en een sterk gevoel van afhankelijkheid (Kielhofner 2008). Daarnaast kunnen sociale rollen niet meer worden uitgevoerd op de manier zoals voorheen. Ook legt het niet meer kunnen uitvoeren van de BADL en IADL een grote last op de persoon en eventuele mantelzorgers die een persoon bijstaan. Vragen over zorgen voor jezelf en zorgen voor anderen zijn een belangrijk onderdeel van de ergotherapeutische interventie in vrijwel elke behandelsetting en met vrijwel elke cliëntenpopulatie (Huet et al. 2010). De ergotherapeut prioriteert samen met de cliënt de handelingsvraag met betrekking tot zorgen. De daaropvolgende interventie is gericht op het veranderen van handelen:
- ontwikkelen van het dagelijks handelen
- opnieuw dagelijks handelen leren
- effectiever dagelijks handelen
- veiliger dagelijks handelen
- omgaan met verlies van dagelijks handelen.

Bij de interventie gericht op zorgen zijn de sociale en culturele context van de cliënt belangrijk. Wat zijn de gewoonten, routines, rollen in het gezin waar de cliënt onderdeel van uitmaakt (Rodger en Brown 2006). De interventie vindt plaats waar het handelingsvraagstuk zich voordoet: thuis, op school, op het kinderdagverblijf of in de woonvorm waar iemand verblijft.

> **Marcella**
>
> Marcella (45) heeft in het dagelijks leven veel last van haar smetvrees. Zeker als zij veel stress heeft, nemen haar dwanghandelingen toe. Gevolg hiervan is dat ze veel moeite heeft met het voltooien van haar huishoudelijke taken, waardoor haar spanning vaak nog verder oploopt en zijn nog minder tot handelen komt. Hierdoor lukt het haar niet om zichzelf te voorzien in de basisbehoeften rond om eten en zelfverzorging. Doordat zij zich erg schaamt hiervoor komt zij niet meer buiten. Het zorgen voor haar drie katten is op dit moment het enige waar zij tevreden over is.

14.4.3 De betekenis van zorgen

Het concept 'zorgen' is sterk verbonden met de identiteit van een persoon (Hasselkus 2002), Belemmeringen bij het voor jezelf zorgen worden ook vaak als onoplosbaar door mensen ervaren omdat deze activiteiten zo verbonden zijn met de identiteit. Voor ergotherapeuten is het van belang om te weten wie iemand is (identiteit en onafhankelijkheid), wat iemand belangrijk vindt (keuzes en betekenis), hoe iemand het doet (effectiviteit en motivatie) en in wat voor omgeving iemand leeft. De betrokkenheid van een persoon in het zorgen voor zichzelf en anderen staat centraal in de ergotherapie-interventie, maar wordt te vaak gezien als routine of zoals Hasselkus (2002) het aangeeft als: 'Het alledaagse handelen … gezien, maar onopgemerkt.' Het zorgen voor jezelf en voor anderen wordt gezien als het gewone van het alledaagse. Het werkelijk uitvoeren van de activiteiten van het dagelijks leven is vaak complex en de impact als dit zelf niet meer mogelijk is, is groot (Huet et al. 2010).

Zorgen en identiteit

Een uitgangspunt van ergotherapie is dat iemands identiteit mede wordt vormgegeven door de manier waarop hij zijn activiteiten uitvoert. Christiansen en Baum (2014) beschrijven een hiërarchische structuur van hoe deze identiteit gevormd wordt. Deze bestaat uit de eigenschappen van de persoon zelf (*self*), het beeld dat iemand van zichzelf heeft met betrekking tot persoonlijkheid en karaktereigenschappen (*self-concept*) en de manier waarop iemand op dat beeld van zichzelf reflecteert (*self-esteem*). Dit reflecteren vindt plaats op basis van de waardering die iemand heeft voor het niveau van het dagelijks handelen en de rollen die hij vervult in zijn dagelijks leven. Uiteraard zijn deze concepten niet statisch en veranderen deze door de tijd heen (Christiansen 1999). Uit onderzoek onder cliënten die een beroerte of dwarslaesie hebben doorgemaakt, kwam naar voren dat het proces van weer oppakken van zelfzorgactiviteiten hen sterk deed reflecteren op hun identiteit (Guidetti et al. 2007). Ook een onderzoek bij mensen met chronische rugpijn liet zien dat de pijn en de beperking in de uitvoering van zelfzorgactiviteiten impact hadden op de identiteit en het handelen van de participanten (Satink et al. 2004; Aegler en Satink 2009).

Zorgen in relatie tot anderen

Een opvallend aspect van het handelingsgebied zorgen en het concept autonomie is het culturele perspectief. Iwama (2003) beschrijft onafhankelijkheid als een belangrijke westerse norm. Binnen andere culturen wordt mogelijk een grotere waardering gegeven aan de onderlinge verbondenheid (*interdependence*) dan aan onafhankelijkheid. Uiteraard zal dit grote invloed hebben op de manier waarop doelen op het gebied van de zelfzorg zullen worden geformuleerd en waar deze zich op zullen richten. Ook de wijze waarop zelfzorgactiviteiten worden uitgevoerd is sterk afhankelijk van culturele normen en waarden.

Ergotherapeuten houden rekening met de individuele wensen, verwachtingen, waarden en normen van de persoon op het gebied van de zelfzorg. Het is van belang dat ergotherapeuten onafhankelijkheid dan ook evalueren op een manier die verder gaat dan het zelf fysiek in staat zijn om activiteiten uit te voeren. Onafhankelijkheid kan worden geïnterpreteerd als het in staat zijn tot het maken van eigen keuzes (Huet et al. 2010) om op deze manier de autonomie van de persoon te versterken. Autonomie refereert hier aan de mogelijkheid om controle te hebben over en sturing te geven aan het eigen leven. Deze benadering vraagt een uitgebreidere analyse van de persoon zijn cultuur, eisen die rollen aan de persoon stellen en de persoonlijke waarden en overtuigingen van de persoon.

> **Hans**
> Hans (33) heeft door zijn schizofrenie veel moeite om zich tot activiteiten te zetten. Samen met de psychiatrische thuiszorg maakt hij elke week een weekschema, wat hem helpt om zijn dagen toch zinvol te besteden. Deze structuur heeft hij twee jaar geleden opgezet met zijn ergotherapeut, maar hij vindt het vervelend om elke week iemand te vertellen wat hij van plan is om te doen. Hij hoopt ooit zelf zijn dagen goed te kunnen indelen zonder dat iemand dat met hem hoeft te doen.

Zorgen en persoonlijke effectiviteit

> **Dwarslaesie**
> John (39) en Johan (41) zijn beiden opgenomen op de dwarslaesieafdeling van een revalidatiecentrum. Beiden hebben zij een laesie waardoor ze nog redelijk zelfstandig zijn wat betreft hun dagelijks handelen. Tijdens de vraaginventarisatie en analyse door de ergotherapeut geven ze aan dat ze veel belang hechten aan hun rol van vader van een jonge zoon. Bij doorvragen blijken ze deze rol totaal anders in te vullen. John vindt het belangrijk dat hij op zaterdagochtend bij het voetbalveld kan komen, zodat hij zijn zoon kan zien spelen. Ook ging hij vroeger vaak samen met zijn zoontje het bos in om daar uitleg te geven over de natuur. Johan vertelt de ergotherapeut daarentegen dat hij het belangrijk vindt om met zijn zoon te knutselen aan hun elektronicahobby en samen naar een museum te gaan.

De interventie die de ergotherapeut samen met de cliënt vormgeeft, zal sterk afhangen van de manier waarop de persoon vindt dat deze rollen ingevuld worden. Zoals de casus beschrijft, is de manier waarop John en Johan vinden dat zij hun vaderschap invullen bepalend voor de activiteiten die zij in het kader van die rol ondernemen en hoe zij die activiteiten invullen. Naast het idee hoe een rol wordt vormgegeven speelt het geloof in eigen kunnen een grote rol bij de uitvoering van activiteiten binnen het handelingsgebied zorgen. De persoonlijke effectiviteit (*self-efficacy*) bepaalt mede de succesvolle uitvoering van deze activiteiten (Huet et al. 2010). Onderzoek heeft aangetoond dat cliënten die beperkt zijn in hun dagelijks handelen een verminderd gevoel van controle ervaren. Indien de ergotherapeut wil aansluiten bij het gevoel van eigen controle, is het van belang hier aandacht aan te besteden wanneer de uitvoering van zelfzorgactiviteiten wordt geëvalueerd (Guidetti et al. 2007; Hammell 2006).

Zorgen en keuzevrijheid

Het zelfstandig kunnen bepalen hoe en wanneer een activiteit kan worden uitgevoerd is een basaal recht van ieder mens (Townsend en Wilcock 2004). Uiteraard geldt dit ook voor zorgactiviteiten; keuzes kunnen worden ingegeven door noodzaak om te overleven bijvoorbeeld het klaarmaken van eten of gebruik kunnen maken van communicatiemiddelen in geval van nood. Maar ook culturele of persoonlijke factoren, zoals de keuze voor het dragen van bepaalde kleding voor een sociale activiteit of het belang dat wordt gehecht aan de uitvoering van een activiteit. Ergotherapeuten zoeken samen met de cliënt naar de meest passende oplossing waarbij de waarden, normen en voorkeuren van een cliënt gewaarborgd zijn (Townsend et al. 2007). De ergotherapeut laat hierbij de verschillende mogelijkheden zien zodat de cliënt en zijn systeem een goede afweging kunnen maken. Daarbij respecteert de ergotherapeut de autonomie van de cliënt, waardoor de cliënt gemotiveerd zal zijn voor de oplossingen die hij kiest.

Zorgen en de omgeving

De omgeving van een cliënt bestaat uit de sociale, fysieke, culturele en institutionele omgeving (Polatajko et al. 2013), maar ergotherapeuten zijn van oudsher gewend zich voornamelijk te richten op de fysieke omgeving wanneer zij werken met mensen die beperkingen ervaren in de uitvoering van (zelf)zorgactiviteiten. Gezien de complexe interactie die mensen met de verschillende elementen van hun omgeving hebben, is het verstandig om ook de sociale, culturele en institutionele omgevingsfactoren in kaart te brengen en hun invloed op de uitvoering van zorgactiviteiten. Zo is het erg moeilijk om een goede aanpassing te doen in de woonomgeving zonder de betekenis van de woning goed in kaart te hebben. Immers de betekenis van de activiteiten zijn ook gekoppeld aan de betekenis van de context waarin ze plaatsvinden. Bijvoorbeeld de betekenis die iemand geeft aan het spelen van 'spelletjes aan de keukentafel' met de hele familie. Een aanpassing van de keuken kan maken dat deze betekenisvolle activiteit die een grote sociale functie heeft voor de cliënt en de familie. Niet meer uit te voeren is.

14.4.4 Evalueren van de zorgvraag

> **Francess**
> Francess (37) heeft na een traject in een trainingshuis waar ze getraind is in woonvaardigheden een zelfstandig appartement gekregen waar ze twee keer in de week een half uur begeleiding krijgt. Ze merkt echter dat ze veel moeite heeft met alleen zijn en de eenzame avonden maken dat haar spanningsklachten meer opspelen, waardoor ze meer in de war raakt. In overleg met haar therapeut besluit ze haar wens zelfstandig te wonen op te geven en een appartement te gaan delen met drie andere cliënten, waardoor meer begeleiding mogelijk is en ze niet meer alleen is in huis.

Zoals het voorbeeld laat zien, is het goed in kaart brengen van de handelingsvraag van groot belang in het laten slagen van de interventie. Het inventariseren en analyseren van de handelingsvragen wordt dan ook gezien als een belangrijk onderdeel van het professioneel redeneren binnen de ergotherapie (Craik et al. 2007; Davis et al. 2007). Door het systematisch in kaart brengen van de (zelf)zorgvragen kan zichtbaar worden wat de invloed van een aandoening of ziekte is op het dagelijks handelen en zelfzorgactiviteiten. Ook kan inzichtelijk worden op welke manier (sociale) rollen en taken en routines zijn veranderd onder invloed van een aandoening of ziekte, voor zowel de cliënt als zijn systeem. Het is namelijk te verwachten dat de complexiteit van de uitvoering van (zelf)zorgactiviteiten toeneemt op het moment dat iemand geconfronteerd word met beperkingen in zijn dagelijks handelen (Huet et al. 2010). Het gezamenlijk gestructureerd in kaart brengen van de handelingsvragen kan op zo'n moment helpen om hier inzicht in te verkrijgen. Daarnaast kan het helpen om inzicht te krijgen in iemands wensen en behoeften en waar iemand zijn mogelijkheden tot participatie in zelfzorgactiviteiten nog liggen, zowel vanuit de cliënt als vanuit zijn omgeving. Dit omvat handelingspatronen vanuit het verleden en verwachtingen en/of wensen voor de toekomst (Davis et al. 2007). Bij een grondige analyse van het vraagstuk in de zelfzorg besteedt de ergotherapeut samen met de cliënt aandacht aan de drie kernelementen van het dagelijks handelen: de activiteit, de mogelijkheden van de persoon en de stimulansen en barrières van de omgeving (Polatajko et al. 2007; Law en Baum 2005).

Het in kaart brengen van de handelingsvraag kan grofweg op twee manieren. De eerste mogelijkheid is de taak of activiteit te observeren door hem door cliënt te laten uitvoeren, al dan niet aan de hand van een gestandaardiseerd observatie-instrument. De tweede mogelijkheid is het verkrijgen van informatie door middel van instrumenten die cliënten laten reflecteren op hun beleving en ervaringen met de uitvoering van zorgactiviteiten. Het grote voordeel van het gebruik van gestandaardiseerde assessments is de mogelijkheid verschillende resultaten met elkaar te vergelijken, van verschillende metingen bij dezelfde persoon of van metingen bij verschillende personen. Om een volledig beeld te krijgen van de (ervaren) vragen gebruikt men beide benaderingen naast elkaar (Johansson et al. 2007). Om een cliënt te ondersteunen bij de uitdagingen in het dagelijks leven probeert men zicht te krijgen op de subjectieve beleving van de cliënt bij de uitvoering van activiteiten. (Petersson et al. 2009).

14.4.5 ADL en het breder perspectief van de cliënt

Ergotherapie richt zich op de persoon en zijn systeem, op organisaties en op populaties. Dit hoofdstuk gaat vooral over de persoon en zijn systeem. Op het niveau van een organisatie is het handelingsgebied ook een belangrijk aandachtsgebied voor ergotherapeuten. Ergotherapeuten in instellingen geven educatie aan verzorgenden betreffende de BADL. Zij initiëren projecten om gezamenlijk te koken en te eten (IADL). Zij geven adviezen betreffende de fysieke omgeving bij nieuwbouw enzovoort. Ergotherapeuten op scholen adviseren en coachen leerkrachten en ander personeel ten aanzien van het aan- en uitkleden bij de gymles, het gebruik maken van het toilet of de verzorging van kinderen als dat niet meer nodig is, het eten van de lunch, het zich verplaatsen in de school en op het speelplein. Uitgangspunt daarbij is dat de kinderen op school mee kunnen doen met alle activiteiten die daar plaatsvinden. Op het niveau van de maatschappij zijn ergotherapeuten betrokken bij het inclusieve bouwen zodat gebouwen en openbaar vervoer toegankelijk zijn (Conway 2008).

14.5 Discussie

Is er een grens aan de vermaatschappelijking van de zorg? En waar ligt die grens dan? Wanneer heeft het wonen in de wijk meerwaarde? En wanneer heeft het wonen in een bijzondere en beschermde omgeving meerwaarde? 'Gewoon waar kan en bijzonder waar nodig' is een uitspraak die veel gehoord wordt, zeker in de zorg voor mensen met een beperking. 'Bijzonder waar nodig' vraagt ook om oog te hebben voor die situaties waar er meer nodig is dan in de gewone omgeving te realiseren is.

Kijkend naar de toekomst zullen er nieuwe scheidingen optreden. Enerzijds zet de trend door dat geëmancipeerde ouderen steeds meer geld te besteden hebben en anderzijds behoren ouderen tot de armste groepen in de steden. Commerciële instellingen zullen nog meer inspelen op de rijkere ouderen. Maar wie zorgt voor de mensen die minder geld te besteden hebben? Dat geldt zeker voor de mensen met een beperking. Hun belangrijkste beperking is vaak dat zij geen geld hebben. Woningcorporaties zullen woningen blijven verkopen. Ze blijven opereren in de markt die geld oplevert. De vraag is of en hoe ze de opbrengsten investeren in arrangementen voor mensen die weinig te besteden hebben.

Verder zal het idee van zo lang mogelijk thuis wonen meer ter discussie worden gesteld, deze ontwikkeling heeft een grote invloed op de manier van bouwen en hoe wij onze maatschappij inrichten zowel fysiek als qua infrastructuur. De organisatie hiervan behoeft een maatschappelijk en financieel draagvlak. Het is nog niet altijd duidelijk hoe groot dat maatschappelijke draagvlak is voor een deel van deze ontwikkelingen.

Door vergrijzing en stijgende zorgkosten zullen er steeds meer vragen gesteld worden over het handelingsgebied zorgen in de dagelijkse praktijk van de ergotherapie. Wanneer ergotherapeuten zorgen gaan benaderen vanuit het geheel van het dagelijks handelen (waar dit hoofdstuk voor pleit) en niet alleen focussen op de uitvoering van activiteiten, heeft dit consequenties voor de manier waarop zorginterventies ingezet worden. Steeds meer onderzoek laat zien dat factoren als culturele achtergrond, gewoonten en persoonlijke waarden en normen een belangrijke rol spelen bij de beleving van participatie, ook binnen het handelingsgebied wonen/zorgen. Het begrijpen van de interacties en invloed van deze factoren zal dus steeds meer op de voorgrond komen te staan en geïntegreerd worden in de dagelijkse praktijk.

De vraag blijft echter hoe om te gaan met de vraag vanuit instellingen en organisaties om op het niveau van uitvoering van zorgen uitspraken te blijven doen. Doordat organisaties gericht zijn op een snelle terugkeer naar huis is er vaak maar beperkt tijd om alle factoren goed in kaart te brengen bij de cliënt. De uitdaging voor ergotherapeuten die in instellingen werken, is een manier te vinden om met dit spanningsveld om te gaan in het gebruik van gestandaardiseerde assessments.

Continuïteit van zorg is een aandachtspunt van het regeringsbeleid (RVZ 2010). Dit pleit voor een ergotherapeutische interventie die vanuit de instelling naadloos overgaat in ergotherapie thuis. Een pleidooi voor meer eerstelijnspraktijken en goede samenwerking in de keten. De advisering van individuele woningaanpassingen is een bekende taak van ergotherapeuten. Omdat door bovenstaande factoren er steeds meer mensen met een complexe zorgvraag thuis komen te wonen is dit opnieuw een kans voor ergotherapeuten om zich te profileren op dit gebied. Daarnaast worden ergotherapeuten ook geraadpleegd bij het inrichten van andere woonvormen zoals zorgwoningen of worden ze ingeschakeld voor werkplekanalyse en advisering.

14.6 Samenvatting

De eigen woning is de plek bij uitstek voor het handelingsgebied zorgen: het slapen, het huishouden, de zorg voor jezelf en voor andere familieleden. Het beleid in de participatiesamenleving is dat iedereen de kans krijgt om aan de maatschappij deel te nemen, alleen de dagelijkse praktijk is vaak anders. Er komen steeds meer mogelijkheden voor mensen om hun specifieke woonwensen te realiseren, het aantal verschillende woonvormen neemt toe. De komende decennia ontstaat door de dubbele vergrijzing een toename van de vraag naar wonen en zorg. De steeds snellere technologische ontwikkelingen, met name op het gebied van ICT binnen de woning (domotica) en de zorg (zorg-op-afstand), zorgen voor een revolutionaire verandering in het dagelijks handelen van de cliënt en zijn systeem, de zorgverlener, de zorgorganisaties.

Zorgen bestaat uit een complexe interactie tussen de uitvoering van zelfzorgactiviteiten, activiteiten die noodzakelijk zijn voor het zich handhaven van het individu in het dagelijks en maatschappelijk leven, en activiteiten nodig om zorg te dragen voor anderen in de (directe) omgeving. Hierbij kan een onderscheid gemaakt worden tussen de basisactiviteiten van het dagelijks leven (BADL) en de complexere instrumentele activiteiten van het dagelijks leven (IADL). Het is daarbij essentieel om te weten wie iemand is (identiteit en onafhankelijkheid), wat zijn waarden en normen zijn (effectiviteit, motivatie, keuzes en betekenis) en in wat voor omgeving iemand leeft. De betrokkenheid van een persoon in het zorgen voor zichzelf en anderen staat centraal in de ergotherapie-interventie. Hoe deze factoren zich ontwikkelen kan men terugzien in de levensloop. Hierbij valt op dat het eerste deel van iemands leven in het teken staat van een groeiende zelfstandigheid, die dan lange tijd stabiel blijft en op latere leeftijd weer afneemt. Om de uitvoering van deze activiteiten in kaart te brengen zijn verschillende s beschikbaar. Het beschrijven van het dagelijks handelen kan helpen voor het bepalen van prioriteiten binnen dit handelingsgebied. Bij de ergotherapie-interventie kan er gewerkt worden op het niveau van de persoon en zijn systeem, de organisatie of populatie.

Literatuur

ActiZ. (2010). *Naar autonomie, verbondenheid en een gezond leven: Een nieuwe ambitie voor de langdurige zorg*. Utrecht: ActiZ. ▶ http://www.actiz.nl, geraadpleegd december 2011.

Aegler, B., & Satink, T. (2009). Performing occupations under pain: The experience of persons with chronic pain. *Scandinavian Journal of Occupational Therapy, 16*(1), 2009.

Ainsworth, E., & Jonge, D. de. (2011). *An occupational therapist's guide to home modification practice*. Thorofare, NJ: Slack.

AOTA. (2008). Occupational therapy practice framework: Domain & process (2nd ed.). *The American Journal of Occupational Therapy, 62*(6), 625–683.

Babola, K. T. (2004). Independent living strategies for adults with developmental disabilities. In C. H. Christiansen (Ed.), *Ways of living: Self-care strategies for special needs* (2nd ed.). Bethesda, MD: AOTA.

Barnes, K. J., & Case-Smith, J. (2004). Adaptive strategies for children with developmental disabilities. In C.H. Christiansen (Ed.), *Ways of living: Self-care strategies for special needs* (2nd ed., pag. 109–147). Bethesda, MD: AOTA.

Bernd, T., Pijl, D. van der, & Witte, L. de. (2009). Existing models and instruments for the selection of assistive technology in rehabilitation practice. *Scandinavian Journal of Occupational Therapy, 16*(3), 146–158.

Christiansen, C. H. (1999). The 1999 eleanor clarke slagle lecture: Defining lives, occupation as identity, an essay on competence, coherence, and the creation of meaning. *The American Journal of Occupational Therapy, 53*, 547–558.

Christiansen, C. H., & Townsend, E. A. (Eds.). (2011). *Introduction to occupation: The art and science of living* (2nd ed.). Upper Saddle River, NJ: Pearson Education.

Christiansen, C. H. & Townsend, E. A. (Eds.). (2014). *Introduction to occupation: The art and science of living* (2nd ed.). Upper Saddle River (NJ): Pearson Education.

Christiansen, C., Manville Baum, C., & Julie, D. (2015). *Bass occupational therapy: Performance, participation, and well-being*. Thorofare, NJ : SLACK Incorporated, [2015] ©2015.

Conway, M. (2008). *Occupational therapy and inclusive design*. Oxford: Blackwell.

Craik, J., Davis, J., & Polatajko, H. J. (2007). Introducing the Canadian Practice Process Framework (CPPF), amplifying the context. In E. A. Townsend & H. J. Polatajko (Eds.), *Enabling occupation II: Advancing an occupational therapy vision for health, well-being and justice through occupation* (2nd ed., pag. 229–246). Ottawa: CAOT Publications ACE.

Dam, J. M. van, Appelo, M. T., Pennartz, P. J. J., Scherhorn, E., & Wit-Sauter, A. M. de. (1989). *Woonecologie tussen consumptie en existentie*. Wageningen: Stichting Voorlichting Huishoudwetenschappen.

Davis, J. A., Craik, J., & Polatajko, H. J. (2007). Using the Canadian Practice Process Framework: Amplifying the process. In E. A. Townsend & H. J. Polatajko (Eds.), *Enabling occupation II: Advancing an occupational therapy vision for health, well-being and justice through occupation* (2nd ed., pag. 247–276). Ottawa: CAOT Publications ACE.

Evers, H., Blijham, N., & Willems, C. (2009). *Zorg op afstand: Literatuurstudie naar internationale ontwikkelingen en kennis over effecten*. Utrecht: Vilans.

Fange, A., & Iwarsson, S. (2005). Changes in accessibility and usability in housing: An exploration of the housing adaptation process. *Occupational Therapy International, 12*, 44–59.

Fisher, G., Forsyth, K., Harrison, M., Angarola, R., Kayhan, E., Noga, P. L., et al. (2014). *Residential Environment Impact Scale (version 4.0). The Model Of Human Occupation Clearinghouse, Department of Occupational Therapy*. Chicago, USA: University of Illinois.

Gitlin, L. N. (2003). Conducting research on home environments: Lessons learned and new directions. *Gerontologist, 43*, 628–637.

Graff, M. J. L., Graff, Melick, M. van, Thijssen, M., Verstraten, P., & Zajec, J. (2010). *Ergotherapie aan huis bij ouderen met dementie en hun mantelzorgers. EDOMAH programma (Community occupational therapy for older people with dementia and their caregivers. COTiD programme)*. Bohn Stafleu & van Loghum. (In Dutch). ISBN: 9789031378739.

Guidetti, S., Asaba, E., & Tham, K. (2007). The lived experience of recapturing self-care. *The American Journal of Occupational therapy, 61,* 303–310.

Hammell, K. W. (2006). *Perspectives on disability and rehabilitation: Contesting assumptions: Challenging practices.* Edinburgh: Churchill Livingstone.

Hartingsveldt, M. J. van, Logister-Proost, I., & Kinébanian, A. (2010). *Beroepsprofiel ergotherapeut.* Utrecht: Ergotherapie Nederland/Boom Lemma.

Harvey, A. S., & Pentland, W. E. (2011). What do people do? In C. H. Christiansen & E. A. Townsend (Eds.), *Introduction to occupation: The art and science of living* (2nd ed., pag. 101–133). Upper Saddle River, NJ: Pearson Education.

Hasselkus, B. R. (2002). *The meaning of everyday occupation.* Thorofare, NJ: Slack.

Hayase, D., Mosenteen, D., Thimmaiah, D., Zemke, S., Atler, K., & Fisher, A. G. (2004). Age-related changes in activities of daily living ability. *Australian Occupational Therapy Journal, 51,* 192–198.

Heerkens, Y., Claus, E., Hagedoren, E., Jonker, H., Muylkens, J., Bougie, Th. et al. (2010). *Verslag van het project opstellen richtlijnen voor functiegerichte aanspraak hulp-middelen RiFa: Fase 1 opstellen van een basisrichtlijn.* Utrecht: CG-Raad.

Heijsman, A., Lemette, M., Veld, A. de, & Kuiper, C. (Red.). (2007). *Adviseren als ergotherapeut: Competenties en verhalen uit de praktijk.* Den Haag: Boom Lemma.

Huet, V. van, Parnell, T., Mitsch, V., & Mcleod-Boyle, A. (2010). Enabling engagement in self-care occupations. In M. Curtin, M. Molineux & J. Supyk-Mellson (Eds.), *Occupational therapy and physical dysfunction: Enabling occupation* (6th ed., pag. 341–356). Edinburgh: Churchill Livingstone.

ISSO-publicatie 77. 'Levensloopgeschikt wonen'.

Iwama, M. K. (2003). The issue is: Toward culturally relevant epistemologies in occupational therapy. *The American Journal of Occupational Therapy, 57,* 582–589.

James, A. B. (2009). Activities of daily living and instrumental activities of daily living. In E. Blesedell-Crepeau, E. S. Cohn & B. A. Boyt-Schell (Eds.), *Willard & Spackman's occupational therapy* (11th ed., pag. 478–518). Philadelphia (PA): Lippincott Williams & Wilkins.

Johansson, K. (2008). *Older people's home modification process.* Stockholm: Karolinska Institutet.

Johansson, K., Borell, L., & Lilja, M. (2009). Older persons' navigation through the service system towards home modification resources. *Scandinavian Journal of Occupational Therapy, 16,* 227–237.

Johansson, K., Lilja, M., Petersson, I., & Borell, L. (2007). Performance of activities of daily living in a sample of applicants for home modification services. *Scandinavian Journal of Occupational Therapy, 14,* 44–53.

Kielhofner, G. (2008). *Model of human occupation: Theory and application* (4th ed.). Philadelphia (PA): Lippincott Williams & Wilkins.

Klerk, M. de, Gilsing, R., Timmermans, J., et al. (Red.). (2010). *Op weg met de Wmo: Evaluatie van de Wet maatschappelijke ondersteuning 2007–2009.* Den Haag: Publicatie SCP.

Kort, H., Cordia, A., & Witte, L. de. (2007). *Langdurende zorg en technologie.* Den Haag: Lemma.

Krijgsman, J., Swinkels, I., Lettow, B. van, Jong, J. de, Out, K., Friele, R., et al. (2016). *eHealth-monitor 2016.* Den Haag en Utrecht: Nictiz en het NIVEL.

Law, M., & Baum, C. (2005). Measurement in occupational therapy. In M. Law, C. Baum & W. Dunn (Eds.), *Measuring occupational performance, supporting best practice in occupational therapy* (2nd ed., pag. 3–20). Thorofare, NJ: Slack.

Loukas, K. M., & Dunn, M. L. (2010). *Instrumental activities of daily living and community.* In J. Case-Smith & M. C. O'Brien (Eds.), *Occupational therapy for children* (6th ed., pag. 518–539). St. Louis (MO): Mosby.

Mercken, C. (2005). *Bungalowwonen: Kleinschalig wonen binnen bestaande muren van een verzorgingshuis.* Aedes-ActiZ Kenniscentrum Wonen-Zorg.

Molineux, M. (2004). *Occupation for occupational therapists.* Oxford: Blackwell Publishing.

NVE. (1999). *Beroepsprofiel ergotherapeut.* Utrecht: Lemma/Nederlandse Verenigisng voor Ergotherapie.

Oort, S. van. (2010). *Domotica: Doos van Pandora of heilige graal.* Utrecht: TNO Bouw en Ondergrond.

Petersson, I., Kottorp, A., Bergstrom, J., & Lilja, M. (2009). Longitudinal changes in everyday life after home modifications for people aging with disabilities. *Scandinavian Journal of Occupational Therapy, 16,* 78–87.

Pol, M. C., Poerbodipoero, S., Robben, S., Daams, J., Hartingsveldt, M. van, Vos, R. de, et al. (2013). Sensor monitoring to measure and support daily functioning for independently living older people: A systematic review and road map for further development. *Journal of the American Geriatrics Society, 61*(12), 2219–2227. ▶doi:10.1111/jgs.12563.

Pol, M. van, Nes, F. van, Hartingsveldt, M., Buurman, B. de, Rooij, S. & Krose, B. (2014). Older people's perspectives regarding the use of sensor monitoring in their home. *Gerontologist.* ▶doi:10.1093/geront/gnu104.

Pol, M. C., Riet, G. ter, Hartingsveldt, M. van, Kröse, B., Rooij, S. E. de, & Buurman, M. B. (2017 Jan 3). Effectiveness of sensor monitoring in an occupational therapy rehabilitation program for older individuals after hip fracture, the SO-HIP trial: Study protocol of a three-arm stepped wedge cluster randomized trial. *BMC Health Services Research.* ▶doi: 10.1186/s12913-016-1934-0.

Polatajko, H. J., Backman, C., Baptiste, S., Davis, J., Eftekhar, P., Harvey, A., et al. (2013). Human occupation in context. In E. A. Townsend & H. J. Polatajko (Eds.), *Enabling occupation II: Advancing an occupational therapy vision for health, well-being & justice through occupation* (pag. 37–61). Ottawa: CAOT Publications ACE.

Rijksoverheid., M. Kaljouw & Vliet, K. van. (2015). *Naar nieuwe zorg en zorgberoepen: De contouren.* Zorginstituut nederland 2015.

Rodger, S., & Brown, T. (2006). I can do it: Developing promoting and managing children's self-care needs. In S. Rodger & J. Ziviani (Eds.), *Occupational therapy with children: Understanding children's occupations and enabling participation* (pag. 200–221). Oxford: Blackwell Science.

RVZ. (2010). *Zorg voor je gezondheid! Gedrag en gezondheid: De nieuwe ordening. Discussienota.* Den Haag: Raad voor de Volksgezondheid en Zorg. ▶http://www.rvz.net, geraadpleegd december 2011.

Satink, T., Winding, K., & Jonsson, H. (2004). Daily occupations with or without pain: Dilemmas in occupational performance. *Occupational Therapy Journal of Research.* (Thorofare, NJ), *24*(4), 144–150.

Scherer, M. J., & Craddock, G. (2002). Matching Person & Technology (MPT) assessment and process (reliability and validity). *Technology & Disability, 14*(3), 125–131.

Schell, G., & Gillen, M. (2013). *Willard and spackman's occupational therapy.* Philadelphia: Lippincott Williams & Wilkins.

Sheperd, J. (2010). Activities of daily living. In J. Case-Smith & M. C. O'Brien (Eds.), *Occupational therapy for children* (6th ed., pag. 474–517). St. Louis (MO): Mosby.

Stark, S., Landsbaum, A., Palmer, J. L., Somerville, E. K., & Morris, J. C. (2009). Client-centered home modifications improve daily activity performance of older adults. *Canadian Journal of Occupational Therapy, 76,* 235–245.

Steel, E., Gelderblom, G. J., & Witte, L. P. (2010). Linking instruments and documenting decisions in service delivery guided bij an ICF-based tool for assistive technology selection. In K. Miesenberger, J. Klaus, W. Zagler & A. Karshmer (Eds.), *Proceedings of the International Conference on Computers Helping People with special needs (ICCHP)* (6179, pag. 537–543). Berlin/Heidelberg: Springer.

Steel, E., Gelderblom, G. J., & Witte, L. P. (2011). Development of an AT selection tool using the ICF. *Technology and Disability, 23*(1), 1–6.

Steultjens, E. M., Dekker, J., Bouter, L. M., Jellema, S., Bakker, E. B., & Ende, C. H. van den. (2004). Occupational therapy for community dwelling elderly people: A systematic review. *Age Ageing, 33,* 453–460.

Susan, L. S., Somerville E., Keglovits M., Smason A., Bigham, K. (2015). Clinical reasoning guideline for home modification interventions. *American Journal of Occupational Therapy, 69,* 6902290030p1–6902290030p8. ▶doi:10.5014/ajot.2015.014266.

Townsend, E., & Wilcock, A. A. (2004). Occupational justice and client-centered practice: A dialogue in progress. *Canadian Journal of Occupational Therapists, 71,* 75–87.

Townsend, E. A., Trentham, B., Clark, J., Dubouloz-Wilner, C. J., Pentland, W. E., Doble, S., et al. (2007). Enabling individual change. In E. A. Townsend & H. J. Polatajko (Eds.), *Enabling occupation II: Advancing an occupational therapy vision for health, well-being and justice through occupation* (2nd ed., pag. 135–152). Ottawa: CAOT Publications ACE.

Ursum, E., Rijken, M., HeijmansM., Cardol, M., & Schellevis, F. (2011). *NIVEL overzichtstudies – zorg voor chronisch zieken*. ©2011 NIVEL, Postbus 1568, 3500 BN. Utrecht.

Wielandt, T., McKenna, K., Tooth, L., & Strong, J. (2006). Factors that predict the post-discharge use of recommended assistive technology (AT). *Disability and rehabilitation. Assistive Technology, 1*(1–2), 29–40.

Wilcock, A. A. (2015). *An occupational perspective on health* (2nd ed.). Thorofare, NJ: Slack.

Willems, C. G., & Lier, J. van. (2009). *Zorg op afstand door gebruik van E-technologie*. Utrecht: Vilans.

Wright, R., & Sugarman, L. (2009). *Occupational therapy and life course development: A workbook for professional practice*. Oxford: Wiley/Blackwell.

Websites

- http://www.domoticawonenzorg.nl.
- http://www.invoeringwmo.nl.
- http://www.kcwz.nl.
- http://www.rijksoverheid.nl.
- http://www.zorginwoningen.nl.
- http://isso.nl/home/.

Handelingsgebieden: leren/werken

Chris Kuiper en Jolien van den Houten

15.1 Inleiding – 274

15.2 Het kader: de maatschappelijke transitie – 274
15.2.1 Jeugdwet – 275
15.2.2 Van AWBZ naar Wmo – 275
15.2.3 Passend onderwijs – 275
15.2.4 Participatiewet – 276

15.3 Ergotherapie en leren/werken – 276

15.4 Leren en onderwijs – 277
15.4.1 De inclusieve school, universeel ontwerp – 278
15.4.2 De klas – 279
15.4.3 Het schoolgaande kind met complexe handelingsvragen – 280

15.5 Aansluiting van het onderwijs op de arbeidsmarkt – 281
15.5.1 Leren op het werk – 281
15.5.2 De werkplek als rijke leeromgeving – 282

15.6 Werken – 282
15.6.1 Arbeidstoeleiding – 283
15.6.2 Aan het werk blijven of weer aan het werk gaan – 284
15.6.3 Vrijwilligerswerk – 287
15.6.4 Het pensioen – 287

15.7 Discussie – 288

15.8 Samenvatting – 288

Literatuur – 288

© Bohn Stafleu van Loghum, onderdeel van Springer Media B.V. 2017
M. le Granse, M. van Hartingsveldt, A. Kinébanian (Red.), *Grondslagen van de ergotherapie*,
DOI 10.1007/978-90-368-1704-2_15

Handelingsgebieden: leren/werken

> De kern van de dialooggestuurde besluitvorming ligt niet in de perfectie en het vinden van een breed gedragen besluit, maar in het zoeken naar een besluit dat het meeste bijdraagt aan de verbetering van de leerresultaten van de leerling en dat op langere termijn de doelen dient van participatie en gelijkheid (Reeves 2011)

Kernbegrippen
- Participatie.
- Wetgeving, transformatie in het sociaal domein.
- Leren/werken als basis voor producten van ontwikkeling.
- Leren/werken als factoren voor gezondheidsbeleving en welzijn.
- Leren/werken op niveau van individuen, organisaties en populaties.
- Transitieprocessen.

Geen diploma, maar trots op het behaalde resultaat!

Ik ken Denny vanaf de tijd dat hij zich bij de ergotherapie strategieën eigen maakte om thuis en op school zijn taken beter te organiseren. Onlangs las ik over hem in de diplomeringsnieuwsbrief van het voortgezet speciaal onderwijs (vso).

Denny zit al sinds 2010 op het vso. Een prikkelgevoelige jongen (gediagnosticeerd met ADHD) met gevoel voor humor. Hij werd geplaatst in de Praktijkafdeling maar was niet echt technisch. Wat nu? Denny wilde chauffeur worden. Een mooi beroep, maar de weg ernaartoe is lang, zeker als het leren een probleem is. Op het leerwerkbedrijf heeft Denny leren werken, 'Niet lullen maar poetsen'. Hij leerde op tijd komen, doorzetten, aanpakken, verantwoordelijkheid dragen en op een juiste wijze vragen stellen als het moeilijk of onduidelijk is.

Sinds november werkt hij bij een verhuisbedrijf. In het begin twee dagen per week maar inmiddels vier dagen. Hier is hij een beetje volwassen geworden. Het verhuisbedrijf is erg belangrijk geweest voor de ontwikkeling van Denny. Niet zomaar mouwen opstropen maar samenwerken met respect voor de klant en de spullen. Denny had het erg naar zijn zin en wilde blijven.

Om dit te realiseren moesten er nog wel een aantal stappen genomen worden. Zijn baas gaf aan dat hij zich moest aanmelden bij het Samenwerkingsverband Transport en Logistiek (STL). Het STL gaf aan dat hij zich aan moest melden bij een mbo-entree (mbo1 voor jongeren van de praktijkschool). Het mbo gaf aan dat hij dan wel een no-riskpolis nodig had. En het UWV gaf aan dat hij wel een baas nodig had, die baas is er, de heer Buurman.

Ondanks dat de uitgang van het vso gebarricadeerd leek door verschillende hindernissen, heeft Denny ze allemaal genomen. Het drukke mannetje in 2010 is een vent geworden. Nog lang niet klaar, maar wel op de goede weg, dankzij zijn ouders, zijn werkgever en vooral door zijn eigen inzet.

Denny heeft verschillende ontwikkelingsfases doorgemaakt en is inmiddels getransformeerd tot een 'vent'. Ik realiseer mij de grote stappen die hij heeft gemaakt en de invloed van de sociale, fysieke, culturele en economische omgeving op zijn ontwikkeling. Als ergotherapeut jeuken mijn vingers om naast het werken met Denny zelf, ook op school- en beleidsniveau een verandering teweeg te gaan brengen!

15.1 Inleiding

Het verhaal van Denny vormt een illustratie van aspecten uit het handelingsgebied leren/werken en geeft inzicht in de niveaus waarop ergotherapeuten een positieve verandering teweeg kunnen (gaan) brengen. Leren/werken vormt van oudsher een pijler van de ergotherapeutische interventie én is ook in de hedendaagse ergotherapie een belangrijke invalshoek voor een cliënt- en vraaggerichte benadering.

Kenmerkend binnen dit handelingsgebied zijn veranderingsprocessen (transities); op twee niveaus.
- Op persoonsniveau: de ingrijpende overgang van de ene (levens)fase naar de daaropvolgende, van basisonderwijs naar vervolgonderwijs, van leerfase naar werkfase en van werkfase naar pensionering. Deze transities vinden minder vanzelfsprekend plaats bij mensen met beperkingen in het dagelijks handelen. Een moeizame aanpassing aan de nieuwe situatie, de gevraagde (nieuwe) rollen, routines en activiteiten kunnen aanleiding vormen voor een handelingsvraagstuk. Een ergotherapeutische interventie kan bijdragen aan de noodzakelijke verandering.
- Op maatschappelijk niveau: sinds het begin van deze eeuw is er een transitie gaande op het gebied van onderwijs, zorg en arbeidstoeleiding. Er is een bestuurlijke overgang van middelen, taken en verantwoordelijkheden naar de gemeenten. Tegelijkertijd vindt er een omslag in werken (transformatie) in jeugdzorg en onderwijs plaats.

De uitgangspunten van deze transitie en die van de ergotherapie sluiten goed op elkaar aan. Zij geven ook inhoudelijke input, gericht op het handelingsgebied leren/werken:
- de interventie uitvoeren op de plaats van de handelingsvraag, waar nodig integraal/multiprofessioneel;
- uitgaan van de kracht van de cliënt door de focus op vraaggerichte hulp;
- nadruk op het zelfbeschikkingsrecht en de eigen verantwoordelijkheid van de zorgvrager, de cliënt krijgt meer de regie.

15.2 Het kader: de maatschappelijke transitie

Nederlandse gemeenten hebben door de overheveling van de jeugdzorg en passend onderwijs in 2015 een fors aantal nieuwe taken en bevoegdheden gekregen. De transitie heeft gevolgen gehad voor de organisatie van het onderwijs en de arbeidstoeleiding, zie ◘ fig. 15.1.

15.2 · Het kader: de maatschappelijke transitie

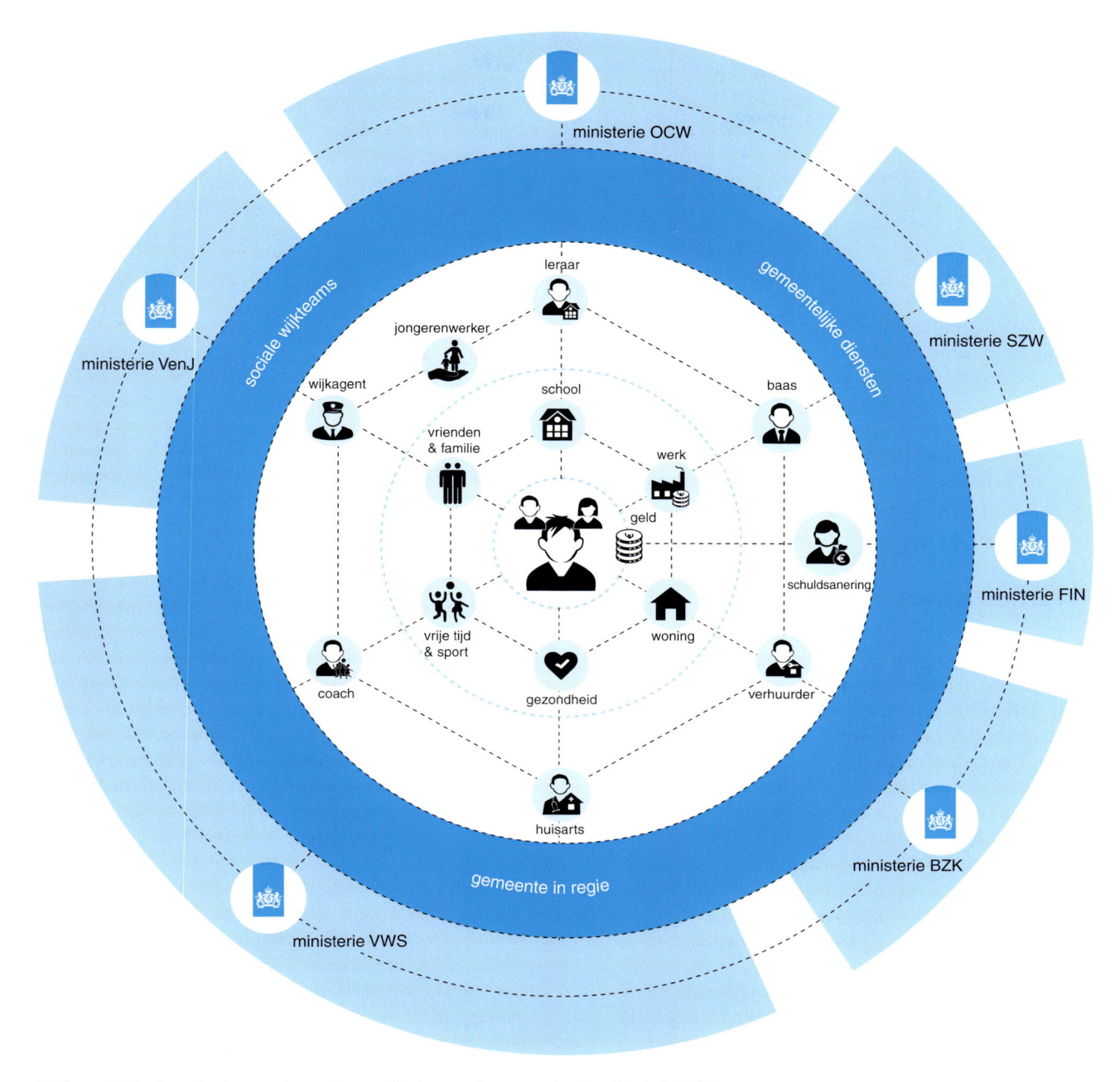

Figuur 15.1 Organisatie van taken en bevoegdheden van de gemeente. Bron: Plasterk (2015)

15.2.1 Jeugdwet

Gemeenten zijn sinds 1 januari 2015 verantwoordelijk voor alle vormen van jeugdzorg. Dit is vastgelegd in de Jeugdwet, die de Wet op de jeugdzorg heeft vervangen. Gemeenten hebben een jeugdhulpplicht (zie ook Artikel 2.3 Jeugdwet). ▶ http://wetten.overheid.nl

15.2.2 Van AWBZ naar Wmo

Sinds 1 januari 2015 is de Algemene Wet Bijzondere Ziektekosten (AWBZ) veranderd. AWBZ-taken zijn ondergebracht bij nieuwe en bestaande wetten, namelijk de nieuwe Wet langdurige zorg (Wlz), de Wet maatschappelijke ondersteuning (Wmo), de Zorgverzekeringswet (Zvw) en de nieuwe Jeugdwet. Vooral gemeenten en zorgverzekeraars hebben er daardoor extra taken bij gekregen.

15.2.3 Passend onderwijs

Gemeenten en schoolbesturen hebben sinds augustus 2014 de zorgplicht om binnen de zogeheten samenwerkingsverbanden passend voor ieder kind een zo goed mogelijke onderwijsplek te bieden. De wettelijke basis hiertoe wordt gevormd door de Wet passend onderwijs.

De Jeugdwet en de Wet passend onderwijs hebben aanvullende bepalingen over samenwerking. In beide wetsvoorstellen wordt bepaald dat gemeenten en samenwerkingsverbanden van schoolbesturen een plan schrijven over de inrichting van de jeugdhulp en passend onderwijs. Deze plannen worden in een Op Overeenstemming Gericht Overleg (OOGO) met elkaar besproken. Daarnaast hebben zowel gemeenten als schoolbesturen de verantwoordelijkheid om de individuele ondersteuning aan een kind of gezin af te stemmen met andere voorzieningen, zoals gezondheidszorg, onderwijs, maatschappelijke ondersteuning en werk en inkomen.

De bekostiging van ergotherapie op school vindt door deze transitie op twee manieren plaats:
- de zorgverzekeraar bekostigt een-op-een ergotherapeutische interventies, die in bijzondere situaties kunnen plaatsvinden op school tijdens de onderwijsuren;
- het samenwerkingsverband passend onderwijs of de gemeente vergoedt op offertebasis ergotherapeutisch advies aan de school, in het kader van de Wet passend onderwijs of de Jeugdwet.

15.2.4 Participatiewet

De Participatiewet ondersteunt mensen in de toeleiding naar werk, bij voorkeur naar regulier werk. In dat kader zijn 35 regionale werkbedrijven in het leven geroepen. Gemeenten en de werkgevers worden op een aantal manieren ondersteund bij de vernieuwing die hier nodig is.
- Het traject Vakmanschap, gericht op het effectiever laten werken van (medewerkers van) sociale diensten.
- Ondersteuning voor werkgevers bij het in dienst nemen van mensen met een arbeidsbeperking.
- Programma's van werkgeversorganisaties om zich voor te bereiden op deze nieuwe groep werknemers.
- Aansluiting tussen zorg en participatie, inrichting van beschut werk.
- Aansluiting tussen onderwijs en werk, onder andere door sociale wijkteams voor wie de begeleiding naar (regulier) werk een belangrijk onderdeel vormt van de integrale aanpak.

Ergotherapeuten werken door de maatschappelijke transitie in toenemende mate met nieuwe partners ook buiten de 'zorg'. Via gemeentelijke aanbestedingen, vaak in multidisciplinair verband, vermarkten ergotherapeuten hun producten. Hiertoe verdiepen zij zich in de inkoopprocedure, de betreffende doelgroepen en de behoefte aan producten van betreffende gemeenten. Er bestaan in de regio, gemeentelijke verschillen in uitgezette aanbestedingen, van ergotherapeuten vraagt dit ondernemend gedrag.

> **Box 15.1**
>
> **Preventie van handelingsvragen**
> Preventie van handelingsvragen is een belangrijk hedendaags thema. Nederland heeft al een paar *best practices* op dit gebied.
> - In de regio Friesland 'Vroegsignalering'; het in multiprofessioneel verband screenen van kinderen. Waar nodig volgt een interventie-aanbod gericht op meedoen thuis op school en in de buurt.
> - In de regio Noord-Holland wordt een aanbod gericht op kinderen met autisme en het meedoen tijdens gymactiviteiten en het buiten spelen op school regelmatig uitgevoerd.

15.3 Ergotherapie en leren/werken

Leren/werken zijn onlosmakelijk met elkaar verbonden. Waar kinderen formeel leren in een opleidingscontext via de basisschool en vervolgonderwijs, vindt lerend werken of werkend leren door jongeren en volwassenen plaats in een arbeidsgerelateerde context. Leren in een opleidingscontext wordt gezien als voorbereiding op toekomstige arbeidsparticipatie. In alle levensfases vindt zowel leren als werken plaats. Denk aan (vakantie)baantjes gedurende de schooltijd, leren in de context in combinatie met studeren in het vso, mbo en hbo, leren *on the job* in een baan en (vrijwilligers)werk in combinatie met cursussen tijdens de pensioenperiode in de maatschappelijke/culturele context. De mens leert levenslang ten gevolge van de interactie tussen school- en werksituatie en persoonlijke ontwikkeling.

Participatie, op school en op het werk is van vitaal belang voor de menselijke groei en ontwikkeling van het dagelijks handelen (occupational development) en draagt bij aan gezondheid en welzijn (Law et al. 2006). Leren/werken is het resultaat van de dynamische interactie van de persoon, het kind, de jongere, de volwassene, de leer- en werkactiviteiten en de context waarin dit leren/werken plaatsvindt (PEO-model: Law et al. 1996). De balans in het dagelijks handelen tussen leren/werken, wonen/zorgen en spelen/vrije tijd beïnvloedt de gezondheid. Een disbalans wordt gezien als ziekmaker en kan dan ook zorgen voor gezondheidsklachten (Wilcock et al. 2015). Binnen de schoolcontext, in de wijkteams, de arbeidstoeleiding en in de (arbocuratieve) zorg zal de ergotherapeut ook geconfronteerd worden met 'ziekmakers'. Denk hierbij ook aan de termen 'schoolziek' en 'beroepsziekte'.

Het handelingsgebied leren/werken betreft rollen als scholier en student, werknemer en werkgever en de rol als vrijwilliger en kent aspecten als ontplooiing, ontwikkeling, uitdaging en ambities, gerelateerd aan begrippen uit de ergotherapie als *doing, being* en *becoming*. Door de samenwerking met anderen bij leren/werken ontstaat het gevoel ergens bij te horen (*belonging*). De mens heeft behoefte aan deze sociale interactie, de wederzijdse ondersteuning en het samen activiteiten uitvoeren. Het 'erbij horen' bevestigt de waarde van iemands leven voor anderen en voor zichzelf (Wilcock et al. 2015). Naast de economische dimensie van (toekomstig) geld verdienen kent leren/werken ook een maatschappelijke dimensie (Hartingsveldt 2010):

» … getting a feeling of normality, contributing to society, acceptance, structure, feeling competent, strengthening identity, better health and increased self-esteem as advantages of a job (Leufstadius et al. 2009).

Het handelingsgebied bestrijkt verschillende leeftijdsfasen, waarbij leren, zoals eerder benoemd, breder dan uitsluitend in de schoolcontext en door alle levensfasen heen plaatsvindt.

Er zijn heel verschillende interventies die aangeboden worden in het handelingsgebied leren/werken, Denk maar aan het toeleiden naar school, ondersteuning bij het niet mee kunnen doen op school, begeleiden van school naar school, het toeleiden naar werk en van werk naar werk, integraal gezondheidsmanagement (IGM) en leefstijl.

De interventies vinden in dit handelingsgebied op verschillende niveaus plaats, te weten op het niveau van het inividu, de organisatie en de populatie (Hartingsveldt et al. 2010).
- Op individueel niveau, gericht op de specifieke individuele participatievraagstelling. Dit betreft de individuele cliënt en de direct betrokkenen, zoals werkgever, familie, leerkracht, efffectiviteit voor deze interventies wordt in toenemende mate aangetoond (Verhoef 2015). Het inzicht in de aangeboden interventies richting werk op individueel niveau is sterk gegroeid.
- Gericht op de organisatie, het werken met groepen, leerkrachten, middenmanagement om meer algemeen voorkomende vraagstellingen aan te pakken. Bijvoorbeeld in de vorm van co-teaching, voorlichting over leefstijlen, werkhoudingen en het mede opleiden van professionals, zoals leerkrachten en arbodeskundigen. Dit niveau betreft ook het meedenken op school- en organisatieniveau, bijvoorbeeld over inrichten van schoolruimtes, meubilair en keuzes in het curriculum;
- Gericht op de maatschappij en populaties, het universeel ontwerp (universal design). Het algemene ontwerp van gebouwen, zoals scholen en openbare ruimten, maar ook van websites, onderwijsmateriaal enzovoort om participatie in brede zin, het streven naar een inclusieve samenleving mogelijk te maken. Zie bijvoorbeeld ▶ www.handicap-studie.nl

Voor ergotherapeuten betekent dit dat naast de ergotherapeutische competenties screenen, inventariseren en analyseren, behandelen en begeleiden, adviseren aan derden óók competenties gericht op ondersteunen en versterken en innoveren en ondernemen ingezet worden (Verhoef et al. 2013). Het is in lijn met (inter)nationale afspraken en wetgeving gericht op een inclusieve samenleving dat de maatschappij voorwaarden schept voor participatie, zodat iedereen als volwaardig burger mee kan doen: 'Inclusion is the new cool'. Door dit proces veranderen onderwijs en werkgevers mee, er wordt actief samengewerkt rondom passend onderwijs en passend werk. Tevens is de nadrukkelijke verwachting dat mensen met een (potentieel) handelingsvraagstuk, ziekte of handicap *zelf* hun best doen om te participeren. Strategieën voor gedragsverandering om dit te (kunnen)bewerkstelligen, denk aan actief zelfmanagement, behoren tot het instrumentarium van de ergotherapie.

15.4 Leren en onderwijs

In deze paragraaf ligt het accent op het leren in de schoolcontext. Het leren binnen school wordt hierbij gezien als een voorwaarde voor het toekomstig participeren in de maatschappij. De schoolcontext vormt de culturele, fysieke, technologische en sociale onderwijsomgeving waarin leren plaatsvindt. De schoolcontext beïnvloedt daarmee de structuur, de routines en de ontwikkeling van het dagelijks handelen. Schoolparticipatie zorgt voor een brede stimulering van de ontwikkeling van kinderen, de emotionele en verstandelijke ontwikkeling, de ontwikkeling van creativiteit en het verwerven van sociale, culturele en lichamelijke vaardigheden. Bij het leren op school wordt gestreefd naar een optimale fit tussen het kind, de schoolse activiteiten en de schoolcontext, waardoor het kind een actieve en gemotiveerde leerhouding kan ontwikkelen. Om tot een dergelijke leerhouding te komen heeft het kind het gevoel nodig dat het tot iets in staat is, dat anderen op hem gesteld zijn en dat het zelfstandig tot iets in staat is (zie ook ▶ http://wij-leren.nl).

De wetgeving heeft vastgelegd dat ieder kind *recht heeft op onderwijs*; gericht op een zo volledig mogelijke ontplooiing van zijn persoonlijkheid, zijn talenten en geestelijke en lichamelijke vermogens. Dit recht vloeit rechtstreeks voort uit de artikelen 28 en 29 van het VN-verdrag inzake de rechten van het kind. ▶ www.kinderrechten.nl

De overheid investeert daarom in een basisopleiding voor ieder kind en jongere om hun zodoende mogelijkheden te bieden voor toekomstige participatie in de maatschappij. De leerplicht geldt voor kinderen van 5 tot en met 16 jaar, vanaf de eerste dag van de maand nadat een kind 5 jaar wordt tot het einde van het schooljaar waarin het 16 jaar is geworden, of aan het einde van het twaalfde schooljaar. De basisschoolperiode telt mee voor acht jaar, ook als de leerling hier in werkelijkheid korter over gedaan heeft. Na de leerplicht gaat de kwalificatieplicht gelden. ▶ www.leerplicht.net

In februari 2015 startte het Platform Onderwijs 2032 een maatschappelijke dialoog over het onderwijs van de toekomst. Hierbij wordt het werk van onderwijspedagoog Gert Biesta (2012; 2014) aangehaald. Hij stelt dat goed onderwijs

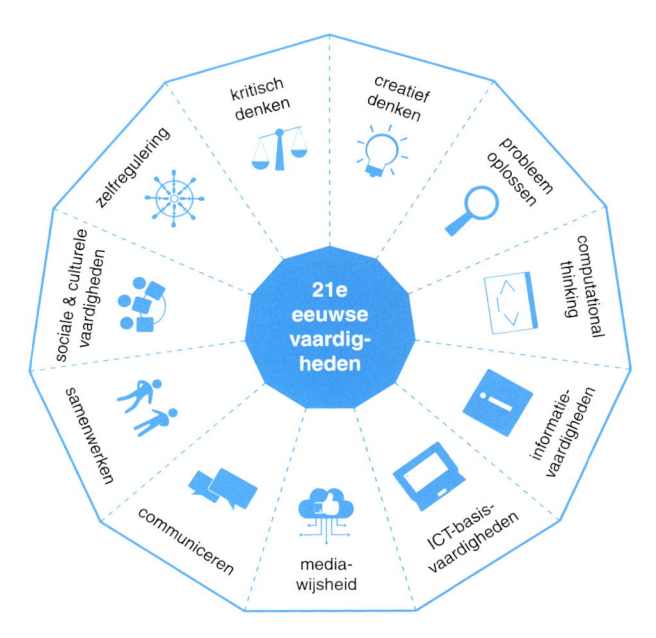

Figuur 15.2 Eenentwintigste-eeuwse vaardigheden ▶ www.kennisnet.nl

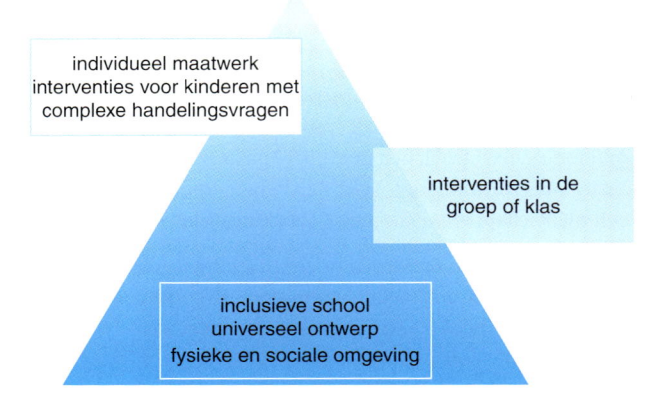

Figuur 15.3 Interventies in de school op drie niveaus. Gebaseerd op Missiuna et al. (2011)

voldoet aan drie functies, die breder zijn dan uitsluitend kennisoverdracht:
- kwalificatie: het overdragen en verwerven van kennis, vaardigheden en houdingen;
- socialisatie: inleiden in en zich verhouden tot tradities en praktijken (wie je bent);
- persoonsvorming: de vorming van het persoon-zijn (hoe je bent).

Allerlei voorbeelden van hoe dit er in de praktijk uitziet zijn te vinden via internet (thema Onderwijs 2032). Er is een Facebook-pagina, Twitter en de website ▶ http://onsonderwijs2032.nl.

Tevens is de oriëntatie op eenentwintigste-eeuwse vaardigheden actueel binnen het onderwijs. Toekomstige arbeidsparticipanten behoren gebruik te kunnen maken van technologie, informatie actief te verwerven en probleem oplossend kunnen denken en doen (zie ◘ fig. 15.2).

Kinderen zelf zijn wisselend in staat om van het aangebodene in school gebruik te maken. Niet alle kinderen leren gemakkelijk lezen en schrijven, zijn handige knutselaars, slim met technologie, probleem oplossend gericht, praktisch in het inrichten van de eigen opbergruimte, of in het vinden van een gunstige (sociale) positie bij samenspel en gym. Dit kan de aanleiding vormen tot een handelingsvraagstuk. Om voor kinderen en hun omgeving een toegevoegde waarde te kunnen bieden vraagt werken in/met de schoolcontext van ergotherapeuten speciek inzicht. Het flexibel redeneren en handelen op basis van relevante wetgeving én ergotherapeutische én onderwijskundige, pedagogische, didactische uitgangspunten past de ergotherapeut toe. De ergotherapeut heeft ook specifieke kennis van het handelingsgerichte werken binnen scholen en van het zogeheten adaptief onderwijs (Overveld 2012). Uitgangspunten daarvan zijn dat kinderen verschillen en verschillend leren. Alle kinderen hebben daarbij baat bij een variatie van werkvormen, variaties in instructie en begeleiding ▶ http://wij-leren.nl en ▶ http://wij-leren.nl.

Box 15.2

Beweeg me te leren

Een *best practice* hoe de ergotherapie een aandeel kan hebben in het adaptief en handelingsgericht onderwijs komt uit de regio Zuid-Limburg 'Beweeg me te leren', uitgevoerd in basisscholen uit het samenwerkingsverband Kindante. ▶ www.kindante.nl. Dit betreft een interventie binnen de basisschool door ergotherapeuten op groepsniveau. Kinderen uit de onderbouw worden in een beweegparcours uitgedaagd om cognitieve leertaken die eerst uitgelegd zijn aan de klas, veel en gevarieerd te oefenen met behulp van sensomotorische activiciteiten.

De school levert door de variaties in aangeboden structuur, de lesstof, de didactische benadering en de opbouw van het leerproces, een significante bijdrage aan de ontwikkeling van het dagelijks handelen en de handelingscompetentie van het kind (Hinder en Ashburner 2010; Roger et al. 2006).

In Nederland zijn er ondanks het recht op onderwijs nog steeds duizenden leerplichtige kinderen die gedurende het jaar voor langere tijd geen onderwijs volgen. Het gaat dan met name om kinderen die graag naar school willen, maar voor wie dit vanwege specifieke onderwijsbehoeften op medisch, sociaal, intellectueel of emotioneel gebied om verschillende redenen niet haalbaar is. ▶ www.dekinderombudsman.nl

Je kunt stellen dat de interventies die passen bij passend onderwijs gericht zijn op drie niveaus: de inclusieve school, de klas en het individuele kind (zie ◘ fig. 15.3). In alle gevallen is ouderparticipatie uiteraard een voorwaarde en is gezamenlijke besluitvorming over de te bereiken doelen en het plan van aanpak een belangrijk middel. Zie ook het motto van dit hoofdstuk.

15.4.1 De inclusieve school, universeel ontwerp

Om te bevorderen dat alle kinderen een passend, succesvol leertraject kunnen afleggen biedt het werken met de school als organisatie en populatie de mogelijkheid participatiegerichte ondersteuning te bieden. Door op schoolniveau expertise in te zetten worden basisvoorwaarden voor alle kinderen en betrokken volwassenen beïnvloed: het algemene ontwerp van (school)gebouwen, programma's en technologie biedt de ultieme strategie om onderwijs voor zo veel mogelijk gebruikers toegankelijk te laten zijn. In ◘ fig. 15.3 vormt dit de brede basis van de piramide.

Op internet is veel interessante informatie te vinden met betrekking tot het universeel ontwerp. Voor de Nederlandstalige context zie bijvoorbeeld de Artevelde uitgave *Universeel ontwerp in de klas en op school*. ▶ www.arteveldehogeschool.be

Marzano onderzocht factoren voor succesvolle leertrajecten. Onderstaand staan deze factoren, waarbij de volgorde de mate van belangrijkheid weerspiegelt. De eerste heeft de meeste invloed op leerprestaties leerlingen enzovoort (Marzano 2000; Law et al. 2006):

1. een haalbaar en gedegen onderwijsprogramma; het gehanteerde lees- en rekenonderwijs;
2. uitdagende (onderwijs)doelen en effectieve feedback op leerproces;
3. betrokkenheid van ouders en omringende gemeenschap;
4. een veilige en ordelijke omgeving, fysiek, sociaal, cultureel en technologisch:
    a. de inrichting van het schoolgebouw en de speelplaats;
    b. het schoolklimaat:, ideeën en vooroordelen (zie ook Beld et al. submitted);
    c. procedures: bereidheid een kind met beperkingen deel te laten nemen aan de zwemles, inrichting van de schooldag met (vaststaande) pauzetijden;
    d. middelen: kosten voor deelname aan school en schoolreisjes, vervoer naar en van school, bereikbaarheid van middelen (schooltas en schrijfmiddelen);
5. collegialiteit en professionaliteit.

Met betrekking tot deze factoren worden ergotherapeuten door samenwerkingsverbanden en specifieke scholen benaderd vanwege hun expertise. We noemen enkele voorbeelden.

— Advies voor een schrijfmethode gericht op een doorgaande lijn in het schrijfonderwijs, zonder 'knik' tussen groep 2 en groep 3, waarbij zowel advies over de methodiek als deskundigheidsbevordering in de vorm van workshops voor leerkrachten worden geboden. Naast een focus op schrijven kan de ergotherapeut zich in het onderwijs programma ook richten op ontwikkeling in de brede zin, bijvoorbeeld via leren volgens de zeven *leadership pearls* van Stephen Covey of via de methode Taakspel). ▶ www.taakspel.nl
— Het vormgeven van een programma voor de 'gezonde school' in nauwe samenwerking met ouders, school en andere stakeholders. ▶ www.gezondeschool.nl
— Advies bij bouw en inrichting van scholen en speelplaatsen zoals het inrichten van de algemene ruimtes en klaslokalen, advisering met betrekking tot het 'leerlicht' in de klas en het meubilair. Maar ook door mee te werken aan het creëren van een veilige school. ▶ www.rotterdam.nl
— ▶ http://ergotherapie.nl/
— ▶ www.aota.org
— ▶ www.canchild.ca

15.4.2 De klas

De klas vormt de tweede laag in de piramide. Deze culturele, technologische, sociale en fysieke omgeving beïnvloedt het leren in de groep en vormt daarmee het tweede niveau waarop interventie zich richt. Omdat kinderen en jongeren het best leren in een *leerklimaat* dat veilig, niet bedreigend is, is kennis over de psychische sfeer in de klas nodig (Overveld 2012; Beld et al. submitted).

Werken in en met de klas vraagt om specifieke contextgerichte assessments (zie voor een beschrijving ▶ H. 26), zoals:

— het Classroom Assessment Scoring System (CLASS, via Pianta);
— het Leerklimaatonderzoek. ▶ www.lecso.nl

Co-teaching

In het hanteren van de diversiteit in de klas kan *co-teaching* extra ondersteuning bieden (Bazyk en Cahill 2015; Koot 2011). Leerkracht en ergotherapeut werken samen in en met de klas en ondersteunen elkaar vanuit de eigen expertise op vier verschillende domeinen (Marzano et al. 2010):

— opstellen van regels en procedures, en toezien op de naleving;
— uitvoeren van maatregelen bij ordeverstorend gedrag;
— zorgen voor een effectieve relatie tussen leraar en leerlingen;
— zorgen voor een juiste mentale houding voor klassenmanagement:
    — anticiperen op, structureren en timen van leren, de leertijd en de klasseroutines;
    — materiaal, ruimte, inrichting van het lokaal;
    — de individuele verwerking van lesstof en het verloop van de les (Koot 2011).

Als bijkomstig effect wordt door *co-teaching* aandacht en oefening geboden aan alle kinderen uit de klas. Het leren van vaardigheden in de context van de klas draagt daarnaast positief bij aan de transfer van het geleerde (McBryde et al. 2006).

Een andere vorm van co-teaching is Meester in de Klas: de leerkracht stelt samen met een trainer van de school op basis van resultaten van leerklimaatonderzoek, observaties in de klas en zelfreflectie een persoonlijk ontwikkelingsplan op, voert dat uit en krijgt daarbij supervisie via videoconsulten (Marzano et al. 2010). Enkele voorbeelden:

— ▶ www.cedgroep.nl
— ▶ www.lbbb.eu

Box 15.3

Partnering for Change (P4C)

Een specifieke ergotherapie-interventie voor scholen is Partnering for Change. P4C is een in Canada ontwikkeld ergotherapieprogramma waarbij leerkracht en ergotherapeut samenwerken gericht op de leeractviteiten en leerresultaten van alle kinderen in de klas. De klas is daarbij zo ingericht dat deze een stimulerende leeromgeving vormt voor alle kinderen. P4C wordt sinds 2015 gevalideerd voor de Nederlandse situatie ▶ www.canchild.ca

Andere interventies

Binnen de schoolsetting wordt gewerkt met een verschillende andere – niet specifiek ergotherapeutische – interventies die gericht zijn op de klas of groep. We noemen enkele voorbeelden.
- School Wide Positive Behavior Support (SWPBS): is gericht op de benadering van de sterke kanten van het kind. SWPBS is erkend als goed onderbouwd en is opgenomen in de databank effectieve jeugdinterventies van het NJI. ▶ www.nji.nl
- Mission Possible en Kids Skills zijn persoonlijke ontwikkelingsprogramma's voor kinderen en jongeren, gebaseerd op het oplossingsgerichte denken. In 11 stappen leren jongeren doelen te stellen en deze ook waar te maken. Het programma is door het NJI erkend, maar nog weinig uitgewerkt voor het vso.
- Antipestprogramma's zoals de Kanjertraining. ▶ www.nji.nl
- Write start, een programma gericht op het in en door de klas leren schrijven. ▶ www.write-start-handwriting.org
- Zones of Regulation is een systematisch, cognitief gedraggericht curriculum dat inspeelt op de zelfregulering van kinderen, waardoor zij zich bewust worden van emoties en impulsen en het sociaal oplossend vermogen vergroot wordt. ▶ www.zonesofregulation.com

15.4.3 Het schoolgaande kind met complexe handelingsvragen

Het individuele schoolgaande kind met specifieke handelingsvraagstukken vormt de top van de piramide. Op het schoolgaande kind wordt een beroep gedaan om tot het maximale van zijn kunnen te participeren binnen en buiten school. In onderwijsactiviteiten die zich richten zich op de emotionele, verstandelijke creatieve, sociale, culturele en lichamelijke ontwikkeling wordt van het kind verwacht dat het aanzienlijke vorderingen maakt in het leren, gewenst sociaal gedrag toepast, competent is in zelfzorg en spel en gericht is op de eenentwintigste eeuw (Case-Smith en Rogers. 2005; ▶ www.kennisnet.nl).

Van de schoolprestaties wordt 80 % bepaald door de achtergrondkenmerken van de leerling en slechts 20 % door de school (Coleman 1966; Jencks 1972). Marzano definieert op basis van onderzoeken van Bloom (1976) en Fraser et al. (1987) vier achtergrondkenmerken die van invloed zijn: de thuissituatie; aanwezige voorkennis; begaafdheid en interesse. Aangezien de thuissituatie zo'n bepalende factor is, zal de ergotherapeut ook bij het werken in de schoolcontext streven naar een nauwe samenwerking met de thuissituatie van het kind. In het werken met individuele leerlingen beïnvloeden deze achtergrondkenmerken de aard van de ergotherapie-interventie, de instructie en begeleiding; zij beïnvloeden immers ook de rollen en daarbij horende activiteiten van kinderen en jongeren.

Door de toename van verwachtingen en eisen vanuit de school- en leefomgeving bij het opgroeien en het dagelijks handelen van de kinderen zelf, ontwikkelt het schoolse handelen vanuit de rollen beschreven in ◘ tab. 15.1 naar een grotere zelfstandigheid, zelfsturing en verantwoordelijkheid. Het op een competente wijze invulling geven aan bovengenoemde rollen kan echter kinderen confronteren met specifieke uitdagingen. Het inzetten en/of ontwikkelen van probleemoplossende vaardigheden gericht op handelingscompetentie kan bij hen een positieve verandering teweeg brengen. Denk hierbij aan: om hulp kunnen vragen, nieuwe taken kunnen aangaan en successen vieren (Chapparo en Lowe 2012, pag. 94).

Onderstaand overzicht is gebaseerd op beschreven ergotherapeutische interventies op individueel niveau (Bazyk et al. 2015; Chapparo en Lowe 2012; Hinder en Ashburner 2010; Case-Smith en Rogers 2005).

Screening, inventarisatie en analyse

Screenen, inventarisatie en analyse van het handelen in de context van de school vraagt om specifieke context gerichte *assessments* (zie ook ▶ H. 26). Voorbeelden:
- Assessment of Motor and Process Skills voor in school (SchoolAMPS) (Fingerhut et al. 2002);
- Foto interview (Duijse et al. 2011);
- Canadian Occupational Performance Measure (COPM) (Law et al. 2005).;
- Student Teacher Relationship Scale (STRS);
- McMaster schrijfprotocol (Pollock 2012);
- Writic (Hartingsveldt et al. 2014).

Behandelen en begeleiden, adviseren (aan derden)

Gericht op de omgeving
- Verhelderen van verwachtingen, vaardigheden en gedrag van ouders en leerkrachten. Thema's kunnen zijn: hoe ouders hun kind nog beter kunnen ondersteunen, afstemming van de begeleiding tussen ouder, onderwijzer en kind, verbeteren van de communicatie tussen ouder/leerkracht en kind.
- Adviseren van aanpassingen aan de fysieke omgeving, zoals meubilair, verwijderen van afleidend beeldmateriaal, toegang tot en zitten in de speelhoek.
- Advies gericht op de technologische omgeving, zoals het gebruik van specifieke ICT.
- Advies gericht op de sociale omgeving, zoals afspraken over spelgedrag in de pauzes en tijdens de gymles.
- Klassikale routines, extra rust of juist oefenmogelijkheden voor het kind, extra tijd om een taak af te ronden. Schoolroutine, zoals afwisseling in pauzetijden voor kinderen die extra zelfzorgtijd nodig hebben.

Gericht op de activiteit
- Het aanpassen van de activiteit, zoals het gebruik van en andere schrijfmethode voor het kind, ICT-gebruik in plaats van schrijven, eenhandig veters strikken, het gebruik van een koptelefoon met muziek tijdens een schoolse activiteit om de aandacht te kunnen focussen.
- Aanbieden van een andere activiteit, bijvoorbeeld rolstoelbasketbal in plaats van trefbal.

■ Tabel 15.1 Rollen. Bron: Chapparo et al. (2012)

rol	omschrijving
lerende	activiteiten die horen bij het curriculum, zoals kennisverwerving, probleemoplossend en kritisch denken, leerhouding hebben, samenwerken, schrijven, ICT-gebruik
werker	activiteiten die horen bij werkgedrag, zoals stil zijn, aandacht richten en concentreren, instructies opvolgen, (huis)werk organiseren, houden aan regels, timing
speler	activiteiten die horen bij spelen, zoals grapjes maken, gestructureerd spel geïnitieerd door de leerkracht, ongestructureerd spel op de speelplaats waarin keuzes gemaakt worden en spel geïnitieerd
zelfzorgende	activiteiten gericht op persoonlijke veiligheid, zoals overleven, naleven van gezondheidsbevorderende regels, voeding, kleding
lid van een community	activiteiten gericht op erbij horen (bij de school, de klas, de groep), zoals verantwoordelijkheid nemen, taalgebruik, ruimtegebruik, routine-ontwikkeling

Gericht op het zich ontwikkelende kind

Specifieke interventies om de handelingscompetenties van het kind te vergroten zijn onder andere:
− Verbeteren van de kindcompetenties, zoals het aanleren van individuele oplossingsgerichte strategieën (Polatajko en Mandich 2004; ▶ www.solution-focused.nl).
− Uitbeiden van vaardigheden middels gerichte oefeningen zoals voorbereidende schrijfoefeningen, specifieke schrijfoefeningen, sluitingen hanteren, fijnmotorische (hand)vaardigheden, initiatiefname, vragen stellen op adequate wijze, aanpassen aan regels enzovoort.

Hoewel belemmeringen bij het leren op school op velerlei gebied kunnen liggen, ervaren 5 tot 27 % van de kinderen problemen met het schrijven (Volman et al. 2006). Schrijven is belangrijk voor de cognitieve ontwikkeling. Het speelt ook bij andere leertaken een rol, denk aan rekenen en maatschappij oriëntatie en is daardoor voorwaardelijk voor het participeren binnen school.

Box 15.4

Schrijfontwikkeling
Het schrijven wordt beoordeeld op kwalitatieve aspecten, de leesbaarheid van het handschrift en op kwantitatieve aspecten, het schrijftempo. Dit laatste is bij de transitie van basis- naar het vervolgonderwijs van belang, omdat daar in een relatief hoog schrijftempo aantekeningen gemaakt gaan worden. De belemmering is opgelost wanneer het kind leesbaar, in voldoende tempo en zonder pijn- of vermoeidheidsklachten het schrijfwerk op leeftijdsadequate wijze kan voltooien (Overvelde et al. 2010a). In 2010 is een *Evidence statement motorische schrijfproblemen voor kinderen uit het basisonderwijs* (groep 3 t/m 8) gepubliceerd. ▶ www.fysionet-evidencebased.nl Op evidence-based wijze wordt het analyseren van het schrijven en de meest efficiënte interventie voorgesteld. Een 'stroomdiagram motorische schrijfproblemen bij kinderen' is hierbij ondersteunend voor de therapeut. ▶ www.meetinstrumentenzorg.nl. De interventies bevatten op de schrijftaak en op het motorisch leren van het kind gerichte werkwijzen (Overvelde et al. 2010b). Ook een recente systematische review van Hoy et al. (2011) laat zien voor welke interventies ten aanzien van het schrijven er bewijs is.

Meldcode

In alle fases van betrokkenheid geldt dat de ergotherapeut zich te houden heeft aan de Wet meldcode huiselijk geweld en kindermishandeling. In deze wet is vastgelegd dat elke organisatie die werkt met kinderen en volwassenen een meldcode heeft waarin staat wie wanneer welke stappen zet bij een vermoeden van kindermishandeling of huiselijk geweld. De wet is in 2013 ingevoerd en geldt voor gezondheidszorg, onderwijs, kinderopvang, maatschappelijke ondersteuning, jeugdzorg en justitie.
▶ www.rijksoverheid.nl

15.5 Aansluiting van het onderwijs op de arbeidsmarkt

Een goede aansluiting van het onderwijs op de arbeidsmarkt is van groot belang voor het kunnen participeren van jongeren. Vooral voor jongeren in een relatief kwetsbare positie is deze aansluiting een bijzondere uitdaging. Een deel van de jongeren heeft ondersteuning nodig om aan het werk te komen en te blijven, immers aanpassing aan een nieuwe situatie, gevraagde rollen, routines en activiteiten kunnen aanleiding vormen voor een potentieel handelingsvraagstuk. Het aansluitingsvraagstuk is niet nieuw; er is voor jongeren al een breed aanbod aan ondersteuningsmogelijkheden vanuit onderwijs, zorg, arbeidstoeleiding en werkgevers. De Jeugdwet, de Participatiewet, ontwikkelingen in het onderwijs (passend onderwijs, focus op vakmanschap) en rondom de jeugdwerkloosheid vergroten de kans om de ondersteuningsmogelijkheden samen zo te organiseren dat jongeren niet tussen wal en schip raken. Hier liggen, zoals hieronder beschreven, kansen voor een ergotherapieaanbod.

15.5.1 Leren op het werk

Zoals eerder beschreven in dit hoofdstuk vindt leren voortdurend en in allerlei contexten plaats: op school, op het werk, thuis; arbeid staat niet los van leren. Jongeren leren als voorbereiding op werk, werknemers leren om beter te worden in de uitvoering van hun arbeid en er wordt geleerd om

■ Tabel 15.2 Spanningsveld tussen leren en werken weergegeven (Poortman en Visser 2009)

leren centraal	werken centraal
acquisitie: verwerving van competenties als doel	participatie: deelname aan werkproces en socialisatie als doel
breed opleiden voor landelijk geldige competenties en diploma's: – flexibel vakmanschap – theorie achter praktijk relevantie voor meerdere en verschillende werksituaties aanvulling met andere doelen dan alleen goede performance, zoals 'burgerschap' en 'leren leren'	specifiek opleiden: – voor productiviteit en goede performance: vakmanschap – voor specifieke werktaken – relevant voor deze werkplek
sturing bijvoorbeeld door: – aandeel in tijd gereserveerd – leermateriaal en opdrachten – reflectie en toegewezen begeleiding	authentiek leren: – geen tijd speciaal voor leren, reflectie of begeleiding gereserveerd – aanwezige werkprocessen, materiaal en collega's zijn leerbronnen

werkgerelateerde innovaties te ontwikkelen en te implementeren. Werkplekleren staat dan ook in de belangstelling. Men zou zelfs van een herwaardering kunnen spreken, sinds ruim twee decennia wordt benadrukt dat werkenden zich een leven lang dienen te scholen om bij te blijven en gezien de belangrijke plaats die werkplekleren in het vso, mbo en hbo inneemt. Toch constateren we dat er een spanning bestaat tussen leren en werken (Poortman en Visser 2009).

De werkplek is een rijke, krachtige leeromgeving vanwege de authentieke beroepstaken die aanleiding vormen tot betekenisvol leren. Maar de omgeving vraagt ook om gewoon werken, waardoor de werkplek niet zonder meer een optimale leeromgeving biedt. Er bestaat een bijna naïef geloof in het aanwezige leerpotentieel van de werkplek versus de behoefte om via activiteiten sturing te geven aan het werkplekleren. Anders gezegd zijn de dilemma's:
- acquisitie (van kennis) versus participatie (in praktijksituaties);
- breed versus specifiek opleiden;
- 'sturen' versus 'loslaten' (Poortman en Visser 2009, zie ook ■ tab. 15.2).

15.5.2 De werkplek als rijke leeromgeving

Leren binnen de werkplek kent verschillende vormen.
- Aanstaande beroepsbeoefenaren leren vaardigheden middels stages en leerwerkbedrijven. De aanwezigheid van authentieke beroepstaken in de werkcontext biedt, meer dan op school, rijke en complexe leermogelijkheden. Werkplekleren verbetert tevens de aansluiting tussen onderwijs en arbeidsmarkt.
- Verbetering van het werkgedrag (*performance*) van het personeel in een bedrijf (Nijhof en Nieuwenhuis 2008). Activiteiten die door training, opleiding en ontwikkeling op de werkplek zijn gericht op de verbetering van het presteren van individuele werknemers en de organisatie als geheel, zijn dan onderdeel van *human resources development* (HRD).
- Leren in een arbeidsomgeving als vorm van innovatie en daarnaast van persoonlijke ontwikkeling.

15.6 Werken

Arbeid beslaat een substantieel deel van het leven van ongeveer zeven miljoen Nederlanders. Het belang van arbeid voor volwaardige participatie is dan ook groot. Arbeid wordt echter ook beschreven als een mogelijke belasting, iets wat beter vermeden kan worden, afstompend, vervreemdend, ziekmakend (Grint 1998; Kuiper 2003; Schaufeli et al. 2003). Met de vergrijzing en de aankomende ontgroening van de beroepsbevolking is er een wijd verspreid adagium 'iedereen moet werken' (Winsemius en Houten 2010). Dit geldt ook voor mensen met een arbeidsrelevante aandoening, hoewel dat een uitdaging kan zijn.

Een arbeidsrelevante aandoening is een aandoening die al of niet veroorzaakt wordt door het werk, maar in alle gevallen het functioneren op het werk nadelig beïnvloedt (Borst-Eilers 1999). Niet alle mensen met gezondheidsproblemen hebben een arbeidsrelevante aandoening. Meer dan 30 % van de Nederlandse beroepsbevolking van 16–65 jaar meldt een (zelfverklaarde) chronische aandoening (Detaille et al. 2010), maar in 2013 werd slechts 14 % van deze leeftijdsgroep in Nederland geregistreerd als arbeidsgehandicapt. Zij worden belemmerd bij het vinden of behouden van een baan (CBS 2015). Het aantal jongvolwassenen (15–25 jaar) met een arbeidsrelevante aandoening wordt geschat op 113.000, dat is 5,7 % van het totaal in 2008 (1.973.000) (Bokdam et al. 2010).

In de overgang van verzorgingsstaat naar participatiesamenleving staan twee ontwikkelingen centraal:
- er zijn initiatieven nodig die participatie van burgers bevorderen (sociale activering);
- tegelijkertijd is iedere burger aan te spreken op de eigen verantwoordelijkheid om naar vermogen bij te dragen aan deze samenleving.

In de Participatiewet stelt de overheid dat zij de ambitie heeft om iedereen perspectief te bieden op volwaardig burgerschap. Iedere burger heeft de mogelijkheid om als volwaardig burger mee te doen en bij te dragen aan de samenleving. Daarbij gaat de regering zo veel mogelijk uit van de eigen kracht van mensen en biedt aanvullend ondersteuning waar nodig. Het hebben van een betaalde baan draagt bij aan de participatie in de (moderne) wereld (Gent et al. 2008). Bij het streven naar participatie voor allen past het streven naar een inclusieve arbeidsmarkt: een arbeidsmarkt die plaats biedt voor jongeren en ouderen en voor mensen met en zonder beperking.

Het streven naar een inclusieve arbeidsmarkt biedt een veelheid van redenen die ergotherapeuten kunnen aangrijpen om, veel meer dan tot nu toe het geval is, producten te ontwikkelen, zie ▶ box 15.5.

> **Box 15.5**
>
> **De arbeidsmarkt**
> De overheid tracht mensen met een grote afstand tot de arbeidsmarkt (extra) aan het werk te krijgen. Het verzuim in de afgelopen decennia is flink gedaald, maar er zijn nog steeds mogelijkheden tot een verdere afname. Nog altijd ontstaan veel gezondheidsklachten op en door het werk en een groot deel van deze (gezondheids)problemen lijkt beïnvloedbaar. Er is ruimte voor verdere verlaging van het verzuim door een betere uitvoering van de regelgeving. De arbeidsparticipatie van mensen met gezondheidsproblemen heeft zich niet positief ontwikkeld; de arbeidsdeelname uitgedrukt in voltijdequivalenten (fte) is afgenomen. Bij het bevorderen van arbeidsparticipatie van werknemers met een ziekte of handicap is het van belang de beperkingen van deze mensen te erkennen en bereid te zijn (creatief en flexibel) om naar oplossingen te zoeken.

Bij al deze punten kan een ergotherapeut een positieve bijdrage leveren. Ergotherapeuten zijn immers deskundigen op het terrein van het dagelijks handelen en gedragsverandering. Wanneer zij deze deskundigheid combineren met inzicht in arbeid en het aanbieden van interventies, kunnen zij een belangrijke bijdrage leveren aan de arbeidsparticipatie en gezondheid van aanstaande werknemers, (ex-)werknemers en zelfstandigen. Dat vraagt het volgende van ergotherapeuten:
- vergroting van aandacht, kennis en deskundigheid met betrekking tot arbeidsparticipatie en arbeidsrelevante gezondheidsproblemen;
- vergroting van aandacht, kennis en deskundigheid met betrekking tot vigerende regelgeving;
- interprofessionele samenwerking, zowel in een organisatie als in het kader van arbocuratieve samenwerking;
- ontwikkeling van de ketens gericht op een integrale benadering van het vergroten van de arbeidsparticipatie.

Interventies zijn gericht op:
- arbeidstoeleiding, (meer) aan het werk;
- aan het werk blijven;
- weer aan het werk (Kuiper et al. 2011).

15.6.1 Arbeidstoeleiding

In 2014 waren ongeveer 135.000 jongeren tussen 15 en 25 jaar werkloos. 15,9 % van de beroepsbevolking, maar van deze groep staat in totaal slechts 2,2 % bij het UWV ingeschreven als werkzoekende. Voor velen van hen is het moeilijk een duurzame positie op de arbeidsmarkt te veroveren, met als gevolg dat hun perspectief op volledige participatie in gevaar komt en zij het risico lopen langdurig buitenspel te staan. CBS-cijfers uit 2013 maken verder duidelijk dat de werkloosheid in de beroepsbevolking onder migranten beduidend hoger ligt dan onder Nederlanders zonder migratieachtergrond (14,5 % versus 6,7 %). Van de eerstgenoemden staat 7,2 % bij het UWV geregistreerd als werkzoekend, versus 3,5 % van de Nederlanders zonder migratieachtergrond (NJI 2014).

Tot de kwetsbare jeugd rekenen we jongeren en jongvolwassenen tot 27 jaar die moeite hebben met het behalen van een startkwalificatie, dan wel een grote afstand hebben tot de arbeidsmarkt en er niet of nauwelijks in slagen daar een duurzame positie te verwerven. Dit maakt hen kwetsbaar, gezien de complexe eisen die de huidige samenleving stelt. Al met al gaat het veelal om overbelaste jongeren, die in de eigen persoonlijkheid, het eigen lichaam en/of op meerdere leefgebieden tegenslag of belemmeringen ervaren.

Op individueel niveau heeft uiteraard elke jongere zijn eigen kansen en handelingsvragen. Ook op organisatieniveau zijn de verschillen groot, zowel per regio als per organisatie. Een samenwerkingsverband worstelt met andere vraagstukken dat de gemeente, het UWV of een schoolbestuur van een school voor praktijkonderwijs. Op populatieniveau zijn verschillende groepen jongeren te onderscheiden, met specifieke uitdagingen.

Jongeren die (zonder startkwalificatie) uitstromen uit speciaal onderwijs, praktijkonderwijs en mbo 1

Denk in dit geval aan jongeren met visuele beperkingen, communicatieproblemen (bijvoorbeeld door een auditieve stoornis, een taalontwikkelingsstoornis of een autismespectrumstoornis), jongeren die van een mytylschool komen of jongeren met ernstige gedragsproblemen en/of mogelijk een IQ onder de 85. In de aanloop naar implementatie van de Participatiewet en de Wet passend onderwijs gaf het ministerie van OCW in 2010 de opdracht om een verkenning uit te voeren naar de toepassing van het systeem van werkend leren in het mbo en op de scholen voor voortgezet speciaal onderwijs voor de toeleiding naar werk. Dit experiment, genaamd het Boris-project, werd uitgevoerd met 400 leerlingen in 15 vso-scholen van 2010 tot 2012 en was een groot succes.

> **Het Boris-project**
> Binnen het project 'Boris brengt je bij 'n baan' begeleiden scholen voor praktijkonderwijs en voortgezet speciaal onderwijs leerlingen op weg naar een baan. ▶ www.borisbaan.nl De belangrijkste doelstellingen zijn:
> - efficiënte en effectieve route van onderwijs naar de arbeidsmarkt (voor ministerie van OCW);
> - meer economische zelfstandige jongeren, minder uitkeringen (voor ministerie van SZW);
> - extra mogelijkheid voor bedrijven om jongeren te werven;
> - optimale inzet van infrastructuur mbo en vo op weg van kwalificatie naar arbeid;
> - betere positie van vso-leerlingen in de maatschappij.

Thuiszitters, voortijdige schoolverlaters uit regulier onderwijs

Helaas kent Nederland heel wat thuiszitters. Een thuiszitter is een leerplichtige van 5–16 jaar of van 16 of 17 jaar met kwalificatieplicht (dat wil zeggen: zonder startkwalificatie), die ingeschreven staat op een school of onderwijsinstelling en die zonder geldige reden meer dan vier weken aaneengesloten verzuimt zonder ontheffing van de leerplicht of vrijstelling van geregeld schoolbezoek wegens het volgen van ander onderwijs. Deze thuiszitters zijn in beeld bij het onderwijs, de leerplicht, het SWV.

Daarnaast is er nog een groep van ongeveer 7000 thuiszitters die niet staan ingeschreven op een school of onderwijsinstelling maar ook geen ontheffing hebben van de leerplicht (dit zijn de absoluut verzuimers). Tot deze groep behoren ook de kinderen van vluchtelingen die na 72 uur op Nederlandse bodem recht op onderwijs hebben. Ook is het aantal leerlingen dat is vrijgesteld van onderwijs 'vanwege het op lichamelijke of psychische gronden niet geschikt zijn om tot een school te worden toegelaten' (vrijstelling 5a) de laatste jaren behoorlijk gegroeid. Bijna alle gemeenten worstelen met de problematiek van de thuiszitters. Absoluut verzuimers zijn lang niet altijd in beeld en voor een deel van de kinderen met een vrijstelling is er vaak genoeg geen passend aanbod – geen passende onderwijsplek. Onderwijs vergroot de kans op arbeidsparticipatie. Maar er zijn ook andere mogelijkheden. In veel gemeenten bestaat een laagdrempelig loket waar jongeren zich kunnen melden die op zoek zijn naar werk of een passende vervolgopleiding. Dergelijke loketten zijn onder uiteenlopende namen bekend: jongerenloket, jongerenwerkloket, leerwerkloket enzovoort. Zij bieden dienstverlening aan van uiteenlopende vorm en omvang.

In het jongerenloket werken gewoonlijk meerdere partijen samen, bijvoorbeeld gemeentelijk Werkbedrijf, het UWV, re-integratiebedrijven, werkgevers, welzijn en/of jeugdzorg, allen met het doel kwetsbare jongeren uit de eigen gemeente aan passend werk, dan wel het bereiken van een startkwalificatie te helpen. Ergotherapeuten kunnen als jobcoach hier een goede bijdrage in leveren.

Wajong: jongeren met een beperking die hen belemmert deel te nemen aan de arbeidsmarkt

Box 15.6

TraJecT

TraJecT richt zich op jongeren van 16–25 jaar met een fysieke beperking in een revalidatiesetting. Het gaat om jongeren die niet meer passen in de kinderrevalidatie, maar ook nog niet toe zijn aan de benadering die in de volwassen revalidatie gangbaar is. Doel is arbeidstoeleiding. De jongeren kunnen kiezen uit meerdere modules: aan het werk; actieve leefstijl en sportstimulering; huishouden en wonen; regie over eigen leven; vriendschap, verkering en vrijen. De jongeren die kiezen voor de module 'aan het werk' krijgen ondersteuning bij het vinden van een baan. Een ergotherapeut en een jobcoach dragen daarbij aan. In 6 tot 8 bijeenkomsten van 2 uur leert de jongere de eigen capaciteiten en wensen kennen, krijgt hij inzicht in de invloed die zijn aandoening heeft op het werk en leert hij daarmee op te gaan. De jongere oefent met zichzelf presenteren en leert een sollicitatiebrief te schrijven. De training bereidt de jongeren voor op veranderingen die samenhangen met het hebben van een baan. Na afloop heeft iedere jongere een eigen plan met haalbare doelen op het gebied van werk en vaardigheden. *Coaching on the job* behoort eveneens tot de mogelijkheden (Verhoef et al. 2013).

Specifieke groepen

Tot slot zijn er jongeren die uit detentie komen, jongeren uit de straatcultuur, migrantengroepen, grootstedelijke milieus, jongeren bij wie interventie/jeugdzorg op de voorgrond heeft gestaan en die daardoor weinig aan onderwijs zijn toegekomen.

Box 15.7

Work-Wise

Doelgroep: jongeren van 12 tot en met 23 jaar die langer dan drie weken verblijven in een (justitiële) jeugdinrichting en die terugkeren in de samenleving. Work-Wise beoogt jongeren te coachen tot zelfstandig functionerende leerlingen of werknemers die niet terugvallen in criminele activiteiten. Het programma duurt 12–15 maanden en bestaan uit een maatwerkcombinatie van intensieve persoonlijke begeleiding aangevuld met specifieke interventies, gericht op het vergroten van competenties op het gebied van school en werk. Het Work-Wise-traject wordt aangeboden door alle Justitiële Jeugdinrichtingen en een aantal JeugdzorgPlus-instellingen in heel Nederland. Ook buiten jeugdzorginstellingen wordt Work-Wise steeds vaker aangeboden, bijvoorbeeld in het kader van het Actieplan Jeugdwerkloosheid. De individuele trajectbegeleiding is de belangrijkste succesfactor.

- ▶ www.nji.nl
- ▶ https://praktijkvoorbeelden.vng.nl
- ▶ www.nji.nl

15.6.2 Aan het werk blijven of weer aan het werk gaan

> De wet- en regelgeving is voortduren aan het veranderen. Op de sites ▶ www.arboportaal.nl en ▶ www.rijksoverheid.nl kun je de laatste stand van zaken vinden.

Het dagelijks handelen wordt door ergotherapeuten als middel gebruikt om de gezondheid positief te beïnvloeden. Gezondheidskenmerken zijn – niet verrassend – de belangrijkste voorspellers van langdurig verzuim. Naast het direct beïnvloeden van de gezondheid (denk aan het vergroten van fysieke of mentale belastbaarheid) kunnen ergotherapeuten zich ook richten op het beïnvloeden van externe factoren (de fysieke of mentale belasting op het werk of thuis). Soms richten ergotherapeuten zich op het beïnvloeden van persoonlijke factoren. Persoonlijke factoren hebben betrekking op de achtergrond van het leven van een individu en bestaan uit kenmerken van het individu die geen deel uitmaken van de gezondheidstoestand (RIVM 2002). De laatste jaren is er een groeiende aandacht voor positieve aspecten zoals leefstijl, vitaliteit, werkmotivatie, occupational style (Kuiper en Roelofs 2008), flow, betrokkenheid en duurzame inzetbaarheid (Kuiper et al. 2011).

Organisaties en individuele cliënten kunnen een beroep doen op een ergotherapeut om te zorgen dat medewerkers 'aan het werk blijven'. De interventies zullen altijd *occupation-based*, *context-based* en liefst ook *evidence-based* zijn. De gerichtheid van de ergotherapeut kan echter verschillen: van gezondheid, verzuim, arbeidsvermogen, balans belasting-belastbaarheid en veiligheid tot aan kwaliteit van arbeid.

Box 15.8

Frequent verzuim

Frequent verzuim is een sterke voorbode van langdurig verzuim, zo blijkt: van de werknemers met een frequent verzuim heeft 50 % vervolgens een jaar met lang verzuim. Tevens is het een voorspeller van herhalend frequent verzuim: 61 % heeft opnieuw een jaar met frequent verzuim, ten opzichte van 16 % in de vergelijkingsgroep. Bovendien hebben werknemers met een frequent verzuim een grotere kans om in de vier jaar erna langer dan een jaar arbeidsongeschikt te worden, namelijk 11 % (tegenover vier procent in de vergelijkingsgroep). Een kleine meerderheid van de langdurig zieke werknemers (54 %) geeft aan dat hun ziekmelding (deels) verband houdt met het werk dat men doet (Jehoel-Gijsbers 2010).

> Werkgevers hebben niet alleen aandacht voor langdurig verzuim maar ook voor kort en frequent verzuim (Koopmans 2009).

Daarnaast wordt het dagelijks handelen ingezet om het arbeidsvermogen en de productiviteit te vergroten. Het arbeidsvermogen is gedefinieerd als:

> … de mate waarin een werknemer zowel lichamelijk als geestelijk (psychisch) in staat is zijn huidige werk uit te voeren (NEN 2010)

De productiviteit heeft een relatie met de genoten scholing, arbeidsverdeling en specialisatie, maar ook met motivatie en gezondheid. In dit geval gaat het dus om hoe iemand met zijn mogelijkheden en beperkingen in staat is optimaal te functioneren.

In het kader van het PEO-model ligt de focus op het samenspel tussen persoon, arbeidstaak en omgeving. In het domein arbeid en gezondheid wordt dit de balans belasting-belastbaarheid genoemd. Deze gerichtheid vindt haar rechtvaardiging in het model van Dijk et al.(1990), dat uitgaat van een gewenst evenwicht tussen de arbeidsbelasting (zowel fysiek als mentaal) en de belastbaarheid van de werknemer. Als dat evenwicht er niet is, ontstaan gezondheidsklachten of wordt de uitvoering van arbeidsactiviteiten bedreigd of beperkt, maar ook in de ICF toegepast op arbeid (Heerkens et al. 2004).

Een andere invalshoek is gerichtheid op veiligheid, direct gekoppeld aan het begrip risico. Hierbij ligt het accent van de ergotherapeutische focus op de arbeidstaak en de context. Ergotherapeuten zullen bij het aanpakken van gezondheids- en veiligheidsrisico's de arbeidshygiënische strategie volgen. De arbeidshygiënische strategie (opgenomen in artikel 3 van de Arbowet) legt de voorkeursvolgorde van maatregelen vast. De volgorde van de te nemen maatregelen is:
1. bronaanpak om het probleem te voorkomen;
2. technische collectieve maatregelen om het probleem te verminderen;
3. organisatorische maatregelen om ervoor te zorgen dat de medewerkers minder lang blootgesteld worden aan risico's;
4. persoonlijke beschermingsmiddelen om te voorkomen dat de medewerkers schade zullen oplopen.

Bij een gerichtheid op kwaliteit van arbeid (zoals voor een werkplekanalyse en een risico-inventarisatie en -evaluatie (RI&E) staan de activiteiten en de context uit het PEO-model centraal. Denk hierbij aan 'de vier A's':
- arbeidsinhoud (bijvoorbeeld gebrek aan variatie, zelfstandigheid, verantwoordelijkheid);
- arbeidsomstandigheden (vuil werk, gevaarlijk werk, werk met lawaai);
- arbeidsverhoudingen (relatie met leidinggevenden en collega's);
- arbeidsvoorwaarden (variabele werktijden, loon, promotiemogelijkheden enzovoort).

Vaak hanteren organisaties verzuim als uitkomstmaat of indicator voor hun beleid. Vanuit de bedrijfsgezondheidszorg wordt wel beweerd dat 70 % van het verzuim met gedrag te maken heeft en slechts 30 % een medische oorzaak kent (SZW 2004). Vaak gaat het bij verzuim om beide aspecten en de interactie daartussen. Een concreet verzuimgeval kent zowel medische als gedragsmatige aspecten. Effectiviteit van ergotherapeutische bemoeienis zal vaak beoordeeld worden op het effect op de verzuimcijfers, zoals verzuimfrequentie en verzuimduur.

Overzicht van meetinstrumenten

Voor het meten van klachten en werkvermogen is een groot aantal (generieke) instrumenten beschikbaar.
- De Symptom Checklist (SCL−90), een zelfbeoordelingsschaal die lichamelijke en psychische klachten meet ten behoeve van de screening van psychopathologie (Arrindell et al. 2003).
- Een veelgebruikt instrument om de belastbaarheid van de werknemer te bepalen is de Functional Capacity Evaluation (FCE), een samengestelde fysieke test om de capaciteit voor de uitvoering van arbeidsgerelateerde activiteiten te meten in een gestandaardiseerde omgeving (Kuijer 2006; Wind 2007; Soer 2009; Bieleman 2010).

- De Vierdimensionale klachtenlijst (4DKL), een vragenlijst voor het meten van distress, depressie, angst en somatisatie (Terluin et al. 2005).
- De Functionele Mogelijkheden Lijst (FML) geeft een overzicht van mogelijkheden om in het algemeen gedurende een hele werkdag (ten minste 8 uur) te functioneren (LISV 2002).
- De Work Limitations Questionnaire (WLQ) is in Amerika ontwikkeld (Lerner et al. 2001) en in 2006 in het Nederlands vertaald als Vragenlijst beperkingen werk. Met de WLQ kan de impact van een chronische aandoening op de productiviteit worden bepaald.
- Op dit moment wordt, zeker in het kader van onderzoek, veel gebruik gemaakt van de Work Ability Index (WAI), waarmee het arbeidsvermogen van werknemers kan worden vastgesteld (Tuomi et al. 1998).
- De OPHI-II is een semigestructureerd interview met betrekking tot de historische achtergrond van de cliënt. Het doel is het verzamelen van informatie over de handelingsgerichte activiteiten van een cliënt. Het instrument meet het functioneren van de cliënt over een bepaalde tijd (Kielhofner et al. 2001).
- Het Worker Role Interview (WRI), in Nederland soms gebruikt, is een open interview waarin vragen worden gesteld over de terugkeer naar werk en de verwachting daarvan (Thomas et al. 1998). Het WRI geeft inzicht in psychosociale en omgevingsfactoren die van invloed zijn op het dagelijks handelen van de cliënt (Bravemann 2005)
- Met de Work Environment Impact Scale (WEIS), versie 2.0, kunnen cliënt en therapeut omgevingskenmerken identificeren die een succesvolle participatie in werk vergroten Ook belemmerende factoren voor de werkprestatie en tevredenheid komen aan de orde om de optimale *fit* tussen. de werknemer, zijn mogelijkheden en de werkomgeving te realiseren (Moore-Corner et al. 1998).

Uiteraard zijn er veel meer geschikte meetinstrumenten te vinden. Er bestaan meetinstrumenten op allerlei gebied, zoals beleving van arbeidsparticipatie (Vaarhorst en Kuijer-Siebelink 2010), (werk)omgeving, social support, occupational balance (Law et al. 2005), werk-thuisinterferentie (Donders et al. 2005) en zelfs werkverslaving (Schaufeli et al. 2011). Zie onder andere ▶ www.meetinstrumentenzorg.nl.

Ook in de richtlijnen die specifiek voor arboprofessionals zijn ontwikkeld, zoals de richtlijnen voor bedrijfsartsen, zijn relevante bronnen te vinden voor meetinstrumenten in het arbeidsproces.

Richtlijnen

- Binnen de ergotherapeutische richtlijnen wordt vaak aandacht aan werk gegeven ▶ https://ergotherapie.nl. Overigens wordt 'arbeid' in steeds meer(multidisciplinaire) richtlijnen opgenomen, zoals de richtlijn Psychiatrische en arbeidsgerelateerde aspecten van hartrevalidatie (PAAHR) van de Nederlandse Vereniging voor Cardiologie en de richtlijnen *Hiv en arbeid* ▶ www.positiefwerkt.nl en *Reumatoïde artritis en participatie in arbeid*. ▶ www.nvvg.nl
- Het merendeel van de richtlijnen voor arboprofessionals is rechtstreeks te downloaden van de website van de NVAB. ▶ www.nvab-online.nl Daar staan ook verwijzingen naar zeer veel andere richtlijnen waarin specifiek aandacht besteed wordt aan arbeid: ▶ www.nvab-online.nl
- STECR (voorheen platform re-integratie, nu expertisecentrum participatie) heeft een aantal werkwijzers ontwikkeld voor arboprofessionals. In de werkwijzers staat beschreven welke stappen het best genomen kunnen worden. De werkwijzers zijn niet evidence-based, maar wel praktisch. ▶ www.stecr.nl
- De website van het Nederlands Instituut voor Accreditatie in de Zorg, NIGZ-Werk, is gericht op het bevorderen van een gezonde leefstijl van werknemers en het realiseren van een gezonde werkplek. Op deze website is informatie te vinden over allerlei aspecten van algemeen gezondheidsbeleid, programma's en stappenplannen om gezondheidsbevordering op de werkplek in te voeren en informatiefolders speciaal gericht op werknemers. ▶ www.gezondheidsmanagement.nl
- Factsheets van het Europees Agentschap voor de veiligheid en de gezondheid op het werk bevatten specifieke aandachtspunten op het gebied van veiligheid en gezondheid op het werk of op specifieke sectoren of groepen werknemers. Op één enkel blad wordt beknopt en toegankelijk uiteengezet wat de voornaamste gezondheids- en veiligheidsrisico's zijn, wat eraan kan worden gedaan, wie daarvoor verantwoordelijk is. ▶ https://osha.europa.eu/nl

Interventies

Hierbij draait het om het bepalen van de doelen en de prioriteiten daarin in samenspraak met het cliëntsysteem gericht op participatie in arbeid. Generieke doelstellingen bevinden zich op het gebied van zelfmanagement (Kuiper et al. 2016):
- de cliënt ondersteunen in bewuste keuzes te maken ten aanzien van belastende factoren in werk (of andere relevante contexten) die van invloed zijn op het ontstaan of voortbestaan van klachten en/of arbeidsparticipatie;
- de cliënt ondersteunen in zijn belastbaarheid door het maken van keuzes vanuit eigen inzichten in het ontstaan of voortbestaan van klachten en/of arbeidsparticipatie;
- de cliënt ondersteunen bij het realiseren van werkplek- of taakaanpassingen die noodzakelijk zijn om zijn werk te gaan of blijven doen of te hervatten.

Concrete beschrijvingen van interventies zijn te vinden via richtlijnen die soms aandoeninggericht zijn, soms beroepsgericht en soms probleemgericht.

> **Box 15.9**
>
> **Online zelfmanagementondersteuning**
> Uit de wetenschappelijke literatuur blijkt dat mensen met een chronische aandoening via een online zelfmanagementprogramma kunnen leren omgaan met hun ziekte. Eventuele problemen op het werk kunnen dan verminderd, opgelost of zelfs voorkomen worden. En zo kunnen werknemers met een chronische aandoening langer aan het werk blijven. Werknemers en werkgevers hebben nog weinig ervaring met online zelfmanagementprogramma's, maar zien wel het mogelijke nut ervan in. Er is een hypothetische best practice ontwikkeld, waarin praktische en theoretische randvoorwaarden zijn opgenomen waaraan een online zelfmanagementinterventie voor werkenden met een chronische lichamelijke aandoening voldoet. Het doel van de interventie is het bevorderen van werkbehoud. Het blijkt dat een 'ideaal' online zelfmanagementprogramma aantrekkelijk, gebruiksvriendelijk en flexibel in gebruik is. Werknemers kunnen verschillende onderdelen van het programma volgen, afgestemd op hun persoonlijke behoeftes en de fase van hun chronische aandoening. Het programma bevat in ieder geval informatie over werken met een chronische aandoening, over de communicatie tussen werknemer en werkgever, leefstijl en *coping*, omgaan met problemen. ▶ www.nivel.nl

Steeds meer ergotherapeuten zijn ergotherapeut en re-integratiespecialist. Vanuit hun bedrijf begeleiden zij cliënten op het werk en bij terugkeer naar werk. Dagelijks ervaren zij dat hun achtergrond in ergotherapie van grote waarde is bij re-integratie, jobcoaching en andere vragen rondom arbeid. Cliënten met een arbeidshandicap, zieke werknemers, werkzoekenden en werkgevers hebben baat bij hun insteek, gericht op creëren van mogelijkheden in beperkende omstandigheden.

In het kader van aan het werk blijven hebben ergotherapeuten mogelijkheden bij te dragen aan:
- terugkeerbegeleiding naar eigen werk of ander werk in de organisatie (eerste spoor);
- analyse en aanpassing van de werkplek;
- externe re-integratie; terugkeerbegeleiding naar werk in een andere organisatie (tweede spoor);
- outplacement;
- loopbaancoaching.

Het adviseren en begeleiden van oudere werknemers lijkt een belangrijk nieuw aandachtsgebied voor ergotherapie. Evans et al. (2008) dagen ergotherapeuten uit hun aanbod te veranderen, financiering te zoeken en scholing te organiseren zodat ze beter voorbereid zijn om effectieve programma's voor oudere werknemers aan te bieden. Zij vroegen zich af: (1) waarom werknemers blijven werken na de pensioengerechtigde leeftijd; (2) hoe bewust ergotherapeuten zijn van de behoeften van de groeiende groep oudere werknemers; en (3) welke ergotherapie-interventies deze groep zouden kunnen helpen. Uit interviews bleek het belang van gezondheidsbevorderende gewoonten en gezinsondersteuning om een fundering te leggen voor het behoud van de werkgelegenheid na het 55e levensjaar. Financiële stabiliteit bleek een belangrijke motivator voor de ondervraagden om te blijven werken.

15.6.3 Vrijwilligerswerk

In de huidige participatiesamenleving wordt grote waarde gehecht aan verantwoordelijkheid en betrokkenheid van burgers. Het geven van onbetaalde hulp in ongeorganiseerd verband is een belangrijke indicator van deze betrokkenheid. Het meeste vrijwilligerswerk in Nederland wordt gedaan door mensen van 35–45 jaar en gebeurt op school, de sportvereniging of de buurt. De provincie Friesland telt de meeste vrijwilligers. In 2012 en 2013 was het aantal jongeren dat vrijwilligerswerk doet opvallend hoog. Dit heeft te maken met de maatschappelijke stage die toen nog verplicht was. In de steden doen mensen minder vrijwilligerswerk dan in niet stedelijke gebieden.

Exacte gegevens over het aantal vrijwilligers in Nederland zijn lastig te geven omdat de cijfers per onderzoek wisselen, afhankelijk van de vraagstelling en timing van het onderzoek. Het blijkt dat in 2014, 37 % van de Nederlanders minstens één keer per jaar vrijwilligerswerk deed voor een maatschappelijke organisatie (Bekkers 2015). De teruggang in het aantal vrijwilligers en in het aantal uren dat vrijwilligers zich inzetten wordt volgens Bekkers voor een belangrijk deel veroorzaakt door het toenemende beroep van de overheid op burgers om informele hulp en mantelzorg te verlenen aan buren, familie en vrienden. Dit is niet duidelijk zichtbaar in de cijfers van het CBS, maar ze laten wel zien dat mannen minder vrijwilligerswerk zijn gaan doen voor sport- en hobbyclub, culturele vereniging en verzorging (Arends et al. 2015). Het aantal vrouwen dat vrijwilligerswerk doet, is gelijk gebleven. Als we kijken naar de cijfers van de informele hulp dan zien we daarvoor zowel mannen als vrouwen een lichte stijging. ▶ www.cbs.nl

15.6.4 Het pensioen

Sinds halverwege de twintigste eeuw wordt het pensioen, het afscheid van de periode van full-time werken, beschouwd als een belangrijke transitie (Thane 2000). Maar het zo voorspelbare patroon van ouder worden en pensionering verandert (Biggs 2005). Jonsson et al (2001) beschrijven dat dit proces vaak vol verrassingen bleek en dat er tijdelijke perioden van turbulentie zichtbaar waren. De transitie rond het 65e levensjaar wordt steeds complexer, veel oudere werknemers kiezen voor flexibele pensionering, door tijdelijk part-time te werken, andere betaalde arbeid te verrichten (in de *consultancy* bijvoorbeeld), en vrijwilligerswerk (Quinn en Kozy 1996). Na de pensionering kunnen mensen sociale rollen verliezen en daarmee betekenisgeving en sociale contacten.

Ergotherapeuten hebben kennis en begrip van het belang van betekenisvol handelen voor gezondheid en welzijn. Naar de mening van Hewitt et al. (2010) zijn ergotherapeuten bij uitstek geschikt en in de positie om deze mensen te helpen tijdens deze transitie betekenisvolle activiteiten te identificeren, te plannen en uit te voeren.

Heaven en collega's hebben een review uitgevoerd naar de effectiviteit van interventies gericht op het bevorderen en behouden van sociale rollen na pensioen. Zij stelden de volgende vragen: (1) welke soorten interventies zijn er ontwikkeld ter bevordering van deze sociale rollen tijdens de pensionering; (2) hebben deze interventies geleid tot een toename van ervaren rollen; en (3) hebben deze rollen geleid tot een toename van gezondheid of welzijn? De onderzoekers hebben slechts een paar interventies gevonden, die sterk verschilden. Het merendeel werd uitgevoerd in Noord-Amerika. Het onderzoek toont aan dat gerichte interventies voor mensen van pensioengerechtigde leeftijd, gericht op het behouden of uitbreiden van sociale rollen met groepssteun, de gezondheid en het welzijn kunnen verbeteren. De kwaliteit van de onderzoeken was echter niet hoog en de bias leek groot. De onderzoekers zijn dus zeer terughoudend te stellen dat de interventies effectief zijn. Zij spreken eerder van gebrek aan bewijs en dat mogelijk interventies gericht op het behoud van sociale rollen de gezondheid en het welzijn voor mensen tijdens het pensionering zouden kunnen verbeteren (Heaven et al. 2013). Dit vormt een basis voor toekomstig onderzoek.

15.7 Discussie

Passend (inclusief) onderwijs doet een dringend beroep op samenwerking, gericht op het perspectief van cliënt en cliëntsysteem, en biedt belangrijke kansen en mogelijkheden voor ergotherapeuten in relatie tot de onderwijssetting. Werken in en met school vraagt om een brede *range* van ergotherapeutische competenties en vaardigheden. In het opstellen van zorgprofielen door de scholen/bovenschools samenwerkingsverband kan de ergotherapeut een betekenisvolle bijdrage leveren. Samenwerken doet een beroep op het kunnen indenken in elkaars rollen en op strategisch handelen. Voor ouders en leerkrachten is het doelgericht samenwerken met ergotherapeuten niet vanzelfsprekend. Dit vraagt om een heldere positionering en communicatie en inzet van enablement skills, zoals aanpassen, pleiten, coachen, samenwerken, overleggen, coördineren, ontwerpen/vervaardigen, overdragen van kennis, betrokken zijn in, toepassen van specifieke technieken (Townsend et al. 2013). De beschreven landelijke en regionale transitprocessen vragen nadrukkelijk om een verbreding van werkcontexten voor en door ergotherapeuten. Zo is de inzet van ergotherapeutische expertise in de jeugdzorg nog te weinig opgepakt. Ook op het gebied van arbeid zijn er door de maatschappelijke veranderingen veel verschuivingen opgetreden. Niet alleen omdat de wetgeving veranderd is maar ook omdat er nieuwe vragen opkomen: arbeidsparticipatie van vluchtelingen en migranten, een toegenomen beroep op vrijwilligerswerk, (soms tot aan verplichting aan toe). Daarnaast is de pensioengerechtigde leeftijd fors opgehoogd in de praktijk.

15.8 Samenvatting

Het hoofdstuk begint met een schets van de ingrijpende transities die de afgelopen jaren hebben plaatsgevonden in Nederland op het gebied van zorg en onderwijs voor jongeren en sociale zekerheid. Deze (context)veranderingen hebben gevolgen voor ergotherapeuten: nieuwe samenwerkingspartners, andere werkgebieden en interventies.

Leren en werken worden gezien als resultante van de dynamische interactie tussen de persoon, de leer- en werkactiviteiten en de context waarin dit leren/werken plaatsvindt. Uitgangspunt hierbij is dat dagelijks handelen (in dit geval) leren/werken de gezondheid positief beïnvloedt vanwege de uitdaging, de structuur, het 'erbij horen en mee kunnen doen' en de financiële en betekenisvolle opbrengsten. Maar aan leren/werken gerelateerde gezondheidsklachten, de andere kant van dezelfde medaille, kunnen aanleiding vormen tot ergotherapeutische ondersteuning.

De transitie van de ene (levens)fase naar de volgende, zoals van basisonderwijs naar vervolgonderwijs, van leerfase naar werkfase en van werkfase naar pensionering, geeft telkens aanleiding tot verandering in en aanpassing van rollen, routines en structuur. Deze veranderingen kunnen handelingsvragen opleveren.

In dit hoofdstuk is de benadering van gezondheidsklachten en handelingsvragen op individueel, groeps- en organisatieniveau uitgewerkt vanuit een handelingsgericht, *evidence-* en *technology-based* perspectief. Als ergotherapeut werken in de context van onderwijs of arbeid vraagt om *cross-overs*. Ondernemen, je verdiepen in de taal, het kennisdomein, de regelgeving en de cultuur van andere beroepsgroepen vanuit een sterke maatschappelijke én cliëntgecentreerdheid, blijkt noodzakelijk. Maar dan heb je als ergotherapeut ook veel te bieden.

Literatuur

Arends, J., & Flöthe, L. (2015). *Wie doet vrijwilligerswerk?*. Den Haag: CBS.

Arrindell, W. A., & Ettema, J. H. (2003). *SCL–90 Symptom checklist: Handleiding bij een multidimensionele psychopathologie-indicator*. Lisse: Swets Test Publishers.

Bazyk & Cahill, Ch. (2015). School-based occupational therapy In Case-Smith, J., & O'Brien, M. C. (Eds.). *Occupational therapy for children* (7th ed.) pag. 664–703. St. Louis (MO): Mosby.

Bekkers, R. (2015). Hoofdstuk 6 Geven van tijd: vrijwilligerswerk. In Schuyt, T., Gouwenberg, B., & Bekkers, T. (Ed.) *Geven in Nederland 2015. Giften, Nalatenschappen, Sponsoring en Vrijwilligerswerk*. Amsterdam: Reed Business Education.

Beld, M. H. M., Voort, D. van der, Kuiper, C. H. Z., Helm, G. H. P. van der, Swart, J. J. W. de, & Stams, G. J. J. M., (submitted). *Back to school, assessing classroom climate in special education: A validation study of the Special Education Classroom Climate Inventory (SECCI)*.

Bieleman, A. (2010). *Work participation and word capacity in early osteoarthritis of the hip and the knee. Proefschrift*. Groningen: Rijksuniversiteit Groningen.

Biesta, G. J. J. (2012). *Goed onderwijs en de cultuur van het meten*. Den Haag: Boom/Lemma.

Biesta, G. J. J. (2014). *The beautiful risk of education*. Boulder Co: Paradigm Publishers.

Biggs, S. (2005). Beyond Appearances: Perspectives on Identity in Later Life and Some Implications for Method. *Journals of Gerontology Series B: Psychological Sciences and Social Sciences, 60*(3), S118–28.

Bloom, B. S. (1976). *Human characteristics and school learning*. New York: McGraw-Hill.

Bokdam, J., Visser, S. de, & Engelen, M. (2010). *Probleemanalyse niet-participatie jongeren*. Den Haag.

Borst-Eilers E. (1999). *Beleidsvisie inzake kenniscentra voor arbeidsrelevante aandoeningen*. (48), 19.

Bravemann, B. A. (2005). *User's guide to worker role interview: WRI: (version 10.0) University of Illinois, model of human occupation clearinghouse*. Department of occupational therapy uitgever University of Illinois.

Case-Smith, J., & Rogers, J. (2005). School-based occupational therapy. In Case-Smith, J. *Occupational therapy for children*, (5th ed.), pag. 795–824. Missouri: Elsevier Mosby.

Centraal Bureau voor de Statistiek. Eén op de drie arbeidsgehandicapten heeft betaald werk [Internet]. Den Haag: CBS: 2015. ▸ http://www.cbs.nl/nl-NL/menu/themas/arbeid-sociale-zekerheid/publicaties/artikelen/archief/2015/een-op-de-drie-arbeidsgehandicapten-heeft-betaald-werk.htm , geraadpleegd december 2016.

Chapparo, C., & Lowe, S. (2012). School: Participating in more than just the classroom (pag. 83–101). *Kids can be kids: A Childhood Occupations Approach*.

Coleman, J. S. (1966). *Equality of educational opportunity*. Washington, DC: U.S. Office of Education. Consortium for longitudinal studies.

Detaille, S. I., Gulden, J. W. J. van der, Engels, J., & Heerkens, Y. F., & Dijk, F. J. H. van. (2010). Using intervention mapping (IM) to develop a self-management programme for employees with a chronic disease in the Netherlands. *Biomedical Chromatography Public Health, 10*, 353.

Dijk, F. J. H. van, Dormolen, M. van, Kompier, M. A. J., & Meijman, T. F. (1990). Herwaardering model belasting-belastbaarheid. *Transportation Security Operations Center Gezondheidsz, 68*(1), 3–10.

Donders, N. C. G. M., Gulden, J. W. J. van der, Furer, J. W., Tax, B., & Roscam Abbing, E. W. (2003). Werk-thuis interferentie. Een literatuuronderzoek naar meetinstrumenten en onderzoeksmodellen bij het combineren van werk en zorg. Transportation Security Operations Center Geneeskunde. *Tijdschrift voor Gezondheidswetenschappen, 81*(8), 473–482.

Duijse, M. van, Hoogerwerf, E., & Hoop, A de. (2011). Zorgleerling formuleert eigen hulpvraag via foto interview. *Tijdschrift voor Remedial Teaching, 2011*(1), 14–17.

Evans, D. M., Conte, K., Gilroy, M., Marvin, T., Theysohn, H., & Fisher, G. (2008). Occupational therapy – meeting the needs of older adult workers? *Work, 31*(1), 73–82.

Fingerhut, P., Madill, H., Darrah, J., Hodge, M., & Warren, S. (2002). Classroom-based assessment: Validation for the school AMPS. *The American Journal of Occupational Therapy, 56*(2), 210–213.

Fraser, B. J., Walberg, H. J., Welch, W. W., & Hattie, J. A. (1987). Synthesis of educational productivity research (Special issue). *Journal of Educational Research, 11*(2), 145–252.

Grint, K. (1998). *The sociology of work* (2nd ed.). Oxford: Blackwell Publishers Ltd.

Hartingsveldt, M. J. (2010)

Hartingsveldt, M. J. van, Cup, E. H. C., Groot, I. J. M. de, & Nijhuis-van der, & Sanden, M. W. G., (2014). Writing Readiness Inventory Tool in Context (WRITIC): Reliability and convergent validity. *Australian Occupational Therapy Journal, 61*, 102–109.

Hartingsveldt, M. van, Logister-Proost, I., & Kinébanian, A. (2010). *Beroepsprofiel ergotherapeut*. Boom/Lemma.

Heaven, B. E. N., Brown, L. J., White, M., Errington, L., Mathers, J. C., & Moffatt, S. (2013). Supporting Well-Being in Retirement through Meaningful Social Roles: Systematic Review of Intervention Studies. *Milbank Quarterly, 91*(2), 222–287.

Heerkens, Y., Engels, J., Kuiper, C., Gulden, J. van der, & Oostendorp, R. (2004). The use of the ICF to describe work related factors influencing the health of employees. *Disability and Rehabilitation, 26*(17), 1060–1066.

Hewitt, A., Howie, L., & Feldman, S. (2010). Retirement: What will you do? A narrative inquiry of occupation-based planning for retirement: Implications for practice. *Australian Occupational Therapy Journal, 57*(1), 8–16.

Hinder, E. A., & Ashburner, J. (2010). Occupation-centered intervention in the school setting (pag. 227–247). *Occupation-centered practice with children: A Practical Guide for Occupational Therapists*.

Hoy, M. M., Egan, M. Y., & Feder, K. P. (2011). A systematic review of interventions to improve handwriting. *Canadian Journal of Occupational Therapy, 78*(1), 13–25.

Jencks, Christopher (1972). *Inequality: A reassessment of the effect of family and schooling, basic books*.

Jonsson, H., Josephsson, S., & Kielhofner, G. (2001). Narratives and experience in an occupational transition: A longitudinal study of the retirement process. *The American Journal of Occupational Therapy, 55*(4), 424–432.

Kielhofner, G., Mallinson, T., Forsyth, K., & Lai, J. S. (2001). Psychometric properties of the second version of the Occupational Performance History Interview (OPHI-II). *American Journal of Occupational Therapy, 55*(3), 260–267.

Koopmans, P. C. (2009). *Recurrence of sickness absence: A longitudinal study*. Groningen.

Koot, S. (2011). *Co-Teaching. Krachtig gereedschap bij de begeleiding van leraren.*. Uitgeverij Pica, Huizen.

Kuijer, W. (2006). *Measuring disability in patients with chronic low back pain*. The usefulness of different instruments. Proefschrift. Groningen: Rijksuniversiteit Groningen.

Kuiper, C. (Red.) (2003). *Deskundigheidsbevordering voor ergotherapeuten, fysiotherapeuten, oefentherapeuten Cesar en – Mensendieck*. Woerden.

Kuiper, C., & Roelofs, P. (2008). Occupational style, the prodigal son: The revival of a construct. *World Federation of Occupational Therapists Bulletin, 58*(1).

Kuiper, C., Heerkens, Y., Balm, M., Bieleman, A., & Nauta, N. (2011). *Arbeid en gezondheid Een handboek voor paramedici en arboprofessionals 2e druk*. BSL: Houten.

Kuiper, C. (2003). *Arbeid werkt? Openbare les*. Rotterdam: Hogeschool Rotterdam.

Kuiper, C., Verhoef, J., & Munten, G.(Red) (2016). *Evidence-based practice voor paramedici (4e druk) Gezamenlijke, geïnformeerde besluitvorming* Boom, Amsterdam.

Law, M., & Baum, C. (2005). Measurement in occupational therapy. In M. Law, C. Baum, & Dunn, W. (Ed.) *Measuring occupational performance. Supporting best practice in occupational therapy*. Thorofare: SLACK Incorporated.

Law, M., Baptiste, S., Carswell, A., McColl, M. A., Polatajko, H., & Pollock, N. (2005). *Canadian occupational performance measure*. Ottawa, ON: CAOT Publications ACE.

Law, M., Cooper, B., Strong, S., Steward, D., Rigby, P., & Letts, L. (1996). The person-environment-occupation model: A transactive approach to occupational performance. *Canadian Journal of Occupational Therapy, 63*, pag. 9–23.

Law, M., Petrenchik, T., Ziviani, J., & King, G. (2006). Participation of children in school and community. In Rodger S & Ziviani J (Eds.), *Occupational Therapy with children, understanding children's occupations and enabling participation* (1st ed., pag. 67–90). Oxford: Blackwell Publishing.

Lerner, D. J., Amick, B. C. III, Rogers, W. H., Malspeis, S., & Bungay, K. (2001). The work limitations questionnaire: a self-administered instrument for assessing on-the-job work disability, *Medical Care, 39*, 72–85.

Leufstadius, C., Eklund, M., & Erlandsson, L. (2009). Meaningfulness in work: Experiences among employed individuals with persistent mental illness. *Work, 34*, 21–32.

LISV. (2002). *Functionele Mogelijkheden Lijst (FML): Claim Beoordelings- en BorgingsSysteem (CBBS)*. Amsterdam: LISV.

Marzano, R. J. (2000). *A new era of school reform: Going where the research takes us*. Aurora, CO: Mid-continent Research for Education and Learning. ERIC Document Reproduction Service No. ED454255.

Marzano, R., Marzano, J., & Pickering, D. (2010). *Wat werkt: Pedagogisch handelen en klassenmanagement*. Drukkerij Meulenberg.

McBryde, C., Ziviani, J., & Cuskelly, M. (2006). The transition to school. In S. Rodger & J. Ziviani (Ed.). *Occupational Therapy with children, understanding children's occupations and enabling participation* (pag. 222–240). Oxford: Blackwell Publishing.

Missiuna, C., Cairney, J., Pollock, N., Russell, D., Macdonald, K., Cousins, M., et al. (2011). A staged approach for identifying children with developmental coordination disorder from the population. *Research in Developmental Disabilities, 32*, 549–559.

Moore-Corner, R. A., Kielhofner, G., & Olson, L. (1998). *A user's guide to Work environment impact scale*. Model of human occupation clearinghouse: University of Illinois at Chicago.

Nijhof, W. J., & Nieuwenhuis, A. F. M. (2008). *The learning potential of the workplace*. Rotterdam/Taipei: Sense Publishers.

NJI. (2014). *Arbeidstoeleiding kwetsbare jeugd*. gedownload van. ▶ http://www.nji.nl/nl/Download-NJi/Publicatie-NJi/Arbeidstoeleiding-kwetsbare-jeugd.pdf.

Overveld, K. van. (2012). *Groepsplan Gedrag: Planmatig werken aan passend onderwijs*. Pica.

Overvelde, A., Bommel, I. van, Bosga, I., Cauteren, M. van, Halfwerk, B., Smits-Engelsman, B., et al. (2010a). *Evidence statement motorische schrijfproblemen bij kinderen* via: ▶ http://kngfrichtlijnen.nl/index.php/component/kngf/?view=search&task=search.search&q=*:*&categ=0&f=directive%7CBeroerte_kg_&&q=*:*&page=239, geraadpleegd 27–06–2016.

Overvelde, A., Bommel, I. van, Bosga, I., Cauteren, M. van, Halfwerk, B., & Smits-Engelsman, B., (2010b). *Stroomdiagram motorische schrijfproblemen bij kinderen* Via: ▶ http://kngfrichtlijnen.nl/index.php/component/kngf/?view=search&task=search.search&q=*:*&categ=0&f=directive%7CBeroerte_kg_&&q=*:*&page=239, geraadpleegd 27–06–2016.

Plasterk. (2015). *Transformatie in het sociaal domein brief plaskerk aan de voorzitter van de tweede kamer der staten – Generaal*. Geraadpleegd op 2 april 2015. (▶ http://www.rijksoverheid.nl/bestanden/documenten-en-publicaties/kamerstukken/2015/04/07/kamerbrief-over-de-overgang-van-bevoegdheden-naar-de-gemeenten/kamerbrief-over-de-overgang-van-bevoegdheden-naar-de-gemeenten.pdf).

Polatajko, H., & Mandich, A. (2004). *Enabling occupation in children: The Cognitive Orientation to daily Occupational Performance (CO-OP) approach*. Ottawa, ON: CAOT Publications ACE.

Pollock, N. (2012). *McMaster schrijfprotocol, NL versie. via: Hogeschool van Amsterdam*, uitgereikt op studiedag Kansen voor Kinderen.

Poortman, C., & Visser, K. (2009). *Leren door werk: De match tussen deelnemer en werkplek*.'s-Hertogenbosch/Utrecht: Expertisecentrum Beroepsonderwijs.

Quinn, J. F., & Kozy, M. (1996). The role of bridge jobs in the retirement transition: Gender, race, and ethnicity. *The Gerontologist, 36*(3), 363–72.

Reeves, D. (2011). *Finding your leadership focus*. New York: Teachers College Press.

RIVM. (2002). Geraadpleegd op ▶ http://www.who-fic.nl//dsresource?objectid=rivmp:230329&type=org&disposition=inline&ns_nc=1.

Rodger, S., & Ziviani, J. (Ed.), (2006). *Occupational Therapy with Children: Understanding Children's occupations and Enabling Participation* Oxford: Blackwell Publishing.

Schaufeli, W., Bakker, A., Jonge, J. de, (Red.),. (2003). *De psychologie van arbeid en gezondheid*. Houten/Mechelen: Bohn Stafleu Van Loghum.

Schaufeli, W., van Wijhe, C., Peeters, M., & Taris, T. (2011). Werkverslaving, een begrip gemeten. *Gedrag & Organisatie, 24*, 43–63.

Soer, R. van der, Schans, C. P., Geertzen, J. H., Groothoff, J. W., Brouwer, S., Dijkstra, P. U., et al. (2009). Normative values for a functional capacity evaluation. *Archives of Physical Medicine and Rehabilitation, 90*(10), 1785–1794.

Thane, P. (2000). *Old Age in English History: Past Experiences, Present Issues*. Oxford: Oxford University Press.

Thomas, C., Kinébanian, A., Velozo, C., Kielhofner, G., & Fischer, G. (1998). *Werknemersrol interview*. Amsterdam: Innovatiecentrum model of Human Occupation.

Townsend, E. A., Beagan, B., Kumas-Tan, Z., Versnel, J., Iwama, M., Landry, J., et al. (2013). Enabling: Occupational therapy's core competency. In E. A. Townsend & H. J. Polatajko (Red.), *Enabling Occupation II: Advancing an occupational therapy vision for health and well-being, & justice through occupation* (2nd ed.). Ottawa: CAOT Publications ACE.

Tuomi, K., Ilmarinen, J., Jahkola, A., Katajarinne, L., & Tulkki, A. (1998). *Work ability index* (2nd rev. ed.). Helsinki Finnish Insitute of Occupational Health.

Vaarhorst, S. A., & Kuijer-Siebelink, W. (2010). Meten is weten, maar met welk instrument? Een onderzoek naar meetinstrumenten gericht op de beleving van arbeidsparticipatie. *Wetenschappelijk Tijdschrift voor Ergotherapie, 2*, 2–7.

Gent, M. J. van, Horssen, C. van, Mallee, L., & Slotboom, S. (2008). *De Participatieladder*. Amsterdam.

Verhoef, J. A. C. (2015). *Improving work participation of young adults with physical disabilities*. Doctoral thesis. Erasmus University Rotterdam.

Verhoef, J., & Zalmstra, A. (2013). *Beroepscompetenties ergotherapie. Een toekomstgerichte beschrijving van het gewenst eindniveau van de opleiding tot ergotherapeut*. Boom/Lemma.

Verhoef, J. A. C., Miedema, H. S., Meeteren, J. van, Stam, H. J., Roebroeck, M. E. (2013). A new intervention to improve work participation of young adults. *Developmental Medicine and Child Neurology, 55*(8), 722-728.

Volman, M., Schendel, B. van, & Jongmans, M. (2006). Handwriting difficulties in primary school children: A search for underlying mechanisms. *American Journal of Occupational Therapy, 60*(4), 451–460.

Wind, H. (2007). *Assessment of physical work ability: The utility of functional capacity evaluation for insurance physicians. Proefschrift*. Amsterdam: Universiteit van Amsterdam.

Wilcock, A. A., & Hocking, C. (2015). *An occupational perspective on health* (3rd ed.). Thorofare Slack.

Winsemius, A., & Houten, M. van. (2010). *Participatie ontward*. Movisie.

Links

De video *De meerwaarde van sociale teams voor de participatie-opgave* (6 juli 2015) is de vierde aflevering in de reeks 'Sociale teams en werk & inkomen', die ook in drie kleine video's te vinden is:

▶ https://www.youtube.com/watch?v=NUROhkpltDU.
▶ http://onsonderwijs2032.nl/wp-content/uploads/2015/09/150930-Analyse-dialoog-Onderwijs2032_def.pdf.
▶ https://www.youtube.com/watch?v=Dhpov1ubUkQ. Jeugdzorg 3.0 biedt inspiratie om met de Transitie Jeugdzorg echt te innoveren.

Handelingsgebieden: spelen en vrije tijd

Els Spaargaren en Sander Taam

16.1 Inleiding – 292

16.2 Spelen en vrije tijd gedurende de levensloop – 292

16.3 Spelen – 293
16.3.1 Inleiding spelen – 293
16.3.2 Definitie van spel – 293
16.3.3 Spel: 'doen, zijn, worden en erbij horen' – 293
16.3.4 Spel in een veranderende samenleving – 295
16.3.5 Ergotherapie en spelparticipatie – 296
16.3.6 Vraagverheldering ten aanzien van spel – 297
16.3.7 Ergotherapie-interventie – 298
16.3.8 Vaardigheden op het niveau van het kind(systeem) – 298
16.3.9 Organisatie – 299
16.3.10 Populaties – 300
16.3.11 Discussie en reflectie – 300

16.4 Vrijetijdsbesteding – 300
16.4.1 Inleiding – 301
16.4.2 De waarde van vrije tijd – 301
16.4.3 Vrije tijd voor iedereen – 301
16.4.4 Vrijetijdsbesteding en bouwstenen voor geluksmomenten – 302
16.4.5 Vrije tijd als resterende tijd, activiteit of ervaring – 302
16.4.6 Tijdsbesteding – 303
16.4.7 De 'vrijetijdervaring' – 303
16.4.8 *Occupational balance*: de balans tussen productiviteit en vrije tijd – 304
16.4.9 Vrije tijd en de huidige opvattingen over doen, zijn, worden, en erbij horen – 304
16.4.10 Ergotherapeutische instrumenten bij vrijetijdsbesteding – 305
16.4.11 Vrijetijdsbesteding en participatiebevordering: het participatiewiel – 305
16.4.12 Vrijetijdsbesteding bij de persoon (systeem), organisatie en populatie – 306

16.5 Discussie – 307

16.6 Samenvatting – 308

Literatuur – 308

© Bohn Stafleu van Loghum, onderdeel van Springer Media B.V. 2017
M. le Granse, M. van Hartingsveldt, A. Kinébanian (Red.), *Grondslagen van de ergotherapie*,
DOI 10.1007/978-90-368-1704-2_16

Handelingsgebieden: spelen en vrije tijd

> Play is the way the child learns what no one can teach him (Lawrence K. Frank, 1890–1958)
> Zoek de kleine dingen die aan het leven vreugde en voldoening geven (Confucius, Chinees filosoof, 551–479 v.Chr.)

Kernbegrippen

- Definitie en waarde van spel.
- Spel: 'doen, zijn, worden en erbij horen'
- *Playfulness*.
- *Flow*.
- Diversiteit en spel.
- Spelinterventie gericht op het niveau van kind(systeem), organisatie en populatie.
- Vrijetijdsbesteding (*leisure*).
- De waarde van vrije tijd.
- Gemeenschappelijke benaderingen.
- *Occupational balance*.
- Vrijetijdinterventie gericht op individu(systeem), organisatie en populatie.

Leisure

Het is zaterdagmiddag en in het gezin zijn de gebruikelijke werkzaamheden in en rond huis gedaan. Koen en Sander van zeven zijn aan het spelen met vriendjes in de buurt, ze maken een hut in de struiken naast de school en gaan helemaal op in hun spel. Hun babyzusje van bijna een jaar zit te spelen op de grond in de kamer. Hun oma, die dit weekend bij hen logeert, zit op de bank de sudoku uit de krant te maken. Hun moeder is met een vriendin aan het tennissen en hun vader is de moestuin onkruidvrij aan het maken om de eerste sla te kunnen zaaien. Oma past die avond op zodat de ouders eindelijk weer een avondje kunnen gaan stappen met vrienden.

16.1 Inleiding

Het handelingsgebied spelen/vrije tijd is onderdeel van het dagelijks handelen. Gedurende de levensloop voeren kinderen, adolescenten, volwassenen en ouderen veel verschillende activiteiten uit binnen dit handelingsgebied. Kinderen en spel zijn onlosmakelijk met elkaar verbonden. Een baby van acht weken geniet al van een 'kriebelspelletje', een peuter van drie 'kookt' op zijn speelgoedfornuisje en de kleuter speelt met Playmobil met zijn vriendje. Bij kinderen van 6 tot 12 jaar gaat spelen geleidelijk over in vrijetijdsbesteding en gaan ze steeds meer hun eigen keuzes maken in hun vrije tijd. Ook volwassenen en ouderen maken hun eigen keuzes met betrekking tot de invulling van de vrije tijd. Dat doet iedereen anders maar dat heeft voor iedereen te maken met plezier. Spelen en vrijetijdsbesteding roepen vaak positieve gevoelens op en zijn belangrijk voor het ervaren van welzijn. Dit hoofdstuk gaat over het handelingsgebied spelen/vrije tijd en begint met een beschrijving van het dagelijks handelen in spel en vrije tijd gedurende de levensloop. Daarna volgt er een deel over spelen en een deel over vrije tijd. In beide delen wordt eerst algemeen ingegaan op het handelingsgebied gevolgd door een beschrijving van de verschillende aspecten van de ergotherapie-interventie, daarbij wordt ingegaan op de interventie bij de persoon en zijn systeem, de organisatie en de populatie. Het hoofdstuk sluit af met een discussie en de samenvatting.

16.2 Spelen en vrije tijd gedurende de levensloop

Spelen is de favoriete tijdsbesteding van kinderen en is een weerspiegeling van hun ontwikkeling, innerlijke wereld, sociale mogelijkheden en de essentie van wie zij zijn (Stagnitti 2011). Een kind speelt vanaf de babytijd tot het eind van de basisschoolleeftijd. Gedurende deze periode ontwikkelen kinderen veel verschillende spelvaardigheden en hun eigen speelstijl (Sturgess et al. 2002). Als kinderen ouder worden zijn ze meer betrokken in spelletjes met regels, zoals bordspelen, buitenspelen en computerspelen. Dit leidt op een gegeven moment tot betrokkenheid in een specifieke sport of vrijetijdsbesteding (Rigby and Rodger 2006). Vrijetijdsbesteding is de term die gebruikt wordt om het gebruik van de vrije tijd van oudere kinderen, volwassenen en ouderen aan te geven. In hun vrije tijd kunnen kinderen en jongeren hun eigen keuzes maken en plezier hebben. Spel en vrijetijdsbesteding zijn aanvullend en zijn overlappende handelingsgebieden. Plezier, pret en geluk zijn de positieve ervaringen die geassocieerd zijn met betekenisvolle ervaringen in deze overlappende handelingsgebieden (Poulsen en Ziviani 2010).

Adolescenten sporten graag in hun vrije tijd. Ze hebben bovendien vaak contact met vrienden, kennissen en familieleden. Ook spenderen jongeren wekelijks veel tijd op internet, de televisie, sociale media en gamen. Een ruime meerderheid van de jongeren gaat jaarlijks op een lange vakantie. Naast deze drukke bezigheden dragen veel jongeren bij aan de maatschappij, door het doen van vrijwilligerswerk (40 %) en het geven van informele hulp (27 %) (CBS 2010).

Voor de volwassenen betreft het dagelijks handelen in de vrije tijd (*free time occupations*) de tijd die over is nadat de noodzakelijke, contractuele en verplichte activiteiten zijn gedaan. In de vrije tijd doen mensen ook dingen die 'moeten' zoals familiebezoek of uit beleefdheid naar een receptie gaan. Voor veel volwassenen is 'quality time' een belangrijk en zeer gewaardeerd onderdeel van het dagelijks leven.

In de levensloop van volwassenen naar ouderen vindt een belangrijke transitie plaats: het stoppen met werken na het bereiken van de pensioengerechtigde leeftijd met als gevolg een grote verandering in het handelingsrepertoire. Mensen hebben opeens veel vrije tijd waar ze opnieuw invulling aan gaan geven. Vrijheid is een van de belangrijkste woorden die geassocieerd worden met pensionering. Het werk heeft gedurende een lange periode centraal gestaan in het leven en opeens is dat niet meer zo. Vrijheid wordt door een aantal mensen als een paradox ervaren, het zelf 'moeten' invullen van een dag lijkt dan een nog zwaardere belasting dan werken geworden. De ene persoon ervaart daardoor zijn vrije tijd als 'tijd krijgen', de andere als 'tijd doden'. Bij het opbouwen van een nieuw handelingsrepertoire na het pensioen is de betrokkenheid bij het uitvoeren van de activiteiten een belangrijke factor ten aanzien van het ervaren van welzijn (Jonsson 2008).

16.3 Spelen

Ajax

Jasper is de beste keeper van het Nederlands elftal. Ondanks zijn unilaterale spastische parese heeft hij tijdens het spel het gevoel dat alles mogelijk is. Jasper en een vriendje kleden zich om voor de gymles op school. 'We zitten in het beste voetbalteam!' 'Ja, we winnen alles en ik ben de beste keeper!' Hij duikt op de grond en doet alsof hij een bal tegenhoudt. Jasper wijst naar het Ajax-embleem op zijn shirt: 'We zijn winnaars.' 'Ja want we zijn het beste team.' Jasper doet keepersbewegingen na, zwaait naar het publiek en vraagt zijn klasgenootjes of ze een handtekening willen. Hij geeft zijn vriendje een high five en samen lopen ze stoeiend naar de gymles.

16.3.1 Inleiding spelen

Spelen is het primaire handelingsgebied van kinderen (Tanta en Knox 2015). Een kind speelt omdat het leuk is en het controle heeft over zijn spel. Kinderen zijn tijdens het spelen gemotiveerd, geboeid en hebben plezier. Dit maakt het proces van spelen belangrijker dan het resultaat van een spelervaring (Bundy et al. 2008; Eden en Huggins 2001; Parham 2008).

Spelactiviteiten die kinderen zelf kiezen, zijn activiteiten waarbij kinderen uitdrukken wie ze zijn en wat ze belangrijk vinden. Het spelen geeft inzicht in de kwaliteit van leven en het welbevinden van het kind. Een kind bouwt tijdens het spelen zelfvertrouwen en oplossingsvermogen op om zodoende 'creatief' om te gaan met problemen die hij in een later stadium tegenkomt. Wanneer kinderen helemaal opgaan in spel, creëren ze een eigen wereld waarin alles mogelijk is. Dit geeft vertrouwen en zekerheid en is erg belangrijk voor de ontwikkeling van eigenwaarde. Tijdens het spelen is er een interactie tussen het kind en zijn omgeving. Spel bereidt het kind voor op het volwassen leven en is een ingrediënt van een gezonde leefstijl (Rigby en Rodger 2006).

Het kunnen participeren in spel is betekenisvol voor de ontwikkeling van het dagelijks handelen (*occupational development*) en het ervaren van welzijn en is daarom een belangrijk aandachtspunt voor ergotherapeuten.

Cultuur en spel zijn niet los van elkaar te zien. Spel is ingebed in het ritme van het dagelijks leven, waarbij de omgeving het spel kan faciliteren of kan beperken (Bazyk et al. 2003). De waarde die aan spel wordt toegekend verschilt en is cultuurgebonden. (Kinébanian en Stomph 2009).

16.3.2 Definitie van spel

Het begrip 'spel' heeft betrekking op kinderen, bij adolescenten en volwassenen wordt veelal gesproken over vrijetijdsbesteding. Gedurende de ontwikkeling van kind naar volwassenheid veranderen spelactiviteiten, motivaties en omgevingen waarin spel en vrijetijdsbesteding plaatsvinden (Rigby en Rodger 2006). Spel heeft een aantal basiskenmerken:
- bij spel is het kind intrinsiek gemotiveerd en bepaalt het kind wat er gespeeld wordt;
- wat als spel wordt ervaren, is voor ieder kind een unieke beleving; wanneer het kind speelt gaat het volledig in de activiteit op;
- tijdens het spelen is het proces belangrijker dan het eindresultaat;
- spel gebeurt veel met speelgoed of andere voorwerpen;
- bij spel staat de beleving centraal en spel bevat fantasie;

16.3.3 Spel: 'doen, zijn, worden en erbij horen'

Wilcock en Hocking (2015) beschrijven het dagelijks handelen vanuit bovenstaande termen. De diverse spelvormen (doen), de waarde van spel voor een persoon (zijn), de ontwikkeling van *playfulness* (worden) en het samen spelen (erbij horen). Deze termen worden voor spel geconcretiseerd in onderstaande paragrafen.

Spel: 'doen'

Bij vormen van spel gaat het om de observeerbare eigenschappen van spel welke te onderscheiden zijn gedurende de ontwikkeling van het kind (Poel en Blokhuis 2008).

Spelend manipuleren en combineren

Het meest basale niveau in de spelontwikkeling is het spelend manipuleren of spelend bewegen. Een kind rammelt met een rammelaar, of slaat tegen een mobile aan waardoor deze beweegt. De zintuiglijke beleving door aanraking van materiaal staat centraal. Spelend combineren ontwikkelt zich wanneer het kind ongeveer 10 maanden oud is. Iets ergens in doen en er weer uit halen, evenals het spelen met actie-reactiemateriaal, is vaak favoriet.

Functioneel spel

Wanneer een kind anderhalf jaar is, combineert en gebruikt het materiaal op een functionele manier. Bijvoorbeeld een kind roert met een lepel in de pan of een telefoon wordt naar het oor gebracht. Het kind weet in welke context en op welke manier materialen gebruikt worden.

Symbolisch spel

Rond het tweede levensjaar doet een kind voor het eerst 'alsof'. Het spel kenmerkt zich doordat voorwerpen een andere betekenis krijgen of het kind doet alsof er dingen zijn of gebeuren die er in werkelijkheid niet zijn. Het serveren en zogenaamd drinken van een kopje koffie is hiervan een voorbeeld.

Constructiespel en fantasiespel

De kleuterleeftijd staat in het teken van bouwen, tekenen, knutselen en alle andere manieren van spelen waarin het kind iets 'maakt'. Dit heet constructiespel. Ook het fantasiespel wordt ontwikkeld. Het kind neemt rollen aan en speelt scènes. De fantasie van het kind is hierbij grenzeloos.

Spel met regels

Het spel met regels ontwikkelt het kind vanaf een jaar of 6. Dit zijn bord- en kaartspellen, maar ook tikkertje en verstoppertje. Het spel kenmerkt zich doordat het met anderen wordt gespeeld en een competitief element bevat. De regels worden met elkaar afgesproken.

Sociaal spel

Spel van oudere kinderen en jongeren verschuift naar teamsporten, rondhangen (chillen), internetten, chatten, gamen enzovoort. Spellen zijn complexer van aard en zijn vaak gebonden aan regels.

Spelen is voor kinderen essentieel. Het beïnvloedt de intellectuele, sociale, motorische en emotionele ontwikkeling (Rigby and Rodger 2006; Forsyth en Yarvis 2002; Simeonsson et al. 2001). Door te spelen leren kinderen probleemoplossend, creatief, flexibel en prestatiegericht te zijn. Spel bevordert betrokkenheid, motivatie en sociale interactie (Bundy et al. 2001). Door te spelen leren en ontwikkelen kinderen verschillende rollen. Het spel fungeert als communicatiemiddel tussen kinderen en het biedt de mogelijkheid met emoties om te gaan of deze te verwerken. Spel stimuleert het experimenteren met realiteit en fantasie.

Wanneer een kind wordt geboeid door een activiteit en hierdoor helemaal opgaat in de uitvoering ervan, dan ervaart het kind *flow* (Csíkszentmihályi 1990). Voor het bereiken van *flow* is het van belang dat de uitdaging van het spel en de vaardigheden die daarvoor nodig zijn op elkaar aansluiten. *Flow* geeft een gevoel van controle, verlies van zelfbewustzijn, transformatie van tijd en hoge concentratie op de activiteit en leidt tot motivatie, tevredenheid en innerlijke voldoening. Het bevordert betrokkenheid, alertheid, het adaptatievermogen en de speluitvoering (Rigby en Rodger 2006). *Flow* kan ook gezien worden als maximale betrokkenheid: *occupational engagement*.

Spel: 'zijn'

Plezier, pret en geluk zijn de positieve ervaringen die geassocieerd zijn met betekenisvolle ervaringen in deze overlappende handelingsgebieden (Poulsen en Ziviani 2010). In een review komt naar voren dat kinderen de volgende waarden aan spel toekennen: plezier, vrijheid, vervulling en vriendschap (Powrie et al. 2015). Door fantasie is tijdens het spelen alles mogelijk, dit maakt spelen leuk. Een kind dat intrinsiek gemotiveerd is, speelt omdat het een interne drijfveer heeft om de activiteit te doen. Er is geen externe beloning of motivatie nodig, het kind speelt omdat het leuk is en omdat het het wil.

Spelen is een uiting van *playfulness* en een krachtig middel om kwaliteit van leven en gezondheid te stimuleren.

Tijdens het spelen reflecteert een kind (on)bewust. Enkele voorbeelden hierbij zijn wanneer een kind een muziekinstrument bespeelt, in zijn dagboek schrijft of dagdroomt. Bij kinderen die heel ziek zijn, is het 'zijn' belangrijk om innerlijke rust te vinden in het lot wat hun ten deel valt.

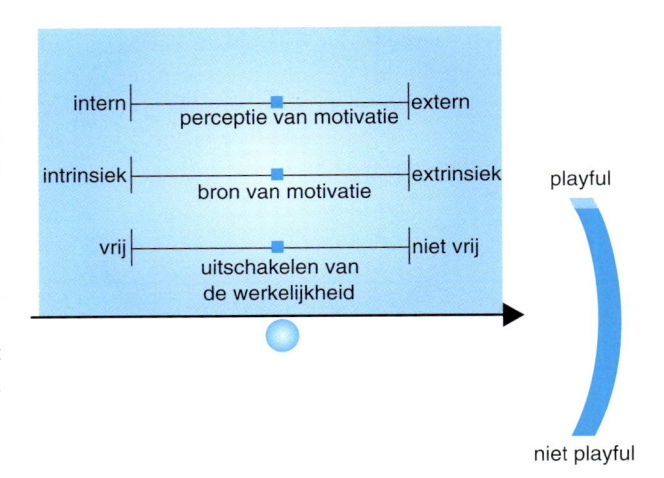

Figuur 16.1 Model van playfulness. Bron: Skard en Bundy (2008)

De spelbeleving van een kind is voor een buitenstaander moeilijk te interpreteren (Rigby en Rodger 2006). *Playfulness* wordt bepaald door: intrinsieke motivatie, interne controle, de vrijheid om te fantaseren en *framing*. Deze elementen worden gevisualiseerd in het model van Skard en Bundy (2008) (zie fig. 16.1). Onder 'interne controle' wordt verstaan dat het kind bepaalt wat, met wie en hoe het speelt en wanneer het spel stopt. De 'vrijheid om te fantaseren' en los te komen van de werkelijkheid heeft te maken met hoe realistisch het spel van het kind is. Kinderen kunnen doen alsof ze iemand anders zijn, doen alsof een object iets anders is en doen alsof ze iets aan het doen zijn. Kortom, in spel is alles mogelijk. *Framing* is het kunnen geven en begrijpen van signalen waardoor duidelijk is hoe er onderling gespeeld wordt. Een goede speler kan zowel signalen van anderen begrijpen als zelf duidelijke signalen geven zodat het spel zich blijft ontwikkelen, duidelijk en uitdagend blijft voor de spelers die erbij betrokken zijn. Enkele voorbeelden: in welke mate uit het kind plezier, doet het 'alsof', in hoeverre gaat het op in een activiteit en kan het spel zich blijven ontwikkelen waardoor dat een uitdaging blijft (Skard en Bundy 2008). De expressie van *playfulness* kan verschillen per context.

De vier elementen zijn aanwezig in een continuüm; binnen het spel zijn ze in meerdere of mindere mate aanwezig. De som van de elementen bepaalt in welke mate een kind *playful* is. *Flow* en *playfulness* hangen samen. Bij een hoge mate van *playfulness* bepalen kinderen zelf wat ze doen, kunnen ze nieuwe dingen ontdekken, en spelen ze met overtuiging. Door deze karakteristieken kan een kind eerder in een *flow*-ervaring komen. De vaardigheden van het kind en de uitdaging die het kiest zijn op elkaar afgestemd. (Reid 2004) Ondanks het feit dat er nog maar weinig onderzoek is verricht dat de relatie tussen spel, gezondheid en welzijn aantoont, is er consensus dat spelen hieraan bijdraagt (Christiansen en Baum 1997).

Spel: 'worden'

Spelen is een persoonlijke ervaring, elk kind ontwikkelt *playfulness* en heeft zijn eigen unieke speelervaringen. Spel zorgt voor vrijheid waarin creativiteit ontwikkeld kan worden.

Bundy et al. (2008) ziet playfulness als een attitude waarin creativiteit en flexibiliteit worden gebruikt om uitdagingen aan te gaan en problemen op te lossen. Door spel ontwikkelen kinderen hun sociale vaardigheden en zelfrespect. Het kind ontplooit copingstijlen en -strategieën waardoor het gevoel van competentie en het zelfvertrouwen gedurende de ontwikkeling toenemen (Shikako-Thomas et al. 2014). Uitdagingen die kinderen in de loop van de jaren tegenkomen, kunnen door te spelen creatief worden benaderd of opgelost.

Er is een hoge correlatie tussen *playfulness* en *coping*. Dit impliceert dat kinderen zich gemakkelijker kunnen aanpassen aan nieuwe situaties wanneer zij playful zijn (Hess en Bundy 2003). Het doel van kinderergotherapeuten is naast het stimuleren van playfulness het stimuleren van copingstijlen waardoor het kind verschillende mogelijkheden heeft om mee te kunnen doen.

Spel: 'erbij horen'

De behoefte om ergens bij te horen en iets bij te dragen aan een groep of persoon is een relevante dimensie van de kwaliteit van leven. Kinderen ontwikkelen vriendschappen door samen te spelen. Ze bedenken spelletjes of creëren een fantasiewereld waarin ze samen het spel vormgeven en het spel zich ontwikkelt. Dit geeft een gevoel van verbondenheid, doel en waarde.

In een review komt naar voren dat kinderen met een fysieke beperking spel en ontspanning gebruiken om het heersende stigma rondom hun beperkingen te overwinnen (Piškur et al. 2012). Kinderen geven aan dat de sociale omgeving waarin het spel plaatsvindt belangrijk is. In sport en spel laten ze zien dat ze competent zijn. De gedeelde ervaring is hierbij van groot belang. Professionals, families, scholen en sportorganisaties kunnen deze kennis gebruiken om participatie in sport en spel te bevorderen. (Bult et al. 2013, Lundberg et al. 2011).

16.3.4 Spel in een veranderende samenleving

Speelvormen en contexten zijn veranderlijk. Vroeger hadden kinderen andere materialen om mee te spelen, was er meer natuurlijke speelruimte en de speeltijd minder georganiseerd. Tegenwoordig werken beide ouders, gaan kinderen naar de naschoolse opvang en nemen kinderen deel aan allerlei buitenschoolse activiteiten en sporten, kortom vrije tijd wordt gepland. Activiteiten zoals muziekles, sporten en zwemmen staan wekelijks op het programma. Hoewel kinderen hierin *playful* kunnen zijn, zijn er duidelijke grenzen en regels aan wat wel en niet mag.

In de westerse maatschappij zijn leerprestaties belangrijk waardoor er over het algemeen meer nadruk ligt op de cognitieve ontwikkeling dan op het hebben van plezier of het uiten van creativiteit. In andere culturen wordt sociaal spel gestimuleerd en is er minder aandacht voor objectspel.

In drukke steden zijn minder mogelijkheden tot buiten spelen, speeltuinen worden vaak slecht onderhouden en de omgeving voorziet minder in vrije spelvormen zoals verstoppertje, hutten bouwen, vlotten maken enzovoort. In gebieden buiten de steden biedt de omgeving deze mogelijkheden veelal wel.

> **Box 16.1**
>
> **Jantje Beton**
> Jantje Beton, een stichting die spel stimuleert en spelprojecten subsidieert voor de verbetering van speelplaatsen in woonwijken en schoolpleinen, heeft online onderzoek verricht onder 435 kinderen in de leeftijd van 6 tot 11 jaar. ▶ www.jantjebeton.nl.
> Negentig procent van de kinderen is het eens met de stellingen: 'Buiten spelen is leuk omdat ik zelf kan bepalen wat ik wil doen' en: 'Ik voel me vrij als ik buiten speel'. Het samenzijn met vriendjes of vriendinnetjes is het allerleukste aan buiten spelen. Ook 'lekker rennen en doen' maakt buiten spelen leuk voor kinderen. In het onderzoek wordt aangegeven dat spelen leuker kan zijn als er minder verkeer in de buurt is, er meer pleintjes of grasveldjes zijn en als het veiliger in de buurt is.

De commercie en de media beïnvloeden de spelvoorkeuren van kinderen, veel spelmaterialen zijn veranderd (Clements 2004). Kinderen kijken gemiddeld tien tot twintig uur per week televisie. Dit is een afname ten opzichte van voorgaande jaren, maar daarnaast kijken meer kinderen via internet televisieprogramma's of chatten en gamen (CBS 2010).

Bijna alle jongeren van 12-25 jaar hebben toegang tot een computer met internet. Internet wordt vooral gebruikt voor sociale media en het spelen van spelletjes. Bij spel gaat het om bijvoorbeeld het spelen en downloaden van games, films en muziek. Deze worden gespeeld en gedeeld met elkaar via tablets en smartphones.

Computerspelletjes, spelcomputers en muziek worden toenemend technisch van aard (Johnson en Klaas 2007). Voor kinderen met beperkingen kan ondersteunende technologie of alternatieve besturing deze spelvormen toegankelijk maken. Verscheidene bedrijven, zoals Klein en Melgert Development ▶ www.kmd.nl en rdgKompagne ▶ www.rdgkompagne.nl, zijn gespecialiseerd in communicatie-, computer- en omgevingsaanpassingen. Te denken valt aan speciale software, diverse schakelaars, muisbediening, joysticks, hoofdbedieningssystemen, aangepaste toetsenborden, oogbesturing, aangepaste gamecontroller voor de spelcomputer of een zuig-blaasbediening (Jones et al. 2008).

De toepassing van *virtual reality* (VR) in diverse vakgebieden is volop in ontwikkeling. VR als spelvorm biedt kinderen de mogelijkheid in een virtuele wereld te spelen of een hele eigen wereld te bouwen (Reid 2004). Zie ook:
— ▶ www.smarthealth.nl;
— ▶ www.nji.nl.

Ergotherapeuten kunnen in een team van gebruikers, technici, bewegingstechnologen en spelmakers een belangrijke rol hebben in het vertalen van de mogelijkheden van kinderen naar spel en bedieningstoepassingen die goed aansluiten.

> **Buiten was het saai**
> Kale parkeerplaatsen tussen de hoge flats, grasveldjes zonder speeltoestellen en een betonnen schoolplein waar alleen een duikelrek stond. Voor de ruim tweehonderd kinderen in de Slaaghwijk bleef het op straat meestal bij beetje rondlopen en kletsen. 'Vroeger bleef ik vaak binnen,' vertelt Mo (8). 'Want buiten was toch niks te doen.' Daar kwam verandering in toen leerkrachten en ouders van Brede School Merenwijk zich gingen inzetten om de hele buurt mooier te maken. Ze wisten zeker dat met een natuurlijker, spannender schoolplein veel meer kinderen samen zouden spelen en vroegen Jantje Beton om steun.
> ▶ www.jantjebeton.nl.
> Moeder: 'Binnen de buurtvereniging ben ik actief in de organisatie van buurtactiviteiten. Hier heb ik het plan neergelegd om na te denken over de herinrichting van het speelplein. We hebben contact gelegd met de nabij gelegen basisschool, de gemeente en Jantje Beton. We hebben de handen ineen geslagen en hebben nagedacht over een mooier, spannender en leuker speelplein, Voor mij is het belangrijk dat alle kinderen zich kunnen vermaken, ook mijn zoon Thomas, die in een rolstoel zit. Bij een van de vergaderingen heeft onze ergotherapeut, op uitnodiging van ons, meegedacht in de spelvormen en speeltoestellen die ook geschikt zijn voor kinderen met beperkingen. 'Het is mooi om te ervaren dat ik invloed heb. Niet alleen voor mijn eigen kind, maar voor alle kinderen in de wijk. Voor de financiering rekenen we op subsidie van Jantje Beton, een bijdrage van de gemeente en we houden zelf een grote inzamelingsactie in de wijk en in ons netwerk.'

16.3.5 Ergotherapie en spelparticipatie

Bij spelparticipatie is sprake van een complexe interactie tussen kind en systeem, spel en omgeving. Ieder kind is uniek en heeft zijn eigen speelstijl en spelvoorkeuren. De inbedding van spel in het dagelijks leven van kind en gezin wordt bepaald door verschillende factoren. Te denken valt aan het verschil in belang van spel voor een gezin, de gewoontepatronen die aanwezig zijn, de culturele achtergrond en de hoeveelheid beschikbare tijd voor spel.

Veel kinderen groeien op in een multiculturele samenleving en ontmoeten elkaar op school en in de buurt tijdens het spelen. Diversiteit komt tot uiting in het spel en bijvoorbeeld bij (spel)materialen bij families thuis. (Kinébanian en Stomph 2009).

Het gezin biedt toezicht en veiligheid waardoor een kind zijn omgeving kan exploreren (Shikako-Thomas et al. 2013; Rigby en Huggins 2003). Ook speelmaatjes, spelmaterialen en de fysieke omgeving waarin gespeeld wordt, beïnvloeden spelmogelijkheden. Spel tussen kinderen bevordert de sociale en emotionele ontwikkeling (Gagnon en Nagle 2004). Een kind ontwikkelt zelfvertrouwen als er een ondersteunende sociale omgeving is en neemt eerder risico's om op onderzoek uit te gaan in zijn omgeving (Letts et al. 2003). Kortom, de context biedt aangrijpingspunten om participatie mogelijk te maken (Rigby en Rodger 2006; Rigby en Huggins 2003).

> **Samen koken**
> Sumaye wordt met de bus thuisgebracht, moeder haalt haar uit de bus en knuffelt Sumaye. Eenmaal binnen hoort Sumaye haar zusjes huilen. Mama is altijd druk met ze. Mama maakt wat te drinken, Sumaye kijkt tv. Wanneer de baby's op bed liggen, vraagt mama: 'Gaan we samen koken?' Sumaye zit aan tafel en heeft een pan met water en een houten lepel voor zich staan. 'Koken!' roept Sumaye en ze roert in de pan en spettert met het water, elke keer als mama er een stuk wortel in gooit lacht Sumaye, het water plonst omhoog. Met de lepel maakt ze muziek door tegen de pan en op de tafel te slaan. Na het snijden van de wortel dweilt mama de grond, Sumaye poetst de tafel met een spons, ze neuriën een Marokkaans kinderliedje.

Kinderen met een niet-westerse culturele achtergrond zijn vaker gericht op sociaal spel en spelen minder met spelmaterialen. Dit zegt niets over de waarde van spel en de *playfulness*. Door gebruik te maken van het PEO-model kan de spelanalyse gestructureerd worden (Stewart et al. 2003; zie ◯ fig. 16.2).

Wanneer er een goede *fit* is tussen kind, spel en context is de spelparticipatie optimaal (Case-Smith en O'Brien 2015). Ergotherapeuten hebben analytische vaardigheden om veranderingen te initiëren waardoor de omgeving en het spel zodanig aansluiten dat het kind met zijn mogelijkheden en beperkingen mee kan doen.

Kinderen met beperkingen zijn meer dan gezonde kinderen afhankelijk van een omgeving die aangepast is aan hun niveau, mogelijkheden en interesses (Bedell et al. 2013; Bronson en Bundy 2001; Rigby en Huggins 2003). Activiteiten zoals de zelfverzorging, therapie of doktersafspraken kosten meer tijd. Hierdoor blijft er minder tijd over om te spelen. Uit onderzoek blijkt dat kinderen met een beperking minder samen spelen met leeftijdgenootjes dan gezonde kinderen. Ze spelen vaker alleen of met volwassenen en hebben meer moeite met de interactie met leeftijdgenootjes (Palisano et al. 2012; Harkness en Bundy 2001). Over het algemeen houden kinderen met een ontwikkelingsachterstand meer van grofmotorisch en stoeispel. Kinderen die zich normaal ontwikkelen zijn meer bezig met tafelactiviteiten en samenspel (Case-Smith et al. 2008).

Er is variatie in spel tussen jongens en meisjes. Jongens spelen vaker games en computerspelletjes. Ze spelen meer competitieve spelletjes en risicovolle spelletjes. Meisjes vinden het meedoen aan sociale activiteiten en rollenspelen of imitatiespel veelal leuker.

16.3 · Spelen

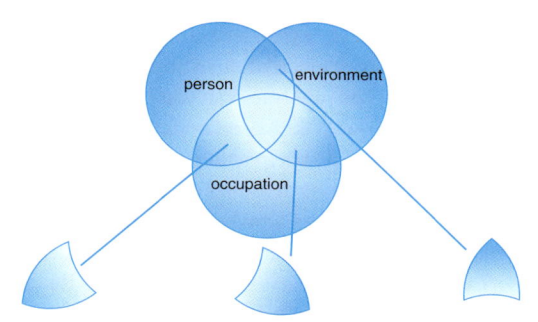

person — **environment**
occupation

kind-handelen:
– hoe (lang) speelt het kind?
– welk spelniveau heeft het kind?
– welke interesses heeft het kind?
– wanneer speelt het kind?
– wat wordt er verwacht van het spel?
– wat is de kwaliteit van het spel?
– welke typen spel laat het kind zien?
– past het bij leeftijd
– uit het kind plezier?
– wat is de mate van betrokkenheid?

handelen-context:
– welke spelvormen zijn mogelijk in de omgeving?
– zijn materialen hanteerbaar?
– lokken materialen en omgeving uit tot spel?
– wat biedt de omgeving?
– wat is de invloed van cultuur op spel?
– wat zijn de spelwaarden van het kind(systeem)?

kind-context:
– wat is de rol van het kind in het gezinssysteem?
– waar speelt het kind?
– uit het plezier?
– speelt het kind alleen of met andere kinderen samen?
– bepaalt het kind het spel of andere kinderen?

Figuur 16.2 PEO-spelanalyse. Bron: Stewart et al. (2003)

Het is zeer informatief om met kind en de ouder/verzorger te praten over spelmateriaal en spelletjes die vroeger gespeeld werden of samen te kijken naar materialen. Het helpt het begrip 'spel' tot leven te brengen en de waarde van materialen of playfulness te expliciteren. Soms hebben families materialen of foto's die herkenning en identificatie geven. Door het gesprek wordt duidelijker op welke wijze kan worden aangesloten in de begeleiding.

Water, klei, zand, hout en steen zijn materialen die kinderen uit alle culturen uitdagen hun fantasie de vrije loop te laten. Universele thema's zoals bouwen of klussen, huishoudelijke activiteiten of koken zijn voor alle kinderen herkenbaar en kunnen de imitatie en fantasie stimuleren. Cultuurgebonden (spel)materialen kunnen aanleiding zijn om het gesprek over spel aan te gaan en de waarde van spel en spelen te exploreren, Spelparticipatie wordt bevorderd als playfulness toeneemt of de context beter aansluit bij de mogelijkheden van het kind (Letts et al. 2003).

In heel Nederland zijn speelotheken waar spelmateriaal voor alle leeftijden geleend kan worden uit een breed assortiment. Zo kunnen ouders materialen en speeltjes proberen alvorens ze aan te schaffen. ▶www.speelotheken.nl.

Ook zijn er diverse speelgoedsites waar ideeën opgedaan kunnen worden (onder andere ▶www.toys42hands.nl, ▶www.spelendwijzer.nl, ▶https://eelkeverschuur.nl, ▶www.vinkennest.nl, ▶www.nenko.nl).

Met creativiteit kan van waardeloos materiaal zoals wc-rollen, buismateriaal, bakjes, lege potjes of klittenband fantastisch spelmateriaal gemaakt worden. ▶http://alternatief-spelmateriaal.skynetblogs.be. Internet biedt toegang tot vele online spelletjes.

16.3.6 Vraagverheldering ten aanzien van spel

Het observeren en meten van spel geeft inzicht in spelvaardigheid, playfulness en de wijze waarop een kind speelt in de context van school, thuis en de wijk. Het geeft aangrijpingspunten over hoe spelkwaliteiten benut kunnen worden om de participatie van het kind te bevorderen. Ook biedt het handvatten voor interventies ten behoeve van de stimulering van playfulness. Adviezen aan het kindsysteem kunnen leiden tot een verbetering van de spelparticipatie (Hamm 2006). Er zijn de laatste jaren assessments ontwikkeld die zich richten op playfulness en spel in context, deze instrumenten zijn een waardevolle aanvulling op bestaande assessments en verdienen een plaats in de huidige ergotherapiepraktijk. Spelassessments kunnen worden ingedeeld in drie categorieën (Case-Smith 2010).

– Assessments die onderliggende activiteiten of functies meten middels spel. Het kind speelt en wordt ondertussen gescoord op bijvoorbeeld specifieke motorische of cognitieve capaciteiten zoals de Preschool Play Scale (PPS) (Knox 2008).
– Assessments die de spelvoorkeuren, speelstijl of playfulness meten. Assessments die focussen op de ervaring en de state of mind wanneer het kind speelt, zoals de Test of Playfulness (ToP) en de Test of Environmental Supportiveness (TOES) (Skard en Bundy 2008) of de Children's Assessment of Participation and Enjoyment (CAPE) (King et al. 2007).
– Verhalen; in een interview kan het kind gevraagd worden hoe het spel beleeft. De Pediatric Interest Profiles (PIP) zijn ontwikkeld voor leeftijdsgroepen tussen 6 en 21 jaar (Henry 2008).

16.3.7 Ergotherapie-interventie

De ergotherapie-interventie ter bevordering van spel en spelparticipatie kan gericht zijn op de cliënt (kind en zijn systeem), een organisatie of een populatie met een potentiële handelingsvraagstuk.

16.3.8 Vaardigheden op het niveau van het kind(systeem)

> **In het asielzoekerscentrum**
> Rakan is 2 jaar en verblijft met zijn ouders in een asielzoekerscentrum (AZC). Ze zijn gevlucht uit Syrië. Via de neuroloog van het academisch ziekenhuis wordt een ergotherapeut gevraagd. Rakan heeft spina bifida en de neuroloog vraagt of voorzieningen hem kunnen helpen om zijn ontwikkeling te stimuleren.
> De ergotherapeut komt regelmatig in het AZC, het is altijd even zoeken voordat de juiste woning en familie gevonden is. Rakan zit op de grond te spelen met wat autootjes. Er is verder geen speelgoed en Rakan kan zich niet op de grond in de kamer verplaatsen. Via de tolkentelefoon wordt met ouders gesproken, ouders geven aan dat Rakan heel graag buiten en samen met andere kinderen wil kunnen spelen. Nu verveelt hij zich.
> Na dit gesprek observeert de ergotherapeut de mogelijkheden van Rakan. Op basis van deze observatie en analyse wordt via de Regeling Zorg Asielzoekers (RZA) een rolstoeltje aangevraagd. Door goede contacten in het netwerk kan bij het Revalidatiecentrum een *castercar* geleend worden. Hiermee kan Rakan zich ook in de woning op de grond verplaatsen en spelen. Vader is inventief en maakt van een stuk karton tussen twee stoelpoten een prachtig laag tafeltje, zodat hij vanuit de castercar bij het tafeltje kan spelen met zijn autootjes. Bij het Centraal Orgaan opvang Asielzoekers (COA) brengen betrokken burgers speelgoed, hier wordt gekeken welk speelgoed voor Rakan plezier en uitdaging biedt. Rakan kan nu bouwen met Duplo, puzzeltjes maken en met knuffels zijn eigen fantasiewereld induiken.
> De ergotherapeut kijkt samen met een medewerker van het COA naar mogelijkheden voor school of peuterspeelzaal. Zij geeft aan dat hiervoor plannen zijn, maar het komt niet van de grond. Samen brainstormen ze over opties om dit voor elkaar te krijgen. Het COA gaat aankloppen bij de stichting WarChild, die wellicht ook voor asielzoekers in Nederland actief is. Tijd voor actie!

Vanuit een handelings- en contextgerichte visie (*occupation-* en *context-based*) observeert en analyseert een ergotherapeut het spel van een kind. De belangrijkste focus hierbij is de playfulness, intrinsieke drijfveren van het kind en de fit tussen persoon, spelactiviteit en context (Darrah et al. 2011).

Bij de analyse van de handelingsvraag wordt aandacht besteed aan de beperkende en faciliterende factoren ten aanzien van de spelparticipatie. De kosten, beschikbaarheid van activiteiten in de buurt en de mogelijkheid tot het creëren van ondersteuning worden geïnventariseerd (Ziviani et al. 2009). De interesses van het gezin, de beschikbare tijd en de vervoersmogelijkheden bepalen mede de mogelijkheden, en zijn daarom belangrijke aspecten. Ergotherapeuten ondersteunen het kind en het gezin om tot een passende oplossing te komen voor een handelingsvraag op het gebied van spel. Gedurende dit proces is specifieke expertise op onderstaande gebieden een vereiste:
- kennis van spelvormen, playfulness en ontspanning;
- het kunnen meten en analyseren van het spelen;
- het kunnen inschatten van de invloed van beperkingen op spel;
- kennis over hoe kinderen leren en hoe ze nieuwe uitdagingen aangaan.
- kennis van de mogelijkheden en vaardigheden van het gezinssysteem om de spelparticipatie te ondersteunen
- inzicht in de mogelijkheden die de wijk/buurt te bieden heeft.
- kunnen luisteren, netwerken, motiveren en coachen.

Uiteindelijk gaat het erom dat een kind *playful* kan zijn, plezier uit en erbij hoort, en waar mogelijk daadwerkelijk meedoet op school of bij een club in de wijk.

> **Ik doe mee**
> Maaike speelt 'schooltje', ze schrijft opdrachten op het bord en houdt orde in de klas door 'ssssttt' te roepen. Wanneer er een verkeerd antwoord wordt gegeven, zegt ze 'de volgende is vast goed' en legt ze de som nog een keer uit.
> Camiel geniet van de knipperende gekleurde lichtjes van de kerstverlichting en het schommelen in de hangmat. De hangmat is boven het bed gespannen en hij wiegt zichzelf en maakt tevreden geluidjes.
> Jordi speelt met vriendjes buiten, ze willen 'apenkooien'. Jordi kan vrijwel niet lopen. Om mee te kunnen doen met het spel bedenkt hij dat er een toverdrank nodig is om sterk genoeg te blijven tijdens het 'apenkooien'. Alle vriendjes leveren na een ronde een steentje in. In ruil voor dit 'goudstuk' krijgen ze een slok magische toverdrank waardoor ze het volhouden.

Wanneer er een specifieke motorische of cognitieve functie wordt getraind of een type spel zoals constructiespel of fantasiespel, dan wordt spel een middel om oefensituaties plezieriger te maken. De therapeut is directief en bepaalt wat er gespeeld wordt. Hierbij wordt rekening gehouden met de ontwikkelingsleeftijd en de spelinteresses van het kind.

> **Al naar school**
> Via het Centrum Jeugd en Gezin (CJG) is Marije op 2,5-jarige leeftijd gestart op de voorschool. Een voorschool is bedoeld voor kinderen die een achterstand hebben of het risico lopen op een taalachterstand. Door de gevolgen van een hersenbeschadiging kost het vertellen van een verhaal in de kring of het samen spelen met de poppen Marije meer moeite. Om als vierjarige straks op het regulier onderwijs mee te kunnen komen hebben ouders besloten om Marije naar de voorschool te laten gaan. Tijdens het intakegesprek hebben ouders duidelijk aangegeven waar de spelinteresses liggen van Marije. In een gesprek laten de ouders adviezen van de logopediste en de ergotherapeut van het revalidatieteam zien. De leidsters van de voorschool maken hier gebruik van om gericht vaardigheden op het gebied van communicatie en spel van Marije te stimuleren.

Ergotherapeuten hebben verschillende vaardigheden nodig om spel in brede zin van het woord te stimuleren. Aan de hand van de basiselementen van de ergotherapie-interventie zoals beschreven in het Canadian Model of Client-Centered Enablement (CMCE) (Townsend en Polatajko 2013), worden deze voor spel uitgewerkt.

Het uitbreiden van spelmogelijkheden of het creëren van meer diepgang in het spel wordt nagestreefd door het bevorderen van betrokkenheid en samenwerking (*engage and collaborate*). Door samen met het kind te spelen, kunnen *playfulness*, spelvaardigheden en zelfvertrouwen worden ontwikkeld. Het uiteindelijke doel is dat het kind zijn kwaliteiten in diverse situaties kan toepassen. Ook kan een therapeut optreden als speelmaatje. Om de sociale interactie tussen kinderen te stimuleren of het meedoen van een kind te faciliteren, kan een therapeut een van de spelers worden binnen een groep en kan hij spelvormen sturen en het samenspel begeleiden. In deze rol zijn observatievaardigheden, het kunnen begrijpen van en anticiperen op de signalen van kinderen van groot belang.

- Aanpassen (*adapt*): door het creëren van een rustige speelhoek, het aanpassen van spelmateriaal of het introduceren van alternatieve spelvormen kunnen de playfulness en de spelparticipatie gestimuleerd worden.
- Pleiten voor participatie (*advocate*): aan de hand van de PEO-analyse komt de ergotherapeut op voor het kind door veranderingen in de klas of op het schoolplein te initiëren en te implementeren. Hiermee wordt een situatie gecreëerd waarin het kind gemakkelijker mee kan doen tijdens het spelen.
- Door kennis over te dragen aan ouders (*educate*) over de *playfulness* en spelontwikkeling van hun kind, kunnen ze bewust spelkeuzes maken en deze integreren in hun dagelijks leven. Tevens kan er gekeken worden naar een optimale inrichting van ruimten en geschikte speelmomenten.
- Coaching (*coach*): vanuit een familiegerichte benadering kan bekeken worden welke waarden, normen, gewoonten en culturele aspecten belangrijk zijn voor het gezin en het kind en hoe ze het spelen beïnvloeden. Vervolgens worden ouders ondersteund om omgevingen te creëren voor hun kinderen waarin spelen mogelijk is.

16.3.9 Organisatie

Reguliere basisscholen, brede scholen of instellingen voor kinderen met een meervoudige beperking consulteren (*consult*) ergotherapeuten over de inrichting van het schoolplein (Bundy et al. 2008). De ontwikkeling van een spelprogramma gericht op samen spelen of het stimuleren van buitenspel ter preventie van obesitas zijn thema's die ergotherapeuten kunnen aangrijpen om zowel het spel als het vak onder de aandacht te brengen.

Ergotherapeuten pleiten (*advocate*) bijvoorbeeld voor de toegankelijkheid van openbare speelvoorzieningen zoals speeltuinen, speelparken, pretparken, bibliotheken, kinderboerderijen of dierenparken.

Kinderdagverblijven, kinderdagcentra of woonvormen worden door ergotherapeuten geadviseerd over de inzet van spel- en ontspanningsmaterialen en activiteiten.

Het coachen van en overdragen van kennis (*coach and educate*) aan ouders kan leiden tot betere speelvoorzieningen voor kinderen thuis, op school en in de wijk. Er kan samengewerkt worden om ideeën uit te wisselen en ouders te stimuleren in ouderverenigingen deel te nemen.

> **Het speelplein**
> Daan is 6 jaar en heeft een spierziekte. Tijdens de pauzes speelt hij graag mee op het schoolplein. Er is een klimrek en een glijbaan. In een schuur staan losse spelmaterialen, die in de grote pauze mogen worden gepakt. Samen met Daan en de juf verheldert de ergotherapeut de vragen rond de spelmogelijkheden, spelinteresses en de spelomgeving van Daan.
> Daan vindt fietsen leuk en hij durft te klimmen, wel is hij bang dat hij wordt geduwd als hij niet snel genoeg is. Het bedenken van een balspel vindt hij leuk en hij vindt dat hij er goed in is. Daan en de ergotherapeut bedenken samen mogelijkheden waarbij ze uitgaan van wat Daan leuk vindt en waar hij goed in is. Ze bespreken oplossingsrichtingen met de juf.
> Er zijn vijf cirkels getekend bij de glijbaan, hier mogen vijf kinderen staan. Je mag pas omhoogklimmen wanneer degene voor je bovenaan zit om te gaan glijden.
> Voordat het pauze is wordt gestemd over drie materialen die uit 'de schuur' gehaald worden. Hiermee wordt de diversiteit van spelmogelijkheden vergroot.
> Daan bedenkt met een vriendje een aantal balspelen waar hij goed in is. Ze regelen samen een groepje om mee te doen. Juf overlegt met de directeur over investeringsbudget voor een nieuw speeltoestel met een variabele moeilijkheidsgraad. De ergotherapeut levert ideeën en websites aan. Er wordt een 'weg' op het plein getekend waar twee fietsjes mogen rijden.
> Na twee maanden is de ergotherapeut weer op school. Ze vraagt Daan hoe het buitenspelen gaat. De verdeling van het speelplein is een goede oplossing. Kinderen vinden het leuk dat ze mee mogen denken over de materialen die uit 'de schuur' mogen en Daan kan met meer spellen meedoen. Inmiddels ligt er een voorstel voor een nieuw speeltoestel bij de directeur.

16.3.10 Populaties

Op het niveau van populaties worden ergotherapeuten geconsulteerd (*consult*) om hun diensten te leveren in 'aandachtswijken'. In deze wijken worden sinds het kabinet-Balkenende IV extra investeringen gedaan vanwege de stapeling van sociale, fysieke en economische problemen die zich daar voordoen. ▶ www.rijksoverheid.nl.

Op basis van de behoefte van gezinnen, kinderen en scholen binnen de wijk wordt gekeken welke speelbehoeften er zijn. Er wordt speleducatie (*educate*) gegeven in de wijk over geschikte spelmaterialen voor kinderen (Hofstede 2010).

Ergotherapeuten met gespecialiseerde (*specialize*) kennis kunnen met de begeleiders van een groep kinderen met autistiform gedrag brainstormen over spelvormen en het bevorderen van playfulness.

Patiëntenverenigingen worden ondersteund in het formuleren van de waarde van spel en gezamenlijk kan gepleit (*advocate*) worden voor de rechten van het kind.

> **De Speeltuinbende**
> De Speeltuinbende komt voort uit het project 'Samen Spelen', een initiatief van de Nederlandse Stichting voor het Gehandicapte Kind (NSGK). De Speeltuinbende bestaat uit een testteam van kinderen met én zonder handicap. In dit project worden speeltuinen in Nederland zo aangepast dat kinderen met en zonder handicap er samen kunnen spelen.
> ▶ www.speeltuinbende.nl.

Spel is in het VN-verdrag inzake de rechten van het kind erkend als een universeel recht voor ieder kind. Voor Nederland trad dit verdrag op 8 maart 1995 in werking. In het verdrag staan alle rechten van kinderen beschreven, waaronder ook het recht op spel en vrije tijd (zie ook ▶ www.kinderrechten.nl).

Met behulp van wet- en regelgeving kunnen ergotherapeuten pleiten (*advocate*) voor participatie van kinderen die om welke reden dan ook niet mee kunnen doen aan spel. Samenwerking kan gezocht worden met organisaties die zich inzetten voor deze rechten en met organisaties die voor en met kinderen werken, zoals Jantje Beton ▶ www.jantjebeton.nl, Warchild ▶ www.warchild.nl, UNICEF ▶ www.unicef.nl en de NSGK ▶ www.nsgk.nl.

Om samen meerwaarde te creëren voor groepen kinderen en de juiste ketens van zorg en welzijn te benutten, zijn ergotherapeuten betrokken bij de ontwikkeling van sociale wijkteams. Door het aangaan van allianties met Centra voor Jeugd en Gezin (CJG), Vroeg Tijdig Onderkennen (VTO)-teams en Integrale VroegHulp (IVH). Door deze inzet kan zorg voor kind(systeem) en het wijkgericht werken worden uitgebouwd en kan de ergotherapeut haar meerwaarde inzetten ten behoeve van spel en participatie.

'Het wijkkompas', te vinden via de website van Vilans, geeft praktische handvatten. Welke activiteiten wil het kind ondernemen, welke ondersteuning is er vanuit de wijk te vinden, welke organisaties kunnen betrokken worden, vanuit welke verenigingen, personen of organisaties kunnen veranderingen ingezet worden. Een ondernemende ergotherapeut maakt gebruik van een breed netwerk om te verbinden en tot co-creatie komen. ▶ www.vilans.nl.

16.3.11 Discussie en reflectie

Deze paragraaf laat zien dat spelen essentieel is voor *occupational development* en het ervaren van gezondheid en welzijn. Spelvorm en context zijn veranderlijk. Gezinnen hebben het drukker en organiseren meer waardoor er minder tijd is voor spontaan, zelf geïnitieerd spel. Ergotherapeuten zijn in de positie om spel te promoten en kinderen, organisaties en populaties hierin te ondersteunen.

Om spel als handelingsgebied te exploreren zijn instrumenten in ontwikkeling die playfulness en de betekenis van spel voor kinderen meten. Klinimetrisch onderzoek ten behoeve van betrouwbare en valide instrumenten is nodig.

Promotie van spelparticipatie vanuit een breder perspectief biedt profileringskansen. Interventies gericht op organisaties en populaties hebben meer effect aangezien ze grotere groepen mensen bereiken (Hartingsveldt et al. 2014). Therapeuten die reeds in de wijk gesitueerd zijn, kunnen deze ontwikkelingen wellicht gemakkelijker doorvoeren dan therapeuten werkzaam in intramurale instellingen zoals revalidatiecentra en ziekenhuizen.

Ergotherapeuten zijn met name gericht op kinderen met beperkingen, echter alle kinderen hebben recht op spel (zie ▶ www.kinderrechten.nl; zie ook ▶ www.youtube.com).

Het streven naar en bevorderen van gelijke rechten en inclusie van alle kinderen is een belangrijke uitdaging. Het ontwikkelen van spelprogramma's voor kinderen op basisscholen, maar ook voor kinderen in asielzoekerscentra of in wijken waar kinderen zich vervelen behoort tot de mogelijkheden.

16.4 Vrijetijdsbesteding

> **Wat ik het liefste doe mocht ik opeens niet meer**
> 'Waarom word ik niet begrepen? Het ergste vind ik dat niet begrepen werd waarom ik zo reageerde.' Deze bekende presentator liet zich uitspraken ontlokken die deden vermoeden dat hij verzuurd en chagrijnig was. 'Een oude zeur' werd hij zelfs genoemd. 'Kijk, als je een schilder zijn kwast afpakt en zegt dat hij niet meer mag schilderen, dan baalt hij ook. Dan pak je iets af wat degene het liefst doet. Opeens werd dat wat ik het liefst doe van mij afgepakt. Alles wat ik ooit deed, zag ik nooit als werk, maar was gewoon mijn leven. Het hoorde bij mij, ik heb dat talent gekregen en goed gebruikt. Net zoals die schilder met zijn talent doet.'
> Er was geen plaats meer voor deze presentator, ondanks het feit dat hij ooit de hoogste kijkcijfers aller tijden scoorde.

16.4 · Vrijetijdsbesteding

> Henny Huisman kon gaan en was teleurgesteld. 'Televisie maken is wat ik het liefst doe en opeens mocht ik het niet meer. Waarom word ik dan niet begrepen en afgeschilderd als iemand die zo nodig op de buis moet? Kom op zeg, dan snap je het gewoon niet.' (Hoebe 2011)

16.4.1 Inleiding

Wat is de betekenis van vrijetijdsbesteding? Waarom vallen veel mensen in een gat als zij niet meer kunnen, mogen of hoeven werken? Hoe komt het dat mensen moeite kunnen hebben met het oppakken van dagbesteding en/of vrijetijdsbesteding als zij te maken krijgen met een gezondheidsbeperking, reorganisatie in een bedrijf of pensionering? Allemaal vragen die een cliënt het beste kan beantwoorden als de ergotherapeut dit onderwerp ook daadwerkelijk centraal stelt tijdens de interventie. In dit hoofdstuk worden handvatten gegeven hoe vrijetijdsbesteding in relatie tot ergotherapie de kwaliteit van maatschappelijke deelname van cliënten kan verbeteren.

De AOTA beschrijft in het OTPF vrijetijdsbesteding als een niet-verplichte activiteit die voortkomt uit innerlijke motivatie, betrokkenheid en keuzevrijheid (AOTA 2014). Ook Sellar en Stanley (2010) definiëren vrije tijd eenvoudig als elke tijd die vrij is van de noodzakelijke levensbehoeften en verplichtingen die worden opgelegd door beroeps- of huishoudelijke werkzaamheden. Vrije tijd is de tijd die gebruikt wordt om vrij te kunnen kiezen welke activiteiten men wil uitvoeren.

16.4.2 De waarde van vrije tijd

Steve Henry en David Alberts hebben samen een *You are really rich*-project opgericht waarin zij mensen willen aanmoedigen niet te veel stil te staan bij verlies maar vooral bij wat ze wel hebben (Henry 2010). In samenwerking met onderzoeksspecialisten van Brainjuicer hebben zij een representatieve groep van duizend mensen gevraagd hoe gelukkig zij werden van vijftig gebeurtenissen. Verder vroegen zij de deelnemers aan de hand van vijf items van monetaire waarde, uitgedrukt als de winst in een loterij (tienduizend of honderduizend euro) te bepalen hoe gelukkig zij van deze winst konden worden. Door deze verschillende beoordelingen te middelen en te vergelijken konden de onderzoekers een schatting maken van welk prijskaartje er aan het onbetaalbare hing.

Vrijen (€ 115.731) op een zonnige dag (€ 98.586) in de buitenlucht (€ 81.741) terwijl je op vakantie bent (€ 100.935) met iemand die van je houdt (€ 181.413) is in totaal € 578.406 waard. En als dit fijne herinneringen oproept, kun je nog eens € 88.461 eraan toevoegen (zie fig. 16.3).

Uit dit onderzoek kan blijken dat een bakker rijker is dan een bankier en een moeder met een gezondheidsbeperking misschien wel rijker dan een ergotherapeut. In vergelijking met wetenschappelijk werk zouden de methode en de bevindingen van Henry en Alberts mogelijk wat minder waterdicht en niet

1. in goede gezondheid:	€ 198.649	26. een luierdagje:	€ 59.871
2. te horen krijgen: 'ik hou van je':	€ 181.413	27. leesvoer:	€ 59.026
3. een stabiele relatie:	€ 170.334	28. weekend voor de deur:	€ 54.740
4. een vredig en veilig land:	€ 142.393	29. iets ondernemen in een bevlieging:	€ 52.281
5. kinderen:	€ 135.951	30. ommetje in het park:	€ 51.708
6. tijd doorbrengen met de familie:	€ 121.052	31. avondstond:	€ 49.861
7. lachen:	€ 118.823	32. de schoonheid om ons heen:	€ 45.888
8. vrijen:	€ 115.731	33. chocola eten:	€ 44.889
9. op vakantie:	€ 100.935	34. er goed uitzien:	€ 41.332
10. genieten van wat rust en kalmte:	€ 98.811	35. het gevoel van vriendschap op het werk:	€ 40.952
11. genieten buiten van het mooie weer zodra dit kan:	€ 98.586	36. fitter en beter voelen:	€ 40.667
12. op het platteland:	€ 96.885	37. cadeau krijgen:	€ 40.376
13. even wat tijd voor jezelf:	€ 88.614	38. religie:	€ 40.183
14. leuke belevenissen:	€ 88.461	39. jouw verjaardag:	€ 39.096
15. huisdieren:	€ 86.504	40. fijne buren:	€ 37.068
16. in de buitenlucht:	€ 81.741	41. iets doen voor de samenleving:	€ 37.032
17. vakwerk:	€ 77.744	42. koken:	€ 35.142
18. hobby:	€ 77.045	43. musiceren:	€ 33.009
19. naar muziek luisteren:	€ 75.705	44. genieten van je lievelingsdrankje:	€ 32.616
20. omgaan met vrienden:	€ 69.582	45. je favoriete team aanmoedigen:	€ 32.010
21. oost, west, thuis best:	€ 68.963	46. teamsporten:	€ 25.823
22. iets nieuws leren:	€ 66.188	47. naar de bioscoop gaan:	€ 23.777
23. smakelijk eten:	€ 64.505	48. ochtendstond:	€ 19.417
24. creatief bezig zijn:	€ 62.783	49. stappen met je beste vrienden:	€ 14.652
25. iemand een gunst verlenen:	€ 62.711	50. het stadsleven:	€ 12.304

Figuur 16.3 Prijskaartje van het onbetaalbare. Bron: Henry (2010)

even accuraat kunnen zijn. Maar hun intentie verschilt van die van de meeste academici: academici willen advies geven ten behoeve van maatschappelijke beleidsplannen, terwijl Henry en Alberts een maatschappelijk debat willen opstarten – een debat over de waarde van alledaags genot dat voor iedereen voorhanden is en dat wij vaak als vanzelfsprekend ervaren.

16.4.3 Vrije tijd voor iedereen

Vrije tijd is een breed begrip. De een heeft er wat meer van dan de ander en we vullen de vrije tijd allemaal op een andere manier in. Sporten, uit eten of op vakantie gaan. Genieten van cultuur, natuur of een mooie stadswandeling. Dingen doen die je leuk vindt. Het is een goede manier om je te ontspannen, inspiratie en energie op te doen, tijd met elkaar door te brengen en nieuwe mensen te ontmoeten. Dat geldt ook voor mensen met een gezondheidsbeperking. Daarom is het belangrijk dat alle voorzieningen voor iedereen toegankelijk zijn (Zet 2015). Bij toegankelijke vrije tijdsbesteding denk je al gauw aan rolstoelen, invalidentoiletten en trapliften, maar het scala aan voorzieningen is volgens Zet veel breder. Denk aan duidelijke markeringen voor slechtzienden, een bak water voor de hulphond of de ringleiding in het theater. Het kan gaan om kleine investeringen die toch veel betekenen voor de gasten. Vaak zijn het niet de fysieke ingrepen die het verschil maken, maar de bejegening. Uiteindelijk is het een kwestie van gastvrijheid, van maatwerk en kwaliteit. Dat is wat uiteindelijk iedereen wil.

Een wereld te winnen

Organisatie Zet (2015) beschrijft ook dat in het nieuwe bestuursakkoord van Gedeputeerde Staten in Brabant er ruim aandacht is voor 'Samen doen.' 'Samen doen begint bij meedoen, en een van de randvoorwaarden hiervoor is toegankelijkheid', aldus Henri Swinkels, gedeputeerde Leefbaarheid en Cultuur van de provincie Noord-Brabant. Naast mensen met een lichamelijke of verstandelijke beperking signaleert Swinkels nog een grote groep kwetsbaren die niet vanzelfsprekend deel uitmaakt van de samenleving: de mensen die het financieel moeilijk hebben. 'Armoede beperkt mensen even goed in het kunnen meedoen, ook op het gebied van sport, cultuur en andere vormen van vrijetijdsbesteding.' Wat dat betreft ziet Swinkels armoede ook als een beperking en bron van uitsluiting. 'Ook voor deze groep mensen is het belangrijk dat we meer oog en oor hebben. Want net als een beperking heeft armoede nooit vakantie.'

Als het gaat om toegankelijk recreëren kunnen we in Nederland nog heel wat leren van onze zuiderburen. Het is er een speerpunt van beleid en ondernemers worden actief gestimuleerd en ondersteund door de overheid. Volgens Mieke Broeders van het Agentschap Toegankelijk Vlaanderen is het ook een kwestie van normaliseren: 'Maak het aantrekkelijk en toegankelijk voor iedereen' (Zet 2015).

16.4.4 Vrijetijdsbesteding en bouwstenen voor geluksmomenten

Met 4,1 miljoen leden is de Algemene Nederlandse Wielrijders Bond (ANWB) de grootste vereniging van Nederland. De eerste associaties zijn fietsen, auto's en pechhulp, maar de ANWB heeft een veel breder pakket van activiteiten, zoals het maken van uitstapjes.

Uitstapjes mogen volgens Van Berkel geluksmomenten opleveren. Waar deze aan kunnen voldoen, onderzocht de ANWB in 2015. Uit onderzoek van het Centre of Expertise Leisure, Tourism and Hospitality (CELTH) bleek wat het fundament is voor het beleven van geluksmomenten: het 'onbezorgd' kunnen deelnemen aan uitjes en weten dat alles goed geregeld is, dat je gastvrij ontvangen wordt, dat er op je gerekend wordt en dat je ertoe doet. Daarnaast wees het onderzoek op drie belangrijke bouwstenen voor geluksmomenten, menselijke behoeften waar je op kunt inspelen.
- 'Samen verbonden zijn' wordt vooral in gezinsverband als heel belangrijk ervaren. Denk bijvoorbeeld aan een opa die iets vertelt over vroeger en zo samen met zijn familie de nostalgie herbeleeft.
- 'Beleving en verwondering. Mensen willen zich laten verbazen.
- 'Vrij en ontspannen'. Loskomen van de sleur van alledag en zonder beperkingen dingen ervaren.' (Zet 2015)

In die laatste bouwsteen schuilt nogal eens het probleem voor mensen met een gezondheidsbeperking, meent Van Berkel. 'Zij worden geacht zich goed te oriënteren op mogelijkheden, anders is er onzekerheid en het risico van onverwachte obstakels. Onrust is niet wat je wilt op een onbezorgd dagje uit.'

Een dagje uit

In april 2016 ben ik vanuit de ergotherapie samen met een 65-jarige eenzame man naar het Marinemuseum in Den Helder geweest. Deze man in een scootmobiel kon door zijn gezondheidsbeperking veel onderdelen van het museum niet bezoeken. Enkele onderdelen van het museum waren toegankelijk met een keurig beschikbare rolstoel van het museum. Meneer werd erg vriendelijk geholpen door vrijwilligers van het museum bij gebruik van de goederenlift. Verschillende keren hoorde ik hem deze ochtend zeggen: 'Maar jullie kunnen toch wél daar naar binnen gaan.' Het meest indrukwekkende wat mij bijbleef is zijn teleurgestelde gezicht omdat meneer ook niet een kopje koffie kon drinken op de restaurantboot. Na de zoveelste obstakel hebben we dichtbij het museum een restaurant gevonden om koffie te drinken. Zijn scootmobiel kon heel begrijpelijk niet naar binnen en bleef buiten staan. Samen met iemand anders heb ik hem naar binnen begeleid. Eindelijk kon ik begrijpen waarom hij drie weken daarvoor vertelde weinig zin te hebben om de deur uit te gaan. Niet in de eerste plaats in verband met een ingeschat motivatieprobleem, maar vooral vanwege de vele obstakels in de maatschappij.

16.4.5 Vrije tijd als resterende tijd, activiteit of ervaring

Voor veel mensen is vrije tijd een centraal en zeer gewaardeerd onderdeel van het leven. Het helpt mensen hun stress te verminderen, het draagt bij aan de identiteit van mensen en het geeft mogelijkheden voor *occupational balance* en welzijn (Bona 2000). In onze westerse samenleving, met haar werkgeoriënteerde cultuur, wordt vrijetijdsbesteding echter minder belangrijk gevonden dan werk en van oudsher gezien als genotzuchtig, onproductief en zelfs zondig. Tot op zekere hoogte gaan ergotherapeuten daarin mee door de nadruk te leggen op het belang van werk in plaats van vrije tijd en door te focussen op assessments en interventies gericht op leren/werken en wonen/zorgen (Sellar en Stanley 2010). Dit heeft erin geresulteerd dat vrije tijd minder aandacht krijgt dan het verdient. Sellar en Stanley beschrijven drie visies op het begrip vrije tijd. Vrije tijd als resterende tijd, als activiteit of als ervaring.

Vrije tijd als resterende tijd

Vrije tijd als resterende tijd is misschien wel de meest gebruikte visie op vrije tijd. De resterende tijd betreft alle tijd die vrij is van noodzakelijke levensbehoeften en verplichtingen die worden opgelegd door beroeps- of huishoudelijke werkzaamheden. Daarbij gaat men ervan uit dat tijd duidelijk kan worden verdeeld in productieve tijd of vrije tijd en dat er op elk moment slechts één activiteit wordt uitgevoerd.

Vrije tijd als resterende tijd heeft ook een andere kant. Voor mensen zonder mogelijkheid tot vervoer, financiering, gemeenschappelijk hulpbronnen of sociale netwerken is vrije tijd allesbehalve ontspannen. Werkzoekenden, ouderen, mensen met een gezondheidsbeperking of mensen die op de vlucht zijn, worden vaak geconfronteerd met een overmaat aan vrije tijd (Sellar en Stanley 2010). Mensen vervelen zich in hun vrije tijd (*leisure boredom*). Een kwalitatief onderzoek onder jongeren in Zuid-Afrika laat zien dat zij vaak niets te doen hebben. Het sociale milieu waarin zij opgroeien draagt bij aan handelingsdeprivatie (*occupational deprivation*) en gebrek aan evenwicht in de tijdsbesteding, waardoor ze weinig doen en de verveling in stand gehouden wordt. De participanten in het onderzoek hangen veel rond op straat, wat het mogelijk maakt om te *socialisen*, maar wat ook bijdraagt aan hun verveling. Verveling in de vrije tijd is van invloed op het ervaren van gezondheid en welzijn. Een ergotherapie-interventie gericht op het samen met de persoon invulling geven aan dagbesteding, kan een positieve bijdrage leveren aan gezondheid en welzijn, zodat mensen weer in staat zijn deel te nemen aan maatschappelijke activiteiten (Wegner 2011).

Vrije tijd als activiteit

Vrije tijd kan ook omschreven worden als activiteiten die gerelateerd zijn aan ontspanning voor individu, gemeenschap of samenleving. Een belangrijk knelpunt bij vrije tijd als een vorm van activiteit of tijd is dat geen rekening wordt gehouden met de omgevings- en psychosociale factoren die van invloed zijn op hoe we ons voelen tijdens het uitvoeren van vrije tijdsactiviteiten. Genieten van het samenzijn met vrienden kan omschreven worden als vrije tijd. Aan de andere kant kan het bijwonen van een verplicht samenzijn met een vriend of familielid allesbehalve ontspannen zijn. Dit kan toch meer omschreven worden als productiviteit met als doel familie- en sociale contacten te onderhouden (Sellar en Stanley 2010).

Vrije tijd als ervaring

Vrije tijd kan overal en op elk moment gedurende het dagelijks handelen ervaren worden, zolang het individu subjectief de ervaring van vrije tijd heeft; het gaat om de ervaren betekenis van de activiteit voor de betreffende persoon (Sellar en Stanley 2010).

16.4.6 Tijdsbesteding

Gelet op de besteding van de vrije tijd zijn Nederlanders gemiddeld minder tijd kwijt aan verplichtingen dan inwoners van andere Europese landen. Aan televisiekijken, lezen, radio en muziek luisteren, op de computer bezig zijn, gamen, hobby's en spelletjes, sport en bewegen, cultuur en vermaak en uitrusten besteden Nederlanders per dag 4:03 uur, dat is 16 minuten meer dan het gemiddelde in de onderzochte landen. Nederlanders hechten veel waarde aan vrije tijd; na de sociale contacten vinden zij ontspanning en hobby's het belangrijkste in het leven. Het hebben van voldoende vrije tijd wordt in Nederland door 92 % van de respondenten essentieel genoemd voor een goed leven (Cloin et al. 2011).

16.4.7 De 'vrijetijdervaring'

Hoe vrije tijd echt ervaren wordt is heel persoonlijk. De volgende vijf thema's spelen een rol bij hoe mensen vrije tijd ervaren (Sellar FLCE aan auteurs: 2010).

Ervaren van vrijheid

Een belangrijk aspect van vrije tijd is dat mensen dat ervaren als vrijheid en het dus niet hebben van verplichtingen. Het geeft mensen de ruimte om echt hun eigen keuzes te maken ten aanzien van wat ze willen doen en hoe ze het willen doen. Uit een onderzoek onder ouderen in Australië blijkt dat de participanten pas echt genieten van hun vrije tijd als de activiteiten die ze ondernemen een doel dienen of ergens aan bijdragen. Participanten wilden vrijheid verdienen en ervaren dat vrije tijd productief was (Sellar en Boshoff 2006).

Een innerlijke ervaring

De betrokkenheid in werk, onderzoek of andere productieve activiteiten geeft mensen een externe beloning, bijvoorbeeld salaris of sociale status. Bij de invulling van vrije tijd gaat het vooral om de innerlijke ervaring. Resultaten van vrije tijd zoals een schilderij, een gezonder lichaam of opgedane kennis zijn uitkomsten van schilderen, sporten of lezen, maar zijn niet de primaire redenen om die activiteiten te ondernemen. Niet het product, maar de ervaring van het proces geeft de waarde aan van de innerlijke ervaring van de vrijetijdsbesteding (Sellar en Stanley 2010).

Genieten en plezier hebben

Vrijetijdsbesteding is aangenaam, dit wil niet zeggen dat de vrije tijd alleen maar leuk is. Het beklimmen van de Mont Ventoux op de racefiets is afzien, maar de ervaring de top te bereiken met daarna de afdaling zijn zo geweldig dat mensen deze activiteit met plezier ondernemen (Sellar en Stanley 2010).

Ontspanning

Ontspannen is een essentieel onderdeel van vrijetijdsbesteding en is vaak een onderwerp van gesprek als mensen het hebben over vrije tijd. Ontspannen wordt vaak gerelateerd aan een meer inactieve manier om de vrije tijd door te brengen, zoals lezen en een film kijken. Maar veel mensen vinden ook ontspanning in actieve vormen van vrijetijdsbesteding zoals bergbeklimmen, beeldhouwen en werken in de tuin. Ontspanning is een belangrijke uitkomst van vrijetijdsbesteding, maar is niet het primaire doel. De ervaring van ontspanning na een geleverde inspanning is secundair, maar zeer de moeite waard.

Flow en vrije tijd

Iedereen heeft wel eens momenten waarbij de dagelijkse bezigheden worden vergeten door een unieke ervaring. Een moment dat je helemaal in een gebeurtenis opgaat en alles om je heen vergeet. Een gevoel van inspiratie en heerlijk bezig zijn. Dit zijn momenten die men *flow* noemt. Emerson (1998) beschrijft dat de flowtheorie overeenkomt met de uitgangspunten van het beroep ergotherapie. Csíkszentmihályi gaat ervan uit dat de basis van het menselijke welzijn is gelegen in de ervaring van geconcentreerd werken aan 'een taak' die de (volle) aandacht vasthoudt. Voldoende evenwicht tussen de eisen die de taak stelt en de eigen bekwaamheden (vaardigheden) is daarbij van belang in relatie tot vrije tijd.

Sellar en Stanley (2010) beschrijven dat Lefevre (1988) onderzocht heeft dat mensen tijdens hun werk 54 % flow ervaren en maar 17 % tijdens vrijetijdsbesteding. Daarnaast ervoer 52 % van de participanten lusteloosheid tijdens vrijetijdsbesteding en 16 % tijdens hun werk. Ondanks deze resultaten zijn deze mensen meer gemotiveerd voor vrijetijdsbesteding dan voor hun werk. Waarom zijn mensen gemotiveerd voor activiteiten die de ervaring van lusteloosheid bevorderen? Een theorie is dat flow veel fysieke en mentale energie verbruikt. Daarom zijn mensen als zij niet werken op zoek naar activiteiten zoals slapen, televisie kijken en vrienden opzoeken, die hen in staat stellen om te recreëren en te herstellen.

16.4.8 *Occupational balance*: de balans tussen productiviteit en vrije tijd

Wilcock introduceerde in 1998 het begrip *occupational balance*. Het hebben van een evenwicht tussen werk en vrije tijd houdt mensen fysiek en mentaal gezond. De verschillende mogelijkheden van vrijetijdsbesteding krijgen daardoor en onder invloed van veranderingen in de werktijd steeds meer aandacht. Vrije tijd is tegengesteld aan werktijd. Voor wie niet (meer) actief kan deelnemen aan het arbeidsproces, denk aan ouderen en mensen met een arbeidsbeperking, ontstaat vaak gedwongen vrije tijd. De disbalans tussen werk en vrije tijd kan onder invloed van de maatschappelijke norm leiden tot een gebrek aan voldoening en kan daarmee het gevoel van zelfwaardering en persoonlijke effectiviteit negatief beïnvloeden. Deelname aan het maatschappelijk leven geeft voldoening en draagt bij aan welzijn en kwaliteit van leven (Rademaker 2003). Majnemer (2010) geeft het belang aan van *occupational balance* als onderwerp in de ergotherapie-interventie. Ergotherapeuten kunnen samen met de cliënt een evenwicht stimuleren tussen de 'moeten-doen'-activiteiten (die vaak als prioriteit worden aangemerkt in de ergotherapeutische interventies) en de 'zou-willen-doen'-activiteiten ter bevordering van welzijn en maatschappelijke betrokkenheid. Aansluiting vinden bij wenselijke vrijetijdsbesteding bevordert volgens Majnemer de keuze en een gevoel van controle van de cliënt. Ergotherapeuten hebben de kennis en vaardigheden om te werken met individuen, organisaties en populaties om te pleiten voor beleidsveranderingen ten behoeve van de participatie van mensen met functionele beperkingen.

Ook Zuzanek (2011) beschrijft dat ergotherapeuten zich samen met de cliënt kunnen richten op het mogelijk maken van balans in de levensstijl, tijdsbesteding en de kwaliteit van leven van de cliënt. Inzicht in de relatie tussen vrije tijd en werk is een integraal onderdeel om een gezonde levensstijl mogelijk te maken. Overwerk leidt vaak tot verhoogde stress, die kan bijdragen aan overbelastings- of spanningsgerelateerde ziekten. Aan de andere kant kan een gebrek aan zinvol werk of vrije tijd ook tot een slechte gezondheid leiden.

16.4.9 Vrije tijd en de huidige opvattingen over doen, zijn, worden, en erbij horen

Doen (*doing*)

Doen is het concept waarmee ergotherapeuten zich het meest comfortabel voelen. Definities vanuit de praktijk richten zich voornamelijk op deelname aan activiteiten gericht op het werk, school, zelfzorg en vrije tijd (Forhan 2010). Wilcock (2006) geeft echter aan dat het belangrijk is de vaardigheden en capaciteiten van cliënten gericht op de toekomst te benutten. Wilcock benadrukt dat ergotherapeuten een belangrijke rol kunnen vervullen en betekenisvol kunnen zijn voor de persoon, ook gericht op vrijetijdsbesteding.

Zijn (*being*)

Rollen die mensen kiezen of hebben zijn ook nauw verbonden met het 'zijn'. Rollen die maatschappelijke waarde hebben, worden vaak ervaren als bijzonder motiverend en betekenisvol (Wilcock 2006).

Worden (*becoming*)

Deze dimensie richt zich op het veranderen en ontwikkelen (Hitch et al. 2014). Hierbij gaat het om de veranderingen in de tijd gericht op een continuïteit en vooruitgang. Het richt zich op de individuele sterke punten en belemmeringen op alle terreinen van het leven, dus ook vrijetijdsbesteding (Gunnarsson et al. 2010). Maar deze dimensie richt zich niet altijd op verbeteren. In sommige omstandigheden richt het zich op beheersen en aanvaarden.

Behoren tot (*belonging*)

Deze dimensie richt zich volgens Hitch en collega's (2014) op sociale interactie, wederzijdse steun, vriendschap, een gevoel van integratie en markeert de bevestiging van anderen (Hammell 2004; Lexell et al. 2011; Pickens et al. 2010). Behoren tot een sociaal netwerk is hierbij belangrijk. Groepsactiviteiten zijn bijvoorbeeld van belang voor mensen met ernstig psychiatrische problematiek. Deze activiteiten kunnen zowel sociale als motiverende voordelen voor deze mensen opleveren. (Alexandratos et al. 2012).

Een goed begrip van de dimensies doen, zijn, worden en behoren draagt bij aan een gemeenschappelijke taal voor ergotherapeuten die werken aan maatschappelijk herstel en participatie, zoals vrijetijdsbesteding.

16.4.10 Ergotherapeutische instrumenten bij vrijetijdsbesteding

In Zwitserland is onderzocht in hoeverre de vrijetijdsbesteding onderwerp is van de ergotherapie-interventie (Métral et al. 2008). Daaruit kwam naar voren dat deelname aan vrijetijdsactiviteiten voor mensen met een hemiplegie sterk was verminderd. Er was een grote discrepantie tussen de ervaring van ergotherapeuten en cliënten. Van de deelnemende ergotherapeuten gaf 87 % aan vrijetijdsbesteding als doel te hebben, terwijl deze doelen volgens 55 % van de cliënten bereikt werden. Ergotherapeuten denken het onderwerp van vrijetijdsbesteding vaak samen met cliënten aan te pakken, terwijl de doelstellingen maar met een beperkt aantal mensen bereikt worden.

In de *Ergotherapierichtlijn CVA* (Steultjens et al. 2013) staat beschreven dat uit onderzoek is gebleken dat na vijf jaar na een CVA nog 60 % van de cliënten op de een of andere manier beperkt blijft in ontspanningsactiviteiten (Teasdale en Engberg 2005). Tevens is 34 % van de cliënten een jaar na een CVA ontevreden over hun situatie omtrent ontspanning (Hartman-Maeir et al. 2007). Een jaar na het CVA worden hiaten in de dagbesteding gerapporteerd door 87 % van de CVA-cliënten (Eriksson et al. 2012).

Cliënten na een CVA hebben een significante afname van deelname in ontspannende activiteiten die relatief veel inspanning vragen (bijvoorbeeld wandelen, hardlopen, zwemmen, fietsen en tuinieren). Dit is in kaart gebracht door middel van de Activity Card Sort (ACS). De verminderde deelname aan deze activiteiten vindt plaats, ongeacht leeftijd, geslacht, afkomst, opleidingsniveau of het functioneringsniveau van de cliënt. De hoeveelheid afname van activiteiten varieert van de helft tot een kwart (Hildebrand et al. 2012).

Naast de ACS kunnen ergotherapeuten ook met andere assessments informatie verzamelen over de betekenis van vrijetijdsbesteding in verleden, heden en toekomst. Enkele instrumenten om vrijetijdsbesteding van cliënten te inventariseren zijn:

- Modified Interest Checklist (MNPS) (Nilsson en Fisher 2006);
- Children's Leisure Assessment Scale (CLAS) (Rosenblum et al. 2010);
- Le Profiel du Loisir (profiel voor vrijetijdsbesteding) (Dutil et al. 2007);
- Nottingham Leisure Questionnaire (NLQ) (Drummond en Walker 1995);
- Perceive Recall Plan and Perform System (PRPP) (Chapparo en Ranka 2008);
- Activity Card Sort Nederland (ACS-NL) (Poerbodipoero et al. 2015).

16.4.11 Vrijetijdsbesteding en participatiebevordering: het participatiewiel

Het participatiewiel is een instrument voor participatiebevordering, speciaal gemaakt voor beleidsmakers en activeerders (Movisie 2015). Dit instrument brengt zes doelgebieden van de burgers in kaart:
1. zelfstandig functioneren
2. sociale contacten
3. maatschappelijk deelnemen
4. maatschappelijk bijdragen
5. opdoen van vaardigheden
6. betaald werk.

Het wiel helpt inzicht te krijgen in de situatie van de persoon, doelen te formuleren en een passend aanbod te creëren. Het participatiewiel kan helpen de koers te bepalen en een brede visie op participatie te ontwikkelen. Iedereen kijkt op zijn eigen manier naar participatie en het wiel helpt om deze diversiteit aan invalshoeken bespreekbaar te maken en overzichtelijk in kaart te brengen. Hierbij staat de burger centraal, als spil in het participatiewiel. Het wiel maakt in een oogopslag helder welke participatiewetten elkaar raken en overlappen. De Wmo en het participatiebudget raken elkaar zelfs op vijf van de zes doelen in het wiel. Dit maakt duidelijk dat samenwerking tussen gemeentelijke afdelingen veel oplevert, bijvoorbeeld het voorkomen van dubbel aanbod en hiaten in het aanbod. Het wiel is een eyeopener voor de noodzaak van samenwerking. Daarnaast kan wellicht dubbele financiering van activiteiten voorkomen worden en levert het inzicht uiteindelijk besparingen op.

Participatiebevordering richt zich in de praktijk op een breed palet: economische participatie, maatschappelijke participatie, beleidsparticipatie en cliëntenparticipatie. Participatiebevordering richt zich op kwetsbare en weerbare burgers. Het gaat om het stimuleren van mensen actief te zijn in eigen wijk, stad of maatschappelijke organisaties.

Startvraag is wat de ergotherapeut de kwetsbare burgers wil bieden en of het aanbod dat er nu ligt daarvoor voldoende is. Ook kan worden besproken op welke manier verbindingen gelegd kunnen worden tussen het beleid en de uitvoering van de verschillende betrokkenen. Het participatiewiel maakt de breedte van het begrip participatie duidelijk en maakt duidelijk op welke manier de verschillende betrokkenen daaraan een bijdrage leveren.

Er is onderzoek gedaan naar de mate van participaptie bij 2008 cliënten van organisatie Kwintes. In dit onderzoek Arp et al. (2015) is duidelijk geworden dat er bij de meeste cliënten sprake is van een sociaal isolement. Een derde van de cliënten verwacht in niveau te stijgen, terwijl de helft verwacht op dezelfde positie te blijven. Naast blijvend investeren in herstelondersteuning, is meer aandacht noodzakelijk voor deze ondersteuning en begeleiding, zeker voor mensen die een geïsoleerd leven hebben.

Ook het sociaal isolement van ouderen is moeilijk te doorbreken. In 2015 heeft Machielse over dit onderwerp onderzoek gedaan namens Movisie. Het onderzoek gaat over de effectiviteit van hulp aan sociaal geïsoleerde ouderen met hardnekkige en complexe problematiek. Onderzoeker Machielse zegt hierover:

> 'Het lukt deze sociaal geïsoleerde ouderen niet meer om nieuwe betekenisvolle contacten te leggen of mee te doen aan allerlei sociale activiteiten. Daar is hun isolement te hardnekkig voor. Ze zijn in de loop van de tijd gewend geraakt aan hun isolement en hebben zo hun eigen routines ontwikkeld om met die situatie om te gaan (Machielse 2015).

De ouderen hebben zich teruggetrokken en vermijden contact met anderen, vaak uit onvermogen:

> Ze hebben te vaak ervaren dat het hen niet lukt om contacten met anderen te leggen, ze zijn onzeker over zichzelf, voelen zich niet begrepen en willen niet voortdurend met hun eigen sociale onvermogen geconfronteerd worden (Machielse 2015).

Uit het onderzoek blijkt dat het sociaal isolement door sociale interventies niet altijd kan worden opgelost. Toch levert professionele hulpverlening voor deze ouderen belangrijke resultaten op. Volgens Bool, adviseur van het onderzoeksprogramma 'Effectieve sociale interventies' bij Movisie, gaat het om onderdelen die wel effect opleveren:

> Mensen in een sociaal isolement hebben geen sociaal netwerk of enige vorm van steun. Ze zijn daarom volledig aangewezen op professionele hulp als ze hulpbehoevend worden. Hulpverleners kunnen praktische problemen aanpakken, fungeren als aanspreekpunt en ze vormen een vangnet.

Hierdoor kunnen de ouderen hun leven beter aan en kan verergering van de situatie worden voorkomen. Het onderzoek leert dat de sociale sector een brede blik nodig heeft op het thema sociaal isolement en dat er geen standaardoplossingen voor dit probleem zijn.

Box 16.2

Sociaal isolement

Afgelopen jaren is ook bij Ergotherapie Noord-Holland het sociale isolement van cliënten met een verslavingsachtergrond en/of dubbele diagnostiek aangepakt. Er is geëxperimenteerd en er zijn verschillende groepen gestart zoals bijvoorbeeld een fitnessgroep, zwemgroep, creatieve groep en koffiegroep. Het is erg moeilijk om het sociale isolement van deze mensen te doorbreken. De meeste activiteiten zijn inmiddels gestopt, behalve de koffiegroep. Deelname aan georganiseerde activiteiten in de maatschappij, werd bij de meeste cliënten niet of nauwelijks gehaald. Een duidelijke oorzaak zou kunnen zijn dat de meeste cliënten moeite hebben met het beheersen van executieve vaardigheden, maar ook sociale angst speelt bij vele cliënten een grote rol.

16.4.12 Vrijetijdsbesteding bij de persoon (systeem), organisatie en populatie

De persoon en zijn systeem

Bij de ergotherapie-interventie op het niveau van de persoon en zijn systeem wordt cliëntgecentreerd gewerkt. Hierbij wordt uitgegaan van de wensen en interesses van de persoon en zijn systeem. Activiteiten ten aanzien van de vrijetijdsbesteding worden als middel en als doel in de interventie gebruikt (*occupation as means and end*) (Polatajko et al. 2013). In de interventie wordt aandacht besteed aan het tijdsaspect, aan het aanpassen van de omgeving en/of het handelen en aan vervanging van activiteiten.

Het tijdsaspect gaat over hoe mensen hun tijd op een dag besteden en/of ze tijd kunnen vrijmaken voor vrijetijdsbesteding (*occupational balance*) (Hulstein-Van Gennep en Hove-Moerdijk 2008).

Mieke

Sinds januari 2016 komt Mieke (inmiddels al) zes weken naar de koffiegroep in buurthuis 't Ambacht. Deze groep wordt gefaciliteerd door een ergotherapeut van Ergotherapie Noord-Holland. Tijdens deze groepsbijeenkomst vertelt zij over over haar interesse om meer onder de mensen te zijn. Mieke voelt zich thuis sterk eenzaam en heeft naast angstproblematiek ook een medicijnverslaving gericht op morfineafhankelijkheid. De eerste paar weken was Mieke tijdens de koffiegroep erg onzeker en zenuwachtig. Maar afgelopen week vertelde zij vol trots dat ze volgende week voor enkele uren per week gaat re-integreren bij haar huidige werkgever.

Organisatie

Op het niveau van de organisatie kan de ergotherapie-interventie ten aanzien van de vrijetijdsbesteding gericht zijn op een groep mensen in een instelling. Bijvoorbeeld in een woongroep voor mensen met een verstandelijke beperking kan gekeken worden of er een gezamenlijke recreatieve activiteit ondernomen kan worden. De ergotherapeut kan daarbij een coachende en ondersteunende rol hebben.

Koffiedrinken in buurthuis

De koffiegroep in buurthuis 't Ambacht in Alkmaar, waar Mieke heen gaat, is een praktisch voorbeeld van een activiteit waarbij in de basis de participatie centraal staat. De meeste bezoekers aan de groep zijn sociaal geïsoleerd. De bezoekers hebben meestal wel contact met familieleden, hebben weinig tot geen vrienden en hebben vaak moeite met deelname aan georganiseerde activiteiten in de maatschappij. De koffiegroep is een opstap om lotgenoten te ontmoeten en een mogelijkheid om deze sociale isolatie te doorbreken. Een bezoeker van de groep, en tevens ervaringsdeskundige, is aan het uitzoeken of de koffiegroep als een zelfstandige organisatie c.q. vereniging kan functioneren. Inmiddels nemen verschillende cliënten deel aan andere activiteiten binnen het activiteitenprogramma van het buurthuis zoals koor en het eetproject.

Populatie

Op het niveau van de maatschappij behoren mensen allemaal tot meerdere gemeenschappen. De essentie van een gemeenschap is dat er iets wordt 'gedeeld'. Bij het werken met gemeenschappen/populaties kan vrijetijdsbesteding ook een onderwerp zijn. Groepen die een handelingsvraagstuk kunnen hebben zijn bijvoorbeeld mensen die samen sporten, een kaartclub, de kerkgemeenschap, de groep hangjongeren die iedere avond samenkomt op een bepaalde plek in het dorp of een groep werknemers die nachtdiensten in de haven draait.

> **Buurthuis 't Ambacht**
> Vanaf 2013 is het buurthuis 't Ambacht in Alkmaar noodgedwongen zelfstandig geworden. Door de strenge bezuinigingen hebben vele buurthuizen noodgedwongen hun deuren moeten sluiten. Enkele bewoners rondom de Ambachtswijk in Alkmaar hebben hun krachten gebundeld. Binnen dit buurthuis zijn verschillende gemeenschappen actief en worden er activiteiten en materialen met elkaar gedeeld. Er zijn bijvoorbeeld verschillende koren actief, pottenbakgroepen, zumba en een bridgeclub. Elke dinsdagavond is er een dinerproject waar mensen uit de buurt betaalbaar een driegangendiner kunnen eten. Er is zelfs een kerkgenootschap actief op de zondagochtend. De koffiegroep, die gefaciliteerd wordt door Ergotherapie Noord-Holland, heeft inmiddels ook al drie jaar een eigen waardige plek binnen dit buurthuis. Inmiddels is het buurthuis een samenwerking aangegaan met Mare Nostrum, het grootste wijkcentrum van Alkmaar.

16.5 Discussie

Ergotherapeuten richten zich op het dagelijks handelen van mensen. Een van de kerntaken van de ergotherapeut is mensen met een beperking begeleiding te bieden naar vrijetijdsbesteding. Toch worden door veel ergotherapeuten doelen op het gebied van vrijetijdsbesteding te weinig uitgediept (Métral et al. 2008).

Hoe beleeft een cliënt vrijetijdsbesteding? Waar loopt iemand tegen aan? En vooral: waarom heeft een cliënt zoveel belemmeringen of weerstand? Veel cliënten kunnen door verschillende oorzaken belemmerd worden of vastlopen in het deelnemen aan de maatschappij. Veel cliënten ervaren angst en weerstand als zij activiteiten in de maatschappij ondernemen (Taam 2010). Op basis van verschillende onderzoeken schat Tilburg (2007) dat 30 % van de volwassen Nederlanders eenzaam is. Twee derde van hen is matig eenzaam en een derde is sterk eenzaam. Dat betekent dat ongeveer 10 % van de volwassen Nederlanders sterk eenzaam is. Uit ervaring blijkt dat veel cliënten in een algemeen gesprek over vrije tijd zich in eerste instantie niet kwetsbaar opstellen.

Volgens Rademaker (2016) beschikt een actieve cliënt over de juiste gezondheidsvaardigheden; hij kan lezen en schrijven en informatie verwerken, begrijpen, keuzes maken en toepassen. Helaas is er in ons land een grote groep mensen die laaggeletterd is. Zij hebben deze vaardigheden niet en zijn niet in staat om etiketten op medicijnen en folders te lezen, formulieren te begrijpen of in te vullen en borden en wegwijzers in ziekenhuizen te lezen. Vooral mensen met een lagere opleiding en een lagere sociale status hebben hier last van. Bij complexer gedrag zoals meebeslissen over een behandeling en zelfmanagement spelen ook psychische en sociale aspecten een belangrijke rol. Dan gaat het over eigenschappen als motivatie en zelfvertrouwen. Eén van de twee Nederlanders heeft moeite om zelf de regie te voeren op het gebied van gezondheid, ziekte en zorg.

Aandacht besteden aan het maatschappelijk functioneren van een cliënt is daarom een belangrijke stap tijdens het interventietraject. Toch wordt deze stap vaak overgeslagen omdat een cliënt vaak aangeeft geen problemen te ervaren met vrijetijdsbesteding. Veel cliënten geven tijdens een vraag over het onderhouden van sociale contacten als antwoord dat zij daar geen moeite mee hebben. Doorvragen over de gevoelsbeleving van de cliënt en aandacht besteden aan steunpunten in de maatschappij kunnen zichtbare kansen en vernieuwingen bieden voor zowel de cliënt als de ergotherapeut. Wat zijn veilige plekken in de maatschappij en hoe komt het dat mensen met veel moeite uit een sociaal isolement komen. Waarom draait voor vele mensen het participatiewiel niet of komt iemand niet een trede hoger op de participatieladder. Hoe veilig is de maatschappij voor mensen die eenzaamheid zijn en/of in een sociaal isolement zitten.

Door als ergotherapeut de maatschappelijke participatie centraal te stellen en letterlijk in de maatschappij te functioneren (door bijvoorbeeld mee te gaan naar activiteiten van de cliënt), krijgt de ergotherapeut een realistisch beeld hoe vrijetijdsbesteding voor mensen met een gezondheidsbeperking geregeld is en beleefd wordt. Participatieproblemen van cliënten kunnen veel verschillende oorzaken hebben. Deze oorzaken kunnen samen met de cliënt in kaart gebracht worden en omgezet worden in haalbare en betaalbare mogelijkheden. Daarbij is het belangrijk om, naast begeleiding en ondersteuning van individuen, ook maatschappelijke activiteiten te ondernemen en ontwikkelen. Vooral samen met cliënten en organisaties op zoek te gaan naar maatschappelijke kansen.

> **Nog 23 jaar te gaan**
> Op 18 juni 2011 was Henny Huisman jarig: 'Stel dat ik 83 jaar word, dan heb ik nog 23 jaar te gaan, een derde van wat ik nu achter de rug heb. Kostbare tijd dus en daar moet ik nog wel iets van maken. Ik ben nu inmiddels op een leeftijd gekomen dat ik ook volop kan genieten, van mijn vrouw Lia en ons gezin en alles wat ik heb. Zeker van de kleinkinderen, die zo lekker dicht bij ons in de buurt wonen. Juist van die leuke dingen met ze doen, heerlijk. Wat heeft een mens nog meer te wensen aan de vooravond van zijn zestigste verjaardag? (Hoebe 2011).
> 'Wat heeft een mens nog meer te wensen?' Deze zin is voor Henny Huisman een spontaan antwoord. Voor de ergotherapeut en de cliënt kan deze zin een begin zijn van een leuk en uitdagend avontuur. Een avontuur vol kansen.

16.6 Samenvatting

Spelen is de puurste vorm van expressie die kinderen laten zien. Ergotherapeuten zijn bij uitstek geschikt om deze betekenisvolle activiteit voor kinderen verder te exploreren om meer inzicht in de betekenis en de waarde van spel te krijgen. In dit hoofdstuk wordt spel belicht vanuit 'doen', 'zijn', 'worden' en 'erbij horen'. *Playfulness* en *flow* zijn belangrijk voor de spelparticipatie. Ergotherapeutische interventies gericht op kindsysteem, organisaties en populaties en de vaardigheden die hiervoor nodig zijn, worden beschreven. Klinimetrisch onderzoek naar het effect van interventies op het gebied van spel is nodig ten behoeve van betrouwbare en valide instrumenten. Het zoeken van samenwerkingspartners en het bundelen van krachten is van belang om spel stevig op de kaart te zetten. Patiëntenverenigingen en organisaties ter bevordering van spelparticipatie zijn belangrijke partners.

Een van de kerntaken van de ergotherapeut is mensen met een beperking begeleiding te bieden naar vrijetijdsbesteding. Toch worden doelen op het gebied van vrijetijdsbesteding vaak te weinig uitgediept. Hoe beleeft een cliënt vrijetijdsbesteding? Waar loopt iemand tegen aan? En vooral: waarom heeft een cliënt zoveel belemmeringen of weerstand? Door als ergotherapeut de maatschappelijke participatie centraal te stellen en letterlijk in de maatschappij te functioneren (door bijvoorbeeld mee te gaan naar activiteiten van de cliënt), krijgt de ergotherapeut een realistisch beeld hoe vrijetijdsbesteding voor mensen met een gezondheidsbeperking geregeld is en beleefd wordt.

Literatuur

Alexandratos, K., Barnett, F., & Thomas, Y. (2012). The impact of exercise on the mental health and quality of life of people with severe mental illness: a critical review. *British Journal of Occupational Therapy, 75*(2), 48–60.

AOTA. (2014). Occupational Therapy Practice Framework: Domain & process (2nd ed.). *American Journal of Occupational Therapy,, 62*(6), 625–683.

Arp, T., Maurik, G. van, & Niewijk, A. (2015). Kracht en keerzijde van participatie. Participatie en Herstel nummer 4.

Bazyk, S., Stalnaker, D., Llerena, M., Ekelman, B., & Bazyk, J. (2003). Play in Mayan children. *American Journal of Occupational Therapy, 57,* 273–283.

Bedell, G., Coster, W., Law, M., Liljenquist, K., Kao, Y. C., Teplicky, R., et al. (2013). Community participation, supports, and barriers of school age children with and without disabilities. *Archives of Physical Medicine and Rehabilitation, 94*(2), 315–323.

Blesedell-Crepeau, E., Cohn, E. S., & Boyt-Schell, B. A. (2009). *Willard & Spackman's occupational therapy* (11th ed.). Philadelphia (PA): Lippincott Williams & Wilkins.

Bona, L. di. (2000). What are the benefits of leisure? An exploration using the Leisure Satisfaction Scale. *British Journal of Occupational Therapy, 63,* 50–58.

Bronson, M. J., & Bundy, A. C. (2001). A correlational study of a test of playfulness and attest of environmental supportiveness for play. *OTJR Occupation, Participation and Health, 21,* 241–259.

Bundy, A., Nelson, L., Metzger, M., & Bingaman, K. (2001). Validity and reliability of a test of playfulness. *OTJR Occupation, Participation and Health, 2,* 276–292.

Bundy, A. C., Lucket, T., Naughton, G. A., Tranter, P. J., Wyver, S. R., Ragen, J., et al. (2008). Playful interaction: Occupational therapy for all children on the school playground. *American Journal of Occupational Therapy, 62*(5), 522–527.

Bult, M. K., Verschuren, O., Lindeman, E., Jongemans, M. J., Westers, P., Claassen, A., et al. (2008). Play preferences of typically developing children and children with developmental delays between 3–7 years. *OTJR Occupation, Participation and Health, 28,* 19–29.

Bult, M. K., Verschuren, O., Lindeman, E., Jongemans, M. J., Westers, P., Claassen, A., et al. (2013). Predicting leisure participation of school aged children with cerebral palsy: longitudinal evidence of child, family and environmental factors. *Child: Care, health and development, 39*(3), 374–380.

Case-Smith, J., & Miller-Kuhaneck, H. (2008). Play preferences of typically developing children and children with developmental delays between 3–7 years. *OTJR (Thorofare NJ), 28,* 19–29.

Case-Smith, J., & O'Brien, M. C. (Eds.). (2015). *Occupational therapy for children* (7th ed.). St. Louis (MO): Mosby.

Case-Smith, J. (2010). Development of childhood occupations. In J. Case-Smith & M. C. O'Brien (Eds.), *Occupational therapy for children* (6th ed.). St. Louis (MO): Mosby.

CBS. (2010). *Vrijetijdsbesteding en maatschappelijke participatie van jongeren: 2e kwartaalrapport 2010 Landelijke Jeugdmonitor*. Den Haag/Heerlen: Centraal Bureau voor de Statistiek. ▶ https://www.cbs.nl/nl-nl/achtergrond/2010/26/vrijetijdsbesteding-en-maatschappelijke-participatie-van-jongeren–2e-kwartaalrapport–2010-landelijke-jeugdmonitor geraadpleegd mei 2016.

Chapparo, C., & Ranka, J. (2008). *The PRPP system of task analysis: User's training manual*. Sydney: OP Network.

Christiansen, C. H., & Baum, C. M. (1997). *Occupational therapy: Enabling function and well-being* (2nd ed.). Thorofare, NJ: Slack.

Clements, R. (2004). An investigation of the status of outdoor play. *Contemporary Issues in Early Childhood, 5*(1), 68–80.

Cloin, M., Kamphuis, C., Schols, M., Tiessen-Raaphorst, A., & Verbeek, D. (2011). *Nederland in een dag: Tijdsbesteding in Nederland vergeleken met die in vijftien andere Europese landen*. Den Haag: Sociaal en Cultureel Planbureau.

Csíkszentmihályi, M. (1990). *Flow: The psychology of optimal experience*. New York: Harper & Row. [Nederlandse vertaling: Csíkszentmihályi, M. (1999). *Flow: Psychologie van de optimale ervaring*. Amsterdam: Boom.]

Darrah, J., Law, M., Pollock, N., Wilson, B., Russell, D. J., Walter, S. D., et al. (2000). What are the benefits of leisure? An exploration using the Leisure Satisfaction Scale. *British Journal of Occupational Therapy, 63,* 50–58.

Darrah, J., Law, M., Pollock, N., Wilson, B., Russell, D. J., Walter, S. D., et al. (2011). Context therapy: A new intervention approach for children with CP. *Developmental Medicine and Child Neurology, 53*(7), 615–620.

Drummond, A., & Walker, F. M. (1995). A randomised controlled trial of leisure rehabilitation after stroke. *Clin Rehabil, 9,* 283–290.

Dutil, E., Bier, N., & Gaudreault, C. (2007). Le Profil du Loisir, un instrument prometteur en ergothérapie. *Canada Jouanal of Occupational Theraphy, 74*(4), 326–336.

Eden, S., & Huggins, L. (2001). *YMCA Playing to learn: A guide to quality care and education of young children*. Toronto: YMCA of Greater Toronto.

Eriksson, G., Aasnes, M., Tistad, M., Guidetti, S., & Koch, L., von. (2012). Occupational gaps in everyday life one year after stroke and the association with life satisfaction and impact of stroke. *Topics in Stroke Rehabilitation,19*(3), 244–255.

Ewalds, D. (2010). *Vrijetijdsbesteding en maatschappelijke participatie van jongeren. 2e kwartaalrapport Landelijke Jeugdmonitor*. Den Haag/Heerlen: Centraal Bureau voor de Statistiek.

Forhan, M. (2010). Doing, being, and becoming: A family's journey through perinatal loss. *American Journal of Occupational Therapy, 64*(1), 142–151.

Forsyth, R., & Yarvis, S. (2002). Participation in childhood. *Child: Care, Health and Development, 28,* 227–279.

Galuppi, B. (2011). Context therapy: a new intervention approach for children with CP. *Developmental Medicine and Child Neurology, 53*(7), 615–620.

Gagnon, S. G., & Nagle, R. J. (2004). Relationships between peer interactive play and social competence in at-risk preschool children. *Psychology in the Schools, 41*(2), 173–189.

Gunnarsson, A. B., Peterson, K., Leufstadius, C., Jansson, J., & Eklund, M. (2010). Client perceptions of the Tree Theme Method™: A structured intervention based on storytelling and creative activities. *Scandinavian Journal of Occupational Therapy, 17*(3), 200–208.

Hamm, E. M. (2006). Playfulness and the environmental support of play in children with and without development disabilities. *OTJR Occupation, Participation and Health, 26,* 88–96.

Hammell, K. W. (2004). Dimensions of meaning in the occupations of daily life. *Canadian Journal of Occupational Therapy, 71*(5), 296–305.

Harkness, L., & Bundy, A. C. (2001). Playfulness and children with physical disabilities. *OTJR Occupation, Participation and Health, 21,* 73–89.

Hartingsveldt, M. J. van, Logister-Proost, I., & Kinébanian, A. (2011). Beroepsprofiel ergotherapeut: Maatschappelijk relevant! *Wetenschappelijk Tijdschrift voor Ergotherapie, 4*(2), 34–43.

Hartingsveldt, M. J. van, Logister-Proost, I., & Kinébanian, A. (2010). *Beroepsprofiel ergotherapeut*. Utrecht: Ergotherapie Nederland/Boom Lemma.

Hartingsveldt, M. J. van, Houten, J. van der, Leij-Hemmen, I. van der, Velden, M., ten. (2014). *Profiel Specialisatie kinderergotherapeut*. Utrecht: Ergotherapie Nederland.

Hartman-Maeir, A., Soroker, N., Ring, H., Avni, N., & Katz, N. (2007). Activities, participation and satisfaction one-year post stroke. *Disability and Rehabilitation, 29*(7), 559–566.

Henry, A. (2008). Assessment of play and leisure in children and adolescents. In L. D. Parham & L. Fazio (Eds.), *Play in occupational therapy for children* (pag. 95–193). St. Louis: Mosby.

Henry, S. (2010). *You are really rich, you just don't know it yet*. London: Virgin Books.

Hess, L., & Bundy, A. C. (2003). The association between playfulness and coping in adolescents. *Physical & Occupational Therapy In Pediatrics, 23,* 5–17.

Hildebrand, M., Brewer, M., & Wolf, T. (2012). The impact of mild stroke on participation in physical fitness activities. *Stroke Research and Treatment, 2012,* 548682.

Hitch, D. Pépina G., & Stagnittia K. (2014). In the Footsteps of Wilcock, Part Two: The Interdependent Nature of Doing, Being, Becoming, and Belonging. *Occupational Therapy In Health Care, 28*(3), 247–263.

Hoebe, Y. (2011). Waarom word ik niet begrepen? Interview met Henny Huisman. Weekblad Privé, 22 juni 2011.

Hofstede, S. (2010). *Jaarverslag Hogeschool van Amsterdam*. Amsterdam: Hogeschool van Amsterdam.

Hulstein-van Gennep, G. & Hove-Moerdijk, K. ten (2008). De activiteitenweger, methodisch werken aan belastbaarheid. *Nederlands Tijdschrift voor Ergotherapie, 36*(3), 22–25.

Johnson, K., & Klaas, S. J. (2007). The changing nature of play: Implications for pediatric spinal cord injury. *The Journal of Spinal Cord Medicine, 30*(suppl. 1), S71–S75.

Jonsson, H. (2008). A New direction in the conceptualization and categorization of Occupation. *Journal of Occupational Science, 15,* 3–8.

Jones, M., Grogg, K., Anschutz, J., & Fierman, R. (2008). A sip-and-puff wireless remote control for the apple iPod. *Assistive Technology, 20*(2), 107–110.

Ketelaar, M. (2012). Predicting leisure participation of school aged children with cerebral palsy: longitudinal evidence of child, family and environmental factors. *Child: Care, Health and Development, 39*(3), 374–380.

Kinébanian, A., & Stomph, M. (2009). *Diversity matters: Guiding principles on diversity and culture*. Amsterdam: World Federation of Occupational Therapists, 2009. ▶ http://www.wfot.org/ geraadpleegd mei 2016.

Kinébanian, A., & Thomas, C. (1995). *Werken aan arbeidsproblemen, methodische richtlijnen voor Arbeidsrehabili-tatie en Dagbesteding* (pag.175–186). Utrecht: Lemma.

King, G. A., Law, M., King, S., Hurley, P., Hanna, S., Kertoy, M., et al. (2007). Measuring children's participation in recreation and leisure activities: Construct validation of the CAPE and PAC. *Child: Care, Health and Development, 33*(1), 28–39.

Knox, S. (2008). Development and current use of the Revised Knox Preschool Play Scale. In L. D. Parham & L. Fazio (Eds.), *Play in occupational therapy for children* (pag. 55–70). St. Louis (MO): Mosby.

Lefevre, F. (1988). Flow and the quality of experience during work and leisure. In M. Csíkszentmihályi & I. S. Csíkszentmihályi (Eds.), *Optimal experience: Psychological studies of flow in consciousness,* (pag. 307–318). Cambridge (UK): Cambridge University Press.

Letts, L., Rigby, P., & Stewart, D. (Eds.). (2003). *Using environments to enable occupational performance*. Thorofare, NJ: Slack.

Lundberg, N. R., Taniguchi, S., McCormick, B. P., & Tibbs, C. (2011). Identity negotiating: redefining stigmatized identities through adaptive sports and recreation participation among individuals with disability. *Journal of Leisure Research, 43,* 203–225.

Lexell, E. M., Iwarsson, S., & Lund, M. L. (2011). Occupational adaptation in people with multiple sclerosis. *OTJR: Occupation, Participation & Health, 31*(3), 127–134.

Machielse, A. (2015). *Ouderen in sociaal isolement. Ervaren baat van hulp*. Utrecht: Movisie.

Majnemer, A. (2010). Balancing the boat: Enabling an ocean of possibilities. *Canadian Journal of Occupational Therapy, 77*(4), 7.

Media en ICT: Gebruik televisie, krant, pc en internet (2009). Den Haag: Centraal Bureau voor de Statistiek. ▶ http://statline.cbs.nl/StatWeb, geraadpleegd mei 2016.

Métral, M., Wassmer, L., & Bertrand, M. (2008). Participation in leisure activities by patients with hemiplegia is greatly reduced. *Canadian Journal of Occupational Therapy, 75*(5), 272–281.

Movisie. (2015). *Het Participatiewiel*. Utrecht: Movisie.

Nederlands Jeugdinstituut; factsheet mediagebruik kinderen met een LVB. (2015). ▶ http://www.nji.nl/nl/Download-NJi/Publicatie-NJi/Factsheet-Media-en-LVB-kinderen.pdf, geraadpleegd juli 2016.

Nilsson, I., & Fisher, A. G. (2006). Evaluating leisure activities in the oldest old. *Scandinavian Journal of Occupational Therapy, 13*(1), 31–37.

O'Sullivan, C., & Chard, G. (2010). An exploration of participation in leisure activities post-stroke. *Australian Occupational Therapy, 57,* 159–166.

Ergotherapie, Opleiding. (2008). *Activity Card Sort Nederland (ACS-NL)*. Opleiding Ergotherapie: Expertise Centrum Ergotherapie. Amsterdam.

Palisano, R. J., Chiarello, L. A., King, G. A., Novak, I., Stoner, T., & Fiss, A. (2012). Participation based therapy for children with physical disabilities. *Disability and Rehabilitation, 34*(12), 1041–1052.

Parham, L. D. (2008). Play and occupational therapy. In L. D. Parham & L. S. Fazio (Eds.), *Play in occupational therapy for children* (pag. 3–39). St. Louis (MO): Mosby.

Pickens, N. D., O'Reilly, K. R., & Sharp, K. C. (2010). Holding on to normalcy and overshadowed needs: Family caregiving at end of life. *Canadian Journal of Occupational Therapy, 77*(4), 234–240.

Piškur, B., Beurskens, A. J., Jongmans, M. J., Ketelaar, M., Norton, M., Frings, C. A., et al. (2012). Parent's actions, challenges, and needs while enabling participation of children with a physical disability: scoping review. *BMC Pediatrics, 8,* 12–177.

Poel, L. van der, & Blokhuis, A. (2008). *Wat je speelt ben je zelf*. Houten: Bohn Stafleu van Loghum.

Poulsen, A., & Ziviani, J. (2010). Enablement of children's leisure participation. In S. Rodger (Ed.), *Occupation-centered practice with children: A practical guide for occupational therapists* (pag. 248–273). Oxford: Wiley-Blackwell.

Poerbodipoero, S. J., Sturkenboom, I. H., Hartingsveldt, M. J. van, Nijhuis-van der Sanden, M. W. G., & Graff, M. J. 2015. 'The construct validity of the Dutch version of the activity card sort.' *Disability and Rehabilitation*, 1–9.

Polatajko, H., Cantin, N., Amoroso, B., McKee, P., Rivard, A., Kirsh, B., et al. (2013). Occupation-based enablement: A practice mosaic. In E. A. Townsend & H. J. Polatajko (Eds.), *Enabling occupation II: Advancing an occupational therapy vision for health, well-being and justice through occupation*. Ottawa: CAOT Publications ACE.

Powrie, B., Kolehmainen, N., Turpin, M., Ziviani, J., & Copley, J. (2015). The meaning of leisure for children and young people with physical disabilities: a systematic evidence synthesis. *Developmental Medicine and Child Neurology, 57*(11), 993–1010.

Rademakers, L. (2003). *Filosofie van de vrije tijd*. Budel: Uitgeverij Damon.

Rademakers, J. (2016). *De actieve patiënt als utopie*. NIVEL, 2016.

Reid, D. (2004). The influence of virtual reality on playfulness in children with cerebral palsy: A pilot study. *Occupational Therapy International, 11*(3), 131–144.

Rigby, P., & Gaik, S. (2007). Stability of playfulness across environmental settings: A pilot study. *Physical & Occupational Therapy In Pediatrics, 27,* 27–43.

Rigby, P., & Huggins, L. (2003). Enabling young children to play by creating supportive environments. In Letts, P. Rigby& D. Stewert (Eds.), *Using environments to enable occupational performance* (pag. 155–175). Thorofare, NJ: Slack.

Rigby, P., & Rodger, S. (2006). Developing as a player. In S. Rodger & J. Ziviani (Eds.), *Occupational therapy with children: Understanding children's occupations and enabling participation* (pag. 177–199). Oxford: Blackwell Science.

Rodger, S. (Ed.). (2010). *Occupation-centered practice with children: A practical guide for occupational therapists* (pag. 94–113). Oxford: Wiley-Blackwell.

Rosenblum, S., Dalia Sachs, D. & Schreuer, N. (2010). Reliability and validity of the children's leisure assessment scale. *American Journal of Occupational Therapy, 64*(4), 633–641.

Sellar, B., & Boshoff, K. (2006). Subjective leisure experiences of older Australians. *Australian Occupational Therapy, 53,* 211–219.

Sellar, B., & Stanley, M. (2010). Leisure. In M. Curtin, M. Molineux & J. Supyk-Mellson (Eds.), *Occupational therapy and physical dysfunction: Enabling occupation* (6th ed., pag. 357–369). Edinburgh: Churchill Livingstone.

Shikako-Thomas, K., Kolehmainen, N., Ketelaar, M., Bult, M., & Law, M. (2014). Promoting leisure participation as part of health and well-being in children and youth with cerebral palsy. *Journal of Child Neurology, 29*(8), 1125–1133.

Shikako-Thomas, K., Shevell, M., Schmitz, M., Lach, L., Law, M., Poulin, C., et al. (2013). Determinants of participation in leisure activities among adolescents with CP. *Research in Developmental Disabilities, 34*(9), 2621–2634.

Simeonsson, R. J., Carlson, D., Huntington, G. S., McMillen, J. S., & Brent, J. L. (2001). Students with disabilities: A national survey of participation in school activities. *Disability and Rehabilitation, 23,* 49–63.

Skard, G., & Bundy, A. (2008). Test of playfulness. In L. D. Parham & L. S. Fazio (Eds.), *Play in occupational therapy for children* (2nd ed., pag. 71–94). St. Louis (MO): Mosby.

Stagnitti, K. (2011). Play. In M. Curtin, M. Molineux & J. Supyk-Mellson (Eds.), *Occupational therapy and physical dysfunction: Enabling occupation* (6th ed., pag. 371–390). Edinburgh: Churchill Livingstone.

Steultjens, E. M. J., Cup, E. H. C., Zajec, J., & Hees, S., Van. 2013. *Ergotherapierichtlijn CVA*. Nijmegen/Utrecht: Hogeschool van Arnhem en Nijmegen/Ergotherapie Nederland.

Stewart, D., Letts, L., Law, M., Acheson-Cooper, B., Strong, S., & Rigby, P. J. (2003). The Person-Environment-Occupation Model. In E. Blesedell-Crepeau, E. S. Cohn & B. A. Boyt-Schell (Eds.), *Willard & Spackman's occupational therapy* (10th ed., pag. 227–233). Philadelphia (PA): Lippincott Williams & Wilkins.

Sturgess, J., Rodger, S., & Ozanne, A. (2002). A review of the use of self-report assessment with young children. *British Journal of Occupational Therapy, 65,* 108–116.

Taam, S. (2011). *Handboek Maatschappelijke Re-integratie*. Alkmaar: Ergotherapie Noord-Holland.

Taam, S. (2010). Maatschappelijke participatie: de basis voor plezier, harmonie, kwaliteit en succes. *Wetenschappelijk Tijdschrift voor Ergotherapie, 4*(4), 26–29.

Tanta, K. J, Knox, S. H. (2015). Play. In J. Case-Smith & M. C. O'Brien (Eds.), *Occupational therapy for children* (6th ed., pag. 483–497). St. Louis (MO): Mosby.

Teasdale, T. W., & Engberg, A. W. (2005). Psychosocial consequences of stroke: a long-term population-based follow-up. *Brain Injury, 19*(12), 1049–1058.

Tilburg, T. van (2007). Prevalentie. In T. van Tilburg & J. de Jong Gierveld (Eds.), *Zicht op eenzaamheid; achtergronden, oorzaken en aanpak*. Assen: Van Gorcum.

Townsend, E. A., & Polatajko, H. (2013) *Enabling Occupation II: Advancing an occupational therapy vision for health and well-being, & justice through occupation*- second edition. Ottawa: CAOT Publications ACE. Trendition; de medische voordelen van een virtuele wereld. (2015). ▶ http://www.smarthealth.nl/trendition/2015/04/23/de-medische-voordelen-van-een-virtuele-wereld/, geraadpleegd juli 2016.

Unicef. (2002). *A world fit for children*. New York: United Nations. ▶ http://www.unicef.org/specialsession/docs_new/documents/A-RES-S27–2E.pdf, geraadpleegd mei 2016.

United Nation Convention on the right of the child, general comment on article 31. (2013). ▶ https://www.youtube.com/watch?v= 5tjRPWPhIfA, geraadpleegd juli 2016.

Wegner, L. (2011). Through the lens of a peer: Understanding leisure boredom and risk behaviour in adolescence. *South African Journal of Occupational Therapy, 41,* 18–24.

Wellink, H. (2003). *Een beetje meer draagkracht graag. Determinanten van de kwaliteit van leven van mensen met lichamelijke beperkingen*. Doctoraalscriptie Algemene Sociale Wetenschappen. Utrecht: Universiteit Utrecht.

WHO. (2001). *International Classification of Functioning, Disability and Health (ICF)*. Geneva: World Health Organization. ▶ http://www.who.int/classifications/icf/en/, geraadpleegd december 2011.

Wilcock, A. A. (2003). Population interventions focused on health for all. In E. Blesedell-Crepeau, E. S. Cohn, & B. A. Boyt-Schell (Eds.), *Willard & Spackman's occupational therapy* (10th ed.). Philadelphia (PA): Lippincott Williams & Wilkins.

Wilcock, A. A. (2006). An occupational perspective on health (2nd ed.). Thorofare (NJ).

Wilcock, A. A., & Hocking, C. (2015). *An occupational perspective on health* (3rd ed.). Thorofare, NJ: Slack.

Zet. (2015). *All Inclusive: Op weg naar toegankelijke vrijetijdsbesteding*. Tilburg: ISSUU. ▶ https://issuu.com/wijzijnzet/docs/zet_trendboek_all_inclusive, geraadpleegd december 2016.

Ziviani, J., Poulson, A. A., & Hansen, C. (2009). Movement skills proficiency and physical activity: A case for engaging and coaching for health (EACH-Child). *Australian Occupational Therapy Journal, 56,* 259–265.

Zuzanek, J. (2011). Work, occupation and leisure. In C. H. Christiansen & E. A. Townsend (Eds.), *Introduction to occupation: The art and science of living* (2nd ed., pag. 281–302). Upper Saddle River, NJ: Pearson Education.

Deel III
Theoretische onderbouwing: modellen en frameworks

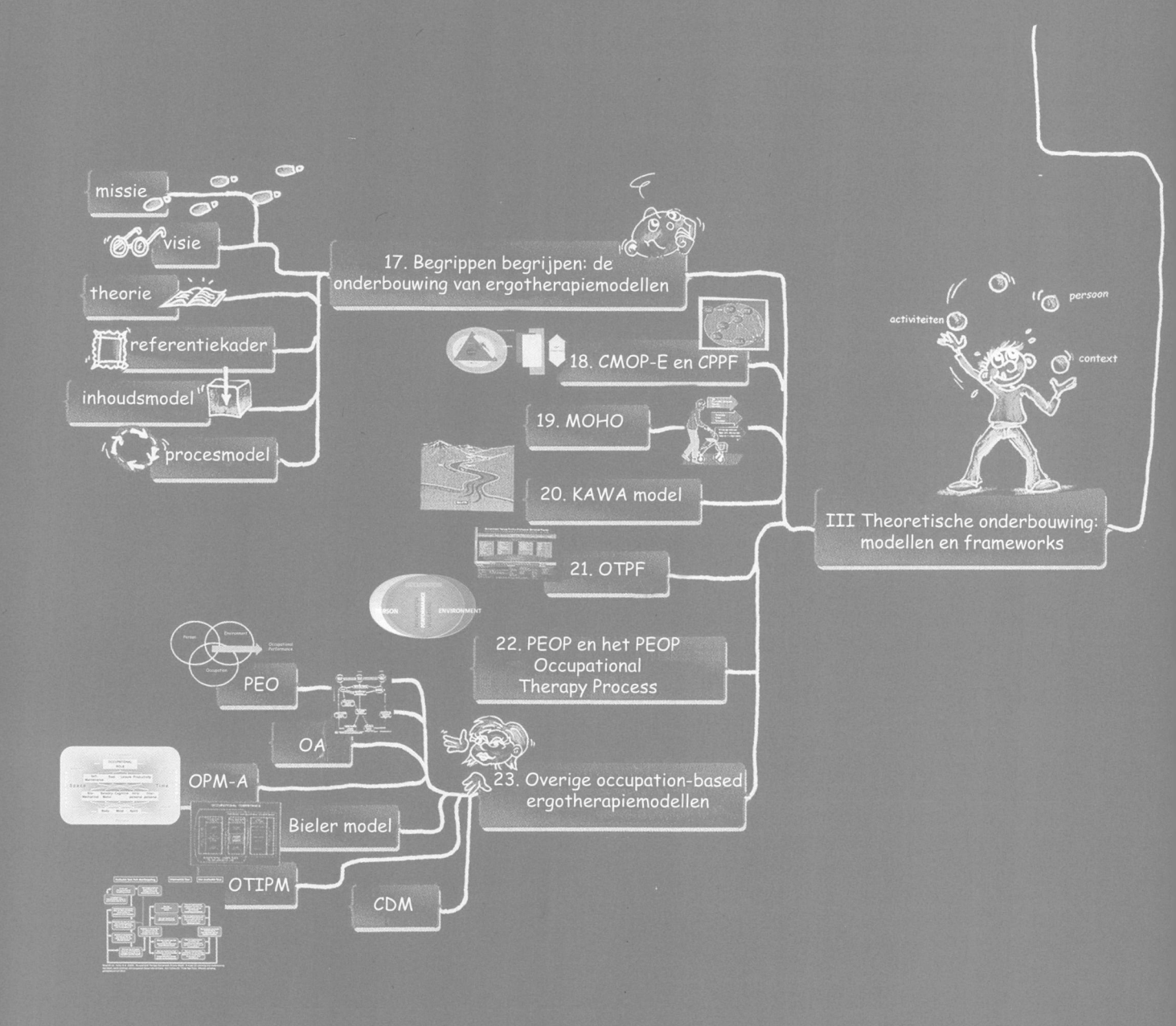

- 17. Begrippen begrijpen: de onderbouwing van ergotherapiemodellen
- 18. CMOP-E en CPPF
- 19. MOHO
- 20. KAWA model
- 21. OTPF
- 22. PEOP en het PEOP Occupational Therapy Process
- 23. Overige occupation-based ergotherapiemodellen
  - PEO
  - OA
  - OPM-A
  - Bieler model
  - OTIPM
  - CDM

III Theoretische onderbouwing: modellen en frameworks

Verhaal uit de praktijk 3
Tom timmert gat in cv dicht

Sander Taam

In december 2011 bezoekt de ergotherapeut de organisatie Actief Talent in Alkmaar voor een vergadering over de Dutch Street Cup 2012. Actief Talent biedt dagbesteding aan voor mensen met een verslavingsachtergrond. Als de ergotherapeut de ruimte binnenloopt wordt hij meteen aangesproken door Tom, een jongen van 23 jaar. 'Heb je de krant van vandaag al gelezen? Ik sta erin.' De ergotherapeut vertelt hem dat hij geen abonnement op het *Noordhollands Dagblad* heeft, maar dat Tom hem wel nieuwsgierig maakt. Tom pakt de krant die op tafel ligt en zegt: 'Hier, dit is de krant van vandaag, 30 december. Ik dacht dat ik in de *Stad en Streek* zou staan, maar ik sta in het gedeelte dat in heel Noord-Holland verspreid wordt. Kijk, dit is het artikel. Eigenlijk had ik jouw hulp vanuit de ergotherapie ook nog in het artikel willen noemen, maar het interview ging zo snel. Mooi artikel hè?'

Met veel interesse leest de ergotherapeut het artikel en vooral de titel vindt hij geweldig: 'Tom timmert gat in cv dicht'. Een titel vol actie en gedrevenheid die bij Tom past.

Drie jaar geleden leerde de ergotherapeut Tom kennen. In deze periode had hij een groot verlangen om timmerman te worden. Zijn verslavingsproblematiek was in deze periode fors en uiteindelijk koos Tom ervoor om zijn ouderlijk huis te verlaten.

Na een halfjaar ging Tom naar de verslavingskliniek van Brijder Verslavingszorg in Alkmaar voor een behandeling. In de kliniek kreeg Tom begeleiding van de ergotherapeut gericht op dagbesteding. Tijdens de begeleidingsgesprekken bij de ergotherapie koos Tom voor een activeringstraject bij Actief Talent met als doel om zijn werkritme en werkervaring weer op te gaan bouwen. Inmiddels heeft Tom een begeleidwonentraject doorlopen en woont hij nu zelfstandig. Hij werkt bij Actief Talent in Alkmaar in de houtwerkplaats waar onder andere van steigerdelen (tuin)meubels gemaakt worden. Als de ergotherapeut hem vraagt wat hij komend jaar gaat doen dan weet Tom wat hij wil. 'Ik ben bezig met meubels te maken om mijn portfolio op te bouwen. In september 2012 begint de opleiding tot meubelmaker. Omdat ik een verleden heb en een gat in mijn cv, wil ik mezelf indekken door mijn portfolio te laten zien. Dit wil ik, dit kan ik.' Als Tom over zijn toekomstige doel praat dan ziet de ergotherapeut passie en gedrevenheid in zijn ogen. Zijn verlangen om timmerman te worden is de afgelopen drie jaar nog groter geworden. De ergotherapeut heeft veel bewondering voor hoe Tom aan de weg timmert die hij zelf bewandelt. Waar een échte wil is, is een weg.

Begrippen begrijpen: de onderbouwing van ergotherapiemodellen

Astrid Kinébanian en Inka Logister-Proost

17.1 Inleiding – 315

17.2 De samenhang tussen begrippen – 316

17.3 Visie en missie – 318
17.3.1 Visie – 318
17.3.2 Missie – 319

17.4 Paradigma – 319

17.5 Kennis, theorie en referentiekaders – 319
17.5.1 Kennis – 319
17.5.2 Theorie – 320
17.5.3 Referentiekaders – 322

17.6 Methodiek, methode en methodisch handelen – 324
17.6.1 Methodiek – 324
17.6.2 Methodisch handelen – 324
17.6.3 Methode – 325

17.7 Modellen algemeen: wat is het wel en wat is het niet? – 325
17.7.1 Raamwerk – 325
17.7.2 Classificatie – 326
17.7.3 Taxonomie – 326

17.8 Inhoudsmodellen in de ergotherapie – 326
17.8.1 Theorieën als basis voor inhoudsmodellen – 327
17.8.2 Ergotherapie-inhoudsmodellen en raamwerken: een overzicht – 328

© Bohn Stafleu van Loghum, onderdeel van Springer Media B.V. 2017
M. le Granse, M. van Hartingsveldt, A. Kinébanian (Red.), *Grondslagen van de ergotherapie*,
DOI 10.1007/978-90-368-1704-2_17

17.9 Ergotherapieprocesmodellen – 333
17.9.1 Fasen in een procesmodel – 333
17.9.2 Dynamiek in procesmodellen: lineaire, cyclische en spiraalvormige processen – 333
17.9.3 Procesmodellen in de ergotherapie – 336
17.9.4 Procesmodellen voor andere ergotherapierelevante veranderingen – 336

17.10 Discussie – 337

17.11 Samenvatting – 338

Literatuur – 338

- **Begrippen begrijpen: de onderbouwing van ergotherapiemodellen**

> Niets is zo praktisch als een goede theorie (Kurt Lewin 1890–1947)

Kernbegrippen
- Begrip.
- Visie.
- Missie.
- Paradigma.
- Kennis.
- Theorie.
- Referentiekader.
- Methodisch handelen.
- Methodiek.
- Methode.
- Raamwerk.
- Classificatie.
- Taxonomie.
- Model.
- Inhoudsmodel, praktijkmodel.
- Procesmodel.

Feedback

Student Mia staat Nelleke op te wachten in de gang. Ze ziet het al aan het gezicht van Nelleke als ze uit het lokaal komt na haar portfoliogesprek …
Mia: 'Enne? Hoe ging het bij jou?'
Nelleke: 'Het liep wel aardig, maar ik heb wel heel veel feedback gekregen! Ze vroegen waarom ik de OPHI-II in een PEO had verwerkt en niet in MOHO. En waarom ik het CPPF heb gebruikt, terwijl het in die casus om een adviesvraag ging. O ja, en welk referentiekader ik had gebruikt? Nou ja, ik zei: "Je benadert een kind anders dan een bejaarde", maar dat bedoelden ze niet. Ze willen dat ik me ga verdiepen in meer modellen en ook dat ik de theoretische achtergrond van die modellen ga uitzoeken. (zucht) Bij de gedachte alleen al word ik al moe! Er zijn zoveel modellen en dan nog dat theoretische gezwam er allemaal bij. Heb jij enig idee hoe ik daar uit moet komen?'
Mia: 'Nee, ik kreeg ook zoiets te horen! Nou, ik zie door de bomen het bos niet meer hoor! Al die inhoudsmodellen, procesmodellen, theorieën, paradigma's en referentiekaders en ga zo maar door… Ik krijg er het rimram van en dan moet het ook nog allemaal methodisch én je professioneel redeneren moet inzichtelijk zijn en je moet ook nog een visie hebben! Pffff…'

17.1 Inleiding

Het derde deel van dit boek is geheel gewijd aan modellen in de ergotherapie. Het juiste model of de juiste combinatie van inhoudsmodel en procesmodel kiezen is belangrijk en om tot die keuze te komen is ook zorgvuldig professioneel redeneren noodzakelijk. Weten op welke visie en theorie een model gestoeld is, draagt bij aan een onderbouwde keuze.

Iedereen in de gezondheidszorg werkt met modellen, werkt methodisch en redeneert professioneel. Er bestaan specifieke ergotherapiemodellen, maar ook multidisciplinaire modellen die bruikbaar zijn voor ergotherapeuten. Echter, iedere discipline maakt het specifiek door dit te doen vanuit collectieve, beroepseigen referentiekaders, paradigmata en visies, en de daaruit voortvloeiende acties in het belang van de cliënt (Holm 1986).

Begint het al te duizelen? Dat de studenten in het bovengenoemde voorbeeld zuchten en de Babylonische spraakverwarring rondom deze begrippen moeilijk vinden, is goed voor te stellen. In dit hoofdstuk worden de begrippen uitgelegd en het verband tussen deze begrippen duidelijk gemaakt. Enige verwarring zal echter blijven bestaan, omdat in de literatuur onvoldoende duidelijkheid en eenduidigheid is over al deze begrippen. De begrippen worden door elkaar gebruikt, als elkaars synoniemen. Standaarddefinities voor ieder begrip bestaan niet, omdat binnen de ergotherapie daar (nog) geen consensus over is bereikt (Supyk-Mellson en McKenna 2010). Voor studenten Ergotherapie en ergotherapeuten die grip proberen te krijgen op de theoretische invloeden op het beroep, kan dit zeer frustrerend zijn (Duncan 2006). Bovendien worden enkele begrippen in de Engelstalige literatuur anders gebruikt dan in Nederland en Vlaanderen. Bij het lezen van een artikel is het dus belangrijk te bekijken vanuit welke achtergrond (theorie en visie) de auteur begrippen hanteert.

Terwijl de discussie over differentiatie tussen alle begrippen nog voortduurt, is het belangrijk dat studenten en ergotherapeuten geïnspireerd worden en blijven om modellen te bestuderen en te begrijpen waar modellen voor bedoeld zijn: een gids tijdens het nadenken, professioneel redeneren, keuzes aan de cliënt voorleggen en samen beslissingen nemen. Dit hoofdstuk ontrafelt de wirwar van begrippen en helpt bij het maken van een keuze voor een ergotherapiemodellen.

Een begrip is een abstract gegeven. Een begrip is een idee, een denkbeeld, een eenheid van denken. Als er taalverwarring optreedt met een Engelstalig begrip, wordt dit uitgelegd in een box. Zo is er al taalverwarring over het woord 'begrip'.

> **Box 17.1**
>
> **Taalverwarring**
> Het begrip 'begrip' is zelfs verwarrend. In het Engels wordt de term 'begrip' vertaald met *concept*. In gewoon Nederlands betekent 'concept' de onaffe versie van een document. In de wetenschappelijke literatuur ziet men echter steeds vaker, ook in het Nederlands, dat als men het over een enkelvoudig begrip heeft, de term 'concept' gebruikt wordt.
> Een concreet voorbeeld van een begrip (*concept*) is 'verdraagzaamheid' of 'inclusie'. Het 'dagelijks handelen' is een centraal begrip (*concept*) binnen het domein van de ergotherapie.
> Als begrippen met elkaar samenhangen, maar er is nog geen consensus (overeenstemming) bereikt over de definitie van die begrippen, heet dat in het Nederlands ook een 'begrip' of 'concept'. In het Engels heet dat een *construct* (in opbouw, constructie).
> Bijvoorbeeld de woorden 'oudere' en 'kwetsbaar' zijn begrippen die in hun samenhang een verschillend concept (*construct*) kunnen vormen. Zo betekent 'kwetsbare oudere mensen' iets heel anders dan 'kwetsbare oudere vazen'. Bij het begrip/concept (*construct*) 'kwetsbare oudere vazen' denkt men aan vazen in vitrines in een museum. Bij het begrip/concept (*construct*) 'kwetsbare oudere mensen' denkt men aan hoe deze hoogbejaarde mensen nog zo lang mogelijk zelfstandig kunnen participeren in de maatschappij. Begrippen zoals 'jonge' kunnen dus in samenhang met andere begrippen zoals 'kaas' of 'participanten' een geheel andere betekenis of lading krijgen.
>
> **De wanhoop nabij**
> Nelleke kijkt Mia wanhopig aan. 'Ik ben nog maar net in dit hoofdstuk begonnen en ze zijn me nu al kwijt!'
> Mia probeert het in eigen woorden uit te leggen: 'Een ergotherapeut ziet dat het doen van activiteiten bijdraagt aan het welzijn van mensen (ervaringskennis). Meerdere ergotherapeuten nemen hetzelfde waar (ervaringskennis). Uit al die waarnemingen/ervaringskennis worden veronderstellingen gegeneraliseerd, waarna een theorie over het dagelijks handelen van mensen ontwikkeld wordt'.
> 'Logisch', denkt Nelleke. 'Dus kennis en theorie over het handelen leidt ertoe dat alle ergotherapeuten focussen op het kerndomein: dagelijks handelen'.
> 'Precies', zegt Mia. 'En dat noemt men een ergotherapeutisch referentiekader'.
> Nelleke merkt op dat ergotherapeuten gebruik maken van verschillende theorieën, bijvoorbeeld theorieën over mensen, theorieën over het dagelijks handelen en theorieën over omgevingen en contexten. En daar zit een samenhang tussen.
> Mia knikt. 'Die samenhang tussen theorieën leidt tot de ontwikkeling van een model. En volgens mij is het Person-Environment-Occupation (PEO)-model daar een goed voorbeeld van. En vervolgens wordt dit omgezet in een praktische toepassing'.
> 'Dus dat had ik in mijn portfoliogesprek moeten beantwoorden! Volgens een procesmodel heb ik methodisch (procesmatig) gehandeld. Vanuit een bepaald model heb ik een methodiek/benaderingswijze gekozen en een methode geselecteerd waardoor ik een en ander op een bepaalde manier heb gedaan!'
> 'Je hebt dus niet "zomaar wat" gedaan, Nelleke', zegt Mia. Dit alles leidde bij jou en je cliënt tot een interventie: die interventie is dus gebaseerd op een model met achterliggende theorieën'.
> Opgelucht kijken ze elkaar aan. Vanaf nu kunnen ze goed onderbouwen waarom ze de ene cliënt coachen, de andere cliënt adviseren om de omgeving aan te passen en bij een derde cliënt de activiteit vereenvoudigen.

In dit hoofdstuk wordt zo veel mogelijk het Nederlandse woord 'begrip' gebruikt, zowel voor een enkelvoudig als voor samenhangende begrippen.

17.2 De samenhang tussen begrippen

De begrippen worden later in dit hoofdstuk uitgebreid uitgelegd. Belangrijk is om eerst de samenhang tussen al die begrippen rondom kennisopbouw te weten. ◘ Figuur 17.1 geeft een overzicht van de belangrijkste begrippen die in dit hoofdstuk aan de orde komen. In principe zijn modellen gebaseerd op een theorie. Theorie is door wetenschappelijk onderzoek vergaarde en gecombineerde kennis. ==Visie en paradigma, gecombineerd met theorieën en referentiekaders, leiden tot modellen. Dit alles biedt een fundering tijdens het methodisch handelen en een onderbouwing van het professioneel redeneren tijdens het hele ergotherapieproces.==

Met andere woorden: het schema geeft weer hoe ergotherapeutische kennis omgezet wordt in theorieën. Kennis en theorie leiden tot referentiekaders. Uit een referentiekader en theorieën kan een model ontwikkeld worden, waaruit methoden, methodisch handelen en methodieken voortvloeien die uiteindelijk gebruikt worden als een interventie.

Duidelijk wordt ook dat het paradigma (het gedachtegoed) van de ergotherapie centraal staat bij de keuze van een referentiekader (het perspectief van waaruit mens redeneert) en leidend is bij de ontwikkeling van een theorie, model of methodiek.

En andersom ook: in de praktijk hebben ergotherapeuten iets aan een methode of interventie als deze voortkomt uit een theorie, model en methode dat aansluit bij het paradigma van de ergotherapie. Met andere woorden: staat het dagelijks handelen centraal? Vanuit dat ergotherapieparadigma worden *occupation-based* modellen ontwikkeld, bijvoorbeeld het Model Of Human Occupation (MOHO) of het Canadian Model of Occupational Performance and Engagement (CMOP-E). Daar vloeien *frames of reference* uit voort: wat doet de ergotherapeut? Hieruit worden *practice guidelines* voor een specifiek domein ontwikkeld: hoe doet de ergotherapeut?

17.2 · De samenhang tussen begrippen

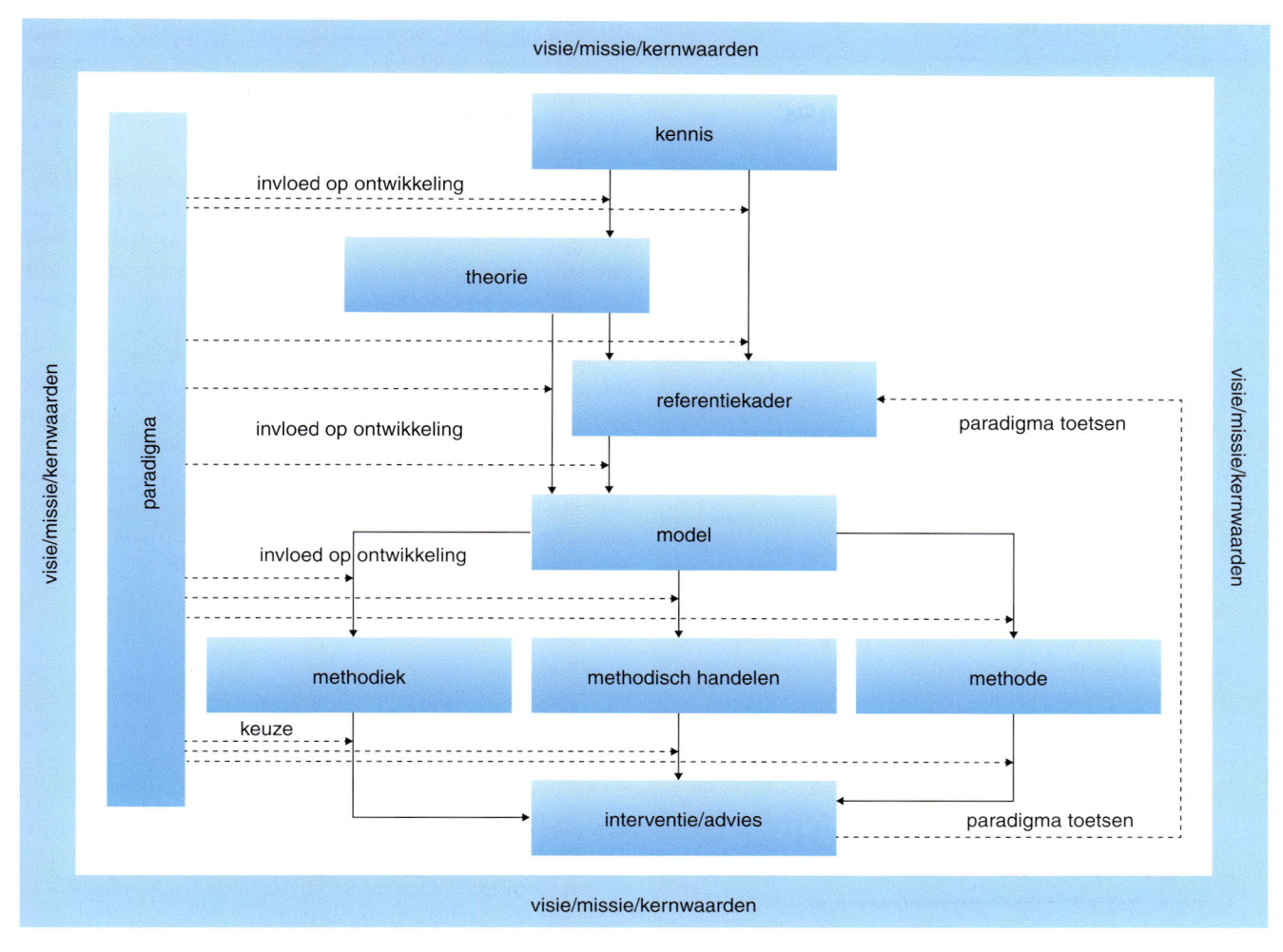

Figuur 17.1 Samenhang van begrippen rondom kennisopbouw (herziene versie). Samenstelling: Kinébanian en Logister (2017)

Box 17.2

Richtlijnen

Cole en Tufano bedoelen met *frames of reference* het perspectief van waaruit men redeneert. Het hieruit voortvloeiende *practice guidelines* kan niet vertaald worden met 'richtlijnen'. Onder richtlijnen wordt in het Nederlandse taalgebied wat anders verstaan. Richtlijnen zijn concrete evidence-based aanwijzingen voor het opstellen van een op de cliënt afgestemd interventieplan, bijvoorbeeld de *Ergotherapierichtlijn CVA* (Steultjens et al. 2013). Met *practice guidelines* voor een specifiek domein bedoelen Cole en Tufano 'referentiekaders'.

Figuur 17.1 toont hoe de verschillende begrippen samenhangen en dat deze begrippen weer ingebed zijn in de visie en missie van de ergotherapie.

Box 17.3

Paradigma, visie en missie

In de literatuur is er veel discussie over de plek van een paradigma, visie en missie in de ontwikkeling van een gedachtegoed (*body of knowledge*) voor een beroep. Sommige auteurs zetten paradigma in de buitenste ring en visie en missie op de plaats van paradigma. Met andere woorden: vloeit paradigma voort uit visie en missie of vloeit visie en missie voort uit paradigma?
Andere auteurs stellen een paradigma gelijk aan de gehele *body of knowledge* van de ergotherapie.

In de literatuur worden ook andere ordeningen van kennisopbouw gehanteerd. Meestal gebruiken auteurs dezelfde begrippen, maar de plaats van die begrippen in zo'n ordening kan verschillen (Turpin en Iwama 2011).

17.3 Visie en missie

Mia en Nelleke op zoek naar een visie en een missie

Mia heeft op de website van de AOTA een belangrijk document gevonden dat haar helpt te begrijpen wat er concreet in een visie kan staan. De AOTA formuleerde in 2007 de *Centennial vision* waarmee zij in 2017 het honderdjarig bestaan van de ergotherapie in de Verenigde Staten wil vieren. De visie luidt:

> We envision that occupational therapy is a powerful, widely recognized, science driven, and evidence-based profession with a globally connected and diverse workforce meeting society's occupational needs
> ▶ www.aota.org.

De AOTA heeft daarop aansluitend een strategische planning (missie) gemaakt waarin een toelichting staat op hoe de *centennial vision* bereikt kan worden in 2017. Mia zoekt verder op internet en vindt op de website van het Vlaams Ergotherapieverbond (VE) een link naar de visie op het beroep zoals de VE en het Vlaams Overleg Ergotherapie (VLOE) die hanteren. Ze leest: 'De visie steunt op vijf grote pijlers: de kern is het dagelijks handelen van de cliënt in een specifieke handelingscontext in functie van de kwaliteit van leven, waarbij de ergotherapeut zich duidelijk profileert in relatie tot de maatschappelijke veranderingen en tendensen'.

De missie van het VE op de ergotherapeut luidt:

> Een ergotherapeut begeleidt mensen van alle leeftijdsfasen in het terugwinnen, verbeteren en/of in stand houden van hun functioneren in hun leer-, leef-, werk- en ontspanningssituaties. De middelen van de ergotherapeut zijn alle activiteiten/handelingen die de mensen in die situaties kunnen doen.

Nelleke zoekt ondertussen naar het beleidsplan van de beroepsvereniging Ergotherapie Nederland. Die is snel gevonden en ze vindt de missie mooi geformuleerd:

> Ergotherapie Nederland is dé belangbehartiger van de ergotherapie en de ergotherapeuten in Nederland. Voor haar leden is Ergotherapie Nederland de verbindende, innoverende en inspirerende vereniging van ergotherapeutische professionals.

17.3.1 Visie

Een visie is een overtuiging, een set meningen waarnaar men leeft. Het is een soort kompas dat richting geeft en niet direct verandert onder invloed van triviale gebeurtenissen van alledag (Turpin en Iwama 2011). Het is eigenlijk realistisch dagdromen, het einddoel waar men naar streeft. Bijvoorbeeld: participatie van alle mensen ongeacht afkomst, religie, gender, lichamelijke of psychische beperking enzovoort. De visie beschrijft wat men wil bereiken.

Een visie is een zienswijze, het langetermijnperspectief van een beroepsgroep of organisatie. Er is slechts één visie per beroepsgroep of organisatie. Een ergotherapeut deelt de visie binnen de beroepsgroep, maar deelt ook de visie binnen zijn werk; bijvoorbeeld 'de visie op herstel binnen de rehabilitatie' of 'de visie op geriatrische revalidatie'.

Een beroepsgroep of een organisatie heeft een visie die inspirerend, innoverend, uitdagend is en een dynamische kijk op de toekomst heeft. Een visie geeft een visionair en ambitieus beeld van wat een beroepsgroep of organisatie wil zijn. Een visie is te vertalen in gedrag en beleid; de beroepsgroep kan dan hier op anticiperen in haar productontwikkeling, vernieuwing van diensten, enzovoort. Iemand kan ook een persoonlijke visie hebben. In die zin is een visie dan meer een (gedeelde) mening.

Visie

In de Engelstalige ergotherapieliteratuur wordt voor het woord 'visie' vaak *philosophy* gebruikt (dus niet te verwarren met het Nederlandse 'filosofie').

Een visie is bedoeld om invloed uit te oefenen op een beroepsgroep of een organisatie door:
- het motiveren van mensen (bijvoorbeeld medewerkers of leden van een beroepsorganisatie);
- mensen te laten focussen op relevante activiteiten;
- het scheppen van een kader waaruit mensen kunnen afleiden op welke wijze activiteiten worden ingevoerd (in de organisatie) en hoe deze activiteiten passen binnen een groter geheel.

Uit ◘ fig. 17.1 blijkt duidelijk dat een visie doordringt in alle aspecten van theorie- en modelontwikkeling. Maar ook in alle aspecten van het professioneel redeneren en uitoefenen van de beroepspraktijk. Bijvoorbeeld: een ergotherapeut vindt dat alle cliënten gelijkwaardig zijn, dat zij het recht hebben de regie over hun eigen leven te voeren en dat zij recht hebben op het uitvoeren van voor hen betekenisvolle activiteiten waarmee zij kunnen participeren in de maatschappij. Als dat de visie van een ergotherapeut is, dan zal het model dat hij hanteert gebaseerd zijn op een humanistisch referentiekader, waar theorieën over sociale inclusie aan ten grondslag liggen. Als een ergotherapeut de visie aanhangt dat cliënten het meest profijt hebben van de technische deskundigheid van de ergotherapeut, dan hanteert hij een model dat gebaseerd is op een medisch-technisch referentiekader, waar natuurwetenschappelijke theorieën aan ten grondslag liggen.

> **Box 17.4**
>
> **Kernwaarden**
>
> Kernwaarden worden gezien als het ethisch kompas, zij geven aan wat de beroepsgroep nastrevenswaardig vindt, en geven dus ook een beeld van de identiteit van een beroepsgroep.
>
> Er zijn twee soorten kernwaarden. Specifieke kernwaarden hebben invloed op de handelswijze, zoals het delen van kennis over participatie en integriteit. Algemene kernwaarden geven de verantwoordelijkheden naar de belanghebbenden aan, zoals respect voor de cliënt en het behalen van resultaat voor de cliënt en de financierders. De kernwaarden vormen de basis van de missie van de ergotherapie, namelijk het 'geloof' in de positieve relatie tussen dagelijks handelen, gezondheid en welzijn en het 'geloof' dat mensen handelende wezens zijn. Dat mensen 'gelukkiger' en gezonder worden als zij iets doen wat betekenis voor hen heeft:
>
> » All people need to be able or enabled to engage in the occupations of their need and choice, to grow through what they do and to experience wellbeing (Wilcock en Townsend 2009).

17.3.2 Missie

Een missie (*mission statement*) definieert het bestaansrecht en identiteit van een beroepsgroep of een organisatie. Door middel van een missie geeft de beroepsgroep aan wie zij zijn, wat zij doen en wat ze willen bereiken. Een missie is tijdloos en staat dus, in tegenstelling tot een visie, niet voortdurend ter discussie. Het doel van een missie is het bevorderen van de cohesie (samenhang, bijvoorbeeld gedeelde waarden en normen) en coherentie van de organisatie. Een goede missie is beknopt en legt een link naar de doelstellingen van de beroepsgroep of de organisatie. Ook wordt aangegeven op welke betrokkenen (klanten, medewerkers of andere belanghebbenden) de organisatie zich richt. Uit een missie blijkt wat een beroepsgroep of een organisatie voor zijn cliënten, medewerkers en belanghebbenden wil betekenen. Het is iets waar men in 'gelooft', van overtuigd is. Waar men voor wil gaan. Een missie is concreet in begrijpelijke taal (zonder jargon of afkortingen) en spreekt aan. Het is kort en krachtig geformuleerd, zodanig dat mensen het gemakkelijk kunnen onthouden. Men kan ook een persoonlijke missie hebben.

Een missie vloeit voort uit een visie. Kortom: een visie is 'wat' en een missie is 'waarom' een organisatie of beroep zich presenteert in de wereld.

17.4 Paradigma

Een paradigma is een samenhangend geheel van theorieën: een theoretisch denkkader. Kielhofner stelt dat voor de ergotherapie het paradigma de 'culturele kern van het beroep' is die de 'beroepsidentiteit' bepaalt (Turpin en Iwama 2011). Dat betekent dat in het paradigma de kernbegrippen beschreven zijn, de visie op de mens en maatschappij en de waarden van het beroep. Voor de ergotherapie houdt dat dus in: gebaseerd op dagelijks handelen en in de context, cliëntgecentreerd en evidence-based.

Het beroepsprofiel en de beroepscode zijn altijd op een paradigma gebaseerd. Paradigma's passen zich aan en lopen parallel met trends in de gezondheidszorg en de maatschappij. Dit vraagt om flexibiliteit. Dus als paradigma's verschuiven ten gevolge van veranderende ideeën in de gezondheidszorg, wordt die verschuiving vertaald naar andere of vernieuwde ergotherapiemodellen (Turpin en Iwama 2011; Supyk-Mellson en McKenna 2010). Dit wordt een paradigmaverschuiving genoemd. Door als ergotherapeut op de hoogte te blijven van deze nieuwe ontwikkelingen (leven lang leren) en de daarop aansluitende modellen te implementeren in de praktijk, draagt de beroepsgroep een eenduidige visie uit, die aansluit bij de hedendaagse gezondheidszorg.

Het CMOP-E is populair sinds er naast de individuele cliënt (en zijn systeem) meer aandacht is voor organisaties en populaties. Zo'n paradigmaverschuiving rond 'wie is de cliënt?' vraagt om een ergotherapiemodellen dat zich expliciet concentreert rond gelijkwaardigheid en gelijke rechten in gezondheid en participatie; een model dat *advocacy* en *empowerment* als essentiële beroepsvaardigheden ziet om cliënten in staat te stellen tot dagelijks handelen (Turpin en Iwama 2011).

Gezien de te verwachten klimaatverandering en de gevolgen hiervan voor het dagelijks handelen van mensen, zal ergotherapie hierop gaan inspelen (Hartingsveldt et al. 2010). Dan is het heel goed voorstelbaar dat hierdoor in de toekomst een paradigmaverschuiving plaatsvindt, waardoor binnen de ergotherapie (meer) aandacht komt voor sociaal-ecologische modellen.

17.5 Kennis, theorie en referentiekaders

> **Kennis van zaken…**
>
> Karin (ergotherapeut) vraagt aan Nelleke (stagiaire): 'Heb je voldoende kennis van de achterliggende theorieën om vanuit dit referentiekader het interventieplan van mevrouw Luttikhuis uit te voeren?'
> Nelleke zegt: 'Huh?' en denkt: 'Straks Mia bellen!'

17.5.1 Kennis

Kennis (*knowledge*) is weten. Veel menselijke activiteiten vereisen specifieke kennis. (je weet dat je een lucifer met de zwavelkop over het strijkvlak moet bewegen om vuur te krijgen). Kennis volgt uit ervaring en voorgaande kennis, bijvoorbeeld bekend zijn met een persoon of een gebeurtenis of een verschijnsel. Er bestaan vele soorten van kennis: vakkennis, zelfkennis, talenkennis, wetenschappelijke kennis, praktijkkennis, ervaringskennis enzovoort. Kennis breidt zich voortdurend uit door (wetenschappelijk) onderzoek. Kennis kan ook veranderen, doordat een deel van vroegere inzichten bij nader inzien verworpen wordt. Bijvoorbeeld onze kennis over de wereld is veranderd toen mensen doorkregen dat de wereld niet plat was, maar een bol.

Kennis verrijkt mensen en mensen kunnen deze verwerven door scholing. Kennis is een constructie van de realiteit, een gerechtvaardigde opvatting. Kennis is een veranderlijke combinatie van ervaringen, waarde, contextuele informatie en inzicht. Dit vormt een kader waarmee men nieuwe ervaringen en informatie evalueert en integreert (Poell en Kessels 2001).

Mensen vergaren kennis omdat zij de natuur willen beheersen door ervaringen te combineren en de correlatie tussen hun bevindingen gebruiken om gewenste veranderingen in hun omgeving aan te brengen. Het doel van kennis en de ontdekking van correlaties ertussen geeft mensen het gevoel van controle. Volgens Dewey is het brein het instrument dat die controle mogelijk maakt; immers, het brein bedenkt de correlatie tussen bevindingen en kennis (Dewey 1996).

Wat men in een maatschappij als kennis ziet, is cultureel bepaald. Wat mensen in de ene cultuur voor waar aannemen, geldt niet automatisch in de andere cultuur. Ook de waarde van bepaalde kennis verschilt per cultuur. Eten met je rechterhand, met vork en mes of met stokjes, wat is hygiënischer? Is er een waarheid in zo'n geval? Het antwoord ligt in de cultuur waarin mensen opgegroeid zijn of verblijven.

Door de eeuwen heen is er ontzettend veel kennis vergaard die een enorme invloed heeft gehad en nog heeft op het dagelijks handelen van mensen (meestal ten goede, maar ook ten kwade).

Dat hele proces van kennis vergaren noemt men wetenschap. Wetenschappers hebben kennis ingedeeld in drie niveaus.

Fundamentele kennis
De kennis die zich richt op basisprincipes en grondbeginselen. Bij fundamentele wetenschap streeft men naar kennis om de kennis, zonder dat de toepassing al duidelijk is. De wetenschappers die de magnetische velden ontdekten, hadden er geen idee van dat wij in de eenentwintigste eeuw niet zonder elektriciteit kunnen leven.

Toegepaste kennis
Kennis vergaren heeft als doel een probleem op te lossen of een product, dienst of techniek te ontwikkelen.

De toepassingen van elektriciteit zijn legio en steeds meer toepassingen worden op basis van fundamentele kennis over magnetische velden en andere vormen van energie ontwikkeld.

Praktijkkennis
Kennis die ontstaat in de praktijk, uit ervaring. Het gaat om kennis van hoe iets te laten werken, zonder dieper begrip van waarom het werkt, of hoe het te repareren als het breekt.

Iedereen weet dat het licht aangaat als je het lichtknopje indrukt. Een kind leert dat al als het 2 jaar is, zonder enige notie te hebben van elektriciteitstheorieën.

> **Kennis**
> De vertaling van 'kennis' in het Engels is *knowledge* en daarmee wordt in de internationale literatuur hetzelfde bedoeld als in Nederland en Vlaanderen.
> Maar met *body of knowledge* bedoelt men het (kern)domein zoals dat gedefinieerd is door een beroep, zoals het 'dagelijks handelen' het kerndomein van de ergotherapie is. Een *body of knowledge* bevat theorieën, begrippen, termen en activiteiten behorend bij het kerndomein.

17.5.2 Theorie

Een theorie (*theory*) is een geheel van denkbeelden, hypothesen en verklaringen die in onderlinge samenhang worden beschreven.

> Theory helps us describe, explain and predict behavior and/or relationship between concepts or events (Cole en Tufano 2008).

Zowel theorie als praktijk is belangrijk voor professionals, maar het is niet hetzelfde. Theorie is weten 'waarom' iets werkt en praktijk is weten 'hoe' het uit te voeren. Bijvoorbeeld professioneel redeneren vanuit theorieën over het beïnvloeden en reduceren van spasmen (weten waarom) om zo zithoudingen voor een kind met spasmen te zoeken, zodat het kind kan zitten op een manier dat het zo min mogelijk belemmerd wordt door de spasmen (weten waarom) en daardoor een activiteit kan uitvoeren. Zonder theorie zou de praktijk neerkomen op giswerk (Higgs et al. 2008).

Een theorie geeft dus verklaringen voor de werkelijkheid en geeft ook voorspellingen over die werkelijkheid. Als ik met 'zoveel' kracht tegen een tennisbal sla en er geen wind is, dan zal de bal met 'zoveel' snelheid neerkomen, al zal niemand tijdens het tennissen in gedachten bezig zijn met de theoretische berekening:

$$\vec{F} = \frac{d\vec{p}}{dt} = \frac{d}{dt}(m\vec{v}) = \vec{v}\frac{dm}{dt} + m\frac{d\vec{v}}{dt}$$

De aspecten van een theorie (beschrijving, verklaring en voorspelling) vragen ieder om een andere vorm van onderzoek. Theorieën zijn in eerste instantie hypothetisch, een veronderstelling.

Vervolgens wordt de hypothese getoetst door het systematisch verzamelen van gegevens via observatie en meting (beschrijving) en worden oorzaak en gevolg verklaard. Op basis van de verzamelde gegevens en door simulatie en kansberekening ontstaat een beeld van het toekomstig gedrag van een fenomeen. Uiteindelijk wordt een evidence-based theorie

17.5 · Kennis, theorie en referentiekaders

```
                        theories of health and ability
    ┌───────────────────────────┼───────────────────────────┐
    ▼                           ▼                           ▼
medical model       health and ability as personal    health and ability: social equity
                           adaptation                      and opportunity
```

medical model
- health and ability is an ideal state of perfection.
- health is physical and mental fitness required for performance of daily tasks
- health is a commodity that can be bought, sold, given, sanctioned

health and ability as personal adaptation
- health is not ian deal state
- health and ability are determined by individuals themselves
- health and ability can be lost
- disease, illness can co-exist with health
- people are complex wholes
- people are permanently influenced by their contexts
- there are interconnections between physical, spiritual and intellectual health

health and ability: social equity and opportunity
- social factors influence health
- health is genuine participation and citizenship in society
- health is support within society to reduce barriers
- roles relate to community membership
- pluralistic society

approaches designed to improve health and ability

- emphasis on clinics, hospitals, institutions
- focus on cause of disease, impairment
- measurement of conditions against 'normal' standards
- intervention is expressed in terms of prevention, cure and rehabilitation

- alternatives to medicine
- interrelatedness of mind, body, spiritual health
- interventions that are not in institutions
- measurement of conditions that relate to personal and individual criteria
- client-centered focus to care
- intervention is guided by needs of the person

- people in alliance with each other
- community support groups
- redesign of community structures and systems to be inclusive
- quality of life defined by people and groups of people
- collaboration for policy
- education

examples of compatible occupational therapy theories

- sensory integration model
- biomechanical practice model
- neurodevelopmental model
- models of motor learning
- coping practice model
- behavioural practice model

- occupational behavior model
- model of human occupation
- occupational performance model (Australia)
- person-environment-occupation framework
- Canadian model of occupational performance
- ecology of human performance conceptual framework
- occupational adaptation
- person-environment occupational performance model
- occupational therapy intervention process model

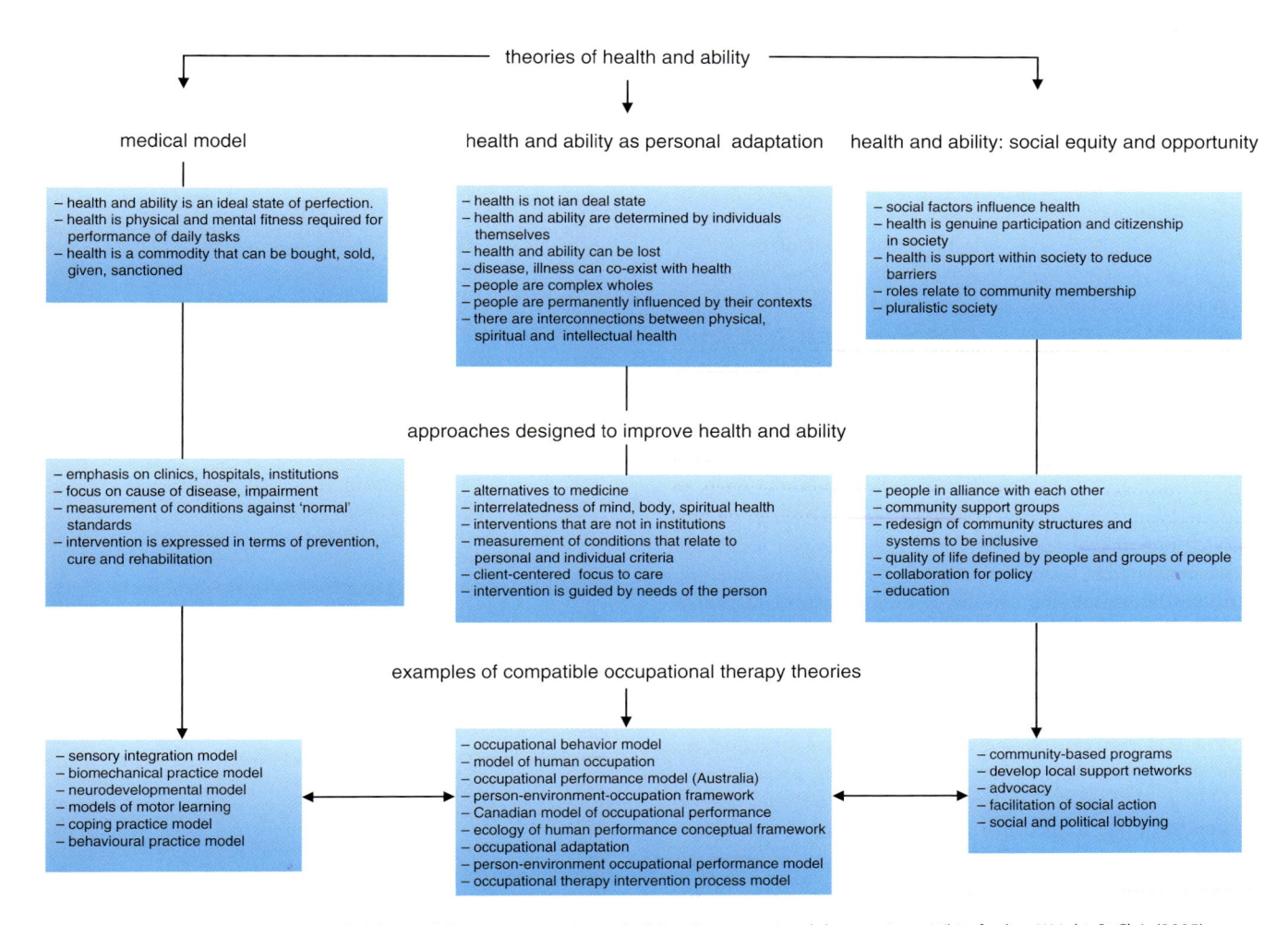

- community-based programs
- develop local support networks
- advocacy
- facilitation of social action
- social and political lobbying

Figuur 17.2 Theories of health and ability and their impact on theory building in occupational therapy. Bron: Whiteford en Wright-St Clair (2005)

omgezet in professioneel handelen in de praktijk (*evidence-based practice*).

Bijvoorbeeld: men kan op basis van theorieën over botstructuren en pijn, in combinatie met de observatie van symptomen, verklaren dat de oorzaak van het niet kunnen lopen een botbreuk is. Uit ervaring en uit theorieën over cellenaanmaak in het lichaam is bekend dat een botbreuk het best geneest door immobilisatie, dus gipst men het been. Men kan dan ook op basis van die theorieën voorspellen hoe lang het zal duren voordat het bot genezen is, namelijk zes weken.

Feiten worden altijd in het licht van een theorie geïnterpreteerd, daardoor krijgen feiten een betekenis. Bijvoorbeeld als het rommelt in de donkere lucht (feit), dan volgt de interpretatie: 'Het zal wel gauw gaan regenen, de ramen moeten dicht' (handelen), vanuit de theorie over de relatie onweer en regen. Of als het rommelt in de heldere blauwe hemel (feit), dan volgt de interpretatie: 'Het geluid zal wel van een vliegtuig afkomstig zijn (theorie), ik blijf lekker in de zon zitten (handelen)'.

Dat impliciete weten over hoe te handelen in een bepaalde situatie noemt men *tacit knowledge* (stille/verborgen kennis).

Het dagelijks handelen van mensen vindt altijd plaats vanuit een theoretische achtergrond, ook al is men zich dat niet altijd bewust. Formele theorievorming is het diepgaand en zorgvuldig expliciteren van die *tacit knowledge* die alle hulpverleners gebruiken in hun dagelijkse praktijk en die ook alle gewone mensen gebruiken in het dagelijks leven (Schön 1983). Theorievorming vindt dus plaats door verbanden te leggen tussen verschijnselen en concepten en deze te beschrijven, verklaren, voorspellen en vooral ook te communiceren en te gebruiken in verschillende situaties.

In dit hoofdstuk en in dit boek wordt het begrip 'theorie' ruim opgevat. Chapparo en Ranka omschrijven theorie binnen de ergotherapie als volgt:

> In occupational science and therapy, theory is the articulation and communication of a conceptual image of occupation in relation to health and ability, its component parts and the way those parts might be connected (Chapparo en Ranka 2005).

Uit deze definitie blijkt duidelijk dat de ergotherapeutische theorievorming betrekking heeft op de relatie tussen dagelijks handelen, gezondheid en de vaardigheden om het dagelijks handelen uit te voeren.

> **Terugkijken**
> Mia vindt het leuk om even terug te bladeren in dit boek, want ze vermoedt dat het vergaren van 'kennis' en 'theorie' te maken heeft met de geschiedenis van ergotherapie, de ontwikkeling van theorieën en verschuivende paradigma's. Nelleke bladert terug naar ◘ fig. 17.1 om het schema nog eens te bestuderen. Nu ze weet wat de begrippen betekenen, begrijpt ze ook beter het verband tussen de begrippen.

In de ▶H. 1 en 2 is beschreven hoe de theorie in de ergotherapie zich ontwikkeld heeft. Het heeft geleid tot een identiteitscrisis in de jaren tachtig en negentig, met als resultaat een hernieuwde formulering van het paradigma van de ergotherapie. Namelijk: de relatie tussen dagelijks handelen en gezondheid/welzijn wordt als het gezamenlijke onderliggende (of verbindende) concept van alle vormen van ergotherapie gezien (Hartingsveldt et al. 2010).

Dit lijkt een eenvoudige en voor de hand liggende verschuiving, maar de consequenties van deze paradigmaverschuiving zijn groot. (Hooper 2006) verklaart het als een epistemologische transformatie: hoe-weten-we-wat-we-weten? Het gaat dus om een verschuiving in de manier waarop ergotherapie kennis definieert en hoe kennis verworven wordt. Men kan stellen dat tot aan de jaren negentig binnen de ergotherapie het reductionistisch denken (kijken naar slechts een deel) dominant was wat betreft kennisontwikkeling. Dit leidde tot verschillende specifieke interventies, bijvoorbeeld sensorische integratie, cognitieve revalidatie voor mensen met traumatische hersenletsels of projectieve technieken voor mensen met een psychiatrische aandoening. In de jaren tachtig benadrukten academici in de ergotherapie het belang van een hernieuwde focus op het dagelijks handelen. Deze vonk sloeg over en leidde tot de ontwikkeling van *occupation-based* modellen (Wong en Fisher 2015). Verder werd de focus op het dagelijks handelen door de jaren heen beïnvloed door sociaal-politieke bewegingen en verschoven de professionele prioriteiten (Wong en Fisher 2015).

Ergotherapie-interventies zijn gebaseerd op theorieën over het dagelijks handelen (*occupation*). En andersom: deze theorieën liggen ten grondslag aan zogeheten *occupation-based* modellen. In deze *occupation-based* modellen gaat men uit van een synthese tussen alle elementen die het dagelijks handelen van mensen mogelijk maken (zie ook ◘ fig. 17.1 en 17.2). De synthese en de toepassing van de concepten over het dagelijks handelen is wat ergotherapeuten onderscheiden van andere professionals (Wong en Fisher 2015).

17.5.3 Referentiekaders

Een referentiekader (*frame of reference*) is volgens Mosey (1986; 1992) een systeem van vergelijkbare en met elkaar in verband staande begrippen, definities en vooronderstellingen, afgeleid van theorieën, dat richting geeft aan een specifiek gebied. Zij introduceerde als eerste in de ergotherapie het begrip *frame of reference*:

> … a set of interrelated, internally consistent concepts (begrippen), definitions, and postulates (vooronderstellingen) that provide a systematic description of, and prescription for a practitioner's interaction within a particular aspect of a profession's domain of concern (Cole en Tufano 2008).

Box 17.5

Referentiekaders
In het Nederlandse taalgebied (niet-ergotherapeutisch) verstaat men meestal onder een referentiekader het geheel van gewoonten, normen en regels waarnaar een persoon of een gehele gemeenschap zich richt. In die zin bepaalt een referentiekader, vaak onbewust, hoe je iets beoordeelt. Een referentiekader hoeft geen naam te hebben: als je opgevoed bent met het idee dat tv kijken zonde van je tijd is, zul je het vreemd vinden dat sommige mensen al hun avonden (en zelfs overdag) voor de tv doorbrengen. Mensen kunnen bijvoorbeeld overtuigd leven volgens een humanistisch of een religieus referentiekader.
Mensen kunnen een vraagstuk bijvoorbeeld vanuit een psychologisch of sociologisch of milieukundig referentiekader bekijken. Neem bijvoorbeeld 'duurzaamheid'.
— Vanuit het psychologische referentiekader: verbeter de wereld, begin bij jezelf. Het individuele perspectief dus.
— Vanuit het sociologische referentiekader: maatschappelijke veranderingen komen alleen tot stand als men het structureel aanpakt, met andere woorden, alleen als maatschappelijke instituties anders gaan functioneren, zal de wereld veranderen. Bankdirecteuren hebben pas na druk door publieke opinie hun bonuscultuur aangepast, duurzaam beleggen werd pas interessant voor particulieren toen het belastingvoordeel opbracht (als beloning).
— Vanuit het milieukundige referentiekader zal men zoeken naar technische oplossingen, bijvoorbeeld de elektrische auto.
Uiteraard ligt de waarheid bij dit soort complexe vraagstukken in het midden, zo'n onderwerp kan alleen vanuit verschillende referentiekaders worden aangepakt.

Een beroepsidentiteit is gebaseerd op bepaalde referentiekaders. Zo hanteerde de ergotherapie in oorsprong een humanistisch referentiekader. Dit veranderde in een medisch referentiekader en is de ergotherapie decennia later hierop terug gekomen. Tegenwoordig hanteert de ergotherapie in vrijwel alle landen in de wereld (weer) een humanistisch en meestal ook een systeemtheoretisch referentiekader. Technische beroepen en veel medische beroepen daarentegen hanteren meestal een natuurwetenschappelijk referentiekader. Een referentiekader biedt:

- een structuur waarop denken en redeneren gebaseerd zijn en op grond waarvan beslissingen genomen worden in de praktijk;
- richting aan het selecteren van wetenschappelijke evidence, assessments en interventies die het meest een link hebben met de essentie van ergotherapie;
- een taal waarmee de (potentiële hulp)vragen van de cliënt rond dagelijks handelen en participatie verwoord kunnen worden;
- bronnen waarmee professionele *know-how* (kennis) omgezet kan worden in expertise;
- een goede match tussen de nood en het streven van de cliënt, door de passende theorie te bieden (Melton et al. 2009).

Ieder referentiekader gidst de ergotherapeut op een andere manier tijdens het inventariseren, analyseren en definiëren van de (potentiële) handelingsvraag, tijdens interventies en adviezen en tijdens het evalueren van effecten van de ergotherapie (Supyk-Mellson en McKenna 2010). De keuze voor een referentiekader past bij waar de ergotherapie zich op richt:

- ontwikkelen van dagelijks handelen;
- opnieuw dagelijks handelen leren;
- effectiever dagelijks handelen;
- veiliger dagelijks handelen;
- behouden van dagelijks handelen;
- omgaan met verlies van dagelijks handelen.

Sommige referentiekaders (bijvoorbeeld biomechanische) focussen alleen op de 'mogelijkmakers' van het dagelijks handelen (*enablers of occupation*), de interne factoren van de cliënt. Deze referentiekaders richten zich vooral op lichaamfuncties en de stoornis/beperkingen daarin. Andere referentiekaders (bijvoorbeeld revalidatie) zetten het uitvoeren door de cliënt van dagelijkse activiteiten centraal. Ze richten zich vooral op activiteiten en de beperkingen daarin. Andere referentiekaders zoomen uit en plaatsen het dagelijks handelen van de cliënt in de handelingscontext (thuis, school, werk). Zij richten zich vooral op participatie en de grenzen daarvan.

> **Frame of reference**
> Het Nederlandstalige begrip 'referentiekader' is niet precies identiek aan het Engelstalige *frame of reference*. In de internationale ergotherapeutische literatuur wordt het begrip *frame of reference* voor referentiekader gebruikt, maar ook specifieker omschreven en vaak gelijkgesteld met een model of met aanwijzingen voor de praktijk (*guidelines*). Het Engelstalige begrip *framework* is gewoon een kader, een schematische weergave van een begrippenkader. Denk aan het Canadian Practice Process Framework (CPPF), een procesraamwerk, en het Amerikaanse Occupational Therapy Practice Framework (OTPF), dat zowel inhoud als proces beschrijft.

Ergotherapeuten gebruiken verschillende referentiekaders betreffende het (betrokken zijn in het) dagelijks handelen, om tegemoet te kunnen komen aan de verscheidenheid in vragen van cliënten. Bijvoorbeeld in de acute fase van brandwonden kan het biomechanische referentiekader het best passen voor interventies gericht op preventie van littekenweefsel en behoud van bewegingsuitslagen en kracht. Naar de ontslagfase toe werkend kan een referentiekader gericht op herstel en ontwikkeling beter van toepassing zijn, omdat het dan gaat om thema's zoals arbeidsre-integratie of terugkeer naar school. Mogelijk worden reeds ingezette strategieën vanuit het biomechanisch referentiekader wel gecontinueerd, zoals actieve oefeningen voor behoud van bewegingsuitslagen en het blijven dragen van drukverband.

In het voorbeeld hierboven worden referentiekaders na elkaar gebruikt, passend bij de fase van de aandoening. Referentiekaders kunnen ook tegelijk ingezet worden, mits ze elkaar completeren en niet tegenspreken. De ergotherapeut kan samen met de cliënt die gevolgen van een CVA ondervindt, kiezen voor *constraint-induced movement therapy* ten behoeve van de parese van de ene extremiteit. Ook kan de ergotherapeut hulpmiddelen aanbieden die gebruikt kunnen worden door de niet-aangedane extremiteit. De ergotherapeut maakt dan tegelijk gebruik van een referentiekader gericht op herstel en van een referentiekader gericht op revalidatie (Rogers 2010).

De ergotherapeut kan binnen een gedragstherapeutisch referentiekader kiezen voor een directieve aanpak/methodiek (bijvoorbeeld operante conditionering), maar hij kan dan voor dezelfde cliënt niet binnen datzelfde referentiekader kiezen voor een non-directieve methodiek (bijvoorbeeld de rogeriaanse), omdat deze methodieken elkaar tegenspreken.

In de praktijk gebruikt men de term 'eclectisch werken'. Dat kan, als daarmee bedoeld wordt dat de ergotherapeut verschillende referentiekaders en/of interventiemodellen bij de cliënt toepast om zo onderbouwd, evidence-based, op het individu toegesneden, samenhangende methoden te gebruiken.

> **Eclectisch werken**
> De term 'eclectisch werken' wordt te pas en te onpas gebruikt als gemakkelijke 'dekmantel' voor onvoldoende, inadequaat redeneren. Dit kan te maken hebben met onvoldoende kennis van methoden en referentiekaders, of met onvoldoende vertrouwen in het gebruik van jargon (Supyk-Mellson en McKenna 2010).
> Een theoretisch model kan gezien worden als gereedschap. Het is belangrijk dat ergotherapeuten de kracht van een model weten (bijvoorbeeld MOHO of PEOP) en ook weten welk model wanneer het beste gebruikt kan worden. Zo ook voor theoretische onderbouwing van interventies. Echter, ergotherapeuten hebben weerstand tegen het gebruik van één enkel theoretisch conceptueel model als leidraad voor de therapie, omdat ze dit vaak te beperkt vinden om alle dagelijkse handelingsvragen van de cliënt te kunnen beantwoorden. Ikiugu heeft daarom een eclectische methode ontwikkeld die ergotherapeuten en studenten Ergotherapie kan helpen bij het systematisch combineren van theoretische concepten (Ikiugu en Smallfield 2011). Bijvoorbeeld: de ergotherapeut wil de cliënt beter leren kennen en is tevens zoekende naar de motivatie van de cliënt. Hij kiest voor MOHO en gebruikt de OPHI-II. Dit werkt goed en samen zijn ze toe aan het bepalen van handelingsvragen en de prioriteiten daarin. De cliënt komt in een andere fase terecht en de ergotherapeut stelt voor de COPM te gebruiken en gaat over op het CMOP-E.

17.6 Methodiek, methode en methodisch handelen

> **De puzzel …**
> Nelleke en Mia zitten te puzzelen op het Canadian Model of Occupational Performance and Engagement (CMOP-E). Dat kwam voort uit het ergotherapeutisch referentiekader, onder andere gebaseerd op theorieën over mensen als handelend wezen. Past bij het ergotherapeutisch paradigma, het dagelijks handelen staat centraal. Dan heb je dus een visie op gezondheid, welzijn, inclusie, gerechtigheid. Check! Maar nu verder…
> Het methodisch handelen kan met behulp van het bijbehorende Canadian Practice Process Framework (CPPF). Mia oppert dat de methodiek die hierbij hoort *enabling occupation* is: het dagelijks handelen mogelijk maken. Volgens Nelleke zijn de *key occupational therapy enablement skills* methoden die horen bij deze methodiek: samen met de cliënt het dagelijks handelen mogelijk maken. Bijvoorbeeld pleiten, aanpassen, voorlichten, erbij betrekken…
> Nu ze dit door hebben, zien ze de vragen om onderbouwing – tijdens het volgend portfoliogesprek – met vertrouwen tegemoet!

17.6.1 Methodiek

Een methodiek is een samenhangend pakket methoden. Een methodiek is een aan de theorie ontleend proces van verandering. Met andere woorden: een verandering wordt in gang gezet volgens een methodiek die gebaseerd is op theorie.

Methodiek is de leer van de methode, namelijk de inzichten die voortkomen uit ervaring, visie, theorie en reflectie op het methodisch handelen.

Bijvoorbeeld als iemand wil leren rolstoel rijden dan zal de ergotherapeut bij de één een methodiek kiezen die berust op ervaringsleren volgens James, Hahn en Dewey (Ploeg 2011). De ergotherapeut gaat er dan van uit dat leren en veranderingen in het dagelijks handelen, het resultaat zijn van directe ervaringen. Vervolgens zegt hij tegen de cliënt: 'Probeert u het maar uit'. Bij de ander kiest de ergotherapeut voor een cognitieve gedragstherapeutische methodiek in de hoop dat de cliënt voldoende zelfvertrouwen krijgt om met de rolstoel naar de winkel te rijden, zonder begeleiding. De keuze voor de ene of de andere methodiek is afhankelijk van de leerstijl van een cliënt.

> **Benaderingswijzen en benadering**
> Het woord 'methodiek' wordt binnen de Nederlandstalige ergotherapie ook wel vervangen door 'benaderingswijze'. In het Engels noemt men dit *approach*.
> Een voorbeeld van een methodiek is de belevingsgerichte benaderingwijze in de psychogeriatrie. Vanuit deze methodiek zijn verschillende methoden ontwikkeld zoals warme zorg, passiviteiten van het dagelijks leven (PDL), zintuigprikkeling (snoezelen), reminiscentie en levensboek. Het kan verwarrend zijn dat 'benadering' wel eens gebruikt wordt als synoniem voor 'methode'. Bijvoorbeeld: de Realiteit Oriëntatie Benadering (ROB) en de presentiebenadering zijn methoden die behoren bij de methodiek 'Belevingsgerichte benaderingswijze'.
> Het woord benadering – zonder dat het een methode is – heeft te maken met attitude: de ergotherapeut benadert de cliënt bijvoorbeeld vriendelijk, respectvol, serieus, joviaal. Maar dat doen de buurvrouw, de caissière, de collega of de neef ook en dit vraagt niet om een methodiek of theoretische achtergrond. Om deze reden wordt in de hoofdstuk het woord 'benadering' niet gebruikt, om verwarring te voorkomen.

17.6.2 Methodisch handelen

Het methodisch handelen kan omschreven worden als bewust, doelgericht professioneel handelen volgens bepaalde fasen in een proces (Satink en Look 2006). Kenmerken van methodisch handelen zijn: systematisch, procesmatig, bewust, doelgericht en dynamisch.

Methodisch werken is een vorm van procesbesturing. Het heeft als doel de ergotherapie op een gestructureerde en gecontroleerde wijze te laten verlopen (zie ▶ H. 24).

Elke stap in het ergotherapieproces wordt onderbouwd vanuit een gekozen referentiekader. Ergotherapeuten maken gebruik van een van de verschillende procesmodellen, afhankelijk van hun visie en de gekozen theoretische achtergrond – passend bij de participatievragen van de cliënt en zijn culturele achtergrond (Hartingsveldt et al. 2010).

17.6.3 Methode

Een methode is een vaste, weldoordachte manier van handelen om een bepaald doel te bereiken. Dus wat men in een specifieke situatie uiteindelijk als interventie gebruikt.

Vanuit dezelfde methodiek kan de ergotherapeut van methode veranderen (*reframing*). Als hij observeert dat de cliënt mondelinge instructies nodig heeft, zal hij dit bespreken met en eventueel voordoen bij de mantelzorger van de cliënt. Later komt hij erachter dat de cliënt mogelijk minder hoort, bevestigd met een audiogram. Dan zal hij aan de mantelzorger voorstellen om van methode te veranderen, omdat schriftelijke instructies waarschijnlijk beter zullen gaan werken.

17.7 Modellen algemeen: wat is het wel en wat is het niet?

» Models can be thought of as mental maps that assist practitioners to understand their practice (Higgs et al. 2008).

Simpel gezegd is een model een vereenvoudigde, samenvattende weergave van een theorie, waarin visie, missie en paradigma verwerkt zijn en de verbanden tussen de elementen visueel in een schema zijn weergegeven. Een in de wetenschap gebruikelijke definitie is: een model is een openbare gepubliceerde systematische manier van het organiseren en toepassen van kennis (in de werkelijkheid). Deze definitie lijkt veel op die van een theorie. In de wetenschappelijke literatuur worden de begrippen theorie en model dan ook vaak door elkaar heen gebruikt. In de bovenstaande definitie is duidelijk aangegeven dat bij een model het gaat om het organiseren van kennis, maar ook om het toepassen van die kennis. Een model is dus een 'gids' die de toepassing van de theorie richting geeft.

Zoals Kielhofner reeds in 1995 schreef: theorie kan therapeuten nooit op voorhand vertellen wat ze exact zouden moeten doen binnen de context van therapie. Modellen bieden een kader waarbinnen ergotherapeuten redeneren, maar daarnaast hebben ze de vaardigheden nodig om te kunnen redeneren en samen met de cliënt een beslissing te nemen (Turpin en Iwama 2011).

Zoals bekend is er een heel scala aan modellen binnen de ergotherapie. De vraag is: wat is wat en welke modellen gebruikt men waarvoor?

Er is onderscheid tussen een procesmodel en een inhoudsmodel. Een procesmodel is een model dat structuur geeft bij het doorlopen van een proces, bijvoorbeeld als basis voor het methodisch handelen, voor het oplossen van een (handelings)vraagstuk. Een procesmodel geeft echter geen informatie over de inhoud van de betreffende vraag. Daarvoor kan men een inhoudsmodel gebruiken. Inhoudsmodellen ondersteunen het analyseren en interpreteren van alle factoren die met het dagelijks handelen te maken hebben en inhoudsmodellen kunnen gebruikt worden om veranderprocessen te verklaren. Proces- en inhoudsmodellen worden in combinatie met elkaar gebruikt (▶ par. 17.8 en 17.9 gaan hier dieper op in).

Inhoudsmodellen verbinden *values, beliefs and assumptions of occupational therapy* aan elkaar en bieden structuur aan het begrijpen en toepassen van *evidence* aan de cliëntgecentreerde ergotherapiepraktijk (Ikiugu et al. 2009). Ergotherapeuten streven naar het gebruik van inhoudsmodellen, omdat het gebruik van ergotherapietheorieën die ten grondslag liggen aan een inhoudsmodel, in de praktijk maakt dat zij zich onderscheiden van andere professionals. Verder kan het nut en de relevantie van *evidence* alleen begrepen worden als het geplaatst wordt in een theoretisch model; pas dan kan men het toepassen in assessments en interventies om veranderingen in het dagelijks handelen van de cliënt te bewerkstelligen (Ikiugu et al. 2009).

> **Geen model, wat dan wel?**
> Nelleke vindt in haar portfolio de opmerking: 'ICF is géén model!' Mia wil dat samen met haar uitzoeken, want zij heeft ook te horen gekregen dat het OTPF géén model is! Wat is het dan wel? Ze gaan samen naar de mediatheek en zetten het eens op een rijtje.

17.7.1 Raamwerk

Een raamwerk (*framework*) is een schematische weergave van een opsomming van begrippen die veelal in verband staan met elkaar. Assessments en interventies ontbreken. De AOTA is bijvoorbeeld heel duidelijk over het OTPF:

» The Framework does not serve as a taxonomy, theory, or model of Occupational Therapy. By design, the *Framework* must be used to guide occupational therapy practice in conjunction with the knowledge and evidence relevant to occupation and occupational therapy within the identified areas of practice and with the appropriate clients.

Het OTPF is een samenvatting van de met elkaar in verband staande fundamenten die de ergotherapiepraktijk definiëren en leiden. Het raamwerk is ontwikkeld om te verduidelijken wat de bijdrage van ergotherapie is aan gezondheid, welzijn en participatie.

Figuur 17.1 en 17.2 zijn in feite ook raamwerken.

17.7.2 Classificatie

Een classificatie is een indeling van verschijnselen, objecten of processen in groepen op grond van overeenkomst of verwantschap in eigenschappen of kenmerken. In een classificatie worden objecten geïndexeerd, gesorteerd, geïdentificeerd, gedetermineerd en gecodeerd: het rubriceren van objecten of verschijnselen in een gekozen, reeds bestaand classificatiesysteem, of het vaststellen van de identiteit van objecten volgens een of meer criteria.

De ICF is een referentieclassificatie: iemands gezondheid is met behulp van de ICF te karakteriseren in lichaamsfuncties en anatomische eigenschappen, activiteiten en participatie en omgevingsfactoren (WHO 2001). De Prestatiecodelijst (of verrichtingscodelijst) eerstelijns ergotherapie en de *Diagnostic and statistical manual of mental disorders* (DSM-5) zijn eveneens classificaties.

17.7.3 Taxonomie

Een taxonomie is een hiërarchische indeling op grond van overeenkomsten in een taxonomische boom. Vrijwel alles kan taxonomisch worden ingedeeld: levende wezens, planten, boeken, plaatsen, gebeurtenissen. Simpel gezegd: je kunt drop verdelen in twee groepen: zoet en zout. Deze groepen kun je weer onderverdelen in consistentie: hard en zacht. Deze kun je verdelen in kleur: zwart, bruin en gekleurd. Vervolgens kun je ze onderverdelen in vorm of soort: bijvoorbeeld autodrop, boerderijdrop. Van een dropje als de salmiakkriks kun je zo terugredeneren dat het muntdrop, bruin, zacht en zoute drop is.

In de ergotherapie kennen we de Taxonomic Code of Occupational Performance (TCOP). Een thesaurus in PubMed of in de mediatheek is ook een taxonomie.

17.8 Inhoudsmodellen in de ergotherapie

Inhoudsmodellen bieden structuur aan de ergotherapiepraktijk en ondersteunen het professioneel redeneren als ergotherapeut. Het gebruik van een inhoudsmodel houdt de focus gericht op het dagelijks handelen, de cliënt, zijn handelingsomgeving en de onderlinge relaties en betekenissen. Immers, een ergotherapie-inhoudsmodel draagt in zich paradigma, visie en missie van de ergotherapie en is onder andere gebaseerd op theorieën uit de *occupational science*.

Een ergotherapie-inhoudsmodel draagt bij aan het krijgen van een totaalbeeld met de cliënt en van de cliënt betreffende zijn wensen ten aanzien van zijn dagelijks handelen en participatie. Het draagt bij aan het formuleren van de ergotherapiedoelen en het focussen op het gewenste eindresultaat. Volgens Kielhofner (2004) voldoet een praktijkmodel aan de volgende criteria:

- het is gebaseerd op een kloppende theorie (evidence-based) voortvloeiend uit het gedachtegoed (*body of knowledge*) van de ergotherapie en andere wetenschappelijke disciplines;
- het verwoordt vooronderstellingen over het continuüm 'niet kunnen handelen', 'dagelijks handelen' en 'veranderen door dagelijks handelen';
- het heeft betrouwbare en valide assessments;
- er zijn evidence-based interventiemethoden ontwikkeld.

Ikiugu voegt daaraan toe dat een model geplaatst wordt in een context waarbij:

- de focus op het dagelijks handelen ligt (*occupational performance*);
- de samenwerking tussen de cliënt en de ergotherapeut tijdens het proces gericht is op het dagelijks handelen (*client-centeredness*);
- het dagelijks handelen geplaatst is binnen de context (*context-based*);
- zodat het model consistent is met de principes van het hedendaagse paradigma van de ergotherapie, zoals ook beschreven in het *Beroepsprofiel ergotherapeut* (Ikiugu 2004).

Uit het overzicht van veelgebruikte ergotherapie-inhoudsmodellen (zie tab. 17.1) blijkt dat lang niet alle modellen voldoen aan de criteria voor een model zoals Kielhofner dat beschreven heeft. Sommige modellen, zoals het Kawa-model, zijn nog in een beginstadium; assessments en interventiemethoden zullen vermoedelijk nog ontwikkeld worden. In 2015 is wel een praktische leidraad gepubliceerd met handreiking hoe het Kawa-model gebruikt kan worden als *assessment tool* (Teoh en Iwama 2015). Bij andere modellen, zoals het Person-Environment-Occupation (PEO)-model en het Occupational Adaptation (OA)-model kan men zich afvragen of het wel modellen zijn of eigenlijk alleen een raamwerk, zoals het OTPF. Verder valt op dat er nog maar heel weinig modellen zijn met evidence-based interventiemethoden. Het ontwikkelen daarvan is dus een uitdaging voor de komende decennia (tab. 17.2).

Inhoudsmodellen worden door de jaren heen beïnvloed door de visie van de ontwikkelaars. Naargelang de visie zijn aan het CMOP-E kernconcepten toegevoegd zoals *enablement* (Polotajko), *social justice* (Townsend) en omgeving (Law) (Wong en Fisher 2015). Inhoudsmodellen worden ook door de jaren heen aangepast aan het verschuivende paradigma. Bijvoorbeeld het Person-Environment-Occupation-Performance Model (PEOP) is ontwikkeld als *occupation-based* model, een tegenwicht tegen het reductionistische paradigma. Later is de *top-down approach* benadrukt en in 2015 is het model aangepast zodat het niet alleen geschikt is voor individuen, maar ook voor organisaties en populaties (Wong en Fisher 2015).

In de praktijk betekent dit dat veel ergotherapeuten, ongeacht diagnose of (potentiële) handelingsvraag van de cliënten, werken met hetzelfde ergotherapie-inhoudsmodel. Echter, afhankelijk van de diagnose, de (potentiële) handelingsbeperking en de (hulp)vraag kiest de ergotherapeut per cliënt er passende referentiekaders bij. Stel, een ergotherapeut in de GGZ werkt in samenwerking met alle cliënten graag met het Model Of Human Occupation (MOHO), maar kiest bij een cliënt met handelingsbeperkingen ten gevolge van een niet-aangeboren hersenletsel voor neurologische referentiekaders. Bij een cliënt met handelingsbeperkingen veroorzaakt door de symptomen van schizofrenie zal dezelfde ergotherapeut kiezen voor referentiekaders uit de rehabilitatie.

Hierin zijn weer varianten mogelijk. De ergotherapeut die graag met het MOHO werkt, kan bij een bepaalde cliënt hiervan afwijken en kiezen voor het Kawa-model, omdat die cliënt vertrouwd is met de oosterse mentaliteit en gedachtegoed. Of binnen een ergotherapieteam werkt een aantal ergotherapeuten met het CMOP-E en een aantal met het PEOP, afhankelijk van hun visie en afhankelijk van wat het beste past bij de cliënten waarmee zij werken.

Ondertussen gebruikt een ergotherapeut ook modellen uit andere referentiekaders, die de principes, methodieken, methoden en *tools* beschrijven die nodig zijn voor de *hands-on* praktijk. Met andere woorden: de ergotherapeut gebruikt naast een ergotherapie-inhoudsmodel referentiekaders die nodig zijn om daadwerkelijk met de cliënt het dagelijks handelen te ontwikkelen, opnieuw te leren, te verbeteren, te onderhouden of anders te leren handelen en verlies van dagelijks handelen te voorkomen.

> **Box 17.6**
>
> **Conceptual models**
> De ergotherapeutische inhoudsmodellen worden vaak (met name in de Engelstalige literatuur) anders genoemd, namelijk *conceptual model* of *model of practice* of *conceptual practice model*. Het Engelstalige *conceptual* betekent hier: 'gebaseerd op opvattingen, theorieën'. Terwijl in Nederland en Vlaanderen 'conceptueel' letterlijk betekent dat het gebaseerd is op een (goed) idee: het is een concept (voorstel, schets).
> Cole en Tufano (2008) stellen dat inhoudsmodellen verklaren waarom ergotherapie werkt en praktijkmodellen uitleggen hoe ergotherapie werkt. In dit boek worden de begrippen inhoudsmodel en praktijkmodel echter als synoniem gezien, omdat het 'waarom iets werkt' en het 'hoe iets werkt' meestal nauw met elkaar verbonden zijn.
> Een *conceptual model of practice*, zoals het MOHO, is volgens Kielhofner gelijk aan een referentiekader (*frame of reference*). Bij MOHO draait alles om *volition, habituation* en *performance,* ingebed in een uitgebreide theorie over *occupation* en met veel wetenschappelijk getoetste assessments. Ook bij dit model kan men kiezen voor verschillende interventies, mits men recht blijft doen aan het oorspronkelijke referentiekader over *occupation, volition, habituation* en *performance*.
> Ook andere auteurs gebruiken de begrippen 'model' en *frame of reference* als inwisselbaar (Bruce en Borg 2002; Blesedell-Crepeau et al. 2003). Het verschil tussen een model en een referentiekader binnen de Engelstalige ergotherapieliteratuur is klein; men zou kunnen zeggen dat een referentiekader minder uitgewerkt is dan een model. In de Nederlandstalige ergotherapieliteratuur ziet men een referentiekader meer als de onderbouwing van een model, maar het is er niet gelijk aan gesteld.

Een ergotherapie-inhoudsmodel heeft geen theorieën over een diagnose en de gevolgen daarvan voor de mens. Daarom gebruikt een ergotherapeut bijvoorbeeld bij een cliënt met Parkinson ook theorieën en modellen uit de neurologie en neuropsychologie. Gebruikt een ergotherapeut echter alleen modellen uit de neurologie en neuropsychologie, dan ontbreekt het de ergotherapeut aan handvatten om te denken als ergotherapeut, dus over de relatie dagelijks handelen-gezondheid-welzijn-participatie bij een specifieke cliënt.

17.8.1 Theorieën als basis voor inhoudsmodellen

Zoals hierboven beschreven, zijn modellen gebaseerd op een theorie en is het goed om te weten op welke theorieën de diverse ergotherapiemodellen gebaseerd zijn. Een van de theoretische verschillen is dat er bijvoorbeeld een stroming is met modellen en theorieën die gebaseerd zijn op biomedisch (reductionistisch) denken. De tegenhanger daarvan is de stroming van de biopsychosociale modellen en theorieën. Beide stromingen bieden perspectieven om naar het dagelijks handelen van mensen en de relatie tussen gezondheid en handelen te kijken. Chapparo en Ranka (2005) hebben in een schema weergegeven hoe verschillende theoretische perspectieven op de relatie tussen gezondheid en de mogelijkheid tot dagelijks

handelen van invloed zijn geweest op de ontwikkeling van ergotherapiemodellen:
- het medische referentiekader (gezondheidsideaal);
- *health and ability as personal adaptation* (humanitair denken);
- *health and ability: social equity and opportunity.*

In ◘ fig. 17.2 is duidelijk te zien welke modellen voortkomen uit het eerste perspectief, het medische perspectief: het medische model. Binnen dit kader wordt gezondheid gezien als een statisch ideaal en als voorwaarde om te kunnen handelen in het dagelijks leven. De aangegeven modellen die voortkomen uit dit perspectief worden in dit boek niet besproken. In deze modellen komt het paradigma van de ergotherapie minder duidelijk naar voren, namelijk dat mensen door handelingservaringen op te doen, kunnen veranderen en zich kunnen aanpassen aan nieuwe omstandigheden.

Het tweede perspectief, het humanitaire perspectief (*health and ability as personal adaptation*), komt voort uit het humanitaire denken waarbij gezondheid en handicap gezien wordt als iets wat de handelende persoon zelf kan beïnvloeden en bepalen. Het is een kritiek op het medische denken waarbij gezondheid gezien wordt als de afwezigheid van ziekte of handicap. Binnen dit tweede perspectief wordt aandacht besteed aan de wederzijdse beïnvloeding van lichaam, geest en omgeving. Het aanpassingsvermogen van mensen in steeds wisselende omstandigheden staat centraal. Vanuit dit perspectief zijn de laatste jaren verschillende ergotherapeutische modellen ontwikkeld. Een selectie van de in ◘ fig. 17.2 genoemde modellen en raamwerken wordt in dit boek besproken.

In het derde perspectief, het sociale perspectief, worden gezondheid en de mogelijkheid om te handelen bezien vanuit het beginsel van sociale gelijkheid en gelijke kansen voor iedereen (*social equity and opportunity*). Gezondheid en kunnen handelen worden gezien als een concept dat beïnvloed wordt door de sociaal-maatschappelijke context waarin iemand leeft. Gezondheid wordt gezien als het kunnen deelnemen aan de maatschappij (participatie) als volwaardig burger ondanks ziekte of handicap. Theorievorming binnen de ergotherapie over dit perspectief begint op gang te komen en is te lezen in het gedachtegoed van onder anderen Christiansen en Townsend (2010); Wilcock (2006); Whiteford en Wright-St Clair (2005) en Kronenberg et al. (2011). Inmiddels is er wel een Community Based Rehabilitation (CBR)-model, maar dit is niet een specifiek ergotherapiemodellen. In zekere zin doen de ontwikkelaars van het CMOP-E wel een poging.

De theorieën waarop ergotherapiemodellen zijn gebaseerd, zijn dus nogal verschillend van aard en soms zelfs tegenstrijdig met elkaar. Echter, er zijn ook overeenkomsten: binnen alle drie de perspectieven streeft men naar het vergroten van gezondheid en handelingscompetenties van mensen.

Ergotherapeuten hebben vanuit die verschillende perspectieven in de laatste decennia een aanzet gegeven tot een zelfstandige theorievorming die tot uiting komt in *occupational science* en de vele nieuwe inhouds- en procesmodellen in de ergotherapie. Het is zeer wel mogelijk dat in de komende decennia in de ergotherapie modellen ontwikkeld zullen worden die de drie perspectieven – het medische, het humanitaire en het sociale – integreren.

17.8.2 Ergotherapie-inhoudsmodellen en raamwerken: een overzicht

» Professionals can use models of practice like a lens through which to create meaning in practice (Turpin en Iwama 2011).

Het dagelijks handelen is complex en het is aan de ergotherapeut om samen met de cliënt orde in alle informatie aan te brengen. Een ergotherapie-inhoudsmodel bepaalt door welke bril men kijkt om de informatie te clusteren en te interpreteren. Het ene inhoudsmodel past beter bij de visie van de individuele ergotherapeut dan het andere model. Degene die de omgeving het belangrijkste vindt, zal kiezen voor een sociaal-ecologisch model, de ander die vooral gericht is op onderliggende functies en capaciteiten zal de voorkeur geven aan een model dat gefocust is op de uitvoering van het dagelijks handelen. De ergotherapeut die zich inzet voor sociale gerechtigheid kiest een model waarin het accent ligt op empowerment en *social justice*.

Bij de keuze voor een inhoudsmodel is het goed om de verschillen tussen de modellen te achterhalen. De variatie in modellen kan te maken hebben met:
- de verschillende praktijkcontexten waar modellen in origine voor ontwikkeld zijn;
- sociaal-culturele verschillen, gerelateerd aan het land waarin of waarvoor het model ontwikkeld is;
- de tijdsplaatsing in de geschiedenis van de ergotherapie;
- vanuit welk perspectief, visie de auteur het model presenteert (Turpin en Iwama 2011).

In het curriculum van 65 opleidingen ergotherapie in Australië, Canada, Amerika en Groot-Brittannië behoorden in 2010 het CMOP-E (98,5 %), MOHO (98,5 %) en PEOP (81,5 %) tot de top drie *occupation-based* modellen die gedoceerd werden. Deze keuze was gebaseerd op de *evidence* in de literatuur en op het gebruik van deze modellen in de praktijk (Wong en Fisher 2015). ◘ Tabel 17.1 geeft een overzicht van in de ergotherapie veelgebruikte inhoudsmodellen en raamwerken:

17.8 · Inhoudsmodellen in de ergotherapie

Tabel 17.1 Overzicht van in de ergotherapie veelgebruikte inhoudsmodellen en raamwerken. Gebaseerd op Polatajko et al. (2013); Turpin en Iwama (2011)

model/raamwerk	beschrijving theoretische onderbouwing assessments	dagelijks handelen-persoon-activiteiten-omgeving
Canadian Model of Occupational Performance and Engagement (COPM-E) (Polatajko et al. 2013) ▶H. 18 CMOP-E is een doorontwikkeling op CMOP. Referentiekader: CMOP biopsychosociaal; CMOP-E tendeert naar sociaal-ecologisch humanistisch	Driedimensionale weergave van de relatie tussen een persoon met drie componenten van het dagelijks handelen (*performance components*), drie handelingsgebieden en de omgeving met vier elementen. De focus ligt op de uitvoering van (*performance*) en het betrokken zijn bij (*engagement*) het dagelijks handelen. De interventie is erop gericht dat er overeenstemming is tussen persoon, omgevingen en context en het dagelijks handelen. Dit leidt tot het uitvoeren van activiteiten met als resultaat betrokken zijn bij het dagelijks handelen. Speciale aandacht wordt besteed aan sociale ongelijkheid en ongelijke kansen (Wong en Fisher 2015). Plaatst de persoon in een sociale context Theoretische onderbouwing: – PEO; – omgevingspsychologie; – sociale wetenschap; – human ecology. Assessments: – COPM	Dagelijks handelen: conceptualiseert de uitvoering van het dagelijks handelen en de betrokkenheid bij het handelen als de dynamische interactie tussen persoon, activiteit en rollen in relatie met de omgeving en leven/werken/spelen Persoon: uitvoer en betrokkenheid: cognitief, affectief en fysiek. Essentie van de persoon: spiritualiteit Activiteiten: zelfzorg, productiviteit en vrije tijd Omgeving: fysiek, sociaal, cultureel en institutioneel
Model Of Human Occupation (MOHO), vierde editie (Kielhofner 2008; Kielhofner en Forsyth 2008) ▶H. 19 Referentiekader: biopsychosociaal, humanistisch	Sleutelprincipe is dat de mens als dynamisch systeem gezien wordt. Drie systemen in interactie met de omgeving: *volition, habituation, occupational performance, capacity and skills*. De focus van de interventie is gericht op het wil-systeem en op routinematig handelen. Dit leidt tot competent handelen en handelingsidentiteit met als resultaat aangepast handelen (Wong en Fisher 2015) Theoretische onderbouwing: – sociologie; – sociale psychologie; – ergotherapieliteratuur uit vroegere periodes. Assessments: – OPHI-II; – MOHOST 2.2; – SCOPE 2.2; – WRI; – REIS 4.0; – COSA 2.2. Tevens een aantal interventieprogramma's	Dagelijks handelen: motivatie, uitvoering en organisatie van gedrag gericht op alledaags handelen Persoon: *volition* (persoonlijke competentie, waarden en interesse); *habituation* (gewoonten, rollen); *performance capacity* (fysieke en mentale capaciteiten, subjectieve ervaringen) Omgeving: fysiek (natuurlijk en door de mens gemaakt) en sociaal (groep met gemeenschappelijke activiteit en rolgebonden acties, sociale context). Dagelijks handelen neemt sociale en fysieke ruimte in

Tabel 17.1 Vervolg.

Model	Beschrijving	Kernbegrippen
Occupational Therapy Practice Framework (OTPF), tweede herziene versie (AOTA 2015) ►H. 18	De eerste sectie van het OTPF schetst het domein: het professionele bereik waarbinnen de ergotherapeut kennis en expertise heeft. Het domein van de ergotherapie geeft richting aan de focus van het dagelijks handelen: het resultaat van de dynamische samenhang tussen de persoon, de context en de activiteiten. Hoewel het domein afzonderlijk wordt beschreven, is het onlosmakelijk verbonden met de tweede sectie, het proces. Het OTPF is geen model, slechts een raamwerk Theoretische onderbouwing: – occupational science Assessments: – geen	Dagelijks handelen: volgens het OTPF gebruikt ergotherapie de term 'handelen' voor 'dagelijkse activiteiten' in de breedste betekenis van het woord. Dagelijks handelen is multidimensionaal en complex Persoon-activiteiten-omgeving: de cliënt kan een persoon, groepen of populatie zijn. Organisaties worden apart beschreven. Alle vijf aspecten van het domein zijn gelijkwaardig, er is geen hiërarchie. Er is interactie tussen alle aspecten en deze beïnvloeden de betrokkenheid van de cliënt in zijn dagelijks handelen, participatie en gezondheid. In die zin zijn persoon-activiteiten-omgeving en het dagelijks handelen met elkaar verweven
Kawa-model (Iwama 2006) ►H. 20, Referentiekader: multicultureel, humanistisch, conformeert niet aan westerse gezondheidsmodellen	Een algemeen bekend fenomeen – de rivier – wordt gebruikt als metafoor om subjectieve kijk op zelf, het leven, welzijn en de betekenis van het dagelijks handelen te vertalen. Het individuele leven wordt gepresenteerd in een metafoor: een rivier (*kawa*): – stenen = levensomstandigheden; – oever en bodem = omgeving; – drijfhout = mogelijkheden en beperkingen Gericht op vergroten levensstroom en in staat stellen tot stromen. Gebeurtenissen en dingen identificeren die invloed hebben op de stroom en streven naar optimale staat van welzijn, dus een sterke, diepe ongeremde stroom Theoretische onderbouwing: – oosterse theoretische principes over harmonie, natuur, welzijn Assessments: – Kawa als assessment tool (Teoh en Iwama 2015)	Dagelijks handelen: de rivier is het leven, het dagelijks handelen is het stromen (*flow*). Zonder stromen is er geen water, geen dagelijks handelen is er geen leven. Levensstroom, levensenergie. De expressie van leven, het bewijs van 'levend zijn'. De ruimte tussen de omgeving, omstandigheden, bronnen en verplichtingen, wordt gevuld met het water (het leven) en stroomt (dagelijks handelen). De mate van stromen bepaalt de kwaliteit van leven. Niet te scheiden van alle aspecten in de brede context Persoon: individuen of collectieven en hun omstandigheden. De persoon is ingebed in een bredere context als onderdeel van het omringende milieu; niet te scheiden en in relatie met elkaar Omgeving: benoemd en weergegeven door de persoon als de context waarvan hij een deel is. De oever en bodem van de rivier, tezamen met andere structuren, bepalen de vorm en betekenis van het dagelijks handelen

17.8 · Inhoudsmodellen in de ergotherapie

Tabel 17.1 Vervolg.

Model	Beschrijving	Kernbegrippen
Person-Environment-Occupation-Performance (PEOP) (Christiansen et al. 2015), ▶ H. 22 Referentiekader: biopsychosociaal, sociologisch, ecologisch; *neurobehavioral*; sociaal beleid; *disability movement*, technologie; volksgezondheid	Het PEOP-model gaat uit van een dynamische wederzijdse interactie tussen de persoon, de omgeving en context en het dagelijks handelen, stelt de cliënt centraal in het interventieproces en therapie-uitkomst, gerelateerd aan welbevinden en kwaliteit van leven. De focus ligt op capaciteiten, hulpbronnen en factoren die het handelen mogelijk maken (*enablers*)in het dagelijks handelen. Interventies leiden tot het dagelijks handelen met als resultaat participatie (Wong en Fisher 2015) Theoretische onderbouwing: – occupational science; – neurowetenschappen; – omgevingswetenschappen; – revalidatiewetenschappen; – psychologie; – fysiologie; – zingevingstheorieën Assessments: – geen, wel een richtlijn voor het selecteren van assessments	Dagelijks handelen: wordt bepaald door uitvoeren van activiteiten, taken en rollen, maar ook door karakteristieken van de persoon (intrinsieke factoren) en de context (omgeving: extrinsieke factoren). Basisveronderstellingen ten aanzien van het handelen: – mensen zijn van nature gemotiveerd hun wereld te ontdekken en hier greep op te krijgen; – situaties waarin mensen succes ervaren geven hen een goed gevoel over zichzelf en motiveren tot nieuwe uitdagingen Persoon: cliënt is een persoon en zijn systeem, een organisatie of een populatie. Zowel de persoon als de omgeving ondersteunen elkaar en maken het dagelijks handelen mogelijk. Spiritualiteit. Levensverhaal (*narrative*) Activiteiten: wat mensen willen en nodig hebben om te doen in hun dagelijks leven; hiërarchie van activiteiten gerelateerd aan gedrag en mogelijkheden (rollen, doelgericht gedrag, taken, acties, mogelijkheden) Omgeving: sociale steun, sociale en economische systemen, gebouwde omgeving en technologie, natuurlijke omgeving, cultuur en waarden
Person-Environment-Occupation (PEO) (Law et al. 1996) ▶ H. 23 Referentiekader: primair biopsychosociaal met sociaal-ecologische elementen	Het PEO-model bestaat uit drie elkaar overlappende cirkels (*person-occupation-environment*). De focus ligt bij het mogelijk maken van het handelen en het vergroten van de PEO-*fit*: hoe beter de *fit* (*occupational performance*), hoe meer harmonie en tevredenheid de cliënt in zijn dagelijks handelen zal ervaren. Nauwe relatie met het PEOP-model en het OTPF Theoretische onderbouwing: – omgevingstheorieën; – *occupational science*; – sociologie; – ergonomie Assessments: – geen	Dagelijks handelen: complex en dynamisch fenomeen, continu beïnvloed door ruimte en tijd. De PEO-*fit* veronderstelt dat de drie componenten voortdurend met elkaar interacteren Persoon: uniek wezen, dynamisch en gemotiveerd, ontwikkelt zich blijvend en is in voortdurende interactie met zijn omgeving. Rollen, eigenschappen en levenservaring, geleerde en aangeboren vaardigheden Activiteiten: activiteiten en taken zijn tegemoetkomingen aan de individuele intrinsieke behoefte van de mens (zelfbehoud, zichzelf uitdrukken) en in de context van zijn persoonlijke rollen en omgeving Omgeving: cultureel, sociaal-economisch, institutioneel, fysiek, sociaal (persoon, huishouden, buurt en maatschappij). Kan het dagelijks handelen enerzijds mogelijk maken en anderzijds negatief beïnvloeden

Tabel 17.1 Vervolg.

Occupational Adaptation (OA) (Schultz 2009) ▶H. 23 Referentiekader: biopsychosociaal, integratie van *occupation* en *adaptation*	Het OA-model beschrijft de integratie van twee concepten: handelen (*occupation*) en aanpassen (*adaptation*) Theoretische onderbouwing: – ontwikkelingstheorieën; – psychologie; – copingtheorieën Assessments: – geen (*Occupational Adaptation guide to practice*)	Dagelijks handelen: OA is het proces waarin interactie plaatsvindt tussen de persoon (*desire for mastery*) en de omgeving (*demand for mastery*) waarbinnen de persoon handelt. Hierbij horen bepaalde rollen en rolverwachtingen (*occupational role expectations*) die het dagelijks handelen van de persoon en zijn omgeving beïnvloeden Persoon: bestaat uit sensomotorische, psychosociale en cognitieve elementen, wenst aangepast te kunnen handelen en greep te krijgen op dit dagelijks handelen Omgeving: fysiek, sociaal en cultureel; vereist en verwacht dat de persoon aangepast kan handelen Activiteiten: handelingsgebieden: werk, zelfzorg en vrije tijd
Occupational Performance Model (Australia) (OPM(A)) (Chapparo en Ranka 1997) ▶H. 23 Referentiekader: biopsychosociaal	OPM(A) bestaat uit acht bouwstenen en een aantal elementen. De pijlen in het schema verwijzen naar mogelijke verbanden tussen de bouwstenen. De focus is met name handelingsgericht en gaat uit van veronderstellingen ten aanzien van het dagelijks handelen (*occupation*), het uitvoeren van de handelingen (*performance*), de mens als een zelforganiserend systeem Theoretische onderbouwing: – occupational science; – systeemtheorieën Assessments: – perceive, recall, plan, perform (PRPP).	Dagelijks handelen: meer dan alleen doen (*doing*), ook *knowing* en *being* zijn belangrijke fundamentele humanistische concepten Persoon: individu, groep, gemeenschap of maatschappij Activiteiten: routine, taken en subtaken (zelfzorg, productiviteit/school, vrije tijd/spel en rust) Omgeving: sensorische, fysieke, sociale en culturele dimensies in relatie tot tijd en ruimte
Bieler Model (Nieuwesteeg-Gutzwiller en Somazzi 2010) ▶H. 23 Referentiekader: cognitief, psychosociaal	Focus op ontwikkeling, behoud en/of herstel van de handelingsbekwaamheid van de mens met handelingsvragen Theoretische onderbouwing: – handelingstheorieën Assessments: – aantal werkinstrumenten	Dagelijks handelen: handelingen zijn: doelgericht en bewust, motiveren, structureren, kunnen worden vastgesteld door de persoon zelf of de ander, vormen omgeving en persoon
Cognitive Disability Model (Allen et al. 1992) ▶H. 23 Referentiekader: neurologisch, cognitief	Globale kijk op cognitief functioneren; onderscheidt zes cognitieve niveaus. Accent op de concrete gevolgen van cognitieve beperkingen in het dagelijks handelen Theoretische onderbouwing: – ontwikkelingspsychologie; – neurologie Assessments: – Allen Cognitive Level Screen (ACLS); – Routine Task Inventory – expanded (RTI-expanded); – Cognitive Performance Test (CPT)	Dagelijks handelen: handelingsbeperkingen en handelingsmogelijkheden; zelfstandigheid en behoefte aan begeleiding

17.9 Ergotherapieprocesmodellen

Bij een proces is er sprake van een verloop, een ontwikkelingsgang, te onderscheiden in stappen, en er is sprake van een tijdsvolgorde. Tijdens een proces gaat het om het inrichten en uitvoeren van een traject naar een gesteld doel, waarbij de oplossing een gedragen resultaat is en tot stand komt door samenwerking van betrokken partijen.

Procesmodellen zijn algemeen van aard en niet specifiek ontwikkeld voor de ergotherapie. Om welke vraagstelling het ook gaat, het proces zal bestaan uit een aantal fasen, elk met verschillende stappen.

- Kennismaking:
    - de aanvraag (verwijzing);
    - de ontmoeting;
    - bereidheid.
- Inventarisatie:
    - de vraaginventarisatie;
    - prioritering;
    - de vraaganalyse;
    - de vraagformulering.
- Doelbepaling en plan van aanpak:
    - doelen formuleren;
    - plan van aanpak opstellen.
- Uitvoering plan van aanpak:
    - het plan van aanpak uitvoeren.
- Evaluatie en nazorg:
    - evaluatie resultaat en proces
    - nazorg (zie ▶H. 27)

Dit vormt de basisstructuur voor ieder procesmodel.

Het hanteren van een procesmodel vormt een belangrijk onderdeel van het methodisch handelen in de ergotherapie. Het betreft de wijze waarop een cliënt met de ergotherapeut het veranderingsproces modelleert en organiseert, of anders gezegd: de stappen die een cliënt samen met de ergotherapeut doorloopt. Geen fase van die basisstructuur kan worden overgeslagen. In de praktijk werkt men echter vaak tegelijkertijd aan verschillende fasen.

Procesmodellen zijn ontleend aan theorieën uit verschillende wetenschapsgebieden, zoals andragologie, sociologie, systeemtheorie, leertheorieën, onderwijskunde, beleid en management. Het gaat hierbij om het procesmatig doorlopen van een aantal fasen in een veranderingsproces.

17.9.1 Fasen in een procesmodel

Men kan zeggen dat het bij procesmodellen gaat om de 'wetenschap' om op procesmatige wijze tot antwoorden, oplossingen, aanpassingen, adviezen of veranderingen te komen. Steeds wordt een aantal fasen doorlopen, in zoverre gaat het om variaties op hetzelfde thema. De faseringen van procesmodellen vertonen onderling veel overeenkomsten, maar variëren afhankelijk van de soort vraagstelling. Per procesmodel gebruikt men soms voor verschillende fasen andere benamingen, soms worden fasen of stappen samengevoegd, soms toegevoegd.

Het is een te doorlopen stappenplan, maar deze stappen zeggen niets over de invulling, de inhoud ervan. Bij het bewerkstelligen van veranderingen, blijkt het hanteren van procesmodellen doeltreffend te zijn als 'gids' of als procedure. Het is als het ware een 'routeplanner' of beschrijving om te weten welke weg men moet volgen om ergens te komen; het zegt nog niets over wat men gaat doen en de manier waarop men dat kan doen, de inhoud.

17.9.2 Dynamiek in procesmodellen: lineaire, cyclische en spiraalvormige processen

Door de indeling in fasen suggereren procesmodellen dat deze achtereenvolgens worden doorlopen, maar dit vraagt om enige nuancering. Een vraag wordt in een eerste fase vastgesteld en geanalyseerd, alvorens er sprake kan zijn van een doelbepaling in de volgende fase. Daarna volgt een fase van het ontwerpen en uitvoeren van een plan van aanpak en een fase van evaluatie en nazorg. Alle fasen worden doorlopen en de vraag is beantwoord en het ergotherapieproces wordt afgerond. Dit wordt een lineaire werkwijze genoemd.

Doorgaans is het echter zo dat het handelingsvraagstuk of de adviesvraag van een cliënt zo complex is dat een cyclisch proces een meer adequate, volledige aanpak biedt. Steeds wordt een ander – door de cliënt geprioriteerd – facet van de vraagstelling geïnventariseerd en geanalyseerd. Ook kunnen er veranderingen in het leven van de cliënt zich voordoen, waardoor men besluit om terug te gaan in het proces en de vraaginventarisatie en -analyse opnieuw te doorlopen, waarna het plan van aanpak voor dat facet aangepast wordt, gericht op het bereiken van optimale handelings- en participatiemogelijkheden voor de cliënt in zijn omgeving. Bij een dergelijk cyclisch proces is het proces meer dan het doorlopen van het geheel, na de evaluatiefase start weer de nieuwe of bijgestelde vraagstelling. Bij een cyclisch proces is er vaak sprake van 'meer van hetzelfde'. Dezelfde cycli worden doorlopen.

In de ergotherapie zijn verschillende modellen meer spiraalvorming van aard, dat betekent dat men – indien nodig – weer terug kan gaan naar een vorige fase waarbij men voortbouwt op de ervaringen in eerdere fasen. Het proces wordt dan weergegeven als een doorlopende spiraal.

Door een spiraalvormige aanpak kan de vraag van de cliënt steeds beter, op een dieper liggend niveau, begrepen worden. Bij lineaire en cyclische processen blijft het begrijpen en verklaren van de vragen van een cliënt op hetzelfde niveau.

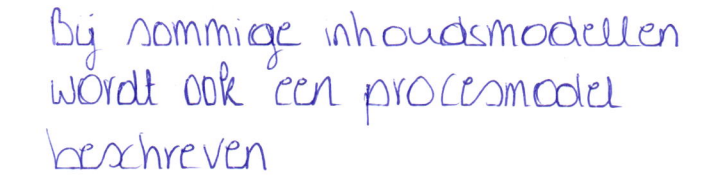

Tabel 17.2 Veelgebruikte procesmodellen in de ergotherapie

procesmodel	procesbeschrijving	bijzonderheden
Canadian Practice Process Framework (CPPF) (Craik et al. 2013) ▶H. 18 Spiraalvormig model	Het proces bestaat uit acht actiepunten (*action points*) met sleutelvaardigheden om het dagelijks handelen mogelijk te maken (*key enablement skills*) en acties (*actions*): *enter/initiate*. *set the stage*; *assess/evaluate*; *agree on objectives and plan*; *implement the plan*; *monitor and modify*, *evaluate the outcome*; *conclude/exit*	Opvolger van het OPPM, *framework* gebaseerd op *enablement*. Uitgangspunten: cliëntgericht, evidence-based en occupation-based. Het ergotherapieproces bestaat uit vier elementen: de maatschappelijke context, de praktijkcontext en de theoretische kaders. Het vierde element is procesgericht (acht actiepunten) en geeft vorm aan het proces van occupational enablement. Doelgericht en generiek, kan gebruikt worden met de cliënt als individu, gezin, groep, gemeenschap, organisatie en populatie (Hartingsveldt 2008)
Poces van therapeutisch redeneren behorend bij MOHO (Kielhofner en Forsyth 2008) ▶H. 19 Cyclisch model, kan ook spiraalvormig toegepast worden	Zes stappen: 1. genereer vragen voor het redeneerproces en gebruik deze; 2. verzamel met gestructureerde en ongestructureerde methoden informatie over en met de cliënt; 3. ontwikkel een opvatting over de situatie van de cliënt, waarin zijn sterke kanten betrokken worden en zijn uitdagingen; 4. benoem de doelen (de verandering die de cliënt wil bereiken) en maak een therapieplan (betrokkenheid van de cliënt bij het dagelijks handelen en bij de therapeutische strategieën); 5. voer de therapie uit en evalueer deze; 6. verzamel informatie om het resultaat van de therapie te bepalen (de mate waarin de cliënt zijn doel heeft bereikt) De cliënt is een bron van informatie en werkt samen met de therapeut	In de derde editie beschreef Kielhofner vier fasen in het therapeutisch redeneren. In de vierde editie onderscheidt hij de zes stappen zoals hiernaast weergegeven. De *therapeutic reasoning table* biedt een overzicht van vragen, sterkten, uitdagingen, veranderingen, betrokkenheid in het dagelijks handelen en therapeutische strategieën
Occupational Therapy Practice Framework (OTPF), derde herziene versie (AOTA 2015) ▶H. 21 Lineair model	*Evaluation process*: handelingsprofiel en analyse van het dagelijks handelen *Intervention process*: interventieplan, implementatie interventie, interventiereview Outcome: gezondheid en participatie door betrokkenheid in het dagelijks handelen; capaciteiten in cliëntfactoren en vaardigheden zijn verbeterd. Continueer het onderhandelen over interventieplan en gewenste uitkomsten Continueer interactie tussen evaluatie, interventie en uitkomsten, gedurende het gehele proces	Het OTPF schetst het dynamische cliëntgecentreerde ergotherapieproces, gericht op het dagelijks handelen (*process*). Domein en proces van de ergotherapie geven richting aan de focus op het dagelijks handelen. Hoewel het proces afzonderlijk wordt beschreven, is het met het domein onlosmakelijk verbonden in een transactionele relatie. Samenwerking tussen de ergotherapeut en de cliënt staat centraal binnen de interactieve aard van de geleverde diensten
Application to Practice behorend bij het Kawa-model (Iwama 2006) ▶H. 20 Cyclisch model, kan ook spiraalvormig toegepast worden	het proces bestaat uit zes stappen: 1. appreciating the client in context; 2. clarifying the context; 3. prioritizing issues according to client's perspective; 4. assessing focal points of occupational therapy intervention; 5. intervention; 6. evaluation	

17.9 · Ergotherapieprocesmodellen

Tabel 17.2 Vervolg.

Model	Stappen	Beschrijving
Occupational Therapy Intervention Process Model (OTIPM) (Fisher 2009) ▶H. 23 Cyclisch model	- Establish client-centered performance context - Identify resources and limitations within client-centered performance context - Identify and prioritize reported strengths and problems of occupational performance - Observe client's task performance and implement performance analysis - Define and describe actions the client does and does not perform effectively - Establish, finalize, or redefine client-centered and occupation-focused goals - Define/clarify or interpret cause - Select restorative model - select acquisitional model - select compensatory model - select model for education and teaching - Reevaluate for enhanced and satisfying occupational performance	De therapeutische relatie loopt door het hele proces, parallel aan het ergotherapieproces (*develop therapeutic rapport and collaborative relationships*). De AMPS- of School-AMPS-gecertificeerde ergotherapeut kan met het grafisch rapport, waarop de bekwaamheidsniveaus voor de motorische en de procesvaardigheden worden weergegeven, een indicatie vstellen waarop de ergotherapie zich dient te richten
PEOP Occupational Therapy (PEOP OT)-procesmodel (Bass et al. 2015) ▶H. 22 Cyclisch model	Het proces kent vier primaire componenten die eventueel gelijktijdig plaatsvinden gedurende het ergotherapieproces - narratief (*narrative*) - assessment en evaluatie (*assessment/evaluation*) - interventie (*intervention*) - resultaat (*outcome*)	PEOP OT bouwt op de capaciteiten van de persoon en de hulpbronnen uit de omgeving. Baseert zich op de dagelijkse handelingsvragen die de cliënt aangeeft
Adviesfasenmodel (Heijsman et al. 2007). ▶H. 25 Cyclisch model	Het model bestaat uit vier fasen en acht stappen 0. Adviesvraag I. Probleemanalyse: 1. verhelderen van de adviesvraag; 2. vaststellen samenwerking(scontract); 3. analyseren van het probleem II. Probleemdefiniëring en planning: 4. definiëren probleem en formuleren doelstellingen; 5. verkennen en vaststellen van oplossingsrichtingen; 6. opstellen plan van aanpak III. Uitvoering: 7. uitvoeren en bijstellen plan van aanpak IV. Evaluatie en nazorg: 8. beheren, borgen en evalueren	Na voortschrijdend inzicht is het Adviesfasenmodel een uitwerking van het eerder gepubliceerde Adviesmodel (Heijsman et al. 1999) en het Adviesfasenmodel (Driessen en Heijsman 2006). Geschikt voor alle adviessituaties voor alle ergotherapeuten in verschillende rollen en praktijkcontexten. Algemene probleemoplossende en projectmatige manier van werken met parallel daaraan deelstappen met specifiek ergotherapeutische inhoud Er bestaan verschillende adviesfasenmodellen van diverse auteurs, elk met een eigen indeling, accenten en/of verbijzondering van deelfasen. Alle zijn het variaties op de beschrijving van een algemeen proces van probleemoplossen

17.9.3 Procesmodellen in de ergotherapie

Deze paragraaf geeft een schets van enkele procesmodellen en -schema's in de ergotherapie. Dit geeft een globaal overzicht van stappen en fasen die in de ergotherapie gehanteerd worden en het geeft tevens een indruk van de overeenkomsten en verschillen in de procesmodellen. Ook is duidelijk dat er sprake kan zijn van een cyclisch, spiraalvormig of lineair proces, afhankelijk van de gerichtheid van het veranderingsproces.

Ergotherapeuten maken samen met de cliënt keuzes, ordenen en organiseren per fase de noodzakelijke professionele en ervaringskennis tot een samenhangend en doelgericht geheel: het methodisch handelen. Tijdens dit proces kiest men een ergotherapie-inhoudsmodel, referentiekaders en methoden.

In de loop van de jaren heeft het beroep ergotherapie zich op veel gebieden ontwikkeld.

Ergotherapie is er voor personen (en hun sociale systeem), organisaties en populaties. Het spectrum van taken en werkzaamheden van de ergotherapeut heeft zich steeds verder uitgebreid naar interveniëren, adviseren, coachen, langdurig traject begeleiden, preventiewerk. Zoals ook beschreven in het *Beroepsprofiel ergotherapeut*, is de verwachting dat ergotherapie steeds meer zal inspelen op de toekomstige ontwikkelingen.

Wat betreft het doen van wetenschappelijk onderzoek, het ontwikkelen van het beroep, kwaliteitszorg en het organiseren van een afdeling Ergotherapie worden weer andere modellen gebruikt. Dientengevolge doet de vraag zich voor, welke procesmodellen in al deze beroepstaken worden gehanteerd en in welke opzichten faseringen overeenkomstig zijn of juist verschillend?

> **Box 17.7**
>
> **Ergotherapieprocesmodellen**
> Veel ergotherapieprocesmodellen zijn cyclisch en door een simpel schema weergegeven. De fasen staan met pijlen weergegeven in een cirkel. In de beschrijving van verschillende modellen, zoals MOHO en KAWA, wordt wel duidelijk dat het de bedoeling is dat ergotherapeuten ermee omgaan als was het een spiraalvormig model, zeker als het gaat om complexe vragen van mensen. In de grafische weergave is dat echter niet zichtbaar. Het CPPF is een spiraalvormig procesmodel dat dit wel expliciet beschrijft.

17.9.4 Procesmodellen voor andere ergotherapierelevante veranderingen

Hoewel ergotherapieprocesmodellen in principe te gebruiken zijn voor alle cliënten, dus voor personen met hun sociale systeem, voor organisaties en voor populaties, kan het effectiever zijn procesmodellen te gebruiken die specifiek voor organisaties of populaties ontwikkeld zijn.

Als de cliënt een organisatie is (bijvoorbeeld de instelling waarbinnen de ergotherapeut werkt), is er in veel gevallen ook sprake van veranderingen in het kader van kwaliteitszorg.

Om vraagstellingen procesmatig of projectmatig aan te pakken heeft de ergotherapeut verschillende modellen tot zijn beschikking.

Procesmodel bij projectmatig werken

Bij projectmatig werken is er altijd sprake van een formele opdracht; er wordt vaak een samenwerkingsovereenkomst afgesloten waarin de resultaten en/of het product worden gedefinieerd. Bij projectmatig werken is er meestal sprake van een lineair proces.

Procesmodel bij het hanteren van ethische vragen

Voor het zorgvuldig omgaan met ethische kwesties in de beroepsuitoefening zijn door beroepsverenigingen beroepscodes geformuleerd. Als een ergotherapeut in de dagelijkse praktijk wordt geconfronteerd met een beroepsethische dilemma is het voor de oplossing van dat dilemma van belang dit op een systematische wijze aan de orde te stellen en de regels uit de code hierin te betrekken. Dit vraagt om de vaardigheid van het 'ethisch denken'. Een beroepscode heeft alleen zin als de reflectie op het professioneel handelen plaatsvindt en kan beschouwd worden als een aspect van kwaliteitstoetsing.

Dit vraagt om bewustwording van de samenhang tussen persoonlijke en professionele waarden en normen. Voor het hanteren van ethische vragen kan bijvoorbeeld gebruik gemaakt worden van het schema voor een normatief-ethische analyse (Ebskamp 2006).

Leerprocesmodellen en procesmodellen voor verandering van handelingspatronen

In veel ergotherapeutische processen gaat het om het in gang zetten en inhoud geven aan een leer- en/of veranderingsproces van de cliënt ten behoeve van diens dagelijks handelen en participatie.

Voor het begeleiden van veranderingen in handelingspatronen van cliënten zijn verschillende modellen voor gedragsverandering ontwikkeld (Balm 2007; Gerards en Borger 2006; Prochaska et al. 2002). De modellen zijn veelal een integratie van proces- en inhoudsmodellen en bieden een aanvullend perspectief op de modellen in de ergotherapie, daar deze modellen zich specifiek richten op het proces van de gedragsverandering in het algemeen en het proces van de cliënt en de interventies van de hulpverlener in het bijzonder.

Kenmerkend voor deze modellen is dat verschillende fasen worden beschreven waarin een cliënt stapsgewijs tot gedragsverandering en gedragsbehoud zou kunnen komen. Voorbeelden van procesmodellen gericht op veranderingbeïnvloeding zijn: het *chronic care model*, de *reasoned action approach* (Fishbein en Ajzen 2010) en het *health-counseling*-model (Gerards en Borger 2006). Het leercyclusmodel (Kolb 1984) gaat ervan uit dat een effectief leerproces vier fasen omvat: doen/ervaren, reflectie, theorie, experimenteren. Volgens Kolb is effectief of duurzaam leren het resultaat van het cyclisch doorlopen van een proces waarbij een viertal gedragingen op elkaar inhaakt.

In een latere fase ontwikkelden Korthagen en Lagerwerf (2008) de reflectiecyclus naar analogie van Kolbs leercyclus. Het is een spiraalmodel en bestaat uit vier fasen waarbij in iedere fase reflectievragen gesteld worden.

17.10 Discussie

Aangezien ergotherapeuten vooral bezig zijn met het dagelijks handelen van cliënten, het 'doen en laten van heel gewone dingen', kunnen niet-ergotherapeuten de indruk krijgen dat ergotherapeuten met hun kennis alleen maar gewoon nadenken met hun gezonde verstand. Modellen demonstreren dat de kennis van ergotherapeuten gebaseerd is op allesbehalve 'gewoon' nadenken:

> The aspects of things that are most important for use are hidden because of their simplicity and familiarity (Wittgenstein, in Turpin en Iwama 2011).

Ergotherapeuten in de praktijk vragen zich vaak af wat het belang is van theorie. O'Neal et al. (2007) onderzochten dit en concludeerden:

> … occupational therapists do not consider theory important and are often reluctant to use it in practice.

Ikiugu et al. (2009) komen tot dezelfde conclusie:

> Occupational therapists find it difficult to use theoretical conceptual practice models to guide practice because no single model can address all of a client's occupational performance issues.

Waarom is theorie belangrijk? Als professionals de theorie gebruiken in de praktijk, zal hun professioneel redeneren gebaseerd zijn op logische en te verdedigen ideeën. Als ergotherapeuten theoretische concepten niet weten en geen consensus hebben over hoe concepten in de praktijk gebruikt kunnen worden, heeft dat invloed op de daadwerkelijke toepassing van concepten (en modellen en interventies). Zo bestaan er publicaties van gedetailleerde discussies over de begrippen *occupation-focused*, *occupation-centered* en *occupation-based* en definiëren verschillende auteurs de begrippen op een andere manier. Per conceptueel model kunnen de begrippen *occupational participation* en *occupational competency* subtiel anders gedefinieerd worden (Wong en Fisher 2015).

Het gebruik van theorieën stelt ergotherapeuten in staat te verklaren hoe hun interventies veranderingen in het dagelijks handelen van de cliënt bewerkstelligen en wetenschappelijk aan te tonen waarom de interventie effectief is (O'Neal et al. 2007). Evidence toont aan dát een interventie werkt, een theorie verklaart waaróm de interventie werkt. Daarom is het belangrijk dat theoretische modellen door ergotherapeuten geïmplementeerd worden in de praktijk (Ikiugu et al. 2009).

Zoals Kurt Lewin zei: 'Niets zo praktisch als een goede theorie.' Een theorie maakt het mogelijk het beroepsmatig handelen uit te leggen en te verantwoorden, hetgeen in het kader van kwaliteitszorg noodzakelijk is. Een theorie geeft inspiratie, richt het dagelijks handelen van mensen (dus ook van de inhoud van een therapie) en geeft richting aan wetenschappelijk onderzoek. Het ontwikkelen van theorieën is een voorwaarde in ieder beroep om kennis te ontwikkelen en kennis te delen. Theorieontwikkeling heeft als doel een taal en verklaringen vast te leggen waardoor die verklaringen geëxpliciteerd (uitdrukkelijk uitgelegd) aan en gedeeld kunnen worden met anderen. Bijvoorbeeld het schrijven van dit boek is een poging om verschillende theorieën over ergotherapie bij elkaar te brengen, zodanig dat kennis overgebracht kan worden aan nieuwe generaties ergotherapeuten. Op zo'n manier spreken zij min of meer één taal en kunnen ze discussiëren met elkaar en met de buitenwereld over de relatie tussen dagelijks handelen en participatie en gezondheid en welzijn.

Hoe verder de theorie zich ontwikkelt wat betreft structuur, doel, complexiteit en voorspellende kracht, hoe verfijnder de (beroeps)taal zal worden. Er wordt in wezen altijd getheoretiseerd, ook al denkt men van niet (Schön 1983).

Hoe kan een ergotherapeut of student Ergotherapie het kaf van het koren scheiden als er zoveel gepubliceerd wordt en er zoveel modellen bedacht worden? Past het model bij hun visie? Bij de cliënt? Bij de potentiële (hulp)vraag? Bij de fase van het ergotherapieproces? Bij de praktijkcontext?

Ergotherapie heeft verschillende inhouds- en procesmodellen ten aanzien van het professioneel handelen nodig, om tegemoet te kunnen komen aan de differentiële (hulp)vragen van cliënten. Soms lijkt het wel alsof iedere zichzelf respecterende ergotherapeut of internationale ergotherapievereniging een eigen model op de markt wil brengen. Enerzijds is dat een goede zaak omdat de discussie over de inhoud en de werkwijze van de ergotherapie op die wijze voortdurend gevoerd wordt en levendig blijft, anderzijds zijn de verschillen tussen sommige modellen zo gering dat men zich kan afvragen of die discussie gebaat is met alweer een nieuw model.

Sommige modellen ontwikkelen zich verder en dan is het belangrijk dat een ergotherapeut zich verdiept in de veranderingen/verschillen en verder werkt met de herziene versie van het model. Het OPPM is vervangen door het CPPF, het CMOP is geüpdatet naar het CMOP-E. Soms veranderen inzichten en visies; dat leidt tot verschuivende paradigma's. Dan blijkt opeens een model passé te zijn. Het op de achtergrond geraakte model van Reed en Sanderson is daar een goed voorbeeld van.

Soms blijkt een referentiekader discutabel omdat *evidence* uitwijst dat werken volgens die theorie bij een bepaalde diagnosegroep niet effectief is. Bijvoorbeeld: Neuro-Developmental Treatment (NDT) was aanvankelijk gestoeld op een hiërarchisch model van de hersenen en het concept was gefocust op herstel van normale motorische bewegingen door opnieuw aanleren. Inmiddels zijn de inzichten veranderd; het hiërarchische model is verouderd en wordt niet meer gebruikt. Zo raken modellen, referentiekaders en theorieën in de vergetelheid en is het *not done* ze verder te gebruiken, en zijn andere (doorontwikkelde of gereviseerde) modellen, referentiekaders en theorieën *hot* en *trendy*. En sommige modellen zullen de tand des tijds doorstaan en kunnen dan als een basismodel van de ergotherapie geclassificeerd worden.

Het lijkt vanzelfsprekend dat ergotherapeuten bij hun keuze voor een model niet zomaar met alle winden meewaaien of beweren dat ze eclectisch werken. Modellen kunnen elkaar echter wel completeren. Ikiugu heeft in 2007 een manier beschreven waarbij ergotherapeuten systematisch het gebruik van verschillende conceptuele modellen kunnen gebruiken. Het *organizing model of practice* (OMP) zou een gids kunnen zijn tijdens het selecteren van assessments en die tijdens het plan van uitvoer samenstellen. Interventie strategieën kunnen dan geleend worden uit andere conceptuele modellen volgens het *complementary model of practice* (CMP) (Wong en Fisher 2015).

Zo zou het MOHO als OMP gebruikt kunnen worden om bij een cliënt zijn routines, gewoontes en sociale rollen in kaart te brengen. Het PEOP zou als CMP toegevoegd kunnen worden om de omgeving te analyseren op mogelijk makende factoren en beperkende factoren in het dagelijks handelen (Wong en Fisher 2015).

In dit hoofdstuk is een veelheid aan varianten voor het procesmatig aanpakken van een vraag beschreven. Enerzijds valt het op dat het gaat om logisch te nemen stappen die met gewoon gezond verstand zelf te bedenken zijn. Anderzijds is dit een valkuil. In de praktijk blijkt dat het doorgaans moeilijk is om zorgvuldig de fasen van een procesmodel te doorlopen. Men is snel geneigd naar oplossingen te grijpen waarbij men dan al even snel ontdekt dat het toch niet de echte oplossing is. Dit betekent terug naar 'wat ook alweer de vraag was'. Uit dit hoofdstuk blijkt dat het van belang is om in allerlei verschillende veranderingsprocessen waar ergotherapeuten mee te maken krijgen in de beroepspraktijk, steeds weer na te gaan om wat voor soort veranderingsproces het gaat en aan de hand van welk procesmodel het beste gewerkt kan gaan worden aan die verandering.

De inhoudsmodellen en procesmodellen zijn in dit hoofdstuk apart behandeld, het ziet ernaar uit dat in de nabije toekomst in de ergotherapie-inhoudsmodellen en procesmodellen geïntegreerd als één model ontwikkeld zullen gaan worden.

Tot slot een citaat uit Winnie de Poeh. Het geeft uitstekend weer hoe in de praktijk kennis zich ontwikkelt en vooral hoe men al die kennis, modellen, methoden enzovoort enzovoort kan gebruiken. Denk daarbij vooral ook aan de vrije associatie; toepassen van ergotherapie blijft een creatief proces.

> » Maak het groter
> Maak het kleiner
> Doe er iets bij
> Haal er iets af
> Verwissel twee onderdelen
> Verwijder iets
> Vervang iets door iets anders
> Combineer twee elementen
> Vrije associatie
> (Winnie-de-Poeh)

17.11 Samenvatting

Dit hoofdstuk bevat een omschrijving van de termen visie, missie en paradigma, kennis en theorie, referentiekaders, methodiek, methodisch handelen en methode, inhouds- en procesmodellen. Hierbij wordt ingegaan op de theoretische perspectieven van waaruit ergotherapeutische inhouds- en procesmodellen ontwikkeld zijn. De kenmerken van procesmodellen worden besproken en er wordt een beknopt overzicht gegeven van ergotherapeutische inhouds- en procesmodellen.

Literatuur

Allen, C. K., Earhart, C. A., & Blue, T. (1992). *Occupational therapy treatment goals for the physically and cognitively disabled*. Rockville (MD): American Occupational Therapy Association.

AOTA. (2007). AOTA's Centennial Vision and executive summary. *American Occupational Therapy, 61*(6), 613–614.

AOTA. (2015). Occupational Therapy Practice Framework: Domain & process 3rd edition. *American Occupational Therapy, 68*(Supplement 1), S1-S48.

Balm, M. F. K. (2007). *Gezond bewegen kun je leren: Gedragsverandering door ergo-, fysio- en oefentherapeuten*. Utrecht: Lemma.

Bass, J. D., Baum, C., & Christiansen, C. A. (2015). Interventions and outcomes The Person-Environment-Occupation-Performance (PEOP) Occupational Therapy Process. In C. Christiansen, C. Baum, & J. Bass (Eds.), *Occupational Therapy: Performance, Participation and Well-being*. Slack: Thorofare, NJ.

Baum, C., Christiansen, C. A., & Bass, J. D. (2015). The Person-Environment-Occupation-Performance (PEOP) Model. In C. Christiansen, C. Baum, & J. Bass (Eds.), *Occup Ther: Performance, Participation and Well-being*. Slack: Thorofare, NJ.

Blesedell-Crepeau, E., Cohn, E. S., & Boyt-Schell, B. A. (2003). *Willard & Spackman's occup ther* (10th ed.). Philadelphia (PA): Lippincott Williams & Wilkins.

Bruce, M. A., & Borg, B. (2002). *Psychosocial frames of reference: Core for occupation-based practice*. Thorofare, NJ: Slack.

Chapparo, C., & Ranka, J. (1997). *The Occup Per Mod (Australia)*. Monograph 1. Lidcombe: OP Network, University of Sydney.

Chapparo, C., & Ranka, J. (2005). Theoretical contexts. In G. Whiteford & V. Wright-St Clair (Eds.), *Occupation & practice in context..* Sydney: Churchill Livingstone.

Christiansen, C. H., & Townsend, E. A. (Eds.). (2010). *Introduction to occupation: The art and science of living* (2nd ed.). Upper Saddle River, NJ: Pearson Education.

Christiansen, C. H., Baum, C. M., & Bass, J. D. (2015). *Occupational therapy performance, participation and well-Being*. Thorofare, NJ: Slack.

Cole, M. B., & Tufano, R. (2008). *Applied theories in occupational therapy: A practical approach*. Thorofare, NJ: Slack.

Craik, J., Davis, J., & Polatajko, H. J. (2013). Introducing the Canadian Practice Process Framework (CPPF), amplifying the context. In E. A. Townsend & H. J. Polatajko (Eds.), *Enabling occupation II: Advancing an occupational therapy vision for health, well-being and justice through occupation* (2nd ed., pag. 229–246). Ottawa: CAOT Publications ACE.

Dewey, J. (1996). *The supremacy of method*. In M. H. Fischer (Ed.), *Classic American philosophers*. New York: Fordham University Press.

Driessen, M., & Heijsman, A. (2006). Adviseren aan derden. In A. Kinébanian & M. Granse, le (Red.), *Grondslagen van de ergotherapie*. Maarssen: Elsevier ge-zondheidszorg.

Duncan, E. A. S. (2006). *Foundations for practice in occupational therapy* (4th ed.). London: Churchill Livingstone.
Ebskamp, J. (2006). *Basisboek beroepsethiek voor Social Work*. Baarn: Nelissen.
Fishbein, M., & Ajzen, I. (2010). *Predicting and changing behavior: The reasoned action approach*. New York: Psychology Press.
Fisher, A. G. (2009). *Occupational therapy intervention process model: A model for planning and implementing top-down, client-centered, and occupation-based interventions*. Fort Collins (CO): Three Star Press.
Gerards, F., & Borger, R. (2006). *Health counseling*. Baarn: Nelissen.
Hartingsveldt, M. J. van, Logister-Proost, I., & Kinébanian, A. (2010). *Beroepsprofiel ergotherapeut*. Utrecht: Ergo-therapie Nederland/Boom Lemma.
Heijsman, A., Kuiper, C., & Lemette, M. (Red.). (1999). *De ergotherapeut als adviseur: Methodiek en adviesvaardigheden*. Utrecht: Lemma.
Heijsman, A., Lemette, M., Veld, A. de, & Kuiper, C. (Red.). (2007). *Adviseren als ergotherapeut: Competenties en verhalen uit de praktijk*. Den Haag: Boom Lemma.
Higgs, J., Jones, M., Loftus, S., & Christensen, N. (2008). *Clinical reasoning in the health professions* (3rd ed.). Oxford: Butterworth-Heinemann.
Holm, M. B. (1986). Frames of reference: guides for action-occupational therapist. In H. Schmid (Ed.), *Project for independent living in occupational therapy (PILOT)* (pag. 69–78). Rockville (MD): AOTA.
Hooper, B. (2006). Beyond active learning: A case study of teaching practices in an occupation centered curriculum. *American Occupational Therapy, 60*, 551–562.
Ikiugu, M. N. (2004). Instrumentalism in occupational therapy: An argument for a pragmatic conceptual model of practice. *International Journal of Psychsocial Rehabilitation, 8,* 109–117.
Ikiugu, M. N., Smallfield, S., & Condit, C. (2009). A framework for combining theoretical conceptual practice models in occupational therapy practice. *Canadian Journal of Occupational Therapy, 76*(3), 162–170.
Ikiugu, M. N., & Smallfield, S. (2011). Ikiugu's eclectic method of combining theoretical conceptual practice models in occupational therapy. *Australian Occupational Therapy, 58*(6), 437–46.
Iwama, M. K. (2006). *The kawa model: Culturally relevant occupational therapy*. Edinburgh: Churchill Livingstone.
Kielhofner, G., & Forsyth, K. (2008). Therapeutic reasoning: Planning, implementing and evaluating the outcomes of therapy. In G. Kielhofner (Ed.), *Model of Human Occup: Theory and practice*. Baltimore (MD): Lippincott, Williams & Wilkins.
Kielhofner, G. (2004). *Conceptual foundations of occup ther* (3rd ed.). Philadelphia (PA): FA Davis.
Kolb, D. A. (1984). *Experimental learning, experience as the source of learning and development*. Englewood Cliffs, NJ: Prentice-Hall.
Korthagen, F., & Lagerwerf, B. (2008). *Leren van binnenuit: Onderwijsontwikkeling in een nieuwe tijd*. Baarn: Nelissen.
Kronenberg, F., Pollard, N., & Sakellariou, D. (Eds.) (2011). *Occupational therapies without borders, Vol 2: Towards an ecology of occup-based practices*. Edinburgh: Churchill Livingstone.
Law, M., Cooper, B., Strong, S., Steward, D., Rigby, P., & Letts, L. (1996). The person-environment-occupation model: a transactive approach to occupational performance. *Canadian Journal of Occupational Therapy, 63*(1), 9–23.
Melton, J., Forsyth, K., & Freeth, D. (2009). Using theory in Practice. In E. Duncan (Ed.), *Skills for practice in occupational therapy*. Edinburgh: Churchill Livingstone.
Mosey, A. C. (1986). *Psychosocial components of occup ther*. New York: Raven Press.
Mosey, A. C. (1992). *Applied scientific inquiry in the health professions: An epistemological orientation*. Rockville (MD): American Occupational Therapy Association.
Nieuwesteeg-Gutzwiller, M., & Somazzi, M. (2010). *Hand-lungsorientierte Ergotherapie: Das Bieler Model als Grundlage für Ausbildung und Praxis*. Bern: Huber.
O'Neal, S., Dickerson, A. E., & Holbert, D. (2007). The use of theory by occupational therapists working with adults with developmental disabilities. *Occupational Therapy in Health Care, 21*(4), 71–85.
Ploeg, J. D. van der. (2011). *Ervaringsleren, theorie en praktijk*. Rotterdam: Lemniscaat.
Poell, R., & Kessels, J. (2001). *Human resource development: Organiseren van het leren* (pag. 24). Houten: Bohn Stafleu Van Loghum.
Polatajko, H. J., Davis, J., Stewart, D., Cantin, N., Amoroso, B., & Purdie, L. (2013). Specifying the domain of concern: Occupation as core. In E. A. Townsend & H. J. Polatajko (Eds.). *Enabling Occupation II: Advancing an Occupational Therapy Vision for Health, Well-being & Justice through Occupation* (2nd ed., pag. 13–36). Ottawa: CAOT Publications ACE.
Prochaska, J. O., Redding, C. A., & Evers, K. E. (2002). The transtheoretical model and stages of change. In K. Glanz, B. K. Rimer & F. M. Lewis (Eds.). *Health behaviour and health education: theory, research and practice* (3rd. ed., pag. 99–120). San Francisco (CA): Jossey-Bass.
Rogers, J. (2010). Occupational reasoning. In M. Curtin, M. Molineux, & J. Supyk-Mellson (Eds.), *Occup ther and physical dysfunction: Enabling occupation* (6th ed.). Edinburgh: Churchill Livingstone.
Satink, T., & Loon, H. van. (2006). Methodisch handelen. In A. Kinébanian & M. Granse, Ie (Red.), *Grondslagen van de ergotherapie*. Maarssen: Elsevier ge-zondheidszorg.
Schön, D. A. (1983). *The reflective practitioner: How professionals think in action*. New York: Basic Books.
Schultz, S. (2009). Theory of occupational adaptation. In E. Blesedell-Crepeau, E. S. Cohn & B. A. Boyt-Schell (Eds.), *Willard & Spackman's occupational therapy* (11th ed., pag. 478–518). Philadelphia (PA): Lippincott Williams & Wilkins.
Steultjens, E. M. J., Cup, E. H. C., Zajec, J., & Hees, S. van, (2013). *Ergotherapierichtlijn CVA*. Nijmegen/Utrecht: Hoge-school van Arnhem en Nijmegen/Ergotherapie Nederland.
Supyk-Mellson, J., & McKenna, J. (2010). Understanding models of practice. In M. Curtin, M. Molineux, & J. Supyk-Mellson (Eds.), *Occupational therapy and physical dysfunction: Enabling occupation* (6th ed.). Edinburgh: Churchill Livingstone.
Teoh, J. Y., & Iwama, M. K. (2015). The Kawa Model Made Easy. A Guide to Applying the Kawa Model in Occupational Therapy Practice. (2nd ed.) ▶ http://www.kawamodel.com, geraadpleegd december 2016.
Turpin, M., & Iwama, M. K. (2011). *Using occupational therapy models in practice*. Churchill Livingstone, Elsevier: A field guide. Edinburgh.
Whiteford, G., & Wright-St Clair, V. (2005). *Occup & prac in context*. Sydney: Churchill Livingstone.
WHO, (2001). *International Classification of Functioning, Disability and Health (ICF)*. Geneva: World Health Organization. ▶ http://www.who.int/classifications/icf/en/, geraadpleegd december 2016.
Wilcock, A. A., & Townsend, E. A. (2009). Occupational justice. In E. Blesedell-Crepeau, E. S. Cohn, & B. A. Boyt-Schell (Eds.), *Willard & Spackman's occupational therapy* (11th ed.). Philadelphia (PA): Lippincott Williams & Wilkins.
Wilcock, A. A. (2006). *An occup perspective on health* (2nd ed.). Thorofare, NJ: Slack.
Wong, S. R., & Fisher, G. (2015). Comparing and Using Occupation-Focused Models. *Occup Ther Health Care., 29*(3), 297–315.

Het Canadian Model of Occupational Performance and Engagement (CMOP-E) en het Canadian Practice Process Framework (CPPF)

Margo van Hartingsveldt en Barbara Piškur

18.1 Inleiding – 342

18.2 Het CMOP-E: achtergrond, theoretische onderbouwing en structuur – 343
18.2.1 Visie en concepten – 343
18.2.2 Dagelijks handelen en levensloop (*occupational life course*) – 345
18.2.3 Meetinstrumenten behorend bij de modellen – 347

18.3 Het Canadian Practice Process Framework (CPPF) – 347
18.3.1 Achtergrond – 347
18.3.2 Maatschappelijke context en praktijkcontext – 348
18.3.3 Referentiekaders – 349
18.3.4 De actiepunten van het CPPF – 351
18.3.5 Alternatieve routes – 354

18.4 Discussie – 354

18.5 Samenvatting – 355

Literatuur – 355

- **Het Canadian Model of Occupational Performance and Engagement (CMOP-E) en het Canadian Practice Process Framework (CPPF)**

> U hoeft de cliënt niet centraal te stellen. Dat doet de cliënt zelf wel, als íe daar zin in heeft tenminste. Want ook een cliënt denkt wel eens 'nu even niet'. 'Centraal staan' betekent nu nog te vaak dat je als cliënt vastgepind wordt op de doelstip waar de professionals je willen hebben. Je wordt centraal gesteld, daar wordt voor gezorgd. In zorgplannen, in multidisciplinaire bijeenkomsten wordt er over jou gepraat en beslist. De centrale plaats biedt de cliënt op geen enkele wijze echt meer ruimte. (Burck 2005)

Kernbegrippen

- Canadian Model of Occupational Performance and Engagement (CMOP-E).
- Canadian Practice Process Framework (CPPF).
- Fit chart.
- Canadian Occupational Performance Measure (COPM).
- Cliënt centraal.
- Uitvoering en betrokkenheid van het dagelijks handelen (occupational performance and engagement).
- Mogelijk maken van het dagelijks handelen (enabling occupation).
- Dagelijks handelen.
- Persoon: affectief, cognitief en fysiek.
- Omgeving: fysiek, sociaal, cultureel en institutioneel.
- Spiritualiteit.

Thuiszorg (belangrijk voorbeeld)

Mevrouw Van Veen ontvangt thuis een ergotherapeut van de praktijk in het gezondheidscentrum om de hoek. De verpleegkundige van de thuiszorg heeft dit voor haar geregeld. Tijdens haar bezoek had ze aangegeven dat ze zich zo somber voelde en het gevoel had weg te kwijnen, nu haar man overleden is. Ze vindt het spannend dat er een nieuwe hulpverlener bij haar thuis komt en weet eigenlijk niet wat ze ervan moet verwachten. Het valt mee, het ijs is snel gebroken, de ergotherapeut neemt de tijd en is oprecht in haar geïnteresseerd. Het wordt haar nu ook duidelijk wat de ergotherapeut haar aan begeleiding kan bieden. Ze vindt het prettig dat ze haar verhaal kan doen, dat de ergotherapeut goed luistert en dat ze zelf kan aangeven wat ze belangrijk vindt om mee aan de gang te gaan.

18.1 Inleiding

In 1997 heeft de Canadian Association of Occupational Therapists (CAOT) het Canadian Model of Occupational Performance (CMOP) geïntroduceerd (CAOT 1997). Daarmee legde de CAOT de focus op het kerndomein van de ergotherapie: occupational performance, in Nederland vertaald met 'uitvoering van het dagelijks handelen' (Hartingsveldt et al. 2010) en op het cliëntgecentreerd werken. Het CMOP beschrijft de uitvoering van het dagelijks handelen (*occupational performance*) als de dynamische interactie van de persoon (*person*), de activiteiten (*occupation*) en de omgeving (*environment*). De auteurs beschreven *occupational performance* als volgt:

> Occupational performance refers to the ability to choose, organize, and satisfactory perform meaningful occupations that are culturally defined and age appropriate for looking after one's self, enjoying life, and contributing to the social and economic fabric of a community (CAOT 1997).

Met het CMOP verschoof de aandacht, die gericht was op het vergroten van de capaciteiten van de cliënt, naar het mogelijk maken van het dagelijks handelen. Daarbij richten de interventies zich ook nadrukkelijk op de omgeving (Townsend 2002). In 2007 is het CMOP uitgebreid tot het CMOP-E (Townsend en Polatajko 2013), waarbij de 'E' staat voor *engagement*. Daarmee wordt duidelijk dat de visie, op gezondheid, welzijn en rechtvaardigheid door dagelijks handelen, niet begrensd wordt door de uitvoering (*occupational performance*). Ook de betrokkenheid bij het dagelijks handelen (*occupational engagement*) is een belangrijk aspect van participatie van mensen en is een veel groter concept dan het daadwerkelijk uitvoeren van een activiteit. Daarbij gaat het om betrokken zijn in iets dat je zelf doet, iets dat je samen met anderen doet of iets dat iemand anders doet. Het gaat om iets bedenken dat iemand anders kan gaan doen, nadenken over wat je wilt gaan doen, reflecteren op wat je alleen of samen met iemand anders gedaan enzovoort. Betrokkenheid gaat dus veel verder dan het uitvoeren van activiteiten (*beyond performance*).

Betrokken zijn in het dagelijks handelen van de ander. (belangrijk voorbeeld)

Niels is 12 jaar. Hij heeft een verstandelijke beperking en is doof en slechtziend. Wat Niels het liefst doet, is samen met zijn vader fietsen met de rolstoelfiets. Dit doen ze, als de dagen wat langer zijn, een aantal keer per week. De vader fietst (*occupational performance*) en de zoon zit in de kuip voorop de fiets (*occupational engagement*). Samen genieten ze van het fietsen, de snelheid die ze maken, de wind die door hun haren gaat en het samen zo schuin mogelijk door de bochten gaan … De betrokkenheid in het gezamenlijke handelen en het plezier dat ze samen hebben, versterkt de band tussen vader en zoon.

Mensen kunnen meer of minder betrokkenheid ervaren tijdens het dagelijks handelen, ze kunnen helemaal opgaan in een activiteit, of zich vervelen en afgeleid zijn tijdens de uitvoering van de activiteit (Jonsson 2008). Daarnaast zijn mensen ook vaak betrokken in het dagelijks handelen zonder dat ze de activiteit daadwerkelijk uitvoeren. Denk aan een voetbalwedstrijd, waar 22 voetballers daadwerkelijk de activiteit voetballen uitvoeren en waar duizenden mensen op de tribunes betrokken zijn door ernaar te kijken. Mensen kunnen ook betekenis ontlenen aan het betrokken zijn in en bij het dagelijks handelen van de ander (Polatajko et al. 2013b).

De auteurs van het CMOP realiseerden zich in het midden van de jaren tachtig dat er in de ergotherapie ook behoefte was aan een procesmodel, waarbij het methodisch handelen zou aansluiten bij het gedachtegoed van het CMOP. Een procesmodel waarbij het ergotherapeutisch proces start met het begrijpen van de cliënt als persoon: de tijd nemen voor de cliënt en niet te snel overgaan tot het alleen maar oplossen van het probleem. Tevens zou het procesmodel ergotherapeuten ondersteunen hun samenwerking met de cliënt vorm te geven (Fearing et al. 1997). In 1997 werd het Occupational Performance Process Model (OPPM) gepresenteerd, een procesmodel met de focus op dagelijks handelen en participatie van de cliënt. Bij het gebruik van het OPPM wordt het cliëntgecentreerd werken, in iedere fase van het ergotherapieproces, vormgegeven. Er zijn echter ook kanttekeningen ten aanzien van het OPPM (Craik et al. 2013). In 2007 is daarom het Canadian Practice Process Framework (CPPF) gelanceerd in de Canadese richtlijn die in dat jaar uitkwam (Townsend en Polatajko 2013). Het CPPF wordt beschreven als een raamwerk dat gericht is op het mogelijk maken van het dagelijks handelen (*enabling occupation*) van een persoon (met zijn systeem), organisatie of populatie. In het CPPF zijn de uitgangspunten cliëntgecentreerd, *evidence-based* en *occupation-based* (Davis et al. 2013), en wordt het ergotherapieproces in acht actiepunten beschreven.

18.2 Het CMOP-E: achtergrond, theoretische onderbouwing en structuur

De ontwikkeling van het CMOP kwam voort uit het streven van de CAOT om algemene nationale richtlijnen voor de praktijk van ergotherapie te hebben met de focus op cliëntgecentreerd werken. In 1991 verscheen de *Occupational therapy guidelines for client-centered practice* (CAOT 1991). De formalisering van het concept van cliëntgecentreerd werken, onder leiding van de Canadese ergotherapeuten, markeerde het begin van een groeiende literatuur over cliëntgerichte theorie en praktijk (Mroz et al. 2015). Deze publicatie geldt ook als basis voor het Canadian Model of Occupational Performance (Trentham 2001). Wat aanvankelijk begon als een ontwikkeling van richtlijnen werd later na vele discussies een conceptueel model voor verdere ontwikkeling van theorie in de ergotherapie.

Het nieuwe CMOP-E (zie ◨ fig. 18.1) heeft twee belangrijke functies voor de ergotherapie. Ten eerste beschrijft het de drie kernconcepten van ergotherapie en levert het een grafische representatie van het ergotherapeutisch perspectief; de uitvoering van het dagelijks handelen vindt plaats in een omgeving en is het resultaat van de dynamische interactie tussen persoon, zijn handelen en de omgeving (zie ◨ fig. 18.1). Veranderingen die in een van de concepten optreden zullen altijd de andere concepten beïnvloeden. De idee van cliëntgecentreerd werken wordt benadrukt door de cliënt in het midden van de structuur te plaatsen (zie ◨ fig. 18.1a). De dwarsdoorsnede laat zien dat het dagelijks handelen in de ergotherapie-interventie centraal staat en de betrokkenheid van ergotherapeuten met de persoon en omgeving afbakent (zie ◨ fig. 18.1b). De dwarsdoorsnede, met het dagelijks handelen op de voorgrond en in het centrum, geeft het kerndomein van ergotherapie een centrale plaats en laat zien dat ergotherapeuten zich bezighouden met het menselijk handelen (*human occupation*), de handelende persoon (*occupational person*) en de invloed van het dagelijks handelen (*occupational influences*) op de omgeving. Het CMOP-E richt zich op de individuele verandering (*individual change*) en de sociaal-maatschappeljike verandering (*social change*). Andere modellen, bijvoorbeeld het Model Of Human Occupation (MOHO) (Kielhofner 2008) richt zich alleen op het veranderen van de persoon. De aspecten van de persoon en de omgeving die niet in relatie tot het dagelijks handelen staan vallen buiten de context van de ergotherapie-interventie (Polatajko et al. 2013b).

De relaties tussen de concepten in het CMOP-E, als inhoudsmodel, zijn mede gebaseerd op de theorieën van *flow* (Csíkszentmihályi 1999), *self-efficacy* (Bandura 1986) en *social change* (Whiteford en Wright-St Claire 2005). Die theorieën dragen bij aan het begrijpen van de uitdaging die mensen ervaren in het dagelijks handelen (*occupational challenge*) en de keuzes die ze maken (*occupational choice*).

18.2.1 Visie en concepten

De achtergrond van het CMOP-E wordt beschreven aan de hand van de concepten persoon, dagelijks handelen, omgeving en levensloop. Het CMOP-E is een inhoudsmodel.

Persoon (*person*)

In het CMOP-E wordt een persoon gezien als een geïntegreerd geheel van spirituele, sociale en culturele ervaringen en waarneembare capaciteiten (*performance components*). Spiritualiteit als centrale kern van de persoon is uniek voor het CMOP-E. Hoewel spiritualiteit geplaatst is in de persoon heeft het ook relaties met het dagelijks handelen en de omgeving. Spiritualiteit huist in een persoon, wordt gevormd door de omgeving en geeft betekenis aan het dagelijks handelen (Townsend 2002). Het erkennen van mensen als spirituele wezens betekent een erkenning van hun intrinsieke waarden en respect voor hun overtuigingen, waarden en doelen. Ergotherapeuten verkennen de spiritualiteit van de persoon door te luisteren naar de cliënt, door met hen te spreken over hun leven en over de keuzes die ze maken en door samen te reflecteren op de dagelijkse handelingen die betekenisvol zijn. Het betekent dat de ergotherapeut de cliënt als een geheel beschouwt en weet dat een verengde blik op delen van de persoon, geïsoleerd van andere mensen en andere elementen uit de omgeving, betekenisloos is.

Affectief (*affective*)

Affectie beschrijft de gevoelens van de persoon en bevat sociale en emotionele functies en interpersoonlijke en intrapersoonlijke factoren. Het betreft het gevoel en de emotie die de persoon ervaart tijdens zijn dagelijks handelen dat hij alleen of samen met anderen uitvoert.

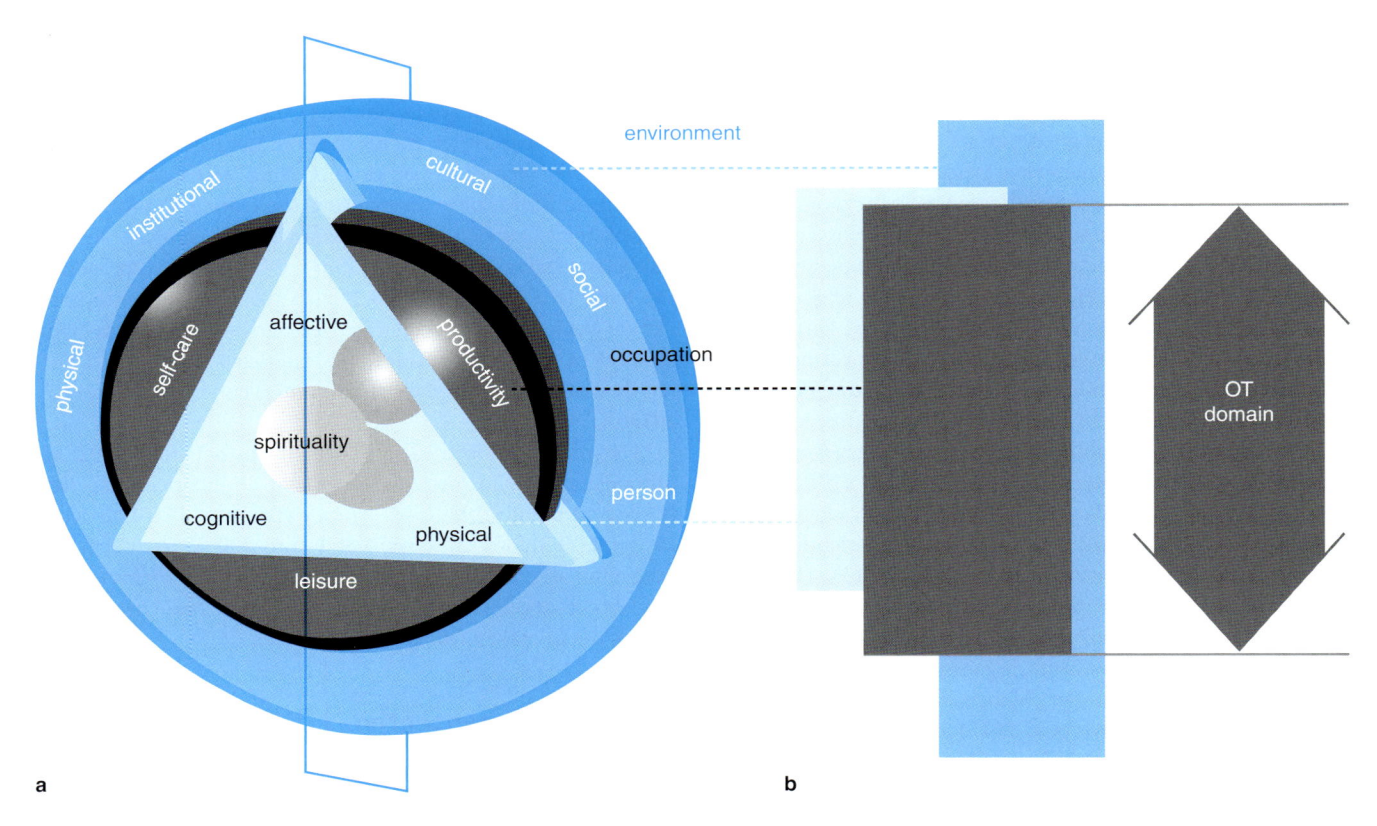

Figuur 18.1 Canadian Model of Occupational Performance and Engagement (CMOP-E), links bovenaanzicht, rechts dwarsdoorsnede. Bron: Polatajko et al. (2013b)

Cognitief (*cognitive*)

Cognitie beschrijft het denken en bevat alle mentale functies, zowel cognitief als intellectueel. Hieronder vallen ook waarneming, concentratie, redeneren en oordeelsvermogen. Er wordt bij de persoon niet gekeken naar een enkele functie als geheugen, maar naar het proces van denken gedurende het dagelijks handelen.

Fysiek (*physical*)

Fysiek beschrijft het 'doen' en omvat alle sensorische, motorische en sensomotorische functies. Bij de persoon wordt niet gekeken naar de kwaliteit van spiertonus, maar naar de uitvoerende capaciteiten van de cliënt tijdens het dagelijks handelen.

Spiritueel (*spiritual*)

De essentie van het leven (*innate essence of self*) is het meest wezenlijke onderdeel van het zelf, dat in al de acties van de persoon tot uitdrukking komt.

Kwaliteit van uniek en authentiek mens zijn (*quality of being uniquely and truly human*): elk individu wordt erkend als uniek persoon die een unieke betekenis aan het leven toekent.

Spiritualiteit heeft mede door het CMOP (CAOT 1997) en het CMOP-E (Townsend en Polatajko 2013) meer belangstelling gekregen. Spiritualiteit is een van de vier fundamentele elementen binnen de persoon. De Canadese richtlijnen adviseren ergotherapeuten om aandacht te besteden aan spiritualiteit en het belang van zingeving in het leven van cliënten te onderstrepen (Law 1998). Onderzoekers nemen spiritualiteit als uitgangspunt voor hun onderzoek (Maley et al. 2016) en de Canadese McColl (2011) publiceerde een boek over spiritualiteit en ergotherapie. McColl vond in de literatuur diverse concepten die samenhangen met spiritualiteit. Concepten die samenhangen met het individu zelf, bijvoorbeeld hoop, geloof/vertrouwen, doel in het leven, altruïsme, kracht en betekenis van het leven. Concepten die de relatie van het individu aangeven met de wereld zoals tolerantie en verbondenheid. Daarnaast beschrijft zij concepten die een relatie met een hogere macht aangeven zoals onvoorwaardelijke liefde, religieuze aanbidding en geloof (McColl 2011).

Hasselkus heeft een boek over spiritualiteit geschreven: *The meaning of everyday occupation* (Hasselkus 2011). Zij benoemt het dagelijks handelen als een expressie van spiritualiteit. Spiritualiteit wordt beschreven als basis voor motivatie en keuze voor het uitvoeren van activiteiten. Ook kinderen en spiritualiteit is een thema in de ergotherapie. Spiritualiteit voedt en ondersteunt de eigenwaarde en innerlijke kracht en geeft kinderen veerkracht. Het ondersteunt de mogelijkheid om betrokken te zijn in het dagelijks handelen op school, thuis en in de buurt. Spiritualiteit geeft kinderen de mogelijkheid om risico's te nemen en hun dromen na te streven en geeft hun de moed om door te gaan als er tegenslagen zijn. Bij het ondersteunen van de connectie die het kind heeft met zijn spiritualiteit ondersteun je het kind in het betrokken zijn in het leven (Burgman 2010).

Ergotherapeuten krijgen te maken met spiritualiteit als zij de ervaringen van de cliënt en de betekenis die het dagelijks handelen voor hem heeft proberen te begrijpen. Logister-Proost (2004) vraagt Nederlandse ergotherapeuten het onderwerp spiritualiteit kritisch te bekijken. Zij vraagt zich af of spiritualiteit zoals gebruikt in de Canadese cultuur past in de Nederlandse situatie. Ook zet zij haar vraagtekens bij de vertaling van *spirituality* als 'spiritualiteit'; ze lijkt in haar artikel meer affiniteit te tonen met het woord 'zingeving' (Logister-Proost 2004).

Dagelijks handelen (*occupation*)

In het CMOP-E wordt dagelijks handelen beschreven als de brug die de persoon met de omgeving verbindt, waarbij het individu de omgeving beïnvloedt door het uitvoeren van zijn activiteiten (Polatajko et al. 2013b). In het CMOP-E is het dagelijks handelen gericht op zelfzorg (*self-care*), productiviteit (*productivity*) en ontspanning (*leisure*). Het dagelijks handelen wordt door de auteurs van het CMOP-E als volgt gedefinieerd:

> Occupation refers to groups of activities and tasks of everyday life, named, organized and given value and meaning by individuals and a culture. Occupation is everything people do to occupy themselves, including looking after themselves (self-care), enjoying life (leisure), and contributing to the social and economic fabric of their community (productivity) (CAOT 1997).

Het dagelijks handelen is daarbij meer dan het uitvoeren van een activiteit. Het dagelijks handelen wordt gezien als het uitvoeren van activiteiten die betekenis hebben in een specifieke context (Pierce 2001). Waar activiteiten en taken bepaalde doelen vervullen, geeft het dagelijks handelen betekenis aan het leven. Het is een complex proces waarin een persoon betekenisvolle activiteiten uitvoert in interactie met zijn omgeving. De complexiteit is niet zichtbaar omdat de betekenis, doelen, waarden en overtuigingen achter het dagelijks handelen niet direct waarneembaar zijn (Townsend 2002). De betekenis die het handelen heeft wordt pas duidelijk wanneer een persoon daarover vertelt (Polatajko et al. 2013a).

De auteurs van het CMOP-E beschrijven zes uitgangspunten van het dagelijks handelen. In deze uitgangspunten wordt de belangrijke rol die het dagelijks handelen in het leven van mensen heeft prominent naar voren gebracht. De mens is een handelend wezen en dagelijks handelen beïnvloedt gezondheid en welzijn, regelt de tijd en structureert het leven, geeft betekenis aan het leven en is een persoonlijke ervaring. De invloed van dergelijke kenmerken op het leven is een pleidooi voor zowel het laatste kenmerk van het dagelijks handelen als het bestaansrecht van de ergotherapie: dagelijks handelen heeft therapeutische potentie (Polatajko et al. 2013b). Zie voor een uitgebreide beschrijving van deze uitgangspunten ▶ H. 2.

Omgeving (*environment*)

De omgeving krijgt veel aandacht in de beschrijvingen van het CMOP-E. Continu wordt uitgegaan van de interactie persoon-handelen-omgeving waarbij geen sprake is van hiërarchie. De omgeving speelt een belangrijke rol in de betekenis die aan dagelijks handelen wordt toegekend, in het begrijpen van het handelingsvraagstuk en in het zoeken naar oplossingen. In de periode van de eerste publicatie was het CMOP mogelijk meer uitgesproken over het belang van beïnvloeding van de omgeving dan andere ergotherapeutische praktijkmodellen. In de ergotherapieliteratuur worden diverse indelingen gehanteerd van omgevingen (Baum et al. 2015; Kielhofner 2008; AOTA 2014). In het CMOP-E is de omgeving ingedeeld naar fysiek, sociaal, cultureel en institutioneel. De elementen van de omgeving komen hierna aan de orde (Townsend 2002).

Cultureel (*cultural*)

Cultureel zijn etnische, raciale, ceremoniële en routinematige activiteiten/praktijken, gebaseerd op de ethiek en het waardesysteem van bepaalde groepen.

Institutioneel (*institutional*)

Maatschappelijke organisaties en activiteiten/praktijken, waaronder beleid, besluitvormingsprocessen, en procedures. Bevat economische aspecten zoals economische diensten, financiële prioriteiten, mogelijkheden voor vergoeding en subsidie, ondersteuning voor werknemers, juridische diensten en politieke aspecten. Onder institutioneel vallen ook de door de overheid gesubsidieerde diensten, wetgeving en politieke praktijken.

Fysiek (*physical*)

Natuurlijke en bebouwde omgeving bestaande uit gebouwen, tuinen, wegen, transportvoertuigen, technologie, het weer, de natuur en andere objecten in de omgeving.

Sociaal (*social*)

Sociale prioriteiten aangaande alle elementen van de omgeving, patronen van relaties van mensen in een georganiseerde gemeenschap, sociale groeperingen gebaseerd op gezamenlijke interesses, waarden, attitudes en overtuigingen.

18.2.2 Dagelijks handelen en levensloop (*occupational life course*)

De dynamische interactie tussen de persoon, omgeving en het dagelijks handelen ontwikkelt zich in de tijd. De relatie tussen deze concepten verandert gedurende de levensloop in reactie op mogelijkheden en uitdagingen en zal de levensloop van ieder individu vormen (Wright en Sugarman 2009; Davis en Polatajko 2011). In de tijd en door veranderingen in de persoon-omgeving-handelen-interacties zal de levensloop van een persoon zich verder ontwikkelen, aanpassen of transformeren tot nieuwe handelingspatronen. Hoewel de levensloop voor het dagelijks handelen gezien kan worden als een opeenstapeling van ervaringen, verloopt deze levensloop niet voorspelbaar. Ontwikkelingsachterstand, ziekte, een chronische aandoening of andere persoonlijke problemen zullen hun invloed hebben op de levensloop en zullen handelingspatronen van personen veranderen. Handelingspatronen veranderen, omdat mensen andere uitdagingen aangaan en onvoorziene paden betreden die nieuwe eisen aan hen stellen. Ook veranderingen in de omgeving, zoals de introductie van moderne technologie, brengen diverse fysieke en mentale eisen met zich mee die dwingen tot aanpassing van het dagelijks handelen (Townsend 2002).

De visie op het Canadian Model of Occupational Performance and Engagement

Participatie in de samenleving wordt in het CMOP-E weergegeven in de relatie tussen de concepten 'persoon', 'omgeving' en 'dagelijks handelen'. Participatie is sterk gerelateerd aan de sociale rollen en zingeving die uniek zijn voor elke persoon in zijn specifieke omgeving. Participatie wordt dus gezien als deelname aan de maatschappij op een voor de persoon zinvolle wijze. Een optimaal niveau van dagelijks handelen in diverse fasen van het leven geeft een individu een positie in de samenleving. Daarbij ligt de nadruk op inclusie, zodat alle mensen naar hun vermogen kunnen meedoen in de maatschappij (Polatajko et al. 2013b).

In het CMOP-E wordt het dagelijks handelen beschreven als een verzameling activiteiten en taken uit het dagelijks leven, waar het individu en de cultuur waarde en betekenis aan geven. Het begrip 'functies' uit de ICF (WHO 2001) is niet direct toepasbaar op *performance components* van het CMOP-E. De 'affectieve', 'cognitieve' en 'fysieke' handelingsvoorwaarden worden beschreven in relatie tot 'dagelijks handelen'. Ze zijn waarneembaar, en dat zijn functies in de ICF niet.

Interventie gericht op de uitvoering en betrokkenheid van het dagelijks handelen

Het CMOP-E, dat gebaseerd is op het mogelijk maken van het dagelijks handelen, geeft de mogelijkheid om ondersteunende en beperkende factoren die van invloed zijn op de uitvoering en de betrokkenheid van het dagelijks handelen van personen, organisaties en populaties te herkennen. Daarnaast biedt het mogelijkheden zich te richten op het verbeteren van de *fit* van persoon-handelen-omgeving om de uitdagingen met betrekking tot het dagelijks handelen (*occupational challenges*) te verminderen (Polatajko et al. 2013b).

Csíkszentmihályi bestudeerde de ervaring van mensen tijdens het uitvoeren van activiteiten. Hij liet zien dat de mate van betrokkenheid beïnvloed wordt door de 'match' tussen de uitdaging van de omgeving die tot handelen uitlokt en de mogelijkheden en capaciteiten van de persoon. Hij introduceerde de term *flow* als de optimale ervaring waarbij mensen zó betrokken zijn in het handelen dat zij alles om zich heen vergeten (Csíkszentmihályi 1999). Ook het vertrouwen in de eigen mogelijkheden bepaalt de effectiviteit van het dagelijks handelen (*self-efficacy*) en de mate van betrokkenheid in een bepaalde omgeving (Bandura 1986). Het ervaren van de eigen effectiviteit (*self-efficacy*) heeft invloed op de wens om nieuwe vaardigheden te leren, op de eventuele moeite die dat kost, op het blijven volhouden als het niet gelijk lukt en op de reflectie hoe het leren van nieuwe vaardigheden verloopt.

Bij het mogelijk maken van het dagelijks handelen gericht op het bevorderen van gezondheid staan twee perspectieven centraal. Het individuele perspectief (*enabling individual change*) (Townsend et al. 2013a), ziet gezondheid als iets wat de handelende persoon zelf kan beïnvloeden, ergotherapie richt zich hierbij op de persoon-handelen-omgeving-interactie. Bij het sociaal-maatschappelijk perspectief (*enabling social change*) (Townsend et al. 2013b) speelt de maatschappij een rol bij de gezondheid van de burgers. Ergotherapie richt zich daarbij op sociale rechtvaardigheid (*social justice*) en inclusie in de samenleving.

De *Fit Chart* (zie ◘fig. 18.2, Polatajko et al. 2013b) laat 18 interacterende variabelen zien die de persoon, het dagelijks handelen en de omgeving karakteriseren en die de interactie vormgeven tussen deze drie concepten.

Het concept van de persoon (individu en zijn systeem, organisatie en populatie) heeft drie variabelen die de persoonlijke capaciteit weergeven: de mogelijkheden (fysiek, cognitief en affectief), de vaardigheden en de kennis. Deze capaciteit geeft het handelingsniveau aan. Daarnaast heeft de persoon drie mediators die het uitvoeren en betrokken zijn in het dagelijks handelen ondersteunen of beperken. Dit zijn motivatie/interesse, betekenis en de effectiviteit van de persoon (Polatajko et al. 2013c).

Het concept van het dagelijks handelen benoemt als variabelen ook de mogelijkheden (fysiek, cognitief en affectief), de vaardigheden en de kennis. Vanuit het perspectief van het dagelijks handelen zijn dat de eisen die nodig zijn om het uitvoeren van dagelijkse activiteiten mogelijk te maken. De mediators van het dagelijks handelen beïnvloeden de keuzes die gemaakt worden tijdens het uitvoeren van/betrokken zijn bij activiteiten. Dit heeft de interesse en betekenis voor de persoon. Ook het niveau van de *fit* in het dagelijks handelen kan gezien worden als een positieve of negatieve mediator (Polatajko et al. 2013c).

Niet alleen het concept van het dagelijks handelen, maar ook de omgeving heeft dezelfde eisen en mediators ten aanzien van de uitvoer van/betrokken zijn bij activiteiten van de persoon.

Tijdens de interventie van een individu en zijn systeem, een organisatie of een populatie inventariseert de ergotherapeut de verschillende variabelen, bepaalt het niveau van het uitvoer en betrokkenheid in het dagelijks (Polatajko et al. 2013c).

◘Figuur 18.2 toont aan dat de fit, of een gebrek aan fit, wordt voorgesteld door een continuüm van laag naar hoog. Het niveau van de fit is gerelateerd aan het betrokken zijn in het dagelijks handelen (*occupational engagement*), het uitvoeren van het dagelijks handelen (*occupational performance*) en de kwaliteit van de ervaring volgens Csíkszentmihályi (1999): apathie, bezorgdheid, verveling, angst, ontspanning, opwinding, controle, *flow* (Polatajko et al. 2013c).

Heeft de persoon (en zijn systeem), de organisatie of de populatie geen vragen of uitdagingen in het dagelijks handelen, dan is er op dat moment geen reden voor een ergotherapeutische interventie. Observeert de ergotherapeut beperkingen die geen relatie hebben met het dagelijks handelen, dan is er geen reden voor de ergotherapeut zich hiermee bezig te houden.

Ergotherapeuten kunnen in de sociale en fysieke omgeving veranderingen initiëren om het dagelijks handelen te optimaliseren of de persoon in staat te stellen competenties in het dagelijks handelen te herstellen, te ontwikkelen, te handhaven of te ontdekken. De therapeutische relatie wordt gekenmerkt door een cliëntgecentreerde aanpak, waarbij bondgenootschap centraal staat, de autonomie van de cliënt gerespecteerd en ondersteund wordt en de inbreng van de cliënt gewaarborgd is.

18.3 · Het Canadian Practice Process Framework (CPPF)

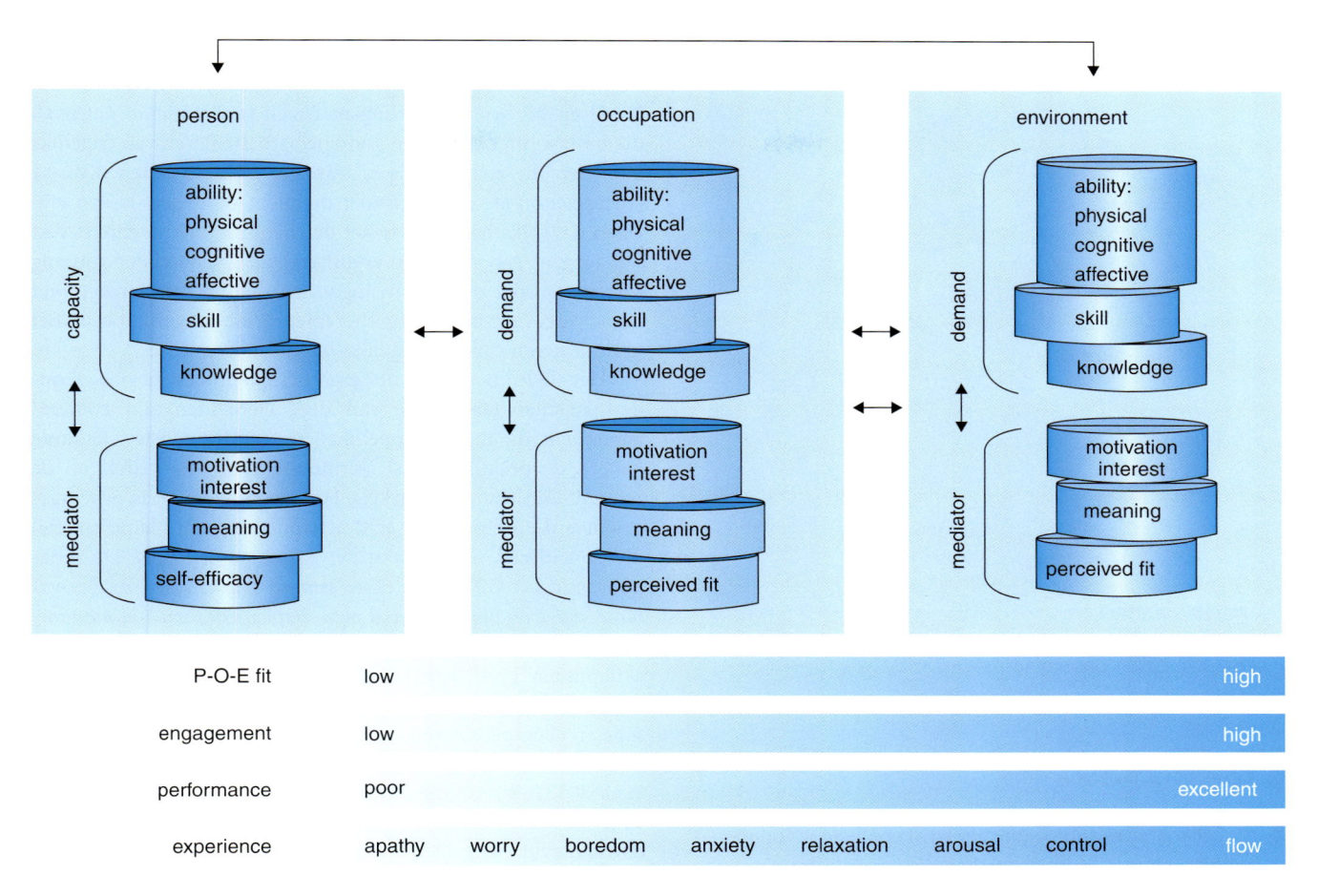

Figuur 18.2 Fit Chart. Bron: Polatajko et al. (2013c)

18.2.3 Meetinstrumenten behorend bij de modellen

De COPM is een geïndividualiseerd cliëntgecentreerd meetinstrument ontwikkeld voor gebruik door ergotherapeuten om verandering in het cliëntperspectief ten aanzien van het dagelijks handelen vast te leggen in de tijd. Het is ontwikkeld als evaluatie-instrument om de effectiviteit van de interventie te meten. De COPM kan gebruikt worden bij cliënten uit verschillende leeftijdsgroepen en met diverse problemen in het dagelijks handelen (Law et al. 2014).

18.3 Het Canadian Practice Process Framework (CPPF)

Meneer Verbeek

Meneer Verbeek is een gepensioneerd drukker uit Geleen. Hij is 65 jaar en woont samen met zijn vrouw van 66 in een seniorenappartement, op de derde verdieping, zonder lift. Zijn zoon woont in Londen en komt niet vaak op bezoek. Zijn vrouw werkt als vrijwilliger bij het filmhuis in Geleen. Meneer besteedde altijd veel tijd aan zijn hobby's: reizen en voetballen. Op dit moment lukt dat niet meer en zit hij veel achter de computer. Zes jaar geleden werd een CVA vastgesteld. Hij krijgt fysiotherapie in de eerste lijn. Omdat hij veel vragen van praktische aard heeft adviseert zijn huisarts hem een ergotherapeut in een eerstelijnspraktijk.

18.3.1 Achtergrond

Het CPPF ondersteunt ergotherapeuten in het samenwerken met de cliënt en plaatst de uitvoering en betrokkenheid van het dagelijks handelen van de cliënt in de kern van de interventie. Het CPPF is een framework dat cliëntgecentreerde, *evidence-based* en *occupation-based* ergotherapie ondersteunt. Het CPPF is gericht op het mogelijk maken van veranderingen in de uitvoering en betrokkenheid van het dagelijks handelen (*occupational performance and engagement*) van de individuele cliënt en zijn systeem, de organisatie of populatie (Craik et al. 2013; Davis et al. 2013).

Het CPPF sluit aan op het cliëntgecentreerd werken en is gebaseerd op het werk van Rogers, een Amerikaanse humanistische psycholoog (Rogers 1942). In de richtlijnen van de CAOT staat cliëntgecentreerde ergotherapie al vanaf 1997 centraal als een:

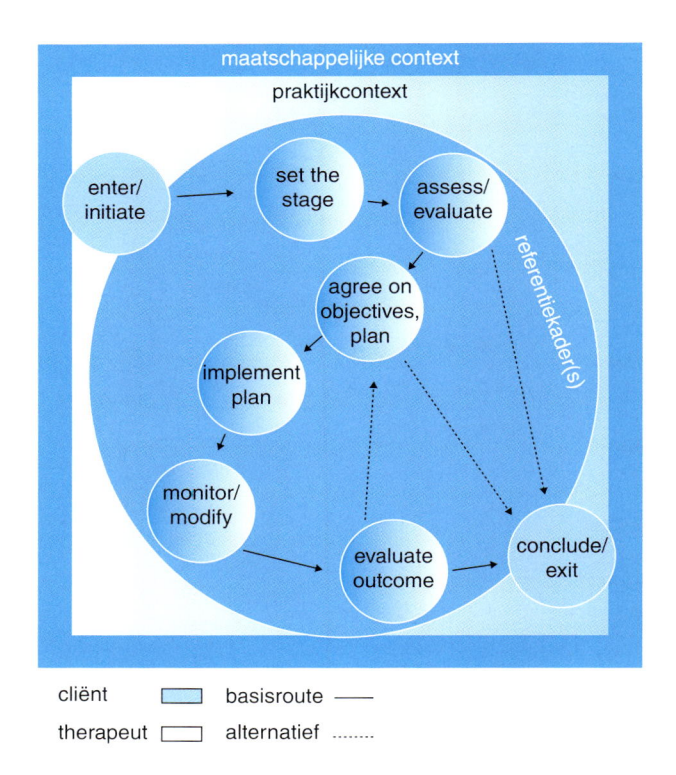

Figuur 18.3 Canadian Practice Process Framework (CPPF). Bronnen: Craik et al. (2013), Davis et al. (2013)

> ... collaborative approaches aimed at enabling occupation with clients ... Occupational therapists demonstrate respect for clients, involve clients in decision making, advocate with and for clients in meeting clients' needs, and otherwise recognize clients' experience and knowledge (CAOT 1997; Townsend 2002).

In de beschrijving van het CPPF gaat veel aandacht uit naar de uitleg van de optimale relatie tussen de cliënt en de ergotherapeut. Binnen de werkwijze van het CPPF is het de cliënt die uiteindelijk zelf de beslissingen neemt. De ergotherapeut informeert de cliënt zodanig dat deze beslissingen kan nemen. Er wordt van uitgegaan dat cliënten competente en serieus te nemen personen zijn die afwegingen maken ten aanzien van hun kwaliteit van leven. Er wordt gebruik gemaakt van een uitgebreide vraagverheldering, die de bestaanswijze of levensloop van de patiënt in kaart brengt en respecteert (Craik et al. 2013; Davis et al. 2013).

De afbeelding van het CPPF (zie fig. 18.3) illustreert grafisch de dynamische uitwisseling tussen de cliënt en de ergotherapeut, waarbij voortdurende gereflecteerd wordt op de specifieke omgeving. Er zijn twee hoofdrolspelers in het CPPF-proces: de cliënt (een persoon en zijn systeem, een organisatie of populatie) en de ergotherapeut. Beiden zijn verantwoordelijkheid, nemen actief deel aan het ergotherapieproces en worden beïnvloed door een individuele reeks van persoonlijke en omgevingsfactoren. De cliënt is de expert van zijn eigen dagelijks handelen. Hij heeft een handelingsrepertoire (*occupational repertoire*) dat bestaat uit een reeks van handelingen die hij heeft op een bepaald moment in zijn leven (Davis en Polatajko 2010) en hij heeft handelingspatronen (*occupational patterns*) die bestaan uit de vaste en voorspelbare manieren van dagelijks handelen die zich voordoen wanneer hij activiteiten uitvoert (Bendixen et al. 2006). Omdat de cliënt de expert is van zijn eigen dagelijks handelen is het de cliënt die uiteindelijk beslist wat er gaat gebeuren. De ergotherapeut zal de cliënt zodanig informeren dat deze beslissingen kan nemen ten aanzien van het vormgeven van het ergotherapieproces, dat gericht is op het optimaliseren van zijn dagelijks handelen.

Het CPPF beschrijft het ergotherapieproces in vier afzonderlijke elementen. Drie van deze elementen zijn contextgebonden: de maatschappelijke context (buitenste vierkante kader), de praktijkcontext (binnenste vierkante kader) en de referentiekaders (grote cirkel). Het vierde element is procesgeoriënteerd en bestaat uit acht actiepunten (acht kleine cirkels) die de leidraad vormen van het ergotherapieproces. De actiepunten in het CPPF zijn: *enter/initiate, set the stage, assess/evaluate, agree on objectives and plan, implement the plan, monitor/modify, evaluate the outcome* en *conclude/exit*. Het totaal aan actiepunten geeft aan dat cliënten een therapeutische relatie aangaan waarbij sprake is van reflectieve, transparante, ethische en cliëntgecentreerde ergotherapie en waarbij respect voor diversiteit in religie, waarden en interesses centraal staat (Davis et al. 2013). Bij de middelste zes actiepunten is grafisch weergegeven dat er een dialoog plaatsvindt tussen de cliënt (blauw) en therapeut (wit). Deze actiepunten verlopen van blauw naar wit, wat aangeeft dat beiden hun eigen aandeel hebben in elk van deze actiepunten. De elementen en de actiepunten van het CPPF worden in de volgende paragrafen beschreven (Craik et al. 2013; Davis et al. 2013).

18.3.2 Maatschappelijke context en praktijkcontext

De therapeut en de cliënt maken beiden onderdeel uit van een maatschappelijke context die bestaat uit culturele, institutionele, fysieke en sociale omgevingselementen. De relatie cliënt-therapeut begint wanneer de ergotherapeut een vraag of verwijzing krijgt en de therapeut en de cliënt starten met het ergotherapieproces in de praktijkcontext. Zo mogelijk is de praktijkcontext de plek waar de cliënt zijn handelingsvraag heeft: thuis, op school, op het werk of in de buurt. Doordat deze onderdeel uitmaakt van de maatschappelijke context is het duidelijk dat de relatie cliënt-therapeut beïnvloed wordt door persoonlijke en omgevingsfactoren. Tussen de twee contexten is een gestippelde lijn getekend die aangeeft dat de twee omgevingen in elkaar verankerd zijn en gemeenschappelijke invloeden hebben (Craik et al. 2013; Davis et al. 2013).

Tabel 18.1 Persoonlijke factoren. Bron: Craik et al. (2013)

persoonlijke kenmerken en temporele aspecten	– gezondheid – leeftijd, ontwikkelingsleeftijd – conditie, leefstijl – geslacht, ras, etniciteit – emotionele staat van gezondheid
kennis, vaardigheden en mogelijkheden	– schoolkennis en -vaardigheden – beroepskennis en -vaardigheden – handelingservaringen (*occupational experiences*) – coping- en leervaardigheden en -stijlen – taal – gewoonten
perspectieven – verleden, heden en toekomst	– waarden, normen, religie – opvattingen over geslacht, ras, etniciteit – persoonlijke, culturele en 'occupational' identiteit – inzicht ten aanzien van toekomstige mogelijkheden – motivatie, vertrouwen, idealen, ambities

Meneer Verbeek

De maatschappelijke context wordt getypeerd door de Limburgse cultuur. In zijn fysieke omgeving ervaart meneer Verbeek verschillende beperkingen als rolstoelgebruiker. De sociale kring van het echtpaar is niet zeer groot en bestaat uit hun zoon en een paar vrienden: warme en vriendelijke mensen met veel passie voor reizen.
De praktijkcontext is een eerstelijnspraktijk in een gezondheidscentrum. Ergotherapiesessies vinden thuis plaats of worden via eHealth aangeboden. Ergotherapie wordt vergoed vanuit de basisverzekering en dat is voor meneer Verbeek tien uur op jaarbasis.

Met het begin van het ergotherapieproces start de samenwerking van de cliënt en de therapeut en ontstaat er een interactie waarin beide partijen hun persoonlijke factoren (zie tab. 18.1) meenemen. De ergotherapeut is expert ten aanzien van het mogelijk maken van het dagelijks handelen (*enabling occupation*) en neemt in het proces de ideeën, waarden en theorieën van het eigen beroep en de professionele en persoonlijke kennis en ervaring mee. De individuele cliënt is expert van zijn eigen leven en neemt zijn levensverhaal mee met zijn handelingsrepertoire, handelingspatronen en handelingsvraagstukken. Daarbij ook zijn mogelijkheden, vaardigheden en kennis ten aanzien van gezondheid en welzijn. Als er sprake is van een organisatie of populatie wordt de historische kennis meegebracht, bijvoorbeeld ten aanzien van ontwikkelingen en veranderingen in de structuur en cultuur.

De samenwerking tussen cliënt en therapeut wordt grafisch duidelijk gemaakt in het model. De praktijkcontext loopt van blauw (cliënt) naar wit (therapeut), dit geeft aan dat beiden hun aandeel hebben in de praktijkcontext: de cliënt als expert van zijn eigen leven en de therapeut als expert in het mogelijk maken van het dagelijks handelen (Craik et al. 2013).

De praktijkcontext bestaat uit de vier omgevingselementen van het CMOP-E. Bijvoorbeeld bij een revalidatiecentrum bestaat de culturele omgeving uit de normen en waarden van de professionals en andere betrokkenen; de institutionele omgeving uit het beleid en de filosofie van de instelling; de sociale omgeving uit de cliënten, familie, bezoekers, studenten en het team van professionals; en de fysieke omgeving bestaat uit de behandelruimten, toiletten, lift, trappen, gym, meubels enzovoort.

18.3.3 Referentiekaders

In het CPPF zijn de gekozen referentiekaders de basis van het totale ergotherapieproces en de invloed van de keuze van deze referentiekaders wordt gebruikt in alle actiepunten. De keuze van de referentiekaders kan veranderen gedurende het ergotherapieproces. Referentiekaders zorgen ervoor dat het dagelijks handelen van de cliënt inzichtelijk wordt, beter te begrijpen is en dat de oorzaken van de uitdagingen in het dagelijks handelen duidelijk worden (Fearing et al. 1997). Daarnaast helpen zij de ergotherapeut bij het bepalen van de richting van onderzoek, analyse, opstellen en uitvoeren van het plan van aanpak en bij de verantwoording van de gemaakte keuzes. Aangezien er vaak sprake is van complexe handelingsvragen kan de ergotherapeut meerdere referentiekaders selecteren. Referentiekaders zijn afkomstig uit de ergotherapie, *occupational science* en andere wetenschapsgebieden. Om te redeneren over en te bepalen 'wat' je doet in het ergotherapieproces kiest de ergotherapeut een van de ergotherapie-inhoudsmodellen (Polatajko et al. 2013b; Kielhofner 2008; Baum et al. 2015; Iwama 2006). De referentiekaders uit andere wetenschapsgebieden geven informatie over het 'hoe' van de interventie (Rodger 2010). Voorbeelden van referentiekaders uit andere wetenschapsgebieden zijn: het *neurodevelopment* referentiekader, het *motor skill acquisition* referentiekader, het biomechanische referentiekader, het sociaal participatie referentiekader (Hinojosa en Kramer 2009).

Referentiekaders kunnen een top-down- of een bottom-up-benadering hebben. De term *top-down* is door Trombley geïntroduceerd in het kader van *top-down assessment* (Trombly 1993). De principes van een *top-down assessment* komen overeen met een *occupation-based assessment* (Hocking 2001). Bij de top-down- of occupation-based benadering wordt uitgegaan van de mogelijke handelingsvraagstukken en de consequenties daarvan voor de rollen die de cliënt in het dagelijks en maatschappelijk leven vervult. De bottom-upbenadering daarentegen gaat uit van de voorwaarden voor het dagelijks handelen. Uit onderzoek komt naar voren dat ergotherapeuten verschillende referentiekaders naast elkaar gebruiken (Brown et al. 2007). Als een ergotherapeut kiest voor het CMOP-E, een occupation-based model met een top-downbenadering, past het niet om dit te combineren met bijvoorbeeld een bottom-up- referentiekader, zoals sensorische integratie.

Tabel 18.2 Actiepunten van het CPPF

actiepunt	globale beschrijving
enter/initiate — aangaan en starten van de relatie tussen cliënt en ergotherapeut, het beginpunt van de samenwerking in de praktijkcontext	Een eerste gesprek met de cliënt, gericht op: – kennismaking met de cliënt en zijn systeem en eventuele stakeholders; – herkenning van de handelingsvraag door de cliënt en/of de stakeholders; – informatie over ergotherapie, de expertise van de ergotherapeut en de procedure van de interventie; – overleg met de cliënt en gezamenlijk vaststellen van een indicatie voor ergotherapie
set the stage — benoemen, valideren en prioriteren van de uitdagingen in het dagelijks handelen zoals de cliënt deze ervaart	Een narratief interview met de cliënt, gericht op: – het begrijpen van waarden, overtuigingen, veronderstellingen, verwachtingen en wensen van de cliënt Een semigestructureerd interview, met bijvoorbeeld de COPM, om: – de belangrijkste moeilijkheden in het dagelijks handelen vast te stellen en te prioriteren; – een beeld te krijgen van de cliënt als handelend wezen; – een beeld te krijgen van de omgeving en context van de cliënt Dit actiepunt eindigt met het uitspreken van de wederzijdse verwachtingen en het gezamenlijk formuleren van de vragen ten aanzien van het handelen (occupational issues) en de mogelijke doelen (occupational goals) van de interventie
assess/evaluate — vaststellen van componenten van het dagelijks handelen en condities van de omgeving	De ergotherapeut verricht nader onderzoek gericht op de persoon en op de omgeving om de vragen in het dagelijks handelen te begrijpen werkwijze (top-down): – inventariseer de activiteiten die onderwerp zijn van de interventie, de wensen en dromen die de cliënt daarbij heeft en bereidheid tot veranderen van het dagelijks handelen; – observeer het uitvoeren van activiteiten van de cliënt in de natuurlijke omgeving; – gebruik assessments die zich richten op mogelijke verklaringen voor de handelingsvraag, ga na of er een fit is tussen de persoonlijke capaciteiten, de eisen van de omgeving en het dagelijks handelen en inventariseer mediators, zoals motivatie, interesse, betekenis en effectiviteit, gebruik daarbij de Fit Chart; – inventariseer de sterke kanten en hulpbronnen van de cliënt en ergotherapeut, die een bijdrage kunnen leveren aan de interventie; – verwerk de gegevens, interpreteer de uitkomsten van de assessments en selecteer de beste verklaring ten aanzien van de handelingsvragen; dit gebeurt evidence-based en is gebaseerd op de Fit Chart; – informeer, formuleer en valideer met de cliënt de conclusies
agree on objectives and plan — onderhandelen over uitkomsten en maken van het plan van aanpak	Gezamenlijk onderhandelen de cliënt en de therapeut over: – de overeenstemming ten aanzien van de doelen (occupational goals) en het plan van aanpak; – de fit van de cliënt tussen de persoonlijke, de omgevings- en de handelingsfactoren; – de veranderingsrichting en mogelijke oplossingen; – invloed van de maatschappelijke en praktijkcontext op de mogelijke veranderingen en oplossingen; – het plan van aanpak, waarbij overeenstemming is over de doelen waaraan gewerkt gaat worden Verder zijn in het plan van aanpak de volgende zaken vastgelegd: de acties die ondernomen gaan worden, de personen die betrokken worden in het proces, wie wat gaat doen, waar de interventie plaatsvindt, hoe de samenwerking er uitziet en hoe de tijdsplanning zal zijn

18.3 · Het Canadian Practice Process Framework (CPPF)

Tabel 18.2 Vervolg.

implement plan	uitvoeren van het plan van aanpak door dagelijks handelen	Het plan van aanpak wordt uitgevoerd: – betrek de cliënt in de gewenste activiteiten en probeer tot vooruitgang te komen; – maak gebruik van specifieke referentiekaders en interventies die geschikt zijn om de gewenste verandering in het dagelijks handelen te bewerkstelligen; – werk met betrokken stakeholders samen om het gewenste doel te behalen
monitor and modify	evalueren en zo nodig bijstellen	Het uitvoeren van het plan van aanpak vraagt voortdurende gezamenlijke evaluatie van de gebruikte strategieën om te bekijken of deze bijdragen aan de vooruitgang van de cliënt richting het gewenste dagelijks handelen; Consulteer, geef voorlichting, werk samen, pleit voor participatie en betrek de cliënt en anderen om succes mogelijk te maken; Pas het plan aan of maak gezamenlijk een nieuw plan als dat nodig is
evaluate outcome	evalueren van uitkomsten	Het gezamenlijk evalueren van de interventie en het meten van cliëntspecifieke uitkomsten, gebruik van COPM (Law et al. 2014) om de veranderingen in de doelen vast te leggen
conclude and exit	afsluiten	Het gezamenlijk afsluiten van de interventie, waarbij de ergotherapeut de cliënt informeert over de mogelijkheden: – om de ergotherapie opnieuw op te starten; – van doorverwijzing naar een andere hulpverlener

Enter/initiate: aangaan en starten van de relatie

De ergotherapeut komt naar het huis van meneer Verbeek om kennis te maken met hem en zijn vrouw. Meneer en mevrouw hebben geen eerdere ervaring met een ergotherapeut en daarom vertelt de ergotherapeut wat hij voor meneer en mevrouw kan betekenen. Omdat de vraag voor ergotherapie direct aan de ergotherapeut is gericht, er geen verwijzing van de huisarts is, start de ergotherapeut met de directe toegankelijkheid ergotherapie (DTE)-screening. Daaruit blijkt dat er een ergotherapeutische vraag is, dat de informatie van de heer Verbeek past in een voor de ergotherapeut bekend beeld en dat er geen sprake is van rode vlaggen. De ergotherapeut vervolgt de sessie en meneer vertelt uitgebreider waar hij op het moment tegenaan loopt en in het gesprek wordt duidelijk dat meneer het reizen weer wil oppakken. Het echtpaar vindt het prettig dat de ergotherapeut persoonlijk veel reiservaring heeft en vroeger bij reizen van de Zonnebloem als assistent gewerkt heeft. Verder informeert de ergotherapeut hen dat er maximaal tien uur door de verzekering betaald zal worden. Gezamenlijk wordt er besloten om verder met ergotherapie te gaan.

In het CPPF zijn de gekozen referentiekaders de basis van het totale ergotherapieproces. De ergotherapeut kiest hier voor het CMOP-E. De keuze van dit referentiekader zal alle actiepunten beïnvloeden. Tijdens het proces zal de ergotherapeut in bepaalde fasen een aanvullend referentiekader kiezen.

18.3.4 De actiepunten van het CPPF

De verschillende actiepunten van het CPPF (zie tab. 18.2) worden verder uitgewerkt aan de hand van de casus van meneer Verbeek.

Set the stage: vormgeven aan de samenwerking van cliënt en ergotherapeut

De volgende keer gaat de ergotherapeut weer naar het huis van meneer Verbeek. Nadat de koffie is ingeschonken vraagt hij aan meneer Verbeek om zijn levensverhaal te vertellen. Daarna neemt de ergotherapeut de COPM (Law et al. 2014) af, meneer geeft daarbij aan dat hij het reizen mist. Na zijn pensionering (hij was toen 57) was reizen en overnachten in hotels, zowel in Nederland als in het buitenland, een belangrijke activiteit voor zijn vrouw en hemzelf geworden. Verder mist hij uitstapjes naar vrienden en zijn zoon in Londen. Daarnaast geeft hij aan er moeite mee te hebben om niet meer actief met buurtactiviteiten mee te doen. Als gepensioneerd drukker was hij verantwoordelijk voor het in elkaar zetten en kopiëren van de buurtkrant. En hij zou weer zelf graag naar de kapper gaan. Gezien de toekomstige ontwikkelingen (zoon in Londen krijgt eerste baby) vindt hij het reizen een prioriteit. Verder doorpratend blijken zowel de mobiliteit als de transfers tijdens het reizen punten van zorg te zijn. Omdat het reizen een gezamenlijke activiteit is wordt mevrouw Verbeek gelijk in het proces betrokken. De sessie eindigt met het uitspreken van de wederzijdse verwachtingen en het gezamenlijk formuleren van de vragen ten aanzien van het dagelijks handelen (reizen, buurtactiviteiten maken, zelfstandig kapper bezoeken) en de mogelijke doelen, een uitstapje maken samen met zijn vrouw zal het eerste doel zijn van de ergotherapie-interventie.

Professioneel redeneren van de ergotherapeut

Op basis van de eerste twee gesprekken en de ervaring met cliënten met een CVA verwacht de ergotherapeut dat de uitdagingen met betrekking tot het reizen veroorzaakt worden door zowel verminderde motorische als procesvaardigheden. Verder zal de mate van persoonlijke effectiviteit van het echtpaar een rol spelen, net zoals de omgevingsfactoren. Deze verklaringen voor mogelijke oorzaken van het probleem zet de ergotherapeut om in referentiekaders die ze in de volgende actiepunten wil gaan gebruiken: naast het CMOP-E, een motor-learning referentiekader, een cognitief referentiekader, een psychologisch referentiekader en om de omgeving meer in kaart te brengen een ecologisch referentiekader (Hinojosa en Kramer 2009). Vanuit deze referentiekaders wordt getracht de relatie tussen de personen (meneer en mevrouw Verbeek), de omgeving en het dagelijks handelen te begrijpen.

Assess/evaluate: in kaart brengen van de persoon-handelen-omgevingsinteractie

In de derde sessie, weer bij het echtpaar thuis, motiveert de ergotherapeut zijn keuzes ten aanzien van het onderzoek en zij stemmen in met het voorstel. Meneer Verbeek wil graag meer duidelijkheid over de voorzieningen op vliegvelden en treinstations. Mevrouw Verbeek wil dat wel uitzoeken en samen met de ergotherapeut nemen ze de belangrijkste vragen door, mevrouw neemt voor om informatiebalies te gaan bellen.
Bij de observatie van mobiliteit en transfers blijkt dat meneer Verbeek naar tevredenheid geholpen wordt door zijn vrouw. Het kost mevrouw echter veel moeite en er is veel ruimte nodig, ruimte die niet altijd buitenshuis aanwezig is (ecologisch referentiekader). Bij de nabespreking geeft mevrouw aan de laatste maanden rugklachten te ervaren. De gesprekken met meneer en mevrouw na afloop van de observatie wijzen op een laag gevoel van persoonlijke effectiviteit (*self-efficacy*). Meneer heeft er weinig vertrouwen in dat er op een vliegveld of treinstation de benodigde hulp zal zijn. Mevrouw Verbeek is met name bezorgd over haar eigen aandeel in het bieden van hulp. De afname van de AMPS (Fisher en Jones 2011) laat moeite met motorische vaardigheden zien, maar niet met procesvaardigheden (*motor-learning* en cognitief referentiekader).

De ergotherapeut heeft voldoende informatie om in de Fit Chart te verwerken en te kijken hoe de mediators motivatie, interesse, betekenis en effectiviteit van meneer Verbeek de fit tussen de persoonlijke capaciteiten en de eisen ten aanzien van de activiteit en de omgeving kunnen beïnvloeden. Gedurende het proces wordt een aantal sterke punten van meneer en mevrouw Verbeek zichtbaar en door de ergotherapeut benoemd. De motivatie van het echtpaar om het reizen in Nederland weer op te pakken en om naar hun zoon in Londen te reizen is groot. De ergotherapeut stelt voor de sterke punten eens door te nemen. Het zou een goede invloed op het gevoel van persoonlijke effectiviteit kunnen hebben. Mevrouw Verbeek is een vrouw die heel goed in staat is om informatie in te winnen. Meneer Verbeek is een man met een goed technisch inzicht die goed mee kan denken over allerlei praktische problemen tijdens het reizen. Hij blijkt nieuwe methoden snel op te pakken en kan anderen instrueren. Ook de sociale omgeving van de kinderen denkt mee en is bereid tot aanpassing. Voortdurend overlegt de ergotherapeut met het echtpaar over zijn bevindingen en vraagt beiden mee te denken in het proces om gezamenlijk vast te stellen welke oorzaken onder de handelingsvragen liggen: (1) de huidige rolstoel is niet geschikt voor reizen, hij stelt meneer niet in staat zelf te rijden, tijdens de reis noch op de plaats van bestemming, en is zwaar en moeilijk inklapbaar; (2) de huidige methode van begeleiding en hulp van mevrouw bij mobiliteit en transfers is erg belastend, mevrouw kent onvoldoende methoden die ook in andere omgevingen (kleine ruimten) toepasbaar zouden zijn; (3) meneer en mevrouw Verbeek voelen zich onzeker ten opzichte van hun mogelijkheden tijdens het reizen, nooit eerder hielp mevrouw haar man bij het instappen in een trein; en (4) de woning van de zoon zal op kleine punten aanpassingen nodig hebben. Bij het logeren vormen vooral het douchen en de trap een probleem. Het is nodig dat familieleden hulp bieden, alleen zijn zij daar nooit in begeleid.

Sterke kanten en hulpbronnen van de cliënt en de therapeut

In het OPPM bestaat de vierde fase uit het inventariseren van de sterke kanten en hulpbronnen van de cliënt en de therapeut (Fearing et al. 1997). Met de introductie van het OPPM zijn ergotherapeuten in Nederland hiermee bewuster bezig gegaan en is het inventariseren van de sterke kanten en hulpbronnen van de cliënt en de therapeut een belangrijk onderdeel geworden van het ergotherapeutisch onderzoek. Ergotherapeuten gaan uit van mogelijkheden van mensen; dit wordt toegepast in de sterke-kantenbenadering, het tegengestelde van de probleemgerichte benadering. De probleemgerichte benadering is niet altijd effectief, omdat de motiverende kracht daarvan beperkt is. Bij een sterke-kantenbenadering staat versterken centraal en worden persoonlijke kwaliteiten gebruikt en ontwikkeld, wat het zelfvertrouwen en de intrinsieke motivatie vergroot

(Hiemstra en Bohlmeijer 2013). In het CPPF is geen apart actiepunt voor het inventariseren van de sterke kanten en hulpbronnen en hoort dit bij actiepunt assess/evaluate. Hieronder staan vragen die de cliënt gesteld kunnen worden en vragen die de ergotherapeut zichzelf kan stellen om meer informatie te verzamelen over sterktes en hulpbronnen (Fearing en Clark 2000). Deze vragen zijn mogelijk al in andere fasen aan de orde geweest.

Sterktes van de cliënt:
- wat ziet u als sterke punten van uzelf?
- hoe zou uw beste vriend of iemand die u goed kent u beschrijven?
- wat heeft u vroeger door moeilijke perioden heen geholpen?
- heeft u een persoonlijk geloof, vertrouwen of spirituele gids die u kracht geeft?
- wat is het belangrijkst in uw leven?

Hulpbronnen in de omgeving:
- welke mensen in uw omgeving zijn het belangrijkst voor u?
- zou het zinvol zijn hen te betrekken in de dingen die we samen doen?
- wat is er in uw huis of werkomgeving dat behulpzaam zou kunnen zijn?
- zijn er diensten waar u in het verleden gebruik van maakte ter ondersteuning?
- ben u op de hoogte van toegang tot financiële middelen die ter ondersteuning zouden kunnen dienen?
- zijn er overtuigingen of routines die u specifiek waardeert?

Sterktes en hulpbronnen bij het dagelijks handelen:
- welke activiteiten die u deed op het werk, op school, thuis of in de vrije tijd gaven een gevoel van trots?
- wat heeft u vroeger gedaan dat u nooit had willen opgeven?
- welke rollen zijn uiterst belangrijk voor u?
- denkt u eens terug aan tijden die voor u erg goed waren, wat deed u gedurende die tijden?

Sterktes van de ergotherapeut:
- kan ik mezelf verplaatsen in de situatie van de cliënt en begrijp ik het beeld dat hij van de toekomst heeft?
- ben ik in staat verder te gaan dan gevoelens van sympathie en mentaal, emotioneel en fysiek een therapeutisch proces te faciliteren voor dit individu?
- zijn er persoonlijke zaken waarmee ik geconfronteerd word die aandacht behoeven zodat ik een effectievere betere therapeut kan worden voor de cliënt?
- zorg ik ervoor dat ik eerst luister naar de verhalen van cliënten en hen leer kennen als persoon, voordat ik suggesties voor interventies doe?
- beschik ik over voldoende vaardigheden voor een onderzoek dat of interventie die voor de cliënt nodig is voor het optimaliseren van het dagelijks handelen?

Agree on objectives and plan: onderhandelen over uitkomsten en maken van het plan van aanpak
De ergotherapeut overlegt met meneer en mevrouw Verbeek over de uitkomst die zij willen bereiken. Samen denken zij dat het haalbaar is om met de trein in Nederland te reizen om vrienden en musea te bezoeken. Ook het bezoek aan Londen zou een haalbaar doel zijn. Zelfstandig naar het vliegveld reizen, per vliegtuig naar Engeland en opgehaald worden van het vliegveld is de gestelde uitkomst. Daarbij wordt logeren en zich verplaatsen per rolstoel in Londen als uitkomst gesteld. Het plan van aanpak wordt als volgt beschreven.
- Persoon: mevrouw Verbeek gebruikt ergonomisch principes tijdens het geven van hulp en begeleiding bij transfers en mobiliteit, zij kan dit in verschillende omgevingen.
- Persoon: meneer Verbeek kan beperkte afstanden buitenshuis in de rolstoel afleggen; meneer kan strategieën toepassen om schouderpijn gedurende het reizen te voorkomen.
- Omgeving: het huis in Londen is van kleine aanpassingen voorzien zodat traplopen en douchen met hulp mogelijk is; meneer Verbeek kan anderen instrueren voor het geven van hulp bij het opgaan van de trap.
- Dagelijks handelen: andere reismogelijkheden naar Engeland worden uitgezocht als alternatief voor het gebruik van het vliegtuig.

Implement plan: het plan uitvoeren door te handelen
De uitvoering van het plan kan beginnen, de ergotherapeut maakt gebruik van e-coaching via Skype of Facetime om het echtpaar en hun zoon en dochter te ondersteunen en tips te geven. De zoon stuurt de foto's via Whatsapp en de ergotherapeut overlegt met het echtpaar en de zoon hoe zijn huis aangepast kan worden. Een reis waarvan het doel op verschillende manieren bereikt kan worden, waarbij het niet alleen gaat om het doen, maar met name om de betekenis van het doen.
Fearing en Clark (2000) onderscheiden vijf typen interventies: ontwikkelen en herstellen, wijzigen, aanpassen, voorkomen, creëren. In dit actiepunt passen de volgende interventies bij de casus van het echtpaar Verbeek.
- Ontwikkelen/herstellen: meneer Verbeek wordt vaardig in het zich buitenshuis verplaatsen per rolstoel.
- Wijzigen: het echtpaar leert kiezen voor vliegvelden, stations en andere bestemmingen die hen in staat stellen te reizen. Voorlopig vermijden ze omgevingen die beperkingen opleveren.
- Aanpassen: het huis van de zoon wordt van kleine aanpassingen voorzien die meneer Verbeek ondersteunen.

- Voorkomen: mevrouw Verbeek leert op ergonomisch verantwoorde wijze hulp bieden om chronische rugklachten te voorkomen.
- Creëren: door activiteiten uit te voeren die betekenisvol zijn en hen actief maken (reizen) creëert het echtpaar nieuwe uitdagingen en doelen die bijdragen aan kwaliteit van leven.

Monitor en modify: in de gaten houden en zo nodig bijstellen

In elke gezamenlijke sessie wordt gesproken over de voortgang van het plan van aanpak. Samen met het echtpaar evalueert de ergotherapeut de genomen acties en ook vraagt ze na of het echtpaar de manier van begeleiden als prettig ervaart. Meneer en mevrouw Verbeek spreken beiden uit dat ze erg blij zijn met de ergotherapie-interventie en de vooruitgang en dat het uiteindelijke doel, het bezoek aan hun zoon in Londen, voor hen steeds beter haalbaar lijkt, ze zien er erg naar uit.

Evaluate the outcome: evalueren van de uitkomsten van het plan van aanpak

In overleg wordt besloten een evaluatiemoment te plannen na een eerste reis naar Londen. De ergotherapeut neemt daarbij opnieuw de COPM af met het echtpaar. Beiden waren zeer tevreden over de reis en het verblijf bij hun zoon en zijn vrouw. Er is nog wel enige zorg over de belasting voor de rug van mevrouw Verbeek. Samen stellen ze een nieuw doel op.

Conclude/exit: afsluiten

Ook aan het laatste doel wordt gezamenlijk gewerkt, daarbij is er veel aandacht voor de rug van mevrouw en worden de gezamenlijke transfers opnieuw doorgenomen. Het is voor mevrouw moeilijk om de ergonomische principes goed in te bouwen, vaak helpt ze haar man zonder echt over haar houding na te denken. Tijdens de transfers helpt haar man ook meedenken met de houding van zijn vrouw. Samen gaat het steeds beter en ze besluiten dat ze de ergotherapie niet meer nodig hebben. In een afsluitend gesprek kijken ze samen terug op de interventie. Tijd om te stoppen en voor het echtpaar is de meerwaarde van ergotherapie duidelijk. Bij een volgend handelingsvraagstuk in hun leven weten ze de ergotherapeut te vinden en doordat deze nu direct toegankelijk is kunnen ze haar direct bellen voor een afspraak.

18.3.5 Alternatieve routes

Voor sommige cliënten met complexe problematiek is het niet genoeg om in een keer de route door het CPPF te gaan. Wanneer niet aan alle handelingsvragen aandacht is besteed kan de volledige route in het CPPF opnieuw doorlopen worden, maar het is ook mogelijk om een gedeelte van de route opnieuw af te leggen. De onderwerpen die aan bod komen in de ergotherapiepraktijk zijn zeer divers en vragen om verschillende routes door het ergotherapieproces om de gestelde doelen te bereiken. Het CPPF heeft ook alternatieve routes die grafisch aangegeven zijn door middel van stippellijnen (zie fig. 18.2). De keuze van een alternatieve route wordt gebaseerd op het proces van professioneel redeneren van de ergotherapeut en de uitkomst van de eerste gezamenlijke route in het ergotherapieproces (Davis et al. 2013).

18.4 Discussie

Wong en Fisher (2015) geven in een artikel, waarin ze de meest gebruikte westerse occupation-based ergotherapiemodellen vergelijken, dat de invloed van verschillende auteurs van het CMOP-E terug is te zien in de kernbegrippen die centraal staan in het model en de Canadese richtlijn. Daarbij gaat het om enablement (Polatajko 1992), sociale rechtvaardigheid (Townsend 1993) en de omgeving (Law 1991). De genoemde referenties referen aan de prestigieuze Muriel Driver Memorial lezing, die ieder jaar op het Canadese congres gehouden wordt en die deze drie auteurs over hun onderwerp hebben gehouden in 1991, 1992, en 1993 (Wong en Fisher 2015). Helen Polatajko, Liz Townsend en Mary Law hebben deze onderwerpen echt op de kaart van de internationale ergotherapie gezet.

Op het WFOT-wereldcongres in Montreal in 1998 maakte de Canadese ergotherapie met haar *Canadian guidelines* indruk met de wijze waarop zij in staat was cliëntgecentreerd werken in de praktijk concreet te maken. De *guidelines* spraken binnen en buiten Canada zowel ergotherapeuten als niet-ergotherapeuten aan en worden internationaal veel toegepast. Op basis van de laatste *Canadian guidelines, Enabling occupation II* (Townsend en Polatajko 2013), zijn in Canada, Australië en Nederland *communities of practices* geformeerd om de toepassing van de laatste *Canadian guidelines* te evalueren. Daarbij stond centraal hoe een optimale implementatie van deze guidelines bereikt kan worden. De Nederlandse *community of practice* liet zien dat deze een meerwaarde voor de huidige praktijk en cliënt hebben maar dat nieuwe instrumenten en methodieken nodig zijn om de implementatie waar te maken (Piškur et al. 2015). In de afgelopen 13 jaar zijn de *guidelines* gebruikt in de lopende curricula, post-hbo-cursussen, praktijk, onderzoek en richtlijnen (Steultjens et al. 2013; Sturkenboom et al. 2008).

Al deze ervaringen zijn een mooie aanleiding voor een diepgaande discussie binnen de Nederlandse ergotherapie over hoe ver ergotherapeuten gaan met het cliëntgecentreerd en familiegecentreerd werken en is het zo dat in het gezamenlijk beslissingen nemen (*shared decision making*) de cliënt het laatste woord heeft? In het advies *Naar nieuwe zorg en zorgberoepen: de contouren* (Kaljouw en Vliet 2015) presenteert de Adviescommissie Innovatie Zorgberoepen en Opleidingen een nieuwe visie op zorg, gebaseerd op de nieuwe definitie van gezondheid (Huber et al. 2011) en de paradigmaverschuiving van ziekte en zorg naar gezondheid, gedrag (RVZ 2010). Deze nieuwe visie legt meer eigen regie bij de burger en is erop gericht mensen in staat te stellen zo veel mogelijk zelfstandig en in hun eigen leefomgeving te kunnen functioneren (Sprundel en Bijsterveldt 2014). Hoe cliëntgecentreerd zijn ergotherapeuten en laten ergotherapeuten inderdaad de regie bij de cliënt?

Shared decision making stimuleert het proces waarin de cliënt wordt versterkt de voor hem juiste keuze te maken als het gaat om de interventie. Uit wetenschappelijk onderzoek blijkt dat het goed inrichten en ondersteunen van dit proces cliënten helpt. Cliënten zijn beter geïnformeerd, ze zijn zich meer bewust van de voor- en nadelen van bepaalde keuzes, ze voelen zich vaker tevreden en twijfelen minder over hun genomen beslissing (Stacey et al. 2011). De vraag is daarbij hoe zorgvuldig ergotherapeuten zijn in het informeren van de cliënt en/of zij er zich van bewust zijn of de gegeven informatie inderdaad door de cliënt begrepen wordt en/of de cliënt daardoor de mogelijkheid heeft om een weloverwogen beslissing te nemen. Op welk niveau van betrokkenheid men zich bevindt kan duidelijk gemaakt worden met een participatieladder. Deze geeft de verschillende niveaus van samenwerken met cliënten weer, van laag naar hoog:
1. beslissen/regie bij de cliënt;
2. samenwerken;
3. adviseren;
4. raadplegen;
5. informeren.

Op het laagste niveau wordt de cliënt alleen geïnformeerd, op het hoogste niveau ligt de regie bij de cliënt (Landelijk Platform GGz 2011). In deze discussie over hoe ver ergotherapeuten gaan met cliëntgecentreerd werken is het ook belangrijk om de mening van de cliënt te inventariseren over cliëntgecentreerd en familiegecentreerd werken binnen de ergotherapie in Nederland.

Uit recent literatuuronderzoek (Hammell 2013) blijkt dat weinig ergotherapieonderzoekers dit perspectief van de cliënt hebben onderzocht: wat vindt de cliënt van het cliëntgecentreerd werken van de ergotherapeut? Hammel benoemt dat het cliëntgecentreerde werken van de ergotherapeut wordt gebruikt als een strategie om de status van het beroep te verhogen, maar dat er aanwijzingen zijn dat het cliëntgecentreerde uitgangspunt niet altijd in de ergotherapiepraktijk wordt toegepast (Hammell 2013, 2015). Dit vraagt van ergotherapeuten om te reflecteren op het eigen cliëntgecentreerd werken. Kritisch denken vraagt de bereidheid om het eigen denken te herstructureren, en vermindert het risico op verkeerde aannames (Hammell 2015).

18.5 Samenvatting

In dit hoofdstuk wordt beschreven hoe het CMOP-E zich in de laatste decennia heeft ontwikkeld tot een inhoudsmodel dat gericht is op de uitvoering en/of betrokkenheid in het dagelijks handelen van personen, organisatie en populaties in een omgeving. Het bijbehorende CPPF, beschreven als procesmodel/raamwerk, geeft de cliëntgecentreerde, op dagelijks handelen gerichte, evidence-based ergotherapie-interventie vorm. In het CPPF staat in acht actiepunten de samenwerking met de cliënt centraal binnen de directe praktijkcontext en de grotere maatschappelijke context. Beschreven wordt ook de *Fit Chart* waarin de *fit* tussen de persoon, het dagelijks handelen en de omgeving gevisualiseerd wordt.

Literatuur

AOTA. (2014). Occupational Therapy Practice Framework: Domain and Process (3rd ed.). *American Journal of Occupational Therapy, 68*(2):1–48.

Bandura, A. (1986). *Social foundations of thought and action: A social cognitive theory*. Englewood Cliffs, NJ: Prentice-Hall Inc.

Baum, C., Christiansen, C. A., & Bass, J. D. (2015). The Person-Environment-Occupation-Performance (PEOP) Model. In C. Christiansen, C. Baum, & J. Bass (Eds.), *Occup Ther: Per Participation and Well-being*. Slack: Thorofare, NJ.

Bendixen, H. J., Kroksmark, U., Magnus, E., Jakobsen, K., Alsaker, S., & Nordell, K. (2006). Occupational pattern: A renewed definition of the concept. *Journal of Occupational Science, 13*(1), 3–10.

Brown, T., Rodger, S., Brown, A., & Roever, C. (2007). A profile of Canadian pediatric occupational therapy practice. *Occupational Therapy in Health Care, 21*(4), 39–69.

Burgman, I. (2010). Enabling children's spirituality in occupational therapy practice. In S. Rodger (Ed.), *Occup-centered practice with children – A practical guide for occupational therapists*. Wiley-Blackwell: West-Sussex.

Burck, D. (2005). *Alles naar wens? Rapportage stichting cliënt en veiligheid*. Nieuwegein: Stichting cliënt en kwaliteit.

CAOT. (1991). *Occup ther guidelines for client-centered practice*. Toronto ON: CAOT Publications ACE.

CAOT. (1997). *Enabling occupation: An occupational therapy perspective*. Ontario: CAOT Publications ACE.

Craik, J., Davis, J., & Polatajko, H. J. (2013). Introducing the Canadian Practice Process Framework (CPPF): Amplifying the context. In *Enabling occup II: Advancing an occupational therapy vision for health, well-being & justice through occupation* (pag. 229–246). Ottawa: CAOT Publications ACE.

Csíkszentmihályi, M. (1999). *Flow: Psychologie van de optimale ervaring*. Amsterdam: Boom.

Davis, J., Craik, J., & Polatajko, H. J. (2013). Using the Canadian Practice Process Framework: Amplifying the process. In *Enabling Occup II: Advancing an occupational therapy vision for health, well-being & justice through occupation* (pag. 247–282). Ottawa: CAOT Publications ACE.

Davis, J. A., & Polatajko, H. (2010). Don't forget the repertoire: The meta occupational issue. *OT Now, 12*(3), 20–22.

Davis, J. A., & Polatajko, H. J. (2011). Occupational development. In C. H. Christiansen & E. A. Townsend (Eds.), *Introduction to occupation, the art and science of living* (pag. 135–174). New Yersey: Pearson Education Inc.

Fearing, V. G., & Clark, J. (2000). *Individuals in context: A practical guide to client-centered practice*. Thorofare, NJ: Slack.

Fearing, V. G., Law, M., & Clark, J. (1997). An occupational performance process model: Fostering client and therapist alliances. *Canadian Journal of Occupational Therapy, 64*(1), 7–15.

Fisher, A. G., & Jones, K. B. (2011). *Assessment of Motor and Process Skills, Vol. 1: Development, Standardization, and Administra- tion Manual* (7th ed., Vol. 1). Ft. Collins, CO: Three Star Press.

Hammell, K. R. (2013). Client-centered practice in occupational therapy: Critical reflections. *Scandinavian Journal of Occupational Therapy, 20*(3), 174–181.

Hammell, K. R. (2015). Client-centered occupational therapy: The importance of critical perspectives. *Scandinavian Journal of Occupational Therapy, (0)*, 1–7.

Hartingsveldt, M. J. van, Piškur, B., & Stomph, M. (2008). Het Canadian Practice Process Framework (CPPF): van procesmodel naar framework. *Wetenschappelijk tijdschrift voor Ergotherapie, 1*(2), 11–16.

Hartingsveldt, M. J. van, Logister-Proost, I., & Kinébanian, A. (2010). *Beroepsprofie' ergotherapeut*. Utrecht: Ergotherapie Nederland/Boom Lemma.

Hasselkus, B. R. (2011). *The meaning of everyday occupation*. Thorofare, NJ: Slack.

Hiemstra, D., & Bohlmeijer E. (2013). De sterkekantenbenadering. In E. Bohlmeijer, L. Bolier, G. Westerhof & J. A. Walburg (Red.), *Handboek Positieve Psychologie – Theorie, onderzoek, toepassingen* (pag. 123–138). Amsterdam: Uitgeverij Boom.

Hinojosa, J., & Kramer, P. (2009). *Frames of reference for pediatric occupational therapy* (3rd ed.). Philadelphia: Lippingcot, Williams & Wilkins.

Hocking, C. (2001). Implementing occupation-based assessment. *American Journal of Occupational Therapy, 55*(4), 463–469.

Huber, M., Knottnerus, A. J., Green, L., Horst, H. van der, Jadad, A. R., Kromhout, D., et al. (2011). How should we define health? *British Medical Journal, 343*, 235–237.

Iwama, M. (2006). *The Kawa model: Culturally relevant occupational therapy*. Edinburgh: Churchill Livingstone Elsevier.

Jonsson, H. (2008). A new direction in the conceptualization and categorization of occupation. *Journal of Occupational Science, 15*(1), 3–8.

Kaljouw, M., & Vliet, K. van. (2015). *Naar nieuwe zorg en zorgberoepen: De contouren*. Den Haag: Zorginstituut Nederland.

Kielhofner, G. (2008). *Model of human occupation: Theory and application* (4th ed.). Philadelphia: Lippingcot, Williams & Wilkins.

Landelijk Platform GGz. (2011). *Handreiking patientveiligheid vanuit cliënten- en familieperspectief*. Utrecht: Landelijk Platform GGz.

Law, M. (1991). The environment: A focus for occupational therapy. *Canadian Journal of Occupational Therapy, 58*(4), 171–179.

Law, M. (1998). *Client-centered occup ther*. Thorofare, NJ: Slack.

Law, M., Baptiste, S., Carswell, A., McColl, M. A., Polatajko, H. J., & Pollock, N. (2014). *Canadian Occup Per Meas (COPM)*. Ottawa: CAOT Publications ACE.

Logister-Proost, I. (2004). Spiritualiteit in de ergotherapie: Van theorie naar concrete praktijk. *Nederlands Tijdschrift voor Ergotherapie* 32 (4 en 5).

Maley, C. M., Pagana, N. K., Velenger, C. A., & Humbert T. K. (2016). Dealing with major life events and transitions: A systematic literature review on and occupational analysis of spirituality. *American Journal of Occupational Therapy, 70*(4), 7004260010p1–7004260010p6.

McColl, M. A. (2011). *Spirituality and occupational therapy*. Ottawa: CAOT.

Mroz, T. M., Pitonyak, J. S., Fogelberg, D., & Leland, N. E. (2015). Client centeredness and health reform: Key issues for occupational therapy. *American Journal of Occupational Therapy, 69*(5), 6905090010p1–6905090010p8.

Pierce, D. (2001). Untangling occupation and activity. *American Journal of Occupational Therapy, 55*(2), 138–146.

Piškur, Barbara, Zalmstra, Annerie, Jakobs, Marluuke, & Daniëls, Ramon. (2015). Application of the enabling occupation II guidelines in a non-Canadian context. *Scandinavian Journal of Occupational Therapy, 22*(4), 325–326.

Polatajko, H. J. (1992). Naming and framing occupational therapy: A lecture dedicated to the life of Nancy B. *Canadian Journal of Occupational Therapy, 59*(4), 189–199.

Polatajko, H. J., Backman, C. L., Baptiste, S., Davis, J., Eftekhar, P., Harvey, A., et al. (2013a). Human Occupation in context. In E. A. Townsend & H. J. Polatajko (Eds.), *Enabling occupation II: Advancing an occupational therapy vision for health, well-being, & justice through occupation*. Ottawa: CAOT Publications ACE.

Polatajko, H. J., Davis, J., Stewart, D., Cantin, N., Amoroso, B., & Purdie L. (2013b). Specifying the domain of concern: Occupation as core. In E. A. Townsend & H. J. Polatajko (Eds.), *Enabling occupation II: Advancing an occupational therapy vision for health, well-being & justice through occupation* (2nd ed., pag. 13–36). Ottawa: CAOT Publications ACE.

Polatajko, H. J., Davis, J. A., Cantin, N., Dubouloz-Wilner, C., & Trentham B. (2013c). Occupation-based practice: The essential elelements. In E. A. Townsend & H. J. Polatajko (Eds.), *Enabling occupation II: Advancing an occupational therapy vision for health well-being, & justice through occupation* (2nd ed., pag. 203–228). Ottawa: CAOT Publications ACE.

Rodger, S. (2010). Becoming more occupation-centered when working with children. In S. Rodger (Ed.). *Occupational-Centered Practice with Children – A Practical Guide for Occupational Therapists* (pag. 21–44). Oxford: Wiley-Blackwell.

Rogers, C. R. (1942). *Counseling and psychotherapy. New concepts in practice*. Boston: Hougthon Mifflin.

RVZ. (2010). *Zorg voor je gezondheid! Gedrag en gezondheid: De nieuwe ordening*. Den Haag: Raad voor de Volksgezondheid en Zorg.

Sprundel, T. van, & Bijsterveldt, M. van. (2014). *Eigen regie een sociaal begrip – sleutel in de transitie naar echte participatie*. ActiZ: Position paper eigen regie. Amsterdam.

Stacey, D., Bennett, C. L., Barry, M. J., Col, N. F., Eden, K. B., Holmes-Rovner, M., et al. (2011). Decision aids for people facing health treatment or screening decisions. *Cochrane Database of Systematic Reviews*, (10), CD001431.

Steultjens, E. M. J., Cup, E. H. C., Zajec, J., & Hees, S. van. (2013). *Ergotherapierichtlijn CVA*. Nijmegen/Utrecht: Hogeschool van Arnhem en Nijmegen/Ergotherapie Nederland.

Sturkenboom, I. H. W. M., Thijssen, M. C. E., Gons-van de Elsacker, J. J., Jansen, I. J. H., Maasdam, A., Schulten, M., et al. (2008). *Ergotherapie bij de ziekte van Parkinson, een richtlijn van Ergotherapie Nederland*. Utrecht/Den Haag: Ergotherapie Nederland/Uitgeverij Lemma.

Townsend, E. A. (1993). Occupational therapy's social vision. *Canadian Journal of Occupational Therapy, 60*(4), 174–184.

Townsend, E. A. (2002). *Enabling occupation, An occup ther perspective*. Ottawa: CAOT Publications ACE.

Townsend, E. A., & Polatajko, H. (2013). *Enabling occupation II: Advancing an occupational therapy vision for health well-being, & justice through occupation*. Ottawa: CAOT Publications ACE.

Townsend, E. A., Cockburn, L., Letts, L., Thibeault, R., & Trentham, B. (2013a). Enabling social change. In E. A. Townsend & H. J. Polatajko (Eds.), *Enabling occupation II: Advancing an occupational therapy vision for health well-being, & justice through occupation* (2nd ed., pag. 53–176). Ottawa: CAOT Publications ACE.

Townsend, E. A., Trentham, B., Clark, J., Dubouloz-Wilner, C., Pentland, W., Doble, S., et al. (2013b). Enabling individual change. In E. A. Townsend & H. J. Polatajko (Eds.), *Enabling occupation II: Advancing an occupational therapy vision for health well-being, & justice through occupation* (2nd ed., pag. 135–152). Ottawa: CAOT Publications ACE.

Trentham, B. (2001). Different no longer: Building structures for a proud profession CAOT in the 1980's. *Occupational Therapy Now, 3*, 3–7.

Trombly, C. (1993). Anticipating the future: Assessment of occupational function. *American Journal of Occupational Therapy, 47*(3), 253–257.

Whiteford, G., & Wright-St Claire, V. (2005). *Occupation & Practice in Context*. Sydney: Elsevier Churchill Livingstone.

WHO. (2001). *International Classification of Function, Disability and Health (ICF)*. Geneve: World Health Organization.

Wong, S. R., & Fisher, G. (2015). Comparing and using occupation-focused models. *Occupational Therapy in Health Care, 29*(3), 297–315.

Wright, R., & Sugarman, L. (2009). *Occupational Therapy and life course development: A workbook for professional practice*. Oxford: Wiley/Blackwell.

Model Of Human Occupation (MOHO)

Joan Verhoef en Annerie Zalmstra

19.1 Achtergrond, oorsprong en ontwikkeling – 358

19.2 Theoretische onderbouwing – 359
19.2.1 Systeemtheorie en dynamische organisatie van handelen – 359

19.3 Structuur van het model – 360
19.3.1 Menselijke componenten: wil, gewenning en uitvoeringsvermogen – 360
19.3.2 De omgeving – 362
19.3.3 Participatie, uitvoering en vaardigheid – 363

19.4 Handelingsidentiteit, -competentie en -adaptatie – 364
19.4.1 Handelingsidentiteit – 364
19.4.2 Handelingscompetentie – 364
19.4.3 Handelingsadaptatie – 364

19.5 Visie op de mens, handelen en verandering – 365
19.5.1 Visie op de mens – 365
19.5.2 Visie op handelen – 365
19.5.3 Visie op verandering en ontwikkeling – 365

19.6 Praktische toepassing – 367
19.6.1 Proces van professioneel redeneren – 367
19.6.2 Assessments – 370
19.6.3 Gestandaardiseerde programma's – 371

19.7 Discussie – 371

19.8 Samenvatting – 372

Literatuur – 372

© Bohn Stafleu van Loghum, onderdeel van Springer Media B.V. 2017
M. le Granse, M. van Hartingsveldt, A. Kinébanian (Red.), *Grondslagen van de ergotherapie*,
DOI 10.1007/978-90-368-1704-2_19

Model Of Human Occupation (MOHO)

> The vision for MOHO has been to support practice throughout the world that is occupation-focused, client-centered, holistic, evidence-based, and complementary to practice based on other occupational therapy models and interdisciplinary theories (Gary Kielhofner 1949–2010).

Kernbegrippen

- Model Of Human Occupation (MOHO).
- Componenten van het handelen: wil, gewenning, uitvoeringsvermogen en omgeving.
- Niveaus in het handelen: participatie, uitvoering en vaardigheid.
- Dimensies in het handelen: identiteit, competentie en adaptatie.
- Verandering verloopt van exploratie via competentie naar beheersing.
- Therapeutische interventies en assessments vanuit het MOHO.

Luuk Treffers

Luuk Treffers is 19 jaar en woont sinds een jaar met veel plezier in een focuswoning in Eindhoven. Vorig jaar heeft hij zijn mbo-opleiding tot administrateur (niveau 4) met succes afgerond. Een hele prestatie, gezien de toenemende beperkingen die de spierdystrofie van Becker bij hem veroorzaakt. Zijn ouders zijn voor hem erg ondersteunend geweest en staan nog steeds voor hem klaar, hoewel zij hun handen vol hebben aan hun geitenboerderij in Eersel.
Op dit moment houdt Luuk op vrijwillige basis de boekhouding bij van de speeltuinvereniging bij hem in de buurt, maar dit geeft hem weinig voldoening. Hij wil niets liever dan betaald werk doen. Op die manier hoopt hij ook meer contacten te krijgen met leeftijdgenoten; hij vindt dat zijn vriendenkring wel wat uitbreiding kan gebruiken.
De revalidatiearts heeft hem verwezen naar de ergotherapeut in de polikliniek van het revalidatiecentrum. Luuk vertelt in een eerste gesprek ook dat hij een grote fan van Kensington is. Via internet volgt hij zijn favoriete band, maar liever nog zou hij eens naar een liveoptreden gaan. Het vervoer met zijn rolstoel naar dit soort uitstapjes levert echter nogal wat problemen op.
Over het werk heeft hij duidelijke ideeën: in Eindhoven zijn drie restaurants die als werkervaringsprojecten gerund worden door mensen met een lichte verstandelijke beperking. Als hij daar nou eens de boekhouding kon doen! Tegelijk twijfelt hij eraan of hij wel de vaardigheden heeft voor dit werk en/of hij aan de eisen van zo'n werkplek kan voldoen.
Luuk laat de ergotherapeut weten dat hij niet wil dat er voor hem beslist wordt; dat heeft hij te vaak meegemaakt.

19.1 Achtergrond, oorsprong en ontwikkeling

Het Model Of Human Occupation (MOHO) is in de jaren zeventig door Gary Kielhofner in de Verenigde Staten ontwikkeld. Het model is sindsdien eerst daar in de praktijk toegepast en verder ontwikkeld en later ook in West-Europa, waaronder in Nederland.

Gary Kielhofner heeft na een afgeronde studie Psychologie een master Ergotherapie behaald en een doctorsgraad in Public Health. Vanaf 1989 werkte hij in Chicago als hoofd van de afdeling Ergotherapie van de Universiteit van Illinois en heeft hij met onderzoek en publicaties een belangrijke bijdrage geleverd aan de ontwikkeling van de ergotherapie. Op 2 september 2010 is hij op 61-jarige leeftijd overleden.

Vanaf de ontwikkeling van het model was het doel meer inzicht te krijgen in de betekenis van handelen voor de mens en in de rol van handelen ten aanzien van gezondheid en ziekte. Het MOHO is bedoeld voor elk individu dat een handelingsprobleem ervaart en biedt een brede en geïntegreerde visie op het menselijk handelen en handelingsproblemen. Handelen (*occupation*) wordt omschreven als *the action or doing through which humans occupy their world* (Kielhofner 1995). Menselijk handelen (*human occupation*) wordt omschreven als het uitvoeren van werk, spel of activiteiten van het dagelijks leven in een omgeving en in de tijd (Kielhofner 2008). Het MOHO beschrijft hoe een persoon dagelijkse activiteiten kiest, organiseert en uitvoert en besteedt veel aandacht aan de motivatie voor handelen. Het model richt zich daarbij zowel op de kenmerken van het individu als op omgevingsfactoren die de keuzes voor het handelen beïnvloeden.

Het model is ontwikkeld als aanvulling op andere, bestaande modellen en (interdisciplinaire) theorieën. In de periode dat het MOHO werd ontwikkeld waren veel andere modellen gericht op stoornissen. De intentie van het MOHO was in aanvulling hierop de aandacht te richten op motivatie voor handelen, levensstijl en de invloed van de omgeving en het model in de praktijk te gebruiken naast andere modellen en interdisciplinaire concepten.

Het MOHO is voor het eerst gepubliceerd in 1980 en in boekvorm verschenen in 1985. In 1995 is een tweede editie verschenen, waarin met name de beschrijving en toepassing van de systeemtheorie was gewijzigd. In de derde editie (2002) zijn de drie subsystemen van het menselijk systeem gewijzigd in drie met elkaar samenhangende componenten: wil (*volition*), gewenning (*habituation*) en uitvoeringsvermogen (*performance capacity*).

De meest recente editie (2008) beschrijft de visie van het MOHO om handelingsgerichte, cliëntgecentreerde, holistische, evidence-based ergotherapie te bieden. Het model is handelingsgericht (*occupation-focused*) doordat het het handelen centraal stelt. Het richt zich daarbij op drie aspecten:
1. hoe handelen wordt gemotiveerd, in patronen georganiseerd en uitgevoerd in een omgeving;
2. wat er gebeurt als er handelingsproblemen ontstaan als gevolg van stoornissen, ziekte en andere factoren;

3. hoe ergotherapie mensen in staat stelt deel te nemen aan betekenisvolle handelingen die voldoening geven en hun lichamelijke en emotionele welzijn bevorderen.

Het model is cliëntgecentreerd door de nadruk op het betrekken van het perspectief en de wensen van de cliënt bij het vormgeven van therapie. Dit gebeurt door het uitgangspunt dat elke cliënt uniek is en door de therapeut concepten te bieden om het perspectief en de situatie van de individuele cliënt diepgaander te begrijpen en te respecteren. Daarnaast staan de keuze, het handelen en de ervaring van de cliënt centraal in het therapieproces.

Het model is holistisch door de integratie van lichaam en geest bij het verklaren en beïnvloeden van motivatie, organisatie en uitvoering van het handelen.

Als laatste kenmerk is het model evidence-based: er zijn meer dan honderd onderzoeken gepubliceerd naar de validiteit van concepten in het model, de betrouwbaarheid en validiteit van assessments die van het MOHO zijn afgeleid en de resultaten en processen van interventies die op het MOHO zijn gebaseerd.

De beschrijving van het model is in grote lijnen gelijk gebleven ten opzichte van de derde editie (2002). Met name beschrijvingen van assessments, toepassing en onderbouwing en casuïstiek zijn uitgebreid en gericht op de toepassing van het model in de praktijk. De assessments zijn samengebracht in een apart deel van het boek (deel III) en publicaties en wetenschappelijke bewijzen voor toepassing van het MOHO zijn toegevoegd (deel V). Korte, illustratieve casuïstiek in veel hoofdstukken maakt onder andere het culturele aspect van het handelen beter zichtbaar. Ook komen in deze nieuwe editie de communicatie en de schriftelijke verslaglegging binnen de ergotherapeutische behandeling aan bod.

Tegenwoordig zijn assessments en publicaties beschikbaar in meer dan twintig talen en leveren ergotherapeuten vanuit de gehele wereld belangrijke bijdragen aan de verdere ontwikkeling van het MOHO, zodat de concepten en de toepassing van het model meerdere perspectieven en culturen weergeven en het model multinationaal en multicultureel wordt.

19.2 Theoretische onderbouwing

Het MOHO is gericht op de motivatie, organisatie en uitvoering van het menselijk handelen. Voor het verklaren van zulke verschillende aspecten biedt het MOHO een brede en geïntegreerde visie op het menselijk handelen, die het handelen vanuit verschillende perspectieven verklaart. De theoretische concepten die Kielhofner gebruikt zijn met name afkomstig uit de psychologie, systeemtheorie, biologie en sociologie. Het MOHO richt zich op drie aspecten van het menselijk handelen:
- de motivatie en keuzes van mensen om de dingen te doen die hun leven inhoud geven;
- de patronen in het dagelijks handelen;
- de uitvoering van handelingen en de variatie die mensen daarin tonen.

Het model stelt de mens voor als samengesteld uit drie met elkaar verbonden componenten: wil (*volition*), gewenning (*habituation*) en uitvoeringsvermogen (*performance capacity*). Deze voorstelling is gebaseerd op de systeemtheorie, een nieuwe benadering voor het bestuderen van complexe verschijnselen die de nadruk legt op het grote geheel en de relaties tussen de verschillende onderdelen van het geheel. Dit leidt tot een andere manier van kijken naar (en verklaren van) handelen en gedrag.

19.2.1 Systeemtheorie en dynamische organisatie van handelen

Het MOHO is oorspronkelijk gebaseerd op concepten uit de algemene en open systeemtheorie en is verder ontwikkeld met de toepassing van ideeën van de dynamische systeemtheorie. In nieuwere edities van het MOHO wordt de systeemtheorie minder uitgebreid beschreven en meer toegepast op het handelen. In de vierde editie worden enkele begrippen uit de systeemtheorie gebruikt voor het beschouwen van de wisselwerking tussen motivatie (*volition*), gewenning (*habituation*), uitvoering (*performance capacity*) en de omgeving en de invloed van deze wisselwerking op het handelen en veranderingsprocessen.

Een systeem wordt gedefinieerd als een verzameling elementen plus hun relaties. Hierbij geldt dat 'het geheel meer is dan de som der delen': de relaties maken het systeem tot meer dan een verzameling elementen. Het systeem als geheel heeft daarbij eigenschappen die in de elementen niet voorkomen. De Dynamische Systeem Theorie (DST) richt zich op het beschrijven van het systeem, omdat dit meer stabiliteit vertoont dan de elementen – dat wil zeggen dat het systeem minder veranderlijk is. Deze benadering is ook efficiënt doordat de beschrijving vereenvoudigd wordt, aangezien minder dimensies beschreven worden (Scholz 1990; Savelsbergh 1993). Om deze reden is de systeemtheoretische benadering geschikt voor het beschouwen van complexe verschijnselen, zoals het menselijk handelen. Het principe dat de manier waarop de elementen van een systeem (of persoon) op elkaar inwerken afhankelijk is van de omgeving, wordt heterarchie genoemd. In een heterarchie draagt elke component bij aan de totale dynamica (het gedrag) en is geen centrale sturing vereist. Niet elke handeling of beweging is hierbij 'geprogrammeerd' door de hersenen, maar het handelen ontstaat door de samenwerking van elementen van een systeem in een omgeving. Het spontaan ontstaan van complexe acties uit de interactie tussen verschillende componenten, zonder centrale aansturing, wordt emergentie (*emergence*) genoemd.

Het MOHO beschouwt het handelen, vanuit de systeemtheorie, als een dynamisch proces waarmee de mens de organisatie van lichaam en geest in stand houdt. Handelen is het organiseren van verschillende menselijke componenten (wil, gewenning en uitvoeringsvermogen) in een bepaalde orde, die vereist wordt door de taak en afgestemd is op de omgeving. Door het dynamisch samenstellen van handelen of gedrag organiseert het systeem zich rondom de taak. Als we werken, spelen en activiteiten van het dagelijks leven uitvoeren zijn we niet alleen bezig met handelen, maar (re)organiseren we onszelf.

Door verandering in een van de componenten – wil, gewenning, uitvoeringsvermogen of de omgeving – ontstaan nieuwe of andere handelingen of gedrag. Bij herhaling van dit gedrag of handelen vormt dit zich in de structuur. Hierdoor worden mensen wat zij doen.

Handelen is een proces van zelforganisatie: we houden onszelf in stand en ontwikkelen ons door te handelen. Dit vereist zowel stabiliteit – voor continuïteit en identiteit van het systeem – als flexibiliteit – voor aanpassing aan (omgevings)veranderingen.

Luuk Treffers
Als Luuk bijvoorbeeld de taak van boekhouder op zich neemt en betaald werk gaat verrichten voor een restaurant, is hij hiervoor meer gemotiveerd dan voor zijn huidige vrijwillige taak. Deze verandering in wil kan betekenen dat hij nieuwe vaardigheden leert, bijvoorbeeld met betrekking tot archiveren of plannen van werkzaamheden, of in relatie tot sociale contacten met collega's of communicatie met mensen met een lichte verstandelijke beperking. Dit voor hem nieuwe gedrag als boekhouder ontstaat vanuit de taak die hij uitvoert, zonder dat alle onderdelen (centraal) vanuit zijn hersenen aangestuurd worden. Deze veranderingen kunnen op hun beurt weer leiden tot andere veranderingen, zoals een ander beeld van zijn eigen mogelijkheden (meer zelfvertrouwen), een andere kledingstijl of nieuwe interesses.

Box 19.1

Aannames vanuit de systeemtheorie
- Handelen, gedachten en gevoelens ontstaan uit de wisselwerking tussen wil, gewenning, uitvoeringsvermogen en de omgeving.
- Verandering in een aspect van wil, gewenning, uitvoeringsvermogen of de omgeving kan leiden tot een verandering in gedachten, gevoelens of handelen.
- Wil, gewenning en uitvoeringsvermogen worden behouden en veranderd door wat de persoon denkt en voelt bij zijn handelen.
- Een bepaald patroon van wil, gewenning en uitvoeringsvermogen wordt behouden zolang de onderliggende gedachten, gevoelens en handelingen consistent herhaald worden in een omgeving.
- Verandering vereist dat nieuwe gedachten, gevoelens en handelingen ontstaan en voldoende herhaald worden in een omgeving om een nieuw georganiseerd patroon te vormen.

19.3 Structuur van het model

Het MOHO verklaart hoe het menselijk handelen gemotiveerd wordt, (in patronen) georganiseerd en uitgevoerd wordt en welke wisselwerking er is tussen het handelen van de persoon en zijn omgeving. Het MOHO beschouwt de mens als samengesteld uit drie, met elkaar samenhangende, componenten: wil, gewenning en uitvoeringsvermogen. Deze componenten reageren op elkaar en op de omgeving, en vormen zo het handelen (zie ◘ fig. 19.1).

Wil verwijst naar de motivatie voor handelen, gewenning naar het proces waarbij handelen wordt georganiseerd in patronen of routines en uitvoeringsvermogen naar de fysieke en mentale capaciteiten die het handelen mogelijk maken. In het handelen onderscheidt het MOHO drie niveaus: participatie, uitvoering en vaardigheid. Ten slotte worden drie dimensies in het handelen onderscheiden: (handelings)identiteit, (handelings)competentie en (handelings)adaptatie.

In de volgende paragrafen worden achtereenvolgens de menselijke componenten, de omgeving, de niveaus in handelen en de dimensies van het handelen beschreven.

19.3.1 Menselijke componenten: wil, gewenning en uitvoeringsvermogen

Schematisch wordt handelen volgens het MOHO bepaald door de menselijke componenten:

- **Motivatie of wil (*volition*)**
  - persoonlijke effectiviteit;
  - waarden;
  - interesses;

- **Gewenning (*habituation*)**
  - gewoonten;
  - rollen;

- **Uitvoeringsvermogen (*performance capacity*)**
  - objectieve componenten;
  - subjectieve ervaring.

Het handelen vindt altijd plaats in een omgeving en wordt daardoor beïnvloed.

De motivatie voor handelen of de wil (*volition*) wordt gevormd door de dynamische interactie tussen het beeld van persoonlijke effectiviteit (*personal causation*), waarden (*values*) en interesses (*interests*). Persoonlijke effectiviteit verwijst naar een innerlijk beeld van de eigen mogelijkheden om dingen te realiseren en wordt gevormd door twee componenten: bewustzijn van persoonlijke capaciteiten en een gevoel van doeltreffendheid. Waarden verwijzen naar overtuigingen waardoor handelingen betekenis krijgen en waardoor eisen worden gesteld aan de uitvoering en worden gevormd door persoonlijke overtuigingen en een gevoel van verplichting. Interesses verwijzen naar wat men leuk vindt om te doen en waar men plezier of voldoening aan beleeft en worden gevormd door plezier en een interessepatroon. Persoonlijke effectiviteit, waarden en interesses zijn nauw met elkaar verbonden: mensen willen graag goed zijn in dingen die ze belangrijk vinden en hebben de neiging dingen leuk te vinden waar ze goed in zijn.

19.3 · Structuur van het model

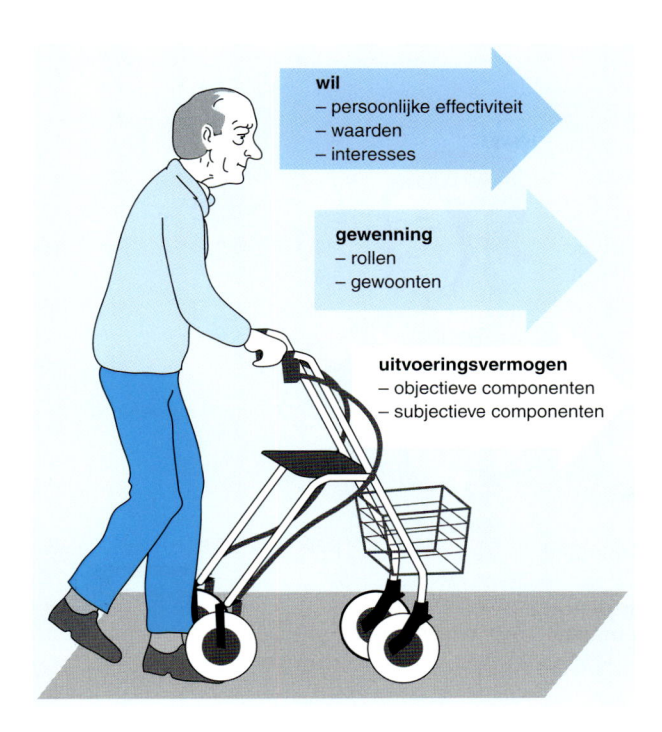

Figuur 19.1 Integratie van wil, gewenning en uitvoeringsvermogen.
Bron: Kielhofner (2008)

wil
– persoonlijke effectiviteit
– waarden
– interesses

gewenning
– rollen
– gewoonten

uitvoeringsvermogen
– objectieve componenten
– subjectieve componenten

De wisselwerking tussen deze elementen vormt een patroon van gedachten en gevoelens over zichzelf als handelend individu in de wereld. In de loop van het leven ontwikkelt elk individu een unieke persoonlijke geschiedenis van handelingen, ervaringen en reflecties die zijn motivatie of wil vormen. Deze geschiedenis is gevormd doordat men ervaren en geleerd heeft waar men wel en niet goed in is (persoonlijke effectiviteit), ontdekt heeft wat men leuk vindt om te doen (interesses) en overtuigingen heeft opgebouwd van wat men belangrijk en betekenisvol vindt om te doen (waarden). De interactie tussen deze componenten van de wil vormt de basis voor keuzes in activiteiten en handelen.

Keuzes voor handelen, of het wilsproces, verlopen via anticiperen, kiezen, ervaren en interpreteren. Het proces begint met het opmerken van en reageren op mogelijkheden voor of verwachtingen van handelen (anticiperen), waarna een beslissing wordt genomen ten aanzien van handelen (kiezen). Als men handelt ervaart men daarbij gedachten en gevoelens (ervaren) en op basis van de herinnering van en reflectie op de betekenis van handelen voor zichzelf en zijn omgeving interpreteert men het handelen (interpreteren).

Dit leidt tot keuzes voor wat men gaat doen. Dit kunnen welbewuste beslissingen voor activiteiten zijn die gericht zijn op de korte termijn (*activity choices*), zoals lunchen, boodschappen doen of sporten. Daarnaast maakt men weloverwogen keuzes met betrekking tot handelingen die een langdurige verbintenis of verplichting vragen, zoals het kiezen voor een opleiding of beroep, of het krijgen van kinderen. Deze keuzes hebben gevolgen voor rollen en gewoonten en worden handelingskeuzes (*occupational choices*) genoemd.

Meneer Pocorni

Meneer Pocorni, 61 jaar, is ruim een jaar geleden tot zijn verdriet gestopt met zijn werk als restaurantkok en heeft een volledige WIA-uitkering. De beperkingen die hij heeft door hartfalen, maakten het werk dat hij met zoveel plezier na zijn komst uit Curaçao zo'n dertig jaar gedaan had, te zwaar voor hem. Voor hem was de vraag hoe hij zijn tijd nu zinvol moest invullen. Zijn ergotherapeut wees hem op een activiteitencentrum bij hem in Hoofddorp dat op zoek was naar een kok die op vrijwillige basis bij speciale gelegenheden maaltijden kon verzorgen. Dat was een kolfje naar zijn hand: samen met de ergotherapeut heeft meneer Pocorni uitgezocht hoe hij dat zo goed mogelijk kon aanpakken, rekening houdend met zijn aandoening.
En het geeft hem nu veel voldoening als hij anderen ziet genieten van zijn maaltijden. Dit is wat hij leuk vindt en waar hij goed in is; hij voelt zich weer meetellen!

Gewenning betreft het semi-automatische gedragspatroon dat afgestemd is op de ons vertrouwde ruimtelijke, sociale en tijdsgebonden aspecten van onze gewoonten. Hierdoor ontstaan patronen in het handelen, die zorgen voor routines en automatismen. Door gewenning vertonen we vaste of consistente gedragspatronen, die gevormd zijn door gewoonten en rollen en die zijn afgestemd op een bekende omgeving.

Gewenning wordt gevormd door gewoonten en geïnternaliseerde rollen. Gewoonten zijn verworven neigingen om in bekende omgevingen of situaties op een bepaalde consistente wijze te reageren en te handelen. Gewoonten vereisen dat de activiteit regelmatig herhaald wordt, zodat een patroon ontstaat, en dat de omgeving hetzelfde blijft. Geïnternaliseerde rollen worden omschreven als de integratie van een sociaal en/of persoonlijk gedefinieerde status en daarmee samenhangend gedrag en houding. De rol van vriendin of dochter vraagt bepaald gedrag en vereist bepaalde handelingspatronen, de rol van stagiair of werknemer vraagt dat je op tijd op het werk verschijnt en afspraken nakomt. Gewenning geeft zo vorm aan wat men gewoonlijk op een doorsneedag doet.

Monique Remmelts

Monique Remmelts, 42 jaar, ervaart veel druk door de veelheid aan taken en rollen die zij heeft. Als alleenstaande moeder zorgt zij na het overlijden van haar partner drie jaar geleden alleen voor hun drie kinderen, die ze na schooltijd naar allerlei clubjes en verenigingen brengt. Ook is zij leesmoeder op hun basisschool in Schoonoord. Zij werkt drie dagen per week als assistent-manager op de golfclub, probeert elke week naar de sportschool te gaan en haar vriendinnen te ontmoeten, bezoekt regelmatig haar ouders en schoonouders.
Al die eisen die deze rollen aan haar stellen, zijn haar te veel geworden. Na een periode van depressie overlegt ze met de ergotherapeut over mogelijke veranderingen in haar leefstijl.

Uitvoeringsvermogen wordt omschreven als de capaciteiten die handelen mogelijk maken. Deze capaciteiten worden gevormd door de onderliggende objectieve lichamelijke en mentale componenten en de daarmee samenhangende subjectieve ervaring.

De objectieve componenten worden gevormd door het bewegingsapparaat, zenuwstelsel, hart-longstelsel en andere lichaamssystemen en -capaciteiten, die actief zijn als men handelt. De subjectieve ervaring verwijst naar de ervaring deel uit te maken van de wereld en de wereld te ervaren door middel van ons lichaam (*lived body*).

Gezondheidsproblemen of beperkingen kunnen een grote invloed hebben op de motivatie tot handelen, rollen en gewoonten en het uitvoeringsvermogen.

De motivatie tot handelen kan beïnvloed worden doordat gezondheidsproblemen of beperkingen het gevoel geven dat men niet capabel is en taken of activiteiten niet meer kan uitvoeren, of minder goed (of langzamer) kan uitvoeren dan vroeger of minder goed dan anderen (persoonlijke effectiviteit). Het gevoel dat men niet competent of capabel is kan leiden tot desinteresse, inactiviteit, angst of depressie en dat kan weer leiden tot afnemende persoonlijke effectiviteit. Waarden beïnvloeden hoe een persoon beperkingen of gezondheidsproblemen ervaart. Als iemand taken of activiteiten die hij belangrijk vindt niet meer kan doen, of als de uitvoering niet voldoet aan de eisen die hij er zelf aan stelt, kan het zelfvertrouwen verminderen of de interesse in de betreffende activiteiten. Interesses in activiteiten kunnen verminderen of verdwijnen als activiteiten meer moeite kosten of niet meer uitgevoerd kunnen worden, of men minder tevreden is over het resultaat.

Bestaande gewoonten kunnen verstoord worden door beperkingen en soms is het nodig nieuwe gewoonten te ontwikkelen, zoals het toepassen van gewrichtsbeschermende maatregelen, of een ergonomische werkhouding, of zittend douchen. Dit vereist (tijdelijk) meer aandacht voor dagelijkse routines. Beperkingen leveren ook vaak problemen op voor het handhaven of op zich nemen van rollen. Rollen ten aanzien van werk, huishouden, gezin, vrije tijd en sociale contacten kunnen soms niet meer worden vervuld, of niet meer voldoen aan de eisen of verwachtingen die men eraan stelt.

Het uitvoeringsvermogen ten slotte wordt het meest direct beïnvloed door beperkingen of gezondheidsproblemen. Als lichamelijke en/of mentale capaciteiten veranderen wordt ook de subjectieve beleving van lichaam en geest beïnvloed en de ervaring van zichzelf en de omgeving en deze veranderende ervaring beïnvloedt het handelen (fig. 19.2).

19.3.2 De omgeving

Handelen is het gevolg van de wisselwerking tussen een persoon en zijn omgeving. De omgeving wordt gevormd door de natuurlijke en sociale, culturele, economische en politieke contexten die de motivatie, organisatie en uitvoering van het handelen van de persoon beïnvloeden. De meeste mensen handelen dagelijks in een aantal verschillende omgevingen: hun woning, wijk of buurt, werk of opleiding, winkels, straten, het station, de sportschool enzovoort. Aspecten van die omgeving, zoals ruimten, voorwerpen, mensen, verwachtingen en mogelijkheden, hebben invloed op het handelen. Daarnaast wordt het handelen ook beïnvloed door culturele, economische en politieke factoren. De omgeving beïnvloedt wat mensen doen en hoe ze het doen en bestaat uit de volgende dimensies:

- de voorwerpen die de persoon gebruikt;
- de ruimte waarin de persoon handelt;
- de handelingen en taken die beschikbaar zijn, verwacht en/of vereist worden door de context waarin de persoon handelt;
- de sociale groepen waarin de persoon handelt;
- de omgevende cultuur en politieke en economische condities van de maatschappij, die onder andere de middelen (*resources*) en de mate van handelingsvrijheid van de persoon beïnvloeden.

De omgeving beïnvloedt het handelen door aan de ene kant mogelijkheden en middelen te bieden en aan de andere kant eisen en beperkingen op te leggen (zie fig. 19.3). Hoe deze het handelen beïnvloeden hangt af van de persoon en zijn waarden, interesses, persoonlijke effectiviteit, gewoonten, rollen en uitvoeringsvermogen. Elementen van de omgeving bieden mogelijkheden (*opportunities*) en middelen (*resources*) die keuzes in handelen uitlokken of toestaan; een gracht biedt bijvoorbeeld de mogelijkheid te gaan varen. De omgeving kan ook middelen verschaffen die ons motiveren of handelen vergemakkelijken.

Elke omgeving bevat elementen die eisen (*demands*) en beperkingen (*constraints*) opleggen aan het handelen. Muren, deuren, trappen, wegen, bruggen en hekken bepalen waar we

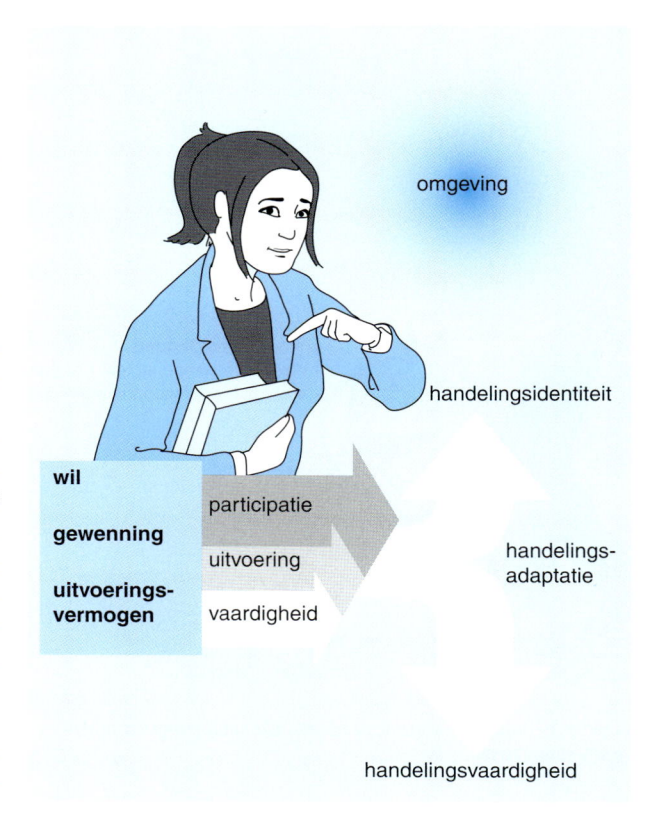

Figuur 19.2 Het proces van het aanpassen van het handelen. Bron: Kielhofner (2008)

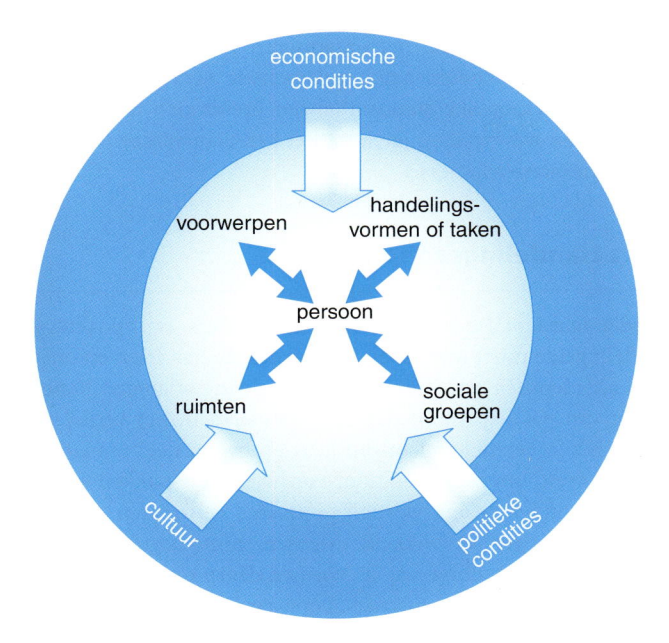

Figuur 19.3 Omgevingsfactoren van invloed op het handelen.
Bron: Kielhofner (2008)

heen gaan en hoeveel tijd en moeite het kost. Een hek kan een beperking opleggen, maar ook mogelijkheden bieden eroverheen te klimmen of het te openen. Tijd, wetten, wensen van anderen, contractafspraken en sociale normen vereisen of verbieden bepaald gedrag. Er wordt verwacht dat je betaalt bij een kassa, achter aan een rij aansluit, bekenden groet als je ze tegenkomt.

Elke omgeving biedt een aantal mogelijkheden en middelen, eisen en beperkingen. De eisen die de omgeving stelt kunnen de persoon uitdagen tot maximale prestaties, maar ook desinteresse of verveling oproepen – bijvoorbeeld als de omgeving eisen stelt onder het niveau van de persoon –, of angst en moedeloosheid – bijvoorbeeld als de omgeving te hoge eisen stelt. Eenzelfde omgeving kan de ene persoon uitdagen en de andere persoon vervelen. De invloed die de (mogelijkheden, middelen, eisen en beperkingen van de) omgeving op een persoon heeft wordt de omgevingsinvloed (*environmental impact*) genoemd.

De natuurlijke en sociale aspecten zijn onlosmakelijk met elkaar verbonden in de omgeving en vormen samen handelingssituaties. Een handelingssituatie is een compositie van ruimten, voorwerpen, taken en sociale groepen die samenhangen en een betekenisvolle context vormen voor de uitvoering van het handelen. Handelingssituaties zijn de plaatsen waar we zijn en waar we handelen en die betekenis en samenhang geven aan wat we doen. Handelingssituaties die behoren tot ons dagelijks leven zijn onze woning, de buurt of woonwijk, werk of opleiding en plaatsen waar we onze vrije tijd doorbrengen – zoals een kroeg, restaurant, sportschool, bioscoop, theater of kerk. De verschillende ruimten, voorwerpen, groepen en activiteiten die we tegenkomen in de verschillende handelingssituaties bieden mogelijkheden, middelen, eisen en beperkingen voor ons handelen. Keuzes voor wat we doen en hoe we dit doen worden vaak beïnvloed door de kenmerken van deze handelingssituaties.

19.3.3 Participatie, uitvoering en vaardigheid

Het handelen, dat wordt gevormd door de wil, gewenning en uitvoeringsvermogen in een omgeving, krijgt samenhang en betekenis door onze participatie. Het MOHO onderscheidt drie niveaus in handelen: participatie (*occupational participation*), uitvoering (*occupational performance*) en vaardigheid (*occupational skill*).

Participatie verwijst naar handelen in de breedste zin en heeft betrekking op deelnemen aan de maatschappij, met persoonlijke en sociaal-maatschappelijke betekenis. Participatie betreft het deelnemen aan handelingen die betrekking hebben op wonen/zorgen, leren/werken of spelen/vrije tijd en die het leven van een persoon vormen en belangrijk zijn voor zijn welzijn. Handelingsparticipatie wordt beïnvloed door uitvoeringsmogelijkheden, gewoonten, motivatie en omgevingsvoorwaarden. Voorbeelden van participatie zijn studeren, werken, een teamsport beoefenen, stemmen, vrijwilligerswerk doen of deelnemen aan wijkactiviteiten.

Uitvoering verwijst naar het uitvoeren van afzonderlijke handelingen: opeenvolgende activiteiten of taken, die een samenhangend geheel vormen, zoals douchen, je aankleden, koken, boodschappen doen, een muur verven of hardlopen. Het uitvoeren van een handeling maakt vaak deel uit van onze dagelijkse routine, zodat rollen en gewoonten een belangrijke rol spelen bij uitvoering. Daarnaast wordt uitvoering sterk beïnvloed door de omgeving: het vereist het gebruik van voorwerpen en ruimte en vindt veelal plaats in sociale groepen. Vaardigheid is het meest gedetailleerde niveau en heeft betrekking op waarneembare doelgerichte deelhandelingen of acties terwijl je een handeling uitvoert – zoals reiken, tillen, fietsen, een blik openen, snijden, schrijven of telefoneren. De afzonderlijke acties, die gezamenlijk de uitvoering van de handeling vormen, worden vaardigheden genoemd. In tegenstelling tot uitvoeringscapaciteiten, die verwijzen naar onderliggende mogelijkheden, verwijzen vaardigheden naar het daadwerkelijk toepassen van die mogelijkheden in concrete acties. Er worden drie typen vaardigheden onderscheiden: motorische vaardigheden, procesvaardigheden en communicatie- en interactievaardigheden.

Vaardigheden zijn ingebed in uitvoering en uitvoering in participatie. Als personen participeren voeren ze een aantal handelingen uit en gebruiken ze een veelheid aan vaardigheden.

> **Monique Remmelts**
> Monique Remmelts participeert in haar baan als assistent-manager en in de zorg voor haar kinderen. Hiervoor voert zij verschillende handelingen uit, zoals douchen, zich aankleden, naar haar werk fietsen, vergaderen, boodschappen doen, maaltijden bereiden, voorlezen, sporten, stofzuigen. Die handelingen vereisen op hun beurt weer verschillende vaardigheden, zoals lopen, boodschappen of tassen optillen of dragen, aardappels schillen en met haar kinderen praten.

19.4 Handelingsidentiteit, -competentie en -adaptatie

In de loop van ons leven leidt participatie tot (handelings)adaptatie: als reactie op gebeurtenissen of uitdagingen ontwikkelen mensen zich en ze veranderen, zodat de taken en activiteiten die ze doen bijdragen aan hun welzijn.

Handelingsadaptatie heeft twee componenten: handelingsidentiteit en handelingscompetentie. Gezamenlijk vormen zij drie dimensies in het handelen.

19.4.1 Handelingsidentiteit

Handelingsidentiteit is een beeld van de persoon die men is en wil worden, dat men in de loop van het leven opbouwt. Identiteit verwijst naar een omschrijving van zichzelf, waarin rollen en relaties, waarden, zelfbeeld en persoonlijke wensen en doelen zijn opgenomen. Participatie draagt bij aan het vormen van een identiteit. In de identiteit worden motivatie (wil), rollen en gewoonten en subjectieve (lichaams)ervaringen geïntegreerd, zodat de identiteit bestaat uit:
- een gevoel van capaciteiten en effectiviteit;
- wat men interessant vindt en wat voldoening geeft;
- wie men is, zoals gedefinieerd door rollen en relaties;
- waartoe men zich verplicht voelt en wat men belangrijk vindt;
- een gevoel van vertrouwde levensroutines;
- waarnemingen van de omgeving en wat deze verwacht en biedt.

Handelingsidentiteit heeft te maken met een subjectief beeld van zichzelf, dat ontstaat door doen en ervaren. Het vertellen van levensverhalen (*occupational narratives*) geeft samenhang en betekenis aan persoonlijke motivatie, gewenning, capaciteiten en omgeving en draagt bij aan het vormen van een identiteit. Het opbouwen van een handelingsidentiteit begint met zelfkennis van de eigen mogelijkheden en interesses uit het verleden en breidt zich uit naar een op waarden gebaseerde visie van de toekomst die wij wensen.

19.4.2 Handelingscompetentie

Handelingscompetentie is de mate waarin men een handelingspatroon onderhoudt dat de handelingsidentiteit weergeeft. Competentie heeft te maken met het omzetten van de identiteit in activiteit. Handelingscompetentie omvat:
- het voldoen aan de eigen verwachtingen van rollen, waarden en uitvoeringsstandaarden;
- het behouden van een routine die je in staat stelt verantwoordelijkheden te nemen;
- deelnemen aan een verscheidenheid van handelingen die een gevoel verschaffen van vermogen, controle, tevredenheid en voldoening;
- eigen waarden nastreven en actie ondernemen om gewenste resultaten in het leven te bereiken.

Competentie begint met het organiseren van het eigen leven om tegemoet te komen aan fundamentele verantwoordelijkheden en persoonlijke standaarden en breidt zich uit tot het aangaan van rolverplichtingen, tot het bereiken van een bevredigend en interessant leven.

19.4.3 Handelingsadaptatie

Handelingsadaptatie verwijst naar het proces een positieve handelingsidentiteit te vormen en daarnaar te handelen en ontstaat uit identiteit en competentie. Handelingsadaptatie is het gevolg van participatie in dagelijks handelen in het verleden. Als men zijn eerste handelingen leert en begint deel te nemen aan de wereld om zich heen door voorwerpen te pakken en de ruimte te onderzoeken, worden motivatie, gewoonten en uitvoeringsvermogen ontwikkeld. Mensen zijn voortdurend in interactie met hun omgeving en vormen daarmee de ontwikkeling van hun motivatie, gewoonten en vaardigheden.

Door participatie construeert men in de loop van de tijd handelingsidentiteit en -competentie. Handelingsidentiteit en -competentie worden gerealiseerd als men zich ontwikkelt en reageert op veranderingen in het leven, inclusief ziekte en beperkingen. De mate van succes in handelingsadaptatie, zoals die wordt weergegeven in de identiteit die men vormt en de mate waarin men die competent uitvoert, varieert in de tijd. De meeste mensen zullen een moment in hun leven meemaken waarop zij problemen in handelingsadaptatie ervaren, die het 'hervormen' van de identiteit en competentie vereisen.

> **Gwen Haldering**
> Gwen Haldering, 33 jaar, had als ambitieuze en succesvolle advocate een goede baan toen zij in haar woonplaats Delfzijl werd aangereden. Aan dit ongeluk heeft zij blijvende cognitieve beperkingen overgehouden. Deze beperkingen hebben grote gevolgen voor haar rol als werkneemster, echtgenote, vriendin. Voor mensen in haar omgeving is het niet zo duidelijk wat er met haar aan de hand is; hun verwachtingen zijn nog vaak te hoog.
> Gwen is gedwongen haar gewoonten en routines sterk te veranderen en haar beeld van haar identiteit bij te stellen. Zij ervaart zichzelf nu allerminst als handelingscompetent: haar handelingspatroon stemt niet overeen met haar eigen beeld van haar identiteit. Gwen is in een fase van handelingsadaptatie: de veranderingen in haar mogelijkheden, gewoonten en rollen vereisen dat zij een nieuwe (handelings)identiteit vormt die daarop is afgestemd en die aansluit bij haar huidige (handelings)competentie.

19.5 Visie op de mens, handelen en verandering

19.5.1 Visie op de mens

Het MOHO beschouwt de mens als samengesteld uit drie componenten die nauw met elkaar samenwerken en elkaar beïnvloeden: wil, gewenning en uitvoeringsvermogen. Dit zijn drie verschillende aspecten van de gehele persoon, die voortdurend beïnvloed worden door de omgeving en die bijdragen aan (de organisatie van) het handelen van de mens.

Volgens het MOHO heeft elke mens een natuurlijke drijfveer om te handelen vanuit de behoefte om de wereld om hem heen te onderzoeken en te beïnvloeden. Deze drijfveer ontstaat in en vanuit een wisselwerking met zijn omgeving (Kielhofner 2008).

Het MOHO heeft ook een sterke nadruk op de persoon als degene die verandering teweegbrengt en die de omgeving beïnvloedt.

19.5.2 Visie op handelen

Het MOHO ziet het handelen, vanuit de systeemtheorie, als een dynamisch proces waarmee de mens de organisatie van lichaam en geest in stand houdt. Er bestaat een sterke wisselwerking tussen mensen en hun omgeving en deze wisselwerking resulteert in handelen. Het handelen wordt gevormd door de drie menselijke elementen (wil, gewenning en uitvoeringsvermogen) in interactie met de omgeving. Het handelen komt tot stand op basis van de keuzes die de mens maakt, die aansluiten op zijn motieven (wil) en die de eigen identiteit bepalen. In het menselijk handelen komen gewoonten en patronen voor (gewenning) en er zijn capaciteiten nodig om daadwerkelijk te kunnen handelen. Deze capaciteiten worden gevormd door (het geheel van) motorische vaardigheden, procesvaardigheden en communicatieve vaardigheden die nodig zijn bij de uitvoering van gewoonten, rollen, taken en activiteiten. Handelen of gedrag is het organiseren van verschillende menselijke componenten in een bepaalde orde, die bepaald wordt door eigenschappen van de taak en afgestemd is op verschillende dimensies van de omgeving.

Handelen wordt in het MOHO gedefinieerd als het bezig zijn met werk, ontspanning/spel of activiteiten van het dagelijks leven. In het *Beroepsprofiel ergotherapeut* (Hartingsveldt et al. 2010) worden deze gebieden wonen/zorgen, leren/werken, spelen/vrije tijd genoemd. Handelen omvat dus een grote verscheidenheid aan menselijke activiteiten. Activiteiten van het dagelijks leven zijn die activiteiten die nodig zijn om zichzelf te verzorgen en de eigen omgeving te onderhouden, zoals douchen, eten, huishouden, de was doen en dergelijke. Spel of ontspanning verwijst naar activiteiten die worden ondernomen in het eigen belang, zoals sporten, uitgaan, feestvieren, hobby's uitoefenen, experimenteren. Werk verwijst naar (betaalde en onbetaalde) activiteiten die diensten of producten bieden aan anderen (Kielhofner 2008).

19.5.3 Visie op verandering en ontwikkeling

Vanuit de systeemtheorie beschouwt het MOHO verandering als een (reorganisatie)proces waarin meerdere, gelijktijdige wijzigingen elkaar beïnvloeden. De componenten wil, gewenning en uitvoeringsvermogen en de omgeving reageren op elkaar en beïnvloeden elkaar. Als in één component verandering optreedt, verandert de dynamica van het geheel en dit leidt tot het (spontane) ontstaan van nieuwe handelingen en gedrag. Dit levert drie uitgangspunten op ten aanzien van interventies voor het veranderen van handelen en gedrag.

Allereerst wordt in assessments nagegaan hoe zowel wil, gewenning en uitvoering als de omgeving het dagelijks functioneren van de cliënt beïnvloeden. Dit betekent dat de assessments die horen bij het MOHO holistisch zijn – dat wil zeggen alle componenten beschouwen – en dynamisch: bij het verhelderen van wat er aan de hand is, gaan de cliënt en de ergotherapeut na hoe de verschillende componenten elkaar beïnvloeden.

Ten tweede is het belangrijk meerdere oplossingen na te gaan om de vragen van de cliënt te beantwoorden, vanuit het uitgangspunt dat meerdere factoren bijdragen aan het van handelen. Interventies kunnen gericht zijn op het verbeteren van (uitvoerings)capaciteiten, op het veranderen van handelingen of gewoonten, op het veranderen van keuzes voor activiteiten of handelingen, of op het veranderen van de omgeving.

Ten slotte zijn de ergotherapeutische interventies voor zover mogelijk, gericht op alle factoren die bijdragen aan (de dynamica van) het handelen van de cliënt. Dit betekent dat factoren zoals verlies van rollen, een gevoel van persoonlijke ineffectiviteit, problemen met het realiseren van waarden en interesses, of barrières in de omgeving allemaal onderdeel van de ergotherapeutische interventie kunnen zijn. Het betrekken van alle relevante factoren en het combineren van strategieën leidt tot optimale resultaten.

Wanneer de persoon nieuwe handelingen herhaalt, zal verandering optreden. Door herhaling van een nieuw handelingspatroon ontstaat een nieuwe organisatie van wil, gewenning en uitvoeringsvermogen. Aan alle veranderingen liggen dus de volgende processen ten grondslag:
- een verandering in wil, gewenning en uitvoeringsvermogen of de omgeving creëert dynamiek waarin nieuwe gedachten, gevoelens en acties ontstaan;
- voldoende herhaling van deze nieuwe dynamiek met de bijbehorende gedachten, gevoelens en acties zorgt ervoor dat wil, gewenning en uitvoeringsvermogen zich vormen tot een nieuwe organisatie in de persoon;
- voortdurende interactie van de nieuwe organisatie met een omgeving, die gelijk blijft, zorgt voor behoud van het nieuwe patroon van gedachten, gevoelens en acties;
- veranderingen in het handelen (*occupational change*) kennen een aantal stadia en verlopen gewoonlijk van exploratie via competentie naar beheersing (*achievement*):
  - exploratie (*exploration*) is het eerste stadium van verandering, waarin de persoon nieuwe dingen uitprobeert en als gevolg daarvan leert over zijn eigen capaciteiten, voorkeuren en waarden;

- competentie (*competency*) is het stadium van verandering waarin de persoon nieuwe manieren van doen, die ontdekt zijn door exploratie, begint 'vast te leggen'. In dit stadium is de persoon gericht op duurzame, adequate uitvoering en het vormen van routines in competent gedrag;
- beheersing (*achievement*) is het stadium waarin een persoon zoveel vaardigheden en gewoonten heeft dat hij kan participeren in nieuwe activiteiten voor wonen/zorgen, leren/werken of spelen/vrije tijd.

Het MOHO onderscheidt ten slotte drie typen verandering: periodieke, transformationele en catastrofale veranderingen.

- Een periodieke verandering (*incremental change*) heeft betrekking op een geleidelijke verandering, die optreedt in de bestaande handelingsidentiteit en -competentie en die hoort bij de ontwikkeling gedurende het hele leven. Meer bekendheid met een nieuwe rol of vaardigheid, het langzaam afnemen van lichamelijke en geestelijke vermogens bij het ouder worden zijn voorbeelden van periodieke veranderingen.
- Een transformationele verandering (*transformational change*) heeft betrekking op een fundamentele verandering in een gevestigd patroon van denken, voelen of doen. Bij een transformationele verandering dient de persoon oude patronen af te leren en zich nieuwe patronen eigen te maken. Dit heeft een wezenlijke verandering in handelingsidentiteit of -competentie tot gevolg. Een transformationele verandering treedt minder vaak op dan een periodieke verandering en heeft grotere gevolgen voor de ontwikkeling.
- Van een catastrofale verandering (*catastrophic change*) is sprake als de levenssituatie van een persoon drastisch verandert als gevolg van (interne of externe) omstandigheden waarmee hij wordt geconfronteerd. Dit zijn omstandigheden waarvoor men niet kiest, zoals het optreden van een chronische ziekte, ontslag uit een baan, het verlies van een partner. Catastrofale veranderingen vereisen dat de persoon zijn leven fundamenteel reorganiseert. Zij zijn een grote uitdaging voor zijn handelingsadaptatie en vragen vaak dat de persoon zowel de handelingsidentiteit als de -competentie reconstrueert. Transformationele en catastrofale veranderingen kunnen het leven een andere richting geven. Na transformationele en catastrofale veranderingen volgt gewoonlijk een periode van periodieke verandering, waarin de persoon zich steeds meer een nieuw patroon van denken, voelen en doen eigen maakt, dat tot zijn nieuwe routines gaat horen. Uiteindelijk treedt zo beheersing van nieuwe handelingspatronen op.

Bij transformationele en catastrofale veranderingen doorloopt de persoon de stadia exploratie, competentie en beheersing bij het aannemen van nieuwe rollen in nieuwe omgevingen, of het veranderen van levensstijl als reactie op het optreden van ziekte of beperkingen.

Miryam Chourak

Miryam Chourak is 28 jaar en ze loopt sinds twee jaar met krukken in verband met ernstige chronische pijnklachten in haar linkerbeen door een complex regionaal pijnsyndroom na een verstuikte enkel. Rust en fysiotherapie hebben niet geholpen om de pijn te verminderen en ze is verwezen naar een ergotherapeut om om te leren gaan met de pijn. Daarnaast heeft ze onlangs deelgenomen aan een onderzoek naar *pain exposure physical therapy*. Dit heeft resultaat en hoewel zij nog steeds veel pijn in haar been heeft loopt zij weer zonder krukken.

Miryam heeft van jongs af aan veel gedanst en weer kunnen dansen is haar belangrijkste motivatie om door te zetten met de (pijnlijke) behandeling. Ze werkt als beleidsmedewerker bij het ministerie voor Sociale Zaken en Werkgelegenheid. Miryam is alleen en woont in een benedenwoning in Den Haag.

De pijnklachten betekenen voor Miryam een catastrofale verandering, die veel gevolgen heeft gehad voor haar levenssituatie. Ze werkt niet meer fulltime maar 28 uur per week, kan niet meer dansen en besteedt veel tijd aan behandelingen door fysiotherapeut en ergotherapeut. Ze heeft dagelijks veel pijn en dat weerhoudt haar met vriendinnen af te spreken of uit te gaan. De ergotherapeut heeft haar dagelijkse routines met Miryam doorgenomen. Door de pijn heeft zij veel activiteiten en taken laten vervallen en zich beperkt tot haar werk en het huishouden. Nu ze weer zonder krukken loopt overweegt Miryam in overleg met de ergotherapeut nieuwe activiteiten te zoeken die zij leuk en ontspannend vindt. Ze gaat op een cursus digitale fotografie en gaat met een vriendin mee naar yoga (*exploration*). De fotografie vindt ze erg leuk en de yoga is ontspannend en ziet ze als tijdelijke vervanging voor het dansen. Gaandeweg wordt ze beter in beide en neemt ze ze op in haar wekelijkse routines (*competency*). Ook gaat ze weer regelmatig uit met vriendinnen. Ze hoopt op termijn weer te kunnen dansen en 32 uur te kunnen werken, maar wil ook meer tijd blijven besteden aan haar vriendinnen en ontspanning (*achievement*).

Wil, gewenning en uitvoeringsvermogen worden gevormd, onderhouden en veranderd door wat mensen doen en door hoe zij daarover denken en voelen. Het MOHO stelt dat alle verandering tijdens het therapieproces gestuurd wordt door de mate van *occupational engagement* van de cliënt, ofwel van zijn betrokkenheid bij zijn handelen. Deze betrokkenheid heeft te maken met zijn doen, denken en voelen in een specifieke omgeving tijdens de interventie of als doelgericht resultaat van de interventie. Ergotherapie is dus een proces waarin de cliënt actief is in handelingen die zijn vaardigheden, routines en gedachten en gevoelens over zichzelf vormen. Tijdens de interventie kan de cliënt bijvoorbeeld nieuwe gewoonten leren, vaardigheden oefenen of bepalen wat voor hem persoonlijk de betekenis is van activiteiten.

Tabel 19.1 De dimensies van *occupational engagement*

dimensies	definitie
kiezen/besluiten	vanuit motivatie anticiperen en selecteren uit diverse handelingsalternatieven
zich verbinden	weten wat je te doen staat en van plan zijn om je doel te behalen
exploreren	nieuwe objecten, ruimten, sociale groepen en/of handelingen/taken verkennen; activiteiten uitvoeren met veranderd uitvoeringsvermogen; nieuwe manieren van doen uitproberen; mogelijkheden van participatie in de eigen context onderzoeken
identificeren	lokaliseren en herkennen van nieuwe informatie, handelingsalternatieven en van nieuwe gevoelens, die oplossingen bieden voor en/of betekenis geven aan uitvoering en participatie
onderhandelen	actief nemen en geven zodat er perspectieven ontstaan waarover men het onderling eens is en/of compromis vinden tussen verschillende verwachtingen, plannen of wensen
plannen	plan van aanpak maken te behoeve van handelen of participatie
oefenen	handelen herhalen of consequent participeren in een activiteit met de bedoeling om vaardigheden te ontwikkelen of te vergroten en om effectiever te handelen
herwaarderen	kritisch op waarde schatten en alternatieven overwegen voor vroegere gedachten, opvattingen, gevoelens, gewoonten of rollen
onderhouden	uitvoering of participatie volhouden ondanks onzekerheid of moeilijkheden

Het MOHO onderscheidt in het *occupational engagement* van de cliënt negen dimensies die bijdragen aan verandering ◻ tab. 19.1. Deze kan de ergotherapeut gebruiken om met de cliënt te redeneren over veranderingsprocessen en de wijze waarop therapiedoelen bereikt kunnen worden. In hoofdstuk 13 van het laatste boek over het MOHO (Kielhofner 2008) zijn deze dimensies aan de hand van vele voorbeelden uitgebreid beschreven.

19.6 Praktische toepassing

Er zijn uitgebreide middelen ontwikkeld voor de toepassing van het MOHO, namelijk een proces van professioneel redeneren, vele assessments, gestandaardiseerde programma's en interventieprotocollen en een groot aantal voorbeelden. In deze paragraaf komen het proces van therapeutisch redeneren aan bod en assessments die in Nederland gebruikt worden en wordt kort een programma beschreven.

19.6.1 Proces van professioneel redeneren

Professioneel redeneren volgens het MOHO is cliëntgericht, theoriegestuurd en evidence-based. De cliëntgerichtheid van MOHO blijkt uit het volgende:
- het MOHO beschouwt elke cliënt als een uniek individu, die de reden voor therapie bepaalt en richtinggevend is voor de aard van de doelen en interventiestrategieën;
- het MOHO beschouwt wat de cliënt doet, denkt en voelt als het centrale mechanisme voor verandering (*occupational engagement*).

Professioneel redeneren vanuit het MOHO richt zich op het begrijpen van de cliënt, van zijn eigen waarden, interesses, persoonlijke effectiviteit en capaciteiten, rollen, gewoonten en zijn ervaringen in het handelen in de voor hem relevante omgevingen. Dit alles vormt de basis voor de doelen van de cliënt en de interventiestrategieën.

Toepassing van MOHO in de praktijk vereist een relatie tussen therapeut en cliënt waarin de therapeut de keuzes, acties en ervaringen van de cliënt begrijpt, respecteert en (onder)steunt. Cliënt en therapeut brengen elk hun eigen deskundigheid in het proces en werken samen. Cliëntgecentreerd werken strekt zich ook uit tot cliënten die niet kunnen spreken of anderszins niet actief kunnen zijn in de samenwerking. De ergotherapeut werkt dan samen met familieleden of andere betrokkenen, die hem helpen om de cliënt te begrijpen. Kielhofner onderscheidt zes stappen in het proces van professioneel redeneren (zie ◻ fig. 19.4), die hierna zijn uitgewerkt.

> **Box 19.2**
>
> **Professioneel of therapeutisch redeneren**
> Kielhofner definieert therapeutisch redeneren (therapeutic reasoning) als de wijze waarop ergotherapeuten de theorie gebruiken om de cliënt te begrijpen, met hem samen te werken in het opstellen van een interventieplan, dit uit te voeren en te evalueren. In Nederland wordt door ergotherapeuten meestal over professioneel redeneren gesproken. Daarom gebruiken we in dit hoofdstuk deze term.

Vraagverheldering

Stap 1: vragen genereren voor het redeneerproces en deze gebruiken

De basis van een waardevolle interventie is de relatie tussen de cliënt en de ergotherapeut, waarin de ergotherapeut de cliënt

vraagverheldering

1. genereer vragen voor het redeneerproces en gebruik deze

2. verzamel met de cliënt informatie, gebruik gestructureerde en ongestructureerde methoden

3. formuleer met de cliënt een verklaring voor zijn handelingsvraag met sterke kanten en uitdagingen

de cliënt is een bron van informatie en werkt samen met de therapeut

evaluatie

6. verzamel informatie en evalueer met de cliënt in welke mate hij zijn doelen heeft behaald

interventie

5. voer het interventieplan uit en monitor dit met de cliënt

4. bepaal met de cliënt zijn doelen en maak samen een plan voor engagement en interventiestrategieën

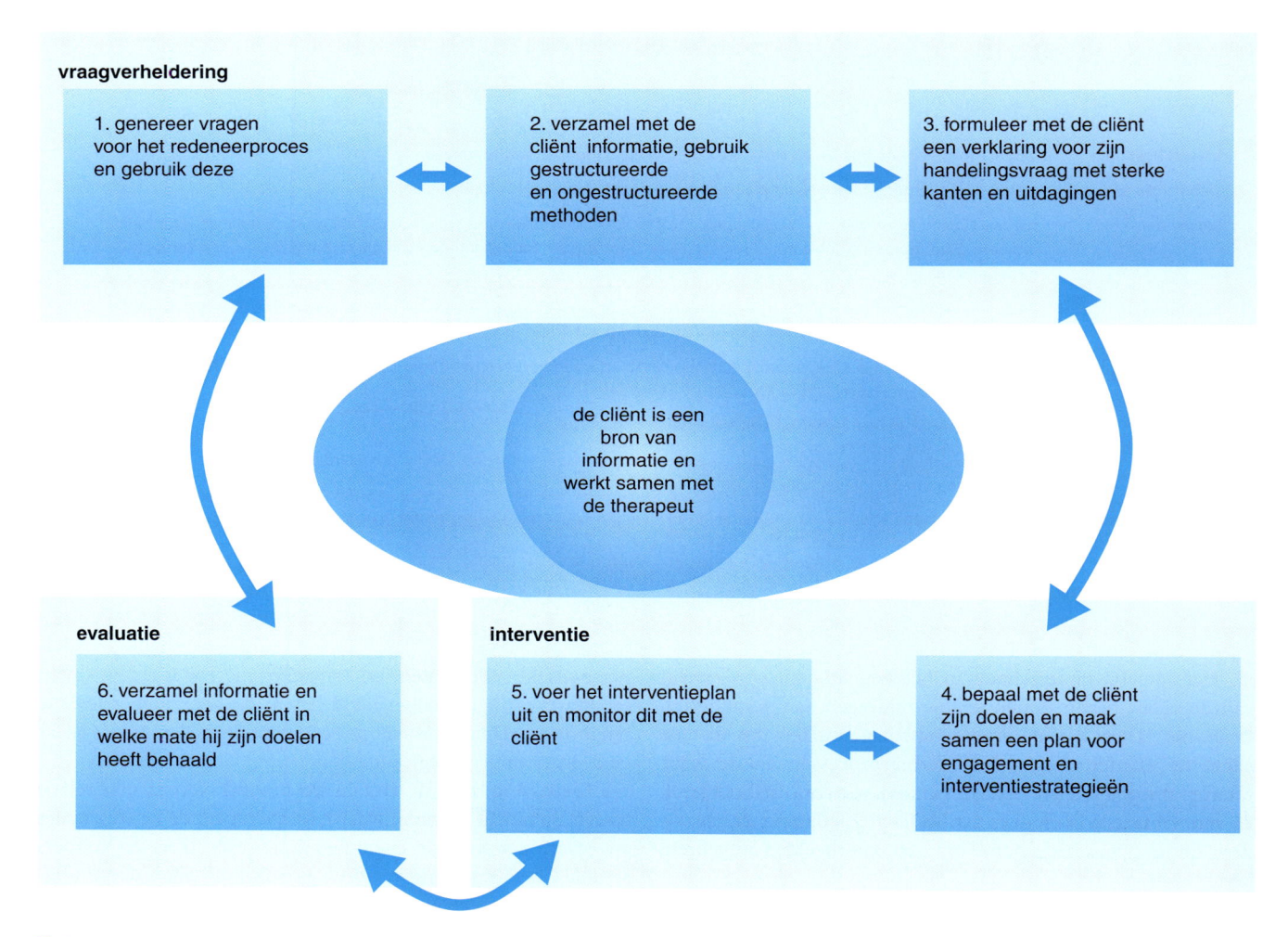

Figuur 19.4 De zes stappen in het proces van professioneel redeneren. Bron: Kielhofner (2008)

leert begrijpen. De concepten van het MOHO bieden de mogelijkheid aan de cliënt en de ergotherapeut om te bedenken welke vragen zij hebben voor het proces van het verzamelen van informatie over de handelingsvraag. In ●fig. 19.5 zijn zeven algemene vragen weergegeven die gebaseerd zijn op de theorie van het MOHO. De ergotherapeut kan met de cliënt hierover een probleemverhelderend gesprek voeren.

Zo krijgen de cliënt en de ergotherapeut een indruk van de sterke en zwakke (challenges) kanten van het handelen. Ook concluderen zij aan het einde van deze stap voor welke van deze aspecten van het handelen in stap 2 verdere analyse nodig is.

Stap 2: informatie verzamelen met en over de cliënt

Op basis van de conclusies door de cliënt en ergotherapeut in stap 1 gebruikt de ergotherapeut in deze stap gestructureerde en ongestructureerde assessments om over specifieke aspecten van het handelen verdere informatie te krijgen.

Stap 3: een verklaring formuleren voor de handelingsvraag van de cliënt met sterke kanten en uitdagingen

Zo veel mogelijk betrekt de ergotherapeut de cliënt bij het verklaren van zijn handelingsvraag. In deze derde stap analyseren zij samen de informatie uit stap 2. De ergotherapeut combineert deze informatie met zijn kennis van de theoretische concepten van het MOHO.

Het doel van deze stap is dat er nieuwe inzichten ontstaan als basis voor de gewenste verandering.

Interventie

Stap 4: doelen bepalen en plan maken voor de engagement van de cliënt en voor interventiestrategieën

In deze stap stelt de cliënt met de ergotherapeut zijn doelen vast, gaan zij samen na welke dimensies van *occupational engagement* de cliënt zullen helpen om verandering te bereiken en nemen zij gezamenlijk een besluit over de interventiestrategieën die daarbij nodig zijn. In de *therapeutic reasoning table* (Kielhofner 2008) zijn veel voorbeelden te vinden van verandermogelijkheden, dimensies van *occupational engagement* en interventiestrategieën in relatie tot handelingsvragen van cliënten. Het is noodzakelijk dat de ergotherapeut met de cliënt communiceert en samenwerkt om het therapieplan op te stellen; het slagen van de therapie hangt immers af van de bereidheid van de cliënt om doelen en strategieën

19.6 · Praktische toepassing

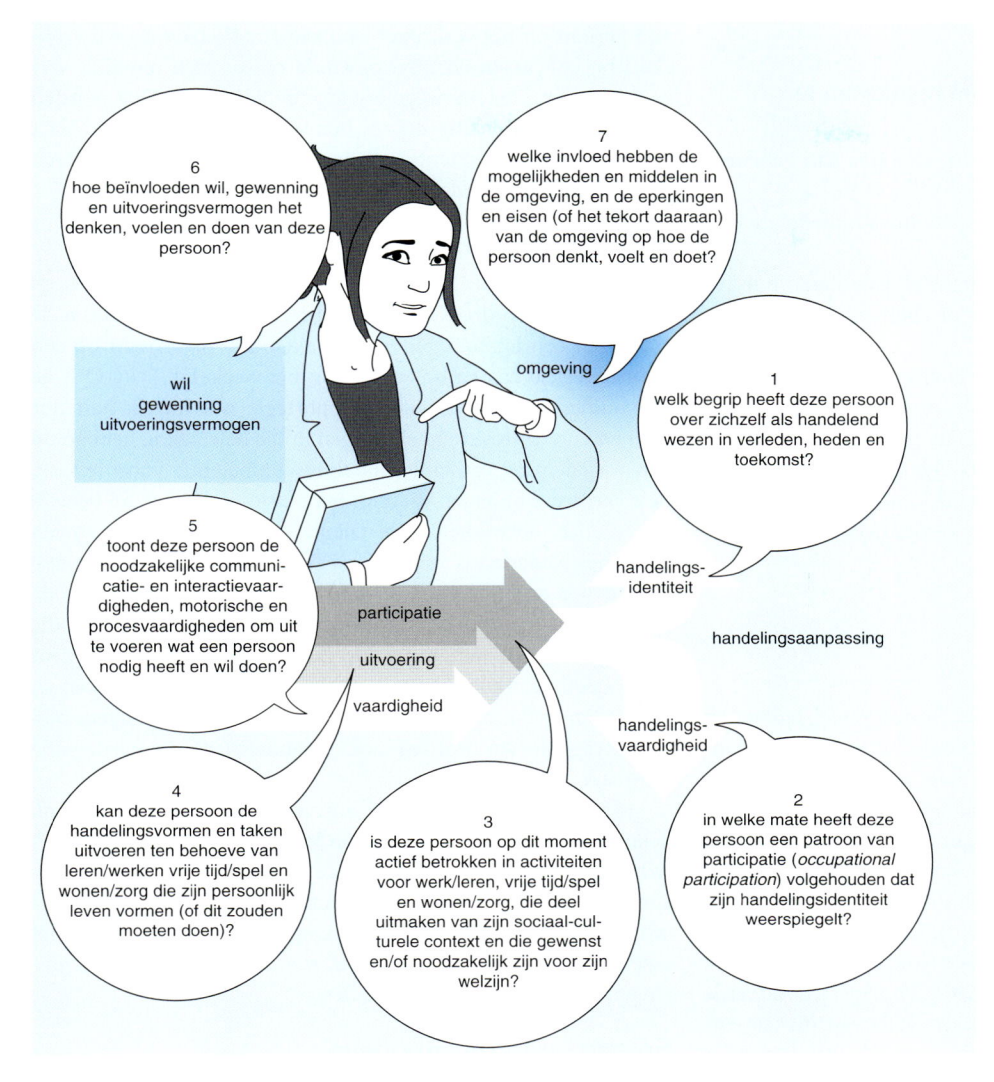

Figuur 19.5 Zeven algemene vragen gebaseerd op de theorie. Bron: Kielhofner (2008)

6 hoe beïnvloeden wil, gewenning en uitvoeringsvermogen het denken, voelen en doen van deze persoon?

7 welke invloed hebben de mogelijkheden en middelen in de omgeving, en de eperkingen en eisen (of het tekort daaraan) van de omgeving op hoe de persoon denkt, voelt en doet?

1 welk begrip heeft deze persoon over zichzelf als handelend wezen in verleden, heden en toekomst?

5 toont deze persoon de noodzakelijke communicatie- en interactievaardigheden, motorische en procesvaardigheden om uit te voeren wat een persoon nodig heeft en wil doen?

4 kan deze persoon de handelingsvormen en taken uitvoeren ten behoeve van leren/werken vrije tijd/spel en wonen/zorg die zijn persoonlijk leven vormen (of dit zouden moeten doen)?

3 is deze persoon op dit moment actief betrokken in activiteiten voor werk/leren, vrije tijd/spel en wonen/zorg, die deel uitmaken van zijn sociaal-culturele context en die gewenst en/of noodzakelijk zijn voor zijn welzijn?

2 in welke mate heeft deze persoon een patroon van participatie (*occupational participation*) volgehouden dat zijn handelsidentiteit weerspiegelt?

wil / gewenning / uitvoeringsvermogen — omgeving — participatie / uitvoering / vaardigheid — handelingsidentiteit — handelingsaanpassing — handelingsvaardigheid

te accepteren. De ergotherapeut kan kiezen uit de volgende interventiestrategieën (Kielhofner 2008):
- valideren: bevestigen van respect voor de ervaringen en perspectieven van de cliënt;
- identificeren: aan de cliënt zijn persoonlijke mogelijkheden verduidelijken evenals factoren in zijn omgeving die zijn handelen en participatie bevorderen;
- feedback geven: opvattingen over de handelingsvraag met de cliënt delen, zodat hij meer inzicht krijgt in zijn vraag of de kans krijgt een andere visie op de toekomst naast zijn eigen opvatting te stellen (heeft dan betrekking op wil/*volition*);
- adviseren: adviseren over de haalbaarheid en wenselijkheid van doelen en over mogelijke werkwijzen om deze doelen te bereiken. Kielhofner beschouwt adviseren als deel van de gezamenlijke besluitvorming door cliënt en therapeut. Belangrijk is dat de ergotherapeut goed zicht heeft op de wil (*volition*) van de cliënt om bijvoorbeeld te begrijpen wat het voor de cliënt moeilijk maakt om een beslissing te nemen;
- onderhandelen: actief nemen en geven met de cliënt om een gezamenlijk perspectief of overeenstemming te hebben over hetgeen de cliënt wil gaan doen;
- structureren: ijkpunten bieden voor het kiezen of het handelen zelf door bijvoorbeeld alternatieven te bieden, grenzen te stellen, regels voor werkwijze te geven;
- coachen: instrueren, demonstreren, *forward chaining*, verbale instructie, fysieke begelei- ding als de cliënt nieuwe wijzen van handelen exploreert of door training zijn vaardigheden vergroot;
- aanmoedigen: emotionele ondersteuning en bevestiging bieden aan de cliënt in relatie tot zijn handelen;
- bieden van fysieke ondersteuning: lichamelijke ondersteuning bieden, zodat de cliënt bij een tekort aan motorische vaardigheden de taak succesvol uit kan voeren.

Stap 5: interventieplan uitvoeren en monitoren

In deze stap voeren de ergotherapeut en de cliënt het inteventieplan uit. Tegelijkertijd bewaakt de ergotherapeut zorgvuldig het verloop ervan, onder andere door hier met de cliënt over te communiceren. Het is mogelijk dat zich nieuwe situaties voordoen of dat er nieuwe informatie komt, waardoor het nodig is de opvatting over de situatie van de cliënt of het therapieplan bij te stellen. Nieuwe informatie kan natuurlijk ook de opvatting of het interventieplan bevestigen.

Evaluatie

Stap 6: informatie verzamelen om resultaten te evalueren

Het vaststellen van de resultaten van de therapie kan gebeuren door:
- met de cliënt na te gaan in welke mate hij zijn doelen heeft bereikt;
- gestructureerde assessments opnieuw af te nemen om te bepalen in hoeverre de scores van de cliënt zijn verbeterd.

Het is mogelijk beide manieren in combinatie met elkaar te gebruiken.

Deze zes stappen in het proces van professioneel redeneren volgen elkaar niet altijd strikt op. Gedurende de vraagverheldering, de interventie én de evaluatie kan het nodig zijn dat de ergotherapeut teruggaat naar een eerdere stap als zich een nieuwe vraag voordoet.

19.6.2 Assessments

In de tweede stap van het proces van professioneel redeneren verzamelt de ergotherapeut op methodische wijze diepgaander informatie over de in de eerste stap samen met de cliënt geïdentificeerde aspecten van zijn handelingsvraag. De ergotherapeut analyseert vervolgens met de cliënt deze informatie zodat beiden een goed begrip krijgen van deze handelingsvraag en van de behoeften van de cliënt. Om deze informatie te verkrijgen kan de ergotherapeut gebruik maken van gestructureerde en ongestructureerde assessments, bijvoorbeeld informele observaties (Kielhofner 2008). Voor gestructureerde assessments kan hij kiezen uit een breed scala van instrumenten die op basis van het MOHO zijn ontwikkeld. Hieronder volgt een selectie van assessments die in het Nederlands vertaald zijn.

Observatie-instrumenten

Met het Assessment of Motor and Process Skills (AMPS) (Fisher 2010) beoordeelt de ergotherapeut de motorische en procesvaardigheden van de cliënt tijdens de uitvoering van alledaagse taken. Op basis van de resultaten van de observatie kunnen behandeldoelen met betrekking tot de motorische en procesvaardigheden geformuleerd worden. Ook kan de ergotherapeut met dit assessment veranderingen in deze vaardigheden vaststellen. De AMPS wordt uitgebreid beschreven in ▶ H. 23 (zie ook ▶ www.ampsintl.com).

Met het Assessment of Communication and Interaction Skills (ACIS) (Forsyth et al. 1998) beoordeelt de ergotherapeut de communicatie- en interactievaardigheden van de cliënt tijdens zijn dagelijkse activiteiten in de groep. Het betreft de fysieke aspecten van communicatie, informatie-uitwisseling en relaties. Het assessment wordt gebruikt om doelen met betrekking tot de communicatie- en interactievaardigheden te formuleren en om veranderingen in deze vaardigheden vast te stellen.

De Volitional Questionnaire (VQ) (Heras et al. 2007) en de Pediatric Volitional Questionnaire (PVQ) (Basu et al. 2002) zijn gericht op het verkrijgen van informatie over de wil (*volition*) bij volwassen cliënten of kinderen die zich moeilijk verbaal kunnen uiten vanwege ernstige beperkingen. Ook worden omgevingsfactoren die de wil beïnvloeden geobserveerd. Het zijn grondige assessments van de wil om doelen te formuleren en veranderingen in de wil vast te stellen.

Zelfevaluatievragenlijsten

In de Occupational Questionnaire (OQ) (Smith et al. 1986) en de Activity Record (ACTRE) (Gerber en Furst 1992) houdt de cliënt zelf een logboek bij van de taken die hij verricht op een doordeweekse dag en op een dag in het weekend. De OQ is de eenvoudigste vorm: de cliënt rapporteert wat hij elk half uur doet en vult daarover enkele vragen in die betrekking hebben op zijn waarneming van zijn handelingscompetentie voor de taak, de waarde die hij eraan geeft en het plezier dat hij eraan beleeft. De ACTRE, ontwikkeld voor cliënten met fysieke beperkingen en in het Nederlands vertaald als Activiteitenprofiel, voegt nog vragen toe over de pijn, vermoeidheid en inspanning die de cliënt ervaart en over de rust tijdens de activiteit. De analyse, die de ergotherapeut samen met de cliënt uitvoert, biedt de cliënt de mogelijkheid zijn activiteitenpatronen kritisch te bekijken en te bepalen welke veranderingen hij zou willen aanbrengen. Met deze vragenlijsten worden ook veranderingen in participatie zichtbaar.

Met de Occupational Self Assessment (OSA) (Baron et al. 2006) en de Child Occupational Self Assessment 2.2 (COSA) (Kramer et al. 2014) beoordeelt de cliënt zelf zijn handelingscompetentie voor 21 dagelijkse activiteiten thuis, in de maatschappij of op school en het belang dat hij eraan geeft. Het assessment wordt gebruikt om doelen te bepalen en veranderingen in participatie vast te stellen.

Gestructureerde interviews

Het Occupational Performance History Interview-II (OPHI-II) (Kielhofner et al. 2004) is een semigestructureerd interview dat zich richt op de levensloop van de cliënt. Het resulteert in een weergave op een vierpuntsschaal van handelingscompetentie, handelingsidentiteit en omgevingsinvloeden. Ook is er een narratieve analyse van de levensloop. Het interview wordt gebruikt als een grondig en omvattend assessment om doelen te bepalen, over de interventie te onderhandelen en om de therapeutische relatie op te bouwen.

Met het Worker Role Interview (WRI) (Braveman et al. 2005) wordt informatie verzameld om de impact te bepalen van wil, gewenning en waarneming van de cliënt van zijn werkomgeving op de psychosociale vaardigheid voor werkhervatting.

Assessment met combinatie van methoden voor gegevensverzameling

Het Model Of Human Occupation Screening Tool (MOHOST) (Parkinson en Forsyth 2006) voor volwassenen en het Short Child Occupational Profile (SCOPE) (Bowyer et al. 2005) voor kinderen bieden de ergotherapeut de mogelijkheid zich in korte tijd een beeld te vormen van het handelen van de cliënt aan de hand van de MOHO-concepten. De ergotherapeut kan informele observaties doen, maar ook op andere wijzen gegevens verzamelen; de ergotherapeut kiest datgene wat in een situatie het meest praktisch is. Vervolgens scoort hij items betreffende wil, gewenning, vaardigheden en omgeving op een vierpuntsschaal. De assessments kunnen gebruikt worden om de baseline van het handelen van de cliënt in kaart te brengen, zicht te krijgen op sterke kanten, doelen te bepalen en veranderingen in participatie vast te stellen.

In ▶H. 28 worden de bovenstaande en een groot aantal andere assessments beschreven. Op de MOHO-website ▶www.cade.uic.edu/moho is meer informatie te vinden over het model, de assessments, nieuwe ontwikkelingen in de praktijk en links naar filmpjes.

19.6.3 Gestandaardiseerde programma's

Cliënten, overheid en zorgverzekeraars verwachten van ergotherapeuten dat zij behandelingen aanbieden die efficiënt en effectief zijn. Er is een groot aantal programma's ontwikkeld voor groepen cliënten, die gebaseerd zijn op het MOHO. Het MOHO biedt daarbij de theoretische onderbouwing van de handelingsproblematiek van de cliëntengroep en van de interventies en de beoogde resultaten. De MOHO-assessments worden gebruikt om het handelingsprobleem te analyseren en om de resultaten vast te stellen (Kielhofner 2008).

Een van deze programma's is het Remotivation Process (Heras et al. 2003). Dit programma is ontwikkeld op basis van onderzoek naar wil (*volition*) en een traject van systematisch experimenteren in de praktijk. Een onderzoek met een controlegroep heeft tot evidence voor de effectiviteit van het programma geleid. Het Remotivation Process kent drie interventieniveaus, exploratie, competentie en beheersing. Elk niveau kent specifieke strategieën om de *occupational engagement* van de cliënt te bevorderen, die de wil versterkt. Het programma heeft een gedetailleerde handleiding.

In Nederland is het programma Ergotherapie bij Ouderen met Dementie en hun Mantelzorgers (EDOMAH) ontwikkeld (Graff et al. 2012), waarvan het MOHO een belangrijke pijler is. Het is een evidence-based, cliëntsysteemgericht programma dat ontwikkeld is volgens de stappen van het model van toenemend bewijs. Het programma richt zich op thuiswonende ouderen met lichte en matige dementie en hun mantelzorgers. Als onderliggend theoretisch model is voor het MOHO gekozen als het meest geschikte cliëntgecentreerde en cliëntsysteemgerichte model. Bij de uitwerking van het programma is Gary Kielhofner intensief betrokken geweest. Daarnaast hebben de ontwikkelaars gebruik gemaakt van het systeemgerichte Etnografische Raamwerk. Een belangrijk deel van het programma is een beeld krijgen van het levensverhaal van de oudere; hiervoor gebruikt de ergotherapeut de OPHI-II NL. Indien de cliënt niet in staat is hieraan mee te werken, observeert de ergotherapeut hem met het op MOHO gebaseerde instrument Volitional Questionnaire, in het Nederlands vertaald als Handleiding Observatie Wil (HOW) (Heras et al. 1999). In de Ergotherapierichtlijn CVA (Steultjens et al. 2013), de Ergotherapierichtlijn vermoeidheid bij MS, CVA of ziekte van Parkinson (Evenhuis en Eyssen 2012) en in de Ergotherapierichtlijn bij ziekte van Parkinson (Sturkenboom et al. 2008) worden MOHO-instrumenten aanbevolen voor de fase van de vraaginventarisatie.

- ▶http://ergotherapie.nl/wp-content/uploads/2015/07/ET-richtlijn-cva-herzien.pdf
- ▶http://ergotherapie.nl/wp-content/uploads/2015/07/ET-richtlijn-parkinson.pdf
- ▶http://ergotherapie.nl/wp-content/uploads/2015/07/ET-richtlijn-vermoeidheid-bij-MS-CVA-of-de-ziekte-van-Parkinson.pdf

19.7 Discussie

Het MOHO heeft een belangrijke rol gespeeld in het terugbrengen van betekenis en betekenisvol handelen in de ergotherapie en heeft een aanzienlijke impuls gegeven voor de verdere ontwikkeling van het beroep in de richting van professionalisering en verwetenschappelijking. Motivatie, rollen en gewoonten hebben mede dankzij het MOHO een belangrijke plaats in de huidige ergotherapie.

Het MOHO heeft een lange ontstaansgeschiedenis: na de eerste publicaties in 1980 heeft een steeds grotere groep van ergotherapeuten (onderzoekers) uit vele delen van de wereld bijgedragen aan de ontwikkeling ervan, waardoor de concepten nu een sterke theoretische basis hebben, het model bruikbaar is voor cliënten met verschillende culturele achtergronden, de assessments gestandaardiseerd en valide zijn en er richtlijnen zijn voor het gebruik van het model. De effectiviteit van programma's die op basis van het MOHO ontwikkeld zijn wordt geëvalueerd in effectonderzoek.

Het MOHO sluit aan op de ICF doordat beide participatie en activiteiten centraal stellen, erkennen dat gezondheidscondities de participatie van de persoon wijzigen, erkennen dat individuele kenmerken en de omgeving de participatie en activiteiten bepalen en dat al deze factoren elkaar op een dynamische en niet-lineaire wijze beïnvloeden. MOHO-concepten zijn herkenbaar in de domeinen en categorieën van de ICF. Waar de ICF zich beperkt tot het classiferen van functies, activiteiten en participatie biedt het MOHO een theoretisch kader om ervaren problemen in handelen en participatie te verminderen of op te heffen. Daarnaast sluit het MOHO sterk aan op de definitie van positieve gezondheid waarin gezondheid wordt gedefinieerd als het vermogen van mensen zich aan te passen en een eigen regie te voeren, in het licht van fysieke, emotionele en sociale uitdagingen van het leven (Huber et al. 2011). De beschrijving van handelingsadaptie, als een van de dimensies in het handelen, kan handvatten bieden om de eigen kracht van mensen te benadrukken en aanpassing aan verander(en)de omstandigheden te begeleiden.

De MOHO-concepten zijn gebruikt om in de Verenigde Staten het Occupational Therapy Practice Framework (OTPF) te ontwikkelen. De fasering daarin komt overeen met het proces van professioneel redeneren met MOHO en de zes domeinen komen overeen met de MOHO-concepten. Het OTPF verklaart echter niet hoe en waarom cliënten problemen hebben in het deelnemen aan dagelijkse activiteiten.

Vanuit het MOHO zijn veel assessments ontwikkeld die ergotherapeuten kunnen gebruiken om informatie te verzamelen over de handelingsproblemen van de cliënt en de gewenste veranderingen in handelen en participatie voor de toekomst.

De toenemende aandacht voor evidence-based werken is ook zichtbaar in de vierde editie van het MOHO. Daarin is de beschikbare evidence over het MOHO en de daarvan afgeleide assessments beschreven gericht op de volgende vragen:
- wat zegt het MOHO-onderzoek over het leven en de behoeften van mensen met beperkingen?
- welk bewijs is er beschikbaar voor de betrouwbaarheid en bruikbaarheid van op het MOHO gebaseerde assessments?
- hoe ziet op het MOHO gebaseerde ergotherapie eruit?
- welk bewijs is er dat op MOHO gebaseerde therapie positieve resultaten oplevert?
- wat zeggen cliënten over op MOHO gebaseerde therapie?

Het MOHO is een zeer uitgebreid en complex model dat intensieve studie vergt. De auteurs hopen dat dit hoofdstuk in dat opzicht een bijdrage levert en ergotherapeuten informeert over de nieuwste versie van het model en de waarde van het model voor de huidige beroepspraktijk.

19.8 Samenvatting

Dit hoofdstuk beschrijft het MOHO, een ergotherapeutisch inhouds- en praktijkmodel dat toepasbaar is voor elk individu dat een handelingsprobleem ervaart. Het model beschrijft hoe handelen gemotiveerd, (in patronen) georganiseerd en uitgevoerd wordt.

Het MOHO is gebaseerd op de systeemtheorie. Het beschouwt de mens als samengesteld uit drie met elkaar samenhangende componenten: wil (*volition*), gewenning (*habituation*) en uitvoeringsvermogen (*performance capacity*). Deze componenten vormen in wisselwerking met de omgeving het handelen. In het handelen worden drie niveaus onderscheiden: participatie (*occupational participation*), uitvoering (*occupational performance*) en vaardigheid (*occupational skills*).

Vaardigheid is ingebed in uitvoering en die uitvoering is weer ingebed in participatie. Participatie leidt tot (handelings)identiteit en competentie. Gezamenlijk resulteren de identiteit en de competentie in het aanpassen van het handelen.

Verandering in therapie is een dynamisch proces en heeft betrekking op gelijktijdige en op elkaar inwerkende veranderingen in (de componenten van) de persoon, zijn omgeving en de relatie tussen de persoon en de omgeving.

Literatuur

Baron, K., Kielhofner, G., Iyenger, A., Goldhammer, V., & Wolenski, J. (2006). *The Occupational Self Assessment (OSA): Version 2.2*. Chicago (IL): College of Applied Health Sciences, University of Illinois.

Basu, S., Kafkes, A., Schatz, R., Kiraly, A., & Kielhofner, G. (2008). *The Pediatric Volitional Question- naire (PVQ): Version 2.1*. Chicago (IL): College of Applied Health Sciences, University of Illinois.

Bowyer, P., Kramer, J., Ploszaj, A., Ross, M., Schwartz, O., Kielhofner, G., et al. (2005). *The Short Child Occupational Profile (SCOPE): Version 2.2*. Chicago (IL): College of Applied Health Sciences, University of Illinois.

Braveman, B., Robson, M., Velozo, C., Kielhofner, G., Fisher, G., Forsyth, K., et al. (2005). *Worker Role Interview (WRI): Version 10.0*. Chicago (IL): College of Applied Health Sciences, University of Illinois.

Evenhuis, E. & Eyssen, I. C. J. M. (2012). *Ergotherapierichtlijn Vermoeidheid bij MS, CVA of de ziekte van Parkinson*. Amsterdam: VUmc afdeling Revalidatiegeneeskunde, sectie Ergotherapie.

Fisher, A. G., & Bray Jones, K. (2010). *Assessment of Motor and Process Skills, Vol I: Development, Standardization, and Administration Manual* (7th ed.). Fort Collins (CO): Three Star Press.

Forsyth, K., Salamy, M., Simon, S., & Kielhofner, G. (1998). *The Assessment of Communica- tion and Interaction Skills: Version 4.0*. Chicago (IL): College of Applied Health Sciences, University of Illinois.

Gerber, L., & Furst, G. (1992). Scoring methods and application of the Activity Record (ACTRE) for patients with musculoskeletal disorders. *Arthritis Care Research, 5,* 151–156.

Graff, M. J., van Melick, M., Thijssen, M., Verstraten, P., & Zajec, J. (2012). *Ergotherapie bijouderen met dementie en hun mantelzorgers*. Houten: Bohn Stafleu van Loghum.

Heras, C. G. de las. (1990). Nederlandse versie. Ensing, M., Hokken, L., Kinébanian, A., & Thomas, C. (Red.), (1999) Volitional Questionnaire.

Heras, C. G. de las, Llerena, V., & Kielhofner, G. (2003). *Remotivation Process, Progressive Intervention for Individuals with Severe Volitional Challenges: Version 1.0*. Chicago (IL): College of Applied Health Sciences, University of Illinois.

Heras, C. G. de las, Geist, R., Kielhofner, G., & Li, Y. (2007). *The Volitional Questionnaire (VQ): Version 4.1*. Chicago (IL): College of Applied Health Sciences, University of Illi- nois.

Huber, M., Knottnerus, J. A., Green, L., Horst, H. Van, der, Jadad A. R., Kromhout D., et al. (2011). How should we define health? *BMJ, 2011*(343), d4163.

Hartingsveldt, M. J., van, Logister-Proost, I., & Kinébanian, A. (2010). *Beroepsprofiel ergotherapeut*. Utrecht: Ergotherapie Nederland/Boom Lemma.

Kramer, J., Velden, ten, M., Kafkes, A., Basu, S., Federico, J., & Kielhofner, G. (2014). *The Child Occupational Self Assessment: Version 2.2*. Chicago (IL): College of Applied Health Sciences, Univer- sity of Illinois.

Kielhofner, G. (1995). *Model of human occupation: Theory and application* (2nd ed.). Balti- more: Lippincott Williams & Wilkins.

Kielhofner, G. (2009). *Conceptual foundations of occupational therapy* (4th ed.). Philadelphia: FA Davis Company.

Kielhofner, G. (2002). *Model of human occupation: Theory and application* (3rd ed.) Philadelphia (PA): Lippincott Williams & Wilkins.

Kielhofner, G. (2008). *Model of human occupation: Theory and application* (4th ed.) Philadelphia (PA): Lippincott Williams & Wilkins.

Kielhofner, G., Mallinson, T., Crawford, C., Nowak, M., Rigby, M., Henry, A., et al. (2004). *Occupational Performance History Interview-II. (OPHI-II): Version 2.1.*. Chicago (IL): College of Applied Health Sciences, University of Illinois.

Parkinson, S., & Forsyth, K. (2006). *The Model Of Human Occupation Screening Tool (MO- HOST): Version 2.0*. Chicago (IL): Authors.

Savelsbergh, G. J. P. (1993). The state of the art: A personal view on the development of movement coordination. In G. J. P. Savelsbergh (Ed.), *The development of coordination in infancy* (pag. 519–524). Amsterdam: Elsevier.

Scholz, J. P. (1990). Dynamic pattern theory, some implications for therapeutics. *Physical Therapy, 70*(12), 827–843.

Smith, N. R., Kielhofner, G., & Watts, J. (1986). The relationship between volition, activity pattern, and life satisfaction in the eldery. *American Journal of Occupational Therapy, 40,* 278–283.

Steultjens, E. M. J., Cup, E. H. C., Zajec, J., & Hees, S. van. (2013). *Ergotherapierichtlijn CVA*. Nijmegen/Utrecht: Hogeschool van Arnhem en Nijmegen/Ergotherapie Nederland.

Sturkenboom, I., Thijssen, M., Gons-van Elsacker, J., Jansen, I., Maasdam, A., Schulten, M. et al. (2008). *Ergotherapie bij de ziekte van Parkinson*. Utrecht: Ergotherapie Nederland.

Zalmstra, A., & Stomph, M. (2012). Probleeminventarisatie en -analyse. In I. Speth-Lemmens & H. Tonneijk (Red.), *Ergovaardig: Deel 1*. Den Haag: Lemma.

Het Kawa-model

Liesbeth de Vries en Mieke le Granse

20.1 Inleiding – 374

20.2 Achtergrond, oorsprong en ontwikkeling van het model – 374

20.3 Theoretische onderbouwing – 374

20.4 Structuur van het model – 376
20.4.1 Mizu (water) – 376
20.4.2 Torimaki: kawa no soku-heki (zijwand van de rivier) en kawa no zoko (bodem van de rivier) – 376
20.4.3 Iwa (rotsen) – 376
20.4.4 Ryuboku (drijfhout) – 377
20.4.5 Sukima (ruimten tussen de obstakels in de rivier) – 377
20.4.6 Praktische toepassing – 377

20.5 Visie op de mens, dagelijks handelen, interventie en verandering – 378

20.6 Discussie – 381

20.7 Samenvatting – 382

Literatuur – 382

Met dank aan Bart Mistiaen, medeauteur van dit hoofdstuk in de derde en vierde druk. Verder dank aan Almut Gross-Klussmann voor Casus Mark (gefingeerd) en Kee Lim voor nieuwe ideeën voor het gebruik van KAWA

© Bohn Stafleu van Loghum, onderdeel van Springer Media B.V. 2017
M. le Granse, M. van Hartingsveldt, A. Kinébanian (Red.), *Grondslagen van de ergotherapie*,
DOI 10.1007/978-90-368-1704-2_20

- **Het Kawa-model**

» Occupation is life flow and occupational therapists are enablers of people's life flow (Iwama 2006)

> **Kernbegrippen**
> — Levensstroom.
> — Levensenergie.
> — Cultureel relevant.
> — Harmonie.

De gevangenis van Canterbury

In een onderzoek door studenten van de Canterbury Christ Church University werden de wensen en behoeften aan ergotherapeutische interventies in de gevangenis van Canterbury in kaart gebracht. Er werd gekozen om twee instrumenten naast elkaar te gebruiken, waaronder het Kawa-model (Neilson en McConnell 2011). Zij kregen onder andere de volgende feedback.
— 'Het Kawa-model helpt om mijn problemen te zien en helpt mij te concentreren op wat nodig is (om deze te overwinnen).'
— 'Het Kawa-model heeft mij geholpen om echt na te denken over mijn toekomst en mij meer te richten op mijn leven en wat ik nu werkelijk wil in mijn leven. Probeer vooral om meer gedetineerden hierin te betrekken want het is echt goed. Dank je wel.'
— 'Het Kawa-model was een hulp voor mij doordat het visueel is in plaats van dat ik veel schrijf.'

20.1 Inleiding

Het Kawa-model is ontwikkeld vanuit de ergotherapeutische praktijk. Een groep van Japanse ergotherapeuten ervoer steeds meer moeite om de ergotherapeutische modellen, die ontwikkeld waren in de 'westerse wereld', te begrijpen en toe te passen in hun eigen context, buiten de westerse context. Naar aanleiding van een kwalitatief onderzoek ontwikkelden zij het Kawa-model (Iwama 2006; Lim en Iwama 2006; Lim 2008). Het doel was om een alternatief perspectief te bieden en begrippen als dagelijks handelen (*occupation*) en welzijn vanuit een sociaal en cultureel gezichtspunt te beschrijven en te begrijpen.

Kawa, dat rivier betekent, is een metafoor voor de levensstroom (*life flow*). Het leven is een complexe en diepgaande reis door tijd en ruimte, zoals een rivier. Een optimale staat van gezondheid en welzijn in iemands leven kan worden weergegeven door het beeld van een diepe, sterke en onbelemmerde stroom van een rivier. Door gebruik te maken van het model kan een compleet overzicht van het leven van de cliënt op een bepaald moment worden gevisualiseerd. Binnen het ergotherapeutisch proces kan dit op verschillende momenten veel inzicht bieden voor zowel de cliënt als de ergotherapeut en kan dit handvatten geven voor interventies.

Het doel van ergotherapie in deze visualisatie van het menselijk leven is om de levensstroom (*life flow*) van de cliënt mogelijk te maken en te verbeteren (Iwama 2006).

20.2 Achtergrond, oorsprong en ontwikkeling van het model

Nadat de groep Japanse ergotherapeuten had vastgesteld dat ze de theoretische ergotherapeutische concepten zoals deze werden gedoceerd op de opleiding, niet konden toepassen in de praktijk besloten zij actie te ondernemen (Lim et al. 2006).

Allereerst werd geprobeerd de concepten te laten vertalen naar de Japanse realiteit door een Canadese ergotherapeut van Japanse afkomst. Op dat moment werd duidelijk dat het begrijpen en toepassen niet zozeer met de vertaling van de concepten te maken had (Lim en Iwama 2006) maar dat het verschil in sociale en culturele context de betekenis bepaalde. Een kwalitatief onderzoek werd uitgevoerd om de oorzaken van het onbegrip van de concepten duidelijk te krijgen en om mogelijk te komen tot een alternatieve definiëring van basisconcepten van de ergotherapie.

Als onderzoeksmethodologie werd gekozen voor de gefundeerde theorievorming (*grounded theory*) (Strauss en Corbin 1997). Deze methodologie laat een brede waaier toe om gegevens te verzamelen en er betekenis aan te koppelen. Naast interviews en focusgroepsgesprekken werden ook non-verbale gegevens zoals tekeningen, foto's, diagrammen en dergelijke toegelaten. Na analyse en codering kwam een structuur naar voren gepresenteerd als een figuur met allerlei lijnen en pijlen (◘ fig. 20.1).

Hoewel de vorm niet echt bij de oosterse visie op het leven paste, was de inhoud van de figuur wel wat deze visie weergaf. Geen enkele van de vier elementen kreeg een prominente plaats binnen het aanvankelijke model. Het gevolg hiervan is dat een ingreep op een van de elementen per definitie een invloed had op alle andere elementen en dus op het geheel. Geen enkel concept stond op zichzelf en alle elementen zijn niet strikt van elkaar te onderscheiden (Iwama 2006).

Tijdens de laatste fase van het onderzoek werden de verschillende categorieën vaker in relatie gebracht met leven, levensloop, levenskracht enzovoort dan met de concepten 'het zelf', het dagelijks handelen en de omgeving. Op dat moment werd de metafoor van de rivier geboren.

De rivier of *kawa* is een sterke metafoor in de Japanse context en bleek later ook sterk in andere delen van de wereld, vanwege het open karakter.

20.3 Theoretische onderbouwing

Waarden, normen, opvattingen en overtuigingen worden door de cultuur en/of maatschappij bepaald en gedefinieerd. De maatschappij bepaalt wat afwijkend is, wat belangrijk is en definieert de regels van gedrag. Cultuur en de sociale context die daarbij horen liggen ten grondslag aan hoe betekenis wordt gegeven aan concepten als betekenisvol dagelijks handelen en welzijn (Kelly en McFarlane 2007); Kinébanian en Stomph 2009; Dillard et al. 1992).

20.3 · Theoretische onderbouwing

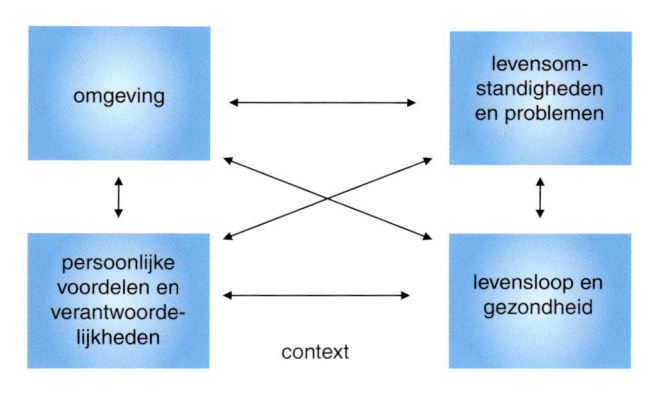

Figuur 20.1 Aanvankelijke visualisering van het Kawa-model

Ergotherapie heeft haar oorsprong in de 'westerse wereld' (Quiroga 1995; Kinébanian en Stomph 2009; Iwama 2006; Lim en Iwama 2006; Kielhofner 2009). Fundamentele theorieën en modellen vinden hier hun oorsprong. Autonomie, onafhankelijkheid en zelfstandigheid zijn essentiële waarden binnen deze theorieën en modellen.

Vanuit deze westerse visie wordt de mens als onafhankelijk wezen gezien en zijn de omgeving en de cliënt duidelijk te onderscheiden elementen. Maar de westerse opvattingen over dagelijks handelen, waarbij de mens doelbewust en betekenisvol handelt binnen een specifieke omgeving als een onafhankelijk, autonoom en zelfbestemmend wezen, zijn niet universeel (Iwama 2006).

Een oosterse visie is in veel aspecten verschillend van de westerse visie en ligt ten grondslag aan het Kawa-model. Waar in de westerse visie individualisme, autonomie en onafhankelijkheid belangrijke begrippen zijn, staan in de oosterse visie het collectief, sociale hiërarchie en onderlinge afhankelijkheid meer centraal (Iwama 2006).

Vanuit de oosterse visie is het zelf gedecentraliseerd ten opzichte van het grotere geheel. Het zelf is geen aparte entiteit en kan gezien worden als een onlosmakelijk deel van een groter geheel zoals een familie, de maatschappij, maar evenzeer als een onlosmakelijk deel van de natuur, de kosmos. Er is altijd een connectie met de ervaringen van anderen. Binnen deze oosterse visie wordt deze connectie echter niet gezien als een lineair gebeuren maar als een netwerkconnectie waarbij alles op alles een invloed kan hebben. Het collectieve belang en de onderlinge consensus gaan boven het individuele belang. Kalmte in het 'zijn' wordt als een belangrijke eigenschap beschouwd. Harmonie en eenheid zijn hierdoor belangrijke begrippen.

Deze decentralisering van het zelf heeft ook als gevolg dat er sprake is van een sociaal gestructureerde hiërarchie. Waar men in de westerse visie meer streeft naar het verkrijgen van een bepaalde status, bereikt als gevolg van persoonlijke mogelijkheden en talenten, wordt in de oosterse visie over het algemeen een status meer toebedeeld op basis van leeftijd en het sociale netwerk waar iemand deel van uitmaakt. Deze sociale hiërarchie heeft invloed op de relaties en handelingen van alledag. Een gedragscode wordt gebaseerd op hoe men zichzelf plaatst ten opzichte van anderen in een hiërarchische rangorde. Afhankelijk van de plaats en situatie wordt een rol toebedeeld en zal men verantwoordelijkheid nemen om deze rol ten goede uit te voeren.

Bij het toepassen van de modellen die hun oorsprong hebben in een andere cultuur dan die van de cliënt, is het belangrijk om zich bewust te zijn van mogelijke verschillen in perceptie en betekenis van bepaalde concepten (Iwama 2006).

Cultuur is onlosmakelijk verbonden met zaken rondom gezondheid en de gezondheidszorg. In hun cultuur leren mensen wat gezond en gezondheid is, hoe ziek zijn gedefinieerd wordt, hoe men omgaat met ziekte, wat men zou kunnen doen om beter te worden en wanneer en welke hulp men zou gaan zoeken enzovoort (Munoz 2007; Bonder 2013; Hasselkus 2011). Binnen de ergotherapie wordt geprobeerd om de handelingen van de cliënt te begrijpen (Martins en Reid 2007). Dagelijks handelen (*occupation*) is ook een cultureel bepaald concept en heeft in verschillende culturen een andere betekenis en inhoud (CAOT 2002; Iwama 2005; Brooke et al. 2007). Het gebruiken van ergotherapeutische modellen die vertrekken vanuit opvattingen/concepten die (mogelijk) niet begrepen worden door de cliënt of niet overeenkomen met de realiteit van de cliënt, houdt het risico in dat de cliënt de vragen van de therapeut niet begrijpt. Anderzijds ontstaat het risico dat de therapeut het verhaal van de cliënt gaat interpreteren binnen het eigen referentiekader op een manier die niet bedoeld werd door de cliënt.

Cross cultural ergotherapie houdt in dat men in gesprek gaat los van culturele opvattingen, waarden en normen van de eigen cultuur. Daarbij is het belangrijk om bewust te zijn van de eigen plaats en positie binnen de maatschappij en van de onderlinge verhoudingen in de cliënt-therapeut relatie. Dit wordt ook wel omschreven als cultureel competent handelen (Balcazar et al. 2009). Dit betekent dat je als ergotherapeut je bewust bent van de eigen culturele en sociale normen en waarden die je meebrengt binnen het ergotherapeutisch proces, welke je interpretaties en het professioneel redeneren kleuren en dat je met een open houding naar de cliënt kijkt en luistert naar zijn verhaal, zodat je optimaal kunt aansluiten bij de cliënt en de communicatie open en helder verloopt.

Het Kawa-model biedt de mogelijkheid om open en zonder vooropgestelde ideeën, verwachtingen en aannames naar het dagelijks leven van de cliënt te kijken. Het narratieve en interactieve karakter van het Kawa-model wordt daarbij als inherent aan de ergotherapie beschouwd (Kelly en McFarlane 2007). Het ergotherapeutisch handelen wordt hiermee gebaseerd op de culturele eigenheid van de cliënt. Dit veronderstelt dat het therapeutisch proces wordt gestuurd door een zo groot mogelijk begrip tussen therapeut en cliënt omtrent alles wat betekenis heeft en geeft in het dagelijks leven van de cliënt.

20.4 Structuur van het model

Kawa betekent 'rivier' en het Kawa-model staat voor de metafoor rivier, levensstroom. De levensrivier kan in zijn geheel gevisualiseerd worden (zie fig. 20.2) waarbij de rivier een begin (geboorte) en een einde (levenseinde) heeft.

Door alle elementen in en rond de rivier in kaart te brengen, kan de levensstroom van de cliënt op een bepaald moment gevisualiseerd worden (zie fig. 20.3). Op deze manier wordt als het ware een doorsnede van de rivier gemaakt. De structuur van het model, de verschillende onderdelen in en rond de rivier, zullen in deze paragraaf toegelicht worden.

20.4.1 Mizu (water)

Het water in het Kawa-model is een metafoor voor de levensenergie/levensstroom van de cliënt. Net zoals het leven van mensen verbonden en gevormd wordt door al wat hen omringt, raakt het water dat stroomt in de rivier de rotsen, wanden en oevers en alle andere elementen die deel uitmaken van de context van de rivier. Het water beïnvloedt alle elementen in de rivier en andersom bepalen de elementen in de rivier de stroom van de rivier.

Als er veel ruimte is voor het water zal er een goede stroming zijn en is er een goede levensstroom. Is er weinig ruimte, dan blokkeert de stroming van het water, is de stroming traag en verloopt de stroming moeizaam. Dit representeert verminderde gezondheid en welzijn.

Het water op zijn beurt beïnvloedt ook weer de elementen in de rivier. Doordat het water tegen de elementen in de rivier botst kan het soms voorwerpen meevoeren of afvlakken. Maar de stroming van het water kan ook schade toebrengen aan elementen in de rivier en elementen verstoren.

20.4.2 Torimaki: kawa no soku-heki (zijwand van de rivier) en kawa no zoko (bodem van de rivier)

De zijwanden en de bodem van de rivier staan voor de omgeving van de cliënt, zowel de sociale als de fysieke omgeving. De sociale omgeving omvat vooral de personen die een rechtstreekse relatie hebben met de cliënt. Zowel de fysieke als de sociale omgeving kan de stroom van de rivier/de levensstroom versterken of afzwakken.

Afhankelijk van hoe de sociale en de fysieke omgeving op een bepaald moment worden ervaren kunnen de rivierwanden worden weergegeven.

De levensstroom zal optimaal zijn wanneer de sociale omgeving als harmonieus wordt ervaren; de rivierwanden liggen een flink stuk uit elkaar en de rivierbodem is diep. Dit geeft veel ruimte voor het water om te stromen. Als de stroming goed is zullen de rotsen door de stroming in de bedding worden geplaatst en verhinderen zij niet zozeer de stroming.

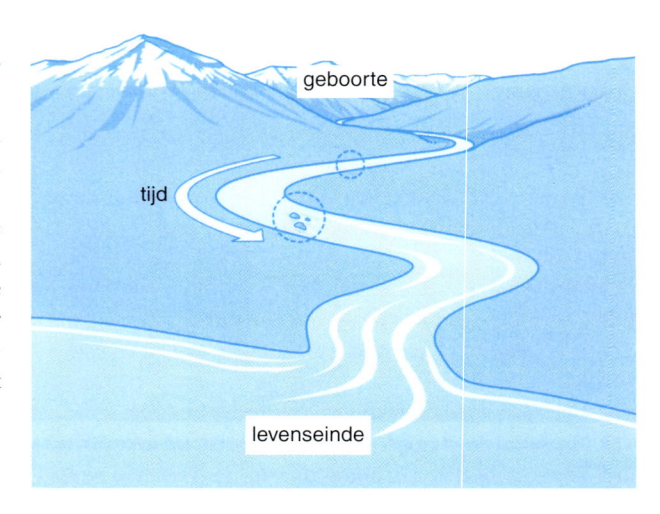

Figuur 20.2 Het Kawa-model: de levensrivier

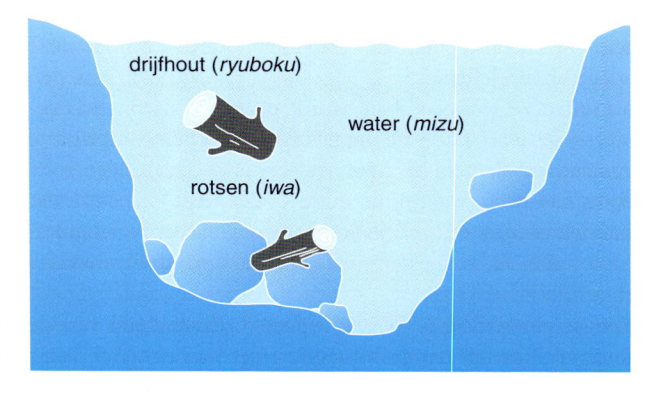

Figuur 20.3 Het Kawa-model: een dwarsdoorsnede van de rivier

Echter, wanneer de omgeving niet als harmonieus wordt ervaren maar eerder als beperkend en belemmerend, is de rivier nauw en ondiep en is er minder ruimte voor het water om te stromen. De andere elementen in de rivier zullen in deze situatie eerder een belemmering of blokkade van de stroming veroorzaken.

20.4.3 Iwa (rotsen)

De rotsen vertegenwoordigen afzonderlijke omstandigheden die een belemmering kunnen zijn voor iemands leven. Het zijn de levensomstandigheden die door de cliënt als problematisch en als moeilijk te verwijderen worden ervaren. Rotsen kunnen van verschillend formaat en grootte zijn en in de ene rivier zullen er meer zijn dan in een andere. De rotsen kunnen aanwezig zijn vanaf de oorsprong van de rivier, zoals bij aangeboren aandoeningen, maar kunnen ook spontaan ontstaan in de rivier, zoals bij ziekte, en kunnen zelfs van voorbijgaande aard zijn. Het effect van een rots wordt zichtbaar wanneer en hoe hij in aanraking komt met zijn omgeving. De beperkingen bijvoorbeeld als gevolg van een spierziekte bij een kind (bijvoorbeeld niet meer zelfstandig kunnen openen van de voordeur) zijn afhankelijk van de fysieke en sociale omgeving. Wanneer er bij dit specifieke voorbeeld altijd een ouder aanwezig is of er is omgevingsbesturing hoeft er geen probleem te zijn wat betreft het openen van de voordeur. Dit wordt echter wel een probleem wanneer deze mogelijkheden afwezig zijn.

Grote of opeengestapelde rotsen kunnen de stroming van de rivier ernstig hinderen. Andere rotsen blijven onopgemerkt tot ze bijvoorbeeld tegen de rivierwanden stoten en daarmee in botsing komen met de sociale of fysieke omgeving.

20.4.4 Ryuboku (drijfhout)

Drijfhout vertegenwoordigt de persoonlijke eigenschappen en middelen. Dit kan bijvoorbeeld het karakter of de persoonlijkheid zijn, maar ook speciale vaardigheden en immateriële (vrienden, familie) en materiële (geld, welvaart) zaken die een positieve of negatieve invloed kunnen hebben op de omstandigheden van iemands levensstroom. In sommige situaties kan het drijfhout de stroming verbeteren en versnellen doordat het andere elementen in de rivier aan de kant duwt en daarmee meer ruimte maakt voor het water om te stromen. Maar het drijfhout kan ook blijven hangen tegen rotsen of vast blijven zitten tussen de rotsen en de rivierwanden en bodem. Op die manier heeft het drijfhout een belemmerende en blokkerende werking op de stroming in de rivier.

20.4.5 Sukima (ruimten tussen de obstakels in de rivier)

In de metafoor van de rivier zijn ruimten tussen de belemmeringen en de obstakels van de rivier, dit zijn plekken waar het water doorheen stroomt, de levensstroom. Veelal zijn er meerdere ruimten voor het water binnen de rivier die ieder grenzen aan hun eigen obstakels, bijvoorbeeld aan de rotsen, de rivierwanden of het drijfhout. Iedere ruimte biedt op die manier haar eigen mogelijkheden om uitgebreid/groter gemaakt te worden. De focus binnen de ergotherapie richt zich op deze ruimten en het vergroten hiervan, in plaats van dat de focus ligt op afzonderlijke belemmeringen in de rivier (zie fig. 20.4). Hiermee wordt een holistische visie benadrukt; de ruimten in de rivier ontstaan door samenspel van alle aanwezige elementen in en rond de rivier.

20.4.6 Praktische toepassing

Het Kawa-model heeft een open design, wat betekent dat men vrij is om het model naar eigen invulling te gebruiken. Verschillende interpretaties kunnen gegeven worden aan de structuurelementen en het model kan op verschillende manieren

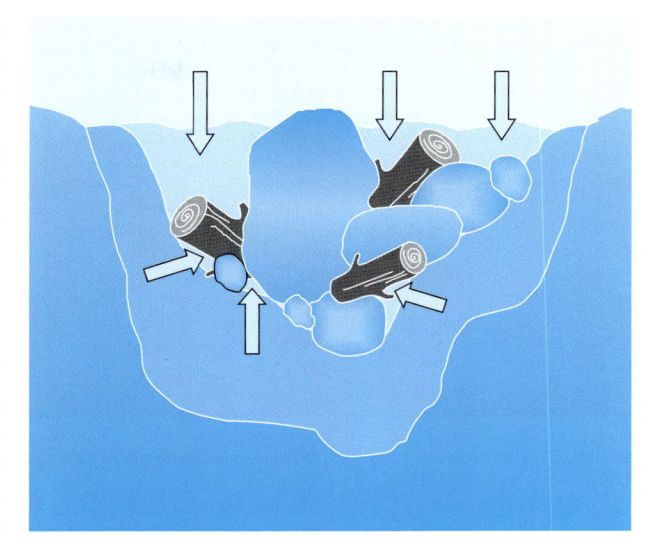

Figuur 20.4 Het Kawa-model: mogelijkheden voor de ergotherapie-interventie

gebruikt worden. De cliënt kan gevraagd worden om zijn 'rivier' te schetsen, maar ook de ergotherapeut kan het verhaal van de cliënt visualiseren middels het tekenen van een rivier.

Kee Hean Lim onderzoekt in zijn promotieonderzoek aan de opleiding Ergotherapie van Brunel University in Londen de bruikbaarheid van het Kawa-model in de GGZ (Lim 2016). Hij heeft hiervoor een mal (soort puzzel) gemaakt van een doorsnede van een rivier en losse structuurelementen. Cliënten worden gevraagd om met deze mal en structuurelementen een momentopname uit hun leven weer te geven (zie fig. 20.5 en 20.6).

Studenten van de Georgia Regents University hebben een app ontwikkeld waarmee een rivier met alle elementen gecreëerd kan worden. ▶ https://itunes.apple.com.

Het Kawa-model kan dus gebruikt worden op diverse en creatieve manieren en daarnaast op verschillende fasen binnen het ergotherapeutische proces. De ontwikkelaars geven in hun boek suggesties voor verschillende stappen, maar geven hierbij ook nadrukkelijk aan dat, passend bij de filosofie van het Kawa-model, ergotherapeuten en cliënten samen op zoek gaan naar een manier om het model te gebruiken, zodat het bij hun vragen aansluit. We lichten een voorbeeld van een stappenplan dat gevolgd kan worden hieronder toe:

- *Wie is de cliënt?* In deze stap gaan de ergotherapeut en de cliënt onderzoeken of en hoe ze het Kawa-model gebruiken kunnen, om het verhaal van de cliënt duidelijk te krijgen.
- *De context in kaart brengen*. In deze stap wordt een dwarsdoorsnede van de rivier geschetst, waarbij alle structuurelementen worden benoemd en gevisualiseerd.

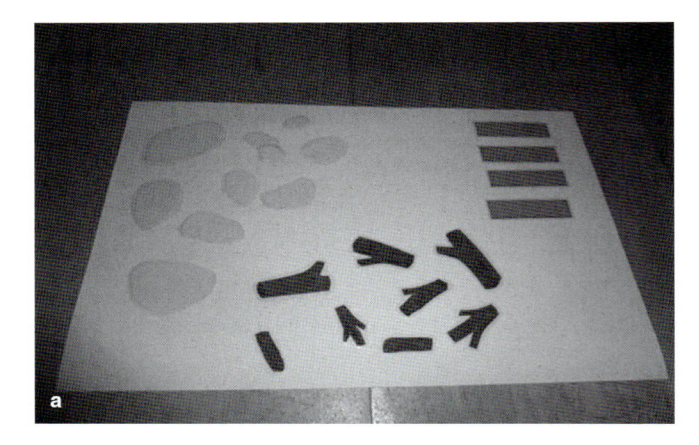

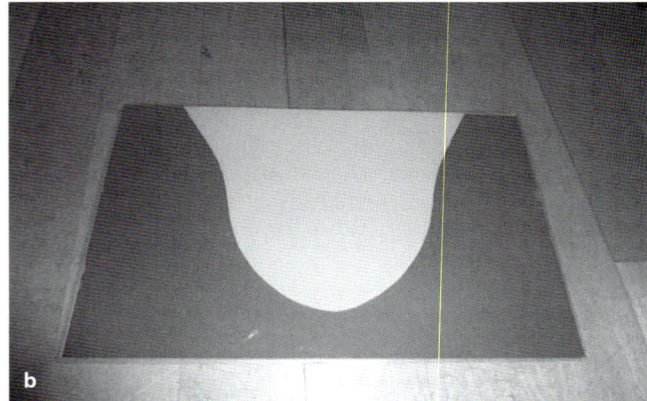

Figuur 20.5 Voorbeeld van de structuurelementen en de mal: **a** structuurelementen; **b** mal. Bron: Kee Hean Lim (2016)

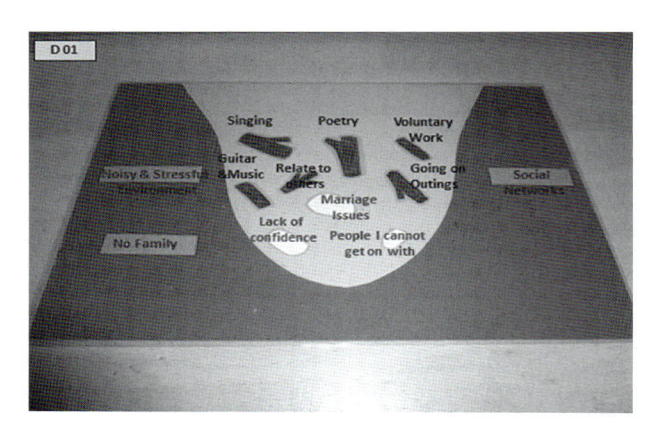

Figuur 20.6 Voorbeeld van een mal waarin een cliënt de structuurelementen gepositioneerd heeft. Bron: Kee Hean Lim (2016)

- *Prioriteren van mogelijkheden ter interventie.* De ruimtes waar het water stroomt worden in kaart gebracht en nader onderzocht. Waar is ruimte en waar kan men gelegenheid creëren het water te laten stromen? Wat is de prioriteit van de cliënt om op in te haken, wat betreft de belemmerende elementen in zijn rivier?
- *Vaststellen van de focus binnen de ergotherapie.* Als gevolg van de vorige stap wordt gezamenlijk vastgesteld waar de ergotherapie zich op zal richten. Deze focus wordt geformuleerd in woorden van de cliënt, is betekenisvol en vraagt om directe betrokkenheid in het ergotherapeutische proces.
- *Interventie.* In deze stap wordt de interventie gepland en geïmplementeerd.
- *Evaluatie.* De interventie wordt geëvalueerd door het opnieuw schetsen van de rivier van de cliënt. De rotsen, het drijfhout en de zijwanden en bodem van de rivier kunnen veranderen van grootte en contour, maar hoeven niet allemaal te verdwijnen om alsnog een betere levensstroom te verkrijgen.

20.5 Visie op de mens, dagelijks handelen, interventie en verandering

Het Kawa-model gebruikt een mensbeeld dat vertrekt vanuit een Aziatisch wereldbeeld (Iwama 2006). De belangrijkste culturele kenmerken die aan de oppervlakte komen, zijn onderlinge afhankelijkheid in plaats van onafhankelijkheid en gerichtheid op het heden in plaats van op de toekomst. Vaardigheden worden niet gezien in functie van persoonlijke ontwikkeling en ontplooiing maar in functie van de groep waartoe men behoort. De rivier is in die zin een sterke metafoor. Een rivier bestaat niet alleen uit water of alleen uit oevers. Beide aspecten zijn noodzakelijk om te kunnen spreken van een rivier.

Uit de beschrijving van de gebruikte structuurelementen kan geconcludeerd worden dat het begrip dagelijks handelen (*occupation*) gevisualiseerd wordt via het water. Indien op een consequente manier de metafoor van de rivier verder ingevuld wordt kan gesteld worden dat het dagelijks handelen van een rivier bestaat uit het stromen van water. In die zin staat een onbelemmerde stroming van het water symbool voor gezondheid en het ervaren van welzijn.

Interventies hebben altijd de bedoeling om ofwel het volume aan water of de kracht van de stroming te ondersteunen. Dit kan door in te grijpen op de verschillende structuurelementen van de rivier. Deze interventies hebben niet zozeer de bedoeling om de structuurelementen te wijzigen maar eerder werken zij in op de relatie(s) die bestaan tussen de verschillende structuurelementen. Waar verschillende elementen met elkaar in contact komen zijn er mogelijkheden tot interventies.

Deze manier om te kijken naar de mens, het dagelijks handelen en interventies, focust vooral op het gegeven dat de interventies van de ergotherapeut steeds vertrekken vanuit de bestaande mogelijkheden van de cliënt (ruimte voor het water om te stromen) en niet zozeer vanuit de bestaande beperkingen (rotsen en dergelijke).

Box 20.1

Theewaterskloof, Zuid-Afrika

In 2004 is een uniek project gestart in Theewaterskloof, een gemeente in de Westkaap in Zuid-Afrika. Studenten van verschillende opleidingen van de Hogeschool van Arnhem en Nijmegen werken in dit project samen, met als doel bij te dragen aan het ontwikkelingsplan van Theewaterkloof. In 2006, hebben twee studenten Ergotherapie geparticipeerd in dit project als onderdeel van hun afstudeeropdracht, om een bijdrage te leveren aan gezondheid en welzijn van de kinderen van deze gemeente.

Om zicht te krijgen op alle economische en sociaal-culturele factoren en welke invloed deze hadden op de ontwikkeling van deze kinderen en hun schoolprestaties in de gemeente Theewaterskloof, hebben de ergotherapiestudenten gebruik gemaakt van het Kawa-model ◘ fig. 20.7 (Steggink et al. 2007).

Armoede en alcohol veroorzaken ernstige problemen in de gemeenschap. Afhankelijk van de financiële status van de gezinnen variëren huizen van de wat modernere huizen van baksteen tot erg oude huizen gemaakt van klei. Veel gezinnen wonen in zogeheten *reconstruction and development program*-huizen, die bestaan uit één kamer en gebouwd zijn door de overheid. Veel mensen werken op boerderijen voor zeer magere salarissen en de werkdagen zijn erg lang. De weekenden zijn gekarakteriseerd door *binge drinking*; er wordt veel geld van het salaris gebruikt voor het nuttigen van grote hoeveelheden alcohol. Als gevolg van dit alcoholmisbruik door zowel mannen als vrouwen komt het foetaal alcoholsyndroom (FAS) vaak voor bij kinderen en dit veroorzaakt onder andere veel leerproblemen bij kinderen. Ook zijn kinderen niet beschermd tegen fysiek geweld en ontvangen ze vaak niet de ondersteuning en begeleiding die ze nodig hebben in hun ontwikkeling.

De klassen op school zijn zeer groot en de leerkrachten hebben niet voldoende vaardigheden en kennis om adequaat onderwijs te geven aan deze kinderen. In zijn de elementen van het Kawa-model ingevuld naar aanleiding van deze casus.

Gedurende het project werd het de studenten steeds duidelijker dat de analyse van de problemen sterk gekleurd werd door de eigen achtergrond, ervaringen en opvattingen. Het Kawa-model werd gebruikt om de situatie in kaart te brengen zonder dat hier waarden aan werden verbonden.

Een analyse van de levensstroom van het kind aan de hand van het Kawa-model liet zien dat er drie belangrijke aspecten waren die van invloed waren op de ontwikkeling van het kind; beperkte kennis en vaardigheden bij leerkrachten over de leerproblemen als gevolg van FAS, beperkte middelen, en beperkte ondersteuning en stimulatie van de sociale omgeving in de ontwikkeling van het kind.

Gebaseerd op deze analyse werd besloten om een cursus voor leerkrachten te ontwikkelen en om een *community day* (gemeenschapsdag) te organiseren. Het doel van deze interventies was om bij te dragen aan een betere levensstroom door te focussen op het verwijden van de zijwanden en bodem van de rivier en daarbij gebruik te maken van de ruimten tussen de verschillende obstakels in de rivier.

Met de cursus werd geprobeerd de kennis en vaardigheden van de leerkrachten te vergroten door hen in staat te stellen het gedrag van het kind te begrijpen en op basis hiervan aanpassingen te maken in de wijze van het geven van het onderwijs zodat deze beter aansloot bij de kinderen.

Om een eerste stap te zetten in het creëren van bewustzijn betreffende het belang van het stimuleren en ondersteunen van de kinderen in hun ontwikkeling werd een gemeenschapsdag georganiseerd. Verschillende activiteiten vonden plaats en dit bracht de mensen in de gemeenschap tezamen en stimuleerde hen om samen activiteiten te ondernemen. Een voorbeeld was een knutselactiviteit waar zowel de kinderen als de ouders aan de slag konden gaan en waarbij getoond werd hoe eenvoudig speelgoed en spelletjes gemaakt konden worden.

Op basis van het Kawa-model werd een duidelijk beeld geschetst van de situatie waarin de kinderen leefden en deze visualisatie liet zien hoe alle aspecten invloed hadden op elkaar, waarop een keuze voor interventies kon worden gemaakt. Op die manier werd een bijdrage geleverd aan het verbeteren van de levensstroom van het kind.

Mark

Mark is 27 jaar en heeft na zijn havo een sociaal jaar gedaan in een verpleeghuis. Na het afronden van het sociaal jaar, was hij niet in staat een studie te kiezen. Zijn angst was groot het verkeerde te kiezen, met als resultaat dat hij tot nu toe nog altijd geen keuze gemaakt heeft.

Mark woont thuis, zijn oudere zus kon het niet langer meer aanzien en heeft hulp voor Mark geregeld. Al snel werd duidelijk dat Mark al jaren niet verzekerd was bij ziekte, en buiten het gezin geen enkel contact had. Er werd voor Mark een begeleider geregeld en een woning gezocht, waar hij zelfstandig zou kunnen gaan wonen.

Mark komt nu sinds een jaar twee- tot driemaal per week in de ergotherapiepraktijk. De ergotherapeut bezoekt samen met Mark enkele keren de nieuwe woning om gezamenlijk een beeld te vormen van wat voor Mark van belang is om zich hier zelfstandig te vestigen. Tijdens het eerste gesprek met de ergotherapeut, komt Mark in gezelschap van zijn begeleider, hij stelt zich heel schuchter op en durft nauwelijks oogcontact te maken. De ergotherapeut heeft bij Mark gebruik gemaakt van het KAWA-model en hem gevraagd een tekening te maken van zijn levensstroom (zie eerste figuur).

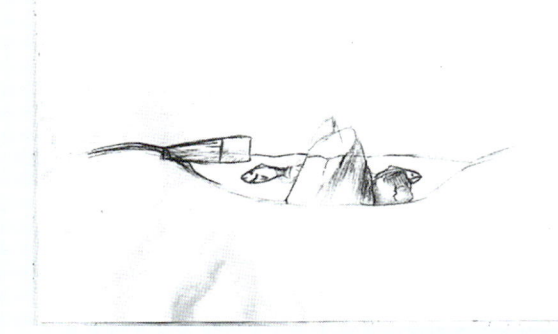

Levensloop van Mark, eerste schets

Tekening van Mark, gewenste situatie

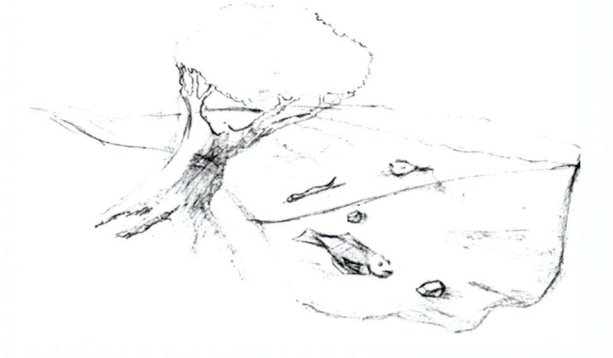

Naar aanleiding van het gesprek over deze de eerste schets zijn gezamenlijk doelen opgesteld. Mark wil graag zelfstandiger zijn, werk zoeken en zaken die hij begint ook afmaken. In het contact met anderen wenst hij te leren een spontaan gesprek te starten, zonder dat hij zich voortdurend afvraagt of hetgeen wat hij gezegd heeft wel het juiste is. Naar aanleiding van het formuleren van zijn doelen, tekent Mark zijn gewenste dwarsdoorsnede van de rivier (zie tweede figuur). In de loop der tijd, toont Mark zich meer open, start een gesprek en zet het geleerde om in de praktijk. Hij gaat bijvoorbeeld iedere dag wandelen, komt zelfstandig naar de praktijk, neemt zijn afspraken serieus en begint eigen ideeën te vormen en raakt geïnteresseerd in zijn omgeving.

De ergotherapeut heeft Mark geadviseerd lessen tai chi te volgen. Dit advies heeft hij opgevolgd, hij was positief over de eerste les. Momenteel oefent Mark met een aantal dagelijkse activiteiten die noodzakelijk zijn als hij naar zijn woning gaat verhuizen. De ergotherapeut oefent bijvoorbeeld het bereiden van ontbijt, lunch en avondeten met hem, idem boodschappen doen, huis poetsen enzovoort. Door deze activiteiten leert hij ook kleine beslissingen te nemen, wat hem nog steeds moeilijk valt. Hier wil hij dan ook graag verder aan werken.

Naast het inrichten van de woning wordt tijd besteed aan het inventariseren van Marks wensen voor zijn vrijetijdsbesteding. Inmiddels heeft Mark meerdere malen in zijn woning overnacht, hij is blij met deze stappen en toont in toenemende mate een sterkere persoonlijkheid. Hij heeft 'zijn gewenste rivier' op doek geschilderd en samen met de ergotherapeut het schilderij in zijn woning opgehangen (zie figuur).

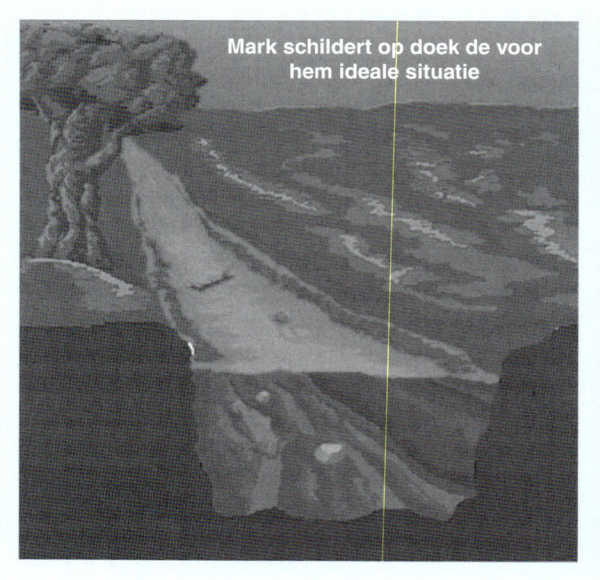

Mark schildert op doek de voor hem ideale situatie

20.6 · Discussie

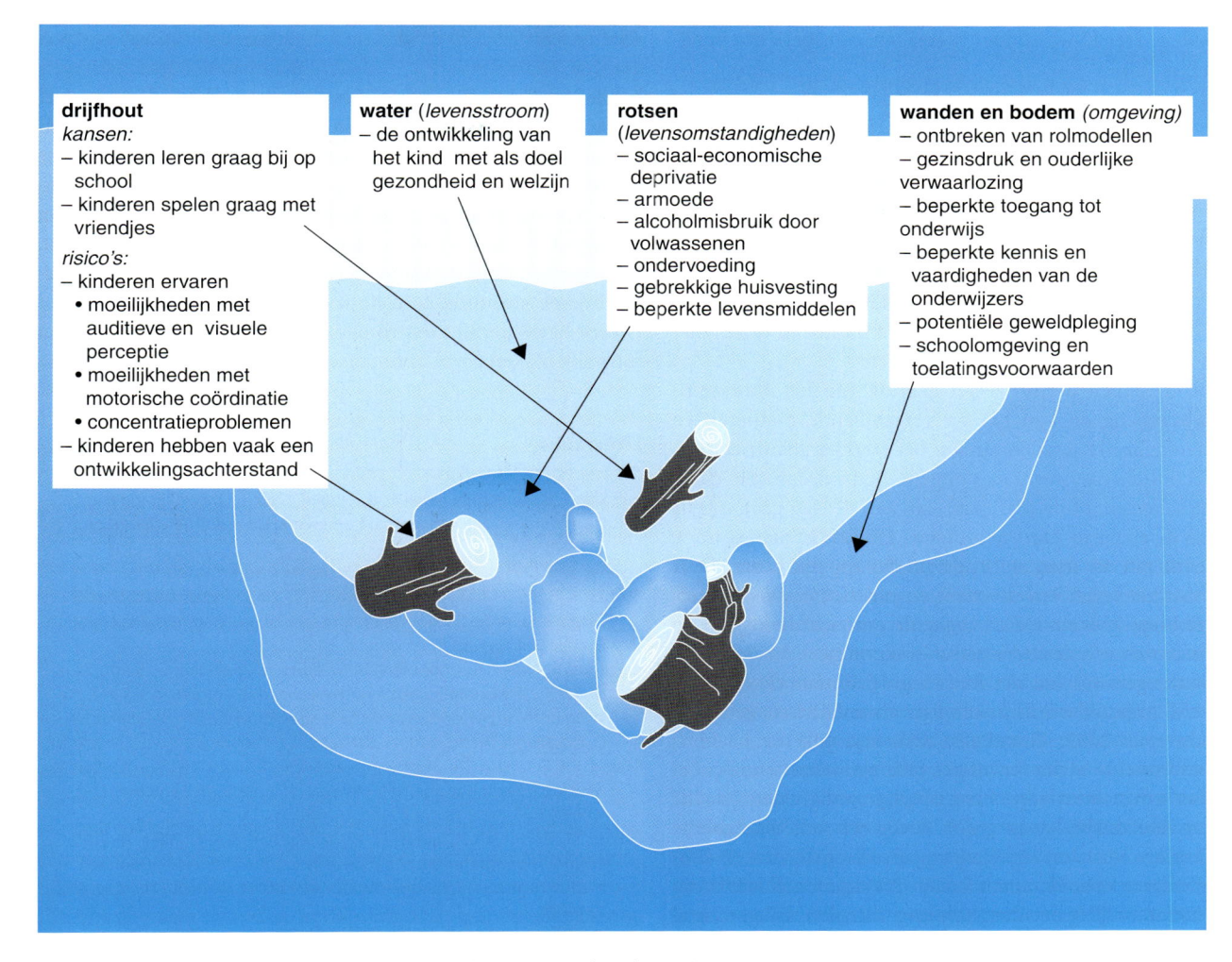

drijfhout
kansen:
– kinderen leren graag bij op school
– kinderen spelen graag met vriendjes

risico's:
– kinderen ervaren
  • moeilijkheden met auditieve en visuele perceptie
  • moeilijkheden met motorische coördinatie
  • concentratieproblemen
– kinderen hebben vaak een ontwikkelingsachterstand

water (*levensstroom*)
– de ontwikkeling van het kind met als doel gezondheid en welzijn

rotsen
(*levensomstandigheden*)
– sociaal-economische deprivatie
– armoede
– alcoholmisbruik door volwassenen
– ondervoeding
– gebrekkige huisvesting
– beperkte levensmiddelen

wanden en bodem (*omgeving*)
– ontbreken van rolmodellen
– gezinsdruk en ouderlijke verwaarlozing
– beperkte toegang tot onderwijs
– beperkte kennis en vaardigheden van de onderwijzers
– potentiële geweldpleging
– schoolomgeving en toelatingsvoorwaarden

◘ Figuur 20.7   Kawa-analyse van de Theewaterskloof. Bron: Steggink et al. (2007)

20.6 Discussie

Duncan (2012) geeft aan dat conceptuele modellen tot doel behoren te hebben om ergotherapie mogelijk te maken, om de richting te geven aan de interventies en om cliëntgerichtheid en occupation-based handelen te verzekeren. Onder anderen Lim (2008) en Carmody en collega's (2007) laten zien dat het Kawa-model deze mogelijkheid kan bieden. Het Kawa-model biedt mogelijkheden om het ergotherapeutische proces vorm te geven en de ergotherapeutische praktijk te faciliteren. Cliënten geven op een gevarieerde manier uiting aan het schetsen van hun rivier en hiermee kan de ergotherapeut inspelen op de specifieke behoefte van de cliënt. Het Kawa-model is een model met een open design en is hierdoor gemakkelijk toepasbaar in uiteenlopende ergotherapeutische situaties. Door de eenvoud van de metafoor en het open design van het model wordt iedereen uitgenodigd om het model te wijzigen en aan te passen aan de lokaal bepaalde wensen en behoeften van diegenen die ermee werken.

Vaak liggen (culturele) waarden en concepten ten grondslag aan modellen die het ergotherapeutisch proces en de interpretaties van de therapeut (bepalend) kunnen beïnvloeden. Het Kawa-model biedt met zijn structuur als visualisering van een rivier (levensstroom) een alternatief model om het dagelijks handelen (*occupation*) van de cliënt te begrijpen. Het schetsen van een rivier, zoals de cliënt zijn leven ervaart, maakt inzichtelijk dat de opgetelde feiten en gebeurtenissen in iemands leven niet overeenkomen met het levensverhaal zoals de cliënt dat schetst in zijn rivier en dus ervaart (Cheng 2010). Vaak worden aannames en interpretaties gedaan gebaseerd op de (medische) gegevens van de cliënt, die bekend zijn voordat een kennismaking tussen cliënt en ergotherapeut plaatsvindt. Het stellen van vragen, actief luisteren en professioneel redeneren zijn niet altijd voldoende om ervoor te zorgen dat volledig vanuit het perspectief van de cliënt wordt gekeken. Het Kawa-model daagt de ergotherapeut uit om het leven van de cliënt uit zijn perspectief te bekijken (Cheng 2010).

Binnen het Kawa-model is er volop ruimte de sterke kanten van de cliënt te benadrukken, in plaats van alleen maar te focussen op de belemmeringen. De cliënt wordt uitgedaagd om stil te staan bij hoe hij zijn leven op een bepaald moment ervaart of hoe hij zijn leven graag zou willen ervaren. Daarnaast biedt het Kawa-model de mogelijkheid aan de cliënt én de ergotherapeut om zich bewust te worden hoe bepaalde factoren in iemands levensstroom elkaar kunnen beïnvloeden. Het Kawa-model is een persoonsgerichte benadering (Lim 2016).

Echter, wanneer het Kawa-model de ergotherapeut aanmoedigt om de culturele relevantie van zijn handelen kritisch te onderzoeken (Iwama 2006) wil dat zeggen dat diezelfde ergotherapeut niet mag vergeten dat het Kawa-model zich ook situeert binnen een welbepaalde culturele context. In dit licht wijzen Kelly en McFarlane (2007) erop dat het Kawa-model behoort tot de narratieve modellen. Dit kan ook de reden zijn voor het succes in het westen van het Kawa-model aangezien volgens hen het narratieve behoort tot de intuïtieve vaardigheden van zowel de ergotherapeut als de cliënt.

Door zijn open design is het gebruik van het Kawa-model laagdrempelig en kan het op verschillende manieren en momenten gebruikt worden binnen het ergotherapeutisch proces. De cliënt/cliëntsysteem kan uitgenodigd worden, zijn eigen 'rivier' te schetsen, of de therapeut kan aan de slag gaan om de rivier van de cliënt in kaart te brengen. Dit kan gedaan worden op verschillende momenten, in de intake om een overzicht te krijgen van het leven van de cliënt en om ruimtes voor interventies te onderzoeken. Of als evaluatie om zicht te krijgen op de levensstroom van de cliënt na een interventie.

Voor het gebruik van het Kawa-model binnen de ergotherapeutische praktijk wordt flexibiliteit en creativiteit gevraagd (Carmody et al. 2007; Lim 2009). Om een volledig beeld te krijgen van hoe de 'rivier' er uitziet voor een betreffende cliënt worden er enige interview- en gespreksvaardigheden van de therapeut vereist. Het is van groot belang een volledig beeld te krijgen om een juiste en adequate keuze te kunnen maken voor de interventies. Voor de cliënt vraagt dit de mogelijkheid om zich de metafoor in te beelden. Sommige cliënten zullen moeite hebben om hun situatie te abstraheren in een mogelijke metafoor van de rivier. De interpretatie van de structuurelementen van het Kawa-model kan voor cliënten zeer variëren. De inhoudelijke invulling is hierdoor verschillend, wat het moeilijk maakt om deze met elkaar te vergelijken en om de verkregen gegevens te standaardiseren.

Een standaardrichtlijn voor het gebruik van het Kawa-model ontbreekt en er zijn (nog) geen instrumenten aan gekoppeld. Hierdoor kan het Kawa-model dus zeer gevarieerd gebruikt worden. Dit zou het gebruik van het Kawa-model binnen onderzoek en *evidence-based practice* kunnen bemoeilijken omdat het lastig is om gegevens meetbaar te maken. Het Kawa-model kan helpen om de basisconcepten van ergotherapie een zo breed mogelijke culturele identiteit te geven zodat ook wetenschappelijk onderzoek een zo breed mogelijke culturele relevantie krijgt (Kelly en McFarlane 2007). Het is volgens Kelly en McFarlane belangrijk om vanuit de eigen cultureel bepaalde ergotherapeutische methodologie te zoeken naar meer universele kenmerken om op die manier wetenschappelijk onderzoek toe te voegen aan de narratieve sterkte van de ergotherapie. De kracht van het Kawa-model is de expliciete uitnodiging van tot creativiteit en cliëntgerichte culturele relevantie.

20.7 Samenvatting

In dit hoofdstuk wordt het Kawa-model nader toegelicht. Het Kawa-model is ontwikkeld vanuit de praktijk, beoogt cultureel relevant te zijn en de levensstroom van cliënten in kaart te brengen zonder dat hieraan bepaalde waarden worden gekoppeld. De metafoor van de rivier staat centraal waarbij het water dat stroomt in die rivier de levensstroom weerspiegelt. De rivierbedding, de aanwezige rotsen en het drijfhout bepalen hoe de stroming is in de rivier, oftewel hoeveel ruimte er is voor het water om te stromen. De rol van ergotherapie is het mogelijk maken en/of optimaliseren van die levensstroom.

Literatuur

Balcazar, F. E., Suarex-Balcazar, Y., & Taylor, T. (2009). Cultural competence: Development of a conceptual framework. *Disability Rehabilitation, 31*, 1153–1160.

Bonder, B. R. (2013). *Culture in clinical care*. New York: Slack.

Brooke, K. E., Desmarais, C. D., & Forwell, S. J. (2007). Types and categories of personal projects: A revelatory means of understanding occupation. *Occupation Therapy International, 14*(4), 281–296.

Carmody, S., Nolan, R., Chonchuir, N. N., Curry, M., Halligan, C., & Robinson, K. (2007). The guiding nature of the kawa (river) model in Ireland, creating both opportunities and challenges for occupational therapists. *Occupational Therapy, 14*(4), 221–236.

Cheng, I. K. S. (2010). Transforming practice: reflections on the use of art to develop knowledge and reflective practice. *Reflective practice, 11*(4), 489–498.

Dillard, M., Andonian, L., Flores, O., Lai, L. Mac Rae, & A, & Shakir, M. (1992). Culturally competent occupational therapy in a diverse populated mental health setting. *American Journal of Occupational Therapy, 46*(8), 721–726.

Duncan, E. A. S. (2012). *Foundations for practice in occupational therapy* (5th ed.). London: Churchill Livingstone.

Hasselkus, B. R. (2011). *The meaning of everyday occupation* (2nd ed.). Thorofare, NJ: Slack.

Iwama, M. (2005). The kawa (river) model: Nature, life flow & the power of culturally relevant occupational therapy. In F. Kronenberg, S. S. Algado, & N. Pollard (Eds.), *Occupational therapy without borders*. Edinburgh: Churchill Livingstone.

Iwama, M. K. (2006). *The kawa model: Culturally relevant occupational therapy*. Edinburgh: Churchill Livingstone.

Kelly, G., & McFarlane, H. (2007). Culture or cult? The mytho–logical nature of occupational therapy. *Occupational therapy international, 14*(4), 188–202.

Kielhofner, G. (2009). *Conceptual foundations of occupational therapy* (4th ed.). Philadelphia (PA): FA Davis.

Kinébanian, A., & Stomph, M. (2009). *Diversity matters: Guiding principles on diversity and culture*. Amsterdam: World Federation of Occupational Therapists.

Lim, H., & Iwama, M. K. (2006). Emerging models, an Asian perspective: The kawa (river) model. In Duncan, E.A.S. (Ed) *Foundations for practice in occupational therapy* (4th ed.). London: Elsevier.

Lim, K. H. (2008). Working in a transcultural context. In J. Creek & L. Lougher (Eds.), *Occupational therapy and mental health* (4th ed.), 251–276.

Lim, K. H. (2009). Ebb and flow: reflections on the kawa model in practice and education. *Mental Health, 14*(2), 55–57.

Lim, K. H. (2016). *Researching the utility of the kawa model in mental health*. Ongepubliceerd onderdeel van proefschrift.

Martins, V., & Reid, D. (2007). New immigrant women in urban Canada: Insights into occupation and sociocultural context. *Occupational Therapy International, 14*(4), 203–220.

Munoz, J. P. (2007). Culturally responsive caring in occupational therapy. *Occupational Therapy International, 14*(4), 256–280.
Neilson, D. L., & McConnell, D. (2011). *HMP Canterbury Occupational Therapy Report 2011* (pag. 13–15). Canterbury: Canterbury Christ Church University.
Quiroga, V. A. M. (1995). *Occupational therapy history: the first 30 years, 1900 to 1930*. Bethesda, MD: AOTA Press.
Steggink, L., Vries, L. de, Hess-april, L., & Satink, T. (2007). *Hyperactive children, let them learn and enjoy! Development understanding and support from an occupational therapy perspective in the rural context of Theewaterskloof municipality*. Afstudeerscriptie. Nijmegen: Hogeschool van Arnhem en Nijmegen.
Strauss, A., & Corbin, J. (1997). *Grounded theory in practice*. London: Sage.

Links
- http://www.kawamodel.com.
- https://m.facebook.com/KawaModel/.

Occupational Therapy Practice Framework (OTPF)

Inka Logister-Proost

21.1 Inleiding – 386

21.2 Achtergrond, oorsprong en ontwikkeling van het raamwerk – 386

21.3 Theoretische onderbouwing – 386

21.4 Structuur van het OTPF – 387

21.5 Domein – 387
21.5.1 Activiteiten – 387
21.5.2 Cliëntfactoren – 388
21.5.3 Vaardigheden – 389
21.5.4 Handelingspatronen – 392
21.5.5 Context en omgeving – 392

21.6 Proces – 393
21.6.1 Evaluatieproces – 394
21.6.2 Interventieproces – 395
21.6.3 Het proces van doelgerichte resultaten – 396

21.7 Visie van het OTPF op de mens en het dagelijks handelen – 397
21.7.1 Visie op de mens – 397
21.7.2 Visie op het dagelijks handelen – 397

21.8 Discussie – 397
21.8.1 Cultuur- en taalverschil – 398
21.8.2 Inhoudelijk – 398

21.9 Samenvatting – 399

Literatuur – 400

Occupational Therapy Practice Framework (OTPF)

> De mens heeft een raamwerk nodig om zich te oriënteren, zodat hij een samenhangend beeld van de wereld kan organiseren als een voorwaarde voor samenhangende daden. (Erich Fromm 1900–1980)

Kernbegrippen

- Occupational Therapy Practice Framework (OTPF).
- Domein.
- Activiteiten (*occupations*).
- Cliëntfactoren (*client factors*).
- Vaardigheden (*performance skills*).
- Handelingspatronen (*performance patterns*).
- Context en omgeving (*context and environment*).
- Handelingsprofiel (*occupational profile*).
- Activiteitenvereisten (*activity demands*).
- Proces.
- Evaluatieproces.
- Interventieproces.
- Proces van doelgerichte resultaten.

Daoud

Daoud is heel alert. Wat is dat joch nieuwsgierig! Hij wil alles zien, kijk eens hoe hij elk houten diertje probeert vast te pakken … en hij probeert het toch! Hij probeert het nog eens en nog eens. Als ik hem iets uitleg, luistert hij aandachtig … Het lijkt wel alsof hij meteen begrijpt wat de bedoeling is. En wat geniet dat kind ervan, zeg … Dit is een slim kind, erg gretig ook en wat een doorzettingsvermogen! (geïnspireerd door de casus van Mosi in Loon en Satink 2006).

Ergotherapiestudent Myrthe krijgt van haar stagebegeleidster de vraag of ze haar observaties van Daoud gestructureerd wil documenteren. Na een tip uit haar intervisiegroep besluit ze het OTPF te downloaden en tot haar grote geruststelling vindt ze uitgebreide tabellen met opsommingen… zo krijgt ze genoeg ideeën waar ze allemaal aan kan denken bij het documenteren en analyseren. Dat wordt een mooi handelingsprofiel van Daoud.

21.1 Inleiding

Het Occupational Therapy Practice Framework (OTPF) is een raamwerk: een samenvatting van definities van begrippen in de ergotherapie en het ergotherapieproces en hoe dit alles in verband staat met elkaar. Het raamwerk is ontwikkeld om te verduidelijken wat de bijdrage van ergotherapie is aan gezondheid, welzijn en participatie van individuele personen en groepen en populaties, door hen te betrekken in het dagelijks handelen.

Het OTPF maakt het ergotherapieparadigma concreet (Cole en Tufano 2008; zie ▶H. 17). Het OTPF is geen ergotherapeutische taxonomie, theorie of model. Het raamwerk biedt wel een overzicht van begrippen en concrete voorbeelden. Door de ordening in tabellen brengt het structuur in de veelheid van ergotherapeutische begrippen. Het OTPF wordt gebruikt in combinatie met kennis en *evidence* die relevant is op het gebied van het dagelijks handelen en ergotherapie.

21.2 Achtergrond, oorsprong en ontwikkeling van het raamwerk

In 1979 bracht de American Occupational Therapy Association (AOTA) een document uit met een consistente terminologie voor gebruik in officiële documenten, in de praktijk en in het beroepsonderwijs (AOTA 1979). Daarna verschenen nog een tweede en derde editie (AOTA 1989, 1994). De tekst verschoof geleidelijk van een uniform rapportagesysteem (vereist vanuit de Amerikaanse overheid) naar een beschrijving van het domein van ergotherapie.

In 1999 verscheen *The guide to occupational therapy practice* (Moyers 1999). Dit document en de feedback op de hierboven genoemde derde editie uit 1994 resulteerden in een doorontwikkeling: het Occupational Therapy Practice Framework (AOTA 2002a, b). Het huidige OTPF is een derde, herziene versie uit 2015 (AOTA 2015).

21.3 Theoretische onderbouwing

Het OTPF is een weergave van de laatste ontwikkelingen binnen de ergotherapie en bouwt voort op een reeks waarden die het beroep ergotherapie heeft, sinds de oprichting in 1917 in Amerika. Het OTPF onderstreept het belang van een goede therapeutische relatie met elke cliënt en een interventieplan dat gebaseerd is op kennis over de omgeving, waarden, doelstellingen en verlangens van het individu (Meyer 1922/1977). Het pleit voor systematische observatie en voor interventies die wetenschappelijk onderzocht en op de praktijk gebaseerd zijn (Dunton 1934).

Het OTPF sluit aan op de hedendaagse visie binnen de ergotherapie: cliëntgecentreerd, op dagelijks handelen gebaseerd, vindt plaats in de context en is evidence-based. Volgens het OTPF legt ergotherapie de nadruk op de mens als handelend wezen en onderstreept het belang dat mensen een identiteit hebben door hun dagelijks handelen in een gezond, productief en tevreden leven (Unruh 2004). Betrokkenheid in het dagelijks handelen gebeurt individueel of met anderen. Volgens het OTPF zien ergotherapeuten een cliënt als zelfstandig als deze:

- het dagelijks handelen zelf uitvoert;
- de ondersteuning organiseert die nodig is om te participeren, ongeacht hoeveel of welk soort hulp gewenst of nodig is;

- de activiteiten uitvoert in een aangepaste omgeving;
- gebruik maakt van verschillende hulpmiddelen of alternatieve strategieën;
- toezicht houdt op de voltooiing van de activiteit door anderen (AOTA 2002a).

Dit sluit aan bij de Nederlandse en Vlaamse samenleving waarbij de focus ligt op onafhankelijkheid en zelfstandigheid. Tevens is een netwerk van groot belang, waarin mensen elkaar helpen of om hulp vragen. Zelfstandigheid is belangrijk: zelf kunnen beslissen en kunnen doen wat mensen graag willen doen, geeft waarde aan hun leven (Kaljouw en Vliet 2015).

Het OTPF sluit aan bij de visie van de Nederlandse en Vlaamse ergotherapeuten op het kerndomein van de ergotherapie: gericht op de participatie in sociale rollen en het dagelijks handelen van de cliënt. Een *occupation-based* interventieplan:
- is gestoeld op kennis over de relatie tussen de persoon, zijn of haar betrokkenheid in betekenisvol handelen en de context;
- bewerkstelligt verandering of groei in cliëntfactoren (lichaamsfuncties, lichaam structuren, waarden, overtuigingen en zingeving) en vaardigheden (motorische vaardigheden, procesvaardigheden en sociale interactie vaardigheden) die nodig zijn voor een succesvolle participatie;
- leidt indien nodig, tot het aanpassen van de omgeving en veranderingen in de context (AOTA 2015).

Het OTPF sluit aan bij het doel van de Amerikaanse ergotherapievereniging AOTA: ergotherapeuten pleiten voor het welzijn van alle personen, groepen en populaties en zetten zich in voor inclusie en non-discriminatie (AOTA 2015). Hierin verschilt het OTPF van de Nederlandse en Vlaamse visie op de cliënt: personen, organisaties en populaties. Zie ▶ par. 21.7 en 21.8.

Het OTPF sluit aan op de visie op gezondheid van de World Health Organization (WHO). De WHO erkent dat gezondheid wordt beïnvloed door het onvermogen om activiteiten te verrichten en te participeren. Dit wordt veroorzaakt door barrières in de omgeving, evenals door beperkingen die te maken hebben met lichaamsstructuren en het functioneren van het lichaam (WHO 2001). Zie ▶ par. 21.8.

Het domein van het OTPF sluit gedeeltelijk aan bij de ICF (zie ▶ H. 7). De ICF bestaat uit twee delen:
- deel 1 classificeert en definieert lichaamsfuncties en -structuren en menselijke activiteiten en participatie;
- deel 2 classificeert en definieert contexten van menselijk functioneren – omgeving (externe invloeden) en persoonlijk (interne invloeden) (WHO 2001).

Het OTPF voegt daar nog aan toe: handelingspatronen en vaardigheden. Het OTPF zoekt aansluiting bij de ICF, omdat de ICF feitelijk ook een raamwerk is en bijdraagt aan een uniforme taal van professionals binnen de gezondheidszorg.

21.4 Structuur van het OTPF

Het OTPF is verdeeld in twee secties:
- het domein, waarbinnen de ergotherapeut kennis en expertise heeft (zie ◘ fig. 21.1);
- het proces dat het methodisch handelen van ergotherapeuten beschrijft, cliëntgecentreerd en gericht op het betrokken zijn in het dagelijks handelen (zie ◘ fig. 21.2).

Hoewel het domein (▶ par. 21.5) en het proces (▶ par. 21.6), afzonderlijk worden beschreven, zijn zij in werkelijkheid onlosmakelijk verbonden (zie ◘ fig. 21.3). Tijdens de ergotherapie is er een wisselwerking tussen het domein en het proces. Het resultaat is gericht op de uitvoering van activiteiten (het betekenisvol handelen), rolcompetentie en participatie in het dagelijks leven.

Het OPTF bevat overzichtelijke tabellen met opsommingen. Deze tabellen kunnen een ondersteuning bieden aan het documenteren en analyseren van informatie van de cliënt. Tevens kan het gebruik van deze tabellen bijdragen aan observaties, een activiteitenanalyse en voorbereiding van een ergotherapiemoment met de cliënt. Er is ook een appendix, een *glossary*, referenties en een bibliografie.

21.5 Domein

Het OTPF beschrijft het domein van de ergotherapie als volgt:

> Door gebruik te maken van kernwaarden, kennis en vaardigheden helpen ergotherapeuten cliënten (mensen, groepen of populaties) bij hun betrokkenheid in het dagelijks handelen en dagelijkse activiteiten die zij willen doen of nodig hebben, op een manier die hun gezondheid en participatie steunt (AOTA 2015).

Het domein (zie ◘ fig. 21.1) bestaat uit vijf gelijkwaardige aspecten, er is geen hiërarchie. Tussen alle aspecten is een wisselwerking en ze beïnvloeden de cliënt in betrokkenheid in zijn dagelijks handelen, participatie en gezondheid (AOTA 2008), zie ◘ tab. 21.1.

21.5.1 Activiteiten

Het OTPF verstaat onder 'activiteiten' (*occupations*) de dagelijkse activiteiten waar mensen bij betrokken zijn. Het dagelijks handelen gebeurt in een context en wordt beïnvloed door een wisselwerking tussen cliëntfactoren, vaardigheden en handelingspatronen. Activiteiten vinden plaats door de tijd heen; ze hebben een doel, betekenis en zijn nuttig voor de cliënt. Activiteiten kunnen geobserveerd worden door anderen (bijv een maaltijd bereiden) of kan alleen door de cliënt zelf waargenomen worden (leren door een boek te lezen).

Het dagelijks handelen kan bestaan uit het uivoeren van meerdere activiteiten. Het dagelijks handelen wordt binnen het OTPF ingedeeld in categorieën: activiteiten van het dagelijks leven (ADL), instrumentele activiteiten van het dagelijks leven (IADL), rust en slaap, educatie/onderwijs, werk, spel, vrije tijd en sociale participatie (zie ◘ tab. 21.2 en ▶ par. 20.7.2).

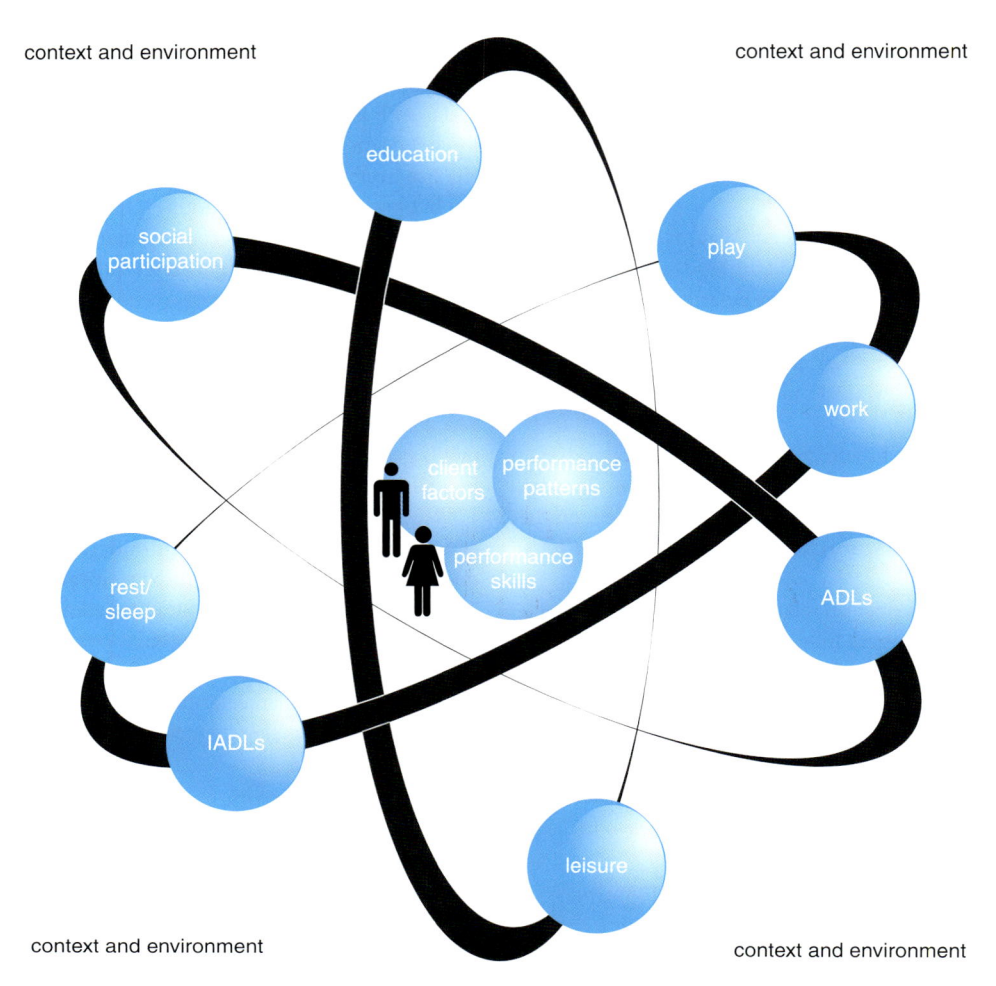

Figuur 21.1 Domein van de ergotherapie. Bron: AOTA (2015)

21.5.2 Cliëntfactoren

Cliëntfactoren (*client factors*) zijn specifieke capaciteiten, kenmerken of overtuigingen van de persoon die van invloed kunnen zijn op de uitvoering van de activiteiten. Het OTPF verstaat onder cliëntfactoren: waarden, overtuigingen en spiritualiteit, lichaamsfuncties en lichaamsstructuren. Deze cliëntfactoren worden beïnvloed door de aan- of afwezigheid van ziekte, aandoening, deprivatie, beperking en levenservaringen.

De aanwezigheid van specifieke lichaamsfuncties en lichaamsstructuren zijn niet een vereiste voor succes bij de uitvoer van dagelijkse activiteiten. Afwezigheid van specifieke lichaamsfuncties en lichaamsstructuren betekent niet automatisch dat de cliënt beperkingen in zijn dagelijks handelen ondervindt. Een aangepaste fysieke omgeving of steun/hulp uit de sociale omgeving zijn factoren die de cliënt kan benutten om invloed te hebben op de uitvoering (AOTA 2008).

Mevrouw Barends
Mevrouw Barends heeft 'groene vingers', ze is dol op planten en tuinieren. Sinds de onderbeenamputatie is transporteren van grote, zware spullen moeilijk voor haar. De partner van mevrouw Barends haalt de zware zak aarde uit het schuurtje en zet het bij zijn vrouw in haar werkplek, zodat zij zelf de plant zelfstandig kan verpotten.

Kees
Kees wil geen thuiszorg; hij vindt het niet nodig en hij wil privacy. Hij koopt zelf een douchestoel bij een bouwmarkt en vraagt aan zijn buurman of hij de douchestoel aan de muur kan bevestigen, zodat hij (weer) zelfstandig kan douchen.

Cliëntfactoren zijn niet wezenlijk verschillend als het gaat om een persoon, een groep of een populatie (zie tab. 21.3).

21.5 · Domein

context and environment

context and environment

- occupational profile
- analysis of occupational performance
- collaboration between practitioner and client
- selecting outcome measures
- applying outcomes
- intervention plan
- intervention implementation
- intervention review

context and environment

context and environment

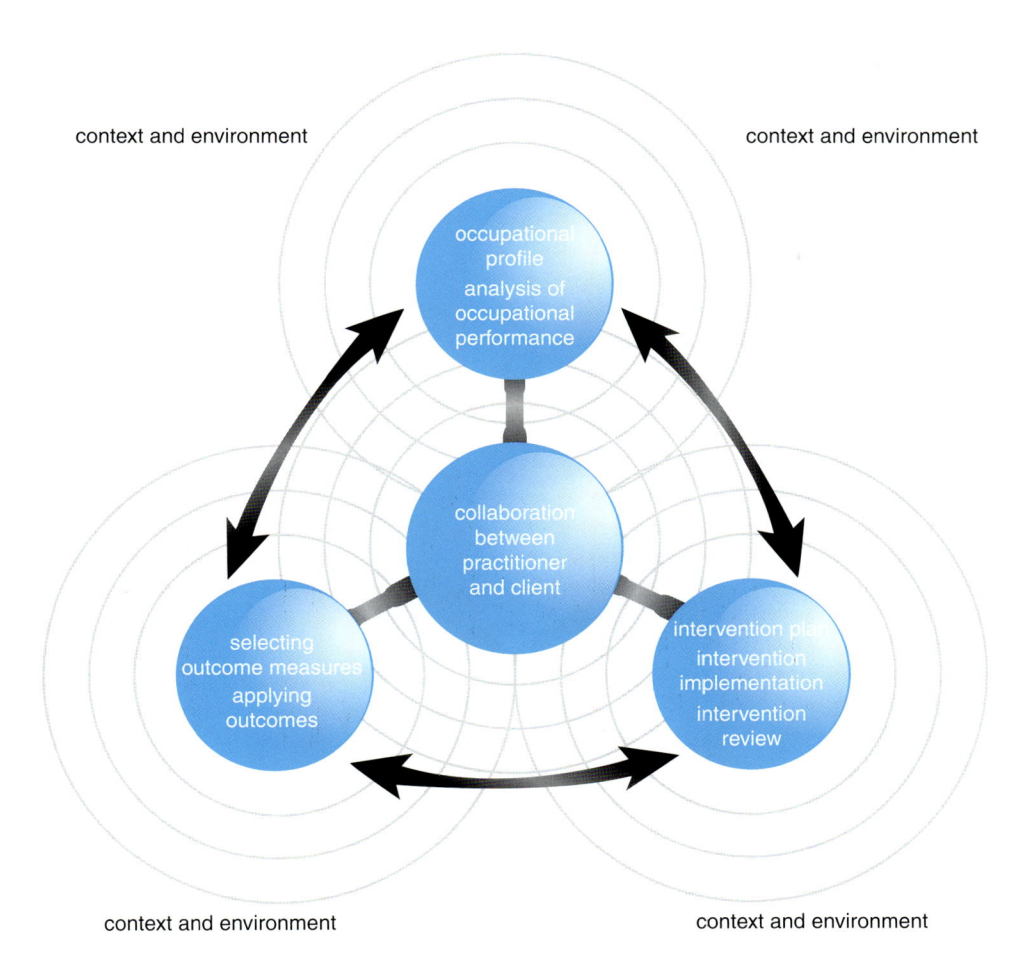

■ **Figuur 21.2** Ergotherapieproces. Bron: AOTA (2015)

21.5.3 Vaardigheden

Vaardigheden (*performance skills*) zijn gedefinieerd als doelgerichte acties die waarneembaar zijn als kleine eenheden tijdens het uitvoeren van en betrokken zijn bij dagelijkse activiteiten (AOTA 2015). Vaardigheden zijn geleerd en ontwikkelen zich in de loop van de tijd en vinden plaats in specifieke contexten en omgevingen. De vaardigheden zijn te verdelen in: motorische vaardigheden, procesvaardigheden en sociale interactievaardigheden (Fisher en Griswold 2014). Deze categorieën zijn met elkaar verbonden.

Ergotherapeuten observeren en analyseren vaardigheden om de samenhang te begrijpen tussen onderliggende factoren, die het betekenisvol handelen ondersteunen of belemmeren (AOTA 2015). Vaardigheden worden mogelijk gemaakt door lichaamsfuncties (binnen de context). Met andere woorden: de lichaamsfuncties en -structuren maken vaardigheden mogelijk en die weerspiegelen de capaciteiten van de persoon. Vaardigheden worden in combinatie met elkaar gebruikt, zodat een persoon in staat is een activiteit uit te voeren. Een verandering in één vaardigheid kan gevolgen hebben voor andere vaardigheden (zie ■ tab. 21.4).

Carolien schrijft

Terwijl Carolien een felicitatiekaart schrijft en verzendklaar maakt, observeert de ergotherapeut een vreemde volgorde van stappen (procesvaardigheid 'volgorde', met direct gevolgen voor de vaardigheid 'doelgericht zijn').
Door de activiteit voor te bespreken, zet Carolien de stappen in de activiteit in de juiste volgorde en dit schrijft ze op een briefje. Hierdoor voert ze de vaardigheid 'volgorde' adequaat uit en verdwijnt tevens de beperking in 'doelgericht zijn'; beide vaardigheden resulteren in een gewenst resultaat.
De geobserveerde vaardigheden worden ondersteund door onderliggende lichaamsfuncties (spieren en spierkracht om de pen vast te houden) en door de context (de relatie met de jarige, het bureau waaraan Carolien schrijft, de stoel waar Carolien op zit).

Hoofdstuk 21 · Occupational Therapy Practice Framework (OTPF)

context and environment

achieving health, well-being, and participation in life though engagement in occupation

- education
- social participation
- play
- work
- rest/sleep
- ADLs
- IADLs
- leisure
- client factors
- performance patterns
- performance skills

evaluation process — intervention process — targeting of outcomes

context and environment

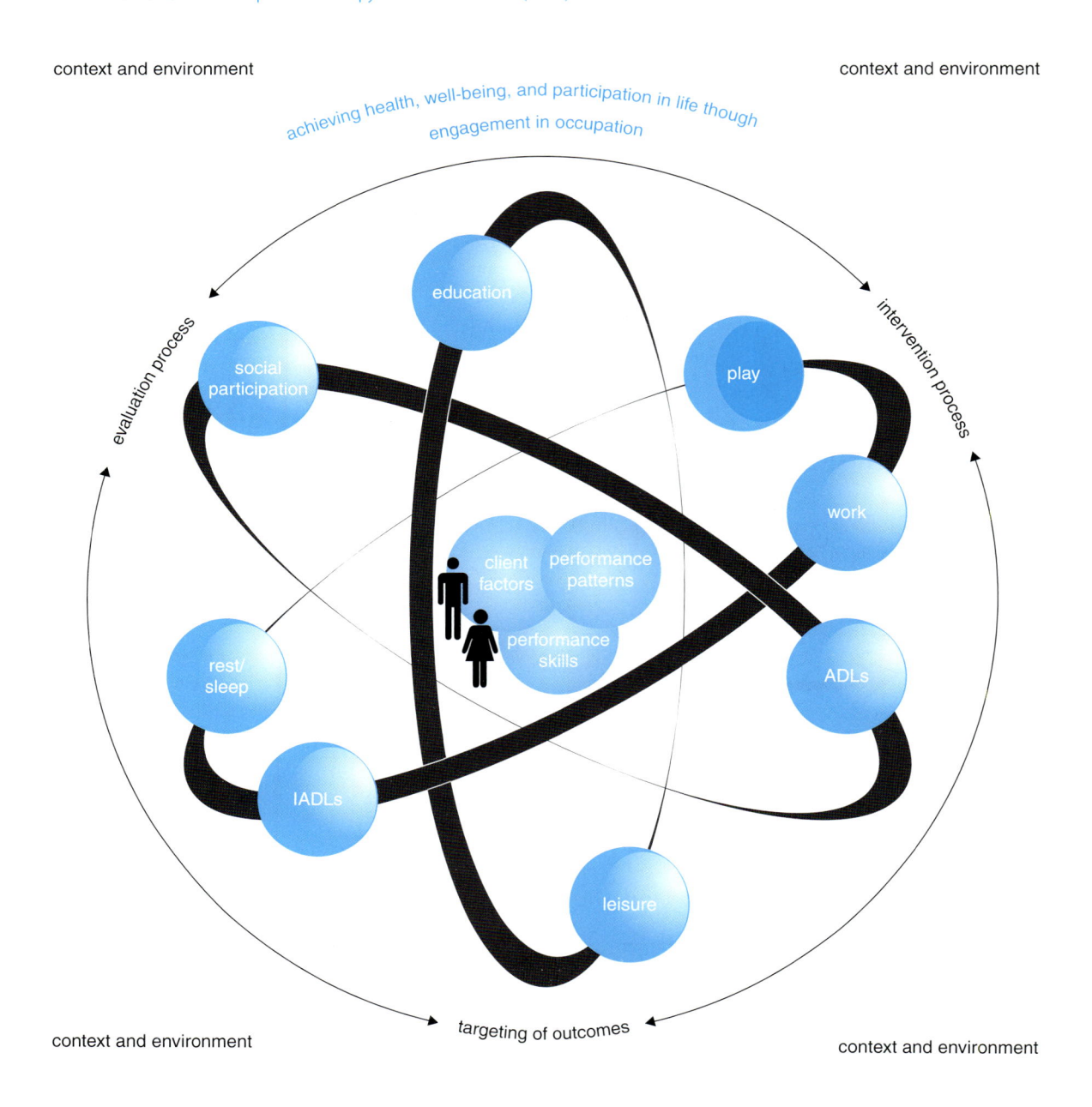

Figuur 21.3 Ergotherapie, domein en proces. Bron: AOTA (2015)

Tabel 21.1 Aspecten van het domein ergotherapie in het OTPF. Bron: AOTA (2015)

activiteiten (occupations)	cliëntfactoren (client factors)	vaardigheden (performance skills)	handelingspatronen (performance patterns)	context en omgeving (context and environment)
– ADL – IADL – rust en slaap – educatie – werk – spel – vrije tijd – sociale – participatie	– waarden, geloof en spiritualiteit – lichaamsfuncties – lichaamsstructuren	– motorisch – proces – sociale interactie	– gewoonten – routines – rituelen – rollen	– cultureel – persoonlijk – tijd – virtueel – fysiek – sociaal

Tabel 21.2 Activiteiten. Bron: AOTA (2015)

omschrijving	voorbeelden
activiteiten van het dagelijks leven zijn gericht op het verzorgen van het eigen lichaam. Het zijn basisactiviteiten om in leven te blijven	baden/douchen, lichaamsverzorging, toilet en hygiëne, aankleden, eten en slikken, voortbewegen en transfers, seksualiteit
instrumentele activiteiten van het dagelijks leven (IADL) ondersteunen het leven in huis en in de wijk. Vaak zijn ze complexer dan ADL	zorgen voor anderen, zorgen voor huisdieren, kinderen opvoeden communicatie middelen gebruiken, mobiliteit, financiën, gezondheid, huishouden, maaltijden bereiden, religieuze activiteiten, zorgen voor eigen veiligheid, winkelen/boodschappen doen
rust en slaap zijn activiteiten die bijdragen aan herstel en aan gezonde en actieve deelname aan het dagelijks handelen	rust, voorbereidingen voor het slapen, slapen
educatie en onderwijs zijn activiteiten die leerzaam zijn en activiteiten in een leeromgeving	formele deelname aan school en opleiding, cursussen, informele behoefte aan scholing en groei, informele deelname aan persoonlijke educatie
werk is arbeid verrichten met of zonder financiële beloning	beroepsinteresse, solliciteren, werk uitvoeren, voorbereiden op pensioen, vrijwilligerswerk
spel zijn spontane of georganiseerde activiteiten die plezier en amusement bieden	spel exploreren en deelnemen aan spel
vrije tijd bestaat uit activiteiten die niet verplicht zijn en vanuit intrinsieke motivatie worden gedaan	vrije tijd exploreren, voorbereiden en doorbrengen
sociale participatie bestaat uit activiteiten die nodig zijn om betrokken te zijn in de gemeenschap, familie, vrienden en gelijken, zowel direct contact als via communicatiemiddelen	maatschappij, familie, vrienden, gelijken (leeftijdgenoten)

Tabel 21.3 Cliëntfactoren in een persoon, groep en populatie. Bron: AOTA (2015)

clientfactoren	beschrijving
waarden (*values*), overtuigingen (*beliefs*) en spiritualiteit (*spirituality*): de perceptie en motivatie van de cliënt, de betekenis die de cliënt geeft aan de activiteit	waarden, overtuigingen en zingeving beïnvloeden de betrokkenheid in activiteiten, en omgekeerd: betrokkenheid in activiteiten beïnvloedt perceptie, motivatie en betekenis
lichaamsfuncties verwijzen naar het fysiologisch en psychisch functioneren van lichaamssystemen (WHO 2001) lichaamsstructuren zijn de anatomische delen van het lichaam zoals organen, ledematen en hun onderdelen (WHO 2001)	lichaamsstructuren en lichaamsfuncties zijn met elkaar verbonden (bijvoorbeeld het hart en de bloedvaten zijn lichaamsstructuren die de cardiovasculaire functie ondersteunen)

Tabel 21.4 Vaardigheden binnen het domein van het OTPF. Bron: AOTA (2015)

vaardigheden	beschrijving
motorische vaardigheden	geobserveerde vaardigheden als een persoon (1) omgaat met de materialen die nodig zijn om de taak te volbrengen; (2) zichzelf en met materialen voortbeweegt in de omgeving (Boyt-Schell et al. 2014a)
procesvaardigheden	geobserveerde vaardigheden als een persoon (1) gereedschap en materialen selecteert en gebruikt; (2) acties en stappen uitvoert; (3) de uitvoering aanpast als er zich problemen voordoen (Boyt-Schell et al. 2014a)
sociale-interactievaardigheden	geobserveerde vaardigheden tijdens sociale uitwisseling en verzamelen van informatie tussen twee of meer personen; sociaal gedrag, samenwerken (Boyt-Schell et al. 2014a)

Tabel 21.5	Handelingspatronen volgens het OTPF. Bron: AOTA (2015)
handelingspatronen	beschrijving
gewoonten	de neiging om steeds op dezelfde manier te reageren en gedragen in bekende omgevingen en situaties; herhaald specifiek, automatisch gedrag dat weinig variatie kent (Boyt-Schell et al. 2014a)
routines	gedragspatronen die zorgen voor structuur in het dagelijks leven; routines kunnen bevorderlijk zijn of schade berokkenen; ze vragen om kortstondige verplichtingen en passen in culturele en ecologische contexten (Fiese 2007; Segal 2004)
rituelen	symbolische acties met spirituele (zingevende), culturele of sociale betekenis, die bijdragen aan iemands identiteit en versterken waarden en geloof; rituelen hebben een sterke affectieve component en bestaan uit een collectie van gebeurtenissen (Fiese 2007; Segal 2004)
rollen	reeks van gedragingen die voldoen aan de verwachtingen van de gemeenschap en gevormd worden door cultuur en context; verder gedefinieerd door de cliënt (die daar ideeën over heeft)

21.5.4 Handelingspatronen

Handelingspatronen (*performance patterns*) zijn gewoonten, routines, rollen en rituelen tijdens het dagelijks handelen. Handelingspatronen kunnen het betekenisvol handelen ondersteunen of belemmeren (AOTA 2015).

Mevrouw De Bruin
Mevrouw De Bruin controleert na het koken altijd of alle kookplaten uit zijn (gewoonte).

Maaike
Maaike gaat altijd eerst in haar badjas ontbijten en leest de krant op haar tablet. Dan neemt ze ook haar medicijnen in. Daarna gaat ze zich douchen en aankleden (routine).

De heer Bruinink
Sinds zijn pensioen, het overlijden van zijn vrouw en de echtscheiding van zijn dochter staat meneer Bruinink als opa altijd klaar voor zijn kleinkinderen: hij haalt ze op van school, geeft ze wat te drinken, luistert naar alle verhalen en helpt ze bij hun huiswerk. Zijn dochter kookt als zij terugkomt van haar werk en hij blijft dan altijd gezellig mee-eten (sociale rol).

Pasen
Als het Pasen is, dan is het 'vaste prik' bij de familie Koppers: ze verzamelen zich bij hun ouderlijk huis voor het paasontbijt, gaan daarna naar de kerk. Vervolgens koffie drinken met paasbrood en daarna met alle kleinkinderen de tuin in om paaseitjes te zoeken (ritueel).

Handelingspatronen ontwikkelen zich gedurende de tijd en worden beïnvloed door alle andere aspecten van het ergotherapeutisch domein. Als ergotherapeuten handelingspatronen met de cliënt bespreken, zijn ze beter in staat te begrijpen hoe activiteiten (en de frequentie) zijn geïntegreerd in het leven van de cliënt.

Een cliënt kan in principe in staat zijn om een activiteit uit te voeren, maar als hij niet die vaardigheden omzet in een productief handelingspatroon, kunnen gezondheid en participatie negatief worden beïnvloed (tab. 21.5). Bijvoorbeeld, als een cliënt de vaardigheden en middelen heeft om zichzelf te wassen, aan te kleden en een maaltijd te bereiden, maar de activiteiten niet in een consistente routine insluit, kan deze persoon worstelen met slechte voeding en een sociaal isolement (AOTA 2015).

21.5.5 Context en omgeving

Het betrokken zijn en participeren in het dagelijks handelen vindt plaats binnen een sociale en fysieke omgeving, gelegen in de context. In de literatuur worden de termen omgeving (*environment*) en context vaak door elkaar gebruikt. In het OTPF worden beide termen gebruikt om rekening te houden met interne en externe condities, die elkaar beïnvloeden en die invloed hebben op de uitvoering van activiteiten.

De term 'omgeving' refereert aan (1) de natuurlijke en gebouwde fysieke omgeving waarin het dagelijks handelen plaatsvindt; (2) de sociale omgeving die bestaat uit de aanwezigheid van mensen, hun relatie tot de cliënt en hun verwachtingen ten opzichte van de cliënt.

Contexten zijn cultureel, persoonlijk, temporeel en virtueel. Sommige contexten zijn extern voor de cliënt (bijvoorbeeld virtueel), sommige contexten zijn intern (bijvoorbeeld persoonlijk) en een context kan zowel extern als intern zijn (bijvoorbeeld cultureel). Contexten zijn nauw met elkaar verbonden en vaak minder tastbaar dan fysieke en sociale omgevingen, maar oefenen toch een sterke invloed uit op het dagelijks handelen (tab. 21.6).

Het functioneren van een mens is niet voldoende voor een volledige participatie of om zingeving en doel te bereiken. Het is belangrijk dat de cliënt comfortabel betrokken is in de wereld om hem heen, bestaande uit een unieke combinatie van contexten en omgevingen.

Verweven door alle contexten en omgevingen ligt het concept *occupational justice*: het recht op inclusieve participatie

Tabel 21.6		Context en omgeving volgens het OTPF. Bron: AOTA (2015)	
			beschrijving
contexten	cultureel		gewoonten, geloof, activiteitenpatronen, gedragsnormen en verwachtingen geaccepteerd door de gemeenschap waarvan de cliënt lid is; de culturele context beïnvloedt de identiteit en activiteitenkeuzes van de cliënt
	persoonlijk		typerend voor het individu zonder dat dit te maken heeft met gezondheidsconditie of status (WHO 2001): leeftijd, geslacht, sociaal-economische status, opleidingsniveau; lidmaatschap van een groep of populatie
	temporeel		de tijd zoals deze ervaren wordt, betrokken in activiteiten, het temporele aspect van betekenisvol handelen dat bijdraagt aan dagelijkse handelingspatronen inclusief ritme, tempo, duur, volgorde (Larson en Zemke 2003; Zemke 2004); heeft te maken met levensfase, tijd of dag van het jaar, duur en ritme van de activiteit, geschiedenis
	virtueel		omgeving waarin communicatie plaatsvindt met behulp van internet en computers, zonder fysiek contact; bevat simulatie, *real-time-* of *near-time-*omgevingen zoals chatrooms, email, videobesprekingen, radio-uitzendingen; op afstand monitoren via draadloze sensoren of computergegevens
omgevingen	fysiek		de natuurlijke en gebouwde niet-menselijke omgevingen en de objecten in die omgeving; de natuurlijke omgeving omvat terrein, planten en dieren, en hun sensorische kwaliteiten; de gebouwde omgevingen omvat gebouwen, meubilair, gereedschap, hulpmiddelen
	sociaal		de aanwezigheid van personen, relaties met personen en verwachtingen van personen, groepen en populaties met wie de cliënt contact heeft; significante individuen zoals partner, vrienden, mantelzorgers; tevens hun verwachtingen; relaties met individuen, groepen of populaties die normen, rolverwachtingen en sociale routines beïnvloeden (politiek, economisch, institutioneel)

in alledaagse activiteiten voor alle personen in de maatschappij, ongeacht leeftijd, mogelijkheden, geslacht, sociale klasse of andere verschillen (Nilson en Townsend 2010). Ergotherapeuten hebben hierdoor te maken met ethische, morele en civiele aspecten van de omgevingen en contexten van de cliënt.

Ergotherapeuten stimuleren *empowerment* en *self-advocacy*, vrij vertaald als eigen kracht en assertiviteit. Volgens het OTPF behoort *occupational justice* tot een resultaat van de ergotherapie. Dit sluit aan bij de visie van de WHO op gezondheid (AOTA 2015).

21.6 Proces

Het OTPF beschrijft het ergotherapieproces als het cliëntgecentreerde ergotherapieaanbod. Het proces bestaat uit (1) het evaluatieproces (zie ▶ par. 21.8), (2) het interventieproces en (3) het proces van doelgerichte resultaten. Het hele proces vindt plaats binnen het bereik van het ergotherapeutisch domein. Het proces wordt mogelijk gemaakt tijdens het klinisch redeneren vanuit het kenmerkende perspectief van de ergotherapeut, het analyseren van het dagelijks handelen en activiteiten, en de samenwerking met de cliënt (AOTA 2015).

Veel beroepen hanteren een proces met een evaluatie, interventie en uitkomsten (zie ▶ H. 23). Volgens het OTPF focussen alleen ergotherapeuten zich tijdens dit proces op het gebruik van het dagelijks handelen en activiteiten ter bevordering van gezondheid, welzijn en participatie (AOTA 2015).

Om het dagelijks handelen te kunnen analyseren, vraagt dit om begrip voor de complexiteit en dynamische interactie tussen cliëntfactoren, vaardigheden, handelingspatronen en contexten en omgevingen (de aspecten van het domein). Dit in combinatie met de activiteit, die het nodige vergt van een persoon. Hierdoor is een ergotherapeut in staat te evalueren welke aspecten de handelingsvraag van de cliënt veroorzaken en welke aspecten het dagelijks handelen ondersteunen. Ergotherapeuten gebruiken theorie, *evidence*, kennis en vaardigheden ten behoeve van het gewenste resultaat (AOTA 2015).

Hoewel het OTPF het proces op een lineaire wijze beschrijft, wordt in werkelijkheid het proces vloeiend en dynamisch doorlopen. Hierbij houden ergotherapeuten een aanhoudende focus op de uitkomsten. Ergotherapeuten reflecteren ondertussen continu en passen het interventieplan aan op nieuwe ontwikkelingen en inzichten gedurende het proces.

Of het nu gaat om een persoon, groep of populatie, de informatie wordt verzameld, gecombineerd en samengevoegd vanuit een ergotherapeutisch perspectief. Het betreft informatie over wat de cliënt wil of nodig heeft, over zijn sterkte en beperkingen en over zijn risico's tijdens het dagelijks handelen (AOTA 2015).

Ergotherapeuten werken ook indirect ten behoeve van de cliënt met anderen. Bijvoorbeeld het consulteren van leerkrachten, multidisciplinaire teams of in overleg gaan met gemeentelijke organisaties en werkgevers. Ergotherapeuten kunnen het leven van cliënten indirect beïnvloeden door te pleiten voor regelgeving. Bijvoorbeeld om het openbaar vervoer te verbeteren voor ouderen of door kansen te creëren voor mensen met een beperking zodat zij kunnen wonen en werken waar zij dat willen. Interventies zijn dus niet alleen direct gericht op de cliënt, maar ook op de complexe dynamiek rond de cliënt, zoals familie, mantelzorg, potentiële werkgevers en lokale hulpdiensten (AOTA 2015) (zie tab. 21.7).

Gedurende het proces is er sprake van continu klinisch redeneren over het dagelijks handelen van de cliënt. (Het OTPF spreekt van 'klinisch redeneren'; in Nederland en Vlaanderen is 'professioneel redeneren' gebruikelijk, zie ▶ par. 21.8 en verder ▶ H. 25). Klinisch redeneren stelt de ergotherapeut in staat om de vragen, vereiste vaardigheden en betekenis van het dagelijks handelen en de activiteiten te identificeren. Tevens helpt dit bij het beter begrijpen van het verband tussen alle aspecten van het domein die van invloed zijn op het dagelijks handelen. Dit draagt bij aan cliëntgecentreerde interventies en uitkomsten.

Tabel 21.7 Operationeel ergotherapieproces volgens het OTPF. Bron: AOTA (2015)

evaluatie	interventie	doelgerichte resultaten
handelingsprofiel	interventieplan	uitkomsten
analyse van het dagelijks handelen	interventie-implementatie	
	interventiereview	
	continueer het onderhandelen over interventieplan en gewenste resultaten	
continueer interactie tussen evaluatie, interventie en resultaten, gedurende het gehele proces		

Het klinisch redeneren wordt ondersteund door het gebruik van theoretische principes en modellen, kennis van effecten op participatie, en beschikbare *evidence* (AOTA 2015). Integraal door het proces is het therapeutisch gebruik van de eigenheid van de ergotherapeut (*therapeutic use of self*). De ergotherapeut zet zichzelf in, ten behoeve van de therapeutische relatie. Narratief redeneren, empathie en samenwerking dragen bij aan cliëntgecentreerde dienstverlening.

Cliënten brengen tijdens het ergotherapieproces hun eigen kennis in over hun levenservaringen en vertellen wat zij hopen en wensen voor de toekomst. Zij communiceren over hun vragen en hun prioriteiten. Door gebruik te maken van de kennis en expertise van de ergotherapeut over het betekenisvol handelen en door deze te bundelen met de kennis van de cliënt, familie, verzorgenden en eventuele stakeholders, kunnen zij samen de focus van het interventieplan benoemen en prioriteren (AOTA 2015).

Een activiteitenanalyse is van belang om te begrijpen wat dit vraagt van de cliënt om deze activiteit uit te kunnen voeren. Het analyseren van activiteitenvereisten (*activity demands*) is nodig om te weten welke specifieke lichaamsstructuren, lichaamsfuncties, vaardigheden en handelingspatronen nodig zijn om een activiteit uit te voeren en wat dit van de cliënt vergt. Activiteitenvereisten zijn specifiek per activiteit. Het veranderen van een kenmerk van een activiteit leidt tot verandering in andere kenmerken.

Box 21.1

Activiteitenanalyse (AOTA 2015)
Een activiteitenanalyse geeft antwoord op de volgende vragen.
- Welke materialen, benodigdheden en bronnen zijn nodig om betrokken te raken in de activiteit?
- Waar en met wie vindt de activiteit plaats?
  - speciale ruimte?
  - speciale sociale interactie nodig?
- Hoe wordt de activiteit uitgevoerd?
  - volgorde, procedure, regels?
- Wat vraagt de activiteit van de capaciteiten van de cliënt?
  - acties, vaardigheden, lichaamsfuncties?
- Welke betekenis ontleent de cliënt aan de activiteit?
  - symbolische waarde, onbewuste betekenis, metafoor?

21.6.1 Evaluatieproces

Volgens het OTPF focust het evaluatieproces (*evaluation*) op de inventarisatie van wat de cliënt gedaan heeft, wat hij kan/wil doen en wat hij nodig heeft om te kunnen doen. Tevens is het evaluatieproces gericht op het identificeren van de ondersteunende en beperkende factoren in het dagelijks handelen ten behoeve van de gezondheid, welzijn en participatie.

De evaluatie bestaat uit: (a) een handelingsprofiel (*occupational profile*) en (b) analyse van het dagelijks handelen (*analysis of occupational performance*) (AOTA 2015).

Handelingsprofiel

Het handelingsprofiel (*occupational profile*) is een samenvatting van de geschiedenis van de cliënt ten aanzien van het dagelijks handelen en zijn ervaringen, zijn dagelijkse patronen, interesses, waarden en behoeften. Door een handelingsprofiel op te stellen, begrijpt de ergotherapeut het perspectief en de achtergrond van de cliënt.

Informatie verzamelen voor het handelingsprofiel kan in één sessie of gebeurt gedurende een periode, afhankelijk van de cliënt en van de setting waarin de ergotherapeut werkt. Informatie wordt verkregen door formele interviewtechnieken en gemoedelijke conversatie. Het handelingsprofiel leidt tot een individuele benadering in de evaluatie, interventieplanning en interventie implementatie.

Box 21.2

Handelingsprofiel (AOTA 2015)
De verzamelde informatie in het handelingsprofiel beantwoordt de volgende vragen.
- Waarom zoekt de cliënt hulp en wat is zijn huidige bezorgdheid ten aanzien van het dagelijks handelen?
- In welke activiteiten voelt de cliënt zich succesvol en welke beperkingen beïnvloeden zijn succes?
- Welke aspecten van de contexten en omgevingen ziet de cliënt als een ondersteuning en welke als belemmering bij zijn betrokkenheid in gewenste activiteiten?
- Wat is de handelingsgeschiedenis van de cliënt?
- Wat zijn de handelingspatronen van de cliënt en hoe zijn deze door de jaren heen veranderd?
  - wat zijn de waarden en interesses van de cliënt?
  - wat zijn de dagelijkse rollen van de cliënt?
- Wat zijn de prioriteiten en de gewenste uitkomsten van de cliënt, gerelateerd aan
  - uitvoeren, preventie, participatie,
  - competentie in rollen,
  - gezondheid en welzijn,
  - kwaliteit van leven,
  - rechtvaardigheid?

Analyse van het dagelijks handelen

Tijdens de analyse van het dagelijks handelen (*analysis of occupational performance*) worden de beperkingen en potentiële beperkingen specifiek geïdentificeerd. De uitvoering van het dagelijks handelen is het resultaat van het dynamische samenspel tussen de cliënt, de activiteit en de omgeving/context. Tijdens de analyse van het dagelijks handelen wordt gebruik gemaakt van assessments die ontwikkeld zijn voor het observeren, meten en informatie inwinnen over factoren die het dagelijks handelen ondersteunen of belemmeren. Tevens worden gewenste resultaten geïdentificeerd.

> **Box 21.3**
>
> **Analyse van het dagelijks handelen (AOTA 2015)**
> De analyse van het dagelijks handelen bevat een of meer van onderstaande activiteiten.
> - Verbind de gegevens uit het handelingsprofiel en focus op specifieke activiteiten en contexten.
> - Observeer de uitvoering van de cliënt tijdens activiteiten die relevant zijn voor zijn dagelijks handelen.
> - Selecteer en gebruik specifieke assessments en identificeer en meet contexten en omgevingen, de activiteit en activiteitenvereisten, cliëntfactoren, vaardigheden en patronen.
> - Selecteer assessments om het effect te meten.
> - Interpreteer de gegevens uit de assessments en identificeer wat het dagelijks handelen ondersteunt en wat het dagelijks handelen belemmert tijdens de uitvoering.
> - Ontwikkel en verfijn de hypotheses over het dagelijks handelen van de cliënt (sterktes en zwaktes).
> - Formuleer in samenwerking met de cliënt de doelen ten behoeve van de gewenste uitkomsten.
> - Stel alvast vast hoe de resultaten van de interventie gemeten zullen worden.
> - Schets een potentiële benadering (interventie), gebaseerd op best practice en beschikbare evidence.

Verschillende methoden worden gebruikt voor het assessment van de cliënt, de omgeving of context, het dagelijks handelen of de activiteit en de daadwerkelijke uitvoering. Assessments tijdens de evaluatie zijn formeel en informeel, gestructureerd en ongestructureerd, volgens gestandaardiseerde criteria of gebaseerd op normen. Om aan objectieve informatie te komen, hebben gestandaardiseerde assessments de voorkeur volgens het OTPF, mits passend voor de situatie. Bij het selecteren van assessments houdt de ergotherapeut rekening met de behoefte en doelen van de cliënt, het theoretisch model, kennis van de klinimetrie, protocollen en *evidence* (AOTA 2015).

21.6.2 Interventieproces

Het interventieproces (*intervention process*) bestaat uit professionele acties van de ergotherapeut in samenwerking met de cliënt om samen het dagelijks handelen te faciliteren (zie Discussie) gerelateerd aan gezondheid, welzijn en participatie. Ergotherapeuten gebruiken de informatie die verzameld is tijdens de evaluatie samen met theoretische kaders voor interventies gericht op het dagelijks handelen (*occupation-centered interventions*) (AOTA 2015).

De interventie is gericht op het ondersteunen van de cliënt bij:
- het bereiken van fysiek, mentaal en sociaal welzijn;
- het identificeren en realiseren van zijn ambities;
- het voldoen aan behoeften en (hulp)vragen;
- de omgeving veranderen;
- ermee om leren gaan (AOTA 2015).

Het OTPF voorziet in een lijst van vele soorten ergotherapie-interventies. Interventies variëren naar gelang de cliënt (persoon, groep of populatie) en de praktijkcontext waarin ergotherapie wordt aangeboden. Interventies aan groepen of populaties worden in principe collectief aan alle deelnemers tegelijk aangeboden. In dit geval focussen de interventies zich op gezondheidbevorderende activiteiten, zelfmanagement, educatie en aanpassing van de omgeving.

Het interventieproces is onderverdeeld in drie stappen (1) interventieplan (2) implementatie van de interventie (3) reflectie op de interventie (zie tab. 21.8, 21.9, 21.10 en 21.11). Tijdens de interventie is informatie uit de evaluatie geïntegreerd met praktijkmodellen, theoretische kaders en *evidence*. Deze informatie ondersteunt het klinisch redeneren van de ergotherapeut tijdens de ontwikkeling, uitvoering en evaluatie van het interventieplan.

Interventieplan

Het interventieplan (*intervention plan*) geeft richting aan de acties van de ergotherapeut beschrijft de geselecteerde ergotherapie benaderingen en type interventies die gebruikt worden om het doel van de cliënt te bereiken. Het interventieplan is in samenwerking met de cliënt of direct betrokkenen ontwikkeld en wordt bepaald door:
- de doelen, waarden, overtuigingen en vragen van de cliënt ten aanzien van het dagelijks handelen;
- gezondheid en welzijn van de cliënt;
- de vaardigheden en handelingspatronen van de cliënt;
- de collectieve invloed van de context en de omgeving, de activiteitenvereisten en de cliëntfactoren van de cliënt;
- de praktijkcontext waar de interventie geleverd wordt;
- de beste beschikbare *evidence* (AOTA 2015).

De selectie van de doelen en het ontwerp van het interventieplan zijn gericht op het aanpakken van de huidige en potentiële situatie van de cliënt gerelateerd aan zijn betrokkenheid in het dagelijks handelen en in activiteiten.

Implementatie van de interventie

Implementatie van de interventie (*intervention implementation*) is het proces waarin het interventieplan wordt omgezet in actie. Interventies kunnen zich richten op een enkel aspect of op verschillende aspecten van het domein. De interventies bewerkstelligen positieve veranderingen in het gewenste dagelijks handelen van de cliënt en zijn gezondheid en participatie.

Tabel 21.8 De stappen tijdens het plannen van de interventie. Bron: AOTA (2015)

1.	ontwikkel het plan inclusief het selecteren van	a.	objectieve en meetbare doelstellingen, gericht op het dagelijks handelen, met een tijdpad
		b.	ergotherapeutische benaderingen, zoals creëren of bevorderen, mogelijk maken of herstel, behouden, aanpassen, voorkomen
		c.	methode van dienstverlening, inclusief wie levert de interventie, type interventies en volgens welk model geleverd
2.	overweeg de potentiële behoeften bij ontslag en behoefte aan een plan		
3.	raad andere professionals aan of verwijs door, indien nodig		

Tabel 21.9 Implementatie van de interventie. Bron: AOTA (2015)

1.	bepaal welk type ergotherapie-interventie(s) gebruikt gaat worden en voer deze uit	a.	therapeutisch gebruik van het dagelijks handelen en activiteiten
		b.	voorbereidende methoden en taken
		c.	educatie en training
		d.	pleiten (voor zichzelf pleiten)
		e.	groepsinterventies
2.	monitor de reactie van de cliënt op specifieke interventies, door voortdurende evaluatie en herevaluatie		

Tabel 21.10 Stappen tijdens de reflectie op de interventie. Bron: AOTA (2015)

1.	Herevalueer het interventieplan en de wijze waarop het geïmplementeerd is, gerelateerd aan bereikte uitkomsten
2.	Pas het plan zo nodig aan
3.	Bepaal de noodzaak van voortzetting of stopzetting van ergotherapie en de noodzaak voor verwijzing naar andere diensten

Tabel 21.11 De stappen tijdens het implementeren van het 'proces van doelgerichte resultaten'. Bron: AOTA (2015)

1.	Selecteer type uitkomst en meetinstrument, inclusief het dagelijks handelen, preventie, gezondheid en welbevinden, kwaliteit van leven, participatie, rol competentie, welzijn en *occupational justice*
2.	Gebruik de uitkomsten om progressie vast te stellen, en stel doelen en interventies bij

De aspecten zijn met elkaar verbonden en beïnvloeden elkaar continu en in een dynamisch proces. De ergotherapeut zal verwachten dat als de cliënt in staat is om zich aan te passen, te veranderen en zich te ontwikkelen op één aspect, dit invloed heeft op andere aspecten in het domein. Door deze dynamische onderlinge relatie gaan assessment en het plannen van interventie(s) gedurende het implementatieproces continu door (AOTA 2015).

Reflectie op de interventie

Reflectie op de interventie (*intervention review*) is het continue proces van herevaluatie en reflectie op het interventieplan, de doeltreffendheid van de uitwerking van het plan en de voortgang ten opzichte van de uitkomsten. Net als tijdens het plannen van de interventie, wordt tijdens dit proces samengewerkt met de cliënt op basis van de afgesproken doelen en de vorderingen in de hiermee samenhangende resultaten. Herevaluatie en reflectie kunnen leiden tot wijziging in het interventieplan (AOTA 2015).

21.6.3 Het proces van doelgerichte resultaten

Uitkomsten (*outcomes*) zijn de eindresultaten van het ergotherapieproces en beschrijven wat de cliënt bereikt heeft door de ergotherapie interventie. Het effect van ergotherapie kan in alle aspecten van het domein plaatsvinden. De uitkomsten zijn een direct gevolg van de interventie bij bedoelde activiteiten, cliënt factoren, vaardigheden, handelingspatronen, contexten en omgevingen. Tevens kunnen uitkomsten te maken hebben met een verbetering van de onderlinge relatie tussen de aspecten van het domein. Hierdoor heeft de cliënt mogelijkheden om bezig te zijn met gewenste activiteiten en zijn de capaciteiten in de cliëntfactoren en vaardigheden verbeterd.

Uitkomsten hebben ook te maken met de subjectieve beleving van de cliënt ten opzichte van het bereiken van het doel. Bijvoorbeeld verbeterd vooruitzicht, vertrouwen, hoop, speelsheid, efficiëntie, duurzaamheid van betekenisvolle activiteiten, veerkracht en bereikt welbevinden. Uitkomsten voor groepen kunnen te maken hebben met verbeterde sociale interactie, toegenomen zelfbewustzijn door elkaar te steunen, een groter sociaal netwerk, toegenomen productiviteit op het werk met minder arbeidsgerelateerde klachten. Voorbeelden van uitkomsten voor populaties zijn bevorderde gezondheid, *occupational justice*, beter voor zichzelf opkomen (zelf pleiten) of toegang tot een bepaalde dienst.

De impact van de uitkomsten en de beschrijving van de resultaten zijn van belang voor de cliënt, maar ook voor stakeholders en financierders. Per praktijkcontext kunnen specifieke uitkomsten en de manier waarop ze gedocumenteerd worden, verschillen.

De focus op resultaten is verweven door het gehele ergotherapieproces. Tijdens de implementatie en evaluatie van het interventieplan worden doelen en beoogde uitkomsten aangepast op veranderende behoefte, contexten, mogelijkheden in het dagelijks handelen.

21.7 Visie van het OTPF op de mens en het dagelijks handelen

21.7.1 Visie op de mens

Het OTPF verstaat onder 'cliënt':
- een persoon (inclusief degenen die betrokken zijn bij de zorg rond de cliënt);
- een groep (verzameling individuen, bijvoorbeeld familie, arbeiders, studenten, gemeenschap);
- een populatie (verzameling groepen of individuen die in een stad, provincie of land wonen of die dezelfde karakteristieken of zorgen hebben).

Ergotherapeuten werken ook op organisatieniveau. Ten eerste richt ergotherapie zich op leden (werknemers) van een organisatie maar ook op degenen die service ontvangen van een organisatie. Bijvoorbeeld een valpreventieprogramma of ergonomische adviezen tijdens het tillen. Ten tweede maken organisaties het ergotherapeuten mogelijk hun praktijk te faciliteren. Bijvoorbeeld als de ergotherapeut werknemer is van een organisatie. Ten derde maken organisaties gebruik van de kennis en expertise van ergotherapeuten, zonder dat zij daadwerkelijk cliënten zien. Bijvoorbeeld in een projectgroep, als beleidsmaker of als leidinggevende (AOTA 2015).

De visie van het OTPF op de cliënt (persoon, groep, populatie) verschilt dus van de Nederlandse en Vlaamse visie (persoon, organisatie, populatie).

21.7.2 Visie op het dagelijks handelen

Het dagelijks handelen (*occupation*) is in het OTPF gebruikt voor 'dagelijkse activiteiten' waarmee mensen zich bezig houden. Individuele verschillen in de manier waarop cliënten naar hun dagelijks handelen kijken, weerspiegelen de complexiteit en het multidimensionale van iedere activiteit. In de literatuur kunnen verschillende definities van 'het dagelijks handelen' gevonden worden die bijdragen aan een goed begrip van dit kernconcept. Soms gebruiken ergotherapeuten de termen 'handelen' en 'activiteit' door elkaar om participatie in het dagelijks leven te beschrijven. Sommige geleerden zijn van mening dat de twee termen verschillend zijn (Christiansen en Townsend 2010; Pierce 2001; Reed 2005). In het OTPF wordt activiteit omvat door de term 'handelen'.

Het perspectief van de cliënt op het categoriseren van een activiteit varieert, afhankelijk van de behoeften en belangen van de cliënt. Bijvoorbeeld de was doen kan voor de ene persoon vrijwilligerswerk voor de voetbalclub zijn, terwijl een andere persoon de was van hem en zijn partner ziet als het huishouden (IADL). Een groepje kinderen doet samen een quiz als spel in hun vrije tijd, een ander groepje kinderen doet dit op school als onderdeel van het lesprogramma (educatie).

De manier waarop cliënten prioriteiten stellen in hun activiteiten in bepaalde activiteitengebieden kan variëren, afhankelijk van het moment in een jaar. Zo kan de kerstboom met de kinderen versieren begin december een prioriteit worden die andere (hulp)vragen overschaduwt, of is een rolstoeltoegankelijk hotel in Italië vinden een prangende kwestie tijdens de vakantievoorbereidingen in het voorjaar.

De omvang en de aard van het dagelijks handelen zijn net zo van betekenis als de betrokkenheid zelf. Bijvoorbeeld, buitensporig veel werken zonder voldoende rekening te houden met andere aspecten van het leven zoals slaap of sociale relaties, kan mensen een verhoogd risico op gezondheidsproblemen geven (Hakansson et al. 2006).

Activiteiten staan centraal voor de identiteit van een cliënt en het gevoel competent te zijn; activiteiten hebben bijzondere betekenis en waarde voor de cliënt. Zij beïnvloeden de tijdsbesteding van de cliënt en zijn te nemen besluiten daarin.

Het dagelijks handelen wordt vaak gedeeld met anderen. Als het dagelijks handelen betrekking heeft op twee of meer personen wordt dit aangeduid als *co-occupations* (Zemke en Clark 1996). Zorgen voor of mantelzorg verlenen aan iemand, is een *co-occupation* waarbij actieve deelname van de verzorger en van de ontvanger van de zorg nodig is (Olsen 2004). De activiteiten die inherent zijn aan deze sociale interacties zijn wederzijds, interactief en genesteld (Dunlea 1996; Esdaile en Olson 2004).

Cliënten kunnen ook verschillende activiteiten tegelijkertijd uitvoeren en combineren, zoals een moeder die gelijktijdig helpt met huiswerk, de warme maaltijd bereidt en ondertussen afwast. Interventies gericht op *co-occupation* vragen om een geïntegreerde kijk op de betrokkenheid van de cliënt in relatie tot significante anderen binnen de context (AOTA 2008).

21.8 Discussie

Een richtlijn voor uniforme terminologie binnen de ergotherapie, lijkt een goed streven. Echter, de gebruikte terminologie in het OTPF kan niet 'opgeëist' worden als specifiek ergotherapeutische terminologie. Een groot gedeelte van de terminologie wordt ook door andere disciplines gebruikt (Gutman et al. 2007).

Het is belangrijk dat ergotherapeuten met hun taal en terminologie aansluiten bij andere disciplines in de gezondheidszorg, maatschappelijke instellingen en andere stakeholders. Dat het OTPF aansluit bij de ICF is daarom enerzijds positief, omdat de ICF ditzelfde doel nastreeft. Anderzijds zijn er nog veel kanttekeningen ten aanzien van de ICF ten opzichte van de ergotherapie (zie ►H. 7). Volgens Gutman dient het OTPF juist de eigenheid van ergotherapie duidelijk te maken (Gutman et al. 2007).

Het OTPF bevat vele tabellen met uitwerking van alle aspecten van het domein en een uitwerking van alle aspecten van een activiteitenanalyse, een overzicht van type interventies, een overzicht van soorten uitkomsten van ergotherapie. In deze tabellen worden ter illustratie voorbeelden gegeven. In die zin is het OTPF bruikbaar tijdens voorbereidingen en tijdens het professioneel redeneren.

Zoals binnen het OTPF al aangegeven wordt, is gebruik van theorieën en modellen naast het OTPF nodig. Kennis van gestandaardiseerde, valide en betrouwbare assessments is nodig, evenals kennis over evidence-based interventies (Gutman et al. 2007).

21.8.1 Cultuur- en taalverschil

Enkele termen die gebruikt zijn in het OTPF, kunnen binnen de Nederlandse en Vlaamse ergotherapie voor verwarring zorgen. Zo kent het ergotherapieproces volgens het OTPF de fasen *evaluation process*, *intervention process* en *targeting outcomes process*. Het woord 'evaluatie' wordt in Nederland en Vlaanderen gebruikt ná de interventie om de effectiviteit ervan te evalueren. Binnen het OTPF wordt de term 'evaluatie' echter gebruikt aan het begin van het proces; in Nederland en Vlaanderen zijn dan de termen 'inventarisatie' en 'analyse' gebruikelijker.

Het OTPF spreekt van 'klinisch redeneren' (*clinical reasoning*); in Nederland en Vlaanderen is in navolging van andere landen de term 'professioneel redeneren' ingeburgerd. 'Klinisch' wordt geassocieerd met de medische gezondheidszorg, terwijl ergotherapeuten niet alleen daar werken maar ook binnen scholen, organisaties, gemeenten, de wijk enzovoort (Boyt-Schell en Schell 2008).

In het OTPF spreekt men meerdere malen van faciliteren (*facilitate*). Tijdens het schrijven van het *Beroepsprofiel ergotherapeut* (Hartingsveldt 2010) heeft dit woord veel discussie opgeroepen. Volgens ergotherapeuten geeft dit woord onvoldoende weer wat ergotherapeuten doen en de associatie met facilitaire diensten (technische dienst, magazijn en dergelijke binnen een instelling/organisatie) dient vermeden te worden. Hier in Nederland en Vlaanderen lijkt men de voorkeur te geven aan het Canadese *enabling occupation* ('het dagelijks handelen mogelijk maken') boven het Amerikaanse *facilitate occupational performance*.

De cliënt wordt in het OTPF beschreven als persoon, groep of populatie; het OTPF beschrijft een organisatie als 'praktijkcontext' en niet als 'cliënt'. Enerzijds is de organisatie in Nederland en Vlaanderen een praktijkcontext voor ergotherapeuten, als er sprake is van een persoon en zijn systeem (Hartingsveldt 2015). Anderzijds kan een organisatie ook cliënt zijn, als de ergotherapeut adviseur is (Heijsman et al. 2007). De cliënt wordt binnen de ergotherapie in Nederland en Vlaanderen beschreven als persoon, organisatie en populatie.

Het OTPF hanteert de WHO-definitie van gezondheid uit 2001: 'een toestand van volledig fysiek, geestelijk en sociaal welbevinden en niet van louter het ontbreken van ziekte' (WHO 2001). Kritiek op deze definitie is dat dan eigenlijk bijna niemand gezond zou zijn. Inmiddels is de definitie van Huber uit 2011 populair: 'het vermogen zich aan te passen en een eigen regie te voeren, in het licht van de fysieke, emotionele en sociale uitdagingen van het leven' (Huber et al. 2011). In het OTPF is het vermogen tot zich aanpassen en eigen regie voeren nog onderbelicht.

Het OTPF is geschreven voor ergotherapeuten en ergotherapieassistenten. In Amerika zijn er mbo-opleidingen Ergotherapie en gediplomeerden daarvan worden ergotherapieassistenten genoemd. Zij zijn werkzaam onder supervisie van ergotherapeuten met een hbo-opleiding. In Nederland en Vlaanderen is er (nog) geen mbo Ergotherapie, maar in enkele instellingen zijn wel ergotherapieassistenten, ADL-assistenten of assistenten paramedische dienst werkzaam. Hun achtergrond is heel verschillend: verzorgende, activiteitenbegeleider of iemand die de opleiding Ergotherapie niet heeft afgemaakt. De taken kunnen zeer variëren.

21.8.2 Inhoudelijk

Het OTPF deelt activiteiten in, als gescheiden categorieën. Bijvoorbeeld 'sociale participatie' is gescheiden van educatie, arbeid en spel. In het dagelijks leven overlappen de activiteiten; tijdens educatie, arbeid en spel is er sprake van sociale participatie. Door de indeling stimuleert het OTPF niet om verbanden te leggen. Zo worden dansles en sporten geschaard onder educatie, terwijl menig cliënt het als vrijetijdsbesteding zal zien, een enkeling zelfs als (vrijwilligers)werk.

Verder zijn de opsommingen in het OTPF erg zakelijk. Het huishouden wordt wel als activiteit genoemd, maar voor een thuis zorgen en het huis gezellig maken ontbreken als activiteit. Rust wordt genoemd onder 'slaap', terwijl rust, ontspanning en plezier ervaren tijdens vrije tijd niet benoemd worden.

Hoe cliëntgecentreerd is het OTPF werkelijk? Het OTPF pleit absoluut voor een cliëntgecentreerde benadering en noemt momenten van samenwerking gedurende het ergotherapieproces. Tijdens kritisch lezen valt op dat de ergotherapeut binnen het proces initieert en het voor de cliënt gaat regelen, vervolgens mag de cliënt er wat van vinden, maar de ergotherapeut observeert het resultaat. Het taalgebruik binnen het OTPF mist de focus op *empowerment*, de cliënt wordt niet gestimuleerd om zichzelf in staat te stellen tot actie, assertiviteit, acceptatie, verwerking, er klaar voor zijn (*readiness*).

Het OTPF is buitengewoon resultaatgericht en dat zal in een effectieve, efficiënte ergotherapiepraktijk zeker herkenbaar en bruikbaar zijn. Toch dreigen nu andere doelen binnen de ergotherapie onder te sneeuwen door die focus op uitkomsten (*outcomes*). Het 'doen' hoeft niet altijd de prioriteit voor de cliënt te zijn. Het belang van 'zijn' of 'worden' of het gevoel 'ergens bij te horen' kan van wezenlijk belang en zeer betekenisvol zijn voor cliënten. Bij populaties wellicht het allerbelangrijkste.

Gedeeltelijk handelingsprofiel van Daoud
Activiteiten
- ADL: Daoud kan zelf niet eten en drinken, hij kan zichzelf niet wassen en aankleden, Daoud is niet zindelijk.
- Rust en slaap: slaapt goed, maar is snel vermoeid.
- Educatie: gaat (nog) niet naar school > *Er is een school aanwezig binnen het AZC, Uriah gaat daar wel naartoe.*
- Spel: Daoud kan niet zelfstandig spelen. Speelde in Soedan wel met steentje in een kalebas (soort rammelaar). Tijdens de ergotherapie spreken aan: bal terugrollen over de grond, blokkentoren omgooien, spelen met auto's, plastic dieren. Geniet van spel met broertje Uriah. Geniet van Soedanese liedjes en muziek (*Gabadoni leh?* is favoriet, over een olifant in de dierentuin die zijn familie mist).

Cliëntfactoren
- Lichaamsfuncties en -structuren.
- Cerebrale parese met een spastische quadriplegie, ook sprake van athetose > *In Soedan geen therapie gehad.*
- Asymmetrische tonische nekreflex.
- Hoofdbalans niet optimaal.
- Rompbalans niet optimaal.
- Ernstige ontwikkelingsachterstand.
- Gestoord lichaamsschema.
- Luistert naar instructies en begrijpt meteen de bedoeling.
- Maakt alerte indruk, nieuwsgierig, kan genieten.
- Doorzettingsvermogen (bijvoorbeeld tijdens spel proberen iets te pakken).
- Praat onduidelijk, Arabisch, ook al wat Nederlands.
- Geloof/spiritualiteit: islam, geniet van verhalen, zoals *Hemelreis van Mohammed.*
- Wordt (nog) niet betrokken bij het bidden > *Uriah wel, hij mag alvast kijken hoe men bidt.*

Vaardigheden
- Manual Ability Classification System (MACS): Daoud hanteert objecten niet en heeft een ernstig beperkte vaardigheid om simpele acties uit te voeren, vereist totale assistentie.
- Zorgafhankelijk.
- Staan en lopen niet mogelijk, als Daoud ligt (op de mat), schuift hij zich voort op zijn buik.
- Zithouding: in Soedan lag hij meestal op een mat, maar moeder leerde hem ook zitten, in een hoek van de kamer op de vloer. Nu: Daoud zit in een pathologische houding op de grond of zit achterovergeleund in een wandelwagen. Hij kan in deze houdingen zijn handen niet functioneel gebruiken. Zitten op schoot met ondersteuning bekken gaat goed, armbewegingen gaan dan vloeiender. Ook kuipstoeltje bevordert adequate zithouding.

Handelingspatronen
- Rollen: zoon, broer.
- Gewoonten: wordt erg rustig van luisteren naar verhalen. Reageert vrolijk en nieuwsgierig op spel, zang en acties van Uriah.
- Routine: volgt routine van het gezin. Slaapt 's middags nog 1,5 uur.
- Rituelen: *navragen betrokkenheid Daoud bij rituelen Islam.*

Context en omgeving
- Persoonlijk: Daoud Isaijas.
- Sociaal: ouders en tweelingbroer Uriah (gezond, maar sinds vlucht via Egypte naar Nederland plast hij 's nachts in bed). Daoud is afhankelijk van moeder. Vader mogelijk posttraumatische stressstoornis, enkele keren agressie-impulsdoorbraak.
- Fysiek: woont in asielzoekerscentrum (familie deelt bungalow met Somalisch echtpaar: drie kamers, keukenunit en badkamer). Hopen op verblijfsvergunning, want dan eigen woning en deze kan dan aangepast worden voor Daoud. Procedure kan nog wel een tijd duren.
- Cultuur: Soedanees, familie spreekt Arabisch, vader spreekt gebrekkig Engels, moeder niet direct benaderen, maar via vader (hij doet het woord). Wonen nu negen maanden in Nederland en wachten op uitslag asielverzoek bij Immigratie- en Naturalisatie Dienst. Gaan anders vervolgprocederen. Ouders volgen in AZC Nederlandse les en maatschappij-oriëntatie.
- Tijd: Daoud is 4,5 jaar. Feestdagen islam belangrijk. Familie ervaart wachttijd in AZC als frustrerend.

21.9 Samenvatting

Het OTPF is een samenvatting van de basis van de ergotherapiepraktijk (AOTA 2015). Het raamwerk is ontwikkeld om te verduidelijken wat de bijdrage van ergotherapie is aan gezondheid, welzijn en participatie van personen, groepen en populaties, door hen te betrekken in het dagelijks handelen. Het raamwerk wordt gebruikt in combinatie met kennis en *evidence* die relevant is op het gebied van het dagelijks handelen en ergotherapie. Het huidige raamwerk sluit aan op de hedendaagse visie binnen de ergotherapie: cliëntgecentreerd, op dagelijks handelen gebaseerd, binnen de omgeving en context en is evidence-based. Impliciet binnen het OTPF is de overtuiging dat er een positieve relatie bestaat tussen betekenisvol handelen, gezondheid en welzijn en de visie op mensen als handelende wezens.

Het OTPF is verdeeld in twee secties:
- het domein, dat het professionele bereik schetst waarbinnen de ergotherapeut kennis en expertise heeft (zie fig. 21.1);
- het proces, dat de cliëntgecentreerde acties van ergotherapeuten beschrijft, gericht op het betrokken zijn in het dagelijks handelen (zie fig. 21.2).

Hoewel het domein en het proces afzonderlijk worden beschreven, zijn zij in werkelijkheid onlosmakelijk met elkaar verbonden (zie ◘ fig. 21.3). Het *framework* bevat tevens een appendix, een *glossary*, referenties en een bibliografie.

Het domein van het OTPF sluit gedeeltelijk aan bij de ICF en bestaat uit de volgende aspecten: activiteiten (*occupations*), cliëntfactoren (*client factors*), vaardigheden (*performance skills*), handelingspatronen (*performance patterns*), context en omgeving (*context and environment*).

Het proces bestaat uit drie fasen: evaluatieproces (*evaluation process*), interventie proces (*intervention process*) en het proces van doelgerichte uitkomsten (*targeting outcomes process*).

Literatuur

AOTA. (1979). *Occupational therapy product output reporting system and uniform terminology for reporting occupational therapy services*. Bethesda, MD: American Occupational Therapy Association.

AOTA. (1989). *Uniform terminology for occupational therapy* (2nd ed.). Bethesda, MD: American Occupational Therapy Association.

AOTA. (1994). Uniform terminology for occupational therapy. (3rd ed.) *American Journal of Occupational Therapy, 48*(11), 1047–1054.

AOTA. (2002a). Occupational therapy practice framework: Domain and process. *American Journal of Occupational Therapy, 56*(6), 609–639.

AOTA. (2002b). Position paper: Broadening the construct of independence. *American Journal of Occupational Therapy, 56*(6), 660.

AOTA. (2008). Occupational therapy practice framework: Domain & process (2nd ed.). *American Journal of Occupational Therapy, 62*(6), 625–683.

AOTA. (2015). Occupational therapy practice framework: Domain & process (3rd ed.). *American Journal of Occupational Therapy, 68*(Supplement 1), S1–S48.

Boyt-Schell, B. A., Gillen, G., & Scaffa, M. (2014a). Glossary. In B. A. Boyt-Schell, G. Gillen, & M. Scaffa (Eds.), Willard and Spackman's occupational therapy. Philadelphia: Lippincott Williams & Wilkins, 12, 1229–1243.

Boyt-Schell, B. A., & Schell, J. W. (2008). *Clinical and professional reasoning in occupational therapy*. Philadelphia: Lippincott Williams & Wilkins.

Christiansen, C. H., & Townsend, E. A. (Red.). (2010). *Introduction to occupation: The art and science of living* (2nd ed.). Upper Saddle River, NJ: Pearson Education.

Cole, M. B., & Tufano, R. (2008). *Applied theories in occupational therapy: A practical approach*. Thorofare, NJ: Slack.

Dunlea, A. (1996). An opportunity for co-adaptation: The experience of mothers and their infants who are blind. In R. Zemke & F. Clark (Red.), *Occupational science: The evolving discipline* (pag. 227–342). Philadelphia: FA Davis.

Dunton, W. R. (1934). The need for and value of research in occupational therapy. *Occupational Therapy and Rehabilitation, 13*, 325–328.

Esdaile, S. A., & Olson, J. A. (2004). *Mothering occupations: Challenge, agency, and participation*. Philadelphia: FA Davis.

Fiese, B. H. (2007). Routines and rituals: Opportunities for participation in family health. *OTJR Occupation, Participation and Health, 27*, 41–49.

Fisher, A. G., & Griswold, L. A. (2014). Performance skills: Implementing performance analyses to evaluate quality of occupational performance. In B. A. Boyt-Schell, G. Gillen & M. Scaffa (Eds.), *Willard and Spackman's occupational therapy* (12th ed., pag. 606–609). Philadelphia: Lippincot Williams & Wilkins.

Gutman, S. A., Mortera, M. H., Hinojosa, J., & Kramer, P. (2007). Revision of the occupational therapy practice framework. *American Journal of Occupational Therapy, 61*(1), 119–126.

Hakansson, C., Dahlin-Ivanoff, S., & Sonn, U. (2006). Achieving balance in everyday life. *Journal of Occupational Science, 13*, 74–82.

Hartingsveldt, M. J. van, Logister-Proost, I., & Kinébanian, A. (2010). *Beroepsprofiel ergotherapeut*. Utrecht: Ergotherapie Nederland/Boom Lemma.

Hartingsveldt, M. J. van, Hengelaar, R., & Logister-Proost, I. (2015). Praktijkcontexten van ergotherapeuten bewegen mee met de veranderingen in zorg en welzijn. *Ergotherapie Magazine, 3*, 40–46.

Heijsman, A., Lemette, M., Veld, A. de & Kuiper, C. (Red.). (2007). *Adviseren als ergotherapeut: Competenties en verhalen uit de praktijk*. Den Haag: Boom Lemma.

Huber, M. A. S., Knottnerus, J. A., Green, L., et al. (2011). How should we define health? *British Medical Journal, 343*(4163), 235–237.

Kaljouw, M., & Vliet, K. van. (2015). Naar nieuwe zorg en zorgberoepen: De contouren. Zorginstituut Nederland.

Larson, E., & Zemke, R. (2003). Shaping the temporal patterns of our lives: The social coordination of occupation. *Journal of Occupational Science, 10*, 80–89.

Loon, H. van, & Satink, T. (2006). Probleeminventarisatie en -analyse van handelen en omgeving. In A. Kinébanian & M. le Granse (Red.), *Grondslagen van de ergotherapie* (2e dr., pag. 687–715). Maarssen: Elsevier gezondheidszorg.

Meyer, A. (1922/1977). The philosophy of occupational therapy. *American Journal of Occupational Therapy, 31*, 639–642. Reprinted from *Archives of Occupational. Therapy, 1*(1), 1–10.

Moyers, P. A. (1999). The guide to occupational therapy practice. *American Journal of Occupational Therapy, 53*, 247–322.

Nilsson, I., & Townsend, E. (2010). Occupational justice – bridging theory and practice. *Scandinavian Journal of Occupational Therapy, 17*, 57–63.

Olsen, J. A. (2004). Mothering co-occupations in caring for infants and young children. In S. A. Esdaile & J. A. Olson (Red.), *Mothering occupations* (pag. 28–51). Philadelphia: FA Davis.

Pierce, D. (2001). Untangling occupation and activity. *American Journal of Occupational Therapy, 55*(2), 138–146.

Reed, K. L. (2005). An annotated history of the concepts used in occupational therapy. In C. H. Christiansen, C. M. Baum & J. Bass-Haugen (Eds.), Occupational therapy: Performance, participation, and well-being, (3rd ed., pag. 527–626). Thorofare, NJ: Slack.

Segal, R. (2004). Family routines and rituals: A context for occupational therapy interventions. *American Journal of Occupational Therapy, 58*, 499–508.

Unruh, A. M. (2004). Reflections on: 'So… what do you do?' Occupation and the construction of identity. *Canadian Journal of Occupational Therapy, 71*, 290–295.

WHO. (2001). *International Classification of Functioning, Disability and Health (ICF)*. Geneva: World Health Organization.

Zemke, R. (2004). Time, space, and the kaleidoscopes of occupation (Eleanor Clarke Slagle Lecture). *American Journal of Occupational Therapy, 58*, 608–620.

Zemke, R., & Clark, F. (1996). *Occupational science: An evolving discipline*. Philadelphia: FA Davis.

Het Person-Environment-Occupation-Performance (PEOP)-Model en het PEOP Occupational Therapy Process

Margo van Hartingsveldt en Sanne Pellegrom

22.1 Inleiding – 402

22.2 Achtergrond, oorsprong en ontwikkeling van het PEOP-model – 403

22.3 Theoretische onderbouwing – 403
22.3.1 Het PEOP-model ondersteunt cliëntgecentreerd werken – 404
22.3.2 Het PEOP-model is gericht op het dagelijks handelen – 404
22.3.3 Het PEOP-model benadrukt het systeemperspectief – 404

22.4 Structuur en toepassing van het PEOP-inhoudsmodel – 405
22.4.1 Persoonlijke factoren – 405
22.4.2 Omgevingsfactoren – 405

22.5 Visie op dagelijks handelen – 406

22.6 Assessments behorend bij het model – 407

22.7 Structuur en toepassing van het PEOP OT-procesmodel – 407
22.7.1 Uitgangspunten – 407
22.7.2 Narratief – 408
22.7.3 Assessment en evaluatie – 408
22.7.4 Interventie – 408
22.7.5 Resultaat – 408

22.8 Werken met het PEOP OT-procesmodel – 409
22.8.1 PEOP OT-procesmodel bij de persoon en zijn systeem – 409
22.8.2 PEOP OT-procesmodel bij een organisatie – 410
22.8.3 PEOP OT-procesmodel bij een populatie – 412

22.9 Discussie – 413

22.10 Samenvatting – 414

Literatuur – 414

© Bohn Stafleu van Loghum, onderdeel van Springer Media B.V. 2017
M. le Granse, M. van Hartingsveldt, A. Kinébanian (Red.), *Grondslagen van de ergotherapie*,
DOI 10.1007/978-90-368-1704-2_22

Het Person-Environment-Occupation-Performance (PEOP)-Model en het PEOP Occupational Therapy Process

> The PEOP-model focuses on applying knowledge relevant to the occupational performance needs of clients whether they are individuals, an organization, or a population (Baum et al. 2015)

Kernbegrippen
- Person-Environment-Occupation-Performance (PEOP)-model.
- PEOP Occupational Therapy (PEOP) OT-procesmodel.
- Cliënt als persoon en zijn systeem, organisaties en populatie.
- Persoonlijke factoren als capaciteit of beperking.
- Omgevingsfactoren als facilitator of barrière.
- Dagelijks handelen.
- Participatie.
- Welzijn.
- Narratief.
- Top-downbenadering.

DOEN!

'Een zetje in mijn rug om weer naar buiten te gaan en mensen te ontmoeten, wat voelt dat goed!'

Eerstelijns ergotherapiepraktijk DOEN organiseert samen met ouderen met een Surinaamse achtergrond een groepsinterventie in Amsterdam-Zuidoost met als doel dat ouderen inzicht krijgen in hun leefsituatie en kwetsbaarheden, maar vooral dat zij leren denken in kansen en mogelijkheden.

'Ik beleef weer plezier bij het koken en dat met mensen die ik nooit eerder heb gezien.'

Tijdens de eerste bijeenkomst stond het levensverhaal van de deelnemers centraal, ging het in de groep veel over Suriname en was er veel wederzijdse herkenning. Bij de volgende bijeenkomsten werden thema's behandeld gericht op langer veilig en zelfstandig thuis blijven wonen en leerden de ouderen wat er nodig is om in de toekomst zelf bijvoorbeeld hun boodschappen te kunnen blijven doen. Om daadwerkelijk te begrijpen waar de individuele wensen en behoeften van de deelnemers liggen wordt er een huisbezoek gedaan en worden ook de partner, familie, vrienden of andere mantelzorgers betrokken.

'Met de scootmobiel durf ik mijn kleinkinderen weer te bezoeken. Dat ding stond al jaren in de hal.'

Nadat de ouderen zes keer bij elkaar zijn geweest was er een slotbijeenkomst waarop de deelnemers samen hebben gekookt in een buurthuis. Iedereen had zijn eigen taak; begroting maken, naar de markt gaan, buurthuis reserveren, supermarkt bezoek, avond organiseren, thema van de avond bepalen enzovoort. Het was voor iedereen een geweldige ervaring. Twaalf deelnemers die elkaar enkele maanden daarvoor niet kenden, ieder met zijn eigen verhaal, beperkingen door het ouder worden en ideeën over de toekomst.

'Ik ben trots op het resultaat; een leuke avond, nieuwe vrienden, een heerlijke maaltijd en dat allemaal zelf georganiseerd!'

22.1 Inleiding

Dit hoofdstuk gaat over de vierde editie van het Person-Environment-Occupation-Performance (PEOP)-model (Baum et al. 2015). In deze vierde editie is er ook een procesmodel toegevoegd aan het PEOP-model: het PEOP Occupational Therapy Process (PEOP OT-procesmodel) (Bass et al. 2015).

Het PEOP-model (Baum et al. 2015) gaat ervan uit dat het uitvoeren van 'activiteiten, taken en rollen' ondersteund wordt door de 'persoon' en de 'omgeving' en dat deze drie kernelementen de basis zijn van het dagelijks handelen. Het PEOP-model maakt duidelijk dat dagelijks handelen participatie mogelijk maakt en bijdraagt aan welzijn (gezondheid en kwaliteit van leven) van mensen. Zo staat in het PEOP-model het belangrijkste uitgangspunt van ergotherapie centraal: dagelijks handelen bevordert gezondheid en welzijn van mensen (Wilcock en Hocking 2015).

Het vernieuwde PEOP-model sluit aan bij de huidige ontwikkelingen in de ergotherapie en in de maatschappij. Het PEOP-model ondersteunt het cliëntgecentreerd werken door de inbreng van de cliënt en zijn levensverhaal of narratief *(narrative)* een centrale plaats in het model te geven. Deze inbreng is een vereiste voor het beschrijven van zijn levenssituatie, het vaststellen van de aanwezige hulpbronnen en het formuleren van de doelen voor de ergotherapie-interventie. Het narratief als start van het PEOP OT-procesmodel (Bass et al. 2015) vormt de basis voor het begrijpen en interpreteren van het verhaal van cliënten. Het narratief gaat over het persoonlijk verhaal van de cliënt en gaat in op de betekenis die het dagelijks handelen voor de persoon heeft. Tevens staat in het PEOP-model de top-downbenadering in het assessment en in de gezamenlijke besluitvorming centraal.

Het PEOP-model is gericht op de cliënt als persoon en zijn systeem, een organisatie en een populatie (Christiansen et al. 2015). Dit is het eerste ergotherapiemodel dat de cliënt op de verschillende niveaus beschrijft en is een goede onderbouwing van het breder perspectief van de cliënt dat al een aantal jaar in Nederland wordt toegepast (Hartingsveldt et al. 2010).

Het doel van het PEOP-model is om ergotherapeuten een bruikbare, logische, systematische en allesomvattende tool te geven die gebruikt kan worden om samen met de cliënt de ergotherapie-interventies vorm te geven. Het PEOP-inhoudsmodel en het PEOP OT-procesmodel zijn te gebruiken in alle praktijkcontexten, met mensen van alle leeftijden, in alle leeftijdsfasen en voor alle mogelijke handelingsvragen.

22.3 · Theoretische onderbouwing

> **Box 22.1**
>
> **Verschillende occupation-based inhoudsmodellen**
>
> Het beroep ergotherapie heeft een gedegen theoretische onderbouwing en er zijn verschillende internationaal geaccepteerde ergotherapeutische *occupation-focused* inhoudsmodellen in gebruik. In alle ergotherapeutische inhoudsmodellen wordt de relatie tussen het kerndomein, het dagelijks handelen *(occupational performance)* en de kernelementen persoon, activiteiten en omgeving beschreven. De meest gebruikte modellen in de westerse landen en ook in Nederland zijn het Canadian Model of Occupational Performance and Engagement (CMOP-E) (Polatajko et al. 2013), het Model Of Human Occupations (MOHO) (Kielhofner 2008) en het Person-Environment-Occupation-Performance (PEOP)-model (Baum et al. 2015).
>
> Occupation-focused modellen leggen het accent op occupational performance als gewenst resultaat van het model. Alle drie de genoemde modellen vertalen occupational performance met het doen en uitvoeren van een activiteit. Elk van deze drie modellen legt echter een ander accent op het kerndomein als de uitkomst van het model en gaan daarin verder dan het dagelijks handelen (Wong en Fisher 2015). De uitkomst van het CMOP-E benadrukt *occupational engagement* als diepere emotionele betrokkenheid in het dagelijks handelen (Polatajko et al. 2013). Het MOHO focust op intrinsieke ontwikkeling en verandering van de persoonlijke en op dagelijks handelen gerichte processen en noemt dat *occupational adaptation* (Kielhofner 2008). Het PEOP benadrukt de noodzaak van het competent zijn in het dagelijks handelen om participatie in het dagelijks en maatschappelijk leven mogelijk te maken, gericht op het ervaren van welzijn. Het gaat daarbij om keuzes ten aanzien van levensstijl die resulteren in deelname aan zinvolle en doelgerichte activiteiten, taken en rollen waar mensen tevreden over zijn en waarbij ze welzijn ervaren. Het PEOP heeft als model de meest eenvoudige weergave van het proces van het dagelijks handelen (Wong en Fisher 2015).

22.2 Achtergrond, oorsprong en ontwikkeling van het PEOP-model

De ontwikkeling van het PEOP-model van Christiansen en Baum startte in 1985 en het model werd voor het eerst gepubliceerd in 1991 (Christiansen en Baum 1991). Het is ontwikkeld in de periode waarin het reductionistische biomedisch paradigma centraal stond in het beroep. Ergotherapie was in die tijd vooral gericht op het herstellen van stoornissen en het opheffen van beperkingen. In die periode begon men in te zien dat het reductionisme met name voor mensen met een chronische aandoening weinig aangrijpingspunten bood en dat het geen antwoord gaf op vragen hoe een mens zich kan aanpassen aan totaal andere levensomstandigheden (Kinébanian en Van de Velde 2012). Vanuit de behoefte om in de ergotherapie weer meer te focussen op het kerndomein van het dagelijks handelen is er gestart met het ontwikkelen van *occupation-centered* modellen (Fisher 2014). Het PEOP was het eerste op het dagelijks handelen gerichte model en heeft in de beginperiode bijgedragen om het beroepseigen paradigma van de ergotherapie weer centraal te zetten in onderwijs, praktijk en onderzoek.

Het PEOP is vergelijkbaar met anderen *occupation-centered* modellen, maar het heeft ook een eigen kleur en accent die zichtbaar zijn in de uitkomsten van het model. Het model is in de loop van de jaren aangepast aan de ontwikkelingen in het beroep en in de maatschappij (Christiansen en Baum 1997; 2005; 2015). In de vierde editie van het model is naast het inhoudsmodel ook een procesmodel toegevoegd: het PEOP OT-procesmodel (Bass et al. 2015) waarbij vier componenten in het ergotherapieproces zijn benoemd: (1) het narratief, (2) assessment en evaluatie, (3) interventie en (4) resultaat. Het inhoudsmodel en het procesmodel kunnen worden toegepast bij personen (en hun systeem), organisaties en populaties en kent drie belangrijke kennisdomeinen voor de ergotherapiepraktijk:

- *person*: de (intrinsieke) persoonlijke factoren – deze worden gebruikt om de capaciteiten te beschrijven en helpen bij het identificeren van beperkingen;
- *environment*: de (extrinsieke) omgevingsfactoren – die faciliteren of barrières creëren in wat en hoe mensen doen in het dagelijks handelen;
- *occupation*: activiteiten, taken en rollen – die mensen willen doen en die voor hen nodig zijn om te doen in het leven dat zij leven.

Het model is transactioneel, dat betekent dat er een continue wederzijdse wisselwerking en dynamiek plaatsvindt tussen de persoon en de omgeving. Het model is cliëntgecentreerd, gaat uit van een top-downbenadering en is ontworpen om in dialoog en in gezamenlijke besluitvorming de ergotherapie-interventie vorm te geven. Het model kan als gids dienen om een compleet handelingsprofiel van de persoon (en zijn systeem), de organisatie (groep) of populatie te creëren.

Het model baseert zich in de interventie op de drie componenten van *evidence-based practice* (EBP): de unieke waarden, expertise en omstandigheden van de cliënt, de expertise van de professional en de beste evidence afkomstig van onderzoek.

Nieuw is de uitvoerige toepassing van het PEOP-model in de praktijk, zowel bij de individuele cliënt en zijn systeem als bij groepen, organisaties en populaties. Hiervoor is het PEOP OT-procesmodel ontwikkeld. Aandacht voor gezondheidsbevordering en preventie specifiek bij groepen, organisaties en populaties, wordt gezien als een grote kans voor de ergotherapie.

22.3 Theoretische onderbouwing

De kennis die ten grondslag ligt aan het PEOP-inhouds- en procesmodel is onder andere afkomstig uit *occupational science*, neurowetenschappen, omgevingswetenschappen en andere sociale, gedrags- en biologische wetenschappen die alle een bijdrage leveren aan een solide wetenschappelijke basis van

het model om het menselijk handelen te begrijpen. Daarnaast hebben Christiansen et al. (2015) zich ook laten beïnvloeden door actuele ontwikkelingen binnen de gezondheidszorg zoals sociaal beleid, de *disability movement,* technologie, revalidatiewetenschappen en volksgezondheid. Hoewel er in de loop der jaren definities zijn bijgesteld en nieuwe concepten zijn toegevoegd zijn de uitgangspunten van het model hetzelfde gebleven. De auteurs van het PEOP-model zijn succesvol gebleken in het ontwikkelen van een duidelijk model dat conceptueel goed in elkaar zit en dat robuust is in het gebruik maken van evidence-based kennis in het onderwijs, de praktijk, het onderzoek en beleid (Baum et al. 2015, Wong en Fisher 2015). Het PEOP-model is gericht op de volgende drie aandachtspunten:
1. het ondersteunt cliëntgecentreerd werken;
2. het is gericht op het dagelijks handelen;
3. het benadrukt het systeemperspectief.

22.3.1 Het PEOP-model ondersteunt cliëntgecentreerd werken

Al jaren staat in ergotherapie het cliëntgecentreerd werken centraal. Het cliëntgecentreerd werken is gebaseerd op de ideeën van Carl Rogers en is sinds de jaren tachtig een uitgangspunt in de ergotherapie (CAOT en NHW 1983, Rogers 1942). Daarbij ligt er steeds meer nadruk op gelijkwaardigheid in de samenwerking en het in dialoog vormgeven van de interventie (Sumsion en Law 2006).

Ergotherapeuten gebruiken primair de term 'cliënt' in plaats van 'patiënt'. Het gebruik van het woord cliënt impliceert actieve participatie en versterkt de samenwerkende relatie waarin de dialoog centraal staat (Mroz et al. 2015).

Op basis van het PEOP-model werkt de ergotherapeut in bondgenootschap samen met de cliënt. In gezamenlijke besluitvorming is het de cliënt die de doelen stelt. Deze belangrijke samenwerking van de cliënt en ergotherapeut in het PEOP is een brug tussen de wetenschappelijke, biologische en technologische werkelijkheid van de medische wereld en de praktische, sociale, culturele en spirituele werkelijkheid van het dagelijkse leven. Door de brug ontstaat er een volledig beeld van de persoonlijke en omgevingsfactoren die positief of negatief invloed hebben op het dagelijks handelen, participatie en welzijn (Bass et al. 2015). Dit sluit aan bij de visie van Townsend en collega's (2013c) die aangeven dat de waarde van ergotherapie gevormd wordt door de integratie van het biomedisch en sociaal model te zien als een kracht en meerwaarde van het beroep. Zij noemen ergotherapie een translational profession, een beroep dat de vertaalslag maakt (Townsend et al. 2013c). Ergotherapeuten vertalen ideeën, taal, praktijk en onderzoek vice versa tussen het dagelijks handelen en het medisch handelen.

Bij de context van de persoonlijke levensomstandigheden gaat het om de plaats waar men leeft, hoe men inhoud aan zijn leven geeft en wat de persoon belangrijk vindt om te doen in zijn leven. Het gaat om de combinatie van al deze factoren die bijdragen aan het mogelijk maken of juist beperken van het dagelijks handelen en participatie (en uiteindelijk welzijn en gezondheid).

22.3.2 Het PEOP-model is gericht op het dagelijks handelen

Het kerndomein van het dagelijks handelen is de focus van alle *occupation-centered* inhoudsmodellen in de ergotherapie. In het PEOP-model staat het doen *(doing)* centraal. Het dagelijks handelen *(occupational performance)* wordt gedefinieerd als 'het doen van betekenisvolle activiteiten, taken en rollen in de complexe interactie van de persoon en zijn omgeving'. Het PEOP-model gaat er vanuit dat het dagelijks handelen participatie (actieve deelname en betrokkenheid die bijdraagt aan het welzijn van individuen en gemeenschappen) en welzijn (gezondheid en kwaliteit van leven) ondersteunt (Baum et al. 2015).

De doelen gericht op het mogelijk maken van het dagelijks handelen zijn zo divers als het dagelijks handelen zelf. Voor kinderen kunnen de doelen gericht zijn op het meedoen met hun favoriete sport, om te leren in de klas, om te spelen met vriendjes of om de vaardigheden te leren die nodig zijn voor werken als ze daar aan toe zijn. Voor volwassenen kunnen de doelen gericht zijn op terugkeer naar werk, veilig leven in de eigen woonomgeving, om te zorgen voor de kinderen of de vaardigheden te leren om een belangrijke relatie aan te gaan. Voor ouderen kunnen de doelen gericht zijn op het zo lang mogelijk in het eigen huis blijven wonen, om te zorgen voor een partner die Alzheimer heeft, om voor te kunnen lezen aan de kleinkinderen of om naar een kerk te gaan. Ondanks de verschillen hebben de doelen één ding gemeen: elk doel weerspiegelt de individuele wens om volledig te participeren in het dagelijks en maatschappelijk leven (Bass et al. 2015).

Het PEOP-model kan gebruikt worden als een gids bij het in kaart brengen van een handelingsprofiel van een cliënt. Dit profiel geeft informatie over de individuele ervaringen in de levensloop van mensen betreffende hun dagelijks handelen en de mogelijkheden en uitdagingen die ze hebben met het uitvoeren van rollen, interesses en verantwoordelijkheden (Baum et al. 2015).

22.3.3 Het PEOP-model benadrukt het systeemperspectief

Het PEOP-model is een systeemmodel, dat ervan uitgaat dat de interactie tussen de componenten: persoon, omgeving en het uitvoeren van activiteiten, taken en rollen dynamisch en wederzijds is. Systeemmodellen gaan uit van het principe dat iedere component de potentie heeft om impact te hebben op de andere componenten en op het systeem als een geheel. Bij het PEOP-model gaat het om het dagelijks handelen, participatie en welzijn als uitkomst van het model.

Als mensen activiteiten uitvoeren gebeurt dat in interactie met de omgeving in wederkerigheid. De wederzijdse interactie tussen de persoon en de omgeving of beter gezegd de transactie tussen de persoon en de omgeving wordt gezien als de doorvoer *(throughput)* van het model. Elke verandering in de persoonlijke mogelijkheden, de keuzes betreffende de dagelijks activiteiten en de kenmerken van de omgeving, kunnen potentie hebben om het dagelijks handelen van een persoon, een organisatie of een populatie te beïnvloeden (Baum et al. 2015).

22.4 Structuur en toepassing van het PEOP-inhoudsmodel

Het PEOP-model (zie ◘ fig. 22.1) maakt duidelijk dat het dagelijks handelen (*occupational performance*) niet alleen bepaald wordt door het uitvoeren van activiteiten, taken en rollen (*occupation*).

Het dagelijks handelen wordt ook bepaald door de karakteristieken van de persoon (de intrinsieke factoren: cognitief, psychisch, fysiologisch, sensorisch, motorisch en spiritueel) en de omgeving (de extrinsieke factoren: cultuur, sociale determinanten, sociale ondersteuning en sociaal kapitaal, onderwijs en beleid, fysieke en natuurlijke omgeving en ondersteunende technologie). Deze wisselwerking leidt tot dagelijks handelen (het doen), participatie (betrokkenheid) en welzijn (gezondheid en kwaliteit van leven). Het dagelijks handelen leidt alleen dan tot participatie en welzijn als er sprake is van een persoon-omgeving fit die optimaal de persoon en zijn systeem, organisatie of populatie in de belangrijke handelingen van het dagelijks leven ondersteunt.

22.4.1 Persoonlijke factoren

De intrinsieke persoonlijke factoren bestaan uit (1) psychische, (2) betekenis, zingeving en spirituele, (3) fysiologische, (4) cognitieve, (5) sensorische en motorische factoren (Baum et al. 2015).

1. Psychische factoren bestaan uit motivatie, zelfvertrouwen, zelfbeeld, identiteit en zelfeffectiviteit (Brown en stoffel 2015).
   - Motivatie heeft invloed op het uitvoeren van dagelijkse activiteiten en is belangrijk bij het veranderen en aanpassen van het dagelijks handelen.
   - Zelfvertrouwen is het beeld dat iemand over zichzelf heeft, zowel positief als negatief. Dit gaat ook over de zelfwaarden die iemand zichzelf toekent. Hierbij hoort het geheel van geloof in en gevoelens over jezelf.
   - Identiteit is een samengesteld concept van het zelf en heeft een interpersoonlijk aspect (de identiteit wordt gevormd in relatie met anderen), een capaciteitsaspect (het beeld van de eigen mogelijkheden en wie je zou kunnen worden) en een waardeaspect (belangrijke persoonlijke waarden zijn een de basis voor het maken van keuzes en het nemen van beslissingen). Identiteit is de eigenheid van de persoon die bestaat uit het zelfbeeld dat wordt beïnvloed door de sociale omgeving (Christiansen 1999). De identiteit van de persoon wordt ook weer gevormd door de identiteit van het gezin waarin hij opgroeit, die weer gevormd wordt door de gezamenlijke routines en rituelen van het gezin (Segal 2004).
   - Zelfeffectiviteit (*self-efficacy*) is een primaire drijfveer die invloed heeft op de motivatie en gebaseerd is op een geloof in de eigen mogelijkheden om een doel te behalen. (Bandura 1986).

2. Betekenis en spirituele factoren (Eakman 2015).
   - De betekenis die mensen geven aan wat ze doen, heeft belangrijke gevolgen voor hun identiteit en gevoel van welzijn. De subjectieve ervaring van het handelen wordt beschreven als: 'An occupation is the experience of a person, who is the sole author of the occupation's meaning'. De toevoeging 'betekenisvol' *(meaningful)* wordt veel gebruikt en *meaningful occupations* staat voor het dagelijks handelen dat gekozen en uitgevoerd wordt door personen of groepen om ervaringen op te doen die betekenis hebben en voldoening geven (Pierce 2001).
   - Spiritualiteit is het wezenlijke element van de mens en draagt bij tot het gevoel van persoonlijke inzicht over jezelf en je plaats in de wereld (Eakman 2015). Het levensverhaal, het narratief geeft woorden aan de betekenis die het dagelijks handelen voor de persoon heeft en die bijdraagt aan zijn spiritualiteit van de persoon. Het gaat daarbij om het gevoel om erbij te horen en er toe te doen en geeft aan hoe iemand de wereld begrijpt en interpreteert.

3. Fysiologische factoren: bestaan uit kracht, uithoudingsvermogen, pijn en flexibiliteit of bewegingsbereik van de gewrichten, ook wel *range of motion* genoemd (Rogers 2015).

4. Cognitieve factoren: denk hierbij aan het geheugen, planning, aandacht, bewustzijn, keuzes maken en vaardigheden om doelen te bereiken.

5. Sensorische en motorische factoren: om dagelijkse handelingen uit te kunnen voeren zijn de neurogedragsmatige subsystemen belangrijk die de (somato)sensorische informatie verwerken. Daarbij gaat het om reuk, gehoor, smaak, tast, propriocepsis, visuele informatie en het kunnen bewegen in een omgeving waarbij er gebruik wordt gemaakt van beweging gerelateerde subsystemen zoals *motor control*, *motor planning* (praxis) en houdingscontrole.

Bij het analyseren van deze factoren is het belangrijk om te achterhalen welke factoren capaciteiten van de persoon zijn en bevorderend werken en welke beperkingen zijn en belemmerend werken bij het uitvoeren van dagelijkse activiteiten (Wong en Fisher 2015).

22.4.2 Omgevingsfactoren

De extrinsieke omgevingsfactoren bestaan uit: (1) cultuur, (2) sociale determinanten, (3) sociale steun en sociaal kapitaal, (4) onderwijs en beleid, (5) fysieke en natuurlijke omgeving en (6) ondersteunende technologie (Baum et al. 2015).
1. De culturele omgeving omvat de waarden, normen, gebruiken, rituelen en tijdsbesteding.
2. Sociale determinanten kunnen het dagelijks handelen, participatie en welzijn beïnvloeden. Deze zijn in het regenboogmodel beschreven als leefstijlfactoren, sociale netwerken, toegankelijkheid van voorzieningen en maatschappelijke factoren (Dahlgren en Whitehead 2006).

PEOP: enabling everyday living

the narrative
The past, current and future perceptions, choices, interests, goals and needs that are unique to the person, organization, or population

person
– psychological
– spiritual
– physiological
– cognitive
– sensory
– motor

occupation
– activities
– tasks
– roles

environment
– culture
– social determinants
– social support and social capital
– education and policy
– physical and natural
– assistive technology

personal narrative
– perception and meaning
– choices and responsibilities
– attitudes and motivation
– needs and goals

organizational narrative
– mission and history
– focus and priorities
– stakeholders and values
– needs and goals

population narrative
– environments and behaviors
– demographics and disparities
– incidence and prevalence
– needs and goals

occupation
person
participation
performance
well-being
environment

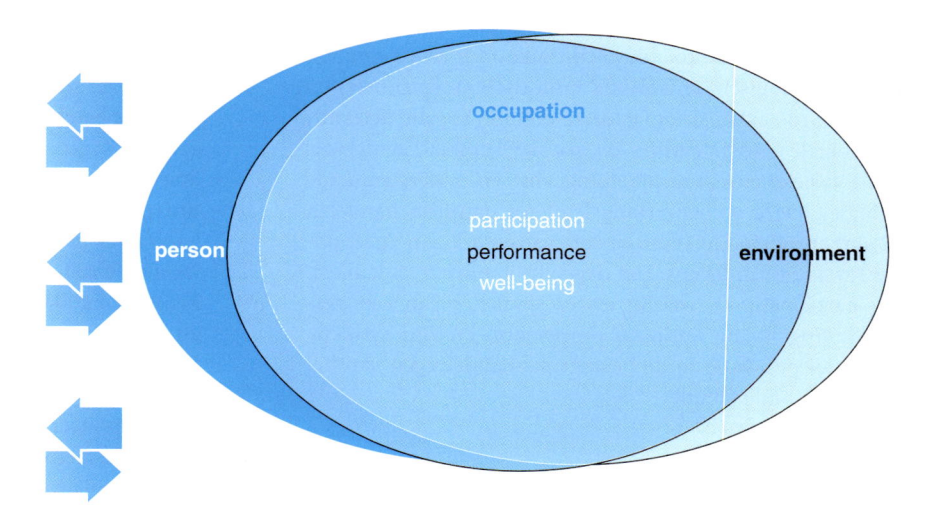

■ Figuur 22.1 Person-Environment-Occupation-Performance. Bron: Baum et al. (2015)

Deze sociale determinanten kunnen een positieve of negatieve invloed op dagelijks handelen, participatie en welzijn hebben.

3. Sociale steun komt voort uit de interacties die mensen hebben met de mensen uit hun sociale netwerk en ondersteunt mensen in de complexiteit van het dagelijks leven. Het gaat over affectie, goedkeuring, erbij horen en veiligheid en vindt plaats binnen sociale relaties met andere mensen in de omgeving. Sociaal kapitaal heeft betrekking op de sociale relaties en netwerken die mensen onderhouden. Het gaat over de stevigheid van de sociale relaties die een individu onderhoudt met de nabije en maatschappelijke omgeving (Vosters et al. 2013). Sociale steun en sociaal kapitaal zijn een belangrijk onderdeel van de sociale omgeving die bijdraagt aan de persoon-omgeving fit en dagelijks handelen van mensen mogelijk maakt (Bass et al. 2015).
4. Onderwijs en gezondheidsbeleid is de maatschappelijke omgeving die invloed heeft op het dagelijks handelen en wordt mede door de politieke omgeving vormgegeven.
5. De fysieke omgeving bestaat uit de gebouwde omgeving (hierbij gaat het om door- en toegankelijkheid en gebruiksfactoren), de natuurlijke omgeving (hieronder valt geografie, klimaat en luchtkwaliteit) en 'tools' en hulpmiddelen (Baum et al. 2015).
6. Ondersteunende technologie krijgt steeds meer invloed op de relatie tussen cliënt en ergotherapeut en op de locatie waar de zorg wordt geleverd. Zij dragen ertoe bij dat zorg en welzijn minder aan tijd en plaats gebonden zijn.

Technologie heeft ook steeds meer invloed op ons dagelijks leven, denk hierbij aan het gebruik van computer, smartphone, tablet en internet. Deze toenemende rol van technologie heeft grote gevolgen voor de ergotherapeut. Die zal steeds vaker nieuwe technologie gaan integreren in het werk en zal cliënten adviseren en begeleiden bij het gebruik van technologie (Vereniging Hogescholen 2015).

Bij al deze omgevingsfactoren wordt gekeken of ze faciliterend zijn of een barrière vormen bij het uitvoeren van dagelijkse activiteiten.

22.5 Visie op dagelijks handelen

Het PEOP-model gaat uit van de volgende basisveronderstellingen (Baum et al. 2015).
- Mensen zijn van nature handelende wezens om hun wereld te ontdekken en hier grip op te krijgen.
- Succes ervaringen in het dagelijks handelen geven mensen een goed gevoel en motiveren tot nieuwe uitdagingen.
- Dagelijks handelen wordt uitgelegd als het doen van betekenisvolle activiteiten, taken en rollen door complexe interactie met persoon en zijn omgeving.
- Dagelijks handelen ondersteunt participatie en welzijn.
- Dagelijks handelen is gerelateerd aan de levensfase van de persoon en de rollen die hierbij horen. Per levensfase staan verschillende primaire handelingsgebieden centraal.

Voor kinderen is de dag vooral gevuld met spelen en leren. Bij volwassenen wordt het dagelijks handelen vooral bepaald door werken en zorgen voor het gezin. Doordat ouderen vaak meer tijd nodig hebben om de dagelijkse routines uit te voeren, wordt voor hen de dag veelal bepaald door zorgen en is vrije tijd een belangrijk handelingsgebied (Erlandsson en Christiansen 2015).

22.6 Assessments behorend bij het model

Op basis van het PEOP-model zijn geen specifieke assessments ontwikkeld. Uiteraard kunnen alle assessments bij het gebruik van het PEOP-model toegepast worden. Zie ook hoofdstuk 28 over Assessments. Daar wordt het PEOP-model gebruikt om het gebruik van assessments in het ergotherapie proces uit te leggen.

22.7 Structuur en toepassing van het PEOP OT-procesmodel

Het PEOP Occupational Therapy (PEOP OT-procesmodel) gaat uit van de capaciteiten van de persoon en de hulpbronnen uit de omgeving. Deze ondersteunen de cliënt in zijn dagelijks handelen wat hij wil en nodig vindt om te doen. In het PEOP OT-procesmodel komt alle kennis samen die studenten binnen de opleiding opdoen. Verschillende soorten kennis zijn belangrijk om de persoonsfactoren goed te begrijpen, voorbeelden daarvan zijn anatomie, fysiologie, neurologie, psychologie, ethiek en religie. Ook de omgevingsfactoren vragen verschillende soorten kennis die de student leert gedurende de opleiding, voorbeelden daarvan zijn sociologie, antropologie, politicologie, geografie, techniek en volksgezondheid. Om meer te weten over activiteiten, taken, rollen en het dagelijks handelen is kennis nodig over occupational science, ergotherapietheorie, handelingsgebieden, activiteiten, onderwijs, arbeid en familie. Stage, externe projecten en casuïstiek uit de praktijk geven de mogelijkheid om deze kennis en vaardigheden te integreren in het samenwerken met personen, organisaties en populaties in de echte praktijk.

22.7.1 Uitgangspunten

Het PEOP OT-procesmodel is cliëntgecentreerd, occupation-based en evidence-based.

Cliëntgecentreerd
Een cliëntgecentreerde manier van werken staat centraal in het ergotherapieproces en hierbij werken ergotherapeut en de cliënt actief samen in het zoeken naar oplossingen voor de belemmeringen en het bereiken van de doelen. De ergotherapeut heeft de rol van samenwerker (samen met de cliënt) in plaats van de rol als beslisser. Als ergotherapeut is het belangrijk om de inzichten van de cliënt te achterhalen gericht op het inschatten van eigen opgestelde doelen te behalen. Cliënten worden gestimuleerd om zelf keuzes te maken ten aanzien van de interventie op hun eigen niveau. Dit is afhankelijk van de capaciteiten van een cliënt. De therapeut heeft respect voor de waarden en normen van de cliënt en hoe de cliënt met de uitdagende situatie omgaat (coping). Het PEOP OT-procesmodel stelt de cliënt centraal in het proces van planning en implementatie tijdens het ergotherapeutisch proces (Bass et al. 2015).

Occupation-based
Het dagelijks handelen en het uitvoeren van dagelijkse activiteiten is de unieke focus van ergotherapie en is de rode draad die de verschillende componenten van het PEOP OT-procesmodel met elkaar verbindt. Dagelijks handelen zorgt voor het begrijpen van het levensverhaal van een cliënt, is het onderwerp van assessment en evaluatie, selecteert de aanpak voor de interventies en analyseert de uitkomst van de ergotherapie. Het PEOP OT-procesmodel redeneert niet vanuit de diagnose maar gaat uit van de handelingsvragen die een cliënt aangeeft. Dus het gaat niet om de cliënt met een beroerte of mentale beperking, maar het gaat om de persoon (met capaciteiten en beperkingen) in zijn omgeving (die faciliteert en belemmert) die graag de dingen wil doen die belangrijk voor hem zijn of die van hem verwacht wordt dat hij ze zal doen (Bass et al. 2015).

Evidence-based
Evidence ondersteunt de beslissingen van de ergotherapeut over welke assessments er uitgevoerd worden, welke interventies toegepast kunnen worden en welke uitkomstmaten gebruikt kunnen worden. *Evidence-based practice* gaat uit van de ervaringen en unieke perceptie van de cliënt, de ervaring en kennis van de ergotherapeut en de *evidence* van relevante publicaties om zo samen met de cliënt de keuzes te maken voor een effectieve interventie. Daarbij wordt de gezamenlijke besluitvorming beïnvloed door de context en persoonlijke, professionele en maatschappelijke normen en waarden (Bass et al. 2015, Benett 2015; Kuiper et al. 2016).

Het PEOP OT-procesmodel identificeert het geheel van faciliterende en belemmerende factoren om zowel de ergotherapeut als de cliënt te ondersteunen in het gezamenlijk maken van een realistisch plan van aanpak voor de interventie. Succes in dit proces van gezamenlijke besluitvorming (Groen-Ven et al. 2016) is afhankelijk van de vaardigheden van de therapeut in het vormgeven van de relatie en het stellen van de juiste vragen bij het uitlokken van de motivatie van de cliënt. Daarbij geeft de therapeut informatie over de bijbehorende kennis die passen bij de behoeften en doelen van de cliënt en welke nodig is om goede keuzes te maken (Baum et al. 2015).

Het PEOP OT-procesmodel kent vier primaire componenten (zie fig. 22.2) die eventueel gelijktijdig plaatsvinden gedurende het ergotherapieproces:
- narratief (*narrative*);
- assessment en evaluatie (*assessment and evaluation*);
- interventie (*intervention*);
- resultaat (*outcome*).

narratief → assessment en evaluatie → interventie → resultaat

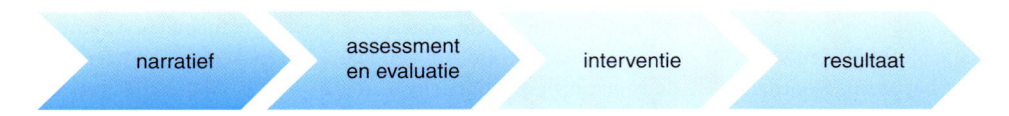

Figuur 22.2 Het PEOP Occupational Therapy (PEOP OT)-procesmodel. Bron: Bass et al. (2015)

22.7.2 Narratief

Een nieuw aspect binnen het PEOP OT-procesmodel is het gebruik van het narratief, het persoonlijk verhaal van de cliënt. Gesprekken en observaties worden gebruikt om het verhaal en de vragen van de cliënt helder te krijgen waarbij het duidelijk wordt waar de cliënt behoefte aan heeft. Het narratief wordt de laatste jaren steeds meer toegepast in zorg en welzijn (Bohlmeijer et al. 2006) en wordt gebruikt om het vraagstuk en de betekenis die dat heeft voor de cliënt te begrijpen vanuit de bredere context van zijn levenssituatie en die past bij het interpretatief redeneren (Mattingly en Fleming 1994). Het narratief gaat in op het unieke perspectief van de cliënt en op de diepere emoties die ontstaan zijn op basis van de problematiek. Het narratief bevat belangrijke achtergrondinformatie in verhaalvorm, over hoe de persoon, groep en of populatie, het verleden, heden en toekomst waarneemt, en belang hecht aan keuzes, interesses, waarden, doelen en wensen die uniek zijn voor de cliënt (Bass et al. 2015).

Met behulp van narratief kan de ergotherapeut door middel van assessment, observatie en evidence de intrinsieke en extrinsieke factoren die het dagelijks handelen beïnvloeden beter begrijpen. Met behulp van het narratief van de persoon en zijn systeem, organisatie of populatie ontstaat er informatie over:
- hoe de cliënt het verleden, heden en de toekomst waarneemt;
- de korte- en langetermijndoelen van de cliënt waar hij aan wil werken;
- de match tussen de doelen van de cliënt en de ergotherapie.

22.7.3 Assessment en evaluatie

Assessment en evaluatie gaat over het vaststellen van de intrinsieke en extrinsieke factoren, die de mogelijkheden (capaciteiten van de persoon en facilitatoren van de omgeving) en belemmeringen (beperkingen van de persoon en barrières van de omgeving) vormen van het dagelijks handelen. Evaluatie vindt plaats op basis van het uiteindelijke handelingsprofiel dat wordt vormgegeven en dat bestaat uit meerdere dagelijkse activiteiten, persoons- en omgevingsfactoren en welke mate deze faciliterend of belemmerd zijn. Dit profiel leidt tot:
- een selectie van referentiekaders die tot een beter begrip leiden van de intrinsieke en extrinsieke factoren;
- een cliëntgecentreerd plan van aanpak;
- de uitvoering van het plan van aanpak (*intervention*);
- het resultaat of de uitkomst (*outcome*), leidend tot dagelijks handelen, participatie en welzijn.

22.7.4 Interventie

De structuur van het model ondersteunt de ergotherapeut het PEOP-model zodanig toe te passen dat de doelen ter verbetering van welzijn en kwaliteit van leven binnen de gegeven mogelijkheden bereikt worden. Door het PEOP OT-procesmodel overweegt de ergotherapeut of de gekozen referentiekaders *occupation-based*, cliëntgecentreerd en evidence-based zijn. Bij het plannen van interventies, het uitvoeren van het plan van aanpak, voor organisaties en/of populaties kan de ergotherapeut dezelfde stappen volgen als bij de persoon en zijn systeem, maar zal de analyse geënt zijn op de specifieke situatie van de organisatie of populatie.

22.7.5 Resultaat

Om als professional en als beroepsgroep gewaardeerd en gezien te worden door burgers in Nederland en Vlaanderen is het van belang om interventies uit te voeren die effectief zijn en een toegevoegde waarde hebben. Het is belangrijk om dit uit te dragen naar verwijzers, beleidsmakers en financierende instanties, zoals zorgverzekeraars. Ergotherapie draagt bij aan gezondheid en welzijn van mensen door het mogelijk maken van het dagelijks handelen (Wilcock en Hocking 2015, Hartingsveldt 2016). Het kerndomein van ergotherapie sluit aan bij het 'functioneren' dat centraal staat in het advies 'Naar nieuwe zorg en zorgberoepen: de contouren' (Kaljouw en Vliet 2015). Een belangrijk richtinggevend rapport voor zorg en onderwijs. Functioneren wordt hierin beschreven als het 'in staat zijn van mensen om zo veel mogelijk het leven te leiden dat ze willen leiden'. Dat is precies wat ergotherapie wil bereiken en dit geeft de beroepsgroep kansen om de meerwaarde van ergotherapie uit te dragen.

Ergotherapie heeft een breed domein omdat het gaat over het dagelijks handelen, dat verschilt per doelgroep en zelfs per persoon. Het kan gaan om het begeleiden van kinderen met lichte problemen gericht op het ontwikkelen van de schoolse vaardigheden. Het kan gaan over het versterken van een volwassenen met depressie door structuur aan te brengen in het voor zichzelf zorgen. En het kan gaan over het ondersteunen van ouderen om een manier te vinden om gezondheid te behouden door de dagelijkse activiteiten te blijven uitvoeren en hun manier van leven voor te zetten in de buurt waarin zij wonen. Het is belangrijk om na te denken hoe de resultaten van de interventie meetbaar gemaakt kunnen worden om zo de toegevoegde waarden van ergotherapie aan de maatschappij duidelijk te maken (Bass et al. 2015). Een assessment, dat in de fase van inventarisatie en analyse is afgenomen, kan in deze laatste

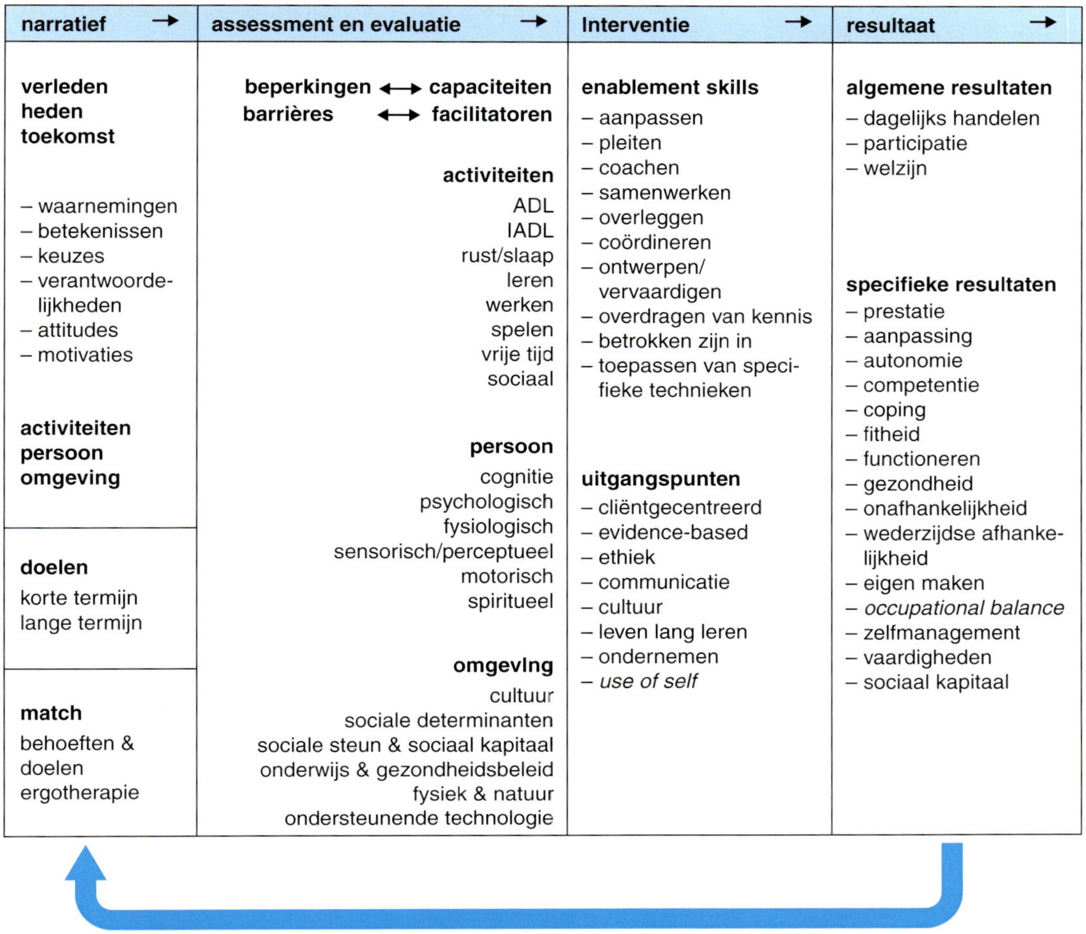

narratief →	assessment en evaluatie →	Interventie →	resultaat →
verleden **heden** **toekomst** – waarnemingen – betekenissen – keuzes – verantwoorde- lijkheden – attitudes – motivaties **activiteiten** **persoon** **omgeving** **doelen** korte termijn lange termijn **match** behoeften & doelen ergotherapie	**beperkingen** ⟷ **capaciteiten** **barrières** ⟷ **facilitatoren** **activiteiten** ADL IADL rust/slaap leren werken spelen vrije tijd sociaal **persoon** cognitie psychologisch fysiologisch sensorisch/perceptueel motorisch spiritueel **omgeving** cultuur sociale determinanten sociale steun & sociaal kapitaal onderwijs & gezondheidsbeleid fysiek & natuur ondersteunende technologie	**enablement skills** – aanpassen – pleiten – coachen – samenwerken – overleggen – coördineren – ontwerpen/ vervaardigen – overdragen van kennis – betrokken zijn in – toepassen van speci- fieke technieken **uitgangspunten** – cliëntgecentreerd – evidence-based – ethiek – communicatie – cultuur – leven lang leren – ondernemen – *use of self*	**algemene resultaten** – dagelijks handelen – participatie – welzijn **specifieke resultaten** – prestatie – aanpassing – autonomie – competentie – coping – fitheid – functioneren – gezondheid – onafhankelijkheid – wederzijdse afhanke- lijkheid – eigen maken – *occupational balance* – zelfmanagement – vaardigheden – sociaal kapitaal

Figuur 22.3 PEOP OT-procesmodel voor het werken met de personen en zijn systeem. Bron: Bass et al. (2015); Townsend et al. (2013a)

fase van het ergotherapieproces herhaald worden om de effectiviteit van de interventie in kaart te brengen. Hiervoor kan bijvoorbeeld de COPM (Law et al. 2014) aan het eind van de interventie opnieuw gescoord worden. Dan wordt duidelijk of de cliënt, de activiteiten die onderwerp waren van de interventie, inderdaad beter kan uitvoeren en of hij hier over ook meer tevreden is.

22.8 Werken met het PEOP OT-procesmodel

In deze paragraaf wordt het PEOP OT-procesmodel beschreven bij de persoon en zijn systeem, de organisatie en de populatie, gebaseerd op de procesmodellen zoals beschreven door Bass, Baum en Christiansen (2015). Bij de Nederlandse vertaling van deze procesmodellen is er een aanpassing gedaan bij de component interventie. In de oorspronkelijke procesmodellen worden benaderingen (*approaches*) gehanteerd die beschreven worden door deze auteurs. Deze zijn vervangen door de enablement skills uit het Canadian Model of Client-Centered Enablement (CMCE) (Townsend et al. 2013a) die te vinden zijn in ▶ H. 8 (zie ◘ fig. 22.3).

22.8.1 PEOP OT-procesmodel bij de persoon en zijn systeem

Casus
Probeer je voor te stellen: je rijdt met je fiets door een park (*occupation*: activiteit), fietst over een klein heuveltje waardoor je sneller gaat en er staat een driewieler van een kleuter op de weg (omgeving: fysieke en natuurlijke). Hierdoor val je met je fiets en voordat je het weet lig je in het ziekenhuis met veel pijn (persoon: psychisch, fysiologisch en sensorisch). Dan krijg je te horen dat je een gebroken schouder en sleutelbeen hebt (persoon: fysiologisch) en een lichte hersenschudding (persoon: fysiologisch en cognitief). En als dat nog niet genoeg is, voel je een verband op je gezicht en kom je erachter dat je meerdere (schaaf)wonden op je gezicht hebt die gehecht worden (persoon: fysiologisch en psychisch). Je raakt in paniek en denkt: 'Hier heb ik geen tijd voor.' Je moet studeren voor je toets (*occupation*: taak), je hebt over drie weken een bruiloft van je nicht (*occupation*: activiteiten en rollen) en je familie woont ver weg (omgeving: sociale steun). Als je door krijgt wat er met je is gebeurd begin je

erachter te komen: 'Ik kan niet alles doen zoals voorheen, maar ik wil zo snel mogelijk weer terug naar mijn leven.' Je wilt naar huis, maar je vraagt je af hoe je elke dag naar je hogeschool komt; je woont op de derde verdieping zonder lift (omgeving: fysiek), je woont alleen en al je goede vrienden wonen niet in de buurt (omgeving: sociale steun). Je realiseert je dat je zwak bent (persoon: psychisch), je ziet niet helder (persoon: psychisch en sensorisch), je weet je eigen telefoonnummer niet meer (persoon: cognitief) en je maakt je zorgen hoe je dit allemaal kunt gaan betalen (eigen risico zorgverzekering, werk, enzovoort) (omgeving: sociale determinanten). 'Wat ga ik nu doen?' (naar Bass et al. 2015a). Hoe zou jij bij deze casus aangeven waar de belemmeringen of mogelijkheden zijn op een continue schaal? Ziet dit eruit als:

Eerste assessment en evaluatie na het fietsongeluk

beperkingen barrières	←→ ←→	capaciteiten facilitatoren
		activiteiten
----o--------		aankleden
----o--------		examen maken
		persoonlijke factoren
--o----------		fysiologisch
----o--------		psychologisch
---o---------		cognitief
		omgevingsfactoren
-------o-----		sociale steun
-o-----------		fysiek en natuur
---o---------		onderwijs en beleid

Stel je voor dat je twee weken verder bent. Je hebt een geweldig team met gezondheidsprofessionals gevonden in het ziekenhuis (met natuurlijk een ergotherapeut) die de verschillende beperkingen die door het ongeluk zijn ontstaan met je bespreken. De ergotherapeut geeft je een aantal hulpmiddelen en heeft het aan- en uitkleden met je besproken om je een aantal technieken te leren zodat je schouder en sleutelbeen kunt ontzien en deze kunnen helen. Via de hogeschool heb je geregeld dat je de toets een paar weken later mag maken en dat je dat deel van de opleiding gewoon kunt afronden. Misschien ben je nog niet helemaal klaar voor de toets maar je kunt je in ieder geval beter concentreren na adviezen om je dag beter te organiseren. Twee studenten hebben afgesproken om je te helpen op de opleiding overal te kunnen komen. Daarnaast heb je via je huisbaas een tijdelijke goed toegankelijke woning waar je in kunt verblijven. In je eigen woning woont nu tijdelijk iemand anders om zo de kosten te beperken. Hoe zou het nu zijn met de belemmeringen en mogelijkheden die je zou ervaren? Ziet dit eruit als:

Assessment en evaluatie na twee weken na het fietsongeluk

beperkingen barrières	←→ ←→	capaciteiten facilitatoren
		activiteiten
-----------o-----		aankleden
---------o-------		examen maken
		persoonlijke factoren
--------o--------		fysiologisch
----------o------		psychologisch
-------------o---		cognitief
		omgevingsfactoren
-----------o-----		sociale steun
------------o----		fysiek en natuur
--------------o--		onderwijs en beleid

22.8.2 PEOP OT-procesmodel bij een organisatie

Een organisatie is een samenwerkingsverband van personen die een gezamenlijk doel hebben, zoals een onderneming, een school, een bureau, enzovoort (Sells 2015). Binnen organisaties werken ergotherapeuten niet alleen vanuit een individueel perspectief met bijvoorbeeld de bewoner, cliënt of de scholier, maar zij werken ook vanuit sociaal-maatschappelijk perspectief in en met de context van de organisatie. Bijvoorbeeld in een verpleeghuis dragen ergotherapeuten, naast de individuele zorg voor bewoners, bij aan het woonklimaat en geven adviezen over dagbesteding. Kinderergotherapeuten werken zowel in het regulier als in het speciaal onderwijs individueel met leerlingen, maar werken ook met leerkrachten samen op het niveau van de organisatie. En in een asielzoekerscentrum ondersteunen ergotherapeuten naast individuele vluchtelingen ook de staf zodat ook vluchtelingen met beperkingen kunnen participeren.

Bij het werken in en met een organisatie is de eerste stap in het PEOP OT-procesmodel (zie ◘ fig. 22.4) het achterhalen van het 'verhaal' van de organisatie door een narratief proces waarbij er een handelingsprofiel van de organisatie ontstaat op basis van de vraag die aan de ergotherapeut wordt gesteld. Hierbij kan een bedrijfskundige analyse gebruikt worden: een SWOT (*strenghts – weaknesses – opportunities – threats*)-analyse. Hiermee worden de krachten, zwakheden, mogelijkheden en bedreigingen van een organisatie in relatie tot de handelingsvraag in kaart gebracht. Vanuit deze SWOT-analyse kunnen er samen met de betrokken personen in de organisatie doelen bepaald worden. Deze analyse kan gestart worden met het uitvoeren van interviews met stakeholders zoals op een school met de directie, de leerkrachten, ouders en leerlingen. Interviews kunnen zowel individueel als met een team gehouden worden. Tijdens deze narratieve fase bij het werken met een organisatie worden de visie, missie, beleid en procedures van de organisatie duidelijk en de huidige focus en prioriteiten worden in kaart gebracht (Sells 2015).

Na deze narratieve fase volgt de fase waarbij er op een meer formele manier assessments worden afgenomen die gericht zijn op de organisatie. De ergotherapeut bepaald de behoeften van de organisatie gebaseerd op de assessments van personen en/of uitvoering van activiteiten en/of de omgeving. Voor een organisatie is het belangrijk om een assessment af te nemen om de huidige mogelijkheden en belemmeringen in relatie tot de handelingsvraag in kaart te brengen. Denk bijvoorbeeld aan het in kaart brengen van de woonomgeving van mensen met een verstandelijke beperking die in een woon-zorginstelling wonen, zoals in onderstaande casus het geval is. Of het in kaart brengen van de fysieke omgeving van kinderen in het regulier onderwijs: is het schoolmeubilair passend bij de individuele maten van de kinderen. Dit kan bijvoorbeeld in kaart worden gebracht met het meetinstrument 'Peter de onderbeenmeter'. Dat is meetinstrument waarmee snel en efficiënt passend schoolmeubilair kan worden geselecteerd. De meter werkt met een kleurcode die overeenkomt met de kleurcodes op het meubilair (Hofstede 2010).

22.8 · Werken met het PEOP OT-procesmodel

narratief →	assessment en evaluatie →	Interventie →	resultaat →

verleden
heden
toekomst
 	
– missie
– geschiedenis
– focus
– prioriteiten
– stakeholders
– waarden
 	
activiteiten
persoon
omgeving
 	
doelen
organisatie
stakeholders
 	
match
behoeften &
doelen
ergotherapie
	beperkingen ↔ capaciteiten
	barrières ↔ facilitatoren
	
	activiteiten
	voor jezelf en anderen zorgen
	huishouden
	werken
	fitness/sport
	spelen/vrije tijd
	religieus/spiritueel
	onderwijs/leren
	
	persoon
	cognitie
	psychologisch
	fysiologisch
	sensorisch/perceptueel
	motorisch
	spiritueel
	
	omgeving
	cultuur
	sociale determinanten
	sociale steun & sociaal kapitaal
	onderwijs & beleid
	fysiek & natuur
	ondersteunende technologie
		enablement skills
		– aanpassen
		– pleiten
		– coachen
		– samenwerken
		– overleggen
		– coördineren
		– ontwerpen/
		  vervaardigen
		– overdragen van kennis
		– betrokken zijn in
		– toepassen van speci-
		  fieke technieken
		
		uitgangspunten
		– cliëntgecentreerd
		– evidence-based
		– ethiek
		– communicatie
		– cultuur
		– leven lang leren
		– ondernemen
		– *use of self*
			algemene resultaten
			– dagelijks handelen
			– participatie
			– welzijn
			
			specifieke resultaten
			– verbeterde toegan-
			  kelijkheid
			– thuis oud worden
			– overbelasting man-
			  telzorg verminderen
			– valpreventie
			– inclusief onderwijs
			– behuizing
			– onafhankelijk leven
			– inclusie/
			  ontvankelijkheid
			– publiek besef
			– zelfmanagement
			– sociale participatie
			– veiligheid thuis/werk
			– behoeften van de
			  organisatie volbracht

Figuur 22.4 PEOP OT-procesmodel voor het werken met een organisatie. Bron: Bass et al. (2015); Townsend et al. (2013b)

Het PEOP OT-procesmodel voor een organisatie is een complex proces. Een organisatie kan effectief functioneren als alle opgestelde doelen zijn behaald. Een ergotherapeut is goed in staat om een organisatie te ondersteunen en de opgestelde doelen te bereiken. Dit doet de ergotherapeut door een klimaat van vertrouwen te creëren dat mensen autonomie geeft (organisatie cultuur), creëren van vitale werkplekken (omgeving) en het bieden van fysieke steun/middelen voor individuen (ergonomische programma's).

Het is kaart brengen van de woonomgeving van bewoners die langdurig verblijven in een woon-zorginstelling

Met behulp van de Residential Environment Impact Scale (REIS) (Fisher et al. 2014), een meetinstrument dat gebaseerd is op de theorie van het Model Of Human Occupation (MOHO) (Kielhofner 2008), kan de woonomgeving van bewoners die langdurig verblijven in een woon-zorginstelling in kaart gebracht worden. De REIS inventariseert of de woon-zorginstelling voldoet aan de wensen en behoeften van de bewoners.

De REIS biedt ergotherapeuten structuur en handvatten in het observeren van de omgeving. Door de onderdelen: observatieronde door de instelling, observatie van activiteiten, interviews met bewoners en interviews met de medewerkers, wordt de omgeving vanuit verschillende invalshoeken beoordeeld. Dit zorgt voor een totaal beeld en levert gerichte professionele adviezen die meteen bruikbaar zijn in de praktijk.

Praktijkvoorbeeld
De uitkomsten van de REIS bij het in kaart brengen van een kleine woonvorm voor mensen met een verstandelijke beperking laten zien dat het personeel van deze woonvorm veel kennis heeft over de bewoners en over hun wensen en behoeften. Het personeel biedt structuur, maar geeft de bewoners ruimte en mogelijkheid tot het maken van eigen keuzes. Doordat het personeel minder tijd heeft gekregen voor de zorg, is het niet altijd direct beschikbaar voor bewoners die om hulp vragen. Er kan alleen in basisbehoeften worden voorzien en extra aandacht is niet mogelijk. De privéruimtes zijn gepersonaliseerd en sluiten aan op de bewoners. De gezamenlijke ruimte daarentegen oogt wat meer als een instelling.

narratief →	assessment en evaluatie →	Interventie →	resultaat →
verleden **heden** **toekomst** – omgevingen – gedragingen – demografische gegevens – ongelijkheid – incidentie – prevalentie **activiteiten** **persoon** **omgeving** **doelen** algemeen activiteiten **match** behoeften & doelen ergotherapie	beperkingen ↔ capaciteiten barrières ↔ facilitatoren **activiteiten** leren algemene taken communicatie mobiliteit gezinsleven interpersoonlijk belangrijke levensgebieden gemeenschap **persoon** cognitie psychologisch fysiologisch sensorisch/perceptueel motorisch spiritueel **omgeving** cultuur sociale determinanten sociale steun & sociaal kapitaal onderwijs & gezondheidsbeleid fysiek & natuur ondersteunende technologie	**enablement skills** – aanpassen – pleiten – coachen – samenwerken – overleggen – coördineren – ontwerpen/ vervaardigen – overdragen van kennis – betrokken zijn in – toepassen van specifieke technieken **uitgangspunten** – cliëntgecentreerd – evidence-based – ethiek – communicatie – cultuur – leven lang leren – ondernemen – *use of self*	**algemene resultaten** – dagelijks handelen – participatie – welzijn **specifieke resultaten** – toegankelijkheid: gezondheid en preventie – onderwijs`prestaties – werk – gezonde voeding & fysieke activiteit – gezondheid: indicatoren & gelijkheid – geestelijke gezondheid – veiligheid thuis, gemeenschap en werk – sociale participatie – valpreventie

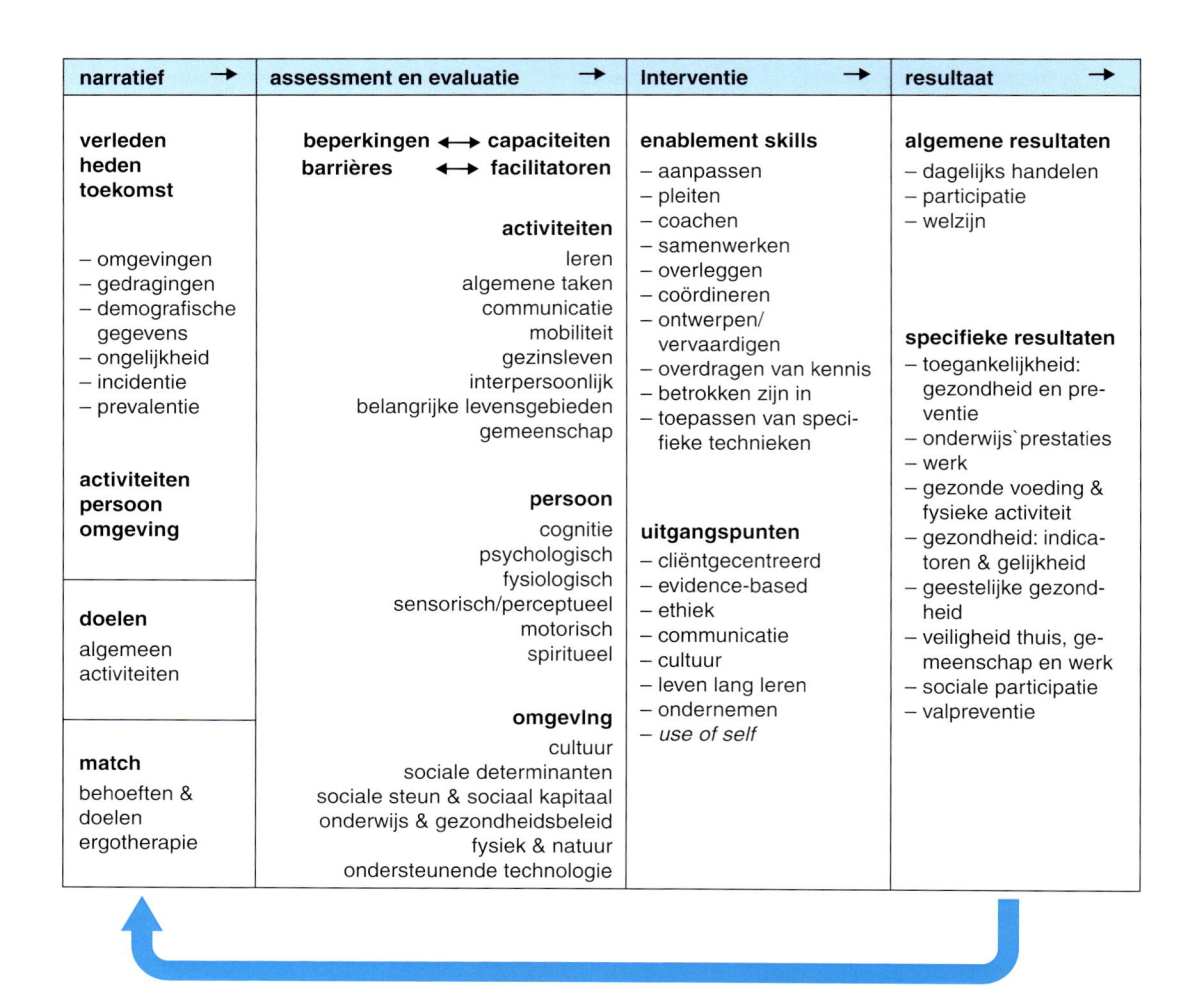

Figuur 22.5 PEOP OT-procesmodel voor het werken met een populatie. Bron: Bass et al. (2015); Townsend et al. (2013b)

De aanbevelingen op basis van afname van de REIS zijn als volgt:
- inzetten op het werven van vrijwilligers, die een positieve bijdrage kunnen leveren aan het welzijn van bewoners omdat zij de tijd hebben voor de bewoners die de verzorging op dit moment niet kan bieden;
- een automatische deursensor aanbrengen zodat rolstoelgebruikers zelfstandig de woning in en uit kunnen;
- de gezamenlijke ruimte meer personaliseren zodat deze omgeving bewoners meer uitdaagt om activiteiten te ondernemen (Bleeker et al. 2016).

22.8.3 PEOP OT-procesmodel bij een populatie

Populatie wordt als term door veel disciplines gebruikt en wordt gedefinieerd als een groep personen die een kenmerk of kwaliteit gemeen hebben. Een populatie kan klein zijn (alle eerstejaars studenten van de opleiding Ergotherapie), een gemiddeld grootte hebben (personen met amyotrofische laterale sclerose in België) of groot zijn (mensen met depressie in Europa) (Bass 2015).

Ergotherapie heeft zich traditioneel veelal gefocust op het werken met het individu en zijn systeem. Dit komt voort uit de biomedische benadering, waarbij individuele professionals interventies verlenen aan individuele patiënten en cliënten. In deze eeuw is de focus op populatiegebaseerde zorg en volksgezondheid toegenomen in het internationale en nationale discours. Ook vanuit de ergotherapie zijn er steeds meer initiatieven gericht op vragen vanuit de samenleving (Bass 2015).

Bij het mogelijk maken van (sociale) participatie van groepen mensen in de maatschappij werken ergotherapeuten vanuit een sociaal-maatschappelijk perspectief *(enabling social and societal change)* (Townsend et al. 2013b). Bij dit perspectief wordt ervan uitgegaan dat de maatschappij een rol speelt bij gezondheid van mensen. Hierbij staat het inclusief denken centraal. Populatiegebaseerde zorg richt zich specifiek op kwetsbare groepen in onze samenleving, zoals mensen met een lichte verstandelijke beperking, ouderen met dementie en vluchtelingen.

Bij het werken met een populatie is de eerste stap van het PEOP OT-procesmodel het populatiegecentreerde narratief (zie fig. 22.5). Dit helpt om de populatie of gemeenschap te definiëren. Het inventariseren van aandachtsgebieden van de populatie vraagt om buiten de kaders van ergotherapie te kijken en met een breed perspectief de populatie in kaart te brengen gericht op omgevingen, gedragingen, demografische gegevens, ongelijkheid, incidentie en prevalentie. Het in kaart brengen van de demografische gegevens geeft een goed beeld uit welke doelgroep de populatie bestaat. Gegevens om te inventariseren zijn dan bijvoorbeeld leeftijd, gender, inkomen, opleiding, culturele achtergrond, religie en geografische ligging. Ook kan de omgeving van de populatie in kaart gebracht worden, bijvoorbeeld zoals in het project Age-Friendly City Amsterdam.

Na deze narratieve fase volgt de fase waarbij er op een meer formele manier assessments worden afgenomen die gericht zijn op de populatie. De persoonlijke en omgevingsfactoren betreft dezelfde gebieden als bij de persoon en zijn systeem, alleen worden deze nu geanalyseerd op niveau van de populatie in plaats van individueel niveau. Factoren betreffende het dagelijks handelen zijn meer gericht op gezamenlijke activiteiten van de populatie en hebben vaak te maken met publieke gezondheid en gezondheidsbevordering op het participatieniveau van de ICF (WHO 2001; Bass et al. 2015).

Age-Friendly City Amsterdam
21 apr 2016 08:44 | Faculteit Gezondheid
Onderzoeker Caroline Rijkers lichtte tijdens het Collegecafé Oud worden in de Stad op 31 maart het project Age-Friendly City toe. Age-Friendly City is een wereldwijd concept met als doel steden leeftijdsvriendelijker te maken. De HvA onderzoekt hoe van Amsterdam een stad te maken waar oudere bewoners prettig kunnen leven.

Dé oudere bestaat niet
Caroline gaf in haar presentatie aan dat dé Amsterdamse oudere niet bestaat. De leeftijdsgroep ouderen is divers; er zijn actieve vitale ouderen en ook kwetsbare ouderen. Er zijn ouderen die volop deelnemen in de maatschappij en ook ouderen voor wie deelname aan de maatschappij beperkt is geworden. In een groep met zoveel diversiteit, kunnen de wensen en behoeften van ouderen kunnen dus niet eenvoudig in kaart gebracht worden.

Dé stad bestaat niet
Ook dé stad is een lastig begrip. De buurten en wijken van Amsterdam verschillen van elkaar. Betondorp in Oost ziet er anders uit dan de Rivierenbuurt in Zuid. Oudere bewoners hebben dus te maken met andere factoren die de leeftijdsvriendelijkheid van hun wijk bepalen. Het is daarom van belang om niet alleen te onderzoeken wat de mogelijkheden en behoeftes zijn van verschillende groepen ouderen, maar ook in kaart te brengen hoe leeftijdsvriendelijk de verschillende buurten van Amsterdam zijn.

Betrek de ouderen
Caroline hield een pleidooi om te luisteren naar de oudere die niet wordt gehoord. Het is nodig om niet alleen te luisteren naar de wensen en de behoeftes van ouderen, maar om hen ook actief te betrekken in het hele proces om Amsterdam meer leeftijdsvriendelijk te maken: van het verzamelen van gegevens tot en met het uitvoeren van verbeterplannen. 'Hoe de ideale weg naar een age-friendly Amsterdam eruit ziet, weten uitsluitend Amsterdamse ouderen zelf,' is de stelling die Caroline vervolgens poneerde. Enthousiast, met humor en goede argumenten ging Caroline in debat met onder meer Eric van der Burg, de wethouder Ouderen van Amsterdam. Het participatief onderzoek waarin ouderen ook deel uitmaken van het onderzoeksteam is zo prima op de kaart gezet. Met de Urban Vitality-subsidie gaat het project binnenkort starten samen met de leden van het consortium: Gemeente Amsterdam, de GGD, Stadsdelen Zuid en Oost, het Ben Sajetcentrum en VUmc. ▶ www.hva.nl

22.9 Discussie

Het PEOP-model en het bijbehorende PEOP OT-procesmodel is ontwikkeld om ergotherapeuten (in opleiding) een bruikbare, logische, systematische en allesomvattende tool te geven die gebruikt kan worden om samen met de cliënt de ergotherapie-interventies vorm te geven. Het inhoudsmodel en het procesmodel zijn te gebruiken in alle praktijkcontexten, met mensen van alle leeftijden, in alle leeftijdsfasen en voor alle mogelijke handelingsvragen.

Het PEOP-model heeft drie uitgangspunten die ook in de Nederlandse ergotherapiepraktijk toegepast worden: cliëntgecentreerd, *occupation-based* en *evidence-based*. Het *context-based* werken, het werken op de plaats waar cliënten hun handelingsvraag hebben, wordt niet als uitgangspunt beschreven. Op basis van de definitie van het dagelijks handelen in het beroepsprofiel wordt duidelijk dat het handelen gerelateerd is aan het persoonlijk leven en contextgebonden is (Hartingsveldt et al. 2010). De context is onderdeel van het dagelijks handelen en is dus ook onderdeel van het *occupation-based* werken. In het beroepsprofiel is het uitgangspunt *context-based* toegevoegd om het belang van de eigen omgeving als plaats van de interventie te benadrukken. Dat sluit aan bij de ontwikkelingen in de ergotherapie waarbij de rol van de omgeving steeds meer focus krijgt bij het mogelijk maken van participatie van mensen (Anaby et al. 2015, Darrah et al. 2011). En het sluit aan bij het huidige beleid van de overheid om zorg en welzijn zo veel mogelijk te plaatsen in de eigen omgeving van de burger (Kaljouw en Vliet 2015).

De focus op het narratief als start van het ergotherapieproces sluit goed aan bij de betekenis die het dagelijks handelen, het unieke aspect van ergotherapie, voor mensen heeft. Het narratief heeft in het individueel perspectief, bij het werken met de persoon en zijn systeem, al een duidelijke plaats in de Nederlandse en Vlaamse beroepscontext. Doordat ergotherapeuten bij de start van het ergotherapieproces gebruik maken van assessments zoals de COPM (Law et al. 2014) en de Occupational Performance History Interview (OPHI) (Kielhofner et al. 2004) heeft het narratief al een duidelijke plaats. Door aandacht te besteden aan het levensverhaal wordt de betekenis duidelijk die mensen zelf geven aan het dagelijks handelen en hun participatie.

Het PEOP-model is gericht op het inventariseren van de ondersteunende en belemmerende factoren van de persoon en de omgeving en deze informatie te gebruiken voor het mogelijk maken van het dagelijks handelen. Het kijken naar de faciliterende rol van de omgeving en naar de capaciteiten van de persoon sluit goed aan bij de sterkekantenbenadering die inzet op de mogelijkheden van mensen, organisaties en populaties (Hiemstra en Behlmeijer 2013). Deze benadering sluit aan bij het ondersteunen en versterken van zelfmanagement en de eigen regie van de cliënt in de ergotherapie-interventie, die centraal staan in de huidige zorg en welzijn (Kaljouw en Vliet 2015).

Het PEOP-model is een westers ergotherapiemodel en wordt vooral gebruikt in westerse landen (Wong en Fisher 2015). Bij het werken met mensen met een andere culturele achtergrond is het de vraag of dit model goed te gebruiken is of dat dan niet beter gekozen kan worden voor het Kawa-model (Iwama 2006). Het Kawa-model is ontwikkeld vanuit een ander cultureel paradigma en is beter toepasbaar bij mensen met een culturele achtergrond waar collectivisme en gezamenlijkheid centraal staan in plaats van het individualisme zoals in de westerse samenleving (Wong en Fisher 2015).

Het PEOP-model is gericht op de cliënt als persoon en zijn systeem, een organisatie en een populatie. Dit is het eerste ergotherapiemodel dat de cliënt op de verschillende niveaus beschrijft en is een goede onderbouwing van het breder perspectief op de cliënt dat al een aantal jaar in Nederland wordt toegepast (Hartingsveldt et al. 2010). Dit model kan de toegenomen focus op het werken vanuit een sociaal-maatschappelijk perspectief met een organisatie en populatie vanuit ergotherapeutisch perspectief ondersteunen. Door het toepassen van het PEOP OT-procesmodel bij het werken met een organisatie of populatie staan dagelijks handelen, participatie en welzijn centraal. Daarmee wordt duidelijk dat het kerndomein van ergotherapie veel te bieden heeft en ook voor organisaties en populaties bijdraagt aan gezondheid en welzijn van alle burgers.

22.10 Samenvatting

In dit hoofdstuk is het PEOP-model en het bijbehorende PEOP OT-procesmodel beschreven. Het PEOP benadrukt de noodzaak van het competent zijn in het dagelijks handelen om participatie in het dagelijks en maatschappelijk leven mogelijk te maken, gericht op het ervaren van welzijn. In het PEOP-model zijn zowel de persoonlijke als de omgevingsfactoren belangrijk in het ergotherapeutisch proces van assessment en interventie. Beide worden in het PEOP-model gezien als ondersteunend of belemmerend in het mogelijk maken van het dagelijks handelen. Door het gebruik van het PEOP OT-procesmodel wordt duidelijk hoe de capaciteiten van de persoon en de facilitatoren van de omgeving het dagelijks handelen bevorderen en hoe de beperkingen van de persoon en de barrières van de omgeving het dagelijks handelen belemmeren. Het PEOP OT-procesmodel start met het narratief en maakt daarmee duidelijk dat betekenis in de ergotherapeutische interventie met de persoon en zijn systeem, organisatie of populatie het uitgangspunt is.

Literatuur

Anaby, Dana, Mary Law, Rachel Teplicky, & Laura Turner. (2015). Focusing on the environment to improve youth participation: Experiences and perspectives of occupational therapists. *International Journal of Environmental Research and Public Health, 12*(10), 13388–13398.

Bandura, A. (1986). *Social foundations of thought and action: A social cognitive theory*. Englewood Cliffs, NJ: Prentice-Hall Inc.

Bass, J. D. (2015). 'Occupations of populations. In C. Christiansen, C. Baum, & J. Bass (Eds.), *Occupational Therapy: Performance, Participation and Well-being*. Slack: Thorofare, NJ.

Bass, J. D., Baum, C., & Christiansen, C. A. (2015a). Interventions and outcomes The Person-Environment-Occupation-Performance (PEOP) Occupational Therapy Process. In C. Christiansen, C. Baum, & J. Bass (Eds.), *Occupational Therapy: Performance, Participation and Well-being*. Slack: Thorofare, NJ.

Bass, J. D., Baum, C., Christiansen, C. A., & Haugen, K. (2015b). Environment factors Social determinants of health, social capital, and social support. In C. Christiansen, C. Baum, & J. Bass (Eds.), *Occupational Therapy: Performance, Participation and Well-being*, (pag. 359–386). Thorofare, NJ: Slack.

Baum, C., Christiansen, C. A., & Bass, J. D. (2015). The Person-Environment-Occupation-Performance (PEOP) Model. In C. Christiansen, C. Baum, & J. Bass (Eds.), *Occupational Therapy: Performance, Participation and Well-bein*. Slack: Thorofare, NJ.

Benett, S. (2015). Using evidence to guide practice. In C. Christiansen, C. Baum, & J. Bass (Eds.), *Occupational Therapy: Performance, Participation and Well-being*, (pag. 93–109). Thorofare, NJ: Slack.

Bleeker, L., Groot I. de, & Knottnerus M. (2016). Amsterdam.

Bohlmeijer, E., Mies, L., & Westerhof, G. (2006). *De betekenis van levensverhalen. Theoretische beschouwingen en toepassingen in onderzoek en praktijk*. Houten: Bohn Stafleu en van Loghum.

Brown, C., & Stoffel. V. C. (2015). Person factors – Psychological. In C. Christiansen, C. Baum & J. Bass (Eds.), *Occupational Therapy: Performance, Participation and Well-being.*, (pag. 217–232). Thorofare, NJ: Slack.

CAOT, & NHW. (1983). *Guidelines for the client-centered practice of occupational therapy* Ottawa: Department of National Health and Welfare.

Christiansen, C., Baum, C., & Bass, J. (2015). *Occupational Therapy: Performance, Participation and Well-being* (2nd ed.). Thorofare, NJ: Slack.

Christiansen, C., Baum, C., & Bass-Haugen, J. (2005). *Occupational Therapy: Performance, Participation and Well-being*. Thorofare, NJ: Slack.

Christiansen, C. A., & Baum, C. (1991). *Occupational Therapy: Overcoming human performance deficits*. Thorofare, NJ: Slack.

Christiansen, C. A., & Baum, C. (1997). *Occupational Therapy: Enabling function and well-being* (2nd ed.). Thorofare, NJ: Slack.

Christiansen, Charles H. (1999). Defining lives: Occupation as identity: An essay on competence, coherence, and the creation of meaning. *American Journal of Occupational Therapy, 53*(6), 547–558.

Dahlgren, Göran, & Whitehead, Margaret. (2006). *Levelling up (part 2)*. Copenhagen: WHO.

Darrah, J., Law, M. C., Pollock, N., Wilson, B., Russell, D. J., Walter, S. D., et al. (2011). Context therapy: a new intervention approach for children with cerebral palsy. *Developmental Medicine and Child Neurology, 5*(7), 615–20.

Eakman, A. M. (2015). Person factors – Meaning, sensemaking, and spirituality. In C. Christiansen, C. Baum, & J. Bass (Eds.), *Occupational Therapy: Performance, Participation and Well-being*, (pag. 313–334). Thorofare, NJ: Slack.

Erlandsson, L. K., & Christiansen, C. A. (2015). The complexity and patterns of human occupations. In C. Christiansen, C. Baum, & J. Bass (Eds.), *Occupational Therapy: Performance, Participation and Well-being*, (pag. 113–127). Thorofare, NJ: Slack.

Fisher, Anne G. (2014a). Occupation-centered, occupation-based, occupation-focused: Same, same or different? Previously published in Scandinavian Journal of Occupational Therapy 2013; 20: 162–173. *Scandinavian Journal of Occupational Therapy, 21*(sup1), 96–107.

Fisher, G. K,. et al. (2014). *Residential Environment Impact Scale (version 4.0)., Chicago, USA*. Chicago: The Model Of Human Occupation Clearinghouse, Department of Occupational Therapy, University of Illinois.

Groen-van de Ven, L., J. Jukeme, C. Smits, & M. Span. (2016). Gezamenlijke besluitvorming. In C. Kuiper, J. Verhoef & G. Munten (Eds.) *Evidence-based practice voor paramedici* (pag. 6185). Amsterdam: Boom uitgevers.

Hartingsveldt, M. J. van (2016). *Gewoon doen – dagelijks handelen draagt bij aan gezondheid en welzijn*. Amsterdam: Hogeschool van Amsterdam.

Hartingsveldt, M. J. van, Logister-Proost, I., & Kinébanian, A. (2010). *Beroepsprofiel Ergotherapeut*. Utrecht: EN.

Hiemstra, D., & Bohlmeijer, E. (2013). De sterkekantenbenadering. In E. Bohlmeijer, L. Bolier, G. Westerhof, & J. A. Walburg (Eds.), *Handboek Positieve Psychologie – Theorie, onderzoek, toepassingen*, (pag. 123–138). Amsterdam: Uitgeverij Boom.

Hofstede, S. (2010). Peter de Onderbeenmeter: valide instrument voor passend meubilair., 5, pag. 32. *Nederlands tijdschrift voor Ergotherapie, 38*(5), 32.

Iwama, M. (2006). *The Kawa Model: Culturally Relevant Occupational Therapy*. Edinburgh: Churchill Livingstone Elsevier.

Kaljouw, M., & Vliet, K. van. (2015). *Naar nieuwe zorg en zorgberoepen: de contouren* Den Haag: Zorginstituut Nederland.

Kielhofner, G. (2008). *Model Of Human Occupation: Theory and application* (4th ed.). Philadelphia: Lippingcot, Williams & Wilkins.

Kielhofner, G. et al. 2004. *Occupational Performance History Interview – Version 2.1 (OPHI-II)*. Chicago: University of Illinois.

Kinébanian, A., & Van de Velde, D. (2012). Oorsprong en ontwikkeling van het beroep. In M. le Granse, M. J. van Hartingsveldt & A. Kinébanian (Eds.) *Grondslagen van de ergotherapie*. Amsterdam: Reed Business.

Kuiper, C., Verhoef, J., & Munten, G. (2016). Evidence-based practice. In C. Kuiper, J. Verhoef, & G. Munten (Eds.), *Evidence-based practice voor paramedici*, (pag. 15–32). Amsterdam: Boom uitgevers.

Law, M., Baptiste, S., Carswell, A., McColl, M. A., Polatajko, H. J., & Pollock, N. (2014). *Canadian Occupational Performance Measure (COPM)*. Ottawa: CAOT Publications ACE.

Mattingly, C., & Fleming, M. (1994). *Clinical reasoning: forms of inquiring in the therapeutic practice*. Philadelphia: F.A. Davies.

Mroz, T. M., Pitonyak, J. S., Fogelberg, D., & Leland, N. E. (2015). Client centeredness and health reform: Key issues for occupational therapy. *American Journal of Occupational Therapy, 69*(5):6905090010p1-6905090010p8.

Pierce, D. (2001). Untangling occupation and activity. *American Journal of Occupational Therapy, 55*(2), 138–46.

Polatajko, H. J., J. Davis, D. Stewart, N. Cantin, B. Amoroso, & L. Purdie. (2013). Specifying the domain of concern: occupation as core. In E. A. Townsend & H. J. Polatajko (Eds.), *Enabling Occupation II: Advancing an occupational therapy vision for health, well-being & justice through occupation*, (2nd ed., pag. 13–36). Ottawa: CAOT Publications ACE.

Rogers, C. R. (1942). *Counseling and psychotherapy. New concepts in practice*. Boston: Hougthon Mifflin.

Rogers, S. L. (2015). Person factors – physiological. In C. Christiansen, C. Baum, & J. Bass (Eds.), *Occupational Therapy: Performance, Participation and Well-being*, (pag. 289–312). Thorofare, NJ: Slack.

Segal, R. (2004). Family routines and rituals: a context for occupational therapy interventions. *American Journal of Occupational Therapy, 58*(5), 499–508.

Sells, C. H. (2015). Occupations of organizations. In C. Christiansen, C. Baum, & J. Bass (Eds.), *Occupational Therapy: Performance, Participation and Well-being*, (pag. 185–197). Thorofare, NJ: Slack.

Sumsion, Thelma, & Law, Mary. (2006). A review of evidence on the conceptual elements informing client-centered practice. *Canadian Journal of Occupational Therapy, 73*(3), 153–162.

Townsend, E. A., Beagan, B., Kumas-Tan, Z., Versnel, J., Iwama, M., Landry, J., et al. (2013a). Enabling: Occupational therapy's core competency. In E. A. Townsend & H. J. Polatajko (Eds.), *Enabling Occupation II: Advancing an occupational therapy vision for health and well-being, & justice through occupation* (2nd ed.). Ottawa: CAOT Publications ACE.

Townsend, E. A., Cockburn, L., Letts, L., Thibeault, R., & Trentham, B. (2013b). Enabling social change. In E. A. Townsend & H. J. Polatajko, (Eds.), *Enabling Occupation II: Advancing an occupational therapy vision for health well-being, & justice through occupation*, (2nd ed., pag. 153–176). Ottawa: CAOT Publications ACE.

Townsend, E. A., Freeman, A., Liu, L., Quach, J., Rappolt, S., & Rivard, A. (2013c). Accountability for enabling occupation: Discovering opportunities. In E. A. Townsend & H. J. Polatajko (Eds.), *Enabling Occupation II: Advancing an occupational therapy vision for health well-being, & justice through occupation* (2nd ed.). Ottawa: CAOT Publications ACE.

Vereniging Hogescholen. (2015). *Inspiratiebrief voor alle Hoger Gezondheiszorgopleidingen in Nederland*. Den Haag: Sectraal Advies College Hoger Gezondheidszorgonderwijs Vereniging Hogescholen.

Vosters, N., Petrina, R., & Heemskerk, I. (2013). *Inclusief – werken aan zorg en welzijn voor iedereen*. Bussum: Uitgeverij Coutinho.

WHO. (2001). *International Classification of Function, Disability and Health (ICF)*. Geneve: World Health Organization.

Wilcock, A. A., & C. Hocking. (2015). *An occupational perspective on health*, (3rd ed) Thorofare Slack.

Wong, S. R., & G. Fisher. (2015). Comparing and Using Occupation-Focused Models. *Occupational therapy in health care*.

Overige occupation-based ergotherapie modellen

Mieke le Granse, Inka Logister-Proost en Bie Op de Beeck

23.1 Inleiding – 419

23.2 Person-environment-occupation (PEO) – 420
23.2.1 Inleiding – 420
23.2.2 Achtergrond, oorsprong en ontwikkeling van het model – 420
23.2.3 Theoretische onderbouwing – 420
23.2.4 Structuur van het model – 420
23.2.5 Visie op handelen, basisveronderstellingen – 421
23.2.6 Assessments behorend bij het model – 421

23.3 Occupational Adaptation (OA) – 421
23.3.1 Inleiding – 421
23.3.2 Achtergrond, oorsprong en ontwikkeling van het model – 421
23.3.3 Theoretische onderbouwing – 422
23.3.4 Structuur van het model – 422
23.3.5 Visie op handelen – 423
23.3.6 Assessments behorend bij het model – 423

23.4 Occupational Performance Model (Australia) (OPM(A)) – 423
23.4.1 Inleiding – 423
23.4.2 Achtergrond, oorsprong en ontwikkeling van het model – 423
23.4.3 Theoretische onderbouwing – 423
23.4.4 Structuur van het model – 423
23.4.5 Visie op handelen – 424
23.4.6 Instrument behorend bij het model: PRPP-systeem – 425

23.5 Occupational Therapy Intervention Process Model (OTIPM) – 426
23.5.1 Inleiding – 426
23.5.2 Achtergrond, oorsprong en ontwikkeling van het model – 426
23.5.3 Theoretische onderbouwing – 426
23.5.4 Structuur van het model – 426
23.5.5 Visie achter het model – 428
23.5.6 Instrumenten behorend bij het model – 428

Inka Logister-Proost schreef paragraaf 23.5, Bie Op de Beeck schreef paragraaf 23.7, Mieke le Granse schreef de overige paragrafen

© Bohn Stafleu van Loghum, onderdeel van Springer Media B.V. 2017
M. le Granse, M. van Hartingsveldt, A. Kinébanian (Red.), *Grondslagen van de ergotherapie*,
DOI 10.1007/978-90-368-1704-2_23

23.6 Bieler Model – 428
23.6.1 Inleiding – 428
23.6.2 Achtergrond, oorsprong en ontwikkeling van het model – 428
23.6.3 Theoretische onderbouwing – 429
23.6.4 Structuur van het model – 429
23.6.5 Visie op handelen – 429
23.6.6 Meetinstrumenten behorend bij het model – 430

23.7 Cognitive Disabilities Model (CDM) – 430
23.7.1 Inleiding – 430
23.7.2 Achtergrond, oorsprong en ontwikkeling van het model – 430
23.7.3 Theoretische onderbouwing – 430
23.7.4 Structuur van het model – 431
23.7.5 Visie op handelen – 431
23.7.6 Meetinstrumenten behorend bij het model – 431

23.8 Discussie – 432

23.9 Samenvatting – 432

Literatuur – 432

23.1 · Inleiding

- **Overige occupation-based ergotherapie modellen**

» Gedanken ohne Inhalt sind leer, Anschauungen ohne Begriffe sind blind (Immanuel Kant 1724–1804)

Kernbegrippen
- Person-environment-occupation (PEO).
- Occupational Adaptation-model (OA).
- Occupational Performance Model (Australia) (OPM(A)).
- Bieler Model.
- Occupational Therapy Intervention Process Model (OTIPM).
- Cognitive Disabilities Model (CDM) – Reconsidered.

Welk model te kiezen?
Sabien en Khilad presenteren aan hun medestudenten, in het kader van de module Casuïstiek, hun uitwerking van de aan hen toegewezen casus over het ontwikkelen van een modelproject voor kansarme jongeren in Heerlen en de mogelijke rol van ergotherapie hierbinnen. Als structuur hebben ze diverse *occupation-based* ergotherapiemodellen bekeken: het MOHO-, het PEO- en het OA-model, en al gauw vastgesteld dat de keuze moeilijk wordt. Want bij alle modellen draait het toch om de persoon die handelt binnen een bepaalde context en eigenlijk kunnen de door hen bekeken modellen allemaal wel dienen als structuur voor hun uitwerking. Uiteindelijk kiezen ze voor PEO, een breed toepasbaar model dat goed past bij hun doelgroep, daar ze bij het opzetten van hun modelproject de focus op het mogelijk maken van het handelen en het vergroten van de PEO-*fit* willen leggen.

23.1 Inleiding

Ergotherapeutische inhouds- en procesmodellen zijn een steeds belangrijkere focus geworden voor zowel praktijk, onderwijs als onderzoek, daar zij een structuur bieden om, via het alledaagse handelen als medium, de interactie tussen de persoon en zijn omgeving te begrijpen.

In ▶ H. 17 is uitleg en een overzicht gegeven van in de ergotherapie veel gebruikte inhouds- en procesmodellen en hun eventuele assessments. Een procesmodel is een model dat structuur geeft bij het doorlopen van een proces in stappen, bijvoorbeeld als basis voor het methodisch handelen. Inhoudsmodellen dragen bij aan het krijgen van een totaalbeeld van de cliënt en zijn wensen ten aanzien van zijn dagelijks handelen en participatie. Inhouds- en procesmodellen worden in combinatie met elkaar gebruikt.

De meest bekende *occupation-based* ergotherapie inhouds- en procesmodellen hebben elk een eigen hoofdstuk (zie ▶ H. 18, 19, 20, 21 en 22). In dit hoofdstuk wordt een aantal, misschien minder bekende, *occupation-based* ergotherapie inhouds- en procesmodellen beschreven.
- het PEO-model van Law;
- het Occupational Adaptation-model (OA) van Schultz en Schkade;
- het Occupational Performance Model (Australia) (OPM(A)) van Chapparo en Ranka;
- het Bieler Model van de opleiding Ergotherapie in Biel (Zwitserland);
- het Occupational Therapy Intervention Process Model (OTIPM) van Fisher;
- het Cognitive Disabilities Model (CDM) van Levy en Burns.

Het PEO-, OA-, OPM(A)- en het Bieler Model zijn met name inhoudsmodellen, het OTIPM is een procesmodel en het CDM heeft als focus de cognitieve problematiek en is een goede aanvulling op andere *occupation-based* modellen.

De bovengenoemde ergotherapiemodellen worden kort gepresenteerd en met behulp van een afbeelding gevisualiseerd zodat men een eerste indruk kan opdoen van achtergrond, structuur en gebruik van het model en de erbij horende assessments. Daar de diverse modellen context/omgeving verschillend definiëren, wordt dat woord gebruikt in de zin van de terminologie van het betreffende model. De literatuurlijsten bij de diverse modellen zijn kort gehouden maar bieden de mogelijkheid zelf op zoek te gaan naar verdere literatuur.

Binnen de *occupation-based* inhouds- en procesmodellen kan men een bepaalde visie op het dagelijks handelen van de mens herkennen (Hagedorn 2002; Boyt-Schell et al. 2014):
- er is altijd sprake van drie hoofdelementen: de persoon (*person*), het dagelijks handelen (*occupation*) binnen een specifieke omgeving (*context*);
- de persoon wordt als een uniek persoon gezien met zijn eigen wensen en waarnemingen;
- dagelijks handelen wordt gezien als een complex gebeuren, dat eisen stelt aan de mens wat betreft het verwerven en gebruiken van vaardigheden;
- dagelijks handelen verwijst naar taken en activiteiten die mensen gedurende hun leven uitvoeren in harmonie met de erbij horende rollen;
- dagelijks handelen ontwikkelt zich en verandert in de loop der tijd;
- er is altijd interactie tussen de persoon en zijn context via het dagelijks handelen;
- het belang van een goede fit tussen de persoon, zijn context en het dagelijks handelen; het handelen is optimaal als de context en de vaardigheden van de persoon overeenkomen (matchen) met de eisen die de taak stelt. Een breuk in een van de drie gebieden zal altijd zijn uitwerking hebben op het handelen;

- de context (fysiek, sociaal, politiek, economisch, institutioneel en cultureel) stelt eisen aan de persoon die zijn dagelijks handelen kunnen bevorderen of belemmeren;
- het doel van ergotherapie is middels een cliëntgecentreerd proces, gezondheid en welzijn te vergroten bij de cliënt en deze te betrekken bij voor hem betekenisvolle activiteiten, om zodoende de kwaliteit van leven te verbeteren.

De *occupation-based* inhouds- en procesmodellen baseren zich op biopsychosociale en/of sociale-beperkingmodellen en leggen de nadruk op het vergroten van het welzijn in plaats van op het omgaan met 'ziekte'. De oorzaak van handelingsvraagstukken wordt enerzijds gezien als een disbalans tussen de eisen die de omgeving stelt aan de persoon en de mogelijkheden van deze persoon om hierop adequaat te reageren en zich aan te passen en anderzijds als gevolg van tekortkomingen in de omgeving of in het dagelijks handelen van de persoon zelf of een wisselwerking tussen deze beide.

23.2 Person-environment-occupation (PEO)

Kernbegrippen van het PEO-model
- Person.
- Environment.
- Occupation.
- Occupational performance.

23.2.1 Inleiding

Het PEO-model biedt de ergotherapeut een praktisch instrument om samen met de cliënt handelingsvragen te analyseren en als gids te dienen tijdens de interventie en evaluatie.

Met behulp van het model kan de gebruiker de ergotherapeutische interventie, gericht op persoon, omgeving en/of dagelijks handelen, op micro-, meso- en macroniveau evalueren.

23.2.2 Achtergrond, oorsprong en ontwikkeling van het model

Het model is ontwikkeld vanuit een vraag van de Canadese beroepsvereniging en in 1996 gepubliceerd (Law et al. 1996). De ontwikkeling van het model maakte deel uit van een omgevingsgericht onderzoeksprogramma van de School of Science McMaster University in Canada. De conceptuele constructen van het model hebben een nauwe relatie met het PEOP-model (Christiansen et al. 2015), het CMOP-E (2007) en het Occupational Therapy Practice Framework: Domain and Process, third edition 2014. Het model is breed inzetbaar binnen de diverse werkvelden van de ergotherapie. Het model heeft de laatste jaren geen vernieuwingen meer ondergaan, het PEO-model wordt regelmatig in de literatuur toegepast bij diverse doelgroepen, bijvoorbeeld in *Occupational therapy models for intervention with children and families* (Barker Dunbar 2007).

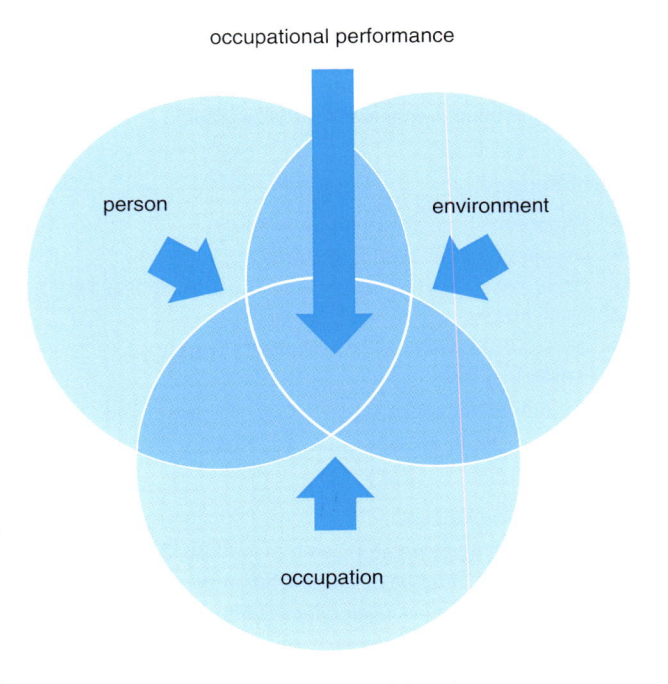

Figuur 23.1 PEO-model. Bron: Law et al. (1996)

23.2.3 Theoretische onderbouwing

Het model is onder andere gebaseerd op theorieën afkomstig uit de algemene systeemleer, omgevingsleer, occupational science, gedragsleer, sociale en gedragspsychologie en cliëntgecentreerd werken en is met name beïnvloed door de persoonlijkheidstheorieën en motivatieleer van Maslow.

Het model dient als een theoretisch kader voor het onderzoeken van persoon-omgevingsprocessen en kan door de ergotherapeut gebruikt worden als een structuur tijdens de interventie om het voor de cliënt mogelijk te maken (*enable*) met succes deel te nemen aan betekenisvolle activiteiten.

23.2.4 Structuur van het model

Het PEO-model toont de dynamische transactie tussen de persoon, zijn dagelijks handelen en de omgeving binnen een bepaald tijdsbestek (fig. 23.1). De overlap tussen de drie cirkels persoon-omgeving-handelen. Gedurende zijn leven zal de omvang van de fit voortdurend aan verandering onderhevig zijn als gevolg van leeftijd, het ervaren van gezondheid en kwaliteit van leven enzovoort (fig. 23.2).

Het PEO-model wordt onder andere als structuur gebruikt in een groot aantal onderzoeken of om richting te geven aan interventies binnen de ergotherapiepraktijk.

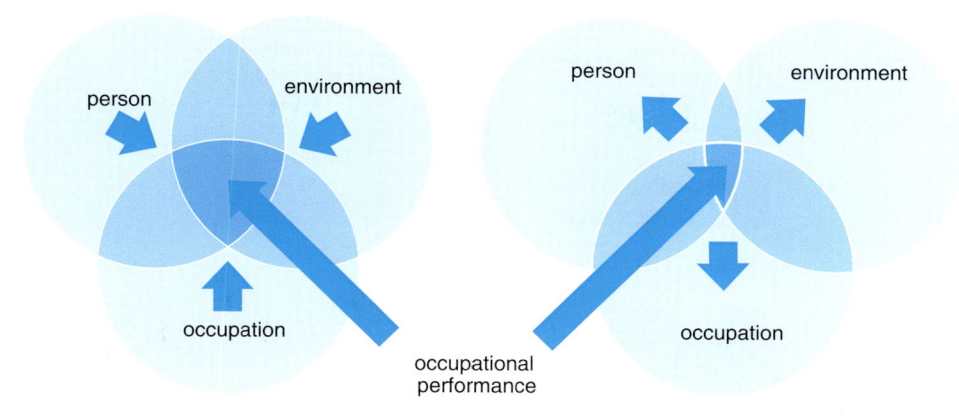

Figuur 23.2 PEO-model, optimaliseren van de *fit*. In de *linkerfiguur* is de *fit* en daarmee de handelingsvaardigheid zo groot mogelijk. In de *rechterfiguur* is de *fit* en daarmee de handelingsvaardigheid veel kleiner. Bron: Letts et al. (2003)

23.2.5 Visie op handelen, basisveronderstellingen

- De persoon is dynamisch en gemotiveerd, ontwikkelt zich blijvend en is in voortdurende transactie met zijn omgeving.
- De omgeving is allesbehalve statisch en kan het handelen enerzijds mogelijk maken en anderzijds negatief beïnvloeden.
- Handelingen worden gezien als tegemoetkomingen aan de individuele intrinsieke behoefte van de mens in het kader van zelfbehoud, zichzelf uitdrukken en in de context van zijn persoonlijke rollen en omgeving.
- Het dagelijks handelen wordt gezien als een complex en dynamisch fenomeen, continu beïnvloed door ruimte en tijd.
- De PEO-fit veronderstelt dat de drie componenten voortdurend met elkaar interageren over tijd en ruimte.

23.2.6 Assessments behorend bij het model

Het PEO-model kent geen specifieke assessments.

23.3 Occupational Adaptation (OA)

Kernbegrippen van OA

- Persoon.
- Omgeving.
- Occupation.
- Adaptation.
- Occupational challenge.
- Occupational response.
- Adaptive response generation subprocess.
- Adaptive response evaluation subprocess.
- Adaptive response integration subprocess.
- Relative mastery.

23.3.1 Inleiding

Het Occupational Adaptation-model (OA), ontwikkeld door Janette K. Schkade en Sally Schultz, beschrijft de integratie van twee concepten: *occupation* (dagelijks handelen) en *adaptation* (aanpassen). OA is een concept dat menselijke fenomenen beschrijft (bijvoorbeeld hoe mensen hun dagelijks handelen aanpassen), maar ergotherapeuten ook een referentiekader biedt om richting te geven aan het plannen van hun interventies. OA is een proces van interactie tussen de mens en de omgeving waardoor wij greep krijgen op ons dagelijks handelen en dit handelen aanpassen aan de uitdagingen die we gedurende ons leven tegenkomen.

23.3.2 Achtergrond, oorsprong en ontwikkeling van het model

In 1989 ontwikkelden enkele ergotherapeuten van de Texas Woman's University het concept van OA als focus voor toegepast onderzoek. Vanuit deze ontwikkeling is het OA-model ontstaan als theoretisch perspectief, ontwikkeld voor toepassing in de praktijk en gebaseerd op fundamentele ergotherapeutische principes waaronder de samenwerking tussen cliënt en therapeut.

OA kan de ergotherapeut ondersteunen in zijn professioneel redeneren en leren begrijpen hoe de cliënt zich voortdurend aanpast aan en 'meester' wordt over de uitdagingen van het dagelijkse handelen. Het model geeft inzicht in hoe de interactie verloopt tussen de persoon en zijn wensen en de omgeving en zijn eisen en welke acties en gedragingen nodig zijn om tot dat gewenste gedrag te komen. Gedurende het aanpassingsproces wordt duidelijk hoe een persoon in staat is ervaringen te genereren, evalueren en integreren en te komen tot *relative mastery*.

Het model is als referentiekader gebruikt binnen enkele ergotherapeutische onderzoeken; samenvattend kan men stellen dat het gebruik van het model effectief is en het onafhankelijk functioneren van de cliënt verbetert.

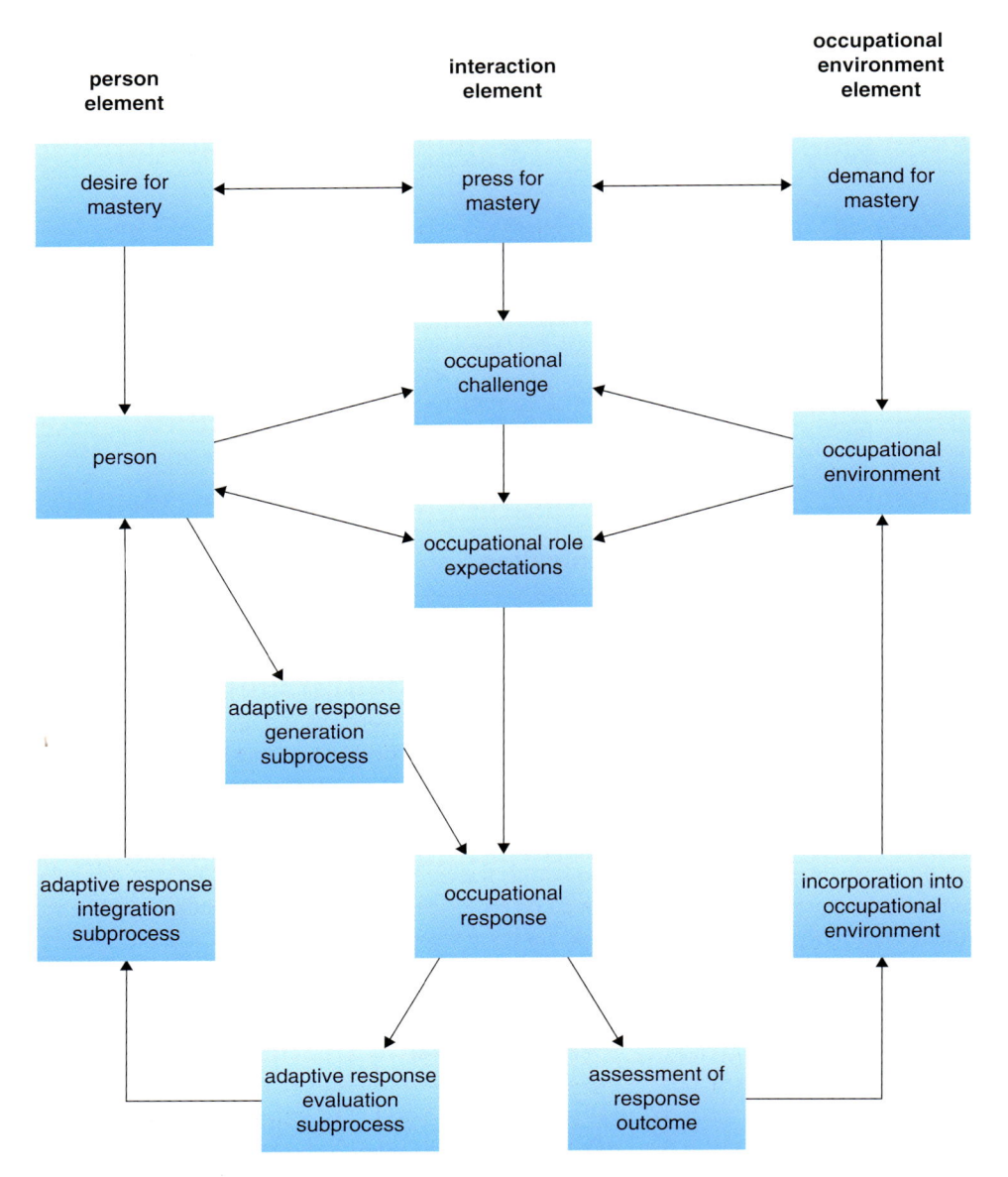

Figuur 23.3 *Occupational* adaptation. Bron: Schkade en Schulz (1992a, b)

23.3.3 Theoretische onderbouwing

Het OA-model gaat uit van zowel een normaal verlopend ontwikkelingsproces als van situaties waarin dit normaal verlopende ontwikkelingsproces verstoord wordt als gevolg van ziekte of trauma. De focus van het model is gericht op een integratie van de concepten *occupation* en *adaptation*. Het model is gebaseerd op diverse modellen en theorieën (bijvoorbeeld Philosophy van Meyer, Spatiotemporal Adaptation van Gilfoyle, Grady en Moore, Model of Adaptation Through Occupation van Reed, Model Of Human Occupation van Kielhofner en Model of Occupation van Nelson, naast psychologie- en copingmodellen) die alle het accent leggen op de relatie tussen *occupation* en *adaptation*. In het OA-model gaat deze integratie van de concepten *occupation* en *adaptation* een stuk verder en wordt de nadruk gelegd op de eigen ervaring van de cliënt in een relevante handelingscontext. OA gaat uit van een holistische en cliëntgecentreerde benadering en beschouwt de omgeving, de persoon en de interactie tussen deze beide als gelijke grootheden. Het OA-model richt de interventie op het interne aanpassingsproces van de cliënt en het gebruik van betekenisvolle activiteiten om optimaal greep (*relative mastery*) te krijgen op zijn handelen.

23.3.4 Structuur van het model

Occupational adaptation (zie fig. 23.3) is het proces waarin interactie plaatsvindt tussen de mens (*desire for mastery*) en de omgeving (*demand for mastery*) waarbinnen de mens handelt. De mens krijgt te maken met een uitdaging (*challenge*), bijvoorbeeld de student neemt deel aan een cursus OA. Bij deze uitdaging horen bepaalde rollen en rolverwachtingen (*occupational role expectations*) die het dagelijks handelen van de mens en zijn omgeving beïnvloeden. De mens reageert op de uitdaging door te handelen (*occupational response*, bijvoorbeeld de student gaat lezen over OA, discussieert met medestudenten over OA, probeert het model uit op eigen handelen). De omgeving reageert op de *occupational response* en beoordeelt deze (*assessment of response outcome*, bijvoorbeeld heeft de student aan de verwachtingen voldaan rondom het zich eigen maken van OA) en door de reactie van de omgeving kan de *occupational response* veranderen (*integration into occupational environment*) en deel van de omgeving worden. Tijdens het subproces *adaptive response generation* treedt een mechanisme in werking dat de benodigde hoeveelheid energie selecteert, de handelingspatronen, het gedrag en het plan om de handeling uit te kunnen voeren. Het handelen wordt dan in gang gezet en geëvalueerd (*adaptive response evaluation*) en bij positieve bevindingen geïntegreerd (*adaptive response integration*). Het interne adaptatieproces is de focus voor interventie.

23.3.5 Visie op handelen

Basisveronderstellingen:
- een persoon bestaande uit sensomotorische, psychosociale en cognitieve elementen wenst aangepast te kunnen handelen en greep te krijgen op dit dagelijks handelen (*relative mastery*);
- de omgeving (fysiek, sociaal en cultureel) vereist en verwacht dat de persoon aangepast handelen kan in de diverse handelingsgebieden (leren/werken, wonen/zorgen, spel/vrije tijd) en greep op zijn dagelijks handelen heeft en behoudt.

23.3.6 Assessments behorend bij het model

Er horen geen specifieke assessments bij dit model. Men kan te allen tijde assessments gebruiken die afkomstig zijn van andere modellen. Wel is er een *Occupational adaptation guide to practice* ontwikkeld, die door middel van het stellen van vragen de ergotherapeut de mogelijkheid biedt met behulp van het model samen met de cliënt gegevens te verzamelen, interventies vast te stellen en te evalueren conform het OA-concept.

23.4 Occupational Performance Model (Australia) (OPM(A))

> **Kernbegrippen van het OPM(A)**
> - Occupational performance.
> - Occupational role.
> - Handelingsgebieden (*self maintenance, rest, leisure, productivity*).
> - Componenten van de uitvoering van het handelen: biomechanisch, sensorisch-motorisch, cognitief, intrapersoonlijk, interpersoonlijk.
> - Kernelementen van de uitvoering van het handelen (*body, mind, spirit*).
> - Ruimte.
> - Tijd.
> - Context: sociaal, cultureel, fysiek, sensorisch.

23.4.1 Inleiding

Het OPM(A) werd ontwikkeld aan de universiteit van Sydney door Christine Chapparo en Judy Ranka in 1986. In Nederland is een vertaling gemaakt van het model en zijn assessment, en wordt het model en met name het assessment in de praktijk toegepast. Het model is geen keurslijf maar voegt zich naar degene die ermee wenst te werken in combinatie met diens ervaringen en gewenste behandelmethodes.

23.4.2 Achtergrond, oorsprong en ontwikkeling van het model

Het OPM(A) kent diverse doelen: uitleg van de complexiteit van *occupational performance*, het bieden van een structuur voor de ergotherapie praktijk en ergotherapie curricula en een aandeel leveren in onderzoek met betrekking tot *occupational performance*. Chapparo en Ranka ontwikkelden het model gedurende vele jaren in intensieve samenwerking met de collega's uit de praktijk. Dit leidde in 1997 tot de publicatie van *OPM(A): Occupational Performance Model (Australia)* (Chapparo en Ranka 1997), en in 2001 tot de lancering van hun website. De laatste aanpassing dateert van 2014.

23.4.3 Theoretische onderbouwing

De focus van het model is gericht op *occupational performance* en gaat uit van veronderstellingen:
- aangaande het handelen (*occupation*);
- aangaande het uitvoeren van de handelingen (*performance*);
- aangaande het feit dat de mens gezien wordt als een zelforganiserend systeem.

De uitvoering van het dagelijks handelen van de mens staat centraal in het OPM en wordt altijd gezien als een reactie op uitdagingen van de interne context (van de persoon afhankelijke factoren die het uitvoeren van handelingen beïnvloeden) en/of de externe context (sensorische, fysische, sociale en culturele dimensies in relatie tot tijd en ruimte).

23.4.4 Structuur van het model

De theoretische structuur van het model (zie ◘ fig. 23.4) wordt gevormd door acht bouwstenen/constructen, waarvan de eerste bouwsteen (*occupational performance*) het resultaat is van de samenwerking van de overige zeven bouwstenen. Elk van deze bouwstenen bestaat weer uit een aantal elementen. Het OPM-schema toont het model met zijn bouwstenen en elementen. De pijlen in het schema verwijzen naar mogelijke verbanden tussen de bouwstenen. Hieronder volgt een korte opsomming en uitleg.
1. Uitvoering van het dagelijks handelen als overkoepelend geheel (*occupational performance*) is de centrale bouwsteen. Deze bouwsteen wordt in het schema niet apart genoemd, daar de *occupational performance* de andere 7 bouwstenen omvat. *Occupational performance* wordt gedefinieerd als:

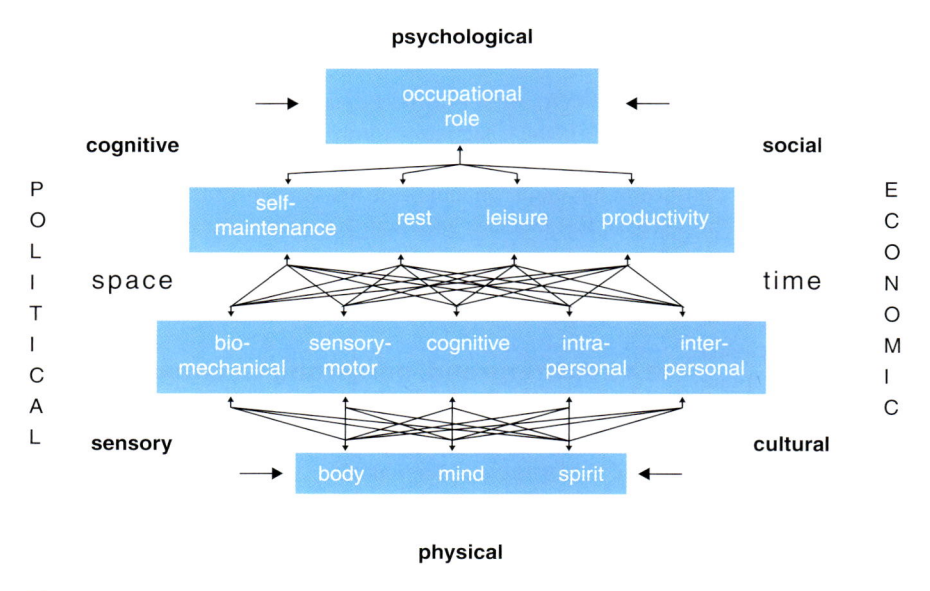

Figuur 23.4 Occupational Performance Model (Australia). Bron: Chapparo en Ranka (2014)

» the ability to perceive, desire, recall, plan and carry out roles, routines, tasks and subtasks for the purpose of self-maintenance, productivity, leisure and rest in response to demands of the internal and/or external environment.

2. Handelingsrollen (*occupational roles*):

» are patterns of occupational behavior composed of configurations of self-maintenance, productivity, leisure and rest occupations. Roles are determined by individual-environment-performance relationships. They are established through need and/or choice and are modified with age, ability, experience, circumstances and time.'

Bijvoorbeeld het kiezen van een passende rol in een gegeven situatie.

3. Handelingsgebieden (*occupational performance areas*):

» Categories of routines, tasks and subtasks performed by people to fulfil the requirements of occupational performance roles. These categories include occupations of self maintenance, rest, leisure/play and productivity/school.

4. Componenten van de uitvoering van het handelen (*components of occupational performance*):

» Biomechanical, sensory-motor, cognitive, intra- and intrapersonnel elements.

5. Kernelementen van de uitvoering van het handelen (*core elements of occupational performance*):

» The body, mind and spirit which form together the human body, the human brain, the human mind, the human consciousness of self and the human awareness of the universe.

6. Externe context (*external context*):

» An interactive psychological- social- cultural- physical-sensory and cognitive phenomenon within which occupational performance occurs.

De economische en politieke omgeving zijn subdimensies van de *psychological-social-cultural–physical-sensory and cognitive environment* en beïnvloeden eveneens de *occupational performance*. De externe context vormt de occupational performance, maar kan deze ook wijzigen.

7. Ruimte (*space*): *physical space* (bijvoorbeeld het omgaan met objecten) en *felt space* (bijvoorbeeld betekenis geven aan ruimte).'

8. Tijd (*time*): '*Physical time* (bijvoorbeeld de cyclus van de maan en de zon) en *felt time* (bijvoorbeeld begrip hebben van tijd).'

23.4.5 Visie op handelen

Basisveronderstellingen:
- dagelijks handelen gaat in dit model een stap verder dan *doing* en bevat ook *knowing* en *being* als belangrijke fundamentele humanistische concepten;
- de persoon wordt niet specifiek als individu gezien, maar kan ook een groep, gemeenschap of de maatschappij zijn, hierdoor is het model ook bruikbaar voor culturen die eerder collectief dan individualistisch zijn ingesteld.

23.4 · Occupational Performance Model (Australia) (OPM(A))

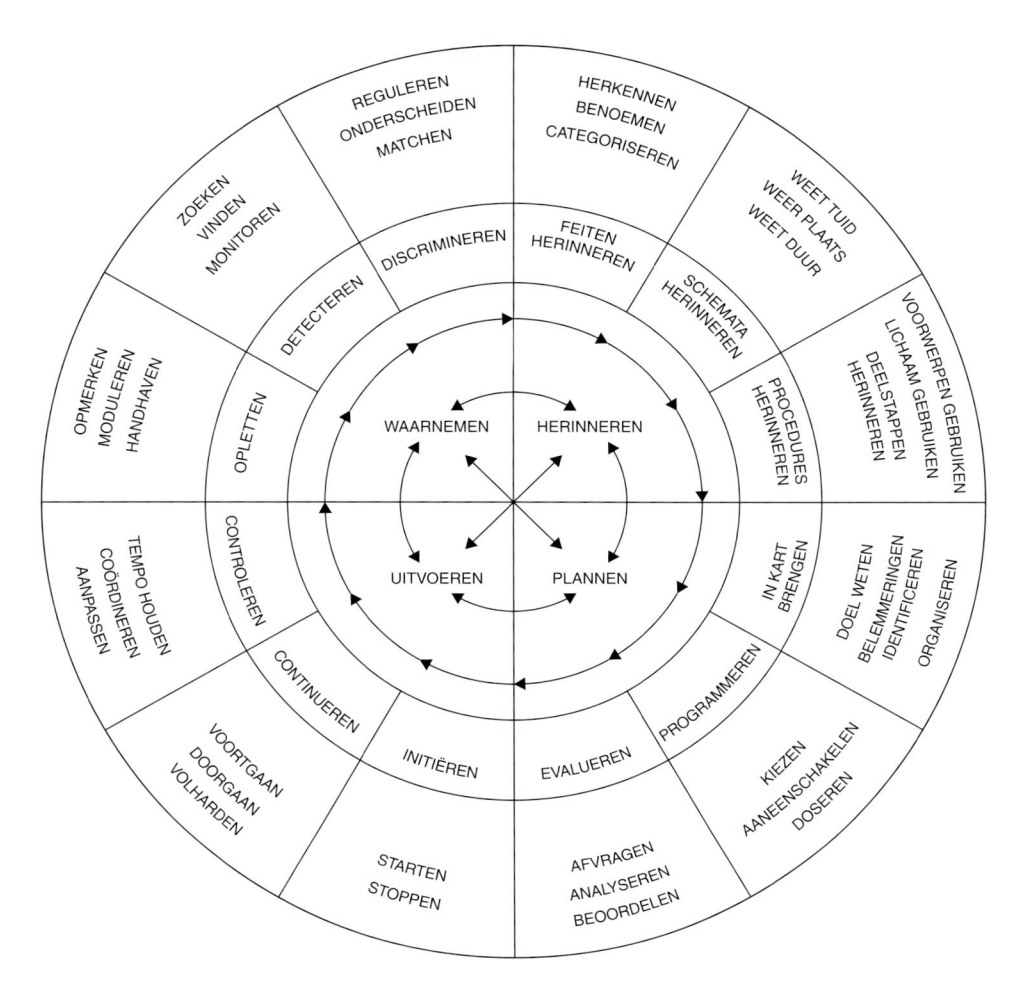

Figuur 23.5 PRPP-systeem, Nederlandse vertaling 2012. Bron: Chapparo en Ranka (2005)

23.4.6 Instrument behorend bij het model: PRPP-systeem

Het OPM(A) kent diverse assessments. Het bekendst is het Perceive, Recall, Plan and Perform (PRPP)-systeem van taakanalyse en interventie (zie fig. 23.5). Dit instrument, gestandaardiseerd en valide, beoordeelt de inzet van cognitieve strategieën tijdens het handelen bij volwassenen en kinderen, ongeacht diagnose, leeftijd of culturele achtergrond, die problemen hebben met informatieverwerking.

Met behulp van het PRPP-assessment kan men rollen, routines, taken of subtaken die door de cliënt en/of zijn omgeving betekenisvol gevonden worden, analyseren en cognitieve oorzaken voor handelingsvragen herkennen. Vervolgens kan de PRPP-interventie gebruikt worden voor de ontwikkeling en toepassing van cognitieve strategieën met als doel taakbeheersing. De interventie wordt gebruikt als een 'laag' bovenop bestaande methodieken en hoeft bestaande interventiemethoden dus niet te vervangen.

Het PRPP-systeem kent een proces dat uit twee fasen bestaat. Allereerst wordt gekeken welke rollen, routines, taken of subtaken voor de cliënt betekenisvol zijn en waar zich moeilijkheden voordoen. In fase 1 wordt de gekozen taak opgedeeld in deelstappen. Elke deelstap wordt tijdens het uitvoeren van de taak beoordeeld op:
- foute of slordige uitvoering;
- (onnodige) herhaling van het beheersingsniveau deelstappen;
- weglaten van deelstappen;
- tijd, te snelle of te langzame uitvoering.

Na de observatie kan bepaald worden hoe vaardig iemand is in het uitvoeren van de taak op dat moment (uitgedrukt als percentage). De informatie van het beheersingsniveau uit de observatie(s) wordt tijdens fase 2 geanalyseerd en biedt duidelijkheid over de wijze van informatieverwerking van de cliënt en de invloed daarvan op het handelen. De moeilijkheden in de informatieverwerking worden onderverdeeld naar moeilijkheden op het gebied van waarnemen (*perceive*), herinneren (*recall*), plannen (*plan*) en uitvoeren (*perform*).

Meerdere observaties van verschillende taken zijn nodig om een goed beeld van de cliënt te krijgen en conclusies te trekken. Geobserveerd gedrag is in ontwikkeling naar andere taken en daarom voorspellend voor bijvoorbeeld veilig en zelfstandig functioneren thuis.

Het PRPP-systeem is voortdurend in ontwikkeling, in 2014 is in Australië het PRPP Instructors Network opgericht, binnen dit internationale netwerk houdt men zich bezig met scholing en onderzoek van het PRPP-systeem van taakanalyse en interventie.

Onderzoek heeft bijvoorbeeld plaatsgevonden naar PRPP bij mensen met dementie, de ziekte van Parkinson en mensen met traumatisch hersenletsel. ▶ www.prpp.nl.

23.5 Occupational Therapy Intervention Process Model (OTIPM)

> **Kernbegrippen van het OTIPM**
> - Interventieplannen en implementeren: top-down, cliëntgecentreerd en op handelen gebaseerd.
> - Herstel lichaamsfuncties (*select restorative model*).
> - Vaardigheden trainen (*select acquisitional model*).
> - Compensatie (*select compensatory model*).
> - Informatie en instructie (*select model for education and teaching*).
> - Motorische, proces- en sociale vaardigheden.

23.5.1 Inleiding

Het OTIPM, ontwikkeld door Anne G. Fisher, is een model dat richting geeft aan het professioneel redeneren tijdens het plannen en implementeren van assessments en interventies. Het OTIPM pleit voor het gebruik van top-downassessments en interventies die cliëntgecentreerd en op handelen gebaseerd zijn. Het model is procesgestuurd. Ergotherapeuten kunnen tijdens het werken met het OTIPM eclectisch gebruik maken van bestaande herstel-, ontwikkelings- en/of adaptatietheorieën (Fisher 1998, 2009; Fisher en Bray Jones 2010).

23.5.2 Achtergrond, oorsprong en ontwikkeling van het model

Aanvankelijk hebben Anne Fisher en Gary Kielhofner vanuit hun samenwerking de motorische en procesvaardigheden gedefinieerd. In 1989 scheidden hun wegen en Fisher ontwikkelde vanuit deze definities het Assessment of Motor and Process Skills (AMPS) (Fisher en Bray Jones 2010). Deze 16 motorische en 20 procesvaardigheden zijn in het Occupational Therapy Practice Framework (OTPF) opgenomen en ook door Kielhofner opgenomen in het MOHO.

In 1998 ontwikkelde Fisher het OTIPM, aanvankelijk om de AMPS in te bedden in het totale ergotherapieproces (Fisher 1998). In 2002 is het OTIPM officieel gepresenteerd aan de AOTA. Uiteindelijk is het model zodanig beschreven dat alle ergotherapeuten er gebruik van kunnen maken, ongeacht welke evaluatie-instrumenten zij gebruiken (Fisher 2009).

23.5.3 Theoretische onderbouwing

Het OTIPM gaat uit van vier beginselen:
- ieder mens is uniek en wil betrokken zijn in de voor hem betekenisvolle activiteiten;
- de centrale focus van ergotherapie is de betrokkenheid van de cliënt in het dagelijks handelen (betekenisvol en doelgericht doen). De cliënt kan een individu, groep, gemeenschap, populatie zijn;
- het dagelijks handelen is het primaire therapeutisch middel om cliënten in staat te stellen tot activiteiten en participatie (*occupation-as-means*);
- het einddoel van de ergotherapie is dat cliënten in staat zijn hun betekenisvolle activiteiten uit te voeren (*occupation-as-end*).

Het OTIPM baseert zich op drie theoretische concepten.
- Ten eerste pleit het model voor cliëntgecentreerd redeneren: het streven is de cliënt en zijn omstandigheden te begrijpen vanuit het perspectief van de cliënt (Rogers 1951; CAOT 1991, 2002). De focus van assessments, interventies en evaluaties ligt op dagelijkse activiteiten die een uitdaging zijn voor de cliënt, of waar hij een vraag over heeft en die de cliënt wil of kan uitvoeren.
- Ten tweede pleit het model voor een top-downbenadering tijdens het professioneel redeneren (CAOT 2002; Kielhofner 2008).
- Ten derde pleit het OTIPM voor assessments en interventies die op betekenisvol handelen gebaseerd zijn (*occupation-based*), naar onder andere Trombly en collega's (2008). Participatie en het dagelijks handelen zijn de focus binnen het ergotherapieproces en binnen de communicatie met de cliënt en met collega's. Hierbij is zowel de ervaring van de cliënt vanuit zijn perspectief (*insider*) als vanuit het perspectief van de observeerder (*outsider*) van belang (Fisher 2009).

23.5.4 Structuur van het model

Het OTIPM geeft het cyclische ergotherapieproces schematisch weer (zie ❏ fig. 23.6). De blauwe pijlen geven de therapeutische relatie aan met de cliënt en met iedereen waarmee de ergotherapeut samenwerkt binnen en rondom het systeem van de cliënt (*develop therapeutic rapport and collaborative relationships*). Deze relatie loopt door het hele proces, parallel aan het ergotherapieproces. De zwarte pijlen geven het ergotherapieproces weer, de vakken geven aan welk beslismoment tijdens het professioneel redeneren zich voordoet.

Het proces start met het raadplegen van de betrokkenen en de beschikbare informatie en een gesprek waarin de focus ligt op de context van het dagelijks handelen van de cliënt. Het is belangrijk om het belang van het handelen voor de cliënt (*internal factors*) en zijn omstandigheden (*external factors*) te begrijpen en te doorgronden (*establish client-centered performance context*). Deze informatie kan samengevat worden in tien dimensies resulterend in een samenhangende context:

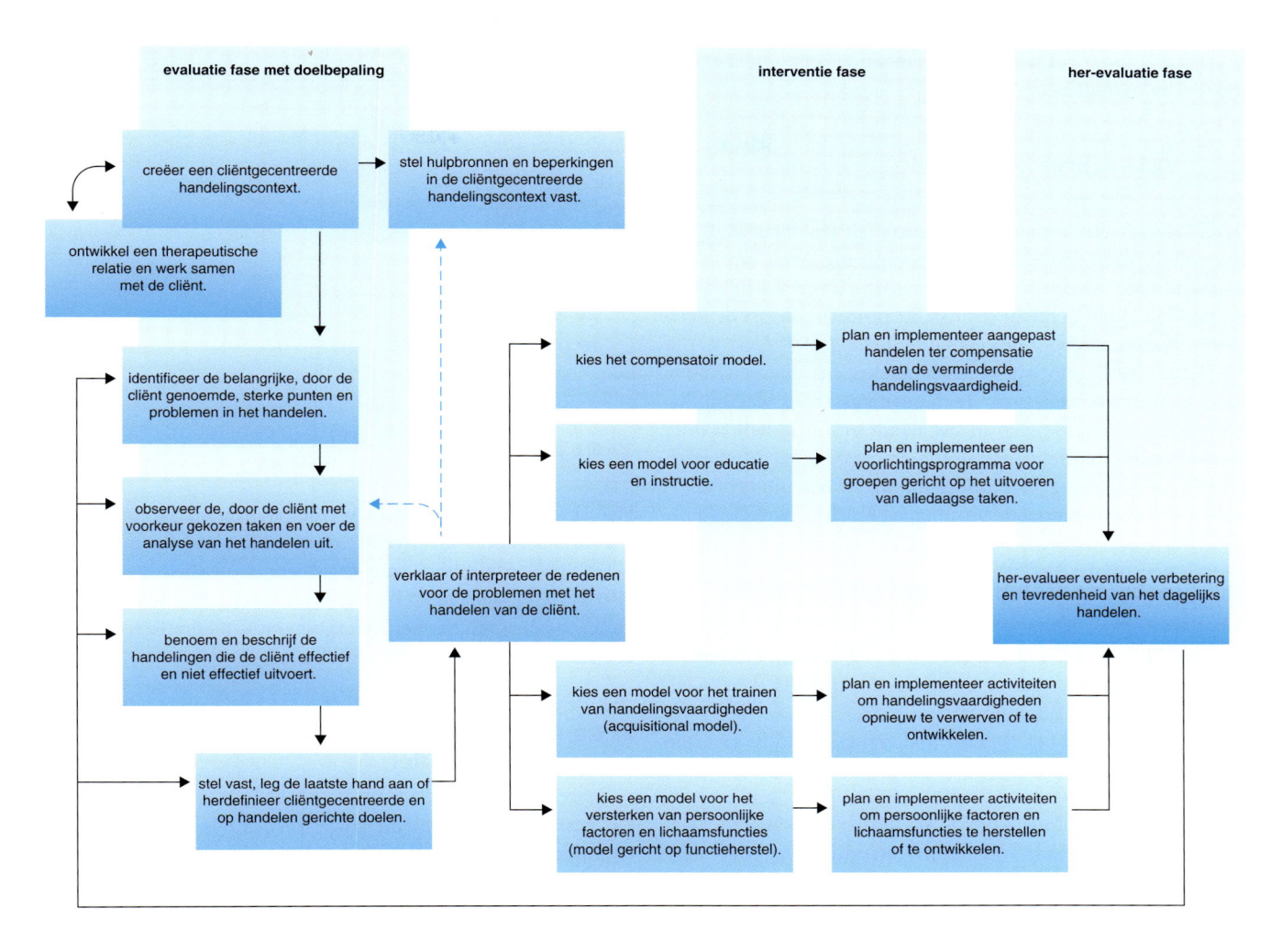

23.5 · Occupational Therapy Intervention Process Model (OTIPM)

Figuur 23.6 OTIPM. Bron: Fisher (2009) (vertaling Nederlandse versie 2013)

omgeving, rol, taak, cultuur, sociaal, maatschappelijk, tijd, motivatie, lichaamsfuncties, adaptatie.

Tijdens dit gesprek krijgen de cliënt en de ergotherapeut duidelijk welke aspecten van de tien dimensies het dagelijks handelen ondersteunen en/of beperken (*identify resources and limitations within client-centered performance context*). Tevens geeft de cliënt aan welke activiteiten volgens hem prioriteit hebben (*identify and prioritize reported strengths and problems of occupational performance*).

Door de cliënt te observeren tijdens de uitvoering van betekenisvolle activiteiten krijgt de ergotherapeut een beter beeld van de effectiviteit van de cliënt tijdens het dagelijks handelen (*observe client's task performance and implement performance analysis*). Na de observatie wordt duidelijk welke vaardigheden het handelen ondersteunen en welke het handelen hinderen en/of beperken (*define and describe actions the client does and does not perform effectively*).

Formuleer daarna cliëntgecentreerde en op handelen gerichte doelen, of herdefinieer ze (*establish, finalize or redefine client centered and occupation-focused goals*).

Vervolgens breekt de fase aan waarin de oorzaak van de beperkingen in het dagelijks handelen gezocht en begrepen wordt (*define/clarify or interpret cause*). Oorzaken kunnen liggen in persoonlijke factoren, beperkte functies, omgeving (sociaal en fysiek) en maatschappelijke beperkingen of verwachtingen.

Daarna bespreken de ergotherapeut (professioneel redeneren) en de cliënt of de ergotherapie zich dient te richten op het herstellen van functies (*select restorative model*) en/of vaardigheden (*select acquisitional model*) of zich dient te richten op het leren compenseren, het anders leren handelen of het aanpassen van de fysieke omgeving (*select compensatory model*). Voorlichting en advies over het handelen wordt dikwijls integraal toegepast bij de interventiemodellen (*select model for education and teaching*).

Na de implementatie van de interventie(s) kan de ergotherapeut opnieuw observeren om de effectiviteit van de interventie vast te leggen en geeft de cliënt aan of zijn tevredenheid met de uitvoering van het dagelijks handelen is toegenomen. Het ergotherapieproces kan afgerond worden of men keert terug in het proces, omdat het resultaat onvoldoende is of omdat er nog andere (hulp)vragen zijn.

23.5.5 Visie achter het model

De OTIPM is een top-down procesmodel. De cliënt is expert en ervaren, heeft mogelijk zelf al pogingen gedaan om oplossingen te vinden voor beperkingen in zijn dagelijks handelen. Hoewel het 'doen' centraal staat in dit procesmodel, is de betekenis van dat doen voor de cliënt even belangrijk.

Het model is gefocust op het handelen, het doen en vooral op het beantwoorden van de handelingsvraag, waarbij het streven is om beperkingen in het handelen op te heffen door functieherstel, vaardigheidstraining en aanpassingen/hulpmiddelen in de omgeving. Het model stimuleert ook om gebruik te maken van ondersteunende bronnen en krachten van de cliënt.

23.5.6 Instrumenten behorend bij het model

Er zijn assessments ontwikkeld (▶ www.innovativeotsolutions.com) vanuit dezelfde visie en door dezelfde ontwikkelaar (Center for Innovative OT Solutions).

Het Assessment of Motor and Process Skills (AMPS) (Fisher en Bray Jones 2010), het School Assessment of Motor and Process Skills (School AMPS) (Fisher et al. 2007) en de Evaluation of Social Interaction (ESI) (Fisher en Griswold 2014) zijn gestandaardiseerde observatie-instrumenten. Met deze instrumenten wordt de kwaliteit van iemands uitvoering van dagelijkse ADL- of sociale-interactieactiviteiten geëvalueerd in een natuurlijke, taakrelevante omgeving, rekening houdend met voorkeuren en culturele achtergrond van de cliënt.

De te scoren vaardigheden komen overeen met de doelgerichte acties, zoals gedefinieerd binnen de ICF-domeinen activiteiten, participatie en communicatie, en interpersoonlijke interacties en relaties. Het bijbehorende persoonsgebonden softwareprogramma Occupational Therapy Assessment Package (OTAP) geeft een objectieve weergave van het meetbare effect van de interventie. De drie instrumenten kennen een lange onderzoeksgeschiedenis en zijn valide, betrouwbaar en bruikbaar. Een ergotherapeut kan alleen de AMPS, School AMPS of ESI gebruiken als hij een cursus heeft gevolgd en gecertificeerd is.

Het Assessment of Compared Quality Occupational Performance (ACQ-OP) en het Assessment of Compared Quality Social Interaction (ACQ-SI) zijn gestandaardiseerde interviews die gebruikt kunnen worden in combinatie met de AMPS c.q. de ESI (Kottorp et al. 2014).

Het interview wordt gebruikt om de discrepantie te evalueren tussen de genoemde en de geobserveerde beperkingen in het handelen c.q. sociale interactie. De resultaten kunnen worden ingevoerd in het OTAP-softwareprogramma.

23.6 Bieler Model

Kernbegrippen van het Bieler Model
- Handelingsbekwaamheid.
- Handelingscompetenties van de persoon.
- Handelingscompetenties met betrekking tot de leefwereld.
- Gedragsvormen.
- Basisfuncties.
- Handelingsgebieden.

23.6.1 Inleiding

Het doel van handelingstheorieën is het menselijk handelen in zijn fysieke en psychische dimensies te begrijpen en te beschrijven. De school voor ergotherapie in Biel, Zwitserland (1974–2008) gebruikte handelingstheoretische modellen als denkmodellen om het beroep ergotherapie theoretisch en praktisch van een fundament te voorzien.

23.6.2 Achtergrond, oorsprong en ontwikkeling van het model

Op basis van reflecties uit zowel theorie als praktijk op het ergotherapeutisch handelen heeft de curriculumcommissie van de school voor ergotherapie in Biel het Bieler Model ontwikkeld. Marie-Thérèse Nieuwesteeg-Gutzwiller en Mario Somazzi hebben samen met de curriculumcommissie het model verder ontwikkeld en het theoretisch fundament uitgewerkt. Het Bieler Model is een open denkstructuur voor *occupation-based* ergotherapie. Het model biedt de mogelijkheid de complexe fenomenen van een cliënt met handelingsvragen te beschrijven en te begrijpen. Het Bieler Model ondersteunt een systematische, gestructureerde en therapeutische denkwijze gedurende het ergotherapeutische proces van analyse, planning, uitvoering tot en met evaluatie. Het is het enige Duitstalige en Europese ergotherapiemodelen is toepasbaar op alle werkvelden en handelingsvragen. Centraal in het model staan ontwikkeling, behoud en/of herstel van de handelingsbekwaamheid van de mens met handelingsvragen van welke aard dan ook.

Het Bieler Model is een inhoudsmodel (te vergelijken met bijvoorbeeld MOHO) gebaseerd op handelingstheorieën, het model is geen procesmodel.

Een korte versie van het Bieler Model is vertaald in het Frans, Italiaans en Engels. Het Bieler Model sluit goed aan bij de ICF en kan in samenwerking met andere modellen en assessments gebruikt worden. Momenteel worden er activiteiten ontplooid om het Bieler Model verder te ontwikkelen conform de behoefte vanuit de praktijk en opleiding, en vindt er evaluatief onderzoek plaats.

23.6 · Bieler Model

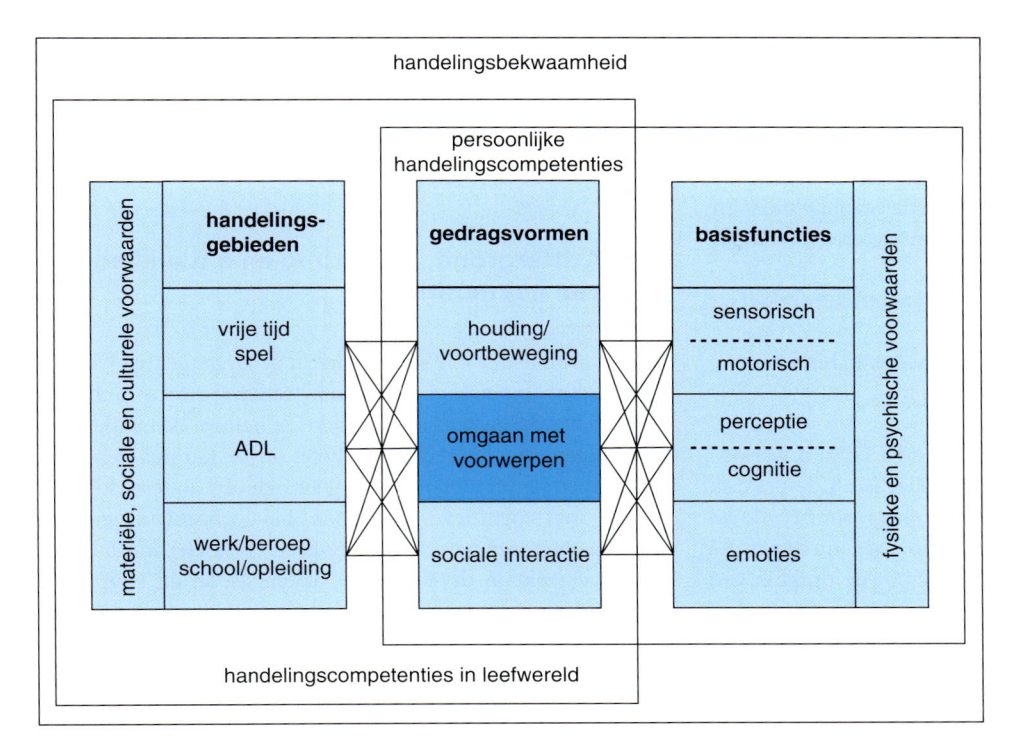

Figuur 23.7 Bieler Model. Bron: Nieuwesteeg-Gutzwiller en Somazzi (2010)

23.6.3 Theoretische onderbouwing

Terwijl onderzoekers als Lewin, Leontjev en Hacker vooral de samenhang onderzochten tussen cognitie en dagelijks handelen, nemen de huidige handelingstheoretici zoals Volpert en Von Cranach ook het emotionele en het sociale proces en de erbij horende interacties mee in de theorieën over het handelen. Uitgaande van de handelingstheorieën wordt in het Bieler Model gesproken over handelingsbekwaamheid als het belangrijkste doel van de ergotherapie. Handelingsbekwaamheid wordt bepaald door de persoonlijke mogelijkheden/competenties van de mens en de competenties in interactie met de omgeving/leefwereld.

Factoren van het menselijk handelen conform het Bieler Model:
— handelingen zijn doelgericht en bewust;
— handelingen motiveren;
— handelingen structureren;
— handelingen kunnen worden vastgesteld door de persoon zelf of de ander;
— handelingen vormen omgeving en persoon.

23.6.4 Structuur van het model

Uitgangspunt van het model is de handelingsbekwaamheid van de mens (zie fig. 23.7). Handelingsbekwaamheid wordt gedefinieerd als de vaardigheid van een persoon, alleen of in samenwerking met anderen, in de huidige en toekomstige situatie, realistisch te kunnen handelen. De handelingsbekwaamheid van de mens wordt bepaald door de interactie tussen de persoon en zijn leefwereld, deze overlappen elkaar in de gedragsvormen. De gedragsvormen worden weer onderverdeeld in houding/voortbeweging, omgaan met voorwerpen en sociale interactie. Handelingen bestaan altijd uit een mix van deze gedragsvormen.

De basisfuncties kunnen we onderverdelen in sensomotorische, perceptief-cognitieve en emotionele basisfuncties. Deze basisfuncties (subjectief) interageren met elkaar en met de gedragsvormen (objectief). Het dagelijks handelen van de mens wordt zowel beïnvloed door de mogelijkheden als door beperkingen die men ervaart in de basisfuncties als door de fysieke en psychische voorwaarden.

De handelingsbekwaamheid van de mens wordt niet alleen bepaald door de voorwaarden die de persoon zelf stelt maar ook door zijn leefwereld. Deze leefwereld bestaat uit de handelingsgebieden spel/vrije tijd, ADL en school/werk/beroep/opleiding. Deze handelingsgebieden worden op hun beurt weer beïnvloed door de materiële, sociale en culturele voorwaarden.

23.6.5 Visie op handelen

In het Bieler Model wordt ervan uitgegaan dat de mens, ondanks zijn handelingsvragen of leeftijd, altijd handelingsmogelijkheden heeft en dat het belangrijk is deze dan ook waar te nemen.

23.6.6 Meetinstrumenten behorend bij het model

Het Bieler Model kent een aantal werkinstrumenten:
- documentatie van individuele en groepsbehandelingen;
- diverse varianten om het handelen van de gezonde mens en van de mens met handelingsvragen te analyseren en handelingsstructuren te analyseren;
- diverse werkbladen georiënteerd op cliëntgericht werken en participatie;
- het beschrijven van de ontwikkelingstheorieën binnen de structuur van het model.

Door systematisch onderzoek van het model en zijn werkinstrumenten bij studenten, docenten en collega's uit de praktijk in Zwitserland is er *evidence* dat de gebruikers van het model en de erbij horende werkinstrumenten in toenemende mate professioneler en handelingsgeoriënteerder in de praktijk aan de slag gaan.

23.7 Cognitive Disabilities Model (CDM)

> **Kernbegrippen van het CDM**
> - Cognitieve stoornissen.
> - Functionele niveaus.
> - Handelingsbekwaamheid.

23.7.1 Inleiding

Ergotherapeuten werken regelmatig met cliënten die in hun dagelijks handelen beperkt worden door cognitieve problemen. Meestal trachten zij dan, via allerlei assessments, te analyseren welke stoornissen de cliënt precies heeft en hoe ernstig deze zijn. En zelfs al slaagt men erin zich een goed beeld te vormen van de aanwezige stoornissen, dan nog is het niet eenvoudig te voorspellen wat hun precieze impact op het dagelijks functioneren van de cliënt zal zijn.

Het CDM reikt een kader aan om op een andere manier te kijken naar cognitieve problematiek. Daarbij ligt het accent niet zozeer op de stoornissen zelf, maar meer op de concrete gevolgen ervan in het dagelijks handelen. Zo'n globale benadering kan een goede manier zijn om op een relatief eenvoudige manier de impact van cognitieve problemen in te schatten, het gedrag van cliënten beter te begrijpen en gepaste zorg- en therapieprogramma's te ontwikkelen.

Het CDM onderscheidt zes niveaus van cognitief functioneren. Voor elk van deze niveaus tracht het model antwoorden te geven op vragen zoals de volgende.
- Welke handelingsbeperkingen heeft een cliënt die op dit niveau functioneert? Wat kan hij nog wel? Wat kan hij niet meer?
- Zou hij weer thuis kunnen gaan wonen?
- Hoeveel begeleiding is dan noodzakelijk?
- Welke methodieken zijn het meest geschikt om een cliënt nieuwe vaardigheden aan te leren?
- Hoe kan men de cliënt stimuleren tot meer zelfstandigheid?
- Is deze cliënt gebaat met een vast dagprogramma, en zo ja hoe zou dat eruit kunnen zien?

23.7.2 Achtergrond, oorsprong en ontwikkeling van het model

Het oorspronkelijke CDM ontstond in de jaren tachtig. Claudia Allen, ergotherapeute en vele jaren werkzaam in een chronische psychiatrische setting, ontwikkelde het om de handelingsbeperkingen van haar cliënten beter in te kunnen schatten. Later is men het model ook gaan gebruiken bij andere cliëntengroepen met cognitieve problemen, bijvoorbeeld ten gevolge van Alzheimer, een hersentrauma of een CVA. Het wordt onder andere gebruikt in de Verenigde Staten, Israël en China. De laatste tijd is er een sterk groeiende belangstelling in Nederland en Vlaanderen.

In 2005 hebben Levy en Burns het model herwerkt tot het Cognitive Disabilities Model – Reconsidered). Op basis van nieuwe neuropsychologische inzichten gaven zij het model een sterkere theoretische basis. De laatste jaren lijkt het wetenschappelijk onderzoek met betrekking tot dit model wat te zijn stilgevallen.

23.7.3 Theoretische onderbouwing

Om het gedrag van mensen met cognitieve problemen te begrijpen, is het belangrijk enig zicht te hebben op de cognitieve processen die zich in onze hersenen afspelen als we informatie verwerken. Het CDM-Reconsidered gebruikt hiertoe een eenvoudig model van informatieverwerking (zie ◘ fig. 23.8).

Om vlot en correct te kunnen handelen in het leven van alledag hebben we behoefte aan een goed informatieverwerkend systeem. We nemen prikkels uit de buitenwereld op en herkennen en selecteren deze prikkels. Dat gebeurt – bliksemsnel en onbewust – in ons sensorisch geheugen. Wat belangrijk is, wordt naar ons werkgeheugen gestuurd voor verdere verwerking. Hier vindt ons bewuste denken plaats. We gebruiken daarvoor de informatie uit de buitenwereld, maar halen hiervoor ook de ter zake doende kennis die we eerder al verwierven, op uit ons langetermijngeheugen. Als een routinereactie blijkt te volstaan, kunnen we die doorgaans snel en gemakkelijk leveren. We kunnen daarbij een beroep doen op ons procedureel geheugen. Als het beter is om anders te reageren, onderdrukken we onze automatismen (responsinhibitie) en bedenken een nieuwe reactie. Daarvoor hebben we goede executieve functies nodig.

Bij cognitieve problemen zie je heel snel moeilijkheden ontstaan met betrekking tot dat executief functioneren. Heel wat mensen met (beperkte) cognitieve problemen kunnen zodoende nog wél de routinehandelingen van alledag uitvoeren (wassen, aankleden, eten …), maar komen in de problemen als er van hen nieuw of complex gedrag verwacht wordt.

23.7 · Cognitive Disabilities Model (CDM)

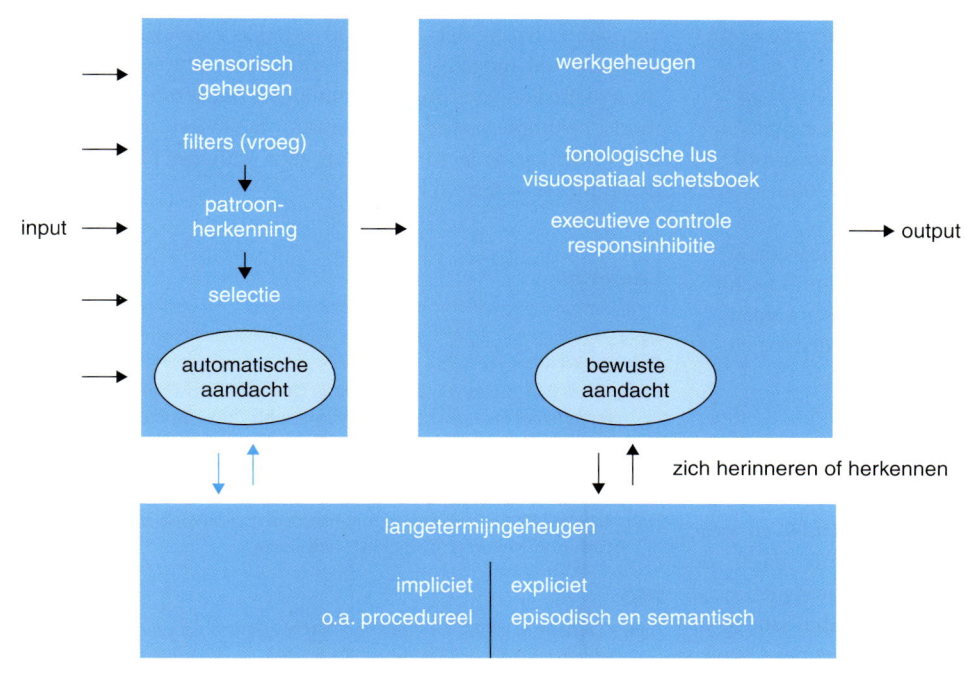

Figuur 23.8 Het proces van informatieverwerking. Bron: Burns en Levy (2006)

Daarbij is het ook nuttig om te weten dat het procedurele geheugen vaak minder beschadigd is dan het expliciete, bewuste geheugen. Dat betekent dat mensen met cognitieve problemen dikwijls moeilijkheden hebben met het zich expliciet herinneren van namen, gebeurtenissen en dergelijke meer (zeker als het om recente informatie gaat), maar dat ze nog wel heel wat 'motorisch weten.' Ze weten nog hoe ze vertrouwde handelingen kunnen verrichten als ze de juiste *cues* krijgen (zij zullen bijvoorbeeld niet uit zichzelf het hele ochtendtoilet kunnen uitvoeren, maar als je hun een kam aanreikt, zullen ze wel hun haar beginnen te kammen …).

23.7.4 Structuur van het model

Het CDM onderscheidt zes functionele niveaus:
1. *planned actions* (geen cognitieve problemen);
2. *exploratory actions*;
3. *goal-directed activity*;
4. *manual actions*;
5. *postural actions*;
6. *automatic actions* (zeer zware cognitieve problemen).

Per niveau wordt beschreven welke handelingsbeperkingen de cliënt heeft, wat de meest geschikte woonomgeving is, hoe ADL-taken verlopen, wat het leervermogen is (en op welke manier best iets nieuws kan worden aangeleerd) en welke dagbesteding mogelijk is.

23.7.5 Visie op handelen

Het CDM geeft bij momenten misschien de indruk nogal sterk te focussen op de beperkingen van cliënten. In die zin lijkt het op het eerste zicht niet goed aan te sluiten bij de hedendaagse tendens om het accent te leggen op emancipatie van cliënten, empowerment, vraaggestuurd werken en dergelijke. Toch is het een waardevol model, omdat men vanuit een toegenomen begrip voor de belevingswereld van de cliënt, beter kan zien waar de kansen liggen en waar de grenzen. Cliënten met cognitieve problemen komen bijvoorbeeld soms moeilijk tot handelen, en wekken dan wel eens de indruk weinig gemotiveerd te zijn. Maar wie met kennis van zaken naar de situatie kijkt, stelt vast dat het vaak meer een kwestie is van niet kunnen dan van niet willen.

Het CDM kan ergotherapeuten helpen in te schatten wat kan werken en wat niet. Het kan hen helpen in de zoektocht naar de meest 'passende' vorm van zorg en begeleiding. In die zin kan het model een waardevolle aanvulling zijn bij andere *occupation-based* ergotherapie modellen.

23.7.6 Meetinstrumenten behorend bij het model

Er zijn verschillende manieren om het niveau (*level*) te bepalen waarop een cliënt functioneert.
- De Allen Cognitive Level Screen (ACLS): is een screeningsinstrument dat door Claudia Allen ontworpen werd. Het is eigenlijk een korte rijgtaak, waarbij de cliënt drie verschillende steken tracht (na) te maken. De ACLS is enkel

- te gebruiken om een eerste grove inschatting te maken van het niveau van een cliënt.
- De Routine Tasks Inventory – Expanded (RTI-E) is een observatieschaal voor een groot aantal routinebezigheden (bijvoorbeeld wassen en aankleden). Ze werd oorspronkelijk door Claudia Allen ontwikkeld, maar is in 2006 door Naomi Katz herwerkt.
- De Cognitive Performance Test (CPT): werd ontwikkeld door Theresa Burns. De cliënt voert een aantal praktische opdrachten uit, bijvoorbeeld pillendoosjes vullen volgens medicatievoorschriften. De CPT is gestandaardiseerd en heeft een goede betrouwbaarheid en validiteit.

23.8 Discussie

Wanneer men kritisch naar de besproken inhouds- en procesmodellen kijkt, kan men vaststellen dat met name de inhoudsmodellen in hun kern zeer veel overeenkomsten hebben. Ze gaan bijna allemaal uit van de persoon die handelt in een bepaalde context. Elk inhoudsmodel kijkt naar deze aspecten via zijn eigen bril. Veel inhoudsmodellen lijken dan ook zoveel op elkaar dat men zich heel voorzichtig af zou kunnen vragen of het niet handiger zou zijn een allesomvattend ergotherapie-inhoudsmodel te hebben. Dit is echter geen haalbare kaart en zou misschien wel kunnen leiden tot te veel van hetzelfde. Een allesomvattend model kan nooit gelden voor de hele wereld, denk alleen al aan de cultuurverschillen die er zijn en de diverse visies op gezondheid en welzijn. Hiernaast vinden er constante discussies plaats en onderzoeken naar modellen en assessments om deze steeds wetenschappelijker te onderbouwen, te verfijnen en op hun evidence te beoordelen.

Datzelfde geldt voor de procesmodellen, ook deze kennen allen een gelijke opbouw in methodische stappen die men volgen kan.

Voor degene die (nog) onbekend is met ergotherapie inhoudsmodellen kan het moeilijk zijn de nuanceverschillen die bestaan tussen de diverse modellen te herkennen.

Bijvoorbeeld de visie op welzijn kan variëren in de diverse modellen. Binnen het Kawa-model betekent welzijn harmonie, terwijl bijvoorbeeld in het PEOP-model over welzijn gesproken wordt wanneer er balans ervaren wordt tussen het dagelijks handelen van de mens en zijn omgeving.

Juist de diversiteit van de modellen nodigt uit om samen met de cliënt vast te stellen welk model en welke assesssments de voorkeur hebben en het beste aansluiten bij het werken aan de handelingsvraag van de cliënt.

23.9 Samenvatting

In dit hoofdstuk passeert een aantal ergotherapiemodellen de revue. We kijken naar de achtergrond, oorsprong en ontwikkeling van de betreffende modellen en hun theoretische onderbouwing. Per paragraaf wordt ook de structuur van het model beschreven zodat men zich een beeld kan vormen van hoe het model te gebruiken in de praktijk. Verder beschrijven we de visie achter het model, gericht op dagelijks handelen en participatie en waar mogelijk op interventie. Ten slotte worden eventuele assessments en meetinstrumenten benoemd en is bij elk model beknopte achtergrondliteratuur te vinden, zodat de lezer zelf verder op onderzoek uit kan gaan wanneer hij meer over het model te weten wil komen.

Literatuur

Algemeen

Boyt-Schell, B. A., Gillen, G., & Scaffa, M. E. (2014). *Willard & Spackman's occupational therapy* (12th ed.). Philadelphia (PA): Lippincott Williams & Wilkins.

Christiansen, C. H., Baum, C. M., & Bass, J. D. (2015). *Occupational therapy performance, participation and well-being*. Thorofare, NJ: Slack.

Hagedorn, R. (2002). *Foundations for practice in occupational therapy*. Edinburgh/New York: Churchill Living-stone.

PEO

Barker Dunbar, S. (2007). *Occupational therapy models for intervention with children and families*. Thorofare, NJ: Slack.

Broome, K., McKenna, K., Fleming, J., & Worrall, L. (2009). Bus use and older people: A literature review applying the person-environment-occupation model in macro practice. *Scandinavian Journal of Occupational Therapy, 16*, 3–12.

Cole, M. B., & Tufano, R. (2008). *Applied theories in occupational therapy: A practical approach*. Thorofare, NJ: Slack.

Law, M., Cooper, B., Strong, S., Steward, D., Rigby, P., & Letts, L. (1996). The person-environment-occupation model: A transactive approach to occupational performance. *Canadian Journal of Occupational Therapy, 63*(1), 9–23.

Letts, L., Rigby, P., & Stewart, D. (Eds.) (2003). *Using environments to enable occupational performance*. Thorofare, NJ: Slack.

Maclean, F., Carin-Levy, G., Hunter, H., Malcolmson, L., & Locke, E. (2012). The usefulness of the Person-Environment-Occupation Model (PEO-model) in an acute physical health care setting. *British Journal of Occupational Therapy, 75*(12), 555–562.

Metzler, M., & Metz, M. (2010). Analyzing the barriers and supports of knowledge translation using the PEO-model. *Canadian Journal of Occupational Therapy, 77*(3), 151–158.

Strong, S., Rigby, P., Stewart, D., Law, M., Letts, L., & Cooper, B. (1999). Application of the person-environment–occupation model: A practical tool. *Canadian Journal of Occupational Therapy, 66*, 122–133.

OA

Barker Dunbar, S. (2007). *Occupational therapy models for intervention with children and families*. Thorofare, NJ: Slack.

Blesedell-Crepeau, E., Cohn, E. S., & Boyt-Schell, B. A. (2009). *Willard & Spackman's occupational therapy* (11th ed.). Philadelphia (PA): Lippincott Williams & Wilkins.

Cole, M. B., & Tufano, R. (2008). *Applied theories in occupational therapy: A practical approach*. Thorofare, NJ: Slack.

Crist, P. A., Brasic Royeen, C., & Schkade, J. K. (2000). *Infusing occupation into practice*. Bethesda Maryland: AOTA.

Egan, M., Clark Green, M., & Gaudet, G. (2003). *Discovering occupation: A workbook*. Ottawa: CAOT.

Schkade, J. K., & McClung, M. (2001). *Occupational adaptation into practice, concepts and cases*. Thorofare, NJ: Slack.

Schkade, J. K., & Schultz, S. (1992a). Occupational adaptation: Toward a holistic approach for contemporary practice, Part 1. *American Journal of Occupational Therapy, 46*, 829–837.

Schkade, J. K., & Schultz, S. (1992b). Occupational adaptation: Toward a holistic approach for contemporary practice, Part 2. *American Journal of Occupational Therapy, 46*, 917–925.

OPM(A)

Bilderbeek, J., & Klopper, R. (2009). Perceive, Recall, Plan en Perform: PRPP op een stroke unit in het verpleeghuis. *Ergotherapie, 7*, 18–21.

Chapparo, C., & Ranka, J. (1997). *The occupational performance model (Australia)*. Monograph 1. Lidcombe: OP Network, University of Sydney. ▶ http://www.occupationalperformance.com, geraadpleegd december 2011.

Chapparo, C., & Ranka, J. (2005). *The PRPP system of task analysis: User training manual*. Lidcombe: OP Network, University of Sydney. ▶ http://www.prpp.nl, geraadpleegd december 2011.

Jerosch-Herold, C., Marotzki, U., Hack, B. M., & Weber, P. (2004). *Konzeptionelle Modelle für die ergotherapeutische Praxis*. Berlin: Springer.

Chapparo, C., & Ranka, J. (2014). The perceive, recall, plan & perform system assessment course manual (Available from authors chris.chapparo@sydney.edu.au and jranka@big pond.net.au).

Chapparo, C., Lowe, S., & Heard, R. (2013). ThePRPP@school (teacher questionnaire): Examination of discriminant validity. *Australian Occupational Therapy Journal, 60*(Suppl. 1), 61.

Lewis, J., Chapparo, C., Mackenzie, L., & Ranka, J. (2016). Work after breast cancer: Identification of cognitive difficulties using the Perceive, Recall, Plan, and Perform (PRPP) System of Task Analysis. *British Journal of Occupational Therapy, 79*(5), 323–332.

▶ http://www.occupationalperformance.com.
▶ http://www.prpp.nl.
▶ http://www.prpp.nl/documenten/PRPP_Update_(2014).pdf.
▶ http://www.prpp.nl/documenten/PRPP_is_gebaseerd_op_hoe_mensen_denken_(2012).pdf.

OTIPM

CAOT. (1991). *Occupational therapy guidelines for client-centered practice*. Toronto: CAOT Publications ACE.

CAOT. (2002). *Enabling occupation: An occupational therapy perspective* (Rev. ed.). Ottawa: CAOT Publications ACE.

Fisher, A. G., & Bray Jones, K. (2010). Assessment of motor and process skills, Vol I: Development, standardization, and administration manual (7th ed.). Fort Collins (CO): Three Star Press.

Fisher, A. G., & Griswold, L. A. (2014). *Evaluation of social interaction (ESI)* (3rd ed.). Fort Collins (CO): Three Star Press.

Fisher, A. G. (1998). Eleanor Clarke Slagle lecture: Uniting practice and theory in an occupational framework. *American Journal of Occupational Therapy, 52*, 509–521.

Fisher, A. G. (2009). *Occupational therapy intervention process model: A model for planning and implementing top-down, client-centered, and occupation-based interventions*. Fort Collins (CO): Three Star Press.

Fisher, A. G., Bryze, K., Hume, V., & Griswold, L. A. (2007). *School AMPS: School version of the Assessment of Motor and Process Skills* (2nd ed.). Fort Collins (CO): Three Star Press.

Kottorp, A., Griswold, L. A., & Fisher, A. (2014). *Assessment compared qualities – occupational performance and social interaction*. Fort Collins, Colorado: Three Star Press Inc.

Rogers, C. R. (1951). *Client-centered counselling*. Boston: Houghton-Mifflin.

Trombly, C. A., & Radomski, M. V. (2008). *Occupational therapy for physical dysfunction* (6th ed.). Baltimore: Williams & Wilkins.

▶ http://www.ampsintl.com.
▶ http://www.ergo-amps.nl.

Bieler Model

Nieuwesteeg-Gutzwiller, M., & Somazzi, M. (2010). *Handlungsorientierte ergotherapie: Das Bieler model als grundlage für ausbildung und praxis*. Bern: Huber.

▶ http://www.bielermodell.ch

CDM-Reconsidered

Allen, C. K., Earhart, C. A., & Blue, T. (1992). *Occupational therapy treatment goals for the physically and cognitively disabled*. Rockville (MD): American Occupational Therapy Association.

Burns, T., & Levy, L. (2006). Neurocognitive practice essentials in dementia: Cognitive disabilities – reconsidered model. *OT Practice, 11*(3), CE1–CE8.

Katz, N. (2005). *Cognition and occupation across the life span*. Bethesda, MD: AOTA.

▶ http://www.allencognitivelevelscreen.org.
▶ http://www.allen-cognitive-network.org.
▶ http://www.senvzw.be.

Deel IV
Ergotherapie in de praktijk

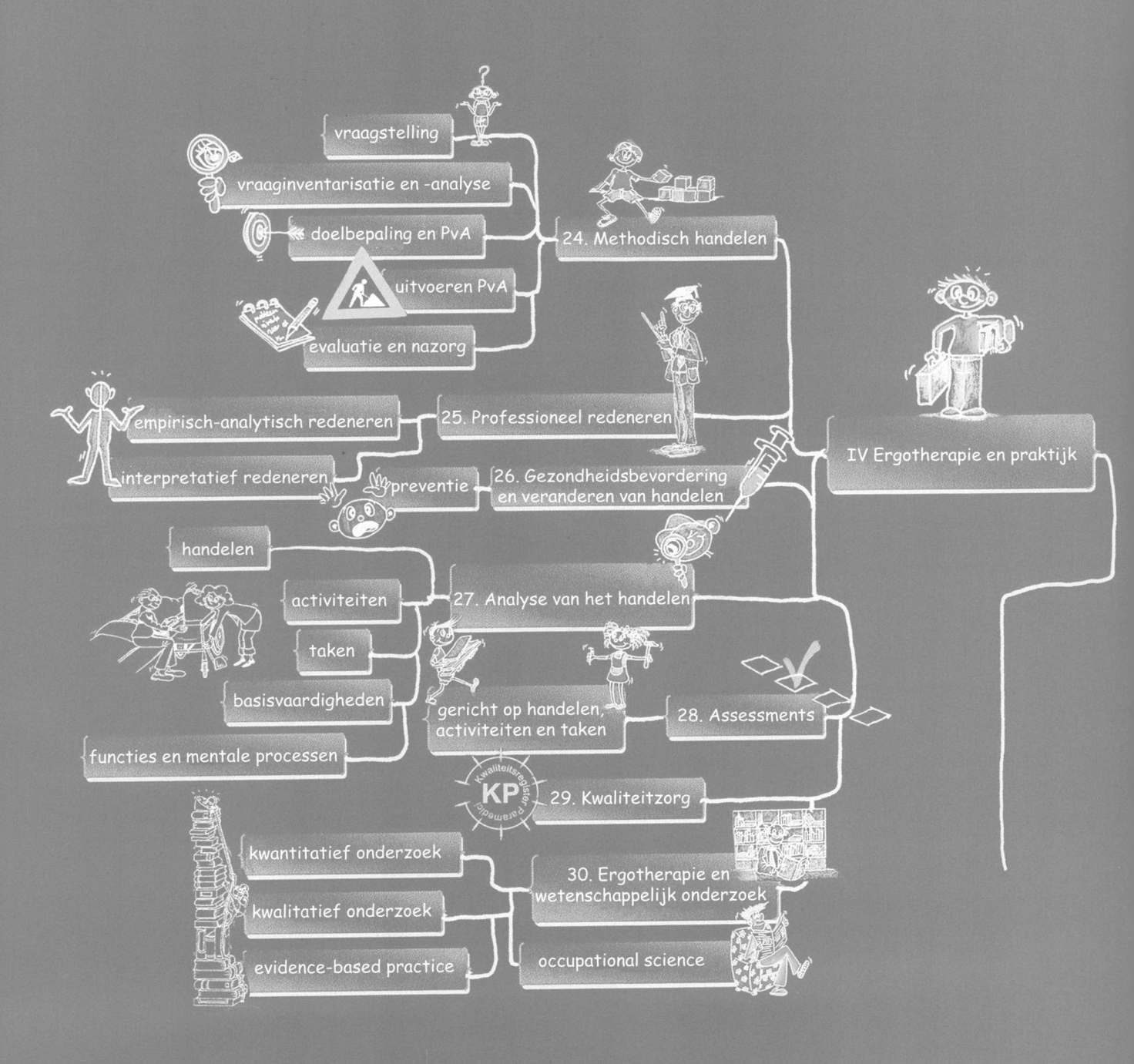

- vraagstelling
- vraaginventarisatie en -analyse
- doelbepaling en PvA
- uitvoeren PvA
- evaluatie en nazorg

24. Methodisch handelen

- empirisch-analytisch redeneren
- interpretatief redeneren

25. Professioneel redeneren

- preventie

26. Gezondheidsbevordering en veranderen van handelen

- handelen
- activiteiten
- taken
- basisvaardigheden
- functies en mentale processen

27. Analyse van het handelen

- gericht op handelen, activiteiten en taken

28. Assessments

29. Kwaliteitzorg

- kwantitatief onderzoek
- kwalitatief onderzoek
- evidence-based practice

30. Ergotherapie en wetenschappelijk onderzoek

- occupational science

IV Ergotherapie en praktijk

**Verhaal uit de praktijk 4
Koude pap**

Kim Bisschop

Met vastberaden stappen beent Mirjam, de hoofdverpleegkundige, naar het teamoverleg. Als iedereen zit begint ze meteen: 'Er moet vandaag nog een oplossing komen voor de verzorging van meneer Houtman. Ik wil hem ook liever niet sederen, maar nu zijn er steeds twee mannen nodig om hem met geweld in de kleren te krijgen. We moeten hem op bed wassen en aankleden, terwijl hij moord en brand schreeuwt en vecht als een leeuw. De man is haast twee meter lang en nog loeisterk! Je kunt wel merken dat hij tot voor kort nog alle dagen op de boerderij werkte. Zijn handen zijn kolenschoppen. En nu zit hij de hele dag in de rolstoel. Hij weigert gewoon om te lopen, terwijl hij dat prima kan. Hij is nog zo fit als een hoentje, maar verdomt het om mee te werken. We hebben al zo weinig mannelijke verzorgers en nu moet ik elke ochtend alle afdelingen af om er twee te zoeken. Dat is zo niet vol te houden, voor de verzorging niet en ook niet voor meneer Houtman. Wat mij betreft starten we vandaag met Haldol of zo ... '.

Als haar hart is gelucht zakt Mirjam meer naar achteren in haar stoel. Ze is tot dan toe op het puntje blijven zitten. Ze kijkt Hein, de verpleeghuisarts, vol verwachting aan en wacht op antwoord. De dokter kijkt een moment in de status en schraapt dan zijn keel. 'Ik begrijp dat de nood hoog is, maar ik vind het nogal wat om hem te drogeren. Meneer is nog maar 69 jaar oud en fysiek in topconditie. Hij kan nog jaren in het verpleeghuis blijven. Ik zou hem graag zo lang mogelijk willen laten bewegen en ik vraag me eerlijk gezegd af waarom jullie hem in die rolstoel blijven zetten als hij zo goed kan lopen?'

Mirjam schuift weer naar het puntje van haar stoel en steekt haar neus naar voren. Ze is duidelijk pissig.

'U zou er 's ochtends eens bij moeten zijn, als we hier met zijn allen lopen te draven om voor tienen iedereen gewassen en geschoren aan het ontbijt te krijgen! Dan is er echt geen tijd om een kwartier te gaan staan smeken of meneer alsjeblieft zelf wil lopen. Wij geven het op!'

Hein kijkt naar mij. 'Kun jij niet een keer meekijken om te zien of er nog mogelijkheden zijn, behalve medicatie? Laatst met meneer Van Herweijnen is het nog gelukt om hem zeker nog een half jaar zichzelf te laten aankleden, weet je nog?'

Ik weet het nog: uit de Arnadottir OTADL Neurobehavioral Evaluation (A-ONE) bleek destijds dat meneer Van Herweijnen naast de geheugenproblemen ook een lichte vorm van ideatoire apraxie had en daardoor zijn kleren in de verkeerde volgorde aantrok en soms ook de kleren van zijn buurman gebruikte uit de kast naast die van hem. Op een ochtend kwam hij monter de ontbijtkamer in gewandeld in een veel te korte en te wijde broek met bretels. Van boven droeg hij een overhemd met daaronder een trui... Sinds het personeel 's morgens zijn kleren in de goede volgorde op bed klaarlegde en de kledingkast van zijn buurman op slot hield, kon hij op zijn gemak zichzelf aankleden. Het duurde soms wel een half uur voor hij klaar was, maar dan kwam hij keurig gekleed en dik tevreden achter zijn bedgordijn vandaan en sprak dan iedereen aan met een geaffecteerd: 'Goedemorgen mevrouw, is het geen prachtige dag vandaag?'

Nu is meneer Houtman aan de beurt. Dat is een heel ander verhaal. In mijn gegevens zie ik dat het alweer een maand of acht geleden is dat ik bij hem een A-ONE en een AMPS gedaan heb om advies te kunnen geven aan het verzorgend personeel over de meest passende aanpak om meneer zo lang mogelijk actief en zelfstandig te houden. Ik herinner me zijn grove voorkomen en zijn gehechtheid aan vaste patronen: wassen deed hij aan de wastafel en niet onder de douche, 's morgens eet hij, met de ellebogen op tafel, na het bidden een groot bord pap en voor hij naar buiten gaat zet hij zijn pet op. Naar 'meneer Houtman' luisterde hij niet. 'Zeg maar Gerrit', mompelde hij dan. Voor de AMPS-observatie had ik hem graag in de keuken bezig willen zien met het smeren van een boterham en het zetten van een kop koffie. Met geen stok kreeg ik hem aan het aanrecht, want dat was volgens hem alleen geschikt voor moeder de vrouw ...

Kennelijk is hij sinds die tijd flink achteruitgegaan. Het gaat ook mij aan het hart dat zo'n sterke vent volledig afhankelijk is van hulp. Het is toch niets voor een echte boer om liggend op bed gewassen te worden? Ik bied aan om een poging te wagen om een andere oplossing te vinden, maar kan niets beloven ...

De volgende morgen sta ik aan zijn bed. Ik heb de verzorgenden gevraagd nog even weg te blijven, maar draag een alarm in mijn broekzak. Mijn witte jas heb ik vandaag bewust niet aangetrokken. Op het keukenblok met wasbak naast het bed liggen alle spullen voor het wassen en aankleden al klaar.

'Hé, Gerrit, goedemorgen', zeg ik.

'Mogguh', hoor ik terug.

'Kom je uit bed? Het is al acht uur geweest.'

Gerrit komt overeind en kijkt zoekend om zich heen.

'Je kleren liggen al hier, net als een washand en zeep', zeg ik en ik wijs naar het keukenblok.

Gerrit gaat weer liggen en schreeuwt: 'Ik mot geen aanrecht!'

'Maar het is geen aanrecht, hier is een wasbak om je bij te wassen', probeer ik.

'Ik mot geen aanrecht!', schreeuwt meneer Houtman nogmaals.

Omdat meneer Houtman kennelijk de wastafel voor een aanrecht aanziet, weigert hij uit bed te komen. Ik loop met zijn spullen de kamer uit naar de badkamer aan de overkant van de gang. Daar is een witte wastafel met een spiegel erboven en als ik de deuren van de slaapkamer en van de badkamer allebei openzet kan meneer Houtman die vanuit zijn bed precies zien. Zijn spullen hang ik er goed zichtbaar naast.

Terug in de kamer zeg ik streng: 'Gerrit, man, je stinkt en moet nodig je nest uit. Ga je eens gauw wassen. Kijk, daar is de wastafel en je goed hangt ernaast. Hup!'

'Ja, ja, ik ga al', moppert meneer Houtman en hij slaat zijn deken weg, stapt uit bed en sjokt naar de wastafel. Als ik achter hem aanloop, zie ik op de gang wat verbaasde blikken. Aan Denise vraag ik om over een minuut of tien aan het eind van de gang te gaan staan met een warm bord pap en om Gerrit dan te roepen voor het ontbijt. In de badkamer maak ik me zo onzichtbaar mogelijk door in een kastje te rommelen met wat handdoeken. Vanuit mijn ooghoek zie ik dat het wassen niet zo smetteloos gebeurt als ik wel zou willen, maar ik laat meneer Houtman even helemaal zijn eigen gang gaan. Als hij stappen dreigt over te slaan mompel ik in korte zinnen een paar aanwijzingen: 'De bovenste knoop nog, droog je rug ook even af, vergeet je veters niet' enzovoort.

Als hij zijn laatste veter strikt hoort hij Denise roepen: 'Gerrit, je pap wordt koud!' Als ik de deur openmaak ziet hij Denise staan met een dampend bord pap. Met haar hoofd gebaart ze naar de eettafel en ze herhaalt: 'Opschieten, Gerrit, op een bord koude pap kun je geen koeien melken!' Gerrit loopt met flinke passen naar de eetzaal en gaat zitten. Na het Onzevader schuift hij de dampend hete brij naar binnen ...

Methodisch handelen

Inka Logister-Proost en Mark Steensels

24.1 Inleiding – 440

24.2 Wat is methodisch handelen? – 441
24.2.1 Methodisch handelen is systematisch – 441
24.2.2 Methodisch handelen is procesmatig – 441
24.2.3 Methodisch handelen is bewust – 442
24.2.4 Methodisch handelen is doelgericht – 443
24.2.5 Methodisch handelen is dynamisch – 444
24.2.6 Methodisch handelen en gezamenlijke besluitvorming – 444

24.3 Kennismaking – 444
24.3.1 De aanvraag – 445
24.3.2 De ontmoeting – 445
24.3.3 Bereidheid – 446

24.4 Inventarisatie – 447
24.4.1 Vraaginventarisatie – 448
24.4.2 De prioriteitstelling – 449
24.4.3 Vraaganalyse – 449
24.4.4 Vraagformulering – 451

24.5 Doelbepaling en plan van aanpak – 452
24.5.1 Doelen formuleren – 452
24.5.2 Plan van aanpak opstellen – 453
24.5.3 Vier B's – 455

24.6 Uitvoering plan van aanpak – 455
24.6.1 Het plan van aanpak uitvoeren – 456

24.7 Evaluatie en nazorg – 457
24.7.1 Evaluatie van resultaat en proces – 457
24.7.2 Nazorg – 458

24.8 Discussie – 459

24.9 Samenvatting – 460

Literatuur – 462

Gebaseerd op werk van Henk van Loon, Ton Satink, Marjolein Thijssen, Margot van Melick, Huget Desiron, Anke Heijsman en Marlou Driessen, auteurs van de H. 21, 22, 23 en 24 in Grondslagen van de ergotherapie, druk (2006).

© Bohn Stafleu van Loghum, onderdeel van Springer Media B.V. 2017
M. le Granse, M. van Hartingsveldt, A. Kinébanian (Red.), *Grondslagen van de ergotherapie*,
DOI 10.1007/978-90-368-1704-2_24

- **Methodisch handelen**

> Begin met het nodige, doe daarna het mogelijke (Franciscus van Assisi 1181–1226)

Kernbegrippen
- Methodisch handelen.
- Top-down.
- Bottom-up.
- Environment first.
- Procesmodel.
- Inhoudsmodel.
- Vraagstelling.
- Kennismaking.
- Aanvraag.
- Ontmoeting.
- Bereidheid.
- Vraaginventarisatie.
- Prioriteitstelling.
- Vraaganalyse.
- Vraagformulering.
- Doelbepaling.
- Plan van aanpak.
- Evaluatie.
- Nazorg.

Ergotherapie!

We zijn nu vier keer met ons zoontje Iba bij de ergotherapie geweest. De kinderarts heeft ons verwezen naar een ergotherapiepraktijk die gespecialiseerd is in kinderen met autisme. Tijdens een kennismakingsgesprek met ons en een kennismaking-speelsessie met Iba hebben we helder gekregen wat ergotherapie is en wat Iba er aan zou kunnen hebben. We konden onze verwachtingen uitspreken en de ergotherapeute vroeg in hoeverre wij als ouders betrokken wilden worden in de therapie. Voor ons geen probleem om thuis met Iba aan de slag te gaan, als we maar duidelijke instructies krijgen. De manier waarop ze meteen met Iba omging boezemde wel vertrouwen in.

We hebben daarna onze vragen op een rijtje gezet en ze vroeg of wij onze prioriteiten konden aangeven. Zo sneu dat hij steeds zo angstig is, zodra we contact met hem zoeken en hem aanraken. En hij laat dan troosten en knuffelen niet toe. En: hoe kunnen we Iba helpen met wassen en aankleden terwijl hij niet aangeraakt wil worden? Verder hebben we besproken of er iets te doen is aan zijn houterigheid.

Per vraag vroeg de ergotherapeut om verheldering, samen ontrafelden we onze vragen. Voor ons was het wel een eye-opener dat we ook hierin meenamen wat Iba wel al kan en prettig vindt. Waarom Iba het prettig vindt bij de manier van doen van zijn opa, maar hoe moeilijk hij het heeft bij zijn nichtje. En waar ligt dat aan? ... Dat doorvragen leverde wel inzichten op! Toen ze onze vragen samenvatte zagen we een verband tussen onze vragen.

De doelen waren toen makkelijk te stellen; het is nu duidelijk welk profijt Iba (en wij) van de ergotherapie willen hebben. Zij had een paar suggesties hoe we met Iba aan die doelen konden werken.

We merken nu, na een paar weken al, dat het helpt als één van ons de andere kinderen naar school helpt en de ander met Iba bezig is: vaste volgorde, steeds op dezelfde manier, niet gestoord door de hectiek van de rest van het gezin.

24.1 Inleiding

Methodisch handelen geeft zowel de cliënt als de ergotherapeut duidelijkheid en inzicht hoe de vraag op een professionele manier door hen samen aangepakt wordt, om het dagelijks en maatschappelijk handelen van de cliënt mogelijk te maken. Methodisch handelen zorgt tevens voor een heldere communicatie over de werkwijze aan de verwijzer, opdrachtgever, financier en dergelijke.

Tijdens dit proces gaan de cliënt (persoon en zijn systeem, organisatie of populatie) en de ergotherapeut een therapeutische relatie aan, waarbij de dialoog met de cliënt centraal staat. Het is de cliënt die uiteindelijk beslist hoe het ergotherapieproces praktisch ingevuld wordt, omdat hij de expert is ten aanzien van zijn eigen dagelijks handelen. De ergotherapeut zal hieraan bijdragen door de cliënt zodanig te informeren dat deze beslissingen kan nemen (Polatajko et al. 2013a, b; Hartingsveldt et al. 2008).

Methodisch handelen is te herkennen in veranderingsprocessen binnen de gezondheidszorg en in adviestrajecten. Methodisch handelen wordt ook gebruikt bij projecten gericht op het actief burgerschap of in het bedrijfsleven. Alle ergotherapeuten maken tijdens de samenwerkingsrelatie met cliënten gebruik van methodisch handelen; in de intramurale gezondheidszorg of in de eerste lijn; als Wmo-consulent of als coach; als therapeut of als adviseur. Methodisch handelen wordt gebruikt bij personen en hun systeem, in organisaties en met populaties.

Is methodisch handelen een exclusiviteit van ergotherapeuten? Nee, ook andere professionals in de gezondheidszorg, binnen de gemeenten of in projecten werken methodisch. Methodisch handelen is ook terug te vinden in andere beroepsgroepen: de monteur, manager of kapster zal steeds gestructureerd een proces doorlopen. Ook in het dagelijks leven nemen mensen beslissingen procesmatig, bijvoorbeeld tijdens het plannen van een vakantie, het kopen van een huis, het zoeken naar een andere baan of 'iets' aan sport willen gaan doen.

Dit hoofdstuk beschrijft wat methodisch handelen is en legt uit wat het proces van methodisch handelen inhoudt in alle fasen. Dit hoofdstuk vormt een basis; de verdieping kan gezocht worden in de andere hoofdstukken van dit boek. Het hoofdstuk is gebaseerd op het *Beroepsprofiel ergotherapeut* (Hartingsveldt et al. 2010) en de *Beroepscompetenties ergotherapie* (Verhoef en Zalmstra 2013), maar wijkt op enkele punten af. Dit heeft te

maken met voortschrijdend inzicht en passend jargon bij de huidige, maatschappelijke ontwikkelingen. Er hebben grote veranderingen plaatsgevonden in zorg en welzijn:
- gezondheid is 'het vermogen zich aan te passen en een eigen regie te voeren, in het licht van de fysieke, emotionele en sociale uitdagingen van het leven' (Huber et al. 2011);
- de transitie naar een participatiesamenleving vraagt meer verantwoordelijkheid van de burger, hierbij past een cliënt die actor is in de interventie, waarbij er een groter appèl wordt gedaan op de eigen verantwoordelijkheid. Uiteraard zal in de ergotherapie het proces van methodisch handelen in woord en daad hier op aansluiten.

In dit hoofdstuk wordt eerst uitgelegd wat methodisch handelen is en wat de kenmerken ervan zijn. Daarna wordt iedere fase stap voor stap uitgelegd, met illustrerende voorbeelden en ervaringen uit de praktijk.

24.2 Wat is methodisch handelen?

Het methodisch handelen kan omschreven worden als bewust, doelgericht professioneel handelen, volgens bepaalde fasen in een proces. Methodisch werken is een vorm van procesbesturing. Het heeft als doel de ergotherapie op een gestructureerde en gecontroleerde wijze te laten verlopen.

Het voordeel van methodisch handelen is dat alle betrokkenen weten waar ze aan toe zijn. Verwachtingen zijn uitgesproken naar elkaar en er is duidelijkheid over wie wat doet, wanneer en waarom. Door methodisch te handelen neemt de kans op fouten af. Methodisch handelen bevordert het proces waarbij de ergotherapeut het tempo van de cliënt volgt. Omdat methodisch handelen inzichtelijk is, kan het beter geëvalueerd worden en zo nodig tot verbetering leiden.

Een ergotherapeut werkt methodisch met een persoon (en zijn systeem), een organisatie of een populatie. Dit proces van systematische besluitvorming wordt onderbouwd vanuit een ergotherapeutisch referentiekader. Met andere woorden: een vraag die gesteld wordt aan een ergotherapeut, zal leiden tot cliëntgecentreerde interventies (*client-centered*) die focussen op het dagelijks handelen (*occupation-based*) in de omgeving (*context-based*) en zijn bewezen effectief (*evidence-based*) (Hartingsveldt et al. 2010). Methodisch handelen is:
- systematisch;
- procesmatig;
- bewust;
- doelgericht;
- dynamisch.

24.2.1 Methodisch handelen is systematisch

Planmatig wordt de vraag van de cliënt (persoon en zijn systeem, organisatie of populatie) uitgewerkt, beantwoord en geëvalueerd. Geen enkele fase in het methodisch handelen kan worden overgeslagen. Het methodisch handelen van een ergotherapeut bestaat uit een aantal fasen en iedere fase bestaat uit stappen:

Iedere ergotherapeut hanteert dezelfde logische opeenvolging van fasen in dit proces, ongeacht waar hij werkt of wat hij doet. Dezelfde fasen zijn te herkennen in een individuele therapie of individueel adviestraject of met een groep in een organisatie. Ook in een adviesketen, waarbij meer organisaties en professionals een taak hebben in het adviesproces, zijn dezelfde fasen te herkennen (Veld et al. 2016). Een ergotherapeut, die als Wmo-consulent werkt, heeft te maken met methodisch handelen volgens een procedure van melding tot beschikking.

Bij personen (en hun systeem) wordt samen met de cliënt de vraag eerst verhelderd en dan worden gegevens verzameld, geanalyseerd en geïnterpreteerd. Hierna wordt in samenspraak doelen geformuleerd, een plan van aanpak opgesteld, uitgevoerd, afgerond en geëvalueerd (Hartingsveldt et al. 2010). Zo nodig worden afspraken gemaakt ten aanzien van nazorg en follow-up.

Bij organisaties wordt een idee gevormd van wat de vragen zijn of hoe men binnen het bedrijf wil laten evolueren: kwaliteitsnormen en kwaliteitscriteria worden gespecificeerd. Daarna wordt dit omgezet naar acties in verschillende stappen en met een duidelijke tijdslimiet. Na verloop van tijd volgt een evaluatie van de resultaten en deze wordt omgezet in bijsturingen, resulterend in een verbetering van kwaliteit. Vervolgens worden maatregelen genomen om de bereikte kwaliteitsverbetering te behouden (borgen).

Bij populaties wordt eerst de populatie gedefinieerd op basis van verschillende in- en exclusiecriteria, vervolgens wordt bijvoorbeeld de behoefte aan preventie, zorg en ondersteuning in kaart gebracht. Op basis van deze uitkomsten kan de populatie in subgroepen ingedeeld worden waarop specifieke interventies kunnen worden geselecteerd. Vervolgens worden interventies geïmplementeerd waarna de effecten geëvalueerd worden aan de hand van diverse uitkomstmaten. Dit kan leiden tot een verbetercyclus ten aanzien van voorgaande stappen.

24.2.2 Methodisch handelen is procesmatig

Een proces wordt gestart door een aanleiding en eindigt met een duidelijk resultaat. De verschillende stappen sluiten op elkaar aan. Daarbij wordt rekening gehouden met het effect dat de ene stap op de andere heeft. Een fase in het proces schept voorwaarden voor het succesvol uitvoeren van een volgende fase.

Tijdens het methodisch handelen maken ergotherapeuten gebruik van een procesmodel (schematische weergave); de benaming en de indeling in fasen en stappen kan per procesmodel verschillen. Er zijn verschillende procesmodellen, waar ergotherapeuten gebruik van kunnen maken en de keuze in een procesmodel en een bepaalde ordening in de gegevens kan bepaald worden door verschillende factoren:
- interprofessionele (multiprofessionele) afspraken over het samenwerken volgens één visie en/of benadering;
- de visie van de ergotherapeut; als de ergotherapeut focust op het dagelijks handelen mogelijk maken (*enablement*), kiest hij waarschijnlijk voor het CMOP-E en het bijbehorende CPPF (Craik et al. 2013); werkt de ergotherapeut met

MOHO, dan kiest hij voor het bijbehorende 'proces van therapeutisch redeneren' (Kielhofner 2008);
- de soort handelingsvraag van de cliënt; de ergotherapeut kiest bijvoorbeeld het Basis Adviesdiagram bij een adviesvraag, of maakt tijdens motiverende gespreksvoering gebruik van de gedragsveranderingscirkel van Prochaska en DiClemente (1997), of gebruikt het Chronic Care Model bij mensen met handelings- en/of participatievragen ten gevolge van een chronische aandoening.

Binnen organisaties is de Plan-Do-Check-Act-cirkel (Deming 1989) een bekende methodiek om veranderingsprocessen in gang te zetten en te implementeren.

Ergotherapeuten die met populaties werken, volgen een proces waarbij ze met andere betrokkenen vaak middels een brainstorm starten met een goed idee over de mogelijkheden voor een bepaalde populatie. Tijdens de start is het al belangrijk om strategisch te denken en te proberen op (lokaal) politiek niveau invloed te krijgen. Het proces kenmerkt zich verder door een benadering te kiezen die gebaseerd is op Community Based Rehabilitation en Participatory Action Research (Fransen 2011).

In ▶H. 17 t/m 23 staat meer informatie over procesmodellen.

Gewoonlijk benadert een cliënt met een ergotherapeut het proces *top-down*. Een top-down-benadering tijdens assessments en interventies start vanuit een breed perspectief. De ergotherapeut begint met de vragen van de cliënt ten aanzien van het handelen op participatieniveau. Vandaaruit kan gekeken worden naar onderliggende mogelijkheden en beperkingen op het niveau van vaardigheden en functies. (Edwards et al. 2003; Schemm 2003).

Bijvoorbeeld: de ergotherapeut bekijkt eerst hoe de participatie van een kind op een schoolplein eruit ziet en vervolgens welke interventies bijdragen aan een verbetering aan die participatie. Zo'n interventie kan zijn: het aanpassen van de omgeving, maar ook individuele ergotherapie op activiteitenniveau.

In specifieke situaties kiezen cliënt en ergotherapeut ervoor om het proces *bottom-up* te benaderen. Een bottom-up-benadering tijdens assessments en interventies focust op de mogelijkheden en beperkingen in motorische, cognitieve of psychische vaardigheden en functies. De verwachting is dat als de beperking in functioneren vermindert of herstelt, of als mogelijkheden in het functioneren meer benut worden en ontwikkelen, dit leidt tot succesvol dagelijks handelen (Trombly 1993; Weinstock-Zlotnick en Hinojosa 2004).

Bijvoorbeeld: een participatievraag vanuit een vereniging betreffende een groep jonge, werkloze veteranen met posttraumatische stress-stoornis leidt ertoe dat de ergotherapeut eerst op individueel niveau coacht in het ontwikkelen van kennis en competenties. Hierdoor raakt de groep empowered, zodat ze zelf beslissingen en acties kunnen ondernemen ten aanzien van hun eigen participatie.

Een *environment-first*-benadering tijdens assessments en interventies focust op de omgeving en context, wat gebruikelijk is bij ergotherapie en organisaties (adviessector) en bij ergotherapie en populaties.

Bijvoorbeeld: dakloze mensen met een psychiatrische aandoening die eerst een woning krijgen en pas daarna begeleiding, hebben een grotere kans op herstel (*housing first*) (Aubry et al. 2015). Werkloze mensen met schizofrenie die eerst een arbeidsplaats krijgen en daarna in die werkplek getraind worden, hebben meer kans op behoud van dit werk (*supported employment*) (Multidisciplinaire Richtlijn Schizofrenie 2012).

Of er nu gekozen wordt voor *top-down*, *bottom-up* of *environment-first*, de fasen in het proces worden in dezelfde volgorde doorlopen.

24.2.3 Methodisch handelen is bewust

Het proces van methodisch handelen bevat zowel de concrete uitvoering als ook het denken/redeneren. Professioneel redeneren is onlosmakelijk met methodisch handelen verbonden (Boyt-Schell 2008). Er is sprake van een wisselwerking: het methodisch handelen geeft de cliënt en ergotherapeut structuur in de samenwerking en het professioneel redeneren. Hierdoor is het voor de cliënt (persoon en zijn systeem, organisatie of populatie) en de ergotherapeut duidelijk dat het ergotherapieproces doordacht verloopt. Omgekeerd is het professioneel redeneren een gids tijdens het methodisch handelen; het beïnvloedt het proces en onderbouwt de acties van de cliënt en de ergotherapeut gedurende de fasen (Carrier et al. 2010).

De ergotherapeut start al professioneel redenerend het complexe proces van afwegingen tussen theoretische en wetenschappelijke kennis, intuïtie, persoonlijke vaardigheid en overtuigingen (Kuiper 2011). In samenspraak komen de cliënt en de ergotherapeut tot een bewuste afweging tussen de verschillende mogelijkheden om de vraag te inventariseren, te interpreteren en te beantwoorden. Vaak hebben cliënten te maken met complexe vragen en ergotherapeuten maken gedurende het hele proces gebruik van verschillende vormen van professioneel redeneren.

Op grond van beschikbare gegevens start de ergotherapeut bijvoorbeeld narratief redenerend waarbij de cliënt zijn (levens) verhaal met belevingen, ervaringen en interpretaties zelf geconstrueerd heeft. Met dit als uitgangspunt waarborgt de ergotherapeut dat het methodisch handelen cliëntgecentreerd is.

Als basis zal de ergotherapeut met de cliënt gebruik maken van *enablement reasoning*. Met andere woorden: de focus van het gezamenlijk redeneren ligt op het dagelijks handelen/de participatie mogelijk maken (Townsend et al. 2013). Door *enablement reasoning* waarborgt de ergotherapeut dat het methodisch handelen *occupation-based* en *context-based* is.

Evidence-based redeneren met behulp van publicaties van wetenschappelijk onderzoek en richtlijnen zorgt voor een onderbouwing dat de voorgestelde interventies effectief zijn. Of de ergotherapeut redeneert hypothetisch-deductief met de cliënt: samen formuleren zij vooronderstellingen en maken ze logische gevolgtrekkingen.

In een organisatie kan een ergotherapeut met betrokkenen redeneren of zodanig coachen dat betrokkenen met elkaar redeneren, waarbij kennisuitwisseling gestimuleerd wordt. Ten behoeve van populaties is het belangrijk om strategisch te

24.2.4 Methodisch handelen is doelgericht

Er wordt op een zo effectief en efficiënt mogelijke wijze gestructureerd aan het doel gewerkt, dat de cliënt (persoon en zijn systeem, organisatie of populatie) en de ergotherapeut nastreven.

Methodisch handelen is erop gericht effectief het doel te bereiken. Gedurende het proces wordt concreet welk doel de cliënt wil bereiken. Aan het eind van het proces wordt dan ook geëvalueerd of het doel bereikt is. Het eindresultaat van methodisch handelen is het bereikte doel; de cliënt heeft antwoord op zijn handelingsvraag/participatievraag en de ergotherapie is effectief geweest.

Dat kan bijvoorbeeld simpel zijn: de cliënt kan nu weer zelfstandig zijn broek eenhandig sluiten. Maar ook complexer: de cliënt voelt zich niet meer eenzaam, doordat hij zelf meer initiatief in contacten durft te nemen, doordat hij met een elektrisch aangedreven driewieler zelf op bezoek kan gaan en doordat hij de momenten dat hij alleen is zinvoller kan invullen en niet meer als eenzaam ervaart.

Het proces van methodisch handelen zelf is effectief. Iedere fase levert het beoogde resultaat op. Wat moet er aan de orde komen zodat de cliënt een fase of stap in een fase als nuttig ervaart? De cliënt (individueel) heeft bijvoorbeeld tijdens de kennismakingsfase het gevoel gekregen dat hij zijn verhaal kwijt kon en de empathische reactie van de ergotherapeut boezemde vertrouwen in. Hierdoor durft hij de volgende stap aan. Of de cliënt heeft zijn vraag kunnen demonstreren in een activiteit waardoor hij zelf beter begrijpt waarom de uitvoering niet goed lukt. Hierdoor kan hij duidelijke doelen verwoorden. Of een brainstorm tussen cliënt en ergotherapeut levert een overzicht op van oplossingsrichtingen, waar hij de komende week over kan nadenken. Of de cliënt (organisatie) vond de kennismaking dermate innoverend dat hij de offerte tekent en benieuwd is naar het resultaat van de volgende fase.

Methodisch handelen is er op gericht efficiënt het doel te bereiken. Dit betekent dat de inspanning van de cliënt en ergotherapeut om het doel te bereiken zo min mogelijk tijd en geld kost. Onnodige observaties en vragenlijsten worden vermeden of bij gelijke effectiviteit wordt de kortst durende interventie gekozen. Wat kan de cliënt doen, ter voorbereiding op de volgende keer ergotherapie? De cliënt (organisatie) kan bijvoorbeeld arbo-cijfers en een jaarverslag opvragen, zodat de ergotherapeut de volgende keer een start van een analyse kan voorleggen. Of de partner van een individuele cliënt gaat met een valpreventie-checklist door de woning en bij twijfel meet hij de instap van de douche op en maakt een foto van het toilet, zodat de ergotherapeut niet op huisbezoek hoeft.

Hoe lang het proces van methodisch handelen duurt, is niet standaard. Bij langdurende processen kan zelden vooraf een vaste tijdslimiet gesteld worden voor het totale proces. Eén en ander is sterk afhankelijk van wat de cliënt wil en afhankelijk van de praktijkcontext waarin de ergotherapeut werkt en de bijbehorende financiering en regelgeving.

In een acute setting met korte opnameduur verloopt het proces sneller dan in een revalidatiesetting waarbij de inhoud van de interventie de duur van het proces bepaalt. Ergotherapeuten die als Wmo-consulent werken, ronden een procedure af binnen een aantal weken volgens wettelijke afspraken. Binnen de eerstelijn (Nederland) of het Persoons Volgend Budget (Vlaanderen) blijven ergotherapeuten en thuiswonende cliënten binnen de frequentie die vergoed wordt. De (beperking in) financiering is van invloed op de lengte van het proces van methodisch handelen. Het is aan de ergotherapeut om, indien nodig, een pleidooi te houden (*advocacy*) bij de financier of een creatief voorstel te doen aan de cliënt. Het is gebruikelijk om in de 1e en 2e lijn het proces geheel te doorlopen en af te ronden.

Vanuit een onderneming zal de ergotherapeut tijdens de acquisitie aan organisaties offertes bieden waarin het proces, de duur en de kosten worden beraamd. Bij de aanvraag van subsidie of bij een aanbesteding (bijvoorbeeld gemeenten) zal de ergotherapeut ook vooraf inzicht bieden ten aanzien van het te doorlopen proces, de duur en de kosten. Vooraf kunnen afspraken gemaakt worden bij welke fasen van het proces de ergotherapeut ingeschakeld wordt. Implementatie van een advies/verandering en verankering van deze implementatie worden soms door de organisatie/het bedrijf zelf uitgevoerd. Ook worden afspraken gemaakt over de 'nazorg', in de vorm van een follow-up.

Het proces van methodisch handelen zelf is efficiënt. Tijdens het methodisch handelen is het proces even belangrijk als het resultaat. Een therapeutische relatie opbouwen vraagt tijd en loopt door het hele proces heen. De cliënt en de ergotherapeut blijven oog houden voor veranderingen en het daarbij horende acceptatieproces en coping van de cliënt. Er is tijd nodig om tot keuzes te komen en de consequenties ervan te overzien.

Als de ergotherapeut sneller gaat dan de cliënt, raakt hij de cliënt als het ware kwijt. De ergotherapeut adviseert bijvoorbeeld zittend activiteiten uit te voeren, terwijl de cliënt nog hoopt straks staand te kunnen koken en afwassen. De cliënt blijft staande activiteiten uitvoeren, ondanks balansproblemen en valrisico, omdat hij denkt dat hij dit nog kan trainen. De ergotherapeut begrijpt niet waarom zijn advies niet opgevolgd wordt ... Door in de ene fase extra tijd te nemen kan na bijvoorbeeld acceptatie of bijstellen van verwachtingen, in een volgende fase sneller verlopen. Omgekeerd: als de ergotherapeut te lang over een fase doet, kan hij ook de cliënt kwijtraken. Vragenlijsten, observaties, praten, praten, terwijl de cliënt zijn geduld verliest omdat zijn handelingsvraag voortduurt en niet concreet beantwoord wordt. De cliënt staat centraal in het proces; de ergotherapeut volgt het tempo van de cliënt.

Gedurende het hele proces staat de autonomie, zelfmanagement, empowerment en eigen verantwoording van de cliënt voorop en zal de ergotherapeut – indien nodig – de cliënt hierbij ondersteunen en versterken. Als expert van zijn dagelijks handelen heeft de cliënt de regie in handen. Een optimaal proces van methodisch handelen zal leiden tot krachtige en waardevolle therapeutische activiteiten en optimale ervaringen van de cliënt.

24.2.5 Methodisch handelen is dynamisch

Terwijl de systematiek van methodisch handelen blijft, kan het proces veranderlijk verlopen en vraagt om bewuste flexibiliteit, ten behoeve van doelgerichtheid. Methodisch handelen is dus een uitdaging: tijdens het professioneel redeneren en in dialoog met de cliënt volgt de ergotherapeut de structuur van een procesmodel gedurende alle fasen. Samen gaan zij aan de slag met zijn wensen en hoop voor de toekomst. De cliënt en de ergotherapeut bundelen hun kennis en ervaring ten aanzien van de handelingsvraag/participatievraag, de context en de *evidence*. Gedurende dit proces proberen de cliënt en de ergotherapeut de consequenties van interventies te overzien, elkaar voor te lichten, afwegingen en keuzes te maken. Dit proces verloopt zelden lineair.

Het kan zo zijn dat de cliënt en de ergotherapeut per doelstelling terugkeren naar de vraaganalyse, inzoomend op die specifieke doelstelling en vervolgens het plan van aanpak bijstellen, de interventie implementeren, evalueren en dan doorgaan naar een volgend doel. Soms besluit de ergotherapeut tot het 'inzaaien' van een doel of een oplossing en komt daar later op terug; de cliënt heeft bedenktijd en acceptatietijd nodig.

De prioriteitstelling van de cliënt is niet altijd statisch, maar kan veranderen. Menig ergotherapeut maakt in de praktijk mee dat eerder gemaakte afspraken tijdens het volgende therapiemoment achterhaald blijken, doordat er tussendoor iets is gebeurd. Er is sprake van progressie, of juist regressie, of een advies uit de familiekring lijkt een beter idee, of de cliënt heeft een nieuw inzicht na een bezoek aan de arts. In feite herhaalt zich een soort miniproces binnen het proces: de ergotherapeut observeert de cliënt tijdens binnenkomst, checkt of de prioriteit nog steeds prioriteit is en informeert of de cliënt nog steeds achter de 'ingeslagen weg' staat. Hierdoor verloopt het proces soms grillig, maar het is aan de ergotherapeut om hier zowel sensitief als methodisch op te reageren.

Er kunnen situaties ontstaan waarbij twee ergotherapeuten betrokken zijn, beiden in een andere fase van het proces. De cliënt kan behoefte hebben aan de aanwezigheid van de behandelende ergotherapeut (gedurende hun plan van aanpak) tijdens het keukentafelgesprek met de Wmo-consulent (tevens ergotherapeut). Deze ergotherapeut bevindt zich met dezelfde cliënt in een verkennende fase.

Tijdens het methodisch handelen maken de cliënt en de ergotherapeut gebruik van zowel subjectieve als objectieve gegevens om het therapieproces te plannen, uit te voeren en te evalueren (Daniëls et al. 2006; Hartingsveldt et al. 2010). Voorbeelden van objectieve gegevens zijn: 'De uitslag van een arm- en handvaardigheidstest is 2' of: 'De heer S. doet 34 minuten over het douchen en aankleden.' Voorbeelden van subjectieve gegevens zijn: 'Ondanks dat de test een 2 aangeeft, hebben de ouders het gevoel dat hun dochter haar linker arm en hand meer probeert in te schakelen' of: 'De heer S. vindt dat het douchen en aankleden veel te lang duurt.' Zowel subjectieve als objectieve gegevens zijn belangrijk bij gezamenlijke besluitvorming.

24.2.6 Methodisch handelen en gezamenlijke besluitvorming

Gezamenlijke besluitvorming tijdens het methodisch handelen gaat om uitwisseling van informatie, zowel van de ergotherapeut naar de cliënt, als van de cliënt naar de ergotherapeut. Deze uitwisseling leidt tot een gezamenlijk genomen beslissing over de interventie(s) om het doel te bereiken (*shared decision making*).

Gezamenlijke besluitvorming gaat ook om keuzes en beslissingen gedurende het methodisch handelen: op welke manier gaan zij de vraag verhelderen, wat helpt tijdens het prioriteren, hoe worden de keuzes ten aanzien van de soort interventie inzichtelijk? Leerstijlen kunnen hierbij van invloed zijn: de één heeft baat bij een folder of informatieve website, de ander ziet liever een demonstratie op een dvd of wil dat de ergotherapeut het even voordoet. De één heeft baat bij een beslisboom, de ander experimenteert graag al doende.

Interventies gericht op het bevorderen van gezamenlijke besluitvorming hebben positieve effecten. Hun kennis over de voor- en nadelen van de interventiemogelijkheden neemt toe en cliënten participeren actiever in het besluitvormingsproces. De cliënt voelt zich beter geïnformeerd en twijfelt minder over het genomen besluit. De tevredenheid over het besluitvormingsproces neemt toe. Daarnaast maken cliënten andere keuzes als ze betrokken worden bij de besluitvorming (Faber et al. 2013).

Factoren die het succes van gezamenlijke besluitvorming beïnvloeden, kunnen te maken hebben met de cliënt, de ergotherapeut en hun onderlinge relatie. De belangrijkste factor is de mate waarin de cliënt zelf betrokken wenst te zijn bij de besluitvorming. Dit kan verschillen per type beslissing en hangt af van de mate waarin de cliënt te horen krijgt dat er een keuze is.

De intrinsieke motivatie van de ergotherapeut draagt bij aan de besluitvorming. Ook de verwachting dat gezamenlijke besluitvorming een positieve impact heeft op het proces, helpt. Een wederzijdse uitwisseling van informatie tussen cliënt en ergotherapeut is een belangrijke succesfactor voor gezamenlijke besluitvorming. Een open, cliëntgecentreerde houding van de professional en een gemotiveerde, actieve houding van de cliënt zijn daarbij van groot belang (Faber et al. 2013).

Ook de manier waarop de beslissing genomen wordt is van invloed. Van belang is het goed weergeven en communiceren van risico's, kosten en voor- en nadelen van interventies (Faber et al. 2013). Gezamenlijke besluitvorming vraagt om twee vormen van redeneren: analytisch als het gaat om presenteren van resultaten uit wetenschappelijk onderzoek (*evidence*) en narratief op het moment dat de cliënt ondersteuning nodig heeft bij het maken van keuzes die passen in zijn context en biografie.

24.3 Kennismaking

De eerste fase in het ergotherapieproces is de kennismaking. Tijdens deze fase is het van belang dat de ergotherapeut polst welk aandeel hij heeft binnen de verwachtingen en mogelijkheden van de cliënt (persoon en zijn systeem, organisatie of populatie). Wat zijn motivaties en drijfveren van cliënten om hun vraag beantwoord te krijgen of hun initiatief gestalte te geven? Met welk netwerk heeft de cliënt te maken (familie, buurtgenoten, collega's, organisaties)? Heeft de cliënt zicht op eigen middelen, tijd en vaardigheden, om zijn vraag of initiatief te ondersteunen?

Tijdens de eerste fase is het van belang dat de ergotherapeut in staat is om zich te verplaatsen in de ander en in te spelen op wensen en verwachtingen. Heldere communicatie en empathie zijn hierbij van belang. Deze kennismakingsfase is de start van een therapeutische relatie en een samenwerking, waarbij de cliënt zijn verantwoordelijkheid houdt. De ergotherapeut biedt ondersteuning waardoor de cliënt zo veel mogelijk op eigen kracht verder kan.

Aan het eind van deze fase komen de cliënt en de ergotherapeut met elkaar overeen dat ze samen verder gaan en doelgericht aan de vraag of vragen van de cliënt gaan werken. Ze worden het eens met elkaar; er is consent (Craik et al. 2013). De beroepscompetenties 'screenen' en 'samenwerken' sluiten bij deze fase aan (Verhoef en Zalmstra 2013).

De kennismakingsfase is op te splitsen in drie stappen:
1. de aanvraag;
2. de ontmoeting;
3. bereidheid.

24.3.1 De aanvraag

De eerste kennismaking met de cliënt verloopt vaak indirect: via een mondelinge of schriftelijke verwijzing van een specialist of huisarts of een verwijzing tijdens een interprofessioneel overleg. Een schriftelijke verwijzing is nodig in die gevallen dat een dergelijke administratieve handeling nodig is om de ergotherapie-interventie vergoed te krijgen.

De ergotherapeut zal eerst de verwijzing beoordelen op de informatie die erin staat, om zo te bepalen of hij – als specialist op het gebied van participatie en het dagelijks handelen – inderdaad de professional is die de cliënt nodig heeft.

De bekendheid met ergotherapie neemt toe. Naar verwachting zullen cliënten in toenemende mate zelf het initiatief nemen en de ergotherapeut of ergotherapiepraktijk benaderen voor een eerste afspraak. Direct Toegankelijke Ergotherapie (DTE) en adviesvragen aan Wmo-consulenten in Nederland maken dit voor de cliënt ook mogelijk, evenals ergotherapie in de Thuiszorg in Vlaanderen.

De cliënt kan een aanvraag doen bij een Wmo-loket. Deze wordt omgezet in een melding en kan als zodanig bij een ergotherapeut (als Wmo-consulent) terechtkomen.

De aanvraag kan ook binnenkomen – met toestemming van de cliënt – via het sociale systeem rond de cliënt (zoals ouders, partners, mantelzorgers) of via professionals die betrokken zijn bij de cliënt (thuiszorg, begeleiders, verzorgenden, fysiotherapeut/kinesitherapeut, arbeidsre-integratiewerker) of via zakelijke contacten van de cliënt (bijvoorbeeld werkgevers, leerkrachten).

> **Aanvraag ergotherapie**
> Elektronisch dossier van A.G. Oude Luttikhuis-Leferink, 19-06-1969 V
> — Chronische vermoeidheidsklachten als gevolg van status na operatieve ingreep en chemotherapie.
> — Carcinoom dikke darm.
> — Naast groepsprogramma revalidatie gaarne individuele ergotherapie.

In veel gevallen beschikt de ergotherapeut dus over informatie uit de aanvraag en het (elektronisch) dossier en is het ergotherapieproces al begonnen nog voor de cliënt en hij elkaar ontmoeten. Belangrijk is dat de ergotherapeut deze informatie objectiveert.

Bijvoorbeeld in de ketenzorg kan een frisse kijk een nieuwe impuls geven aan de cliënt. Het gedrag dat iemand toonde tijdens de samenwerkingsrelatie met de vorige ergotherapeut, hoeft niet het stigma te worden bij een nieuwe interventie. Bij mensen die door een chronische aandoening langdurige zorg ontvangen, kan informatie in hun dossier verouderd zijn. Echter, dit dossier met rapportage van een decennium kan een schat aan informatie geven. De ergotherapeut kan met de cliënt interpreteren wanneer hij wel in staat was te handelen en te participeren en door welke omstandigheden dit was.

Ergotherapeuten kunnen te maken hebben met opdrachtgevers, zoals de gemeente/overheid of een organisatie. De opdrachtgever kan een direct belanghebbende zijn of een 'derde' partij, die de verantwoordelijkheid heeft adequate zorg en/of voorzieningen te verstrekken aan een persoon of een groep personen, met vragen ten aanzien van beperkingen in het dagelijks handelen/participatie. Deze ergotherapeuten anticiperen op de marktwerking en plegen ook acquisitie: zelf proactief adviesopdrachten 'binnenhalen' van potentiële opdrachtgevers (Veld et al. 2016).

> **Nickname Vries**
> @Vrieskoop401: #ergotherapeut gevraagd om klinische lessen #PDL te geven aan #verzorgenden @OnzeInstelling. Enthousiast en deskundig!
> 11 minutes ago Favorite Retweet Reply

Ter voorbereiding op de volgende stap in deze fase zal de ergotherapeut – op grond van de aanvraag en de gegevens – alvast een inschatting maken welk ergotherapeutisch procesmodel en welk specifiek referentiekader een adequate keuze zal zijn.

24.3.2 De ontmoeting

De ontmoeting is wederzijds en vormt de start van de samenwerkingsrelatie tussen de cliënt en de ergotherapeut (Hartingsveldt et al. 2010). Tijdens deze stap gaat het om het waarderen, begrijpen en aanvoelen van de cliënt in zijn context. De ontmoeting van mens tot mens (Iwama 2006).

De cliënt en de ergotherapeut informeren elkaar over hun ervaringen en expertise op het gebied van de vraagstelling (*occupational issue*). De cliënt ontwikkelt ervaringsdeskundigheid in het omgaan met de aandoening, het ziekteverloop en zorgverloop. Hij is vaak al geïnformeerd via andere professionals, internet, patiëntenvereniging en/of neemt deel aan een digitale *community*. De cliënt krijgt ook een eerste indruk van de ergotherapeut: boezemt hij vertrouwen in, maakt hij een deskundige en ervaren indruk? De cliënt wil gerustgesteld worden en weten dat hij 'in goede handen' is en begrepen wordt. Respect, luisteren, en oprechte aandacht zijn hierbij belangrijke sleutelbegrippen. De ergotherapeut houdt rekening met de voorkeuren, wensen en verwachtingen van de cliënt. Hij schept voorwaarden waarin de cliënt de ruimte krijgt dit duidelijk te maken.

De ergotherapeut communiceert met de cliënt welke informatie al bekend is (uit de voorinformatie) zodat de cliënt niet steeds bij iedere nieuwe professional opnieuw zijn verhaal hoeft te vertellen. Uitzondering is de cliënt die juist baat heeft bij het herhaald vertellen over een trauma, waardoor de ontmoeting tevens bijdraagt aan traumaverwerking en acceptatie.

De cliënt zal voorgelicht willen worden over ergotherapie en wat deze hem kan bieden. Het kan zijn dat een cliënt totaal geen idee heeft wat zijn interventiemogelijkheden zijn, of hij heeft al een vaststaand plan dat hij wil voorleggen aan de ergotherapeut. (Logister-Proost 2007).

Aan het eind van deze stap is duidelijk of de ergotherapeut voldoende te bieden heeft ten aanzien van de globale vraag van de cliënt. Als dit niet het geval is, kan de cliënt doorverwezen worden naar een andere ergotherapeut of professional. Ook zal de cliënt de balans opmaken en beslissen of hij doorgaat met het ergotherapieproces. Samen stemmen zij de vraagstelling af op de verwachtingen van de cliënt, hun eigen expertise en het financiële kader waarin de ergotherapeut werkt.

Ergotherapeuten die zonder verwijzing werken (DTE) zullen tijdens het eerste contact een DTE-screening afnemen, om een professionele beslissing te nemen of een ergotherapeutische interventie geïndiceerd is (Zanten 2010).

In de adviessector zal de ergotherapeut de adviesrelatie typeren. Er wordt onderscheid gemaakt tussen direct en indirect adviseren. Is de ergotherapeut intern of extern adviseur? Geeft hij gevraagd of ongevraagd advies? Treedt hij op als inhoudsdeskundige of als procesbegeleider? De opdrachtgever kan een direct belanghebbende zijn, maar ook een derde partij. Deze informatie is belangrijk om bewust en doelgericht een passende adviesrelatie op te bouwen (Veld et al. 2016).

Binnen adviesketens kunnen verschillende opdrachtgevers, klanten en professionals – betrokken bij het adviesproces – onderscheiden worden. Hierdoor kan er sprake zijn van meerdere adviesrelaties (Veld et al. 2016).

Tijdens een goed kennismakingsgesprek, een vraagverhelderend, motiverend of 'keukentafel' gesprek stemt de ergotherapeut af op de mens(en) die voor hem zit(ten). Zo zal de ergotherapeut een kind anders benaderen dan een volwassene, rekening houdend met de kalenderleeftijd of ontwikkelingsleeftijd. De ergotherapeut past ook zijn woordgebruik aan; bijvoorbeeld aan iemand met een beperkte woordenschat of aan een welbespraakte persoon.

Daarnaast houdt de ergotherapeut rekening met de reden waarom de cliënt het contact met hem aangaat. Een concrete en enkelvoudige adviesvraag van een organisatie vraagt om een andere eerste indruk, dan een complexe vraag van een mantelzorger namens een cliënt die argwanend en in de war is.

De omgeving en situatie waarin de eerste kennismaking plaatsvindt, kan bepalend zijn voor de start van de therapeutische relatie. Komt de cliënt bij de ergotherapeut of komt de ergotherapeut bij de cliënt? Wie zijn aanwezig tijdens de eerste ontmoeting? Hoe vindt het gesprek plaats (formeel of informeel)? Aanvoelen wat de meest aangewezen omgeving, situatie en benadering zullen zijn, is een onderdeel van de cliëntgecentreerde benadering.

> **Frieda Luyckx belt met haar gsm naar haar vriendin**
>
> (…) Ze hebben me vandaag opgenomen op de PAAZ. Fons en mijn huisarts drongen erop aan, maar ik wil eigenlijk niet en ik heb schrik. Wie gaat er nu op Lieveke en Jef passen? Ik moet mijn kindjes beschermen, want we worden in de gaten gehouden! We worden steeds achtervolgd. De kinderen hebben dat niet door en Fons gelooft me niet. De ergotherapeut is deze middag langsgekomen, maar ik heb gezegd dat hij me toch met rust moet laten. Hij zei dat hij vanmiddag nog wel een keertje binnen zal springen. Hij was wel vriendelijk.
> Na een paar uur steekt hij zijn hoofd weer om de deur en hij vroeg of ik goesting had in een kop koffie of thee. Ik zei van ja omdat hij me misschien helpen kan weer thuis te geraken. Ik heb hem uitgelegd dat ik echt goed voor mijn kinderen kan zorgen en dat ik thuis de muurpleister enkel had losgetrokken om te bewijzen dat er zenders in verstopt zaten. Ze hadden ze natuurlijk net weggehaald.
> Hij vroeg ook naar mijn dagelijkse activiteiten, dus ik vertelde hem dat ik al drie weken niet meer naar mijn werk in het warenhuis was geweest en hoop dat ik mijn werk niet verlies … Maar ik denk dat mijn collega's spionnen zijn! Hij lijkt mijn zorg om de kinderen en het belang van mijn werk wel te begrijpen. Hij vroeg of hij de volgende keer samen met mij en Fons hier verder over mocht spreken. Algoe!

24.3.3 Bereidheid

Tijdens de derde stap in deze fase bespreekt/overweegt de cliënt met de ergotherapeut of hij 'er klaar voor is' (*readiness*). Bereidheid tot verandering kan gedefinieerd worden als iemands behoefte en toegankelijkheid tot acties die tot een verandering leiden. Staat iemand open voor verandering? (Prochaska et al. 2013) Deze stap kan zeer kort zijn, zoals bij een cliënt die zelf al nagedacht heeft over verandering, aanpassing en oplossingsrichtingen.

Tijdens deze stap krijgt de ergotherapeut een voorlopige indruk van de cliënt. Heeft hij inzicht in zijn mogelijkheden en beperkingen en is hij in staat om oplossingsgericht te denken? Is hij optimistisch, proactief, assertief of pessimistisch, passief en bescheiden van aard? Stelt hij zich op als eigen deskundige, voelt hij zich slachtoffer, heeft hij baat bij een patiëntenrol? Hoe ver is hij in zijn acceptatieproces? Speelt de cliënt graag op veilig of is hij bereid risico's te nemen? (Logister-Proost 2007).

Zolang er over een beperking in het dagelijks handelen of in de participatie gesproken wordt of door de cliënt gedemonstreerd wordt, wil dat nog niet zeggen dat de cliënt bereid is tot verandering of bereid tot stappen richting een oplossing. Door zogeheten 'verandertaal' te spreken, maakt de cliënt duidelijk dat hij aangeeft dat hij (voorzichtig) nadenkt over een andere toekomst en in principe bereid is om over oplossingsrichtingen te praten (Rollnick en Miller 1995). Uit de taal van de cliënt blijkt de wens om de situatie te veranderen. Hij uit de gedachte dat verandering mogelijk is. Hij ziet voordelen in veranderen en hij benoemt nadelen van de huidige situatie.

Tijdens deze fase is de ergotherapeut alert op zogeheten 'bezwaartaal': de cliënt is nog niet toe aan verandering (niet bereid) als hij de situatie wil houden zoals het is. Hij denkt zelf niet te kunnen veranderen of hij is van mening dat verandering niet mogelijk is. Hij ziet voordelen in de huidige situatie en nadelen in verandering van de huidige situatie.

Symbolische uitspraken van cliënten maken vaak duidelijk welke impact iets heeft op hun leven. Bijvoorbeeld: 'Ik voel me gevangen'; 'We zitten in een diep dal.' Deze uitspraken bieden kansen om in dezelfde taal te zoeken naar verandertaal: 'Ik wil mijn vrijheid weer terug'; 'Hoe klimmen we weer uit het dal?'

Bereidheid is afhankelijk van verschillende factoren. Het is voorstelbaar dat veel mensen na een trauma of na een diagnosestelling moeite hebben om de gevolgen van een (chronische of progressieve) aandoening voor het dagelijks handelen in te schatten. Metacognitieve benaderingen, zoals feedback, spiegelen, of zelf de uitkomst van de activiteit voorspellen, vervolgens te handelen en dan reflecteren op eigen handelen, zijn bewezen effectieve manieren om bewustwording en zelfinzicht te bevorderen bij mensen met niet-aangeboren hersenletsel (Doig et al. 2014).

Een andere factor is de sociale omgeving. Bereidheid tot verandering beperkt zich niet tot een individu. De huidige maatschappij doet een groter appèl op het sociaal netwerk en mantelzorg. Werkgevers of scholen hebben te maken met inclusie stimulerende regelgeving. Hierdoor wordt bereidheid complexer en is het belangrijk dat alle betrokkenen zich ervan bewust zijn dat zij mogelijk ook mee 'moeten' veranderen. Dialooggestuurd, cliëntgecentreerd, *family-centered*, *population-centered* werken zijn manieren om van begin af aan relevante personen erbij te betrekken.

24.4 Inventarisatie

De tweede fase in het ergotherapieproces bestaat uit inventariserende stappen die leiden tot de vraagformulering. De vraagformulering zal vooral betrekking hebben op preventie, interventie en/of advisering ten aanzien van oplossingen voor belemmeringen in het dagelijks handelen en de participatie (Creek 2009; Hartingsveldt et al. 2010). Afhankelijk van de setting waarin de ergotherapeut werkt, kan deze fase ook de 'diagnostische fase' genoemd worden (Hartingsveldt et al. 2010; Veld et al. 2016). In de adviessector spreekt men vooral van 'contextanalyse' (Veld et al. 2016). Een Wmo-consulent zal dit een 'behoefte analyse' of onderzoek noemen.

In het *Beroepsprofiel ergotherapeut* wordt deze fase 'probleeminventarisering en -analyse' genoemd. (Hartingsveldt et al. 2010) In de *Grondslagen* wijken wij hiervan af, omdat de gemiddelde cliënt niet gebaat is bij diep doorgraven in 'de problemen', terwijl hij naar de ergotherapeut gaat om perspectief op hoop, wensen en een oplossing te krijgen. In de internationale ergotherapieliteratuur wordt geschreven over een *occupational issue* of een *challenge*, dat te vertalen is met 'handelingsvraagstukken' (participatievraagstukken) en 'uitdaging'. Dat klinkt actiever: een vraagstuk vraagt om een antwoord, een uitdaging vraagt om actie.

Enerzijds krijgt de cliënt (persoon en zijn systeem, organisatie of populatie) voldoende de kans om gehoord en begrepen te worden; de vraag rondom de handelingsbeperking te beschrijven en uit te diepen. De ergotherapeut zal de kans willen krijgen om de door de cliënt ervaren beperkingen in het dagelijks handelen te observeren en de samenhang en consequenties te analyseren. Anderzijds is het van belang dat er niet te lang en te diep in 'het probleem' gegraven wordt door in 'probleemformuleringen' te blijven communiceren, maar op tijd begonnen wordt met perspectieven op oplossingsrichtingen. Hierin schuilt echter het risico op een reparatiereflex bij de ergotherapeut: duiken in de oplossing zonder uitgebreid stil te staan bij verbanden, onderliggende oorzaken enzovoort.

De cliënt geeft in deze fase aan, vanuit zijn perspectief, welke participatie- en/of handelingsvragen prioriteit hebben.

De cliënt en de ergotherapeut inventariseren samen krachten, bronnen, ondersteunende vaardigheden e.d. en brainstormen hierover totdat duidelijk is welke vraag precies speelt. Hiermee bouwen zij samen een fundering voor het vervolg van de ergotherapie: samen genereren ze vragen voor het redeneerproces. In het Adviesmodel wordt dit het verhelderen van de adviesvraag genoemd (Veld et al. 2016). Binnen de Wmo wordt onderzocht om welke behoefte het gaat, dat de cliënt gecompenseerd wil krijgen met behulp van de gemeente. De Wmo-consulent bekijkt of het gaat om een vraag voor een maatwerkvoorziening.

De cliënt en de ergotherapeut verzamelen met gestructureerde en ongestructureerde methoden informatie over de cliënt. Dit kan met behulp van betrouwbare en valide meetinstrumenten (gestandaardiseerde tests, interviews, vragenlijsten en observaties) waarmee zowel kwalitatieve als kwantitatieve gegevens verzameld worden (Fearing 1997). Daarna ontwikkelen zij samen een opvatting over de situatie van de cliënt, waarin zowel zijn sterke kanten en hulpbronnen betrokken worden als zijn uitdagingen (Kielhofner 2008). Samen definiëren en verklaren of interpreteren zij de oorzaak (Fisher 2009). Niet alleen de vraag ten aanzien van het dagelijks handelen is onderwerp van assessment. Hierin wordt ook meegenomen of de cliënt (het systeem, de organisatie, de populatie) het in zich heeft om te kunnen veranderen (Craik et al. 2013).

Bij enkelvoudige vragen kan de inventarisatie kort en eenvoudig zijn. Bij complexe vragen zal de informatie gedurende de ergotherapie toenemen en wordt de gegevensbeschrijving steeds uitgebreider. Veel cliënten kunnen een efficiënte *top-down* gesprek aan. In een proces waar de cliënt duidelijk zicht heeft op wat ergotherapie te bieden heeft en goed kan aangeven waar hij ondersteuning verwacht, kan de ergotherapeut met een minimum aan bijkomende informatie deze fase doorlopen.

Andere cliënten hebben geen baat bij een dergelijke aanpak, zoals al tijdens de eerste ontmoeting duidelijk geworden zal zijn. Als het vertrouwen van de cliënt de tijd krijgt om te groeien, zal de cliënt later meer informatie prijs durven geven. Veel cliënten kunnen wel beperkingen in het dagelijks handelen benoemen, maar begrijpen niet waardoor. Veel cliënten hebben bijvoorbeeld net na een trauma (nog) geen idee welke beperkingen ze zullen ondervinden in hun betekenisvolle activiteiten. De inventarisatiefase is voor de cliënt de gelegenheid om meer over zijn eigen handelen en participatie te weten te komen.

De beroepscompetenties 'inventariseren en analyseren', 'adviseren aan derden' en 'samenwerken' sluiten bij deze fase aan. Binnen de beroepscompetentie 'onderzoek' gaat het om het verzamelen, ordenen, analyseren en interpreteren van gegevens om het praktijkprobleem op te lossen (Verhoef en Zalmstra 2013).

Deze fase is op te splitsen in vier stappen:
1. vraaginventarisatie;
2. prioriteiten stellen;
3. vraaganalyse;
4. vraagformulering.

24.4.1 Vraaginventarisatie

Vraaggerichte ergotherapie is een gezamenlijke inspanning van cliënt en ergotherapeut, die erin resulteert dat de cliënt de interventie ontvangt die tegemoet komt aan zijn wensen en verwachtingen en die tevens voldoet aan professionele standaarden (Raad voor de Volksgezondheid 1998).

Tijdens de eerste stap in deze fase worden de globale vragen, wensen en verwachtingen concreet. De cliënt zal de betekenis van de (potentiële) handelingsbeperking voor zijn participatie en invulling van sociale rollen verduidelijken (Craick et al. 2013; Zalmstra en Stomph 2012).

De cliënt kan samen met de ergotherapeut inventariseren welke competenties hij heeft die van belang zijn bij zelfmanagement, zoals vertrouwen in eigen kunnen en vermogen tot zelfontplooiing. Vaardigheden waarmee mensen zelf hun regie kunnen voeren zijn bijvoorbeeld ervaringskennis over leven met de aandoening, de eigen aandeel in de zorg en het organiseren van zorg- en hulpbronnen. De nadruk ligt niet op tekorten, defecten en belemmeringen, maar juist op de kracht, ervaring en centrale drijfveer van de cliënt. Deze positieve insteek kan belangrijk zijn bij het zelfmanagement en de motivatie van de cliënt.

Tijdens de vraaginventarisatie kan gebruik gemaakt worden van de Canadian Occupational Performance Measure (COPM), waarbij de cliënt kan aangeven in welke mate bepaalde activiteiten belangrijk voor hem zijn en hoe tevreden hij is over de uitvoering (Law et al. 2014). Een narratief interview met respect voor zijn levensverhaal, kan de cliënt daarbij ondersteunen. Een voorbeeld daarvan is het Occupational Performance History Interview (OPHI-II), een semigestructureerd interview dat zich richt op de levensloop van de cliënt.

Creatieve technieken, zoals een collage maken, een gedicht schrijven, een lied samen zingen of een rollenspel, kunnen manieren zijn om één en ander te verduidelijken, te visualiseren. Werken met een metafoor draagt bij aan het indirect verwoorden van een levensverhaal met obstakels. Dit kan ook door middel van een tekening of digitale tekening met behulp van een app. Bijvoorbeeld het Kawa-model maakt gebruik van het tekenen van een rivier als metafoor voor iemands levensenergie.

Het doorlopen van deze stap heeft enkele belangrijke neveneffecten. Veel cliënten vertellen dat er door een ongeluk, ziekte of andere tegenslag een breuk in hun levensverhaal is ontstaan. Deze breuk kan zo ernstig zijn dat de cliënt de regie over het eigen leven en over het eigen handelen niet meer kan voeren. Het vertellen van het verhaal helpt cliënt én ergotherapeut bij het leren begrijpen van de breuk en van de gevolgen die deze met zich meebrengt. Beter begrip en meer inzicht krijgen, zijn wezenlijke onderdelen van de totale fase; tijd en rust nemen draagt bij aan verwerking en acceptatie.

De ergotherapeut kan tijdens deze stap gebruik maken van kwalitatieve publicaties van beschrijvend onderzoek. Dit type onderzoek geeft informatie over de beleving, de behoeften en de activiteiten van cliënten met dezelfde karakteristieken als de cliënt die momenteel de ergotherapeut consulteert. Deze opgedane kennis kan de ergotherapeut gebruiken om de gesprekken met de cliënt te verdiepen en verrijken (Logister-Proost 2007).

Een vraaginventarisatie blijkt in de praktijk dynamisch te zijn. Lijkt er volgens de cliënt oorspronkelijk een beperking in de participatie en/of het dagelijks handelen, een week later kan hij daar anders over denken. De beperking is opgelost, de vraag is van minder belang of juist complexer geworden.

Binnen adviesketens kan de inhoud van de adviesvraag (van schakel naar schakel) veranderen, waardoor het belangrijk is om duidelijkheid te houden wie over wie adviseert en wie wiens 'klant' is (Veld et al. 2016).

24.4 · Inventarisatie

> **Project Klein Duimpje – 3 days ago**
> LinkedIn Latest discussions 1 of 1 See all new discussions
> In stadsdeel Noord wonen veel mensen met Turkse, Marokkaanse en Irakese *roots*. Acht basisscholen werken mee aan project 'Klein Duimpje' waarin fysiotherapie-, ergotherapie- en logopediestudenten zullen bijdragen aan voorkoming en vermindering van achterstand in de sensomotorische ontwikkeling, spelontwikkeling, schoolse vaardigheden en taalvaardigheden.
> Ik ben ergotherapiedocent en betrokken bij dit project.
> Ik ben op zoek naar collega's die aanvullende informatie hebben ten aanzien van de volgende vragen:
> - Waar komen in het huidige curriculum sensomotorische ontwikkeling, spelontwikkeling en schoolse vaardigheden aan bod? Wat kan hieraan toegevoegd worden zodat tweede- tot en met vierdejaars- studenten Ergotherapie interventies kunnen geven aan basisschoolleerlingen van buitenlandse komaf met een ontwikkelingsachterstand?
> - Welke projecten zijn al gaande?
> - Welke screeningsinstrument kunnen leerkrachten gebruiken om de deelnemende kinderen te selecteren?
> - Welke meetinstrumenten zijn al bekend voor het functioneren en dagelijks handelen van kinderen? En welke meetinstrumenten zijn toepasbaar voor studenten Ergotherapie?
> - Hoe kunnen in dit project onderdelen ingevuld worden zoals duur van het traject, instroomcriteria, begin- en eindmetingen, doelen, werkwijze, afsluiting en waarborging van het effect?
> - Welke ervaringen hebben professionals met expertise betreffende ergotherapie op school bij kinderen van buitenlandse komaf met een ontwikkelingsachterstand?

24.4.2 De prioriteitstelling

Tijdens de tweede stap in de inventarisatiefase benoemt de cliënt prioriteiten in zijn vragen, naar gelang de betekenis die het dagelijks handelen voor de cliënt heeft. Hierdoor zullen de vragen van de cliënt concreter worden. Dit kan door een gesprek met behulp van bijvoorbeeld de Canadian Occupational Performance Measure (COPM), de Activity Card Sort (ACS-NL, ACS-VL en PACS/Pediatric Photo-Interview) en PACS/Pediatric Photo-Interview) of de Child Occupational Self Assessment 2.2 (COSA).

Het is belangrijk te luisteren (en door te vragen) naar de argumenten van de cliënt voor zijn prioriteiten. De prioriteitstelling kan te maken hebben met bijvoorbeeld een economische noodzaak (werk), sociale aspecten (zorg voor de kinderen of bestrijding eenzaamheid) of last (pijn, vermoeidheid, immobiliteit). Prioriteitstelling kan tevens beïnvloed worden door de bereidheid van de cliënt: een oplossingsrichting bedenken en uitvoeren kan voor de ene vraag 'te doen zijn', maar voor de andere vraag (nog) te moeilijk, te beangstigend, te confronterend of te belastend.

> **http://marianne.web-log.nl**
> Vandaag 2e keer ergotherapie gehad. Moest met cijfers aangeven of ik tevreden ben met de uitvoering van activiteiten en welke activiteiten ik belangrijk vind. Paardrijden en Dikkie uitlaten waren close finish natuurlijk!;-) Zou wel weer willen tuinieren, maar durf niet goed (ben bang te vallen tijdens onkruid wieden ... ach, goeie smoes! [LOL]. Toch maar eerst gekozen voor werk en huishouden ... First things first – verstandig hè? Moeheid door MS besproken, zoeken naar balans.
> Straks nog fysiotherapie en morgen controle bij neuroloog; never a dull moment ...
> Geplaatst op 10-9-15 om 14:44 | Permanente link | Reacties (7) | Trackback (0)

De ergotherapeut kan effectonderzoeken of richtlijnen gebruiken om de cliënt voor te lichten over de effectiviteit van een volgorde in prioriteitstelling. Bijvoorbeeld voor mensen met een chronische psychiatrische aandoening blijkt het hebben van een vaste woonplek een belangrijke succesfactor bij het verwerven en behouden van werk (Michon et al. 2008). Er kunnen ook medische redenen zijn, bijvoorbeeld de prognose van een progressieve aandoening kan pleiten voor een bepaalde volgorde. Bij het prioriteren kan het belangrijk zijn om rekening te houden met secundaire symptomatologie of multipathologie die van invloed is op het dagelijks handelen. Vooruitdenken en anticiperen op toekomstige ontwikkelingen is van belang. Soms is het raadzaam om vroeg in het proces te starten met de aanvraagprocedure van maatwerkvoorzieningen. Uit het sociale systeem kan vanuit bemoeizorg een dringende prioriteit worden aangegeven, bijvoorbeeld als er sprake is van zelfverwaarlozing of zeer slechte persoonlijke hygiëne.

Tijdens de prioritering door de cliënt zal de ergotherapeut door zelfreflectie alert zijn op eigen etnocentrische reflexen vanuit zijn referentiekader, cultuur of levensfilosofie. Daarnaast zal hij alert blijven op onderliggende vragen van de cliënt. De ergotherapeut weet welke vragen er binnen een bepaalde cliëntengroep kunnen leven, maar zelden gesteld worden uit schaamte of gebrek aan assertiviteit. Uiteindelijk is het de cliënt die na voorlichting en advies de uiteindelijke prioriteiten vaststelt.

24.4.3 Vraaganalyse

Tijdens de derde stap in de interventiefase volgt verder onderzoek en analyse. Tijdens de vraaganalyse verzamelen de cliënt en de ergotherapeut informatie betreffende de mogelijkheden en beperkingen in de participatie en/of het dagelijks handelen. Deze informatie wordt geordend en geanalyseerd.

De informatie wordt beter begrepen als zij in de context geplaatst wordt (fysiek, sociaal, cultureel, tijd). De ergotherapeut zal samen met de cliënt de informatie in begrijpelijke taal interpreteren met behulp van kennis, theorie, *evidence* en ervaring. Samen een zogeheten *fit-chart* invullen, draagt bij aan een analyse van het betrokken zijn in het handelen, het uitvoeren van het dagelijks handelen en de kwaliteit van de ervaring (Polatajko et al. 2013a, b).

Of de vraag nu eenvoudig of complex is, in beide gevallen is het nodig om de onderliggende beperkingen en de ondersteunende bronnen goed in kaart te brengen. Het merendeel van de vragen die cliënten aan ergotherapeuten stellen is complex van aard door bijvoorbeeld multipathologie, (on)gunstige psychosociale omstandigheden, levensomstandigheden en levensverhaal, omgevingsfactoren, financiële noodzaak. Om deze complexiteit te kunnen analyseren zullen de cliënt en de ergotherapeut samen bespreken via welke route zij deze (en de volgende) stap zo efficiënt mogelijk kunnen doorlopen.

Uitgaande van een *top-down* assessment start deze inventarisatie op het niveau van participatie en het dagelijks handelen in de context, gaat verder op activiteitenniveau, dan naar taak- en vaardighedenniveau en indien nodig worden ook functies onderzocht. Met behulp van de Taxonomic Code of Occupational Performance (TCOP) kunnen beperkingen en mogelijkheden in het handelen geanalyseerd worden (Hocking 2001).

Met name als een medische noodzaak hierom vraagt, zoals brandwonden, handrevalidatie, neurorevalidatie, kan de ergotherapeut aan de cliënt voorstellen om de vraaganalyse *bottom-up* te benaderen. In dat geval wordt er eerst op functieniveau onderzocht, bijvoorbeeld handkracht, geheugen, visus.

Voor de ergotherapeut is het belangrijk dat hij weet welke gegevens de cliënt en hij nodig hebben. Te veel inventariseren is onnodig, het kost tijd en geld en is bovendien belastend voor de cliënt. Het is de verantwoording van de ergotherapeut om de relevante informatie te scheiden van de rest. Het assessment draagt inzichtelijk bij aan de informatiebehoefte van de cliënt over (oplossingsrichtingen betreffende) zijn dagelijks handelen en participeren. Als de cliënt en de ergotherapeut weten wat zij willen meten (weten), kan middels gezamenlijke besluitvorming een verantwoorde keuze gemaakt worden uit meetinstrumenten die relevant zijn (Zalmstra en Stomph 2012). Voorbeelden van meetinstrumenten zijn tests, observatiemethoden, vragenlijsten, interviews.

Tijdens het professioneel redeneren rond de selectie van een meetinstrument zal de ergotherapeut rekening houden met de kwaliteit door klinimetrische eigenschappen, zoals validiteit, betrouwbaarheid, reproduceerbaarheid en responsiviteit. Deze klinimetrische eigenschappen zijn van groot belang bij de keuze van een meetinstrument, evenals praktische afwegingen zoals bruikbaarheid, cliëntvriendelijkheid en kosten. Bij de selectie focust de ergotherapeut op meetinstrumenten die passen bij de voorkeuren van de cliënt, zijn persoonlijke doelen en betekenisvolle activiteiten (Logister-Proost 2007). Meer over assessments staat in ▶ H. 28.

Er zijn op internet vele checklists en vragenlijsten waarmee cliënten zelf mee aan de slag kunnen. Bijvoorbeeld een checklist valrisico's in de woning of een leerstijlentest. *Self assessments* geven de cliënt de gelegenheid om zijn eigen situatie en/of vaardigheden te analyseren, waardoor zelfinzicht wordt vergroot. Een voorbeeld hiervan is de Impact op Participatie en Autonomie (IPA). De Contextual Memory Test is een voorbeeld van een assessment waarbij de cliënt zijn prestaties van tevoren inschat en naderhand zijn prestaties evalueert/reflecteert.

De ergotherapeut is bedacht op een discrepantie tussen de zelfbeoordeling van de cliënt en die van de ergotherapeut. Een voorbeeld om dit te onderzoeken is het Assessment of Compared Qualities-Occupational Performance (ACQ-OP) die in combinatie met het Assessment of Motor and Process Skills (AMPS) gebruikt kan worden.

De inventarisatie van gegevens in het systeem rondom de cliënt kan nieuwe informatie opleveren. Een vragenlijst zoals de Caregiver Strain Index – ingevuld door de mantelzorger – kan belangrijke aanvullende informatie geven. De ergotherapeut zal bedacht zijn op een discrepantie tussen de zelfbeoordeling van de cliënt en die van de mantelzorger (Pol 2010). Informatie van andere professionals kan ook bijdragen aan een goede vraaganalyse.

Binnen het adviesproces is een contextanalyse essentieel. Context is – binnen de adviessector – een term waarmee alles in de omgeving wordt aangeduid wat in die omgeving aanwezig is en invloed uitoefent (de kenmerken van de omgeving), zoals mensen, wet- en regelgeving, maar ook de adviserende ergotherapeut en de inhoud van het advies. Denk hierbij aan een analyse van posities, rollen, taken en verantwoordelijkheden (Veld et al. 2016).

Als het niet om een individuele cliënt gaat, kan de ergotherapeut groepsmethoden gebruiken, zoals het instellen van een focusgroep en het uitvoeren van *action research*. Hierbij wordt er voor gekozen om niet alleen te observeren en te interpreteren, maar ook (door de ergotherapeut) deel te nemen aan het proces. Door in te grijpen in het proces en verandering teweeg te brengen, zal een beter inzicht in de problematiek ontstaan. Het betekent dat onderzoeker en onderzochten nauw samenwerken, waardoor de inzichten van beide partijen vergroot worden.

Als ergotherapeuten werken aan een vraag binnen een organisatie, bekijken zij de capaciteiten van het collectief handelen van de deelnemers binnen de organisatie (AOTA 2014). Gaat het om een organisatie met of zonder winstoogmerk, of betreft het een overheidsorganisatie? Informatie over de organisatiestructuur is belangrijk om communicatielijnen, onderafdelingen en verantwoordelijkheden te weten. Iedere organisatie heeft zijn eigen geschreven en ongeschreven cultuur. Inzicht in deze karakteristieken van een organisatie draagt bij aan kennis over hoe de betreffende organisatie straks het beste de doelen kan bereiken (Haertlein Sells 2015). Een veel gebruikte bedrijfskundige strategische planmethode is de SWOT-analyse die intern de sterktes en zwaktes en in de omgeving de kansen en bedreigingen analyseert. De SWOT bevat vier elementen: sterkte *(strengths)*, zwakte *(weaknesses)*, kansen *(opportunities)* en bedreigingen *(threats)*.

Als ergotherapeuten werken met een populatie, kijken zij naar de gezamenlijke zorg en/of de overeenkomende karakteristieken van een groep individuen (AOTA 2014). Bemoeienis van de ergotherapeut bij populaties heeft vooral te maken met gezondheidsbevorderende activiteiten en met tijdsbesteding en participatie. Tijdens de inventarisatiefase kan de ergotherapeut bijvoorbeeld gebruik maken van de International Classification of Activities for Time-Use Statistics (ICATUS) (Bass 2015). Verder is het in deze fase van belang om de grootte van de populatie de bepalen; gaat het om alle asielzoekers met fysieke beperkingen in één asielzoekerscentrum of alle mensen met verhoogd risico op een hartaandoening in Europa?

Tijdens de inventarisatiefase bij een populatie is het van belang dat de ergotherapeut samenwerkt met andere experts. Hij maakt gebruik van onderzoeksresultaten betreffende de specifieke populatie op het gebied van sociologie, epidemiologie, geografie, politicologie, ecologie en/of informatie technologie enzovoort (Bass 2015). Als de ergotherapeut bijvoorbeeld betrokken is bij de toegankelijkheid van overheidsinstellingen voor burgers met een visuele beperking in een bepaalde stad, zal de ergotherapeut niet alleen de behoefte van de populatie in kaart brengen, maar ook aanvullende informatie over het lokaal beleid willen van een bouwkundige, een architect of een wethouder, enzovoort.

Een goede vraaganalyse vraagt om een goed begrip van de complexe en dynamische interactie tussen vaardigheden, handelingspatronen, contexten, activiteiteneisen en cliëntfactoren (AOTA 2014). Door een inhoudsmodel te gebruiken kan de ergotherapeut de gegevens zodanig ordenen dat er een logische orde ontstaat. Met elkaar in verband staande factoren worden duidelijk en de cliënt en de ergotherapeut krijgen zicht op ontbrekende informatie.

Voorbeelden van een inhoudsmodel zijn het Canadian Model of Occupational Performance-Enabling (CMOP-E), het Model Of Human Occupation (MOHO) of het Person-Environment-Occupation model (PEO). Een voordeel van een gestructureerde analyse is, dat wat de cliënt als een onoverzichtelijk kluwen van vragen ervaart, dikwijls terug te brengen is naar één of twee oorzaken. Worden deze aangepakt, dan lossen secundaire vragen/beperkingen soms 'vanzelf' op. Zie deel III van dit boek voor beschrijvingen van inhoudsmodellen.

> **Cake van de ergotherapie**
> Van: Marieke [mailto:Marieke.Verheul@gmail.com]
> Verzonden: maandag 2 mei 2011 11:38
> Aan: J.Verheul@home.nl
> Onderwerp: cake van de ergotherapie!
>
> Hoi Mam,
> Kom je vanavond met Herman chocoladecake eten? Ben vandaag weer bij de ergotherapie geweest en heb twee activiteiten gedaan (die ik straks weer wil kunnen) en zo kon ik met de therapeut bekijken wat de effecten zijn van de hersenbeschadiging. Ik heb gestreken en dus cake gebakken. Viel best tegen; was soms kwijt wat ik moest doen. Ik liet dingen uit mijn rechterhand vallen en verloor soms mijn evenwicht (kon me nog op tijd ergens aan vasthouden). Ik vind het verschrikkelijk! Heb ook een traantje gelaten. Stom fietsongeluk ook!! Maar die ergo zei dat ik met training en tips nog wel een eind kan komen … Ze vond het goed van mij dat ik vindingrijk reageerde op wat er gebeurde en zelf probeerde of het op een andere manier beter ging. Ze zei dat dit mijn kracht is. Ze gaat scoren wat ik gedaan heb en een verslag schrijven en dat zullen we de volgende keer bespreken.
> Groetjes aan pa en Herman!

24.4.4 Vraagformulering

Nadat de vraaganalyse is afgerond, interpreteren de cliënt en de ergotherapeut de resultaten, zodat een samenhangende verklaring geformuleerd kan worden voor de verschillende vragen van de cliënt. Het gewenste resultaat van deze stap is een vraagformulering die bestaat uit een korte en heldere samenvatting van de analyse van de mogelijkheden en beperkingen van de cliënt in het dagelijks handelen en/of participeren, in voor de cliënt terug te herkennen woorden. Een neveneffect van een gezamenlijke vraagformulering is dat dit de kans vergroot op een succesvolle acceptatie en implementatie van een advies (Veld et al. 2016).

Een gestructureerde opsomming van de (deel)vragen die door de cliënt zelf opgeschreven worden, of door de ergotherapeut opgeschreven in de woorden van de cliënt, is een bekende techniek binnen coachen. Het effect ervan is dat de cliënt zijn eigen gedachten ordent, vastlegt en daardoor loslaat, perspectieven ziet en keuzes kan maken.

> **Paula (ergotherapeute) typt op haar iPad haar rapport**
> De Thuiszorgorganisatie TZO heeft geen eenduidig beleid ten aanzien van het afhandelen van de fysieke klachten van de thuiszorgmedewerkers door de teamleiders thuisdiensten. Is ziekteverzuim te verminderen en arbeidsre-integratie te versnellen als arbeidsomstandigheden worden aangepast en thuiszorgmedewerkers ergonomische adviezen/instructies krijgen, waardoor fysieke klachten verdwijnen of verminderen?

Door een vraagformulering duidelijk vast te leggen kunnen in de volgende fase passende doelen gesteld worden, waardoor later het eindresultaat (het antwoord) gemeten kan worden. Een heldere vraagformulering draagt bij aan een effectieve interprofessionele samenwerking. Als meer professionals aan dezelfde vraag werken, biedt een afbakening van wat ergotherapie bijdraagt, duidelijkheid in een interprofessioneel team.

Een goede vraagformulering kan tevens gebruikt worden als onderdeel in overdrachten naar collega's ergotherapie, zoals binnen de ketenzorg of zorgprogramma. Een duidelijke vraagformulering concretiseert voor samenwerkingspartners (bijvoorbeeld ouders of mantelzorger, leerkracht of partners in adviesketens) waar de cliënt met de ergotherapeut aan gaat werken. Een vraagformulering is een belangrijk onderdeel in een eindrapport of terugkoppeling aan verwijzers, opdrachtgevers en/of financierders.

> **Mevrouw Keijzers tegen Liesbeth (eerstelijns ergotherapeut)**
> 'Als ik het goed begrepen heb, denken we allebei dat de kern van mijn vraag is wat ik concreet kan doen aan mijn inactiviteit en eenzaamheid sinds het overlijden van Jan, zo vlak na mijn pensioen, in de hoop dat dit zal bijdragen aan een vermindering van mijn depressie? Hoe zorg ik beter voor mijzelf, wat helpt mij om weer de post en bankzaken bij te houden, hoe zet ik mezelf er toe weer verjaardagen te bezoeken en als ik weer begin met aquarellen en kleding naaien ondervind ik daar dan weer plezier aan?
> Ja, ik wilde met mijn verdriet niemand lastigvallen, maar deze vragen bieden wel perspectief.'

24.5 Doelbepaling en plan van aanpak

Het resultaat van de derde fase in het ergotherapieproces is een doelbepaling en een plan van aanpak. De doelen zijn gericht op de mogelijkheden en de wensen voor de toekomst van de cliënt (persoon en zijn systeem, organisatie of populatie). Nadat de doelen door de cliënt en de ergotherapeut geformuleerd zijn, worden oplossingsrichtingen verkend en vastgesteld. Als de cliënt besloten heeft wat hij wil bereiken en hoe hij aan zijn vraag of vragen wil werken kan een plan van aanpak gemaakt worden.

De beroepscompetenties 'behandelen en begeleiden', 'ondersteunen en versterken' en 'samenwerken' sluiten bij deze fase aan. Binnen de beroepscompetentie 'onderzoek' gaat het om het toepassen van *evidence* om vragen in de praktijk op te lossen en het ergotherapeutisch aanbod te verbeteren. (Verhoef en Zalmstra 2013).

Deze fase is op te splitsen in twee stappen:
1. doelen formuleren
2. plan van aanpak opstellen.

24.5.1 Doelen formuleren

Door het formuleren van doelen wordt duidelijk wat de cliënt tijdens de ergotherapie nastreeft. Doelen en het bijstellen van doelen geven de cliënt de mogelijkheid zijn eigen vooruitgang te controleren en zorgt voor een zekere continuïteit van communicatie tussen ergotherapeut en de cliënt (Kielhofner 2008).

De doelen zullen in hun formulering het kerndomein van de ergotherapie terug laten komen: als het doel bereikt is, is het dagelijks handelen en participeren van de cliënt in zijn omgeving weer mogelijk gemaakt of blijft door preventieve maatregelen mogelijk. Het resultaat leidt tot een toename in zijn kwaliteit van leven en in zingeving. Het doel is gericht op betekenisvolle activiteiten die volgens de cliënt behoren bij bepaalde sociale rollen. Doelen kunnen zeer concreet en meetbaar zijn en gericht op verbetering en/of herstel in wonen/zorg, werk/school en spelen/vrije tijd. Maar doelen kunnen ook gericht zijn op empowerment, verandering van het zelfbeeld, zelfmanagement.

Het vastleggen van resultaatgerichte doelen, kan een positief effect hebben op de duur van de ergotherapie. Goede doelstellingen spreken een ambitie uit. Ze zijn inspirerend en motiverend; doelen geven richting aan een verandering. Tevens zijn de doelen zodanig geformuleerd dat de cliënt zijn objectieve gegevens en subjectieve beleving bij de gestelde doelen herkent.

Binnen een coachende relatie ligt het initiatief en de verantwoordelijkheid bij de cliënt. De cliënt kan dan zelf zijn doelen opschrijven in de ik-vorm, zodat voor hem duidelijk is dat het de gewenste uitkomstmaten van hemzelf zijn. Als de ergotherapeut het doel namens de cliënt formuleert gebruikt hij de exacte woorden van de cliënt.

Binnen organisaties is het van belang te onderkennen of het gaat om van buitenaf opgelegde doelen of dat doelen voortkomend uit interne motivatie (Haertlein Sells 2015). Goed gecommuniceerde doelen zorgen voor gemeenschappelijkheid: de doelen zijn passend en haalbaar voor de hele groep in de organisatie.

Bij populatie zijn doelen vaak gericht op het gebruik van tijd, het faciliteren van mogelijkheden in een bepaalde sector zoals arbeid, recreatie, huishouden of transport/mobiliteit.

Andere doelen focussen veelal op kwaliteit van leven en welzijn. Het na te streven eindproduct kan sterk variëren, van 'levensstandaard' tot 'gevoel van veiligheid' of 'gezondheid' (Bass 2015).

> **Zwaantje**
> Zwaantje: Wonderen de wereld nog niet uit: na gesprek met Wmo-consulent doet pa de auto weg. #scootmobiel rijden blijkt goede #vervoersvoorziening!
> 6 days ago from web – Reply – View Tweet
> 2 recent retweets

In de literatuur zijn de criteria voor het formuleren van doelen bekend onder verschillende benamingen:
- MAGIE: meetbaar, acceptabel, gecommuniceerd, inspirerend en engagerend;
- RUMBA: relevant, begrijpelijk (*understandable*), meetbaar (*measurable*), waarneembaar gedrag (*behavioral*) en bereikbaar (*attainable*);
- SMART(IE): specifiek, meetbaar, acceptabel, realistisch en tijdgebonden (inspirerend en eigen controle).

Ze zijn niet wezenlijk verschillend en ze zijn vooral bedoeld als hulpmiddel om doelen zo concreet en meetbaar mogelijk op te stellen. Hierdoor ziet de cliënt makkelijker zijn vooruitgang en dat motiveert om door te zetten.

Met behulp van een doelenhiërarchie blijft het verband tussen de doelen en het uiteindelijke streven van de cliënt duidelijk en overzichtelijk voor de cliënt, de ergotherapeut en voor alle betrokkenen. Hierin komt de prioriteit van de cliënt terug. In de doelenhiërarchie zijn een einddoel, lange- en kortetermijndoelen te onderscheiden.

- Het einddoel (*outcome*) van de ergotherapie wordt in algemene eindtermen geformuleerd en is vaak interprofessioneel. Met andere woorden: de cliënt werkt met verschillende professionals aan hetzelfde einddoel. Vandaar dat het einddoel van de ergotherapeutische interventie overeenkomt met het einddoel dat de cliënt met alle betrokkenen heeft geformuleerd. Een einddoel is meestal terug te voeren op participatieniveau (ICF).
- Langetermijndoelen dienen het einddoel en zijn dus afgeleid van het einddoel; deze kunnen tijdens het proces worden bijgesteld. Langetermijndoelen zijn gericht op participatieniveau (ICF) en invulling van sociale rollen.
- Kortetermijndoelen zijn afgeleiden van een langetermijndoel en kunnen tijdens het proces bijgesteld worden. Kortetermijndoelen zijn vaak gericht op activiteitenniveau (ICF): betrokken zijn bij, of in staat zijn tot dagelijks handelen/activiteiten binnen een bepaalde context. Ze luiden een verandering in bij de cliënt, in de taak en/of omgeving. De kortetermijndoelen geven aan welke stappen de cliënt neemt om het langetermijndoel te halen. Ze zijn helder geformuleerd, concreet en goed evalueerbaar. De focus blijft gericht op het einddoel.

> **Oma Liem op facebook**
> Adoe luitjes! Bedankt voor alle reacties op mijn tijdlijn. Ik wil even wat kwijt. Na mijn beroerte ben ik na opname in het ziekenhuis nu in het revalidatiecentrum. Het einddoel is natuurlijk weer naar mijn huisje. Thuis zijn is zo fijn … Wallaah!☺
> En er is nog meer goed nieuws: Ik heb bij de ergotherapie één doel gesteld: weer zelf koken! En natuurlijk dan de lekkere gerechten waar jullie zo dol op zijn! Mendol en nasi putih … bahan-bahan … bawang goreng.
> Om te kunnen koken heb ik kleine doelen met mijzelf afgesproken: ik kan over een week hete rijst afgieten, over twee weken groente snijden en ook sereh fijn snijden en eind van de maand kan ik overzicht houden over alle pruttelende gerechten!
> Moeilijk luitjes, maar adoe zo lekker ja. Selamat makan!☺

Het is raadzaam om niet meteen uit te gaan van het onvermogen van mensen om doelen te formuleren. Referentiekaders zoals belevingsgerichte zorg, de presentiebenadering, geluksbevorderende benadering en de narratieve benadering kunnen positief bijdragen aan de dialoog. Net als tijdens de vorige fasen zal de ergotherapeut tijdens het gezamenlijk doelen opstellen ook nu de samenwerking opzoeken met het cliëntsysteem en hen hierbij optimaal betrekken. Dit impliceert dat zowel de cliënt als het cliëntsysteem aanwezig is bij het bespreken van de doelen. Met bijvoorbeeld het Perceived Efficacy and Goal Setting System (PEGS) of tijdens de Cognitive Orientation to daily Occupational Performance (CO-OP) kunnen kinderen reflecteren op hun mogelijkheden en beperkingen in dagelijkse activiteiten en doelen stellen voor de ergotherapeutische interventie. Zo kan het kind zelf zijn doelen bepalen, in combinatie met de ideeën van de ouders en onderwijzers (Missiuna et al. 2006).

24.5.2 Plan van aanpak opstellen

Nu de specifiek gewenste uitkomsten en doelen zijn geformuleerd, kunnen de aandachtspunten voor de therapeutische situatie, activiteiten/taken en vormen van interventies besproken worden. Het plan van aanpak geeft houvast en structuur voor het vervolg: de concrete beantwoording van de vraagformulering tijdens de ergotherapie.

Wat is de meest geschikte wijze om de doelen te bereiken? Wat doet de persoon (en zijn systeem), de organisatie of de populatie zelf en waar heeft hij of hebben zij ondersteuning bij nodig?

Bevindt bij de individuele cliënt de handelingsbeperking zich nog in een acute fase en zijn er herstelmogelijkheden aanwezig? Kan de fysieke omgeving worden aangepast en/of kan de sociale omgeving worden ingeschakeld ter ondersteuning? Is er binnen een organisatie een klimaat/sfeer waarin mensen elkaar vertrouwen en ruimte is voor autonomie? Is er bereidheid tot financiële en fysieke support om ergonomische en gezondheidsbevorderende maatregelen te ondersteunen?

Tijdens deze stap bespreken de cliënt en de ergotherapeut samen de interventieprioriteiten, interventiemethoden en interventiefrequentie. De sterke kanten, hulpbronnen, de bereidheid, ervaring en expertise van de cliënt wordt hierin meegenomen. De ergotherapeut maakt tevens gebruik van eigen ervaring en expertise en combineert dit met *evidence* zoals publicaties van wetenschappelijk onderzoek en richtlijnen.

De ergotherapeut, die als Wmo-consulent werkt, zal met de cliënt bespreken welke voorziening de meest adequate compensatie is, bijvoorbeeld Ondersteuning Zelfstandig Leven of Ondersteuning Maatschappelijke Deelname.

De ergotherapeut zal pleiten (*advocacy*) voor ergotherapie thuis of op school, op het werk of in het clubhuis zodat het betekenisvol handelen *context-based* kan plaatsvinden, om het generaliseren van het geleerde te bevorderen. De ergotherapeut zal pleiten voor individuele therapie als een groep de gewoonte is in de instelling (of andersom) als dit effectiever blijkt te zijn. Ook kan de ergotherapeut pleiten voor een bepaalde frequentie, bijvoorbeeld vaker dan de gewoonte is.

Veel methoden die reeds gekozen zijn tijdens de inventarisatiefase, gaan ervan uit dat de cliënt zelf zijn eigen bedachte antwoord, oplossing of verandering verwoordt en uitvoert. Bijvoorbeeld bij gebruik van de CO-OP, coaching, motivational interviewing. De ergotherapeut ondersteunt dit proces waar nodig.

Peter stuurt een WhatsApp berichtje naar zijn partner Roy

Peter: Ergotherapeut adviseert spalk ivm pijn in gewrichten. Ik twijfel nog.
Roy antwoordt: Als het je helpt, gewoon doen.
Peter: Zo'n lelijk ding! En zo onhandig!
Roy: Proberen kan altijd. Reumatoloog had het over een spuit zetten …
Peter: Liever niet! En voorlopig wil ik nog geen operatie.
Roy: Ze zal toch weten wat goed voor je is … Je kan het toch proberen? Zonder pijn functioneer je wel weer beter op het werk!
Peter: Oké. Thnx! Zie je vanavond. X
Roy: Nog ff volhouden! xxx

Binnen de advisering zal het plan van aanpak leiden tot een adviesproduct, dat aansluit bij de doelstelling. Er wordt bijvoorbeeld toegewerkt naar een voorlichtingsprogramma, een instructie of een adviesrapport. Tijdens deze stap overlegt de adviseur met de opdrachtgever welke interventie gewenst en passend is, om de vraag te beantwoorden en het doel te bereiken. Een effectief advies gaat om een balans tussen de vakinhoudelijke kwaliteit van het advies, de mate waarin het advies door betrokkenen geaccepteerd wordt en de mate waarin het adviesproces en implementatie van het advies goed gemanaged worden (Veld et al. 2016).

Interventies verstrekt aan organisaties zijn ontworpen om invloed te hebben op efficiënter en effectiever handelen binnen de organisatie naargelang de behoeften van de cliënten (consumenten, belanghebbenden). Ergotherapeuten houden rekening met de kenmerken van de organisatie zoals missie, waarden, organisatiecultuur en organisatiestructuur, beleid en procedures, het gebouw en de natuurlijke omgeving. Ergotherapeuten richten de interventie op elke eigenschap die de prestaties van individuen binnen de organisatie beperkt.

Interventies verstrekt aan populaties zijn collectief gericht op alle leden van de groep en niet geïndividualiseerd of op bepaalde personen binnen de groep. Ergotherapeuten kunnen werken met een breed scala van populaties en krijgen te maken met vragen die bijvoorbeeld toe te schrijven zijn aan armoede, dakloosheid en discriminatie. Ergotherapeuten richten hun interventies op huidige of potentiële gezondheidsvragen en bestrijden invaliderende voorwaarden binnen de populatie en de maatschappij. Hun doel is de gezondheid en welzijn van alle mensen binnen de populatie te verhogen, door gebruik te maken van diensten en ondersteuning vanuit de maatschappij, gericht op implementatie zodat het dagelijks handelen van betreffende populatie verbetert. De focus van de interventie is vaak gericht op gezondheidsbevorderende activiteiten, zelfbeheer educatieve diensten (zelfhulpgroepen) en aanpassing van de omgeving.

Project 'Hangouderen' gaat overlast verminderen
▶ www.deregionalekrant.nl/hangouderen
Vormen hangouderen een toegevoegde waarde aan het straatbeeld? Deze zomermaanden lijken de onschuldige ouderen voor conflicten en spanningen te zorgen. In de media verschijnen regelmatig berichten over overlast in winkelcentra en parken, veroorzaakt door groepen senioren. …
Politie, gemeente en de ondernemersvereniging hebben de handen ineengeslagen. Emine Sahin is ergotherapeut bij adviesbureau 'Samen sterk' en gaat dit project uitvoeren: 'In overleg met de gemeente hebben we besloten deze vraag middels action research aan te pakken. Dit betekent dat de ouderen worden uitgenodigd om actief mee te denken en zelf oplossingen te bedenken en daarna betrokken te blijven bij de implementatie ervan. Ik ben erg benieuwd hoe ouderen die in groepsverband in openbare ruimten verblijven, deze vorm van tijdsbesteding zelf beleven?'

Binnen een plan van aanpak zijn de vijf essentiële elementen van de ergotherapiepraktijk te herkennen:
- de uitdaging op het gebied van handelen/participatie (geformuleerd in doelen);
- de noodzaak voor het mogelijk maken van handelen/participatie;
- cliëntgecentreerde uitdagingen en/of oplossingen;
- interprofessionele kennis en kunde (samenwerking);
- het professioneel redeneren (complexiteit).

Ergotherapeutische interventiestrategieën geven de richting aan waarin de cliënt zijn betekenisvol handelen gaat veranderen, beperkingen in dat dagelijks handelen gaat verminderen of voorkomen. Binnen het veranderingsproces kan gebruik gemaakt worden van de volgende strategieën door de cliënt en/of ergotherapeut:
- in staat zijn tot veranderen (herstellen, ontwikkelen, *coping, health promotion*);
- veranderingen in het dagelijks handelen mogelijk maken (compenseren, aanpassen, vereenvoudigen);
- veranderingen in de omgeving mogelijk maken (aanpassing fysieke omgeving, voorlichting en instructie sociale omgeving, pleiten voor verandering binnen een cultuur);
- verandering mogelijk maken door een interactie op gang te brengen tussen bovenstaande genoemde punten (persoon, activiteit, context);
- veranderingen in handelingspatronen mogelijk maken (op een andere manier participeren, een sociale rol invullen);
- de cliënt stelt zijn levensverhaal en zijn toekomstverwachtingen bij (zo nodig ondersteund door de ergotherapeut);
- benodigde maatschappelijke veranderingen mogelijk maken (*occupational justice*, kwartiermaken) (Townsend et al. 2013).

24.5.3 Vier B's

Over de effectiviteit, vorm en inhoud van de interventie communiceren de ergotherapeut en de cliënt met elkaar en zo wordt gezamenlijk een keuze gemaakt voor een vervolg. Tijdens dit overleg bespreken en overwegen de cliënt en de ergotherapeut de consequenties van voorgestelde interventies. Dit kan met behulp van de vier B's (Logister-Proost 2007).

Belasting

Hoe groot is voor de cliënt de ervaren belemmering door de aandoening of hoeveel effect heeft de beperking op het dagelijks handelen voor de cliënt? Wat is de draagkracht van de cliënt en wat is de consequentie van niets doen? Het doel van de gezamenlijke beslissing is dat een interventie gekozen wordt die voor een verbetering zorgt, in de door de cliënt gewenste zin (Offringa et al. 2000). De cliënt krijgt informatie over de kansen op gewenste resultaten en de te verwachten effecten van de interventie. Leidt de interventie inderdaad tot een verbetering in het dagelijks handelen en participatie?

Met andere woorden: hoe erg vindt de cliënt de beperking in zijn dagelijks handelen of participatie en vindt hij de interventie de moeite waard? Hoeveel inspanning kost het de cliënt tegenover de kans op verbetering? En is hem het risico op geen verbetering waard?

Barrières

De hindernissen die genomen kunnen worden of niet genomen kunnen worden. Een barrière ten aanzien van de interventie kan gevormd worden door economische redenen. De cliënt krijgt bijvoorbeeld de aanpassing niet vergoed en heeft niet de financiële middelen om het zelf aan te schaffen. Het kan een geografische redenen zijn: bijvoorbeeld de cliënt woont te ver van het buurtcentrum terwijl daar een mogelijke oplossing voor zijn eenzaamheid ligt. Traditie kan een barrière zijn: het is bijvoorbeeld in de familie van de cliënt gebruikelijk om kost-wat-het-kost te mantelzorgen. De overspannen mantelzorger zal het onverdraaglijk vinden om haar partner naar een zorginstelling te laten gaan. Tijdens het gezamenlijk redeneren toetst de ergotherapeut bij de cliënt of de voorgestelde interventie consistent is met de waarden en voorkeuren van de cliënt.

Bewust gedrag

Welk bewust gedrag van de cliënt en de ergotherapeut is nodig voor het toepassen van de interventie? Wat zijn de huidige kennis en vaardigheden van de ergotherapeut; is de voorgenomen interventie haalbaar? Is het noodzakelijk dat de ergotherapeut zich de nieuwe interventie eigen maakt en is daar scholing voor nodig? Kan een collega geconsulteerd worden die de nieuwe interventie toepast of een oude interventie heeft afgezworen? De interventie vraagt mogelijk ook gedragsverandering van de cliënt. Voorlichting, instructie, demonstratie is nodig zodat de cliënt een activiteit op een andere manier gaat doen.

Balans

Tussen de kosten van de ene en de andere effectieve interventie. Zijn er financiële mogelijkheden voor de interventie? Kan er gewacht worden op de aanschaf van materialen en op scholing, zodat een eventuele nieuwe interventie ingevoerd kan worden? Wordt de interventie in de bijbehorende frequentie en duur vergoed door de ziektekostenverzekeraar, opdrachtgever, gemeente? Kan met een andere goedkopere interventie, met een lagere frequentie of kortere duur, hetzelfde effect bereikt worden?

Indien duidelijk is welke oplossingen en/of interventie is gekozen, kan het plan van aanpak uitgevoerd worden (zie tab. 24.1).

24.6 Uitvoering plan van aanpak

Afhankelijk van de setting waarin de ergotherapeut werkt, kan deze fase ook 'behandeling', 'advisering' of 'voorlichting' genoemd worden. Deze fase kenmerkt zich door praktisch bezig zijn met het betekenisvol handelen in de context van de cliënt (persoon en zijn systeem, organisatie of populatie) om de beoogde uitkomsten en doelen te bereiken. De ergotherapeut ondersteunt dit middels coaching, training, instructie, fysieke begeleiding en/of advies. Dit kan zowel individueel als in een groep gebeuren. Tijdens de implementatie van het plan van aanpak zal de ergotherapeut samenwerken met alle betrokkenen en daar waar nodig pleiten ten behoeve van het dagelijks handelen en de participatie van de cliënt. Zo nodig wordt het plan van aanpak aangepast en opnieuw opgesteld.

De beroepscompetenties 'behandelen en begeleiden', 'adviseren aan derden' en 'samenwerken' sluiten bij deze fase aan. (Verhoef en Zalmstra 2013)

Tabel 24.1 Overwegingen tijdens het maken van een plan van aanpak

dagelijks handelen	– ontwikkelen van handelen – opnieuw handelen – effectiever handelen – veiliger handelen – behouden van handelen – compensatoir handelen – omgaan met verlies van handelen – analyse van handelen en activiteiten
cliënt	– aanpak aansluiten op leerstijl: instructie, zelfonderzoek, reflectie, oefenen – capaciteiten (herstel, adaptief, veranderen, probleemoplossend denken) – motivatie, bereidheid
context	– fysieke handelingscontext (afdeling Ergotherapie, thuis, school, werk, wijk, natuur en dergelijke) – sociale context (individueel, groep, populatie, partner, mantelzorger of collega's erbij aanwezig?) – tijd (moment van de dag, week, maand, jaar) en frequentie – virtueel (simulatie, online zelfredzaamheid, ergotherapie-op-afstand)
materialen	gereedschappen, apparaten, (aangepast) meubilair, ingrediënten, materialen, vervoermiddelen, audiovisuele ondersteuning, computertechnologie, robotica, spelmaterialen, hulpmiddelen; alle materialen die het handelen mogelijk maken
samenwerking	– cliënt (individu en sociaal systeem, organisatie, populatie) – interprofessioneel – opdrachtgever(s), bedrijven – instanties, gemeente, overheid en dergelijke
theoretisch kader	biodynamisch, neurorevalidatie, ergonomie, ontwikkelingspsychologie, neurolinguïstisch programmeren, cognitieve gedragstherapie, belevingsgerichte theorieën, motor-learning, geluksbevorderende theorieën, narratieve theorieën, en dergelijke
therapeutische houding	therapeutisch gebruik van jezelf, empathisch, (non-)directief, ondersteunend, coachend, confronterend, medemenselijk, spiegelend en dergelijke

De vierde fase in het ergotherapieproces bestaat uit één stap:

— het plan van aanpak uitvoeren.

24.6.1 Het plan van aanpak uitvoeren

Tijdens de implementatie van het plan van aanpak voeren de cliënt en de ergotherapeut de interventies uit zoals vooraf bepaald. Beiden reflecteren c.q. monitoren de reactie van de cliënt op specifieke interventies, op basis van voortdurende evaluatie van progressie ten aanzien van de doelen (AOTA 2014).

De interventies zijn gericht op ontwikkelen van handelen, opnieuw handelen, effectiever handelen, veiliger handelen, compensatoir handelen, behouden van handelen en omgaan met verlies van handelen. Cliënten kunnen ervaringen opdoen en nieuwe handelingspatronen uitproberen. Verandering in handelingspatronen behoeft zorgvuldige ondersteuning waarbij gebruik wordt gemaakt van ervaringsgericht leren, informatie, instructie, educatie, training en coaching. Hierbij houden de cliënt en de ergotherapeut rekening met de draagkracht en draaglast van de individuele cliënt.

Binnen een organisatie gaat het vaak om een veranderingsproces in complexe sociale systemen. Hoe lang het implementeren van een verandering duurt, laat zich slecht voorspellen; karakteristieken zoals organisatiestructuur, cultuur en geschiedenis zijn van invloed op het tempo waarin het plan van aanpak uitgevoerd kan worden (Haertlein Sells 2015).

Het uitvoeren van het plan van aanpak vraagt om voortdurende tussentijdse evaluatie van de gebruikte strategieën en theorieën, om te bekijken of deze bijdragen aan het behalen van de gestelde doelen. Deze evaluatie kan bijdragen aan het bijstellen van de doelen en het besluit om het plan van aanpak te herzien om zo het doel op een andere manier te bereiken (Hartingsveldt et al. 2010). Dit gebeurt in continue samenspraak tussen de cliënt en de ergotherapeut, in afstemming met anderen, tijdens het inschakelen van hulpbronnen en dergelijke.

Hoewel ergotherapeuten streven naar optimaal overleg, blijkt er in de praktijk vaak een spanningsveld te liggen tussen wat de ergotherapeut mogelijk (veilig) acht – het ideaalplaatje – en de realiteit van alledag zoals de cliënt die ervaart. Dat tijdens het professioneel redeneren en adviseren een dergelijk gat ontstaat is soms niet te vermijden, maar het is belangrijk dat er vertrouwen en ruimte is om dit dilemma te bespreken, te begrijpen en het te vertalen in een andere strategie/plan van aanpak (*closing the gap*) (Whiteford en Wright-St Clair 2005).

> **Memo**
>
> Aan: Alle nieuwe werknemers en leerlingen Bouw sinds 01-01-2016
> Van: Kees Pijls (HRM).
> Datum: 03-06-2016
> Betreft: bijeenkomst rugklachten in de bouw
>
> **Uitnodiging**
> Inmiddels zijn alle werknemers van Bouwbedrijf Giemstra geschoold in beste werkhouding, slim tillen en gebruik hulpmiddelen bouw. Sinds die tijd is het ziekteverzuim aanmerkelijk lager! Wim Troes (ergotherapeut) zal deze scholing herhalen voor alle nieuwe werknemers. Leerlingen Bouw zijn tevens uitgenodigd.
> Tijdens de bijeenkomst wordt de film 'Lekker Dan!' van de Arbouw vertoond zodat iedereen leert wat de realistische gevolgen zijn van het niet goed omgaan met de rug. Via een quiz, film en oefeningen krijgen jullie informatie over werkhouding, slim tillen en gebruik hulpmiddelen.
> De bijeenkomst vindt plaats op 21-06-2016 van 15:00–16:30 uur in de kantine van locatie Noord. Deelname verplicht.

Tijdens de interventie blijven het dagelijks handelen en het verhaal van de cliënt centraal staan en blijven de cliënt en de ergotherapeut verantwoordelijk voor de therapeutische relatie. De ergotherapeut houdt rekening met veranderingen in het proces: een terugval in het herstelproces, medicatie die plots lijkt te werken, een verandering in het sociale netwerk, regelgeving verandert …

Indien nodig zal de ergotherapeut in overleg met de cliënt extra gegevens verzamelen of nieuwe inzichten gebruiken om een andere interventie voor te stellen. Dit vraagt om een reflectieve houding en tussentijds evalueren. Veranderingen worden meegenomen in het professioneel redeneren en de gezamenlijke besluitvorming. Het teruggaan naar eerdere fasen in het proces wordt een cyclisch proces genoemd; een gedeelte van het methodisch handelen wordt herhaald.

Een systematisch gedocumenteerde rapportage waarin de progressie of stagnatie binnen de ergotherapie is vastgelegd tijdens evaluaties, maakt aan de cliënt duidelijk dat het zoeken naar een andere interventie nodig is. Op deze manier begrijpt de cliënt beter dat een omslag gemaakt wordt van interventies gericht op herstel, naar adaptieve of compensatiestrategieën (Tickle-Degnen 2002).

Tijdens de uitvoer van het plan van aanpak zal rekening gehouden worden met de wens dat het bereikte doel van de cliënt consistent, herhaalbaar en generaliseerbaar is. Het is niet voldoende dat het bereiden van één maaltijd voldoende is; de volgende keer moet het net zo goed gaan (herhaalbaar). Een doel is consistent als de cliënt met dezelfde vaardigheden verschillende maaltijden kan bereiden. Er is sprake van generalisatie als de cliënt niet alleen kan koken in de aangepaste keuken van de afdeling Ergotherapie maar het lukt hem ook thuis en in zijn caravan.

De ergotherapeut houdt er rekening mee dat naarmate de therapie vordert de kans bestaat dat de cliënt niet alleen succes ervaart, maar ook frustratie, teleurstelling, boosheid of verdriet. Dit kan de werkrelatie onder druk zetten. Een open, eerlijke houding met een hoog vertrouwensgehalte maakt het werken met deze gevoelens veel constructiever. Positivisme, optimisme, empathie en gemeende pogingen om de neerwaartse spiraal te doorbreken is een niet-evidente, maar effectieve manier om een mindere periode draaglijk te maken voor de cliënt en weer met hernieuwde moed verder te gaan.

Tijdens de uitvoer van het plan van aanpak leert de cliënt (indien nodig en indien mogelijk) vaardigheden waarmee hij toekomstige nieuwe vragen zelf kan oplossen zonder tussenkomst van de ergotherapeut.

24.7 Evaluatie en nazorg

In deze fase evalueren de cliënt (persoon en zijn systeem, organisatie of populatie) en de ergotherapeut de mate waarin de doelen behaald zijn: het resultaat van de interventie en de tevredenheid met het resultaat. Tevens evalueren zij de samenwerking en het proces naar het resultaat. De evaluatie kan leiden tot beëindiging van de ergotherapie of tot een herziend plan van aanpak en tot afspraken ten aanzien van nazorg.

Een ergotherapeutische interventie is een product. Het documenteren van tussentijdse evaluaties kan bijdragen aan verbeteringen van het product. Als professionals dit systematisch en doelgericht doen, draagt dit bij aan de kwaliteit en doelmatigheid van de ergotherapie.

De beroepscompetenties 'behandelen en begeleiden', 'adviseren aan derden', 'samenwerken' en 'zorg dragen voor kwaliteit' sluiten bij deze fase aan. Evaluaties dragen bij aan de beroepscompetenties 'innoveren' en 'leren en ontwikkelen' (Verhoef en Zalmstra 2013).

De fase evaluatie en nazorg bestaat uit twee stappen:
1. evaluatie van resultaat en proces;
2. nazorg.

24.7.1 Evaluatie van resultaat en proces

Tijdens deze stap evalueren de cliënt en de ergotherapeut gezamenlijk het effect van de ergotherapeutische interventie. Het huidige handelen van de cliënt wordt vergeleken met de doelen van het plan van aanpak. Hierdoor wordt duidelijk wat de effectiviteit van de ergotherapie was en/of de gewenste resultaten behaald zijn. Zijn gekozen interventies en benadering effectief gebleken en zijn gekozen frequentie en duur van de behandelsessies voldoende geweest?

Om het resultaat van de interventie te evalueren is het belangrijk aan te sluiten bij de manier waarop de vraaginventarisatie en -analyse vorm hebben gekregen. Veel meetinstrumenten hebben een test-en-hertest design, zodat een effectmeting valide en betrouwbaar plaatsvindt. Een sensitief evaluatief meetinstrument is valide en betrouwbaar en meet veranderingen in de tijd.

Tijdens de evaluatie wordt door de cliënt en de ergotherapeut ook gereflecteerd op het gezamenlijk proces dat doorlopen is. Hoe verliep de samenwerking met betrokkenen en belanghebbenden en zijn zij voldoende bij het proces betrokken?

De resultaten en teleurstellingen worden vastgelegd. Als de doelen niet (volledig) bereikt zijn, kan het samen evalueren belangrijke informatie opleveren voor verdere acties.

> **Ergotherapierapport in het jaarverslag van Verpleeghuis Onze Zorg**
>
> Nulmeting, evaluatiemeting en nameting De Braam
>
> | | januari 2015 | juni 2015 | januari 2016 |
> |---|---|---|---|
> | gebruik tilprotocol | 32 % | 58 % | 56 % |
> | gebruik transferprotocol | 23 % | 42 % | 49 % |
> | gebruik tilplanformulier | 12 % | 100 % | 98 % |

De uitkomsten zijn het resultaat of het eindproduct van de gestelde doelen waaraan gewerkt is: de cliënt voert een betekenisvolle activiteit of deelhandeling zelfstandig uit, of voelt zich competenter in zijn dagelijks handelen, is meer betrokken in een gezamenlijke activiteit. De cliënt participeert concreet en naar tevredenheid in een sociale rol en de cliënt geeft aan dat zijn kwaliteit van leven is toegenomen.

Met bijvoorbeeld de Performance Quality Rating Scale (PQRS) kan de cliënt aangeven wat volgens zijn beleving de geschatte grootte van verandering is. Ook de bijdrage aan een toename in tevredenheid, kan gedocumenteerd worden. Dit kan onder andere met behulp van de COPM of de IPA, meetinstrumenten waarmee de cliënt samen met de ergotherapeut tijdens een hertest de (toename van de) tevredenheid van de cliënt over de uitvoering van activiteiten of zijn rolgebonden handelen kan meten.

Binnen een organisatie kan de implementatie van (advies) eindproducten geëvalueerd worden: een indicatieadvies, een werktekening, een voorlichtingsprogramma of een instructie.

Bij populaties kan geëvalueerd worden of het plan van aanpak geleid heeft tot verbetering en betrokkenheid (*product-led and process-led*). Heeft de implementatie van het plan geleid tot ontwikkeling (*self-generated development*) en vaardigheden versterken (*capacity development*) en is er voldoende samengewerkt met partners? (Fransen 2011)

> **Mevrouw Mertens-Maes belt haar man op zijn smartphone**
>
> 'Vic, goe nieuws! De ergotherapeut heeft weer zo'n observatievideo gemaakt en ze vond dat Janneke haar arm vaker spontaan inzet. Dat is hetzelfde wat wij dachten. Ik heb weer die lijst ingevuld; je weet wel: moest ik cijfers geven of we meer content waren over hoe Janneke zich nu wast en aankleedt, hoe we nu vinden hoe dat het inpakken van haar schooltasje gaat. Toch een goede zaak geweest dat we haar aan die piratengroep hebben laten meedoen! En Janneke vindt het daar zo fijn en dat is ook belangrijk, vind je niet, Vic?'

In de evaluatie kunnen verschillende situaties naar voren komen.

- De gestelde doelen zijn bereikt en de cliënt heeft geen nieuwe vragen, zodat het ergotherapieproces en de therapeutische relatie beëindigd kunnen worden. De evaluatie wordt vastgelegd in een eindrapport (terugkoppeling) aan de verwijzer, opdrachtgever of financier, maar ook naar samenwerkingspartners (zoals ouders of mantelzorger, leerkracht) en partners in adviesketens.
- De gestelde doelen zijn bereikt maar de cliënt heeft nieuwe vragen die hij beantwoord wil zien. Het ergotherapieproces wordt verlengd en de cliënt en ergotherapeut herformuleren de vraag en verwerken de nieuwe vragen in nieuwe doelen en een nieuw plan van aanpak.
- De gestelde doelen zijn niet bereikt en de cliënt en ergotherapeut zijn het eens: zij zetten het ergotherapieproces voort en de doelen worden kritisch beschouwd, eventueel bijgesteld en zij maken een nieuw plan van aanpak. De cliënt en de ergotherapeut kunnen ook besluiten om het ergotherapieproces en de therapeutische relatie te beëindigen. Het is van belang dat de ergotherapeut zo nodig de cliënt doorverwijst naar een andere professional en/of informatie geeft over andere hulpbronnen (Hartingsveldt et al. 2008).
- De gestelde doelen zijn (nog) niet bereikt, maar de cliënt stopt door omstandigheden bij de huidige ergotherapeut, maar wil het proces voortzetten bij een andere ergotherapeut van een andere (soort) instelling of een ergotherapeut in de eerste lijn. De evaluatie wordt vastgelegd in een overdracht aan de collega ergotherapie (bijvoorbeeld binnen ketenzorg, zorgprogramma).

Na de evaluatiefase start een nieuwe of bijgestelde vraagstelling of stopt de ergotherapie.

Het meten van de cliënttevredenheid is belangrijk: is de cliënt tevreden over het resultaat, is er antwoord op de vraagformulering? Is de cliënt tevreden over de benadering door de ergotherapeut en diens kennis en vaardigheden?

De beroepsvereniging Ergotherapie Nederland heeft de vragenlijst Cliënten Ervaren Ergotherapie (CEE) ontwikkeld om die tevredenheid te meten. De (geanonimiseerde) resultaten kunnen gebruikt worden voor een klantenervaringsonderzoek, dat inzicht geeft over de kwaliteit van de service. Met deze informatie kan de ergotherapeut communiceren met zorgverzekeraars over de kwaliteit van zijn ergotherapiepraktijk.

Patient Reported Outcome Measures (PROM) zijn gevalideerde, eenvoudige vragenlijsten voor cliënten, die inzicht geven in de medische effectiviteit van de door een zorgaanbieder geleverde zorg. Een PROM speciaal voor de ergotherapie (PRO-Ergo) is in ontwikkeling.

24.7.2 Nazorg

Bij het eindigen van het ergotherapieproces informeert de ergotherapeut de cliënt (persoon en zijn systeem, organisatie of populatie) over de mogelijkheden om de ergotherapie opnieuw op te starten als de cliënt dat nodig vindt. Er kunnen ook afspraken gemaakt worden over een follow-up (telefonisch of een afspraak).

Idealiter doorloopt de cliënt het ergotherapieproces en stopt de ergotherapie als de doelen zijn bereikt. Belangrijk hierbij is dat zowel cliënt als de ergotherapeut het proces en de therapeutische relatie met zorg afsluit. Er is duidelijkheid over wat er al dan niet bereikt is en hoe dit proces verlopen is en/of de cliënt tevreden is met het eindresultaat. Over het algemeen blijken cliënten de ontslagfase na revalidatie moeilijk te vinden.

E-mail
Van: Tineke Claes [mailto:Tineke1989@yahoo.com]
Verzonden: zondag 9 oktober 2011 21:14
Aan: M.Goossens@PCPoli.nl
Onderwerp: nazorg

Beste Martine,
Zoals afgesproken heb ik op de website gekeken naar de nazorgmogelijkheden voor mij. Ik zag dat er tijdens zo'n middag sociale vaardigheidstrainingen gegeven worden. Volgens mij is dat wel een goed idee. Geef jij die trainingen? Ik ben ondertussen lid geworden van een lotgenotengroep op Facebook, zo helpen we elkaar erdoor.
Het part-time werken bevalt me goed. Ik merk dat ik het moeilijk vind om in de weekenden alleen te zijn en ben bang dat ik zo weer in mijn oude patroon verval. Jouw voorstel om elkaar 1x per 2 weken te spreken lijkt me bij nader inzien wel verstandig. We kunnen dan mijn weekend evalueren en het volgende voorbereiden. Ik heb ondertussen wel mijn dagboek over vrijetijdsbesteding bijgehouden.
Kan ik jou bellen voor een afspraak?
Groetjes,
Tineke

Afspraken over nazorg en follow-up zijn belangrijk in de volgende gevallen.
- De cliënt stopt vroegtijdig met de therapie en is halverwege het plan van aanpak gekomen. Dit kan allerlei redenen hebben, maar begrip en respect dragen bij aan de vertrouwensrelatie. Als de cliënt voorlichting krijgt over nazorg mogelijkheden en een follow-up waardeert, zal hij eerder initiatief nemen in het herstarten (doorstarten) van de ergotherapie.
- De cliënt is klaar met ergotherapie, maar wil mogelijk een beroep doen op de ergotherapie bij nog lopende aanvraagprocedures voor werkplek- of huisaanpassingen, mobiliteitshulpmiddelen en dergelijke.
- De cliënt is klaar met ergotherapie maar wil mogelijk een beroep doen op de ergotherapie als zich nieuwe vragen in de participatie voordoen.
- De cliënt heeft vertrouwen in zijn eigen zorgsysteem (mantelzorg), maar de ergotherapeut twijfelt aan de belastbaarheid van het systeem. Het is aannemelijk dat de zorglast van de mantelzorger na langere tijd niet meer zal afnemen terwijl de draagkracht van de mantelzorger wel kan afnemen doordat hij inteert op zijn reserves;
- De cliënt heeft vertrouwen in de gekozen oplossing, maar de ergotherapeut twijfelt of het een adequate oplossing is op lange termijn.

Nazorg is voorzorg: met behulp van *evidence* kan de ergotherapeut signaleren of de cliënt behoort tot een van de risicogroepen. Nazorg kan gericht zijn op: preventie van psychosociale problematiek, preventie van moeilijkheden in de arbeidsre-integratie, voorkomen van terugval in 'oud' gedrag, *health promotion* en dergelijke.

De ergotherapeut kan individuele afspraken maken met de cliënt ten aanzien van nazorg. Veel revalidatie- of ziekenhuisteams en ketenzorg kennen een georganiseerd nazorgtraject waar ergotherapeuten een taak in hebben of waar indicaties voor ergotherapie gesignaleerd en geïndiceerd worden door andere professionals. Dit kan intern of via ambulante teams gebeuren.

Omgekeerd is het voor de ergotherapeut waardevol om te zien hoe cliënten op langere termijn participeren en handelen. Door het generaliseren van opgedane inzichten kunnen andere cliënten zich hierdoor nog beter voorbereiden op ontslag en erbij begeleid worden (Heugten en Moennekens 2002).

24.8 Discussie

Idealiter is de cliënt actor; de overheid anticipeert op actief burgerschap, zelfmanagement en eigen verantwoording. Hoewel ergotherapeuten daar (ook) naar streven, hebben zij te maken met regelgeving die hier niet altijd mee strookt. Als in Nederland een cliënt een rolstoel nodig heeft die onder de Wet langdurige zorg (Wlz) valt, kan hij deze zelf niet aanvragen, maar is hij afhankelijk van de ergotherapeut die bevoegd is om via Zorginfo de aanvraag administratief te initiëren. De cliënt kan een actieve rol hebben bij een melding voor de Wet maatschappelijke ondersteuning (Wmo); tijdens het gesprek met de Wmo-consulent staat hij centraal en worden eigen initiatieven en oplossingen aangemoedigd. Toch voelt menig cliënt zich daarna passief, in afwachting van het advies over wat de meest adequate voorziening is.

Is het streven dat de cliënt volledig wordt opgenomen door de maatschappij als 'gewoon mens'? Natuurlijk is er de neiging om deze vraag positief te beantwoorden. Het is belangrijk om dan de ethische vraag te stellen of de cliënt daarbij gebaat is. Soms kan het streven naar 'zo gewoon mogelijk' leiden tot verlies van uitkering en van aanspraak op speciaal vervoer en dergelijke. Een ergotherapeut zal dus steeds met de cliënt goed de consequenties van bepaalde einddoelen overzien en bespreken.

Ergotherapie is alleen zinvol als de cliënt zelf wil of het belang voor zichzelf ziet, en de vraag van derden adopteert als de zijne. Idealiter is de intentie van de cliënt tijdens de eerste ontmoeting positief. De start kan echter zijn vanuit bemoeizorg, opgelegd door werkgever of verzekeraar, of onder sociale dwang van mantelzorger of familie. De Wet bijzondere opnemingen in psychiatrische ziekenhuizen (Wet Bopz) maakt het mogelijk dat mensen gedwongen worden opgenomen (collocatie, inbewaringstelling, rechterlijke machtiging). Het kan dus zijn dat de cliënt niet vrijwillig gaat deelnemen aan een therapieaanbod. Dit vraagt om communicatieve, coachende vaardigheden van de ergotherapeut, mits de ergotherapeut het belang van de gestelde vraag ziet en verwacht dat de cliënt openstaat voor het bespreken van zijn motivatie en zijn kijk op de voor hem gestelde vraag.

Ook cliënten met een fatalistische of afhankelijke houding hebben eerst coaching nodig, vóórdat een volgende stap in het ergotherapieproces gezet kan worden. *Motivational interviewing* is een van de mogelijkheden die een ergotherapeut kan gebruiken in dergelijke situaties.

Ergotherapeuten komen in hun werk regelmatig situaties tegen waarvan zij vanuit hun beroepsdeskundigheid menen dat een ergotherapeutisch advies een oplossing biedt. De praktijk leert echter dat ongevraagde adviezen zelden uitgevoerd worden, omdat niemand zich verantwoordelijk voelt voor de implementatie ervan. De ergotherapeut zal dus eerst met beoogde geadviseerde(n) het contact en de samenwerking opbouwen, om zo draagvlak te creëren en het advies acceptabel en uitvoerbaar te maken (Veld et al. 2016).

Ergotherapeuten ontmoeten ook cliënten die zich door hun beperkingen in communicatievaardigheden, cognitief en/of psychosociaal functioneren nauwelijks tot niet bewust zijn van voorkeuren, wensen en verwachtingen, of niet in staat zijn om die te verwoorden. Ook zullen er situaties ontstaan waarin blijkt dat de cliënt geen informatie over de interventie(s) kan opnemen, geen keuze kan maken, niet kan beslissen. Enerzijds is het aan de ergotherapeut om dan informatie in te winnen bij mensen die het dichtst bij de cliënt staan. Anderzijds verwerft de ergotherapeut informatie door observatie en interpretatie van de lichaamstaal van de cliënt. De ergotherapeut maakt dan keuzes, steeds in het belang van de cliënt.

In het algemeen kenmerkt de relatie tussen de cliënt en een professional zich door een ongelijke uitgangspositie; in tegenstelling tot de ergotherapeut, geldt voor de cliënt dat het aangaan van een behandelrelatie uit nood is geboren (Logister-Proost 2007). Van de cliënt wordt verlangd dat hij met een vreemde praat over moeilijkheden en beperkingen, het inleveren op sociale rollen, afhankelijkheid tijdens intieme zelfzorgactiviteiten, zorgen om financiële problemen door dreigend arbeidsongeschiktheid, enzovoort. De cliënt weet vaak niet wat hij kan verwachten van ergotherapie en kan zich onvoorbereid voelen op mogelijke assessments en de daaruit voortvloeiende interventies. De ergotherapeut zal zich daarvan bewust zijn bij aanvang van het contact met de cliënt (Logister-Proost 2007). Hij streeft naar een gelijkwaardige relatie waarin gezamenlijkheid en autonomie voorop staat (Pool 2003).

Tijdens de ontmoeting nemen de cliënt en de ergotherapeut hun persoonlijke normen en waarden mee vanuit hun eigen socialisatie, culturele achtergrond, referentiekaders, levensverhaal en -ervaringen. De cliënt kan een andere betekenis geven aan gezondheid en welzijn dan de ergotherapeut. Het is belangrijk dat de ergotherapeut middels zelfreflectie zich hiervan bewust is.

De ergotherapeut kan een patroon van voorkeuren ontwikkelen. Hierdoor bestaat het risico dat situaties die de ergotherapeut niet prettig vindt, worden vermeden en situaties die de ergotherapeut leuk vindt steeds gekozen worden. Bijvoorbeeld: in de razendsnel veranderende virtuele wereld liggen er vele nieuwe mogelijkheden (sociale media, lotgenotensites, domotica, robotica, apps, enzovoort). Een ergotherapeut die een aversie voelt bij virtuele innovaties, zal de digitale mogelijkheden voor de cliënt niet overzien of vermijden. Andersom kan het teruggrijpen naar 'ouderwetse' hobby's juist een adequate keuze zijn voor een cliënt (fruit inmaken, postzegels verzamelen, manden vlechten), terwijl de ergotherapeut daar helemaal geen affiniteit mee heeft. Hierdoor kan de cliënt tekortgedaan worden en dat zou onethisch zijn (Boyt-Schell 2008).

Het hele ergotherapieproces is gericht op het tot stand brengen van verandering via een gerichte en wetenschappelijk onderbouwde interventie. Het is belangrijk om voor ogen te houden wie er allemaal bij dat veranderingsproces betrokken zijn en wat dit proces bij elk van hen teweegbrengt. Dit houdt in dat de professional deze vragen onderkent (aandacht) en zich aangesproken voelt (verantwoordelijkheid). Dat hij met de vraag weet om te gaan (competentie) en in het antwoord beseft dat het om een gezamenlijke onderneming gaat (responsiviteit van de ander) (Tronto, in Thijssen et al. 2006).

Vanuit het oogpunt van de ergotherapeut kan het opzetten van een plan van aanpak een goed gedocumenteerde en beargumenteerde, adequate actie lijken. Voordat het plan van aanpak daadwerkelijk wordt uitgevoerd, maakt de cliënt met de ergotherapeut samen een proces door. Het proces betreft niet alleen het primaire ergotherapieproces, maar kan ook een uitdaging zijn met existentiële vragen die de cliënt en hem confronteren met de essentie van het samen mens zijn (de basis van elke vorm van hulpverlening) (Thijssen et al. 2006).

Essentiële vraag binnen het ergotherapieproces is: 'Wanneer is de cliënt klaar?' Dilemma's ontstaan als de cliënt met ergotherapie wil stoppen terwijl de ergotherapeut meer of andere mogelijkheden ziet. Omgekeerd zijn er cliënten die met een bepaalde interventie willen doorgaan terwijl de ergotherapeut geen progressie ziet …

Leidraad in het professioneel redeneren is: zorgvuldig methodisch handelen en in het proces een stap terug durven doen indien nodig. *Do no harm.*

24.9 Samenvatting

Een ergotherapeut werkt methodisch met een persoon (en zijn systeem), een organisatie of een populatie. Het methodisch handelen van een ergotherapeut kan omschreven worden als doelgericht professioneel handelen, volgens bepaalde stappen in een cyclisch proces. Methodisch handelen is systematisch, procesmatig, bewust, doelgericht en dynamisch. Dit proces van systematische besluitvorming wordt onderbouwd vanuit een ergotherapeutisch referentiekader. Dit betekent dat een vraag die gesteld wordt aan een ergotherapeut, zal leiden tot cliëntgecentreerde interventies (*client-centered*) die

24.9 · Samenvatting

Op handelen gebaseerd	**Theoretisch kader**	**Kennismaking** - De aanvraag (verwijzing) - De ontmoeting - Bereidheid	Ontmoet de cliënt Cliëntsysteem, samenwerken Voorlichting ergotherapie Therapeutische relatie Oriëntatie mogelijkheden en (potentiële) beperkingen Verwachtingen Bereidheid, inzicht Taakafbakening Selecteer procesmodel
		Inventarisatie - De vraaginventarisatie - Prioritering - De vraaganalyse - De vraagformulering	Bronnen, Samenwerken Mogelijkheden en beperkingen Assessment Kern in taal cliënt Begrijp belang en samenhang Analyseer, interpreteer Prioriteitstelling Selecteer inhoudsmodel Samenvatting
Cliënt-gecentreerd		**Doelbepaling en Plan van aanpak** - Doelen formuleren - Plan van aanpak opstellen	Einddoel Lange termijn doel Korte termijn doelen RUMBA of SMART(IE) & taal cliënt Dagelijks handelen Context Middelen Referentiekader Therapeutische houding Samenwerken
Context-based		**Uitvoering plan van aanpak** - Implementatie interventieplan - Implementatie adviesplan	Uitvoeren, evalueren Resultaat doelen Generaliseren, borgen Samenwerken Reflectie
Evidence-based		**Evaluatie** - Evaluatie resultaat - Evaluatie proces	Assessment Meetbaar resultaat Tevredenheid cliënt Zelfreflectie Terug in proces
		Nazorg - Generaliseren - Follow-up	Overdracht Zelfmanagement Vervolgafspraak Transfer handelingscontext

Figuur 24.1 Methodisch handelen

focussen op het dagelijks handelen (*occupation-based*) in de omgeving (*context-based*) en zijn bewezen effectief (*evidence-based*) (Hartingsveldt et al. 2010). In het proces gaan de cliënt en de ergotherapeut een therapeutische relatie aan, waarbij de dialoog tussen beiden centraal staat, zodat zij samen de vragen over het dagelijks handelen/de participatie bespreken, begrijpen en oplossen of voorkomen. Om een vraag te inventariseren, te interpreteren en op te lossen maakt een ergotherapeut met de cliënt tijdens het methodisch handelen door middel van gezamenlijke besluitvorming een bewuste afweging tussen de verschillende mogelijkheden op grond van evidence, referentiekaders en ervaringen (zie fig. 24.1).

Literatuur

AOTA. (2014). Occupational therapy practice framework: Domain & process 3rd ed. *American Journal of Occupational Therapist, 68*(2), Supplement 1, 1–48.

Aubry, T., Tsemberis, S., Adair, C. E., Veldhuizen, S., et al. (2015). One-year outcomes of a randomized controlled trial of housing first with ACT in five Canadian cities. *Psychiatric Services, 66*(5), 463–469.

Bass, J. D. (2015). Chapter 13, Occupations of Populations. In C. H. Christiansen, C. M. Baum, & J. D. Bass, (Eds.). *Occupational yherapy: Performance, participation, and well-being.* (4th ed., pag. 185–197). SLACK Incorporated

Boyt-Schell, B. A. (2008). Professional reasoning in practice. In H. S. Willard, E. S. Cohn, et al. (Eds.), *Willard & Spackman's occupational therapy* (9th ed.). Philadelphia (PA): Lippincott Williams & Wilkins.

Carrier, A., Levasseur, M., et al. (2010). Community occupational therapists' clinical reasoning: Identify tacit knowledge. *Australian Occupational Therapy Journal, 57*(6), 356–365.

Craik, J., Davis, J., & Polatajko, H. J. (2013). Introducing the Canadian Practice Process Framework (CPPF), amplifying the context. In E. A. Townsend & H. J. Polatajko (Eds.), *Enabling occupation II: Advancing an occupational therapy vision for health, well-being and justice through occupation* (2nd ed., pag. 229–246). Ottawa: CAOT Publications ACE.

Creek, J. (2009). Occupational therapy defined as a complex intervention: A 5-year review. *British Journal of Occupational Therapy, 2*(3), 105–115.

Daniëls, R., Verhoef, J., & Peters, E. (2006). Klinisch redeneren. In A. Kinébanian & M. Granse le (Eds.), *Grondslagen van de ergotherapie* (2e druk, pag. 633–664). Maarssen: Elsevier gezondheidszorg.

Deming, W. E. (1989). *Out of the crisis.* Cambridge (MA): MIT Press.

Doig, E., Kuipers, P., Prescott, S., Cornwell, P., & Fleming, J. (2014). Development of self-awareness after severe traumatic brain injury through participation in occupation-based rehabilitation: Mixed-methods analysis of a case series. *American Journal of Occupational Therapy, 68,* 578–588.

Driessen, M., & Heijsman, A. (2006). Adviseren aan derden. In A. Kinébanian & M. Granse le (Eds.). *Grondslagen van de ergotherapie* (2e druk, pag. 745–785). Maarssen: Elsevier gezondheidszorg.

Edwards, M. A., Millard, P., Praskac, L. A., & Wisniewski, P. A. (2003). Occupational therapy and early intervention: A family-centered approach. *Occupational therapy international, 10,* 239–252.

Faber, M., Harmsen, M., Burg, S. van der, & Weijden, T. van der. (2013) *Gezamenlijke besluitvorming & zelfmanagement.* Een literatuuronderzoek naar de effectiviteit en naar voorwaarden voor succes. Nijmegen: UMC St. Radboud.

Fearing, V. G. (1997). An occupational performance process model: Fostering client and therapist alliances. *Canadian Journal of Occupational Therapy, 64*(1), 7–15.

Fisher, A. G. (2009). *Occupational therapy intervention process model: A model for planning and implementing top-down, client-centered, and occupation-based interventions.* Fort Collins (CO): Three Star Press.

Fransen, H. (2011). *Crossroads and pathways in developing OT: The experience of Tunisia.* Symposium 'Kaleidoscope of strategic moves in occupational therapy'. Amsterdam: Hogeschool van Amsterdam.

Haertlein Sells, C. (2015). Chapter 12 Occupations of Organizations. In C. H. Christiansen, C. M. Baum & J. D. Bass (Eds.). *Occupational therapy: Performance, participation, and well-being.* (4th ed., pag. 185–197). NJ: Slack.

Hartingsveldt, M. J. van, Logister-Proost, I., & Kinébanian, A. (2010). *Beroepsprofiel ergotherapeut.* Utrecht: Ergotherapie Nederland/Boom Lemma.

Hartingsveldt, M. J. van, Piškur, B., & Stomph, M. (2008). Het Canadian Practice Process Framework (CPPF): van procesmodel naar process framework. *Wetenschappelijk Tijdschrift voor Ergotherapie, 1*(2), 11–16.

Heugten, C. van, & Moennekens, M. (2002). *Terugkomdagen voor CVA-revalidanten en hun partners.* Utrecht: Nederlandse Vereniging van Revalidatieartsen.

Hocking, C. (2001). Implementing occupation-based assessment. *American Journal of Occupational Therapy, 55*(4), 463–469.

Huber, M. A. S., Knottnerus, J. A., Green, L., et al. (2011). How should we define health? *British Medical Journal, 343*(4163), 235–237.

Iwama, M. K. (2006). *The kawa model: Culturally relevant occupational therapy.* Edinburgh: Churchill Livingstone.

Kielhofner, G. (2008). *Model of human occupation: Theory and application* (4th ed.). Philadelphia (PA): Lippincott Williams & Wilkins.

Kuiper, C. (2011). Professioneel redeneren in de ergotherapie 20 jaar later. Tijd voor revitalisering van het hypothetisch-deductief denken? *Wetenschappelijk Tijdschrift voor Ergotherapie, 4*(1), 49–62.

Law, M., Baptiste, S., Carswell, A., McColl, M. A., Polatajko, H., & Pollock, N. (2014). COPM, *Canadian Occupational Performance Measure* (5th ed.). CAOT Publications ACE.

Logister Ottowa-Proost, I. (2007). *Gezocht: Effectieve ergotherapie: Cliëntgecentreerde evidence-based ergotherapie.* Enschede: Ergowijs.

Loon, H. van, & Satink, T. (2006). Probleeminventarisatie en -analyse van handelen en omgeving. In A. Kiné-banian & M. Granse le (Ed.). *Grondslagen van de ergotherapie* (2e druk, pag. 687–715). Maarssen: Elsevier gezondheidszorg.

Michon, H., & Weeghel, J. van. (2008). *Rehabilitatie-onderzoek in Nederland: Overzicht van onderzoek en synthese van bevindingen in de periode 2000–2007.* Utrecht: Trimbos-instituut. ►http://www.kenniscentrumrehabilitatie.nl/onderzoek/, geraadpleegd december 2011.

Missiuna, C., Pollock, N., & Law, M. (2006). Examination of the Perceived Efficacy and Goal Setting System (PEGS) with children with disabilities, their parents, and teachers. *American Journal of Occupational Therapy, 60*(2), 204–214.

Nederlandse Vereniging voor Psychiatrie. (2012). *Multidisciplinaire Richtlijn Schizofrenie 2.0.* Utrecht: De Tijdstroom.

Offringa, M., Assendelft, W., & Scholten, R. (2000). *Inleiding in evidence-based medicine: Klinisch handelen gebaseerd op bewijsmateriaal.* Houten/Diegem: Bohn Stafleu Van Loghum.

Pol, M. (2010). *Het verschil in perceptie van patiënt en mantelzorger over het functioneren van ouderen in ADL en IADL activiteiten na een acute opname in het ziekenhuis.* Lezing tijdens symposium Ergotherapie in praktijk-Maatschappelijk relevant, wetenschappelijk onderbouwd. Utrecht: Ergotherapie Nederland.

Polatajko, H., Cantin, N., Amoroso, B., McKee, P., Rivard, A., Kirsh, B., et al. (2013a). Occupation-based enablement: A practice mosaic. In E. A. Townsend & H. J. Polatajko (Eds.). *Enabling occupation II: Advancing an occupational therapy vision for health, well-being and justice through occupation* (3rd ed., pag. 177–202). Ottawa: CAOT Publications ACE.

Polatajko, H., Davis, J., Cantin, N., Dubouloz-Wilner, C. J., & Trentham, B. (2013b). Chapter 8, Occupation-based practice: The essential elements. In E. A. Townsend & H. J. Polatajko (Eds.), *Enabling occupation II: Advancing an occupational therapy vision for health, well-being and justice through occupation* (3rd ed., pag. 203–208). Ottawa: CAOT Publications ACE.

Pool, A. (2003). *Van beheersen naar begrijpen.* Lezing jaarcongres NIZW. Utrecht: Nederlands Instituut voor Zorg en Welzijn.

Prochaska, J. O., Norcross, J. C., & DiClemente, C. C. (2013). Applying the stages of change. *Psychotherapy in Australia, 19,* 9–15.

Prochaska, J. O., & Velicer, W. F. (1997). The transtheoretical model of health behavior change. *American Journal of Health Promotion, 12*(1), 38–48.

Public health agency of Canada, population health promotion: An integrated model of population health and health promotion. ►http://www.phac-aspc.gc.ca/ph-sp/php-psp/php3-eng.php, geraadpleegd december 2011.

Rollnick & Miller. (1995). What is motivational interviewing? *Behavioural and Cognitive Psychotherapy, 23,* 325–334.

Satink, T., & Loon, H. van. (2006). Methodisch handelen. In A. Kinébanian & M. Granse le (Eds.), *Grondslagen van de ergotherapie* (2e druk, pag. 665–686). Maarssen: Elsevier gezondheidszorg.

Schemm, R. (2003). Occupation based and family-centered care: A challenge for current practice. *American Journal of Occupational Therapist, 57,* 347–350.

Thijssen, M., Melick, M., & Désiron, H. (2006). Behandelen, plan van aanpak en uitvoeren. In A. Kinébanian & M. le Granse (Eds.). *Grondslagen van de ergotherapie* (2e druk, pag. 717–744). Maarssen: Elsevier gezondheidszorg.

Tickle-Degnen, L. (2002). Client-centered practice, therapeutic relationship and the use of research evidence. *American Journal of Occupational Therapist, 56,* 470–474.

Townsend, E. A., Beagan, B., Kumas-Tan, Z., Versnel, J., et al. (2013). Chapter 4, Enabling: Occupational therapy's core competency. In E. A. Townsend & H. J. Polatajko (Eds.). *Enabling occupation II: Advancing an occupational therapy vision for health, well-being and justice through occupation* (3rd ed., pag. 87–92). Ottawa: CAOT Publications ACE.

Townsend, E. A., & Polatajko, H. J. (Red.). (2013). *Enabling occupation II: Advancing an occupational therapy vision for health, well-being and justice through occupation* (3rd ed.). Ottawa: CAOT Publications ACE.

Trombly, C. (1993). Anticipating the future: Assessment of occupational function. *American Journal of Occupational Therapist, 47,* 253–257.

Veld, A. de, Lemette, M., & Heijsman, A. (2016). *Adviseren door ergotherapeuten*. Amsterdam: Boom uitgevers.

Verhoef, J., & Zalmstra, A. (2013). Beroepscompetenties ergotherapie. *Een toekomstgerichte beschrijving van het gewenste eindniveau van de opleiding tot ergotherapeut* (2e druk). Amsterdam: Boom|Lemma.

Weinstock-Zlotnick, G., & Hinojosa, J. (2004). The issue is: Bottom-up or top-down evaluation: Is one better than the other? *American Journal of Occupational Therapist, 58*(5), 594–598.

Whiteford, G., & Wright-St Clair, V. (2005). *Occupation & practice in context*. Sydney: Churchill Livingstone.

Zalmstra, A., & Stomph, M. (2012). Probleeminventarisatie en -analyse. In I. Speth-Lemmens & H. Tonneijk (Eds.), *Ergovaardig: Deel 1*. Den Haag: Lemma.

Zanten, N. van, Kuiper, C., & Maas, R. (2010). *Directe Toegankelijkheid voor Ergotherapeuten, cursistenhandleiding 2010–2011*. Rotterdam: Transfergroep Rotterdam.

Professioneel redeneren

Ramon Daniëls en Joan Verhoef

25.1 Inleiding – 466

25.2 Het redeneren van ergotherapeuten – 466
25.2.1 Ergotherapie als *two-body practice* – 466
25.2.2 Vormen van professioneel redeneren – 468
25.2.3 Professioneel redeneren en proces- en inhoudsmodellen – 471

25.3 Professioneel redeneren en besluitvorming – 472
25.3.1 Het cliëntperspectief – 472
25.3.2 Het (ergo)therapeutisch perspectief – 473
25.3.3 Het perspectief van bewijs – 473
25.3.4 Het besluitvormingsproces – 474

25.4 De kritische professional – 475
25.4.1 Reflecteren: hoe doe je dat? – 476
25.4.2 Reflecteren van de ergotherapeut – 477

25.5 Discussie – 478

25.6 Samenvatting – 479

Literatuur – 479

- **Professioneel redeneren**

» Actief redeneren als basis voor beredeneerd handelen (Mattingly en Fleming 1994)

Kernbegrippen

– Professioneel redeneren.
– Interpretatief referentiekader.
– Empirisch-analytisch referentiekader.
– Kritisch-emancipatorisch referentiekader.
– Conditioneel redeneren.
– Interactief redeneren.
– Narratief redeneren.
– Pragmatisch redeneren.
– Procedureel redeneren.
– Ethisch redeneren.
– Politiek redeneren.
– Besluitvorming.
– Cliëntperspectief.
– Therapeutperspectief.
– Perspectief van bewijs.
– Reflecteren.
– Kritische professional.

25.1 Inleiding

Het zal geen verbazing wekken; een ergotherapeut denkt na, neemt beslissingen en verantwoordt deze in de praktijk. Dit 'denken over' en 'het nemen en verantwoorden van beslissingen' om acties in de praktijk te begeleiden en te evalueren noemen we professioneel redeneren (Higgs en Jones 2008).

Sinds de jaren tachtig komt de term 'klinisch redeneren' *(clinical reasoning)* in de ergotherapieliteratuur voor. Tussen 1982 en 2014 werden 140 artikelen over dit thema gepubliceerd (Unsworth en Baker 2015). Het laat zien dat klinisch redeneren een belangrijk onderwerp voor de ergotherapie is. Omdat de term klinisch redeneren te veel geassocieerd wordt met een medische benadering wordt tegenwoordig ook de term 'professioneel redeneren' *(professional reasoning)* gehanteerd (Boyt-Schell en Schell 2008). Definities van professioneel redeneren (Visser en Beishuizen 2001; Heijsman en Bernards 2001; Boyt-Schell 2003) benadrukken het denkproces van de ergotherapeut in relatie tot een cliënt in verschillende fasen van het therapieproces:

– inventariseren van de vraag, wens of voorkeur van de cliënt;
– doelbepaling en plan van aanpak;
– uitvoeren van het plan van aanpak;
– evaluatie en nazorg.

Ook dit hoofdstuk gaat over redeneren, over het denkproces in relatie tot cliënten, en behandelt die vormen van redeneren die bijdragen aan het op professionele wijze nadenken en beslissen over de vragen van cliënten vanuit verschillende perspectieven.

Andere vormen van redeneren, die zich richten op andere rollen of competenties van ergotherapeuten, zoals *strategic reasoning* of *collaborative reasoning* (Cole en Creek 2016) blijven in dit hoofdstuk buiten beschouwing. Met opname van deze vormen zou het hoofdstuk te breed worden (zie verder ▶ par. 25.5).

Professioneel redeneren heeft een relatie met reflecteren. Een ergotherapeut die goed kan reflecteren is in staat om alledaagse praktijksituaties in leermomenten om te zetten. Dat gebeurt door afstand te nemen van de eigen acties tijdens de situatie (*reflection in action*) of na de situatie (*reflection on action*) en zichzelf vragen te stellen over wat er gebeurde en wat de eigen denkprocessen en overwegingen voor beslissingen waren (Groen 2008). Een ergotherapeut of ergotherapeut in opleiding die reflecteert op zijn denkprocessen, overwegingen en zijn acties, is beter in staat zijn handelen bij te stellen en te onderbouwen.

Dit hoofdstuk beoogt inzicht in professioneel redeneren en reflecteren te vergroten; bij studenten die professioneel redeneren oefenen in het onderwijs; bij docenten die redeneerprocessen aansturen; bij ergotherapeuten die besluiten nemen, maar zich niet altijd meer bewust zijn van hun overwegingen. Het hoofdstuk start met een beschrijving van verschillende vormen van professioneel redeneren. Vervolgens gaat het hoofdstuk in op besluitvorming en de ontwikkeling tot kritische professional.

25.2 Het redeneren van ergotherapeuten

Ergotherapeuten redeneren over veel verschillende aspecten, zoals over de motivatie en wensen van de cliënt, over zijn mogelijkheden en beperkingen en over de invloed van de omgeving (Mattingly en Fleming 1994). Ook de organisatorische context waarin de ergotherapeut handelt is een bron voor overwegingen; hoeveel tijd heb ik om met een cliënt samen te werken? Daarnaast denkt de ergotherapeut na over geschikte theorieën en modellen en betrekt hij evidence in zijn besluitvorming. Ook persoonlijke overtuigingen van de ergotherapeut worden betrokken bij het professioneel redeneren (Chapparo en Ranka 2000). Diverse auteurs beschreven hoe al die aspecten terug te vinden zijn in vormen van professioneel redeneren. In dit hoofdstuk komen vormen van professioneel redeneren aan bod die veelvuldig in de ergotherapieliteratuur voorkomen.

25.2.1 Ergotherapie als *two-body practice*

De onderzoeken van Mattingly en Fleming uit het begin van de jaren negentig staan centraal in de literatuur over professioneel redeneren in de ergotherapie (Robertson 2012). Hoewel hun onderzoeken uiteindelijk leiden tot vijf vormen van professioneel redeneren, noemen zij de ergotherapie nadrukkelijk een *two-body practice*. Ergotherapeuten redeneren over de cliënt vanuit (zie ◘ fig. 25.1):

– een empirisch-analytisch referentiekader, dat het lichaam beschouwt als een machine waarvan onderdelen niet meer kunnen functioneren;
– een interpretatief referentiekader, dat de persoon beschouwt als een levend wezen, vol met persoonlijke betekenissen.

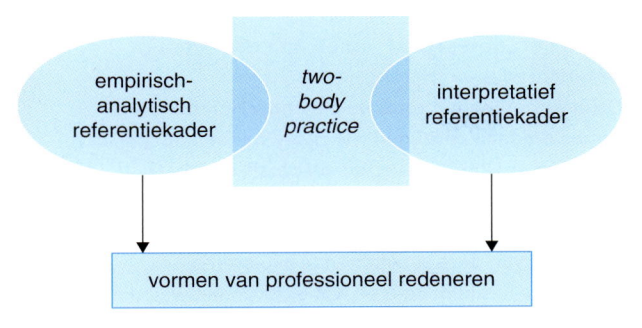

Figuur 25.1 Two-body practice. Bron: Creek en Lawson-Porter (2007)

Creek en Lawson-Porter (2007) zien de *two body practice* van ergotherapie als een integratie van een perspectief op ziekte (gevolgen, aanpak) van een cliënt met een perspectief op hoe de ziekte het leven van iemand beïnvloedt. Het hanteren van deze beide perspectieven is een specifiek kenmerk van de ergotherapie. Hoewel deze referentiekaders om andere vormen van redeneren vragen, is de ervaren ergotherapeut in staat deze te combineren tot een holistische visie op de cliënt. Hieronder volgt een nadere uitleg van het empirisch-analytisch en het interpretatief perspectief op redeneren.

Empirisch-analytisch referentiekader

Redeneren vanuit een empirisch-analytisch perspectief omvat het denken over de vraag of het probleem van de cliënt en over oplossingen bezien vanuit de ziekte of aandoening. Het empirisch-analytische referentiekader komt voort uit de natuurwetenschappen en is gericht op de reductie van een probleem, het opstellen van hypotheses over de oorzaken ervan en het vinden van bewijs voor de hypotheses. In dit kader wordt tegenwoordig ook wel verwezen naar de hypothetisch-deductieve methode (Kuiper 2011; Engelbert en Wittink 2010).

Ook ergotherapeuten redeneren vanuit een hypothetisch-deductieve methode. Hoe gaat dit in zijn werk? Voor het vinden van de juiste ergotherapeutische diagnose stelt men op basis van een aantal aanwijzingen, ook wel *cues* genoemd, hypotheses op over de mogelijke oorzaken van het ervaren probleem. Een hypothese is te omschrijven als een voorlopige, nog te bewijzen, verklaring voor de oorzaak. De hypotheses geven richting aan de invulling van inventarisatie en analyse van de vraag of het probleem en de voorgestelde interventie. Na het opstellen van de hypotheses vindt een proces plaats van gegevensverzameling, waarbij de gegevens steeds in relatie gebracht worden tot de hypotheses. Op grond daarvan worden sommige hypotheses versterkt en andere worden weerlegd: er vindt toetsing van de hypotheses plaats.

Ervaren professionals hebben schema's opgebouwd van patronen of categorieën van relevante factoren bij een bepaald beeld (Roberts 1996). In de Nederlandse literatuur wordt ook gesproken over ziektescripts (Heijsman en Bernards 2001). Dergelijke door ervaring en onderzoek opgebouwde schema's of ziektescripts stellen de ervaren ergotherapeut in staat in korte tijd tot hypotheses te komen over oorzaken die ten grondslag liggen aan de problemen in het dagelijks handelen. Bij het redeneren vanuit een empirisch-analytisch perspectief zal ook de inhoud van de interventie, zoals de methodiek en de middelen, gebaseerd zijn op datgene wat vanuit theorie of wetenschappelijk onderzoek bekend is over de effecten van de interventie.

Box 25.1

Vier stadia van vraaginventarisatie en -analyse volgens de hypothetisch-deductieve methode

Cue acquisition
Door observatie, het verhaal van de cliënt of onderzoek worden aanwijzingen voor oorzaken van problemen waargenomen. Meestal worden deze aanwijzingen op basis van weinig informatie aangereikt.
Mevrouw Homburg is naar de ergotherapie verwezen. Zij heeft hartproblemen en Parkinson. De ergotherapeut neemt bij mevrouw Homburg na een kort kennismakingsgesprek de COPM af en merkt op dat de handen van mevrouw beven. Zij heeft moeite om plaats te nemen op de stoel en toont weinig zichtbare emoties. 'Ik heb er veel moeite mee dat ik zoveel tijd nodig heb voor het aankleden', geeft zij aan. Ongeveer tien minuten na de uitleg van de COPM vraagt zij waarom dit gesprek eigenlijk plaatsvindt. De ergotherapeut neemt tijdens het gesprek terloops de kleine knoopjes op de kleding van mevrouw Homburg waar.

Hypothesis generation
De ergotherapeut weegt de relevantie van *cues*, brengt deze met elkaar in verband om vervolgens hypotheses op te stellen over de mogelijke oorzaken van het probleem. Bovenstaande informatie bevat een aantal *cues* die de ergotherapeut gebruikt voor het opstellen van hypotheses over het probleem met aankleden. De ergotherapeut baseert zich hierbij op zijn kennis van de ziekte van Parkinson en van hartproblemen, en op ervaringen met andere cliënten. Aankleden is een groot probleem voor mevrouw Homburg en de ergotherapeut wil de oorzaken van moeilijkheden in het aankleden vaststellen.
- *Cue*: bevende handen. Hypothese: een mogelijke verklaring is dat de tremoren de cliënt belemmeren bij het aankleden, met name bij handelingen die fijne motoriek vereisen.
- *Cue*: kleding. Hypothese: een mogelijke verklaring is dat de kleding van mevrouw te veel van de fijne motoriek vraagt.
- *Cue*: moeite met plaatsnemen op de stoel. Hypothese: een mogelijke verklaring is dat bewegingsstijfheid de cliënt belemmert bij het aankleden.
- *Cue*: hartproblemen. Hypothese: een mogelijke verklaring kan zijn dat hartproblemen problemen (van energetische aard) bij het aankleden veroorzaken.
- *Cue*: cliënt vraagt opnieuw naar doel COPM. Hypothese: een mogelijke verklaring voor het probleem bij het aankleden is dat er sprake is van cognitieve stoornissen op basis van Parkinson-dementie.

Cue interpretation
De ergotherapeut verzamelt meer informatie en laat zich daarbij leiden door de hypotheses. De informatie uit verdere observaties, gesprekken of tests wordt naast elkaar gezet en tegen elkaar afgewogen.
De ergotherapeut heeft in overleg met mevrouw Homburg besloten tot het afnemen van de AMPS om de motorische en procesvaardigheden te onderzoeken. Tevens wordt in een gesprek meer informatie ingewonnen over omgevingsfactoren. Bij de arts is navraag gedaan over een eventuele dementie.

Hypothesis evaluation
De hypotheses worden getoetst aan de verzamelde informatie en geëvalueerd wordt of de hypothese standhoudt of bijgesteld wordt of verworpen.
De observatie laat problemen zien met motorische vaardigheden en procesvaardigheden. Er is sprake van tremoren bij willekeurige bewegingen en bewegingsstijfheid. De ergotherapeut heeft een vermoeden dat cognitieve stoornissen een rol spelen en vraagt om nader onderzoek. Er blijkt volgens de arts sprake te zijn van Parkinson-dementie. Mevrouw geeft aan dat zij thuis alleen maar klassieke kleding heeft en niet houdt van 'die zogenaamd moderne losse kleding'. Op basis van deze nieuwe informatie overweegt de ergotherapeut nu of de eerder gestelde hypotheses aangenomen kunnen worden.

Interpretatief referentiekader

Het interpretatieve perspectief gaat ervan uit dat ieders leefwereld uniek is en mede gevormd wordt door ervaringen en sociale context. Het menselijk handelen is slechts in zijn geheel te begrijpen. Het interpretatieve referentiekader, voortkomend uit de menswetenschappen, neemt de complexiteit van het menselijk handelen als uitgangspunt. Bij deze vorm van redeneren worden de verhalen van mensen opgetekend en geïnterpreteerd om deze – in al hun complexiteit – te begrijpen. De ergotherapeut construeert de betekenis van handelen of participatie met de cliënt. Ergotherapeutische instrumenten die hierbij gebruikt kunnen worden zijn bijvoorbeeld de Canadian Occupational Performance Measure (COPM) en het Occupational Performance History Interview (OPHI-II) (Baaijen et al. 2008; Kielhofner et al. 2001, 2004). De ergotherapeut luistert naar de cliënt en zoekt intuïtief naar thema's, metaforen of verhalen die te gebruiken zijn om het cliëntperspectief te vangen. Het redeneren vanuit interpretatief perspectief heeft raakvlakken met de werkwijze binnen kwalitatief onderzoek. Binnen deze benadering wordt gezocht naar de betekenis van dagelijks en maatschappelijk handelen, en de beperking(en) daarin, voor de persoon, en worden geen hypotheses opgesteld.

Hoe de ergotherapeut samen met een cliënt de betekenis van activiteiten construeert

De ergotherapeut is thuis bij mevrouw Homburg om samen duidelijk te krijgen wie zij als (handelend) persoon is. Mevrouw Homburg vertelt vol passie over haar vroegere werk als meubelontwerper en over haar hobby bloemschikken. De ergotherapeut stelt vragen om de betekenis van deze activiteiten te exploreren.
MH: 'Dat je iets kunt creëren wat er eerst niet was, dat vind ik mooi. En dat je problemen tegenkomt die je van tevoren niet kunt inschatten en deze dan moet oplossen.'
ET: 'U houdt wel van een uitdaging, begrijp ik.'
MH 'Hoe groter de uitdaging, des te meer lol ik heb. Dat had ik vroeger ook met bloemschikken en meubels ontwerpen. Vooral als anderen dan zagen hoe ik eruit gekomen was en konden zien hoe mooi het resultaat geworden was.'
ET: 'U bent iemand die graag problemen oplost, en dat anderen van het resultaat kunnen genieten.'
MH: 'Ja, dat ben ik, iemand die het graag de anderen naar de zin maakt door dingen voor hen op te lossen en mooi te maken.'

Het redeneren vanuit interpretatief perspectief is in de ergotherapie van toepassing in alle fasen van het ergotherapieproces; ook in de fase van het uitvoeren van het plan van aanpak. Aan het vertellen van verhalen (*narratives*) en het stilstaan bij de betekenis van gebeurtenissen wordt een therapeutische waarde toegedicht. Kielhofner (2008) spreekt over het belang van het creëren van positieve *occupational narratives* met cliënten. Binnen het Person-Environment-Occupation-Performance model (PEOP) heeft 'the narrative' een centrale plek (Christiansen et al. 2015). Elk ergotherapie-proces begint volgens de auteurs met 'the narrative'; percepties, keuzes, interesses, doelen en wensen uit het verleden, heden en de toekomst, uniek voor de persoon, de organisatie of de populatie. Ook buiten de ergotherapie wordt de waarde van verhalen ingezien. Wereldwijd hebben inmiddels vele onderzoeken naar de effecten van *life-review* op depressie en psychisch welzijn plaatsgevonden (Bohlmeijer et al. 2008; Pot et al. 2008). *Life-review* richt zich op zowel positieve als negatieve herinneringen in de levensloop, staat stil bij de betekenis van herinneringen en tracht alle herinneringen te integreren tot een coherent levensverhaal.

25.2.2 Vormen van professioneel redeneren

Er zijn twee veelgebruikte indelingen voor vormen van professioneel redeneren in de ergotherapie. Mattingly en Fleming (1994) onderscheiden vijf vormen van professioneel redeneren; procedureel, interactief, narratief, conditioneel en pragmatisch redeneren. Boyt-Schell en Cervero (1993; Boyt-Schell 2003) onderscheiden vier vormen. Ze onderscheiden ook het narratief redeneren en pragmatisch redeneren, en daarnaast het wetenschappelijk en ethisch redeneren. In hun beschrijving komt wetenschappelijk redeneren sterk overeen met procedureel redeneren zoals beschreven door Mattingly en Fleming.

Procedureel redeneren

Procedureel redeneren is het redeneren vanuit de ziekte, medische condities of het functioneren van de cliënt om het probleem te begrijpen en mogelijke (evidence-based) interventies te selecteren. Deze vorm staat het dichtst bij het empirisch-analytische perspectief. De hypothetisch-deductieve methode van professioneel redeneren zoals eerder uitgelegd is de basis van het procedureel redeneren.

Interactief redeneren

Interactief redeneren is het redeneren over de betekenis die de ziekte of beperking heeft voor de cliënt op basis van diens verhalen en het redeneren over de relationele aspecten tussen de cliënt en de ergotherapeut. Het gaat hier om een vorm van redeneren vanuit het interpretatieve perspectief. Mattingly en Fleming (1994) noemen interactief redeneren ook wel het redeneren dat ergotherapeuten gebruiken om te ontdekken wat belangrijk en uniek is aan de cliënt, zodat maatwerk geboden kan worden. Interactief redeneren stelt de ergotherapeut in staat een sfeer te creëren die vertrouwen en motivatie bij de cliënt oproept (Mattingly en Fleming 1994). Schwartzberg (2002) refereert bij interactief redeneren aan vaardigheden als actief luisteren en empathie tonen om het verhaal te begrijpen en de cliënt te laten weten dat hij gehoord wordt. Het zich bewust zijn van eigen gevoelens, normen en reacties is een voorwaarde om de cliënt zich veilig te laten voelen en een relatie op te bouwen.

Narratief redeneren

Narratief redeneren wordt omschreven als het redeneren vanuit het levensverhaal van de cliënt over de betekenis van taken, gewoonten en rollen van de cliënt in verleden, heden en toekomst. Hiermee wordt de breuk die ontstaan is in het levensverhaal gerepareerd, waardoor het leven opnieuw vormgegeven kan worden (Mattingly 1991a, b). Ook hier betreft het een vorm van redeneren vanuit het interpretatieve perspectief. Volgens Boyt-Schell en Schell (2008) spiegelen we onze identiteit aan wat we doen; omdat we verhalen vertellen over wat we doen, spelen verhalen een belangrijke rol in het formeren en continueren van onze persoonlijke identiteit. Cliënten gebruiken verhalen en metaforen om hun levensloop te beschrijven en betekenissen te duiden (Mallinson et al. 1996). Het construeren van verhalen heeft een belangrijke therapeutische waarde. Mensen creëren verhalen om een gevoel van coherentie te ervaren en verhalen geven verklaringen voor gebeurtenissen in het leven. Ergotherapeuten hebben vaak te maken met cliënten met onderbroken levensverhalen. Door samen met de cliënt een prospectief verhaal te construeren wordt een nieuw toekomstbeeld gecreëerd op basis waarvan betekenisvolle doelen opgesteld kunnen worden.

Pragmatisch redeneren

Pragmatisch redeneren betreft het redeneren over de invloed van praktische factoren, de invloed van de omgeving en de invloed van de ergotherapeut zelf op het therapieproces (Mattingly en Fleming 1994; Boyt-Schell en Schell 2008). Het pragmatisch redeneren overstijgt de relatie tussen de cliënt en de ergotherapeut omdat het de gehele context van het therapieproces betreft. De context van de omgeving omvat diverse externe factoren op micro-, meso- en macroniveau. Een ergotherapeut heeft te maken met kaders die door de overheid (wetgeving), zorgverzekeraars en zorginstellingen gesteld zijn. Een onderzoek van Daniels en collega's (2002) liet zien dat de keuzes die ergotherapeuten maken sterk beïnvloed worden door de visie en het beleid van de organisatie waarin zij werken. Voor ergotherapeuten in de CVA-revalidatie in Nederland en België was het ontslagbeleid van de instelling een belangrijke afweging bij het stellen van doelen voor de therapie (Daniels et al. 2002). Ook de normen, waarden en persoonlijke opvattingen van de ergotherapeut zouden keuzes voor therapie sterk beïnvloeden (Unsworth 2004). Voor het bereiken van een cliëntgerichte aanpak is het een voorwaarde dat ergotherapeuten zich voortdurend vragen stellen over de invloed van de eigen opvattingen en de invloed van de omgeving op hun handelen.

Conditioneel redeneren

Conditioneel redeneren is het geïntegreerd toepassen van procedureel, interactief, narratief en pragmatisch redeneren waarbij de gehele situatie van de cliënt en veranderingen daarin worden beschouwd. Conditioneel redeneren dient om het therapieproces op elk moment af te stemmen op de behoefte(n) van cliënt, (veranderingen in) de situatie en nieuwe gegevens of inzichten van de ergotherapeut (Neistadt 1996). Binnen conditioneel redeneren ligt de nadruk op redeneren over een mogelijk toekomstbeeld voor de cliënt en de acties die nodig zijn om dit toekomstbeeld te realiseren. Hoe kan de therapie zo goed mogelijk aansluiten op de huidige en mogelijk toekomstige wensen, behoeften en sociale context van deze persoon? Hoe geschikt zijn interventies in het licht van de unieke situatie van de cliënt? (Scanlan en Hancock 2010). De ergotherapeut beschouwt de betekenis van de therapie in de context van het toekomstperspectief (verhaal) dat met de cliënt is opgesteld en onderneemt samen met de cliënt acties om dit perspectief te bereiken. Vanwege de integratie van zoveel verschillende vormen van redeneren is conditioneel redeneren een zeer complexe en beeldende vorm van redeneren (Fleming 1991; Mattingly en Fleming 1994).

Ethisch redeneren

Ethisch redeneren wordt door diverse auteurs als een vorm van professioneel redeneren gepresenteerd (Boyt-Schell 2003; Boyt-Schell en Schell 2008; Chapparo en Ranka 2000). Ethisch redeneren betrekt het systematisch en kritisch nadenken over normen en waarden in het redeneren, en hoe deze normen en waarden een rol spelen in situaties waarin mensen handelen en beslissen. Daarbij gaat het om het zorgvuldig afwegen van persoonlijke en professionele normen en waarden en belangen op verschillende niveaus om zorgvuldig tot een besluit te komen over wat goed is om (in de gegeven situatie) te doen (Leeuw et al. 2015; Edwards et al. 2012). Ethisch redeneren wordt met name toegepast om ethische beslissingen bij tegengestelde belangen te kunnen nemen en wordt geactiveerd

Tabel 25.1 Indeling en voorbeelden van vragen. Bronnen: Boyt-Schell en Cervero (1993), Boyt-Schell (2014), Mattingly en Fleming (1994)

procedureel redeneren	narratief redeneren	pragmatisch redeneren	interactief redeneren	conditioneel redeneren	ethisch redeneren
het redeneren vanuit de aard van medische diagnose en beperking om hypotheses op te stellen om het vraagstuk te begrijpen en mogelijke interventies te selecteren	het redeneren vanuit het levensverhaal van de persoon om een betekenisvolle toekomst te creëren door de breuk die ontstaan is in het levensverhaal te complementeren	het redeneren vanuit de invloed van praktische factoren als de regels, procedures en mogelijkheden in een setting, financiering, maar ook de kennis, vaardigheden en opvattingen van de therapeut	het redeneren over de betekenis die de ziekte of beperking heeft en de relationele aspecten tussen cliënt en ergotherapeut om beter te kunnen inspelen op de persoon als een uniek wezen	het redeneren over een mogelijk toekomstbeeld voor de cliënt en de acties die nodig zijn om dit toekomstbeeld te realiseren	het nemen van ethische beslissingen bij tegengestelde belangen
redeneervragen	**redeneervragen**	**redeneervragen**	**redeneervragen**	**redeneervragen**	**redeneervragen**
wat is de aard van de ziekte of ontwikkelingsstoornis? wat zijn gewoonlijk de beperkingen die deze aandoening veroorzaakt? wat zijn de typische stoornissen en contextuele factoren die het dagelijks handelen beïnvloeden? welke theorieën, onderzoeksresultaten en protocollen zijn aanwezig voor het bepalen van assessment en interventies?	wat is het levensverhaal van deze persoon? wat is de aard van deze persoon als handelend wezen? hoe beïnvloedt de aandoening het levensverhaal van de persoon of de capaciteit het levensverhaal voort te zetten? welke taken zijn zowel voor de persoon betekenisvol als bruikbaar voor het bereiken van doelen voor interventie?	wie verwijst deze persoon door en waarom? wie bepaalt de diensten en wat zijn de verwachtingen? wat zijn de verwachtingen van de werkplek en het management? hoeveel tijd is er om deze persoon te zien? welke ruimten en materialen zijn beschikbaar?	wat is de beleving van deze persoon van de eigen situatie? hoe kan ik een vertrouwensrelatie met deze persoon opbouwen? hoe kan ik een samenwerkingsrelatie opbouwen waarin op basis van gelijkheid besluitvorming plaatsvindt?	welke interventies dragen bij aan het realiseren van de huidige en toekomstige -behoeften en -sociale context van deze persoon?	uitgaande van beperkte tijd en bronnen: hoe kunnen prioriteiten gesteld worden? hoe kan gebalanceerd worden tussen tegengestelde belangen van de persoon en diens sociale omgeving? wat doe ik als andere leden van het team niet werken overeenkomstig de belangen van de cliënt? wat doe ik als de persoon interventies wenst waarvan uit onderzoek bekend is dat zij geen effect hebben?

door het ervaren van dilemma's (Boyt-Schell en Cervero 1993; Boyt-Schell 2003). Bij dilemma's is er sprake van moeilijke keuzes, waarbij verschillende belangen aan de orde zijn. In de afwegingen van keuzes zal de ergotherapeut vaak balanceren tussen verschillende normen en persoonlijke overtuigingen. Zo kan een ergotherapeut een dilemma ervaren als de doelen van de organisatie niet overeenkomen met de doelen van de cliënt. Een ander dilemma kan ontstaan als de cliënt interventies wenst die volgens wetenschappelijk onderzoek geen effect hebben. Schwartzberg (2002) vindt het van belang dat ergotherapeuten dergelijke dilemma's voorzichtig exploreren en in staat zijn zichzelf de nodige vragen te stellen. Is deze situatie in het belang van de cliënt? Welke rol spelen mijn eigen persoonlijke overtuigingen en normen bij dit dilemma? Ethisch redeneren vraagt van de ergotherapeut om morele principes als recht op zelfbeschikking en recht op gelijke behandeling en gelijke kansen goed in het oog te houden (Boyt-Schell en Schell 2008, Edwards et al. 2012).

Het nemen van ethisch goede beslissingen vereist allereerst kennis en inzicht, of een bepaalde gevoeligheid, om ethische dilemma's te herkennen in de beroepsuitoefening. Daarnaast vraagt het een geschikte methode om ethische aspecten van een beslissing te onderzoeken en de overwegingen (waarden, belangen) af te wegen die de keuze voor een actie beïnvloeden. Een methode voor ethische besluitvorming kan dit proces ondersteunen, zoals het ethisch redeneermodel dat wordt beschreven in de beroepscode en gedragsregels ergotherapeut (Leeuw et al. 2015) (zie verder ook ▶ H. 8).

In ◘ tab. 25.1 is weergegeven wat voorbeelden van vragen zijn van professioneel redeneren in de ergotherapie.

Politiek redeneren

Politiek redeneren onderscheidt zich van de andere vormen van professioneel redeneren omdat het is gebaseerd op een kritisch-emancipatorisch referentiekader. Dit referentiekader komt voort uit de maatschappijwetenschappen (sociologie, culturele antropologie, politicologie) en onderkent de politieke aard van menselijk handelen en de complexiteit van de samenleving. Handelen vanuit een kritisch-emancipatorisch perspectief vereist betrokkenheid en een kritische houding naar maatschappelijke vraagstukken en naar het eigen handelen met als doel bij te dragen aan de emancipatie van groepen. Het competentiegebied 'pleiten voor participatie' zoals beschreven in het Beroepsprofiel ergotherapeut (2010) kent een nauwe relatie met dit perspectief.

Ergotherapeuten nemen in toenemende mate waar dat er een sterk politiek element in hun werk zit (Pollard et al. 2008). Dit wordt mede beïnvloed door *position papers* van de WFOT (2004, 2006, 2014) die ergotherapeuten over de hele wereld aanzetten om betekenisvolle activiteiten en participatie als een recht te erkennen; ieder mens zou de mogelijkheid moeten hebben betrokken te zijn in betekenisvolle activiteiten. Echter, maatschappijen en organisaties bieden niet iedereen gelijke kansen. Termen als *occupational apartheid*, *occupational injustice* en *occupational deprivation* geven omstandigheden aan van groepen die geen toegang hebben tot betekenisvol handelen (Kronenberg en Pollard 2005). Erkenning van het recht daarop betekent dat de ergotherapeut kritisch onderzoekt waarom individuen en groepen in de eigen samenleving geen toegang hebben tot betekenisvol handelen en participatie en daarop ook actie onderneemt. Mensen ondersteuning bieden bij hun recht op betekenisvol handelen vraagt niet slechts om een 'therapie', maar is een politiek streven dat inzicht vraagt in de politieke aard van barrières, conflicten en problemen (Kronenberg en Pollard 2005).

Het is van groot belang dat ergotherapeuten en studenten ergotherapie zich bewust zijn van de drijfveren en belangen van de politiek, van beleid, van de macht en van bestuur die van invloed zijn op medische en sociale benaderingen van gezondheid (Hocking en Ness 2002). Politiek redeneren staat voor het exploreren van, begrijpen van en reageren op politieke processen in de maatschappij. Het kan dan gaan om de politiek op nationaal of regionaal niveau, maar ook om het beleid dat gevoerd wordt in een instelling, of door een gemeente, of door een huisarts. Politiek redeneren gaat over het begrijpen van het ontstaan van conflicten tussen groepen van mensen, over het ontwikkelen van coöperatieve strategieën die uitkomsten van de conflicten beïnvloeden en het oplossen van de conflicten.

Kronenberg en collega's (2006) benoemen zes kernvragen (*political reasoning tool*) die ergotherapeuten kunnen ondersteunen bij het begrijpen van de politieke aard van het handelen:
- wat zijn de kenmerken van het conflict en wat is de status van coöperatie?
- wie zijn de actoren (wie zijn de mensen, groepen en organisaties?)?
- hoe gedragen de actoren zich? wat zijn hun doelen, motieven, belangen en overwegingen?
- wat zijn de middelen van de actoren?
- hoe ziet het politieke landschap eruit?
- wat is de bredere context waarbinnen conflict en samenwerking zich afspelen?

Door het herkennen, benoemen en onderzoeken van de politieke aard van situaties krijgt de ergotherapeut meer handvatten om structureel naar oplossingen te zoeken voor cliënten en andere groepen in de maatschappij. Politiek redeneren kan iedere ergotherapeut leren. Het vraagt echter wel om een keuze een levenshouding te ontwikkelen die voortdurend kritische reflectie vraagt op persoonlijke, professionele en politieke waarden, veronderstellingen, belangen en doelen. Om ergotherapeuten te ondersteunen bij de reflectie ontwikkelden Kronenberg en collega's (2006) het 3PA-model, met reflectievragen als 'wie zijn we?', 'waar komen we vandaan?', 'waar staan we voor?', en 'wat is onze toegevoegde waarde in de maatschappij?'

Politiek redeneren houdt verband met verschillende vormen van professioneel redeneren. Bijvoorbeeld met het pragmatisch redeneren waarin de invloed van zowel de persoon als de organisatie en andere omgevingsfactoren op het therapieproces wordt bekeken. Er is tevens een link met ethisch redeneren. Boyt-Schell en Schell (2008) noemen 'recht op zelfbeschikking' en 'recht op gelijkheid en eerlijke kansen' als morele basisprincipes van ethisch redeneren. Deze principes hanteert de ergotherapeut in het analyseren en oplossen van ethische dilemma's. Of politiek redeneren daadwerkelijk een andere vorm van redeneren is zal de toekomst uitwijzen; de intentie achter politiek redeneren (emancipatie van groepen) en de brede oriëntatie op handelen in de samenleving geven het mogelijk bestaansrecht als aparte vorm van professioneel redeneren.

25.2.3 Professioneel redeneren en proces- en inhoudsmodellen

Hoe verhouden deze verschillende vormen van professioneel redeneren zich tot de proces- en inhoudsmodellen die ergotherapeuten in de praktijk gebruiken en die veelvuldig in het onderwijs aan bod komen? Het antwoord op deze vraag lijkt eenvoudig:
- in elke fase van ergotherapeutische procesmodellen kunnen alle vormen van professioneel redeneren aan bod komen;
- ergotherapeutische inhoudsmodellen bieden concepten die sturend zijn voor de vormen van redeneren van ergotherapeuten en een bron kunnen zijn voor de vragen die ergotherapeuten zichzelf stellen.

In een procesmodel is een aantal opeenvolgende fasen te onderscheiden: vraagverheldering, opstellen van doelen en een plan van aanpak, uitvoering en evaluatie en nazorg. Deze verschillende fasen geven richting aan het redeneren van de ergotherapeut. Het redeneerproces verloopt cyclisch, dat wil zeggen dat elke nieuwe stap ook nieuwe vragen op kan roepen waardoor de therapeut zijn gegevens aanvult en de doelen of strategieën bijstelt (Kielhofner 2009). In bepaalde fasen van het procesmodel kunnen bepaalde vormen van redeneren op de voorgrond staan. Bij vraagverheldering past interpretatief redeneren; bij het opstellen van doelen en een plan van aanpak komt conditioneel redeneren goed van pas. De ervaren ergotherapeut zal echter ook tijdens de vraagverheldering al op zoek zijn naar *cues* om hypotheses over het dagelijks handelen op te stellen en daarbij procedureel redeneren.

Professioneel redeneren omvat ook het denken vanuit de theorie, waarbij de ergotherapeut theorieën, referentiekaders en modellen waarin beroepskennis is verzameld in de praktijk toepast. Leren denken vanuit de theorie betekent dat de theorie een manier wordt om te kijken naar de cliënt, zijn mogelijkheden, rollen, handelen en participatie (Kielhofner 2009). Inhoudsmodellen bieden daarmee concepten die het redeneerproces sturen. Daarbij is het van belang meerdere theorieën en concepten te gebruiken voor een compleet (holistisch) beeld van de cliënt. Zo beschrijft Kielhofner (2008) vanuit het MOHO bijvoorbeeld redeneervragen bij de concepten motivatie en gewenning:

- hoe beïnvloeden beperkingen de waarden, interesses en persoonlijke effectiviteit van deze persoon?
- hoe worden de rollen en gewoonten van deze cliënt beïnvloed door pijn en vermoeidheid?

Het biomechanische model kan bijvoorbeeld de volgende redeneervragen oproepen:

- kan de cliënt alle noodzakelijke en gewenste bewegingen uitvoeren om zichzelf te verzorgen?
- hoeveel pijn heeft de cliënt en wanneer beïnvloedt de pijn zijn handelen?

Bepaalde concepten lokken bepaalde vormen van redeneren uit. Zo zal de vraag over de pijn een sterker beroep doen op procedureel redeneren, terwijl de vraag over waarden en interesses eerder een beroep doet op interactief redeneren.

25.3 Professioneel redeneren en besluitvorming

Besluitvorming vormt het zichtbare resultaat van professioneel redeneren. Terwijl professioneel redeneren als denkproces vaak onzichtbaar is, heeft besluitvorming betrekking op concrete (zichtbare of merkbare) beslissingen of keuzes ten aanzien van het (be)handelen (McAllister en Rose 2000).

In elk besluitvormingsproces worden door de ergotherapeut samen met de cliënt verschillende factoren afgewogen. Vanuit de ergotherapie als *two-body practice* combineert de ergotherapeut daarbij een empirisch-analytisch referentiekader met een interpretatief referentiekader. In het denkproces van de ergotherapeut worden daardoor in de besluitvorming altijd twee perspectieven betrokken: het therapeutisch perspectief en het cliëntperspectief.

Het beschrijven van het therapeutisch perspectief benadrukt dat er van de ergotherapeut een professioneel oordeel verwacht wordt over de handelingsvragen van de cliënt en mogelijkheden om het dagelijks handelen en de participatie te verbeteren. Door het cliëntperspectief expliciet te betrekken en niet direct (onbewust) te integreren in het redeneerproces van de therapeut, wordt het cliëntgecentreerd werken benadrukt.

Binnen de huidige gezondheidszorg, waarin evidence-based wordt gewerkt, kan de methodiek van *evidence-based practice* (EBP) gemakkelijk geïntegreerd worden in het redeneerproces als derde perspectief: het perspectief van bewijs (Verhoef et al. 2016). De perspectieven van de cliënt, de (ergo)therapeut en bewijs in relatie tot de verschillende vormen van professioneel redeneren worden hierna uitgebreider besproken.

25.3.1 Het cliëntperspectief

In het perspectief van de cliënt staat het achterhalen van de betekenis van de ziekte en/of beperking voor de cliënt centraal. Dat betekent dat de ergotherapeut nagaat welke gevolgen de cliënt ervaart in zijn dagelijks handelen, en wat de betekenis is van taken, gewoonten en rollen van de cliënt in verleden, heden en toekomst. Om die betekenis te begrijpen vormt de ergotherapeut zich voortdurend een beeld van de verwachtingen die de cliënt heeft van zichzelf, zijn omgeving en de therapie, zijn ervaringen met zijn mogelijkheden en beperkingen en met therapie en zijn wensen ten aanzien van veranderingen in zijn dagelijks handelen en participatie. Dit beeld van de cliënt, met zijn ervaringen, wensen, verwachtingen en toekomstbeeld, integreert de ergotherapeut in zijn redeneerproces als het 'cliëntperspectief'. Hierbij gebruikt hij narratief en interactief redeneren.

Het cliëntperspectief in het redeneerproces van de ergotherapeut is gericht op het begrijpen van de handelingsvragen van de cliënt, de betekenis van de ziekte of beperking in zijn leven door de gevolgen voor het dagelijks handelen en participatie en op het creëren van een betekenisvolle toekomst vanuit het oogpunt van de cliënt (Chapparo en Ranka 2000). Dit perspectief sluit aan bij het interpretatieve referentiekader. Het vormt de basis voor een cliëntgecentreerde benadering, waarbij doelen en interventies worden bepaald in dialoog met de cliënt, betekenisvol zijn en voortkomen uit de wensen en behoefte(n) van de cliënt en de cliënt als ervaringsdeskundige een actieve rol heeft.

De nieuwe opvatting van gezondheid als het vermogen van mensen zich aan te passen en eigen regie te voeren in het licht van fysieke, emotionele en sociale uitdagingen van het leven (Huber et al. 2011) legt de nadruk op veerkracht, eigen kracht en eigen regie van de cliënt, en versterkt de nadruk op het cliëntperspectief. Om de regie te kunnen nemen in het eigen zorgproces is het van belang dat de cliënt een actieve rol neemt waar hij dat wil en kan, en eigen doelen kan stellen. Dit vraagt een gelijkwaardige relatie tussen de cliënt en de ergotherapeut, die gebaseerd is op onderling vertrouwen en respect. Om cliënten te ondersteunen bij het nemen van regie heeft de Nederlandse Patiënten en Consumenten Federatie (NPCF) samen met een aantal patiëntenorganisaties zelfmanagementkaarten ontwikkeld. ▶ www.vilans.nl.

Marit (cliëntperspectief)

Marit (M) is 23 jaar en verwezen door de revalidatiearts in verband met vragen over werk. In een eerste gesprek achterhaalt de ergotherapeut (ET) de betekenis van werk voor haar en haar verwachtingen ten aanzien van werk.
ET: 'Kun je me vertellen waarom je graag wilt werken?'
M: 'Ik vind het leuk om met mensen en informatie om te gaan en iets zinvols te doen. En je ontwikkelt je door werk ook verder in je vak. En om mijn eigen geld te verdienen, zodat ik later zelfstandig kan wonen.'
ET: 'Wat voor werk wil je graag doen?'
M: 'Ik wil graag een baan voor ongeveer 32 uur per week. In mijn stage kon ik dat prima aan. Ik heb een hbo-opleiding communicatie gedaan, omdat ik dat lichamelijk goed aankan en schrijven en vormgeven leuk vind. Ik heb twee jaar geleden mijn opleiding afgerond, maar het lukt niet om een baan te vinden. Hoewel ze het nooit zeggen, denk ik dat ik niet word aangenomen omdat ik in een rolstoel zit.'
ET: 'Welke stappen heb je zelf ondernomen om werk te vinden?'
M: 'Ik heb veel sollicitatiebrieven en mails geschreven en ben tweemaal uitgenodigd voor een sollicitatiegesprek. Ik heb op internet gezocht naar coaches en de gegevens van een jobcoach gevonden, maar ik twijfel nog of ik daar contact mee zal opnemen.'
ET: 'Je woont bij je ouders. Heb je ook plannen om zelfstandig te gaan wonen?'
M: 'Ik heb het prima naar mijn zin bij mijn ouders en het huis is aangepast voor mijn rolstoel. En als ik een baan vind, is het ook wel handig dat ik niet zelf hoef te koken en zo.'
ET: 'Aan welke ondersteuning heb je behoefte bij het vinden van werk?'
M: 'Ik zou wel wat tips willen over het schrijven van een mail of brief en het opstellen van een goed cv. Ik twijfel vaak of ik moet schrijven dat ik in een rolstoel zit, of dat ik dat niet direct moet laten weten. Maar ja, als ik dan op gesprek word gevraagd zien ze het natuurlijk meteen.'

25.3.2 Het (ergo)therapeutisch perspectief

De ergotherapeut draagt zorg voor het bieden van kwalitatief goede zorg; dat wil zeggen dat de zorg tegemoet komt aan de reële wensen en behoeften van de cliënt en doeltreffend, doelmatig en cliëntgecentreerd is (Hartingsveldt et al. 2010). Van de ergotherapeut wordt verwacht dat hij de geboden interventies en gemaakte keuzes daarbij kan verantwoorden aan de cliënt, maar ook aan de verwijzer, de zorgverzekeraar of aan collega-ergotherapeuten die bij de cliënt betrokken zijn.

De cliënt verwacht van de ergotherapeut een professioneel oordeel en/of advies over de mogelijke oplossingen voor de handelingsvragen die hij ervaart. Dit oordeel is gebaseerd op kennis en ervaring van de therapeut en is beroepsspecifiek. Vanuit de professionele kennis van de ergotherapeut over dagelijks handelen en participatie en vragen of problemen die de cliënt daarin ervaart, in relatie tot medische diagnose en prognose, ergotherapeutische theorieën en modellen, wordt gezocht naar een verklaring voor de vragen of ervaren handelingsproblemen en naar mogelijkheden om het dagelijks handelen en participatie te verbeteren.

Het verklaren van de handelingsvragen of -problemen vanuit de ziekte of beperking sluit aan bij het empirisch-analytisch perspectief. De ergotherapeut combineert procedureel, pragmatisch en conditioneel redeneren in het therapeutperspectief.

In conditioneel redeneren komen het cliëntperspectief en het therapeutperspectief samen en worden alle vormen van redeneren geïntegreerd toegepast, in de context van het verhaal van de cliënt en in dialoog met de cliënt.

De ergotherapeut (professioneel perspectief)

Marit is 23 jaar en gediagnosticeerd met een dwarslaesie op niveau Th4, als gevolg van een verkeersongeval toen zij 16 jaar was. De ergotherapeut beredeneert (procedureel) dat er sprake zal zijn van een paraplegie met motorische en sensibele uitval onder niveau Th4 en dat de armfunctie niet beperkt is. Marit zal rolstoelgebonden zijn, maar zelfstandig transfers kunnen maken en ADL-zelfstandig zijn.
De ergotherapeut beredeneert dat hij aan Marit wil voorstellen om een OPHI-II-interview bij haar af te nemen (procedureel redeneren) om te inventariseren welke activiteiten, rollen en gewoonten zij heeft en wat haar wensen en prioriteiten zijn ten aanzien van participatie (conditioneel redeneren). Hij plant hiervoor een afspraak van een uur in (pragmatisch redeneren).
Na het interview bespreekt de ergotherapeut met Marit op basis van zijn onderzoek de mogelijkheden om als communicatiemedewerker te werken. Een belangrijk aspect is de toegankelijkheid van een werkplek, omdat Marit in een rolstoel zit. Zij kan zelfstandig transfers maken, maar kan alleen zelfstandig naar het toilet als de ruimte rolstoeltoegankelijk is en voorzien is van beugels (procedureel redeneren). De ergotherapeut bespreekt met Marit de mogelijkheden (procedures en wetgeving) voor vergoedingen door de werkgever (pragmatisch redeneren). Zij spreken af dat de ergotherapeut hiervoor een programma van eisen op zal stellen dat zij een volgende keer zullen bespreken (conditioneel redeneren).
Vervolgens selecteert de ergotherapeut interventies (procedureel redeneren) die bijdragen aan het verbeteren van de (arbeids)participatie van Marit. In overleg met Marit gaat de ergotherapeut na of het, vanuit de setting waar hij werkzaam is, mogelijk is samen te werken met een jobcoach bij het vinden van geschikt werk voor Marit (pragmatisch redeneren).

25.3.3 Het perspectief van bewijs

Volgens de methodiek van *evidence-based practice* (EBP) vindt besluitvorming plaats op basis van de waarden en voorkeur van de cliënt, de kennis en ervaring van de ergotherapeut en het beschikbare bewijsmateriaal. Dit wordt schematisch weergegeven in fig. 25.2.

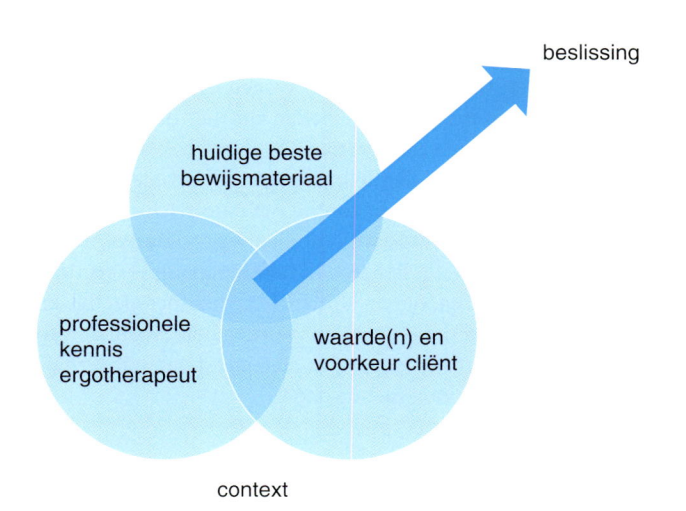

Figuur 25.2 Elementen van *evidence-based practice* (EBP). Bron: Kuiper et al. (2016)

EBP voegt een aspect toe aan het professioneel redeneren, namelijk het betrekken van beschikbaar objectief bewijsmateriaal. Professioneel redeneren en EBP hebben hetzelfde doel: het nemen van beslissingen met of door cliënten over goede of gewenste zorg of interventie en het kunnen verantwoorden van beslissingen (Kuiper et al. 2016). De ergotherapeut die evidence-based werkt, zoekt bewijs voor de effectiviteit van interventies en mogelijke alternatieven, en bespreekt mogelijke keuzes en alternatieven met de cliënt. Hij bepreekt deze met de cliënt zodat de cliënt een geïnformeerde beslissing kan nemen over de gewenste zorg of interventie. Het toepassen van EBP kan ertoe leiden dat zowel de ergotherapeut als de cliënt beter geïnformeerd is over mogelijke (effectieve) interventies en alternatieven en dat de communicatie tussen ergotherapeut en cliënt over keuzes en alternatieven verbetert (Taylor 1997). Op deze manier kan het toepassen van EBP bijdragen aan een zorgvuldige gezamenlijke besluitvorming, waarbij keuzes en mogelijke alternatieven gezamenlijk afgewogen en besproken worden.

EBP ondersteunt professioneel redeneren, maar omgekeerd ondersteunt professioneel redeneren ook EBP. Het vraagt namelijk zorgvuldig en ervaren professioneel redeneren om de kwaliteit van het bewijsmateriaal te beoordelen en het bewijsmateriaal toe te passen in dialoog met de (waarden en voorkeur van de) cliënt. Daarnaast is vaardig professioneel redeneren nodig om de nieuwe kennis te integreren in aanwezige kennis (Jones en Higgs 2000). Ook bij toepassing van EBP blijft professioneel redeneren zodoende bepalend voor het handelen. De ergotherapeut en de cliënt bepalen samen of beschikbaar bewijs in de gegeven situatie toepasbaar is en leidt tot gewenste zorg of behandeling. In deze tijd waarin de ontwikkeling van richtlijnen en de snelle beschikbaarheid van onderzoek zorgen voor een snelle toename van professionele kennis, is professioneel redeneren belangrijk om deze informatie kritisch en in dialoog met de cliënt te kunnen gebruiken.

Marit (bewijsperspectief)

In de casus van Marit kan bijvoorbeeld bewijs gezocht worden voor de effectiviteit van interventies om (jong) volwassenen met een dwarslaesie te begeleiden naar werk. Met behulp van de PICO-regel (probleem/patiënt, interventie, co-interventie, outcome) kan een beantwoordbare vraag geformuleerd worden (Verhoef et al. 2016). Een voorbeeld van een PICO-vraag is: welke interventies (I) zijn effectief om de arbeidsparticipatie te verbeteren (O) van jongvolwassenen met een dwarslaesie (P). Een zoekopdracht in CINAHL en PubMed met de trefwoorden 'intervention AND/OR occupational therapy; spinal cord injury (OR SCI); work participation (OR work OR job OR employment)' kan relevante en actuele artikelen opleveren.

Een zoekopdracht in PubMed met de trefwoorden 'spinal cord injury AND employment AND occupational therapy' leverde 16 resultaten op (januari 2016), waaronder een systematische review uit 2014 met de titel 'Interventions for improving employment outcomes among individuals with spinal cord injury' (Trenaman et al. 2014).

Een zoekopdracht in CINAHL met de trefwoorden 'spinal cord injury AND work participation' leverde één resultaat op: een onderzoek uit 2006 met de titel 'Work participation among persons with traumatic spinal cord injury or meningomyelocele', waaruit blijkt dat 47 % van de mensen met een dwarlaesie werkt en dat de afwezigheid van andere lichamelijke of mentale stoornissen of neuralgische pijn de kans op werk voor mensen met een dwarslaesie vergroot (Valtonen et al. 2006). Een volgende search met de trefwoorden 'spinal cord injury AND occupational therapy AND work' leverde zeven resultaten op, waaronder een Noorse systematische review uit 2007 met de titel 'Return to work following spinal cord injury', waaruit blijkt dat 21–67 % van de mensen met een dwarslaesie terugkeert naar werk en dat een jongere leeftijd, minder ernstig letsel en grotere (functionele) onafhankelijkheid de kans op terugkeer naar werk vergroten (Lidal et al. 2007).

Op grond van de resultaten en het lezen van de samenvattingen constateert de ergotherapeut dat hij een aantal artikelen op kan vragen en dat de vooruitzichten op werk voor mensen met een dwarslaesie niet ongunstig zijn. Dat Marit zelf verwacht werk te vinden en jong is, geen bijkomende stoornissen heeft en zich zelfstandig kan verzorgen, gelden als positieve factoren.

25.3.4 Het besluitvormingsproces

Professioneel redeneren is gericht op zorgvuldige en systematische besluitvorming in de zorg voor cliënten, met als doel een verandering in gang te zetten van de huidige naar een specifieke, door de cliënt gewenste situatie. Dit betekent dat bij een beslissing afwegingen worden gemaakt waarbij systematisch het cliëntperspectief, het therapeutperspectief en (eventueel) beschikbaar bewijsmateriaal worden betrokken en worden geïntegreerd in de afwegingen die tot een keuze of beslissing leiden.

In de dialoog tussen de ergotherapeut en de cliënt worden perspectieven uitgewisseld waardoor de professionele en persoonlijke kennis en ervaring van cliënt en ergotherapeut samenkomen en betrokken worden in de afwegingen bij de besluitvorming. Als de drie perspectieven leiden tot een 'unaniem' besluit – dat voldoet aan de wens van de cliënt, de kennis en ervaring van de ergotherapeut en ondersteund wordt door bewijs – is dit een duidelijke en weloverwogen beslissing. Er kunnen echter ook dilemma's ontstaan, als de verschillende perspectieven (kunnen) leiden tot een andere keuze.

Het professionele oordeel van de therapeut kan bijvoorbeeld niet overeenstemmen met de wens van de cliënt, als de therapeut van mening is dat onveilige situaties kunnen ontstaan in het verkeer of de thuissituatie bij door de cliënt gewenste adviezen. Ook kan de cliënt een interventie wensen waarvan is aangetoond dat deze niet effectief is, of kan de therapeut positieve resultaten ervaren hebben met interventies waarvan de effectiviteit niet is aangetoond. Juist in deze situaties is zorgvuldig redeneren en communiceren vereist om tot een goede beslissing te komen. In deze situaties spelen conditioneel en ethisch redeneren een belangrijke rol bij het oplossen van het dilemma. In een open dialoog tussen de ergotherapeut en de cliënt worden de kennis, ervaring en voorkeur van beiden uitgewisseld en onderzocht, zodat de cliënt een afgewogen beslissing kan nemen.

Tegenwoordig wordt hierbij gesproken van evidence-informed beslissingen of gezamenlijke geïnformeerde besluitvorming (Kuiper et al. 2016). Deze omschrijvingen benadrukken dat bewijsmateriaal wordt betrokken in de beslissing maar niet leidend is voor de beslissing en dat de cliënt degene is die beslist over de ergotherapeutische zorg die hij wenst. Het is daarbij de taak van de ergotherapeut de cliënt te voorzien van de informatie die hij nodig heeft om een goede beslissing te kunnen nemen, en hem te informeren over de therapiemogelijkheden, en de voor- en nadelen van de verschillende mogelijkheden. Gezamenlijke besluitvorming start met het gezamenlijk vaststellen van doelen in een doelgesprek en verloopt vervolgens in drie stappen: (1) het duidelijk maken of bewust maken dat er iets te kiezen valt (keuzegesprek of *choice talk*), (2) het bespreken van de verschillende mogelijkheden (opties) en hun voor- en nadelen (optiegesprek of *option talk*), en (3) het ondersteunen van cliënten bij het bepalen van hun voorkeur en het nemen van een beslissing (beslissingsgesprek of *decision talk*) (Daniels et al. 2015; Elwyn et al. 2012). In deze stappen informeert de ergotherapeut de cliënt en betrekt daarin de verschillende perspectieven en de verschillende vormen van professioneel redeneren (zie tab. 25.2).

De kennis en het professioneel redeneren van de ergotherapeut ontwikkelen zich voortdurend. Er is dan ook verschil tussen ervaren ergotherapeuten en beginnend ergotherapeuten. Het professioneel redeneerproces ontwikkelt zich met de ervaring van de ergotherapeut. Naarmate de ergotherapeut meer ervaring heeft, wordt hij flexibeler in het toepassen van theorieën, modellen en bewijs. Hij kan dit beter en sneller aanpassen aan de wensen en situatie van de cliënt en hij kan steeds beter de hele situatie van de cliënt overzien en doorzien. Hij kan zijn handelen zo snel afstemmen op observaties dat het lijkt of hij er niet over nadenkt (Unsworth 2001).

25.4 De kritische professional

Professioneel handelen kan zo vanzelfsprekend worden dat de ergotherapeut niet altijd meer stilstaat bij momenten van besluitvorming om de factoren die beslissingen beïnvloeden eens kritisch te bekijken. Een valkuil voor iedere professional is dat hij vooral informatie signaleert die de eigen ideeën, visies en theorieën bevestigen en informatie die deze theorieën in gevaar brengt negeert. Reflecteren voorkomt dat de ergotherapeut op routine werkt en zich fixeert op de eigen veronderstellingen en modellen. Reflectie maakt de professional bewuster van de eigen denkprocessen en de manier waarop deze het eigen professionele handelen beïnvloeden (Taylor 2008).

De laatste jaren is reflecteren sterk in de belangstelling komen te staan onder invloed van EBP en het zelfsturend en levenslang leren. De huidige professional wordt geacht een kritische professional te zijn. Kenmerkend voor de kritische professional is het vermogen om expliciet terug te blikken op en na te denken over het eigen handelen als professional (Andriessen 2014; Schön 1983). De toenmalige HBO-raad heeft in 2009 gesteld dat het in de moderne samenleving cruciaal is dat hbo-bachelors over onderzoekend vermogen beschikken dat leidt tot reflectie, tot EBP en tot innovatie. Reflectie wordt daarbij beschreven als het terugkijken op het eigen handelen in de beroepspraktijk, het signaleren wat er niet (of juist wel) goed ging, en het gesignaleerde verloop proberen te verklaren vanuit de kennisbasis. In die kennisbasis kunnen vaak ook de uitgangspunten gevonden worden voor een betere aanpak. Reflectie is alleen mogelijk als het handelen ook goed is verantwoord (Andriessen 2014). Deze reflectie bevordert een lerende houding en draagt bij aan een verbetering van het eigen professioneel handelen en redeneren.

Reflecteren in de praktijk kan volgens Schön (1983) op twee manieren.

- *Reflection-on-action*. Reflecteren-op-actie betreft het overdenken van een situatie nadat deze heeft plaatsgevonden. Deze analyse achteraf kan resulteren in nieuwe perspectieven op ervaringen en veranderingen in gedrag en handelen (actie). Het is een denkproces waarbij bewust wordt teruggegaan naar ervaringen om deze te herevalueren, te bepalen welke alternatieve actie mogelijk is en deze vervolgens in een volgende situatie uit te proberen.
- *Reflection-in-action*. Reflecteren-in-actie betreft het doordenken van wat gaande is, het vormgeven van actie terwijl die plaatsvindt. Het is een denkproces dat wordt gestart wanneer routinematige actie verrassenderwijs niet (meer) blijkt te werken en aanleiding geeft tot experimenteren.

Reflecteren leidt vooral tot een toename in effectiviteit: door uitbreiding van het handelingsrepertoire komen meer mogelijkheden beschikbaar voor het bereiken van doelen (Groen 2008). Een reflectieve professional is in staat om zijn eigen handelen te verwoorden en onder de loep te nemen. Hierdoor kan

Tabel 25.2 Voorbeeldvragen voor het redeneren van de ergotherapeut in de verschillende stappen van gezamenlijke besluitvorming

gesprek	doel	voorbeeldvragen
doelgesprek	gezamenlijk doelen vaststellen	Wat is de huidige en wat is de door de cliënt gewenste situatie? Wat zijn de drijfveren voor verandering bij de cliënt? Wat zijn de voorkeuren van de cliënt? Wat zijn doelen van de cliënt ten aanzien van dagelijks handelen en participatie? Zijn deze doelen haalbaar en realistisch?
keuzegesprek	de cliënt is zich bewust dat hij een keuze heeft	Is de cliënt zich ervan bewust van dat er iets te kiezen valt? Hoe draag ik bij aan een actieve rol van de cliënt in de besluitvorming? Wat heeft de cliënt nodig om een (goed geïnformeerde) keuze te kunnen maken?
optiegesprek	de cliënt is geïnformeerd over de verschillende behandelmogelijkheden en hun voor- en nadelen	Kan ik de cliënt informeren over de verschillende mogelijkheden van ergotherapie (onderzoek, begeleiding, interventies, advies) en de verwachte resultaten? Zo nee, welke aanvullende kennis of informatie heb ik daarvoor nodig? Wat weet ik over de (voorgestelde of gewenste) ergotherapeutische interventies? Ben ik op de hoogte van de mogelijke alternatieven (op basis van professionele kennis, beschikbaar bewijsmateriaal)? Ben ik op de hoogte van de voor- en nadelen van de verschillende mogelijkheden zodat ik die met de cliënt kan bespreken? Zijn er keuzehulpen beschikbaar voor de cliënt?
beslissingsgesprek	de cliënt wordt ondersteund bij het nagaan wat hij het belangrijkst vindt	Hoe kan ik de cliënt zo goed mogelijk ondersteunen bij het afwegen van de voor hem/haar belangrijkste voor- en nadelen van de verschillende mogelijkheden? Welke aanvullende informatie heeft de cliënt nodig om een keuze te kunnen maken? Hoe ondersteun of stimuleer ik de cliënt de benodigde informatie te verzamelen om een goede beslissing te kunnen nemen? Wat doe ik als de cliënt geen keuze maakt of de keuze bij mij legt?

hij weer leren van en voortbouwen op eerdere ervaringen en het eigen levenslang leren vormgeven. Kortom, reflectie leidt tot een sterker zelfbewustzijn. De beste therapeuten zijn dat geworden door te leren van hun beperkingen en deze niet uit de weg te gaan maar ze te ontwikkelen (Taylor 2008).

25.4.1 Reflecteren: hoe doe je dat?

» Effective learning will not occur unless you reflect. To do this, you must think of a particular moment in time, ponder over it, go back through it and only then will you gain new insights into different aspects of that situation (Boud et al. 1985).

De leercyclus van Kolb wordt veelvuldig aangehaald in literatuur over reflecteren. Kolb ziet leren als een cyclisch proces; iemand leert door te reflecteren op concrete ervaringen die men vervolgens aan theoretische modellen koppelt om nieuwe plannen of mogelijkheden te formuleren. Deze vorm van ervaringsleren mondt uiteindelijk uit in een keuze of men al dan niet gaat experimenteren met deze nieuwe mogelijkheden. Experimenteren levert opnieuw een ervaring op waar men weer op reflecteert (Groen 2008).

Groen (2008) ontwikkelde een model om het reflectieproces te begeleiden van professionals die beginnen met reflecteren. Groen laat de beginnende reflecterende professional extra inzoomen op de bewustwording van de situatie (fase 1+) en op concrete consequenties van het eigen handelen in het verleden voor de professional en andere betrokkenen (fase 2+). Ten slotte zet Groen in tussenfase 3+ ertoe aan om mogelijke consequenties van toekomstig handelen en beslismomenten in kaart te brengen. Het model, gebaseerd op het model van Korthagen, is in ◘ fig. 25.3 weergegeven. Groen (2008) benadrukt een aantal aspecten bij het reflecteren.

Eigen gedrag onder de loep nemen

Een voorwaarde om reflectieve vragen te durven stellen is de bereidheid hebben het eigen gedrag onder de loep te nemen.

25.4 · De kritische professional

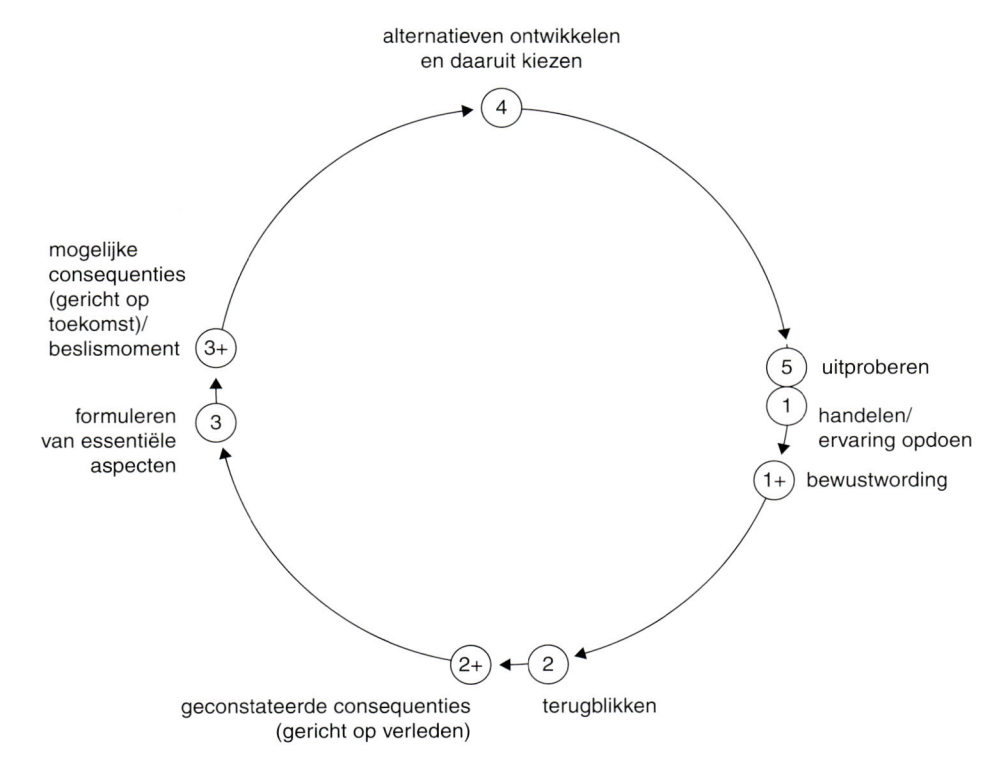

Figuur 25.3 Consequenties van toekomstig handelen en beslismomenten. Bron: Groen (2008)

Wanneer deze bereidheid er is en er zich een situatie voordoet waarin men niet tevreden is over het handelen, de resultaten of het proces, dan kan men zichzelf vragen gaan stellen – men gaat op het eigen gedrag reflecteren. Uiteraard kan men dit ook doen in situaties waarover men wel tevreden is, om zich bewust te worden van aspecten die daaraan bijdragen! Deze situaties zijn betekenisvolle gebeurtenissen of situaties.

Bewustwording

Een voorwaarde voor reflectie is zich bewust zijn van een situatie waarin men zich ongemakkelijk heeft gevoeld. Het ongemakkelijke gevoel duidt op een betekenisvolle situatie. Het is hier belangrijk een vertaalslag te maken: het omzetten van een (prettig of onprettig) gevoel in een bewuste ervaring.

Betekenisvolle situatie

Op het moment dat men zich bewust is van een prettige of onprettige situatie die zich heeft voorgedaan, kan men deze aanmerken als een voor zichzelf betekenisvolle situatie. De situatie hoeft voor een ander helemaal niet betekenisvol te zijn. Nu de betekenisvolle situatie is geselecteerd, gaat men onderzoeken hoe men zichzelf daarin heeft gedragen. Zoals beschreven is bestaat gedrag niet alleen uit waarneembare handelingen, maar ook uit voor de ander niet-waarneembare processen zoals denken en voelen. Wanneer men heel eerlijk tegenover zichzelf wil zijn, onderwerpt men zowel zijn handelen als zijn denken en voelen aan een onderzoek. En bij een onderzoek stelt men kritische vragen, in dit geval aan zichzelf.

Vragen stellen

Het stellen van vragen is een vaardigheid die men moet beheersen wanneer men wil reflecteren. Wanneer men hiertoe in staat is, komt men verder met zijn 'onderzoek'. Daarvoor kan men zogeheten 'reflecteervragen' gebruiken, zoals:
— wat was het doel van mijn handelen?
— wat waren mijn handelingen concreet?
— waarom koos ik voor die handelingen?
— welke theorieën/modellen of welk bewijs staafden mijn handelingen?
— hoe succesvol was mijn handelen?
— welke criteria hanteer ik voor succes?

25.4.2 Reflecteren van de ergotherapeut

Reflecteren bevordert de ontwikkeling van het kritisch-analytisch denkvermogen (Vos 2001). Door reflectie is de ergotherapeut steeds meer in staat het eigen handelen en denken te verantwoorden door dit te relateren aan kennis. In een tijd waarin nieuwe kennis steeds sneller voorhanden is en bewijs kritisch moet worden beoordeeld, zijn reflecteren en professioneel redeneren van groot belang voor de kwaliteit van het professioneel handelen.

Reflecteren op het definiëren van de vraag van de cliënt, het bepalen van doelen of resultaten, de keuze voor interventies en de evaluatie van het interventieproces is belangrijk voor de ontwikkeling van professioneel redeneren. Op deze manier wordt men zich bewust van de afwegingen die een (doorslaggevende) rol hebben gespeeld, de hypotheses die zijn bevestigd of weerlegd, kritische factoren die daarbij een rol hebben gespeeld, het toepassen van bewijs, de gebruikte kennis of modellen en juiste en onjuiste beslissingen. Dit leidt tot beter professioneel redeneren en beter handelen. Het beroepsprofiel (Hartingsveldt et al. 2010) beschrijft vier kenmerken die als focus kunnen dienen voor reflectie: cliëntgecentreerd, *occupation-based, evidence-based* en *context-based*. Daarnaast expliciteert het vier aspecten waarop gereflecteerd kan worden: effectief, efficiënt, veilig en tot tevredenheid stemmend (Kuiper 2011).

25.5 Discussie

Professioneel redeneren is de basis voor het professioneel handelen. Het is een denk- en besluitvormingsproces dat de ergotherapeut in staat stelt datgene te doen wat in een bepaalde situatie als het beste wordt beschouwd. Bij het komen tot de 'juiste' beslissing kan ethisch redeneren een belangrijke rol spelen. Het ethisch redeneermodel dat beschreven wordt in de recente beroepscode kan daarbij ondersteuning bieden. Professioneel redeneren zorgt er daarnaast voor dat nieuwe informatie wordt samengevoegd met aanwezige kennis en ervaring. In de huidige tijd, waarin nieuwe informatie steeds sneller beschikbaar is en nieuwe ontwikkelingen elkaar steeds sneller opvolgen, is vaardig professioneel redeneren de basis om die nieuwe kennis te integreren in aanwezige kennis en te kunnen beslissen wanneer en hoe die kennis te gebruiken. Daarnaast wordt in de huidige gezondheidszorg steeds meer van de ergotherapeut gevraagd om de kwaliteit van de geleverde zorg te verantwoorden. Deze verantwoording betreft zowel het handelen als het achterliggende denkproces en ook hierbij speelt professioneel redeneren een belangrijke rol. Professioneel redeneren verdient daarom aandacht in de praktijk, in onderwijs en in onderzoek. Professioneel redeneren is echter complex en er is veel discussie over de vormen van redeneren, het gebruik ervan in de praktijk en over het onderwijzen van professioneel redeneren. Een kleine greep uit deze discussies.

Binnen de ergotherapie is sinds het onderzoek van Mattingly en Fleming (1994) veel geschreven over professioneel redeneren. Op de wijze waarop in de ergotherapie diverse vormen van professioneel redeneren worden onderscheiden is de nodige kritiek geleverd (Robertson 2012). Zo zetten Chapparo en Ranka (2000) vraagtekens bij de wijze waarop deze tot stand zijn gekomen. De beschrijvingen van vormen van professioneel redeneren komen van onderzoekers, zoals Mattingly en Fleming (1994), die de verhalen van ergotherapeuten over hun praktijk hebben geïnterpreteerd. Chapparo en Ranka (2000) vragen zich af of de beschrijvingen van verschillende vormen van professioneel redeneren niet meer zijn dan een weerspiegeling van de verschillende kennisgebieden van die onderzoekers. Een ander punt van kritiek is dat de vormen van professioneel redeneren te veel gaan over 'waarover redeneren ergotherapeuten', maar niet over 'hoe redeneren ergotherapeuten' (Roberts 1996). Robertson (2012) ziet het redeneren als een proces van probleemoplossing en reflectie op de oplossing (empirisch-analytisch perspectief). Een belangrijke toevoeging aan deze discussie betreft het koppelen van de vormen van redeneren aan het empirisch-analytisch en het interpretatief referentiekader. De ergotherapie beschouwen als *two-body practice* zou vooral de twee verschillende manieren van professioneel redeneren van ergotherapeuten illustreren. Deze *two-body practice* zou ook juist de kracht van de ergotherapie zijn. Voor politiek redeneren is het kritisch-emancipatorisch referentiekader echter eveneens een relevant perspectief. Of dit perspectief leidt tot een andere manier van redeneren of vooral tot redeneren over andere zaken zou een interessant onderwerp zijn voor onderzoek.

Ook de focus van huidige vormen van professioneel redeneren op zorg voor cliënten is een punt van discussie. Het dagelijks handelen van de ergotherapeut strekt verder en heeft ook betrekking op het redeneren over de organisatie of de context (bijvoorbeeld de wijk en de participatiesamenleving). Ook besluiten over kwaliteitszorg, beleid, ontwikkelingen als directe toegankelijkheid, het toepassen en implementeren van richtlijnen, (continue) deskundigheidsbevordering en samenwerking met andere disciplines kunnen systematisch beredeneerd worden en dragen bij aan de kaders waarin de zorg wordt aangeboden. De vraag is of de huidige vormen van redeneren toereikend zijn om het professioneel redeneren van ergotherapeuten in een bredere context te beschrijven.

Professioneel redeneren is een belangrijke bron voor de individuele en collectieve beroepsontwikkeling en daarom ook voor het ergotherapieonderwijs. Voor het uitleggen van de praktijk van ergotherapie aan studenten volstaat het overbrengen van theorie en onderzoek niet. Het overbrengen van denkprocessen van ergotherapeuten vraagt om kennis en analyse van hun professioneel redeneren. Er zijn nog vele vragen te verkennen, bijvoorbeeld de aandacht binnen het ergotherapieonderwijs voor het redeneren vanuit een empirisch-analytisch perspectief en het redeneren vanuit een interpretatief perspectief. Zou men bijvoorbeeld kunnen stellen dat een curriculum ergotherapie evenveel aandacht moet besteden aan procedureel redeneren als aan interpretatief en narratief redeneren? Kuiper constateert in *Het beroep ergotherapie* een overwaardering voor het interpretatieve referentiekader, die gepaard gaat met een onderwaardering voor het empirisch-analytische referentiekader van professioneel redeneren; een onderwaardering die terug te zien is in het onderwijs. Studenten lijken tekort te schieten in het formuleren van meerdere hypotheses; hypotheses die gebaseerd kunnen zijn op ziektescript, cliëntperspectief, therapeutperspectief en toekomstperspectief (Kuiper 2011). Tegelijk wordt gesuggereerd dat beginnende ergotherapeuten meer nadruk leggen op het procedureel, 'therapeutisch' redeneren en dat experts meer vanuit cliëntperspectief denken (interpretatief en narratief redeneren) en handelen (Unsworth 2001). Daar kan men uit afleiden dat de opleidingen juist meer nadruk moeten leggen op interpretatief en narratief redeneren, om de ontwikkeling van het denken vanuit cliëntperspectief te stimuleren. Dat zou overigens uitstekend aansluiten bij de toegenomen nadruk op eigen verantwoordelijkheid van de cliënt c.q. de burger. Of komt interpretatief en narratief redeneren met de jaren en vraagt dit werk- en levenservaring?

25.6 Samenvatting

Professioneel redeneren is het proces van systematische besluitvorming, gebaseerd op een aanwijsbaar professioneel referentiekader, waarbij gebruik gemaakt wordt van zowel subjectieve als objectieve gegevens en dat dient om het therapieproces te plannen, uit te voeren en te evalueren; zowel vooraf, tijdens als na afloop van dit proces. Ergotherapie is een *two-body practice*: het professioneel redeneren van de ergotherapie baseert zich op het redeneren vanuit een empirisch-analytisch referentiekader en het redeneren vanuit een interpretatief referentiekader. Binnen deze perspectieven worden verschillende vormen van redeneren onderscheiden. In dit hoofdstuk komen narratief redeneren, interactief redeneren, procedureel redeneren, pragmatisch redeneren, conditioneel redeneren, ethisch en wetenschappelijk redeneren aan bod. Dat professioneel redeneren ook vanuit een kritisch emancipatorisch perspectief mogelijk is, laat de paragraaf over politiek redeneren zien.

Professionaliteit veronderstelt een professioneel oordeel en beargumenteerde besluitvorming. Professionele besluitvorming kan gezien worden als het eindresultaat van professioneel redeneren. Bij besluitvorming worden het perspectief van de cliënt, het perspectief van de therapeut en het perspectief van bewijs afgewogen en met elkaar geïntegreerd. Professioneel redeneren en reflecteren worden in de literatuur vaak gekoppeld. Een ergotherapeut die goed kan reflecteren is in staat om alledaagse praktijksituaties in leermomenten om te zetten. Dat gebeurt door afstand te nemen van de eigen acties tijdens de situatie (*reflection in action*) of na de situatie (*reflection on action*) en zichzelf vragen te stellen over wat er gebeurde en wat de eigen overwegingen daarbij waren.

Literatuur

Andriessen, D. (2014). *Praktisch relevant én methodisch grondig? Dimensies van onderzoek in het hbo. Openbare les*. Utrecht: Hogeschool Utrecht.

Baaijen, R., Boon, J., Pol, M., & Tigchelaar, E. (2008). *OPHI II-NL. Nederlandse handleiding voor het Occupational Performance History Interview*. Amsterdam: Hogeschool van Amsterdam.

Bohlmeijer, E. T., Westerhof, G. J., & Emmerik-de Jong, M. (2008). The effects of integrative reminiscence on meaning in life: Results of a quasi-experimental study. *Aging and Mental Health, 12*(5), 639–646.

Boud, D., Keogh, R., & Walker, D. (1985). *Reflection: Turning experience into learning*. London: Kogan Page.

Boyt-Schell, B. A. (2003). Clinical reasoning: The basis of practice. In E. Blesedell-Crepeau, E. S. Cohn & B. A. Boyt-Schell (Eds.), *Willard & Spackman's occupational therapy* (10th ed.). Philadelphia (PA): Lippincott Williams & Wilkins.

Boyt-Schell, B. A. (2014). Professional reasoning in practice. In B. A. Boyt-Schell, G. Gillen, M. E. Scaffa & E. S. Cohn (Eds.), *Willard & Spackman's occupational therapy*. Philadelphia: Wolters Kluwer|Lippincott Williams & Wilkins.

Boyt-Schell, B. A., & Cervero, R. M. (1993). Clinical reasoning in occupational therapy: An integrative review. *American Journal of Occupational Therapy, 47*, 605–610.

Boyt-Schell, B. A., & Schell, J. W. (2008). *Clinical and professional reasoning in occupational therapy*. Philadelphia (PA): Lippincott Williams & Wilkins.

Chapparo, C., & Ranka, J. (2000). Clinical reasoning in occupational therapy. In J. Higgs & M. Jones (Eds.), *Clinical reasoning in the health professions* (2nd ed.). Oxford: Butterworth-Heinemann.

Christiansen, C. H., Baum, C. M., & Bass, J. D. (2015). *Occupational therapy: Performance, participation, and well-being*. Thorofare, NJ: Slack.

Cole, M. B., & Creek, J. (2016). *Global perspectives in professional reasoning*. Thorofare, NJ: Slack Incorporated.

Creek, J., & Lawson-Porter, A. (2007). *Contemporary issues in occupational therapy; Reasoning and reflection*. Chicester: John Wiley and Sons Ltd.

Daniëls, R., Winding, K., & Borell, L. (2002). Experiences of occupational therapists in stroke rehabilitation. Dilemmas of some occupational therapists in inpatient stroke rehabilitation. *Scandinavian Journal of Occupational Therapy, 9*, 167–175.

Daniëls, R., Vogelzang, F., & Boer, J. den (2015). *Handreiking gezamenlijke besluitvorming over doelen en zorgafspraken*. Diemen: Zorginstituut Nederland. ▶ https://www.zorginstituutnederland.nl, geraadpleegd december 2016.

Edwards, I. van, Kessel, G., Jones, M., Beckstead, J., & Swisher, L. L. (2012). The development of moral judgment and organization of ethical knowledge in final year physical therapy students. *Physical Therapy Reviews, 17*(3), 157–166.

Elwyn, G., Frosch, D., Thomson, R., Joseph-Williams, N., Lloyd, A., Kinnersley, P., et al. (2012). Shared decision making: A model for clinical practice. *Journal of General Internal Medicine, 27*(10):1361–1367.

Engelbert, R., & Wittink, H. (2010). Inleiding. In R. Engelbert & H. Wittink (Red.), *Klinisch redeneren volgens de HOAC II*. Houten: Bohn Stafleu Van Loghum.

Fleming, M. H. (1991). The therapist with the three-track mind. *American Journal of Occupational Therapy, 45*, 1007–1014.

Groen, M. (2008). *Effectief handelen door reflectie: Bekwamer worden als professional*. Groningen: Wolters-Noordhoff.

Hartingsveldt, M. J. van, Logister-Proost, I., & Kinébanian, A. (2010). *Beroepsprofiel ergotherapeut*. Utrecht: Ergotherapie Nederland/Boom Lemma.

Heijsman, A., & Bernards, N. (2001). Klinisch redeneren. In C. Kuiper & M. Balm (Red.), *Paramedisch handelen: Het ontwikkelen van beroepsattitudes*. Utrecht, Lemma.

Higgs J., & Jones, M. (2000). Clinical reasoning. In J. Higgs & M. Jones (Eds.), *Clinical reasoning in the health professions* (2nd ed.). Oxford: Butterworth-Heinemann.

Higgs J., & Jones, M. (2008). Clinical decision making and multiple problem spaces. In J. Higgs, M. Jones, S. Loftus & N. Christensen (Eds.), *Clinical reasoning in the health professions* (3rd ed.). Oxford: Butterworth-Heinemann.

Hocking, C., & Ness, N. E. (2002). *Revised minimum standards for the education of occupational therapists*. Forrestfield, Western Australia: World Federation of Occupational Therapists.

Huber, M., Knottnerus, J. A., Green, L., Horst, H. van der, Jadad, A. R., Kromhout, D. et al. (26 July 2011). How should we define health? *BMJ, 343*, d4163.

Jones, M., & Higgs, J. (2000). Will evidence-based practice take the reasoning out of practice? In J. Higgs & M. Jones (Eds.), *Clinical reasoning in the health professions* (2nd ed.). Oxford: Butterworth-Heinemann.

Kielhofner, G. (2008). *Model of human occupation: Theory and application* (4th ed.). Philadelphia (PA): Lippincott Williams & Wilkins.

Kielhofner, G. (2009). *Conceptual foundations of occupational therapy* (4th ed.). Philadelphia (PA): FA Davis.

Kielhofner, G., Mallinson, T., Forsyth, K., & Lai, J. -S. (2001). Psychometric properties of the second version of the occupational performance history interview (OPHI-II). *American Journal of Occupational Therapy, 55*(3), 260–267.

Kielhofner, G., Mallinson, T., Crawford, C., Nowak, M., Rigby, M., Henry, A., et al. (2004). *Occupational Performance History Interview-II. (OPHI-II): Version 2.1*. Chicago (IL): College of Applied Health Sciences, University of Illinois.

Kronenberg, F., & Pollard, N. (2005). Overcoming occupational apartheid: Preliminary exploration of the political nature of occupational therapy. In F. Kronenberg, S. S. Algado & N. Pollard (Eds.), *Occupational therapy without borders* (pag. 58–87). Edinburgh: Churchill Livingstone.

Kronenberg, F., & Pollard, N. (2006). Political dimensions of occupation and the roles of occupational therapy. *American Journal of Occupational Therapy, 60*(6), 617–625.

Kuiper, C. Verhoef, J., & Munten, G. (2016). Evidence-based practice. In C. Kuiper, J. Verhoef & G. Munten (Eds.), *Evidence-based practice voor paramedici: Gezamenlijke geïnformeerde besluitvorming*. Amsterdam: Boom uitgevers.

Kuiper, C. (2011). Professioneel redeneren in de ergotherapie 20 jaar later: Tijd voor revitalisering van het hypothetisch-deductief denken? *Wetenschappelijk Tijdschrift voor Ergotherapie, 4*(1), 49–62.

Kuiper, C., Verhoef, J., & Munten, G. (2016). Gezamenlijke geïnformeerde besluitvorming. In C. Kuiper, J. Verhoef & G. Munten (Red.), *Evidence-based practice voor paramedici: Gezamenlijke geïnformeerde besluitvorming*. Amsterdam: Boom uitgevers.

Leeuw, M. de, Saenger, S., Vanlaerhoven, I., & Vries-Uiterweerd, A. de. (2015). *Beroepscode en gedragsregels ergotherapeut*. Utrecht: Ergotherapie Nederland.

Lidal, I. B., Huynh, T. K., & Biering-Sørensen, F. (2007). Return to work following spinal cord injury: A review. *Disability & Rehabilitation, 29*(17), 1341–1375.

Mallinson, T., Kielhofner, G., & Mattingly, C. (1996). Metaphor and meaning in a clinical interview. *American Journal of Occupational Therapy, 50*, 338–346.

Mattingly, C. (1991a). The narrative nature of clinical reasoning. *American Journal of Occupational Therapy, 45*(11), 998–1005.

Mattingly, C. (1991b). What is clinical reasoning? *American Journal of Occupational Therapy, 45*(11), 979–986.

Mattingly, C., & Fleming, M. H. (1994). *Clinical reasoning: Forms of inquiry in a therapeutic practice*. Philadelphia (PA): FA Davis.

McAllister L., & Rose M. (2000). Speech-language pathology students: Learning clinical reasoning. In J. Higgs & M. Jones (Eds.), *Clinical reasoning in the health professions* (2nd ed.). Oxford: Butterworth-Heinemann.

Neistadt, M. E. (1996). Teaching strategies for the development of clinical reasoning. *American Journal of Occupational Therapy, 50*(8), 676–684.

Pollard, N., & Kronenberg, F. (2008). Working with people in the margins. In J. Creek & L. Lougher (Eds.), *Occupational therapy and mental health* (4th ed.). Edinburgh: Churchill Livingstone.

Pollard, N., Kronenberg, F., & Sakellariou, D. (2008). *A political practice of occupational therapy*. Edinburgh: Churchill Livingstone.

Pot, A. M., Melenhorst, A., Onrust, S., & Bohlmeijer, E. T. (2008). (Cost) effectiveness of life review for older adults: Design of a randomized controlled trial. *BMC Public Health, 8*, 211.

Roberts, A. E. (1996). Clinical reasoning in occupational therapy: Idiosyncrasies in content and process. *British Journal of Occupational Therapy, 59*, 372–376.

Roberston, L. (2012). *Clinical reasoning in occupational therapy: Controversies in practice*. Oxford: Wiley-Blackwell.

Robertson, D. M. (2012). Critical thinking and clinical reasoning in new graduate occupational therapists: A phenomenological study. Available from *OpenAIR@RGU*. [online]. ► http://openair.rgu.ac.uk, geraadpleegd december 2016.

Scanlan, J. W., & Hancock, N. (2010). Online discussions develop students' clinical reasoning skills during fieldwork. *Australian Occupational Therapy, 57*, 401–408.

Schön, D. A. (1983). *The reflective practitioner: How professionals think in action*. New York: Basic Books.

Schwartzberg, S. (2002). *Interactive reasoning in the practice of occupational therapy*. Upper Saddle River, NJ: Prentice Hall.

Taylor, C. (1997). What is evidence-based practice? *British Journal of Occupational Therapy, 60*(11), 470–474.

Taylor, R. R. (2008). *The intentional relationship. Occupational therapy and use of self*. Philadelphia: FA Davis Company.

Trenaman, L. M., Miller, W. C., Escorpizo, R., & SCIRE Research Team. (2014). Interventions for improving employment outcomes among individuals with spinal cord injury: A systematic review. *Spinal Cord, 52*(11), 788–794. doi:10.1038/sc.2014.149.

Unsworth, C. A. (2001). The clinical reasoning of novice and expert occupational therapists. *Scandinavian Journal of Occupational Therapy, 8*, 163–173.

Unsworth, C. A. (2004). Clinical Reasoning: How do worldview, pragmatic reasoning and client-centeredness fit? *British Journal of Occupational Therapy, 67*(18), 10–19.

Unsworth, C. A., & Baker, A. (2015). A systematic review of professional reasoning literature in occupational therapy. *British Journal of Occupational Therapy*, online publication September 25.

Valtonen, K., Karlsson, A., Alaranta, H., & Viikari-Juntura, E. (2006). Work participation among persons with traumatic spinal cord injury and meningomyelocele. *Journal of Rehabilitation Medicine, 38*(3):192–200.

Verhoef, J., Kuiper, C., & Munten, G. (2016). De methodiek van evidence-based practice. In C. Kuiper, J. Verhoef & G. Munten, *Evidence-based practice voor paramedici: Gezamenlijke geïnformeerde besluitvorming*. Amsterdam: Boom uitgevers.

Visser, E., & Beishuizen, Y. (2001). *Clinical reasoning. Zorg op Maat*. Amersfoort: Nederlands Paramedisch Instituut.

Vos, J. (2001). Reflecteren. In C. Kuiper & M. Balm (Red.), *Paramedisch handelen: Het ontwikkelen van beroepsattitudes*. Utrecht: Lemma.

WFOT. (2004). *Position paper on community based rehabilitation*. Perth, Australia: World Federation of occupational therapists. ► http://www.wfot.org/ResourceCentre.aspx, geraadpleegd december 2011.

WFOT. (2006). *Position statement on human rights*. Perth: World Federation of Occupational Therapists. ► http://www.wfot.org/ResourceCentre.aspx, geraadpleegd december 2011.

WFOT. (2014). *Position statement on human displacement (revised)*. Perth: World Federation of Occupational Therapists. ► http://www.wfot.org/ResourceCentre.aspx, geraadpleegd februari 2014.

Gezondheidsbevordering en veranderen van handelen

Marieke Werrij en Marluuke Jakobs

26.1 Inleiding – 482

26.2 Gezondheid, preventie en gezondheidsbevordering – 482

26.3 Gezondheidsbevordering en ergotherapie – 484
26.3.1 De link tussen dagelijks handelen en gezondheid – 484
26.3.2 Preventie en 'occupation-focused' gezondheidsbevordering – 485

26.4 De rol van verandering bij (*occupation-focused*) gezondheidsbevordering – 487

26.5 Verklaren van gezondheidsgedrag – 488
26.5.1 Determinanten van gedrag – 488
26.5.2 Gedragsverklaringsmodellen – 489

26.6 Beïnvloeden van gezondheidsgedrag – 490

26.7 Therapeutische technieken bij gedragsverandering – 491

26.8 Gezondheidsbevordering op het niveau van de cliënt – 491

26.9 Gezondheidsbevordering op het niveau van organisatie en populatie – 492

26.10 Discussie – 493

26.11 Samenvatting – 493

Literatuur – 494

Met dank aan Stijn De Baets, die adviezen heeft gegeven om het Vlaams perspectief een plek te geven in dit hoofdstuk, en Ramon Daniels, mede-auteur van dit hoofdstuk in Grondslagen van de ergotherapie, druk 2012.

© Bohn Stafleu van Loghum, onderdeel van Springer Media B.V. 2017
M. le Granse, M. van Hartingsveldt, A. Kinébanian (Red.), *Grondslagen van de ergotherapie*,
DOI 10.1007/978-90-368-1704-2_26

- **Gezondheidsbevordering en veranderen van handelen**

» Health promotion is the process of enabling people to increase control over, and to improve, their health (WHO 1986).

» Small changes eventually add up to huge results (►thegoodvibe.com).

> **Kernbegrippen**
> — Gezondheid.
> — Gezondheidsbevordering.
> — Preventie.
> — Gedragsverklaring.
> — Gedragsverandering.
> — Motiverende gespreksvoering.
> — Zelfmanagement.
> — Intervention mapping.

Meneer De Haan

Meneer De Haan is 65 jaar en alleenwonend. Via de huisarts is hij in contact gekomen met de ergotherapeut. Meneer De Haan geeft aan dat hij vanwege zijn reuma en COPD moeilijkheden ondervindt met het douchen en boodschappen doen. Afname van de COPM brengt aan het licht dat ook het bezoeken van een goede vriend problematisch is geworden. Deze drie activiteiten zou meneer De Haan graag blijven uitvoeren en zullen de doelen voor meneer De Haan vormen. De ergotherapeut vraagt meneer De Haan toestemming of zij hem mag informeren over het voorkomen van beperkingen in activiteiten in de toekomst. Meneer De Haan gaat akkoord. Met visuele ondersteuning van foto's legt de ergotherapeut de relatie tussen risicofactoren en het ontwikkelen van beperkingen uit. Zij vertelt bijvoorbeeld dat ouderen die voldoende dagelijkse lichaamsbeweging hebben minder kans op beperkingen hebben, dat vallen een risico is voor het ontwikkelen van beperkingen en dat een goed sociaal netwerk beschermt tegen het ontwikkelen van beperkingen. Meneer De Haan heeft daar nog de nodige vragen over. Samen bespreken zij welke mogelijkheden er zijn om de kans op vallen te verkleinen en meer dagelijkse lichaamsbeweging te krijgen, zoals het lopen naar de supermarkt voor de boodschappen, en gaan zij na welke factoren het handelen van meneer De Haan beïnvloeden. Op basis van deze gezamenlijke analyse besluit meneer De Haan ook doelen te formuleren gericht op preventie van vallen en meer bewegen.

26.1 Inleiding

Ergotherapeuten hebben als doel om mensen in staat te stellen deel te nemen aan de activiteiten van het dagelijks leven die betekenisvol voor hen zijn. Dit doen zij door de mogelijkheden van mensen, hun systeem of organisaties met betrekking tot de uitvoering van activiteiten te vergroten of door de omgeving aan te passen (Hartingsveldt et al. 2010). De ergotherapeut beïnvloedt hiermee de kwaliteit van leven van de cliënt door het optimaliseren van het dagelijks handelen (in Vlaanderen: occupatie). Onderzoek bevestigt dat dagelijks handelen – naast bijvoorbeeld bewegen en gezonde voeding – een belangrijke factor is voor een gezond leven (Bass et al. 2015). Wilcock en Hocking (2015) en van Hartingsveldt (2016) benadrukken daarom dat kijken naar gezondheid vanuit het perspectief van dagelijks handelen essentieel is, omdat veel gezondheidsvragen te maken hebben met wat men wel of juist niet 'doet.' Door bij te dragen aan de uitvoering van betekenisvolle activiteiten vervult de ergotherapeut een belangrijke rol bij het bevorderen van de gezondheid.

Dit hoofdstuk start met een nadere definiëring van de begrippen 'gezondheid', 'preventie' en 'gezondheidsbevordering'. Daarbij wordt de aandacht voor gezondheid en gezondheidsbevordering in een historisch perspectief geplaatst. Daarnaast wordt de relatie tussen gezondheidsbevordering en ergotherapie beschreven, waarbij het begrip *occupation-focused* gezondheidsbevordering geïntroduceerd wordt.

Vervolgens wordt ingegaan op de relatie tussen gezondheid, dagelijks handelen en gedrag. Bevorderen van gezondheid – ook door middel van het veranderen van het dagelijks handelen – heeft alles te maken met veranderen van gedrag. Kennis over de factoren die gedrag beïnvloeden is daarom essentieel. Er wordt een beknopt overzicht gegeven van de belangrijkste determinanten van gedrag. Ook wordt aandacht besteed aan theorieën en modellen die de ergotherapeut kan gebruiken bij het coachen van cliënten bij het veranderen van handelen.

Tot slot wordt aandacht besteed aan gezondheidsbevordering in de ergotherapiepraktijk. Wat betekent een focus op gezondheidsbevordering voor de individuele benadering van de cliënt? En welke kennis, attitude en vaardigheden worden van de ergotherapeut gevraagd wanneer er niet op het niveau van de individuele cliënt, maar op het niveau van de gemeenschap of wijk, aan gezondheidsbevordering wordt gedaan? Naast een antwoord op deze vragen biedt het laatste deel van dit hoofdstuk een model dat handvatten geeft voor interventieontwikkeling op individueel niveau en op populatieniveau in de wijk. Het is belangrijk om bij het lezen van dit hoofdstuk in het achterhoofd te houden dat veel van wat een ergotherapeut in de dagelijkse praktijk doet onder de noemer gezondheidsbevordering valt. Dit blijkt ook uit het feit dat in verschillende hoofdstukken in dit boek praktische voorbeelden worden genoemd met een gezondheidsbevorderend karakter. Het huidige hoofdstuk heeft als doel om te verduidelijken wat (ergotherapeutische) gezondheidsbevordering is en welke concepten en modellen uit andere stromingen – waaronder de psychologie – door de ergotherapeut gebruikt kunnen worden om gefundeerde keuzes te maken ten aanzien van gezondheidsbevorderende interventies.

26.2 Gezondheid, preventie en gezondheidsbevordering

Voordat het begrip gezondheidsbevordering geïntroduceerd wordt, is het belangrijk stil te staan bij de begrippen 'gezondheid' en 'preventie'. De definitie van gezondheid heeft de afgelopen decennia veel ontwikkelingen doorgemaakt. Lang heeft het uitgangspunt dat mensen ziek worden en het genezen van dat ziek zijn, de boventoon gevoerd. 'Genezen' werd gezien als de meest geschikte wijze om de gezondheid van mensen te verbeteren. Deze klassieke wijze van denken wordt vaak aangeduid met de term medische benadering. Deze denkwijze veranderde toen bleek dat de geneeskunde voor verschillende gezondheidsproblemen geen oplossing heeft. Er ontstond een nieuwe, multifactoriële wijze van kijken naar gezondheid en ziekte vanuit zowel biologisch, psychologisch en sociaal perspectief, namelijk door middel van het bevorderen van gezondheid. Dit houdt in dat getracht wordt de kans op gezondheid te optimaliseren en de rol van ongunstige factoren op gezondheid te verkleinen of waar mogelijk op te heffen (Sassen 2016). Deze zogeheten humane benadering werd door de WHO voor het eerst omgeschreven in 1948, met daarbij de volgende definitie van gezondheid:

> A state of complete physical, mental, and social well-being and not merely the absence of disease, or infirmity.

Deze definitie heeft een aantal nadelen. Zo is de beschreven toestand een ideaal, moeilijk te objectiveren en niet te bereiken. Bovendien wordt in deze definitie geen rekening gehouden met de middelen en/of beperkingen van individuen of groepen (bijvoorbeeld mensen met een beperking) (Wilcock en Hocking 2015). Sassen (2016) beschrijft daarom ook de dynamische visie op gezondheid, waarbij het aanpassingsvermogen van de mens benadrukt wordt en waarin gezondheid in termen van objectieve en subjectieve aspecten wordt beschreven. In deze visie wordt gezondheid als het ware beschouwd als 'in balans zijn.' Sassen (2016) benadrukt dat deze dynamische visie voor paramedici belangrijk is, omdat deze visie uitgaat van het aanpassingsvermogen van het individu en diens zelfmanagement. De eerder genoemde definitie van gezondheid van de WHO uit 1948 is sindsdien regelmatig bekritiseerd maar nooit gewijzigd, totdat Machteld Huber in 2011 een nieuw concept van gezondheid introduceerde. Huber spreekt van 'positieve gezondheid', waarin gezondheid beschouwd wordt als:

> … the ability to adapt and to self manage, in the face of social, physical and emotional challenges (Huber 2014; Huber et al. 2016).

Volgens deze definitie staan aanpassingsvermogen en het kunnen voeren van eigen regie bij fysieke, emotionele en sociale uitdagingen van het leven centraal. Huber beschouwt gezondheid als iets dat náást ziekte kan bestaan. De eerder genoemde dynamische visie op gezondheid sluit aan bij de definitie van Huber. Een aan gezondheid gerelateerd begrip is welzijn. Dit begrip kan worden omschreven als de subjectieve beoordeling van gezondheid, die geen rekening houdt met biologische factoren, maar eerder met zaken als eigenwaarde en het deel uitmaken van een groep (sociale integratie of verbondenheid). Welzijn wordt ook wel omschreven als een aangename psychische sensatie en is dan gelinkt aan het begrip *flow* (Wilcock en Hocking 2015).

Preventie wordt in de literatuur gedefinieerd als 'het totaal van maatregelen, zowel binnen als buiten de gezondheidszorg, die tot doel hebben de gezondheid te beschermen en te bevorderen door ziekte en gezondheidsproblemen te voorkomen' (Mackenbach en Stronks 2012). Preventie is een breed begrip en kan gericht zijn op gezondheidsbevordering, gezondheidsbescherming of ziektepreventie. Bij gezondheidsbevordering staat het bevorderen van gezond gedrag centraal. Gezondheidsbescherming richt zich op het beschermen van de bevolking tegen risicofactoren. Hierbij speelt wet- en regelgeving een belangrijke rol. Ziektepreventie betreft de preventie van een specifieke ziekte of gezondheidsprobleem (KNMG 2015; Mackenbach en Stronks 2012; Sassen 2016).

Het begrip gezondheidsbevordering werd in 1986 door de World Health Organization gedefinieerd als:

> … een proces dat individuen, organisaties en gemeenschappen in staat stelt controle te verwerven over de factoren die hun gezondheid beïnvloeden zodat zij hun gezondheidssituatie kunnen verbeteren (WHO 1986).

Deze definitie laat zien dat gezondheidsbevordering een breed begrip is waarbij gezondheid gezien wordt als méér dan alleen de afwezigheid van ziekte. Bovendien blijkt uit de definitie dat het bevorderen van gezondheid niet alleen samen hangt met veranderingen op het niveau van het individu, maar ook met aanpassing op omgevings- en beleidsniveau.

De uitgangspunten voor gezondheidsbevordering zijn in 1986 door de WHO vastgelegd in het Ottawa Charter (WHO 1986). In dit charter zijn vijf strategieën geformuleerd om gezondheidsbevordering te bereiken: (1) stel een gezond overheidsbeleid op (*build healthy public policy*), (2) creëer een omgeving die gezondheid en gezond gedrag stimuleert (*create supportive environments*), (3) versterk acties vanuit de gemeenschap (*strengthen community action*), (4) ontwikkel persoonlijke vaardigheden (*develop personal skills*) en (5) heroriënteer gezondheidsvoorzieningen (*reorienting health services*). Voor gezondheidsbevorderaars betekent dit dat zij pleiten voor positieve veranderingen in de factoren die gezondheid beïnvloeden (*advocate*), dat zij elk individu in staat stellen de voor hem of haar optimale gezondheidstoestand te bereiken (*enable*) en dat zij bemiddelen tussen verschillende maatschappelijke belangen, ten gunste van gezondheid (*mediate*). De uitgangspunten van het Ottawa Charter hebben het gezondheidsbeleid sindsdien wereldwijd beïnvloed.

In Nederland is het een taak van de overheid om de bevolking gezond te houden. Gezondheidsbevordering valt daarmee onder de verantwoordelijkheid van het ministerie (Wet publieke gezondheid). Overheid en gemeenten zijn gezamenlijk verantwoordelijk voor de uitvoering van gezondheidsbevordering en hebben daarin elk eigen taken. Zo zijn de gemeenten bijvoorbeeld verantwoordelijk voor jeugdgezondheidszorg, ouderengezondheidszorg en infectieziektenbestrijding. De gemeente heeft daarnaast de taak om alle zorg in de regio op elkaar af te stemmen. In landelijke beleidsnota's en onderzoeksrapporten wordt aangegeven dat preventie in de toekomst een meer prominente rol zal aannemen in de zorg: preventie en zorg zullen steeds meer samen gaan (Berg et al. 2014; VWS 2011). De eerder genoemde definitie van gezondheid van Huber heeft een grote impact op de Nederlandse gezondheidszorg: in steeds meer organisaties wordt de definitie geïmplementeerd en in verschillende onderzoeksprojecten wordt het gedachtegoed rondom positieve gezondheid als basis gebruikt (ZonMw 2014). In 2015 verscheen bijvoorbeeld het adviesrapport *Naar nieuwe zorg en zorgberoepen: de contouren* (Kaljouw en Van Vliet 2015). Zorginstituut Nederland gaf de opdracht voor dit adviesrapport, nadat in 2012 bleek dat er in Nederland zeer veel verschillende zorgopleidingen zijn waarbij er een discrepantie bleek te zijn tussen opleidingen en de beroepspraktijk. Kaljouw en Vliet richten zich in hun rapport op de zorg die Nederland in 2030 nodig heeft en nemen hierbij Hubers definitie van positieve gezondheid als uitgangspunt.

In België ligt deze verantwoordelijkheid bij verschillende beleidsniveaus. Er wordt een federaal gezondheidsbeleid gevoerd door de Federale Overheidsdienst Volksgezondheid, Veiligheid van de Voedselketen en Leefmilieu (FOD Volksgezondheid), dit beleid is geldig voor het volledige land. De taken van de FOD Volksgezondheid bestaan voornamelijk uit het voorbereiden en uitvoeren van het gezondheidszorgbeleid, en bestaan uit programmatie, erkenning, financiering en het toezicht op de beroepen in de gezondheidszorg (Belgische Federale Overheid 2016). Tevens is er een beleid op het niveau van de gemeenschap, dat in Vlaanderen bepaald wordt door de Vlaamse Overheid, binnen het Agentschap Zorg en Gezondheid (AZG). Het Vlaamse niveau is bevoegd voor het beleid rond de zorgverstrekking binnen en buiten de zorginstellingen (met uitzondering van datgene wat uitdrukkelijk is voorbehouden aan de federale overheid), de preventieve gezondheidszorg, de erkenning van gezondheidszorgberoepen en gezondheidsbevordering (Vlaamse Overheid 2016).

26.3 Gezondheidsbevordering en ergotherapie

26.3.1 De link tussen dagelijks handelen en gezondheid

> Occupational therapy is a profession concerned with promoting health and wellbeing through occupation.

De eerste zin van de definitie van ergotherapie van de WFOT laat direct zien dat er een link tussen gezondheidsbevordering en ergotherapie is. In de inleiding van dit hoofdstuk werd al benadrukt dat het dagelijks handelen een belangrijke factor is voor een gezond leven. Echter, het is belangrijk om te realiseren dat de meeste mensen zich niet zo bewust zijn van het feit dat 'gewoon doen' van invloed is op hun gezondheid en welzijn (Hartingsveldt 2016). Kijkend naar wat ergotherapeuten doen, blijkt dat gezondheidsbevordering een rol speelt bij vrijwel *alle* ergotherapeutische werkzaamheden. Ergotherapie is gebaseerd op de aanname dat er een relatie is tussen dagelijks handelen, en gezondheid en welzijn (Wilcock en Hocking 2015) en dat betrokkenheid in betekenisvolle activiteiten gezondheid kan bevorderen, handhaven en herstellen (Yerxa 1998). De Amerikaanse ergotherapievereniging AOTA ondersteunt en stimuleert de rol van ergotherapeuten in gezondheidsbevordering en preventieprogramma's. De vereniging noemt drie rollen die ergotherapeuten kunnen hebben op dit gebied, namelijk gericht op:

- het stimuleren van een gezonde levensstijl;
- het benadrukken van dagelijks handelen als een essentieel element van gezondheidsbevorderende interventies;
- het aanbieden van interventies aan zowel individuen als groepen (AOTA 2008)

Wilcock en Hocking (2015) beschreven de dimensies van het dagelijks handelen en hun onderlinge samenhang, namelijk: bij dagelijks handelen gaat het om het daadwerkelijke doen (*doing*) waardoor het individu zich kan ontwikkelen (*becoming*). Hierdoor 'is' het individu daadwerkelijk iemand (*being*) en dit 'doen' geeft het gevoel tot een bepaalde groep te behoren (*belonging*). Deze vier dimensies dragen bij het uitvoeren van dagelijkse activiteiten bij aan het ervaren van fysiek, mentaal en sociaal welzijn. Wilcock en collega's (2015) benadrukken dat deze dimensies – doing, being, belonging en becoming – primaire elementen in het leven zijn en dat gezondheid niet het (hoofd)doel is in het leven maar een bijproduct kan zijn. Gezondheid kán voor mensen een reden zijn om activiteiten uit te voeren maar soms worden activiteiten uitgevoerd met het doel om andere levensbehoeften te volbrengen dan 'gezond zijn'. In dat perspectief kan handelen soms leiden tot ongezondheid, denk bijvoorbeeld aan een jongere die excessief alcohol drinkt in een poging tot sociale participatie.

De definitie van 'positieve gezondheid' van Huber vertoont veel raakvlakken met het ergotherapeutisch paradigma. Zo beschreef Huber naar aanleiding van haar kwalitatieve onderzoek zes pijlers voor positieve gezondheid, namelijk dagelijks functioneren, sociaal-maatschappelijk functioneren, kwaliteit van leven, spirituele dimensie, mentaal welzijn en lichaamsfuncties. Zie ook ◘ fig. 26.1.

Verschillende van deze pijlers passen volledig in het ergotherapeutisch gedachtegoed, zoals dagelijks functioneren, sociaal-maatschappelijk functioneren en kwaliteit van leven, maar ook de spirituele dimensie, die onder andere in het ergotherapeutisch inhoudsmodel Canadian Model of Occupational Performance and Enablement (CMOP-E) onder de noemer spiritualiteit een belangrijke rol vervult (Townsend en Polatajko 2013). Huber is van mening dat deze pijler – ook wel 'zingeving' genoemd – een heel belangrijke rol speelt bij gezondheidsbevordering. In het tijdschrift *De Eerstelijns* sprak zij hierover als volgt:

> Onder zingeving versta ik dat een mens probeert te beseffen wat voor hem het belangrijkste is in het leven, dat hij daarvan de kern van zijn bestaan maakt en daar de rest van zijn leven als het ware omheen bouwt (Wildt 2015).

Uit bovenstaande blijkt dat de definitie van positieve gezondheid naadloos aansluit bij het beroepsparadigma van de ergotherapie.

Ook de definitie van gezondheidsbevordering van het Ottawa Charter (1986) vertoont veel overeenkomsten met het ergotherapeutisch denken, onder andere de benaderingen van gezondheidsbevordering die de Ottawa Charter voorstelt. Zo wordt beschreven dat gezondheidbevorderaars cliënten in staat

26.3 · Gezondheidsbevordering en ergotherapie

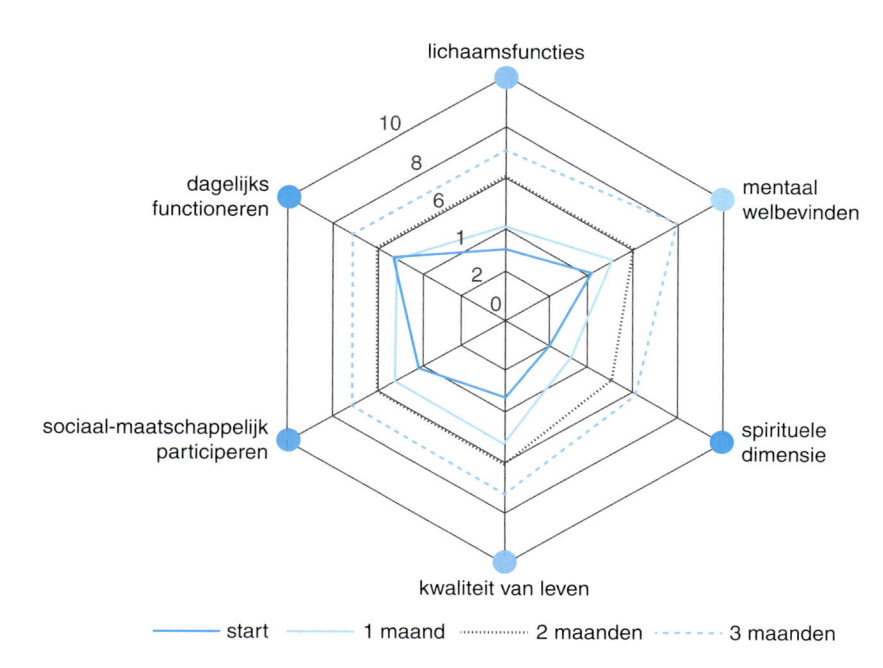

Figuur 26.1 De pijlers van positieve gezondheid. Bron: Huber (2014)

Bovenstaande maakt duidelijk dat ergotherapeuten een belangrijke rol kunnen vervullen bij gezondheidsbevordering, door hun expertise op het gebied van het mogelijk maken van betekenisvol handelen.

26.3.2 Preventie en 'occupation-focused' gezondheidsbevordering

Eerder in dit hoofdstuk werd het begrip 'preventie' geïntroduceerd en werd aangegeven dat preventie zich richt op gezondheidsbevordering, gezondheidsbescherming en ziektepreventie. Wilcock en Hocking (Wilcock and Hocking 2015) spreken over *occupation-focused* ziektepreventie waarbij ziek zijn gezien wordt in het perspectief van bijvoorbeeld disbalans in het dagelijks handelen (*occupational imbalance*), deprivatie (*occupational deprivation*), gebrek aan mogelijkheden om te ontwikkelen of verveling. Deze factoren kunnen leiden tot bijvoorbeeld stress, ineffectief ouderschap of ontevredenheid over het werk, kortom; tot beperkingen in participatie. Om deze barrières in participatie te voorkomen of te veranderen kunnen ergotherapeutische interventies gebruikt worden in het kader van occupation-focused preventie. Wilcock en Hocking (2015) spreken tevens over *occupation-focused* gezondheidsbevordering. Hiermee worden alle interventies bedoeld die gericht zijn op het behouden of vergroten van iemands betrokkenheid in dagelijks handelen en die daardoor een positief effect op gezondheid en welzijn kunnen hebben (zie ook Fisher 2013). Occupation-focused gezondheidsbevordering heeft een stevige theoretische basis – onder andere vanuit de *occupational science* – en steeds meer onderzoeken tonen aan dat deze vorm van gezondheidsbevordering positieve effecten heeft (Zingmark et al. 2015). Ergotherapeuten zijn namelijk

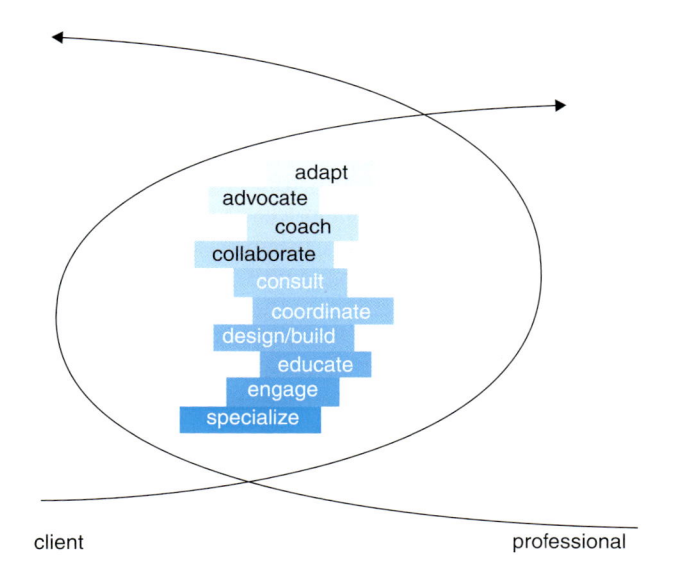

Figuur 26.2 Het Canadian Model of Client-Centered Enablement (CMCE). Bron: Townsend et al. (2007)

kunnen stellen (*to enable*) de optimale gezondheidstoestand te bereiken. Dit is uiteraard breed geformuleerd, maar kijkend naar de ergotherapie wordt 'enablement' als een kerncompetentie van de ergotherapeut gezien. Townsend en Polatajko (2013) introduceren het Canadian Model of Client-Centered Enablement (CMCE) (zie fig. 26.2) waarin de zogeheten enablement skills beschreven worden die ergotherapeuten als leidraad kunnen gebruiken bij het in staat stellen van cliënten tot dagelijks handelen. Voorbeelden van enablement skills zijn coachen (*to coach*), samenwerken (*to collaborate*), overdragen van kennis (*to educate*) maar ook pleiten (*to advocate*); één van de andere benaderingswijzen die door de Ottawa Charter is voorgesteld.

gespecialiseerd in het begrijpen van complexe interacties tussen mensen, de activiteiten die ze uitvoeren in het dagelijks leven en hun omgeving. Een ergotherapeut herkent het belang van gewoonten en routines die het aanleren en behouden van gezondheidsgedrag beïnvloeden en is daarom bij uitstek een geschikte professional om te ondersteunen in het kader van gezondheidsbevordering (AOTA 2014a).

Een voorbeeld van occupation-focused gezondheidsbevordering

Zingmark en collega's onderzochten verschillende ergotherapeutische interventies die gericht zijn op gezondheidsbevordering bij zelfstandig (alleen) wonende ouderen die beperkingen in het dagelijks handelen ervaarden. Een van de interventies was individueel, hierbij identificeerde de ergotherapeut eerst met de cliënt welke activiteit niet lukte, bijvoorbeeld niet zelfstandig met de bus naar de stad kunnen gaan om vrienden te bezoeken. De interventies bestond vervolgens uit:
- samen identificeren van de specifieke taken die horen bij deze activiteit, zoals het omgaan met de OV-kaart.
- samen bedenken en implementeren van acties die nodig zijn om de *occupational peformance* zodanig te vergroten dat de oudere de activiteit weer kan uitvoeren, zoals het kopen van een OV-kaart via de mobiele telefoon.

Vervolgens werd geëvalueerd of het doel (het zelfstandig met de bus naar de stad kunnen reizen) behaald was. Dit gebeurde in drie tot acht sessies in maximaal tien weken.
Bron: Zingmark et al. (2015)

Gezondheidsbevordering en ziektepreventie spelen zich af op verschillende niveaus (Wilcock en Hocking 2015). Deze niveaus zijn ook terug te vinden in algemene literatuur over preventie en gezondheidsbevordering (zie Brug et al. 2017a).
- Primaire preventie is gericht op het voorkómen de ziekte of het gezondheidsvraagstuk. Deze vorm richt zich op gezonde individuen of groepen. Hierbij kan gedacht worden aan het voorkomen van eenzaamheid bij ouderen, het voorkomen van arbeidsgerelateerde beperkingen bij een volwassene of het voorkomen van overgewicht bij kinderen.
- Secundaire preventie is gericht op vroege opsporing van ziekte of gezondheidsvraagstukken. Screening vormt een belangrijk onderdeel van deze preventievorm, te denken valt aan het screenen van kinderen op de ontwikkeling van schrijfmoeilijkheden. Screening is alleen zinvol als er een adequate interventie is.
- Tertiaire preventie gericht op reductie van chroniciteit of terugval bij chronisch zieken en/of op het optimaliseren van de gezondheidstoestand binnen de mogelijkheden van de cliënt. Een voorbeeld is een zelfmanagementprogramma voor personen met een chronische ziekte.

Wilcock en Hocking benoemen daarnaast nog de quaternaire preventie, gericht op het behoud van kwaliteit van leven bij terminaal zieke cliënten.

Voorbeelden van ergotherapeutische interventies zijn er op alle hierboven beschreven niveaus.

Een multidisciplinair preventieprogramma ter voorkoming van lage rugklachten bij zorgverleners (Kos et al. 2010) is een voorbeeld van primaire preventie. De ergotherapeut neemt in dit Vlaamse programma de Canadian Occupational Performance Measure (COPM) (Law et al. 2014) af om mogelijke vraagstukken in het handelen en/of risicofactoren voor lage rugklachten te inventariseren. In vier groepssessies geeft de ergotherapeut voorlichting over verschillende ergonomische principes (Kos et al. 2010). Een andere interventie met een focus op primaire gezondheidsbevordering is het programma Gezond Actief Ouder Worden, gericht op gezondheidsbevordering bij (relatief) gezonde ouderen. Het is geïnspireerd op het Amerikaanse Lifestyle Redesign Program (Daniëls et al. 2006; Heijsman et al. 2011a, b).

Voorbeelden van secundaire preventie door ergotherapeuten zijn valpreventieprogramma's (Marle et al. 2011) of disability-preventie programma's (Daniels et al. 2011) voor kwetsbare ouderen, preventieve programma's voor mantelzorgers (Leven et al. 2007) of een eerstelijns ergotherapeutisch zelfmanagementprogramma voor mensen met multimorbiditeit en participatievragen (Garvey et al. 2015). Kids on Track is een Vlaams initiatief gericht op kinderen met een hoog risico op moeilijkheden op school en in de maatschappij (Vandebriel en Lee 2011). Het programma is bedoeld voor kinderen met gedragsmoeilijkheden op basisscholen. Het richt zich op ervaringsleren door 'wilderness en adventure' activiteiten (zoals kamperen en samen in de natuur zijn en avontuurlijke activiteiten doen) en baseert zich mede op cognitieve therapeutische technieken. Ergotherapeuten zijn bij het programma betrokken vanwege hun gerichtheid op het dagelijks handelen (Vandebriel en Lee 2011). In het boek *Occupational therapy in the promotion of health and wellness* (Scaffa et al. 2010) beschrijven diverse overwegend Amerikaanse auteurs de mogelijkheden voor ergotherapeutische interventies bij doelgroepen met een hoog risico gericht op preventie van drugsgebruik, preventie van overgewicht en het stimuleren van oefenen en fysieke activiteit.

Voorbeelden van ergotherapeutische interventies op het niveau van de tertiaire preventie zijn er in overvloed. Genoemd kan bijvoorbeeld worden een programma voor cliënten met ADHD, waarin het toepassen van ergonomische principes en het aanleren van ademhalingstechnieken bij het uitvoeren van activiteiten positieve effecten blijkt te hebben (Appels 2011). Op organisatieniveau zijn ergotherapeuten betrokken bij schoolgerichte ondersteuning om het management en de docenten van basisscholen te ondersteunen bij het mogelijk maken van inclusief onderwijs (Pitteljon 2011).

Bij quaternaire preventie kan bijvoorbeeld gedacht worden aan het zorgen voor adequate, zo comfortabel mogelijke voorzieningen voor mensen in de terminale fase of inventariseren wat iemand nog graag zou willen doen in het leven.

Jarenlang bevonden de activiteiten van ergotherapeuten zich vooral op het niveau van quarternaire, tertiaire en secundaire preventie, dus nadat er reeds sprake is van een aandoening en/of beperkingen. De laatste jaren zijn ergotherapeuten in toenemende mate actief op het niveau van primaire preventie, onder andere doordat er wereldwijd steeds meer oog is voor het belang van dagelijks handelen in relatie tot gezondheid en welzijn maar ook door ontwikkelingen in de gezondheidszorg zoals de nieuwe definitie van gezondheid. Primaire preventie richt zich op behoud van gezondheid en preventie van ziekte bij gezonde individuen of groepen. Bij primaire preventie past derhalve een meer populatiegerichte benadering, bijvoorbeeld in arbeidssituaties of binnen een wijkgerichte aanpak. Het doel van wijkgerichte (*population-based*) gezondheidsbevordering is het verbeteren van de gezondheid van de bewoners van een wijk of gebied (in Vlaanderen: gemeenschap). Het concept 'empowerment' staat hierbij centraal; het gaat over het ondersteunen van een proces waardoor personen en wijken de beheersing over hun eigen levens verkrijgen (Pender et al. 2009). Kenmerken van wijkgerichte gezondheidsbevordering zijn participatie van bewoners, het inzetten van het sociale netwerk en intersectorale samenwerking (Harting et al. 2011). Een voordeel van wijkgericht werken is dat de gezondheidsbevordering niet alleen gericht is op het individu, maar ook op diens (sociale) omgeving. Het vormgeven van de wijkgerichte benadering, waarbij echte participatie van de doelgroep plaatsvindt, het sociale netwerk daadwerkelijk positief wordt ingezet, en een vruchtbare samenwerking tussen verschillende disciplines wordt gerealiseerd, blijkt in praktijk een grote uitdaging (De Maeseneer et al. 2014; Harting et al. 2011).

In het kader van primaire preventie is het tevens van belang dat ergotherapeuten cliënten ondersteunen ten aanzien van een gezonde levensstijl (ten aanzien van alcoholgebruik, beweging en eten) omdat ook dit alles te maken heeft met het dagelijkse doen en laten van mensen. Eerder werd al genoemd dat de Amerikaanse ergotherapeutische beroepsvereniging het stimuleren van een gezonde levensstijl als een belangrijke rol van de ergotherapeut ziet (AOTA 2008). De rol van ergotherapie bij het hanteren van een gezonde leefstijl wordt ook door individuele ergotherapeuten benadrukt (Cason 2012; Stoffel 2013). In Nederland wordt onder andere in het recente visiedocument van de Commissie GGZ van beroepsvereniging Ergotherapie Nederland het belang van aandacht voor leefstijl en leefstijlbegeleiding door ergotherapeuten onderstreept. Hierbij wordt geredeneerd vanuit het idee dat aandacht voor sociale en maatschappelijke participatie kan helpen bij een gezonde leefstijl en dat de ergotherapeut daar vanwege zijn kennis van zowel somatische als psychische beperkingen goed bij kan ondersteunen (Ammeraal et al. 2015). In haar inaugurele rede sprak Van de Goor (2011) over de nieuwe rol van leefstijlcoaches die ingezet worden om hoogrisicogroepen te begeleiden naar een gezonde levensstijl. Omdat deze taak vooral kennis en vaardigheden in het begeleiden en coachen van gedragsverandering behelst en alles te maken heeft met dagelijks handelen zouden ergotherapeuten, naast praktijkondersteuners en verpleegkundigen, de functie van leefstijlcoach goed kunnen vervullen. Bij alle bovengenoemde vormen en voorbeelden van gezondheidsbevordering door ergotherapeuten speelt zelfmanagement een belangrijke rol. Zie voor meer informatie over zelfmanagement ▶ box 26.1.

> **Box 26.1**
>
> **Zelfmanagement: een belangrijk begrip bij gezondheidsbevordering**
>
> Een relevant concept in de context van (occupation-focused) gezondheidsbevordering is zelfmanagement, waarbij de insteek is dat cliënten strategieën leren waarmee zij zichzelf kunnen 'managen' (Jedeloo en Leenders 2010). Een nadere blik op de definitie van gezondheidsbevordering (individuen in staat stellen controle te verwerven over de factoren die hun gezondheid beïnvloeden zodat zij hun gezondheidssituatie kunnen verbeteren) leert ons dat binnen gezondheidsbevordering expliciet aandacht gevraagd wordt voor de capaciteiten en vaardigheden van de cliënt ten aanzien van het controleren en bevorderen van de eigen gezondheid. Een toenemende nadruk op gezondheidsbevordering stuurt de werkwijze van de ergotherapie meer richting zelfmanagement. In Nederland effectief gebleken zelfmanagementprogramma's voor ouderen met lichte depressie (Jonkers en Lamers 2010) en ouderen met valangst (Zijlstra et al. 2006) laten het potentieel zien van programma's waarin zelfmanagementvaardigheden centraal staan. Ook het promotie-onderzoek van ergotherapeut Ton Satink is hier een mooi voorbeeld van, waarin aanbevelingen worden gedaan voor de ontwikkeling van effectieve programma's ter ondersteuning van zelfmanagement na beroerte (Satink 2016).

26.4 De rol van verandering bij (*occupation-focused*) gezondheidsbevordering

Gezondheidsbevorderende interventies gaan meestal gepaard met verandering. Vaak zal er ten behoeve van gezondheidsbevordering namelijk iets veranderen in het dagelijks handelen van de cliënt. Door de Canadese associatie voor ergotherapeuten (CAOT) zijn vier typen veranderingen beschreven waarvoor handelen als middel en doel kan worden ingezet:
- de ontwikkeling van het dagelijks handelen tijdens de levensloop
- onderhouden van betrokkenheid bij het dagelijks handelen (engagement), gezondheid en welzijn
- herstel van handelingspatronen, competenties en basisvaardigheden
- preventie van verlies van betekenisvol handelen

Redenerend vanuit deze vier typen verandering zijn er in relatie tot dagelijks handelen de volgende soorten veranderingen:
- ontwikkelen van het dagelijks handelen
- opnieuw dagelijks handelen
- effectiever dagelijks handelen
- veiliger dagelijks handelen
- behouden van het dagelijks handelen
- anders dagelijks handelen
- omgaan met verlies van het dagelijks handelen

Gezondheidsbevorderende interventies kunnen gerelateerd zijn aan alle bovengenoemde soorten veranderingen.

> Box 26.2

Occupation-focused gezondheidsbevordering met als doel 'veiliger handelen'

Mevrouw Schippers heeft vorig jaar een CVA doorgemaakt, met een hemiplegie als grootste gevolg. Gezien het feit dat zij erg van koken houdt zou ze deze dagelijkse activiteit graag weer hervatten. Echter, zij merkt dat ze verschillende dagelijkse handelingen door de hemiplegie niet op veilige wijze kan uitvoeren waardoor zij momenteel niet kookt. Ook haar man benadrukt regelmatig dat hem het zweet uitbreekt als hij zijn vrouw in de keuken ziet klungelen. Activiteiten die mevrouw Schippers bijvoorbeeld moeilijk vindt zijn: kipfilet in stukjes snijden met een groot vleesmes en de pan met gekookte aardappel afgieten. Nadat de ergotherapeut samen met mevrouw Schippers de handelingsvragen heeft verhelderd, gaat hij bij haar op huisbezoek. Na een observatie van de genoemde activiteiten, bespreekt de ergotherapeut met mevrouw Schippers een aantal alternatieven die uitgeprobeerd kunnen worden. Een voorbeeld dat genoemd wordt met betrekking tot het eenhandig afgieten, is het plaatsen van de pan op het randje van de gootsteen en vervolgens afgieten, zodat de pan niet in de lucht gehouden hoeft te worden tijdens de draaibeweging van het afgieten. Ook worden diverse hulpmiddelen besproken die het koken van mevrouw Schippers veiliger maken, zoals een snijplank met noppen waardoor de kipfilet niet wegglijdt. Mevrouw Schippers probeert diverse alternatieven en hulpmiddelen uit, de ergotherapeut geeft uitleg en demonstreert. In overleg met de ergotherapeut maakt mevrouw Schippers een keuze voor de oplossingen die het beste bij haar wensen en capaciteiten passen. Na enige oefening leidt dit ertoe dat mevrouw Schippers op veilige wijze de activiteit 'koken' kan uitvoeren ofwel 'veiliger handelt.' Het feit dat mevrouw Schippers nu – op veilige wijze – weer een activiteit kan uitvoeren die veel betekenis voor haar heeft, is te beschouwen als gezondheidsbevorderend.

Omdat gezondheidsbevordering vrijwel altijd gepaard gaat met een vorm van gedragsverandering is het belangrijk om kennis te hebben van elementen die een rol spelen bij gedragsverandering en de fasen van een veranderingsproces. Dit wordt onder andere door de Amerikaanse ergotherapievereniging (AOTA) en beroepsvereniging Ergotherapie Nederland benadrukt. De AOTA zorgde er bijvoorbeeld voor dat in een wetsvoorstel met betrekking tot geestelijke gezondheidszorg in 2014 in de Verenigde Staten staat dat 'occupational therapists are recognized as mental and behavioral health professionals', dus dat ergotherapeuten worden gezien als professionals op het gebied van geestelijke gezondheid en gedragsverandering (AOTA 2014b). Ook de Commissie GGZ van Ergotherapie Nederland benadrukt het in haar recente visiedocument:

> 'Een uitdaging is ergotherapie ook als beroep te zien dat zich richt op gedragsverandering vanuit een praktische en concrete insteek' (Ammeraal et al. 2015).

Voor kennis over gedragsverandering kan de ergotherapeut putten uit theorieën en modellen uit andere stromingen, waaronder de psychologie. Wanneer de ergotherapeut deze kennis uit andere stromingen combineert met de eigen deskundigheid op het gebied van betekenisvol dagelijks handelen, kan de ergotherapeut op onderbouwde wijze cliënten ondersteunen bij een veranderproces in het dagelijks handelen ter gezondheidsbevordering oftewel *occupation-focused health promotion*. In de volgende paragrafen worden theorieën en modellen aangereikt die daarbij als handvat gebruikt kunnen worden.

26.5 Verklaren van gezondheidsgedrag

In het bovenstaande is beschreven dat ergotherapeuten bijdragen aan gezondheidsbevordering middels het mogelijk maken van betekenisvol handelen. Dit betekent dat het bevorderen van de gezondheid een aanpassing vraagt in het huidige dagelijkse handelen – het huidige gedrag – van de cliënt. Het bevorderen van de gezondheid betekent dan ook het motiveren van mensen tot gedragsverandering en het ondersteunen bij de uitvoering hiervan. Het veranderen van gedrag blijkt echter niet eenvoudig. Verschillende factoren kunnen gedragsverandering in de weg staan. Een voorbeeld is de cliënt met reuma die graag het functioneren wil verbeteren. Samen met haar ergotherapeut heeft zij doelen opgesteld ten aanzien van het toepassen van gewrichtsbeschermende maatregelen (zie Ekelman et al. 2014). Het lukt echter niet om deze maatregelen naar tevredenheid toe te passen in het dagelijks handelen. Dit kan verschillende oorzaken hebben: misschien ziet de cliënt vooral de nadelen van het nieuwe gedrag. Misschien heeft de cliënt het gevoel door het thuisfront niet ondersteund te worden in het doorvoeren van de maatregelen. Of misschien heeft de cliënt niet het vertrouwen de gewrichtsbeschermende maatregelen effectief te kunnen toepassen. Om gedrag te kunnen beïnvloeden is het nodig te weten wat er schuilgaat achter het gedrag. Deze factoren die gedrag verklaren zijn de determinanten van gedrag.

26.5.1 Determinanten van gedrag

Een belangrijke determinant van gedrag is de intentie. De intentie geeft aan in hoeverre iemand van plan is om een bepaald gedrag uit te voeren. Wanneer voor meneer De Haan in de casus aan het begin van dit hoofdstuk bijvoorbeeld gezamenlijk tot het doel 'een dagelijkse wandeling maken van 30 minuten' is gekomen, dan kan de intentie van meneer De Haan worden opgevat als de mate waarin hij van plan is om dagelijks 30 minuten te gaan wandelen. Het meten van de intentie geeft belangrijke informatie over de kans dat het gewenste gedrag ook daadwerkelijk wordt uitgevoerd, maar geeft geen zekerheid. Ook al is iemand nog zo sterk van plan een gewenst gedrag uit te voeren, er kunnen allerlei barrières

Tabel 26.1 Voorbeeld van een voor- en nadelen matrix voor het maken van een dagelijkse wandeling van 30 minuten

	korte termijn	lange termijn
voordelen	– ik heb aanspraak van mijn wandelpartner – ik kom nog eens buiten de deur – ….	– het is goed voor mijn conditie – het vergroot de kans dat ik langer zelfstandig thuis kan blijven wonen – ….
nadelen	– in de tijd dat ik buiten wandel, heb ik geen tijd voor andere zaken – ….	– steeds hetzelfde rondje lopen is saai – ….

zijn die het daadwerkelijk uitvoeren van het gedrag in de weg staan (Lechner et al. 2017). Een barrière in het voorbeeld van meneer De Haan zou kunnen zijn dat zijn wandelpartner verhinderd is (en hij liever niet alleen wandelt) of dat hij vervelende blaren krijgt aan zijn voeten.

Drie determinanten die van invloed zijn op de intentie zijn attitude, sociale invloed en eigen-effectiviteitsverwachtingen. De attitude is de 'houding' van een persoon ten aanzien van een bepaald gedrag. Zo kan meneer De Haan een positieve of juist een negatieve attitude hebben ten aanzien van het maken van een dagelijkse wandeling van 30 minuten. Aan de attitude liggen allerlei onderliggende gedachten en ideeën ten grondslag. Sommigen van deze ideeën hebben betrekking op de gevolgen van het gedrag, bijvoorbeeld 'dagelijks 30 minuten wandelen is gezond' of 'door dagelijks 30 minuten te wandelen vergroot ik de kans om langer zelfstandig thuis te wonen.' Andere ideeën hebben te maken met ervaringen, gevoel en emotie bij het *doen*, bijvoorbeeld 'dagelijks 30 minuten wandelen is leuk' of 'dagelijks 30 minuten wandelen geeft mij een goed gevoel' (Fishbein en Ajzen 2010; Lechner et al. 2017). Belangrijk bij al deze voorbeelden is dat het steeds om gedachten en ideeën gaat die specifiek zijn voor bepaald gedrag (in dit geval het maken van een dagelijkse wandeling van 30 minuten). Een hulpmiddel voor het nagaan van de attitude van een cliënt in de praktijk is het maken van een voor- en nadelen matrix (Sassen 2016). Door samen met de cliënt de voor- en nadelen van het gewenste gedrag in kaart te brengen kan inzicht worden verkregen in de attitude en kan deze worden veranderd. Het is belangrijk hierbij zowel aandacht te hebben voor de voor- en nadelen op de korte termijn als voor die op de langere termijn (Lechner et al. 2017; Sassen 2016). Zie voor een voorbeeld van een voor- en nadelenmatrix tab. 26.1.

Naast de attitude is de sociale invloed van invloed op de intentie (Vries et al. 1995; Fishbein en Ajzen 2010). Het gaat hierbij enerzijds om directe druk of steun die de persoon ervaart vanuit de sociale omgeving. In het voorbeeld van meneer De Haan zou het bijvoorbeeld zo kunnen zijn dat meneer De Haan door zijn zoon wordt aangespoord om dagelijks 30 minuten te wandelen (sociale steun). Sociale invloed heeft echter ook een indirecte component, bijvoorbeeld als iemand gestimuleerd wordt tot gezond gedrag omdat hij dit ziet bij anderen (*modeling*) of door ervaren verwachtingen van anderen ten aanzien van het gewenste gedrag ('mijn kinderen verwachten van mij dat ik mijn best doe om mijn lichamelijke conditie op pijl te houden'). Dit laatste wordt ook wel subjectieve norm genoemd (Fishbein en Ajzen 2010; zie ook Lechner et al. 2017).

Een derde determinant die van invloed is op de intentie zijn eigen-effectiviteitsverwachtingen, ook wel 'waargenomen gedragscontrole' genoemd (Bandura 1986; Fishbein en Ajzen 2010). Hiermee wordt het vertrouwen bedoeld dat een persoon heeft in het eigen vermogen een bepaald gedrag uit te voeren. Het lijkt hiermee sterk op het MOHO-concept 'persoonlijke effectiviteit'. In geval van meneer De Haan worden de eigen-effectiviteitsverwachtingen bepaald door het vertrouwen dat meneer De Haan erin heeft dat het hem zal lukken om dagelijks 30 minuten te wandelen. Eigen-effectiviteitsverwachtingen zijn een sterke voorspeller van gedrag: als iemand er weinig vertrouwen in heeft dat het zal lukken het gewenste gedrag uit te voeren, is de kans dat iemand het daadwerkelijk zal proberen erg klein (Bartholomew Eldredge et al. 2016; Lechner et al. 2017).

Naast de hierboven determinanten van gedrag zijn ook risicoperceptie (een inschatting van de kans op en de ernst van een gezondheidsvraagstuk), geanticipeerde spijt (de mate waarin een persoon inschat dat hij spijt zal hebben als het gedrag niet – of juist wel – is uitgevoerd), kennis, inzicht, persoonlijkheidskenmerken en omgevingsfactoren van invloed op de intentie.

26.5.2 Gedragsverklaringsmodellen

De samenhang tussen de determinanten is in verschillende modellen beschreven. Deze modellen worden gedragsverklaringsmodellen genoemd. Een in Nederland bekend gedragsverklaringsmodel is het ASE-model (attitude, sociale omgeving, eigen effectiviteit) (Vries et al. 1988; 1995). Een model dat er sterk op lijkt en in het buitenland meer bekendheid geniet is het Beredeneerd Gedrag Model (Ajzen 2005; Fishbein en Ajzen 1975; 2010). Beide modellen gaan ervan uit dat de intentie bepaald wordt door de hierboven beschreven drie determinanten attitude, sociale invloed en eigen-effectiviteitsverwachtingen.

Een eveneens invloedrijke theorie is de sociaal-cognitieve theorie van Bandura (1986). Volgens deze theorie is gedrag het gevolg van continue interactie en beïnvloeding tussen aspecten van de omgeving, de persoon en het gedrag. Daarbij spelen verwachtingen, waaronder verwachtingen over de gevolgen van het gedrag en eigen-effectiviteitsverwachtingen, een belangrijke rol. Daarnaast leren mensen volgens Bandura niet alleen doordat zij zelf gedrag uitvoeren en de consequenties daarvan zien, maar ook door anderen te observeren (*modeling*). Ondanks het feit dat de concepten attitude, sociale invloed en eigen-effectiviteitsverwachtingen door de verschillende auteurs net iets anders worden gedefinieerd, erkennen alle modellen het belang van deze determinanten voor het verklaren van gezondheidsgedrag.

Een ander model dat beschouwd kan worden als een gedragsverklaringsmodel is de zelfdeterminatietheorie van Ryan en Deci (Ryan and Deci 2000), die zich richt op menselijke motivatie.

Gedragsverklaringsmodellen kunnen ondersteunend zijn voor de ergotherapeut in het proces van – samen met de cliënt – ontdekken welke bewuste en onbewuste motieven er schuilgaan achter bepaalde dagelijkse handelingen. Voor een uitgebreidere beschrijving van de determinanten van gedrag en genoemde (en andere) gedragsverklaringsmodellen wordt verwezen naar het corresponderende hoofdstuk van Lechner en collega's (2017).

26.6 Beïnvloeden van gezondheidsgedrag

In de voorgaande paragraaf zijn determinanten van gedrag, en de samenhang tussen deze determinanten, beschreven met het doel gedrag te verklaren. Om gedrag te beïnvloeden of te veranderen is kennis nodig over de processen die een rol spelen bij het veranderen van gedrag. Er zijn verschillende modellen ontwikkeld die het proces van gedragsverandering beschrijven, enkelen zullen in deze paragraaf beschreven worden. De modellen bieden handvatten voor het mogelijk maken van (gedrags)verandering en voor het mogelijk maken van behoud of verbetering van betekenisvol handelen (Townsend en Polatajko 2013).

Bij de verandering van gedrag spelen grofweg drie processen een rol: processen van bewustwording, gemotiveerd raken en actie ondernemen (Vries en Hoving 2015). Determinanten die een rol spelen bij bewustwording zijn inzicht, kennis en risicoperceptie. Het is belangrijk dat de cliënt inzicht heeft in de eigen gezondheidstoestand en in de gedragingen die hierop van invloed zijn, dat de cliënt kennis heeft over het gezondheidsvraagstuk en over de risico's van bepaalde gedragingen, en dat de cliënt een adequate inschatting maakt van de kans op en de ernst van het gezondheidsvraagstuk. Determinanten die een rol spelen bij motivatie zijn de in de vorige paragraaf besproken attitude, sociale invloed en eigen-effectiviteitsverwachtingen. Wanneer de cliënt gemotiveerd is om actie te ondernemen, wil dit nog niet zeggen dat het daadwerkelijk gebeurt. Belemmerende omstandigheden kunnen ervoor zorgen dat de cliënt niet tot actie komt. Determinanten die een rol spelen bij actie zijn daarom vaardigheden, barrières en actieplannen (Vries en Hoving 2015). Een actieplan (ook wel 'implementatie intentie' genoemd) is een hulpmiddel om de relatie tussen intentie en gedrag te versterken en specificeert wanneer, waar en hoe een bepaalde actie ondernomen wordt om een bepaald doel te bereiken (Gollwitzer en Sheeran 2006). Een voorbeeld van een actieplan is: 'Morgen na het ontbijt ga ik met mijn rollator naar de winkel op de hoek voor een boodschap.'

Verschillende modellen geven op diverse manieren gestalte aan de fasen van gedragsverandering. Zo spreken Prochaska en collega's (2008) in hun transtheoretisch model over verschillende *stages of change*, namelijk de fasen precontemplatie, contemplatie, voorbereiding, actie en gedragsbehoud. De Vries en collega's (Vries et al. 2005; 2012) ontwikkelden het Integrated Change Model, een uitbreiding van het eerder ontwikkelde ASE-model. In dit model – kortweg het I-change model genoemd – zijn diverse gedragsverklarings- en veranderingsmodellen geïntegreerd, zoals de sociaal-cognitieve theorie van Bandura en de stages of change van Prochaska. De eerder genoemde processen van bewustwording, gemotiveerd raken en actie ondernemen vormen in dit model het uitgangspunt. Zie voor een vereenvoudigde weergave van het I-change model ◘ fig. 26.3.

Burgt en Verhulst (2003) ontwikkelden op basis van het werk van Hoenen en collega's (Hoenen et al. 1988) voor paramedische beroepsbeoefenaren de zogeheten 'stappenreeks', bestaande uit de stappen: open staan, begrijpen, willen, kunnen, doen en blijven doen. Balm beschrijft soortgelijke stappen voor paramedici onder de noemer '6-stappenmodel' (Poelgeest et al. 2010). Zie ▶ box 26.3 voor inhoudelijke informatie over het 6-stappenmodel. Voor meer informatie en praktische toepassingen wordt verwezen naar Van der Burgt en Verhulst (2009).

> **Box 26.3**
>
> ### Het 6-stappenmodel voor gedragsverandering
> 1. **Open staan**: startpunt is dat de cliënt stilstaat bij wat hij zelf kan doen aan de handelingsvragen die hij ervaart. In deze stap is het creëren van een samenwerkingsrelatie en het in kaart brengen van de verwachtingen belangrijk.
> 2. **Begrijpen**: informatie geven en ondersteunen bij het verkrijgen van inzicht. Sluit qua informatie geven aan bij de reeds aanwezige kennis en behoeftes van de cliënt.
> 3. **Willen**: gedragsintentie creëren met de cliënt, waarbij sprake is van bereidheid tot oplossingen zoeken en uitproberen. Gedragsintentie wordt gevormd door attitude, sociale invloed en eigen effectiviteit (ofwel: ASE). Bespreek de voor- en nadelen van het huidige en het nieuwe handelen, bijvoorbeeld met een voor- en nadelenmatrix.
> 4. **Kunnen**: aanwezige barrières en vaardigheden met betrekking tot het nieuwe handelen in kaart brengen, ondersteunen bij het aanleren van vaardigheden (onder andere zelfmanagementvaardigheden) en het verkleinen of weghalen van barrières.
> 5. **Doen**: samen een actieplan opstellen met concrete doelen, de cliënt heeft vervolgens een actieve rol in het uitvoeren van het actieplan. Dit gebeurt voornamelijk in de eigen context.
> 6. **Blijven doen**: samen afwegen in hoeverre het nieuwe handelen een daadwerkelijk onderdeel kan worden van het dagelijks leven, onder andere door te anticiperen op mogelijke terugval in eerder handelen, te bespreken hoe daarmee omgegaan kan worden en door hulpbronnen in de sociale omgeving te inventariseren.

Het voordeel van gedragsveranderingsmodellen zoals het 6-stappenmodel, het transtheoretisch model en het I-change model is dat de complexiteit van gedragsverandering in heldere fasen wordt weergegeven. Echter, om deze reden zijn er ook

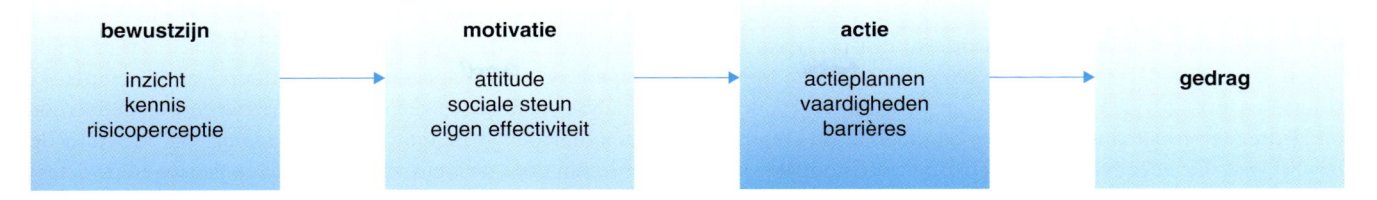

Figuur 26.3 Vereenvoudigde weergave van het I-changemodel. Bron: Vries en Hoving (2015), overgenomen met toestemming

kritiekpunten op dit soort modellen. Een belangrijk kritiekpunt is dat het vereenvoudigen van gedragsverandering in stappen ofwel 'stages' de indruk wekt dat er daadwerkelijk afgebakende stappen te onderscheiden zijn in een proces van gedragsverandering, wat in werkelijkheid uiteraard vrijwel nooit zo afgebakend is (Armitage 2009; Ruiter et al. 2017; West 2005). Zo is bijvoorbeeld bewustwording van een risico alleen zinvol wanneer de cliënt er vertrouwen in heeft dit risico te kunnen verminderen. Is dit niet het geval, dan kan bewustwording van een risico juist leiden tot een averechts effect zoals vermijding of ontkenning. Het is dan ook belangrijk informatie over risico's gepaard te laten gaan met informatie over hoe dit risico te verminderen (Peters et al. 2013; Ruiter et al. 2017).

Het hier gegeven overzicht van enkele gedragsveranderingsmodellen is zeker niet volledig. Voor meer informatie over theorieën en methodieken van verandering wordt verwezen naar het corresponderende hoofdstuk van Ruiter en collega's (2017). De keuze voor een specifiek gedragsveranderingsmodel door de ergotherapeut is voornamelijk afhankelijk van de context waarin hij werkzaam is en persoonlijke voorkeur. In grote lijnen zijn alle bovenbeschreven modellen namelijk vergelijkbaar en de basis is hetzelfde. Voor alle modellen geldt dat het belangrijk is om te blijven realiseren dat een model een vereenvoudiging is van de werkelijkheid.

26.7 Therapeutische technieken bij gedragsverandering

In de modellen uit de vorige paragraaf zijn de processen bewustwording, gemotiveerd raken en actie ondernemen duidelijk terug te zien. Bij al deze drie processen kan de ergotherapeut een ondersteunende rol vervullen. De aard van deze ondersteunende rol verschilt uiteraard per cliënt, per handelingsvraag en is ook afhankelijk van het stadium van gedragsverandering waarin iemand zich bevindt. Burgt en Verhulst (2009) beschrijven per fase van de door hen ontwikkelde stappenreeks voor iedere fase technieken en interventies die paramedici – ze noemen ook expliciet ergotherapeuten – kunnen gebruiken ter ondersteuning van het gedragsveranderingsproces van hun individuele cliënt. Ook Sassen (2016) beschrijft hoe paramedici hun cliënten kunnen begeleiden bij het proces van gedragsverandering. Townsend en Polatajko (2013) geven in het hoofdstuk 'Enabling individual change' voorbeelden van ondersteuning bij gedragsverandering door de ergotherapeut, met behulp van het eerder genoemde Canadian Model of Client-Centered Enablement (CMCE) (zie fig. 26.2).

Een waardevolle methode die in alle fasen van een gedragsveranderingsproces gebruikt kan worden, is Motiverende Gespreksvoering ofwel Motivational Interviewing (MI) (Miller en Rollnick 2014). Dit is een op samenwerking gerichte gespreksstijl die iemands eigen motivatie en bereidheid tot veranderen kan versterken, waarbij basisvaardigheden zoals 'open vragen stellen', 'bevestigen', 'reflecterend luisteren' en 'informatie en advies geven met toestemming' veelvuldig gebruikt worden. Onder andere Huber geeft in het tijdschrift *De Eerstelijns* aan dat motiverende gespreksvoering een waardevol middel is bij gezondheidsbevordering (Wildt 2015). Voor meer informatie over MI wordt verwezen naar het boek van Miller en Rollnick (2014).

26.8 Gezondheidsbevordering op het niveau van de cliënt

Gezondheidsbevordering door het mogelijk maken van betekenisvol handelen is de dagelijkse praktijk van ergotherapeuten. Veel van de in het voorgaande beschreven theoretische concepten (de determinanten van gedrag) en modellen (gedragsverklaringsmodellen en gedragsveranderingsmodellen) vinden dan ook hun toepassing in de één-op-één contacten tussen ergotherapeut en cliënt. Bij het begeleiden van de cliënt naar gedragsverandering is het belangrijk na te gaan in welke fase van gedragsverandering de cliënt zich bevindt om zo de cliënt optimaal te kunnen begeleiden. Over technieken en interventies die ergotherapeuten kunnen gebruiken bij het ondersteunen van gedragsverandering bij de cliënt is reeds geschreven in recent verschenen boeken van Van der Burgt en collega's (2015) en Sassen (2016). De lezer die op zoek is naar praktische handvatten wordt verwezen naar een van deze bronnen. Wel wordt in dit hoofdstuk een model beschreven dat een richtlijn biedt voor het uitvoeren van geplande gezondheidsbevorderende activiteiten van de ergotherapeut. Dit model is Intervention Mapping (Bartholomew Eldredge et al. 2016).

Intervention Mapping is een protocol dat gezondheidsprofessionals ondersteunt bij de planmatige en systematische ontwikkeling van gezondheidsbevorderende interventies. Kenmerkend voor dit planningsmodel is de aandacht voor participatie van de doelgroep en de programmagebruikers gedurende de gehele ontwikkeling van de interventie. Deze visie sluit naadloos aan bij die van de ergotherapeut die tijdens de interventie nadrukkelijk cliëntgecentreerd te werk gaat. Daarnaast benadrukt Intervention Mapping de rol van omgevingsfactoren op gezondheid en gedrag. Ook binnen het ergotherapeutisch interventieproces staat het betrekken van de sociale en fysieke omgeving centraal. Tot slot benadrukt Intervention Mapping het belang van het gebruik van theorieën: een praktisch probleem dient vanuit verschillende theorieën benaderd te worden (Ruiter en Kok 2017). Het gebruik van theoretische modellen om gedrag te verklaren maar ook het bestuderen van empirisch bewijs voor de effectiviteit van bestaande methodieken past goed binnen het evidence-based werken dat de ergotherapeut karakteriseert. Hoewel Intervention Mapping in eerste instantie vooral gebruikt werd voor de ontwikkeling en aanpassing van interventies op het niveau van organisaties of populaties kan Intervention Mapping ook handvatten bieden voor de ergotherapeut die gezondheidsbevorderende activiteiten wil uitvoeren op het niveau van de cliënt. Het doorlopen van de stappen van Intervention Mapping past bijvoorbeeld goed binnen de ergotherapeutische competentie 'ondersteunen en versterken', waarbij het ondersteunen van (leden van) een kwetsbare groep door ergotherapeuten centraal staat, met toename van participatie en sociale inclusie als doel (Verhoef en Zalmstra 2013).

Intervention Mapping bestaat uit zes stappen.

1. Stap 1 is gericht op inzicht krijgen in de (gezondheids)toestand. Niet alleen de gezondheidstoestand zelf wordt in kaart gebracht, maar ook de factoren en risicogedragingen die hierop van invloed zijn.
2. In stap 2 worden (gezamenlijk) doelen geformuleerd op het niveau van gedrag (welk gedrag wil de cliënt graag veranderen) en op het niveau van de determinanten (welke veranderingen in de determinanten van het gedrag zijn nodig).
3. Stap 3 is gericht op het selecteren van (theoretische) methodieken die effectief zijn om veranderingen in de determinanten te bewerkstelligen en het vertalen van deze methodieken in praktische toepassingen. Is er bijvoorbeeld een verandering nodig van de attitude van de cliënt? Dan kan gebruik worden gemaakt van de methodiek 'nieuwe argumenten'. Is er verandering nodig in eigen-effectiviteitsverwachtingen van de cliënt? Dan is het een goede keuze om gebruik te maken van modelleren en demonstratie, of van begeleid leren en feedback (Bartholomew Eldredge et al. 2016; Ruiter en Kok 2017). Belangrijk is uiteraard om een methodiek te kiezen die past bij de determinant die je wilt veranderen. Het is daarnaast belangrijk om bij de toepassing van de methodieken goed te kijken naar de randvoorwaarden die er zijn. Een randvoorwaarde bij het gebruik van modelleren is bijvoorbeeld dat de cliënt zich kan identificeren met het model, of dat het model voor het gedrag wordt beloond (Bartholomew Eldredge et al. 2016; Ruiter en Kok 2017). Is dit niet het geval, dan werkt de methodiek niet. Voor een overzicht van welke methodieken en praktische toepassingen geschikt zijn voor welke determinanten, en onder welke randvoorwaarden, wordt verwezen naar het boek van Bartholomew Eldredge en collega's (2016) of naar experts op het gebied van gezondheidsbevordering.
4. In stap 4 wordt de interventie ontworpen en getest middels een pilot.
5. In stap 5 wordt een adoptie- en implementatieplan ontwikkeld.
6. Stap 6 is gericht op het ontwikkelen van een evaluatieplan.

Het beschreven stappenplan kent opvallende raakvlakken met het Canadian Practice Process Framework (CPPF) (Townsend en Polatajko 2013). Ook in dit model is zichtbaar dat de ergotherapeut systematisch een proces doorloopt van inventarisatie en analyse via doelen stellen naar uitvoering en evaluatie. Voor de ergotherapeut kan Intervention Mapping van aanvullende waarde zijn door de focus van dit model op gedrag en de determinanten, en door de handvatten die Intervention Mapping biedt voor de systematische en theoriegestuurde constructie van een interventie gericht op gezondheidsbevordering (in de CPPF-fase 'agree on objectives and plan').

26.9 Gezondheidsbevordering op het niveau van organisatie en populatie

Ook voor de ontwikkeling van gezondheidsbevorderende programma's op het niveau van organisatie of populatie is Intervention Mapping uitermate geschikt. In de afgelopen decennia zijn er reeds vele interventies ontwikkeld (en geëvalueerd) met uiteenlopende onderwerpen en voor uiteenlopende doelgroepen. Een interventie waarbij ook ergotherapeuten betrokken waren is de interventie Actief Plus (Stralen et al. 2008; 2009). Een van de doelen van deze interventie was 50-plussers te motiveren tot en te helpen bij het inbouwen van voldoende lichamelijke beweging in hun dagelijks leefpatroon. Tijdens de ontwikkeling van de interventie zijn alle zes stappen van het Intervention Mapping protocol doorlopen. Dit heeft geresulteerd in programma gebaseerd op computer-tailoring. Dit is een techniek waarbij programmaonderdelen kunnen worden afgestemd op individuele kenmerken en interesses van de deelnemers. Deze kenmerken – zoals bijvoorbeeld kennis, attitude, of motivatie – werden van tevoren gemeten middels een vragenlijst. Aan de hand van de antwoorden op de vragenlijst werd bepaald welke informatie voor een persoon van belang is. Zo werd voor iedere persoon een interventie 'op maat' ontwikkeld. De effectiviteit van het programma Actief Plus werd onderzocht in gerandomiseerd gecontroleerd klinisch onderzoek (RCT). De resultaten lieten zien dat het programma effectief was in het bevorderen van het beweeggedrag van de 50-plussers (Stralen et al. 2009). Ook een, in een later stadium doorontwikkelde, online versie van Actief Plus bleek effectief in het bevorderen van het beweeggedrag (Peels et al. 2014). Sinds medio 2015 wordt de interventie Actief Plus geïmplementeerd in verschillende regio's in Nederland (Peels et al. 2017).

Het ontwikkelen van een gezondheidsbevorderende interventie is een complex proces. Het doorlopen van dit proces volgens een van tevoren vastgesteld stappenplan vergroot de kans dat het programma effectief gaat zijn. Het is hierbij van groot belang de doelgroep en andere relevante betrokkenen te betrekken bij de programmaontwikkeling, de relevante omgevingsdeterminanten te identificeren, en adequaat gebruik te maken van theorieën. Met een toenemende nadruk op gezondheidsbevordering wordt het ook voor de ergotherapeut steeds belangrijker expert te worden in het selecteren en gebruiken van theorieën voor gedragsverandering. Immers, in het bovenstaande is reeds beschreven dat het bevorderen van gezondheid – en dit geldt nadrukkelijk voor alle niveaus van gezondheidsbevordering – alles te maken heeft met het veranderen van gedrag. Voor het ontwikkelen van interventies gericht op gezondheidsbevordering is het gebruikmaken van een model dat een systematische werkwijze ondersteunt en een praktische handleiding biedt van groot belang.

26.10 Discussie

In de Nederlandse en Vlaamse samenleving doet gezondheidsbevordering er meer dan ooit toe. Zeker nu de overheid zich meer richt op preventie om de kosten van de zorg te reduceren. Voor de burger betekent dit onder andere het nemen van (meer) eigen verantwoordelijkheid ten aanzien van gezondheid en leefstijl (VWS 2011). De tegenwoordig gangbare definitie van gezondheid (Huber 2014) sluit daarbij aan. In bovenstaande paragrafen kwam reeds aan de orde hoe ergotherapeuten aan gezondheidsbevordering doen. Geconcludeerd werd dat ergotherapie een waardevolle bijdrage levert aan gezondheidsbevordering door, van oudsher, een focus op secundaire en tertiaire preventie. Recente ontwikkelingen in het beroep laten zien dat ook op het niveau van primaire preventie reeds ergotherapeutische programma's bestaan. De hierboven beschreven ontwikkelingen vragen van de ergotherapeut ook een (meer) bewuste focus op primaire preventie, bijvoorbeeld door het stimuleren van een gezonde leefstijl bij de cliënt of door het ontwikkelen en uitvoeren van interventies in de wijk.

Ergotherapeuten dragen bij aan gezondheidsbevordering middels het mogelijk maken van betekenisvol dagelijks handelen. In bovenstaande paragrafen is reeds beschreven hoe veranderen van dagelijks handelen samenhangt met het veranderen van gedrag. De nadruk lag daarbij op de rol van het individu, door te beschrijven hoe de ergotherapeut de cliënt kan ondersteunen bij het motiveren tot en het uitvoeren van gezond gedrag. Het is belangrijk dat ergotherapeuten zich realiseren dat veranderen van handelen niet vanzelf gaat. Kennis over de factoren die gedrag beïnvloeden én over processen die een rol spelen bij het veranderen van gedrag zullen ergotherapeuten helpen nog beter in staat te zijn tot het coachen naar 'veranderen van handelen'. Voor de opleidingen betekent dit dat het van belang is aandacht voor deze aspecten in te bedden in het curriculum. Voor het bereiken van gezondheidsbevordering is het echter ook van belang te bekijken welke veranderingen in de omgeving gezond gedrag kunnen stimuleren. Zo kunnen voorzieningen ervoor zorgen dat het eenvoudiger wordt om gezond gedrag uit te voeren (bijvoorbeeld het aanbieden van gezonde alternatieven in de schoolkantine, stickers met dagaanduidingen op dagelijks in te nemen medicijnen of hulpmiddelen zoals een driewielfiets voor kinderen met de ziekte van Duchenne) of kan met wet- en regelgeving worden gepoogd gezond gedrag af te dwingen (bijvoorbeeld een vestigingsverbod voor snackbars in de directe omgeving van scholen, de Arbowet of de Wet passend onderwijs) (zie ook Brug et al. 2017a). Juist het samenspel van veranderingen op het niveau van het individu en veranderingen in de omgeving zorgt voor effectieve gezondheidsbevordering (Brug et al. 2017a; Green en Kreuter 2005).

In het huidige hoofdstuk is gepoogd de 'werelden' van de ergotherapeut en die van de gezondheidsbevorderaar bij elkaar te brengen, door beide begrippenkaders aan elkaar te relateren. Het was hierbij niet de bedoeling (en tevens onmogelijk) een diepgaand en uitputtend overzicht te bieden ten aanzien van gedragsdeterminanten en modellen en theorieën over het verklaren en het veranderen van gedrag. De geïnteresseerde lezer wordt daarom verwezen naar het recent verschenen Nederlandstalige boek *Gezondheidsvoorlichting en gedragsverandering: een planmatige aanpak* (Brug et al. 2017b) of voor een meer praktische toepassing van Intervention Mapping in de dagelijkse praktijk naar het eveneens recent verschenen boek *Gezondheidsbevordering en zelfmanagement door paramedici* (Sassen 2016). Wel was het de bedoeling duidelijk te maken dat gezondheidsbevordering en gedragsverandering een centrale positie innemen in het dagelijks handelen van de ergotherapeut.

26.11 Samenvatting

Dit hoofdstuk gaat over gezondheidsbevordering en over de rol van gedragsverandering daarbij. De begrippen gezondheid, preventie en gezondheidsbevordering worden gedefinieerd, met aandacht voor de nieuwe definitie van gezondheid. Van primaire preventie is sprake wanneer de interventie zich richt op gezonde individuen en gericht is op het voorkomen van gezondheidsvraagstukken. Secundaire preventie richt zich op (vroege) opsporing van symptomen zodat tijdige en adequate interventie verdere ontwikkeling van de ziekte kan voorkomen. Tertiaire preventie vindt plaats bij individuen die al een diagnose hebben, en is gericht op het voorkomen van verdere invalidering. Quarternaire preventie, tot slot, is gericht op terminaal zieken en is gericht op zo veel mogelijk behoud van kwaliteit van leven wanneer het gezondheidsvraagstuk niet verholpen kan worden. In de literatuur zijn voorbeelden te vinden van effectieve ergotherapeutische interventies op alle niveaus van preventie.

De laatste jaren zijn ergotherapeuten in toenemende mate bezig met primaire preventie, onder andere doordat er wereldwijd steeds meer oog is voor het belang van de factor dagelijks handelen in relatie tot gezondheid en welzijn en door veranderingen in de Nederlandse gezondheidszorg. Relevante begrippen in de context van preventie zijn zelfmanagement en – met name ook bij primaire preventie – *empowerment*. In het kader van ergotherapeutische gezondheidsbevordering worden de begrippen *occupation-focused* preventie en *occupation-focused* gezondheidsbevordering behandeld.

Gezondheidsbevorderende interventies gaan gepaard met verandering. Daarom is kennis van determinanten van gedrag en processen van gedragsverandering ook voor de ergotherapeut van belang. Verschillende gedragsdeterminanten en modellen voor gedragsverklaring en gedragsverandering worden beschreven. Deze kennis uit de psychologie is ondersteunend bij het vormgeven van gezondheidsbevorderende interventies. Tot slot wordt Intervention Mapping beschreven, een protocol dat ergotherapeuten helpt bij het uitvoeren van gezondheidsbevordering in de dagelijkse praktijk.

Literatuur

Ajzen, I. (2005). *Attitudes, personality and behavior*. Milton Keynes: Open University Press.

American Occupational Therapy Association (AOTA). (2008). Occupational therapy practice framework: Domain and process (2nd ed.) *American Journal of Occupational Therapy, 62*, 625–683.

American Occupational Therapy Association (AOTA). (2014a). *Factsheet the role of occupational therapy with health promotion*. AOTA.

American Occupational Therapy Association (AOTA). (2014b). *Recognition of OTs as mental and behavioral health professionals included in mental health bill*. [online]. Bethesda, MD: AOTA. ▶http://www.aota.org/advocacy-policy/congressional-affairs/legislative-issues-update/2014/recognition-of-ot.aspx, geraadpleegd 15 mei 2016.

Ammeraal, M., Bosch, L. van den, Hendriks, S., Peters, I., & Vette, W. (2015). *Visiedocument Herstel Van Het Gewone Leven*. Ergotherapie Nederland, Commissie GGZ.

Appels, S. A. W. (2011). Belangrijke rol voor ergotherapeut met kennis van COPD. *Nederlands Tijdschrift voor Ergotherapie, 39*, 29–32.

Armitage, C. (2009). Is there utility in the transtheoretical model? *Britisch Journal of Health Psychology, 14*, 195–210.

Bandura, A. (1986). *Social foundations of thought and action: A social cognitive theory*. Englewood Cliffs: Erlbaum.

Bartholomew-Eldredge, L. K., Markham, C. M., Ruiter, R. A. C., Fernández, M., Kok, G., & Parcel, G. S. (2016). *Planning health promotion programs: An intervention mapping approach*. San Francisco: Jossey-Bass.

Bass, J. D., Baum, C. M., & Christiansen, C. H. (2015). A welcome to occupational therapy –performance, participation and well-being. In C. Christiansen, C. Baum en J. Bass (Ed.), *Occupational Therapy: Performance, Participation and Well-being* (4th ed.). Thorofare, NJ: Slack.

Belgische Federale Overheid. (2016). ▶http://www.belgium.be/nl/over_België/overheid/federale_overheid/federale_en_programmatorische_overheidsdiensten, geraadpleegd 1 juli 2016.

Berg, M. van den, Post, N. A. M., Hamberg-van Reenen, H. H., Baan, C. A., & Schoenmaker, C. G. (2014). *Preventie in de zorg: Themarapport volksgezondheid toekomstverkenning 2014*. Bilthoven: RIVM.

Burgt, M. van der, & Verhulst, F. (2003). *Doen en blijven doen. Voorlichting en compliance bevordering door paramedici* (3e herz. druk). Houten: Bohn Stafleu van Loghum.

Burgt, M. van der, & Verhulst, F. (2009). *Doen en blijven doen. Voorlichting en compliance bevordering door paramedici* (4e herz. druk). Houten: Bohn Stafleu van Loghum.

Burgt, M. van der, Terra, B., & Mechelen-Gevers, E. van (2015). *Patiëntenvoorlichting door verpleegkundigen: De stappen naar zelfmanagement*. Amsterdam: Reed Business Education.

Brug, J., Lechner, L., Assema, P. van, & Kok, G. (2017a). Planmatige bevordering van gezond gedrag. In J. Brug, P. van Assema & L. Lechner (Eds.), *Gezondheidsvoorlichting en gedragsverandering: Een planmatige aanpak* (pag. 15–32). Assen: van Gorcum.

Brug, J., Assema, P. van, & Lechner, L. (2017b). *Gezondheidsvoorlichting en gedragsverandering: Een planmatige aanpak*. Assen: van Gorcum.

Cason, J. (2012). Health policy perspectives – Telehealth opportunities in occupational therapy through the Affordable Care Act. *American Journal of Occupational Therapy, 66*, 131–136.

Daniëls, R., Leven, N. van 't, Nes, F. van. (2006). Lifestyle Redesign programma; Gezond Actief Ouder Worden. *Nederlands Tijdschrift voor Ergotherapie, 34*, 252–255.

Daniëls, R., Rossum, E. van, Metzelthin, S., Sipers, W., Habets, H., Hobma, S., et al. (2011). A disability prevention programme for community-dwelling frail older persons. *Clinical Rehabiliation, 25*, 963–974.

De Maeseneer, J., Aertsgeerts, B., Remmen, R., & Devroey, D. (2014). *Together we change*. Eerstelijnszorg: nu meer dan ooit! Brussel.

Ekelman, B. A., Hooker, L., Davis, A., Klan, J., Newburn, D., Detwiler, K., et al. (2014). *Occupational therapy interventions for adults with rheumatoid arthritis: An appraisal of the evidence* (pag. 1–15). Early Online: Occupational Therapy in Health Care.

Fisher, A. G. (2013). Occupation-centered, occupation-based, occupation-focused: Same, same or different? *Scandinavian Journal of Occupational Therapy, 20*, 162–173.

Fishbein, M., & Ajzen, I. (1975). *Belief, attitude, intention and behavior*. New York: Wiley.

Fishbein, M., & Ajzen, I. (2010). *Predicting and changing behavior: The Reasoned Action Aproach*. New York: Psychology Press.

Garvey, J., Connolly, D., Boland, F., & Smith, S. M. (2015). OPTIMAL, an occupational therapy led selfmanagement support programme for people with multimorbidity in primary care: a randomized controlled trial. *BMC Family Practice, 16*, 59.

Gollwitzer, P. M., & Sheeran, P. (2006). Implementation intentions and goal achievement: A meta-analysis of effects and processes. *Advances in Experimental Social Psychology, 38*, 249–268.

Goor, L. A. M. van de. (2011). *Van gezondheid verzekerd?* Tilburg University: Lectorale Rede.

Green, L. W., & Kreuter, M. W. (2005). *Health program planning: An educational and ecological approach* (4th ed.). New York: McGraw-Hill Companies Inc.

Harting, J., Kunst, A. E., Kwan, A., & Stronks, K. (2011). A 'health broker' role as a catalist of change to promote health: An experiment in deprived Dutch neighbourhoods. *Health Promotion International, 26*, 65–81.

Hartingsveldt, M. van. (2016). *Gewoon doen: dagelijks handelen draagt bij aan gezondheid en welzijn*. Amsterdam: Hogeschool van Amsterdam.

Hartingsveldt, M. van, Logister-Proost, I. & Kinébanian, A. (2010). *Beroepsprofiel Ergotherapeut*. Utrecht: EN.

Heijsman, A., Baarends, E., Brouwer, D., Daniëls, R., Kuiper, C., Leven N. van 't, et al. (2011a). *Evaluatieverslag Implementatieproject 'Gezond Actief Ouder Worden'. Kennisthema's, beschrijvingen en kwantitatieve gegevens*. Rotterdam: Hogeschool Rotterdam, Kenniscentrum Zorginnovatie.

Heijsman, A., Opstal, S. E. M. van, Daniëls, R., Nes, F. A. van, Leven, N. van 't, & Kuiper C. (2011b). Gezond Actief Ouder Worden: Toepassing en evaluatie van een preventief groepsprogramma voor thuiswonende ouderen middels actieonderzoek: leren in, van, met en door de praktijk. *Wetenschappelijk Tijdschrift voor Ergotherapie, 4*, 22–32.

Hoenen, J. A. J. H., Tielen, L. M., & Willink, A. E. (1988). *Patiëntenvoorlichting stap voor stap: suggesties voor de huisarts voor de aanpak van patiëntenvoorlichting in het consult*. Rijswijk: Uitgeverij voor de gezondheidsbevordering, Stichting O&O.

Huber, M. A. S. (2014). *Towards a new, dynamic concept of health: Its operationalisation and use in public health and healthcare and in evaluating health effects of food*. Doctoral dissertation. Maastricht University.

Huber, M. A. S., Vliet, M. van, Giezenberg, M., Winkens, B., Heerkens, Y., Dagnelie, P. C., et al. (2016). Towards a 'patient-centered' operationalisation of the new dynamic concept of health: a mixed methods study. *Patiënt-centered medicine. BMJ Open 2016, 5*, e010091.010091.

Jedeloo, S., & Leenders, J. (2010). *Zelfmanagement*. Den Haag: Boom lemma.

Jonkers, K., & Lamers, F. (2010). Emotionele zorg chronisch zieken hoort in de eerste lijn. *Tijdschrift voor praktijkondersteuning, 4*, 99–104.

Kaljouw, M., & Vliet, K. van. (2015). *Naar nieuwe zorg en zorgberoepen: de contouren*. Zorginstituut Nederland.

Koninklijke Nederlandsche Maatschappij tot bevordering der Geneeskunst (KNMG). (2015). *Preventie en Gezondheidsbevordering*. KNMG: Een beroepsgroep overstijgende aanpak. Utrecht.

Kos, D., Clerck, M. de, Heyrman, A., Roussel, N., Nijs, J., & Zinzen, E. (2010). Multidisciplinair gezondheidsprogramma ter preventie van aspecifieke lagerugklachten bij zorgverleners. In W. Handenhoven van (Red). *Jaarboek Ergotherapie 2010*. Vlaams Ergotherapeutenverbond. Leuven: Acco.

Law, M., Baptiste, S., Carswell, A., McColl, M.A., Polatajko, H., & Pollock, N. (2014). *Canadian occupational performance measure* (5th ed.). Ottawa: CAOT Publications ACE.

Lechner, L., Kremers, S., Meertens, R., & Vries, H. de. (2017). Determinanten van gedrag. In J. Brug, P. Assema van & L. Lechner (Eds.), *Gezondheidsvoorlichting en gedragsverandering: Een planmatige aanpak* (pag. 83–123). Assen: van Gorcum.

Leven, N. van 't, & Lange, J. de. (2007). Een literatuurverkenning: Ergotherapeutische interventies voor thuiswonende ouderen met dementie en hun mantelzorgers. *Nederlands Tijdschrift voor Ergotherapie, 2,* 25–29.

Mackenbach, J. P., & Stronks, K. (2012). *Volksgezondheid en gezondheidszorg.* Amsterdam: Reed Business.

Marle, A. van., Verkade, M., & Pruyn, M. (2011). Valpreventie door ergotherapeuten. *Nederlands Tijdschrift voor Ergotherapie, 39,* 20–23.

Miller, W. R., & Rollnick, S. (2014). *Motiverende gespreksvoering, mensen helpen veranderen* (3rd ed.). Ekklesia.

Peels, D. A., Stralen, M. M. van, Bolman, C., Golsteijn, H. J., Vries, H. de, Mudde, A. N., et al. (2014). The differential effectiveness of a printed versus a web-based tailored physical activity intervention among adults aged over 50. *Health Education Research, 29,* 870–882.

Peels, D., Stralen, M. van, Bolman, C., & Lechner, L. (2017). Planmatige ontwikkeling en evaluatie van de Actief Plus inrtventie: een advies-op-maat om het beweeggedrag van 50-plussers te bevorderen. In J. Brug, P. van Assema & L. Lechner (Eds.), *Gezondheidsvoorlichting en gedragsverandering: Een planmatige aanpak* (pag. 295–315). Assen: van Gorcum.

Pender, N. J., Murdaugh, C. L., & Parsons, M. A. (2009). *Gezondheidsvoorlichting en ziektepreventie.* Amsterdam: Pearson Education.

Peters, G. J. Y., Ruiter, R. A. C., & Kok, G. (2013). Threatening communication: a critical re-analysis and a revised meta-analytic test of fear appeal theory. *Health Psychology Review, 7,* S8–S31.

Pitteljon, H. (2011). Inclusief onderwijs voor type 4: van eigen initiatief tot proeftuinen. In W. Handenhoven van (Red). *Jaarboek Ergotherapie 2011. Vlaams Ergotherapeutenverbond.* Leuven: Acco.

Poelgeest, A., Noordstar, J., Mares, M., Balm, M., & Luijnenburg-Kroes, P. (2010). *Gezond bewegen kun je leren* (2nd druk). Amsterdam: Boom Lemma.

Prochaska, J. O., Redding, C. A., & Evers, K. E. (2008). The transtheoretical model and stages of change. In K. Glanz, B. K. Rimer, & K. Viswanath (rred.), *Health behavior and health education: Theory, research and practice.* San Francisco: Jossey-Bass.

Ruiter, R., & Kok, G. (2017). Interventieontwikkeling. In J. Brug, P. Assema van & L. Lechner (Eds.), *Gezondheidsvoorlichting en gedragsverandering: Een planmatige aanpak* (pag. 125–144). Assen: van Gorcum.

Ruiter, R., Kok, G., Lechner, L., Meertens, R., & Brug, J. (2017). Theorieën en methodieken van verandering. In J. Brug, P. Assema van & L. Lechner (Eds.), *Gezondheidsvoorlichting en gedragsverandering: Een planmatige aanpak* (pag. 145–183). Assen: van Gorcum.

Ryan, R. M., & Deci, E. L. (2000). Self-determination theory and the facilitation of intrinsic motivation, social development, and well-being. *American Psychologist, 55,* 68–78.

Sassen, B. (2016). *Gezondheidsbevordering en zelfmanagement door paramedici.* Houten: Bohn Stafleu van Loghum.

Satink. (2013). *Zelfmanagement: begeleiding door de ergotherapeut.* Presentatie gegeven tijdens het symposium Ergotherapierichtlijn CVA.

Satink, T. (2016). *What about self-management post-stroke? Doctoral dissertation.* Nijmegen: HAN University of Applied Sciences.

Scaffa, M. E., Reitz, S. M., & Pizzi, M. A. (2010). *Occupational therapy in the promotion of health and wellness.* Philadelphia: FA Davis Company.

Stoffel, V. C. (2013). Health policy perspectives – opportunities for occupational therapy behavioral health: A call to action. *American Journal of Occupational Therapy, 67,* 140–145.

Stralen, M. M. van, Kok, G., Vries, H. de, Mudde, A. N., Bolman, C., & Lechner, C. (2008). The active plus protocol: systematic development of two theory- and evidence-based tailored psysical activity interventions for the over-fifties. *BMC Public Health, 8,* 399–410.

Stralen, M. M. van, Vries, H. de, Mudde, A. N., Bolman, C., & Lechner, L. (2009). The working mechanisms of an environmentally tailored physical activity intervention for older adults: a randomized controlled trial. *International Journal of Behavioral Nutrition and Physical Activity, 6,* 83–94.

Townsend, E. A., & Polatajko, H. J. (2013). *Enabling occupation II: Advancing an occupational therapy vision for health and well-being & justice through occupation* (2nd ed.). Ottawa: CAOT Publications.

Townsend, E. A., Polatajko, H. J., Craik, J., & Davis, J. (2007). Canadian model of client-centered enablement. In E. A. Townsend en H. J. Polatajko (Eds.), *Enabling occupation II: Advancing occupational therapy vision for health, well-being and* justice through occupation (pag. 87–151). Ottawa, ON: CAOT Publications ACE.

Vandebriel, P., & Lee, A. (2011). Kids on the right track? Zoektocht naar het profile van de ideale deelnemer aan een project gebaseerd op wilderness en adventure therapy. In W. Handenhoven van (Red.). *Jaarboek Ergotherapie 2011.* Vlaams Ergotherapeutenverbond. Acco. Leuven.

Verhoef, J., & Zalmstra, A. (2013). *Beroepscompetenties ergotherapie* (2nd druk). Amsterdam: Boom Lemma Uitgevers.

Vlaamse Overheid. 2016. *Beleid.* ▶ https://www.zorg-en-gezondheid.be/beleid, geraadpleegd 1 juli 2016.

Vries, H. de, & Hoving, C. (2015). Patiëntenvoorlichting. In T. Jaarsma & M. Wal, van der (Eds.), *Zorg rondom hartfalen* (pag. 135–142). Houten: BSL.

Vries, H. de, Dijkstra, M., & Kuhlman, P. (1988). Self-efficacy: The third factor besides attitude and subjective norm as a predictor of behavioral intentions. *Health Education Research, 3,* 273–282.

Vries, H. de, Backbier, E., Kok, G. J., & Dijkstra, M. (1995). Measuring the impact of social influences on smoking onset in a longitudinal study: An integration of social psychological approaches. *Journal of Applied Social Psychology, 25,* 237–257.

Vries, H. de, Mesters, I., Steeg, H. van de, & Hoving, C. (2005). The general public's information needs and perceptions regarding hereditary cancer: An application of the integrated change model. *Patient Education and Counseling, 56,* 154–165.

Vries, H. de, Logister, M., Krekels, G., Klaasse, F., Servranckx, V., & Osch, L. van. (2012). Internet-based computer tailored feedback on sunscreen use. *Journal of medical Internet research, 14,* 2.

VWS. (2011). *Gezondheid dichtbij.* Ministerie van VWS: Landelijke nota gezondheidsbeleid. Den Haag.

West, R. (2005). Time for a change: putting the Transtheoretical (Stages of Change) Model to rest. *Addiction, 100,* 1036–1039.

Wilcock, A. A., & Hocking, C. (2015). *An occupational perspective of health.* Thorofare, NJ: Slack.

Wildt, J. E. de. (2015). Nieuw perspectief op gezondheid daagt zorgverleners uit. *De Eerstelijns, 7.* Den Bosch: Uitgeverij De Eerstelijns.

World Health Organization. (1986). *Ottawa Charter for Health Promotion.* Geneva: WHO.

Yerxa, E. J. (1998). Occupation: The keystone of a curriculum for a self-defined profession. *American Journal of Occupational Therapy, 52,* 365–371.

Zijlstra, G. A., Haastregt, J. C. van, Ambergen, T., Rossum, E. van, Eijk, J. T. van, Tennstedt, S. L., et al. (2009). Effects of a multicomponent cognitive behavioral group intervention on fear of falling and activity avoidance in community-dwelling older adults: results of a randomized controlled trial. *Journal of the American Geriatrics Society, 57,* 2020–2028.

Zingmark, M., Nilsson, I., Fisher, A., & Lindholm, L. (2015). Occupation focused health promotion for well older people – a costeffectiveness analysis. *British Journal of Occupational Therapy, 79,* 153–162.

ZonMw. (2014). *Factsheet Positieve gezondheid: focus op de kracht en eigen regie van mensen.* ZonMw: Den Haag.

Analyse van het handelen

Erica Baarends en Inge Speth-Lemmens

27.1 **Inleiding – 498**
27.1.1 Wat is het belang van analyse van het handelen? – 498
27.1.2 Hoe definiëren we analyse van het handelen? – 498
27.1.3 Hoe leer je het handelen te analyseren? – 499

27.2 **De theorie achter analyse van het handelen – 499**
27.2.1 Wat valt er te analyseren aan handelen? – 499
27.2.2 Hoe kan handelen geanalyseerd worden? – 501
27.2.3 Wat is de focus binnen de 'analyse van het handelen'? – 501
27.2.4 Welke plek heeft 'analyse van het handelen' binnen het methodisch handelen? – 502
27.2.5 'Analyse van het handelen' versus activiteitenanalyse – 503
27.2.6 Processtappen in de activiteitenanalyse – 503

27.3 **Analyse van het handelen – 504**
27.3.1 Processtappen – 504

27.4 **Een praktisch voorbeeld – 512**

27.5 **Discussie en reflectie – 512**

27.6 **Samenvatting – 514**

Literatuur – 514

Wij danken collega's en twee ervaringsdeskundigen die ons informatie en adviezen hebben gegeven. Een speciaal woord van dank aan studenten ergotherapie van Zuyd Hogeschool die tweemaal feedback gegeven hebben op dit hoofdstuk. Hun opmerkingen en kritische vragen waren erg waardevol. Bedankt Pauline van Dijk, Tom van der Kallen, Vera Vanhouwe, Kyra Gelissen, Jorien Keulen, Karlijn van den Broek.
Foto's gemaakt door Arthur Hendriks. Met dank aan MADI; in het bijzonder Madi Hermens en Sander Ruijters

© Bohn Stafleu van Loghum, onderdeel van Springer Media B.V. 2017
M. le Granse, M. van Hartingsveldt, A. Kinébanian (Red.), *Grondslagen van de ergotherapie*,
DOI 10.1007/978-90-368-1704-2_27

Analyse van het handelen

» 'Ga je mee?' vroeg de giraffe.
'Waarheen?'
'Op ontdekkingsreis'
'Om wat te ontdekken?'
'Ja, als ik dat wist was het geen ontdekkingsreis meer.'
De eekhoorn zuchtte opnieuw. Hij werd zo moe van ontdekkingsreizen. Het waren er zoveel. En elke keer ontdekte je weer iets nieuws. Het was altijd hetzelfde.
(Toon Tellegen 1984)

> **Kernbegrippen**
> - Taxonomie van het handelen.
> - Analyse van het handelen.
> - Activiteitenanalyse.
> - Activiteiten.

Tunisch haken; zo leuk!

Anita van 49 jaar heeft een moeilijke periode in haar leven, als gevolg van uitgezaaide borstkanker. Creatief bezig zijn en blijven vindt zij juist nu heel belangrijk. Ze doet graag allerlei creatieve activiteiten die voor haar betekenisvol zijn, zoals naaien, schilderen, scrap boeken maken, handwerken. Anita is hier niet tevreden over omdat het niet meer de resultaten en het plezier oplevert als voorheen.

Aan ergotherapeut Hans vertelt ze het erg belangrijk te vinden om weer creatief aan de slag te gaan. Samen bespreken ze wat ze precies doet en wat op dit moment lastig is. Ze concluderen dat het goed is om op een van deze activiteiten in te zoomen om te begrijpen wat de activiteit leuk maar ook moeilijk maakt. De activiteit Tunisch haken is voor beiden een goed voorbeeld. Trots vertelt Anita over tassen, sjaals en plaids die ze heeft gemaakt. Hans heeft nog nooit van Tunisch haken gehoord, maar Anita legt hem uit wat dit precies inhoudt. Hij vraagt uit welke deeltaken de activiteit bestaat, wanneer en waar ze deze uitvoert, wat zij belangrijk vindt, maar ook welke uitdagingen zij ziet en welke knelpunten zij ervaart. Vervolgens observeert Hans hoe Anita een lapje haakt voor een plaid. Samen bespreken en bekijken ze vanuit allerlei invalshoeken de activiteit. Ze observeren deeltaken, vaardigheden en functies die nodig zijn maar ook de context. Tenslotte trekken ze samen conclusies. Wat geeft tevredenheid, plezier en resultaten? Wat maakt op dit moment de activiteit minder betekenisvol? Is er genoeg informatie of is het nodig om nog meer zaken uit te zoeken? Vervolgens denken ze gericht na over vervolgstappen. Uiteindelijk stellen ze samen, mede door deze analyse van het handelen, doelen op en daaraan gekoppeld acties. De analyse levert meerdere ideeën op. Zo gaan ze bijvoorbeeld andere werkhoudingen uitproberen en een goede balans zoeken in haar bezigheden.

Het uiteindelijke resultaat is dat Anita weer plezier heeft in het Tunisch haken en ook andere creatieve activiteiten weer wil oppakken.

27.1 Inleiding

27.1.1 Wat is het belang van analyse van het handelen?

Het goed kunnen analyseren van het dagelijkse handelen is een van de meest fundamentele vaardigheden van een ergotherapeut (Crepeau en Scaffa 2014; Thomas 2015). In dit hoofdstuk wordt het belang van een analyse van het handelen toegelicht en een stappenplan hiervoor gepresenteerd.

Analyse van handelen is een belangrijke vaardigheid die aandacht vraagt omdat handelen een complex begrip is en uniek voor iedere persoon. Hoe 'alledaagse activiteiten' uitgevoerd en beleefd worden is voor iedereen anders. De diversiteit in handelen is groot. Een voorbeeld hiervan is 'het doen van de was'. Het is een algemeen gangbare huishoudelijke activiteit, maar iedereen doet dit anders. Sommigen verzamelen alle was in één wasmand, anderen in verschillende wasmanden. De was wordt op één vaste plek in het huis verzameld bijvoorbeeld in de badkamer, anderen doen dit steeds op wisselende plekken. Sommigen doen de was op vaste tijden, anderen wanneer het uitkomt. De één gebruikt alleen waspoeder, de ander vloeibaar wasmiddel met een vlekkenmiddel en wasverzachter. De wasmachine staat op veel verschillende plekken, variërend van zolder, badkamer, keuken, bijkeuken, garage tot kelder. Om te drogen wordt de was in een droger gestopt, maar ook opgehangen buiten of binnen. Zo is er ook nog een grote variëteit bij het vouwen, strijken en opbergen van de was waarbij zeer verschillende werkmethodes, werkplekken, werktijden en werkhoudingen gebruikt worden. Naast deze grote variëteit in uitvoering, waarderen mensen het doen van de was heel verschillend. Iemand kan het heel belangrijk vinden dat de was buiten droogt, terwijl een ander hier minder waarde aan hecht. De één vindt het heerlijk om met de was bezig te zijn, terwijl de ander het als een vervelende verplichting ziet.

De grote variëteit in de uitvoering en de verschillen in beleving van activiteiten is voor een ervaren ergotherapeut vanzelfsprekend. Een ergotherapeut zal onbevooroordeeld, met diepgaande interesse de eigen specifieke wijze van het handelen met elke cliënt bekijken en proberen te begrijpen (Crepeau en Scaffa 2014).

27.1.2 Hoe definiëren we analyse van het handelen?

De 'analyse van het handelen' door een ergotherapeut met een cliënt, al dan niet samen met het cliëntsysteem, wordt als volgt gedefinieerd (geïnspireerd op Crepeau en Scaffa 2014; Mackenzie en O'Toole, 2012; Thomas 2015):

> Analyse van interactie tussen de aspecten van het handelen van een persoon, geobserveerd in een betekenisvolle activiteit binnen een relevante context. Het doel is om inzicht te krijgen in de belangrijkste bevorderende en belemmerende factoren in het handelen.

Dit betekent dat de analyse van het handelen inzicht geeft in de wensen, behoeften en unieke waarden van het betekenisvol handelen voor een cliënt, maar ook welke aspecten bedreigend of juist bevorderend zijn (Crepeau en Scaffa 2014; Thomas 2015).

Samen met de cliënt wordt vervolgens bepaald welke doelen hij met welke resultaten wil bereiken. De analyse levert ook informatie voor strategieën en acties, zoals anders leren handelen, opnieuw leren handelen of beter leren handelen (Crepeau en Scaffa 2014; Thomas 2015).

27.1.3 Hoe leer je het handelen te analyseren?

Het goed analyseren van het handelen is een belangrijke essentiële vaardigheid voor een ergotherapeut. Dit vraagt ervaring. Voor een 'ergotherapeut in opleiding' is dit een vaardigheid die geleerd wordt door een systematische en methodische aanpak om zo inzicht te krijgen in het analyseren van het unieke handelen van cliënten. Alvorens het handelen te analyseren kan het handig zijn eerst een abstract beeld van een activiteit te krijgen met hulp van een activiteitenanalyse.

Dit hoofdstuk biedt een kapstok voor een analyse van het handelen in de vorm van een stappenplan maar ook wordt uitgelegd hoe een activiteitenanalyse daarbinnen gebruikt kan worden. Naarmate de ervaring in de praktijk groeit, wordt de 'analyse van het handelen' steeds sneller en meer impliciet gedaan (Crepeau en Scaffa 2014).

27.2 De theorie achter analyse van het handelen

27.2.1 Wat valt er te analyseren aan handelen?

Het dagelijkse handelen is voor ieder mens uniek en daarom per definitie complex

Het beroepsprofiel ergotherapie definieert het handelen als volgt:

> Het handelen is de betekenisvolle, doelgerichte uitvoering van dagelijkse activiteiten die gerelateerd zijn aan het persoonlijk leven en contextgebonden zijn. Het handelen, de dagelijkse activiteiten die mensen uitvoeren, zijn zo belangrijk, dat het leven niet voor te stellen is zonder handelend bezig zijn. In het dagelijks en maatschappelijk leven zijn mensen voortdurend betrokken in betekenisvol handelen, ook wanneer men 'vrij' heeft en eigenlijk niets hoeft te doen. Het dagelijks handelen bestaat uit het uitvoeren van activiteiten die mensen zichzelf voornemen en waarvan men verwacht dat zij ze uitvoeren (Hartingsveldt et al. 2010).

Daarbij wordt onderscheid gemaakt tussen het uitvoeren van handelen én het ervaren of betrokken zijn bij het handelen. Er is altijd een wederzijdse beïnvloeding tussen deze twee aspecten, maar dit kan sterk verschillen. Een aantal voorbeelden verduidelijken dit. Iemand voert activiteiten heel bewust uit en beleeft en ervaart het handelen heel intens. Denk aan een turnster die gedurende een wedstrijd de oefening op de mat heel intensief beleeft en ervaart. Een tweede voorbeeld is dat iemand zelf niet handelt maar wel er bij betrokken is en dit als betekenisvol ervaart. Een kind dat zelf niet meespeelt bij een spelletje tikkertje op het schoolplein, maar op een afstandje kijkt en lacht als een klasgenootje op slimme wijze weet te ontkomen aan de tikker. Ook komt voor dat het handelen wél door iemand zelf wordt uitgevoerd, maar hij er nauwelijks bij betrokken is. Een voorbeeld hiervan is een kok, die op de 'automatische piloot' de keuken schoonmaakt aan het einde van de dag, maar met zijn gedachten heel ergens anders is. Als laatste, in het andere uiterste, heeft iemand geen ervaringen, is er niet bij betrokken, maar voert ook geen activiteiten uit. Dit is het geval bij iemand die in een coma verkeert en volledig afhankelijk is van anderen.

Dimensies aan het concept 'handelen'

Verschillende dimensies in het handelen maken het concept handelen complex. Begrip van al deze dimensies in het handelen is voor een ergotherapeut een essentiële voorwaarde om het handelen goed te analyseren, te interpreteren en in te kunnen zetten. Verschillende inhoudsmodellen van het handelen, zoals het Model Of Human Occupation (MOHO) of het Canadian Model of Occupational Performance and Engagement (CMOP-E) brengen deze dimensies goed in kaart. In deze modellen worden de dimensies 'persoon', 'handelen' en 'context' onderscheiden (Hartingsveldt et al. 2010).

- Hoe een persoon het handelen ervaart of zich al dan niet betrokken voelt, kan heel verschillend zijn. Dit kan bijvoorbeeld heel positief zijn en benoemd worden als 'leuk', 'gezellig' of 'uitdagend' versus een negatieve ervaring als 'saai', 'vervelend', 'verschrikkelijk'. Deze subjectieve ervaring is onder andere gekoppeld aan rollen die deze persoon heeft, wat hij belangrijk vindt, welke normen, waarden of levensvisie hij heeft. Deze aspecten, die je kunt samenvatten als de subjectieve dimensie van het handelen, zijn belangrijk bij het analyseren van het handelen (Pierce 2003).
- Het handelen is op een bepaalde unieke manier georganiseerd. Mensen ontwikkelen gewoontes en routines in het handelen, mede afhankelijk van de levensfase. Zij hebben bepaalde unieke repertoires in hun handelen. Maar het handelen is ook duidelijk gekoppeld aan tijd, aan momenten in het jaar, momenten in de dag, aan tijdslimieten of deadlines. Binnen de ergotherapie wordt het 'handelen' gegroepeerd binnen drie handelingsgebieden, namelijk wonen/zorgen, werken/leren en vrije tijd/spel (Hartingsveldt et al. 2010). De persoonlijke unieke indeling en organisatie van het handelen wordt in de analyse van het handelen meegenomen.

◻ Tabel 27.1   Niveaus van het handelen. Bron: Polatajko et al. (2007)

niveau van complexiteit	definitie	voorbeeld
handelen	een activiteit of een verzameling activiteiten die op een bepaald moment, in een bepaalde rol, in een bepaalde context plaatsvindt	– tuinieren in mijn achtertuin op zaterdagochtend
activiteit	verzameling taken	– het gras onderhouden – de bloembakken verzorgen – het terras schoonmaken
taak	verzameling basisvaardigheden	– grasmachine klaarzetten – gras maaien – gras harken en opruimen
basisvaardigheid	verzameling functies en mentale processen	– de hendel van de grasmaaier vasthouden – duwen van de grasmaaier – snoer van de grasmaaier ontwijken
functies en mentale processen	een simpele willekeurige spier- of mentale actie	– anteflexie van de schouder – flexie van elleboog, pols en vingers – aandacht en concentratie op de taak

– Tenslotte is het handelen niet los te zien van de context zoals herkenbaar in ergotherapeutische modellen. Context kan fysiek zijn zoals de buurt, de indeling van een gebouw of de inrichting van een ruimte. Maar het kan ook gaan om materialen, instrumenten, of voorwerpen. Ook de sociale context is belangrijk, zoals familie, vrienden, maar ook bekenden en onbekenden. Daarnaast heeft de brede, meer overstijgende context ook invloed op het handelen. Deze is ingedeeld in de politieke, culturele, virtuele en technologische context (Mackenzie en O'Toole 2012).

De unieke variatie in de dimensies van het handelen maakt het handelen complex en daardoor is een analyse van het handelen een belangrijk onderdeel van het ergotherapeutisch proces.

Handelen-activiteit: spraakverwarring in het Nederlandse taalgebruik

'Handelen' is de vertaling van het Engelse *occupation*, dat internationaal gehanteerd wordt binnen de ergotherapie. 'Handelen' is een begrip dat weinig gebruikt wordt in het alledaags Nederlands taalgebruik, daarom wordt nu vaak het begrip 'dagelijks handelen' gebruikt, dat voor mensen buiten het beroep duidelijker het kerndomein aangeeft. Daarnaast wordt in Nederland het woord 'activiteiten' gebruikt als we het hebben over de dingen die we doen en die we belangrijk en leuk vinden. Men vraagt niet aan elkaar: 'wat is nu het belangrijkste handelen voor je?' maar 'wat doe je nu het liefst?', of 'welke activiteiten vind je belangrijk om te doen?'. Het is van belang om te begrijpen dat men het vaak over 'activiteiten' heeft, terwijl 'handelen' bedoeld wordt.

Een activiteit is, vanuit ergotherapeutische theorieën gezien, NIET hetzelfde als het handelen. Er zijn verschillende beschrijvingen in de literatuur van het concept 'activiteiten'. Een van de beschrijvingen is dat 'activiteiten' worden gezien als een algemene beschrijving van een groep 'taken' (Pierce 2003). Hiermee wordt bedoeld dat er een cultureel bepaald abstract idee is hoe activiteiten er uit zien, wat ze inhouden en in welke context ze plaatsvinden. Bij bijvoorbeeld 'tuinieren' heeft iedereen een abstract beeld in zijn hoofd van een tuin, waarin iemand bezig is om deze er verzorgd uit te laten zien. Volgens deze beschrijving van het concept 'activiteiten' is er een duidelijk verschil met 'handelen', omdat de subjectieve beleving, de concrete uitvoering en de context van één bepaald uniek persoon wordt gemist. Het is een algemeen abstract beeld.

Een tweede beschrijving van het concept 'activiteiten' is te zien in de taxonomie van het handelen (Polatajko en Townsend 2013). In ◻ tab. 27.1 worden de niveaus van het handelen uiteengezet. Hierin is het voorbeeld van tuinieren uitgewerkt om de verschillen in handelen en activiteiten te verduidelijken volgens deze taxonomie. Een activiteit wordt gedefinieerd als een serie taken met een specifiek eindpunt of resultaat. Vanuit deze beschrijving zijn 'activiteiten' anders dan 'handelen', doordat het bij 'activiteiten' om één activiteit gaat bijvoorbeeld grasmaaien. Bij het handelen kan het zowel om één activiteit als een verzameling van activiteiten gaan die uitgevoerd worden in een context, bijvoorbeeld in de tuin werken. Bij 'activiteiten' wordt een concreet resultaat of eindpunt beschreven, terwijl dit bij het handelen niet altijd concreet of expliciet duidelijk is. Tenslotte kan een activiteit weer onderverdeeld worden in taken, taken in basisvaardigheden en basisvaardigheden in functies of processen.

Conclusie van deze eerste paragraaf is dat 'handelen' een complex en multidimensionaal begrip is, dat vanuit verschillende invalshoeken belicht kan worden. Bij een analyse van het handelen is het mogelijk het handelen 'uit elkaar te trekken' of 'in stukjes te hakken' om het goed te begrijpen.

27.2.2 Hoe kan handelen geanalyseerd worden?

» Analyse van het handelen' is een methode om inzicht te krijgen in alle dimensies en aspecten van een betekenisvolle activiteit binnen het handelen van een persoon (Crepeau en Scaffa 2014; Mackenzie en O'Toole, 2012; Thomas 2015).

Zoals beschreven in de inleiding wordt een 'analyse van het handelen' door een ergotherapeut met een cliënt, eventueel samen met het cliëntsysteem, als volgt gedefinieerd:

» Analyse van interactie tussen de aspecten van het handelen van een persoon, geobserveerd in een betekenisvolle activiteit binnen een relevante context. Het doel is om inzicht te krijgen in de belangrijkste bevorderende en belemmerende factoren in het handelen.

Bij 'analyse van het handelen' staat de betreffende persoon met zijn handelen voor het voetlicht. De subjectieve beleving en de unieke uitvoering van de activiteiten in de individuele context van het handelen worden belicht.

Het doel van 'analyse van het handelen' is meerledig. Het geeft inzicht in de kwaliteit van het handelen van de cliënt. Daarnaast wordt duidelijk welke bevorderende en belemmerende factoren er in het handelen zijn. Vervolgens helpt het om duidelijk te krijgen welke doelen iemand kan en wil bereiken met betrekking tot het handelen, op welke manier en met welke resultaten. Wat 'analyse' precies inhoudt met betrekking tot 'analyse van het handelen' wordt verder toegelicht met een voorbeeld in ▶ box 27.1. De analyse van het handelen heeft een duidelijke plek binnen het methodisch handelen van een ergotherapeut, zie ook ▶ par. 27.4 (Crepeau en Scaffa 2014).

> **Box 27.1**
>
> **Wat is analyse?**
> Het concept 'analyse' staat centraal in 'analyse van handelen'. De Dikke Van Dale (2015) definieert 'analyse' als: 'ontbinding van een stof of van gegevens in de samenstellende bestanddelen'. Analyseren wordt gezien als een denkvaardigheid, waarin aannames onderzocht worden, argumenten gedetecteerd en ontleed. Deze invalshoek is ook toepasbaar op 'analyse van het handelen'. Bij 'analyse van het handelen' worden de dimensies en subdimensies van het handelen ontleed of ontbonden. Daardoor verkrijgt men inzicht in de kwaliteit van het handelen en in hoeverre er belemmerende en bevorderende factoren aan de orde zijn. Dit analyseren is een cognitieve vaardigheid, die als onderdeel wordt gezien van kritisch denken (Facione 2015).

> De dimensies en subdimensies van het handelen behoren goed in elkaar te passen. Wanneer er een goede interactie is, dan ervaren mensen geen moeilijkheden in het handelen. Wanneer er wél moeilijkheden zijn of dreigen, dan is het van belang het handelen te ontleden, maar ook er achter te komen welke 'stukjes van de puzzel niet passen', en waar het vooral misgaat in de interactie tussen de subdimensies. De denkvaardigheid 'analyseren' wordt toegepast. Uiteindelijk resultaat is onderbouwde aannames over de belangrijkste belemmerende en bevorderende factoren in het handelen.
> Een voorbeeld maakt dit wellicht duidelijk. Pascal is niet tevreden over het resultaat van de activiteit 'koffie zetten'. Na het krijgen van inzicht in en de observatie van het koffie zetten, zijn Pascal en de ergotherapeut tot aannames gekomen. Het koffie zetten van Pascal wordt ondersteund door zijn doorzettingsvermogen en probleemoplossend vermogen, maar wordt vooral gehinderd door de sociale context en cognitieve functies. Vervolgens is het belangrijk samen goed na te denken over de aannames en conclusies. Misschien kunnen aannames worden aangepast, omdat bijvoorbeeld het type koffiezetapparaat een belangrijke factor is, in het al dan niet naar tevredenheid koffie zetten van Pascal.

27.2.3 Wat is de focus binnen de 'analyse van het handelen'?

Ergotherapeuten maken samen met hun cliënten weloverwogen keuzes, waar ze bij de analyse op inzoomen. Dit is voor te stellen door van het dagelijks handelen van een specifieke persoon een film of serie foto's te maken. De camera kan het geheel van het handelen en de context filmen, of juist inzoomen op bepaalde functies en mentale processen, afhankelijk van de handelingsvraag. Dit wordt met een voorbeeld verduidelijkt in ▶ box 27.2. Het al dan niet inzoomen op bepaalde niveaus van het handelen (zie ◘ tab. 27.1) is afhankelijk van wat de cliënt aangeeft wat voor hem belangrijk is. Daarnaast zal het inzoomen ook afhangen van de referentiekaders die aan de orde zijn. De referentiekaders bepalen per niveau van de taxonomie van het handelen waar mogelijk meer specifiek naar wordt gekeken. Zo zal bijvoorbeeld vanuit het motor-control referentiekader de focus vooral gericht zijn op de motorische vaardigheden en de motorische functies. Vanuit het biomechanische referentiekader zal tijdens de analyse vooral gelet worden op motorische functies zoals bewegingsrange, kracht en uithoudingsvermogen. Als theorieën gericht op verklaring van gedrag belangrijk zijn voor het handelen, zorgt dit voor een focus op bijvoorbeeld gedachten en beleving.

Box 27.2

Focus van de analyse van het handelen

lens	voorbeeld	focus in de analyse
panorama-opname (zoom uit) niveau van handelen: handelen		– Welke muziek speelt de persoon en waarom die muziek? – Waar wordt gitaar in de band gespeeld (cafés, uitgaansgelegenheden, concerten) en hoe worden deze omgevingen beleefd? – Hoe vaak wordt gitaar gespeeld en waarom zo vaak? – Zijn er bepaalde tijdstippen dat er gitaar wordt gespeeld. – Is het tijdstip van belang voor de persoon? – Welke andere mensen zijn betrokken bij het gitaar spelen in de band en wat betekenen die mensen voor de persoon. – Welke invloed hebben anderen op het gitaar spelen? – Is de persoon (en belangrijke mensen in de omgeving) tevreden over de kwaliteit van het gitaar spelen in de band? – Welke plaats neemt het gitaar spelen in de band in ten opzichte van andere activiteiten die deze persoon doet (komen andere verplichtingen in de knel, of beperkt het de uitvoering van andere activiteiten, of nemen andere activiteiten teveel tijd en energie in waardoor het gitaar spelen beperkt plaatsvindt?).
zoom in niveau van handelen: activiteit		– Welke activiteiten komen er allemaal kijken bij het gitaar spelen? – Heeft de persoon de vaardigheden om in een band gitaar te spelen? – Hoe belangrijk vindt de persoon het spelen in de band?
verder inzoomen niveau van handelen: taak		– Kan de persoon de akkoorden of noten lezen of onthouden van het muziekstuk, wat betekent dit voor deze persoon? – Kan de persoon het ritme aanhouden van het muziekstuk, hoe ervaart hij dit? – Gebruikt de persoon de gitaar op de juiste wijze en hoe ervaart hij/zij het gebruik van de gitaar? – Kan de persoon op de juiste en gewenste wijze communiceren over het gitaarspel van het betreffende stuk? – Heeft de persoon voldoende ruimte, kan hij of zij een gewenste houding aannemen bij het gitaar spelen? – Hoe heeft deze persoon dit muziekstuk beleefd?
nog verder inzoomen niveau van handelen: basisvaardigheid		– Kan de persoon het plectrum goed vasthouden? – Worden de bedoelde snaren met de juiste kracht in beweging gebracht? – Beweegt de persoon het plectrum soepel en in het juiste ritme? – Hoe wordt het aanslaan van de snaren beleefd en ervaren?
close-up, zoom volledig in niveau van handelen: functies en mentale processen		– Is er een adequate anteflexie/endorotatie van de schouder, flexie van de elleboog, pronatie van de onderarm, flexie van de vingers enzovoort? – Is de persoon tevreden over het functioneren van zijn rechterhand?

27.2.4 Welke plek heeft 'analyse van het handelen' binnen het methodisch handelen?

Analyse van het handelen is één van de gereedschappen die ergotherapeuten hebben om samen met de cliënt vragen, toekomstige uitdagingen maar ook knelpunten in het handelen te begrijpen (Crepeau en Scaffa 2014). Analyse van het handelen is een onderdeel van het methodisch denken en handelen (Mackenzie en O'Toole 2012). Het is bijvoorbeeld te gebruiken om duidelijk te krijgen welke sterke kanten en uitdagingen een cliënt heeft in het handelen. Naast vragenlijsten of bepaalde meetinstrumenten kan 'analyse van het handelen' een middel zijn om tot een ergotherapeutische vraagverheldering te komen. Het helpt bij het gezamenlijk opstellen van een plan van aanpak met doelen en geoperationaliseerde resultaten. Overleg met en empowerment van cliënten is van belang om gezamenlijk de doelen te bepalen en de interventie hierop naadloos aan te laten sluiten om het gewenste resultaat te bereiken. Het is dus een middel dat gebruikt wordt om na te gaan hoe handelen therapeutisch, binnen de interventie kan worden ingezet om de gewenste doelen te bereiken. Pierce was een van de eerste die de therapeutische waarde van het handelen beschreef (Pierce 2003). Zij heeft een grote invloed gehad op de huidige *occupation-based* werkwijze van ergotherapeuten. Pierce vertaalde de therapeutische waarde van het handelen in drie primaire bronnen (zie uitleg ▶box 27.3).

Ergotherapeuten maken binnen het methodisch handelen, samen met cliënten bewuste keuzes om de analyse van het handelen al dan niet te gebruiken en op welke manier. Dit vraagt om professioneel redeneren (Mackenzie en O'Toole 2012).

Box 27.3

Therapeutische waarde van het handelen
Pierce (2003) beschrijft drie primaire bronnen die de therapeutische waarde van handelen in ergotherapeutische interventies bepalen. Deze drie bronnen zijn *appeal*, *intactness* en *accuracy*:
- het concept 'aantrekkelijkheid' (*appeal*) beschrijft de mate waarin het handelen herstel (het opladen van energie), plezier en resultaten geeft voor de cliënt. Het concept 'aantrekkelijkheid' valt onder de subjectieve dimensie van het handelen.
- het concept 'realiteitswaarde' (*intactness*) beschrijft de mate waarin het handelen de realiteit benadert en in de individuele reële context wordt uitgevoerd. Dit onderschrijft het belang van het *occupation-based* werken in de ergotherapie en het daadwerkelijke handelen van de cliënt in zijn eigen context te gebruiken als doel en middel, waarmee de realiteitswaarde (*intactness*) gegarandeerd is.
- het concept 'doelgerichtheid' (*accuracy*) beschrijft de mate waarin het handelen aansluit bij de doelen en wensen van de cliënt.

Een ergotherapeut zal het handelen zo 'arrangeren', dat het bijvoorbeeld nét genoeg uitdaging biedt om vaardigheden te verbeteren, dat het zorgt voor een succeservaring, en dat een bepaald beoogd doel en resultaat bereikt wordt, zonder het geheel uit het oog te verliezen. Om handelen makkelijker te maken wordt het handelen aangepast bijvoorbeeld door te zorgen voor minder deeltaken. Daarbij is wel belangrijk dat het handelen de subjectieve waarde en de realiteitswaarde behoudt. Als voorbeeld de casus Anita, die problemen heeft in haar creatief handelen. Het kan een idee zijn dat Anita de tijdsduur inkort van het Tunisch haken om minder vermoeidheid te ervaren. Maar als dit betekent dat het voor haar niet meer het plezier oplevert als voorheen, dan is dit niet de oplossing om het handelen te veranderen, of therapeutisch te laten zijn.
'Analyse van het handelen' draagt bij om het handelen therapeutisch of effectief te kunnen inzetten.

27.2.5 'Analyse van het handelen' versus activiteitenanalyse

Zoals er verschillen en overeenkomsten zijn tussen de concepten handelen en activiteiten, zijn er ook verschillen en overeenkomsten tussen 'analyse van het handelen' en 'activiteitenanalyse'. Er zijn veel verschillende definities van activiteitenanalyses in de literatuur, maar in alle definities komen dezelfde herkenbare thema's naar voren (Crepeau en Scaffa 2014; Mackenzie en O'Toole 2012; Thomas 2015). Hierop is de volgende definitie gebaseerd. Een activiteitenanalyse is:

» het analyseren van een gangbaar voorkomende activiteit in onderliggende taken, vaardigheden, functies, mentale processen en voorkomende contextuele dimensies.

Bewust nadenken over gangbaar voorkomende uitvoeringen van een activiteit betekent dat een activiteit los van de subjectieve waarde en de individuele context wordt geanalyseerd, met als resultaat een abstract idee van de activiteit. Het is niet een analyse van wat een unieke persoon daadwerkelijk doet en ervaart. Het resultaat van een activiteitenanalyse is op de eerste plaats abstracte kennis van kenmerken van de activiteit, zoals deze 'gangbaar' wordt uitgevoerd en mogelijke variaties hierop. Een ander resultaat van de activiteitenanalyse is zicht krijgen op mógelijke bevorderende en belemmerende factoren binnen die activiteit. Inzicht in deze factoren is belangrijk in het proces van de 'analyse van het handelen', omdat deze informatie gebruikt kan worden in het gesprek met de cliënt en bij de observatie, om na te gaan of deze factoren daadwerkelijk belemmerend of bevorderend zijn voor de betreffende cliënt.

Tip voor ergotherapeuten in opleiding
Het kan behulpzaam zijn om eerst een abstract beeld te hebben van de activiteit alvorens in gesprek te gaan met een cliënt. Zeker is dit nodig als men onbekend is met de activiteit, of onbekend met de verschillende manieren van uitvoer. Analyseer dan eerst 'abstract' met hulp van een activiteitenanalyse de activiteit, nog los van de cliënt en zijn context.

27.2.6 Processtappen in de activiteitenanalyse

Het uitvoeren van een activiteitenanalyse kan, net als 'analyse van het handelen', gezien worden als een proces dat stap voor stap wordt uitgevoerd.
1. Definieer de activiteit die nadere analyse vraagt. Zorg dat hiervoor eerst een duidelijke omschrijving of definitie is van de activiteit. Bijvoorbeeld: 'Ramen wassen is een activiteit, waarbij iemand de ramen schoonmaakt aan de binnen en de buitenkant en het eindresultaat is dat de ramen geen strepen of vlekken hebben'.

2. Verzamel informatie en kennis over de activiteit. Zoek informatie over de activiteit, of voer gesprekken over de activiteit, of doe zelf ervaring op met de activiteit en/of observeer anderen bij de uitvoer van de activiteit. Internet kan een goede bron zijn voor informatie over activiteiten; denk bijvoorbeeld aan YouTube-filmpjes van mensen die bepaalde activiteiten uitvoeren. Zo kan men bijvoorbeeld te weten komen dat er dienstverlenende organisaties zijn die ramen wassen. Of dat er speciale geavanceerde middelen zijn om ramen te wassen.
3. Gebruik het formulier 'analyse van het handelen' (fig. 27.2) om alvast deelstappen, kenmerken van de context, veronderstelde benodigde vaardigheden en functies te beschrijven van de activiteit. Het formulier kan maar gedeeltelijk ingevuld worden, omdat het bij een activiteitenanalyse om een abstract beeld gaat. Een dergelijke activiteitenanalyse helpt vooraf duidelijk te krijgen wat verwacht kan worden wat iemand zal vertellen over de activiteit en waar vragen over gesteld kunnen worden.

27.3 Analyse van het handelen

27.3.1 Processtappen

De analyse van het handelen kan gezien worden als een proces (Thomas 2015). Dit is al herkenbaar bij het lezen van de definitie, waar de volgende afzonderlijke aspecten worden genoemd, die ieder apart maar ook als geheel geanalyseerd kunnen worden, namelijk:
- een individu met zijn betekenisvolle activiteit in zijn relevante context
- de interactie tussen aspecten van het handelen
- observatie
- inzicht in de belangrijkste factoren die bevorderend en belemmerend zijn

Om al deze aspecten goed te analyseren is gekozen voor vijf processtappen (fig. 27.1).

Stap 1: Selectie

De eerste stap is bespreken en selecteren van één betekenisvolle activiteit binnen het dagelijkse handelen. In deze eerste stap wordt bepaald wát precies geanalyseerd en geobserveerd wordt. Zoals beschreven is handelen een complex en multidimensionaal begrip en kan het bestaan uit meerdere betekenisvolle activiteiten. Ergotherapeut en cliënt bepalen samen welke concrete activiteiten betekenisvol zijn voor het handelen. Zo kan bijvoorbeeld bij 'koken' een lijstje worden gemaakt welke betekenisvolle activiteiten hier onder vallen, zoals het voorbereiden (recepten uitzoeken, boodschappen doen), maar ook het daadwerkelijk bereiden van de maaltijd. Er wordt dan samen gekozen welke betekenisvolle activiteit belangrijk is om meer gedetailleerd te bespreken en te observeren. Soms is deze keuze al bepaald door een intakegesprek of door de afname van een vragenlijst; dan is dit gesprek niet meer nodig. De keuze voor een activiteit kan zijn omdat de activiteit niet effectief, niet efficiënt, niet veilig, niet zelfstandig of niet naar tevredenheid verloopt en daardoor het handelen minder betekenisvol maakt. Eindresultaat van deze stap is dat de betekenisvolle activiteit die het onderwerp wordt van de 'analyse van het handelen' in één of twee zinnen kan worden beschreven. Bijvoorbeeld: 'het uitzoeken van recepten voor avondmaaltijden en het maken van een boodschappenlijstje'.

Stap 2: Inzicht

Stap 2 is inzicht krijgen door alle dimensies van het handelen binnen de geselecteerde betekenisvolle activiteit te bespreken en te beredeneren. Vervolgens wordt een gesprek met de cliënt gevoerd, eventueel samen met het cliëntsysteem, waarin de activiteit gedetailleerd besproken wordt. Ergotherapeuten weten dat cliënten betekenisvolle activiteiten op een eigen unieke manier uitvoeren. Zo worden dus algemeen gangbare activiteiten door verschillende mensen heel 'eigen' uitgevoerd, zoals bijvoorbeeld het 'het uitzoeken van recepten voor avondmaaltijden en het maken van een boodschappenlijstje'. Zoekt iemand recepten op internet of in kookboeken of heeft hij zijn eigen klapper met recepten? Heeft hij eisen aan die recepten, zoals bijvoorbeeld glutenvrije of vegetarische recepten? Het is belangrijk om dit van te voren te bespreken, zodat men weet wat de activiteit inhoudt maar ook wat nodig is voor de observatie in de volgende stap.

Een andere reden is dat ergotherapeuten niet altijd bekend zijn met álle betekenisvolle activiteiten die mensen doen. Neem als voorbeeld het Tunisch haken in de casus van Anita aan het begin van dit hoofdstuk. Bij een onbekende activiteit is het belangrijk om een uitgebreid gesprek te voeren met iemand over wat deze activiteit precies inhoudt, maar ook hoe deze wordt uitgevoerd.

Tip voor ergotherapeuten in opleiding: het is raadzaam om eerst een 'activiteitenanalyse' te doen vóór deze stap. Zie voor onderbouwing hiervan ▶ par. 27.2.5.

Eindresultaat van deze stap is dat ergotherapeut, cliënt en eventueel cliëntsysteem een gedetailleerd inzicht hebben in de deelstappen, de functies, vaardigheden en contextuele aspecten die nodig zijn om de betekenisvolle activiteit zó uit te voeren dat het voor de cliënt(en) het gewenste plezier en/of resultaat oplevert. Verwachte en/of ervaren moeilijkheden of belemmeringen worden daarin ook meegenomen. Dit is belangrijk voor de focus bij de observatie van de 'analyse van het handelen' (zie ook ▶ par. 27.2.3).

Stap 3: Observatie

Stap 3 behelst het observeren van alle dimensies van het handelen; daadwerkelijk uitvoeren van de betekenisvolle activiteit. Nu vindt daadwerkelijk een observatie plaats. Bij het gesprek

27.3 · Analyse van het handelen

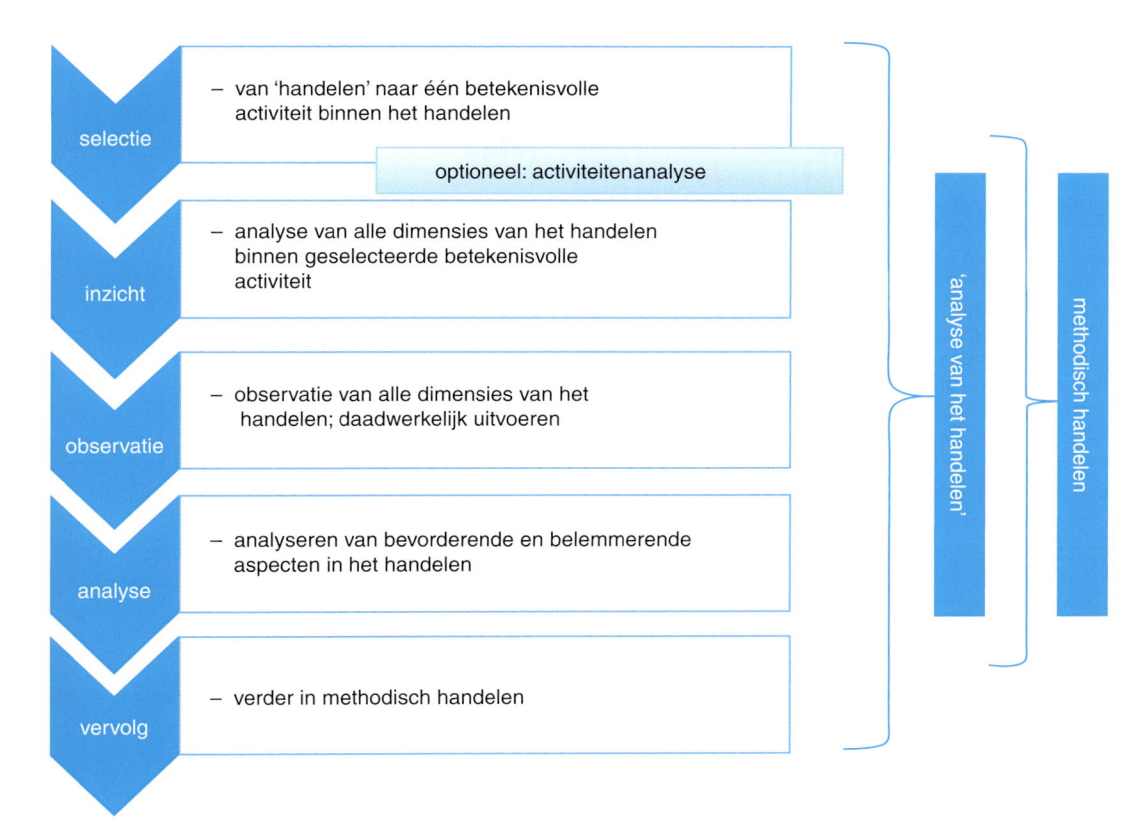

Figuur 27.1 Processtappen van de analyse van het handelen

- **selectie**: van 'handelen' naar één betekenisvolle activiteit binnen het handelen
  - optioneel: activiteitenanalyse
- **inzicht**: analyse van alle dimensies van het handelen binnen geselecteerde betekenisvolle activiteit
- **observatie**: observatie van alle dimensies van het handelen; daadwerkelijk uitvoeren
- **analyse**: analyseren van bevorderende en belemmerende aspecten in het handelen
- **vervolg**: verder in methodisch handelen

('analyse van het handelen' → methodisch handelen)

over de betekenisvolle activiteit, zijn afspraken gemaakt, hoe, waar, wanneer en wat er exact geobserveerd wordt. In deze stap worden mogelijkheden, uitdagingen en beperkingen in het handelen daadwerkelijk geobserveerd en systematisch geanalyseerd. De cliënt doet de activiteit in de reële context (of zo reëel mogelijk). De ergotherapeut observeert en noteert observaties van gedrag, vaardigheden en zo mogelijk functies. Daarnaast bewaakt hij de veiligheid. Zo nodig stelt hij verduidelijkende vragen.

Eindresultaat van deze stap is dat ergotherapeut, cliënt en eventueel cliëntsysteem, daadwerkelijk hebben gezien en ervaren, wat de interactie is tussen de beleving en wijze van uitvoeren, de vaardigheden en functies van de cliënt en de contextuele aspecten bij de betekenisvolle activiteit.

Stap 4: Analyse

Stap 4 is analyseren van bevorderende en belemmerende aspecten in het handelen. Samen met de cliënt worden de belangrijkste bevorderende en belemmerende factoren in het handelen geanalyseerd (zie ◘ fig. 27.3). Aannames worden opgesteld waarom de activiteit meer of minder betekenisvol is of eventueel minder betekenisvol dreigt te worden. Goed overleg en professioneel redeneren is van belang. Er kan samen worden nagedacht in hoeverre deze factoren ook voor andere betekenisvolle activiteiten van de cliënt van invloed zijn. Als bijvoorbeeld is opgemerkt dat gedurende de activiteit beperkingen in het geheugen de reden zijn dat de cliënt ingrediënten van recepten vergeet op te schrijven, dan zal hij mogelijk ook bij andere activiteiten hier hinder van ervaren. ◘ Figuur 27.3 geeft een indeling die gebruikt kan worden om tot de uiteindelijke analyse van bevorderende en belemmerende factoren in het handelen te komen.

Stap 5: Vervolg

De vijfde stop is het vervolg: verder in het methodisch handelen. Uiteindelijk wordt samen gekeken wat vervolgstappen zijn. Een vervolgstap kan zijn om nog meer informatie ten aanzien van het handelen in kaart te brengen, maar ook om gezamenlijk doelen op te stellen. Deze vervolgstappen passen binnen het proces van methodisch handelen van de ergotherapeut (zie ▶ par. 27.2.4 en ▶ H. 24, ▶ par. 24.4).

FORMULIER ANALYSE VAN HET HANDELEN			
	Stap 1: Om welk handelen van de cliënt gaat het?		**Vul in:**
Handelen/activiteit	Bespreek de wijze waarop de cliënt het handelen uitvoert Bespreek welke rollen hij heeft		
	Gaat het om één of meerdere betekenisvolle activiteiten?		
	Bij meer activiteiten binnen het handelen, ga dan met de cliënt na: – Welke activiteit heeft prioriteit en waarom? – Welke activiteit heeft de meeste waarde en waarom? – Welke activiteit verloopt nu of mogelijk in de nabije toekomst niet zoals gewenst? Denk aan: efficiënt, veilig, zelfstandig, moeite, tevredenheid		
	Concludeer samen welke activiteit geselecteerd wordt om verder te analyseren		**Geselecteerde activiteit:**
	Stap 2.0: **Bespreek en beredeneer algemene aandachtspunten van de geselecteerde activiteit**	**Vul in:**	**Stap 3.0: Observeer bij uitvoer** Vul aanvullende observatiegegevens in:
Handelen/activiteit	Onder welk handelingsgebied valt de activiteit: wonen/zorgen, leren/werken, spelen/vrije tijd?		
	Is de activiteit leeftijd-specifiek?		
	Is de activiteit veilig?		
	Welke fysieke en/of psychische risico's zijn er?		
	Stap 2.1: **Bespreek en beredeneer de situatie en wijze van uitvoeren**	**Vul in:**	**Stap 3.1: Observeer bij uitvoer** Vul aanvullende observatiegegevens in:
Handelen/activiteit	Wat is voor de cliënt het begin- en eindpunt van de activiteit en eventueel het resultaat, zoals die in het dagelijks leven voorkomt?		
	Welke deelstappen zijn er?		
	Is er een vast tijdstip op een dag voor de activiteit?		
	Is de activiteit gebonden aan een tijd van het jaar?		
	Wat is de duur van de activiteit?		
	Wat is de frequentie in uitvoering van de activiteit (dagelijks, wekelijks)?		
	Is de activiteit afhankelijk van andere activiteiten?		

Figuur 27.2 Formulier analyse van het handelen als pdf beschikbaar op ▶ www.extras.bsl.nl/ergotherapie

27.3 · Analyse van het handelen

	Stap 2.2: **Bespreek en beredeneer de subjectieve dimensie**	Vul in:	**Stap 3.2: Observeer bij uitvoer** Vul aanvullende observatiegegevens in:
Persoon	Vindt de cliënt de activiteit leuk/plezierig?		
	Is er een mate van uitdaging, die mogelijk invloed heeft op het plezier?		
	Wat vindt hij belangrijk in het doen van de activiteit?		
	Komt de activiteit tegemoet aan bepaalde behoeften?		
	Welk resultaat is belangrijk?		
	Wanneer is de cliënt tevreden over het resultaat?		
	Welke doelen bereikt hij met de activiteit?		
	Zorgt de activiteit voor opladen van energie (herstel) of zorgt het voor uitputting/vermoeidheid?		
	Stap 2.3: **Bespreek en beredeneer de functies en vaardigheden**	Vul in:	**Stap 3.3: Observeer bij uitvoer** Vul aanvullende observatiegegevens in:
	Sensorische en perceptuele vaardigheden: Welke sensorische en perceptuele functies/vaardigheden zijn nodig om de activiteit uit te voeren? Noteer knelpunten		
Persoon	Tactiel: warm/koud, tastzin, scherp/dof		
	Propriocepsis: vingers, duim, pols, elleboog, schouder, romp, hoofd, nek, onderste extremiteiten		
	Vestibulair		
	Visueel, auditief		
	Reuk, smaak		
	Balans, evenwicht, opvangreacties, reflexen		
	Motorische vaardigheden: Welke motorische functies/vaardigheden zijn nodig om de activiteit uit te voeren?		
	Denk bij functies aan:		

Figuur 27.2 Vervolg.

Persoon	Betrokken gewrichten, lichaamsdelen en bewegingsuitslagen Denk aan bewegingen van: – vingers: flexie/extensie/abductie/adductie – pols: flexie/extensie/radiaal/ulnair – elleboog: flexie/extensie/pronatie/supinatie – schouder: flexie/extensie endo- en exorotatie/abductie/adductie – romp: flexie/extensie/rotatie/lateroflexie – onderste extremiteiten: flexie/extensie/endo- en exorotatie/abductie/adductie – grepen: vuist/pincet-/driepunts-/haak-/balgreep		
	Benodigde spieren en zenuwen, mate van spiertonus en spierkracht		
	Mate van gevraagd uithoudingsvermogen		
	Mate van belasting van de huid; schuif-en drukkrachten		
	Denk bij vaardigheden aan:		
Persoon	Lichaamshouding: – stabiliseren, oprichten, positioneren		
	Voorwerpen verwerven/vasthouden: – reiken, buigen, grijpen, manipuleren, coördineren		
	Jezelf en voorwerpen bewegen: – bewegen, tillen, lopen, transporteren, doseren, vloeiend bewegen		
	Het handelen volhouden: – uithoudingsvermogen, tempo houden		
	Cognitieve vaardigheden: Welke cognitieve functies en vaardigheden zijn nodig om de activiteit uit te voeren?		
	Denk bij functies aan:		
Persoon	Concentreren, korte/lange termijn geheugen		
	Oriëntatie: persoon/tijd/plaats		
	Metacognitie, inzicht, generaliseren		
	Denk bij vaardigheden aan:		

Figuur 27.2 Vervolg.

Persoon	Procesvaardigheden: – aandacht schenken, doelgericht zijn		
	Kennis toepassen: – kiezen, gebruiken, hanteren, informeren		
	Tijd organiseren: – initiatief nemen, continueren, volgorde aanbrengen, beëindigen		
	Ruimte en voorwerpen organiseren: – zoeken en lokaliseren, verzamelen, organiseren, opruimen, navigeren		
	Het handelen aanpassen: – opmerken en reageren, aanpassen van eigen werkmethode, aanpassen van de omgeving, leren van fouten		
	Emotionele/ regulatieve vaardigheden: Welke emotionele/regulatieve en vaardigheden zijn nodig om de activiteit uit te voeren?		
Persoon	Zelfvertrouwen, eigenwaarde, assertiviteit		
	Risicogevoeligheid		
	Wijze van uiten van gevoelens herkennen van gevoelens, controle over regulatieve vaardigheden ten aanzien van gevoelens		
	Motivatie, affiniteit, coping		
	Sociaal-communicatieve vaardigheden: Welke sociale functies en vaardigheden zijn nodig om de activiteit uit te voeren?		
Persoon	Spreken, horen		
	Schrijven, lezen		
	Non-verbaal: gebaren, gezichtsuitdrukking, uitstraling, geluiden		
	Stap 2.4: **Bespreek en beredeneerde context**	Vul in:	**Stap 3.4: Observeer bij uitvoer** Vul aanvullende observatiegegevens in:
	Sociale context: Bespreek welke mensen aanwezig/betrokkenzijn gedurende de activiteit en welke rol en invloed zij hebben		
Context	Familie		
	Vrienden, buren		
	Collega's		
	Wijk, gemeente, provincie		

◩ Figuur 27.2 Vervolg.

Context	**Fysieke context:** Bespreek de fysieke context waarbinnen de activiteit plaatsvindt en de mate waarop die invloed heeft op de activiteit		
	Hoe is de fysieke omgeving? Is dit een natuurlijke of een gebouwde omgeving?		
	Is het een persoonlijke of publieke ruimte?		
	Grootte van de ruimte		
	Inrichting van de ruimte Meubels en eventueel vormgeving		
	Inrichting van het werkvlak		
	Welke fysieke gereedschappen en voorwerpen zijn nodig? Welke verbruiksmaterialen zijn nodig?.		
	Welke sensorische invloeden zijn er (verlichting, geuren, temperatuur, ventilatie, omgevingsgeluiden etc.)?		
	Buurt, wijk, gemeente, provincie		
	Technologische context: Bespreek in hoeverre er gebruik gemaakt wordt van technologie in de activiteit. Zou dit een toegevoegde waarde hebben?		
Context	Communicatiemiddelen		
	Computer, internet, apps		
	Wearables: technologie die op het lichaam gedragen wordt		
	Robotica, zorg op afstand		
	Hulpmiddelen, voorzieningen		
	Culturele context: Bespreek in hoeverre de activiteit cultureel bepaald is. Denk daarbij bijvoorbeeld aan individuele belang/familiebelang, afhankelijkheid/onafhankelijkheid enzovoort.		
Context	Originele cultuur en culturele groep		
	Belang van de cultuur voor de activiteit		
	Familiecultuur en mogelijke belang voor de activiteit		
	Sociaal-economische context: Bespreek in welke mate sociale en economische aspecten relevant zijn voor de activiteit.		
Context	Onderwijs, gezondheidszorg		
	Inkomen		

◘ Figuur 27.2   Vervolg.

27.3 · Analyse van het handelen

	Eenzaamheid		
	Vervreemding van handelen, deprivation van handelen		
	Politieke / institutionele context: Bespreek de mate waarop politieke, institutionele, beleidsmatige aspecten de uitvoering van de activiteit beïnvloeden		
Context	Politiek, beleid, wetten		
	Subsidie of fondsen		
	Mogelijke hulpbronnen vanuit zorg of dienstverlening		

◘ Figuur 27.2 Vervolg.

FORMULIER ANALYSEREN VAN BEVORDERENDE EN BELEMMERENDE FACTOREN

Activiteit	Belangrijkste bevorderende factoren en verklaring waarom bevorderend	Belangrijkste belemmerende factoren en verklaring waarom belemmerend
Invloed van de aspecten en kenmerken van de betekenisvolle activiteit binnen het handelen - algemene aandachtspunten - situatie en wijze van uitvoer		
Invloed van de persoonlijke aspecten en kenmerken – subjectieve dimensie – functies en vaardigheden		
Invloed van de aspecten en kenmerken van de context op het handelen		
Interactie tussen: - aspecten en kenmerken van het handelen/activiteit - persoonlijke aspecten en kenmerken - aspecten en kenmerken van de context		
Gezamenlijke aannames:		

◘ Figuur 27.3 Analyseren van bevorderende en belemmerende factoren (als pdf beschikbaar op ▶ www.extras.bsl.nl/ergotherapie)

> **Toelichting op analyse van het handelen**
> - Stap 1. Bespreken van het dagelijks handelen en selecteren van één betekenisvolle activiteit binnen het handelen
> - Stap 2: Inzicht krijgen door het bespreken en beredeneren met de cliënt van alle aspecten en kenmerken van de betekenisvolle activiteit
> - Stap 3: Observeren van de daadwerkelijke uitvoering van de activiteit door de cliënt (bij voorkeur) in zijn eigen context.
> - Stap 4: Analyseren van bevorderende en belemmerende aspecten in het handelen en gezamenlijk aannames vaststellen

27.4 Een praktisch voorbeeld

We gaan uit van de casus van Anita, waar we het hoofdstuk mee zijn begonnen. Anita heeft uitgezaaide borstkanker en maakt een moeilijke periode in haar leven door. In het kader van de vraagverheldering hebben Hans en Anita besloten om de activiteit Tunisch haken te analyseren. Hans heeft een gesprek gehad met Anita over het Tunisch haken en een deel van het formulier: 'analyse van het handelen' (◘ fig. 27.2) is samen ingevuld. Vervolgens haakt Anita op haar gebruikelijke manier een lapje voor een plaid in haar eigen omgeving, terwijl Hans observeert en af en toe vragen stelt. De focus van de observatie is vooral gericht op fysieke en cognitieve aspecten van de uitvoer, met een biomechanisch kader en ergonomische principes in het achterhoofd. In het gesprek is naar voren gekomen dat deze aspecten met name knelpunten zijn (zie ▶ par. 27.2.3). Het formulier 'analyse van het handelen' (◘ fig. 27.2) is verder ingevuld. Anita en Hans analyseren vervolgens de bevorderende en belemmerende aspecten bij het Tunisch haken (◘ tab. 27.2).

Hans en Anita stellen na de analyse samen doelen op. Ze gaan op zoek naar allerlei oplossingen. Ook de familie is hierbij betrokken.

- De man van Anita maakt een standaard die Anita naast de stoel zet en waar ze het patroon op legt. Hierdoor is minder flexie in de nek nodig.
- De dochter van Anita zoekt met haar naar kleinere 'projecten' om te haken, zoals een broekriem en een boxkleed. Ze vergroot de patronen meteen ook.
- Anita start de dag met Tunisch haken en verdeelt de activiteit over de dag; juist op momenten als er even niemand anders in huis is.
- Anita gebruikt een dikkere naald en dikkere wol.
- Anita gebruikt de wekker op haar mobiele telefoon om haar op tijd te herinneren aan het nemen van een pauze en het bewegen van haar arm in verband met het oedeem.
- De man van Anita koopt meerdere goedkope leesbrillen die op diverse plaatsen in het huis liggen, een ligt vast in de mand met haakspullen.

Ze proberen deze oplossingen uit en na evaluatie blijkt dat het doel bereikt is: Anita heeft weer voldoening en leuke resultaten met het Tunisch haken.

27.5 Discussie en reflectie

Een punt van discussie voor dit hoofdstuk is de *evidence* die te vinden is voor de analyse van het handelen en de activiteitenanalyse. Er is geen volledige eenduidigheid in de literatuur over de definitie en uitvoering van analyse van het handelen en activiteitenanalyse. Er is weinig tot geen literatuur over de mate waarin deze vormen van analyse wetenschappelijk verantwoord zijn. Er is gezocht naar *evidence* hoe men deze vorm van analyseren leert, hoe de analyse wordt gebruikt, hoe het proces verloopt en hoe dit effectief bijdraagt aan het doelgericht gebruik binnen het methodisch handelen (Miller Kuhaneck et al. 2010). De auteurs beschrijven beperkte resultaten van hun zoekacties. Er is nog onderzoek nodig om na te gaan in hoeverre analyseren van het handelen door ergotherapeuten valide en betrouwbaar is. De visie op het analyseren en de werkwijze in dit hoofdstuk is grotendeels gebaseerd op recente literatuur van anderen en op de expertkennis van ervaren ergotherapeuten, docenten, cliënten en studenten die betrokken zijn bij het schrijven van dit hoofdstuk.

In dit hoofdstuk is niet expliciet gebruik gemaakt van één ergotherapeutisch inhoudsmodel voor het handelen. Er is uitgegaan van een gemeenschappelijk kader dat de meeste modellen delen, namelijk aandacht voor de persoon, het handelen en de context. Afhankelijk van de specifieke keuze voor een bepaald model, bijvoorbeeld MOHO, kan het zijn dat de een ergotherapeut iets wil toevoegen in het formulier voor analyse van het handelen, bijvoorbeeld begrippen als 'gewoontes en routines', of 'waarden en normen.' In het analyseformulier zijn mogelijk andere concepten of namen gebruikt. Het analyseformulier wordt niet dogmatisch geïntroduceerd. Als het functioneel is om begrippen of concepten aan te passen, om daarmee beter vanuit een specifiek ergotherapeutisch model te werken, dan kan dat zeker.

Ook worden sommige aspecten mogelijk onvoldoende belicht. Een voorbeeld is het culturele aspect, dat gezien de grote huidige vluchtelingenpopulatie meer aandacht verdient voor ergotherapeuten die hiermee werken.

27.5 · Discussie en reflectie

Tabel 27.2 Ingevuld formulier bij het Tunisch haken

activiteit: Tunisch haken	belangrijkste bevorderende factoren en verklaring waarom bevorderend	belangrijkste belemmerende factoren en verklaring waarom belemmerend
invloed van de aspecten en kenmerken van de betekenisvolle activiteit binnen het handelen	Anita gebruikt een fauteuil waarin ze comfortabel zit.	Haar patronen zijn in A5-formaat en liggen op schoot.
algemene aandachtspunten:	Haar haakspullen staan naast de fauteuil.	Anita haakt altijd in de avond, nadat ze al veel andere dingen heeft gedaan.
situatie en wijze van uitvoer		Anita is gewend een uur of anderhalf achter elkaar te haken.
		Zij gebruikt een redelijk dunne haaknaald (nr. 2) en dunne wol.
invloed van de persoonlijke aspecten en kenmerken	Het haken geeft Anita afleiding; even met iets positiefs, iets constructiefs bezig zijn. Anita vertelt dat het haken haar 'heel veel voldoening geeft'.	Het haken levert nu niet het resultaat op wat voor Anita belangrijk is; ze krijgt haar 'projecten' niet af.
subjectieve dimensie	Anita is gemotiveerd en vastbesloten dat het haar gaat lukken, ze wil in elk gevalweer iets creatiefs maken.	
functies en vaardigheden	Het regelmatig onderbreken van de activiteit en kort pauze nemen helpt om daarna weer door te kunnen gaan. Ze beweegt haar arm, schudt hem los en loopt even rond.	Flexie/extensie/abductie van de vingers is nodig maar moeizaam, met name rechts. Extensie en abductie rechter duim kost moeite. De rechter wijsvinger stuurt – in ongeveer 90 flexie in DIP gewricht – de haaknaald. Digitaal 3–5 rechts flexie in met name DIP gewricht (ongeveer 70–80°). Door oedeem in de rechterhand is de driepuntsgreep moeilijk vol te houden met voldoende kracht, en glijdt de haaknaald regelmatig uit de hand.
	Ze is erg gemotiveerd en uit duidelijk haar ontevredenheid hierover.	Anita houdt flexie van elleboog in ongeveer 100 niet lang vol.
		Ook schouder wordt snel moe.
		Flexie in de cervicale en thoracale wervels.
		Zichtbare vermoeidheid na 15–20 minuten.
		Concentratie: na 20 minuten is de aandacht minder: de 'koek is op', zegt ze zelf. Ze raakt letterlijk en figuurlijk de draad kwijt.
invloed van de aspecten en kenmerken van de context op het handelen	Het gezin, familie en vrienden zijn ondersteunend voor Anita. Zij moedigen haar aan en denken actief mee aan oplossingen.	Als Anita begint, beseft ze dat ze voor het patroon de leesbril nodig heeft. Het zoeken naar de bril vraagt onnodigloop/zoekwerk.
interactie tussen	Ze haakt alleen thuis in haar eigen fauteuil in de woonkamer.	Anita maakt geen gebruik van hulpmiddelen/technologie bij het haken.
aspecten en kenmerken van het handelen/activiteit	Haar gezin is ondersteunend; ze gaan bijvoorbeeld bewust even de kamer uit om afleiding te verminderen.	Het feit dat ze haakt en tegelijkertijd met Hans praat is extra vermoeiend.
persoonlijke aspecten en kenmerken	Het haken is zo belangrijk voor Anita dat ze doorgaat, ze neemt tussendoor even een pauze. Ze wilt vermoeidheid die het oplevert op de koop toe nemen. Het resultaat is voor haar belangrijker.	Het tijdstip van het haken in de avond ná andere activiteiten betekent dat de vermoeidheid snel toeneemt.
aspecten en kenmerken van de context		Omdat het patroon zo klein is en op schoot ligt, vraagt dit veel flexie in de wervelkolom en maakt het haken extra vermoeiend.
		Anita kiest vrij grote projecten (zoals een grote plaid, een poncho). Dit betekent dat resultaat lang op zich laat wachten.

27.6 Samenvatting

Het 'handelen' is een complex en multidimensionaal begrip, dat vanuit verschillende invalshoeken belicht kan worden. Een analyse van het handelen is dan ook niet eenvoudig maar het is wel mogelijk het handelen 'uit elkaar te trekken' of 'in stukjes te hakken' om het goed te begrijpen. Analyse van het handelen is één van de 'gereedschappen' die ergotherapeuten hebben om samen met de cliënt vragen, toekomstige uitdagingen maar ook knelpunten in het handelen proberen te begrijpen. Analyse van het handelen is dan ook onderdeel van het methodisch denken en handelen. Het draagt er aan bij om het handelen therapeutisch, of effectief in te kunnen zetten. De analyse van het handelen kan gezien worden als een proces met vijf stappen.

1. Bespreken en selecteren van één betekenisvolle activiteit binnen het dagelijkse handelen. In deze eerste stap wordt bepaald wát precies geanalyseerd en geobserveerd wordt. (NB: voor studenten wordt geadviseerd eerst een abstract beeld van de activiteit te krijgen (activiteitenanalyse) alvorens door te gaan met de volgende stap.)
2. Inzicht krijgen door alle dimensies van het handelen binnen de geselecteerde betekenisvolle activiteit te bespreken en te beredeneren. Vervolgens wordt een gesprek met de cliënt gevoerd, eventueel samen met het cliëntsysteem, waarin de activiteit gedetailleerd besproken wordt, en zo samen de observatie wordt voorbereid.
3. Observeren van alle dimensies van het handelen; daadwerkelijk uitvoeren van de betekenisvolle activiteit. Nu vindt daadwerkelijk een observatie van de activiteit plaats.
4. Analyseren van bevorderende en belemmerende aspecten in het handelen. Samen met de cliënt worden de belangrijkste bevorderende en belemmerende factoren in het handelen geanalyseerd.
5. Vervolg: verder in het methodisch handelen. Uiteindelijk wordt samen gekeken wat vervolgstappen zijn.

Het stapsgewijze proces van de analyse van het handelen en het bijbehorende analyseformulier is bedoeld als hulpmiddel om handelen systematisch, zo veel mogelijk in samenwerking met de cliënt, te analyseren. Naarmate de ervaring in de praktijk groeit, wordt de 'analyse van het handelen' steeds sneller en vaak meer impliciet gedaan.

Literatuur

Crepeau, E. B., Boyt Schell, B.A., Gillen, G., & Scaffa, M. E. (2014). Chapter 21: Analyzing occupations and activity. In B. A. Boyt-Schell, G. Gillen, M. E. Scaffa & D. A. Cohn (Eds.), *Willard & Spackman's occupational therapy* (12th ed.). Philadelphia: Wolters Kluwer/Lippincott Williams & Wilkins.

Facione, P. A. (2015). *Critical thinking: What it is and why it counts*. Retrieved March 2016 at ▶ www.insightassessment.com.

Hartingsveldt, M. J. van, Logister-Proost, I., & Kinébanian, A. (2010a). *Beroepsprofiel ergotherapeut*. Utrecht: Ergotherapie Nederland/Boom Lemma.

Mackenzie, L., & O'Toole, G. (2012). *Occupational analysis in practice*. Chichester, UK: Wiley-Blackwell Publishing.

Miller Kuhaneck, H., Spitzer, S. L., & Miller, E. (2010). *Activity analysis, creativity, and playfulness in pediatric occupational therapy: Making play just right*. Sudbury, Mass: Jones and Bartlett Publishers.

Pierce, D. E. (2003). *Occupation by design, building therapeutic power*. Philadelphia: F.A. Davies Co.

Polatajko, H. J., & Townsend, E. A. (2013). *Enabling Occupation II: Advancing an occupational therapy vision for health well-being, & justice through occupation* (2nd ed.). Ottawa: CAOT Publications ACE.

Polatajko, H. J., Davis, J., Stewart, D., Cantin, N., Amoroso, B., & Purdie, L. (2007). Specifying the domain of concern: Occupation as core. In E. A. Townsend & H. J. Polatajko (Eds.), *Enabling occupation II: Advancing an occupational therapy vision of health, well-being & justice through occupation* (2nd ed.). Ottawa: CAOT publications ACE.

Tellegen, T. (1984). *Er ging geen dag voorbij*. Amsterdam: Querido.

Thomas, H. (2015). *Occupation-based activity analysis* (2nd ed.). Thorofare, NJ: Slack inc.

Assessments in de ergotherapie

Margo van Hartingsveldt, Renate Meijers, Sanne Ras, Roos Stal en Marjon ten Velden

28.1 Inleiding – 516

28.2 Ergotherapeutische inventarisatie en analyse – 516

28.3 Het gebruik van assessments – 517

28.4 De keuze voor een assessment – 519
28.4.1 Bij wie wil ik informatie verzamelen? – 519
28.4.2 Wat wil ik aan informatie verzamelen? – 519
28.4.3 Met welk doel wil ik de informatie verzamelen? – 519

28.5 Zoeken naar een assessment – 520

28.6 Verschillende cliëntperspectieven – 520

28.7 Methode voor het verzamelen van de assessments in dit hoofdstuk – 521
28.7.1 De persoon en zijn systeem – 521
28.7.2 Organisatie en populatie – 521
28.7.3 Indeling van de tabellen – 521

28.8 Klinimetrische eigenschappen – 527
28.8.1 Validiteit – 527
28.8.2 Reproduceerbaarheid – 527
28.8.3 Responsiviteit – 528

28.9 Discussie – 528

28.10 Samenvatting – 529

Literatuur – 529

© Bohn Stafleu van Loghum, onderdeel van Springer Media B.V. 2017
M. le Granse, M. van Hartingsveldt, A. Kinébanian (Red.), *Grondslagen van de ergotherapie*,
DOI 10.1007/978-90-368-1704-2_28

- **Assessments in de ergotherapie**

> Information is not knowledge (Albert Einstein, 1879–1955)

Kevin

Kevin en zijn moeder komen bij de ergotherapeut in het revalidatiecentrum. Kevin is 7 jaar, heeft cerebrale parese en komt bij de ergotherapeut vanwege vragen over de zelfredzaamheid op school. Kevin zit op een reguliere basisschool en zit sinds kort in groep drie. Al bij binnenkomst merkt de ergotherapeut de volgende zaken op: de moeder van Kevin doet zijn jas uit, hangt deze op en schuift een stoel voor hem naar achter zodat Kevin gelijk kan gaan zitten. De ergotherapeut heeft het idee dat de moeder van Kevin hem niet stimuleert in het zelfstandig uitvoeren van de dagelijkse activiteiten. De ergotherapeut neemt dit vermoeden mee in het gesprek met Kevin en zijn moeder en bij het afnemen van een assessment.

28.1 Inleiding

Ergotherapeuten werkzaam in zorg en welzijn maken in de beroepspraktijk veel gebruik van assessments. In het ergotherapieproces worden assessments vooral gebruikt in de fase van inventarisatie aan het begin van het ergotherapieproces en in de fase van evaluatie aan het eind van het proces. In de *Standards for occupational therapy assessments* wordt het proces van informatie verzamelen als volgt omschreven:

> … the process of gathering sufficient information about individuals and their environments to make informed decisions about interventions (Christiansen en Baum 1992).

De auteurs geven hierbij aan dat het verzamelen van gegevens een voortdurend proces binnen de ergotherapeutische interventie is. Dit proces wordt ingekleurd door het gebruik van assessments in combinatie met het professioneel redeneren van de therapeut.

In dit hoofdstuk wordt de term 'assessments' gebruikt, omdat dit een breder begrip is dan 'meetinstrumenten'. Assessments kunnen meetinstrumenten zijn, maar ook vragenlijsten en zelfevaluatielijsten, die in de ergotherapie eveneens vaak gebruikt worden. Een assessment is :

> … a specific tool, instrument or systematic interaction used to collect occupational profile and occupational performance areas during the evaluation process (Hinojosa 2009, pag. 3).

Een ergotherapeutische inventarisatie en evaluatie brengt de uitvoering van het dagelijks handelen *(occupational performance)* van de persoon en zijn systeem, een organisatie of populatie in de context in kaart. Het dagelijks handelen bevat alles wat mensen doen of waaraan ze meedoen en heeft betrekking op de handelingsgebieden: voor zichzelf en anderen zorgen (wonen en zorgen), deelnemen aan de maatschappij door onderwijs, arbeid of vrijwilligerswerk (leren/werken) en spelen, recreëren, ontspannen en sociale contacten (spelen en vrije tijd) (Hartingsveldt et al. 2010). Bij het ergotherapeutisch assessment wordt ook de evaluatie van de fysieke en sociale omgeving betrokken.

De ergotherapeutische inventarisatie en evaluatie is gebaseerd op de uitgangspunten van ergotherapie zoals beschreven in het beroepsprofiel (Hartingsveldt et al. 2010):
- zij zet de persoon en zijn systeem, de organisatie of populatie centraal;
- zij is gericht op dagelijks handelen, waarbij informatie verzameld wordt over de cliënt, zijn context en de activiteiten waar mensen vragen over hebben;
- zij vindt plaats in de omgeving van de handelingsvraag;
- zij gebruikt evidence-based assessments.

In de dagelijkse beroepspraktijk blijkt dat het gebruik van assessments voor professionals niet altijd even gemakkelijk is (Swinkels et al. 2012). Ergotherapeuten gebruiken vaak assessments waar ze bekend mee zijn en maken niet altijd een bewuste keuze voor een assessment. Zij vinden het lastig om relevante assessments te kiezen, onder andere omdat het aanbod erg groot is (Piernik-Yoder en Beck 2012; Herten et al. 2015). Dit hoofdstuk bevat informatie over assessments inclusief een overzichtelijke tabel om ergotherapeuten te ondersteunen bij de keuze voor een assessment.

28.2 Ergotherapeutische inventarisatie en analyse

Assessments worden gebruikt om samen met de cliënt zicht te krijgen op de handelingsvraag van de cliënt. In dit hoofdstuk wordt het Person-Environment-Occupation-Performance (PEOP)-model gebruikt als basis voor het beschrijven van het ergotherapieproces. Het PEOP-model (Baum et al. 2015) gaat ervan uit dat het uitvoeren van 'activiteiten, taken en rollen' ondersteund wordt door de 'persoon' en de 'omgeving' en dat deze drie kernelementen de basis zijn van het dagelijks handelen. Het PEOP-model maakt duidelijk dat dagelijks handelen participatie mogelijk maakt en bijdraagt aan welzijn van mensen (zie ▶H. 22).

In het bijbehorende procesmodel, het PEOP Occupational Therapy (PEOP OT)-procesmodel, is de eerste stap het 'narratief' (het persoonlijke verhaal van de cliënt). Het PEOP-model en het PEOP OT-procesmodel zijn te gebruiken bij de persoon en zijn systeem, een organisatie of populatie en het narratief wordt ook toegepast bij het werken met een organisatie en een populatie (Bass et al. 2015).

Het narratief als start van de interventie past goed bij de betekenis die het dagelijks handelen voor mensen heeft en dat centraal staat in de ergotherapie. De subjectieve betekenis van het dagelijks handelen wordt als volgt beschreven:

> An occupation is the experience of a person, who is the sole author of the occupation's meaning (Pierce 2001).

Betekenisvolle activiteiten geven een ervaring die een bepaalde betekenis voor de persoon heeft en voldoening geeft

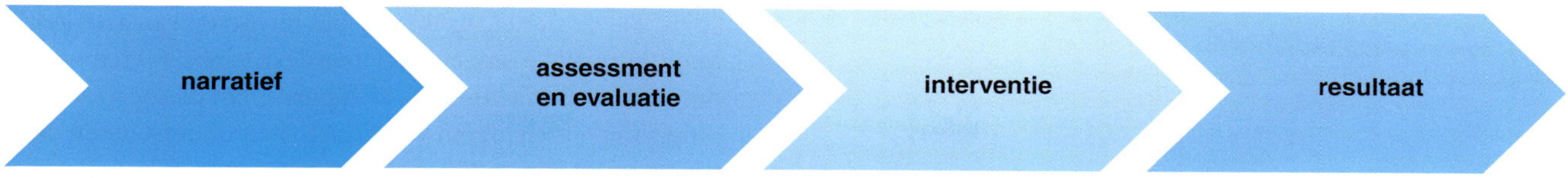

```
narratief  →  assessment en evaluatie  →  interventie  →  resultaat
```

Figuur 28.1 Het PEOP Occupational Therapy (PEOP OT)-procesmodel. Bron: Bass et al. (2015)

(Pierce 2001). De betekenis van het dagelijks handelen wordt pas duidelijk als de cliënt erover vertelt. Daarom wordt het narratief de laatste jaren steeds meer toegepast in zorg en welzijn (Bohlmeijer et al. 2006). In de ergotherapie wordt het gebruikt om de handelingsvraag en de betekenis die dat heeft voor de cliënt te begrijpen vanuit de bredere context van zijn levenssituatie. Dit past bij het interpretatief redeneren, waarbij de mens wordt gezien in de context van zijn leven, zijn dagelijks handelen, zijn sociale contacten, zijn levensverhalen en zijn perspectieven. Deze elementen hebben betekenis voor mensen, geven een gevoel van zingeving en persoonlijke identiteit (Mattingly en Fleming 1994). Het narratief gaat dus in op het unieke perspectief van de cliënt en op de diepere emoties die ontstaan zijn op basis van de handelingsvragen waar de cliënt tegenaan loopt.

De *narrative-in action* is een combinatie van het narratief en het uitvoeren van een activiteit. Daarbij vertelt de persoon zijn persoonlijke verhaal tijdens het uitvoeren van een activiteit. De *narrative-in action* genereert rijkere informatie over de betekenis van het handelen, doordat het doen van de activiteit nog andere ervaringen met die activiteit oproept die de persoon ook meeneemt in zijn verhaal (Alsaker et al. 2009; Satink et al. 2016).

Het PEOP OT-procesmodel kent naast het narratief nog drie andere componenten die eventueel gelijktijdig plaatsvinden gedurende het ergotherapieproces (zie fig. 28.1):
- narratief (*narrative*);
- assessment en evaluatie (*assessment and evaluation*);
- interventie (*intervention*);
- resultaat (*outcome*).

De eerste twee componenten in dit procesmodel horen bij elkaar en betreffen de inventarisatiefase zoals beschreven in ▶ H. 24. In deze fase vindt op basis van de informatie uit het narratief de vraaginventarisatie en prioritering plaats en vervolgens de vraaganalyse en de uiteindelijke vraagformulering. Hierbij wordt gebruik gemaakt van interviews, assessments (vragenlijsten, zelfassessments en meetinstrumenten), gestandaardiseerde observaties en vrije observaties. Deze worden gebruikt om mogelijkheden *(capabilities, enablers)* en belemmeringen *(constraints, barriers)* van de cliënt, de omgeving en het dagelijks handelen vast te stellen (Bass et al. 2015). In de fase van inventarisatie zal altijd een combinatie van middelen gebruikt worden, zoals een interview, waarbij het verhaal van de persoon en zijn systeem, een organisatie of populatie centraal staat, het afnemen van één of meerdere gestandaardiseerde assessments en het uitvoeren van een observatie van het dagelijks handelen.

Observaties zijn een belangrijk middel voor ergotherapeuten om het dagelijks handelen waar mensen vragen over hebben in kaart te brengen. De volgende uitgangspunten zijn belangrijk bij de vaardigheid van het observeren (Dunn 2000):

- zorg dat je niet interfereert met de natuurlijke uitvoering van het dagelijks handelen;
- let op de fysieke en sociale kenmerken van de omgeving die het dagelijks handelen ondersteunen of hinderen;
- beschrijf het gedrag dat je ziet in observeerbare en neutrale woorden.

Assessments worden daarnaast ook gebruikt in de evaluatiefase van het methodisch handelen dat overeenkomt met de vierde component 'resultaat' van het PEOP OT-procesmodel. Het herhalen van een assessment is belangrijk voor de cliënt zodat het voor hem duidelijk is wat de interventie heeft opgeleverd. Daarnaast is het belangrijk om naar verwijzers en financierende instanties aan te geven wat het effect van de interventie is geweest. In de dagelijkse beroepspraktijk van de ergotherapie wordt dit nog te weinig gedaan. Voor het beroep is het echter van levensbelang om aan zorgverzekeraars en andere betalende instanties aan te tonen dat ergotherapie werkt!

Zoals Bass et al. (2015) beschrijven, worden assessments gedurende het gehele dynamische ergotherapieproces gebruikt, omdat informatie uit de assessments richting geeft aan de ergotherapeutische interventie. Het ergotherapieproces is een dynamisch cyclisch proces en ook in de fase van het uitvoeren van het plan van aanpak (het derde component van het PEOP OT-procesmodel) kunnen assessments gebruikt worden. Dit wordt gedaan om tussentijds te evalueren en eventueel het plan van aanpak in overleg bij te stellen. Voor de cliënt kan het stimulerend werken om te zien dat hij vooruitgegaan is. Dit betekent dat het verzamelen van gegevens met behulp van assessments een voortdurend proces binnen de ergotherapeutische interventie is.

28.3 Het gebruik van assessments

Wat zijn de redenen dat ergotherapeuten assessments gebruiken? Het gebruik van assessments is voor meerdere partijen van belang (Beurskens et al. 2012d):
- cliënten zijn beter geïnformeerd en betrokken bij het proces, belangrijk bij het gezamenlijk opstellen van de interventiedoelen *(shared decision making)*;
- zorgverleners krijgen meer inzicht in het effect van hun interventie en kunnen hierdoor hun handelen verbeteren;
- collega's en verwijzers verbeteren en standaardiseren hun communicatie;
- zorgverzekeraars krijgen inzicht in de resultaten.

Assessments worden in de ergotherapie in een *top-down* (Baum et al. 2015) of *occupation-based* (Hocking 2001) benadering toegepast. In de afgelopen 15 jaar is de focus van het assessment in

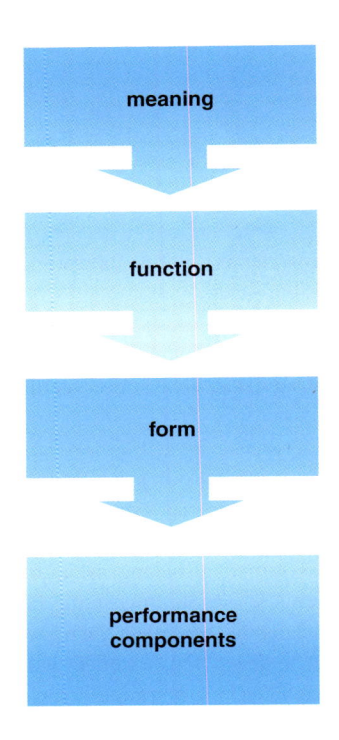

Figuur 28.2 Occupation-based assessment. Bron: Hocking (2001)

de ergotherapie verschoven van de traditionele benadering, die startte met de handelingsvoorwaarden (Kennedy et al. 2013), naar een *occupation-based* assessment, dat plaatsvindt in alledaagse situaties. Het *occupation-based* assessment vindt plaats in de context van de handelingsvraag en is betekenisvol (Hocking 2001; Brown en Chien 2010). Dit houdt in dat bijvoorbeeld het afnemen van een assessment plaatsvindt in de natuurlijke context van de cliënt, waarbij rekening wordt gehouden met de invloed van de fysieke en sociale omgeving. Dit geeft informatie over de kenmerken van de omgeving die de uitvoering van het dagelijks handelen ondersteunen of hinderen (Dunn 2005). Een assessment dat aandacht besteedt aan de betekenis die het dagelijks handelen voor de persoon heeft sluit aan bij het narratief als start van het ergotherapieproces in het PEOP OT-procesmodel. Dit sluit aan bij het *occupation-based* assessment dat Hocking al in 2001 heeft beschreven (zie fig. 28.2).

— *Meaning.* In de eerste stap geeft Hocking (2001) aan dat de ergotherapie mensen als handelende wezens ziet, die betekenis ontlenen aan het dagelijks handelen dat bijdraagt aan hun identiteit (Kielhofner 2008). Mensen weten wie ze zijn *(being)*, wat ze zouden kunnen doen *(doing)*, kennen de omgeving waarin ze hun activiteiten uitvoeren *(belonging)* en weten wie ze kunnen worden *(becoming)* (Wilcock en Hocking 2015). De inzichten die mensen over zichzelf hebben opgebouwd vertellen ze in hun verhalen (narratief) (Helfrich et al. 1994). Deze betekenis staat centraal in de eerste stap van het *occupation-based* assessment.

— *Function.* De tweede stap gaat in op het doel en het belang van de dagelijkse activiteiten en de bijdrage ervan aan de eigen levensstijl of die van anderen (Hocking 2001). Daar kun je als ergotherapeut het gesprek over aangaan, bijvoorbeeld met behulp van de *Canadian Occupational Performance Measure* (COPM) (Law et al. 2014);

— *Form.* De derde stap gaat in op het uitvoeren van activiteit in de natuurlijke omgeving. Door deze te observeren wordt duidelijk welke factoren in de fysieke en in de sociale omgeving het uitvoeren van de activiteit ondersteunen of hinderen (Hocking 2001);

— *Performance components.* In de laatste stap kunnen de handelingsvoorwaarden verder geëvalueerd worden.

Het *occupation-based* assessment sluit aan bij de Taxonomic Code of Occupational Performance (TCOP) (Polatajko et al. 2013). De TCOP verdeelt het dagelijks handelen over vijf niveaus van afnemende complexiteit: dagelijks handelen; activiteiten; taken; basisvaardigheden; functies en mentale processen. In het *occupation-based* assessment van Hocking (2001) wordt in de eerste drie stappen ingezoomd op de betekenis *(meaning)*, het doel en het belang *(function)* en de uitvoering in de context *(form)* van het dagelijks handelen en de uitvoering van activiteiten en taken. De handelingsvoorwaarden betreft de basisvaardigheden, functies en mentale processen.

Box 28.1

De stem van een kind

Op basis van het Verdrag van de rechten van het kind (VN 1989), de publicatie *Promoting the rights of children with disabilities* (UNICEF 2007) en het *World report on disability* (WHO 2011) hebben kinderen het recht om betrokken te worden bij besluiten die gaan over hun gezondheid en welzijn. Kinderen en jongeren hebben inzicht in hun eigen leven en willen betrokken worden bij beslissingen die van invloed zijn op henzelf. Bij de ergotherapie-interventie met kinderen en jongeren betekent dit dat zij (mee)bepalen aan het opstellen van de doelen en het plan van aanpak (Kramer en Velden 2015). Kinderen vanaf zes jaar zijn in staat aan te geven wat voor hen belangrijk is in de interventie. Daarbij kan de mening van het kind verschillen van die van de ouders, maar deze is net zo belangrijk (O'Brien et al. 2009) Een dialoog met het kind of de jongere is nodig om inzicht te krijgen in wat voor hen belangrijk is. Uit onderzoek blijkt dat dit nog weinig gebeurt (Hammell 2013). Deze dialoog met het kind is essentieel voor de motivatie voor de interventie. Het gevoel gehoord en erkend te worden draagt bij dat er bij kinderen en jongeren voorzien wordt in de psychische basisbehoeften (Deci en Ryan 2000):

— autonomie (ik kies zelf);
— ervaren competentie (ik kan het);
— verbondenheid (ik hoor erbij).

Deze basisbehoeften bepalen op hun beurt de kwaliteit van motivatie van kinderen en jongeren, wat belangrijk is bij de ergotherapie-interventie.
Een zelfevaluatie-instrument, zoals de Child Occupational Self Assessment (COSA) (Kramer et al. 2014) en het foto-interview (Duijse et al. 2009) helpen kinderen en jongeren bij het bepalen van hun eigen handelingsvraag zodat ze de inhoud van de interventie kunnen (mee) bepalen. Participatie van het kind in alle aspecten van het therapeutische proces is voorwaarde voor succesvolle interventie.

28.4 De keuze voor een assessment

Zoals blijkt kan het verzamelen van informatie op verschillende manieren. In de casus over Kevin hebben we gezien dat de ergotherapeut al uit de eerste indruk informatie kan verkrijgen, waar vervolgens middels een assessment duidelijkheid over kan worden verschaft. Het gebruik van een assessment kan de informatieverzameling structureren en standaardiseren, maar vraagt ook tijd en energie van de cliënt en therapeut. Het is daarom van belang om bewust om te gaan met de keuze voor een assessment. Door bewust te kiezen wordt een assessment gebruikt dat zowel optimaal aansluit bij de mogelijkheden en de situatie van de cliënt, als bij het doel van het verzamelen van informatie en bij de mogelijkheden van de therapeut. Om bewust een assessment te kiezen zijn de volgende vragen van belang.
- Bij wie wil ik informatie verzamelen?
- Wat wil ik aan informatie verzamelen?
- Met welk doel wil ik informatie verzamelen?

> **De heer B**
>
> De heer B. is 79 jaar en woont alleen in een eengezinswoning. Zijn zoon maakt zich zorgen over het functioneren van zijn vader en neemt contact op met een ergotherapeut. Hij vertelt dat er bij zijn vader thuis vaak ongelukjes gebeuren en dat hij het karakter van zijn vader anders vindt dan voorheen. Hij komt meerdere keren per week bij zijn vader om hem te helpen en geeft aan dit moeilijk te kunnen combineren met zijn eigen gezin. Hij vraagt zich af of zijn vader nog wel veilig zelfstandig kan wonen en welke hulp daarvoor nodig is. Meneer B. zegt zelf dat hij soms wel eens valt maar verder geen problemen heeft en zichzelf nog jaren thuis ziet wonen.

28.4.1 Bij wie wil ik informatie verzamelen?

Het bepalen welk assessment voor een cliënt geschikt is, begint met de cliënt en het specificeren van de karakteristieken van de cliënt. Veel assessments zijn bedoeld voor een specifieke doelgroep, gebaseerd op leeftijd, diagnose of handelingsvraag. Ook de energie en tijd die gevraagd wordt van de cliënt verschilt per assessment. Het is daarom belangrijk te bedenken in welke doelgroep de cliënt valt en welke belemmerende factoren bij de cliënt van invloed zijn op het afnemen van een assessment, zoals afasie, mentale vermoeidheid of fysieke zwakte (Beurskens et al. 2012a). Hiernaast kan nog verder gekeken worden naar de persoonlijkheid van de cliënt, zoals hoe open de cliënt is in de communicatie en hoe zelfsturend of afhankelijk de cliënt is. Deze informatie dient als leidraad bij het kiezen van een geschikt assessment en kan bijvoorbeeld aanwijzingen geven of het raadzaam is de omgeving van de cliënt te betrekken bij de afname van een assessment.

28.4.2 Wat wil ik aan informatie verzamelen?

Deze vraag houdt verband met de fase van het ergotherapeutisch proces waarin de ergotherapeut en de cliënt zich bevinden. De vraag kan een diagnostisch, inventariserend, prognostisch of evaluatief karakter hebben (Beurskens et al. 2012b). Bij een diagnostische vraag hoort een assessment dat de ergotherapeut ondersteunt om de situatie van de cliënt beter te begrijpen, zoals de mate waarin de persoon met een CVA zelfstandig is in de zelfverzorging. Dit zou met het Assessment of Motor and Process Skills (AMPS) (Fisher en Jones 2011) in kaart gebracht kunnen worden. Bij een inventariserende vraag hoort een assessment dat ondersteunt in het vergaren van informatie, zoals de doelen die de cliënt middels de ergotherapeutische interventie wil behalen. Hierbij zou bij kinderen de COSA (Kramer et al. 2014) gebruikt kunnen worden. Een prognostische vraag vergt een assessment dat ondersteunt in het scheppen van een verwachting over de toekomstige mogelijkheden van de cliënt. Om te beoordelen of oudste kleuters klaar zijn voor het leren schrijven in groep 3 kan de Writing Readiness Inventory Tool In Context (WRITIC) (Hartingsveldt et al. 2015) in de klas afgenomen worden. Bij een evaluatieve vraag hoort een assessment dat kan aantonen of verbetering is opgetreden. Om de effectiviteit van de ergotherapie-interventie in kaart te brengen kan de COPM (Law et al. 2014) aan het eind van de interventie opnieuw gescoord worden. Dan wordt duidelijk of de cliënt de activiteiten die onderwerp waren van de interventie, inderdaad beter kan uitvoeren en of hij hier over ook meer tevreden is. Wanneer een assessment gebruikt wordt dat niet aansluit bij hetgeen de ergotherapeut wil meten, heeft dit invloed op de kwaliteit van de meting. Het nadenken over de aard van de informatie waar een assessment voor gebruikt wordt, is daarom een belangrijke stap in de keuze voor een assessment.

28.4.3 Met welk doel wil ik de informatie verzamelen?

Vervolgens wordt gekeken naar het doel waarvoor gemeten wordt. De ergotherapeut gaat hierbij in op de informatie die hij wil verkrijgen middels het gebruiken van het assessment (Beurskens et al. 2012b). In het geval van de heer B. uit de casus heeft de ergotherapeut enkele vragen te beantwoorden, zoals 'Wat is de handelingsvraag van de heer B.?', 'Hoe gaat het met zijn zelfstandigheid en het veilig handelen van de heer B. in de thuissituatie?' en 'Wat is de oorzaak van het verminderd functioneren van de heer B.?'. Tevens heeft de zoon van de heer B. in de casus aangegeven dat hij de zorg voor zijn vader teveel vindt. Wanneer een assessment wordt gebruikt om de zorglast van de mantelzorger in kaart te brengen kan met verschillende doelen gemeten worden, zoals: 'Is de mantelzorger overbelast?' en 'Welke hulpvragen heeft de mantelzorger?' Het doel waarmee een assessment gezocht wordt heeft invloed op de uitkomsten die een assessment geeft. Het eerste doel kan tot een assessment leiden dat vaststelt of de mantelzorger overbelast is en dat hierbij de zorglast in kaart brengt. Het tweede doel vraagt om een assessment dat inhoudelijk de zorglast en de handelingsvragen van de mantelzorger onderzoekt. Bij het kijken naar de situatie van de heer B. kan bij het in kaart brengen van de handelingsvragen de afweging worden gemaakt voor een observatie instrument of een interview. Bij een observatie-instrument zoals de Perceive, Recall, Plan and Perform (PRPP) (Chapparo en Ranka 2008) staat de interpretatie van de ergotherapeut over het dagelijks handelen van de cliënt meer op de voorgrond, terwijl een interview zoals de COPM (Law et al. 2014) uitgaat van het verhaal van de cliënt.

28.5 Zoeken naar een assessment

Goede bronnen voor geschikte assessments zijn onder andere richtlijnen en ergotherapieboeken. Het voordeel hiervan is dat deze vaak op doelgroep gespecificeerd zijn, de assessments op waarde zijn beoordeeld en overzichtelijk zijn weergegeven. Daarnaast kan gezocht worden in databanken. Hierbij is het van belang om de databank en de zoekvraag specifiek te houden, om een passend aanbod aan assessments te krijgen.

Een aantal meetinstrumenten is gebaseerd op een inhoudsmodel. Zo zijn er op basis van het Model Of Human Occupation (MOHO) (Kielhofner 2008) veel assessments ontwikkeld. Ook andere inhoudsmodellen hebben een assessment, zo is er bijvoorbeeld op basis van het Canadian Model of Occupational Performance and Engagement (CMOP-E) (Polatajko et al. 2013) de COPM (Law et al. 2014) ontwikkeld. Wanneer het MOHO als inhoudsmodel in de interventie wordt gebruikt, ligt het voor de hand een MOHO-assessment te kiezen omdat dit aansluit bij de manier van professioneel redeneren van de ergotherapeut. Niet alle inhoudsmodellen hebben bijbehorende assessments, waardoor er niet altijd gekozen kan worden voor de combinatie van inhoudsmodel en bijbehorend assessment. Als er een assessment wordt gebruikt dat bij een inhoudsmodel hoort is het goed is om de theorie van het model te kennen om het meetinstrument te kunnen toepassen. Bijvoorbeeld bij het gebruik van de Volitional Questionnaire (VQ), een MOHO-meetinstrument (Heras et al. 2007), is het belangrijk om te weten wat het begrip 'wil' *(volition)* in het MOHO-model inhoudt en wat de relatie is tot het dagelijks handelen. Daarbij blijft het van belang om als therapeut de eigen denkwijze in gedachte te houden, zodat de keuze van het assessment aansluit bij de informatie die je wilt verzamelen.

Tijdens het zoeken naar een assessment is het van belang dat het assessment praktisch toepasbaar is voor de cliënt en de therapeut. Dit wordt aangeduid met bruikbaarheid. Bruikbaarheid voor de cliënt houdt in dat het assessment begrijpelijk is, de afnametijd reëel is en de fysieke en cognitieve belasting afgestemd is op wat de cliënt aankan. Voor de therapeut houdt de bruikbaarheid in dat de therapeut de kennis heeft die nodig is om het assessment af te nemen en dat geen praktische overwegingen het gebruik van het assessment in de weg staan, zoals scholing, kosten, afnameduur en benodigd materiaal (Beurskens et al. 2012a).

28.6 Verschillende cliëntperspectieven

Wijkoverleg

Tijdens een wijkoverleg in Amsterdam wordt gesproken over de gezondheidssituatie in de wijk. Bij het overleg zijn medewerkers van verschillende sociale instanties aanwezig, waaronder ook een ergotherapeut die in dienst is bij één van de organisaties. Er wordt gesproken over de gezondheid en kwaliteit van leven van kwetsbare doelgroepen in de wijk. Medewerkers hebben signalen opgevangen dat de gezondheid en kwaliteit van leven van ouderen en inwoners met psychische moeilijkheden in de wijk beperkt is. Daarom is besloten een project op te starten om de levenskwaliteit en gezondheidssituatie te verbeteren. De ergotherapeut heeft veel kennis van aspecten die bijdragen aan het welbevinden en wordt dan ook hoofdverantwoordelijke van het project. Het eerste wat de ergotherapeut wil doen is de vragen en wensen in kaart brengen en de sterke kanten van inwoners inventariseren. De ergotherapeut gaat op zoek naar een assessment om dit proces te structureren.

De meest voorkomende cliënt in de ergotherapie is de individuele persoon en zijn systeem, maar daarnaast kunnen organisaties en populaties ook cliënt zijn (Granse en Kuiper 2012). Ook voor deze cliëntperspectieven is het proces van gegevensverzameling van belang. In dit hoofdstuk staat een tabel weergegeven met bruikbare assessments voor organisaties en populaties. De assessments voor deze cliëntperspectieven zijn veelal handleidingen die richting geven aan het proces dat met de organisatie of populatie doorlopen wordt. Deze assessments wijken hierin af van de reguliere ergotherapeutische assessments, die veelal op een medisch model gebaseerd zijn.

Het ergotherapieproces start volgens het PEOP OT-procesmodel met het verhaal, het 'narratief', van de organisatie of populatie en dat vormt de basis van de interventie (Bass et al. 2015). Eén methode om het narratief van een wijk of populatie in beeld te krijgen is de Photovoice, welke past binnen de werkwijze van de Participatory Action Research (Hergenrather et al. 2009). Zie verder tab. 28.4. Daarnaast worden op het niveau van de populatie verschillende assessments gebruikt om de volksgezondheid in kaart te brengen zoals gezondheidsgedrag, tijdsbesteding, kwaliteit van leven en welzijn van bijvoorbeeld een wijk. Dit zijn belangrijke onderwerpen die aansluiten bij de uitkomsten van het PEOP-model en die gaan over het dagelijks handelen, participatie en het welzijn van de mensen in een wijk (Baum et al. 2015).

28.7 Methode voor het verzamelen van de assessments in dit hoofdstuk

Om te komen tot een volledige lijst van assessments is gebruik gemaakt van literatuuronderzoek gericht op het inventariseren van nieuw verschenen, vernieuwde of vertaalde assessments voor de de persoon en zijn systeem, de organisatie en populatie.

Voor de cliënt als persoon en systeem zijn de onderzoeksvragen opgedeeld op basis van doelgroep (kinderen en volwassenen) en handelingsgebied (wonen/zorgen, leren/werken en spelen/vrije tijd). Er is gebruik gemaakt van de databanken PubMed, CINAHL, OT-Seeker, Narcis en ProQuest. Daarnaast is in richtlijnen, recente ergotherapieboeken en op websites van relevante internationale organisaties gezocht. Gezocht is naar assessments die verschenen zijn vanaf 2010, omdat in de vorige editie van *Grondslagen* gezocht is naar assessments tot en met 2011. Door te zoeken vanaf 2010 is er een overlap van een jaar zodat geen assessments gemist konden worden. De in dit hoofdstuk beschreven assessments zijn gericht op de niveaus dagelijks handelen en activiteiten volgens de TCOP (Polatajko et al. 2013). Deze twee niveaus sluiten aan bij het kerndomein van de ergotherapie: het dagelijks handelen (Hartingsveldt et al. 2010). Daarnaast zijn de assessments in het hoofdstuk gericht op de persoon en de omgeving volgens het PEOP-model (Baum et al. 2015).

28.7.1 De persoon en zijn systeem

De assessments voor het cliëntperspectief 'persoon en zijn systeem' zijn geselecteerd op basis van de volgende inclusiecriteria:
- de niveaus 'dagelijks handelen' en 'activiteiten' volgens het TCOP (Polatajko et al. 2013);
- de kernelementen van het PEOP-model: persoon en omgeving (Baum et al. 2015);
- de beschikbaarheid van vragenlijsten in het Nederlands en van handleidingen in het Engels of Nederlands.

Alle gevonden assessments zijn beoordeeld met behulp van bovenstaande inclusiecriteria en samengevoegd tot een grote lijst. Hierna zijn assessments geëxcludeerd die specifiek gericht zijn op één doelgroep of ziektebeeld. Uit deze lijst is vervolgens een selectie van assessments gemaakt voor volwassenen en kinderen op basis van een evenredige vertegenwoordiging van handelingsgebieden en toepasbaarheid van de assessments binnen verschillende ergotherapeutische praktijkcontexten.

28.7.2 Organisatie en populatie

Bij het literatuuronderzoek naar assessments, frameworks en procesbeschrijvingen voor de cliëntperspectieven 'organisatie' en 'populatie' is gebruik gemaakt van de databanken PubMed, Narcis en ProQuest. Voor het zoeken naar deze assessments, frameworks en procesbeschrijvingen zijn eveneens nieuwe ergotherapeutische boeken en websites van relevante internationale organisaties geraadpleegd. De verkregen assessments zijn beoordeeld op basis van de volgende inclusiecriteria:
- verschenen vanaf 2005;
- bruikbaar in de ergotherapie;
- Engelstalig of Nederlandstalig;
- bruikbaar in Nederland en Vlaanderen.

Om er zeker van te zijn dat de geïncludeerde assessments aansluiten op de verschillende ergotherapeutische werkvelden binnen de beroepspraktijk, is er een kleinschalig praktijkonderzoek onder ergotherapeuten uitgevoerd. De deelnemende ergotherapeuten zijn allen in verschillende ergotherapeutische werkvelden werkzaam, zodat de tabel vanuit verschillende invalshoeken door de praktijk is beoordeeld. Daarnaast is de klankbordgroep van Grondslagen geraadpleegd over de keuze van de assessments, ook zij hebben vanuit Nederlands en Vlaams perspectief feedback op de lijst gegeven. De uiteindelijke lijst van assessments is op basis van de feedback van het werkveld en de klankbordgroep aangepast.

28.7.3 Indeling van de tabellen

De assessments die in dit hoofdstuk worden genoemd, zijn verdeeld over vier tabellen. ◻ Tabel 28.1, 28.2 en 28.3 geven respectievelijk de assessments voor volwassenen, kinderen/volwassenen en kinderen, en zijn gericht op het individuele cliëntperspectief. ◻ Tabel 28.4 bevat assessments die ingezet kunnen worden door ergotherapeuten bij de cliëntperspectieven 'organisatie' en 'populatie'.

Zoals gezegd zijn voor het individuele cliëntperspectief alleen die assessments opgenomen die zich richten op de bovenste twee niveaus van het TCOP: dagelijks handelen en activiteiten. Assessments die zich richten op handelingsvoorwaarden en bijvoorbeeld op een fysieke functie, zijn niet opgenomen. ◻ Tabel 28.4, die de assessments voor organisatie en populatie bevat, is compacter en vermeldt van elk assessment alleen naam, doelgroep en doel.

Alle assessments kunnen gevonden worden door in Google de naam van het assessment te zoeken. Er is voor gekozen om geen links naar de assessments in de tabellen te zetten, omdat deze links snel kunnen verouderen. De vermelde kosten waren de kosten in 2016; deze kunnen inmiddels uiteraard veranderd zijn.

Tabel 28.1 Assessments persoon – volwassenen

naam	type	handelingsgebied	doelgroep	doel	bruikbaarheid
Activiteitenprofiel (1998)	zelfassessment en interview invullijst	generiek	adolescenten, volwassenen en ouderen die moeilijkheden ervaren met het verdelen van energie	het in kaart brengen van de dagindeling van de cliënt gedurende 48 uur, waarbij inzicht wordt verkregen in pijnbeleving, vermoeidheid en de behoefte aan rust in relatie tot uitvoering van activiteiten en de aard van de lichamelijke inspanning	afnametijd: circa 90 minuten cursus: nee aanschafkosten: € 12
Activiteitenweger (2010)	zelfassessment	generiek	revalidanten die moeilijkheden ervaren in de balans tussen belasting en belastbaarheid	het inzichtelijk maken van de belasting over de dag, een balans vinden tussen de belasting en belastbaarheid en het opbouwen van de belastbaarheid	afnametijd: meerdere sessies cursus: ja aanschafkosten: € 5,99 (app Android en iPhone)
Activity Card Sort – Nederlandse versie (ACS-NL 2013)	interview	generiek	cliënten vanaf 60 jaar in verschillende (woon)situaties: institutioneel, revalidant, thuiswonend	het vaststellen welke activiteiten ouderen uitvoeren op de gebieden IADL, vrije tijd en sociale contacten aan de hand van foto's, om veranderingen in dagelijkse activiteiten aan te geven	afnametijd: 20 minuten nabespreken en scoren: 10 minuten cursus: ja aanschafkosten: cursus en materiaal circa € 450
Caregiver Strain Index (CSI 1983)	vragenlijst	generiek	mantelzorgers	het meten van de ervaren zorglast bij partners die mantelzorg verlenen	afnametijd: 5–10 minuten cursus: nee aanschafkosten: geen
Handleiding Observatie Wil-subsysteem (HOW 1999, Nederlandse versie van de VQ)	observatie	persoon (PEO)	personen die moeite hebben zich verbaal te uiten vanwege ernstige communicatieve of cognitieve beperkingen	het beoordelen van de waarden, interesses en persoonlijke effectiviteit van de cliënt door individuele of groepsobservaties tijdens het uitvoeren van dagelijkse activiteiten; kan gebruikt worden wanneer de therapeut alleen middels observaties informatie over het wil-subsysteem van de cliënt kan verkrijgen	afnametijd: circa 75 minuten cursus: nee aanschafkosten: geen
Housing Enabler (2010)	observatie en checklist	fysieke omgeving	personen met een mogelijk belemmerende woonomgeving	het in kaart brengen van barrières in de fysieke woonomgeving	afnametijd: varieert cursus: nee aanschafkosten: circa € 54 voor de Engelstalige handleiding en Screening Tool
Impact op Participatie en Autonomie (IPA 2004)	zelfassessment	generiek	personen vanaf 18 jaar met verschillende chronische gezondheidsmoeilijkheden	het in kaart brengen van de door de cliënt ervaren moeilijkheden ten aanzien van autonomie en participatie, middels een zelf in te vullen vragenlijst	afnametijd: 20 minuten cursus: nee aanschafkosten: geen
Model of Human Occupation Screening Tool versie 2.0 (MOHOST-NL 2013)	zelfassessment	generiek	personen met fysieke en/of psychische beperkingen die al dan niet verbaal vaardig zijn	het meten van de participatie van de cliënt en de invloed van zijn omgeving op de gebieden zelfverzorging, productiviteit en ontspanning; geeft een overzicht van zwakke en sterke kanten van de cliënt gerelateerd aan de MOHO-concepten	afnametijd: minimaal 10 minuten cursus: nee aanschafkosten: geen

28.7 · Methode voor het verzamelen van de assessments in dit hoofdstuk

Tabel 28.1 Vervolg.

naam	type	handelingsgebied	doelgroep	doel	bruikbaarheid
Occupational Self Assessment (OSA 1998)	interview	generiek	adolescenten, volwassenen en ouderen	in kaart brengen van de *occupational performance* via de vaardigheden, de tevredenheid over gewoontepatronen, de energieverdeling, de tevredenheid over activiteiten of taken die de cliënt heeft en de invloed vanuit de omgeving	afnametijd: 15–20 minuten cursus: nee aanschafkosten: $ 40
Rollenlijst (Role Checklist 1998)	zelfassessment	generiek	adolescenten, volwassenen en geriatrische populaties	het inventariseren van de rollen die de cliënt vervult op basis van de vroegere, huidige en toekomstige rollen en de waarde die de cliënt daaraan hecht	afnametijd: 30–45 minuten nabespreken: 30–45 minuten cursus: nee aanschafkosten: geen
Utrechtse Schaal voor Evaluatie van Revalidatie-Participatie (USER-P 2010)	zelfassessment	generiek	revaliderende volwassenen	in kaart brengen van de activiteiten die de cliënt uitvoert, de beperkingen die de cliënt hierin ervaart en hoe tevreden de cliënt met de uitvoering van de activiteiten is	afnametijd: circa 10–20 minuten cursus: nee aanschafkosten: geen
Work Environment Impact Scale (WEIS) (1998)	interview	werkomgeving	volwassenen die (tijdelijk) niet werken	in kaart brengen hoe de cliënt zijn werkomgeving ervaart	afnametijd: 40–45 minuten cursus: nee aanschafkosten: $ 40
Worker Role Interview (WRI 1998)	interview	werken/leren	volwassenen	het in kaart brengen van de psychosociale en omgevingsfactoren die van invloed zijn op de mogelijkheden van de cliënt om terug te keren in het arbeidsproces	afnametijd: circa 75 minuten cursus: nee aanschafkosten: € 11
World Health Organization Disability Assessment Schedule II (WHODAS 2.0 2001)	vragenlijst	generiek	volwassenen	meten van het functieniveau van volwassenen, waarbij de nadruk ligt op activiteiten en participatie	afnametijd: circa 20 minuten cursus: ja, zelfstudie aanschafkosten: geen

Tabel 28.2 Assessments persoon – kinderen en volwassenen

	type	handelingsgebied	doelgroep	doel	bruikbaarheid
Assessment of Motor and Process Skills (AMPS 2012)	observatie	generiek	personen vanaf 4 jaar	in kaart brengen van de kwaliteit van het zelfstandig functioneren door de fysieke inspanning die het uitvoeren van een taak kost, de efficiëntie van het handelen, veiligheid en de zelfstandigheid	afnametijd: 60–120 minuten cursus: ja aanschafkosten: inclusief basiscursus € 1130
Canadian Occupational Performance Measure (COPM 2014)	interview	generiek	kinderen, adolescenten, volwassenen en ouderen	in kaart brengen van de participatiemogelijkheden van de cliënt, stellen van prioriteiten in de behandeling en het scoren van uitvoering en tevreden van het handelen; door de COPM nogmaals af te nemen kan het handelen geëvalueerd worden	afnametijd: 20–40 minuten cursus: nee aanschafkosten: 100 lijsten en 2 sets scorekaartjes € 22,50
Evaluation of Social Interaction (ESI 2010)	observatie	sociale omgeving	personen vanaf 2 jaar met of zonder beperking	het evalueren van de kwaliteit van de sociale interactie van de cliënt met personen door middel van observatie van interactie met personen uit het dagelijks leven van de cliënt	afnametijd: interview, 2 observaties en scores invullen. cursus: ja aanschafkosten: cursus, handleidingen en software € 945
Occupational Circumstances Assessment Interview and Rating Scale (OCAIRS 2005)	interview	generiek	adolescenten en volwassenen met uiteenlopende achtergronden en moeilijkheden	het verzamelen, analyseren en rapporten van informatie over de aard en omvang van het handelen van de cliënt zodat inzicht wordt verkregen in het huidige handelen en doelen gesteld kunnen worden	afnametijd: interview 20–30 minuten. scoren: 5–20 minuten. cursus: nee aanschafkosten: $ 40
Occupational Performance History Interview 2.1 (OPHI-II 2008)	interview	generiek	cliënten vanaf 12 jaar	in kaart brengen van het huidige en vroegere handelen middels een semigestructureerd interview, scoreschalen en een levensverhaal	afnametijd: minimaal 65 minuten cursus: nee aanschafkosten: geen
Perceive, Recall, Plan and Perform (PRPP 1999)	observatie	generiek	cliënten van wie het handelen mogelijk wordt beperkt door de informatieverwerking	het beoordelen van de effectiviteit van de informatieverwerkingsstrategieën tijdens het uitvoeren van activiteiten van het dagelijks leven in een realistische omgeving	afnametijd: varieert cursus: ja aanschafkosten: cursus inclusief materiaal € 1270

28.7 · Methode voor het verzamelen van de assessments in dit hoofdstuk

Tabel 28.3 Assessments persoon – kinderen

naam	type	handelingsgebied	doelgroep	doel	bruikbaarheid
Assessment of Preschool Children's Participation (APCP 2012)	vragenlijst voor ouders	vrije tijd/spel	kinderen van 2–6 jaar met of zonder functionele beperking	in kaart brengen van de participatiemogelijkheden van kleuters in dagelijkse activiteiten	afnametijd: 35–45 minuten cursus: onbekend aanschafkosten: onbekend
Child and Adolescent Scale of Environment (CASE 2004)	vragenlijst	omgeving	kinderen met hersenletsel	in kaart brengen van de omgevingsfactoren die de cliënt en cliëntsysteem belemmeren	afnametijd: 5 minuten scoren: 5–10 minuten cursus: nee aanschafkosten: geen
Child and Adolescent Scale of Participation (CASP 2004)	zelfassessment of vragenlijst	generiek	schoolgaande kinderen vanaf 5 jaar	in kaart brengen van de mate waarin kinderen participeren in vergelijking tot kinderen van dezelfde leeftijd	afnametijd: 10 minuten cursus: nee aanschaf kosten: geen
child Occupational Self Assessment (COSA-NL 2.2 2016)	zelfassessment	generiek	kinderen van 7–17 jaar	het in kaart brengen wat de perceptie is ten aanzien van het eigen gevoel van bekwaamheid, wat het belang van dagelijkse activiteiten is en of en hoe ze participeren in voor hun betekenisvolle activiteiten	afnametijd: Invullen door kind 20–30 minuten nabespreken 15–20 minuten cursus: nee aanschafkosten: $40,-
child-Initiated Pretend Play Assessment (CHIPPA 2003)	observatie	vrije tijd/spel	kinderen van 3–8 jaar met een ontwikkelingsachterstand	het beoordelen van het vermogen van het kind om tot spontaan spel te komen en in spelsituaties te doen alsof	afnametijd: 18–30 minuten cursus: nee aanschafkosten: AU$ 1100
children's Assessment of Participation and Environment (CAPE-NL 2010)	vragenlijst	vrije tijd/spel	kinderen van 6–21 jaar met of zonder functionele beperking	de participatie van kinderen in buitenschoolse activiteiten in kaart brengen bedoeld om af te nemen in combinatie met de PAC	afnametijd: 30–45 minuten cursus: nee aanschafkosten: in combinatie met de PAC € 148,56
Foto-interview (2013)	interview	generiek	kinderen tussen 6–12 jaar	in kaart brengen van het belang en de uitvoering van, en de tevredenheid over, de activiteiten die het kind in het dagelijks leven uitvoert	afnametijd: 20–25 minuten cursus: ja (workshop) aanschafkosten: in combinatie met workshop € 190
Home Observation Measurement of the Environment (HOME 2003)	observatie	wonen/zorgen, omgeving	kinderen van 0–15 jaar	in kaart brengen van de omgevingsfactoren in de thuissituatie van het kind die van invloed zijn op de cognitieve, sociale en emotionele ontwikkeling	afnametijd: 90–120 minuten cursus: nee aanschaf kosten: handleidingen $ 30-50; formulieren $ 12,50-25
Participation and Environment for Children and Youth (PEM-CY 2016)	vragenlijst voor ouders	generiek	kinderen van 5–17 jaar, met of zonder beperking	het in kaart brengen van de participatie in huis, op school en in de community in combinatie met de omgevingsfactoren	afnametijd: 25–40 minuten cursus: onbekend aanschafkosten: $ 99
Pediatric Evaluation of Disability Inventory (PEDI-NL) (2005)	interview	generiek	kinderen van 6 maanden tot 7,5 jaar (mentale leeftijd) met ontwikkelingsstoornissen of fysieke en/of cognitieve beperkingen	in kaart brengen van de zelfstandigheid in het uitvoeren van dagelijkse activiteiten en de uitvoering binnen omgeving van het kind	afnametijd: 20–60 minuten cursus: nee aanschaf kosten: complete set € 228,47

◻ Tabel 28.3   Vervolg.

naam	type	handelingsgebied	doelgroep	doel	bruikbaarheid
Pediatric Volitional Questionnaire (PVQ-NL 2003)	observatie	persoon	kinderen van 2–8 jaar met fysieke of mentale beperkingen of personen ouder dan 8 jaar met een lager ontwikkelingsniveau	in kaart brengen van de interne motivatie van het kind en de invloed van de omgeving op deze motivatie	afnametijd: minimaal twee observaties, per observatie 10–30 minuten cursus: nee aanschafkosten: € 5
Preferences for Activities of Child (PAC-NL 2010)	vragenlijst	vrije tijd/spel	kinderen van 6–21 jaar met of zonder functionele beperking	in kaart brengen van de voorkeuren van het kind voor buitenschoolse activiteiten; bedoeld om af te nemen in combinatie met de CAPE	afnametijd: 15–20 minuten cursus: nee aanschafkosten: in combinatie met de CAPE € 148,56
School Assessment of Motor and Process Skills (School-AMPS 2011)	observatie	werken/leren	kinderen van 3 t/m 12 jaar, regulier of speciaal basisonderwijs	in kaart brengen van de motorische en procesvaardigheden die het handelen op school negatief beïnvloeden, en tevens de krachten van het kind weergeven die het handelen positief beïnvloeden	afnametijd: afhankelijk van de activiteiten gesprek leerkracht: 20 minuten cursus: ja aanschafkosten: cursus € 855; materiaal: € 22
Sensory Profile (2013)	vragenlijst voor ouders	generiek	kinderen van 4 t/m 12 jaar	in kaart brengen van (stoornissen in) de sensorische informatieverwerking van kinderen	afnametijd: minimaal 25 minuten cursus: ja aanschafkosten: complete set € 227,77
Short Child Occupational Profile (SCOPE-NL 2015)	observatie	generiek	kinderen van 0–21 jaar	handelen van het kind in kaart brengen aan de hand van de volgende factoren: wil, gewenning, communicatie- en interactievaardigheden, proces- en motorische vaardigheden en de omgeving	afnametijd: 20–90 minuten cursus: nee aanschafkosten: geen
Systematische Opsporing Schrijfproblemen (SOS–2-NL 2014)	observatie	werken/leren	kinderen op de basisschool van eind groep 3 t/m groep 8	vaststellen van schrijfproblemen	afnametijd: 10 minuten cursus: nee aanschafkosten: € 32,95
Test Of Environmental Supportiveness (TOES 1999)	observatie	vrije tijd/spel, omgeving	kinderen van 1,5–15 jaar	in kaart brengen van de invloed van de omgeving op het spelgedrag van het kind; bedoeld om af te nemen in combinatie met de ToP	afnametijd: 15–20 minuten cursus: nee aanschafkosten: geen
Test of Playfullness (ToP 2005)	observatie	vrije tijd/spel	alle kinderen die spelen en spelgedrag aangaan	beoordelen van spelgedrag aan de hand van vier gebieden: innerlijke motivatie, interne controle, vrijheid in de beperking van de realiteit en uitwerking; bedoeld om af te nemen in combinatie met de TOES	afnametijd: 20–30 minuten cursus: nee aanschafkosten: geen
Transitieprofiel (2010)	interview	generiek	jongeren	in kaart brengen van de veranderingen in de zelfstandigheid van de jongeren bij de overgang naar de volgende levensfase	afnametijd: 7 items cursus: nee aanschafkosten: geen
Writing Readiness Inventory Tool In Context (WRITIC 2014)	observatie	werken/leren	kleuters van 5–6 jaar	in kaart brengen of het kind startklaar is om te leren schrijven in groep 3	afnametijd: 20 minuten uitwerken: 10 minuten cursus: studiedag (niet verplicht) aanschafkosten: € 45

Tabel 28.4 Assessments organisatie/populatie

naam	doelgroep	doel
Child Care Home Inventory (CC-HOME)	kinderopvangcentra	beoordeling van organisatorische structuur, fysieke omgeving, gezondheid en veiligheid
Community Health Environment Checklist (CHEC)	rolstoelgebruikers of mensen met visuele beperking	toegankelijkheid meten van openbare ruimtes in ziekenhuizen, winkelcentra en restaurants
Community Themes and Strengths Assessment (CTSA)	populaties	in kaart brengen wat belangrijk is voor de gemeenschap, hoe de kwaliteit van leven is in de gemeenschap en welke activiteiten worden ondernomen op het gebied. Tevens helpt de tool om deze onderwerpen, in samenwerking met de gemeenschap, te verbeteren. De CTSA is onderdeel van het Mobilizing for Action through Planning and Partnerships
Intervention Mapping	organisaties en populaties	planmatig ontwikkelen van gezondheidsbevorderende interventies
photo-voice	individuen in een organisatie of populatie	in kaart brengen van het dagelijks leven van individuele wijkbewoner en het verhaal van de wijk. Photo-voice is een methodebinnen de Participatory Action Research

28.8 Klinimetrische eigenschappen

Klinimetrische eigenschappen (zie ◨ fig. 28.3) brengen de kwaliteit van een assessment in kaart. In deze paragraaf wordt uitgelegd wat klinimetrische eigenschappen zijn en welke eigenschappen met name van belang zijn bij het beoordelen van de kwaliteit van een assessment. Daarin wordt aangesloten bij de website ▶www.meetinstrumentenzorg.nl, die de klinimetrische eigenschappen van de opgenomen assessments in kaart brengt op basis van de criteria van Terwee et al. (2007) en Horner en Larmer (2006). Deze criteria zijn gebaseerd op de klassieke testtheorie die hieronder beschreven wordt.

In onderstaande beschrijving is de Rasch-analyse niet opgenomen. Deze methode wordt steeds vaker gebruikt om de klinimetrische eigenschappen van een assessment in kaart te brengen en wordt op ▶www.meetinstrumentenzorg.nl af en toe genoemd bij de onderbouwing van validiteit en betrouwbaarheid, onder andere bij de AMPS en de School-AMPS (Fisher en Jones 2011; Fisher et al. 2005)

28.8.1 Validiteit

Validiteit houdt in dat het assessment daadwerkelijk meet wat het beoogt te meten (Beurskens et al. 2012c). Er zijn meerdere vormen van validiteit: facevaliditeit, inhoudsvaliditeit *(content-validity)*, criteriumvaliditeit en constructvaliditeit. In de beoordeling van assessments zijn inhoudsvaliditeit en constructvaliditeit belangrijke voorspellers van de kwaliteit (Terwee et al. 2007).

Inhoudsvaliditeit meet of de items allesomvattend zijn voor alle relevante domeinen die gemeten worden. Bij constructvaliditeit wordt gekeken of het assessment aansluit bij het onderwerp (construct) van het assessment (Beurskens et al. 2012c). Bij het beoordelen van de inhoudsvaliditeit wordt gekeken naar de beschrijving van het doel van het assessment, de doelgroep, het gemeten concept en de selectieprocedure van de items.

De constructvaliditeit wordt beoordeeld door het testen van vooraf gedefinieerde hypotheses, zoals de verwachte correlaties tussen meetinstrumenten die hetzelfde onderwerp meten of de verwachte verschillen in scores tussen het testen van twee groepen waar je verschil verwacht op de uitkomst van de test (Terwee et al. 2007).

28.8.2 Reproduceerbaarheid

De reproduceerbaarheid of betrouwbaarheid van een assessment geeft weer in hoeverre bij verschillende metingen dezelfde uitkomsten verkregen worden (Horner en Larmer 2006). Hieronder vallen onder andere interbeoordelaarsbetrouwbaarheid, intrabeoordelaarsbetrouwbaarheid, test-hertestbetrouwbaarheid en interne consistentie.

De interbeoordelaarsbetrouwbaarheid is de mate waarin de metingen van verschillende therapeuten overeenkomen. Intrabeoordelaarsbetrouwbaarheid geeft weer in hoeverre de verschillende metingen van één therapeut overeenkomen. De test-hertestbetrouwbaarheid is de mate waarin bij herhaling van een meting bij dezelfde groep personen dezelfde uitkomsten worden gevonden. Voor deze vormen van reproduceerbaarheid kan de intraklassecorrelatiecoëfficiënt (ICC) of kappa gebruikt worden (Horner en Larmer 2006).

De interne consistentie meet de mate waarin items onderlinge samenhang hebben en overkoepelend hetzelfde meten. De interne consistentie wordt gemeten met Cronbach's alfa, nadat een factoranalyse is uitgevoerd (Terwee et al. 2007; Horner en Larmer 2006).

```
┌─────────────────┐      ┌─────────────────────┐      ┌─────────────────┐
│   validiteit    │      │  reproduceerbaarheid │      │  responsiviteit │
│                 │      │    betrouwbaarheid  │      │                 │
└────────┬────────┘      └──────────┬──────────┘      └─────────────────┘
         │                          │
    ┌────┴────────┐            ┌────┴──────────────┐
    │ facevaliditeit│          │ interbeoordelaars- │
    │               │          │  betrouwbaarheid   │
    └───────────────┘          └───────────────────┘

    ┌───────────────┐          ┌───────────────────┐
    │  inhouds-     │          │ intrabeoordelaars-│
    │  validiteit   │          │  betrouwbaarheid  │
    └───────────────┘          └───────────────────┘

    ┌───────────────┐          ┌───────────────────┐
    │  criterium-   │          │   test-hertest-   │
    │  validiteit   │          │  betrouwbaarheid  │
    └───────────────┘          └───────────────────┘

    ┌───────────────┐          ┌───────────────────┐
    │  construct-   │          │     interne       │
    │  validiteit   │          │   consistentie    │
    └───────────────┘          └───────────────────┘
```

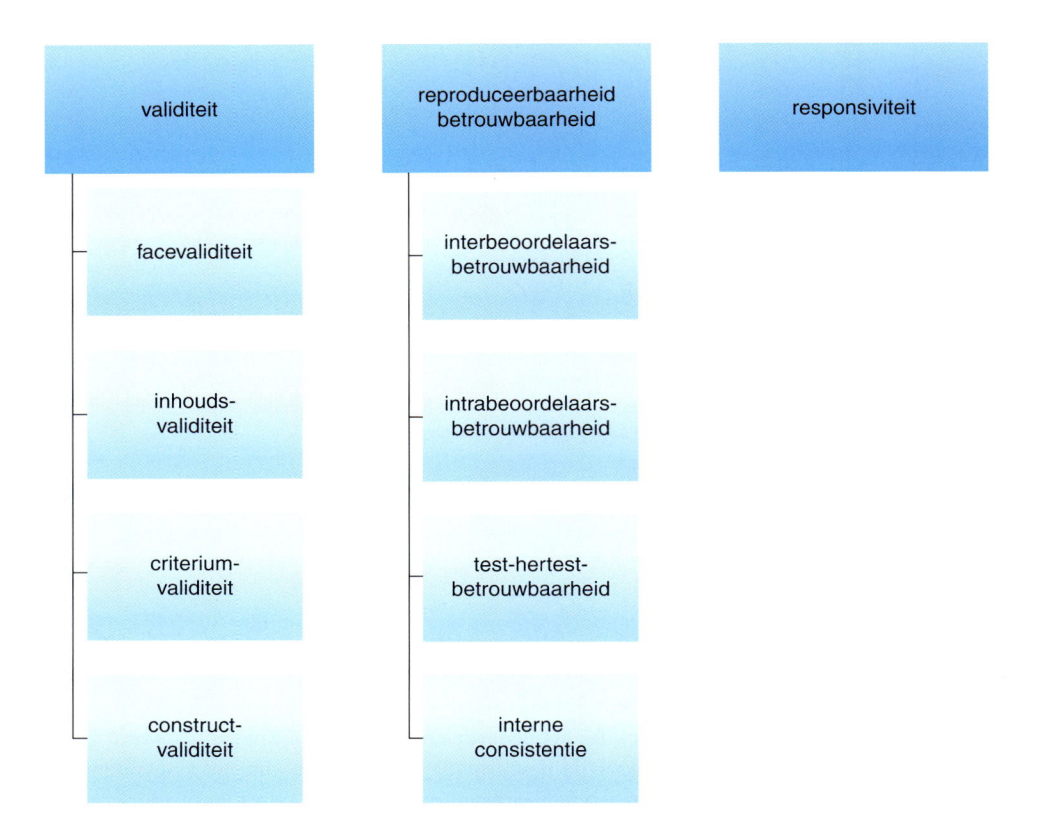

Figuur 28.3 Klinimetrische eigenschappen van assessments. Bron: ▶ www.meetinstrumenten.nl

28.8.3 Responsiviteit

De responsiviteit wordt gedefinieerd als het vermogen van een assessment om verandering in de tijd op te merken (Terwee et al. 2007). Assessments die worden gebruikt om veranderingen in bijvoorbeeld het dagelijks handelen van cliënten te meten worden evaluatieve meetinstrumenten genoemd. Een goed evaluatief assessment is in staat relevante verbeteringen of verslechteringen bij cliënten te meten en dit wordt bepaald door de responsiviteit (Beurskens et al. 2012d).

28.9 Discussie

Assessments zijn belangrijk en waardevol bij het in kaart brengen van de handelingsvraag van de cliënt. Een assessment kan concrete informatie verschaffen, kan een oordeel geven en kan nieuwe inzichten geven aan de cliënt en therapeut en is een belangrijke basis van het ergotherapeutisch proces. Een ander sterk aspect van assessments is dat het effect van de ergotherapeutische interventie inzichtelijk wordt gemaakt voor de cliënt, de collega's en de zorgverzekeraar. Tevens ondersteunen de uitkomsten de meerwaarde van de inzet van het beroep ergotherapie en geldt dit als onderbouwing voor de beroepsgroep richting de samenleving.

Voor de ergotherapeut in de beroepspraktijk is de vraag belangrijk in hoeverre de uitkomst van het assessment voor de cliënt in de context waardevol is. De kern van deze vraag wordt weergegeven in het motto van dit hoofdstuk: 'Information is not knowledge.' Een assessment genereert informatie, maar deze informatie leidt nog niet tot kennis als het assessment niet aansluit bij de context van de handelingsvraag. Als het assessment leidt tot een vaststelling of score waar cliënt noch therapeut iets aan heeft, is het afnemen van dat assessment niet waardevol gebleken. Daarom is het bij het inzetten van een assessment en interpreteren van de resultaten zo belangrijk om het narratief het uitgangspunt te laten zijn en de keuze voor een assessment in overleg met de cliënt daarop te baseren. Dan wordt de keuze voor een assessment gemaakt op basis van de betekenis die de handelingsvraag voor de cliënt heeft.

Als ergotherapeut is het de kunst om de cliënt te leren kennen en hem te ondersteunen bij het (opnieuw) oppakken van alledaagse activiteiten. Een persoon leer je vaak goed kennen in een ongedwongen situatie en zo geldt dit ook voor de relatie tussen ergotherapeut en cliënt. Naast het gebruik van assessments zijn er nog vele andere manieren van informatie verzamelen. Gebruik de 'spontane' momenten van een cliënt want ook daarin valt veel te zien voor de ergotherapeut. Denk hierbij aan de eerste indruk van een cliënt, zijn manier van spreken en een vrije observatie.

Het *context-based* werken, waarbij assessments afgenomen worden op de plek waar de cliënt zijn handelingsvraag heeft, is een meerwaarde (Darrah et al. 2011). Bij het werken in de eigen omgeving van de cliënt vindt dit vanzelfsprekend plaats. Ook zijn er assessments die gestandaardiseerd zijn op het afnemen in de context. Voorbeelden daarvan zijn de School-AMPS (Fisher et al. 2005) en de WRITIC (Hartingsveldt et al. 2014), die beide in de context van de klas afgenomen worden.

De bruikbaarheid van een assessment vanuit het perspectief van de therapeut is een van de belangrijkste aspecten van assessments in de dagelijkse beroepspraktijk (Law et al. 2005). Die bruikbaarheid heeft te maken met praktische zaken, zoals scholing, kosten, afnameduur en benodigd materiaal. Er is een aantal assessments die een therapeut alleen mag afnemen als hij een cursus heeft gedaan. Dat is bijvoorbeeld het geval bij de Nederlandse versie van de Activity Card Sort (ACS-NL) (Poerbodipoero et al. 2015), de AMPS (Fisher en Jones 2011) en de Perceive, Recall, Plan and Perform (PRPP) (Chapparo en Ranka 2008). Deze cursussen zorgen ervoor dat je het assessment betrouwbaar leert afnemen en vragen een investering aan tijd en kosten.

Een ergotherapeut hoeft het proces van inventarisatie en analyse niet helemaal zelf uit te voeren. Maak gebruik van inzichten van andere professionals zoals verpleegkundigen/verzorgenden, paramedici, psycholoog, leerkrachten en maatschappelijk werkenden, en maak ook gebruik van bijvoorbeeld de observaties van mantelzorgers.

Assessments, frameworks en procesbeschrijvingen voor de cliëntperspectieven 'organisatie' en 'populatie' zijn er nog niet veel. Er worden er in dit hoofdstuk een aantal genoemd die bruikbaar zijn voor ergotherapeuten in Nederland en Vlaanderen. Duidelijk is dat er nog veel uitdagingen liggen in het werken met een organisatie of een populatie voor ergotherapeuten en onderzoekers die gericht zijn op deze cliëntperspectieven. Het zou mooi zijn als er in een volgende druk van *Grondslagen* meer assessments, frameworks en procesbeschrijvingen voorhanden zijn en meer ergotherapeuten werkzaam zijn in deze perspectieven.

28.10 Samenvatting

Het gebruik van assessments in het ergotherapeutisch proces kan veel meerwaarde hebben: het geeft inzicht aan de cliënt en de therapeut, zorgverleners krijgen meer inzicht in het effect van interventies, collega's en verwijzers verbeteren en standaardiseren hun communicatie en zorgverzekeraars krijgen inzichten in de resultaten.

Bij het gebruik van assessments is het van belang om de keuze voor het assessment bewust te maken. Drie vragen staan hierbij centraal: bij wie wil ik informatie verzamelen, wat wil ik aan informatie verzamelen, en met welk doel wil ik informatie verzamelen? Met het PEOP Occupational Therapy (PEOP OT)-procesmodel wordt duidelijk in welke fasen van de ergotherapeutische interventie assessments gebruikt worden. Assessments worden voornamelijk gebruikt in de inventarisatiefase en in de evaluatiefase, maar informatie verzamelen met behulp van assessments is een proces dat gedurende de gehele ergotherapeutische interventie doorloopt.

Het is makkelijker een goede keuze te maken als er meer informatie beschikbaar is over het assessment. Daarom zijn in dit hoofdstuk tabellen opgenomen met assessments voor alle cliëntperspectieven binnen de ergotherapie. De tabellen voor het cliëntperspectief 'de persoon en zijn systeem' bestaan uit assessments voor kinderen, volwassenen en kinderen/volwassenen. De tabel voor de cliëntperspectieven 'organisatie' en 'populatie' is onder andere gericht op wijkgericht werken. De klinimetrische eigenschappen van de opgenomen meetinstrumenten zijn te vinden op ▶ www.meetinstrumentenzorg.nl, een website van Zuyd Hogeschool.

Literatuur

Alsaker, S., Bongaardt, R., & Josephsson, S. (2009). Studying narrative-in-action in women with chronic rheumatic conditions. *Qualitative Health Research, 19*(8), 1154–1161.

Bass, J. D., Baum, C., & Christiansen, C. A. (2015). Interventions and outcomes The Person-Environment-Occupation-Performance (PEOP) occupational therapy process. In C. Christiansen, C. Baum & J. Bass (Ed.), *Occupational therapy: Performance, participation and well-being.* Thorofare, NJ: Slack.

Baum, C., Christiansen, C. A., & Bass, J. D. (2015). The Person-Environment-Occupation-Performance (PEOP) model. In C. Christiansen, C. Baum & J. Bass (Ed.), *Occupational therapy: Performance, participation and well-being.* Thorofare, NJ: Slack.

Beurskens, S., Peppen, R. van, Stutterheim, E., Swinkels, R., & Wittink, H. (2012a). Hanteerbaarheid van een meetinstrument. In S. Beurskens, R. Peppen, E. Stutterheim van, R. Swinkels & H. Wittink (Ed.), *Meten in de praktijk.* Houten: Bohn, Stafleu & van Loghum.

Beurskens, S., Peppen, R. van, Stutterheim, E., Swinkels, R., & Wittink, H. (2012b). Meten als onderdeel van het klinisch redeneren. In S. Beurskens, R. Peppen van, E. Stutterheim, R. Swinkels & H. Wittink (Ed.), *Meten in de praktijk.* Houten: Bohn, Stafleu & van Loghum.

Beurskens, S., Peppen, R. van, Stutterheim, E., Swinkels, R., & Wittink, H. (2012c). Methodologische eigenschappen van meetinstrumenten. In S. Beurskens, R. Peppen van, E. Stutterheim, R. Swinkels & H. Wittink (Ed.), *Meten in de praktijk.* Houten: Bohn, Stafleu & van Loghum.

Beurskens, S., Swinkels, R., Stutterheim, E., & Peppen, R. van. (2012d). Meten met behulp van het stappenplan. In S. Beurskens, R. Peppen, E. Stutterheim van, R. Swinkels & H. Wittink (Ed.), *Meten in de praktijk.* Houten: Bohn, Stafleu & van Loghum.

Bohlmeijer, E., Mies, L., & Westerhof, G. (2006). *De betekenis van levensverhalen. Theoretische beschouwingen en toepassingen in onderzoek en praktijk.* Houten: Bohn Stafleu en van Loghum.

Brown, T., & Chien, C. (2010). Occupation-centered assessment with children. In S. Rodger (Ed.), *Occupation-centered practice with children – a practical guide for occupational therapists* (pag. 135–159). Oxford: Wiley-Blackwell.

Chapparo, C., & Ranka, J. (2008). *The PRPP system of task analysis: User's training manual* Sydney: OP Network.

Christiansen, C. A., & Baum, C. (1992). *Occupational therapy: Overcoming human performance deficits.* Thorofare, NJ: SLACK Incorporated.

Darrah, J., Law, M. C., Pollock, N., Wilson, B., Russell, D. J., Walter, S. D., et al. (2011). Context therapy: A new intervention approach for children with cerebral palsy. *Developmental Medicine and Child Neurology, 53*(7):615–620.

Dunn, W. (2000). *Best practice occupational therapy in community service with children and families.* SLACK: Thorofare, NJ.

Dunn, W. (2005). Measurement issues and practices. In M. Law, C. Baum, & W. Dunn (Red.), *Measuringoccupational performance supporting best practice in occupational therapy* (pag. 21–32). Thorfare: Slach Incorporated.

Deci, E. L., & Ryan, R. M. (2000). The 'what' and 'why' of goal pursuits: Human needs abd the self-determination of behavior. *Psychological Inquiry, 11*, 227–268.

Duijse, M. van, Hoogerwerf, E., & Hoop, A. de. (2009). Wat wil ik nou zelf verbeteren? Foto-Interview helpt kinderen bij de keuze van de eigen hulpvraag. *Nederlands Tijdschrift Voor Ergotherapie, 37*(4), 25–27.

Fisher, A. G., & Jones, K. B. (2011). *Assessment of motor and process skills, Vol. 1: Development, standardization, and administration manual*, (7th ed.). Ft. Collins, CO: Three Star Press.

Fisher, A. G., Bryze, K., Hume, V., & Griswold, L. (2005). *School version of the assessment of motor and process skills*. Fort collins, CO: Three Star Press.

Granse, M. le & Kuiper, C. (2012). Cliënt. In M. le Granse, M. J. van Hartingsveldt & A. Kinébanian (Ed.), *Grondslagen van de ergotherapie*. Amsterdam: Reed Business.

Helfrich, C., Kielhofner, G., & Mattingly, C. (1994). Volition as narrative: Understanding motivation in chronic illness. *American Journal of Occupational Therapy, 48*(4), 311–317.

Heras, C. G. de las, Geist, R., Kielhofner, G., & Li, Y. (2007). *The Volitional Questionnaire (VQ) Version 4.1*. Chicago: University of Illinois.

Hammell, K. R. (2013). Client-centered practice in occupational therapy: Critical reflections. *Scandinavian Journal of Occupational Therapy, 20*(3), 174–181.

Hartingsveldt, M. J. van, Logister-Proost, M. I., & Kinébanian, A. (2010). *Beroepsprofiel Ergotherapeut*. Utrecht: EN.

Hartingsveldt, M. J. van, Cup, E. H. C., Groot, I. J. M. de & Nijhuis-van der Sanden, M. W. G. (2014). Writing Readiness Inventory Tool in Context (WRITIC): Reliability and convergent validity. *Australian Occupational Therapy Journal, 61*(2), 102–109.

Hartingsveldt, M. J. van, Cup, E. H. C., Hendriks, J. C. M., Vries, L. de, Groot, I. J. M. de, & Nijhuis-van der Sanden, M. W. G. (2015). Predictive validity of kindergarten assessments on handwriting readiness. *Research in Developmental Disabilities, 36*, 114–124.

Herten, V. van, Hoes, R., ven, M. van de, Ven-Stevens, L. van de, Lancée, J., & Daniëls, R. (2015). Welke meetinstrumenten gebruiken ergotherapeuten in de praktijk? *Ergotherapie Wetenschap, 43*(4), 26–37.

Hergenrather, K. C., Rhodes, S. D., Cowan, C. A., Bardhoshi, G., & Pula, S. (2009). Photovoice as community-based participatory research: A qualitative review. *American Journal of Health Behavior, 33*(6), 686–698.

Hinojosa, J., & Kramer, P. (2009). *Frames of reference for pediatric occupational therapy* (3 ed.). Philadelphia: Lippingcot, Williams & Wilkins.

Hocking, C. (2001). Implementing occupation-based assessment. *American Journal of Occupational Therapy, 55*(4), 463–469.

Horner, D., & Larmer, P. J. (2006). Health outcome measures. *New Zealand Journal of Physiotherapy, 34*(1), 17.

Kennedy, J., Brown, T., & Stagnitti, K. (2013). Top-down and bottom-up approaches to motor skill assessment of children: are child-report and parent-report perceptions predictive of children's performance-based assessment results? *Scand Journal of Occupational Therapy, 20*(1), 45–53.

Kielhofner, G. (2008). *Model Of human occupation: Theory and application* (4th ed.). Philadelphia: Lippingcot, Williams & Wilkins.

Kramer, J., & Velden, M. ten. (2015). Facilitating youth rights: using the child occupational self assessment. In A. Poulsen, J. Ziviani & M. Cuskelly (Ed.), *Goal setting and motivation in therapy: Engaging children and parents*, (pag. 172–181). London: Jessica Kingsley Publishers.

Kramer, J., Velden, M. ten, Kafkes, A., Basu, S., Federico, J., & Kielhofner, G. (2014). *Child Occupational Self-Assessment (COSA) Version 2.2*. Chicago: University of Illinois.

Law, M., King, G., & Russell, D. (2005). Guiding therapists decisions about measuring outcomes in occupational therapy. In M. Law, C. Baum & W. Dunn (Ed.), *Measuring occupational performance supporting best practice in occupational Therapy* (pag. 33–44). Thorofare, NJ: Slack.

Law, M., Baptiste, S., Carswell, A., McColl, M. A., Polatajko, H. J., & Pollock, N. (2014). *Canadian Occupational Performance Measure (COPM)*. Ottawa: CAOT Publications ACE.

Mattingly, C., & Fleming, M. (1994). *Clinical reasoning: forms of inquiring in the therapeutic practice*. Philadelphia: F.A. Davies.

O'Brien, J. C., Bergeron, A., Duprey, H., Olver, C., & Onge, H. S. (2009). Children with disabilities and their parents' views of occupational participation needs. *Occupational Therapy in Mental Health, 25*(2), 164–180.

Pierce, D. (2001). Untangling occupation and activity. *American Journal of Occupational Therapy, 55*(2), 138–146.

Piernik-Yoder, B., & Beck, A. (2012). The use of standardized assessments in occupational therapy in the United States. *Occupational Therapy in Health Care, 26*(2–3), 97–108.

Poerbodipoero, S. J., Sturkenboom, I. H., Hartingsveldt, M. J. van, Nijhuis-van der Sanden, M. W. G., & Graff, M. J. (2015). The construct validity of the Dutch version of the activity card sort. *Disability and Rehabilitation*, 1–9.

Polatajko, H. J., Davis, J., Stewart, D., Cantin, N., Amoroso, B., & Purdie, L. (2013). Specifying the domain of concern: occupation as core. In E. A. Townsend & H. J. Polatajko (Ed.), *Enabling occupation II: Advancing an occupational therapy vision for health, well-being & justice through occupation* (2nd ed., pag. 13–36). Ottawa: CAOT Publications ACE.

Satink, T., Josephsson, S., Zajec, J., Cup, E. H. C., Swart, B. J. M. de, & Nijhuis-Van Der Sanden, M. W. G. (2016). Self-management develops through doing of everyday activities – a longitudinal qualitative study of stroke survivors during two years post-stroke. *BMC Neurology*.

Swinkels, R., Peppen, R. van, & Wolters, P. (2012). Zoeken naar een meetinstrument. In S. Beurskens, R. Peppen van, E. Stutterheim, R. Swinkels & H. Wittink (Ed.), *Meten in de praktijk*, (pag. 50–75). Houten: Bohn, Stafleu & van Loghum.

Terwee, C. B., Bot, S. D., Boer, M. R. de, Windt, D. A. van der, Knol, D. L., Dekker, J., et al. (2007). Quality criteria were proposed for measurement properties of health status questionnaires. *Journal of Clinical Epidemiology, 60*(1), 34–42.

UNICEF. (2007). *Promoting the Rights of Children with Disabilities*. Florence, Italy: UNICEF Innocenti Research Centre.

Verenigde Naties. (1989). Verdrag voor de rechten van het kind. Verenigde Naties. Retrieved 27 Aug 2016, from Verenigde Naties ► https://www.unicef.nl/wat-doet-unicef/kinderrechten/kinderrechtenverdrag.

WHO. (2011). *World report on disability*. Geneva: World Health Organization.

Wilcock, A. A., & Hocking, C. (2015). *AWorld report on disabilityn occupational perspective on health*. (3rd ed.) Thorofare Slack.

Kwaliteitszorg

Paul van der Hulst, Aline Ollevier en Pieter Wouda

29.1 Kwaliteitszorg, kaders en begrippen – 532
29.1.1 Inleiding – 532
29.1.2 Kwaliteit en dimensies van kwaliteitsverbetering – 533
29.1.3 Systematische kwaliteitszorg – 533
29.1.4 Wet- en regelgeving – 534

29.2 Het perspectief van de cliënt – 534
29.2.1 Kwaliteitscriteria vanuit het cliëntperspectief – 535
29.2.2 Kwaliteitswetgeving – 536
29.2.3 Kwaliteitsmeting en cliënten – 536

29.3 Het perspectief van de ergotherapeut – 537
29.3.1 Kwaliteitswetgeving vanuit het perspectief van de professional – 537
29.3.2 Kwaliteit van de beroepsuitoefening – 538
29.3.3 Professioneel handelen – 538
29.3.4 Kwaliteitsregister paramedici – 539
29.3.5 Het werken aan kwaliteitsbevordering – 539

29.4 Kwaliteitszorg op het niveau van de afdeling, het team en de organisatie (mesoniveau) – 539
29.4.1 Methoden om aan kwaliteitsverbetering te werken – 540
29.4.2 Systematisch werken aan kwaliteit – 540
29.4.3 Formuleren van doelen en criteria – 541
29.4.4 Kwaliteitsmodellen – 542
29.4.5 Integrale kwaliteitssystemen – 542

29.5 Kwaliteit op landelijk niveau – 543
29.5.1 Klinische zorgpaden, richtlijnen, protocollen en zorgstandaarden – 543
29.5.2 Externe criteria, certificatie, accreditatie en visitatie – 544
29.5.3 Invloed van patiënten-, cliënten- en consumentenorganisaties – 545

29.6 Discussie – 546

29.7 Samenvatting – 546

Literatuur – 547

© Bohn Stafleu van Loghum, onderdeel van Springer Media B.V. 2017
M. le Granse, M. van Hartingsveldt, A. Kinébanian (Red.), *Grondslagen van de ergotherapie*,
DOI 10.1007/978-90-368-1704-2_29

■ **Kwaliteitszorg**

» Quality is in the eye of the beholder (Rubrech en Stuyling de Lange 2010)

Kernbegrippen

- Kwaliteit van de zorgverlening op microniveau: cliënt(systeem) en ergotherapeut.
- Kwaliteitszorg.
- Goede zorg.
- Kwaliteitscirkel.
- Statuten voor het uitoefenen van het beroep van ergotherapeut (België).
- Deelname evaluaties en onderzoek.
- Professioneel handelen.
- Kwaliteitsregister paramedici en keurmerk.
- Kwaliteitsdoelen (SMART).
- Kwaliteitscriteria (RUMBA).
- Dynamische en systematische kwaliteitszorg.
- Kwaliteitszorg op mesoniveau: afdeling, team en organisatie.
- Methoden van kwaliteitsverbetering.
- Verkorte verbetertrajecten.
- Kwaliteitswetgeving.
- Kwaliteitsmodellen.
- Integrale kwaliteitssystemen.
- Kwaliteitszorg op macroniveau: landelijk.
- Richtlijnen, protocollen, zorgstandaarden en *evidence statements*.
- Externe criteria, certificatie, accreditatie en visitatie.
- Patiënten- en consumentenorganisaties.
- Beroepsverenigingen.

In het restaurant

Samen met zijn partner, die rolstoelgebonden is, gaat Eric uit eten op de boulevard in Scheveningen. Op internet hebben zij een rolstoelvriendelijk restaurant gevonden met klantbeoordelingen die variëren van een 5 tot een 8. Ze besluiten te reserveren.

Het rijden met de rolstoel over de boulevard gaat prima. Maar eenmaal binnen in het restaurant merken ze dat de tafeltjes toch vrij dicht bij elkaar staan en dat het lastig is om ertussendoor te manoeuvreren. Het toilet is gelukkig redelijk goed bereikbaar en goed aangepast. De menukaart heeft een uitgebreide keuze van gerechten. Het is druk en af en toe is het wel lang wachten op de bediening. Ondanks de wat langzame bediening hebben ze toch een heerlijke avond en genieten ze van het lekkere eten.

29.1 Kwaliteitszorg, kaders en begrippen

29.1.1 Inleiding

Of het nu gaat om het restaurant waar je gaat eten, de vakantie die je kiest of jouw keuze voor vervoer, je hebt te maken met kwaliteit. Je wilt een bepaalde kwaliteit van het eten en de bediening, van de vakantielocatie of je wilt een bepaalde mate van veiligheid en comfort. Of de geboden kwaliteit voldoende is naar jouw verwachtingen, is een persoonlijke ervaring. Kwaliteit is daarom ook een normatief begrip. Je wilt echter wel waar voor je geld. In de gezondheidszorg is dit niet anders.

Vanuit het cliëntperspectief speelt de kwaliteit van zorg een belangrijke rol. Cliënten die met ergotherapeuten te maken krijgen, verwachten een bepaalde kwaliteit van de interventie (het microniveau). Ergotherapeuten vragen zichzelf dan ook steeds opnieuw kritisch af – voor, tijdens en na een interventie – wat nu de beste werkwijze is gezien in het licht van de mogelijkheden van dat moment.

Maar ook de organisatie en het team waarin de ergotherapeut werkt, verwachten een bepaalde mate van professioneel handelen waarmee kwaliteit wordt geleverd. Dit is te zien in het op tijd ingeleverde teamverslag, een gedegen onderbouwd advies, het meedenken bij het schrijven van een protocol of het maken van een scholingsplan (het mesoniveau).

Ook heeft de ergotherapeut te maken met veranderingen in organisaties, wetgeving en financiële kaders. Er komt nieuwe informatie vanuit wetenschappelijk onderzoek en er zijn voortdurend nieuwe ontwikkelingen binnen het beroep ergotherapie (het macroniveau). Zie hiervoor ook ▶H. 30 over ergotherapie en wetenschappelijk onderzoek. Al deze macroaspecten beïnvloeden steeds het werk op micro- en mesoniveau.

Steeds meer wordt er binnen en buiten de gezondheidszorg verwacht dat er op alle niveaus veilig, effectief, cliëntgericht, tijdig en efficiënt (zie ook ▶par. 29.1.2) gewerkt wordt. Dit geldt dus ook voor ergotherapeuten. In dit hoofdstuk wordt met behulp van korte praktijkvoorbeelden een uitleg gegeven over de belangrijkste begrippen met betrekking tot kwaliteitszorg, de relaties tussen de diverse niveaus en de mogelijkheden die de ergotherapeut heeft om systematisch aan kwaliteitsbevordering te werken. Hierbij wordt zowel de Nederlandse als de Vlaamse situatie besproken. De beroepscompetentie 'zorg dragen voor kwaliteit' zal in dit hoofdstuk direct te herkennen zijn. Daarin staat: 'De ergotherapeut analyseert en evalueert op systematische wijze de effectiviteit en efficiëntie van de ergotherapeutische zorg en dienstverlening, zodat hij bijdraagt aan het planmatig verbeteren en borgen van verantwoorde zorg die aansluit bij de vraag van de cliënt en de doelstellingen van de organisatie' (Verhoef en Zalmstra 2013). De gecursiveerde begrippen zullen hierbij een leidraad zijn.

Dit hoofdstuk gaat vooral in op de aspecten van kwaliteitszorg binnen de gezondheidszorg, maar er zijn ook ergotherapeuten die werken in sociaal-maatschappelijke contexten zoals projecten in achterstandswijken en projecten vanuit buurtcentra. Ook dan is het belangrijk om samen met alle betrokken partijen de kwaliteit van het handelen te bewaken. Omdat hier echter sprake is van andere wetten, financiële kaders, samenwerkingsverbanden en krachtenvelden dan in de gezondheidszorg wordt dit in dit hoofdstuk niet verder beschreven.

Na een eerste verkenning van de belangrijkste begrippen wordt gestart vanuit het microniveau (de cliënt en de ergotherapeut), daarna wordt ingegaan op het mesoniveau (de professionele organisatie) en op het macroniveau (kwaliteit gezien in de bredere kaders van overheid, regelgeving en zorgverzekeraars, patiënten- en consumentenorganisaties en de beroepsvereniging).

29.1.2 Kwaliteit en dimensies van kwaliteitsverbetering

Algemeen gesteld gaat het er bij kwaliteit om: worden de juiste dingen gedaan en worden de juiste dingen ook goed gedaan? 'Kwaliteit van zorg of dienstverlening' is echter niet exact te omschrijven. Het is een subjectief begrip waarbij geldt: 'Quality is in the eye of the beholder' (Rubrech en Stuyling de Lange 2010). De vele factoren die kwaliteit bepalen worden immers door elke betrokkene vanuit een eigen perspectief beoordeeld. Het maakt uit of je cliënt bent, ergotherapeut, manager in een verzorgingscentrum of zorgverzekeraar. Er is dan ook geen eenduidige definitie van kwaliteit. Juist de context waarin kwaliteit geleverd wordt met de daarbij behorende normen is bepalend voor de subjectieve opvattingen over wat kwaliteit is. Een van de veel gehanteerde definities waarin dit naar voren komt is die van Donabedian uit 1980: de mate van overeenkomst tussen criteria van goede zorg (wenselijke zorg) en de praktijk van die zorg (feitelijke zorg).

Kwaliteit kent ook geen absoluut eindniveau. Er kan wel gestreefd worden naar optimale kwaliteit gezien de geldende omstandigheden van dat moment, waaronder de huidige stand van professionele kennis. Het Amerikaanse Institute of Medicine (IOM) hanteert dit in haar definitie van kwaliteit:

> The degree to which health services for individuals and populations increase the likelihood of desired health outcomes and are consistent with current professional knowledge.

Spreken over een niveau van kwaliteit dat geleverd moet worden en over kwaliteitsverbetering om dat te bereiken is dan ook alleen maar mogelijk als kwaliteit geobjectiveerd en ook gemeten kan worden. Juist om over kwaliteit objectiever te kunnen oordelen en de kwaliteit van zorg op samenhangende aspecten te kunnen verbeteren heeft het Committee on the Quality of Health Care van het IOM in 2001 zes dimensies genoemd die in samenhang een kader vormen om doelgericht zorg te kunnen verbeteren. Deze dimensies zijn: veiligheid, effectiviteit, patiëntgerichtheid, tijdigheid, efficiëntie en gelijkheid (zie ▶ box 29.1) Inistute of Medicine (AHRQ 2016). In veel zorginstellingen vormen zij de basis van waaruit bestuurders werken om richting te geven aan kwaliteitsverbetering. Het IOM stelt dat een zorgsysteem dat op deze dimensies verbeteringen realiseert veel beter zal inspelen op de behoeften van de patiënt. Cliënten zullen ervaren dat de zorg veiliger, betrouwbaarder en meer passend is bij hun behoeften en dat het meer geïntegreerd en beter beschikbaar is. Verder zullen professionals er voordeel van hebben. Zij zullen hun werk beter kunnen doen, meer voor cliënten kunnen betekenen en hierdoor ook een grotere voldoening in hun werk vinden. Ook voor zorgverzekeraars en beleidsmakers kunnen deze dimensies een leidraad zijn. Elke instelling geeft passend bij het kwaliteitsbeleid een eigen operationalisering van de dimensies. Om zo dicht mogelijk bij de oorspronkelijke tekst te blijven, staat in ▶ box 29.1 de tekst zoals het IOM die heeft opgesteld.

> **Box 29.1**
>
> **Zes dimensies van kwaliteit in de gezondheidszorg**
> - Safe: avoiding injuries to patients from the care that is intended to help them.
> - Effective: providing services based on scientific knowledge to all who could benefit, and refraining from providing services to those not likely to benefit.
> - Patient-centered: providing care that is respectful of and responsive to individual patient preferences, needs, and values, and ensuring that patient values guide all clinical decisions.
> - Timely: reducing waits and sometimes harmful delays for both those who receive and those who give care.
> - Efficient: avoiding waste, including waste of equipment, supplies, ideas, and energy.
> - Equitable: providing care that does not vary in quality because of personal characteristics such as gender, ethnicity, geographic location, and socioeconomic status (AHRQ 2016).

29.1.3 Systematische kwaliteitszorg

Kwaliteitsverbetering moet gedrag worden, een gewoonte. Zoals Aristoteles al zei: 'Kwaliteit is niet een handeling, maar een gewoonte'. Toch kan kwaliteit alleen effectief verbeterd worden als het planmatig gebeurt. Van de ergotherapeut wordt dan ook gevraagd om systematisch aan de kwaliteit van de eigen dienstverlening te werken. Een cyclus die dit proces kan ondersteunen is de plan-do-check-actcyclus (PDCA). Een proces van plannen maken én doelen formuleren (*plan*), de plannen uitvoeren (*do*), (check) de dienstverlening evalueren (*check*) en komen tot acties voor verbetering (*act*).

Het realiseren van kwaliteit vraagt een beroepsattitude waarin kritische reflectie op het professioneel handelen centraal staat. Van een ergotherapeut wordt bijvoorbeeld gevraagd om met zijn cliënt of met een groep cursisten terug te kijken op een interventie-, advies- of begeleidingstraject. Wat waren de doelstellingen? Zijn deze gehaald? Heb ik efficiënt gehandeld? Heb ik de cliënt voldoende geïnformeerd? Kan ik mijn interventies verantwoorden en onderbouwen vanuit actuele literatuur?

De ergotherapeut bevindt zich hierbij steeds in een afwegingsproces: wat is de wens én de expertise van de cliënt? Wat zijn mijn kennis, vaardigheden, normen en waarden, wat zegt de literatuur over de kwaliteit van bepaalde interventies? Daarbij is de ergotherapeut gehouden aan wettelijke kaders, financiële kaders, kaders vanuit de organisatie enzovoort. Dit vraagt een voortdurend professioneel redeneren en afwegen (zie ▶ H. 25 en ▶ par. 29.3.3).

Binnen het professionele handelen van zorgverleners wordt cliëntveiligheid steeds belangrijker (Wagner 2011). De Vries en collega's (2008) stellen dat één op de tien opgenomen ziekenhuispatiënten te maken krijgt met een onbedoelde fout en dat die fouten voor een belangrijk deel te voorkomen zijn. Onveilige zorg, in de vorm van incidenten en complicaties, leidt tot onbedoelde schade bij 6 % van de ziekenhuispatiënten. Wagner geeft als oorzaken onder andere cognitieve beperkingen, onvoldoende beschermende barrières tegen fouten vanuit de omgeving, miscommunicatie, onvoldoende goed opgeleid personeel en problemen rond apparatuur. Het gaat hierbij om de veiligheid van de patiënt én die van de zorgverleners. Meer achtergronden, met name in de GGZ-context, zijn te vinden op ▶ www.platformggz.nl.

In de afgelopen jaren zijn er op het gebied van patiëntveiligheid vele onderzoeken gedaan, producten en instrumenten ontwikkeld en implementatietrajecten gestart. Enkele voorbeelden hiervan zijn: medicatieveiligheid, systemen voor het veilig melden van incidenten, valpreventie. ZonMw heeft meer dan honderd projecten samengebracht in een Database Patiëntveiligheid.

29.1.4 Wet- en regelgeving

De overheid ziet het als haar taak te bewaken dat er op verantwoorde wijze zorg wordt verleend. In Nederland worden hierbij begrippen gehanteerd als goed, veilig, tijdig beschikbaar, toegankelijk en betaalbaar voor iedereen. In België spreekt men van verantwoorde zorg als deze voldoet aan de vereisten van doeltreffendheid, doelmatigheid, continuïteit, maatschappelijke aanvaardbaarheid en gebruikersgerichtheid.

Begrippen over verantwoorde zorg (vergelijk ook ▶ par. 29.1.1) overlappen elkaar, maar bij alles geldt dat zorgaanbieders, zorgverzekeraars en beleidsmakers door de overheid worden uitgedaagd om bij het inrichten en vormgeven van de zorg het perspectief van de cliënt steeds meer centraal te stellen.

In België legt het kwaliteitsdecreet van 17 oktober 2003 de verplichting op om aan iedere gebruiker verantwoorde zorg te verstrekken, zonder onderscheid van leeftijd of geslacht, van ideologische, filosofische of godsdienstige overtuiging, van ras of geaardheid en zonder onderscheid van de vermogenstoestand van de betrokkene. Bij het verstrekken van die zorg zijn respect voor de menselijke waardigheid en diversiteit, de bejegening, de bescherming van de persoonlijke levenssfeer en het zelfbeschikkingsrecht, de klachtenbemiddeling en -behandeling, de informatie aan en de inspraak van de gebruiker en iedere belanghebbende uit zijn leefomgeving gewaarborgd. Voorzieningen en gebruikers hebben elk een aandeel in de verantwoordelijkheid voor de kwaliteit van de zorg, onverminderd de verantwoordelijkheid van de overheid. ▶ https://codex.vlaanderen.be.

Binnen de Nederlandse gezondheidszorg geldt voor al deze begrippen een aantal belangrijke kwaliteitswetten die de rechten en plichten van gebruikers en verstrekkers van zorg beschrijven. Meer achtergrond informatie over deze wetten is te vinden op ▶ http://wetten.overheid.nl. Bekijk ook eens: ▶ www.klachtenloketparamedici.nl en ▶ www.kwaliteitsregisterparamedici.nl.

In ▶ par. 29.2.2 staan deze wetten met enkele kernwoorden beschreven. Het *Beroepsprofiel ergotherapeut* geeft aan dat het vinden van de juiste balans tussen effectiviteit en efficiëntie en dit kunnen verantwoorden naar de cliënt een van de competenties van de ergotherapeut is (Hartingsveldt et al. 2010).

In bovenstaande beschrijvingen ontbreekt nog dat goede zorg tevens een tijdsaspect en een cultureel aspect in zich heeft. Wat vandaag wordt verstaan onder een kwalitatief goed ergotherapeutisch advies, een goede interventie of begeleiding zal over vijf jaar in details anders zijn door nieuwe inzichten binnen het beroep of verkregen onderzoeksresultaten. Opvattingen over ergotherapie zijn in Nederland anders dan in Vlaanderen, en daar weer anders dan in Japan, Australië of Duitsland. Dit heeft te maken met de normen en waarden in een cultuur, de organisatie van gezondheidszorg, de stand van de techniek, de ontwikkeling van het beroep in dit land of bijvoorbeeld de politieke, economisch en maatschappelijke situatie.

Om op de vragen die aan het begin van deze paragraaf gesteld werden een antwoord te krijgen, wordt in de volgende paragraaf vertrokken vanuit het perspectief van de cliënt. Er wordt in kaart gebracht wat de cliënt verstaat onder een kwalitatief goede interventie en wat hij aan mogelijkheden heeft om deze interventieprocessen te beïnvloeden.

29.2 Het perspectief van de cliënt

Een paar voorbeelden
- Als cliënt krijg je door vermoeidheid en spierzwakte steeds meer problemen in het je verplaatsen buitenshuis. Je hebt via internet een ergotherapiepraktijk gevonden die jou aanspreekt en je wilt van de ergotherapeut graag advies over wat je het beste kunt doen en wat de mogelijkheden zijn.
- Je bent opgenomen in een GGZ-instelling vanwege flinke depressieve klachten. Je zit nu in een fase dat er gekeken gaat worden in hoeverre het weer mogelijk is dat je weer op jezelf kunt gaan wonen. Je kunt deelnemen aan een groep die als doel heeft: het leren zorgen voor jezelf op keuken- en huishoudelijk gebied. Als moslim vraag je je af of er wel aandacht is voor jouw specifieke eisen vanuit jouw geloof en cultuur.
- Je bent ouder van een kind dat op een mytylschool ergotherapie krijgt. Je zou meer betrokken willen worden bij onder andere de ergotherapie. Kan dat?

29.2.1 Kwaliteitscriteria vanuit het cliëntperspectief

Cliënten zijn in de eerste plaats de belanghebbenden bij kwalitatief goede zorg. Zorg die aansluit bij hun behoeften lijkt doelmatiger en effectiever te zijn dan aanbodgerichte zorg (Wollersheim 2011). Steeds meer bereiden cliënten zich via de moderne media voor op de contacten met de zorgverleners. Door deze media is allerlei informatie uit wetenschappelijk onderzoek te vinden, worden ervaringen uitgewisseld en kan het zorgaanbod vanuit verschillende perspectieven worden vergeleken. In een rapport van de Raad voor de Volksgezondheid onder de titel *Gezondheid 2.0* worden deze ontwikkelingen uitvoerig beschreven (RVZ 2010). Deze 'propositionele' kennis (kennis die, al dan niet terecht, aangeeft wat juist is en die niet voortkomt uit eigen ervaring) die vroeger alleen voorbehouden was aan de deskundigen, maakt de cliënt in toenemende mate een partner in de zorg, die vraagt om een cliëntgerichte benadering op maat (Kuiper et al. 2008).

Zoals echter uit de vorige paragrafen al duidelijk is geworden bepaalt in de gezondheidszorg niet alleen de cliënt wat kwalitatief goed is. Anders dan bij klanten in de commerciële wereld zijn er veel meer partijen bij betrokken, zoals de sociale omgeving, de zorgverleners en vooral de zorgverzekeraars en de overheid, die bepalend zijn voor wat bijvoorbeeld wel wordt vergoed én wat men zelf zal moeten bekostigen of via aanvullende verzekeringen kan regelen.

Voor een individuele cliënt geldt vooral dat kwaliteit van zorg bestaat uit een taakgerichte component: krijgt de cliënt de juiste interventie passend bij zijn vraag, en een relatiegerichte component: wordt er naar de cliënt geluisterd, heeft hij ook het gevoel dat hij de juiste interventies krijgt (Rubrech en Stuyling de Lange 2010).

Daarnaast wordt kwaliteit ook gezien vanuit de cliënten als groep: op micro- en mesoniveau gaat het om de vraag welke kwaliteit van zorg haalbaar en betaalbaar is in bijvoorbeeld een verpleeghuis, op macroniveau gaat het om een collectieve benadering bij het vaststellen van wat kwaliteit van zorg is. Een van de manieren waarop zij invloed hebben op de kwaliteit van de zorginkoop door zorgverzekeraars is de *Basisset kwaliteitscriteria voor de zorg aan mensen met een chronische aandoening*.

De Vlaamse overheid zet in op het meten van de kwaliteit van de zorg. De voorzieningen kunnen de kwaliteit nauwgezet opvolgen. Met een indicator kan een instelling een welbepaald onderdeel van de kwaliteit meten en uitdrukken in een cijfer. Dit kan vergeleken worden met de resultaten van andere voorzieningen, ook op internationaal niveau. De informatie beoogt ook de cliënt te helpen, in overleg met de zorgverstrekker, om een overwogen keuze te maken voor een bepaalde voorziening.

Het Vlaams Indicatorenproject voor patiënten en professionals in de geestelijke gezondheidszorg (VIP^2-GGZ) meet de kwaliteit van zorg in de voorzieningen uit de geestelijke gezondheidszorg (psychiatrische ziekenhuizen, psychiatrische afdelingen van algemene ziekenhuizen, psychiatrische verzorgingstehuizen, centra voor geestelijke gezondheidszorg, psychosociale revalidatiecentra, initiatieven voor beschut wonen, revalidatiecentra voor drughulpverlening en mobiele equipes). Vanaf 2016 worden zeven indicatoren gemeten over vijf domeinen. De resultaten worden nog niet publiek bekend gemaakt.

Het Vlaams Indicatorenproject voor WoonZorgCentra (VIP-WZC) staat in voor het meten van indicatoren over zorg, veiligheid, de zorgverleners en de organisatie. Deze resultaten worden nog niet publiek bekend gemaakt.

Het Vlaams Indicatorenproject voor Patiënten en Professionals (VIP^2) staat in voor het meten van de kwaliteit van zorg in de Vlaamse algemene ziekenhuizen. De ziekenhuizen kiezen zelf welke indicatoren ze meten en of de resultaten verschijnen op de website ▶ www.zorgkwaliteit.be. Het gaat om een basisset van indicatoren die klinische processen en resultaten meten over zeven domeinen (Zorg en Gezondheid 2016b).

Onder de naam Kwaliteit in Zicht (KIZ) ontwikkelden de zes grootste Nederlandse patiëntenorganisaties (Astma Fonds, Diabetesvereniging Nederland, De Hart&Vaatgroep, Nederlandse Federatie van Kankerpatiëntenorganisaties, Reumapatiëntenbond en Vereniging Spierziekten Nederland) samen met de NPCF en Zorgbelang Nederland een *Basisset kwaliteitscriteria voor de zorg aan mensen met een chronische aandoening*. Hiermee kunnen aandoeningspecifieke kwaliteitscriteria, vanuit patiëntenperspectief opgesteld worden voor de zorg aan mensen met een chronische aandoening. Deze basiscriteria kunnen per patiëntengroep vertaald worden in aandoeningsspecifieke kwaliteitscriteria. In samenwerking met zorgverzekeraars en zorgaanbieders vormen deze dan een basis voor het afsluiten van contracten tussen zorgverzekeraars en zorgaanbieders. Er zijn tien thema's gekozen die per fase van het zorgproces (preventie, diagnostiek, zorgplan, uitvoer en palliatieve zorg) het gehele spectrum van zorg zo goed mogelijk omvatten:

- regie over de zorg (welke keuzes kan de patiënt zelf maken);
- effectieve zorg (EBP, richtlijnen, voorkeuren cliënt);
- toegankelijke zorg (en ook tijdig en bereikbaar);
- continuïteit van zorg (verantwoordelijke en aanspreekpunt is duidelijk; goede samenwerking en overdracht);
- informatie, voorlichting en educatie (begrijpelijk en afgestemd op de patiënt);
- emotionele ondersteuning, empathie en respect (patiënt voelt zich begrepen en ondersteund);
- patiëntgerichte omgeving (een geschikte en prettige (behandel) omgeving;
- veilige zorg (veiligheid en vertrouwen in zorgverleners);
- kwaliteit van zorg transparant (inzicht in organisatie en uitkomsten van zorg);
- kosten transparant (inzicht in kosten en vergoedingen).

Deze criteria helpen patiënten om de kwaliteit van zorgaanbieders te vergelijken en spelen een rol bij het verbeteren van de kwaliteit van de zorgverlening. Ook kan deze informatie worden gebruikt bij ontwikkeling van zorgstandaarden, richtlijnen en patiëntenvoorlichting. Inmiddels is er een groot aantal instrumenten opgesteld, waaronder kwaliteitscriteria zorg voor mensen met artrose of voor kinderen met een spierziekte. In de kennisbank op ▶ www.npcf.nl kunnen alle kwaliteitscriteria die er inmiddels zijn gratis gedownload worden.

Ook voor ergotherapeuten zijn dit aandachtspunten die steeds terug te vinden zijn in hun aanbod van zorg. In onder meer de beroepscode en gedragsregels ergotherapeut zijn deze thema's ook te herkennen (Leeuw et al. 2015).

Tabel 29.1 Kwaliteitswetgeving in Nederland en België

Wet BIG	Wet op de beroepen in de individuele gezondheidszorg	Het doel van deze wet is om de kwaliteit van de zorgverlening te bewaken en cliënten te behoeden tegen onzorgvuldig handelen. Beroepen die vallen onder deze wet (zoals artsen, verpleegkundigen, Fysiotherapeuten) hebben o.a. een verplichte registratie en herregistratie, wettelijk tuchtrecht en een beschermde beroepstitel. Een aantal paramedische beroepen (waaronder de ET vallen onder artikel 34 van de Wet BIG en kennen geen verplichte registratie en wettelijk geregeld tuchtrecht. Deze groepen hebben zelf een kwaliteitsregister en een klachtencommissie Paramedici opgericht
Wkkgz	Wet kwaliteit, klachten en geschillen zorg. Vervangt de Kwaliteitswet Zorginstellingen (KWZ)	Verklaring omtrent gedrag (VOG) veilig incidenten melden. Disfunctioneren met een zorgverlener melden bij de Inspectie voor de Gezondheidszorg extra informatieplicht naar cliënten bij onzorgvuldigheden in de geleverde zorg
WGBO	Wet op de Geneeskundige Behandelingsovereenkomst	Gaat over rechten en plichten van cliënten recht op medische informatie, toestemming vragen voor een medische behandeling, inzage in medisch dossier, recht op privacy en geheimhouding van medische gegevens, recht op vrije artsenkeuze, vertegenwoordiging van cliënten die niet zelf kunnen beslissen cliënten zijn verplicht om de zorgverlener goed, eerlijk en volledig te informeren en meewerken in het opvolgen van adviezen
Wmcz	Wet medezeggenschap cliënten zorgsector	Het bestuur van een zorginstelling moet bij beslissingen rekening houden met de adviezen van een cliëntenraad. Deze raad heeft o.a. recht op informatie en overleg en mag gevraagd en ongevraagd de directie adviseren
Wkcz	Wet klachtrecht cliënten zorgsector	Deze wet verplicht zorgaanbieders een klachtencommissie en een klachtenprocedure op te stellen en die bekend te maken aan de cliënten in de wet is omschreven waar deze commissie uit moet bestaan en hoe de klachtenprocedure er in grote lijnen uit moet zien

Cliënten zelf kunnen proberen om op meso- of macroniveau de kwaliteit van de zorgverlening positief te beïnvloeden door lid te worden van en actief te participeren in cliënten- en consumentenorganisaties, ouderverenigingen, cliëntenraden enzovoort.

29.2.2 Kwaliteitswetgeving

Een belangrijk element in beschrijving van 'goede zorg' is het al genoemde aspect veiligheid. De verantwoording voor het verlenen van veilige zorg wordt in de Wet kwaliteit klachten en geschillen zorg (Wkkgz) expliciet gelegd bij de zorgaanbieder. (Zie ◘ tab. 29.1). Een belangrijk instrument hierbij is Veilig Incident Melden (VIM). Incidenten, bijna-incidenten en onveilige situaties worden na de melding geanalyseerd met als doel om oplossingsrichtingen te formuleren, waardoor de veiligheid in een organisatie, zowel voor de cliënten als het personeel, kan toenemen. Het gaat dan niet om betrokkenen 'een gele of rode kaart te geven', maar om te kijken of bepaalde afspraken, procedures of omgevingsfactoren verbeterd kunnen worden zodat risicovolle situaties worden beperkt. In academische ziekenhuizen noemt men dit decentrale incidentmelding (DIM). Meer achtergrondinformatie is te vinden op ▶www.npcf.nl. Een belangrijke wet is ook de Wet betreffende de rechten van de patiënt (in België) en de Wet bescherming persoonsgegevens (Wbp) in Nederland. Deze wetten beschermen de privacy binnen en buiten de gezondheidszorg. Daarin staat o.a. hoe men om moet gaan met persoonlijke gegevens. Er is een recht op informatie en inzage in gegevens, en ook een recht op verzet tegen gebruik van gegevens. (Zie ◘tab. 29.2.)

29.2.3 Kwaliteitsmeting en cliënten

In 2011 is in opdracht van de beroepsvereniging Ergotherapie Nederland een project, Cliënten Ervaren Ergotherapie (CEE), geïnitieerd om het meten van cliëntervaringen te ondersteunen en te bevorderen. Het ontwikkelde stappenplan begeleidt de ergotherapeut aan de hand van een PDCA-cyclus door een verbetercyclus heen (Geusenbroek-Oskam 2011). Het stappenplan maakt in de do-fase gebruik van een vragenlijst als meetinstrument om de cliëntenervaringen te meten. De vragenlijst is gebaseerd op de Quality of Care Through the patiënt's Eyes - Eerstelijns Extramurale Ergotherapie (QUOTE-EEE) Zie: ▶https://ceo.ergotherapie.nl. Na het correct doorlopen en invullen van het stappenplan heeft de ergotherapeut een volwaardige verbetercyclus doorlopen en verbeteracties gepland. Het volledig ingevulde stappenplan kan geregistreerd worden bij het Kwaliteitsregister paramedici als kwaliteitsbevorderende activiteit. Momenteel is het mogelijk om zowel de CEE voor kinderen als volwassenen online te gebruiken. Via de website van Ergotherapie Nederland kunnen deze worden verkregen evenals een stappenplan en een handleiding.

Het Vlaams Patiënten Platform (VPP) ontwikkelde de Vlaamse Patiënten Peiling, een instrument om patiënttevredenheid en patiëntervaringen te meten. De vragenlijst vertrekt vanuit het perspectief van de patiënt en werd opgesteld op basis van bestaande vragenlijsten, gecombineerd met ervaringen van patiënten. Het gebruik van een uniforme, gevalideerde en op patiëntervaringen gebaseerde vragenlijst maakt een vergelijking tussen ziekenhuizen mogelijk op het vlak van service. Volgens onderzoek door KU Leuven kon aangetoond worden dat het om een stevig onderbouwd meetinstrument gaat.

Tabel 29.2 Wet betreffende de rechten van de patiënt (België). (Bron: Federaal niveau – België 2002, tekstbewerking 2006) ▶ http://health.belgium.be

kwaliteitsvolle dienstverlening	artikel 5 handelt over kwaliteitsvolle dienstverlening, die beantwoordt aan de noden en behoeften van de patiënt, dit zonder onderscheid. Verder wordt gesteld dat ook het voorkomen en behandelen van lichamelijke en psychische pijn integraal deel uitmaken van het recht op behandeling
vrije keuze van beroepsbeoefenaar	enerzijds kiest de patiënt zelf een beroepsbeoefenaar (met uitzondering van gedwongen opname in psychiatrie of bij aanwezigheid van slechts één specialist in een ziekenhuis, bv. bij spoedopname) anderzijds kan elke beroepsbeoefenaar een patiënt weigeren omwille van professionele of persoonlijke redenen, met uitzondering van spoedgevallen. De beroepsbeoefenaar moet echter altijd de continuïteit van zorg verzekeren
recht op informatie	de beroepsbeoefenaar moet de patiënt inlichten over zijn gezondheidstoestand (diagnose) en over de te verwachten evolutie. Dit moet hij in een verstaanbare taal doen, en indien de patiënt dit wenst, schriftelijk. De patiënt mag een vertrouwenspersoon aanduiden die deze informatie voor hem ontvangt. Hij heeft eveneens het recht om informatie te weigeren, tenzij zijn toestand een gevaar kan betekenen voor anderen de beroepsbeoefenaar kan daarentegen weigeren om de informatie mee te delen als de informatie zelf de gezondheid van de patiënt schade zou toebrengen
recht op geïnformeerde informatie	de patiënt heeft recht op tijdige en voorafgaandelijke informatie betreffende de interventie van een beroepsbeoefenaar daar aantasting van de fysieke integriteit zonder toestemming van de patiënt een misdrijf is. De patiënt kan deze toestemming weigeren. Via een schriftelijke wilsuitdrukking, waarin ook een vertrouwenspersoon wordt vermeld, kan de patiënt welomschreven toekomstige tussenkomsten van beroepsbeoefenaars weigeren. Bij spoedgevallen zal de wilsuitdrukking geëerbiedigd worden van zodra deze gekend is
recht op zorgvuldig bewaard patiëntendossier	de beroepsbeoefenaar moet zorgvuldig en veilig een patiëntendossier bijhouden dat de identiteitsgegevens en de medische informatie bevat de patiënt mag zijn dossier inkijken of mag deze taak aan een vertrouwenspersoon toevertrouwen. Hij heeft eveneens het recht een afschrift te vragen en te ontvangen. Bij overlijden van de patiënt, kunnen de naasten, bij ernstige redenen (bv. het vermoeden van medische fouten) onrechtstreeks (via een beroepsbeoefenaar) inzage krijgen in het dossier
recht op privacy	tenzij na toestemming van de patiënt mogen alleen de personen wiens aanwezigheid beroepshalve verantwoord is, bij een behandeling of onderzoek aanwezig zijn geen enkele informatie over de gezondheidstoestand van de patiënt kan worden meegedeeld aan derden, tenzij dit uitdrukkelijk bij wet is voorzien
recht op klachtenbemiddeling	wanneer een persoon meent dat een van zijn rechten als patiënt geschonden is, kan hij een klacht neerleggen bij een lokale of federale ombudsdienst. De persoon kan zich laten bijstaan door een zelfgekozen vertrouwenspersoon
recht op vertegenwoordiging	in het geval de patiënt een minderjarige is, worden de rechten uitgeoefend door de ouders of de voogd (die indien nodig door de rechtbank wordt aangewezen). Dit geldt eveneens in geval van een meerderjarige die valt onder het statuut van verlengde minderjarigheid of onbekwaamheidsverklaring

29.3 Het perspectief van de ergotherapeut

Een paar voorbeelden

- Volgens de vergoeding van directe toegankelijkheid ergotherapie door zorgverzekeraars heb je 15 minuten om een intake te doen, een juiste analyse te maken en te bepalen of een cliënt al dan niet in aanmerking komt voor een interventie, en dit te rapporteren naar de huisarts. Kun je in die tijd tot een kwalitatief goede beslissing komen?
- Je werkt in een revalidatiecentrum en je begeleidt een patiënt met Parkinson. Je interventie, gericht op het aanleren van strategieën, lijkt nauwelijks verbetering te geven. Je vraagt je af of je niet beter over kunt gaan op het adviseren van aanpassingen. Wat staat er in de evidence-based richtlijn *Ergotherapie bij de ziekte van Parkinson*? Kun je hierdoor een kwalitatief goede beslissing nemen?
- Je hebt samen met een collega al een paar jaar een vrijgevestigde praktijk. Je hebt deelgenomen aan de ontwikkeling van het kwaliteitshandboek (Koornneef 2011). Dit handboek geeft jullie veel handvatten om de kwaliteit van de dienstverlening systematisch te verbeteren.
- Je bent gevraagd als kinderergotherapeut om op een basisschool adviezen te geven over zit- en werkhoudingen. Hoe ga je dit aanpakken?

29.3.1 Kwaliteitswetgeving vanuit het perspectief van de professional

De Wet BIG verplicht paramedici kwaliteit te leveren (*Staatsblad* 1997, 523). In een Algemene Maatregel van Bestuur behorende bij deze wet wordt voor een aantal paramedische beroepen die niet direct vallen onder de Wet BIG (zoals de ergotherapie) zaken geregeld als de kwaliteit van de technische

```
kwaliteit                    kwaliteit van het              doeltreffendheid
van de          →            methodisch                     deskundigheid
beroepsuitoefening           technisch handelen van de  —   indicatiestelling
                             beroepsbeoefenaar              geschiktheid
                                                            veiligheid
                                                            zorgvuldigheid

                             kwaliteit van de               respectvolle bejegening
                →            attitude van de            —   informatiebereidheid
                             beroepsbeoefenaar              vertrouwensrelatie
                                                            coöperatie
                                                            verantwoordingsbereidheid

                             kwaliteit van de               continuïteit
                →            organisatie van de         —   beschikbaarheid
                             beroepsuitoefening             doelmatigheid
                                                            integrale zorg
```

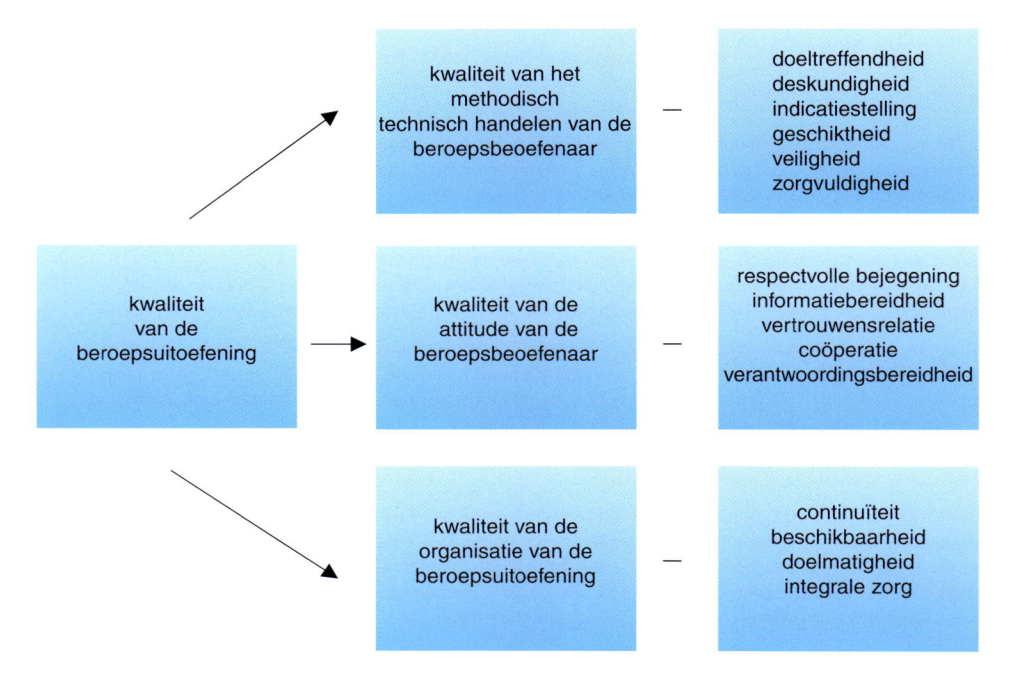

Figuur 29.1 Kwaliteitsaspecten van de beroepsuitoefening. Bron: Foendoe Aubèl (2014)

uitrusting van praktijkruimten, het dossierbeheer, de waarneming, de toetsing en de bijscholing. Meer informatie is te vinden op ►www.bigregister.nl.

In België zijn in 1996 bij Koninklijk Besluit de statuten voor het uitoefenen van het beroep van ergotherapeut beschreven. Dit betreft de beroepstitel, de kwalificatievereisten voor de uitoefening van het beroep en een lijst van de technische prestaties die ergotherapeuten mogen verrichten. In november 2011 is er een Koninklijk Besluit verschenen over de nomenclatuur van het Rijksinstituut voor Ziekte- en Invaliditeitsverzekering, de officiële catalogus van alle verstrekkingen die door de zorgverleners worden verricht die (geheel of gedeeltelijk) vergoed worden door de ziekenfondsen. Hoofdstuk VII beschrijft de ergotherapieverstrekkingen. Om onder andere de kwaliteit van paramedische beroepen te bevorderen, te zorgen voor titelbescherming en het beroep te erkennen, dient elke beoefenaar van een paramedisch beroep door de federale overheidsdienst Volksgezondheid individueel erkend te worden en een erkenningsnummer te krijgen. Pas dan mag het beroep worden uitgeoefend. Meer informatie hierover is te vinden op het ledengedeelte van de website van het Vlaams Ergotherapeutenverbond.

29.3.2 Kwaliteit van de beroepsuitoefening

Om wat meer grip te krijgen op wat kenmerkende kwaliteitsaspecten zijn binnen het contact tussen een zorgverlener en een cliënt, is rond 1980 een nog steeds veelvuldig geciteerd begrippenkader ontwikkeld door de Nationale Raad voor de Volksgezondheid (NRV 1986, tegenwoordig RVZ). Zie onder andere Foendoe Aubèl (2014) en Wollersheim (2011), die er de beschreven kwaliteitsdimensies aan ontleent. Vanuit dit begrippenkader (zie ◘fig. 29.1) zijn uitspraken gedaan over 15 kwaliteitsaspecten op het gebied van het methodisch-technisch handelen, de bejegening van de cliënt en de organisatie van de zorg. De achterliggende gedachte is dat kwaliteit wordt bepaald door het samenspel tussen al deze factoren. Het is dus niet alleen belangrijk om deskundig te zijn, maar ook de cliënt zorgvuldig en respectvol te bejegenen en ook de zorg efficiënt te realiseren.

Wanneer je dit begrippenkader vergelijkt met de top tien van de cliënten valt een aantal zaken op. Cliënten geven als eerste aspecten aan op het gebied van de attitude (informatie), vervolgens onderwerpen op het gebied van het methodisch-technisch handelen (vakbekwaamheid) en dan weer aspecten op het gebied van attitude (bejegening). Daarna komen de wensen met betrekking tot de organisatie van de beroepsuitoefening.

29.3.3 Professioneel handelen

Een ergotherapeut die professioneel wil werken laat de keuze van zijn interventies niet alleen afhangen van zijn vakkundigheid en wetenschappelijk bewijs, maar in de eerste plaats van de wensen van de cliënt (de uitgangspunten van *evidence-based practice*), de financiële en organisatorische haalbaarheid en van morele afwegingen. Kwalitatief goed handelen is zeker gebaseerd op professionele redeneerstrategieën, waarbij de professional zo goed mogelijk gebruik wil maken van de laatste wetenschappelijke inzichten, die onder andere verwerkt zijn in protocollen, richtlijnen en zorgstandaarden (zie ►par. 29.5.1). Vanuit het paradigma van de ergotherapie is het echter vanzelfsprekend dat de cliënt in zijn context centraal staat en zijn vraag en ervaringsdeskundigheid sterk bepalend zijn voor de uiteindelijke interventies. Hierin zullen dilemma's naar voren komen. Een voorbeeld van een dilemma is een situatie waarin men met de scootmobieltraining van een cliënt met forse cognitieve stoornissen stopt omdat er geen verbetering meer te verwachten is (en onderzoeken dit aantonen), terwijl de cliënt en zijn partner willen dat men doorgaat, omdat ze dan hoop op enig herstel blijven houden. Kijkend naar diversiteit, waar dilemma's vaak duidelijker naar voren komen, is een voorbeeld in hoeverre Hindoestaanse ouders van een kind steeds weer bij de keuzes voor interventies betrokken worden, terwijl zijzelf aangeven dat het lot nu eenmaal heeft bepaald dat hun kind beperkingen heeft.

In een aantal situaties is het dan zinnig om beslissingen te toetsen aan ethische waarden, zoals deze terug te vinden zijn in het beroepsprofiel en de beroepscode. Een aspect van kwaliteitstoetsing binnen professioneel handelen is het ethisch redeneren. Wanneer is een interventie 'goed'? Toetsen van kwaliteit is ook het zich bewust zijn van eigen waarden en normen die beslissingen beïnvloeden, zich openstellen om samen met collega's kritisch het eigen handelen na te gaan en hierop bewust te reflecteren.

Professioneel handelen is alleen mogelijk als een beroepsbeoefenaar zich voortdurend bijschoolt. De maatschappij verandert immers snel, de vragen van cliënten veranderen, het beroep van ergotherapeut verandert mee en ontwikkelt zich en er ontstaat steeds nieuwe kennis. Van een professional wordt gevraagd hier vanuit zijn beroep kritisch, verantwoordelijk en zingevend mee om te kunnen gaan. Levenslang leren vraagt van de professional een innerlijke motivatie en van de organisatie of instelling waar men werkt het faciliteren van zaken als scholingsbudget en roosteraanpassingen. Verder gaat de beroepsvereniging steeds meer eisen stellen aan de kwaliteit van de beroepsbeoefenaar.

29.3.4 Kwaliteitsregister paramedici

Elk beroep in de gezondheidszorg heeft zijn eigen taken en verantwoordelijkheden. Ergotherapie heeft als artikel 34-beroep vanuit de Wet BIG geen wettelijke verplichting een kwaliteitsregister bij te houden. De beroepsgroep ergotherapie heeft zich aangesloten bij het Kwaliteitsregister paramedici. Dit register is een vrijwillig register voor een negen paramedische beroepsgroepen. Deze beroepsgroepen bepalen de eisen waar hun professionals aan dienen te voldoen.

Via dit kwaliteitsregister wordt eenmalig geregistreerd of een paramedicus voldoet aan de opleidingseisen vanuit de Wet BIG. Vervolgens wordt elke vijf jaar geregistreerd of men nog voldoet aan de actuele kennis en vaardigheden. Om aan deze (her)registratie te voldoen is men verplicht in deze periode van vijf jaar een omschreven aantal uren cliëntgebonden activiteiten te hebben uitgevoerd en op een aantal terreinen aan deskundigheidsbevordering te hebben deelgenomen. Bewijsmateriaal voor deze activiteiten wordt geregistreerd in een digitaal registratiedocument. Dit kan door iedereen, van (potentiële) patiënten tot zorgverzekeraars en collega behandelaars, worden geraadpleegd.

In toenemende mate stellen zorgverzekeraars eisen aan beroepsbeoefenaren, ook die onder BIG-artikel 34 vallen. Voor het werken in de eerste lijn is het dan ook nodig in het kwaliteitsregister geregistreerd te staan. Mogelijk gaat dit in de toekomst ook gelden voor ergotherapeuten die intramuraal werken (Leeuw et al. 2015 pag. 20). Zie ▶www.kwaliteitsregister-paramedici.nl onder ergotherapie.

29.3.5 Het werken aan kwaliteitsbevordering

Het werken aan kwaliteit is een cyclisch proces. Dit proces kan zowel dynamisch, spontaan plaatsvinden als meer systematisch (Verbeek 2004).

Dynamische kwaliteitszorg is grotendeels ongepland en gaat sprongsgewijs. Ter plekke worden oplossingen bedacht en uitgevoerd. Snel komt men met collega's op één lijn en er is draagvlak voor deze verandering. Een voorbeeld is het bijstellen van een assessment of het herinrichten van een kast of ruimte. In een flink aantal gevallen is er meer overleg nodig. Deze processen zijn complexer, misschien zijn de meningen verdeeld. Een projectmatige aanpak met rapportages en evaluatiemomenten is dan aan te bevelen. Vaak zijn dit dan processen opteam-, afdelings- of organisatieniveau. Hierbij zijn dan de al eerder genoemde PDCA-cirkel en de daarvan afgeleide kwaliteitsmodellen erg bruikbaar.

29.4 Kwaliteitszorg op het niveau van de afdeling, het team en de organisatie (mesoniveau)

> **Een paar voorbeelden**
> — Het hoofd Paramedische dienst heeft in het najaar een overleg met vertegenwoordigers van de afdeling Ergotherapie en wil onder andere praten over de scholingswensen voor het nieuwe jaar. Er dient echter bezuinigd te worden en er zal dan ook stevig onderhandeld gaan worden over het nieuwe budget.
> — Als ergotherapeut heb je deelgenomen aan een scholing over het programma Gezond Actief Ouder Worden. Je gaat met de gemeente in gesprek om dit programma over gezondheidsbevordering aan te gaan bieden aan een aantal ouderen in de wijk.
> — Je hoort enthousiaste verhalen over een post-hbo-cursus Motiverende gespreksvoering. Je wilt vaardiger worden in het begeleiden van cliënten in veranderingsprocessen als ze bijvoorbeeld te maken hebben met chronische vermoeidheid of chronische pijn. Je doet een aanvraag voor het volgen van zo'n cursus bij je leidinggevende.

Tabel 29.3 Enkele mogelijkheden om systematisch aan kwaliteit te werken

scholing	vergroten van eigen competenties; dit zou een vast onderwerp kunnen zijn in een cyclus van functioneringsgesprekken; hierbij ligt er ook een relatie met Kwaliteitsregister
intervisie	uitwisselen van kennis en ervaringen aan de hand van bijvoorbeeld casuïstiek
supervisie	een beginnende beroepsoefenaar wordt begeleid door een ervaren collega
werkoverleg	gaat veelal over methodisch-technische en organisatorische zaken; dient volgens een vaste methodiek te verlopen
deelname aan intercollegiaal overleg/toetsing/ kwaliteitskring/korte verbeterprojecten	met collega's systematisch werken aan kwaliteitsverbetering binnen een overzichtelijk tijdsbestek
standaarden, richtlijnen en protocollen	kennis uit onderzoek of consensusadviezen systematisch toepassen

29.4.1 Methoden om aan kwaliteitsverbetering te werken

Mesoaspecten van kwaliteit zijn niet alleen van belang voor leidinggevenden. De dagelijkse praktijk van ergotherapeuten bestaat voor een belangrijk deel uit het werken met cliënten, maar een (klein) deel van de werktijd wordt ook gebruikt om voorwaarden te scheppen voor de cliëntenzorg. Het realiseren, ontwikkelen, deelnemen aan of met elkaar bespreken van aspecten op mesoniveau vraagt van alle betrokkenen een efficiënte werkwijze. Er zijn methoden en modellen die deze veranderingstrajecten kunnen ondersteunen om als team aan kwaliteit te werken (zie ◘ tab. 29.3). Een praktisch boekje met diverse suggesties vanuit de PDCA-cyclus is *Kwaliteitszorg* (Foendoe Aubèl 2014).

29.4.2 Systematisch werken aan kwaliteit

In deze paragraaf wordt ingegaan op het systematisch werken aan kwaliteitsverbetering door een team en de voorwaarden die daarvoor nodig zijn binnen een instelling. Het basismodel dat ten grondslag ligt aan de opvatting dat kwaliteitsverbetering systematisch moet plaatsvinden en een steeds doorlopend proces is, is de PDCA-cyclus of Deming-cirkel, ontwikkeld door de Amerikaanse statisticus Deming. Dit model laat zien dat het streven naar kwaliteit nooit af is. Als er een voorgenomen verbetering heeft plaatsgevonden, dan is de volgende stap om deze te bewaken en te borgen (zie ◘ fig. 29.2).

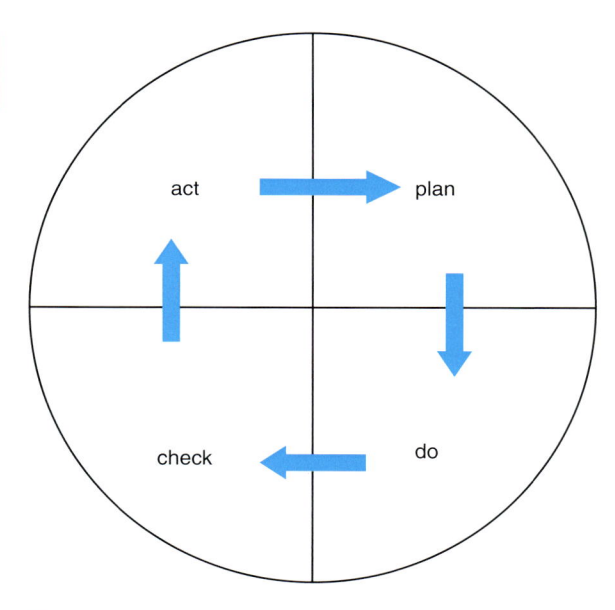

Figuur 29.2 PDCA-cyclus. Bron: Foendoe Aubèl (2014)

Eerst worden er kwaliteitsnormen en -criteria gespecificeerd (*plan*). Vervolgens wordt er gehandeld volgens de afgesproken normen (*do*). Tijdens het handelen wordt gemeten en vervolgens getoetst (*check*) of de gestelde norm gehaald wordt. Na deze evaluatie in de checkfase wordt zo nodig bijgestuurd en/of worden maatregelen genomen om de bereikte kwaliteitsverbetering te behouden (*act*). Het continue proces van verbeteren en borgen is te zien in de afspraken die daarna gemaakt worden om te voorkomen dat de aandacht voor de verbetering verslapt. Na enige tijd wordt het handelen weer geëvalueerd en bijgesteld enzovoort.

Een van de toepassingen van de PDCA-cyclus is de methode Korte Verbetertrajecten, ontwikkeld door Kwaliteitsinstituut voor de gezondheidszorg CBO en inmiddels door TNO overgenomen. Met deze methodiek kan in korte tijd een klein verbeterpunt gerealiseerd worden binnen een team ergotherapeuten. Het team kiest eerst gezamenlijk een onderwerp waar een verbeterslag in te maken is. Vervolgens wordt vastgesteld of een verandering ook een meetbare verbetering oplevert en er wordt afgesproken hoe en bij wie gemeten wordt. Dit kan vanuit dossiers zijn maar ook door cliënten te interviewen. Als geconstateerd wordt dat verandering de moeite waard is kan elk lid van het team op basis van eigen deskundigheid of bijvoorbeeld vanuit de literatuur een plan indienen voor verbetering. Eén of meer ideeën worden vervolgens uitgevoerd (*do*). Dit kan tegelijkertijd, maar ook achter elkaar in steeds volgende PDCA-rondes. Steeds wordt het resultaat gemeten (*check*) en wordt beslist of de verandering ingevoerd gaat worden (*act*). Zo wordt de kwaliteitscirkel meerdere malen doorlopen en kan in korte tijd een praktische kwaliteitsverbetering plaatsvinden.

Andere voorbeelden van praktische werkwijzen waarin de PDCA-cyclus te herkennen is zijn een kwaliteitskring, intercollegiaal overleg of intercollegiale toetsing, onder meer uitgewerkt in ZorgBasics kwaliteitszorg (Foendoe Aubèl 2014).

Ze worden onder andere genoemd in het kwaliteitsregister voor paramedici als mogelijke deskundigheidsbevorderende activiteiten waarvoor accreditatie aangevraagd kan worden. De stichting Accreditatie Deskundigheidsbevorderende Activiteiten Paramedici (ADAP) geeft echter haar kwaliteitskeurmerk pas aan deze activiteiten als er aan scherpe voorwaarden is voldaan, waaronder een PDCA-methode.

Binnen de eerstelijns ergotherapie is het *Kwaliteitshandboek praktijk* een instrument voor praktijken om systematisch kwaliteit te verbeteren, te bewaken en tevens inzichtelijk te maken voor derden zoals het Kwaliteitsregister voor paramedici, zorgverzekeraars, huisartsen en andere samenwerkingspartners. Aan de hand van een format kan een praktijk haar kwaliteitsbeleid vastleggen en wordt het kwaliteitssysteem van de organisatie beschreven (organisatiestructuur, procedures, processen en middelen) (zie ▶ https://ergotherapie.nl).

Hoewel het leveren van kwalitatief goede zorg de verantwoording is van elke ergotherapeut, is het systematisch bewaken en bevorderen van kwaliteit niet de verantwoording van de individuele ergotherapeut alleen. Kwaliteit leveren betekent dat de beroepsbeoefenaar zelf de juiste kennis en attitude heeft, maar dat dit alleen tot zijn recht komt als dit gefaciliteerd wordt door de werkomgeving.

Werken aan kwaliteitsverbetering betekent veranderen. Nathans (2015) geeft aan dat het uiteindelijke effect van een veranderingstraject afhangt van drie factoren. Daarbij wordt de volgende formule gebruikt:

$$E = K \times A \times M$$

De E staat voor het effect van een advies- of verandertraject. De K staat voor de inhoudelijke kwaliteit. De A staat voor de mate waarin het traject wordt geaccepteerd door alle betrokken partijen. En de M staat voor de mate waarin het implementatietraject goed gemanaged wordt (inclusief de inspanningen en betrokkenheid van het management). Zicht krijgen op deze factoren is een belangrijke voorwaarde om een kwaliteitsverandering tot stand te brengen.

De Nationale Raad voor de Volksgezondheid heeft ook voor instellingen een begrippenkader opgesteld met kwaliteitsaspecten. Het gaat hierbij om de kwaliteit van de organisatie, de kwaliteit van de medewerkers, de kwaliteit van de materiële voorzieningen en de kwaliteit van de zorgverlening zelf. Voor elk van deze aspecten kunnen specifiekere kwaliteitscriteria worden geformuleerd op drie gebieden:

- de algemene kwaliteitsaspecten, bijvoorbeeld over de doeltreffendheid en doelmatigheid van de organisatie en of er sprake is van ketenzorg;
- de relationele kwaliteitsaspecten: bijvoorbeeld de wijze waarop men met elkaar en met de cliënten omgaat;
- de technische kwaliteitsaspecten, zoals: hoe bekwaam zijn de medewerkers, hoe veilig is het gebouw?

De manier waarop een organisatie of instelling dit samenspel tussen het professioneel handelen van de medewerkers, haar organisatorische en materiële mogelijkheden en haar visie op de zorgverlening operationaliseert, bepaalt uiteindelijk de geleverde kwaliteit. Bij het bevorderen en bewaken van de kwaliteit ten aanzien van elk van de genoemde aspecten staat hierbij ook de al eerder beschreven PDCA-cyclus weer centraal.

Binnen een organisatie zie je de kwaliteitscyclus terug binnen het (interdisciplinaire) team, op het afdelingsniveau van de direct leidinggevenden en op het managementniveau van de gehele institutionele organisatie. Als voorbeeld geldt de Six Sigma-methodiek. Deze methodiek is in 1985 ontwikkeld in de Verenigde Staten door de producent van mobiele telefoons Motorola. Dit bedrijf erkende het belang om bedrijfsprocessen in kaart te brengen en de variatie daarin te meten. Sigma is een statistische maat voor de variatie of spreiding in de kwaliteit van een proces. Daarbij wordt uitgegaan van zes niveaus. Op het hoogste niveau, het *six sigma*-niveau, is het aantal fouten niet meer dan 3,4 per miljoen mogelijkheden. Six Sigma gaat uit van een gedisciplineerde aanpak op basis van zes basisprincipes: klantgerichtheid, uitgaan van gegevens en informatie, uitgaan van bedrijfsprocessen, proactief en betrokken management, streven naar perfectie en het bereiken van synergie effecten. Six Sigma kent een vijfstappenplan om toe te passen in de praktijk. Dit DMAIC-stappenplan is zowel een verdieping als een verbreding van de PDCA-cyclus (Emmerik 2012).

- *Define*: definiëring van de problematiek, afkomstig uit verschillende bronnen. Hoe duidelijker gedefinieerd hoe sterker de conclusies.
- *Measure*: het verzamelen van gegevens ligt aan de grondslag van het verbeterproces. Meten is weten.
- *Analyse*: aan de hand van verschillende instrumenten kan een grondige analyse plaatsvinden.
- *Improve*: in deze stap worden aanbevelingen gedaan op basis van de uitkomsten. Meestal wordt gestart met proefoplossingen.
- *Control*: borgen is een cruciale stap in de weg naar succes, ook om te voorkomen dat oude gewoonten de overhand krijgen.

De normen waaraan een instituut en zijn medewerkers zich kunnen spiegelen kunnen intern gestelde normen zijn, bijvoorbeeld een eigen visie op zorg, alsook extern gestelde normen. Voorbeelden van externe normen zijn de eisen aan zorg binnen een verpleeghuis door de Inspectie voor de Gezondheidszorg, een standaardadvies opgesteld door een beroepsvereniging zoals Ergotherapie Nederland of de formele minimale kwaliteitseisen voor multidisciplinaire teams, erkend door het Vlaams agentschap voor personen met een handicap.

29.4.3 Formuleren van doelen en criteria

Als kwaliteitsverbetering en borging systematisch worden aangepakt, dan wordt ook helder of en in welke mate de beoogde kwaliteit is behaald. Dit kan alleen als er duidelijke criteria worden gesteld die getoetst kunnen worden. Deze criteria zijn terug te vinden als helder geformuleerde doelen, waarin de indicatoren (wat is het meetbare element van kwaliteit) en de normen (wat willen we minimaal bereiken) terug te vinden zijn. Bij het formuleren van te bereiken behandel-,

begeleidings- of adviesdoelen (de P uit de PDCA-cirkel) kan het nuttig zijn de SMART-regel te gebruiken (Evers 2004).
- Specifiek: het is concreet en precies geformuleerd.
- Meetbaar: het is meetbaar geformuleerd in maat en getal.
- Acceptabel: het is voor alle betrokken partijen acceptabel, er is consensus.
- Resultaatgericht: het beschrijft het beoogde resultaat.
- Tijdgebonden: het geeft aan wanneer je het doel bereikt wilt hebben.

Als extra onderwerpen worden soms toegevoegd I (innovatief, inspirerend) en E (eigen controle).

Een voorbeeld van een adviesdoel is: binnen twee weken heeft de gemeente Apeldoorn een rapport van de ergotherapeut ontvangen volgens het format adviesrapportage waarin is beschreven voor welk type buitenvervoer cliënt X in aanmerking komt.

Vanuit het kwaliteitsperspectief zou daarnaast systematisch getoetst kunnen worden of en in welke mate bepaalde afgesproken doelen zijn behaald. Hiervoor worden de criteria waarop getoetst wordt nauwkeurig geformuleerd. Het is handig om dan gebruik te maken van de RUMBA-regel. Deze regel is een hulpmiddel om de criteria te formuleren (de C in de PDCA-cirkel) waarop beoordeeld gaat worden (Verbeek 2004; Hollands 2003).
- *Relevant*: van belang voor het onderwerp en het doel en een indicator voor kwaliteit.
- *Understandable*: begrijpelijk voor alle betrokkenen.
- *Measurable*: concreet omschreven en/of meetbaar.
- B *behavioral*: het is een omschrijving van waarneembaar gedrag.
- A *attainable*: haalbaar/realiseerbaar onder de gegeven omstandigheden.

Een voorbeeld
Na een maand wordt er getoetst of het gestelde doel gehaald wordt aan de hand van het volgende criterium. Rapportages van de ergotherapie aan de gemeente Bergen over typen buitenvervoer waarvoor cliënten in aanmerking komen zijn binnen twee weken verzonden en voldoen aan het format adviesrapportage.

29.4.4 Kwaliteitsmodellen

Het in de eigen praktijk of binnen een instelling op team-, afdelings- of organisatieniveau systematisch aan kwaliteit werken is een complex proces waarbij tal van interne en externe factoren een rol spelen. Vanuit de PDCA-cirkel zijn in de gezondheidszorg diverse modellen ontwikkeld die gebruikt worden om dit soort processen aan te sturen. Ook zijn er modellen vanuit de arbeidsorganisatiekunde bruikbaar. Bij elk model geldt dat het implementeren van veranderingen een langdurig proces is. Het is pas klaar als de verandering 'ingesleten' is.

De implementatie van Grol en Wensing

De implementatie van Grol en Wensing (2011) wordt vaak gebruikt als er nieuwe kennis beschikbaar komt uit onderzoek. Men heeft dan nieuwe criteria of inzichten die een gewenste situatie beschrijven en men kan daarmee bepalen in hoeverre deze afwijkt van de huidige situatie. Op basis van de verschillen tussen de gewenste en de actuele situatie wordt bepaald welke strategie nodig is om de gewenste verandering te bereiken. De auteurs geven zes stappen aan, waarbij elke stap terugkijkt naar de vorige stap om zo de juiste acties te bewaken en zo nodig het proces bij te sturen:
- stel een kwaliteitsvraagstuk vast op basis van het verschil tussen nieuwe (wetenschappelijke) informatie, richtlijnen en de dagelijkse praktijk;
- ontwikkel een voorstel voor verbetering;
- analyseer de doelgroep en de setting, bepaal belemmerende en bevorderende factoren;
- ontwikkel of selecteer strategieën en maatregelen om de praktijk te veranderen;
- ontwikkel, test en voer het implementatieplan uit;
- continue evaluatie en waar nodig bijstelling van het plan.

Het spiraalmodel van De Bekker

Het spiraalmodel van De Bekker (2010) is vooral geschreven voor de verpleging en verzorging. Het lijkt veel op het model van Grol, maar wordt gebruikt als men nog niet duidelijk heeft wat nu precies de gewenste situatie is. De stap van het gezamenlijk formuleren van de gewenste situatie staat in dit model centraal. Heeft men eenmaal de gewenste situatie beschreven (of deze ontstaat al gaandeweg), dan kan men nagaan in hoeverre deze afwijkt van de actuele situatie. Van daaruit kan men komen tot verbeteracties (*do*) en evaluatiemomenten (*check*).

Bij complexere situaties binnen een organisatie waar ook lastige financiële en personele afwegingen gemaakt worden, zullen andere modellen met een methodiek op managementniveau gebruikt worden waarin steeds de PDCA-cyclus te herkennen is.

Vanuit de verantwoordelijkheid als leidinggevende kan het kwaliteitssysteem gericht zijn op begeleiding van de individuele werknemer, door het geregeld houden van functionerings- of evaluatiegesprekken. Hierbij gaat het om het in kaart brengen van het functioneren van een medewerker en hier feedback op te geven, niet om een beoordeling van zijn handelen. Het is tevens van belang om in het kader van levensfasebewust personeelsbeleid ook regelmatig te spreken over de loopbaan van de individuele werknemer en over de relatie tussen werk en privé. Ook kunnen in zo'n functioneringsgesprek scholingswensen aan de orde komen.

29.4.5 Integrale kwaliteitssystemen

Van het management van zorginstellingen mag verwacht worden dat het de kwaliteit van de organisatie op systematische wijze stuurt, waarbij de organisatorische processen en zorgprocessen in samenhang met elkaar zijn. Dit vraagt om een doordacht en integraal kwaliteits(management)systeem. Hiervoor bestaan verschillende modellen, ontwikkeld door verschillende nationale en internationale instituten.

Internationaal toonaangevend zijn kwaliteitsmanagementmodellen die voldoen aan ISO9001 en aan het *excellence model* van de European Foundation for Quality Management (EFQM). Binnen Nederland heeft de Stichting Harmonisatie Kwaliteitsbeoordeling in de Zorgsector (HKZ) ▶ www.hkz.nl een kwaliteitsmanagementsysteem ontwikkeld waar onder andere in de GGZ en in verpleeghuizen, verzorgingshuizen en thuiszorgorganisaties (VV&T) gebruik van wordt gemaakt. Deze HKZ-normen hebben ISO9001 als basis en omvatten daarnaast branchespecifieke eisen. De stichting Perspekt heeft speciaal voor de VV&T Prestatie en Zorg (PREZO) ontwikkeld, een integraal kwaliteitszorgsysteem waarin prestaties centraal staan en niet de processen. ▶ www.perspekt.nl.

Het Nederlands Instituut voor Accreditatie in de Zorg (NIAZ) heeft een Kwaliteitsnorm zorginstelling (KZi) opgesteld, die vooral in ziekenhuizen wordt gehanteerd. Hierbinnen wordt het managementmodel van het Instituut Nederlandse Kwaliteit (INK) gehanteerd als integraal model waarin alle elementen die de kwaliteit van het zorgproces bepalen, van visie en functioneren van het management en medewerkers tot het resultaat bij cliënten, met elkaar in verband worden gebracht.

29.5 Kwaliteit op landelijk niveau

> **Thomas**
> Als Thomas na een CVA, waarbij hij toch wat restverschijnselen heeft, voor het eerst naar de revalidatiedagbehandeling gaat, verwacht hij wel dat zij daar weten wat er in het ziekenhuis is gebeurd, dat de revalidatiearts een goed onderbouwd behandelvoorstel heeft en dat zijn therapeuten zoals van de ergotherapie en de fysiotherapie deskundig zijn en goed op elkaar afgestemd, zodat er niet dezelfde onderzoeken gebeuren of hij weer hetzelfde verhaal moet vertellen. Ook hoopt hij dat een en ander goed gepland is zodat hij niet de hele dag kwijt is voor maximaal anderhalf uur behandeling.
> Het revalidatiecentrum waar hij naar toe gaat is het enige in de buurt, hij had geen keuze. Wel is zijn verwachting dat hun behandeling vergelijkbaar is met andere revalidatiecentra.

29.5.1 Klinische zorgpaden, richtlijnen, protocollen en zorgstandaarden

Al eerder is beschreven dat om de kwaliteit van zorgverlening en dienstverlening te vergroten in de loop der jaren tal van richtlijnen zijn geschreven, veelal met bijbehorende protocollen, zorgstandaarden en evidence statements. De verschillen en de relatie tussen deze documenten worden later beschreven.

Naast deze sturing op inhoudelijke beslissingen (wat doe ik, waarom) die een zorgverlener neemt op basis van bijvoorbeeld een richtlijn zijn er, zeker binnen de multidisciplinaire behandelingen, ook steeds organisatorische beslissingen (wie doet wat, wanneer, waar).

Kwalitatief goede zorg is dan ook niet alleen te vinden in het gebruik van een richtlijn of protocol, maar ook in de manier waarop het geheel van een behandeling is georganiseerd en gecoördineerd. Om deze complexe zorgprocessen transparant te maken, te standaardiseren en te beheersen, worden wereldwijd zogeheten klinische (zorg)paden ontwikkeld voor tal van ziektebeelden. Het Belgisch-Nederlandse Netwerk Klinische Paden (NKP) beschrijft dit als volgt:

> Een klinisch zorgpad of zorgtraject is de verzameling van methoden en hulpmiddelen om de leden van het multidisciplinair en interprofessioneel team op elkaar af te stemmen en taakafspraken te maken voor een specifieke patiëntenpopulatie. Het is een concretisering van een zorgprogramma met als doel kwalitatieve en efficiënte zorgverlening te verzekeren. Het is een middel om een patiëntgericht programma op een systematische wijze te plannen en op te volgen (▶ https://nkp.be/nkp).

Naast deze zorgpaden zijn er ook zogeheten vormen van ketenzorg waarbij vastgelegd is hoe een goed afgestemd behandel- en hersteltraject er uitziet in de gehele keten tussen bijvoorbeeld een ziekenhuis, een kortdurende behandeling in een herstelkliniek en een eerstelijnsbehandeling. Tijdens dit gehele proces ziet een zorgtrajectbegeleider er samen met de cliënt op toe dat op het juiste moment de juiste zorg wordt verkregen.

> **Box 29.2**
>
> **Richtlijn**
> Een (evidence-based) richtlijn is een op systematische wijze ontwikkeld document, gebaseerd op wetenschappelijke inzichten (evidence-based) en gebundelde praktische ervaring (practice-based), dat hulpverleners en cliënten behulpzaam kan zijn bij het nemen van beslissingen over adequate (effectieve en doelmatige) zorg bij een specifiek gezondheidsprobleem. De richtlijn is een advies dat het 'wat, wanneer en waarom' beschrijft en is, evenals de zorgstandaard en het protocol, gekoppeld aan een diagnose.

Richtlijnen worden vooral geschreven om:
- de snel groeiende informatiestroom hanteerbaar te maken;
- de variatie in handelen tussen zorgverleners te verminderen;
- het therapeutisch handelen meer te baseren op wetenschappelijk bewijs dan op ervaringen en meningen;
- transparanter te werken.

Richtlijnen kunnen worden gezien als basis voor verbeterprojecten, maar zijn geen wettelijke voorschriften en hebben daardoor geen juridische betekenis. Een richtlijn is gemaakt voor de 'gemiddelde cliënt' en dient nog vertaald te worden naar de individuele cliënt. Als omstandigheden dat vereisen, mogen zorgverleners afwijken van een richtlijn. Om de kwaliteit van het handelen echter te blijven bewaken dient dit wel beargumenteerd en gedocumenteerd te worden. Hierbij ligt er een nauwe relatie met het professionele redeneren (zie ▶ H. 25).

Richtlijnen worden geautoriseerd door de beroepsverenigingen die aan de ontwikkeling van de richtlijnen hebben bijgedragen. In Nederland zijn de meeste multidisciplinaire evidence-based richtlijnen te vinden op de ledensite van Ergotherapie Nederland, op de site van het Koninklijk Nederlands Genootschap voor Fysiotherapie ▶ www.kngf.nl en de site van Verpleegkundigen en Verzorgenden Nederland ▶ www.venvn.nl. Voorbeelden zijn richtlijnen voor apraxie, valpreventie, beroerte, Parkinson en spierdystrofie. Nieuwe conceptrichtlijnen zijn hier ook te vinden.

Box 29.3

Protocol

Een protocol is specifieker dan een richtlijn. Het is bij voorkeur een vertaling ervan naar het zorgproces. De verschillende stappen die moeten worden doorlopen en de beslismomenten worden meer in detail vastgelegd. Naast het 'wat en wanneer' wordt het 'hoe' en vaak ook het 'door wie' beschreven.
Protocollen sturen beslissingen van professionals in de dagelijkse praktijk en zijn daarom op lokale omstandigheden toegesneden, waarbij rekening is gehouden met de mogelijkheden en de beperkingen van de praktijk (Swinkels 2004). Ook hier geldt dat afwijken van de afspraak is geoorloofd, mits dit inhoudelijk wordt gemotiveerd met het oog op bijvoorbeeld de medische situatie van die bepaalde cliënt. Voor voorbeelden zie ▶ www.vilans.nl.

Box 29.4

Zorgstandaard

Een zorgstandaard geeft vanuit patiëntenperspectief een op actuele en zo mogelijk wetenschappelijk onderbouwde inzichten gebaseerde functionele beschrijving van de multidisciplinair georganiseerde individuele preventie en zorg, ook inhoudende de ondersteuning bij zelfmanagement, voor een bepaalde chronische ziekte gedurende het complete zorgcontinuüm, alsmede een beschrijving van de organisatie van de betreffende preventie en zorg en de relevante prestatie-indicatoren (Rapport Coördinatieplatform Zorgstandaarden 2010).

Box 29.5

Evidence statement

Een evidence statement geeft zo wetenschappelijk mogelijk antwoord op enkelvoudige en afgebakende vragen die voortkomen uit een knelpuntenanalyse in het medisch (paramedisch) handelen. Een voorbeeld hiervan zijn de evidence statements ontwikkeld door de fysiotherapie.

29.5.2 Externe criteria, certificatie, accreditatie en visitatie

Tot nu toe is vooral gesproken over interne kwaliteitszorg op basis van interne criteria en evaluaties. Een instelling hoort echter aan haar cliënten, aan zorgverzekeraars, samenwerkingspartners en ook aan de overheid objectief aan te tonen dat de kwaliteit van haar dienstverlening en organisatie op orde is en dat zij handelt volgens de geldende wet- en regelgeving, steeds aandacht heeft voor kwaliteitsbevordering en vooral oog heeft voor de cliënt. Dit kan alleen door een objectieve externe beoordeling aan de hand van landelijk geaccepteerde criteria.

Externe criteria met betrekking tot kwaliteit worden gesteld door de overheid en door beroepsverenigingen zoals Ergotherapie Nederland (zie ▶ par. 25.3.4). Daarnaast zijn er verschillende landelijk opererende organisaties die kwaliteitscriteria hebben geformuleerd en die betrokken worden bij het controleren maar ook het implementeren en ontwikkelen van kwaliteitszorg.

Het uitgangspunt voor de overheid is dat de zorg effectief, veilig en op tijd moet zijn. Ook vindt de overheid het belangrijk dat patiënten en cliënten de kwaliteit van zorgaanbieders kunnen vergelijken. Zo kunnen zij de zorg kiezen die bij hen past. De Wet kwaliteit klachten en geschillen zorg (Wkkgz) waarborgt de kwaliteit van de zorg. Er zijn tal van initiatieven van zorgprofessionals, zorginstellingen en patiënten om de kwaliteit van zorg te verbeteren. De Adviescommissie Kwaliteit (ACK) speelt een belangrijke rol in het luisteren naar de praktijk. Het streven is te komen tot een stelsel van kwaliteitsregistraties van hoge kwaliteit dat beheersbaar is in aantal, financiering en administratieve lasten. Zorginstituut Nederland heeft samen met NICTIZ de *Leidraad kwaliteitsregistraties* opgesteld. De leidraad is een handvat voor zorgaanbieders die ze kunnen gebruiken bij het opzetten en doorontwikkelen van kwaliteitsregistraties. ▶ www.zorginstituutnederland.nl.

Een instelling kan zich vrijwillig extern laten toetsen door een landelijke kwaliteitsorganisatie. Zo'n kwaliteitstoetsing heeft onder andere als voordeel dat instellingen zowel intern als extern transparanter worden en kwaliteitszorg intern breder gedragen wordt. Door het verkrijgen van een keurmerk via certificatie, door accreditatie of door visitatie kan een instelling zich positief onderscheiden ten opzichte van andere instellingen. Cliënten zullen kiezen voor het beste instituut en ook zorgverzekeraars zullen vooral met gecertificeerde en geaccrediteerde instellingen overeenkomsten willen aangaan.

Bij certificatie toetst een onafhankelijke certificatie-instelling of (onderdelen binnen) producten of diensten van een zorginstelling voldoen aan vooraf vastgestelde normen en geeft hiervoor een certificaat of keurmerk uit. Deze normen zijn veelal in samenspraak met de zorgmarkt vastgesteld. Zo'n ISO- of HKZ-certificatie mag alleen worden toegekend door certificatie-instellingen (zoals organisatie- en adviesbureaus) die aan specifieke criteria voldoen of, zoals bij het bronzen en het PREZO-keurmerk, door één specifieke geaccrediteerde certificatie-instelling.

Bij accreditatie wordt door een onafhankelijke particuliere organisatie zoals het NIAZ beoordeeld of een zorginstelling competent is om de zorg te leveren die van haar verwacht wordt. Het gaat hierbij vooral om de wijze waarop het managementsysteem, het kwaliteitssysteem en de zorgprocessen in samenhang met elkaar georganiseerd zijn en niet om de kwaliteit van één specifieke dienst of medewerker.

Certificerende en accrediterende instanties beoordelen instituten door middel van een audit, waarbij het er naast het al dan niet verlenen van een keurmerk vooral om gaat een instelling een spiegel voor te houden, vast te stellen wat de sterke punten zijn en adviezen te geven voor verbeteringen in de organisatie. In Nederland is de Raad van Accreditatie de overkoepelende beoordelende instantie die accreditaties verleent aan de accrediterende en certificerende instellingen en hiermee borgt dat zij deskundig en objectief zijn.

De websites ▶www.jointcommissioninternational.org en ▶www.niaz.nl geven een goed beeld van waar certificatie en accreditatie in de zorg zich op richten.

Bij een visitatie gaat het veelal om een onderlinge toetsing door vergelijkbare instellingen of door vakgenoten aan de hand van criteria afkomstig van beroepsvereniging of landelijk geldende afspraken. Een visitatiecommissie geeft aanwijzingen voor verbeteringen van de kwaliteit van de zorgverlening en deze zullen leiden tot concrete verbeteracties. In de praktijk lopen de begrippen 'audit' en 'visitatie' vaak door elkaar.

In België inspecteert Zorginspectie de Vlaamse welzijns- en gezondheidsvoorzieningen. De kwaliteit van zorg die deze voorzieningen aanbieden aan hun gebruikers, patiënten of cliënten staat hierbij centraal. Zorginspectie maakt deel uit van het Departement Welzijn, Volksgezondheid en Gezin. In tegenstelling tot de inspectie van de Vlaamse overheid, kiezen ziekenhuizen zelf of ze zich wensen te accrediteren.

Ziekenhuizen in Nederland en Vlaanderen nemen zelf steeds meer initiatieven om hun kwaliteit transparant te maken. Soms door zelfontwikkelde integrale kwaliteitssystemen, maar ook door externe toetsing aan te vragen bij bijvoorbeeld de Joint Commission International (JCI) of het NIAZ. Sommige organisatie proberen een keurmerk via HKZ te verkrijgen; een ander internationaal kwaliteitssysteem is ISO9001.

29.5.3 Invloed van patiënten-, cliënten- en consumentenorganisaties

In Nederland en België zijn veel verschillende patiënten-, cliënten- en consumentenorganisaties actief die zich elk vanuit hun eigen belang, veelal gekoppeld aan een specifieke aandoening of groep van aandoeningen, inzetten voor hun leden op het gebied van belangenbehartiging, informatieverstrekking, voorlichting, lotgenotencontacten, zelfhulpgroepen en ook, bij de grotere verenigingen, onderzoek bevorderen. Lijsten met deze organisaties zijn onder andere te vinden op ▶www.patientenvereniging.startpagina.nl en ▶www.vlaamspatientenplatform.be. Naast hun algemene belangenbehartiging hebben deze verenigingen lokale en regionale afdelingen, waaraan een betrokkene kan deelnemen en ook zo zijn individuele belangen naar voren kan brengen. Op regionaal niveau verenigen groepen van patiënten-, cliënten- en consumentenorganisaties zich in regionale patiënten- en consumentenplatforms. In 2015 verscheen een onderzoek bij het NIVEL (Bouwman et al. 2015) waaruit blijkt dat patiëntenverenigingen volgens de burgers een belangrijke bron van informatie zijn voor het toezicht op de kwaliteit van zorg door in Inspectie voor de Gezondheidszorg.

Om op landelijk niveau aan kwaliteitsverbetering te werken bestaan er koepelorganisaties voor patiënten- en cliëntenorganisaties, die als sterke partijen de belangen behartigen vanuit de gebruikers van zorg. Zij nemen deel aan overleg met en tussen de overheid, ziektekosten of zorgverzekeraars en de zorginstellingen en zijn belangrijke onderhandelingspartners bij beslissingen over de zorg. Belangrijke koepels zijn de Chronisch zieken en Gehandicapten Raad Nederland (CG-Raad), de Nederlandse Patiënten Consumenten Federatie (NPCF) en het Vlaams Patiëntenplatform (VPP).

De CG-Raad richt zich op de collectieve belangen van mensen met een handicap of chronische ziekte zodat zij volwaardig mee kunnen doen aan het maatschappelijk leven. Hij vertegenwoordigt ruim 180 organisaties. Zijn invalshoek is breed en richt zich op alle terreinen van het maatschappelijk leven, zoals werk, inkomen, onderwijs, zorg, wonen en gelijke rechten. Naast het werk voor de collectieve belangen ondersteunt hij de aangesloten patiënten- en belangenorganisaties door onder andere het geven van informatie en het bieden van juridische hulp.

Ook het Vlaams Patiëntenplatform, met ruim honderd aangesloten organisaties, wil dat de patiënt een effectieve stem krijgt in het beleid en actief kan participeren in de uitbouw en organisatie van de gezondheidszorg. Het streeft naar zorg op maat voor de patiënt en zijn omgeving en richt zich onder andere op de algemene belangen van de patiënt, kaart problemen in de gezondheidszorg aan en vertegenwoordigt de patiënt op zowel Vlaams als federaal beleidsniveau.

> **Voorbeeld**
> Binnen de GGZ is het Landelijk Platform GGz dé koepel van, voor en door 19 cliënten- en familie-organisaties in de GGZ in Nederland die meer dan een miljoen Nederlanders vertegenwoordigt die jaarlijks een beroep doen op de GGZ. In België is er het Overleg platforms in de GGZ, met daarbinnen de diverse koepels in de GGZ.

De NPCF en VPP hebben als uitgangspunt dat patiënten en consumenten 'klanten' en ervaringsdeskundigen zijn. Juist zij hebben een opvatting over wat 'goede zorg' is. Ze werken eraan om deze opvatting maatgevend te laten zijn bij de beoordeling van de kwaliteit en doelmatigheid van zorg. Daarnaast proberen deze organisaties ertoe bij te dragen dat er in de praktijk ook echt 'goede zorg' wordt geleverd door te streven naar een zorgstelsel waar iedereen toegang heeft tot goede en vooral ook betaalbare zorg.

Het VPP focust zich in het bijzonder op het samenbrengen van patiëntenverenigingen, aankaarten en oplossen van noden en knelpunten, realiseren van vertegenwoordiging en inspraak en op het signaliseren, informeren en mee beslissen.

Naast de meer beleidsmatige activiteiten richt de NPCF zich ook op methoden voor kwaliteitsverbetering van de zorg, bekeken vanuit het oogpunt van de cliënt, waarvoor zij aan zorgaanbieders die zo'n traject doorlopen het label 'Door Cliënten Bekeken' verstrekt.

Een initiatief van de NPCF is ook de website ▶ www.ConsumentendeZorg.nl, waarop op allerlei manieren ervaringen van cliënten over verkregen zorg wordt verzameld. Deze informatie helpt cliënten en zorgconsumenten een sterke positie te geven ten opzichte van zorgorganisaties, en zorgorganisaties en ook de overheid kunnen hiermee hun zorg(beleid) verbeteren.

Landelijk onderzoek naar de kwaliteit van wonen, welzijn en zorg, zoals cliënten deze ervaren in onder andere de thuiszorg en in verpleeg- en verzorgingshuizen, wordt door de stichting Cliënt en Kwaliteit gedaan, in nauwe samenwerking met onderzoeksbureaus in de zorgsector. Deze stichting is een samenwerkingsverband van cliëntenorganisaties als NPCF, Landelijke Organisatie Cliëntenraden (LOC), Nederlandse Patiëntenvereniging (NPV), Chronisch zieken en Gehandicaptenraad (CG-raad) en de Landelijke Organisatie Decentrale Patientenplatforms (LOREP, thans Zorgbelang Nederland).

Meerdere organisaties houden zich op landelijk niveau bezig met de kwaliteit van zorg en hebben invloed op allerlei terreinen van beleid en organisatie van de gezondheidszorg. Een voorbeeld is het Kwaliteitsinstituut (Zorginstituut Nederland) dat zich richt op het verbeteren van de kwaliteit van de gezondheidszorg in Nederland. Ook heeft het Kwaliteitsinstituut de opdracht ervoor zorgen dat iedereen toegang heeft tot begrijpelijke en betrouwbare informatie over de kwaliteit van die geleverde zorg. Verder helpt het Kwaliteitsinstituut indien nodig partijen in de zorg (patiënten, zorgverleners en verzekeraars) om zich te kunnen verbeteren of afspraken moeten maken over wat goede zorg is in de vorm van een kwaliteitsstandaard (zie ▶ www.zorginstituutnederland.nl).

29.6 Discussie

'Quality is in the eye of the beholder.' Anders gezegd: kwaliteit dient heel veel doelen en geen cliënt is gelijk. Maar wat is de beste interventie voor de cliënt? De vraag is of men ooit tot een eensluidende uitspraak over kwaliteit in de zorg kan komen. Kun je kwaliteitsindicatoren voor een interventie op stellen waar alle betrokken partijen achter staan? Bestaat er een 'basiskwaliteit' waar alle zorg aan zou moeten voldoen? En in het bijzonder: heeft een cliënt wel een echte keuze in wat voor hem kwaliteit betekent?

Hoe breng je cliënten samen met de zorgaanbieders op een spoor? Waar voor cliënten hun tevredenheid over de geleverde kwaliteit centraal staat, gezien vanuit wat voor hen kwaliteit van leven is, zoals hun behoeften aan autonomie en eigen regie; hun levensperspectief in hun leefomgeving, lijkt met name deskundigheid en evidence, gevat in richtlijnen en protocollen, voor zorgaanbieders een parameter voor kwaliteit. Dit alles binnen het kader dat de zorgverzekeraars terecht scheppen om de schaarse middelen toch zo goed mogelijk in te zetten.

Deze zorgverzekeraars kopen in op bewezen kwaliteit, werkgevers huren kwaliteit in en cliënten willen kwaliteit ontvangen. Steeds meer wordt dan ook gevraagd de kwaliteit van de ergotherapie-interventies aan te tonen door middel van onderzoek naar de effectiviteit van ergotherapie. Onderzoek wint steeds meer aan belang en masteropleidingen en promotietrajecten bevorderen onderzoek en scholen ergotherapeuten in het doen van onderzoek. Maar voor wie is het rendabel om de kwaliteit van ergotherapie te verbeteren door middel van onderzoek? Welke partijen hebben de financiën en hebben belang bij welke soort resultaten van ergotherapeutisch onderzoek? Hoe kunnen (gepromoveerde) ergotherapeuten ook een onderzoeksbaan krijgen die gefinancierd wordt?

Het uitgangspunt van kwaliteitszorg is vooral het primaire proces: de relatie tussen de zorgverlener en de cliënt. In dit contact wordt de kwaliteit van de zorg bepaald en verbeterd. Kunnen de resultaten van onderzoek hier ook geïmplementeerd worden om de kwaliteit te verbeteren? Is het bijvoorbeeld niet zo dat we genoeg richtlijnen, protocollen en zorgstandaarden hebben? Zou het niet veel meer moeten gaan om gedragsverandering bij zorgverleners om cliëntgerichte kwaliteit te leveren?

Zoals de inleiding vermeldde, beschrijft dit hoofdstuk vooral aspecten van kwaliteitszorg binnen de gezondheidszorg, maar ook voor die ergotherapeuten die buiten de gezondheidszorg werken (genoemd zijn al projecten in achterstandswijken en vanuit buurtcentra) geldt de vraag hoe kwaliteit geborgd kan worden. Hoe realiseren zij dit samen met veel verschillende partners met verschillende belangen, waarbij ook andere wetten en andere financiële kaders gelden?

Digitale ondersteuning in de kwaliteitszorg is niet meer weg te denken. Maar wat is de betekenis van al die ICT-mogelijkheden in een specifieke zorgverlenende context voor de kwaliteit van leven? Is de kern van de kwaliteit van de zorg- en dienstverlening uiteindelijk niet vooral aandacht, betrokkenheid, goede voorlichting en goede zorg van mens tot mens?

29.7 Samenvatting

Het systematisch werken aan kwaliteit is een voortdurende uitdaging voor alle partijen op zowel micro-, meso- als macroniveau. De overheid heeft door wetgeving de kaders aangegeven en bepaalt in overleg met de zorgverzekeraars en zorginstellingen de financiële speelruimte. Naast economische motieven en objectieve gegevens uit onderzoek, staan de mening en de ervaring van de cliënt centraal, verwoord door cliëntenorganisaties, als het gaat om het beoordelen van de kwaliteit van de zorgverlening. Er ligt een levenslange uitdaging voor de ergotherapeut om door onder andere scholing, intervisie en supervisie te werken aan professionele deskundigheid en zo zijn kwaliteit optimaal te houden. Door opname in het kwaliteitsregister kan hij deze deskundigheid ook aan derden aantonen. Werken aan kwaliteit is een uitdaging voor afdelingen en teams. Zij kunnen hiervoor gebruik maken van diverse methodieken. Op instellingsniveau wordt steeds meer door kwaliteitsmedewerkers gewerkt met integrale kwaliteitssystemen om alle facetten van de zorgverlening goed aan te sturen. Door externe toetsing en certificering kunnen instellingen ook aantonen dat bij hen de kwaliteit van zorg op orde is.

Het is tevens een uitdaging voor een beroepsvereniging als Ergotherapie Nederland en het Vlaams Ergotherapieverbond en de opleidingen Ergotherapie om onderzoek te stimuleren en uit te voeren, beroepsbeoefenaars te stimuleren, evidence-based te werken, internationale kennis- en ervaringsuitwisseling te stimuleren, scholing te geven en samen te werken met cliëntenorganisaties.

Literatuur

AHRQ. (2016). *The six domains of health care quality*. Rockville MD: Agency for Healthcare Research and Quality. ▶http://www.ahrq.gov/professionals/quality-patient-safety/talkingquality/create/sixdomains.html, geraadpleegd december 2016.

Bekker, J. de (Red.). (2010). *Kwaliteitszorg en patiëntveiligheid*. Dwingeloo: Kavanah.

Bouwman, R., Reitsma, M., & Friele, R. (2015). *Burgerparticipatie bij het toezicht op de kwaliteit van Zorg*. NIVEL: Utrecht.

Foendoe Aubèl, G. (2014). *Kwaliteitszorg* (2e druk). Den Haag: Lemma.

Geusenbroek-Oskam, T. (2011). *Cliënten ervaren ergotherapie: Ontwikkeling van een kwali-teitsprocedure. Afstudeerproject*. Amsterdam: Opleiding Ergotherapie ASHP.

Grol, R., & Wensing, M. (2011). *Implementatie: Effectieve verbetering van de patiëntenzorg*. Amsterdam: Reed Business Information.

Hartingsveldt, M. J. van, Logister-Proost, I., & Kinébanian, A. (2010). *Beroepsprofiel ergotherapeut*. Utrecht: Ergotherapie Nederland/Boom Lemma.

Hollands, L. (2003). *Elementen van kwaliteitszorg*. Utrecht: Lemma.

Koornneef, S. (2011). Kwaliteitshandboek: Een format voor vrijgevestigde ergotherapiepraktij- ken. *Ergotherapie, 39*(5), 30–32.

Kuiper, C., Verhoef, J., Louw, D. de, & Cox, K. (Red.) (2008). *Evidence-based practice voor paramedici: Methodiek en toepassing*. Den Haag: Lemma.

Leeuw, M. de, Saenger, S., Vanlaerhoven, I., Vries-Uiterweerd, A. (2015). De Beroepscode en gedragsregels ergotherapeut. Utrecht: Ergotherapie Nederland.

Nathans, H. (2015). *Adviseur als tweede beroep. Resultaat bereiken als adviseur*. Alphen a/d Rijn: Kluwer.

NRV. (1986). Discussienota begrippenkader kwaliteit van beroepsuitoefening. Zoetermeer: Nationale Raad voor de Volksgezondheid.

Rapport Coördinatieplatform Zorgstandaarden. (2010). *Internet*. Den Haag: Coördinatieplat- form Zorgstandaarden. ▶http://www.zorgstandaarden.nl/, geraadpleegd oktober 2011.

Rubrech, J., & Stuyling de Lange, G. S. (2010). *Kwaliteit verbeteren in de zorg*. Pearson Education.

RVZ. (2010). *Gezondheid 2.0: U bent aan zet*. Advies aan de minister van Volksgezondheid, Welzijn en Sport. Den Haag: Raad voor de Volksgezondheid en Zorg. ▶http://rvz.net/uploads/docs/Advies_-_Gezondheid_20.pdf, geraadpleegd december 2011.

Staatsblad. (1997). *Besluit diëtist, ergotherapeut, logopedist, mondhygiënist, oefentherapeut, orthoptist en podo- therapeut*. pag. 523. ▶http://wetten.overheid.nl, geraadpleegd december 2011.

Swinkels, J. A. (2004). Doel van richtlijnontwikkeling. In W. J. J. Everdingen van al. (Red.), *Evidence-based richtlijnontwikkeling: Een leidraad voor de praktijk*. Houten: Bohn Stafleu van Loghum.

Verbeek, G. (2004). *Het spel van kwaliteit en zorg*. Maarssen: Elsevier gezondheidszorg.

Verhoef, J., & Zalmstra, A. (2013). *Beroepscompetenties Ergotherapie* (2e druk). Den Haag: Boom Lemma uitgevers.

Vries, de E. N., Ramrattan, M. A., Smorenburg, S. M., Gouma, D. J., & Boermeester, M. A. (2008). The incidence and nature of in-hospital adverse events: a systematic review. *Quality & Safety in Health Care; 17*(3): 216–223.

Wagner, C. (2011). Patiëntveiligheid. In H. Wollersheim (Red.), *Kwaliteit en veiligheid in patiëntzorg*. Houten: Bohn Stafleu van Loghum.

Wollersheim, H. (Red.). (2011). *Kwaliteit en veiligheid in patiëntzorg*. Houten: Bohn Stafleu van Loghum.

Kwaliteit en ergotherapie
▶ http://www.accreditatie.nu.
▶ www.ergotherapie.be.
▶ https://ergotherapie.nl.
▶ www.kwaliteitsregisterparamedici.nl.

Accreditatie en certificatie
▶ www.centrumklantervaringzorg.nl.
▶ www.hkz.nl.
▶ www.ink.nl.
▶ www.niaz.nl.
▶ http://www.perspekt.nu.
▶ www.rva.nl.

Kwaliteitsbevordering en onderzoek
▶ www.nivel.nl.
▶ http://www.zorginstituutnederland.nl/kwaliteit/.

Patiënten- en consumentenorganisaties
▶ http://www.centrumklantervaringzorg.nl.
▶ http://www.cg-raad.nl.
▶ http://www.health.belgium.be.
▶ http://www.loc.nl.
▶ http://www.npcf.nl.
▶ http://www.overlegplatformsggz.be.
▶ http://www.platformggz.nl.
▶ http://www.vlaamspatientenplatform.be.
▶ http://www.zonmw.nl/nl/programmas/programma-detail/patientveiligheid/resultaten/.

Toezicht, wet- en regelgeving
▶ www.zorgkwaliteit.be
▶ http://igz.nl.
▶ http://wetten.overheid.nl/zoeken/.
▶ www.bigregister.nl/registratie
▶ www.cbpweb.nl.
▶ www.health.belgium.be.
▶ www.kwaliteitsregisterparamedici.nl.
▶ https://www.nza.nl/.
▶ http://www.riziv.fgov.be/nl/Paginas/default.aspx.
▶ www.zorg-en-gezondheid.be.
▶ www.zorginspectie.be.
▶ www.zorgprotocollen.nl/protocollenindex.htm.

Ergotherapie en wetenschappelijk onderzoek

Maud Graff, Ton Satink en Esther Steultjens

30.1 Inleiding – 550

30.2 Wetenschappelijke domeinen – 550

30.3 Occupational science – 551
30.3.1 Occupational science en ergotherapieonderzoek – 551

30.4 Methoden van wetenschappelijk onderzoek – 553
30.4.1 Verschillende soorten onderzoek – 553

30.5 Het onderzoeksproces algemeen – 553

30.6 Model voor interventie ontwikkeling – 554
30.6.1 Preklinische fase – 554
30.6.2 Klinische fase 1: de modelvormende fase – 554
30.6.3 Klinische fase 2: de exploratieve fase: pilotonderzoek – 554
30.6.4 Klinische fase 3: gerandomiseerd gecontroleerd onderzoek (RCT) – 554
30.6.5 Klinische fase 4: implementatie – 555

30.7 Ethische aspecten van onderzoek – 555

30.8 Evidence-based practice – 555
30.8.1 Wat is *evidence-based practice*? – 555
30.8.2 De implementatie van *evidence-based practice* – 556

30.9 De kwaliteit van onderzoek – 556
30.9.1 Kwalitatief onderzoek – 556
30.9.2 Kwantitatief onderzoek – 556

30.10 Gebruik van wetenschappelijk onderzoek in de ergotherapie praktijk – 557

30.11 Samenvatting – 558

Literatuur – 558

© Bohn Stafleu van Loghum, onderdeel van Springer Media B.V. 2017
M. le Granse, M. van Hartingsveldt, A. Kinébanian (Red.), *Grondslagen van de ergotherapie*,
DOI 10.1007/978-90-368-1704-2_30

- **Ergotherapie en wetenschappelijk onderzoek**

> The whole science is nothing more than a refinement of everyday thinking (Albert Einstein 1879–1955)

Kernbegrippen
- Wetenschappelijk onderzoek.
- Occupational science.
- Onderzoeksproces.
- Kwalitatief onderzoek.
- Kwantitatief onderzoek.
- *Evidence-based practice.*

EDOMAH: ergotherapie bij ouderen met dementie en hun mantelzorgers aan huis

Op basis van kwalitatief onderzoek en literatuuronderzoek zijn de ervaringen en behoeften van dementerende ouderen en de mantelzorgers in kaart gebracht. Vervolgens is op basis van deze onderzoeken en op basis van kennis van experts over het dagelijks handelen (*occupational science*), zelfmanagement, begeleiden en leren van ouderen, EDOMAH ontwikkeld, een concept interventieprogramma gebaseerd op het Model Of Human Occupation (MOHO) en enkele andere theorieën. Dit interventieprogramma is in meerdere panelrondes voorgelegd aan mensen met dementie, mantelzorgers en deskundigen uit de praktijk en wetenschap en is onderzocht op kwaliteit en bruikbaarheid. Vervolgens is de interventie in de praktijk uitgetest en in een grote studie is gekeken naar de effectiviteit en kosteneffectiviteit van de interventie. De EDOMAH-interventie bleek zowel effectief als kosteneffectief. De gegevens uit de literatuurstudies, de effectstudie en de evaluatie van ervaringen met de interventie in de praktijk zijn vervolgens beschreven in de theoretische achtergronden, praktische voorbeelden, competenties, vaardigheden, tips, valkuilen en aanbevelingen in het boek over dit evidence-based programma. De ontwikkeling van en het onderzoek naar EDOMAH laat zien wat het belang van onderzoek is voor de cliënt, het cliëntsysteem en de ergotherapie (Graff et al. 2006, 2007, 2008, 2010).

30.1 Inleiding

Ergotherapie en onderzoek. Wat moet je er mee? De ontwikkeling van het beroep ergotherapie is continue in beweging. In eerdere hoofdstukken is vooral beschreven hoe ergotherapie in honderd jaar ontwikkeld is tot het beroep dat het nu is en welke kennis de grondslagen vormt voor de inhoud en toepassing van het beroep ergotherapie. Het wetenschappelijk onderzoek heeft in diezelfde honderd jaar ook een stevige ontwikkeling doorgemaakt. In dit hoofdstuk wordt uitgelegd wat het belang van wetenschappelijk onderzoek voor de ergotherapie en de ergotherapeut is, wat de belangrijkste methoden van wetenschappelijk onderzoek zijn zodat je als ergotherapeut een onderzoekende houding hebt, evidence-based kunt werken en mogelijk zelf onderzoek kunt uitvoeren. We bespreken eerst de relevante wetenschappelijke domeinen die belangrijk zijn voor de ontwikkeling van het beroep ergotherapie waaronder occupational science omdat occupational science het specifieke wetenschapsdomein van en voor de ergotherapie is. Ergotherapie als kennisdomein wordt namelijk gekenmerkt door de interacties die er tussen alle variabelen van het dagelijks handelen bestaan en op welke wijze deze beïnvloed kunnen worden om tot optimaal handelen, gezondheid en welbevinden te komen. Daarna komen voor de verschillende wetenschappelijke methoden aan bod welke stappen je in een onderzoeksproject volgt om van onderzoeksvraag naar een onderzoeksrapport of artikel te komen.

30.2 Wetenschappelijke domeinen

De wetenschap is in algemene zin gericht op het beschrijven, begrijpen, verklaren, onderbouwen en voorspellen van aspecten die zich voordoen in zeer uiteenlopende fenomenen en maakt hierbij gebruik van duidelijk afgesproken wetenschappelijke methoden. Doordat er zeer veel verschillende fenomenen zijn is de wetenschap opgedeeld in drie grote gebieden, de alfa-, bèta- en gammawetenschappen. Onder de alfawetenschappen vallen filosofie, taal- en levenswetenschappen, onder bèta vallen de technische en onder gamma de menswetenschappen zoals psychologie, sociologie en geneeskunde. Binnen die drie grote gebieden zijn in de afgelopen honderd jaar veel subdisciplines ontstaan, binnen de psychologie bijvoorbeeld neuropsychologie, ontwikkelingspsychologie, gezondheidspsychologie, arbeidspsychologie enzovoort, die allemaal hun eigen specifieke wetenschappelijke methoden ontwikkeld hebben.

Occupational science is het wetenschapsgebied van de ergotherapie en zal in dit hoofdstuk nader worden toegelicht. De ergotherapie maakt veel gebruik van kennis uit andere wetenschapsgebieden, vooral de gammawetenschappen, maar ook filosofie en techniek.

Vaak wordt binnen wetenschappelijk onderzoek onderscheid gemaakt tussen praktijkgericht en fundamenteel onderzoek. Praktijkgericht onderzoek kenmerkt zich door het feit dat het onderzoek altijd voor de praktijk wordt uitgevoerd. Het onderzoeksproces wijkt over het algemeen echter niet af van het proces dat wordt gevolgd voor fundamenteel onderzoek.

Fundamenteel onderzoek leidt tot een situatie waarbij je kunt spreken van het beter kennen van een fenomeen. 'Beter kennen' is een belangrijke voorwaarde voor 'beter kunnen'. Binnen deze onderzoekstraditie worden nieuwe theorieën ontwikkeld. Binnen de ergotherapie richt het fundamenteel onderzoek zich op de vraag hoe gezondheid en dagelijks handelen samenhangen bij de mens (Law et al. 1998). Dit onderzoek gebeurt binnen het onderzoeksgebied *occupational science* (zie ▶ par. 30.4.1).

'Beter kunnen' is het onderwerp van toegepast of praktijkgericht onderzoek. Toegepast onderzoek wil oplossingen aandragen voor praktische problemen waarmee mensen in de omgeving worden geconfronteerd. Voor de ergotherapie betreft dit bijvoorbeeld onderzoek gericht op welke diagnostisch instrumenten het meest geschikt zijn of welke interventie het meest effectief is voor bepaalde cliëntengroepen. Bijvoorbeeld het onderzoek naar de schrijfvaardigheden van kinderen en het ontwikkelen en evalueren van het diagnostisch instrument de WRITIC (Hartingsveldt et al. 2014a, b, 2015) of het ontwikkelen en evalueren van ergotherapie interventies bij mensen met de ziekte van Parkinson (Sturkenboom et al. 2008, 2014).

30.3 Occupational science

Occupational science is een discipline in de sociale wetenschappen die de complexiteit van het handelen in relatie tot de ervaren gezondheid en welzijn onderzoekt. Men bestudeert het dagelijks leven en de betekenis die mensen geven aan hun leven door het dagelijks handelen (Yerxa 1990; Clark et al. 1991; Zemke en Clark 1996; Pierce 2014). Diverse onderzoeken uit de *occupational science* hebben inmiddels theorieën en modellen opgeleverd over het kernbegrip, dagelijks handelen, en de toepassing daarvan in de ergotherapie. Natuurlijk kun je je afvragen: waarom heb ik al die theorie nodig als ergotherapeut? Kan ik niet direct aan de slag met mijn cliënten want die willen graag iets gaan doen? Natuurlijk kun je snel aan de slag, maar stel je eens voor, waar zou een arts zijn zonder enige kennis van het menselijk lichaam en factoren die de gezondheid van mensen bevordert? Zo ook kun je stellen dat *occupational science* ons kennis geeft over het mensen handelen en participatie waardoor we mensen beter kunnen begeleiden in het behouden of stimuleren van het handelen en participatie in de eigen leefomgeving. Binnen de occupational science staan vragen centraal zoals de volgende.

- Wat is dagelijks handelen en participatie?
- Hoe voeren mensen dagelijkse activiteiten uit en hoe participeren zij in de samenleving?
- Hoe ervaren mensen het dagelijks handelen?
- Wat is de relatie tussen dagelijks handelen en gezondheid en welbevinden?
- Welke factoren beïnvloeden het dagelijks handelen van de mens?

De eerste documenten waarin wordt gepleit voor occupational science stammen uit het begin van de jaren negentig (Christiansen en Townsend 2011). Inmiddels is *occupational science* een gevestigde wetenschappelijke discipline met een tijdschrift (*Journal of Occupational Science*), congressen en de International Society for Occupational Science. ▶ www.isoccsci.org.

De kennis uit *occupational science* wordt door ergotherapeuten gebruikt om de kern van hun beroep te onderbouwen (Pierce 2014; Nayar en Stanley 2015). Occupational science verscherpt onze zienswijze als ergotherapeuten (Kumas-Tan en Townsend 2003). Zo komen veel bronnen die gebruikt zijn voor de beschrijving van het kerndomein van de ergotherapie (▶ H. 2) voort uit onderzoek binnen *occupational science*. Daarnaast geven de inzichten uit deze onderzoeken ook richting aan ons beroep, door het beschrijven van begrippen als *occupation*, *occupational participation* en bijvoorbeeld *doing, being, becoming* en *belonging* (Wilcock en Hocking 2015), *occupational justice* (Townsend en Polatajko 2013) en *occupational deprivation* (Wilcock 1998, 2006; Whiteford en Wright-St Clair 2004).

Tabel 30.1 Occupational science en ergotherapie. Vertaald en aangepast naar Forwell (2008)

occupational science	ergotherapieonderzoek
– wetenschap – wetenschappelijke discipline – onderzoekers met diverse achtergronden – onderzoekers bestuderen het dagelijks handelen in relatie tot gezondheid en welbevinden	– praktijk – professie – ergotherapeuten
– uitkomsten van onderzoek geven meer inzicht in het dagelijks handelen	– therapeuten gebruiken dagelijkse activiteiten in de therapie
– uitkomsten van onderzoek informeren de (ergotherapeutische) praktijk	– uitkomsten van onderzoek worden toegepast in de ergotherapeutische praktijk

30.3.1 Occupational science en ergotherapieonderzoek

Er is een overlap in de doelstelling van *occupational* science, ergotherapie en ergotherapeutisch wetenschappelijk onderzoek. *Occupational science* heeft als belangrijk doel het onderzoeken van de betekenis van het handelen in het dagelijks leven, terwijl de doelstelling van ergotherapie is om mensen te begeleiden in het behouden of vergroten van het handelen en participeren in het dagelijks leven, en heeft ergotherapieonderzoek als doel te onderzoeken hoe dit het beste gedaan kan worden en te evalueren of dit ook werkt in de praktijk (Nayar en Stanley 2015). In de praktijk zijn *occupational science*, ergotherapie en ergotherapieonderzoek onlosmakelijk met elkaar verbonden. In de ergotherapeutische praktijk wordt kennis uit *occupational science* en ergotherapieonderzoek toegepast en anderzijds worden vraagstukken uit de ergotherapeutische praktijk binnen *occupational science* en ergotherapieonderzoek nader onderzocht (zie tab. 30.1).

Occupational science beperkt zich niet alleen tot het onderzoeken van occupation in relatie tot gezondheid en welbevinden. *Occupational scientists* bestuderen ook het dagelijks handelen om de volledige reikwijdte van het handelen in relatie tot de impact op mens en maatschappij te exploreren. Zo wordt ook onderzocht hoe het dagelijks handelen van mensen kan bijdragen aan een gezonde samenleving. Begrippen als *occupational justice* (het recht op dagelijks handelen) en *occupational alienation* (het gevoel van vervreemding in het werk of andere bezigheden) komen hier aan de orde. De uitkomsten van deze onderzoeken kunnen nuttig zijn voor ergotherapeuten die in de wijk werken en bijvoorbeeld groepen mensen willen begeleiden in het ontplooien van het dagelijks handelen. Om de waarde van *occupational science* te laten zien, zullen enkele voorbeelden worden gegeven waarbij de vertaalslag naar de praktijk wordt gemaakt.

Box 30.1

Voorbeelden van onderzoek uit occupational science

Het voert te ver om alle onderzoeken uit het wetenschapsgebied *occupational science* hier te beschrijven. Een enkele studie willen we hier noemen om aan te geven wat de waarde van deze onderzoeken is.

- Zo onderzocht Debby Rudman (1997) hoe het dagelijks handelen mensen ondersteunt en het mogelijk maakt om zich zelf te ontwikkelen en te laten zien. In een latere publicatie laat Laliberte-Rudman (2002) zien hoe het dagelijks handelen van mensen gerelateerd is aan de identiteit van mensen.
- Een ander voorbeeld is het werk van Dennis Persson en Hans Jonsson (2009) die hebben onderzocht wat de ervaringen van mensen waren tijdens het uitvoeren van activiteiten. Op basis van het onderzoek laten zij zien dat men naast de traditionele indeling van activiteiten ook kan kijken naar ervaringen tijdens activiteiten (zie ook ►H. 2).
- Een recenter voorbeeld is het werk van Fenna van Nes (2013) die onderzoek heeft gedaan onder ouderen en heeft onderzocht welke activiteiten men samen deed en wat hierin veranderde naarmate men ouder werd. Van Nes gaat in op het begrip *co-occupation* en geeft aan hoe ergotherapeuten vanuit dit concept kunnen kijken naar mensen die dagelijkse activiteiten uitvoeren. Men doet dit niet altijd alleen, maar er zijn ook *occupations* die men samen met anderen uitvoert.
- Een laatste voorbeeld is het werk van onder andere Townsend en Wilcock (2004a, b) die onderzoek hebben gedaan naar en *position papers* hebben geschreven over *occupational justice*. *Occupational justice* gaat ervan uit dat ieder individu recht zou moeten hebben op het uitvoeren van betekenisvolle activiteiten. De invloed van dit werk is onder anderen dat ergotherapeuten handvatten (*occupational justice framework*) en uitgangspunten hebben gekregen waarmee zij naar het dagelijks handelen kunnen kijken.

Zoals beschreven in ►box 30.1, geven onderzoeken in het domein van *occupational science* ergotherapeuten inzicht in het dagelijks handelen van de mens. Deze kennis passen we toe tijdens het ergotherapeutisch proces met onze cliënten. Zo weten ergotherapeuten hoe belangrijk het uitvoeren van dagelijkse activiteiten voor mensen is, en dit aspect wordt gebruikt tijdens het proces van oriëntatie en formulering van doelen van de cliënt. Tevens gebruikt de ergotherapeut de inzichten met betrekking tot het dagelijks handelen om een optimale omgeving te creëren (handelingscontext) waardoor cliënten tot het uitvoeren van activiteiten worden uitgenodigd. Pierce (2003) spreekt in dit geval van *the designer of therapeutically powerful occupations*. Wanneer ergotherapeuten de cliënt een optimale handelingsomgeving aanbieden, komt een proces op gang van doen, ervaren, reflecteren en, waar nodig en mogelijk, veranderen (Satink 2016) (zie ook ►H. 2).

Box 30.2

Een onderzoekende houding: aan de slag als occupational scientist

Kijken naar het dagelijks handelen van mensen vanuit de kennis uit *occupational science* verscherpt jouw zienswijze als ergotherapeut (Kumas-Tan 2003). Je kunt daar nu al mee starten, en wel door te beginnen met het kijken naar jouw eigen dagelijks handelen! Je bent dan bezig met *occupational science* op microniveau en onderzoekt het handelen in het dagelijks leven. Er zijn veel vragen die je kunt onderzoeken. Voorbeelden:

- Wat betekent het dagelijks handelen voor mij?
- Wanneer voer ik activiteiten uit, hoe lang doe ik iets en wat doet dat met mijn vermoeidheid?
- Met wie voer ik activiteiten uit?

De betekenis van het dagelijks handelen kun je in kaart te brengen op verschillende manieren. Een manier waarmee je meer kwantitatieve gegevens verzamelt, is de Interesselijst van Kielhofner (2008), gebaseerd op het Model Of Human Occupation (MOHO). Hierbij geef je een score van 1–5 aan de betekenis van de diverse activiteiten die je doet. Kwalitatieve gegevens over de betekenis van het dagelijks handelen kun je verzamelen wanneer je bijvoorbeeld een dagboek bijhoudt. Je iedere dag een korte reflectie kunnen schrijven over de dingen die je hebt gedaan, en na verloop van tijd kun je deze reflecties gaan analyseren.

Vragen als: 'Wanneer voer ik activiteiten uit, hoe lang doe ik iets en wat doet dat met mijn vermoeidheid?' kun je onderzoeken met bijvoorbeeld de Activiteitenweger.
►www.meandermc.nl. De Activiteitenweger is te downloaden als app. Na een korte bestudering van de app kun je voor jezelf een aantal dagen bijhouden wat je doet, hoe lang je dat doet en hoe vermoeid je bent. Tevens kun je aangeven wat de betekenis is van de activiteiten die je doet. Na enkele dagen kun je gaan analyseren hoe je activiteitenpatroon eruitziet en waar bijvoorbeeld piekmomenten liggen als het gaat om vermoeidheid.

Een andere manier van analyseren van het dagelijks handelen is bijvoorbeeld in kaart brengen wat je doet, met wie je iets doet, en waar je iets doet. Dit geeft je inzicht in de sociale aspecten van het handelen, namelijk de mensen met wie je iets doet en de sociale omgeving waarin je iets doet. Wanneer je je eigen dagelijks handelen (enigszins) in kaart hebt gebracht, lees dan nog eens gedeelten uit ►H. 2. Hiermee zul je je handelen beter gaan begrijpen en herkennen.

Vervolgens kun je ook naar het dagelijks handelen van andere mensen gaan kijken. Hierbij kun je dezelfde vragen stellen of nieuwe vragen formuleren. Je kunt kijken naar mensen in het algemeen, maar je kunt ook het dagelijks handelen van specifieke groepen gaan bekijken. Bijvoorbeeld:

- Wat betekent het handelen voor de teamgenoten van mijn handbal team?
- Hoe ziet de indeling van ons weekend er uit? Wat doen we, hoe laat, waar, en waarom?

Door constant vragen te stellen over het dagelijks handelen van je zelf en anderen krijg je steeds meer inzicht in de factoren die van belang zijn voor het handelen. Deze kennis helpt je om te begrijpen wat het dagelijks handelen voor anderen betekent, of, wat het betekent om minder of niet meer zo te kunnen handelen zoals je dat gewend was.
In dit kader zou je bijvoorbeeld een interview kunnen houden met je opa of oma omtrent de vraag hoe het ouder worden het uitvoeren van activiteiten heeft beïnvloed. Doen zij alles nog steeds op dezelfde manier? Of ervaren zij dat bepaalde activiteiten niet meer zo goed gaan, of hebben ze deze aangepast? Hoe kijken zij tegen tijd aan en de verdeling van activiteiten over een dag? Wat is nu belangrijk voor hen geworden? Hebben ze besloten bepaalde activiteiten niet meer uit te voeren, en wat betekent dat dan voor hen?
Door op microniveau bezig te zijn met het onderzoeken van het dagelijks handelen zul je het handelen beter gaan begrijpen. Als ergotherapeut gebruik je deze kennis in de contacten met (potentiële) cliënten. Kennis over het dagelijks handelen helpt jou de ervaringen van mensen die beperkt zijn in het uitvoeren van activiteiten beter te begrijpen. Wanneer je kijkt vanuit het perspectief van het dagelijks handelen, dan begrijp je wanneer zij door een chronische ziekte niet meer alle betekenisvolle activiteiten kunnen uitvoeren; wanneer zij door pijn en vermoeidheid hun handelingspatroon moeten aanpassen, of bijvoorbeeld wat het betekent wanneer mensen op een plaats wonen waar zij niet in vrijheid hun activiteiten kunnen uitvoeren.

Box 30.3

Stromingen in onderzoeksland
- Onderzoekers binnen de empirisch-analytische stroming willen graag zo objectief mogelijk onderzoek uitvoeren en de onderzoekssituatie zo veel mogelijk beheersen. Alle processen in het onderzoek worden rationeel, logisch en verstandelijk beredeneerd. Onderzoekers die een empirisch-analytisch onderzoek uitvoeren gaan uit van de feiten. In principe neemt de onderzoeker een positie in 'buiten de onderzoekspraktijk'. Empirisch-analytische onderzoeken zijn kwantitatief van aard.
- Onderzoekers die een interpretatief onderzoek uitvoeren, zijn meer geïnteresseerd in ervaringen van personen en achterliggende ideeën. Het onderzoek richt zich veel meer op interpretatie, de uitleg die personen geven aan een situatie. De positie van de onderzoeker is niet per definitie 'buiten de onderzoekspraktijk', het kan voorkomen dat onderzoekers onderdeel worden van de praktijk om op die manier zo veel mogelijk 'van binnenuit' ervaringen en meningen van personen of groepen te beschrijven. Deze onderzoeken zijn over het algemeen kwalitatief van aard.
- Kritisch-emancipatorisch onderzoek heeft als uitgangspunt dat de onderzoekers betrokken zijn bij de samenleving, de samenleving kritisch bekijken evenals de resultaten van het onderzoek. Doel van deze stroming is het bevorderen van de emancipatie van groepen, bijvoorbeeld het verbeteren van de positie van cliënten. Kritisch-emancipatorische onderzoeken zijn niet uitgesproken kwantitatief of kwalitatief, maar hebben meestal een combinatie van onderzoeksmethoden. Deze vorm van onderzoek wordt ook actieonderzoek of handelingsonderzoek genoemd (Verhoeven 2005).

30.4 Methoden van wetenschappelijk onderzoek

30.4.1 Verschillende soorten onderzoek

De onderzoeksvragen die met een specifieke methode uitgezocht worden, komen meestal voort uit een vraagstuk in de praktijk. Dat kan gaan over fundamentele onderliggende aspecten van de interventie of over de betrouwbaarheid en validiteit van instrumenten om functioneren in kaart te brengen of over de evaluatie van interventies waaronder het effect dat de interventie heeft op de cliënt. Bij het doen van onderzoek is de onderzoeksvraag leidend voor de keuze van je onderzoekstrategie en methode, welke ook weer gerelateerd kunnen worden aan wetenschappelijke stromingen. (Zie voor beschrijving kwalitatieve en kwantitatieve onderzoeksmethoden ▶par. 30.9.) De drie stromingen worden uitgelegd in ▶box 30.3.

30.5 Het onderzoeksproces algemeen

Het onderzoeksproces start met het beschrijven van een probleem op basis van kennis of ontbrekende kennis over fenomenen. Hierbij worden de belangrijke variabelen (de verschillende elementen) en hun veronderstelde onderlinge relaties eenduidig en herkenbaar beschreven. Deze beschrijving is vaak een introductie op het onderzoek en leidt tot een vraagstelling of afhankelijk van het type onderzoek een hypothese. Vervolgens wordt een werkwijze gekozen waarop de vraagstelling te beantwoorden is of de hypothese te toetsen valt. De resultaten van deze aanpak worden vervolgens vertaald in een antwoord op de probleemstelling. Er is meer inzicht gekomen in een onderdeel van het probleem.

> **Box 30.4**
>
> **Fasen in een onderzoeksproces en herkenbaarheid in artikelen**
>
> In een wetenschappelijk onderzoek zijn de volgende *fasen* te onderscheiden:
> - probleemstelling;
> - vraagstelling;
> - keuze van de onderzoeksstrategie;
> - verwerven van gegevens (dataverzameling);
> - verwerken van gegevens (data-analyse);
> - discussie en conclusie;
> - betekenis voor de praktijk.
>
> De fasen van het onderzoek zijn te herkennen in wetenschappelijke artikelen:
> - in de inleiding worden de probleemstelling en de vraagstelling uitgelegd;
> - in de methodenparagraaf wordt vervolgens beschreven hoe het onderzoek is opgezet en uitgevoerd, en wordt het proces van gegevens verzamelen en analyseren beschreven;
> - in de resultatenparagraaf worden de gevonden uitkomsten beschreven;
> - in de beschouwing of discussie worden de conclusies beschreven en worden deze in een breder perspectief geplaatst. Vaak wordt dan zowel aangegeven wat de conclusies betekenen voor de praktijk als welke wetenschappelijke vragen in de toekomst uitgezocht moeten worden.

30.6 Model voor interventie ontwikkeling

Het Medical Research Council Model (MRC-model) wordt gebruikt bij het ontwikkelen, evalueren en implementeren van (complexe) interventies en is dus heel goed bruikbaar in het ergotherapieonderzoek. Het goede van het MRC-model is dat het je als onderzoeker houvast geeft welk soort vragen in de verschillende fasen te onderzoeken om de interventie stap voor stap op een methodisch gedegen en wetenschappelijke manier verder te ontwikkelen, evalueren of implementeren.

30.6.1 Preklinische fase

Doel van deze fase is het theoretisch goed onderzoeken en beschrijven van een concept, bijvoorbeeld dagelijks handelen of participatie, het theoretisch onderbouwen van interventies op dit gebied en van het effect dat interventies zouden kunnen hebben. Voor ergotherapie wordt gezocht naar antwoorden op vragen als: (1) wat is er bekend over participatie ten aanzien van deze specifieke cliëntgroep; (2) welke kennis in de literatuur draagt bij aan het verbeteren of behouden van participatie en welke praktijkkennis is er op dit gebied; (3) zijn er naast participatie ook andere mogelijk relevante effecten van ergotherapie bij deze doelgroep, zoals welbevinden of eigen effectiviteit; (4) welke interacties zijn bekend, bijvoorbeeld welke omgevingsaspecten beïnvloeden herstel van participatie na een CVA?

30.6.2 Klinische fase 1: de modelvormende fase

De volgende fase is de modelvormende fase, waarin met name kwalitatief onderzoek wordt uitgevoerd. Doel is om de interventie verder vorm te geven, de bruikbaarheid en geschiktheid van de interventie te onderzoeken en de meest succesvolle componenten van de interventie vast te stellen. De conceptinterventie wordt daarvoor in de praktijk, de 'real life setting' uitgevoerd en kwalitatief geëvalueerd. Onderzoeksvragen die in deze fase relevant zijn: (1) wat vindt de doelgroep (zowel cliënten en hun sociaal netwerk als professionals) van de inhoud van deze interventie; (2) wat denken zij van de bruikbaarheid van deze interventie in de praktijk; (3) hoe ervaren zij de toepassing van de interventie in de praktijk; (4) wat zijn volgens hen de meest succesvolle componenten na toepassing van de interventie; (5) wat zou er anders/verbeterd moeten, zowel qua inhoud als toepassing van de interventie?

30.6.3 Klinische fase 2: de exploratieve fase: pilotonderzoek

Het doel van deze fase is om de geschiktheid van de interventie vast te stellen en een mogelijk geschikt onderzoeksprotocol voor effectevaluatie vast te stellen. De volgende onderzoeksvragen worden beantwoord in deze fase: (1) hoe geschikt is deze ergotherapie-interventie in de praktijk; (2) welke meetinstrumenten zijn geschikt om de uitkomstmaten (bijvoorbeeld participatie of welbevinden) te meten waarmee de effectiviteit van deze persoonsgerichte interventie zal worden vastgesteld en zijn de meetinstrumenten gevoelig voor verandering bij deze doelgroep, voor de duur van de geplande interventie en follow-upperiode; (3) is het onderzoeksdesign geschikt als we kijken naar de toewijzing of het verkrijgen van cliënten voor het onderzoek, hoe verliepen werving en inclusie (criteria), wat was de belasting voor de cliënt en andere deelnemers, kunnen er mogelijk subgroepen worden vastgesteld?

30.6.4 Klinische fase 3: gerandomiseerd gecontroleerd onderzoek (RCT)

In deze fase wordt bij een grote groep mensen de effectiviteit van de interventie vastgesteld, door een groep die wel de interventie ontvangt te vergelijken met een controlegroep die de interventie (nog) niet krijgt. De controlegroep ontvangt dan ofwel de gebruikelijke zorg (wachtlijstgroep) of een controle-interventie. In deze fase worden kwantitatieve en kwalitatieve onderzoeksmethoden gecombineerd om de onderzoeksvragen te beantwoorden (*mixed methods*). Voorafgaand aan de interventie worden metingen uitgevoerd met om de kenmerken van de groep te beschrijven. Vervolgens worden op verschillende tijdstippen metingen uitgevoerd op de uitkomstmaten (bijvoorbeeld voorafgaand, na afloop van de interventie en aan het eind van de follow-upperiode). Daarnaast wordt een procesevaluatie uitgevoerd om zo veel mogelijk gegevens vast te leggen over het proces van uitvoering van de interventie en welke factoren mogelijk in positieve of negatieve zin van invloed kunnen zijn op de uitvoering en het effect van de interventie.

De volgende vragen wil je met een parallel aan de RCT uitgevoerde procesevaluatie beantwoorden. (1) Welke kenmerken van de doelgroep en stakeholders beïnvloeden mogelijk de uitvoering, de implementatie of het effect van de interventie op het niveau van de cliënt, de professional, de organisatie? Deze informatie is van belang om inzicht te krijgen in hun invloed op het effect maar ook aan welke belangrijke voorwaarden voor toekomstige implementatie men in de praktijk rekening zou moeten houden. (2) Welke interventiedosis, keuzes en aanpassingen op maat worden in de praktijk toegepast en zijn deze in positieve of negatieve zin van invloed het effect van de interventie (3) In welke zin heeft de context waar de interventie werd uitgevoerd invloed op het succes en effect van de interventie?

30.6.5 Klinische fase 4: implementatie

Wanneer interventies ontwikkeld worden en de effectiviteit vastgesteld is, is het belangrijk dat de interventie ook toegepast wordt in de praktijk bij cliënten die daar baat bij hebben. Dit geldt voor de ergotherapie voor de thuisbehandeling van mensen met Parkinson (Sturkenboom et al. 2014, a, b; Sturkenboom en Steultjens 2016) voor mensen met dementie (Graff et al. 2006, 2007, 2008) en voor specifieke interventies zoals de apraxierichtlijn (Heugten et al. 1998; Donkervoort 2002). Het toepassen van nieuwe interventies is niet gemakkelijk. Implementatie van nieuwe kennis vraagt de nodige inspanning van zowel de individuele ergotherapeut als van de beroepsgroep als geheel. Onderzoek kan ook in deze fase ondersteunend zijn. Implementatieonderzoek kent vele vormen. Binnen het MRC-model, dat zijn oorsprong heeft in het medisch domein, wordt dit ingevuld als gecontroleerd onderzoek naar het effect van implementatiemethodieken.

Voor de EDOMAH-interventie is dit type onderzoek gebruikt. Het toont aan dat implementatie van een complexe interventie een uitgebreide, langdurige en op meerdere factoren gerichte aanpak vraagt aangepast aan en flexibel ingezet in de specifieke contexten waarin ergotherapeuten de interventie gaan gebruiken (Döpp 2015).

30.7 Ethische aspecten van onderzoek

Bij het uitvoeren van onderzoek is het belangrijk goed na te denken over de ethische aspecten van zo'n onderzoek. De te onderzoeken personen bevinden zich vaak in een kwetsbare positie. Andriessen en collega's (2010) schrijven uitgebreid over de ethische aspecten van mensgebonden onderzoek.

Om te waarborgen dat zorgvuldig met de onderzochte personen wordt omgegaan worden vrijwel alle onderzoeken door een ethische commissie (Commissie Mensgebonden Onderzoek) beoordeeld voordat het onderzoek mag worden uitgevoerd. Hiertoe dient de onderzoeker een aanvraag in bij zo'n commissie. In zo'n aanvraag wordt op zijn minst aangegeven:
- de wijze waarop de onderzochte persoon zal worden ingelicht over het onderzoek en de eventuele risico's;
- dat alle gegevens anoniem verwerkt zullen worden;
- dat de gegevens verwijderd worden na verloop van tijd;
- dat de persoon zich altijd kan terugtrekken uit een onderzoek zonder gevolgen voor zijn behandeling;
- dat de persoon gevraagd zal worden een *informed consent* met alle gegevens over het onderzoek te ondertekenen, waarmee hij zijn toestemming voor het meedoen met het onderzoek geeft;

Voordat je begint aan een onderzoek, is het goed je te oriënteren op de procedures van de lokale (ziekenhuis of hogeschool) en regionale ethische commissies.

30.8 Evidence-based practice

Wetenschappelijk onderzoek en *evidence-based practice* (EBP) zijn niet hetzelfde. Wetenschappelijk onderzoek heeft als doel het genereren van kennis, terwijl EBP tot doel heeft het toepassen van kennis uit onderzoek in de besluitvorming over de behandeling. Vragen die je altijd aan jezelf kunt stellen zijn bijvoorbeeld: wat betekenen de resultaten van wetenschappelijk onderzoek voor wat ik doe in de praktijk? Kan ik sommige dingen anders gaan doen of niet meer doen? Kan ik nieuwe technieken gaan uitproberen? Hier raakt wetenschappelijk onderzoek en EBP aan de professionalisering van het vak.

EBP is een onderdeel en vooral een methode die gericht is op het zoeken, selecteren en gebruiken van wetenschappelijke kennis ten behoeve van de gezamenlijke besluitvorming in de beroepspraktijk.

30.8.1 Wat is *evidence-based practice*?

EBP wordt gedefinieerd als het gewetensvol, expliciet en oordeelkundig gebruik van het huidige beste bewijsmateriaal om gezamenlijk beslissingen te nemen met cliënten en hun sociale systeem. De praktijk van EBP impliceert het integreren van individuele klinische expertise van de therapeut met het beste externe bewijsmateriaal dat vanuit wetenschappelijk onderzoek beschikbaar is en de voorkeuren, wensen en verwachtingen van de cliënt en diens naasten (Scholten et al. 2013).

In de huidige opvattingen over EBP worden de beschikbare evidence, de aanwezige klinische expertise en de kennis en ervaring en wensen, verwachtingen en voorkeuren van de cliënt en alle andere betrokkenen even zwaar meegewogen in de uiteindelijke gezamenlijke beslissing over de interventie. Een evidence-based ergotherapeut kent de vijf stappen van EBP (zie ▶box 30.5) en kan dat proces systematisch doorlopen zoals beschreven in *Evidence-based practice voor paramedici* (Kuiper en Verhoef 2016).

> **Box 30.5**
>
> **De vijf stappen van EBP**
> 1. Formuleren van een beantwoordbare vraag.
> 2. Zoeken van *best evidence* om de vraag te beantwoorden.
> 3. Beoordelen van gevonden literatuur op validiteit en toepasbaarheid.
> 4. Bevindingen in de praktijk toepassen.
> 5. Evaluatie van veranderingen in de praktijk.

30.8.2 De implementatie van *evidence-based practice*

In het onderzoek van Döpp en collega's (2012) naar de implementatiegraad van EBP onder Nederlandse ergotherapeuten wordt beschreven dat ergotherapeuten vooral het beoordelen van wetenschappelijke literatuur als zeer ingewikkeld ervaren. Het bepalen van de juistheid van de onderzoeksresultaten (interne validiteit van het onderzoek) wordt gezien als de grootste barrière voor het implementeren van EBP. Scholing hierin is dan ook van groot belang. Dit probleem wordt deels ook opgevangen door de evidence-based ergotherapierichtlijnen die er voor verschillende doelgroepen bestaan. In zo'n richtlijn is het proces van EBP al doorlopen door een groep ergotherapeuten, onderzoekers en vertegenwoordigers van cliënten. Een richtlijn is een beschrijving van de *best evidence* die er ten aanzien van de behandeling en begeleiding van een bepaalde doelgroep voorhanden is. Hierin worden aanbevelingen gedaan hoe de evidentie een bijdrage kan leveren aan toepassing in de praktijk. Er zijn inmiddels ergotherapierichtlijnen voor mensen na een CVA, voor mensen met klachten van vermoeidheid door een neurologische aandoening, voor valpreventie, voor mensen met Parkinson of MS, en voor ouderen met dementie en hun mantelzorgers (Evenhuis et al. 2012). Daarnaast zijn er ook veel multidisciplinaire richtlijnen die aanbevelingen doen die relevant zijn voor de ergotherapeut.

30.9 De kwaliteit van onderzoek

Een goed onderzoek voldoet aan bepaalde kwaliteitseisen. Deze eisen zijn in de loop der jaren geformuleerd door wetenschappers en zijn in diverse wetenschappelijke publicaties beschreven. Bij het plannen van een onderzoek zal de onderzoeker dan ook aan de hand van deze criteria kritisch kijken naar het uit te voeren onderzoek. In de publicatie die verschijnt nadat het onderzoek is afgerond, legt de onderzoeker aan de hand van die criteria, zoals bijvoorbeeld beschreven in het CONSORT-statement ▶ www.consort-statement.org, verantwoording af over de gekozen werkwijze.

Er zijn diverse beoordelingsformulieren voor het beoordelen van wetenschappelijk onderzoek ontwikkeld en beschikbaar in het Nederlands ▶ http://netherlands.cochrane.org. Daarbij wordt onderscheid gemaakt tussen de beoordeling van kwalitatief en kwantitatief onderzoek omdat de verschillende stromingen andere methoden gebruiken en resultaten opleveren Daarnaast worden er aan verschillende onderzoeksdesigns specifieke eisen gesteld die terug te vinden zijn in het specifieke beoordelingsformulier. Om deze lijsten te kunnen gebruiken is kennis van de onderzoeksmethodologie een vereiste.

30.9.1 Kwalitatief onderzoek

Bij kwalitatief onderzoek zijn belangrijke criteria dat goed is beschreven wat onderzocht is (onderwerp, doelgroep, doelstellingen en vraagstelling), hoe men het onderwerp heeft onderzocht (methodologie en methode van gegevens verzamelen en analyseren) en wat de geldigheid van de resultaten is. Bij het beoordelen van de geldigheid van de resultaten wordt onder andere aangegeven wat de onderzoeker heeft gedaan om de geloofwaardigheid van de resultaten te vergroten en in hoeverre de resultaten worden bevestigd door andere bronnen. Allereerst is dan een optimale beschrijving van de selectie van de respondenten van belang. Vervolgens zal de onderzoeker gedetailleerd beschrijven hoe de gegevens zijn verzameld (heeft men meerdere methoden gebruikt om gegevens te verzamelen?) en hoe de gegevens zijn geanalyseerd. Hoe duidelijker het analyseproces is beschreven, hoe beter men de geloofwaardigheid van de resultaten kan inschatten. Andere manieren om de geldigheid van de resultaten te beoordelen zijn te kijken of de onderzoeker tijdens het onderzoeksproces geregeld overleg heeft gehad met externe deskundigen (*peer debriefing*), of de voorlopige resultaten besproken zijn met de respondenten (deelnemerscheck) en of reflecties en overige gegevens gedurende het onderzoek systematisch zijn vastgelegd en gebruikt (reflectie, transparantie, gebruik van dagboek en memo's) (Nes et al. 2012).

30.9.2 Kwantitatief onderzoek

Een belangrijk criterium voor de kwaliteit bij kwantitatief onderzoek is de mogelijkheid het onderzoek te herhalen om de uitkomsten nogmaals te verifiëren. Dit betekent dat duidelijk omschreven is wie er aan het onderzoek meedoen. Dit betreft zowel de cliëntkenmerken en de in- en exclusiecriteria als de eisen die aan de therapeut gesteld zijn in het onderzoek. Verder behoort duidelijk te zijn volgens welke procedure iemand aan het onderzoek mee kan gaan doen. Hiervoor is een chronologische beschrijving van de stappen in het onderzoek nodig. Duidelijke beschrijvingen van de situatie die onderzocht wordt en de wijze waarop data verzameld en verwerkt worden, zijn een volgende vereiste. Als laatste is het van belang te weten wat men doet als er afgeweken wordt van de onderzoeksprocedures. Belangrijk is dat dit zo min mogelijk plaatsvindt en als het gebeurt, dat de gegevens zowel volgens de vastgestelde procedure als met inachtneming van de veranderingen bekeken worden.

Voor ieder type kwantitatief onderzoek worden deze criteria specifieker vertaald in de al genoemde beoordelingslijsten. Om deze lijsten te kunnen gebruiken is kennis van de onderzoeksmethodologie een vereiste.

30.10 Gebruik van wetenschappelijk onderzoek in de ergotherapie praktijk

In deze paragraaf geven we een overzicht van hoe de resultaten van wetenschappelijk onderzoek een rol kunnen spelen tijdens het ergotherapieproces. In iedere fase van het CPPF gebruikt de ergotherapeut kennis die verkregen is uit wetenschappelijk onderzoek. In ▶ box 30.6 wordt voor iedere fase een voorbeeld gegeven van onderzoek dat daarbij hoort.

Box 30.6

Canadian Practice Process Framework (CPPF) en onderzoek

— *Enter/Initiate*: Cup en collega's (2011) onderzochten de mate van verwijzing door artsen van cliënten met neuromusculaire aandoeningen naar de ergotherapie. Zij vonden dat 40 % van de cliënten met problemen in het dagelijks functioneren ten onrechte niet verwezen werd. Mede op basis van deze uitkomst werd een tool ontwikkeld voor het juist verwijzen naar verschillende paramedische disciplines: de Perceived Limitations and Needs Questionnaire (PLAN-Q) (Pieterse et al. 2008a, b).

— *Set the stage*: Doig en collega's (2010) voerden een systematische review uit naar de effecten van thuisrevalidatie bij cliënten na hersenletsel, vergeleken met revalidatie in een instelling. Zij vonden een duidelijk verschil in het voordeel van revalidatie thuis. Dit draagt bij aan de aanbeveling in de *Ergotherapierichtlijn CVA* om cliënten daar te behandelen waar ze ook uiteindelijk horen te functioneren (Steultjens et al. 2013).

— *Assess/evaluate*: Steultjens en collega's (2012) deden onderzoek naar de validiteit en betrouwbaarheid van instrumenten om het dagelijks functioneren in kaart te brengen. Zij vond voor bijvoorbeeld het Perceive, Recall, Plan and Perform system of task analyses (PRPP) dat dit instrument interbeoordelaars betrouwbaar is wanneer ergotherapeuten dit instrument toepassen bij mensen met dementie.

— *Agree on objectives and plan*: In de Ergotherapie richtlijnen CVA (Steultjens et al. 2013), Valpreventie (Sturkenboom en Steultjens 2016) en MS (in ontwikkeling) worden aanbevelingen geformuleerd over de wijze van doelbepaling en het maken van een plan van aanpak. Hierbij wordt gebruik gemaakt van resultaten van onderzoek naar het gezamenlijk doelen stellen met de cliënt en het al of niet op één lijn zitten van cliënt en professional (Wade 2009). Op basis hiervan wordt aanbevolen om deze fase op een methodische wijze uit te voeren in samenspraak met de cliënt en zijn naasten (Scobbie et al. 2011).

— *Implement plan*: Van de interventies die in deze fase uitgevoerd worden, zijn er veel op effectiviteit onderzocht met behulp van RCT's. Globale conclusies over de effectiviteit van ergotherapie zijn te vinden in systematische reviews, die leiden tot aanbevelingen in richtlijnen. In Nederland zijn RCT's uitgevoerd naar ergotherapie-interventies bij mensen met de ziekte van Parkinson (Sturkenboom et al. 2014), met MS (Eyssen et al. 2013), met ernstige depressie in relatie tot terugkeer naar werk (Hees et al. 2013) en met dementie en hun mantelzorgers (Graff et al. 2006). Ook specifieke interventies zijn met RCT's onderzocht. Voorbeelden zijn *constraint induced movement therapy* bij kinderen met cerebrale parese, onderzocht via de piratengroep (Aarts et al. 2010), en cognitieve strategietraining bij volwassenen met apraxie ten gevolge van een CVA (Donkervoort 2002). Daarnaast liet een overview van systematische reviews zien dat ergotherapie-interventies met een *occupation-based* focus effectief zijn in het verbeteren van het dagelijks handelen en de participatie (Steultjens et al. 2005).

— *Monitor and modify*: In procesevaluaties van interventieonderzoek zoals uitgevoerd door Sturkenboom en collega's (2015a) voor ergotherapie bij Parkinson, en door Eyssen en collega's (2014) voor ergotherapie bij mensen met MS, is informatie te vinden over de werkzame onderdelen van de interventie. Zo liet de proces analyse van Eyssen en collega's (2014) zien dat ergotherapie vooral ook aandacht moet besteden aan het oefenen van activiteiten tijdens de interventie en niet alleen in moet gaan op het analyseren en verklaren waarom het uitvoeren van activiteiten verstoord is.

— *Evaluate outcome*: De gevoeligheid van een meetinstrument is de mate waarin het de verandering in de cliënt ook daadwerkelijk meet. Veel algemene uitkomstmaten voldoen niet aan de minimumeisen van responsiviteit. Voor de COPM hebben Eyssen en collega's (2011) laten zien dat dit instrument wel gevoelig is voor verandering, mits er aandacht besteed wordt aan een betrouwbare nameting.

— *Conclude/exit*: Satink (2016) volgde in zijn onderzoek naar het ontwikkelen van zelfmanagement 1,5 jaar cliënten na een CVA. Hij toonde aan dat dit proces ingewikkeld en langdurig is, en dat er in verschillende fasen van dat proces behoefte aan ondersteuning bestaat bij de cliënt en de naasten. Hieruit valt te concluderen dat er, wanneer eerste therapiedoelen behaald zijn, ook advies moet worden gegeven over mogelijke toekomstige veranderingen in het dagelijks handelen of de participatie en de gewenste ondersteuning daarbij.

30.11 Samenvatting

Dit hoofdstuk laat zien dat ergotherapie en wetenschap sterk met elkaar verbonden zijn en dat er veel verschillende invalshoeken zijn. Zowel het wetenschappelijke domein als de ergotherapie en *occupational science* kennen grote variatie in onderwerpen en methodieken. Omdat ergotherapie gaat over het veranderen van handelen in de werkelijke wereld en daarmee een zeer complexe interventie is maakt het ook gebruik van die grote wetenschappelijke variatie. Met het toenemende aantal wetenschappelijk geschoolde ergotherapeuten en het aantal gepromoveerde ergotherapieonderzoekers zal de wetenschappelijke onderbouwing van ergotherapie en het ergotherapieonderzoek zich verder ontwikkelen. Het blijft een uitdaging die kennis ook toe te passen in de dagelijkse praktijk zodat cliënten de interventie krijgen die past bij hun wensen en behoeften.

Literatuur

Aarts, P. B., Jongerius, P. H., Geerdink, Y. A., Limbeek J. van, & Geurts, A. C. (2010). Effectiveness of modified constraint-induced movement therapy in children with unilateral spastic cerebral palsy: A randomized controlled trial. *Neurorehabilitation and Neural Repair, 24*, 509–518.

Andriessen, D., Onstenk, J., Delnooz, P., Smeijsters, H., & Peij, S. (2010). *Gedragscode praktijkgericht onderzoek voor het hbo*. Utrecht: Vereniging van Hogescholen.

Christiansen, C. H., & Townsend, E. A. (Eds.), (2011). *Introduction to occupation: The art and science of living* (2nd ed.). Upper Saddle River, NJ: Pearson Education.

Clark, F., Parham, F., Carlson, M., Frank, G., Jackson, J., & Pierce, D. (1991). Occupational science: Academic innovation in the service of occupational therapy's future. *American Journal of Occupational Therapy, 45*, 300–310.

Cup, E. H., Pieterse, A. J., Knuijt, S., Hendricks, T., Engelen, B. G. van, Oostendorp, R. A., et al. (2011). Referral of patients with neuromuscular disease to occupational therapy, physical therapy and speech therapy: Usual practice versus multidisciplinary advice. *Brain Injury, 25*(11), 1114–1125.

Doig, E., Fleming, J., Kuipers, P., & Cornwell, P. L. (2010). Comparison of rehabilitation outcomes in day hospital home settings for people with acquired brain injury: A systematic review. *Disability and Rehabilitation, 32*, 2061–2077.

Donkervoort, M. (2002). *Apraxia following left hemiphere stroke: Prevalence, assessment and rehabilitation*. Doctoral Thesis, Utrecht: NIVEL.

Döpp, C. M. (2015). *Making the jump – the translation of research evidence into clinical occupational therapy practice*. Doctoral thesis, Enschede: Gildeprint.

Döpp, C. M., Steultjens, E. M. J., & Radel, J. (2012). A survey of evidence-based practise among Dutch occupational therapists. *Occupational Therapy International, 19*(1), 17–27.

Evenhuis, E., & Eyssen, I. C. J. M. (2012). *Ergotherapierichtlijn Vermoeidheid bij MS, CVA of de ziekte van Parkinson*. Amsterdam: VUmc afdeling Revalidatiegeneeskunde, sectie Ergotherapie.

Eyssen, I. C., Steultjens, M. P., Oud, T. A., Bolt, E. M., Maasdam, A., & Dekker, J. (2011). Responsiveness of the Canadian occupational performance measure. *Journal of Rehabilitation Research and Development, 48*(5), 517–528.

Eyssen, I. C., Steultjens, M. P., Groot, V. de, Steultjens, E. M. M., Knol, D. L., Polman, C. H., et al. (2013). A cluster randomised controlled trial on the efficacy of client-centered occupational therapy in multiple sclerosis: Good process, poor outcome. *Disability and Rehabilitation, 35*(19), 1636–1646.

Eyssen, I. C., Dekker, J., Groot, V. de, Steultjens, E. M. J., Knol, D. L., Polman, C. H., et al. (2014). Client-centered therapy in multiple sclerosis: More intensive diagnostic evaluation and less intensive treatment. *Journal of Rehabilitation Medicine, 46*(6), 527–531.

Forwell, S. (2008). CAOT Presidential address: Informing therapy with studies in occupation. ▸ www.caot.ca/conference/2008/Presidentialaddress.

Graff, M. J. L., Vernooij-Dassen, M. J. F. J., Thijssen, M., Olde Rikkert, M. G. M., Hoefnagels, W. H. L., & Dekker, J. (2006). Community occupational therapy for dementia patients and their primary caregivers: A randomized controlled trial. *British Medical Journal, 333*, 1196.

Graff, M. J. L., Vernooij-Dassen, M. J. F. J., Thijssen, M., Olde Rikkert, M. G. M., Hoefnagels, W. H. L., & Dekker, J. (2007). Effects of community occupational therapy on quality of life and health status in dementia patients and their primary caregivers: A randomized controlled trial. *Journals of Gerontology Series A: Biological Sciences and Medical Sciences, 62A*(9), 1002–1009.

Graff, M. J. L., Adang, E. M. M., Vernooij-Dassen, M. J. F. J., Dekker, J., Jönsson, L., Thijssen, M., et al. (2008). Community occupational therapy for older patients with dementia and their caregivers: A cost-effectiveness study. *British Medical Journal, 336*, 134–138.

Graff, M. J. L., Melick, M. van, Thijssen, M., Verstraten, P., & Zajec, J. (2010). *Ergotherapie aan huis bij ouderen met dementie en hun mantelzorgers. EDOMAH programma (Community occupational therapy for older people with dementia and their caregivers. COTiD programme)* Houten: Bohn Stafleu & van Loghum.

Hartingsveldt, M. J. van, Cup, E. H. C., Groot, I. J. M. de, & Nijhuis-van der Sanden, M. W. G. (2014a). Writing Readiness Inventory Tool in Context (WRITIC): Reliability and convergent validity. *Australian Occupational Therapy Journal, 61*(2), 102–109.

Hartingsveldt, M. J. van, Vries, L. de, Cup, E. H. C., Groot, I. J. M. de, & Nijhuis-van der Sanden, M. W. G. (2014b). Development of the Writing Readiness Inventory Tool in Context (WRITIC). *Physical & Occupational Therapy In Pediatrics, 34*(4), 443–456.

Hartingsveldt, M. J. van, Cup, E. H. C., Hendriks, J. C. M., Vries, L. de, Groot, I. J. M. de, & Nijhuis-van der Sanden, M. W. G. (2015). Predictive validity of kindergarten assessments on handwriting readiness. *Research in Developmental Disabilities, 36*, 114–124.

Hees, H. L., Vries, G. de, Koeter, M. W., Schene A. H. (2013). Adjuvant occupational therapy improves long-term depression recovery and return-to-work in good health in sick-listed employees with major depression: Results of a randomised controlled trial. *Occupational and Environmental Medicine, 70*(4), 252–260.

Heugten, C. M. van, Dekker, J., Deelman, B. G., Dijk, A. J. van, Stehmann-Saris, J. C., & Kinébanian, A. (1998). Outcome of strategy training in stroke patients with apraxia: A phase- II study. *Clinical Rehabilitation, 12*, 294–303.

Heugten, C. M. van, Dekker, J., Deelman, B. G., Dijk, A. J. van, Stehmann-Saris, J. C., & Kinébanian, A. (2000). Measuring disabilities in stroke patients with apraxia: A validation study of an observational method. *Neuropsychological Rehabilitation, 10*, 401–414.

Kielhofner, G. (2008). *Model of human occupation: Theory and application* (4th ed.) Philadelphia (PA): Lippincott Williams & Wilkins.

Kuiper, C., & Verhoef, J. (2016). *Evidence-based practice voor paramedici*. Den Haag: Boom/Lemma.

Kumas -Tan, Z., & Townsend, E. (2003). Occupational science: What can it do for the practice of occupational therapy. *OT Atlantic 2003, Western Shore, Nova Scotia, 27*.

Laliberte-Rudman, D. (2002). Linking occupation and identity: lessons learned through qualitative exploration. *Journal of Occupational Science, 9*(1), 12–19.

Law, M., Steinwender, S., & Leclair, L. (1998). Occupational, Health and Well-Being. *Canadian Journal of Occupational Therapy, 65*(2), 81–91.

Nayar, S., & Stanley, M. (2015). *Qualitative research methods in occupational science and occupational therapy*. Routeledge: New York & London.

Nes, F. van. (2013). *Everyday activities of ageing couples: changes in the face of declining health*. Doctoral thesis, Enschede: Gildeprint Drukkerijen.

Nes, F. van, Satink, T., & Kinébanian, A. (2012). Architectuur van kwalitatief wetenschappelijk onderzoek. In R. W. J. G. Ostelo, A. P. Verhagen, H. C. W. Vet de (Eds.), *Onderwijs in wetenschap – lesbrieven voor paramedici*. Houten: Bohn Stafleu van Loghum.

Offringa, M., Assendelft, W. J. J., & Scholten, R. J. P. M. (2000). *Inleiding in evidence-based medicine: klinisch handelen gebaseerd op bewijsmateriaal*. Houten: Bohn Stafleu van Loghum.

Persson, D., & Jonsson, H. (2009). Importance of experiential challenges in a balanced life:micro- and macro- perspectives. In K. Matuska, C. H. Christiansen, H. Polatajko & J. Davis (Eds.), *Life balance: Multidisciplinary theories and research*. Thorofare, NJ: Slack.

Pierce, D. (2003). *Occupation by design – building therapeutic power*. Philadelphia: F.A. Davis Company.

Pierce, D. (2014). *Occupational science for occupational therapy*. Thorofare, NJ: Slack.

Pieterse, A. J., Cup, E. H., Knuijt, S., Hendricks, H. T., Engelen, B. G. M. van, Wilt, G. J. van der, et al. (2008a). Development of a tool guide referral of patients with neuromuscular disorders to allied health services, part one. *Disability and Rehabilitation, 30*(11), 855–862.

Pieterse, A. J., Cup, E. H., Knuijt, S., Akkermans, R., Hendricks, H. T., Engelen, B. G. M. van, et al. (2008b). Development of a tool guide referral of patients with neuromuscular disorders to allied health services, part two. *Disability and Rehabilitation, 30*(11), 863–870.

Rudman, D., Cook, J., & Polatajko, H. (1997). Understanding the potential of occupation: A qualitative exploration of seniors' perspectives on activity. *American Journal of Occupational Therapy, 54*(5), 504–508.

Satink, T. (2016). *What about self-management post-stroke? Challenges for stroke survivors, spouses and professionals*. Doctoral Dissertation, Enschede: Ipskamp printing.

Scholten, R. J. P. M., Offringa, M., & Assendelft, W. I. J. (2013). *Inleiding in Evidence-based Medicine*. Houten: Bohn Stafleu van Loghum.

Scobbie, L., Dixon, D., & Wyke, S. (2011). Goal setting and action planning in the rehabilitation setting: Development of a theoretically informed practice framework. *Clinical Rehabilitation, 25*, 468–482, 15 pag.

Steultjens, E. M. J., Dekker, J., Bouter, L. M., Leemrijse, C. J., & Ende, C. H. van den. (2005). Evidence of the efficacy of occupational therapy in different conditions: An overview of systematic reviews. *Clinical Rehabilitation, 19*(3), 247–254.

Steultjens, E., Voight-Radloff, S., Leonhart, R., & Graff, M. J. L. (2012). Reliability of the Perceive, Recall, Plan and Perform (PRPP) assessment in community dwelling dementia patients: Test consistency and inter-rater agreement. *International Psychogeriatrics, 24*(4), 659–665.

Steultjens, E. M. J., Cup, E. H. C., Zajec, J., & Hees, S. van. (2013). *Ergotherapierichtlijn CVA*. Nijmegen/Utrecht. Hogeschool van Arnhem en Nijmegen/Ergotherapie Nederland.

Sturkenboom, I. H. W. M., Thijssen, M. C. E., Gons-van de Elsacker, J. J., Jansen, I. J. H., Maasdam, A., Schulten, M., et al. (2008). *Ergotherapie bij de ziekte van Parkinson, een richtlijn van Ergotherapie Nederland*. Utrecht/Den Haag: Ergotherapie Nederland/Uitgeverij Lemma.

Sturkenboom, I. H., Graff, M. J., Hendriks, J. C., Veenhuizen, Y., Munneke, M., Bloem, B. R., et al. (2014). Efficacy of occupational therapy for patients with Parkinson's disease: A randomised controlled trial. *Lancet Neurology, 13*(6), 557–566.

Sturkenboom, I. H., Nijhuis-Van der Sanden, M. W., & Graff, M. J. (2015a). A process evaluation of a home-based occupational therapy intervention for Parkinson's patients and their caregivers performed alongside a randomized controlled trial. *Clinical Rehabilitation, 30*(12) 1186–1199. ▶doi:10.1177/0269215515622038.

Sturkenboom, I. H. W. M., Hendriks, J. C. M., Graff, M. J. L., Adang, E. M., Munneke, M., Nijhuis-van der Sanden, M. W., et al. (2015b). Economic Evaluation of occupational therapy in Parkinson's disease: a randomized controlled trial. *Movement Disorders, 30*(8), 1059–1067.

Sturkenboom, I. H. W. M., & Steultjens, E. M. J. (2016). *Ergotherapierichtlijn valpreventie: evidence-based ergotherapie bij volwassenen met verhoogd valrisico*. Nijmegen/Utrecht: Hogeschool van Arnhem en Nijmegen/Ergotherapie Nederland.

Townsend, E. A., & Wilcock, A. A. (2004a). Occupational justice and client-centered practice: A dialogue in progress. *Canadian Journal of Occupational Therapy, 71*(2), 75–87.

Townsend, E. A., & Wilcock, A. A. (2004b). Occupational Justice. In C. Christiansen & E. A. Townsend (Eds.), *Introduction to occupation: The art and science of living*. Upper Saddle River: Prentice Hall.

Townsend, E. A., & Polatajko, H. J. (Eds.). (2013). *Enabling occupation II: Advancing an occupational therapy vision for health, well-being and justice through occupation* (2nd ed.). Ottawa: CAOT Publications ACE.

Verhoeven, N. (2005). *Wat is onderzoek? – Praktijkboek methoden en technieken voor het hoger beroepsonderwijs*. Amsterdam: Uitgeverij Boom.

Wade, D. T. (2009). Goal setting in rehabilitation: an overview of what, why and how. *Clinical Rehabilitation, 23*, 291–295. 5 pag.

Whiteford, G., & Wright-St Clair, V. (2004). *Occupation and practice in context*. Elsevier Australia/Churchill Livingstone.

Wilcock, A. (1998). Doing, being and becoming. *Canadian Journal of Occupational Therapy, 65*, 257.

Wilcock, A. (2006). *An occupational perspective on health* (2nd ed.). Thorofare, NJ: Slack.

Wilcock, A. A., & Hocking, C. (2015). *An occupational perspective on health* (3rd ed.). Thorofare Slack.

Yerxa, E. J., Clark, F., Frank, G., Jackson, J., Parham, D., Pierce, D., et al. (1990). An introduction to occupational science: A foundation for occupational therapy in the 21st century. *Occupational Therapy in Health Care, 6*(4), 1–17.

Zemke, R., & Clark, F. (1996). Co-occupations of mothers and children. In R. Zemke & F. Clark (Eds.), *Occupational science, the evolving discipline* (pag. 213–215). Philadelphia: F.A. Davis.

Verhaal uit de praktijk 5
Balen aan de balie

Kim Bisschop

Het verzoek komt via de arbeidscoördinator van het academisch ziekenhuis waarin ik werk: 'Wil je goede stoelen adviseren voor het baliepersoneel in het nieuwe kinderziekenhuis? Er zijn meerdere medewerkers met klachten over hun rug en hun nek. Je moet maar snel langsgaan, want ze zijn erg ontevreden over hun nieuwe werkplek.' Ik beloof er snel werk van te maken en besluit in mijn middagpauze meteen even langs de balie te lopen om een afspraak te maken voor een kort gesprek en een eerste observatie.

De samenwerking tussen de arbodienst en de afdeling Ergotherapie is alweer een paar jaar oud. Samen met een collega ben ik extra bijgeschoold op het gebied van ergonomie. Dit keer verdiep ik me in de werkzaamheden van het baliepersoneel van het nieuwe kinderziekenhuis. Als ik langskom en vertel wat ik ga doen reageren ze enthousiast: 'Gelukkig krijgen we eindelijk nieuwe stoelen en zijn we straks verlost van de pijn.' Nu klinkt mij dat een beetje utopisch, dus ik besluit de zaak eerst grondig te onderzoeken. Met Yvette, de teamleider, spreek ik af dat ik aan alle acht medewerksters (allen parttime) een vragenlijst voorleg omtrent hun gezondheidsklachten. Daarnaast beloof ik een uur te komen observeren aan de hand van een checklist. Dat wordt een gezellig uurtje: de meiden vormen een hechte club, werken prettig samen. Yvette vertelt: 'Niemand is hier te beroerd om iets voor een ander te doen. In het oude ziekenhuis was dat ook al zo. Alleen hadden we toen nog nergens last van. Nu mankeert haast iedereen wel wat en we hopen dan ook echt dat er snel een oplossing komt.'

De klachten die ik te horen krijg zijn zeer divers en lastig te duiden: rugklachten, pijn in de nek, een zere arm, hoofdpijn. Omdat ik het plotselinge ontstaan van gezondheidsklachten tegelijk met de verhuizing nogal verdacht vind, besluit ik tot een grondige probleemanalyse. Verder streef ik ernaar de positieve saamhorigheid te benutten en ik stel voor dat iedereen betrokken wordt bij de probleemanalyse en bij het uitdenken en kiezen en uitproberen van oplossingsrichtingen daarna: we gaan er samen het beste van maken!

Het werk blijkt zich af te spelen op twee plaatsen: aan de ontvangstbalie in de grote, vier etages hoge hal en in de aangrenzende werkruimte, waar gegevens verwerkt worden in de computer. De medewerkers rouleren hun taak per dagdeel: een dagdeel aan de balie en een dagdeel achter de computer. Omdat er bij beide taken klachten zijn en ze heel verschillend van aard zijn besluit ik twee keer een uur te observeren.

Binnen een week ben ik weer op bezoek: eerst kijk ik een uurtje mee in de computerruimte: twee dames werken gestaag aan een grote stapel papier: gegevens worden ingevoerd en het papier komt op de juiste plaats in de status terecht. Soms is er kort overleg of staat iemand even op om bij de balie een nieuwe stapel op te halen. Bij navraag zijn er drie van de acht medewerkers die bij deze taken klachten krijgen: pijnklachten in de arm en hand, pijn in de nek en hoofdpijn.

De sfeer achter de balie is heel anders dan die in de computerruimte: twee medewerkers zitten op een rijdende bureaustoel aan een balie op tafelhoogte in een galmende hal. Telkens als de deur opengaat tocht het even. Een lange rij bezoekers, allen uiteraard voorzien van ten minste één kind in een al dan niet dreinende toestand, staat ongeduldig te wachten. Degene die aan de beurt is hangt over de balie om mee te kunnen kijken op het beeldscherm van de baliemedewerker. Er heerst een gespannen sfeer: veel mensen hebben in de file gestaan of konden geen parkeerplaats vinden en hebben daardoor haast om hun afspraak nog te halen, sommigen zijn boos omdat hun gegevens niet kloppen, anderen beheersen de Nederlandse taal onvoldoende om de aanwijzingen goed te begrijpen.

De twee baliemedewerkers zitten op een instelbare bureaustoel die redelijk aansluit bij hun maten. Met stoel en al rollen ze soms heen en weer naar de ponsmachine. Ze staan de klanten geduldig te woord, maar het zweet parelt hun op het voorhoofd. Als ik Yvette er later naar vraag vertelt ze: 'Dat werken aan die balie is doodvermoeiend! In het oude, kleine ziekenhuis ging het er heel anders aan toe: er waren parkeerplaatsen genoeg, er waren minder bezoekers en door het tapijt werd het geluid gedempt. Als iemand het koud had, draaiden we zelf de radiatoren van de verwarming open en als het te warm werd ging er een raam extra open. De oude balie was op stahoogte en dat was erg vermoeiend. Ook vonden we het niet kind- en rolstoelvriendelijk. Daarom hebben we zelf gevraagd om een balie op zithoogte, maar daar hebben we nu spijt van! Het gedrag van sommige bezoekers is intimiderend, vooral als grote kerels boos over de balie hangen en in je gezicht schreeuwen. We hebben al gevraagd of de balie hoger gemaakt kan worden, maar daar hebben we nog steeds niets over gehoord. Net als over het bijstellen van het klimaat, want het tocht hier als een gek!'

Ik besluit de zaak eerst met de arbeidscoördinator, de teammanager en de gebouwenbeheerder te bespreken om te achterhalen welke verandermogelijkheden reëel zijn en vraag de medewerkers of ze twee weken geduld willen hebben voor ik met resultaten of vervolgafspraken langskom. We concluderen al snel dat er meer aan de hand is dan verkeerde stoelen: deze groep mensen heeft een grote verandering doorgemaakt en is er daarbij niet alleen op vooruitgegaan. In de nieuwe werksituatie spelen stress en klimatologische omstandigheden een negatieve rol op het welzijn en de geuite klachten worden nog onvoldoende gehoord en beantwoord. Mijn advies is de hele groep actief te betrekken bij het vinden van passende oplossingen en om de medewerkers waar mogelijk eigen regelmogelijkheden te bieden omtrent hun arbeidsomstandigheden. We besluiten twee bijeenkomsten te plannen na sluitingstijd van de balie, zodat iedereen erbij kan zijn. Het ziekenhuis zorgt voor soep en broodjes en Yvette en ik bereiden de bijeenkomst samen voor.

Op maandagmiddag om 16:30 giechelt de hele groep binnen. De sfeer is uitgelaten, maar als Yvette in de rol van voorzitter de aandacht vraagt, wordt iedereen serieus. In de eerste bijeenkomst analyseren we met de groep de verschillende oorzaken van de diverse klachten. Daarbij hebben we twee deskundigen uitgenodigd: Frans Tiggelaar, een bouwtechnisch medewerker, en Barend Versteeg. Hij is degene die in het nieuwe ziekenhuis het klimaat regelt. Aan Frans vragen we welke aanpassingen mogelijk zijn aan de balie: kan die bijvoorbeeld in haar geheel op een soort podium geplaatst worden, zodat de voorkant op stahoogte en de achterkant op zithoogte komt? Samen met de medewerkers nemen we voor- en nadelen door en maken we de afspraak dat Frans in de komende week bij de balie komt kijken en een globale schatting maakt van de kosten van diverse oplossingen. Barend noteert alle klachten over het klimaat en belooft ook langs te komen om metingen te doen. De resultaten zullen zij binnen twee weken bespreken met hun leidinggevenden en aan ons terugkoppelen tijdens de tweede bijeenkomst. Tijdens de eerste bijeenkomst geef ik ook uitleg over een goede zithouding en over het belang van afwisselend werken. Dan oefent iedereen met het instellen van de eigen bureaustoel en bedenken de medewerkers met elkaar op welke manier ze hun taken kunnen afwisselen. Na afloop van de eerste bijeenkomst krijgt iedereen de opdracht om in de twee weken die volgen de eigen zithouding en beweging tijdens de taakuitvoering optimaal te houden en om elke twee uur van taak te wisselen in plaats van eenmaal per dag. Ik beloof een paar keer een bliksembezoek te brengen om te controleren of de zojuist geleerde regels goed worden toegepast en waar nodig advies te geven.

Na twee weken is de hele groep weer compleet. Het is een gezellig weerzien met een optimistische stemming: de dames hebben woord gehouden en twee weken lang gelet op hun houding en aanpak. Daarnaast is het nieuwe wisselrooster toegepast. Het bevalt goed: de meesten zijn tevreden en klachtenvrij. Eén medewerkster klaagt nog steeds over nek- en schouderklachten en wordt naar de huisarts verwezen. Via de revalidatiearts komt ze overigens later bij onze afdeling in individuele behandeling. Ook Frans en Barend zijn er weer bij en ook zij hebben woord gehouden: om de tocht in de hal in te dammen zijn de schuifdeuren anders afgesteld en er zijn inmiddels bouwtekeningen gemaakt voor het ophogen van de balie. Er is helaas nog geen duidelijkheid over de termijn waarop er geld beschikbaar komt, maar het staat op de juiste agenda. Ik zeg toe een onderbouwing te schrijven bij het verzoek, zodat het meer kans maakt op goedkeuring. Verder zal ik in de komende periode enkele malen langslopen om een vinger aan de pols te houden. En om even gezellig bij te kletsen met deze fijne groep collega's, natuurlijk.

Uiteindelijk duurt het haast vier maanden voordat de verbouwing wordt uitgevoerd, maar nu zitten Yvette en haar collega's op ooghoogte met de staande ziekenhuisbezoekers. Het klimaat is optimaal ingesteld, maar bevalt nog steeds niet iedereen. Omdat het niet mogelijk is dat individueel te regelen is het wisselrooster van twee uur gehandhaafd. Zo zit niemand langer dan twee uur aaneengesloten achter de balie. Yvette vertelt: 'We zijn wel tevreden zo. Door de cursus heeft iedereen het gevoel gekregen zelf invloed te hebben op zijn eigen klachten. We houden elkaar ook in de gaten, hoor! Als iemand te lang in één houding zit, sturen we die even weg om koffie te halen. En als de klachten niet overgaan, sturen we onze collega nu naar de ergotherapeut!'

Verhaal uit de praktijk 6
Zal ik een foto van je mailen of wil je eerst koffie?

Sander Taam

Begin 2011 vertelt Bert tijdens een huisbezoek van de ergotherapeut een groot verlangen: 'Weet je wat ik graag nog eens zou willen leren? Computeren.' Meteen zegt Bert erachteraan: 'Maar ik wil niet bij een buurthuis een computercursus volgen. Ik vind het daar niet leuk en om een cursus te volgen heb ik het geduld niet.' Bert is een 62-jarige man die bekend is met depressiviteit en verslavingsproblematiek.

Bert legt uit dat hij vanaf zijn jeugd al moeite heeft met leren. Van kinds af aan heeft hij veel last van concentratieproblemen en hij werd door zijn impulsiviteit en onhandigheid vaak gestraft door zijn ouders.

'Wat ik zou willen? Mijn wens is om in een rustige omgeving te leren computeren met maar een paar mensen in de groep en niet meer dan één keer in de week.' Bert heeft een mooie wens maar dit blijkt onvindbaar in Alkmaar. De ergotherapeut schaft enkele computers aan en binnen twee maanden start er een computercursus. Samen met Bert en nog vier andere deelnemers leren de cursisten over het gebruik van Windows, Google, YouTube, e-mailen, routeplanner ... enzovoort. In deze beginperiode onderzoeken de twee ergotherapeuten van Ergotherapie Noord-Holland samen met de deelnemers de wensen en leervermogens van de deelnemers. Het is vooral een proces van experimenteren, durven fouten te maken en een ontspannen sfeer creëren. Inmiddels wordt de computercursus gegeven door Sjoerd, een computerexpert en ervaringsdeskundige met een verslavingsachtergrond. De ergotherapeut assisteert Sjoerd, faciliteert qua voorzieningen en bewaakt de tijd en het proces. Bert heeft inmiddels van Sjoerd geleerd hoe hij foto's moet opslaan op de computer. In december 2011 volgt Bert inmiddels meer dan een halfjaar de computercursus. De ergotherapeut bezoekt Bert nogmaals in zijn thuissituatie. Sinds enkele maanden heeft Bert een jong hondje, Esta. De ergotherapeut is nog maar net binnen en Bert roept enthousiast: 'Kijk eens wat ik op mijn computer heb.' Met een harde smak knalt de laptop op tafel en in een razend tempo staan er foto's op het scherm. 'Dankzij Sjoerd heb ik nu alle foto's van Esta op mijn pc. Zal ik je een foto mailen of wil je eerst koffie?' De ergotherapeut beseft dat alles begint met een idee. Een idee van de cliënt en de ergotherapeut. Wat is ergotherapie toch leuk!

Bijlagen

Afkortingen – 564

Verklarende woordenlijst – 567

Register – 581

© Bohn Stafleu van Loghum, onderdeel van Springer Media B.V. 2017
M. le Granse, M. van Hartingsveldt, A. Kinébanian (Red.), *Grondslagen van de ergotherapie*,
DOI 10.1007/978-90-368-1704-2

Afkortingen

4DKL	Vierdimensionale Klachtenlijst	COH	Communicatie-ondersteunend hulpmiddel
ACIS	Assessment of Communication and Interaction Skills	COHERE	Consortium of Institutes of Higher Education in Health and Rehabilitation in Europe
ACk	Advies Commissie kwaliteit		
ACLS	Allen Cognitive Level Screen	CO-OP	Cognitive Orientation to daily Occupational Performance
ACQ-OP	Assessment of Compaired Quality Occupational Performance	CoP	Community of practice
ACQ-SI	Assessment of Compaired Quality Social Interaction	COPD	Chronische obstructieve longziekte
ACS	Activity Card Sort	COPM	Canadian Occupational Performance Measure
ACT	Assertive Community Treatment	COPORE	Competencies for Poverty Reduction
ACTRE	Activity Record	COSA	Child Occupational Self Assessment
ADAP	Accreditatie Deskundigheidsbevorderende Activiteiten Paramedici	COTD	Community Occupational Therapy for older people with Dementia and their caregivers
ADHD	Aandachtstekortstoornis met hyperactiviteit	COTEC	Council of Occupational Therapists for the European Countries
ADL	Activiteiten van het dagelijks leven (ook: algemene dagelijkse levensverrichtingen)	CP	Cerebrale parese
		CPPF	Canadian Practice Process Framework
ADSEI	Algemene Directie Statistiek en Economische Informatie (België)	CPT	Congnitive Performance Test
		CQ-index	Consumer Quality index
AE	Association de Ergothérapeutes	CRPD	Convention on the rights of persons with disabilities, Verdrag voor de rechten van mensen met een beperking
ALS	Amyotrofische laterale sclerose		
AMPS	Assessment of Motor and Process Skills	CRV	Centrale Raad voor de Volksgezondheid
ANWB	Algemene Nederlandse Wielrijders Bond	CSI	Caregiver Strain Index
AOTA	American Occupational Therapy Association	CTR	Centre de Traumatologie et de Réadaptation
APA	American Psychiatric Association	CTSA	Community Themes and Strengths Assessment
APCP	Assessment of Preschool Children's Participation	CVA	Cerebrovasculair accident
APOTRG	Asia Pacific Occupational Regional Group	CVZ	College voor zorgverzekeringen
ASE	Attitude, sociale omgeving, eigen effectiviteit	DBC	Diagnosebehandelingscombinatie
ATES	Assistive Technology Evaluation and Selection	DCD	Developmental coordination disorder
AWBZ	Algemene wet bijzondere ziektekosten (tot 2014)	DIM	Decentrale incidentmelding
		DMAIC	Stappenplan Define, Measure, Analyze, Improve and Control
AZC	Asielzoekerscentrum	DOI	Diffusion of Innovations
AZG	Agentschap Zorg en Gezondheid	DSM	Diagnostic and statistical manual of mental disorders
BADL	Basisactiviteiten van het dagelijks leven		
BIG	Wet op de beroepen in de individuele gezondheidszorg	DST	Dynamische Systeem Theorie
Bopz	Bijzondere opnemingen psychiatrische ziekenhuizen	DTE	Directe toegankelijkheid ergotherapie
BRL	Basisrichtlijn Hulpmiddelenzorg	EBP	Evidence-based practice
BSN	Burgerservicenummer	ECD	Elektronisch cliëntendossier
CanMeds	Canadian Medical Education Directions for Specialists	ECTS	European Credit Transfer System
CAOT	Canadian Association of Occupational Therapists	EDiTh	Ergotherapiedienstverlening thuiszorg
CAPE-NL	Children's Assessment of Participation and Environment	EDOMAH	Ergotherapie dementerende ouderen en hun mantelzorgers aan huis
CASE	Child and Adolescent Scale of Environment		
CASP	Child and Adolescent Scale of Participation	EEE	Eerstelijns extramurale ergotherapie
CB	Community Based	EEE4all	Euro Education Employability for all
CBO	Centraal begeleidingsorgaan collegiale toetsing	EFPC	European Forum for Primary Care
CBR	Community Based Rehabilitation	EFQM	European Foundation for Quality Management
CBS	Centraal Bureau voor de Statistiek	EHEA	Europese Hoger Onderwijsruimte
CC-HOME	Child Care HOME Inventory	EIZT	Expertisecentrum Innovatieve Zorg en Technologie
CD	Community Development	ELSITO	Empowering Learning Social Inclusion Through Occupation
CDM	Cognitive Disabilities Model	EM	Ergotherapie Magazine
CEE	Cliënten Ervaren Ergotherapie	EN	Ergotherapie Nederland
CELTH	Centre of Expertise Leisure, Tourism and Hospitality	ENOTHE	European Network of Occupational Therapy in Higher Education
CG-raad	Chronisch zieken en Gehandicaptenraad		
CHEC	Community Health Environment Checklist	EPA	European Pathway Association (denktank voor de zorgsector)
CHIPPA	Child-Initiated Pretend Play Assessment	EPD	Elektronisch patiëntendossier
CIHSD	European region Coordinated/Integrated Health Services Delivery	EPF	European Patients Forum
		ERA	Europese onderzoeksruimte
CINAHL	Cumulative Index to Nursing and Allied Health Literature	ESCO	European Skills/Competencies, Qualifications and Occupations
CIZ	Centrum Indicatiestelling Zorg	ESI	Evaluation of Social Interaction
CJG	Centrum Jeugd en Gezin	EU	Europese Unie
CKZ	Centrum Klantervaring Zorg	EVN	Epilepsie Vereniging Nederland
CLAS	Children's Leisure Assessment Scale	FACT	Flexible Assertive Community Treatment
CLASS	Classroom Assessment Scoring System	FAPADAG	Facilitation and Participation of Disadvantaged Groups
CMCE	Canadian Model of Client-Centered Enablement	FCE	Functional Capacity Evaluation
CMOP-E	Canadian model of Occupational Performance and Engagement	FEE	Fédération de l'Enseignement de l'Ergothérapie
CMP	Complementary model of practice	FEPS	Flexie, extensie, pronatie, supinatie
COA	Centraal Orgaan opvang Asielzoekers	FML	Functionele Mogelijkheden Lijst

FNBE	Fédération Belge des Ergothérapeutes	MPT	Matching Person and Technology
FNESPE	Fédération Nationale des Ecoles Supérieures Paramédicales d'Ergothérapie	MRC	Medical Research Counsil
		MS	Multipele sclerose
FNETSE	Fédération Nationale des Ecoles Techniques Paramédicales d'Ergothérapie	NARCIS	National Academic Research and Collaborations Information System
FOD	Federale overheidsdienst	NBFE	Nationale Belgische Federatie voor Ergotherapeuten
FOE	Federatie van Onderwijs in de Ergothérapie	NCOI	Nederlands Commercieel Opleidingsinstituut
FPB	Federaal Planbureau (België)	NDT	Neuro-Developmental Treatment
GAOW	Gezond Actief Ouder Worden	NEN	Nederlandse Norm
GAPA	Grandmothers Against Poverty and Aids	NGO	Niet-gouvernementele organisatie
GDT	Geïntegreerde diensten thuisverzorging	NHW	National Health and Welfare
GG	Gezondheid en gedrag	NIAZ	Nederlands Instituut voor Accreditatie in de zorg
GGM	Gezondheid, gedrag en maatschappij	NICTIZ	Nationaal ICT Instituut in de Zorg
GGZ	Geestelijke gezondheidszorg	NIGZ	Nederlands Instituut voor Accreditatie in de Zorg
GPS	Gentse Participatie Schaal	NIS	Nationaal Instituut Statistiek
HBO	Hoger Beroeps Onderwijs	NIVEL	Nederlands instituut voor onderzoek van de gezondheidszorg
HEE	Herstel, empowerment, ervaringsdeskundigheid	NKP	Belgisch Nederlands Netwerk Klinische Paden
HKZ	Harmonisatie Kwaliteitsbeoordeling in de Zorgsector	NLQ	Nottingham Leisure Questionnaire
HOME	Home observation measurement of the environment	NPCF	Nederlandse Patiënten Consumenten Federatie
HOW	Handleiding Observatie Wil	NPV	Nederlandse Patiëntenvereniging
HRD	Human Resources Development	NRV	Nationale Raad voor de Volksgezondheid
IADL	Instrumentele activiteiten van het dagelijks leven	NSGK	Nederlandse Stichting voor het Gehandicapte Kind
IB	Commissie Internationale Betrekkingen	NVA	Nederlandse Vereniging voor Arbeidstherapie
IC4life	Innovation and Creativity for life	NVAB	Nederlandse Vereniging voor Arbeids- en Bedrijfsgeneeskunde
ICATUS	International Classification of Activities for Time Use Statistics	NVAE	Nederlandse Vereniging voor Arbeids-Ergotherapie
ICC	Intraklassecorrelatiecoëfficiënt (κ)	NVAO	Nederlands-Vlaamse Accreditatie Organisatie
ICD-10	International Classification of Diseases and Related Health Problems, 10th revision	NVE	Nederlandse Vereniging voor Ergotherapie
		NVHTSA	Nationaal Verbond van de Hogere Technische Scholen voor Ergotherapie
ICF	International Classification of Functioning, Disability and Health		
ICF-CY	International Classification of Functioning, Disability and Health for Children and Youth	NVPHSE	Nationaal Verbond van de Paramedische Hogere Scholen voor Ergotherapie
ICHI	International Classification of Health Interventions	NZa	Nederlandse Zorgautoriteit
ICIDH	International Classification of Impairments, Disabilities and Handicaps	OA	Occupational adaptation
		OCAIRS	Occupational Circumstances Assessment Interview
ICOD	International Council on Disability	OCenW	Ministerie van Onderwijs, Cultuur en Wetenschappen
ICT	Informatie- en communicatietechnologie	OKE	Ondersteuning en Kenniscentrum Ergotherapie
IGM	Integraal gezondheidsmanagement	OMP	Organizing model of practice
ILO	International Labour Organization	OOGO	Op Overeenstemming Gericht Overleg
INK	Instituut Nederlandse Kwaliteit	OPHI	Occupational Performance History Interview
IOM	Institute of Medicine	OPM(A)	Occupational Performance Model (Australia)
IPA	Impact op Participatie en Autonomie	OPPM	Occupational Performance Process Model
IPS	Individual Placement and Support	OQ	Occupational Questionnaire
IQ	Intelligentiequotiënt	OSA	Occupational Self Assessment
IRB	Individuele rehalibilitatiebenadering	OSE	Occuaptional Science Europe
ISO	International Organization for Standardization	OTAP	Occupational Therapy Assessment Package
ISOS	International Society for Occupational Science	OTARG	Occupational Therapy Africa Regional Group
ITB	Individuele trajectbegeleiding	OT-EU	Occupational Therapy Europe
IVH	Integrale VroegHulp	OTIB	Opleidings en ontwikkelingsfonds voor het Technisch Installatie Bedrijf
JCI	Joint Commission International		
JIP	Joint International Project	OTION	Occupational Therapy International Online Network
KIZ	Kwaliteit in Zicht	OTIPM	Occupational Therapy Intervention Process Model
KNMG	Koninklijke Nederlandsche Maatschappij tot bevordering der Geneeskunst	OTPF	Occupational Therapy Practice Framework
		P4C	Partnering for Change
KZi	Kwaliteitsnorm zorginstelling	PAAHR	Psychiatrische en arbeidsgerelateerde aspecten van hartrevalidatie
LEO	Leadership in Enabling Occupation		
LISV	Landelijk Instituut Sociale Verzekeringen (voorloper UWV)	PAC-NL	Preferences for Activities of Child
LOC	Landelijke Organisatie Cliëntenraden	PAH	Procesmodel Adviseren van Hulpmiddelen
LVB	Lichte verstandelijke beperking	Par-Pro	Participation Profile
MACS	Manual Ability Classification System	PDCA	Plan, do, check, act
MAGIE	Meetbaar, acceptabel, gecommuniceerd, inspirerend en engagerend	PDL	Passiviteiten van het dagelijks leven
		PEDI-NL	Pediatric Evaluation of Disability Inventory
MDD	Major Depressive Disorder	PEGS	Perceived Efficacy and Goal Setting System
MI	Motivational interviewing	PEM-CY	Participation and Environment for Children and Youth
MIC	Minimal Important Change	PEO	Person Environment Occupation
MNPS	Modified NPS Interest Checklist	PEOP	Person Environment Occupation Performance Model
MOHO	Model Of Human Occupation	PEOP OT	Person Environment Occupation Performance Occupational Therapy
MOHOST	Model Of Human Occupation Screening Tool		
MPI	Medisch Pedagogisch Instituut	PHR	Personal health record

PICO	Probleem/patiënt, interventie, co-interventie, outcome	VPP	Vlaams Patiënten Platform
PIP	Pediatric interest profiles	VQ	Volitional Questionnaire
PLAN-Q	Perceived Limitations in Activities and Needs Questionnaire	VR	Virtual reality
POH	Praktijkondersteuner huisarts	VSO	Voortgezet speciaal onderwijs
PPS	Preschool Play Scale	VTO	Vroeg Tijdig Onderkennen
PQRS	Performance Quality Rating Scale	VTV	Volksgezondheid Toekomst Verkenning
PREZO	Prestatie en Zorg	VV&T	Verpleeghuizen, verzorgingshuzien en thuiszorgorganisaties
PROM	Patient Reported Outcome Measure	VVEW	Vakvereniging voor Ervaringsdeskundige Werkers
PRPP	Perceive, recall, plan, perform	VWS	Volksgezondheid, Welzijn en Sport
PVQ	Pediatric Volitional Questionnaire	VZW	Vereniging zonder winstoogmerk
RCT	Gerandomiseerd gecontroleerd klinisch onderzoek	WAI	Web accessibility initiative; work ability index
REIS	Residential Environment Impact Scale	Wajong	Wet werk en arbeidsondersteuning jonggehandicapten
REN	Regionaal Ergotherapie Netwerk	WAO	Wet op de arbeidsongeschiktheidsverzekering
RI&E	Risico-inventarisatie en -evaluatie	WCPT	World Confederation of Physical Therapists
RIBW	Regionale Instelling voor Beschermd Wonen	WEIS	Work Environment Impact Scale
RIFA	Richtlijn Functiegerichte Aanspraak Hulpmiddelen	WFOT	World Federation of Occupational Therapists
RIVM	Rijksinstituut voor Volksgezondheid en Milieu	WGBO	Wet op de Geneeskundige Behandelingsovereenkomst
RIZIV	Rijksinstituut voor Ziekte- en Invaliditeitsverzekering	WHO	World Health Organization
ROB	Realiteit Oriëntatie Benadering	WHODAS	World Health Organization Disability Assessment Schedule
ROTOS	Research Occupational Therapy and Occupational Science	Wkkgz	Wet kwaliteit klachten en geschillen zorg
RPS	Rehabilitation Problem Solving form	WLQ	Work Limitations Questionnaire
RTI-E	Routine Tasks Inventory – Expanded	Wlz	Wet langdurige zorg
RUMBA	Relevant, understandable, measureable, behavorial, attainable	Wmo	Wet maatschappelijke ondersteuning
RVT	Rust- en verzorgingstehuizen	WRAP	Welness Recovery Action Plan
RVZ	Raad voor de Volksgezondheid en Zorg	WRI	Worker Role Interview
RZA	Regeling Zorg Asielzoekers	WRITIC	Writing Readiness Inventory Tool In Context
SCL	Symptom Checklist	WWB	Wet Werk en Bijstand
SCOPE	Short Child Occupational Profile	WZC	Woonzorgcentrum
SCP	Sociaal en Cultureel Planbureau	ZonMw	Organisatie voor gezondheidsonderzoek en zorginnovatie
SDC	Smallest detectable change	ZRM	ZelfRedzaamheidsMatrix
SEO	Stichting Economisch Onderzoek	Zvw	Zorgverzekeringswet
SER	Sociaal-Economische Raad	ZZ	Ziekte en zorg
SES	Sociaal-economische status	zzp'er	Zelfstandige zonder personeel
SMART(IE)	Specifiek, meetbaar, acceptabel, realistisch, tijdgebonden (inspirerend en eigen controle)		
SOS	Systematische Opsporing Schrijfproblemen		
SPOT	Student Platform Occupational Therapy		
SPV	Sociaal-psychiatrisch verpleegkundige		
SRH	Systematisch rehabilitatiegericht handelen		
STECR	Expertisecentrum participatie, voorheen platform re-integratie		
STL	Samenwerkingsverband Transport en Logistiek		
STRS	Student Teacher Relationship Scale		
SWOT	Strengths, weaknesses, opportunities, threats		
SWPBS	School Wide Positive Behavior Support		
SZW	Ministerie van Sociale Zaken en Werkgelegenheid		
TAHIB	Tackling Health Inequalities in Belgium		
TCOP	Taxonomic Code of Occupational Performance		
TNO	Toegepast Natuurwetenschappelijk Onderzoek		
TOES	Test of Environmental Supportiveness		
ToP	Test of Playfulness		
TVcN	Tolk- en Vertaalcentrum Nederland		
TZO	Thuiszorgorganisatie		
UNESCO	United Nations Educational, Scientific and Cultural Organisation		
UNICEF	United Nations Children's Fund		
USER	Utrechtse Schaal voor Evaluatie van Revalidatie		
UWV	Uitvoeringsinstituut werknemersverzekering		
VAAM	Vraag Aanbod Analyse Monitor		
VAPH	Vlaams Agentschap voor Personen met een Handicap		
VDAB	Vlaamse Dienst Arbeidsbemiddeling		
VE	Vlaams Ergotherapeutenverbond		
VEV	Vlaams Ergotherapeutenverbond (thans VE)		
VIM	Veilig Incident Melden		
VIP	Vroege Interventie Eerste Psychose		
VIP-GGZ	Vlaams Indicatoren Project voor patiënten en professionals in de Geestelijke GezondheidsZorg		
VIP-WZC	Vlaams Indicatoren Project voor Woonzorgcentra		
VLOE	Vlaams Overleg Ergotherapie		
VN	Verenigde Naties		

Verklarende woordenlijst

Aanvraag De aanvraag is de eerste stap in de kennismakingsfase in het ergotherapieproces. Mondelinge of schriftelijke verwijzing van een specialist of huisarts of een verwijzing tijdens een interprofessioneel overleg. Een schriftelijke verwijzing is nodig in die gevallen dat een dergelijke administratieve handeling nodig is om de ergotherapie-interventie vergoed te krijgen. Op eigen initiatief van de cliënt kan ergotherapie aangevraagd worden via directe toegankelijkheid ergotherapie (DTE) en via adviesvragen aan Wmo-consulenten in Nederland of Thuiszorg in Vlaanderen (►H. 24)

Activiteit (TCOP) Een activiteit is een verzameling van taken (►H. 2, 6, 27 en 28)

Activiteiten (ICF) Activiteiten (in de ICF) zijn de uitvoering van taken of acties door een individu (►H. 6)

Activiteiten van het dagelijks leven (ADL) ADL bestaan uit basale en instrumentele ADL, zie: BADL en IADL (►H. 14)

Activiteitenanalyse Het analyseren van een gangbaar voorkomende activiteit in onderliggende taken, vaardigheden, functies en mentale processen en voorkomende contextuele dimensie (►H. 27)

Activiteitengebieden in het OTPF Activiteitengebieden (areas of occupation) zijn de door het OTPF benoemde categorieën in het dagelijks handelen: activiteiten van het dagelijks leven (ADL), instrumentele activiteiten van het dagelijks leven (IADL), rust en slaap, educatie/onderwijs, werk, spel, vrije tijd en sociale participatie (►H. 21)

Activiteitenmonitoring Het meten van activiteiten gedurende een langere tijd door het dragen van een wearable of het plaatsen van sensoren in de woning van de persoon (►H. 14)

Activiteitenvereisten in het OTPF Met activiteitenvereisten (activity demands) verwijst het OTPF naar de specifieke kenmerken van een activiteit die invloed hebben op het type en de vereiste hoeveelheid inspanning die nodig is voor het uitvoeren van de activiteit. Activiteitenvereisten omvatten de specifieke objecten en hun eigenschappen die worden gebruikt in de activiteit, de fysieke ruimtelijke eisen van de activiteit, de sociale eisen, volgorde en timing, de vereiste acties of vaardigheden en de vereiste lichaamsfuncties en -structuren die nodig zijn voor het uitvoeren van de activiteit (►H. 21)

Affectieve handelingsvoorwaarde (CMOP-E) Beschrijft gevoelens van een persoon en bevat sociale en emotionele functies, interpersoonlijke en intrapersoonlijke factoren. Wordt niet gezien als een opzichzelfstaande functie maar betreft het gevoel dat de cliënt ervaart terwijl deze activiteiten uitvoert. Het gaat niet om bijvoorbeeld 'gebrek aan inzicht', maar om het gevoel dat gebrek aan inzicht geeft gedurende de uitvoering van het dagelijks handelen (►H. 18)

Analyse van het handelen Geeft inzicht in de wensen, behoeften en unieke waarden van het betekenisvol handelen voor een cliënt, maar ook in welke aspecten bedreigend of juist bevorderend zijn (►H. 27)

Anatomische eigenschappen Anatomische eigenschappen betreffen de positie, aanwezigheid, vorm en continuïteit van onderdelen van het menselijk lichaam, zoals organen, ledematen en de delen hiervan (►H. 6)

APOTRG Asia Pacific Occupational Therapy Regional Group: regionale groep met onder andere als doel het verbeteren en ontwikkelen van standaarden ten behoeve van praktijk, onderwijs en onderzoek (►H. 5)

Arbeidsgerelateerde aandoeningen Aandoeningen die te maken hebben met het werk, zonder dat er een duidelijk oorzaak-gevolgverband is. Er is een associatie met blootstellingen op het werk (inclusief mentale en fysieke belasting) maar ook met lifestyle en gewoonten van de persoon, leefmilieufactoren, psychosociale factoren en individuele gevoeligheid (►H. 15)

Arbeidsparticipatie Een subvorm van maatschappelijke participatie. Een van de mensenrechten is om te kunnen werken en zo te voorzien in het levensonderhoud, maar ook de verantwoordelijkheid bij te dragen aan de maatschappij (►H. 2)

Armoede Risico op armoede betekent dat mensen onzekerheid ervaren voor datgene dat de meeste mensen als vanzelfsprekend ervaren. Er is een link tussen armoede en het hebben van een beperking. Leven in armoede kan een grote variatie aan problemen geven, van te weinig geld om aan eten en kleding uit te geven tot slechte huisvesting en zelfs dakloosheid. Het betekent ook aanpassen aan beperkte keuzes, wat kan leiden tot sociale exclusie (►H. 3)

ASE-model Het ASE-model is gebaseerd op de theorie van gepland gedrag van Fishbein en Ajzen en op inzichten van Bandura. Het gaat om het verklaren van gedrag. Dit model stelt dat gedrag verklaard wordt vanuit de intentie om dat gedrag te vertonen en dat de intentie op haar beurt wordt verklaard vanuit drie hoofddeterminanten. (A) Attitude: hoe positief staat iemand ten aanzien van het gedrag (voor- en nadelen)? (S) Sociale invloed: hoe positief staat de omgeving ten aanzien van het gedrag (waargenomen gedrag, waargenomen meningen, normen, ervaren steun)? (E) Eigen effectiviteitsverwachting: kan iemand het gedrag vertonen (mogelijkheden, vaardigheden)? (►H. 11)

Assessments Assessments bestaan uit meetinstrumenten, vragenlijsten en zelfevaluatielijsten en worden gebruikt om tijdens het proces van inventarisatie en evaluatie de uitvoering van het dagelijks handelen, de activiteiten, taken en eventueel functies van de persoon en zijn systeem, een organisatie of populatie in de context in kaart te brengen (►H. 28)

Autonomie Onafhankelijk zijn van anderen en handelen naar eigen wensen en inzichten zonder anderen te schaden. Ergotherapie is niet alleen gericht op herstel van zelfredzaamheid, maar ook op zelfbeschikking en zelfstandigheid (►H. 7)

BADL Basale Activiteiten van het Dagelijks Leven zijn de meer basale taken van het dagelijks leven zoals het zorgen voor jezelf. De BADL bevatten activiteiten als baden/douchen, toiletgang, aan- en uitkleden, eten, mobiliteit, persoonlijke hygiëne en verzorging, slapen en rusten (►H. 14)

Balans in het dagelijks handelen (occupational balance) De mate waarin mensen hun dagelijkse activiteiten, passend bij hun ambities en waarden, kunnen organiseren zodat het dagelijks handelen onder controle is en als harmonieus en samenhangend wordt ervaren (►H. 13 en 16)

Basis-GGZ Basale geestelijke gezondheidszorg in de wijken naast specialistische geestelijke gezondheidszorg (►H. 3)

Basisvaardigheden (TCOP) Een set willekeurige bewegingen of mentale processen die een herkenbaar en doelgericht patroon vormen (grijpen, vasthouden, trekken, duwen, draaien, knielen, staan, lopen, denken, onthouden, lachen, kauwen, knipperen met de ogen enzovoort) (►H. 6)

Begrip Een begrip is een abstract gegeven. Een begrip is een idee, een denkbeeld, een eenheid van denken. Als begrippen met elkaar samenhangen, maar er is nog geen consensus (overeenstemming) bereikt over de definitie van die begrippen, heet dat in het Nederlands ook een 'begrip' of 'concept' (►H. 17)

Being in place De betekenis die de omgeving en de context krijgen door ervaringen die daarin beleefd worden (►H. 10)

Belasting (inclusief psychische belasting en fysieke belasting) De draaglast in psychisch of lichamelijk opzicht. Hierbij worden beschouwd de belastingsgevolgen (na-effecten van arbeid voor de werknemer die een meer permanent karakter hebben) en de belastingsverschijnselen (alle tijdens de arbeid waarneembare indicatoren van belasting en de na-effecten die tijdelijk zijn) (▶H. 15)

Bereidheid Tijdens de derde stap in de kennismakingsfase van het ergotherapieproces bespreekt/overweegt de cliënt met de ergotherapeut of hij 'er klaar voor is' (readiness). Bereidheid tot verandering kan gedefinieerd worden als iemands behoefte aan en toegang tot acties die tot verandering leiden, en of iemand openstaat voor verandering (▶H. 24)

Beroepscompetenties De beroepscompetenties die op de ergotherapieopleidingen in Nederland worden gebruikt, bepalen het eindniveau van de bacheloropleiding en zijn leidend voor de toetsing en inhoud van het programma. De beroepscompetenties zijn onderverdeeld in cliëntgerichte, organisatiegerichte en beroepsgerichte competenties (▶H. 8)

Beroepscode en gedragsregels ergotherapeut Hierin worden de verantwoordelijkheden en verplichtingen voor ergotherapeuten beschreven, zodat de buitenwereld weet wat men van een ergotherapeut kan verwachten. Zij stellen de ergotherapeut in staat de juiste besluiten te nemen op grond van logisch redeneren, feiten en gevoelens. In de Beroepscode worden de verplichtingen en verantwoordelijkheden van de ergotherapeut, de wet- en regelgeving, de principes van de ethiek en een ethisch redeneermodel beschreven (▶H. 8)

Besluitvorming Concrete (zichtbare of merkbare) beslissingen of keuzes ten aanzien van de interventie als resultaat van professioneel redeneren (▶H. 25)

Betekenis Dagelijks handelen geeft betekenis aan het leven. De betekenis kan zowel betrekking hebben op activiteiten als op het hele leven. Betekenis heeft vier dimensies: eigenwaarde, levensdoel, gevoel van competentie en controle over een activiteit en persoonlijke waarden (▶H. 2)

Betrokkenheid in het dagelijks handelen Occupational engagement: betrokkenheid is een veel groter concept dan het daadwerkelijk uitvoeren van een activiteit. Daarbij gaat het om betrokken zijn in iets wat je zelf doet, iets wat je samen met anderen doet of iets wat iemand anders doet. Het gaat om iets bedenken wat iemand anders kan gaan doen, nadenken over wat je wilt gaan doen, reflecteren op wat je alleen of samen met iemand anders hebt gedaan enzovoort. Betrokkenheid gaat dus veel verder dan het uitvoeren van activiteiten (beyond performance) (▶H. 18)

Betrouwbaarheid Betrouwbaarheid of reproduceerbaarheid is de mate waarin een meting onafhankelijk is van toeval (▶H. 30). Dit geeft weer hoe aannemelijk het is dat de meting resulteert in dezelfde of zeer vergelijkbare resultaten bij elke gelegenheid (▶H. 28)

Bieler model Uitgangspunt van dit model is de handelingsbekwaamheid van de mens die bepaald wordt door de interactie tussen de persoon en zijn leefwereld (▶H. 22)

Bio-ecologisch model Het bio-ecologisch model van Bronfenbrenner laat zien dat de omgeving grote invloed heeft op ontwikkeling. 'Bio' staat voor de biologische factoren van de persoon, zoals leeftijd, geslacht en erfelijke factoren. 'Ecologisch' staat voor de interactie met de omgeving. In dit model staat de persoon in de context van zijn steeds groter wordende sociale omgeving; het model gaat ervan uit dat de sociaal-emotionele ontwikkeling tot stand komt door de interactie met de sociale omgeving (▶H. 12)

Biomechanische benadering Deze wordt meestal gelijkgesteld aan het reductionische denken, dus zie aldaar (▶H. 1)

Biomedisch perspectief Hierbij gaat het om de onderdelen van het lichaam, zoals ledematen, orgaanstelsels of organen (▶H. 6)

Biopsychosociaal model Het biopsychosociaal model is een uitbreiding van een medisch model over het menselijk functioneren, waarin niet alleen aandacht is voor biomedische aspecten, maar ook voor psychische en sociale factoren die mede bepalend zijn voor ziekte en het genezingsproces (▶H. 1 en 6)

Bottom-up Een bottom-upbenadering tijdens assessment en interventie focust op beperkingen in functies zoals kracht, bewegingsuitslagen, balans, enzovoort, waarvan verwacht wordt dat als de beperking in motorisch, cognitief of psychische functioneren vermindert of herstelt, dit leidt tot succesvol dagelijks handelen (▶H. 24)

Burger Een burger is een lid van de bevolking van een land, bijvoorbeeld in een gemeente; een burger heeft rechten en plichten naar de overheid dan wel de gemeente (▶H. 3)

Burgerparticipatie Hier wordt het concept participatie geplaatst binnen een politieke context waarin burgers en bestuurders met elkaar in overleg gaan over thema's in de samenleving (▶H. 2)

Capabiliteit De mogelijkheden die mensen hebben om te zijn wie ze willen zijn en te kunnen doen wat ze willen doen. Daarbij maken mensen eigen afwegingen in de keuzes die ze maken, de relaties die ze aangaan en hoe ze onderdeel willen zijn van de maatschappij (▶H. 3)

CDM Het Cognitive Disabilities Model reikt een kader aan om op een andere manier te kijken naar cognitieve problemen, door het accent niet zozeer op de stoornissen te leggen maar meer op de concrete gevolgen van het dagelijks handelen (▶H. 23)

Chronic Care Model In de Verenigde Staten ontwikkeld, evidence-based model dat maatgevend is voor geïntegreerde chronische zorg. Het model bestaat uit zes onderdelen die er samen voor zorgen dat de zorg voor mensen met chronische aandoeningen goed gemanaged wordt. De onderdelen zijn: zelfmanagement, zorgproces, besluitvorming, klinische informatiesystemen, gezondheidszorg en maatschappij (▶H. 3)

Classificatie Indeling van verschijnselen, objecten of processen in groepen op grond van overeenkomst of verwantschap in eigenschappen of kenmerken. In een classificatie worden objecten geïndexeerd, gesorteerd, geïdentificeerd, gedetermineerd en gecodeerd: het rubriceren van objecten of verschijnselen in een gekozen, reeds bestaand classificatiesysteem, of het vaststellen van de identiteit van objecten volgens één of meer criteria. (▶H. 17)

Cliënt De cliënt is een persoon (kind, volwassene of oudere inclusief zijn systeem), organisatie of populatie met een vraagstuk op het gebied van handelen en/of participatie (▶H. 7)

Cliënt-empowerment Het versterken van de eigen mogelijkheden van een cliënt en het stimuleren om de eigen kracht te gebruiken. Empowerment is een proces van versterking waarbij personen, organisaties en populaties greep krijgen op de eigen situatie en hun omgeving, via het verwerven van controle, bewustwording en het stimuleren van participatie (▶H. 7)

Cliëntfactoren Waarden, overtuigingen en spiritualiteit, lichaamsfuncties en lichaamsstructuren. Deze cliëntfactoren worden beïnvloed door de aan- of afwezigheid van ziekte, aandoening, deprivatie, beperking en levenservaring (▶H. 21)

Cliëntgecentreerde zorg De cliënt staat centraal. De ergotherapeut en de cliënt werken in partnerschap samen; in deze samenwerking ligt de focus op gezamenlijke besluitvorming. Kennis en ervaringen van zowel de cliënt als de ergotherapeut komen samen en perspectieven worden uitgewisseld (▶H. 7 en 8)

Cliëntparticipatie Bij cliëntparticipatie wordt het concept participatie geplaatst binnen de context van gezondheid, welzijn, revalidatie en rehabilitatie, met nadruk op de autonomie en het beslissingsrecht van de cliënt (▶H. 2)

Verklarende woordenlijst

Cliëntperspectief (in besluitvorming) Het redeneerproces dat gericht is op het begrijpen van de handelingsvragen van de cliënt, de betekenis van de ziekte of beperking in zijn leven, en op het creëren van een betekenisvolle toekomst vanuit het oogpunt van de cliënt; narratief en interactief redeneren (▶H. 25)

CMOP-E Het Canadian Model of Occupational Performance and Engagement beschrijft de drie kernconcepten van ergotherapie en levert een grafische representatie van het ergotherapeutisch perspectief. De uitvoering van het dagelijks handelen vindt plaats in een omgeving en is het resultaat van dynamische interactie tussen persoon, handelen en omgeving. Cliëntgecentreerd werken wordt benadrukt door de cliënt in het midden van de structuur te plaatsen (▶H. 18)

Collectief handelen Het dagelijks handelen dat wordt uitgevoerd door groepen, gemeenschappen en/of populaties in alledaagse situaties (▶H. 3)

Co-creatie Vorm van samenwerking waarbij alle deelnemers invloed hebben op het proces en het resultaat van dit proces, zoals een plan, advies of product. Kenmerken van co-creatie zijn dialoog, common ground, enthousiasme, daadkracht en focus op resultaat (▶H. 11)

Cognitieve handelingsvoorwaarde (CMOP-E) Beschrijft een persoons denken en bevat alle mentale functies zowel cognitief als intellectueel. Hieronder vallen ook waarneming, concentratie, redeneren en oordeelsvermogen. Er wordt bij de cliënt niet gekeken naar een enkele functie als geheugen, maar naar het proces van denken gedurende het dagelijks handelen (▶H. 18)

Cognitieve ontwikkeling Het ontwikkelen van het verstand: opnemen en verwerken van kennis, waarnemen, denken, taal, bewustzijn, geheugen, aandacht, concentratie enzovoort. (▶H. 12)

COHEHRE Consortium of Institutes of Higher Education in Health and Rehabilitation in Europe: organisatie die zich bezighoudt met onderwijs en opleiding van professionals in de gezondheidszorg en sociale zorg binnen de Europese Unie (▶H. 5)

Community of Practice Een groep van mensen die een belang, een vraagstuk of een passie voor een bepaald onderwerp delen en die kennis en expertise op dit gebied verdiepen door voortdurend met elkaar te interacteren. (▶H. 5)

Community-based Werken in de gemeenschap waarbij de professional de expert is en de gemeenschap 'leidt' (▶H. 3 en 8)

Community-Based Rehabilitation Sstrategie binnen algemene gemeenschapsontwikkeling voor rehabilitatie, armoedevermindering, egalisering van kansen en sociale 'inclusie' voor alle mensen met beperkingen. CBR-implementatie vindt plaats door de gecombineerde inspanningen van mensen met een beperking, hun families en gemeenschappen, en de relevante voorzieningen op het gebied van gezondheidszorg, onderwijs, beroepsvorming en sociale zaken (▶H. 3)

Community development Werken in de gemeenschap waarbij de professional de facilitator, educator en mentor is en ten dienste staat van de gemeenschap (▶H. 3 en 8)

Conceptual model of home Dit concept bevat drie domeinen, waarin beschreven wordt hoe iemand zijn 'thuis' ervaart, namelijk: het persoonlijke, sociale en fysieke thuis. Voor elk 'thuis' geldt dat het een unieke combinatie vormt van de persoon, de sociale en fysieke omgeving en de betekenis ervan. Daarnaast geldt dat de tijdelijke dimensies van het verleden, het nu en de toekomst een rol spelen (▶H. 14)

Conditioneel redeneren Het redeneren over een mogelijk toekomstbeeld voor de cliënt en de acties die nodig zijn om dit toekomstbeeld te realiseren (▶H. 25)

Constructvaliditeit Bij constructvaliditeit wordt gekeken of een meetinstrument aansluit bij het onderwerp (construct) dat het meet. De constructvaliditeit wordt beoordeeld door het testen van vooraf gedefinieerde hypotheses, zoals de verwachte correlaties tussen meetinstrumenten die hetzelfde onderwerp meten of de verwachte verschillen in scores tussen het testen van twee groepen waar je verschil verwacht op de uitkomst van de test (▶H. 28)

Context Alles wat in de omgeving aanwezig is en invloed uitoefent op het dagelijks handelen (▶H. 10)

Context-based De ergotherapie-interventie vindt zo mogelijk plaats in de omgeving van de handelingsvraag van de persoon en zijn systeem, organisatie of populatie (▶H. 8 en 10)

Context/omgeving In het OTPF worden beide termen gebruikt om rekening te houden met interne en externe condities, die elkaar beïnvloeden en die invloed hebben op de uitvoering van activiteiten (▶H. 21)

Context-therapie Context-therapie richt zich op het identificeren van belemmerende en bevorderende factoren in de activiteit zelf of in de omgeving. Het handelingsvraagstuk wordt aangepakt door de activiteit aan te passen of door de omgeving te veranderen en niet door de handelingsvoorwaarden van de persoon te beïnvloeden (▶H. 10)

Co-occupation Term die gebruikt wordt om activiteiten aan te geven die mensen samen doen (▶H. 10)

COPORE Competencies For Poverty Reduction: netwerk dat tot doel heeft in het kader van het Europese Jaar van de Bestrijding van Armoede en Sociale Uitsluiting nieuwe competenties te ontwikkelen (▶H. 5)

COTEC Council of Occupational Therapists for the European Countries: Europese beroepsorganisatie voor alle ergotherapeuten, met als doel de kwaliteit van ergotherapie in Europa te bevorderen en zichtbaar te maken wat het beroep te bieden heeft (▶H. 5)

CPPF Het Canadian Practice Process Framework beschrijft het ergotherapieproces in vier afzonderlijke elementen. Drie van deze elementen zijn contextgebonden: de maatschappelijke context, de praktijkcontext en de referentiekaders. Het vierde element is procesgeoriënteerd en bestaat uit acht actiepunten (acht kleine cirkels) die de leidraad vormen van het ergotherapieproces (▶H. 18)

Creatief denken Geheel van denkattitudes, denkvaardigheden, denktechnieken en denkprocessen die de kans op patroondoorbreking, het leggen van nieuwe verbindingen in onze hersenen vergroten. Creatief denken start met creatief waarnemen, waarbij de dominante waarneming wordt losgelaten en waarnemingsverspringing mogelijk is. Daarbij wordt oordelen uitgesteld waardoor er plaats is voor nieuwe ideeën. Flexibel associëren, brainstormen, divergeren en het ontwikkelen van verbeeldingskracht zijn aspecten van creatief denken (▶H. 8)

Creatief redeneren Cliënten begeleiden en ondersteunen in het creatief oplossen van handelingsvragen en het samen met hen bedenken en uitproberen van creatieve aanpassingen, waardoor het dagelijks handelen weer mogelijk wordt, is een van de succesvolle aspecten van een ergotherapeut (▶H. 8)

Cultural safety Een omgeving scheppen voor mensen met diverse achtergronden waarin zij zich veilig kunnen voelen (▶H. 9)

Cultureel competent handelen In gesprek gaan met de cliënt, los van de opvattingen, waarden en normen van de eigen cultuur, je bewust zijn van je eigen plaats en positie binnen de maatschappij en je bewust zijn van de onderlinge verhoudingen in de cliënt-therapeutrelatie (▶H. 20)

Culturele context De culturele context omvat alle aspecten welke horen bij culturen waar iemand mee in aanraking komt en daarmee het dagelijks handelen beïnvloeden, zoals etnische, raciale, ceremoniële en routinematige activiteiten/praktijken, gebaseerd op de ethiek en het waardesysteem van bepaalde groepen (▶H. 10, 18 en 21)

Cultuur Systeem van gedeelde ideeën, concepten, regels en betekenissen die tot uiting komen in de manier waarop mensen leven. Cultuur is in beweging (dynamisch) (▶H. 9)

Dagelijks handelen De uitvoering van activiteiten en taken. Dagelijks handelen is doelgericht, vindt plaats in de context en is gerelateerd aan de ervaring en de betekenis die de persoon eraan geeft. Het dagelijks handelen bevat alle activiteiten en taken die mensen doen en/of waarbij zij betrokken zijn, waardoor zij voor zichzelf en anderen zorgen (zorgen/wonen), recreëren, ontspannen en sociale contacten onderhouden (vrije tijd/spel), en deelnemen aan de maatschappij via onderwijs, arbeid of vrijwilligerswerk (werken/leren) (▶H. 2 en 13)

Demografie Wetenschap die de ontwikkelingen in omvang, samenstelling en ruimtelijke verdeling van de bevolking bestudeert. Bij deze studie worden ook de oorzaken en de gevolgen van de ontwikkelingen betrokken (▶H. 9)

Dialooggestuurde zorg Een praktijkfilosofie gebaseerd op concepten die verandering teweeg kunnen brengen in de houding en overtuigingen van zowel de individuele cliënt, de ergotherapeut, groepen, organisaties en populaties (▶H. 7)

Diffusion of Innovations Model Dit model is gebaseerd op een theorie die iets vertelt over de verspreiding van een *innovatie* (een nieuw product of idee) binnen een groep. Centraal in de theorie staat de beschrijving van de levenscyclus van een innovatie. Rogers onderscheidt vijf stadia, waarin vijf verschillende groepen worden onderscheiden die het product of nieuwe idee accepteren. (▶H. 11)

Directe toegankelijkheid ergotherapie Cliënten kunnen zich zonder verwijzing melden bij de ergotherapeut. Voor de start van de interventie vindt een DTE-screening plaats. Daarbij inventariseert de ergotherapeut of er een handelingsvraagstuk is, of er sprake is van afwijkend handelen en/of afwijkende communicatie en of er rode vlaggen zijn. Uiteindelijk stelt de ergotherapeut de conclusie 'pluis' of 'niet-pluis' en rapporteert dit aan de arts (▶H. 8)

Discriminatie Het maken van onderscheid op basis waarvan mensen of zaken worden achtergesteld, verworpen of behandeld (▶H. 9)

Diversiteit Letterlijk: 'verscheidenheid'. Het begrip wordt in diverse wetenschapsgebieden gebruikt om soortenrijkdom aan te geven. In het kader van hulpverlening gaat het om veelvormigheid van de mensheid (▶H. 9)

Doelbepaling Doelbepaling is een fase in het ergotherapeutisch proces, waarin de cliënt en de ergotherapeut doelen formuleren. De doelen zijn gericht op het dagelijks handelen en participeren van de cliënt in zijn omgeving. De doelen zijn zodanig geformuleerd dat de cliënt zijn objectieve en subjectieve aspecten bij de gestelde doelen herkent (▶H. 21)

Doelgerichtheid Doelgerichtheid betekent dat mensen graag iets willen bereiken in een bepaalde omgeving of context (▶H. 2)

Domotica Huisautomatisering; verzamelnaam voor technologie die ingezet wordt in en om het huis met als doel het verbeteren van de kwaliteit van wonen (en leven). Het gaat om technologie waarmee je bijvoorbeeld op afstand verlichting aan en uit kunt zetten, of automatisch gordijnen en deuren kunt openen en sluiten. Domotica kan ook gebruikt worden om zorgdiensten van buitenaf te ondersteunen en helpt zelfstandig wonen mogelijk te maken (▶H. 11)

Dynamische Systeem Theorie Gaat ervan uit dat beweging ontstaat vanuit interactie van verschillende systemen in verschillende contexten. DTS kent drie cirkels: de persoon, de taak en de omgeving. De overlap van de systemen visualiseert de dynamische interactie die plaatsvindt tussen de systemen (▶H. 12)

Eclectisch werken Het combineren van verschillende stijlen of stromingen. Bijvoorbeeld methoden en technieken kiezen uit een biomedisch of psychologisch referentiekader dat het beste past bij de vraag van een cliënt (▶H. 17)

Eenentwintigste-eeuwse vaardigheden 21st century skills zijn competenties die leerlingen nodig hebben om succesvol deel te nemen in de maatschappij van de toekomst (▶H. 15)

eHealth Het gebruik van nieuwe informatie- en communicatietechnologieën, met name internet, om gezondheid en gezondheidszorg te ondersteunen of te verbeteren (▶H. 11)

Emancipatie Rechten verwerven om mee te mogen doen en gebruik te kunnen maken van voorzieningen om erbij te horen (sociale inclusie). Voorbeelden zijn het opheffen van de slavernij, de vrouwenstrijd voor stemrecht, de beweging voor homorechten, recht op onderwijs en recht op arbeid voor mensen met een lichamelijke, psychische, verstandelijke en/of zintuiglijke beperking (▶H. 3)

Empirisch onderzoek Onderzoek waarbij je door waarneming vaststelt wat zich in de werkelijkheid (de empirie) afspeelt (▶H. 30)

Empirisch-analytisch onderzoek Onderzoekers binnen de empirisch-analytische stroming willen graag zo objectief mogelijk onderzoek uitvoeren en de onderzoekssituatie zo veel mogelijk beheersen. Alle processen in het onderzoek worden rationeel, logisch en verstandelijk beredeneerd. Onderzoekers die een empirisch-analytisch onderzoek uitvoeren gaan uit van de feiten. In principe neemt de onderzoeker een positie in 'buiten de onderzoekspraktijk'. Empirisch-analytische onderzoeken zijn kwantitatief van aard (▶H. 30)

Empirisch-analytisch referentiekader Redeneren vanuit een empirisch-analytisch perspectief omvat het denken over de vraag van de cliënt en over oplossingen bezien vanuit de ziekte of aandoening (▶H. 25)

Empowerment Proces van versterking waarbij individuen, organisaties en gemeenschappen greep krijgen op de eigen situatie en hun omgeving via het verwerven van controle, het aanscherpen van kritisch bewustzijn en het stimuleren van participatie (▶H. 4 en 7)

Enabling participation Door in een context actief of passief betrokken te zijn bij een activiteit kan iemand participatie ervaren (▶H. 2)

Enablement skills De vaardigheden die de ergotherapeut gebruikt in de interventie om het dagelijks handelen van de cliënt mogelijk te maken: aanpassen, pleiten, coachen, samenwerken, overleggen, coördineren, ontwerpen/vervaardigen, overdragen van kennis, betrokken zijn in, toepassen van specifieke technieken. De enablement skills zijn onderdeel van het Canadian Model of Client-centered Enablement (CMCE) (▶H. 8 en 22)

Enabling/in staat stellen tot Het mogelijk maken dat mensen de handelingen die zij belangrijk en betekenisvol vinden, kunnen kiezen, organiseren en uitvoeren (▶H. 7 en 8)

ENOTHE European Network of Occupational Therapy in Higher Education: een thematisch netwerk met als doel de kwaliteit te verbeteren, standaarden vast te stellen en een Europese dimensie te ontwikkelen binnen de academische discipline ergotherapie, door middel van samenwerking tussen faculteiten of departementen, academische en/of beroepsverenigingen, werkgevers en cliëntorganisaties (▶H. 5)

Environment-first Benadering die tijdens assessments en interventies focust op de omgeving en de context; is gebruikelijk bij ergotherapie en organisaties (adviessector) en bij ergotherapie en populaties (▶H. 24)

Verklarende woordenlijst

Ergotherapieparadigma Het beroepsparadigma is het algemeen, gezamenlijk kader voor de theorievorming en de beroepsuitoefening van de ergotherapie in een bepaalde periode. Het bestaat uit door leden van de beroepsgroep in een bepaalde tijd aangenomen overtuigingen (▶H. 2.)

Ervaringsdeskundigheid Ervaringsdeskundigheid is het vermogen om op grond van eigen herstelervaring voor anderen ruimte te maken voor herstel (▶H. 4)

Ethisch redeneren Het redeneren geactiveerd door het ervaren van dilemma's om ethische beslissingen bij tegengestelde belangen te kunnen maken (▶H. 8 en 25)

Ethische principes Overtuigende gidsen voor het geweten en daarmee voor het handelen van de ergotherapeut. Principes zijn geen absolute universele regels of waarden, het zijn veeleer goede referentiepunten voor het ergotherapeutisch handelen (▶H. 8)

Etnocentrisme Het beoordelen van de normen en gewoonten van een andere cultuur naar die van de eigen groep (▶H. 9)

Etnografisch onderzoek Onderzoek dat tot doel heeft onderliggende gedragspatronen en de betekenis van die patronen in een bepaalde cultuur te begrijpen (▶H. 9)

Evaluatieproces Proces dat beschreven wordt in het Occupational Therapy Practice Framework (OTPF). Volgens het OTPF focust het evaluatieproces (evaluation) op de inventarisatie van wat de cliënt gedaan heeft, wat hij kan/wil doen en wat hij nodig heeft om te kunnen doen. Tevens is het evaluatieproces gericht op het identificeren van de ondersteunende en beperkende factoren in het dagelijks handelen ten behoeve van de gezondheid, welzijn en participatie. De evaluatie bestaat uit: (a) een handelingsprofiel (occupational profile) en (b) analyse van het dagelijks handelen (analysis of occupational performance) (▶H. 21)

Evidence-based practice Het gewetensvol, expliciet en oordeelkundig gebruik van het beste voorhanden bewijsmateriaal om beslissingen te nemen voor individuele patiënten. De praktijk van EBP impliceert het integreren van individuele klinische expertise met het beste externe bewijsmateriaal dat vanuit wetenschappelijk onderzoek beschikbaar is. De voorkeur/wensen/verwachtingen van de patiënt spelen bij de besluitvorming een centrale rol (▶H. 30)

Evidence statement Een zo wetenschappelijk mogelijk antwoord op enkelvoudige en afgebakende vragen die voortkomen uit een knelpuntenanalyse in het (para)medisch handelen (▶H. 26)

Exclusie Buitengesloten worden of zich buitengesloten voelen (▶H. 3)

Exploratie (MOHO) Het eerste stadium van verandering, waarin de persoon nieuwe dingen uitprobeert en als gevolg daarvan leert over zijn eigen capaciteiten, voorkeuren en waarden (▶H. 19)

Externe factoren Iemands fysieke en sociale omgeving (▶H. 6)

Fenomenologisch denken Binnen dit denkkader wordt het lichaam in eerste instantie gezien als een onlosmakelijk deel van iemands ervaring van de wereld. Bij een fenomenologische benadering worden mensen begrepen in termen van hun dagelijkse praktijk, hun sociale contacten, hun levensverhalen en perspectieven (▶H. 1)

Fit Chart (CMOP-E) De Fit Chart laat 18 interacterende variabelen zien die de persoon, het dagelijks handelen en de omgeving karakteriseren en die de interactie vormgeven tussen deze drie concepten (▶H. 18)

Flow De holistische ervaring van mensen wanneer zij volledig opgaan (volledige aandacht) in een activiteit (▶H. 2 en 16)

Framing Het kunnen lezen en geven van signalen van kinderen onder elkaar tijdens het spelen waardoor het spel zich kan blijven ontwikkelen (▶H. 16)

Functies (ICF) De fysiologische en mentale eigenschappen van het menselijk organisme (▶H. 6)

Functies en mentale processen (TCOP) Een simpele of willekeurige spier of mentale actie (▶H. 2)

Fundamenteel onderzoek Fundamenteel onderzoek leidt tot een situatie waarbij je kunt spreken van het beter kennen van een fenomeen. Beter kennen is een belangrijke voorwaarde voor beter kunnen. Binnen deze onderzoekstraditie worden nieuwe theorieën ontwikkeld. Binnen de ergotherapie wordt fundamenteel onderzoek gedaan dat zich richt op de vraag hoe gezondheid en dagelijks handelen samenhangen bij de mens. Dit onderzoek gebeurt binnen het onderzoeksgebied occupational science (▶H. 30)

Fundamentele principes van ethiek Vier principes die gebruikt kunnen worden als ondersteuning bij ethische afwegingen in het proces van adviseren en het toepassen van technologie: nonmalenficence, beneficence, autonomy, fidelity en justice (▶H. 11)

Fysieke handelingsvoorwaarde (CMOP-E) Beschrijft het 'doen' en omvat alle sensorische, motorische en sensomotorische functies. Bij de cliënt wordt niet gekeken naar de kwaliteit van de spiertonus, maar naar diens uitvoerende capaciteiten tijdens het dagelijks handelen (▶H. 18)

Fysieke omgeving De natuurlijke en niet-menselijke omgeving en de objecten in die omgeving. De fysieke omgeving bestaat uit gebouwen, tuinen, wegen, transportvoertuigen, technologie, het klimaat en materialen (▶H. 10, 18 en 21)

Gebruik van jezelf Use of self: bewust, selectief of intuïtief gebruik van de eigen mogelijkheden en karakteristieken (persoonlijkheid, houding, waarden en reacties) om de interventie effectiever te maken. De interpersoonlijke stijl beschrijft hoe een ergotherapeut reageert op interpersoonlijke situaties in de relatie met de cliënt (▶H. 8)

Geïntegreerde zorg De combinatie van populatiegebaseerde zorg en persoonsgeoriënteerde zorg (▶H. 3 en 8)

Gelijkheid in gezondheid De afwezigheid van oneerlijke en vermijdbare verschillen in gezondheid tussen sociale groeperingen (▶H. 3)

Gewenning (MOHO) Door gewenning (habituation) vertonen we vaste of consistente handelingspatronen, die gevormd zijn door gewoonten en rollen en die zijn afgestemd op een bekende omgeving. Deze patronen zorgen voor routines en automatismen (▶H. 19)

Gewoonten (OTPF) Gewoonten refereren volgens het OTPF aan specifiek, automatisch handelen dat nuttig kan zijn, domineert of uitput (▶H. 21)

Gezamenlijke besluitvormig Proces waarbij de cliënt en zorgverlener gezamenlijk tot een besluit over de gewenste zorg en interventie komen (▶H. 7 en 8)

Gezondheid Het vermogen je aan te passen en je eigen regie te voeren in het licht van de sociale, mentale en fysieke uitdagingen van het leven (▶H. 3)

Gezondheidsbevordering Een proces dat individuen, organisaties en gemeenschappen in staat stelt controle te verwerven over de factoren die hun gezondheid beïnvloeden zodat zij hun gezondheidssituatie kunnen verbeteren (▶H. 26)

Globalisering Verzamelnaam voor een voortdurend proces van wereldwijde economische, politieke en culturele verwevenheid (▶H. 5)

Good enough environment Mensen creëren hun eigen omgeving op basis van hun genetische mogelijkheden (▶H. 12)

Handelen Zie: Dagelijks handelen (▶H. 2 en 13)

Handelen (TCOP) Een activiteit of een verzameling van activiteiten die op een bepaald moment, in een bepaalde rol, in een bepaalde context plaatsvindt (▶H. 6)

Handelingsadaptatie Het proces van het vormen van een positieve handelingsidentiteit en daarnaar handelen; handelingsadaptatie ontstaat uit identiteit en competentie (▶H. 19)

Handelingsanalyse Analyse van het handelen van een individu in zijn relevante context met als doel inzicht te krijgen in zijn handelen, de bevorderende en belemmerende factoren en mogelijke oorzaken. Analyse van het handelen heeft parallellen met analyse van activiteiten, met het belangrijke verschil dat bij een handelingsanalyse het unieke handelen van een specifieke persoon wordt geanalyseerd met zijn unieke subjectieve en contextuele dimensie (▶H. 27)

Handelingscompetentie Mogelijkheden, vaardigheden, kennis en attitude nodig voor betrokkenheid in het uitvoeren van handelen (▶H. 12)

Handelingsgedrag Is de zichtbare interactie van de persoon en de activiteiten in de context van de omgeving (▶H. 12)

Handelingsgebieden In de ergotherapie zijn de activiteiten die mensen doen opgedeeld in handelingsgebieden: wonen/zorgen, leren/werken en spelen/vrije tijd (▶H. 13)

Handelingsidentiteit (MOHO) Beeld van de persoon die men is en wil worden, en dat men in de loop van het leven opbouwt. In de identiteit worden motivatie (wil), rollen en gewoonten, en subjectieve (lichaams)ervaringen geïntegreerd (▶H. 19)

Handelingspatronen Handelingspatronen (occupational patterns) bestaan uit vaste en voorspelbare manieren als onderdeel van het dagelijks handelen van de persoon (▶H. 12). Handelingspatronen (performance patterns) verwijzen volgens het OTPF naar gewoonten, routine, rollen en rituelen, die het dagelijks handelen ondersteunen of belemmeren (▶H. 21)

Handelingsperspectief Het unieke perspectief waarbij het dagelijks handelen centraal staat (▶H. 3 en 8)

Handelingsprofiel Het handelingsprofiel (occupational profile) is een samenvatting van de geschiedenis van de cliënt ten aanzien van het dagelijks handelen en zijn ervaringen, zijn dagelijkse patronen, interesses, waarden en behoeften. Door een handelingsprofiel op te stellen, begrijpt de ergotherapeut het perspectief en de achtergrond van de cliënt (▶H. 21)

Handelingsrepertoire (occupational repertoire) Bestaat uit het totaal van de dagelijkse activiteiten op een bepaald moment. Door expliciet naar het handelingsrepertoire van de cliënt te kijken wordt het dagelijks handelen in zijn totaliteit begrepen en de bijdrage daarvan aan gezondheid en welzijn (▶H. 12)

Handelingstransities (occupational transitions) Transities bestaan uit overgangen die veranderingen en onderbrekingen in de levensloop veroorzaken. Potentiële handelingstransities gedurende de levensloop zijn bijvoorbeeld de eerste stapjes, de start op de basisschool, het starten met studeren, de eerste baan, het krijgen van een kind, het meemaken van een scheiding en het met pensioen gaan (▶H. 12 en 15)

Herstel Herstel is een intens persoonlijk, uniek proces van verandering in iemands houding, waarden, gevoelens, doelen, vaardigheden en/of rollen. Het is een manier van leven, van het leiden van een bevredigend, hoopvol en zinvol leven met de beperkingen die de psychische klachten met zich meebrengen. Herstellen betreft het ontgroeien van de catastrofale gevolgen van de aandoening en de ontwikkeling van een nieuwe betekenis en een nieuw doel in iemands leven (▶H. 4)

Hulpmiddelen Elk product (inclusief apparaten, uitrusting, instrumenten en computerprogrammatuur), speciaal vervaardigd of algemeen verkrijgbaar, dat wordt gebruikt door of voor personen met functioneringsproblemen om te participeren, om lichaamsfuncties/anatomische eigenschappen en activiteiten te beschermen, ondersteunen, trainen, meten of vervangen; of om stoornissen, beperkingen of participatieproblemen te voorkomen (▶H. 11)

IADL Instrumentele Activiteiten van het Dagelijks Leven zijn activiteiten die een duidelijke interactie hebben met de omgeving. Deze zijn facultatief en kunnen worden gedelegeerd aan een ander. Het omvat de zorg voor anderen, zoals de zorg voor een gezin, de zorg voor voor het huishouden enzovoort. Ook valt mobiliteit buitenshuis onder IADL. IADL onderscheidt zich van ADL door de complexiteit van de activeit. IADL zijn de meer complexere interacties tussen persoon en omgeving en doen een groter beroep op het probleem oplossend vermogen sociale vaardigheden en de meer complexere interacties tussen persoon en omgeving (▶H. 14)

ICF De International Classification of Functioning, Disability and Health van de WHO beschrijft het functioneren van mensen in termen van gezondheidscomponenten en bestaat uit twee delen: (1) medische factoren ofwel de ziekte, de aandoening of het letsel dat iemand heeft, met de componenten (a) functies en anatomische eigenschappen en (b) activiteiten en participatie (2) beïnvloedende factoren met (c) externe factoren en (d) persoonlijke factoren (▶H. 6)

ICF-CY De International Classification of Functioning, Disability and Health for Children and Youth is afgeleid van de referentieclassificatie de ICF omdat de ICF in de praktijk als niet voldoende wordt ervaren voor het beschrijven van het functioneren van kinderen en jongeren. De ICF-CY biedt vooral een verbreding van uitgangspunten en het aanbrengen van meer detail om beter de groei en ontwikkeling van kinderen en jongeren te kunnen beschrijven (▶H. 6)

ICF -core set ICF-core set is geen model of meetinstrument, maar een lijst met begrippen of items die door experts beoordeeld zijn als relevant voor het beschrijven van het functioneren van mensen met een specifiek gezondheidsvraagstuk of mensen die in een specifieke setting behandeld worden (▶H. 6)

Inclusie Opnemen, insluiten van alle mensen (met en zonder beperkingen) in de samenleving op basis van gelijkwaardige rechten en plichten (▶H. 15)

Individueel perspectief Ergotherapeuten werken met de persoon en zijn systeem, waarbij gezondheid gezien wordt als iets wat de handelende mens zelf kan beïnvloeden (▶H. 3, 8 en 10)

Verklarende woordenlijst

Informed consent Formulier met alle gegevens over het onderzoek, dat personen die meedoen aan onderzoek gevraagd wordt te ondertekenen. Hiermee geven zij toestemming voor het onderzoek (▶H. 30)

Informeren/shared decision making Zie: Shared decision making

inhoudsmodel Inhoudsmodellen bieden structuur aan de ergotherapiepraktijk en ondersteunen het professioneel redeneren als ergotherapeut. Het gebruik van een inhoudsmodel houdt de focus gericht op het dagelijks handelen, de cliënt, zijn handelingsomgeving en de onderlinge relaties en betekenissen. Immers, een ergotherapie-inhoudsmodel draagt in zich paradigma, visie en missie van de ergotherapie en is onder andere gebaseerd op theorieën uit de occupational science. Een ergotherapie-inhoudsmodel draagt bij aan het krijgen van een totaalbeeld met de cliënt en van de cliënt betreffende zijn wensen ten aanzien van zijn dagelijks handelen en participatie. Het draagt bij aan het formuleren van de ergotherapie-doelen en het focussen op het gewenste eindresultaat (▶H. 17)

Inhoudsvaliditeit (content validity) Inhoudsvaliditeit meet of de items allesomvattend zijn voor alle relevante domeinen die gemeten worden. Bij het beoordelen van de inhoudsvaliditeit wordt gekeken naar de beschrijving van het doel van het assessment, de doelgroep, het gemeten concept en de selectieprocedure van de items (▶H. 28)

Institutionele omgeving (CMOP-E) Maatschappelijke organisaties en activiteiten/praktijken, waaronder beleid, besluitvormingsprocessen, procedures en andere georganiseerde activiteiten/praktijken. Bevat economische aspecten zoals economische diensten, financiële prioriteiten, mogelijkheden voor vergoeding en subsidie, ondersteuning voor werknemers: juridische aspecten als juridische processen en diensten en politieke aspecten als door de overheid gesubsidieerde diensten wetgeving en politieke praktijken (▶H. 18)

Interactietheorie Veranderingen in het dagelijks handelen die tot stand komen door een continue interactie tussen de betrokken systemen (het individu, de omgeving en de activiteit), waarbij geen van de systemen de 'baas' is over welke veranderingen er plaatsvinden. Deze zienswijze betrekt de activiteit expliciet bij het beschouwen van de ontwikkeling van het dagelijks handelen en heeft een brede visie op de omgeving (▶H. 12)

Interactief redeneren Het redeneren over de betekenis die de ziekte of handicap heeft voor de cliënt op basis van diens verhalen en het redeneren over de relationele aspecten tussen de cliënt en de ergotherapeut (▶H. 25)

Interbeoordeelaarsbetrouwbaarheid De interbeoordeelaarsbetrouwbaarheid is de mate waarin de metingen van verschillende therapeuten overeenkomen (▶H. 30)

Internationalisering De Nederlandse onderwijsraad vat internationalisering als volgt samen: Samenwerken en leven met anderstaligen, een buitenlandse arbeidsmarkt verkennen, of op de hoogte blijven van trends binnen je vakgebied (▶H. 5)

Internationale beroepsverenigingen Internationale beroepsverenigingen hebben hun invloed op het onderwijs, onderzoek, het internationaal beleid en de praktijk en zeggen ook iets over de positie van Nederland op de wereldmarkt (▶H. 5)

Interne consistentie De interne consistentie meet de mate waarin items onderlinge samenhang hebben en overkoepelend hetzelfde meten (▶H. 28)

Interpretatief onderzoek Onderzoekers die een interpretatief onderzoek uitvoeren, zijn meer geïnteresseerd in ervaringen van personen en achterliggende ideeën. Het onderzoek richt zich veel meer op interpretatie, de uitleg die personen geven aan een situatie. De positie van de onderzoeker is niet per definitie 'buiten de onderzoekspraktijk', het kan voorkomen dat onderzoekers onderdeel worden van de praktijk om op die manier zo veel mogelijk 'van binnenuit' ervaringen en meningen van personen of groepen te beschrijven. Deze onderzoeken zijn over het algemeen kwalitatief van aard (▶H. 30)

Interpretatief referentiekader Het interpretatieve referentiekader, voortkomend uit de menswetenschappen, neemt de complexiteit van het menselijk handelen als uitgangspunt. Het interpretatief perspectief gaat ervan uit dat ieders levenswereld uniek is en mede gevormd wordt door ervaringen en sociale context (▶H. 25)

Interprofessioneel samenwerken Met elkaar samenwerken, gezamenlijke beslissingen nemen en gedeelde verantwoordelijkheid hebben (▶H. 3)

Interventieproces (OTPF) Het intervention process bestaat uit professionele acties van de ergotherapeut in samenwerking met de cliënt om samen het dagelijks handelen te faciliteren gerelateerd aan gezondheid, welzijn en participatie. Ergotherapeuten gebruiken de informatie die verzameld is tijdens de evaluatie, samen met theoretische kaders voor interventies gericht op het dagelijks handelen (occupation-centered interventions) (▶H. 21)

Intervention Mapping Een protocol dat professionals helpt bij het planmatig ontwikkelen van gezondheidsbevorderende interventies (▶H. 28)

Intervisie Uitwisselen van kennis en ervaringen aan de hand van bijvoorbeeld casuïstiek (▶H. 29)

Intrabeoordelaarsbetrouwbaarheid Intrabeoordelaarsbetrouwbaarheid geeft weer in hoeverre de verschillende metingen van één therapeut overeenkomen (▶H. 28)

ISOS International Society for Occupational Science: een virtuele gemeenschap die internationale communicatie mogelijk maakt tussen mensen en instituten die geïnteresseerd zijn in occupational science -onderzoek en onderwijs en in het promoten van dagelijks handelen met betrekking tot gezondheid en community development (▶H. 5)

Just right challenge De omgeving (good enough) en de activiteit bieden gezamenlijke de ultieme uitdaging om zo betrokken te zijn in een activiteit dat de persoon 'flow' ervaart (▶H. 12)

Kawa-model Kawa betekent rivier en het Kawa-model staat voor de metafoor rivier, levensstroom. De levensrivier kan in zijn geheel gevisualiseerd worden waarbij de rivier een begin (geboorte) en een einde (levenseinde) heeft. Door alle elementen in en rond de rivier in kaart te brengen, kan de levensstroom van de cliënt op een bepaald moment gevisualiseerd worden (▶H. 20)

Kennis Kennis is weten. Het proces van kennis vergaren noemt men wetenschap. Wetenschappers hebben kennis ingedeeld in drie niveaus: fundamentele kennis, toegepaste kennis, praktijkkennis (▶H. 17)

Kennismaking Kennismaking is de eerste fase in het ergotherapieproces en bestaat uit drie stappen: de aanvraag, de ontmoeting en bereidheid. Aan het eind van deze fase komen de cliënt en de ergotherapeut met elkaar overeen dat ze samen verder gaan en doelgericht aan de vraag of vragen van de cliënt gaan werken. (▶H. 24)

Klantgericht Situatie waarin de cliënt/klant transparante informatie krijgt over de kwaliteit en prijs van de zorg en voorzien van de juiste informatie zelf kan beslissen en bepalen over de gewenste zorg (▶H. 7)

Klantvriendelijk/presentie Fundament voor dialoogsturing: het erkennen van de ander, zodat deze voluit meetelt, er zijn voor de ander. Presentie streeft ernaar dat de mens die op zorg is aangewezen en de zorgrelatie waarbinnen deze zorg tot stand komt, weer centraal komen te staan, door nauwkeurig af te stemmen op en met aandacht en trouw aan te sluiten bij de cliënt en diens leefwereld (▶H. 7)

Klasse Groep mensen die dezelfde maatschappelijke stand, levensstandaard en beschaving delen (▶H. 9)

Klinimetrische eigenschappen Klinimetrische eigenschappen brengen de kwaliteit van een assessment in kaart, waarbij het gaat om de betrouwbaarheid, validiteit en responsiviteit van een assessment (▶H. 28)

Klinimetrisch onderzoek In dit onderzoek wordt nagegaan of een instrument aan de criteria van betrouwbaarheid, validiteit en responsiviteit voldoet (▶H. 30)

Kritische professional Kenmerkend voor de kritische professional is het vermogen om expliciet terug te blikken op en na te denken over het eigen handelen als professional (▶H. 25)

Kritisch-emancipatorisch onderzoek Het kritisch-emancipatorisch onderzoek heeft als uitgangspunt dat de onderzoekers betrokken zijn bij de samenleving, de samenleving kritisch bekijken evenals de resultaten van het onderzoek. Doel van deze stroming is het bevorderen van de emancipatie van groepen, bijvoorbeeld het verbeteren van de positie van cliënten. Kritisch-emancipatorische onderzoeken zijn niet uitgesproken kwantitatief of kwalitatief, maar hebben meestal een combinatie van onderzoeksmethoden. Deze vorm van onderzoek wordt ook actieonderzoek of handelingsonderzoek genoemd (▶H. 30)

Kritisch-emancipatorisch referentiekader Het kritisch-emancipatorisch referentiekader komt voort uit de maatschappijwetenschappen (sociologie, culturele antropologie, politicologie) en onderkent de politieke aard van menselijk handelen en de complexiteit van de samenleving. Handelen vanuit een kritisch-emancipatorisch perspectief vereist betrokkenheid en een kritische houding naar maatschappelijke vraagstukken en naar het eigen handelen met als doel bij te dragen aan de emancipatie van groepen (▶H. 25)

Kwalitatief onderzoek Een systematische manier van dataverzameling en -analyse die als doel heeft fenomenen in hun natuurlijke omgeving te onderzoeken middels interviews, observatie en documentenanalyse. Bij kwalitatief onderzoek is de onderzoeker met name geïnteresseerd in het perspectief, de ervaringen en meningen van de participanten in het onderzoek (▶H. 30)

Kwaliteitsregister paramedici Vrijwillig register voor negen paramedische beroepsgroepen. Deze beroepsgroepen bepalen de eisen waar hun professionals aan dienen te voldoen. Via dit kwaliteitsregister wordt eenmalig geregistreerd of een paramedicus voldoet aan de opleidingseisen vanuit de Wet BIG. Vervolgens wordt elke vijf jaar geregistreerd of men nog voldoet aan de actuele kennis en vaardigheden. Om aan deze (her)registratie te voldoen is men verplicht in deze periode van vijf jaar een omschreven aantal uren cliëntgebonden activiteiten te hebben uitgevoerd en op een aantal terreinen aan deskundigheidsbevordering te hebben deelgenomen (▶H. 29)

Kwantitatief onderzoek Onderzoek dat cijferinformatie oplevert waar conclusies uit getrokken kunnen worden over mensen of voorwerpen in een bepaalde situatie (▶H. 30)

Kwartiermaken Kwartiermaken staat voor de poging een maatschappelijk klimaat te bevorderen waarin meer mogelijkheden ontstaan voor een groep mensen om erbij te horen naar eigen wens en mogelijkheden (▶H. 4)

Kwetsbare burgers Mensen kunnen gekenmerkt worden als 'kwetsbaar' of 'zeer kwetsbaar' als er sprake is van samenhang in, of risico's op (1) een beperkte sociale steunstructuur: weinig betekenisvolle sociale relaties; (2) weinig veerkracht: de draaglast is groter dan de draagkracht; (3) gering vermogen tot eigen regie voeren: in beperkte mate eigen wensen en behoeften duidelijk kunnen maken; (4) verlies zelfredzaamheid, tezamen met laag inkomen of lage opleiding; (5) de kwetsbaarheid is groter bij jeugdigen en bij alleenstaande (hoog)bejaarden; (6) in aandachtsbuurten wonen relatief veel burgers met risicofactoren kwetsbaarheid (▶H. 4)

Leefstijlfactoren Leefstijlfactoren zijn factoren die personen zelf kunnen beïnvloeden en die invloed hebben op hun gezondheid. Leefstijlfactoren zijn bewegen, voeding, middelen (alcohol, roken en drugs), het uitvoeren van activiteiten en ontspanning (▶H. 3)

Leefstijlmonitoring Leefstijlmonitoring (en ook leefpatroonmonitoring) geeft inzicht in langzame veranderingen in het dagelijks activiteitenpatroon. Sensoren in de woning en een computerprogramma geven informatie over het functioneren van de thuiswonende oudere. De mantelzorger en betrokken zorgmedewerker kunnen deze informatie op afstand bekijken via een app op de smartphone, tablet of computer (▶H. 11)

Leiderschap Een proces waarbij een individu een groep van individuen beïnvloedt om een bepaald doel te bereiken. Het gaat daarbij voor ergotherapeuten om leiderschap in het mogelijk maken van het dagelijks handelen (leadership in enabling occupation) (▶H. 8)

Levensloop Het ritmische en veranderende patroon van het menselijk leven, gemarkeerd door verwachte en onverwachte gebeurtenissen (life events) en interacties tussen de persoon en de omgeving. Het bestaat uit de unieke reeks van ervaringen die gebeuren gedurende iemand's leven (▶H. 12 en ▶H. 18)

Levensstroom (Kawa) Life flow: representeert gezondheid en welzijn (▶H. 20)

Maatschappelijke en institutionele context Maatschappelijke organisaties en activiteiten/praktijken, waaronder beleid, besluitvormingsprocessen, procedures en andere georganiseerde activiteiten/praktijken. Bevat economische aspecten zoals economische diensten, financiële prioriteiten, mogelijkheden voor vergoeding en subsidie, ondersteuning voor werknemers: juridische aspecten als juridische processen en diensten; en politieke aspecten als door de overheid gesubsidieerde diensten, wetgeving en politieke praktijken (▶H. 10 en ▶H. 18)

Maatschappelijke participatie Het meedoen van mensen in de maatschappij (▶H. 2)

Maatschappelijk steunsysteem Een maatschappelijk steunsysteem (community support system) is een gecoördineerd netwerk van personen, diensten en voorzieningen waarvan kwetsbare mensen zelf deel uitmaken en dat hen en eventueel aanwezige mantelzorgers op vele manieren ondersteunt om in de samenleving te participeren. Het betreft diensten op het gebied van zorg, welzijn en arbeid en het gaat om zowel formele als informele ondersteuning (▶H. 4)

Mantelzorg Onder mantelzorg wordt de hulp verstaan die iemand geeft aan een bekende, zoals zijn partner, vader of moeder, kind of vriend(in), wanneer deze voor langere tijd ziek, hulpbehoevend of beperkt is. Mantelzorg is meer dan de normale dagelijkse hulp of zorg van gezinsleden en huisgenoten aan elkaar. Mantelzorg onderscheidt zich van andere informele zorgverlening door de nauwe band tussen verlener en ontvanger die al bestond voordat van zorgverlening sprake was (▶H. 10)

Marginalisatie In westerse samenlevingen komen sommige groepen in de marge terecht, mensen met weinig uitzicht op de arbeidsmarkt, met weinig scholing. Migranten kunnen ook tot die groep behoren, zeker als zij horen tot groepen met weinig perspectief op deelname aan de samenleving, door gebrek aan werk en weinig scholing (▶H. 9)

Mastery Het beheersen van het dagelijks handelen refereert aan de verschillende niveaus van bekwaamheid die ontstaan als een resultaat van rijping, ervaring en vaardigheid. Mensen hebben een natuurlijke drive om nieuwe activiteiten onder de knie te krijgen en er steeds beter in te worden (▶H. 12)

Medisch perspectief Binnen dit kader staan de stoornissen en beperkingen van mensen centraal in relatie tot gezondheid en wordt gezondheid gezien als een statisch ideaal (▶H. 6 en ▶H. 17)

Verklarende woordenlijst

Methode Een methode is een vaste, weldoordachte manier van handelen om een bepaald doel te bereiken. Dus wat men in een specifieke situatie uiteindelijk als interventie gebruikt. Vanuit dezelfde methodiek kan de ergotherapeut van methode veranderen (reframing) (▶H. 17)

Methodiek Een methodiek is een samenhangende set methoden. Een methodiek is een aan de theorie ontleend proces van verandering. Met andere woorden: een verandering wordt in gang gezet volgens een methodiek die gebaseerd is op theorie (▶H. 17)

Methodisch handelen Het methodisch handelen is bewust, doelgericht professioneel handelen, volgens bepaalde fasen in een proces. Kenmerken van methodisch handelen zijn: systematisch, procesmatig, bewust, doelgericht en dynamisch. Methodisch werken is een vorm van procesbesturing. Het heeft als doel de ergotherapie op een gestructureerde en gecontroleerde wijze te laten verlopen (▶H. 24)

Migratie Verplaatsing van de bevolking. De belangrijkste redenen voor migratie zijn: arbeid, gezin, studie, oorlog, onveiligheid en geweld (▶H. 3)

Milieugerichte rehabilitatie Milieugerichte rehabilitatie is het begeleiden en beïnvloeden van de directe sociale en fysieke omgeving van de cliënt, alsook het beïnvloeden van culturele en maatschappelijke factoren. Daarbij wordt gestreefd naar succes en tevredenheid in een zo normaal mogelijk sociaal kader (▶H. 4)

Missie Een missie is een beknopte omschrijving van de hogere doelstelling of kernwaarden van een beroepsgroep of een organisatie. Het definieert de bestaansgrond van een organisatie. Een missie vloeit voort uit een visie (▶H. 17)

Model Een model een vereenvoudigde, samenvattende weergave van een theorie, waarin visie, missie en paradigma verwerkt zijn en de de verbanden tussen de elementen visueel in een schema zijn weergegeven (▶H. 17)

Model van Playfulness Omvat vier elementen, met onderliggende karakteristieken die gezamenlijk de playfulness van een kind bepalen: motivatie, controle, vrijheid om in fantasie te komen en framing (▶H. 16)

Mogelijkheden en belemmeringen in het PEOP-model De intrinsieke en extrinsieke factoren die de mogelijkheden (capaciteiten van de persoon en facilitatoren van de omgeving) en belemmeringen (beperkingen van de persoon en barrières van de omgeving) vormen van het dagelijks handelen (▶H. 22)

MOHO Het Model Of Human Occupation verklaart hoe het menselijk handelen gemotiveerd wordt, (in patronen) georganiseerd en uitgevoerd wordt en welke wisselwerking er is tussen het handelen van de persoon en zijn omgeving. Het MOHO beschouwt de mens als samengesteld uit drie, met elkaar samenhangende, componenten: wil, gewenning en uitvoeringsvermogen. Deze componenten reageren op elkaar en op de omgeving en vormen zo het handelen (▶H. 19)

Moral treatment Een negentiende-eeuwse behandeling van geestelijk zieke mensen waarbij productiviteit, creativiteit en recreatie centraal stonden (▶H. 1)

Motivatie Een complex begrip, dat te maken heeft met verschillende processen die een rol spelen bij het beginnen aan, het volhouden en de mate van intensiteit van het handelen. Zie ook: Zelfdeterminatietheorie (▶H. 12)

Motiverende gespreksvoering Motivational Interviewing (MI) is bedoeld om verandering van handelingspatronen te bevorderen door het helpen verhelderen en oplossen van de ambivalentie ten opzichte van de verandering (▶H. 8 en ▶H. 26)

MRC-model Het Medical Research Council-model wordt gebruikt bij het ontwikkelen, evalueren en implementeren van (complexe) interventies en dus heel goed bruikbaar in het ergotherapieonderzoek. Het goede van het model is dat het je als onderzoeker houvast geeft welk soort vragen in de verschillende fasen te onderzoeken om de interventie stap voor stap op een methodisch gedegen en wetenschappelijke manier verder te ontwikkelen, evalueren of implementeren (▶H. 30)

Narratief Het persoonlijke verhaal van de cliënt dat in de ergotherapie-interventie wordt gebruikt om het vraagstuk en de betekenis die dat heeft voor de cliënt te begrijpen vanuit de bredere context van zijn levenssituatie, die past bij het interpretatief redeneren (▶H. 22)

Narrative-in-action Combinatie van narratief en uitvoeren van een activiteit. Daarbij vertelt de persoon zijn persoonlijke verhaal tijdens het uitvoeren van een activiteit. Het narrative-in-action genereert rijkere informatie over de betekenis van het handelen doordat het doen van de activiteit nog andere ervaringen met die activiteit oproept die de persoon ook meeneemt in zijn verhaal (▶H. 2 en ▶H. 28)

Narratief redeneren Het redeneren vanuit het levensverhaal van de cliënt over de betekenis van taken, gewoonten en rollen van de cliënt in verleden, heden en toekomst.(▶H. 25)

Nazorg Nazorg bestaat uit de mogelijkheden om de ergotherapie opnieuw op te starten als de cliënt dat nodig vindt. Er kunnen ook afspraken gemaakt worden over een follow-up (telefonisch of een afspraak). Uit evidence blijkt dat nazorg ook voorzorg is (preventie, gezondheidsbevordering) (▶H. 24)

Occupational Adaptation model Een model waarin het proces van interactie tussen de mens en de omgeving centraal staat en dat aangeeft waardoor de mens meer grip krijgt op zijn dagelijks handelen en zijn dagelijks handelen kan aanpassen (▶H. 23)

Occupational development Zie: Ontwikkeling van het dagelijks handelen

Occupational engagement Zie: Betrokkenheid in het dagelijks handelen

Occupational injustice Een situatie waarbij een individu niet betrokken raakt in betekenisvolle en noodzakelijke handelingen, dientengevolge beperkt wordt in zijn/haar participatie en wordt benadeeld of onrecht wordt aangedaan, en wordt belemmerd door fysieke, sociale of gedragsmatige omstandigheden rondom het individu (▶H. 2)

Occupational justice Het recht van mensen om betrokken te raken in een voldoende aantal en variëteit van dagelijks handelen ter ondersteuning van ontwikkeling, gezondheid en welzijn (▶H. 3)

Occupational presence Wanneer een activiteit of taak zodanig is dat de handelende persoon aandacht richt op de uit te voeren activiteit, dan is er sprake van volledige aandacht (▶H. 2)

Occupational science Bestudeert met diverse methoden het wie-wat-wanneer-waar-hoe-en-waarom van het dagelijks handelen en de relatie tot gezondheid en welzijn. Occupational science reikt onder andere modellen, theorieën en referentiekaders aan over de kern van de ergotherapie (▶H. 2 en ▶H. 30)

Occupation-based Op dagelijks handelen gericht. Het dagelijks handelen is het kerndomein van de ergotherapie, waarbij het dagelijks handelen zowel middel als doel is van de ergotherapie (▶H. 2 en ▶H. 8)

Occupation-based assessment Vindt plaats in de context van de handelingsvraag en is betekenisvol. Dit houdt in dat bijvoorbeeld het afnemen van een assessment plaatsvindt in de natuurlijke context van de cliënt, waarbij rekening wordt gehouden met de invloed van de fysieke en sociale omgeving. Dit geeft informatie over de kenmerken van de omgeving die de uitvoering van het dagelijks handelen ondersteunen of hinderen (▶H. 28)

Occupation-focused gezondheidsbevordering Hieronder vallen alle interventies die gericht zijn op het behouden of vergroten van iemands betrokkenheid in dagelijks handelen en die daardoor een positief effect op gezondheid en welzijn kunnen hebben (▶H. 26)

Omgevingstheorie Naast de rijping van het centrale zenuwstelsel in de persoon hebben alle aspecten in de omgeving invloed op het proces van ontwikkeling (▶H. 12)

Onderhandelen Bestanddeel van het therapeutisch redeneren waarbij het betrekken van de cliënt in het onderhandelingsproces gedurende de gehele interventie onderstreept wordt (▶H. 7)

Ondernemen Marktgerichte, zakelijke en commerciële initiatieven om continuering en uitbreiding van diensten en producten te positioneren en te realiseren. Maatschappelijke veranderingen vragen om een nieuwe attitude: de ondernemende ergotherapeut die zelf bepaalt, weet wat zijn positie/toegevoegde waarde is, deze kan innemen en ook kan 'vermarkten' (▶H. 8)

Ondersteunende technologie Ondersteunende technologie is individueel of door een groep te gebruiken, zonder tussenkomst van een zorgverlener, om activiteiten en participatie mogelijk te maken. Hieronder vallen hulpmiddelen, robotica en domotica, maar ook allerlei smartphone applicaties om bijvoorbeeld zelfmanagement te bevorderen (▶H. 11)

Ontmoeting De ontmoeting is de tweede stap in de kennismakingsfase in het ergotherapieproces en is wederzijds. Het vormt de start van de samenwerkingsrelatie tussen de cliënt en de ergotherapeut. Tijdens deze stap gaat het om het waarderen, begrijpen en aanvoelen van de cliënt in zijn context. De ontmoeting van mens tot mens (▶H. 24)

Ontwikkeling van het dagelijks handelen De ontwikkeling van het dagelijks handelen wordt gezien als een levenslang proces gedurende de verschillende levensfasen: het kind, de adolescent, de volwassene en de oudere. Door ervaringen met de wereld om hen heen ontwikkelen kinderen en adolescenten een handelingsrepertoire dat zich steeds meer uitbreidt. Volwassenen passen hun dagelijks handelen aan nieuwe omstandigheden van gezin, werk en vrije tijd aan en zij ontwikkelen zich door vele en gevarieerde ervaringen in het dagelijks handelen tot oudere mensen met levenswijsheid (▶H. 12)

Ontwikkelingsgerichte rehabilitatie Ontwikkelingsgerichte rehabilitatie is het ondersteunen van de cliënt bij het kiezen, verkrijgen en behouden van zijn doelen. Daarbij wordt gestreefd naar succes en tevredenheid met zo min mogelijk professionele hulp (▶H. 4)

OPM(A) Occupational Performance Model (Australia). De uitvoering van het handelen van de mens staat in dit model centraal en wordt gezien als een reactie op uitdagingen van de interne en/of externe context (▶H. 23)

Organisatie als cliënt Een door de deelnemers bewust gezocht samenwerkingsverband tussen natuurlijke of rechtspersonen om specifieke doeleinden te bereiken. Bijvoorbeeld een bedrijf, vereniging, club, instelling enzovoort. (▶H. 7)

OTARG Occupational Therapy Africa Regional Group: regionale groep met onder andere als doel het opleiden van ergotherapeuten passend bij de behoefte van de mens met een beperking in Afrika (▶H. 5)

OTIPM Het Occupatinal Therapy Intervention Process Model geeft richting aan het professioneel redeneren tijdens het plannen en implementeren van assessments en interventies (▶H. 20)

Ottawa Charter Handvest van de WHO waarin de uitgangspunten van gezondheidsbevordering werden vastgesteld (1986) (▶H. 26)

Paradigma Samenhangend geheel van theorieën; theoretisch denkkader (▶H. 17)

Participatie Participatie betekent enerzijds het 'deelnemen' of 'aanwezig zijn' en anderzijds betekent het 'participeren in besluitvorming'. In de ergotherapiepraktijk wordt beide nagestreefd. Bij de eerste betekenis ligt de nadruk op het participeren in de maatschappij, het meedoen in de samenleving. Bij de tweede betekenis betrekt de ergotherapeut de cliënt in het proces van besluitvorming. (▶H. 2, ▶H. 8 en ▶H. 15)

Participatiesamenleving De wereld van het meedoen, de wereld van het meedenken en de wereld van het meebeslissen vormen de participatiesamenleving, waarin de overheid terugtreedt en ruimte geeft aan burgers om zelf te 'ondernemen' en naar elkaar om te zien (▶H. 3)

Participatiewiel Het participatiewiel is een instrument voor participatiebevordering, speciaal gemaakt voor beleidsmakers en activeerders. Dit instrument brengt zes doelgebieden van de burgers in kaart: (1) zelfstandig functioneren; (2) sociale contacten; (3) maatschappelijk deelnemen; (4) maatschappelijk bijdragen; (5) opdoen van vaardigheden en (6) betaald werk (▶H. 16)

Passend onderwijs Passend onderwijs staat voor maatwerk in het onderwijs zo dicht als mogelijk gesitueerd bij de woonsituatie, waarbij het onderwijs aansluit bij de mogelijkheden en talenten van elk kind en iedere jongere (▶H. 15)

Patiënten- cliënten- en consumentenorganisaties Deze organisaties zijn actief elk vanuit hun eigen belangengroep, veelal gekoppeld aan een specifieke aandoening of groep van aandoeningen en zetten zich in voor hun leden op het gebied van belangenbehartiging, informatieverstrekking, voorlichting, lotgenotencontacten, zelfhulpgroepen en ook, bij de grotere verenigingen, op onderzoek (▶H. 29)

PDCA-cyclus Plan-do-check-act: een proces van (plan) plannen maken én doelen formuleren, (do) de plannen gaan uitvoeren, (check) het evalueren van de dienstverlening en komen tot (act) acties voor verbetering (▶H. 29)

PEO-model Het Person-Environment-Occupation-model toont de dynamische transactie tussen de persoon, zijn handelen en de omgeving binnen een bepaald tijdsbestek. De overlap tussen de drie cirkels persoon-omgeving-handelen vertegenwoordigt het uitvoeren van het handelen (occupational performance) (▶H. 23)

PEOP-model Het Person-Environment-Occupation-Performance model gaat ervan uit dat het uitvoeren van 'activiteiten, taken en rollen' ondersteund wordt door de 'persoon' en de 'omgeving' en dat deze drie kernelementen de basis zijn van het dagelijks handelen. Het PEOP-model maakt duidelijk dat dagelijks handelen participatie mogelijk maakt en bijdraagt aan welzijn (gezondheid en kwaliteit van leven) van mensen (▶H. 22)

PEOP OT-procesmodel Het PEOP Occupational Therapy (PEOP OT)-procesmodel kent vier primaire componenten die eventueel gelijktijdig plaatsvinden gedurende het ergotherapieproces: (1) Narratief (narrative); (2) Assessment en evaluatie (assessment and evaluation); (3) Interventie (intervention) en (4) Resultaat (outcome). Het PEOP OT-procesmodel identificeert het geheel van faciliterende en belemmerende factoren om zowel de ergotherapeut als de persoon en zijn systeem, organisatie of populatie te ondersteunen in het gezamenlijk maken van een realistisch plan van aanpak voor de interventie (▶H. 22)

Persoon (CMOP-E) Het CMOP-E definieert de persoon als een geïntegreerd geheel van spirituele, sociale en culturele ervaringen en waarneembare capaciteiten (▶H. 18)

Persoonlijke context Kenmerken van een persoon die geen deel uitmaken van de gezondheidstoestand waarin die persoon verkeert, daarbij gaat het om kenmerken zoals leeftijd, geslacht, socio-economische status en opleidingsniveau (▶H. 10 en 21)

Persoonlijke factoren (ICF) Iemands individuele achtergrond (▶H. 6)

Verklarende woordenlijst

Perspectief van bewijs Het betrekken van beschikbaar, objectief, bewijs in besluitvorming door het integreren van evidence-based practice in het professioneel redeneren (▶ H. 25)

Perspectief van het menselijk handelen (ICF) Hierbij gaat het in de ICF om wat iemand doet of (nog) zelf kan doen, welke activiteiten iemand uitvoert of zou kunnen uitvoeren (▶ H. 6)

Perspectief van participatie (ICF) Hierbij gaat het er in de ICF om of iemand mee kan doen aan het maatschappelijk leven op alle levensterreinen, of hij/zij ook daadwerkelijk meedoet, en of iemand een volwaardig lid van de maatschappij is of kan zijn (▶ H. 6)

Plan van aanpak Geeft houvast en structuur voor de concrete beantwoording van de vraagformulering tijdens de ergotherapie (▶ H. 24)

Playfulness Playfulness is de flexibele benadering of stijl van een kind tijdens het spelen waarin creativiteit en flexibiliteit wordt gebruikt om uitdagingen aan te gaan en problemen op te lossen (▶ H. 16)

Populatie als cliënt Een populatie is een groep of een aantal mensen die in een bepaald gebied leven of gelijkaardige kenmerken (beroep, leeftijd) hebben. Bijvoorbeeld de hele Vlaamse bevolking, of een groep langdurig werklozen of kwetsbare ouderen (▶ H. 7)

Populatiegebaseerde zorg Populatiegebaseerde zorg is gericht op het verbeteren van de gezondheid in een populatie. De zorg voor een bepaalde populatie houdt rekening met de noden en karakteristieken van die bevolking, bijvoorbeeld op politiek, economisch, sociaal en ecologisch vlak. Populatiegebaseerde zorg gaat uit van een integraal perspectief en erkent de relatie tussen gezondheidsproblemen en sociale problemen (▶ H. 3 en ▶ H. 8)

Population-based De ergotherapeut is gericht op het mogelijk maken van sociale participatie van groepen mensen in de maatschappij. Doel van het population-based werken is het verbeteren van de gezondheid in een populatie. De zorg voor een bepaalde populatie houdt rekening met de noden en karakteristieken van de burgers, bijvoorbeeld op politiek, economisch, sociaal en ecologisch vlak (▶ H. 3 en ▶ H. 8)

Politiek redeneren Het begrijpen van het ontstaan van conflicten tussen groepen van mensen, over het ontwikkelen van coöperatieve strategieën die uitkomsten van de conflicten beïnvloeden en het oplossen van de conflicten (▶ H. 25)

Positieve gezondheid Het vermogen zich aan te passen en eigen regie te voeren, in het licht van fysieke, emotionele en socialе uitdagingen van het leven (▶ H. 6)

Pragmatisch redeneren Het redeneren over de invloed van praktische factoren, de invloed van de omgeving en de invloed van de ergotherapeut zelf op de interventie (▶ H. 22)

Praktijkgericht onderzoek Zie: Toegepast onderzoek

Preventie Het totaal van maatregelen, zowel binnen als buiten de gezondheidszorg, die tot doel hebben de gezondheid te beschermen en te bevorderen door ziekte en gezondheidsproblemen te voorkomen (▶ H. 26)

Primaire preventie Preventie gericht op het voorkomen van een ziekte of aandoening. Primaire preventie richt zich op het wegnemen van de risicofactoren. Primaire preventie betreft (groepen) gezonde individuen (▶ H. 26)

Procedureel redeneren Het redeneren vanuit de ziekte, medische condities of het functioneren van de cliënt om de vraag te begrijpen en mogelijke (evidence-based) interventies te selecteren (▶ H. 25)

Proces Het ergotherapieproces is dynamisch, cliëntgecentreerd en gericht op het dagelijks handelen. Volgens het OTPF focussen alleen ergotherapeuten zich tijdens dit proces op het einddoel: gezondheid en participatie door betrokkenheid in het dagelijks handelen (▶ H. 21)

Proces van doelgerichte resultaten (OTPF) Behoort tot het proces beschreven in het Occupational Therapy Practice Framework. Uitkomsten (outcomes) zijn de eindresultaten van het ergotherapieproces en beschrijven wat de cliënt bereikt heeft door de ergotherapie interventie. Het effect van ergotherapie kan in alle aspecten van het domein plaatsvinden. De uitkomsten zijn een direct gevolg van de interventie bij bedoelde activiteiten, cliënt factoren, vaardigheden, handelingspatronen, contexten en omgevingen. Tevens kunnen uitkomsten te maken hebben met een verbetering van de onderlinge relatie tussen de aspecten van het domein (▶ H. 21)

Procesmodel Bij een proces is er sprake van een verloop, een ontwikkelingsgang, te onderscheiden in stappen, en er is sprake van een tijdsvolgorde. Tijdens een proces gaat het om het inrichten en uitvoeren van een traject naar een gesteld doel, waarbij de oplossing een gedragen resultaat is en tot stand komt door samenwerking van betrokken partijen. Procesmodellen zijn algemeen van aard en niet specifiek ontwikkeld voor de ergotherapie. Om welke vraagstelling het ook gaat, het proces zal bestaan uit een aantal fasen, elk met verschillende stappen (▶ H. 17)

Professionaliseren Is een proces dat zich met name voordoet bij dienstverlenende en hulpverlenende beroepen. Het beschrijft de wijze waarop een beroep zich uitkristalliseert. De kernbegrippen rondom professionalisering zijn: herkenbaarheid van het beroep in de maatschappij, deskundigheid van de beroepsbeoefenaar, autonomie van de beroepsgroep, monopolie van de beroepsgroep, theorievorming/erkende opleidingen, kwaliteit van zorg, beroepscode en beroepsvereniging (▶ H. 1)

Professioneel redeneren Professioneel redeneren benadrukt het denkproces van de ergotherapeut in relatie tot een cliënt in verschillende fasen van het therapeutisch proces (▶ H. 25)

Protocol Een protocol is specifieker dan een richtlijn, bij voorkeur een vertaling ervan, waarbij het zorgproces, de verschillende stappen die doorlopen worden en de beslismomenten, meer in detail zijn vastgelegd. Naast het 'wat en wanneer' wordt het 'hoe' en vaak ook 'door wie' beschreven (▶ H. 29)

Raamwerk Framework: schematische weergave van een opsomming van begrippen die veelal in verband staan met elkaar (▶ H. 17)

Recht op dagelijks handelen (occupational justice) Het recht van mensen om betrokken te raken in een voldoende aantal en variëteit van dagelijks activiteiten ter ondersteuning van ontwikkeling, gezondheid en welzijn (▶ H. 3)

Reductionistisch denken Een denkkader waarbij het lichaam gezien wordt als ontvankelijk voor mechanische interventie. Men richt zich op de manifeste (fysische) structuren en processen in het lichaam en deze zijn zichtbaar en meetbaar te maken. Het menselijk functioneren wordt verklaard door het net als een machine uit elkaar te halen en na te gaan hoe de verschillende onderdelen werken. Er is sprake van een oorzaak en gevolgdenken dat zich richt op het lichaam als een fysisch systeem (▶ H. 1)

Referentiekader Een referentiekader (frame of reference) is een systeem van vergelijkbare en met elkaar in verband staande begrippen, definities en vooronderstellingen, afgeleid van theorieën dat richting geeft aan een specifiek gebied (▶ H. 17 en ▶ H. 24)

Regenboogmodel Model dat de verschillende sociaal-maatschappelijke determinanten die invloed op gezondheid hebben in kaart brengt (▶ H. 3)

Rehabilitatie Rehabilitatie is een proces waarbij men directe hulpverlening aan de cliënt combineert met begeleiding en beïnvloeding van de omgeving, met als doel de activiteiten en participatie zo veel mogelijk te vergroten en aanwezige capaciteiten zo goed mogelijk te gebruiken in een zo normaal mogelijk sociaal kader (▶ H. 4)

Re-integratie Heeft betrekking op twee zaken: (1) herplaatsing van arbeidsongeschikte of met arbeidsongeschiktheid bedreigde werknemers. De arbeidsongeschikte werknemer kan worden geplaatst op zijn eigen functie, een andere (passende) functie binnen het bedrijf of een passende arbeidsplek bij een andere werkgever (uitstroom); (2) instroom van mensen met een arbeidshandicap (►H. 15)

Respect Het respecteren van de ander betekent dat men zowel rekening houdt met de meningen, keuzes en waarden van de cliënt als ook met zijn capaciteiten, behoeften en grenzen (►H. 7)

Responsiviteit Is de mate waarin het instrument, na verloop van tijd, in staat is veranderingen in het handelen vast te stellen (►H. 28)

Richtlijnen Een richtlijn maakt inzichtelijk wat de inhoud van de zorgverlening of een behandeling is voor een specifieke doelgroep gebaseerd op evidentie uit onderzoek. Een richtlijn is gemaakt voor de 'gemiddelde cliënt' en dient nog vertaald te worden naar de individuele cliënt (►H. 29)

Rituelen Symbolische acties met spirituele (zingevende), culturele of sociale betekenis, die bijdragen aan iemands identiteit en zijn waarden en geloof versterken. Rituelen hebben een sterke affectieve component en bestaan uit een collectie van gebeurtenissen (►H. 21)

Rijpingstheorie Rijpingstheorieën stellen dat ontwikkeling plaatsvindt in de persoon en dat de rijping van het centrale zenuwstelsel verantwoordelijk is voor veranderingen in gedrag. Zij gaan ervan uit dat omgevingsfactoren daar geen invloed op hebben (►H. 12)

Rollen Serie van gedragingen, die voldoen aan de verwachtingen van de gemeenschap en gevormd worden door cultuur en context; verder gedefinieerd door de cliënt (die daar ideeën over heeft) (►H. 21)

Routines Gedragspatronen; zorgen voor structuur in het dagelijks leven. Routines kunnen bevorderlijk zijn, of kunnen schade berokkenen. Routines vragen volgens het OTPF om kortstondige verplichtingen en passen in culturele en ecologische contexten (►H. 21)

Samenwerken Samenwerken in de ergotherapie is gericht op samenwerking met de cliënt en de interprofessionele samenwerking met anderen, om zo bij te dragen aan continuïteit en kwaliteit van de zorg waarbij de cliënt centraal staat, met als doel te komen tot gezamenlijke besluitvorming (►H. 3). Gezamenlijk de macht, talenten en vaardigheden, in wederzijds respect en met oprechte interesse in elkaar, te delen (►H. 7)

Samenredzaamheid De zelfredzaamheid van mensen met behulp van hun sociale netwerk (►H. 3)

Secundaire preventie Preventie gericht op de vroege opsporing van een gezondheidsvraagstuk met als doel te voorkomen dat het probleem zich verder ontwikkelt. Screening is een belangrijk onderdeel van secundaire preventie (►H. 26)

Sensomotorische ontwikkeling De ontwikkeling van het vermogen om zintuiglijke prikkels en bewegingen op elkaar af te stemmen, van een minimale controle over het eigen bewegen tot het uitvoeren van complexe handelingen zoals lopen, springen, een bal vangen en schrijven (►H. 12)

Shared decision making Zie: Gezamenlijke besluitvorming

SMART-criteria Criteria om meetbare doelen te stellen: S specifiek (concreet en precies geformuleerd); M meetbaar (meetbaar geformuleerd in maat en getal); A acceptabel (voor alle betrokken partijen acceptabel, er is consensus); R resultaatgericht (beschrijft het beoogde resultaat); T tijdgebonden (aangeven wanneer je het doel bereikt wilt hebben) (►H. 29)

Sociale cohesie De bereidheid van groepen om samen te werken met elkaar en samen te investeren in hun gezamenlijke doel (►H. 3 en 10)

Sociaal-emotionele ontwikkeling Socialisatieproces waarbij waarden, normen en andere cultuurkenmerken aangeleerd worden en kinderen, adolescenten, volwassenen en ouderen steeds competenter worden in het inzetten van hun emoties in hun sociale vaardigheden (►H. 12)

Sociaal kapitaal Heeft betrekking op de sociale relaties en netwerken in de nabije en maatschappelijke omgeving die mensen onderhouden. Sociaal kapitaal als de optelsom van iemands netwerk, zichtbaarheid, reputatie en vaardigheden om mensen aan zich te binden, waardoor hulpbronnen gemobiliseerd kunnen worden om eigen en andermans doelstellingen te kunnen halen (►H. 3 en ►H. 10)

Sociaal model Bij het sociaal model worden stoornissen bijna genegeerd en is er groot vertrouwen in het verwijderen van sociale barrières (►H. 6)

Sociaal-maatschappelijke omgeving De sociaal-maatschappelijke omgeving bestaat uit de sociaal-maatschappelijke determinanten, sociale steun en sociaal kapitaal. Deze sociale factoren zijn onderdeel van de omgeving en context van mensen (►H. 3)

Sociaal-maatschappelijk perspectief Binnen dit kader worden gezondheid en de mogelijkheid om te handelen, bezien vanuit het beginsel van sociale gelijkheid en gelijke kansen voor iedereen (social equity and opportunity). Gezondheid en de mogelijkheid dagelijks te kunnen handelen worden gezien als een concept dat beïnvloedt wordt door de sociaal-maatschappelijke context waarin iemand leeft. Gezondheid wordt gezien als het kunnen deelnemen aan de maatschappij (participatie) als volwaardig burger ondanks ziekte of handicap. Vanuit het sociaal-maatschappelijk perspectief werken ergotherapeuten in en met de organisatie en populatie (►H. 3, 8 en 10)

Sociaal wijkteam De wijkteams zijn gericht op het versterken van de eigen regie, participatie en het uitbouwen van het sociale netwerk van de individuele burger en ze zijn gericht op het bevorderen van sociale cohesie in de wijk (►H. 3)

Sociale omgeving De sociale omgeving omvat alle relaties welke een cliënt aangaat met individuele personen, groepen en organisaties. Deze relaties worden beïnvloed door sociale factoren zoals gezamenlijke interesses, verwachtingen, waarden, attitudes en gezamenlijke sociale prioriteiten binnen de omgeving (►H. 10, 18 en 21)

Sociale steun Sociale steun komt voort uit de interacties die mensen hebben met de mensen uit hun sociale netwerk en ondersteunt mensen in de complexiteit van het dagelijks leven. Er zijn verschillende vormen van sociale steun: emotionele ondersteuning, waardering, instrumentele ondersteuning (dat je wat doet voor een ander), gezelschap en informatieve ondersteuning (►H. 3)

Socialisatie Betekenissen die mensen delen, deze hebben zij meegekregen door overdracht en onderlinge beïnvloeding (►H. 9)

Spiritualiteit (CMOP-E) Essentie van het leven: het is het meest wezenlijke onderdeel van het zelf, dat in al de acties van de persoon tot uitdrukking komt (►H. 18)

Stigmatisering Stigmatisering is het proces waarbij een groep mensen met gemeenschappelijke en afwijkende kenmerken en/of gedragingen – die gevoelens van angst of afkeer oproepen – wordt gelabeld, veroordeeld en uitgesloten. De uitsluiting betreft onder andere rechten, plichten en deelname aan maatschappelijke activiteiten (►H. 4)

Stoornissen Afwijkingen in of verlies van functies of anatomische eigenschappen (►H. 6)

Verklarende woordenlijst

Subjectieve dimensie dagelijks handelen Is gerelateerd aan de rollen die mensen hebben, wat zij belangrijk vinden, welke normen, waarden of levensvisie mensen hebben (▶H. 2 en 13)

Supervisie Een beginnende beroepsbeoefenaar wordt begeleid door een ervaren collega (▶H. 29)

Taak (TCOP) Een verzameling van basisvaardigheden. (▶H. 2)

Tacit knowledge Impliciet weten hoe te handelen in een bepaalde situatie (▶H. 17)

Taxonomie Hiërarchische indeling op grond van overeenkomsten in een taxonomische boom. Vrijwel alles kan taxonomisch worden ingedeeld: levende wezens, planten, boeken, plaatsen, gebeurtenissen (▶H. 17)

TCOP De Taxonomic Code of Occupational Performance is een taxonomie van het dagelijks handelen, waarbij het dagelijks handelen bestaat uit een verzameling 'activiteiten', die bestaat weer uit een verzameling 'taken', 'basisvaardigheden' en 'functies en mentale processen (▶H. 2, 12 en 27)

Technologieacceptatie De mentale psychische staat van iemand om vrijwillig de technologie te gaan gebruiken.(▶H. 11)

Technologieadoptie De beslissing die een individu of organisatie maakt om een innovatie te gebruiken of op te nemen in het dagelijks leven of werkproces. Adoptie wordt gedefinieerd als een positieve houding en beslissing om de eigen werkwijze te veranderen (▶H. 11)

Technology-based De ergotherapeut integreert technologie in het werk en zal cliënten adviseren en begeleiden bij het gebruik van technologie. De ergotherapeut speelt een rol bij de ontwikkeling, implementatie en evaluatie van nieuwe technologische toepassingen. Bij iedere interventie staat de vraag centraal of er mogelijkheden zijn om sociale media en technologie in te zetten op het niveau van de persoon en zijn systeem, de organisatie en de populatie (▶H. 8)

Temporele context Fasen van het leven, de tijd van de dag of het jaar, duur, ritme van activiteit of geschiedenis. van het leven. (▶H. 10 en 21)

Tertiaire preventie Preventie gericht op de interventie van mensen met een chronische ziekte met het doel de ziekte te beheersen en complicaties te voorkomen. Tertiaire preventie richt zich op mensen die al ziek zijn (▶H. 26)

Test-hertestbetrouwbaarheid Beschrijft de consitentie van de resultaten bij dezelfde persoon op twee verschillende meetmomenten (▶H. 28)

Test-hertestmethode Methode waarbij een vragenlijst twee keer bij dezelfde onderzoekseenheden wordt afgenomen met een bepaalde tussentijd. De correlatie tussen de uitkomsten van beide lijsten is een indicator voor de stabiliteit van de vragenlijst (▶H. 30)

Theorie Geheel van denkbeelden, hypothesen en verklaringen die in onderlinge samenhang worden beschreven. Zowel theorie als praktijk zijn belangrijk voor professionals, maar ze zijn niet hetzelfde. Theorie is weten 'waarom' iets werkt en praktijk is weten 'hoe' het uit te voeren (▶H. 17)

Therapeutische waarde van het handelen Handelen kan doelgericht ingezet worden als middel om het dagelijks handelen te veranderen. Hierbij zijn drie primaire elementen van belang die de therapeutische waarde bepalen: aantrekkelijkheid (appeal), realiteitswaarde (intactness) en doelgerichtheid (accuracy) (▶H. 27)

Therapeutperspectief Het redeneerproces dat gericht is op het verklaren van de handelingsvragen vanuit de ziekte of beperking; procedureel, pragmatisch en conditioneel redeneren (▶H. 25)

Tijdsbesteding Tijdsbesteding gaat over wat mensen allemaal doen op een dag, gerelateerd aan de tijd die besteed wordt aan het uitvoeren van de verschillende dagelijkse activiteiten (▶H. 13)

Toegepast onderzoek (ook praktijkgericht onderzoek) Beter kunnen is het onderwerp van toegepast of praktijkgericht onderzoek. Toegepast onderzoek wil oplossingen aandragen voor praktische problemen waarmee mensen in de omgeving worden geconfronteerd. Voor de ergotherapie betreft dit bijvoorbeeld onderzoek gericht op welke diagnostisch instrumenten het meest geschikt zijn of welke interventie het meest effectief is voor bepaalde cliëntengroepen (▶H. 30)

Top-down Een top-downbenadering tijdens assessment en interventie start vanuit een breed perspectief en bekijkt de cliënt in zijn handelingscontext en gaat uit van wat belangrijk is voor de cliënt (▶H. 24)

Top-down asssessment Een assessment dat start op het niveau van de participatie en het dagelijks handelen in de context, dat verder gaat op activiteiten-, taak- en vaardighedenniveau; indien nodig worden er functies onderzocht (▶H. 28)

Transactioneel model Een model waarin de interactie centraal staat, zoals het Person-Environment-Occupation (PEO)-model waarin de interactie persoon-activiteiten-omgeving en de actieve rol van de persoon die leert en zich ontwikkelt centraal staat (▶H. 10, ▶H. 12 en ▶H. 23)

Transitie Een structurele verandering die het resultaat is van op elkaar inwerkende en elkaar versterkende ontwikkelingen in de maatschappij op het gebied van bijvoorbeeld zorg en welzijn, economie, cultuur, technologie, instituties en natuur en milieu (▶H. 3)

Translational profession Een beroep dat de vertaalslag maakt, ergotherapeuten vertalen ideeën, taal, praktijk en onderzoek vice versa tussen het dagelijks handelen en het medisch handelen (▶H. 8)

Tuning Project dat de Europese competenties heeft vastgesteld die leidend zijn voor de ergotherapieprogramma's in Europa. De competenties zijn ontwikkeld in nauwe samenwerking tussen ENOTHE en COTEC en beschrijven datgene wat ergotherapeuten in de dagelijkse praktijk doen (▶H. 5)

Uitgesloten zijn van het dagelijks handelen (occupational deprivation) Situatie van aanhoudende uitsluiting van het betrokken zijn in het noodzakelijke en betekenisvolle dagelijks handelen als gevolg van externe factoren (▶H. 2 en 13)

Uitvoering (ICF) Performance: beschrijft wat iemand in zijn omgeving daadwerkelijk doet (geobserveerd door een buitenstaander) (▶H. 6)

Uitvoeringsvaardigheden (OTPF) Doelgerichte acties die waarneembaar zijn als kleine eenheden tijdens het uitvoeren van en betrokken zijn bij dagelijkse activiteiten (▶H. 21)

Uitvoeringsvermogen (MOHO) Performance capacity: capaciteiten die dagelijks handelen mogelijk maken. Deze capaciteiten worden gevormd door de onderliggende objectieve lichamelijke en mentale componenten, en de daarmee samenhangende subjectieve ervaring (▶H. 19)

Universeel design Design for All: ijvert voor een inclusieve, integrale benadering bij het ontwerpen van producten, boodschappen en diensten. Zodanig dat het ontwerp (product, grafische boodschap, gebouw of publieke ruimte) esthetisch en functioneel door zo veel mogelijk gebruikers gebruikt kan worden (▶H. 15)

Vaardigheid (MOHO) Skill: waarneembare doelgerichte deelhandelingen of acties die een persoon gebruikt terwijl hij een handeling uitvoert. Er worden motorische vaardigheden, procesvaardigheden en communicatie- en interactievaardigheden onderscheiden (▶H. 19)

Validiteit De mate waarin gemeten wordt wat je beoogt te meten (▶H. 28 en ▶H. 30)

Veerkracht Incasseringsvermogen (resilience) is het vermogen om gezondheid te behouden of te herwinnen ook al zijn er ernstige moeilijkheden (▶H. 3)

Veranderen door handelen Veranderen door handelen betekent: ontwikkelen van het dagelijks handelen, opnieuw leren dagelijks te handelen, effectiever dagelijks handelen, veiliger dagelijks handelen, anders dagelijks handelen, behouden van het dagelijks handelen en omgaan met verlies van het dagelijks handelen (▶H. 2, 8, 24 en 27)

Vermogen (ICF) Capacity: beschrijft de mogelijkheid om een taak of handeling uit te voeren in een gestandaardiseerde omgeving, vaak een klinische setting (▶H. 6)

Virtuele context Interacties in gesimuleerde real-time situaties zonder fysiek contact (▶H. 10)

Visie Een visie is een overtuiging, een set meningen waarnaar men leeft. De visie beschrijft wat men wil bereiken en verandert niet snel. Een visie is een zienswijze, het langetermijnperspectief van een beroepsgroep of organisatie, die inspirerend, innoverend, uitdagend is en een dynamische kijk op de toekomst heeft. (▶H. 14)

Vraaganalyse Tijdens de eerste stap in de inventarisatiefase van het ergotherapieproces worden de globale vragen, wensen en verwachtingen concreet. De cliënt verduidelijkt de betekenis van de (potentiële) handelingsbeperking voor zijn participatie en invulling van sociale rollen. Tevens inventarisatie van competenties van belang bij zelfmanagement. De nadruk ligt op de kracht, ervaring en centrale drijfveer van de cliënt (▶H. 24)

Vraagformulering Laatste stap in de inventarisatiefase van het ergotherapieproces. De cliënt en de ergotherapeut interpreteren de resultaten, zodat een samenhangende verklaring geformuleerd kan worden voor de verschillende vragen van de cliënt. Het gewenste resultaat van deze stap is een vraagformulering die bestaat uit een korte en heldere samenvatting van de analyse van de mogelijkheden en beperkingen van de cliënt in het dagelijks handelen en/of participeren, in voor de cliënt terug te herkennen bewoordingen (▶H. 24)

Vraaginventarisatie Tijdens de eerste stap in de inventarisatiefase van het ergotherapieproces worden de globale vragen, wensen en verwachtingen concreet. De cliënt verduidelijkt de betekenis van de (potentiële) handelingsbeperking voor zijn participatie en invulling van sociale rollen. Tevens inventarisatie van competenties van belang bij zelfmanagement. De nadruk ligt op de kracht, ervaring en centrale drijfveer van de cliënt (▶H. 24)

Vrijetijdsbesteding (leisure) Tijd die vrij is van de noodzakelijke levensbehoeften en verplichtingen die worden opgelegd door beroeps- of huishoudelijke werkzaamheden. Vrije tijd is de tijd die gebruikt wordt om vrij te kunnen kiezen welke activiteiten men wil uitvoeren (▶H. 16)

Welzijn 'A general term encompassing the total universe of human life domains including physical, mental, and social aspects (education, employment, environment, enzovoort) that make up what can be called a 'good life' (WHO 2001). Welzijn wordt daarbij onderverdeeld in fysiek, mentaal en sociaal welzijn (▶H. 3)

Westers perspectief Theorie en praktijk vanuit westerse waarden, tradities en overtuigingen. Noodzaak te onderkennen vanuit westers perspectief te kijken en bewust te zijn dat er meerdere perspectieven te zijn van waaruit gekeken kan worden, die net zo waardevol zijn (▶H. 3)

World Federation of Occupational Therapists (WFOT) De WFOT is een federatie en ondersteunt de ontwikkeling, het nut en de praktijk van ergotherapie wereldwijd en benadrukt de relevantie en bijdrage van het beroep aan de maatschappij (▶H. 5)

Wijkgericht werken Bij wijkgericht werken is de gezondheidsbevordering niet alleen gericht op het individu, maar ook op diens (sociale) omgeving (▶H. 26)

Wil (MOHO) Volition: motivatie voor handelen als resultaat van de dynamische interactie tussen het beeld van persoonlijke effectiviteit, waarden en interesses (▶H. 16)

Woonzorgzone Een woonzorgzone of woonservice is een buurt, wijk of dorp waarin optimale condities zijn geschapen voor wonen met zorg en welzijn, tot en met niet-planbare 24 uurs zorg. Er wordt door meerdere partijen samengewerkt aan een gebiedsgerichte en samenhangende aanpak van wonen, welzijn en zorg. Doelgroepen zijn ouderen, gehandicapten, GGZ cliënten en/of wijkbewoners in het algemeen (▶H. 14)

Zelfdeterminatietheorie Theorie van Deci en Ryan over wat bepalend is voor de kwaliteit van de motivatie. Volgens deze theorie hebben mensen drie fundamentele behoeften: (1) de behoefte aan ervaren competentie: het gevoel hebben dat je iets kunt; (2) de behoefte aan autonomie: zelf bepalen wat je gaat doen en niet door anderen ergens toe gedwongen worden; en (3) de behoefte aan verbondenheid: relaties aan kunnen gaan, erbij horen en geaccepteerd worden door de ander (▶H. 12 en ▶H. 28)

Zelfmanagement Zelfmanagement stelt mensen met één of meer chronische aandoeningen in staat zodanig om te gaan met de chronische aandoening, dat de aandoening optimaal wordt ingepast in het leven. Het gaat hierbij om symptomen, behandeling, lichamelijke, psychische en sociale consequenties en bijbehorende aanpassingen in leefstijl (▶H. 4). Door het uitvoeren van activiteiten, kunnen mensen op diverse niveaus ervaringen opdoen. Door deze ervaringen krijgt het doen betekenis, kan men onderhandelen, en worden besluiten genomen ten aanzien van het doorgaan met, veranderen van, of stoppen van een activiteit (▶H. 2). Het gaat om het zelf uitvoeren van en eigen regie houden op activiteiten, die tot doel hebben eigen gezondheid en welzijn te maximaliseren. Hierbij zijn gezamenlijke besluitvorming en empowerment ondersteunend. Bijvoorbeeld door het gezamenlijk opstellen van een individueel zorgplan met persoonlijke doelen en het ondersteunen van de cliënt bij het vergroten van het zelfsturend vermogen (▶H. 7)

Zorg in dialoog/dialooggestuurde zorg Een praktijkfilosofie, gebaseerd op concepten die veranderingen teweeg kunnen brengen in de houding en overtuigingen van zowel de individuele cliënt, organisaties, populaties en de ergotherapeut (▶H. 7)

Zorg op afstand Bij zorg op afstand (eHealth) maken zorgvragers en zorgprofessionals gebruik van ICT-mogelijkheden voor het ontvangen en verlenen van zorg. Zorg op afstand kent verschillende toepassingen voor monitoring, consultatie en interventie, zoals het gebruik van sensoren en beeldschermverbindingen. Zorg op afstand kan intra- en extramuraal worden ingezet op verschillende terreinen (zorg, welzijn) en binnen verschillende sectoren van de zorg (▶H. 11)

Zorgen (handelingsgebied) Alle taken die nodig zijn om iemands gezondheid en welzijn te waarborgen en te kunnen participeren in een maatschappij (▶H. 17)

Register

4DKL 286
5A-model 98
6-stappen model 490

A

aanpassen 173
aantrekkelijkheid van handelen 503
aanvraag 440, 445
accountability 180
accreditatie 545
ACIS 370
ACLS 431
ACQ-OP 450
ACS 305, 449
ACS-NL 522
actie 490
actief burgerschap 86
actief handelen 13
actieonderzoek 553
Actieplan 2014-2021 118
actiepunten CPPF 350
actieve therapie 9
action research 450
activerende therapie 9, 13, 30
activiteit 16, 138
- aanpassen van 16
activiteiten 498, 500
- betekenisvolle 57
- subjectieve dimensie 52
- vrijetijds- 305
activiteiten en participatie 133
activiteitenanalyse 394, 498, 499, 503
activiteitenbegeleiding 9, 10, 21
activiteitenmonitoring 260
Activiteitenprofiel 522
Activiteitenweger 522
Activity Card Sort (ACS) 305
activity choices 361
Activity Record (ACTRE) 370
ACTRE 370
ACT-team 101, 103
adaptation 173, 247, 421
adaptief onderwijs 278
adaptive response 421, 423
ADL 264
adviseren 228
- van hulpmiddelen 223
advisering 262, 455
advocacy 443
advocate 174, 483
affectief 343
afscheiding van andere beroepen 26
Agenda 2030 72
agree on objectives and plan 353
alarmsignalen 176
alfa 527
algemene voorzieningen 223
allochtoon. Zie migratieachtergrond
AMPS 370, 426, 450, 524
analyse 516, 529

analyse van het handelen 394, 395, 498
analysis of occupational performance 394, 395
analytisch onderzoek 553
anders dagelijks handelen 487
anders zijn 190
Anglo-Amerikaans model 20
angst 51
APCP 525
appeal, intactness and accuracy 503
approach 324
apps 222, 226
arbeids-ergotherapie 22, 24
arbeidsgehandicapt 282
arbeidshygiëne 285
arbeidsparticipatie 57
arbeidsrelevante aandoening 282
arbeidstherapie 9, 21, 22
arbeidstoeleiding 283
arbeidsvermogen 285
arbeidsverzuim 284
Arbowet 285
armoede 72
armondersteuningen 225
artikel 107 109
arts-and-craftsbeweging 7, 15
ASE-model 232, 489
asielzoekerscentrum 298
assess/evaluate 352
assessment 408, 516
- MOHO 370
- occupation-based 349
- spel 297
- top-down 349
- vrijetijdsbesteding 305
Assessment of Communication and Interaction Skills (ACIS) 370
Assessment of Motor and Process Skills (AMPS) 370
Assistive Products for Persons with Disability (ISO9999) 130
assistive technology 222
Assistive Technology Evaluation and Selection (ATES) 263
ATES 263
attitude 489
audit 545
autismespectrumstoornis 211, 225
autonomie 26, 150, 159, 223, 443
- van de beroepsgroep 25

B

BADL 264, 265
balans
- in het handelen 255
balans belasting-belastbaarheid 285
Baldwin, Bird T. 15
barrières 488
Barton, George Edward 14

basic occupations 255
basis-GGZ 84
Basisrichtlijn hulpmiddelenzorg 228
Basisset kwaliteitscriteria 535
basisvaardigheden 138
becoming 175, 484
begrijpelijke taal 189
behandeling 455
beheersen van het dagelijks handelen 246
beheersing 366
behouden van het dagelijks handelen 487
being 175, 484
being in place 209
belasting-belastbaarheid 285
belonging 175, 210, 484
bemoeizorg 459
benaderingswijze 324
beperkingen 131
Beredeneerd Gedrag Model 489
bereidheid 446
beroepscode 25
- ergotherapeut 177
- ontwikkeling 26
beroepscompetenties ergotherapie 172
beroepsethiek 178
beroepsvereniging 25
Beschäftigungstherapie 9
beslissingsgesprek 157, 475
besluitvorming 474
betekenis 44-46, 49, 405
- van het handelen 254
- zorgen 266
betekenis geven 44
betekenisvol 254, 405
betekenisvolle activiteiten 57
betrokken zijn in 175
betrokkenheid
- bij het handelen 342
betrouwbaarheid 527
bewijs uit wetenschappelijk onderzoek 169
bewust handelen 442
bewustwording 490
bezigheidstherapie 9, 32
Bieler Model 419, 428
bio-ecologisch model van Bronfenbrenner 244
biomechanische benadering 15, 16
biomedisch perspectief 133
biopsychosociaal model 19, 135
bioritme 254
blended care 98
blinde kinderen 31
Bobath, Karl en Bertha 32
body of knowledge 181, 317
Bologna
- declaration 119
- proces 119
bottom-up 440, 442
bottom-up-benadering 442

Bronfenbrenner, bio-ecologisch model 244
burgerinitiatieven 87
burgerparticipatie 56
burgerschap 86

C

Canadian Model of Client-Centered Enablement (CMCE) 172, 299, 485
CanMeds competency framework 171
capability 71
capaciteit 346
capacity 133
CASE 525
CASP 525
catastrofale verandering 366
CC-HOME 527
CDM 419, 430
CDM-Reconsidered 430
CEE 458, 536
centra indicatiestelling zorg (CIZ) 139
Centrum Indicatiestelling Zorg (CIZ) 259
cerebrale parese (CP) 55
certificatie 545
CG-Raad 545
change 238
CHEC 527
Child Occupational Self Assessment (COSA) 518
Child Occupational Self Assessment 2.2 (COSA) 370
CHIPPA 525
Chronic Care Model 85, 336
chronische aandoening 94
CIZ 259
classificatie 130, 326
cliënt 150, 404
- als expert 349
- als individu 151
- definitie 397
- versus patiënt 167
client-centered practice 57
Cliënten Ervaren Ergotherapie (CEE) 458, 536
cliëntenloopbaankennis 151
cliëntenorganisaties 545
cliëntenparticipatie 57
cliëntfactoren 387, 388
cliëntgecentreerd 167, 183, 343, 347, 354, 407
cliëntgecentreerd redeneren 426
cliëntgecentreerd werken 404
cliëntgecentreerde zorg 150, 155, 156
cliëntgericht 25
cliëntperspectief 472
cliënttevredenheid 458
cliëntvriendelijk 157

closing the gap 456
CMCE 172, 299, 485
CMOP 342
CMOP-E 159, 208, 342, 343, 520
CMP 338
coachen 174
co-creatie 224
cognitief 344
cognitieve factoren 405
cognitieve ontwikkeling 239
Cognitive Disabilities Model (CDM) 430
Cognitive Disabilities Model – Reconsidered 419, 430
Cognitive Orientation to daily Occupational Performance (CO-OP) 98, 453
cohesie 211
collaborate 174
collectief handelen 76
comfortproducten 222
community 211
community based 170
community development 68, 170
community integration 56
community of practice 116, 354
community support 104
community-based 68
community-based rehabilitation (CBR) 68, 75
Competencies for Poverty Reduction (COPORE) 98
competenties 171, 366
complementary model of practice (CMP) 338
concept 44, 45, 47
concept van gezondheid 67
conceptual models 327
conceptual practice model 327
conclude/exit 354
conditioneel redeneren 469
Conolly, John 13
constructvaliditeit 527
consult 174
consulteren 174
context 45–48, 56, 207, 295
– CMOP-E 208
– definitie 208
– en omgeving 392
– OTPF 208
– therapie 208
– van handelen 500
contextanalyse 447
context-based 25, 169, 183, 261
context-based werken 208
Contextual Memory Test 450
contextualized care 214
continuïteit in het dagelijks handelen 242
contractueel handelen 254
Convention on the rights of persons with disabilities 72, 114, 117
co-occupation 51, 210, 397
CO-OP 453
coordinate 175
coördineren 175
CoP 116
coping 68, 295

COPM 159, 347, 449, 458, 519, 520
core concept 44
COSA 370, 449, 518, 519
co-teaching 279
COTEC 121
CPPF 323, 343, 347, 492, 557
– actiepunten 350
CPT 432
creatief redeneren 171
creativiteit 171
criteriumvaliditeit 527
Cronbachs' alfa 527
cross cultural ergotherapie 375
CSI 522
CTSA 527
cues 467
cultural safety 199
culture and diversity 214
cultureel 345
cultureel competent handelen 375
culturele context 208, 213
culturele identiteit 214
culturele omgeving 405
cultuur 191
CVA 305
cyclisch proces 333

D

dagboek 253
dagelijks handelen 68, 76, 138, 252, 402, 404, 406, 500
– beheersen van het 246
– contractueel 254
– noodzakelijk 254
– ontwikkeling 238
– subjectieve betekenis 516
– taxonomie 137
– verandering 238
– verplicht 254
– vrije tijd 254
databases 221
De Renzy, George Webb 13
decentrale incidentmelding (DIM) 536
Decision Innovation Process 232
deductief redeneren 442, 467
definitie van gezondheid 85
Deming-cirkel 540
deprivatie 67, 87
design/build 175
desired occupations 58
deskundigheid van de beroepsbeoefenaar 25
destigmatisering 103
determinanten van gedrag 488
determinanten 243, 482
deterministische visie 243
diagnosebehandelingscombinatie (DBC) 108
Diagnostic and statistical manual of mental disorders (DSM) 130
dialooggestuurde zorg 155, 159
dierondersteunde therapie 224
Diffusion of Innovations Theory 232
digitalisering 81
dilemma's 234

DIM 536
directe toegankelijkheid ergotherapie (DTE) 176
disability-beweging 135
disbalans 67, 87
discriminatie 190
diversiteit 150, 161
DMAIC-stappenplan 541
doe-democratie 86
doelbepaling 440, 452
doelen 395
doelen formuleren 452
doelenhiërarchie 453
doelgericht handelen 443
doelgerichtheid 49
doelgerichtheid van handelen 503
doelgesprek 475
doing 175, 484
domotica 220, 225, 260
dove en blinde kinderen 31
DSM 130
DST 241, 359
DTE 176, 446
– screening 176
Dunton Jr, W.R. 16
duurzame ontwikkelingsdoelen 72
dynamisch handelen 444
Dynamische Systeem Theorie (DST) 241, 359
dynamische transactie 420
dynamische visie 483

E

early adopter 232
Eastin 223
EBP 180, 473, 555
eclectisch werken 323
EDOMAH 371
educate 175
EEE4all 116
Een begrip 315
eenheid van lichaam en geest 13
Eerste Wereldoorlog 15
effectiever dagelijks handelen 487
effectiviteit 153, 181
eHealth 227
– monitor 227
eigen kracht 223
eigen regie 150, 160
eigen-effectiviteitsverwachtingen 489
elektronische dossiervoering 227
ELSITO 117
emancipatie 72
emergentie 359
emotioneel welzijn 69
empirisch-analytisch
– onderzoek 553
– referentiekader 466
empowerment 96, 98, 100, 150, 159, 443, 487
enable 483
enablement reasoning 442
enablement skills 172, 173, 176, 409, 485
enabling 161
– occupation 58, 59, 97, 349

engagement 135, 175, 342
engaging occupations 255
ENOTHE 123
enter/initiate 351
environment 345
environment first 440, 442
environment-first-benadering 442
erfelijkheid 243
ergotherapeutisch adviesmodel 228
ergotherapie 21
– begrip 9
Ergotherapie bij Ouderen met Dementie en hun Mantelzorgers (EDOMAH) 371
Ergotherapie Dienstverlening Thuiszorg (EDiTh) 34
ergotherapie voor lichamelijk gehandicapte mensen 20
ergotherapieparadigma 44, 45
erkenning door het publiek en de praktijk 26
ernstige psychiatrische aandoening 94–96
ervaringsdeskundigheid 98, 100
ervaringskennis 100
ESI 524
essentie van het leven 344
ethiek
– fundamentele principes bij technologie en hulpmiddelen 232
ethisch
– redeneermodel 179, 180
– redeneren 469
ethische
– aspecten van mensgebonden onderzoek 555
– principes 177
etniciteit 191
etnocentrische reflexen 449
Europa 2020-strategie 118
European Master of Science in Occupational Therapy 29
Europese Hoger Onderwijsruimte (EHEA) 119
evaluate the outcome 354
evaluatie 440, 457
evaluatieproces 394
evaluation process 398
evidence statement 544
evidence-based 183, 407
evidence-based practice (EBP) 169, 180, 473
evidence-based richtlijnen 180
exclusie 67, 87, 195
expertise van de cliënt 169
exploratie 365
extramuraal 220
extramurale ergotherapie 34

F

facevaliditeit 527
FACT-team 101, 103, 105
familiegerichte ergotherapie 211
family occupations 210
fasen van de ontwikkeling 247

fasen van het professionaliseren 26
FCE 285
fijne motoriek 247
financiering 180, 182
fit 346
Fit Chart 346
flow 51, 52, 69, 255, 292, 294, 304, 346
FML 286
focusgroep 450
Fonds 81 31
fondsen 182
formele wettelijke erkenning 26
formuleren doelen 452
Foto-interview 525
frame of reference 317, 323
framework 325
framing 294
functionaliteitstraining 24
functionele training 24
fundamenteel onderzoek 550
fundamentele kennis 320
funding 180
fysiek 344, 345
fysiek welzijn 69
fysiek, mentaal en sociaal welzijn 67
fysieke omgeving 208, 212, 406
fysiologische factoren 405

G

Galenus 10
G-diensten 34
geanticipeerde spijt 489
gebruik van activiteiten 13
gebruik van jezelf 170
gedrag 482
gedragscontrole, waargenomen – 489
gedragsregels 180
gedragsregels ergotherapeut 177
gedragsverklaringsmodellen 489
geëngageerde ergotherapie 73
geïntegreerde zorg 72, 170
gelijke rechten en inclusie 300
gelijkheid in gezondheid 82
geluksmomenten 302
Gemeenschapsgerichte aanpak 74
Gentse Participatie Schaal (GPS) 58
gericht op handelen 183
gewenning 358, 361
gewoonte 392, 254, 361
gezamenlijke besluitvorming 150, 157, 444, 474
gezamenlijke geïnformeerde besluitvorming 475
gezondheid 67, 68, 482
Gezondheid 2020 118
gezondheid en welzijn 46
gezondheid, gedrag en maatschappij (GGM) 84
gezondheidsbescherming 483
gezondheidsbevordering 482, 483
gezondheidscomponenten 132
gezondheidsvaardigheden 307
global disability action plan 2014-2021 72

globalisering 114, 216
good enough environment 246
groei 242
groep 150
Grondwet 189
grove motoriek 247
guiding principles 214
Guislain, Joseph 30

H

habit training 14
habituation 358
handelen 44, 45, 252, 345, 346
– aantrekkelijkheid 503
– analyse 499
– dimensies 499
– doelgerichtheid 503
– realiteitswaarde 503
– therapeutische waarde 503
handelen in de vrije tijd 254
handelingsadaptatie 364
handelingsbekwaamheid 429
handelingscompetentie 13, 364
handelingsdeprivatie 303
handelingsgebieden 252
handelingsgericht werken 278
handelingsidentiteit 364
handelingsonderzoek 553
handelingspatronen 242, 254, 348, 392
handelingspatroon 49
handelingsperspectief 68
handelingsperspectief op ontwikkeling 238
handelingsprobleem 298
handelingsprofiel 394
handelingsrepertoire 49, 54, 242, 254, 348
handige producten 222
Handleiding Observatie Wil (HOW) 371
health-counseling-model 336
herkenbaarheid van het beroep 25
herstel 97–99
Hippocrates 10
HKZ-normen 543
hoffelijkheid 157
HOME 525
Horizon 2020 119
Housing Enabler 522
Houssa, Pierre 30, 35
HOW 371, 522
huiselijk geweld 281
hulpmiddelen 220, 222
– database 223
hulpmiddelenwijzer 223
hulpmiddelenzorg 221
Human Resources Project 121
humane benadering 483
humanistische uitgangspunten 13
humanitair perspectief 328
hypothese 553
hypothetisch-deductief redeneren 442, 467

I

IADL 264, 265
ICATUS 451
ICD-10 130
ICF 130, 131, 326, 387, 453
– begrippen 132
– domeinen, categorieën, codes en typeringen 133
– gezondheidscomponenten 132
– perspectieven 133
– taxonomie van het dagelijks handelen 137
– toepassingen 139
– typering uitvoering 133
– typering vermogen 133
– uitvoering en vermogen 133
ICF-core set 139
ICF-CY 134, 139
ICF-Taksatieschaal 139
ICHI 130
ICIDH 130, 131
identiteit 47, 252
immigratie 183
Impact op Participatie en Autonomie (IPA) 58
implement plan 353
implementatie van de interventie 395
implementatieplan 233
incidentie 153
inclusie 195
inclusieve arbeidsmarkt 283
inclusive education 115
individu 150
individueel perspectief 68, 346
individuele en westerse perspectief 67
individuele perspectief 207
individuele rehabilitatiebenadering (IRB) 106
individuele vraaggerichte benadering (IVB) 106
inhoudsmodel 325–327, 440, 451
– occupation-based 403
inhoudsmodellen en raamwerken 329
inhoudsvaliditeit 527
innovatie 231
institutioneel 345
institutionele context 208, 216
integrale benadering 19
integratie medisch en sociaal model 134
intentie 488
interactief redeneren 469
interactieperspectief 240, 241
interactietheorie 240, 241
interactionist 240
interbeoordelaarsbetrouwbaarheid 527
interdependence 266
interdependentie 39, 198
interesses 360
International Classification of Functioning, Disability and Health (ICF) 130

International Classification of Functioning, Disability and Health for Children and Youth (ICF-CY) 134
International Classification of Health Interventions (ICHI) 130
International Society for Occupational Science (ISOS) 120
internationale beroepsverenigingen 120
internationalisering 114
– hoger onderwijs 115
interne consistentie 527
interpretatief onderzoek 553
interpretatief referentiekader 466
interpretatieve benadering 19
interprofessioneel 78
– samenwerken 72
intersectoraal werken 73
interventie 298, 316, 395, 408
interventieontwikkeling 482
interventieplan 395
interventies 280
Intervention
– Mapping 491, 527
– process 398
intrabeoordelaarsbetrouwbaarheid 527
intraklassecorrelatiecoëfficiënt 527
intrinsieke en extrinsieke factoren 408
inventarisatie 447
inventarisatie en analyse 516, 529
inzicht 489
IPA 450, 458, 522
ISO9001 543
ISO9999 130, 222
ISOS 125

J

jobcoaching 79
jongerenloket 284
just right challenge 246

K

kappa 527
kennis 316, 319, 489
– verborgen 321
kennismaking 440, 444, 445
kennisoverdracht 175
kerndomein 44, 59
kernelementen 45, 52, 55
kernwaarden 319
keuzegesprek 157, 475
kindermishandeling 281
KIZ 535
klantgerichte zorg 156
klantgerichtheid 150
klantvriendelijkheid/presentie 150
klinimetrische eigenschappen 527
klinisch redeneren 393, 466
knowledge
– tacit knowledge 321
knuffelzeehond 224

kosteneffectief 182
kritisch-emancipatorisch
– onderzoek 553
– referentiekader 471
kwalitatief onderzoek 553, 556
Kwaliteit in Zicht (KIZ) 535
kwaliteit van arbeid 285
kwaliteit van zorg 25
kwaliteitsbeleid 26
kwaliteitscriteria 544
Kwaliteitsnorm zorginstelling (KZi) 543
Kwaliteitsregister 539
Kwaliteitsregister paramedici 172
Kwaliteitswet zorginstellingen 189
kwaliteitszorg 533
kwantitatief onderzoek 553, 556
kwartiermaken 103, 104
kwetsbare burgers 85, 93
kwetsbare jeugd 283
KZi 543

L

late adopter 232
leadership in enabling occupation (LEO) 180
lean denken 157
leefstijlbegeleiding 84
leefstijlfactoren 67
leefstijlmonitoring 225
leercyclusmodel 336
leeromgeving 282
leisure 292
leisure boredom 303
LEO 180
leren 242
leven lang leren 180, 239
levensbetekenis 49
levensenergie 376
levensloop 265, 345
levensstroom 374
levensverhaal 402
leverancier 233
libermanmodules 106
lichamelijke beperking 95
lineaire werkwijze 333

M

maatschappelijk georiënteerde ergotherapie 73
maatschappelijk ondernemerschap 73
maatschappelijk steunsysteem 104
maatschappelijke context 208, 216, 348
maatschappelijke inclusie 222
maatschappelijke integratie 14
maatschappelijke participatie 57
maatschappelijke steunsystemen 103
maatschappelijke trends 88
Maatschappij tot het Nut van het Algemeen 11
MAGIE 453
mantelzorg 212
marginalisatie 67, 87
mastery 246
Matching Person and Technology (MPT) 228, 263
mechanotherapie 32
mediate 483
mediator 346
Medisch Pedagogische Instituten 31
medische benadering 19, 328, 483
meetinstrumenten 450, 516
meldcode 281
menselijk handelen 133
mensenrechten 68, 154
mensgebonden onderzoek 555
mentaal proces 138
mentaal welzijn 67, 69
methode 316, 325
methodiek 316, 324
methodiekontwikkeling 19
methodisch handelen 23, 24, 316, 324, 440, 441
Meyer, Adolf 13
MI 460, 491
migratie 82
missie 317–319
model 44, 316, 325, 327
Model Of Human Occupation (MOHO) 358
Model Of Human Occupation Screening Tool (MOHOST) 370
modeling 489
mogelijk maken (enabling) 150
mogelijk maken van het handelen 166
MOHO 358, 426, 520
MOHOST 370
MOHOST-NL 522
monitor and modify 354
monopolie 26
monopolie van de beroepsgroep 25
moral treatment 9, 12, 15
Morris, William 15
motivatie 243, 244, 490
motivational interviewing (MI) 168, 171, 460
motiverende gespreksvoering 168, 491
– basisprincipes 169
motorische ontwikkeling 239
motor-learning 241
MPT 228, 263
MRC-model 554
multiprofessioneel 78

N

naamgeving 14, 22
naamsverandering 26
narratief 402, 408
– redeneren 394, 442, 469
narrative-in action 517
nature versus nurture 243
nazorg 440, 457, 459
Nederlandse Vereniging voor Arbeidstherapie 23
netwerk 120, 123
netwerkanalyse 212
netwerken 183
neuro-developmental treatment 32
neuromotorische visie 247
noodzakelijk handelen 254
no-restraint 12, 15
Nut van het Algemeen 11

O

OA 419, 421
– model 247
observatie-instrumenten 428
observeren 517
OCAIRS 524
occupatie 61
occupation 45, 51, 52, 137, 345
– as means and end 306
– subjectieve betekenis 516
Occupational Adaptation-model (OA) 419
occupational alienation 19
occupational apartheid 19
occupational balance 45, 255, 304
occupational challenge 421
occupational choices 361
occupational deprivation 19, 82, 216, 255, 303
occupational development 300
occupational disruption 46
occupational engagement 49, 294, 366
occupational issue 446
occupational justice 19, 45, 46, 71, 97
occupational life course 345
occupational need 19
– van een populatie 153
occupational participation 57
occupational performance 342
Occupational Performance History Interview-II (OPHI-II) 370
Occupational Performance Model (Australia) (OPM(A)) 419
Occupational Performance Process Model (OPPM) 343
occupational profile 394
Occupational Questionnaire (OQ) 370
occupational response 421
occupational science 44, 45, 238, 326, 485
Occupational Science Europe (OSE) 120
Occupational Self Assessment (OSA) 370
occupational therapy 9, 21
Occupational Therapy Europe (OT-EU) 122
Occupational Therapy International Online Network (OTION) 120
Occupational Therapy Intervention Process Model (OTIPM) 419
Occupational-Adaptation (OA-)model 247
occupation-as-end 393, 426
occupation-as-means 393, 426
occupation-based 168, 407
occupation-based assessment 349
occupation-based inhoudsmodellen 403
occupation-focused gezondheidsbevordering 482, 485
occupation-focused ziektepreventie 485
occupations
– van engaging tot basic 255
older adults 232
omgaan met verlies van het dagelijks handelen 487
omgeving 45, 207, 244, 345, 362
– definitie 208
omgevingsdeprivatie 245
omgevingsfactoren 405, 489
omgevingstheorie 240
OMP 338
onafhankelijkheid 266
onderhandelen 161
ondernemen 79
ondernemende ergotherapeut 182
ondersteunen en versterken 67
ondersteunende technologie 221, 222, 406
onderzoeksnetwerken 124
onderzoeksprocedures 556
ongelijkheid 67, 87
ontmoeting 445
ontspanning 304
ontwerpen/vervaardigen 175
ontwerpproces 224
ontwikkelen van het dagelijks handelen 487
ontwikkeling
– handelingsperspectief 238
– zone van de naaste ontwikkeling 239
– zorgen 265
ontwikkeling opleiding 26
ontwikkeling tijdens de gehele levensloop 248
ontwikkeling van het dagelijks handelen 238, 241
ontwikkeling van intramurale naar extramurale ergotherapie 34
ontwikkeling van kind naar volwassene 238
ontwikkelingsgerichte rehabilitatie 105
oosterse visie 375
op handelen gericht 25
Op Overeenstemming Gericht Overleg (OOGO) 276
OPHI-II 286, 370, 371, 524
opleidingen Ergotherapie 28
OPM(A) 419, 423
opnieuw dagelijks handelen 487
OPPM 343
oprichting beroepsorganisatie 26
optiegesprek 157, 475
OQ 370
organisatie 67, 152, 410
organizing model of practice (OMP) 338
OSA 370, 522
OSE 124

OTIPM 419, 426
OTPF 208, 301, 323, 325, 386, 426
Ottawa Charter 483
ouderen
– en technologie 232
ouderparticipatie 278

P

PAC-NL 525
PADL 264
PAH 228
paradigma 44, 45, 84, 319
– verschuiving 319, 322
paradigma van de ergotherapie 316
paradigmaverschuiving 84, 114
ParkinsonNet 228
paro 224
participatie 14, 44, 47, 55, 58, 67, 133, 150, 160, 262, 276, 346, 363, 402
– context 56
participatie in de ICF 135
participatieladder 56
participatiesamenleving 86
participatiewiel 305
participation through activities 58
partnerschap 156
patiënt 167
Patient Reported Outcome Measure (PROM) 458
patiënten- en cliëntenorganisaties 545
PDCA 533
PDCA-cyclus 233, 540
Pediatric Volitional Questionnaire (PVQ) 370
PEDI-NL 525
PEGS 453
PEM-CY 525
pensioen 287
PEO 419
– model 210, 241, 420
PEOP
– Occupational Therapy (PEOP OT) 402
– model 47, 402
PEOP OT 402
– procesmodel 407
Perceive, Recall, Plan and Perform (PRPP) 425
Perceived Efficacy and Goal Setting System (PEGS) 453
Perceived Limitations in Activities and Needs Questionnaire (PLAN-Q) 139
performance 133
– capacity 358
– components 358
Performance Quality Rating Scale (PQRS) 458
periodieke verandering 366
personal health record (PHR) 81
Person-environment-occupation (PEO) 419

Person-Environment-Occupation-Performance (PEOP)-model 402
persoon 45–47, 67, 343
persoon en zijn systeem 409
persoon-handelen-omgeving 345, 346
persoonlijk leiderschap 180
persoonlijke effectiviteit 360, 489
persoonlijke ethiek 178
persoonlijke factoren 349, 405
persoonlijke kennis 151
persoonlijkheid 247
persoonlijkheidskenmerken 489
perspectief van het menselijk handelen 133
perspectief van participatie 133
philosophy 318
Pinel, Philippe 11, 12
plan van aanpak 440, 452–456
plan-do-check-act-cyclus (PDCA) 533
PLAN-Q 139, 557
plasticiteit van het brein 243
playfulness 292, 294
– en coping 295
pleiten 174
politiek redeneren 68, 73, 471
populatie 67, 150, 153, 412
– als cliënt 152
– occupational needs 153
populatiegebaseerde zorg 170
population-based 170, 183
population-based care 68
positieve en een negatieve invloed op gezondheid 68
positieve gezondheid 130, 136, 483
potentiële handelingstransities 246
PQRS 458
practice guideline 317
pragmatisch redeneren 469
praktijkcontext 348
praktijkgericht onderzoek 550
praktijkkennis 320
praktijkmodel 326
presentietheorie 157
prevalentie 153
preventie 482, 485
– primair 486
– quaternair 486
– secundair 486
– tertiair 486
preventie van aandoeningen 153
primaire preventie 486
principes 177
prioriteitstelling 440, 448, 449
privacy 233
privacywetgeving 108
proactief 72
probabilistische visie 243
probleemanalyse 440, 448, 449
probleemdefiniëring 440, 448, 451
probleeminventarisatie 440, 448
probleeminventarisatie en -analyse 447
probleeminventarisering 447
probleemstelling 553
procedureel redeneren 469

proces 393, 441
– cyclisch 333
– lineair 333
– spiraalvormig 333
Procesbeschrijving hulpmiddelenzorg 228
procesmatig 441
procesmodel 333, 336, 440, 444
Procesmodel Adviseren van Hulpmiddelen (PAH) 228
procesmodellen 334
PRO-Ergo 458
professionalisering 25
professioneel handelen 177
professioneel redeneren 171, 393, 442, 466
professionele ethiek 178
professionele expertise 169
PROM 458
propositionele kennis 151
protocol, definitie 544
PRPP 425, 520, 524
psychisch welzijn 69
psychoanalytische benadering 16
psychologische factoren 405
PVQ 370
– NL 525

Q

quaternaire preventie 486

R

raamwerk 325, 329, 386
racisme 190
Rapp, strengthsmodel van 106
Rasch-analyse 527
readiness 446
realiteitswaarde van handelen 503
realization of resources 14
reasoned action approach 336
recht op gezondheidszorg 68
rechten van de mens 154
rechten van het kind 277, 300
rechten van mensen 68
rechtvaardig 233
recreatieve activiteit 306
redeneren
– cliëntgecentreerd 426
– enablement reasoning' 442
– hypothetisch-deductief 442, 467
– klinisch 393, 466
– narratief 394, 442
– professioneel 393, 442, 466
referentiekader 316, 317, 322, 327, 349
– empirisch-analytisch 466
– interpretatief 466
reflecteervragen 477
reflecteren 475
reflectiecyclus 337
reflection-in-action 475
reflection-on-action 475
reframing 325
regenboogmodel 67, 70
regie 85, 167
regimen sanitatis 11

regionale groepen 120
Register van Experts 123
rehabilitatie 103, 105
reis-apps 226
relatie tussen functioneren en de context 69
relative mastery 421
Remotivation Process 371
reparatiereflex 447
reproduceerbaarheid 527
Research Occupational Therapy and Occupational Science (ROTOS) 120
Residential Environment Impact Scale (REIS) 411
respect 161
responsiviteit 528
resultaatgebieden 223
revalidatiecentra 20
revalidatietechnologie 16
richtlijn 317
– definitie 543
Rijksfonds voor sociale reclassering van de mindervaliden 30
Rijksinstituut voor ziekte en invaliditeitsverzekering (RIZIV) 34
rijping 242
risicofactoren 153
risicoperceptie 489
ritueel 392
robotarmen 225
robotica 220
robots in de zorg 224
rode vlaggen 176
Role Checklist 522
rolgebonden handelen 52
rollen 45, 47, 52, 361
ROTOS 122, 124
routine 392
RTI-E 432
RUMBA-regel 542

S

samenredzaamheid 86
samenwerken 73, 78, 150, 160, 183
– met de cliënt 174
Scheer, W.M. van der 15
scholarship 180
School-AMPS 525
schoolcontext 277
schoolverlaters 284
SCL–90 285
SCOPE 370
– NL 525
SCP 253
screenen 176
screening 176
secundaire preventie 486
self efficacy 93, 97, 346
selfcare occupations 265
sensorische en motorische factoren 405
Sensory Profile 525
serious gaming 222
servicerobot 224
set the stage 351

shared decision making 57, 157, 167, 174, 183, 354, 444
shared occupations 51
Short Child Occupational Profile (SCOPE) 370
Simon, Herman 15, 30
Six Sigma 541
Slagle, Eleanor Clark 14
SMART(IE) 453
smartphone-apps 226
SMART-regel 542
sociaal 345
Sociaal en Cultureel Planbureau (SCP) 253
sociaal gedrag 247
sociaal kapitaal 67, 71, 211, 406
sociaal perspectief 346
sociaal welzijn 67, 69
sociaal-cognitieve theorie 489
sociaal-economische status (SES) 82
sociaal-emotionele ontwikkeling 239
sociaal-maatschappelijk perspectief 68, 76
sociaal-maatschappelijke determinanten 67
sociaal-maatschappelijke factoren 67
sociaal-maatschappelijke omgeving 67
sociaal-maatschappelijke perspectief 170, 207
sociale cohesie 78
sociale determinanten 70, 405
sociale determinanten van gezondheid 67, 115
sociale inclusie 67
sociale model 135
sociale netwerken 67
sociale omgeving 208, 210, 489
sociale perspectief 328
sociale robot 224
sociale rol 392
sociale steun 67, 71, 406
sociale wijkteam 74, 225
SOS−2-NL 525
specialize 175
speelgoedsites 297
speelvormen en contexten 295
spelassessments 297
speleducatie 300
spelen/vrije tijd 292
spelinterventie 292
spelparticipatie 296
spiraalvormige aanpak 333
spiritualiteit 344, 484
spirituele factoren 405
SPOT Europe 123
spraak en taal 247
stages of change 168, 490
stappenreeks 490
stereotyperingen 190
sterke kanten en hulpbronnen van de cliënt en de therapeut 352
stigma en sociale uitsluiting 86
stigmatisering 103, 226

strategisch denken 73
strengthsmodel van Rapp 106
subjectieve betekenis van het dagelijks handelen 516
subjectieve dimensie van activiteiten 52
subjectieve ervaring 254, 405
sustainable development goals 72, 117
SWOT-analyse 451
systeem 67, 151
systeemperspectief 404
systematisch 441
systematisch rehabilitatiegericht handelen (SRH) 106

T

taak 138
tablet-apps 226
tacit knowledge 321
Taksatieschaal 139
targeting outcomes process 398
Taxonomic Code of Occupational Performance (TCOP) 52
taxonomie van het dagelijks handelen 137
taxonomie van het handelen 53, 498
taxonomie 326
TCOP 53, 137, 241, 326, 450, 518
technisch-ethische overwegingen 233
techno-ethical considerations 233
technologie
– in de zorg 220
– ondersteunende technologie 222
technologieacceptatie 231
– ouderen 232
technologieadoptie 221, 231
technologische ontwikkelingen 81, 220
Technology Acceptance Model 232
technology-based 170, 183
teleconsultatie 227
temporele context 208, 214, 245
tertiaire preventie 486
test-hertestbetrouwbaarheid 527
theorie 44, 316, 320, 327
Theory of Planned Behavior 232
Theory of Reasoned Action 232
therapeutische relatie 346, 440
therapeutische waarde van het handelen 15
therapeutperspectief 473
three-channel-model 50
thuis wonen 259
thuisinterventie 34
thuiszitters 284
thuiszorg 35
tijdsbesteding 253, 303
Tissot, Clement 13
toegankelijkheid 180, 182, 302
toegepast onderzoek 550
toegepaste kennis 320
toepassen van specifieke technieken 175

TOES 525
ToP 525
top-down 426, 428, 440, 442
– assessment 349
– benadering 442
Tracy, Susan F. 13
traitement morale 12
transactionele relatie 210
transformatie 274
transformationele verandering 366
transitie 84, 246, 274
Transitieprofiel 525
translational profession 182, 404
transprofessioneel 78
transtheoretisch model 490
trends 153
Tuke, Samuel 12
Tuning 116, 119, 124
two-body practice 466, 478

U

uitbouwen opleidingen/theorievorming 26
uitgangspunten van het handelen 345
uitkomsten 396
uitvoeren van activiteiten 47, 49, 51, 54, 61
uitvoering 363
uitvoeringsvaardigheden 389
uitvoeringsvermogen 358, 362
universeel ontwerp 279
universele ethische principes 178
Universele verklaring van de rechten van de mens 154
use of self 170, 176
USER-P 522
Utrechtse Schaal voor Evaluatie van Revalidatie (USER) 58

V

vaardigheden 363, 389
validiteit 527
veerkracht 67
veilig incident melden (VIM) 536
veilige zorg 536
veiliger dagelijks handelen 487
veiligheid 233, 285
veranderen door handelen 45, 53, 55, 61, 168
verandering in het dagelijks handelen 238
veranderingsprocessen 274
verandertraject 541
verantwoorde zorg 534
verantwoordelijkheidsplicht 182
verantwoording 478
verantwoordingsplicht 180, 181
verborgen kennis 321
Verdrag voor de rechten van mensen met een beperking 117, 194
Verdrag voor de Rechten van Mensen met een Handicap 154

verliezen van het handelen 266
vermaatschappelijking 103
vermaatschappelijking van de zorg 268
verplicht handelen 254
verschillen in gezondheid 68
verslaving 96
verstoring van het handelen 46
verveling 51, 303
verzuim 284
vier B's 455
VIM 536
VIP^2-GGZ 535
VIP-team 101, 103
VIP-WZC 535
virtuele context 208, 215
visie 317, 318
visitatie 545
Vlaams Agentschap voor Personen met een Handicap (VAPH) 30
Vlaams Ergotherapeutenverbond (VE) 36
Vlaams Fonds voor Sociale Integratie van Personen met een Handicap 30
Vlaams Indicatorenproject 535
Vlaams Patiëntenplatform 545
Vlaamse Patiënten Peiling 536
VN-verdrag inzake de rechten van het kind 277, 300
volition 358
Volitional Questionnaire (VQ) 370
voorlichting 455
vooroordelen 190
voortdurende politieke strijd 26
voorzieningen 233
VQ 370, 520, 522
vraaganalyse 449
vraagformulering 451
vraaginventarisatie 448
vraaginventarisatie en -analyse 467
vraagstelling 440, 445
vrije tijd 301
– waarde van 301
vrije tijd als resterende tijd 303
vrijetijdervaring 303
vrijetijdsbesteding 292, 301, 305
vrijheidsbeperkende middelen 227
vrijwilligers 217
vrijwilligerswerk 287

W

waarde van spel 300
waarden 360
waardigheid 161
waargenomen gedragscontrole 489
WAI 286
wearables 220
wederzijdse afhankelijkheid 39
WEIS 286, 522
welzijn 67, 69, 402, 483
werken in de wijk 74
werkpleklären 282
westerse opvattingen 375
westerse visie 375
Wet BIG 189

Wet Bopz 459
Wet kwaliteit klachten en geschillen zorg (Wkkgz) 536
Wet maatschappelijke ondersteuning (Wmo) 189
Wet op de beroepen in de individuele gezondheidszorg (Wet BIG) 189
Wet op de geneeskundige behandelingsovereenkomst (WGBO) 189
Wet op de paramedische beroepen 22
wetenschappelijk bewijs 25
wetgeving 180
wettelijke erkenning 27
WFOT 72, 120
WGBO 189
WHO
– rapporten 72
WHODAS 522
wijkgericht werken 19, 300
wijkteams 74, 170
wil 358
wil (volition) 360
willekeurige beweging 138
wilsproces 361
Wkkgz 536, 544
WLQ 286
Wlz 259, 459
Wmo 109, 189, 259, 262, 459
– consulent 225
wonen 258, 260
wonen met zorg 261
wonen/zorgen 258
woningaanpassing 213, 262
woonzorgzone 262
Worker Role Interview (WRI) 370
workforce planning 180
World report on disability 118
WRI 286, 370, 522
Writing Readiness Inventory Tool In Context (WRITIC) 519, 525

Z

zelfdeterminatietheorie 243, 490
zelfmanagement 84, 97, 98, 150, 159, 220, 286, 443, 483, 487
– bezuinigingsmaatregel 109
zelfonderhoud 264
zelfredzaam 222
zelfreflectie 104
zelfstandig wonen 232
zesstappenmodel van gedragsverandering 232
ziekmaker 276
ziekte en zorg (ZZ) 84
ziektepreventie 483
zingeving 345
zone van de naaste ontwikkeling 239
zorg
– vermaatschappelijking van 268
zorg in dialoog 150
zorg op afstand 220, 227
zorgen 258, 264
– betekenis van 266

zorgen en identiteit 266
zorgen en keuzevrijheid 267
zorgen en onafhankelijkheid 266
zorgen en persoonlijke effectiviteit 267
Zorginspectie 545
zorgrobot 224
Zvw 259

Uw gratis e-book op Mijn BSL

Aan ieder exemplaar is een unieke activeringscode toegekend die gratis toegang geeft tot de online versie van dit boek, inclusief bijbehorende extra's.

Hoe krijg ik toegang?
Ga naar ▶www.bsl.nl/activatie en volg de stappen om toegang te krijgen tot uw online product. Gebruik daarbij onderstaande activeringscode.

▶ **mijn.bsl.nl**

Activeringscode: 6RBX-THMW-FNE7-4CDJ

Heeft u de code al geactiveerd? Log direct in op ▶www.mijn.bsl.nl

Technische ondersteuning
Kunt u niet inloggen of heeft u andere technische problemen?
Neem dan contact op met: onlineklantenservice@bsl.nl